Shields

Libro de texto de glaucoma

SHIELDS

Libro de texto de glaucoma

7.ª edición

Autor responsable

R. Rand Allingham, MD

Autores principales

Karim F. Damji, MD, MBA
Chair, Department of Ophthalmology
and Visual Sciences
Faculty of Medicine and Dentistry
University of Alberta
Edmonton, Alberta, Canada

Douglas J. Rhee, MD
Professor and Chair
Department of Ophthalmology and
Visual Sciences
Director, University Hospitals Eye Institute
Case Western Reserve University School
of Medicine
Cleveland, Ohio

Sanjay G. Asrani, MD
Professor of Ophthalmology
Clinical Director
Duke Eye Center of Cary
Cary, North Carolina
Duke University School of Medicine
Durham, North Carolina

Sayoko E. Moroi, MD, PhD
William H. Havener Endowed Professor
and Chair
Department of Ophthalmology
and Visual Sciences
Institute Director, Havener Eye
The Ohio State University College of
Medicine
Columbus, Ohio

Sharon F. Freedman, MD
Professor of Ophthalmology and Pediatrics
Chief, Pediatrics and Strabismus Service
Duke Eye Center
Duke University School of Medicine
Durham, North Carolina

Christopher C. Teng, MD
Associate Professor of Ophthalmology
and Visual Science
Director, Glaucoma Section
Yale Eye Center
Yale University School of Medicine
New Haven, Connecticut

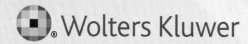. Wolters Kluwer

Philadelphia • Baltimore • New York • London
Buenos Aires • Hong Kong • Sydney • Tokyo

Av. Carrilet, 3, 9.ª planta, Edificio D
Ciutat de la Justícia
08902 L'Hospitalet de Llobregat
Barcelona (España)
Tel.: 93 344 47 18
Fax: 93 344 47 16
Correo electrónico: consultas@wolterskluwer.com

Revisión Científica:
Dr. Israel Luna Martínez
Cirujano Oftalmólogo, Alta Especialidad en Córnea y Cirugía Refractiva

Traducción:
Dr. Israel Luna Martínez
Dra. Diana Vanegas Farfano
Dr. Félix García Roig
Dirección editorial: Carlos Mendoza
Editora de desarrollo: Cristina Segura Flores
Gerente de mercadotecnia: Simon Kears
Cuidado de la edición: Olga A. Sánchez Navarrete
Maquetación: Carácter Tipográfico/Eric Aguirre • Aarón León • Daniel Aguirre
Adaptación de portada: Jesús Mendoza
Impresión: C&C Offset-China / Impreso en China

Autores adjuntos

Maryam Abtahi, MD
Lecturer in Ophthalmology
University of Ottawa
Ottawa, Ontario, Canada

Nathan Carrell, MD
Resident in Ophthalmology
University of Alberta
Edmonton, Alberta, Canada

Nisha Chadha, MD
Assistant Professor of Ophthalmology and Medical Education
New York Eye and Ear Infirmary of Mount Sinai
Icahn School of Medicine at Mount Sinai
New York, New York

Amanda L. Ely, MD
Assistant Professor of Ophthalmology
Penn State Eye Center
Penn State College of Medicine
Hershey, Pennsylvania

Divakar Gupta, MD
Assistant Professor of Ophthalmology
Duke Eye Center
Duke University School of Medicine
Durham, North Carolina

Denise A. John, MD
Clinical Assistant Professor of Ophthalmology and Visual Sciences
W. K. Kellogg Eye Center
University of Michigan Medical School
Ann Arbor, Michigan

Samir Nazarali, MD
Resident in Ophthalmology
University of Alberta
Edmonton, Alberta, Canada

Jullia A. Rosdahl, MD, PhD
Associate Professor of Ophthalmology
Duke Eye Center
Duke University School of Medicine
Durham, North Carolina

Soshian Sarrafpour, MD
Instructor of Ophthalmology and Visual Science
Yale Eye Center
Yale School of Medicine
New Haven, Connecticut

Atalie C. Thompson, MD, MPH
Medical Instructor in Ophthalmology
Duke Eye Center
Duke University School of Medicine
Durham, North Carolina

Dedicado a la memoria de
nuestro querido colega y amigo
R. RAND ALLINGHAM, MD
(1953-2018)

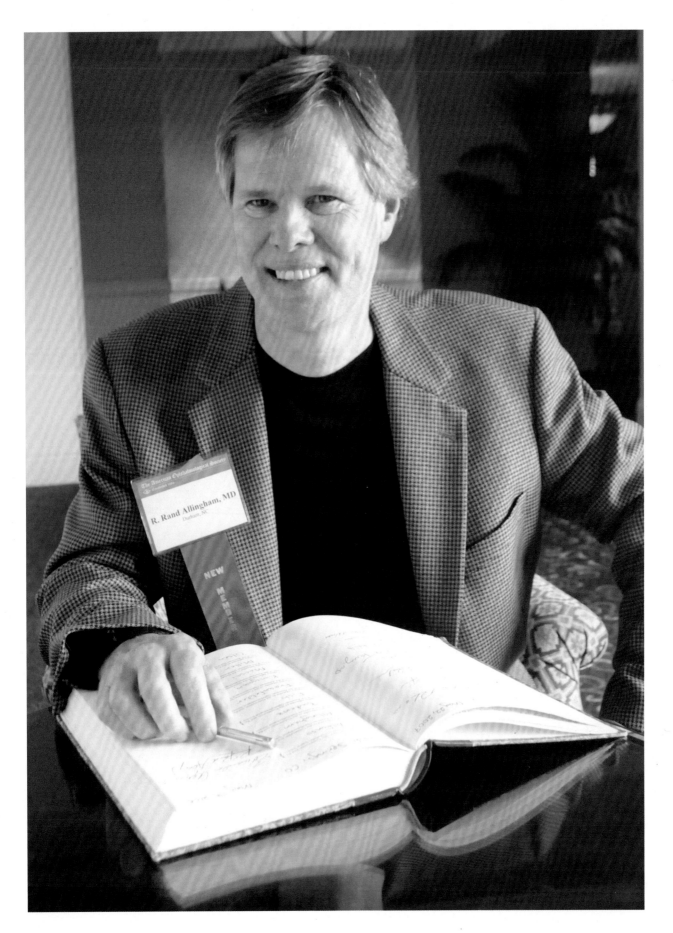

Un tributo a
R. Rand Allingham, MD
1953–2018

La fuerza que dirigió las dos ediciones anteriores de este libro de texto fue el Dr. R. Rand Allingham. Amablemente consintió, a petición mía, aceptar esta responsabilidad adicional a pesar de una carga ya abrumadora de atención al paciente, investigación, publicaciones, conferencias y sus muchas tareas administrativas y docentes. Ese es el tipo de amigo que era. Bajo su liderazgo, y con la ayuda capaz de varios colegas talentosos y generosos, el texto creció mucho más de lo que había sido en ediciones anteriores. Y estaba comenzando a trabajar en la presente edición cuando fue afectado por una rara enfermedad neurológica progresiva que le cobraría la vida en agosto de 2018.

El fallecimiento del Dr. Allingham es una pérdida de grandes proporciones para nuestra profesión, en la que se desempeñó con integridad y distinción como clínico-científico y educador *por excelencia*. También es una gran pérdida para los innumerables pacientes que se beneficiaron de su atención e investigación innovadora, y para los estudiantes y médicos que aprendieron tanto de él. Pero para aquellos que conocíamos y amamos a Rand, la pérdida es aún más profunda. Un rayo de sol se ha ido de nuestras vidas. El simple hecho de estar en su presencia levantaba el ánimo de quienes lo rodeaban. Tenía un maravilloso sentido del humor y una risa contagiosa. Siempre fue generoso con su tiempo y talentos y parecía obtener su mayor alegría en llevar felicidad a los demás.

Su vida comenzó en junio de 1953 en Iowa City, aunque su familia pronto se mudó a Cincinnati, donde completaría gran parte de su educación formal. Rand siempre tuvo un poco de espíritu libre en él. Tras graduarse de la escuela secundaria, él y su novia de la escuela secundaria se casaron, se subieron a una motocicleta y se fueron a probar suerte en la agricultura con los abuelos de Rand en Bald Knob, Arkansas. Sin embargo, no tardó en darse cuenta de que tenía una vocación diferente (y que la agricultura era un trabajo duro), por lo que regresó a la University of Cincinnati, donde obtuvo su licenciatura, ingresó en Phi Beta Kappa y obtuvo su título de doctor en medicina con honores. Pero todavía parecía sentir un llamado a la vida rural y, después de completar una residencia en medicina familiar, se dedicó a la práctica familiar en Wilson, Carolina del Norte.

Después de 3 años de práctica familiar, todavía parecía haber algo que faltaba en su vida, y fue entonces cuando Rand decidió emprender una carrera en oftalmología, a la que dedicaría el resto de su vida. Completó su residencia en el Eastern Virginia Medicine Center, donde también se desempeñó como Jefe de Residentes, y luego fue a Boston para una beca de 2 años en glaucoma en el Massachusetts Eye and Ear Infirmary. Permaneció en Harvard como instructor durante los siguientes 2 años y luego se unió a la facultad del Centro Médico de la University of Texas Southwestern en Dallas. En junio de 1993, llegó al Duke Eye Center, donde su carrera desarrollaría un reconocimiento internacional.

Durante 3 años, Rand y yo fuimos los únicos profesores de tiempo completo en el Servicio de Glaucoma. Durante ese tiempo desarrollamos una fuerte amistad que duraría por el resto de su vida y que siempre apreciaré. Cuando me fui a Yale en 1996, Rand asumió el cargo de Director del servicio y, al igual que lo haría al hacer crecer este libro de texto, también hizo crecer el Servicio de Glaucoma a uno de los más grandes y respetados del país.

Ascendió rápidamente de rango y fue nombrado profesor de Oftalmología en 2005. En 2006 también fue elegido miembro de la sociedad médica honoraria, Alpha Omega Alpha. Fue nombrado Presidente Distinguido de Oftalmología Richard y Kit Barkhouser en 2009 y, ese mismo año, fue incluido en la American Ophthalmological Society.

Rand se convirtió de inmediato en uno de los profesores más populares y eficaces de Duke. En reconocimiento a su don como educador, los residentes lo eligieron para recibir el Globo de Oro como el mejor adscrito del año en 1999, los estudiantes de medicina lo honraron con el Premio a la Excelencia en la Educación en 2012, y la escuela de medicina le otorgó el premio Duke Research Mentoring Award in Clinical Sciences en 2015.

Además de ser el autor encargado de las dos últimas ediciones de este libro de texto y comenzar la presente, Rand también fue coeditor de la sección de Glaucoma del libro *Principles and Practice of Ophthalmology: The Harvard System*, de Albert y Jakobeic, y fue editor asociado de la cuarta edición de *Chandler y Grant's Glaucoma*. También publicó 13 capítulos en otros libros.

Además de ser un educador sobresaliente, su abordaje a la atención clínica le ganó el corazón de todos sus pacientes. Todavía tenía un poco del médico familiar en él y disfrutaba pasar tiempo extra con cada paciente, hablando de sus vidas y necesidades y asegurándose de que fueran atendidos de manera adecuada. Su secretaria de toda la vida, Robin Goodwin, recordó: "No puedo decirle cuántas veces levanté el teléfono y escuché a un paciente decir: '¡AMO al Dr. Allingham!'". Su excelencia en la atención al paciente lo llevó a ser citado continuamente entre los mejores médicos de Estados Unidos.

A pesar de su excelencia en la enseñanza, la atención al paciente y la administración, la verdadera pasión de Rand fue su investigación, para la cual recibió apoyo gubernamental y privado continuo. Publicó más de 180 artículos científicos revisados por colegas, casi todos los cuales se trataron sobre investigaciones sobre las causas y curas del glaucoma. Ayudó a desarrollar nuevos tratamientos y métodos de administración de fármacos para el glaucoma, aunque su mayor interés y contribución a nuestra comunidad científica fue su compromiso con nuestra comprensión de la base genética de muchos de los glaucomas.

Reconoció la importancia de estudiar a las personas de ascendencia africana y encabezó la recopilación de la base de datos de glaucoma más grande y poderosa del mundo sobre individuos con ascendencia africana. Creó asociaciones con médicos en Ghana, Nigeria, Sudáfrica y Gambia, así como con investigadores de genética en Singapur, donde se desempeñó como científico principal en la Duke National University of Singapore. Su trabajo condujo a importantes avances en nuestra comprensión de la base genética del glaucoma, que servirá como base para la investigación continua del glaucoma en el futuro. En 2017 Rand fue honrado por la American Glaucoma Society con el premio Clínico-Científico. La conferencia que dio en esa reunión, "Fuera de África: genes humanos de migración del glaucoma y algunos caminos inusuales hacia una cura", se puede ver en línea y lo muestra en su mejor momento.

A pesar de su agotadora agenda profesional, Rand dedicó mucho tiempo a su vida familiar y hogareña. Él y su segunda esposa, Anna, construyeron una hermosa casa en las afueras de Durham, donde disfrutaba de la jardinería (todavía tenía un poco de granjero) y donde organizaron fiestas memorables para los miembros del centro oftalmológico y otros amigos. También habían construido recientemente una casa de campo en Jackson Hole, Wyoming, donde Rand disfrutó su otra pasión, la pesca con mosca. Tienen dos hijos de su primer matrimonio. Su hijo, Michael, está ahora en la facultad del Duke Eye Center, casado y tiene dos hijos, y su hija, Erin, vive con su esposo en Australia.

Y así, todos los que hemos trabajado en las últimas tres ediciones de este libro de texto dedicamos la presente edición a nuestro colega y amigo, el Dr. R. Rand Allingham. Y, sin embargo, no hay ningún tributo que podamos ofrecer que exprese de manera adecuada nuestra admiración y afecto por Rand o la gratitud que sentimos por él por haber enriquecido tanto cada una de nuestras vidas. Lo extrañaremos más de lo que las palabras pueden decir, pero sepa que vivirá para siempre en nuestros recuerdos y en las contribuciones que hizo para el mejoramiento de la humanidad.

M. Bruce Shields, MD

Contenido

Prefacio a la 7.ª edición

Han pasado casi 4 décadas desde que nuestro querido amigo y mentor, el Dr. Milton Bruce Shields, publicó por primera vez *Una guía de estudio para el glaucoma*, que se convirtió en el *Libro de texto de glaucoma* en ediciones posteriores. Desde entonces, este libro ha sido adoptado por una gran variedad de estudiantes por su amplitud de conocimientos combinada con un estilo de escritura claro, coherente y conciso.

El Dr. Shields se mantuvo al tanto de los avances en el glaucoma y produjo cuatro ediciones de su histórico libro de texto. En la cuidadosa planificación de su legado, al considerar a las generaciones futuras de estudiantes, para la 5.ª edición el Dr. Shields cambió el liderazgo al afortunado grupo de especialistas en glaucoma cercanos a él. El Dr. Rand Allingham asumió el rol de autor principal y editor y continuó en este rol de liderazgo para la sexta edición, y había comenzado la edición actual del libro de texto. Por desgracia, el Dr. Allingham falleció durante la preparación de esta edición. En agradecimiento y reconocimiento al amable estilo de liderazgo del Dr. Allingham y su pasión científicamente rigurosa por brindar la información técnica y clínica más reciente, dedicamos la 7.ª edición a nuestro querido amigo y colega Rand. Él siempre permanecerá en nuestros corazones y pensamientos por su liderazgo, contribuciones incondicionales, humor, naturaleza generosa y, sobre todo, por su amistad.

También aprovechamos esta oportunidad para expresar nuestro agradecimiento al Dr. Shields, quien respondió a nuestra solicitud de salir de la jubilación para ayudarnos a guiar la 7.ª edición hasta su finalización.

Un miembro importante y valioso del equipo es Cris M. Coren, quien brindó una experiencia editorial increíble para esta 7.ª edición. Cris proporcionó una "voz" consistente para esta genealogía de múltiples autores sucesores del Dr. Shields. Esta única voz es valorada en todo el mundo por este singular recurso educativo sobre el glaucoma. Cris también fue responsable de llevar a cabo el deseo de Rand de modernizar las ilustraciones y fotografías a lo largo del libro, para reforzar el valor instructivo de este importante recurso educativo. Con una constante atención al detalle y un excelente juicio en sus diversas responsabilidades, actuó como una orquestadora esencial durante los procesos editoriales y de producción al armonizar y perfeccionar los esfuerzos de los autores.

Este libro se enriqueció enormemente con el maravilloso material didáctico del Iowa Glaucoma Curriculum, con fotografías e ilustraciones de Gonioscopy.org y EyeRounds.org, que el Dr. Lee Alward nos proporcionó de manera generosa.

El personal de Wolters Kluwer apoyó nuestros esfuerzos para continuar con este importante libro educativo mundial que beneficia a la próxima generación de médicos. Trabajamos más de cerca con Ashley Fischer y la profesional independiente Louise Bierig, quienes de forma constante nos brindaron valiosa orientación, apoyo logístico y aliento a lo largo de este largo proceso de preparación del libro. Trabajar con ellas siempre fue un gran placer. Nuestro agradecimiento también a los demás miembros del equipo editorial que guiaron con tanta habilidad este proyecto de principio a fin, incluidos Eric McDermott, Chris Teja, John Larkin y Kim Cox.

Shannon Donovan, Suzanne Brownholtz-Meyers y Lisa Fritz proporcionaron apoyo editorial externo adicional de muy alto calibre. Y durante un momento de transición desafiante al principio del proceso editorial, confiamos en el juicio experto y la guía compasiva de la Dra. Jasna Markovak. Nuestro libro se beneficia de ilustraciones seleccionadas bellamente creadas por David Murrel, de la Universidad de Michigan, y el Dr. David M. Reed. El excelente trabajo de los fotógrafos Timothy Costello, de la Universidad de Michigan, y Conrad J. Davillier Jr., de Ypsilanti, Michigan, también se presenta en esta edición.

Oviya Balamurugan, quien se desempeñó como Gerente de Proyectos en TNQ, India, proporcionó la armonización editorial final y la composición tipográfica de este libro. ¡Muchas gracias a Oviya y al talentoso equipo de TNQ por todo su impresionante trabajo!

Nuestra comprensión del glaucoma ha evolucionado en gran medida a lo largo de las décadas, incluso en la última década desde que se publicó la sexta edición. Ahora tenemos una comprensión más profunda de los mecanismos relacionados con diversas formas de glaucoma, mejoras en las herramientas de diagnóstico y métodos terapéuticos novedosos, que incluyen agentes farmacológicos más nuevos y abordajes con láser y quirúrgicos. Junto con otros colaboradores, hemos hecho todo lo posible para ayudar a sintetizar estos avances para nuestros lectores de una manera que permita el aprendizaje y su puesta en práctica.

Tenemos el privilegio de llevar adelante la gran tradición que los Dres. Shields y Allingham han establecido. Esperamos que tanto usted, querido lector, como sus pacientes, se beneficien de este trabajo colectivo.

Por último, como dijo el Dr. Allingham en el prefacio de la quinta edición, "esperamos tener noticias suyas... Sus comentarios críticos son muy apreciados mientras nos esforzamos por mantener el *Shields. Libro de texto de Glaucoma* tan relevante hoy como las ediciones anteriores han sido para usted".

Karim F. Damji, MD, MBA
Sayoko E. Moroi, MD, PhD
Douglas J. Rhee, MD
Sharon F. Freedman, MD
Sanjay G. Asrani, MD
Christopher C. Teng, MD

Agradecimientos

Agradezco a Bruce y Rand la oportunidad de participar en este proyecto, que considero un privilegio y un honor. He disfrutado trabajar en estrecha colaboración con Cris Coren y aprecio mucho su profesionalismo y paciencia durante las múltiples revisiones de capítulos.

He aprendido mucho durante las colaboraciones con coautores, y aprecio su arduo trabajo y perseverancia. A lo largo de los años, los residentes y los becarios han ofrecido muchas sugerencias útiles, y espero que esta edición haya incorporado sus comentarios de manera eficaz.

Estoy realmente en deuda con mi esposa, Salima, así como con mis hijos, Safeera y Nabeeha, por su amable apoyo y comprensión. La extraordinaria fuerza, el aliento y la comprensión de Salima hicieron que fuera mucho más fácil dedicar tiempo y esfuerzo a esta importante empresa.
—**Karim F. Damji, MD, MBA**

Dedico mi aporte en memoria de mis angelicales padres, David y Kazue Moroi, quienes fallecieron durante la preparación de esta edición y siempre apoyaron mis aspiraciones. Estoy eternamente agradecida por mi esposo, Mike Fetters, y cuatro hijos, Kori, Tomo, Kazu y Taka, y los fieles compañeros caninos Niki y Kai por mantenerme apegada a nuestros valores familiares. También estoy muy agradecida con todos los autores que hicieron posible esta 7.ª edición. El apoyo de estas familias y la futura generación de prestadores de atención oftalmológica me ha animado a contribuir a esta 7.ª edición, que será utilizada por estudiantes de todo el mundo.
—**Sayoko E. Moroi, MD, PhD**

Me gustaría agradecer a mi encantadora esposa, Tina, por su continuo apoyo, paciencia y aliento. Sin su amorosa dedicación a nuestra familia, cualquier logro que haya alcanzado no hubiera sido posible. Su resiliencia es una inspiración para toda nuestra familia. A nuestras hijas, Ashley y Alyssa, cuyas sonrisas y risas bendicen nuestras vidas y de las que estoy tan orgulloso. A mi padre y mi madre, Dennis y Serena Rhee, por inculcarme la creencia de que todos los sueños son posibles y por brindarme las habilidades, el conocimiento y las oportunidades para perseguirlos. A Susan Rhee, por su apoyo y comprensión, y a todos mis familiares: Rhee, Chang, Kim, Chomakos y Josef. Por último, a mis amigos, colegas y coautores, por el honor de trabajar con ustedes en este proyecto especial, con un reconocimiento especial a M. Bruce Shields, nuestra inspiración y mano guía.
—**Douglas J. Rhee, MD**

Expreso mi gratitud hacia mi esposo, Neil, y a nuestros maravillosos hijos, Rebecca y Benjamin, por su inquebrantable aliento y apoyo. Agradezco a Bruce Shields, mi mentor, inspiración y amigo, por el privilegio de participar en esta maravillosa creación, a mis coautores por seguir enseñándome tanto sobre el glaucoma, y a Cris Coren por hacer el proceso lo más simple y fluido posible. Dedico mi pequeña porción de este maravilloso libro a mi padre recientemente fallecido, Irwin Fridovich, por ayudarme a entender lo que es en realidad importante en la vida, y a Rand Allingham, cuya devastadora pérdida continúa recordándonos a todos vivir cada día al máximo, como él lo hizo.
—**Sharon F. Freedman, MD**

Estoy profundamente en deuda con mi mentor, el difunto Dr. Rand Allingham, por su enseñanza, por compartir su sabiduría y por desafiarme siempre a ser más curioso. Fue el amigo, filósofo y guía por excelencia. Yo y muchos otros fuimos afortunados de tener un modelo a seguir tan maravilloso, y lo extraño todos los días. También me gustaría agradecer al Dr. Bruce Shields por la inspiración y la generosa guía que siempre ha brindado.
—**Sanjay G. Asrani, MD**

Agradezco a mi esposa, padres, familia, mentores, amigos y pacientes.
—**Christopher C. Teng, MD**

Introducción: una descripción general del glaucoma

ANTECEDENTES HISTÓRICOS

Aunque nuestra comprensión del glaucoma se remonta a mediados del siglo XIX, los griegos reconocieron este grupo de trastornos ya en el año 400 a. C. En los escritos hipocráticos, el término *glaucosis* se refería al tono verde azulado del ojo afectado.[1] Sin embargo, este término también se aplicó a un grupo más grande de condiciones causantes de ceguera que incluían a las cataratas. Aunque se encontró que la presión intraocular (PIO) elevada estaba asociada en los escritos árabes del siglo X, no fue hasta el siglo XIX que el glaucoma se reconoció como un grupo de trastornos oculares distintos.

IMPORTANCIA DEL GLAUCOMA

El glaucoma afecta a cerca de 76 millones de personas en todo el mundo y se prevé que aumente a un aproximado de 112 millones en 2040.[2] Es la principal causa de ceguera irreversible en todo el mundo y está solo después de las cataratas como la causa más común de ceguera en general. A nivel mundial, la ceguera causada por el glaucoma aumentó de 4.4% de todos los casos de ceguera en 1990 a 6.6% en 2010.[3] Entre las personas con ceguera, se estima que una de cada 15 perdió la vista debido al glaucoma y una de cada 45 personas con discapacidad visual tuvo disminución de su vista a causa del glaucoma.[3]

Aunque el glaucoma afecta con más frecuencia a los adultos mayores, ocurre en todos los grupos de edad y segmentos de la sociedad. Con una conciencia cada vez mayor del crecimiento de la población mundial y el conocimiento de las disparidades en la salud ocular,[4] muchos profesionales de la salud están comprometidos a brindar servicios de atención ocular y una atención ocular sostenible más allá de sus prácticas clínicas. Este libro sirve como un recurso educativo sobre las características básicas del examen ocular, las pruebas de glaucoma y los tratamientos para ayudar al lector en el diagnóstico y tratamiento del glaucoma. Es imperativa la combinación de un diagnóstico temprano, un tratamiento apropiado con la participación del paciente, la atención a los determinantes sociales de la salud y el uso de la tecnología para mitigar el glaucoma como causa de discapacidad visual y ceguera, que todavía es un importante problema de salud pública.[5-8]

UNA DEFINICIÓN DE GLAUCOMA

Un grupo de enfermedades

El hecho más fundamental en relación con el glaucoma es que no es un proceso patológico único. Más bien, es un grupo de trastornos caracterizados por diversas manifestaciones clínicas e histopatológicas.

Este punto no suele ser apreciado por el público en general, o incluso por parte de la comunidad médica, lo que con frecuencia genera confusión. Por ejemplo, un paciente puede tener dificultades para comprender por qué no tiene síntomas de glaucoma, cuando un amigo experimentó un dolor repentino y enrojecimiento con una enfermedad del mismo nombre. Otra persona puede evitar el uso de medicamentos para el resfriado porque las etiquetas de los medicamentos advierten contra su uso en pacientes con glaucoma, pero esta precaución solo está justificada para ciertos tipos de glaucoma.

Terminología

El término *glaucoma* debe usarse solo en referencia a todo el grupo de trastornos, al igual que el término cáncer se usa para referirse a otra disciplina de la medicina que abarca muchas entidades clínicas diversas con ciertos denominadores comunes. Cuando se hace referencia a un diagnóstico, se debe utilizar uno de los términos más precisos, como glaucoma crónico de ángulo abierto, para indicar el tipo específico de glaucoma que se cree que tiene el individuo.

Denominador común

El denominador común de los glaucomas es una neuropatía óptica característica, que se deriva de varios factores de riesgo que incluyen, entre otros, el aumento de la PIO. Aunque la PIO elevada es claramente el factor de riesgo causante más frecuente de atrofia óptica glaucomatosa, no es el único factor. Por tanto, definir el glaucoma con base en la tensión ocular es imprudente y, en muchos casos, engañoso. Sin embargo, los factores dinámicos del humor acuoso, que están relacionados de forma integral con la PIO, son fundamentales para nuestra comprensión del glaucoma, no solo porque son los factores de riesgo más comunes y mejor comprendidos de los que causan el glaucoma, sino también porque en la actualidad son los únicos factores que pueden controlarse para prevenir la neuropatía óptica progresiva.

Las clasificaciones actuales del glaucoma se basan en la multitud de eventos iniciadores que al final conducen a la elevación de la PIO o las alteraciones en la dinámica del humor acuoso que son responsables de forma directa del aumento de la presión. A medida que la investigación continúe su avance en el conocimiento de los diversos factores que conducen a la neuropatía óptica glaucomatosa, sin duda cambiarán tanto las clasificaciones del glaucoma como los abordajes de tratamiento. El esclarecimiento de los fundamentos genéticos del glaucoma continúa a un ritmo acelerado. Este conocimiento alterará en gran medida la forma en que clasificamos y tratamos las diversas formas de glaucoma. Por ahora, el punto más importante a reconocer es que la neuropatía óptica glaucomatosa causa una pérdida progresiva del campo visual, que puede conducir a una ceguera total e irreversible si la condición no se diagnostica y trata de manera adecuada.

Prevención de la ceguera por glaucoma

Una vez que se ha producido la ceguera relacionada con el glaucoma, no existe un tratamiento conocido que restaure la visión perdida. Sin embargo, en casi todos los casos la ceguera debida al glaucoma se puede prevenir. Esta prevención requiere comprender la anatomía y fisiología básicas, la detección temprana y el tratamiento adecuado. La detección depende de la capacidad para reconocer las manifestaciones clínicas tempranas de los diversos glaucomas. La sección I analiza la estructura anatómica básica, la fisiología y las funciones del ojo relacionadas con la psicofísica que son relevantes para comprender el glaucoma. En la sección II se analizan las diferentes formas de glaucoma y las particularidades clínicas e histopatológicas por las que se caracterizan. La sección III analiza las modalidades médicas y quirúrgicas que se utilizan en el tratamiento del glaucoma. El tratamiento adecuado requiere comprender los mecanismos patogénicos implicados, así como un conocimiento detallado de los fármacos, láseres y cirugías que se utilizan para controlar la PIO, que en la actualidad aún es el principal factor de riesgo tratable para progresión glaucomatosa.

REFERENCIAS

1. Fronimopoulos J, Lascaratos J. The terms glaucoma and cataract in the ancient Greek and Byzantine writers. *Doc Ophthal.* 1991;77(4):369-375.
2. Tham YC, Li X, Wong TY, Quigley HA, Aung T, Cheng CY. Global prevalence of glaucoma and projections of glaucoma burden through 2040: a systematic review and meta-analysis. *Ophthalmology.* 2014;121(11):2081-2090.
3. Bourne RR, Taylor HR, Flaxman SR, et al. Number of people blind or visually impaired by glaucoma worldwide and in world regions 1990 - 2010: a meta-analysis. *PloS one.* 2016;11(10):e0162229.
4. Ono K, Hiratsuka Y, Murakami A. Global inequality in eye health: country-level analysis from the Global Burden of Disease Study. *Am J Public Health.* 2010;100(9):1784-1788.
5. Snyder-Mackler N, Burger JR, Gaydosh L, et al. Social determinants of health and survival in humans and other animals. *Science.* 2020;368(6493).
6. Courtin E, Kim S, Song S, Yu W, Muennig P. Can social policies improve health? A systematic review and meta-analysis of 38 randomized trials. *Milbank Q.* 2020.
7. Beck AF, Edwards EM, Horbar JD, Howell EA, McCormick MC, Pursley DM. The color of health: how racism, segregation, and inequality affect the health and well-being of preterm infants and their families. *Pediatr Res.* 2020;87(2):227-234.
8. Mesmar S, Talhouk R, Akik C, et al. The impact of digital technology on health of populations affected by humanitarian crises: Recent innovations and current gaps. *J Public Health Policy.* 2016;37(suppl 2):167-200.

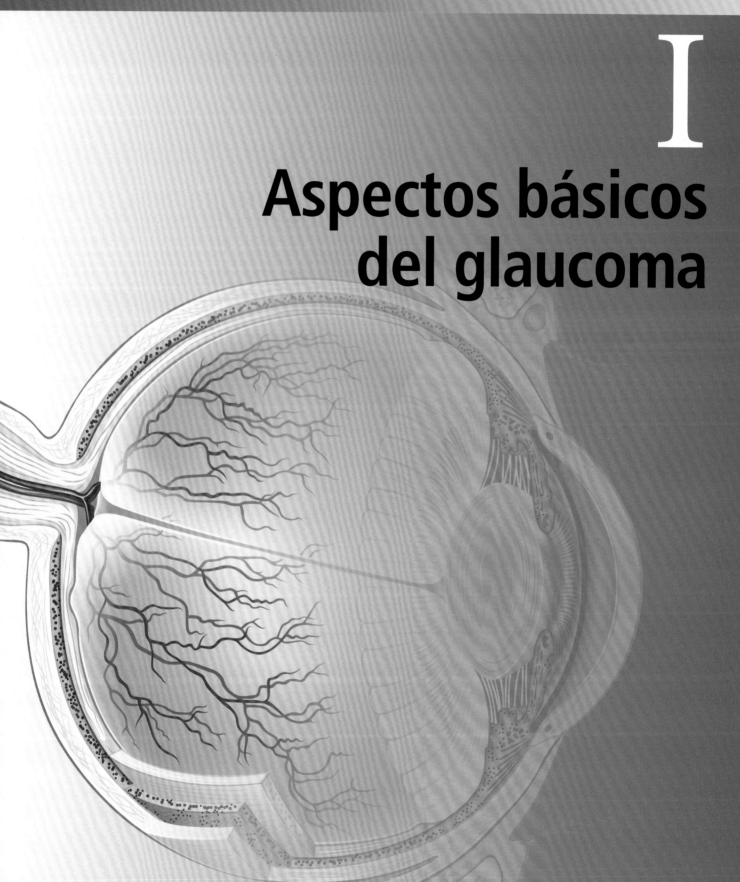

Aspectos básicos del glaucoma

Biología celular y molecular de la dinámica del humor acuoso

l estudio del glaucoma se ocupa de los factores implicados en la fisiopatología de la neuropatía óptica progresiva caracterizada por el "acopamiento" del disco óptico. Estos factores incluyen las siguientes disciplinas: epidemiología clínica, investigación clínica y estudios de desenlaces, farmacología de la terapéutica del glaucoma, genética, embriología y desarrollo de estructuras oculares, e investigaciones científicas básicas de los segmentos anterior y posterior de las estructuras oculares relevantes para el glaucoma. Dado que el papel de la reducción de la presión intraocular (PIO) como tratamiento del glaucoma ha sido corroborado por varios ensayos clínicos aleatorizados (véase cap. 28), un lugar lógico para comenzar este estudio es con una descripción general de la anatomía básica de los determinantes estructurales responsables de la dinámica del humor acuoso. La anatomía básica del nervio óptico, la retina y la coroides se presenta en el capítulo 4.

GENERALIDADES DE ANATOMÍA

El humor acuoso tiene múltiples funciones fisiológicas en las diversas estructuras oculares. Las dos estructuras principales relacionadas con la dinámica del humor acuoso son el *cuerpo ciliar*, el sitio de producción del humor acuoso, y la *región limbal*, que incluye la malla trabecular, el sitio principal de salida del humor acuoso. La **fig. 1-1** muestra la estrecha relación entre estas dos estructuras y la anatomía circundante.

El *limbo* es la zona de transición entre la córnea y la esclera. En la superficie interna del limbo hay una hendidura: el *surco escleral*, que tiene un borde posterior afilado, el *espolón escleral*, y una pared anterior inclinada que se extiende hasta la córnea periférica. Una estructura similar a un colador, la *malla trabecular*, une el surco escleral y lo convierte en un conducto llamado *canal de Schlemm*. En el sitio donde la malla se inserta en la córnea periférica se crea una cresta, conocida como *línea de Schwalbe*. El canal de Schlemm está conectado por canales intraesclerales a las venas epiesclerales. La malla trabecular, el canal de Schlemm y los canales intraesclerales constituyen la ruta principal de salida del humor acuoso.

El cuerpo ciliar se adhiere al espolón escleral y crea el *espacio supraciliar*, un espacio potencial entre el cuerpo ciliar y la esclera. En la sección transversal, el cuerpo ciliar tiene la forma de un triángulo rectángulo, y los procesos ciliares (el sitio real de producción de humor acuoso) ocupan la parte más interna y anterior de esta estructura en la región denominada *pars plicata* (o *corona ciliaris*). La región de la pars plicata también está compuesta de músculo liso, que cumple las importantes funciones de acomodación y salida uveoescleral. Los procesos ciliares constan de 70 a 80 aristas radiales (procesos ciliares mayores), entre los cuales se interdigitan un número igual de procesos más pequeños (procesos ciliares menores o intermedios) (**fig. 1-2**).[1] La porción posterior del cuerpo ciliar, llamada *pars plana* (u *orbicularis*

ciliaris), tiene una superficie interna más plana y une a la coroides con la ora serrata.

La longitud anteroposterior del cuerpo ciliar en el ojo adulto varía de 4.6 a 5.2 mm en su porción nasal, a 5.6 a 6.3 mm en la región temporal, según varios informes, y la pars plana representa alrededor de 75% de la longitud total. La fase más rápida de crecimiento de las proporciones de la pars plana ocurre entre las 26 y 35 semanas de gestación.[2] Al nacer, estas medidas son de 2.6 a 3.5 mm nasales y 2.8 a 4.3 mm temporales, y alcanzan las tres cuartas partes de las dimensiones adultas a los 24 meses, con una relación constante entre pars plicata y pars plana.[3]

El iris se inserta en el lado anterior del cuerpo ciliar, y deja un ancho variable de esta última estructura visible entre la raíz del iris y el espolón escleral, denominado *banda del cuerpo ciliar*. El cristalino está suspendido desde el cuerpo ciliar mediante zónulas y separa el vítreo en la parte posterior del humor acuoso en la parte anterior. El iris separa el compartimento del humor acuoso en una cámara anterior y una posterior, y el ángulo formado por el iris y la córnea se denomina ángulo de la cámara anterior. En el capítulo 3 se analizan más detalles sobre el aspecto gonioscópico del ángulo de la cámara anterior.

Con este esquema básico de las estructuras anatómicas que regulan la dinámica del humor acuoso, es importante revisar el desarrollo de estas y otras estructuras del ojo. La formación clínica actual enseña a los médicos a subclasificar varios fenotipos de enfermedades oculares entre los pacientes que tienen anomalías oculares "externas" (o *fenotipos oculares*), que a menudo tienen un fuerte componente genético, lo cual se analiza en el capítulo 9. (Otro recurso útil para obtener información sobre enfermedades humanas con un componente genético es *Online Mendelian Inheritance in Man* [OMIM], al que se puede acceder en www.ncbi.nlm.nih.gov.) A medida que se identifican más genes de enfermedades, las presentaciones fenotípicas clínicas, que son un abordaje "de afuera hacia adentro" para comprender la enfermedad, se fusionarán con un abordaje "de adentro hacia afuera", mediante el cual las mutaciones genéticas identificadas y los alelos de riesgo se relacionan con los fenotipos ocular y sistémico. Nuestro conocimiento del genoma humano, que tiene alrededor de 30 000 genes,[4] y la *proteómica*,[5] que es el estudio de las proteínas, proporcionará un modelo para comprender las variaciones individuales en la anatomía del ojo y las presentaciones de enfermedades oculares.[6]

EMBRIOLOGÍA DEL OJO

El ojo muestra una diversidad increíble entre las distintas especies, desde simples manchas oculares pasando por ojos compuestos hasta estructuras complejas con una sola lente y arreglos de fotorreceptores.[7] La biología del desarrollo del ojo de los vertebrados, a partir del ectodermo de superficie, la cresta neural y el mesénquima mesodérmico, se

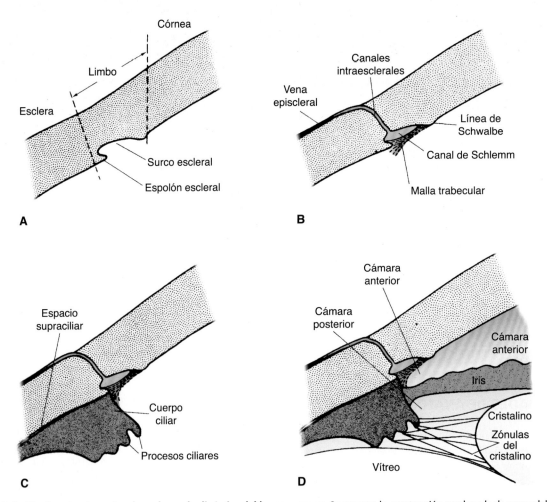

A

B

C

D

FIGURA 1-1 Relación de estructuras involucradas en la dinámica del humor acuoso. Se muestra la construcción escalonada de un modelo esquemático. **A**: limbo. **B**: vía principal de salida del humor acuoso (salida "convencional" o trabecular). **C**: cuerpo ciliar (sitio de producción de humor acuoso y vía de salida "no convencional" o salida uveoescleral). **D**: iris y cristalino.

ha investigado en gran medida.[8] En la **fig. 1-3** se presenta un esquema general del desarrollo del ojo. El origen tisular de las diversas estructuras oculares se resume en la **tabla 1-1**.

El desarrollo ocular de estas tres fuentes de tejido implica procesos complejos de diferenciación y crecimiento celular específicos que no se comprenden por completo. Estos procesos complejos involucran la expresión cuidadosamente cronometrada de varios factores de crecimiento y sus receptores, otras moléculas de señalización y sus vías, factores de transcripción y componentes estructurales.[9] En general, los genes que regulan el desarrollo pueden clasificarse en diferentes clases funcionales como sigue: (1) genes *estructurales*, como los componentes del citoesqueleto, que pueden considerarse genes "domésticos" que llevan a cabo funciones bioquímicas y estructurales ubicuas; (2) genes *reguladores*, como factores de transcripción (es decir, interruptores moleculares que controlan la producción de ARNm por otros genes) y moléculas de señalización celular, que determinan sobre todo la expresión especializada de genes, y (3) genes *específicos de células* que codifican proteínas especializadas de un tipo celular particular dentro de un órgano, como las proteínas únicas expresadas en los fotorreceptores. Las anormalidades en la expresión de genes individuales o la

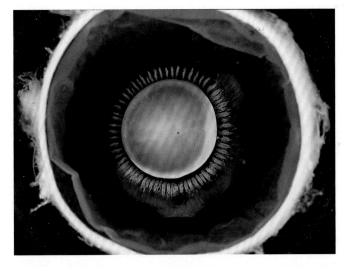

FIGURA 1-2 Anatomía macroscópica de una "vista interior" del segmento anterior. La imagen muestra las crestas radiales de los procesos ciliares en la porción pars plicata del cuerpo ciliar.

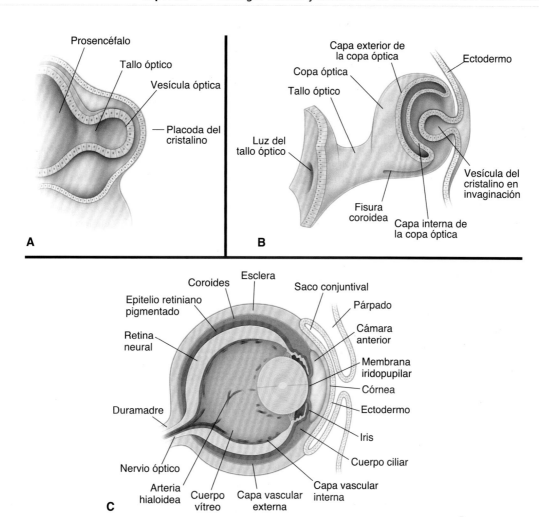

FIGURA 1-3 Dibujo esquemático del desarrollo ocular. A: prosencéfalo y vesículas ópticas en desarrollo como se ve en un embrión de 4 mm. **B**: copa óptica de dos capas y vesícula del cristalino que se invaginan en un embrión de 7.5 mm. El tallo óptico conecta el ojo en desarrollo con el cerebro. **C**: el ojo visto en un feto de 15 semanas. Ya se han establecido todas las capas del ojo y la arteria hialoidea atraviesa el cuerpo vítreo desde el disco óptico hasta la superficie posterior del cristalino. (Reproducido con permiso de Pawlina W, Ross MH. *Histology: A Text and Atlas*. 7th ed. Philadelphia, PA: Wolters Kluwer; 2018.)

TABLA 1-1   Derivados de los tejidos embrionarios

Neuroectodermo	Células de la cresta neural craneal	Ectodermo de la superficie	Mesodermo
Retina neurosensorial	Estroma y endotelio corneal	Epitelio, glándulas, cilios de la piel de los pár-pados y carúncula	Las fibras de los músculos extraoculares, reves-timiento endotelial de todos los vasos sanguíneos oculares y orbitales, porción temporal de la esclera, vítreo
Epitelio pigmentado de la retina	Esclera (véase también mesodermo)	Epitelio conjuntival Cristalino	
Epitelio ciliar pigmentado	Malla trabecular	Glándula lagrimal y sis-tema de drenaje	
Epitelio ciliar no pigmentado	Vainas y tendones de los músculos extraoculares	Vítreo	
Epitelio pigmentado del iris	Tejidos conectivos del iris		
Músculos esfínter y dilata-dor del iris	Músculos ciliares		
Nervio óptico, axones y glía	Estroma coroideo		
Vítreo	Melanocitos (uveales y epiteliales)		
	Vainas meníngeas del nervio óptico		
	Células de Schwann de los nervios ciliares		
	Ganglio ciliar		
	La mayoría de los huesos orbitales, cartílago y tejido conectivo de la órbita		
	Capa muscular y vainas de tejido conectivo de todos los vasos oculares y orbitarios		

interacción entre múltiples genes causada por mutaciones genéticas o expresión alterada puede conducir a defectos congénitos y enfermedades humanas (**tabla 1-2**).

Los siguientes genes reguladores se han agrupado en grandes familias de factores de transcripción: genes homeobox, genes con dedos de zinc y genes hélice-asa-hélice. Los genes *homeobox* codifican un elemento de unión al ADN de 60 aminoácidos y determinan de forma específica el gen blanco para un factor de transcripción. Estos genes están implicados con frecuencia en la determinación de la identidad regional del embrión o el destino individual y la diferenciación de las células.[10] Ejemplos de genes homeobox incluyen la familia *PAX* y la familia del dominio *POU*. Se cree que la familia de genes del *dedo de zinc* es la más abundante de los factores de transcripción. Estos genes

comparten un motivo de un átomo de zinc que se une a un grupo de aminoácidos de histidina y cisteína, y mantiene juntos un pequeño bucle de aminoácidos. Ejemplos de esta familia de genes incluyen los receptores de ácido retinoico (RAR) y el receptor de retinoide X (RAX), que dirigen la unión del ácido retinoico. Las mutaciones en estos receptores se han asociado con el desarrollo anormal del ojo.[11] La familia de genes *hélice-asa-hélice* se caracteriza por dos dominios helicoidales de unión al ADN que se mantienen unidos por un dominio o región especial llamado *cremallera de leucina*.[12]

El papel de estos diversos genes estructurales, reguladores y específicos de las células sobre el desarrollo ocular se ha examinado con más amplitud hasta ahora en la retina, que es muy compleja y solo se comprende de forma parcial.[12] Aunque no se ha estudiado de modo

TABLA 1-2 Genes seleccionados involucrados en el desarrollo ocular de los vertebrados

Gen (familia de genes)	Función	Expresión de tejido ocular	Enfermedad humana
CRB1	Estructural	Retina	Amaurosis congénita de Leber, retinitis pigmentosa
CYP1B1	Regulación	Expresión difusa en los tejidos oculares	Glaucoma primario congénito
γ-cristalina	Estructural	Cristalino	Catarata polar, catarata de Coppock, catarata punteada, catarata lamelar y catarata nuclear central
DDX58	Regulación	Conjuntiva, epitelio retiniano pigmentado	Síndrome Singleton-Merten 2
FOXC1	Factor de transcripción	Segmento anterior del ojo	Síndrome de Axenfeld-Rieger, disgenesia del segmento anterior
LMX1B	Factor de transcripción	Segmento anterior del ojo	Síndrome uña-rótula con glaucoma crónico de ángulo abierto
LTBP2	Regulación	Segmento anterior del ojo	Glaucoma primario congénito
MITF	Factor de transcripción	Epitelio pigmentado de la retina, células pigmentadas	Síndrome de Waardenburg tipo 2; síndrome de albinismo-sordera de Tietz
MYOC	Estructural	Malla trabecular, cuerpo ciliar, músculo del iris[a]	Glaucoma juvenil de ángulo agudo
NR2E3	Regulación	Retina	Síndrome del cono S mejorado, síndrome de Goldmann-Favre
OCRL	Regulación	Cristalino, cerebro, función renal	Síndrome oculocerebral de Lowe
OPTN	Regulación	Expresión difusa en los tejidos oculares	Glaucoma de tensión normal
PAX2	Factor de transcripción	Nervio óptico temprano, defectos renales	Síndrome renal coloboma
PAX6	Factor de transcripción	Cristalino, retina, nariz, cerebro	Aniridia, anoftalmia, anomalía de Peters, cerebro, defectos nasales, hipoplasia del nervio óptico, coloboma, microftalmia
PITX2	Factor de transcripción	Cerebro, hipófisis, mesénquima ocular, mesénquima cardiaco, cresta neural	Síndrome de Axenfeld-Rieger
SIX6	Regulación	Retina, nervio óptico	Anoftalmia, microftalmia
TBK1	Regulación	Expresión difusa en tejidos oculares	Glaucoma de tensión normal
TEK (TIE2)	Regulación	Expresión difusa en tejidos oculares	Glaucoma primario congénito
VSX2	Factor de transcripción	Retina	Microftalmia, catarata, iris anormal, esclerocórnea

[a]*Músculo esquelético, corazón, estómago, tiroides, tráquea, médula ósea, timo, próstata, intestino delgado, colon, pulmón, páncreas, testículos, ovario, médula espinal, ganglios linfáticos y glándula suprarrenal.*

tan extenso como el desarrollo retiniano, el segmento ocular anterior, incluidos el cuerpo ciliar y cristalino,[13] también tiene funciones importantes y complejas en el desarrollo del ojo normal. Los orígenes tisulares del epitelio ciliar, el músculo liso ciliar y el cristalino se muestran en la **tabla 1-1**. El cristalino induce la diferenciación del epitelio ciliar en el borde de la copa óptica (**fig. 1-3**) y el iris se desarrolla más tarde a partir del borde de la copa óptica. El músculo ciliar y el estroma se diferencian después de que se forma el epitelio ciliar. No está claro en qué momento de la gestación el epitelio ciliar se vuelve activo para secretar humor acuoso, pero se supone que comienza muy temprano después de la formación.[14] A medida que aumenta la PIO, el ojo crece. También se cree que el incremento de la PIO proporciona la fuerza para generar pliegues ciliares en el cuerpo ciliar y cambiar la forma de la córnea.[15]

Las anomalías en el desarrollo del ángulo de la cámara anterior, o *disgenesia del segmento anterior*, se ejemplifican en el síndrome de Axenfeld-Rieger (véase cap. 15). Hasta ahora, los genes que con mayor frecuencia causan disgenesia del segmento anterior codifican factores de transcripción que son importantes en el desarrollo temprano. Estos factores de transcripción incluyen *PITX2, PITX3, PAX6, FOXC1, FOXC2* y *FOXC3*.[16] En ratones transgénicos, la molécula de señalización celular, las proteínas morfogenéticas óseas y las moléculas de señalización relacionadas juegan un papel importante en el desarrollo normal del segmento anterior.[17]

Otro abordaje para estudiar la embriología de las estructuras oculares es con el análisis de los datos obtenidos a través de la bioinformática, una disciplina que integra el estudio de genes, vías y funciones. Los datos de expresión génica, también conocidos como *transcripción* o *expresión de ARNm*, pueden obtenerse en tejidos oculares discretos y en varios puntos de tiempo en el desarrollo.[18] Esta descripción general "global" de la expresión génica en estos tejidos oculares discretos permite formular hipótesis y diseñar estudios para responder a algunas preguntas fundamentales de biología celular acerca de estas estructuras oculares. Al comparar y contrastar los perfiles de expresión génica de estos tejidos oculares discretos en varias etapas de desarrollo y el impacto de las exposiciones ambientales, se logrará comprender la función de estas estructuras oculares a nivel celular y molecular (véase análisis adicional en el capítulo 9).

BIOLOGÍA DEL FLUJO DE HUMOR ACUOSO

La regulación de la PIO es un rasgo fisiológico complejo que depende de la producción de humor acuoso, la resistencia al flujo de salida del humor acuoso y la presión venosa episcleral. Para reducir esta situación bastante compleja y solo comprendida de modo parcial a su forma más simple, la PIO es una función de la velocidad a la que el humor acuoso entra en el ojo (*flujo de entrada*) y la velocidad a la que sale del ojo (*flujo de salida*). Cuando la entrada es igual a la salida existe un estado estable y la presión permanece constante. El resto de este capítulo trata de estos parámetros de entrada y salida y sus complejas interrelaciones con la PIO.

Organización celular del cuerpo ciliar y los procesos ciliares

El cuerpo ciliar es una de las tres porciones del tracto uveal o capa vascular del ojo; las otras dos estructuras de este sistema son el iris y la coroides. El cuerpo ciliar está compuesto por músculo, vasos, epitelios que recubren los procesos ciliares, además de terminales nerviosas del sistema nervioso autónomo (**fig. 1-4**).

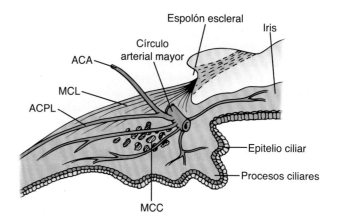

FIGURA 1-4 Componentes principales del cuerpo ciliar. Los tres componentes principales, como se muestra en el esquema, son (1) el *músculo ciliar*, compuesto por fibras longitudinales (*MCL*), radiales y circulares (*MCC*); (2) el *sistema vascular*, formado por ramas de las arterias ciliares anteriores (*ACA*) y arterias ciliares posteriores largas (*ACPL*), que forman el círculo arterial mayor; y (3) el epitelio ciliar, compuesto por una capa externa pigmentada y una interna no pigmentada.

Músculo del cuerpo ciliar

El músculo ciliar consta de dos partes principales: las fibras longitudinales y las fibras circulares (**fig. 1-4**). Las *fibras longitudinales* unen el cuerpo ciliar al limbo en el espolón escleral. Esta porción de músculo luego transcurre hacia atrás para insertarse en la lámina supracoroidea (fibras que conectan la coroides y la esclera) hasta el ecuador o más allá. Las *fibras circulares* ocupan las porciones anterior e interna del cuerpo ciliar y corren paralelas al limbo. Un tercio de la porción del músculo ciliar se ha descrito como fibras radiales, que conectan las fibras longitudinales y circulares. La función fisiológica y la acción farmacológica de los agentes parasimpaticomiméticos en su relación con el músculo ciliar se analizan en el capítulo 33.

Vasos del cuerpo ciliar

Con base en estudios realizados en ojos de primates y humanos, los vasos del cuerpo ciliar parecen tener una disposición compleja con circulación colateral en al menos tres niveles.[19,20] En el primer nivel, las arterias ciliares anteriores en la superficie de la esclera envían ramas laterales que irrigan el plexo episcleral y se anastomosan con ramas de las arterias ciliares anteriores adyacentes, para formar un círculo episcleral. En segundo lugar, las arterias ciliares anteriores perforan la esclera del limbo. En el músculo ciliar las ramas de estas arterias se anastomosan entre sí, así como con las ramas de las arterias ciliares posteriores largas para formar el círculo intramuscular. Las ramas de las arterias ciliares anteriores también proporcionan capilares al músculo ciliar y al iris, y envían arterias ciliares recurrentes a la coriocapilar anterior. En tercer lugar, el círculo arterial principal se encuentra cerca de la raíz del iris anterior al círculo intramuscular y es el menos consistente de los tres sistemas colaterales. Aunque los estudios en primates revelan una contribución de las arterias ciliares anteriores perforantes, los estudios de aplicación microvascular de yeso en ojos humanos, así como de varios animales no primates, indican que este "círculo" está formado de forma principal, si no exclusiva, por ramas paralimbales de arterias ciliares posteriores largas, que comienzan a dividirse en la coroides anterior. En cualquier caso, el círculo arterial principal es el suministro vascular inmediato del iris y de los procesos ciliares.

En los primates cada proceso ciliar está irrigado por dos ramas del círculo arterial mayor: las arteriolas del proceso ciliar anterior y posterior (**fig. 1-5**).[20] Las *arteriolas del proceso ciliar anterior* irrigan las caras anterior y marginal (más interna) de los procesos ciliares principales. Estas arteriolas tienen constricciones luminales antes de producir capilares dilatados de modo irregular dentro de los procesos, lo que sugiere esfínteres arteriolares precapilares. Esto puede representar el sitio anatómico de influencia neural adrenérgica sobre la producción de humor acuoso, mediante la regulación del flujo sanguíneo a través de los procesos ciliares. Las *arteriolas del proceso ciliar posterior* abastecen los aspectos central, basal y posterior de los procesos ciliares mayores, así como todas las porciones de los procesos menores. Estas arteriolas son de mayor calibre que las arteriolas anteriores y carecen de las constricciones que se observan en estos últimos vasos. Ambas poblaciones de arteriolas tienen anastomosis entre los procesos.

Los estudios de modelos vasculares de las redes capilares en los procesos ciliares de los ojos humanos sugieren tres territorios vasculares diferentes con arteriolas y vénulas discretas.[19] La primera se localiza en el extremo anterior de los procesos ciliares mayores y drena más adelante hacia vénulas que carecen de conexiones importantes con otras vénulas en los procesos ciliares. El segundo se encuentra en el centro de los procesos mayores, mientras que la tercera red capilar ocupa los procesos menores y el tercio posterior de los procesos

mayores. Estos dos últimos territorios son drenados por vénulas marginales, que están situadas en el borde interno de los procesos mayores. Se piensa que estos tres territorios vasculares pueden reflejar una diferenciación funcional en el proceso de producción del humor acuoso. El drenaje venoso se realiza hacia las venas coroideas, ya sea desde las caras posteriores de los procesos mayores y menores, o por comunicación directa desde las conexiones entre procesos (**fig. 1-6**).

Procesos ciliares

La unidad funcional responsable de la secreción del humor acuoso es el *proceso ciliar*, que comprende capilares, estroma y epitelios (**Figs. 1-4 y 1-6**). Los capilares de los procesos ciliares ocupan el centro de cada proceso. El endotelio delgado tiene áreas falsas "porosas" de membranas plasmáticas fusionadas que carecen de citoplasma, las cuales podrían ser el sitio de mayor permeabilidad. Una membrana basal rodea el endotelio, y las células murales, o *pericitos*, se encuentran dentro de la membrana basal.[21]

Un estroma muy delgado rodea las redes capilares y las separa de las capas epiteliales. El estroma está compuesto por una sustancia fundamental que consta de mucopolisacáridos, proteínas y solutos plasmáticos (excepto los de gran tamaño molecular); muy pocas fibrillas de tejido conjuntivo de colágeno, en especial colágeno tipo III;[22] y células migratorias de tejido conjuntivo y de origen sanguíneo.[21] Se han demostrado microfibrillas tubulares con y sin elastina en el cuerpo ciliar bovino, en especial en el estroma de la pars plana, en relación con las zónulas.[23]

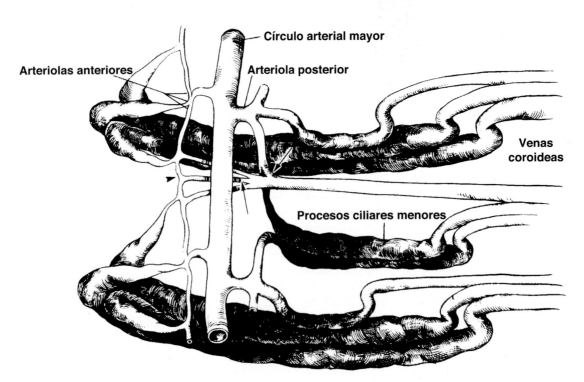

FIGURA 1-5 Esquema de las interconexiones vasculares de dos procesos ciliares principales contiguos. Las ramas arteriolares anterolaterales se unen para formar redes capilares entre procesos (punta de flecha), que proporcionan comunicación entre los procesos principales. Las arteriolas posteriores dirigidas de modo lateral forman redes interprocesos posteriores a través de las cuales los procesos ciliares menores reciben sangre. Además, las redes de interprocesos anteriores y posteriores drenan de manera directa en las venas coroideas (flechas). (Modificado de Morrison JC, Van Buskirk EM. Proceso ciliar de microvasculatura del ojo de primates. *Am J Ophthalmol.* 1984;97(3):372-383. Copyright © 1984 Elsevier, con autorización.)

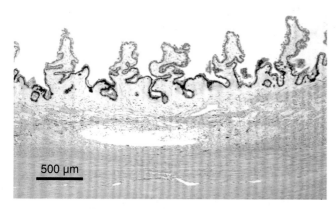

FIGURA 1-6 Vista con microscopio de luz de los procesos ciliares del ojo humano. Esta vista de los procesos ciliares, seccionada en un plano coronal con cortes perpendiculares a las crestas radiales, muestra los procesos ciliares mayores más grandes y los procesos ciliares menores más pequeños teñidos con azul de toluidina.

Dos capas de epitelio ciliar rodean el estroma, con las superficies apicales de las dos capas de células en aposición entre sí. El epitelio pigmentado contiene numerosos gránulos de melanina en el citoplasma y una membrana basal atípica en el lado estromal. En el epitelio no pigmentado, la membrana basal está compuesta por glucoproteínas que son inmunorreactivas para laminina y colágeno tipo I, III y IV.[24] Esta membrana, que se orienta hacia el humor acuoso, también se denomina *membrana limitante interna* y se fusiona con las zónulas. El epitelio no pigmentado se tiñe con menos intensidad que la capa pigmentada para la citoqueratina 18, pero más para la vimentina, con distribución predominante en las crestas de la pars plicata y la pars plana posterior.[25] También se tiñe con anticuerpos contra la proteína S-100.[22] Otro par de moléculas con expresión restringida en las células no pigmentadas son los canales de agua acuaporina-1, que también se expresan en el endotelio de la malla trabecular, y acuaporina-4.[26] En ratones knockout transgénicos que no expresan estos canales de agua, la PIO es mucho menor en comparación con los ratones de tipo silvestre, cuyos canales de agua se expresan de modo normal. El mecanismo de reducción de la PIO es a través de una menor producción de humor acuoso, pero no del flujo de salida. Aunque estos ratones modificados por medios genéticos tienen un fenotipo de PIO más baja, los pacientes con mutaciones de acuaporina-1 tienen PIO normal.[27]

Una variedad de uniones intercelulares conectan las células adyacentes dentro de cada capa epitelial, así como las superficies apicales de las dos capas.[28] Tales uniones incluyen *uniones en hendidura*, que son expresadas por las células pigmentadas, las células no pigmentadas y las células pigmentadas-no pigmentadas, y *uniones estrechas* o *zonula occludens*, que se expresan entre las células no pigmentadas. La zonula occludens en el epitelio ciliar no pigmentado es la principal responsable de crear una barrera eficaz contra sustancias de peso molecular intermedio y alto, como las proteínas.

Los estudios electrofisiológicos del epitelio ciliar de conejo sugieren que todas las células del epitelio funcionan como un sincicio.[29] Las uniones estrechas crean una barrera de permeabilidad entre las células epiteliales no pigmentadas, que forman parte de la barrera hemato-acuosa. Se dice que estas uniones estrechas son del tipo "con fugas", en contraste con el tipo "sin fugas" que se encuentra en la barrera hemato-retiniana, y pudieran ser las principales vías de difusión del flujo de iones y agua. Las microvellosidades separan las dos capas de células epiteliales. Además, se han descrito los "canales ciliares" como espacios entre las dos capas epiteliales. Estos canales pueden estar relacionados con la formación de humor acuoso, ya que se desarrollan entre el cuarto y sexto mes de gestación, lo que corresponde al inicio de la producción de humor acuoso.

Inervación autónoma del cuerpo ciliar

Las terminaciones nerviosas simpáticas y parasimpáticas inervan el cuerpo ciliar.[30] Las fibras simpáticas hacen sinapsis en el ganglio cervical superior y las fibras postsinápticas se distribuyen a los vasos del cuerpo ciliar. Debido a que el epitelio ciliar no está inervado, se cree que las catecolaminas neurotransmisoras liberadas por las terminaciones nerviosas simpáticas se "difunden" hacia los receptores adrenérgicos del epitelio ciliar. La estimulación de estos receptores aumenta la secreción de humor acuoso por parte del epitelio ciliar (que se analiza con más detalle en la sección "Mecanismos moleculares y regulación de la producción de humor acuoso").

Las fibras parasimpáticas se originan en el núcleo de Edinger-Westphal para inervar los músculos ciliares. La estimulación de estas fibras nerviosas libera acetilcolina, que luego estimula los receptores colinérgicos en el músculo ciliar. Estos receptores activados hacen que el músculo ciliar se contraiga, lo que provoca acomodación al cambiar la forma del cristalino. Además, la contracción del músculo ciliar reduce la resistencia al flujo de salida del humor acuoso convencional, o flujo de salida trabecular, y también puede afectar al flujo de salida del humor acuoso no convencional, o flujo de salida uveoescleral. El efecto de la vía colinérgica sobre la vía de salida trabecular se usa de modo farmacológico en el tratamiento del glaucoma, como se describe en el capítulo 33.

Mecanismos moleculares y regulación de la producción de humor acuoso

El humor acuoso es un fluido intraocular dinámico, vital para la salud del ojo. La localización precisa de la producción de humor acuoso parece estar en la porción anterior de la pars plicata a lo largo de las puntas o crestas de los procesos ciliares (**fig. 1-2**). Esta región tiene incremento en las interdigitaciones basales y laterales, mitocondrias y el retículo endoplásmico rugoso en el epitelio ciliar no pigmentado; fenestraciones más numerosas en el endotelio capilar; una capa más delgada de estroma ciliar; y un aumento de organelos celulares y uniones en hendidura entre el epitelio pigmentado y no pigmentado.[30]

El humor acuoso se deriva del plasma dentro de la red capilar de los procesos ciliares. El humor acuoso circulante ingresa a la cámara posterior y fluye alrededor del cristalino y a través de la pupila hacia la cámara anterior. Dentro de la cámara anterior, un gradiente de temperatura (más frío hacia la córnea) crea un patrón de flujo de convección, que en ocasiones puede visualizarse en la clínica cuando un paciente tiene inflamación con células inflamatorias circulantes. Al inicio, para llegar a la cámara posterior, los diversos componentes del humor acuoso deben atravesar los tres componentes tisulares de los procesos ciliares, es decir, la pared capilar, el estroma y la bicapa epitelial. La principal barrera para el transporte a través de estos tejidos es la membrana celular y los complejos de unión relacionados de la capa epitelial no pigmentada, y las sustancias parecen atravesar esta estructura mediante los siguientes tres procesos: (1) difusión (las sustancias liposolubles se transportan a través de las porciones lipídicas de la membrana en forma proporcional a un gradiente de concentración a través de la membrana), (2) ultrafiltración (el agua y las sustancias solubles en agua, limitadas por tamaño y carga, fluyen a través de "microporos" teóricos en la proteína de la membrana celular en respuesta a un gradiente osmótico o presión hidrostática), o (3) secreción (sustancias de mayor tamaño o mayor carga se transportan de forma activa a través de la membrana celular). El tercer proceso está mediado por transportadores, que son proteínas en la membrana, y requiere gasto de energía generado por la hidrólisis de trifosfato de adenosina (ATP).[29]

Procesos fisiológicos básicos

El siguiente esquema simplificado de tres partes describe los procesos fisiológicos básicos involucrados en la producción del humor acuoso.

Acumulación de reservorio de plasma

Primero, los estudios con marcadores sugieren que la mayoría de las sustancias plasmáticas pasa con facilidad desde los capilares de los procesos ciliares, a través del estroma y entre las células epiteliales pigmentadas, antes de acumularse detrás de las uniones estrechas del epitelio no pigmentado.[30] Este movimiento tiene lugar sobre todo por difusión y ultrafiltración. Los fármacos que alteran la perfusión de los vasos sanguíneos ciliares pueden ejercer su influencia sobre la PIO a este nivel.[20]

Transporte a través de la barrera hematoacuosa

En segundo lugar, como se mencionó antes, la secreción activa es un contribuyente importante a la formación del humor acuoso.[29] Este transporte activo ocurre a través del movimiento transcelular selectivo de ciertos cationes, aniones y otras sustancias a través de la barrera hematoacuosa, formada por uniones estrechas entre células del epitelio no pigmentado. El proceso de secreción del humor acuoso está mediado por la transferencia de NaCl desde el estroma del cuerpo ciliar a la cámara posterior, seguido de forma pasiva por agua. Esta secreción ocurre en tres pasos: captación de NaCl del estroma a las células epiteliales pigmentarias por transportadores electroneutrales; paso de NaCl de las células pigmentadas a las no pigmentadas mediante las uniones de hendidura; y, por último, por la liberación de Na^+ y Cl^- a través de canales de Na^+, K^+ activados por ATPasa y canales de Cl^-, de manera respectiva.

En el primer paso de la secreción de NaCl, los estudios *in vitro* realizados en conejos demostraron que la actividad pareada de antiportadores Na^+/H^+ y Cl^-/HCO_3^- puede ser el mecanismo dominante en el epitelio pigmentado. En la superficie epitelial no pigmentada opuesta, la liberación de Na^+ a través de la Na^+,K^+ ATPasa con la liberación acompañante de Cl^- a través de los canales iónicos se ve incrementada por los agonistas de los receptores de adenosina A3 (A3AR). Estos mecanismos se confirmaron *in vivo* en un modelo murino que demostró que los inhibidores de los antiportadores Na^+/H^+ reducen la PIO, y que los agonistas y antagonistas de A3AR aumentan y disminuyen la PIO, de forma respectiva.

La anhidrasa carbónica modula el transporte de bicarbonato a través del epitelio ciliar mediante una rápida interconversión entre HCO_3^- y CO_2 (véanse detalles en el cap. 32). La formación de bicarbonato influye sobre el transporte de fluidos a través de su efecto sobre el Na^+, tal vez al regular el pH para un transporte activo óptimo de Na^+.[31]

Otras sustancias transportadas (véase "Función y composición del humor acuoso") incluyen el ácido ascórbico, que es secretado contra un gran gradiente de concentración por el transportador 2 de vitamina C dependiente de sodio, o SVCT2, y ciertos aminoácidos, que son secretados por al menos tres transportadores.[32,33]

Flujo osmótico

En tercer lugar, el gradiente osmótico a través del epitelio ciliar, que es resultado del transporte activo de las sustancias anteriores, favorece el movimiento de otros constituyentes del plasma por ultrafiltración y difusión. Los mecanismos por los cuales el agua se mueve desde el estroma del cuerpo ciliar a través del epitelio ciliar y hacia la cámara posterior son complejos y solo se comprenden de modo parcial. Existe evidencia de que el Na^+ es la fuerza catiónica principal.[29] Este concepto apoya la expresión restringida de los canales de agua, acuaporina-1 y acuaporina-4, en el epitelio ciliar no pigmentado.[26] Aún no se ha identificado un antagonista específico de los canales de agua. La importancia funcional de estos canales no se ha estudiado en gran medida, y los pocos individuos con mutaciones del gen que codifica estos canales de agua tienen una PIO normal.[34]

Tasa de producción de humor acuoso

El recambio del humor acuoso dentro de la cámara anterior se estima en alrededor de 1.0 a 1.5% del volumen de la cámara anterior por minuto.[35] La velocidad a la que se forma el humor acuoso (flujo de entrada) se mide en microlitros por minuto (como se menciona en el cap. 2). Al utilizar la técnica de escaneo de fluorofotometría ocular en más de 519 personas sanas, la tasa media (± desviación estándar [DE]) del flujo de humor acuoso entre las 8 a. m. y el mediodía fue de 3.0 ± 0.8 μL/min.[36] El rango normal (es decir, 95% de la muestra) fue de 1.5 a 4.5 μL/min y las velocidades de flujo mostraron una distribución gaussiana. En 490 personas, la tasa de flujo de la tarde disminuyó a 2.7 ± 0.6 μL/min, mientras que la tasa media en 180 personas entre la medianoche y las 6 a. m. fue de 1.3 ± 0.4 μL/min, con un rango de 0.4 a 2.1 μL/min. Un estudio posterior demostró que los individuos presentan concordancia en el flujo del humor acuoso, por lo que aquellos que muestran un flujo acuoso alto en la mañana también demuestran un flujo menor pero un tanto mayor durante la noche.[37] Estos cambios en el flujo del humor acuoso durante el día reflejan un patrón biológico, también conocido como ritmo circadiano, pero los cambios en este flujo no pueden explicar por sí solos el patrón circadiano en la PIO (véase la ecuación de Goldmann modificada en el cap. 3).[38]

Ritmo circadiano del flujo del humor acuoso

Como se señaló antes, existe un ritmo circadiano del flujo del humor acuoso en los humanos, y las tasas durante el sueño son de cerca de la mitad de aquellas de la mañana. Los mecanismos que controlan este ritmo biológico se comprenden solo en parte y no pueden explicarse por completo por los efectos de la luz, la deambulación o el nivel de actividad. La base hormonal de la fluctuación diurna en los humanos en la tasa de flujo del humor acuoso, o ritmo circadiano, no se comprende por completo.[36] La evidencia más sólida sugiere que la principal fuerza impulsora proviene de los cambios fisiológicos en el nivel de la adrenalina circulante disponible para el epitelio ciliar. Se ha demostrado que la epinefrina tópica estimula el flujo en 19% durante el día y 47% durante la noche. También se ha demostrado que la norepinefrina estimula el flujo, pero no en modo tan eficaz como la epinefrina. En pacientes que se han sometido a suprarrenalectomía quirúrgica persiste un ritmo circadiano normal del flujo del humor acuoso. En pacientes con síndrome de Horner, donde hay ausencia o disminución de la inervación simpática en un lado, se mantiene el patrón de flujo circadiano. La melatonina administrada de forma sistémica, las hormonas relacionadas con el embarazo y la hormona antidiurética tampoco parecen influir en el ritmo circadiano normal de flujo. El efecto de los corticoesteroides es más complejo, ya que los corticoesteroides exógenos parecen aumentar el efecto de la estimulación del flujo mediada por la epinefrina.

Otros factores que influyen en el flujo del humor acuoso

El flujo de humor acuoso se reduce en pacientes con diabetes mellitus, al margen del tipo.[39] En la distrofia miotónica, la hipotonía relativa se ha atribuido tanto a la reducción de la tasa de flujo de entrada como a la mejora de la ruta de salida uveoescleral a través del músculo ciliar atrófico.[40] Esto causa una disminución en la afluencia,[41] tal vez relacionada con una alteración del epitelio ciliar.[42] La producción de humor acuoso puede reducirse con la inflamación (iridociclitis) y con la ciclodiálisis.[43]

Al comparar diferentes tipos de glaucoma, existen tasas de flujo de humor acuoso similares en pacientes con glaucoma de tensión normal y personas sanas.[44] Los pacientes con hipertensión ocular mostraron patrones de flujo similares a los de personas sanas durante las horas de la mañana, pero la PIO y los valores de resistencia al flujo de salida fueron mayores en los pacientes con hipertensión ocular.[45] En los pacientes con síndrome de dispersión de pigmento, la tasa de flujo del humor acuoso fue un poco mayor que en los participantes de controles debido al mayor volumen de la cámara anterior en los pacientes que en los controles. En pacientes con glaucoma crónico de ángulo abierto, el flujo de humor acuoso durante el sueño fue mayor que en los controles.[47]

Con el envejecimiento se observa una disminución en la producción de humor acuoso: 2.4 a 3.2% por década después de los 10 años de edad.[48] Parece haber una tendencia de flujo más bajo en mujeres que en hombres, pero esto puede estar relacionado con pequeñas diferencias en el tamaño de las estructuras oculares.[36] Antes se pensaba que una elevación de la PIO estaba asociada con una disminución en la producción de humor acuoso, que se conoce como "seudofacilidad", pero ahora se entiende que el flujo de humor acuoso es insensible a la presión.[36] El estrés osmótico de beber 1 000 mL de agua se asocia con un aumento significativo del flujo del humor acuoso después de 90 minutos.[49] La cafeína no tiene ningún efecto significativo en la clínica sobre el flujo del humor acuoso en el ojo humano normal.[50]

Los agentes farmacológicos que reducen el flujo del humor acuoso en el tratamiento del glaucoma se comentan en la sección III. Estos agentes incluyen los antagonistas de los receptores β adrenérgicos o los β bloqueadores (véase cap. 30), los agonistas inespecíficos de los receptores adrenérgicos y α_2-adrenérgicos selectivos (cap. 31), así como los inhibidores de la anhidrasa carbónica (cap. 32).

Función y composición del humor acuoso

Función

El humor acuoso circulante tiene al menos las siguientes funciones: mantener la PIO adecuada, que es importante en el desarrollo ocular temprano, así como para mantener la integridad del globo ocular durante toda la vida; proporcionar sustratos y retirar metabolitos de la córnea, el cristalino y la malla trabecular; entregar altas concentraciones de ascorbato; participar en la señalización paracrina local y en las respuestas inmunitarias; y proporcionar un medio transparente e incoloro como parte del sistema óptico del ojo.

Composición

Las siguientes afirmaciones, resumidas en la **tabla 1-3**, describen las características generales del humor acuoso, expresadas en relación con el plasma. El humor acuoso de las cámaras anterior y posterior es un tanto hipertónico en comparación con el plasma. Es ácido, con un pH de 7.2 en la cámara anterior.[51] Las dos características más llamativas del humor acuoso son (1) un marcado exceso de ascorbato (15 veces mayor que el del plasma arterial) y (2) un marcado déficit de proteínas (0.02% en humor acuoso en comparación con 7% en plasma).[32,52-54]

Para ilustrar los constantes intercambios metabólicos que ocurren con varios tejidos oculares, la córnea toma glucosa y oxígeno del humor acuoso, y libera ácido láctico y una pequeña cantidad de CO_2 en el humor acuoso.[55] El cristalino absorbe glucosa, K^+ y aminoácidos del humor acuoso, y genera lactato y piruvato; sin embargo, las estrechas similitudes en la composición del humor acuoso entre el ojo fáquico y afáquico del mismo individuo sugieren que el metabolismo del cristalino casi no tiene influencia sobre la composición del humor acuoso.[56] Se ha demostrado intercambio de aminoácidos y glucosa entre el humor vítreo y la retina con el humor acuoso, para que pase al vítreo desde el humor acuoso.[33]

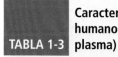

TABLA 1-3	Características generales del humor acuoso humano (se expresa comparado con el plasma)
Ligeramente hipertónico	
Ácido	
Notable exceso de ascorbato	
Importante déficit de proteínas	
Ligero exceso de	
Cloro	
Ácido láctico[a]	
Leve déficit de	
Sodio (estudio en conejos)	
Bicarbonato[a]	
Dióxido de carbono	
Glucosa	
Otros constituyentes o características reportados:	
Aminoácidos (concentraciones variables)	
Hialuronato de sodio	
Noradrenalina	
Propiedades de coagulación	
Activador del plasminógeno tisular	
Actividad colagenasa latente	

[a]*Varía según la técnica de medición*

Las concentraciones relativas de aminoácidos libres en el humor acuoso humano varían, con proporciones de humor acuoso a concentraciones plasmáticas que oscilan entre 0.08 y 3.14, lo que respalda el concepto de transporte activo de aminoácidos.[57] Las concentraciones de la mayoría de los demás iones y no electrolitos son muy parecidas a las del plasma, y las contradicciones en la literatura representan ante todo diferencias con respecto a las especies y técnicas de medición. En general, el humor acuoso humano tiene un ligero exceso de cloruro y una deficiencia de bicarbonato y CO_2.[34,51] Se ha reportado un exceso relativo de ácido láctico en el humor acuoso humano, aunque esta determinación varía en gran medida con la técnica de medición. Existe una deficiencia relativa de sodio en el humor acuoso de los conejos, y de glucosa en los ojos humanos.[57]

Otras moléculas que se han identificado en el humor acuoso humano pueden considerarse moléculas de señalización paracrina potenciales,[58] lo que significa que estas moléculas circulan y se distribuyen a los tejidos locales. Se reportó que el hialuronato de sodio, un glucosaminoglucano, tenía un valor medio de 1.14 ± 0.46 mg/g en el humor acuoso humano obtenido antes de la extracción de cataratas, sin diferencias sustanciales en pacientes con diabetes o glaucoma.[59] En el humor acuoso humano se han identificado algunas moléculas de señalización, como la catecolamina, la noradrenalina y el óxido nítrico.[60,61] En el humor acuoso humano pueden estar presentes varios componentes de las vías de coagulación y anticoagulación,[62] con una tendencia general hacia la actividad fibrinolítica. Se han detectado varios componentes implicados en el mantenimiento de la matriz extracelular, que pueden influir en la actividad de la malla trabecular y por lo tanto en la PIO.[63] Varios factores de crecimiento, los cuales son polipéptidos implicados en el equilibrio homeostático de las células de un tejido, han sido detectados en el humor acuoso humano, y se han identificado receptores para muchos de estos factores en los tejidos blanco apropiados, como la malla trabecular y la córnea.[58] Es de resaltar que se haya detectado miocilina en el humor acuoso normal, pero está ausente en el humor acuoso de pacientes con glaucoma asociado con miocilina.[64]

BIOLOGÍA DEL FLUJO DE SALIDA DEL HUMOR ACUOSO

Como se señaló antes, la mayor parte del humor acuoso sale del ojo en el ángulo de la cámara anterior a través del sistema conformado por la malla trabecular, el canal de Schlemm, los canales intraesclerales y las venas epiesclerales y conjuntivales. Esta vía se denomina *flujo de salida convencional* o *trabecular*. En el *flujo de salida no convencional* o *uveoescleral*, el humor acuoso sale al pasar a través de la raíz del iris, entre los haces de músculo ciliar, y luego a través de los tejidos supracoroideos-esclerales.

La contribución relativa de estas vías de salida depende de la especie estudiada. Además, existe un cambio dependiente de la edad en la salida del humor acuoso a través de las vías trabecular y uveoescleral. En general, la salida trabecular en los ojos humanos representa alrededor de 70 a 95% del egreso del humor acuoso del ojo, con los valores más bajos que corresponden a los ojos más jóvenes y los valores más altos a los ojos más viejos.[65] El otro 5 a 30% del humor acuoso sale ante todo por la vía de salida uveoescleral, con una disminución en la contribución de esta vía con la edad.[66] Mientras que tanto la facilidad de salida total como la facilidad de salida trabecular también disminuyen con la edad, las contribuciones relativas del flujo de salida trabecular y uveoescleral muestran un cambio relacionado con la edad, con un aumento relativo en la contribución en la vía trabecular. Debido a que

el flujo de salida uveoescleral es un tanto independiente de la PIO en el rango fisiológico, la disminución del flujo de salida uveoescleral y el aumento de la resistencia del flujo de salida trabecular con la edad simplemente significan que la PIO debe aumentar lo suficiente para impulsar una mayor proporción del flujo total (que permanece bastante constante con la edad) a través del aumento de la resistencia trabecular.

Organización celular de la vía de salida trabecular

Espolón escleral

La pared posterior del surco escleral está formada por un grupo de fibras, el *rodete escleral*, que corre paralelo al limbo y se proyecta hacia adentro para formar el espolón escleral (**fig. 1-1**), que está compuesto de 75 a 80% de colágeno y 5% de tejido elástico.[67] Las células del espolón escleral, que son similares a miofibroblastos, están en estrecha asociación con los axones varicosos característicos de las terminaciones nerviosas del mecanorreceptor, lo que sugiere que existe un mecanismo para medir el estrés o la tensión en el espolón escleral, como podría ocurrir con la contracción del músculo ciliar o cambios en la PIO.[68]

Línea de Schwalbe

En posición justo anterior a la porción apical de la malla trabecular existe un área lisa, que varía en ancho de 50 a 150 μm y se ha llamado *zona S*.[69] El borde anterior de esta zona consiste en la transición del endotelio trabecular al corneal y el adelgazamiento y terminación de la membrana de Descemet. El borde posterior está delimitado por una elevación discontinua, denominada *línea de Schwalbe*, que parece estar formada por la inserción oblicua de trabéculas uveales en el estroma límbico. Se han observado grupos de células secretoras, llamadas *células de la línea de Schwalbe*, justo debajo de esta cresta en los ojos de los monos, y se cree que producen un material fosfolípido que facilita el flujo del humor acuoso a través del sistema canalicular.[70]

Malla trabecular

Como se analizó antes, el surco escleral se convierte en un canal circular, llamado *canal de Schlemm*, por la malla trabecular. Este tejido consta de un núcleo de tejido conectivo rodeado por endotelio y puede dividirse en tres porciones: (1) malla uveal; (2) malla corneoescleral, y (3) tejido yuxtacanalicular, que a veces se denomina *capa cribiforme* (**fig. 1-7**).[65]

Malla uveal

Esta porción más interna es adyacente al humor acuoso en la cámara anterior y está dispuesta en bandas o trabéculas en forma de cuerda, que se extienden desde la raíz del iris y el cuerpo ciliar hasta la córnea periférica. La disposición de las bandas trabeculares crea aberturas irregulares que varían en tamaño de 25 a 75 μm de ancho.

Malla corneoescleral

Esta porción se extiende desde el espolón escleral hasta la pared anterior del surco escleral y consta de láminas de trabéculas que son perforadas por aberturas elípticas. Estos orificios se vuelven más pequeños de forma progresiva a medida que las láminas trabeculares se acercan al canal de Schlemm, con un rango de diámetro de 5 a 50 μm. Los tendones anteriores de las fibras del músculo ciliar longitudinal se insertan en el espolón escleral y la porción posterior de la red corneoescleral. Esta disposición anatómica sugiere un importante papel mecánico para la inervación colinérgica del músculo ciliar sobre la función de la malla trabecular.

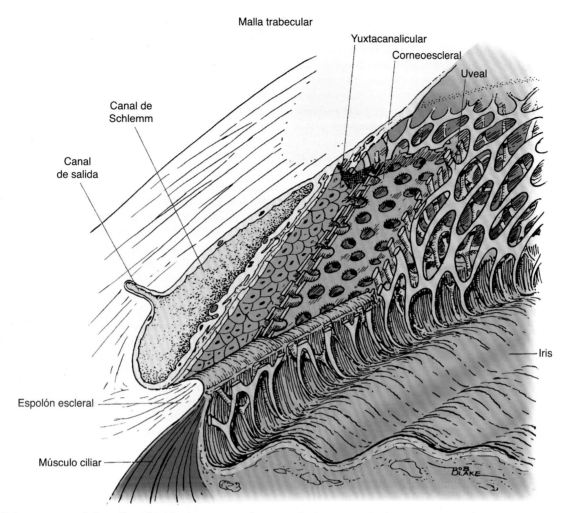

FIGURA 1-7 Las tres capas de la malla trabecular. Las capas uveal, corneoescleral y yuxtacanalicular se muestran en cortes.

Tanto las bandas o láminas trabeculares y uveales como corneoesclerales están compuestas por cuatro capas concéntricas. Primero, un núcleo interno de tejido conectivo está compuesto por fibras de colágeno típicas con la periodicidad usual de 640 Å. Los estudios de inmunofluorescencia indirecta de la malla trabecular humana indican que el núcleo central contiene colágeno tipo I y III, además de elastina.[71] En segundo lugar, las fibras "elásticas" están compuestas de colágeno por lo demás típico, dispuesto en un patrón en espiral con una periodicidad aparente de 1 000 Å. Estas fibrillas espirales pueden enrollarse de manera floja o apretada, y pueden proporcionar flexibilidad a las trabéculas. En tercer lugar, la *membrana cristalina* es un nombre que se le da a la capa entre el colágeno en espiral y la membrana basal del endotelio. Es una zona amplia compuesta por delicados filamentos incrustados en una sustancia fundamental.[72] En cuarto lugar, una capa endotelial externa proporciona una cobertura continua sobre las trabéculas.

Las células endoteliales trabeculares son más grandes e irregulares y tienen bordes menos prominentes que las células endoteliales corneales. Están unidas por uniones en hendidura y desmosomas, que proporcionan estabilidad y además permiten que el humor acuoso atraviese con libertad las hendiduras endoteliales patentes.[73] Se han encontrado dos tipos de microfilamentos en el citoplasma del endotelio trabecular humano. Los filamentos de 60 Å se encuentran sobre todo en la periferia celular, alrededor del núcleo y en los procesos citoplasmáticos. Estos parecen ser filamentos de actina,[74] que están involucrados en la contracción y motilidad celular, fagocitosis, pinocitosis y adhesión celular. Los filamentos intermedios de 100 Å son más numerosos en las células y están compuestos de vimentina y desmina, de acuerdo con estudios inmunocitoquímicos de células trabeculares humanas cultivadas.[75] Estos marcadores moleculares en las células endoteliales trabeculares sugieren un fenotipo similar a un miocito o célula muscular, lo que implica además importantes funciones contráctiles y de motilidad.

Tejido yuxtacanalicular

Esta porción de la malla trabecular difiere de modo histológico de las otras partes de la malla y ha recibido varios nombres, que incluyen *tejido conectivo yuxtacanalicular*, *tejido poroso*, *capa cribiforme* y *malla endotelial*, según cómo se definan los límites anatómicos del tejido. En el sentido más amplio esta estructura tiene tres capas, que se revisan aquí al comenzar con la parte más interna. La capa endotelial trabecular interna es continua con el endotelio de la red corneoescleral y podría considerarse parte de esta capa. La capa central de tejido conectivo tiene un espesor variable y no está fenestrada, consta de varias capas de células fusiformes paralelas, dispuestas de modo libre en una sustancia fundamental de tejido conjuntivo. Este tejido contiene colágeno tipo III pero no colágeno tipo I o elastina.[71] Las células del tejido conectivo en la malla trabecular humana y de conejo contienen hoyos recubiertos y vesículas recubiertas en la membrana plasmática, que están implicados en la endocitosis mediada por receptores.[76]

La porción más externa de la malla trabecular, es decir, el último tejido que el humor acuoso debe atravesar antes de ingresar al canal, es el endotelio de la pared interna del canal de Schlemm. Esta capa endotelial tiene características morfológicas importantes que la distinguen del resto del endotelio tanto en la malla trabecular como en el canal de Schlemm. La superficie tiene elevaciones debido a núcleos protuberantes, vacuolas en forma de quiste y proyecciones en forma de dedos que sobresalen hacia el canal.[77,78] Las proyecciones en forma de dedos se han descrito como túbulos endoteliales con lúmenes permeables, aunque no hay acuerdo sobre si se comunican entre la cámara anterior y el canal de Schlemm.[79] Los filamentos de actina, como se describió de forma previa en el endotelio trabecular uveal y corneoescleral, también están presentes en el endotelio de la pared interna del canal de Schlemm.[74]

Los espacios intercelulares son de 150 a 200 Å de ancho y las células adyacentes están conectadas por varias uniones intercelulares. No está claro qué tan firmes estas uniones mantienen las conexiones intercelulares, aunque se abren para permitir el paso de glóbulos rojos.[80] Se ha demostrado la presencia de zonula occludens en estudios con primates, y son atravesados por canales serpenteantes de espacio extracelular o hendiduras en poros, aunque se estima que esto representa solo una pequeña fracción del humor acuoso que sale del ojo por la ruta convencional.[73]

Se han descrito aberturas en el endotelio de la pared interna del canal de Schlemm las cuales, en general, consisten en poros diminutos y vacuolas gigantes que varían en tamaño entre 0.5 y 2.0 μm (**fig. 1-8**).[81] La evidencia que respalda su función en el flujo de salida transcelular se basa en la inyección de elementos marcadores en la cámara anterior con demostración de los marcadores en las vacuolas y los poros.[82] La observación de que la concentración de material marcador en las vacuolas gigantes no es siempre la misma que en el tejido conectivo yuxtacanalicular sugiere un sistema dinámico, en el que las vacuolas se abren y cierran de forma intermitente para transportar el humor acuoso desde el tejido yuxtacanalicular hacia el canal de Schlemm.

Este transporte transcelular tiene mecanismos activos y pasivos. La evidencia indirecta del transporte activo incluye la demostración de enzimas y estructuras microscópicas compatibles con un sistema de transporte activo en o cerca de la capa endotelial.[83,84] Sin embargo, la mayor parte de la evidencia apoya la teoría del transporte pasivo (dependiente de la presión), ya que el número y tamaño de las vacuolas aumentan con la elevación progresiva de la PIO.[85] Se ha propuesto que existen espacios transcelulares potenciales en el endotelio de la pared interna del canal de Schlemm, y que se abren como un sistema de vacuolas y poros sobre todo en respuesta a la presión, para poder transportar el humor acuoso desde el tejido conectivo yuxtacanalicular hasta el canal de Schlemm. Si existe transporte intracelular a través del endotelio de la pared interna del canal de Schlemm, entonces la resistencia al flujo de salida a través de este sistema representa solo una pequeña fracción de la resistencia total al flujo de salida del humor acuoso, según los cálculos del tamaño estimado y el número total de poros y vacuolas gigantes.[86] También es posible que solo una parte del tejido yuxtacanalicular se filtre realmente. Se ha sugerido que el humor acuoso fluye de modo preferente a través de las regiones del tejido conectivo yuxtacanalicular en las porciones más cercanas a los poros de la pared interna, lo que crea un "efecto de embudo", que aumenta la resistencia aparente al flujo en el tejido conectivo en alrededor de 30 veces.[87]

Una teoría alternativa a la del transporte transcelular son las rutas paracelulares entre las células endoteliales de la pared interna. La perfusión de ojos de mono con ferritina cationizada reveló la separación de las membranas celulares adyacentes entre uniones estrechas que forman aberturas y canales en forma de túnel, que se tiñeron con el marcador, lo cual indica paso intercelular.[88] Estas vías paracelulares eran más grandes a mayor presión de perfusión y las aparentes vacuolas gigantes eran a menudo dilataciones de los espacios paracelulares. De interés histórico, los canales de Sondermann, aunque en un principio se describieron como canales revestidos de endotelio que se comunican entre el canal de Schlemm y los espacios intertrabeculares, se han interpretado más adelante como comunicaciones tortuosas que transcurren de manera irregular y oblicua a través de la red.[89]

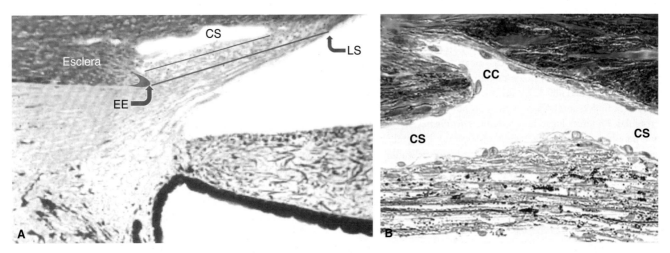

FIGURA 1-8 Vista por microscopia de luz de estructuras y ángulos seleccionados. A: el ángulo de la cámara anterior de afuera hacia adentro muestra la esclera, el canal de Schlemm (*CS*) y la malla trabecular inferior y adyacente. La línea roja entre la línea de Schwalbe (*LS*) y el espolón escleral (*EE*) es la porción uveal de la malla trabecular. La porción entre las líneas roja y azul es la malla corneoescleral, y la porción entre la línea azul y el CS es la malla yuxtacanalicular o cribiforme. **B**: un aumento mayor del lumen del CS muestra la salida a un canal colector (*CC*) externo. (Reproducido con permiso de Freddo TF, Chaum E. *Anatomy of the Eye and Orbit*. Philadelphia: Wolters Kluwer; 2017. B. Cortesía de Haiyan Gong, MD, PhD.)

Canal de Schlemm

Este canal revestido de endotelio de 360 grados tiene un diámetro promedio de 190 a 370 mm con ramificaciones ocasionales en un sistema similar a un plexo (**fig. 1-9**).[90] El endotelio de la pared externa es una capa unicelular continua con el endotelio de la pared interna, pero tiene una superficie más lisa con células más grandes, menos numerosas y sin poros.[91] La pared exterior se diferencia en tener numerosos canales de salida grandes, que se describen a continuación. Se han localizado células de músculo liso que contienen miosina en la vía de salida del humor acuoso humano adyacente a los canales colectores, un tanto distal a la pared exterior del canal de Schlemm.[92] Se han observado engrosamientos en forma de labios alrededor de las aberturas de los canales de salida, así como septos que se extienden desde estas aberturas hasta la pared interna del canal de Schlemm, que al parecer ayudan a mantener el canal abierto.[90] El endotelio está separado de los haces de colágeno del limbo por una membrana basal y fibroblastos[91].

Venas epiesclerales y conjuntivales

El canal de Schlemm está conectado a las venas epiesclerales y conjuntivales mediante un complejo sistema de canales intraesclerales (**fig. 1-9**). Las "venas acuosas de Ascher",[93] que ahora se conocen de manera más común como *canales colectores*,[94] se han definido como originadas en la pared exterior del canal de Schlemm y terminan en las venas epiesclerales y conjuntivales en una laminación de humor acuoso y sangre, conocida como la *vena laminada de Goldmann*. Se han identificado dos sistemas de canales intraesclerales: (1) un sistema directo de vasos de gran calibre, que recorren un trayecto intraescleral corto y drenan de forma directa al sistema venoso epiescleral, y (2) un sistema indirecto de canales más numerosos y más finos, que forman un plexo intraescleral antes de drenar al final en el sistema venoso epiescleral.[90] Los canales acuosos intraesclerales no se conectan con los vasos del sistema uveal, excepto por comunicaciones finas ocasionales con el músculo ciliar.[95]

Los vasos acuosos se unen a los sistemas venoso epiescleral y conjuntival por varias vías.[93] La mayoría de los vasos acuosos se dirige en sentido posterior y drena hacia las venas epiesclerales, mientras que unos pocos atraviesan el tejido subconjuntival y drenan en las venas conjuntivales. Algunos vasos acuosos transcurren por delante del limbo, y la mayoría recorre un trayecto corto paralelo al limbo antes de girar más adelante a las venas conjuntivales. Los estudios de yeso en ojos de conejo y perro revelaron un amplio plexo venoso en la región límbica de la vasculatura epiescleral, al anastomosar con un pequeño segmento arteriolar, el cual contiene células de músculo liso que pueden tener un papel en la regulación del drenaje del humor acuoso por el plexo venoso epiescleral, y por lo tanto influyen sobre la PIO.[96] En el mono rhesus, los vasos conjuntivales que reciben drenaje del humor acuoso tienen un diámetro compatible con el de los capilares, mientras que la mayoría de los vasos del plexo epiescleral es del tamaño de vénulas.[97] Ambos tipos de vasos tienen paredes simples compuestas de endotelio y una capa discontinua de pericitos, a través de la cual los elementos marcadores (p. ej., peroxidasa de rábano picante) y al parecer el humor acuoso difunden de forma libre hacia el tejido conectivo laxo subconjuntival y epiescleral. Las venas epiesclerales drenan hacia el seno cavernoso a través de las venas ciliar anterior y oftálmica superior, mientras que las venas conjuntivales drenan hacia las venas oftálmicas o faciales superiores a través de las venas palpebral y angular.[41]

Organización celular de la vía uveoescleral

El flujo de salida no convencional para la salida del humor acuoso no se ha estudiado de forma tan extensa como la vía de flujo de salida trabecular. De manera tradicional, se han discriminado dos vías no convencionales: (1) a través de la úvea anterior en la raíz del iris, que se refiere a la *vía uveoescleral*, y (2) mediante la transferencia de líquido a los vasos del iris y las venas de vórtice, que ha sido descrita como *flujo de salida de uveovórtex*.

Flujo de salida uveoescleral

Los estudios con marcadores han demostrado que el humor acuoso pasa a través de la raíz del iris y de los espacios intersticiales del músculo ciliar para llegar al espacio supracoroidal.[42] Desde allí pasa al tejido epiescleral a través de los poros esclerales que rodean a los vasos sanguíneos y nervios ciliares, los vasos de las membranas del nervio óptico, o de manera directa a través de la matriz de colágeno

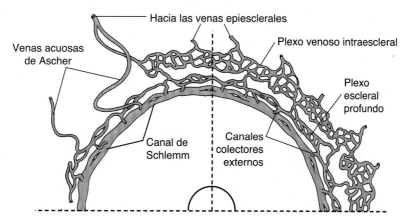

FIGURA 1-9 Esquema coloreado del flujo de salida del humor acuoso hacia las venas acuosas. El humor acuoso drena a través de la malla trabecular hacia el canal de Schlemm, pasa por los canales colectores y hacia las venas acuosas distribuidas en la esclera. En varios lugares el canal de Schlemm es bífido, y se divide en dos canales paralelos antes de fusionarse en un solo canal. A la derecha, se pueden observar los canales colectores externos y se muestran sus conexiones con los plexos venosos esclerales e intraesclerales profundos. A la izquierda, también se pueden observar las salidas de los canales colectores externos, y se muestran las venas acuosas más superficiales (de Ascher). En la clínica, estos se ven con más facilidad en la región nasal del limbo. (Modificado de Hogan MJ, et al. *Histology of the Human Eye.* 1st ed. Philadelphia, PA: WB Saunders; 1971. Copyright © 1971 Elsevier. Con autorización.)

de la esclera. Los estudios en macacos cangrejeros revelaron una presión hidrostática más baja en el espacio supracoroideo que en la cámara anterior, y se sugirió que esta diferencia de presión es la fuerza impulsora del flujo de salida uveoescleral.[98] La matriz extracelular del músculo ciliar humano normal contiene colágeno tipo I, III y IV; fibronectina; y laminina en asociación con fibras musculares y vasos sanguíneos, y se ha sugerido que la biosíntesis y el recambio de estas glucoproteínas puede jugar un papel importante en la resistencia al flujo dentro de las vías no convencionales y en la mediación de la acción de ciertos agentes farmacológicos.[99] (Esto se analiza con más detalle en la siguiente sección sobre los mecanismos moleculares de la resistencia al flujo de salida y en el cap. 29 sobre las prostaglandinas.)

Flujo de salida de uveovórtex

Los estudios con marcadores en primates también han demostrado un flujo unidireccional hacia la luz del vaso del iris por transporte vesicular, que no es dependiente de energía.[100] El marcador puede penetrar los vasos del iris, el músculo ciliar y la coroides anterior para llegar al final a las venas del vórtice; sin embargo, el papel del movimiento neto de líquido hacia la vasculatura del iris tal vez no sea significativo en la clínica.[101] Algunas pruebas sugieren que existe un proceso de reabsorción osmótica neta de algo de humor acuoso hacia la circulación venosa uveal, impulsado por el alto contenido de proteínas en la sangre en estos vasos.[102] La contribución relativa de esta vía de salida de líquido no se conoce para el ojo sano, pero puede ser relevante en la clínica en un ojo con nanoftalmos.[103,104]

Mecanismos moleculares de la resistencia al flujo de salida del humor acuoso

Los parámetros biomecánicos y la hidrodinámica de los fluidos de las vías de salida del humor acuoso son complejos. Los desafíos técnicos para estudiar esta importante disciplina científica incluyen la anatomía única de estos tejidos oculares, las diminutas cantidades de tejido disponibles para su estudio y las dificultades para estudiar estos tejidos *in vivo*.

Resistencia en la malla trabecular

Aunque se desconoce el mecanismo preciso de resistencia al flujo de salida convencional, las siguientes observaciones proporcionan evidencia de que la mayor parte de la resistencia al flujo de salida convencional, o flujo trabecular, es una combinación del efecto de la capa endotelial de la pared interna y los tejidos yuxtacanaliculares adyacentes.[65]

Estudios de perfusión

Grant demostró que una incisión de 360 grados de la malla trabecular (trabeculotomía) elimina alrededor de 75% de la resistencia normal al flujo de salida.[105] Sin embargo, cuando dicho ojo se perfunde a 7 mm Hg, la trabeculotomía elimina solo la mitad del flujo acuoso medido.[106] El resto de la resistencia a la salida del humor acuoso convencional parece estar dentro de los canales de salida intraescleral. Un estudio en monos sugirió que 60 a 65% de la resistencia al flujo de salida está en la malla trabecular, 25% está en el tercio interno a la mitad de la esclera y 15% está en la mitad al tercio externo de la esclera.[107] La elevación de la PIO provoca un aumento de la resistencia al flujo de salida del humor acuoso,[108,109] que parece estar relacionado con un colapso del canal de Schlemm debido a la distensión de la malla trabecular, un incremento

en las vacuolas endoteliales con abombamiento de las células endoteliales de la pared interna hacia el canal.[85]

Como podría esperarse de estas observaciones, la resistencia al flujo de salida disminuye al expandir el canal de Schlemm. La malla trabecular se ha descrito como un conjunto tridimensional de fibras de colágeno que se cruzan en diagonal, que responden al desplazamiento hacia atrás y hacia adentro con un ensanchamiento del canal de Schlemm.[110] Ya sea con depresión posterior del cristalino o tensión en la coroides,[111,112] la tensión en la malla trabecular provocó un aumento en la facilidad de salida, que parecía deberse al ensanchamiento del canal de Schlemm y a un incremento en la porosidad de la pared interior del canal. El efecto reductor de la PIO mediado por la viscocanalostomía puede respaldar aún más la evidencia del efecto de expandir el canal de Schlemm.[113] Por el contrario, después de una cirugía filtrante exitosa, hay una disminución en el tamaño del canal de Schlemm, muy probablemente debido a una mala perfusión de la malla.[114]

El patrón de circulación del humor acuoso en el canal de Schlemm no se comprende por completo. Los estudios de perfusión en ojos humanos adultos enucleados sugieren que el humor acuoso no puede fluir más de 10 grados dentro del canal, aunque hay menos resistencia al flujo circunferencial en los ojos de los lactantes. Sin embargo, los estudios de reflujo sanguíneo segmentario hacia el canal de Schlemm implican que el canal está por completo abierto, y que existe un flujo circunferencial en ojos normales. Otros estudios de perfusión con elementos marcadores mostraron un flujo un tanto libre a través de los espacios trabeculares y del tejido conectivo yuxtacanalicular hasta alcanzar la superficie interna del endotelio de la pared interna del canal de Schlemm. Sin embargo, las microesferas de tamaño más pequeño que las utilizadas para determinar las dimensiones del flujo en un ojo perfundido son capturadas por interacciones de "pared pegajosa".[115] Este artefacto puede limitar la información obtenida por los estudios de perfusión con respecto a las dimensiones de los conductos limitantes del flujo en el sistema de flujo de salida convencional.

Cambios morfológicos

La malla trabecular humana normal sufre a varios cambios con la edad. La configuración general se transforma de una forma de cuña larga (**fig. 1-8**) a una forma más corta y más romboidal.[116] El espolón escleral se vuelve más prominente, la malla uveal se vuelve más compacta y se presentan cierres localizados en el canal de Schlemm. Los haces trabeculares se engrosan de modo progresivo, y la celularidad endotelial disminuye a una velocidad de cerca de 0.58% de las células por año, lo que en ocasiones conduce a denudación trabecular.[117,118] Una disminución en el número de vacuolas gigantes y del recuento de células en el canal de Schlemm se explica por una reducción relacionada con la edad en el tamaño del canal de Schlemm.[119] Además de estos cambios, los espacios intertrabeculares se estrechan y el material extracelular aumenta con la edad, en especial las placas densas en electrones cercanas del tejido yuxtacanalicular que se asocian con los tendones del músculo ciliar, los cuales se insertan en el espolón escleral.[116,118]

En el glaucoma crónico de ángulo abierto existe una pérdida marcada de las células de la malla trabecular que da como resultado fusión y engrosamiento de las laminillas trabeculares, y un aumento significativo en las placas densas en electrones, en comparación con los controles de la misma edad, debido a los componentes de la matriz extracelular que se adhieren a las vainas de las fibras elásticas y sus conexiones a la pared interior del endotelio.[118] En el glaucoma inducido por esteroides (también analizado más adelante en la sección "Mecanismos de los glucocorticoides") se incrementa el material fibrilar fino que tiñe positivo para colágeno tipo IV en la región subendotelial del canal de Schlemm. En el glaucoma pigmentario, la pérdida de células es más prominente que en los ojos con glaucoma crónico de ángulo abierto, al parecer debido a la sobrecarga de gránulos de pigmento que eran visibles en las células remanentes de la malla trabecular. Las áreas desnudas de la malla trabecular se colapsaron, y hubo zonas cribiformes desorganizadas y colapso del canal de Schlemm. Estas áreas ocluidas no tenían gránulos de pigmento.

Matriz extracelular

La matriz extracelular dentro de las membranas basales y el estroma de la malla trabecular tiene un papel importante para regular la PIO. La matriz extracelular está compuesta por fibras de colágeno fibrilares y no fibrilares, microfibrillas que contienen elastina, proteínas matricelulares y de organización estructural, glucosaminoglucanos y proteoglucanos.[120] La matriz extracelular de la vía de salida es dinámica, por lo que experimenta un recambio y remodelación constantes en respuesta al estiramiento inducido de forma mecánica por la PIO a través de proteínas de adhesión celular, receptores de superficie celular, proteínas de unión asociadas, algunas citocinas, factores de crecimiento y fármacos.[121]

Los glucosaminoglucanos se han estudiado de forma extensa como un componente de la matriz extracelular en la malla trabecular. En fechas recientes, en un estudio de perfusión de cultivo de órganos, la facilidad de salida se incrementó al menos tres veces en ojos porcinos y 1.5 veces en ojos humanos al interrumpir la biosíntesis de glucosaminoglucanos con clorato, un inhibidor de la sulfatación, y con β-xilósido, que proporciona un punto de nucleación competitivo para la adición de unidades de disacáridos.[122] En los ojos controles, la inmunotinción para condroitina y heparán sulfatos tiñó de modo intenso la región del tejido yuxtacanalicular. En los ojos tratados, la tinción se redujo de forma considerable y mostró placas prominentes.

En general, tanto en la red trabecular como en el endotelio del canal de Schlemm, la fibrinólisis se ve favorecida como un mecanismo protector contra la obstrucción por fibrina y plaquetas.[123] Además de facilitar la resolución de los coágulos de fibrina, el activador del plasminógeno tisular también puede influir en la resistencia al flujo de salida del humor acuoso en circunstancias normales, al alterar el contenido de glucoproteínas de la matriz extracelular.[86]

Mecanismos de glucocorticoides

Los efectos de los glucocorticoides sobre la vía de salida trabecular son complejos, con implicaciones tanto fisiológicas como farmacológicas. Los glucocorticoides inhiben la síntesis de prostaglandinas endógenas,[124] lo cual es relevante en la clínica, ya que ciertas prostaglandinas aumentan la PIO en dosis altas pero reducen la tensión ocular en concentraciones moderadas a bajas (véase cap. 29). Se han demostrado receptores de glucocorticoides en muestras de trabeculectomía de ojos humanos glaucomatosos, ojos de autopsia no glaucomatosos y células trabeculares humanas cultivadas.[125,126] Los glucocorticoides pueden influir en la facilidad de salida por un efecto directo sobre el metabolismo de la matriz extracelular y el citoesqueleto.[127,128]

La función de la expresión de la miocilina, antes llamada *TIGR*, en la vía de salida trabecular no se comprende por completo, pero es importante en la clínica dada su función en el glaucoma juvenil (véase cap. 9).[129] Algunos estudios han demostrado que la expresión de la miocilina aumenta en la malla trabecular en respuesta a la dexametasona,[130] pero es curioso que los pacientes que tienen glaucoma inducido por esteroides no presenten mutaciones de miocilina.[131]

Mecanismos celulares y citoesqueléticos

Se ha demostrado que las células endoteliales trabeculares fagocitan y degradan el material extraño;[132] fagocitan los gránulos de pigmento observados en ojos con glaucoma pigmentario;[118] y engullen los desechos, se desprenden del núcleo trabecular y salen por el canal de Schlemm.[80] Un mecanismo general que contribuye a la función disminuida de las células de la malla trabecular es la acumulación progresiva de proteínas dañadas por la edad debido al estrés oxidativo y a una disminución en la maquinaria proteolítica celular que elimina las proteínas mal plegadas y dañadas.[133]

La alteración de la resistencia de la malla trabecular a través del citoesqueleto se ha demostrado en diferentes modelos experimentales. En un modelo de perfusión con sustancias que se sabe que interrumpen los microfilamentos, como citocalasinas, EDTA o H-7, los ojos de mono mostraron una resistencia reducida significativa al flujo de salida del humor acuoso, y la histología mostró alteraciones en la malla trabecular o la pared interna del canal de Schlemm.[134] En un modelo de perfusión con reactivos de sulfhidrilo, que incluyen yodoacetamida, *N*-etilmaleimida y ácido etacrínico, la facilidad de salida aumentó debido a una alteración de los grupos sulfhidrilo de la membrana celular en múltiples sitios en el revestimiento endotelial del canal de Schlemm, y no por una inhibición metabólica.[135-138]

Otro mecanismo por el cual los grupos sulfhidrilo pueden modular la salida del humor acuoso implica al peróxido de hidrógeno, un componente normal del humor acuoso, que puede reducir la salida a través del daño oxidativo de la malla trabecular. La malla trabecular de terneros contiene el compuesto sulfhidrilo glutatión, así como la enzima glutatión peroxidasa, que cataliza la reacción entre el glutatión y el peróxido de hidrógeno; este último desintoxica y al parecer protege la malla de sus efectos nocivos.[139] En el ojo de cerdo, el daño oxidativo aumenta la facilidad de flujo de salida a presión normal, pero la disminuye con la PIO elevada, lo que sugiere que la presión elevada puede aumentar la susceptibilidad de la vía de flujo de salida a esta forma de estrés.[140]

Estudios recientes en conejos han demostrado que la inhibición de la proteína cinasa asociada con Rho (ROCK) en la vía de señalización de Rho puede incrementar la facilidad del flujo de salida mediante la regulación de la contractilidad de la malla trabecular en la vía de flujo de salida convencional.[141,142] Este descubrimiento ha llevado a la introducción de inhibidores de ROCK como una nueva clase de fármacos para el tratamiento del glaucoma,[143,144] con la finalización de varios ensayos clínicos a gran escala para netarsudil y ripasudil,[145-147] así como sus combinaciones con otros agentes para el glaucoma (p. ej., netarsudil-latanoprost) (véase cap. 33 para más detalles).[148]

El óxido nítrico es otro mediador descubierto en fechas recientes para la vía de salida convencional. Se ha demostrado que la óxido nítrico sintasa endotelial está regulada por el estrés por cizallamiento a nivel del canal de Schlemm en cultivos de células humanas y de ratón, lo que conduce a la liberación endógena de óxido nítrico y mejora la capacidad de salida.[149,150] Este descubrimiento ha conducido al desarrollo y aprobación por la *Food and Drug Administration* (FDA) de Estados Unidos de otro fármaco novedoso para el glaucoma, latanoprostene bunod,[151] que se describe con más detalle en el capítulo 29.

Resistencia al flujo de salida no convencional

La comprensión del sistema de flujo de salida no convencional se basa más en la fisiología que en la anatomía, y se necesitan más estudios para correlacionar la función y la anatomía en este sistema. En términos generales, la vía uveoescleral se caracteriza por ser "independiente de la presión", y se puede reducir con agonistas colinérgicos (cap. 33), disminuye con el envejecimiento y se potencia con las prostaglandinas (cap. 29).[42] Tanto en humanos como en monos existe una disminución en el flujo de salida uveoescleral con el envejecimiento.[66,152] Una posible explicación de la disminución observada en el flujo de salida uveoescleral con el envejecimiento es el engrosamiento de las fibras elásticas en los músculos ciliares.[152]

Presión venosa epiescleral

Como se señaló antes en este capítulo, otro factor que contribuye a la PIO es la presión venosa epiescleral. La interrelación precisa entre la presión venosa epiescleral y la dinámica del humor acuoso es compleja y solo se comprende de manera parcial. Se suele considerar que por cada aumento de 1 mm Hg en la presión venosa epiescleral, la PIO aumenta en 1 mm Hg, aunque puede ser que la magnitud del aumento de la PIO sea mayor que el incremento de la presión venosa.[153] Se ha reportado que la presión venosa epiescleral normal se encuentra dentro del rango de 8 a 11 mm Hg;[154] sin embargo, estos valores son influenciados de forma considerable por la técnica particular de medición (como se analiza en el cap. 3).

PUNTOS CLAVE

▶ La comprensión de la embriología de las estructuras oculares de la dinámica del humor acuoso ha avanzado de forma considerable a través de estudios en genética humana, biología tanto celular como molecular y animales transgénicos.

▶ Se conoce la química básica del humor acuoso. Las múltiples funciones de este fluido dinámico incluyen mantener la PIO, proporcionar sustratos y eliminar metabolitos de las estructuras oculares, administrar altas concentraciones de ascorbato, participar en la señalización paracrina local y respuestas inmunitarias, además de proporcionar un medio transparente e incoloro como parte del sistema óptico del ojo.

▶ Se tiene un conocimiento considerable de la morfología del cuerpo ciliar. Sin embargo, no se comprenden por completo los mecanismos moleculares que regulan el ritmo circadiano, los efectos hormonales y el impacto del envejecimiento sobre la producción del humor acuoso.

▶ Se tiene un conocimiento considerable sobre la morfología de las vías de salida trabecular y uveoescleral en la salud y el envejecimiento. En general, se cree que la mayor resistencia al flujo de salida se debe a una combinación de la capa endotelial de la pared interna y los tejidos yuxtacanaliculares adyacentes.

▶ Aunque todavía no se comprenden por completo los mecanismos moleculares que regulan el flujo de salida a través de estas vías, descubrimientos recientes han demostrado que las vías de la óxido nítrico sintasa y la Rho cinasa juegan un papel importante en la vía de flujo de salida convencional, lo que lleva al desarrollo de varias clases nuevas de medicamentos para el tratamiento de la hipertensión ocular y el glaucoma.

REFERENCIAS

1. Hogan M, Alvarado JA, Weddell JE. *Histology of the Human Eye.* Philadelphia: WB Saunders; 1971.
2. Hairston RJ, Maguire AM, Vitale S, et al. Morphometric analysis of pars plana development in humans. *Retina.* 1997;17(2):135-138.
3. Aiello AL, Tran VT, Rao NA. Postnatal development of the ciliary body and pars plana. A morphometric study in childhood. *Arch Ophthalmol.* 1992;110(6):802-805.
4. International Human Genome Sequencing Consortium. Finishing the euchromatic sequence of the human genome. *Nature.* 2004;431(7011):931-945.
5. Lam TC, Chun RK, Li KK, et al. Application of proteomic technology in eye research: a mini review. *Clin Exp Optom.* 2008;91(1):23-33.
6. Wistow G. The NEIBank project for ocular genomics: data-mining gene expression in human and rodent eye tissues. *Prog Retin Eye Res.* 2006;25(1):43-77.
7. Vopalensky P, Kozmik Z. Eye evolution: common use and independent recruitment of genetic components. *Philos Trans R Soc Lond B Biol Sci.* 2009;364(1531):2819-2832.
8. Barishak YR. *Embryology of the Eye and its Adnexa.* 2nd ed. Basel, Switzerland: Karger; 2001.
9. Barishak RY, Ofri R. Embryogenetics: gene control of the embryogenesis of the eye. *Vet Ophthalmol.* 2007;10(3):133-136.
10. Beebe DC. Homeobox genes and vertebrate eye development. *Invest Ophthalmol Vis Sci.* 1994;35(7):2897-2900.
11. Kastner P, Grondona JM, Mark M, et al. Genetic analysis of RXR alpha developmental function: convergence of RXR and RAR signaling pathways in heart and eye morphogenesis. *Cell.* 1994;78(6):987-1003.
12. Livesey FJ, Cepko CL. Vertebrate neural cell-fate determination: lessons from the retina. *Nat Rev Neurosci.* 2001;2(2):109-118.
13. Zhao S, Chen Q, Hung FC, et al. BMP signaling is required for development of the ciliary body. *Development.* 2002;129(19):4435-4442.
14. Reichman EF, Beebe DC. Changes in cellular dynamics during the development of the ciliary epithelium. *Dev Dyn.* 1992;193(2):125-135.
15. Sellheyer K, Spitznas M. Surface morphology of the human ciliary body during prenatal development. A scanning electron microscopic study. *Graefes Arch Clin Exp Ophthalmol.* 1988;226(1):78-83.
16. Sowden JC. Molecular and developmental mechanisms of anterior segment dysgenesis. *Eye (Lond).* 2007;21(10):1310-1318.
17. Wordinger RJ, Clark AF. Bone morphogenetic proteins and their receptors in the eye. *Exp Biol Med (Maywood).* 2007;232(8):979-992.
18. Choy KW, Wang CC, Ogura A, et al. Genomic annotation of 15,809 ESTs identified from pooled early gestation human eyes. *Physiol Genomics.* 2006;25(1):9-15.
19. Funk R, Rohen JW. Scanning electron microscopic study on the vasculature of the human anterior eye segment, especially with respect to the ciliary processes. *Exp Eye Res.* 1990;51(6):651-661.
20. Morrison JC, DeFrank MP, Van Buskirk EM. Comparative microvascular anatomy of mammalian ciliary processes. *Invest Ophthalmol Vis Sci.* 1987;28(8):1325-1340.
21. Smelser GK. Electron microscopy of a typical epithelial cell and of the normal human ciliary process. *Trans Am Acad Ophthalmol Otolaryngol.* 1966;70(5):738-754.
22. Kitada S, Shapourifar-Tehrani S, Smyth RJ, et al. Characterization of human and rabbit pigmented and nonpigmented ciliary body epithelium. *Curr Eye Res.* 1991;10(5):409-415.
23. Bourge JL, Robert AM, Robert L, et al. Zonular fibers, multimolecular composition as related to function (elasticity) and pathology. *Pathol Biol (Paris).* 2007;55(7):347-359.
24. Marshall GE, Konstas AG, Abraham S, et al. Extracellular matrix in aged human ciliary body: an immunoelectron microscope study. *Invest Ophthalmol Vis Sci.* 1992;33(8):2546-2560.
25. Eichhorn M, Flugel C, Lutjen-Drecoll E. Regional differences in the distribution of cytoskeletal filaments in the human and bovine ciliary epithelium. *Graefes Arch Clin Exp Ophthalmol.* 1992;230(4):385-390.
26. Zhang D, Vetrivel L, Verkman AS. Aquaporin deletion in mice reduces intraocular pressure and aqueous fluid production. *J Gen Physiol.* 2002;119(6):561-569.
27. Preston GM, Smith BL, Zeidel ML, et al. Mutations in aquaporin-1 in phenotypically normal humans without functional CHIP water channels. *Science.* 1994;265(5178):1585-1587.
28. Raviola G, Raviola E. Intercellular junctions in the ciliary epithelium. *Invest Ophthalmol Vis Sci.* 1978;17(10):958-981.

29. Civan MM, Macknight AD. The ins and outs of aqueous humour secretion. *Exp Eye Res*. 2004;78(3):625-631.

30. Tamm ER, Lutjen-Drecoll E. Ciliary body. *Microsc Res Tech*. 1996;33(5): 390-439.

31. Maren T. The rates of movement of Na+, Cl−, and HCO−3 from plasma to posterior chamber: effect of acetazolamide and relation to the treatment of glaucoma. *Invest Ophthalmol*. 1976;15:356-364.

32. Tsukaguchi H, Tokui T, Mackenzie B, et al. A family of mammalian Na+-dependent L-ascorbic acid transporters. *Nature*. 1999;399(6731):70-75.

33. Reddy VN. Dynamics of transport systems in the eye. Friedenwald Lecture. *Invest Ophthalmol Vis Sci*. 1979;18(10):1000-1018.

34. Davson H, Luck CP. A comparative study of the total carbon dioxide in the ocular fluids, cerebrospinal fluid, and plasma of some mammalian species. *J Physiol*. 1956;132(2):454-464.

35. McLaren JW. Measurement of aqueous humor flow. *Exp Eye Res*. 2009;88(4):641-647.

36. Brubaker RF. Clinical measurements of aqueous dynamics: implications for addressing glaucoma. In: Civan MM, ed. *The Eye's Aqueous Humor, From Secretion to Glaucoma*. New York, NY: Academic Press; 1998:234-284.

37. Radenbaugh PA, Goyal A, McLaren NC, et al. Concordance of aqueous humor flow in the morning and at night in normal humans. *Invest Ophthalmol Vis Sci*. 2006;47(11):4860-4864.

38. Sit AJ, Nau CB, McLaren JW, et al. Circadian variation of aqueous dynamics in young healthy adults. *Invest Ophthalmol Vis Sci*. 2008;49(4):1473-1479.

39. Hayashi M, Yablonski ME, Boxrud C, et al. Decreased formation of aqueous humour in insulin-dependent diabetic patients. *Br J Ophthalmol*. 1989;73(8):621-623.

40. Walker SD, Brubaker RF, Nagataki S. Hypotony and aqueous humor dynamics in myotonic dystrophy. *Invest Ophthalmol Vis Sci*. 1982;22(6):744-751.

41. Hayreh SS. Orbital vascular anatomy. *Eye (Lond)*. 2006;20(10):1130-1144.

42. Alm A, Nilsson SF. Uveoscleral outflow—a review. *Exp Eye Res*. 2009;88(4):760-768.

43. Pederson JE. Ocular hypotony. *Trans Ophthalmol Soc U K*. 1986;105(pt 2): 220-226.

44. Larsson LI, Rettig ES, Sheridan PT, et al. Aqueous humor dynamics in low-tension glaucoma. *Am J Ophthalmol*. 1993;116(5):590-593.

45. Ziai N, Dolan JW, Kacere RD, et al. The effects on aqueous dynamics of PhXA41, a new prostaglandin F2 alpha analogue, after topical application in normal and ocular hypertensive human eyes. *Arch Ophthalmol*. 1993;111(10):1351-1358.

46. Brown JD, Brubaker RF. A study of the relation between intraocular pressure and aqueous flow in the pigment dispersion syndrome. *Ophthalmology*. 1989;96(10):1468-1470.

47. Larsson LI, Rettig ES, Brubaker RF. Aqueous flow in open-angle glaucoma. *Arch Ophthalmol*. 1995;113(3):283-286.

48. Brubaker RF, Nagataki S, Townsend DJ, et al. The effect of age on aqueous humor formation in man. *Ophthalmology*. 1981;88(3):283-288.

49. Diestelhorst M, Krieglstein GK. The effect of the water-drinking test on aqueous humor dynamics in healthy volunteers. *Graefes Arch Clin Exp Ophthalmol*. 1994;232(3):145-147.

50. Adams BA, Brubaker RF. Caffeine has no clinically significant effect on aqueous humor flow in the normal human eye. *Ophthalmology*. 1990;97(8):1030-1031.

51. Becker B. Chemical composition of human aqueous humor: effects of acetazolamide. *AMA Arch Opthalmol*. 1957;57(6):793-800.

52. Reiss GR, Werness PG, Zollman PE, et al. Ascorbic acid levels in the aqueous humor of nocturnal and diurnal mammals. *Arch Ophthalmol*. 1986;104(5):753-755.

53. Barsotti MF, Bartels SP, Freddo TF, et al. The source of protein in the aqueous humor of the normal monkey eye. *Invest Ophthalmol Vis Sci*. 1992;33(3):581-595.

54. Haddad A, Laicine EM, de Almeida JC. Origin and renewal of the intrinsic glycoproteins of the aqueous humor. *Graefes Arch Clin Exp Ophthalmol*. 1991;229(4):371-379.

55. Gabelt BT, Kaufman PL. Aqueous humor hydrodynamics. In: Kaufman P, Alm A, eds. *Adler's Physiology of the Eye*. 10th ed. St. Louis: Mosby; 2003:237-289.

56. De Berardinis E, Tieri O, Iuglio N, et al. The composition of the aqueous humour of man in aphakia. *Acta Ophthalmol*. 1966;44:64-68.

57. De Berardinis E, Tieri O, Polzella A, et al. The chemical composition of the human aqueous humour in normal and pathological conditions. *Exp Eye Res*. 1965;4:179-186.

58. Coca-Prados M, Escribano J. New perspectives in aqueous humor secretion and in glaucoma: the ciliary body as a multifunctional neuroendocrine gland. *Prog Retin Eye Res*. 2007;26(3):239-262.

59. Laurent UB. Hyaluronate in human aqueous humor. *Arch Ophthalmol*. 1983;101(1):129-130.

60. Trope GE, Rumley AG. Catecholamines in human aqueous humor. *Invest Ophthalmol Vis Sci*. 1985;26(3):399-401.

61. Carreiro S, Anderson S, Gukasyan HJ, et al. Correlation of in vitro and in vivo kinetics of nitric oxide donors in ocular tissues. *J Ocul Pharmacol Ther*. 2009;25(2):105-112.

62. Khodadoust AA, Stark WJ, Bell WR. Coagulation properties of intraocular humors and cerebrospinal fluid. *Invest Ophthalmol Vis Sci*. 1983;24(12):1616-1619.

63. Schlotzer-Schrehardt U, Lommatzsch J, Kuchle M, et al. Matrix metalloproteinases and their inhibitors in aqueous humor of patients with exfoliation syndrome/glaucoma and primary open-angle glaucoma. *Invest Ophthalmol Vis Sci*. 2003;44(3):1117-1125.

64. Gould DB, Reedy M, Wilson LA, et al. Mutant myocilin nonsecretion in vivo is not sufficient to cause glaucoma. *Mol Cell Biol*. 2006;26(22):8427-8436.

65. Tamm ER. The trabecular meshwork outflow pathways: structural and functional aspects. *Exp Eye Res*. 2009;88(4):648-655.

66. Toris CB, Yablonski ME, Wang YL, et al. Aqueous humor dynamics in the aging human eye. *Am J Ophthalmol*. 1999;127(4):407-412.

67. Moses RA, Grodzki WJ Jr, Starcher BC, et al. Elastin content of the scleral spur, trabecular mesh, and sclera. *Invest Ophthalmol Vis Sci*. 1978;17(8):817-818.

68. Tamm ER, Flugel C, Stefani FH, et al. Nerve endings with structural characteristics of mechanoreceptors in the human scleral spur. *Invest Ophthalmol Vis Sci*. 1994;35(3):1157-1166.

69. Spencer WH, Alvarado J, Hayes TL. Scanning electron microscopy of human ocular tissues: trabecular meshwork. *Invest Ophthalmol*. 1968;7(6):651-662.

70. Raviola G. Schwalbe line's cells: a new cell type in the trabecular meshwork of Macaca mulatta. *Invest Ophthalmol Vis Sci*. 1982;22(1): 45-56.

71. Murphy CG, Yun AJ, Newsome DA, et al. Localization of extracellular proteins of the human trabecular meshwork by indirect immunofluorescence. *Am J Ophthalmol*. 1987;104(1):33-43.

72. Gong HY, Trinkaus-Randall V, Freddo TF. Ultrastructural immunocytochemical localization of elastin in normal human trabecular meshwork. *Curr Eye Res*. 1989;8(10):1071-1082.

73. Raviola G, Raviola E. Paracellular route of aqueous outflow in the trabecular meshwork and canal of Schlemm. A freeze-fracture study of the endothelial junctions in the sclerocorneal angle of the macaque monkey eye. *Invest Ophthalmol Vis Sci*. 1981;21(1 pt 1):52-72.

74. Gipson IK, Anderson RA. Actin filaments in cells of human trabecular meshwork and Schlemm's canal. *Invest Ophthalmol Vis Sci*. 1979;18(6):547-561.

75. Iwamoto Y, Tamura M. Immunocytochemical study of intermediate filaments in cultured human trabecular cells. *Invest Ophthalmol Vis Sci*. 1988;29(2):244-250.

76. Diaz G, Orzalesi N, Fossarello M, et al. Coated pits and coated vesicles in the endothelial cells of trabecular meshwork. *Exp Eye Res*. 1982;35(2):99-106.

77. Anderson DR. Scanning electron microscopy of primate trabecular meshwork. *Am J Ophthalmol*. 1971;71(1 pt 1):90-101.

78. Johnstone MA. Pressure-dependent changes in configuration of the endothelial tubules of Schlemm's canal. *Am J Ophthalmol*. 1974;78(4):630-638.

79. Svedbergh B. Protrusions of the inner wall of Schlemm's canal. *Am J Ophthalmol*. 1976;82(6):875-882.

80. Grierson I, Lee WR. Erythrocyte phagocytosis in the human trabecular meshwork. *Br J Ophthalmol*. 1973;57(6):400-415.

81. Ethier CR. The inner wall of Schlemm's canal. *Exp Eye Res*. 2002;74(2):161-172.

82. Tripathi RC. Mechanism of the aqueous outflow across the trabecular wall of Schlemm's canal. *Exp Eye Res*. 1971;11(1):116-121.

83. Tarkkanen A, Niemi M. Enzyme histochemistry of the angle of the anterior chamber of the human eye. *Acta Ophthalmol*. 1987;45:93.

84. Vegge T. Ultrastructure of normal human trabecular endothelium. *Acta Ophthalmol*. 1963;41:193-199.

85. Grierson I, Lee WR. Pressure-induced changes in the ultrastructure of the endothelium lining Schlemm's canal. *Am J Ophthalmol*. 1975;80(5):863-884.

86. Ethier CR, Kamm RD, Palaszewski BA, et al. Calculations of flow resistance in the juxtacanalicular meshwork. *Invest Ophthalmol Vis Sci.* 1986;27(12):1741-1750.

87. Johnstone MA. The aqueous outflow system as a mechanical pump: evidence from examination of tissue and aqueous movement in human and non-human primates. *J Glaucoma.* 2004;13(5):421-438.

88. Epstein DL, Rohen JW. Morphology of the trabecular meshwork and inner-wall endothelium after cationized ferritin perfusion in the monkey eye. *Invest Ophthalmol Vis Sci.* 1991;32(1):160-171.

89. Ashton N, Brini A, Smith R. Anatomical studies of the trabecular meshwork of the normal human eye. *Br J Ophthalmol.* 1956;40(5):257-282.

90. Rohen JW, Rentsch FJ. Morphology of Schlemm's canal and related vessels in the human eye. *Albrecht Von Graefes Arch Klin Exp Ophthalmol.* 1968;176(4):309-329.

91. Fine BS. Structure of the trabecular meshwork and the canal of Schlemm. *Trans Am Acad Ophthalmol Otolaryngol.* 1966;70(5):777-790.

92. de Kater AW, Spurr-Michaud SJ, Gipson IK. Localization of smooth muscle myosin-containing cells in the aqueous outflow pathway. *Invest Ophthalmol Vis Sci.* 1990;31(2):347-353.

93. Ascher K. *The Aqueous Veins. Biomicroscopic Study of the Aqueous Humor Elimination.* Springfield, IL: Charles C Thomas; 1961.

94. Hoffmann F, Dumitrescu L. Schlemm's canal under the scanning electron microscope. *Ophthalmic Res.* 1971;2:37.

95. Jocson VL, Grant WM. Interconnections of blood vessels and aqueous vessels in human eyes. *Arch Ophthalmol.* 1965;73:707-720.

96. Rohen JW, Funk RHW. Functional morphology of the episcleral vasculature in rabbits and dogs: presence of arteriovenous anastomoses. *J Glaucoma.* 1994;3:51-57.

97. Raviola G. Conjunctival and episcleral blood vessels are permeable to blood-borne horseradish peroxidase. *Invest Ophthalmol Vis Sci.* 1983;24(6):725-736.

98. Emi K, Pederson JE, Toris CB. Hydrostatic pressure of the suprachoroidal space. *Invest Ophthalmol Vis Sci.* 1989;30(2):233-238.

99. Weinreb RN, Toris CB, Gabelt BT, et al. Effects of prostaglandins on the aqueous humor outflow pathways. *Surv Ophthalmol.* 2002;47(suppl 1):S53-S64.

100. Raviola G, Butler JM. Unidirectional transport mechanism of horseradish peroxidase in the vessels of the iris. *Invest Ophthalmol Vis Sci.* 1984;25(7):827-836.

101. Bill A. Blood circulation and fluid dynamics in the eye. *Physiol Rev.* 1975;55(3):383-417.

102. Pederson JE, Toris CB. Uveoscleral outflow: diffusion or flow? *Invest Ophthalmol Vis Sci.* 1987;28(6):1022-1024.

103. Brockhurst RJ. Vortex vein decompression for nanophthalmic uveal effusion. *Arch Ophthalmol.* 1980;98(11):1987-1990.

104. Uyama M, Takahashi K, Kozaki J, et al. Uveal effusion syndrome: clinical features, surgical treatment, histologic examination of the sclera, and pathophysiology. *Ophthalmology.* 2000;107(3):441-449.

105. Grant WM. Experimental aqueous perfusion in enucleated human eyes. *Arch Ophthalmol.* 1963;69:783-801.

106. Rosenquist R, Epstein D, Melamed S, et al. Outflow resistance of enucleated human eyes at two different perfusion pressures and different extents of trabeculotomy. *Curr Eye Res.* 1989;8(12):1233-1240.

107. Peterson WS, Jocson VL, Sears ML. Resistance to aqueous outflow in the rhesus monkey eye. *Am J Ophthalmol.* 1971;72(2):445-451.

108. Johnstone MA, Grant WG. Pressure-dependent changes in structures of the aqueous outflow system of human and monkey eyes. *Am J Ophthalmol.* 1973;75(3):365-383.

109. Brubaker RF. The effect of intraocular pressure on conventional outflow resistance in the enucleated human eye. *Invest Ophthalmol.* 1975;14(4):286-292.

110. Moses RA, Arnzen RJ. The trabecular mesh: a mathematical analysis. *Invest Ophthalmol Vis Sci.* 1980;19(12):1490-1497.

111. Rosenquist RC Jr, Melamed S, Epstein DL. Anterior and posterior axial lens displacement and human aqueous outflow facility. *Invest Ophthalmol Vis Sci.* 1988;29(7):1159-1164.

112. Moses RA, Grodzki WJ Jr. Choroid tension and facility of aqueous outflow. *Invest Ophthalmol Vis Sci.* 1977;16(11):1062-1064.

113. Johnson DH, Johnson M. How does nonpenetrating glaucoma surgery work? Aqueous outflow resistance and glaucoma surgery. *J Glaucoma.* 2001;10(1):55-67.

114. Johnson DH, Matsumoto Y. Schlemm's canal becomes smaller after successful filtration surgery. *Arch Ophthalmol.* 2000;118(9):1251-1256.

115. Johnson M, Johnson DH, Kamm RD, et al. The filtration characteristics of the aqueous outflow system. *Exp Eye Res.* 1990;50(4):407-418.

116. McMenamin PG, Lee WR, Aitken DA. Age related changes in the human outflow apparatus. *Ophthalmology.* 1986;93(2):194-209.

117. Alvarado J, Murphy C, Polansky J, et al. Age-related changes in trabecular meshwork cellularity. *Invest Ophthalmol Vis Sci.* 1981;21(5):714-727.

118. Tektas OY, Lutjen-Drecoll E. Structural changes of the trabecular meshwork in different kinds of glaucoma. *Exp Eye Res.* 2009;88(4):769-775.

119. Ainsworth JR, Lee WR. Effects of age and rapid high-pressure fixation on the morphology of Schlemm's canal. *Invest Ophthalmol Vis Sci.* 1990;31(4):745-750.

120. Acott TS, Kelley MJ. Extracellular matrix in the trabecular meshwork. *Exp Eye Res.* 2008;86(4):543-561.

121. Luna C, Li G, Liton PB, et al. Alterations in gene expression induced by cyclic mechanical stress in trabecular meshwork cells. *Mol Vis.* 2009;15:534-544.

122. Keller KE, Bradley JM, Kelley MJ, et al. Effects of modifiers of glycosaminoglycan biosynthesis on outflow facility in perfusion culture. *Invest Ophthalmol Vis Sci.* 2008;49(6):2495-2505.

123. Shuman MA, Polansky JR, Merkel C, et al. Tissue plasminogen activator in cultured human trabecular meshwork cells. Predominance of enzyme over plasminogen activator inhibitor. *Invest Ophthalmol Vis Sci.* 1988;29(3):401-405.

124. Weinreb RN, Polansky JR, Alvarado JA, et al. Arachidonic acid metabolism in human trabecular meshwork cells. *Invest Ophthalmol Vis Sci.* 1988;29(11):1708-1712.

125. Hernandez MR, Wenk EJ, Weinstein BI, et al. Glucocorticoid target cells in human outflow pathway: autopsy and surgical specimens. *Invest Ophthalmol Vis Sci.* 1983;24(12):1612-1616.

126. Weinreb RN, Bloom E, Baxter JD, et al. Detection of glucocorticoid receptors in cultured human trabecular cells. *Invest Ophthalmol Vis Sci.* 1981;21(3):403-407.

127. Hernandez MR, Weinstein BI, Wenk EJ, et al. The effect of dexamethasone on the in vitro incorporation of precursors of extracellular matrix components in the outflow pathway region of the rabbit eye. *Invest Ophthalmol Vis Sci.* 1983;24(6):704-709.

128. Clark AF, Wilson K, McCartney MD, et al. Glucocorticoid-induced formation of cross-linked actin networks in cultured human trabecular meshwork cells. *Invest Ophthalmol Vis Sci.* 1994;35(1):281-294.

129. Resch ZT, Fautsch MP. Glaucoma-associated myocilin: a better understanding but much more to learn. *Exp Eye Res.* 2009;88(4):704-712.

130. Lo WR, Rowlette LL, Caballero M, et al. Tissue differential microarray analysis of dexamethasone induction reveals potential mechanisms of steroid glaucoma. *Invest Ophthalmol Vis Sci.* 2003;44(2):473-485.

131. Fingert JH, Stone EM, Sheffield VC, et al. Myocilin glaucoma. *Surv Ophthalmol.* 2002;47(6):547-561.

132. Johnson DH, Richardson TM, Epstein DL. Trabecular meshwork recovery after phagocytic challenge. *Curr Eye Res.* 1989;8(11):1121-1130.

133. Liton PB, Gonzalez P, Epstein DL. The role of proteolytic cellular systems in trabecular meshwork homeostasis. *Exp Eye Res.* 2009;88(4):724-728.

134. Kaufman PL. Enhancing trabecular outflow by disrupting the actin cytoskeleton, increasing uveoscleral outflow with prostaglandins, and understanding the pathophysiology of presbyopia interrogating Mother Nature: asking why, asking how, recognizing the signs, following the trail. *Exp Eye Res.* 2008;86(1):3-17.

135. Epstein DL, Hashimoto JM, Anderson PJ, et al. Effect of iodoacetamide perfusion on outflow facility and metabolism of the trabecular meshwork. *Invest Ophthalmol Vis Sci.* 1981;20(5):625-631.

136. Epstein DL, Patterson MM, Rivers SC, et al. N-ethylmaleimide increases the facility of aqueous outflow of excised monkey and calf eyes. *Invest Ophthalmol Vis Sci.* 1982;22(6):752-756.

137. Epstein DL, Freddo TF, Bassett-Chu S, et al. Influence of ethacrynic acid on outflow facility in the monkey and calf eye. *Invest Ophthalmol Vis Sci.* 1987;28(12):2067-2075.

138. Lindenmayer JM, Kahn MG, Hertzmark E, et al. Morphology and function of the aqueous outflow system in monkey eyes perfused with sulfhydryl reagents. *Invest Ophthalmol Vis Sci.* 1983;24(6):710-717.

139. Nguyen KP, Chung ML, Anderson PJ, et al. Hydrogen peroxide removal by the calf aqueous outflow pathway. *Invest Ophthalmol Vis Sci.* 1988;29(6):976-981.

140. Yan DB, Trope GE, Ethier CR, et al. Effects of hydrogen peroxide-induced oxidative damage on outflow facility and washout in pig eyes. *Invest Ophthalmol Vis Sci.* 1991;32(9):2515-2520.

141. Honjo M, Inatani M, Kido N, et al. A myosin light chain kinase inhibitor, ML-9, lowers the intraocular pressure in rabbit eyes. *Exp Eye Res.* 2002;75(2):135-142.

142. Tokushige H, Inatani M, Nemoto S, et al. Effects of topical administration of Y-39983, a selective rho-associated protein kinase inhibitor, on ocular tissues in rabbits and monkeys. *Invest Ophthalmol Vis Sci.* 2007;48(7):3216-3222.

143. Ren R, Li G, Le TD, et al. Netarsudil increases outflow facility in human eyes through multiple mechanisms. *Invest Ophthalmol Vis Sci.* 2016;57:6197-6209.

144. Kaneko Y, Ohta M, Inoue T, et al. Effects of K-115 (Ripasudil), a novel ROCK inhibitor, on trabecular meshwork and Schlemm's canal endothelial cells. *Sci Rep.* 2016;6:19640.

145. Serle JB, Katz LJ, McLaurin E, et al. Two phase 3 clinical trials comparing the safety and efficacy of netarsudil to timolol in patients with elevated intraocular pressure: Rho Kinase Elevated IOP Treatment Trial 1 and 2. (ROCKET-1 and ROCKET-2). *Am J Ophthalmol.* 2018;186:116-127.

146. Tanihara H, Inoue T, Yamamoto T, et al. Phase 2 randomized clinical study of a Rho kinase inhibitor, K-115, in primary open-angle glaucoma and ocular hypertension. *Am J Ophthalmol.* 2013;156(4):731-736.

147. Tanihara H, Inoue T, Yamamoto T, et al. One-year clinical evaluation of 0.4% ripasudil (K-115) in patients with open-angle glaucoma and ocular hypertension. *Acta Ophthalmol.* 2016;94(1):e26-e34.

148. Asrani S, Robin AL, Serle JB, et al. Netarsudil/latanoprost fixed-dose combination for elevated intraocular pressure: 3-month data from a randomized phase 3 trial. *Am J Ophthalmol.* 2019;207:248-257. [Epub ahead of print].

149. Chang JY, Stamer WD, Bertrand J, et al. Role of nitric oxide in murine conventional outflow physiology. *Am J Physiol Cell Physiol.* 2015;309(4):C205-C214.

150. Ashpole NE, Overby DR, Ethier CR, Stamer WD. Shear stress-triggered nitric oxide release from Schlemm's canal cells. *Invest Ophthalmol Vis Sci.* 2014;55(12):8067-8076.

151. Kawase K, Vittitow JL, Weinreb RN, Araie M; JUPITER Study Group. Long-term safety and efficacy of latanoprostene bunod 0.024% in Japanese subjects with open-angle glaucoma or ocular hypertension: the JUPITER Study. *Adv Ther.* 2016;33(9):1612-1627.

152. Gabelt BT, Kaufman PL. Changes in aqueous humor dynamics with age and glaucoma. *Prog Retin Eye Res.* 2005;24(5):612-637.

153. Brubaker RF. Determination of episcleral venous pressure in the eye. A comparison of three methods. *Arch Ophthalmol.* 1967;77(1):110-114.

154. Zeimer RC, Gieser DK, Wilensky JT, et al. A practical venomanometer. Measurement of episcleral venous pressure and assessment of the normal range. *Arch Ophthalmol.* 1983;101(9):1447-1449.

Presión intraocular y tonometría

2

PRESIÓN INTRAOCULAR

¿Qué es normal?

En las personas susceptibles al glaucoma, la presión intraocular (PIO) "normal" puede definirse como aquella que no produce daño glaucomatoso de la cabeza del nervio óptico. Por desgracia tal definición no se puede expresar en términos numéricos precisos porque los individuos muestran diferente susceptibilidad al daño del nervio óptico a diferentes niveles de presión y con diferentes formas subyacentes de glaucoma.[1] Lo mejor que se puede hacer es describir la distribución de la PIO en poblaciones generales para establecer niveles de riesgo de glaucoma dentro de diferentes rangos de presión. Este capítulo considera la distribución de la PIO en la población general; los factores que pueden influir en la PIO, además del glaucoma, así como las técnicas clínicas para medir la PIO. (En la sección II se considera la importancia de varios niveles de presión en poblaciones de pacientes con tipos específicos de glaucoma.)

Distribución en la población general

Uno de los primeros estudios sobre la distribución de la PIO en la población general se basó en la tonometría de Schiötz y mostró una distribución de la PIO que se asemeja a una curva gaussiana, con un sesgo hacia las presiones más altas. En 1958, Leydhecker y colaboradores midieron la PIO mediante tonometría de Schiötz en 10 000 personas sin enfermedad ocular conocida.[2] La PIO media (± desviación estándar [DE]) fue de 15:5 ± 2.57 mm Hg, y 2 DE por encima de la media fue de 20.5 mm Hg, que los autores interpretaron como el límite superior de la normalidad, ya que alrededor de 95% del área bajo una curva gaussiana se encuentra entre la media ± 2 DE.

Los estudios epidemiológicos y poblacionales posteriores han coincidido en general con los hallazgos de Leydhecker y colaboradores, y se resumen en la **tabla 2-1**. En un inicio estos resultados se utilizaron para interpretar dos subpoblaciones con un grupo "normal" más grande y un grupo más pequeño de pacientes con "glaucoma" que tenían PIO más altas (**fig. 2-1**). Sin embargo, ahora se sabe que la PIO es solo un factor de riesgo causante de glaucoma sobre la base de la evidencia de los ensayos clínicos.[12-15] También se sabe que los pacientes con glaucoma muestran diferentes susceptibilidades para la progresión de la enfermedad a niveles de presión determinados y en función del tipo de glaucoma.[1] Por lo tanto, la noción simple anterior de que el riesgo de glaucoma de un paciente podría determinarse ante todo con base en su PIO (**fig. 2-1**) se ha remplazado con la noción de que la PIO, como un factor de riesgo de glaucoma, varía de modo considerable entre los individuos. Aunque se mide con facilidad, la PIO es un rasgo complejo determinado por muchos factores genéticos y ambientales que incluyen, entre otros, el flujo del humor acuoso, el flujo de salida uveoescleral, el flujo de salida trabecular, la presión venosa epiescleral y la presión arterial[16-18] (véanse detalles en cap. 3).

Factores que afectan la presión intraocular

Existen muchas observaciones sobre los factores que influyen en la PIO.[5,11,19] Se deben asimilar estas importantes observaciones clínicas de estudios más antiguos con la evidencia de los ensayos clínicos, estudios epidemiológicos y genéticos. Además, se deben anticipar los resultados de estudios futuros diseñados para investigar las complejas interacciones entre la genética y el ambiente. Por lo tanto, puede ser útil considerar cómo estos factores influyen en la PIO con base en las categorías de genética, ambiente y fisiología.

Genética

Los primeros estudios familiares proporcionaron evidencia de que la PIO se puede estudiar como un rasgo cuantitativo.[20] En estudios en gemelos se observó que la PIO estaba más correlacionada entre gemelos monocigóticos que dicigóticos.[21,22] Además, la PIO media mostró una concordancia mucho mayor en pares gemelos-gemelos, en comparación con pares gemelos-cónyuge.[22] En fechas recientes, los estudios han demostrado que la herencia contribuye a la PIO.[23-25]

Los estudios genéticos tradicionales que utilizan métodos de vinculación y de genoma completo (véase cap. 8) llevaron al descubrimiento de varios locus, o ubicaciones cromosómicas, para la PIO. En el Blue Mountains Eye Study, el análisis combinado de la PIO apoyó que "un gen importante" contribuía a la varianza de la PIO.[26] Un estudio familiar mostró un vínculo significativo entre la PIO y el cromosoma 10q22.[27] Un estudio de pares de hermanos afectados mostró un vínculo con los cromosomas 5q22 y 14q22.[28] En el Beaver Dam Eye Study se reportó que siete locus en los cromosomas 2, 5, 6, 7, 12, 15 y 19 estaban vinculados con la PIO.[29] Sin embargo, hasta la fecha no se han reportado "genes de la PIO" en estas regiones cromosómicas. Los próximos pasos incluirán validar y excluir locus, identificar genes en estos locus, hacer referencias cruzadas a bases de datos y colocar estos genes en contexto con la dinámica del humor acuoso. Se espera identificar una combinación de genes con influencias mayores y menores sobre la variación de la PIO y la variación en la respuesta de la PIO a los medicamentos para el glaucoma.

Ambiente

Hasta ahora los factores ambientales observados que afectan la PIO pueden clasificarse en exposiciones físicas, al tabaquismo, a drogas y dietéticas. La exposición al aire frío reduce la PIO, al parecer porque la presión venosa epiescleral está disminuida.[30] La gravedad reducida provoca un aumento marcado y repentino de la PIO, al parecer debido a los cambios cefálicos en los fluidos corporales intravasculares y extravasculares.[31]

El tabaquismo provoca un aumento transitorio de la PIO justo después de fumar, tal vez a través de un mecanismo de vasoconstricción y presión venosa epiescleral elevada. Sin embargo, el riesgo directo del tabaco en el glaucoma crónico de ángulo abierto (GCAA) no es evidente en los estudios epidemiológicos y de casos y controles.[32]

TABLA 2-1	Distribuciones reportadas de la PIO en la población general		
Estudio[a]	Individuos, *n*	Edades, años	PIO media (±DE), *mm Hg*
Medida con tonómetros de Schiötz			
Leydhecker *et al*[2]	10 000	10-69	15.80 ± 2.57
Johnson[3]	7 577	> 41	15.40 ± 2.65
Segal y Skwierczyńska[4]	15 695	> 30	15.3-15.9 (rango, mujeres)
			15.0-15.2 (rango, hombres)
Medida con tonómetros de aplanación			
Armaly[5]	2 316	20-79	15.91 ± 3.14[b]
Perkins[6]	2 000	> 40	15.2 ± 2.5 (OD)
			14.9 ± 2.5 (OS)
Loewen *et al*[7]	4 661	9-89	17.18 ± 3.78
Ruprecht et al[8]	8 899	5-94	16.25 ± 3.45
Shiose y Kawase[9]	75 545 (hombres)	< 70	14.60 ± 2.52
	18 158 (mujeres)	< 70	15.04 ± 2.33
David et al[10]	2 504	≥ 40	14.93 ± 4.04
Klein et al[11]	4 856	43-86	15.40 ± 3.35

PIO, presión intraocular; DE, desviación estándar.
[a]*Los números en superíndice son números de referencia.*
[b]*Calculado a partir de los datos comunicados por sexo y grupo de edad.*

El impacto de varios fármacos, excluidos los fármacos antiglaucoma (discutidos en la sección III), se considera en las categorías generales de anestesia general, drogas ilícitas y medicamentos sistémicos. La anestesia general suele estar asociada con una reducción de la PIO,[33] aunque algunos agentes utilizados para la sedación, como la ketamina, no disminuyen la PIO.[34] Las dos situaciones en las que el médico debe estar particularmente preocupado por las alteraciones de la PIO inducidas por la anestesia son (1) la evaluación de bebés y niños y (2) pacientes que tienen traumatismo ocular con ruptura del globo ocular.

En bebés y niños examinados bajo anestesia por sospecha de glaucoma congénito, la principal preocupación es evitar la reducción artificial de la PIO (como se mencionó anteriormente), que podría enmascarar una elevación patológica de la presión. En un estudio, la PIO media (± DE) para niños medida bajo anestesia con halotano fue de 7.8 ± 0.4 mm Hg al año de edad, con un aumento gradual de cerca de 1 mm Hg por año de edad a 11.7 ± 0.6 mm Hg a los 5 años años.[35]

Cuando se opera con un ojo abierto, como después de una lesión penetrante o durante una cirugía intraocular, la principal preocupación es evitar elevaciones repentinas de la PIO que podrían conducir a la extrusión del contenido ocular. Los relajantes musculares despolarizantes, como la succinilcolina y el suxametonio, provocan un aumento transitorio de la PIO, tal vez debido a una combinación de contracción de los músculos extraoculares y vasodilatación intraocular.[33] Al contrastar los métodos de intubación, la vía aérea con mascarilla laríngea provoca un riesgo menor de PIO, en comparación con la intubación traqueal, y tiene la ventaja adicional de ocasionar menos tos después de la intubación y otros síntomas.[36]

La marihuana reduce la PIO (que se analiza con más detalle en la sección III) y las drogas ilícitas como la heroína también disminuyen la presión, mientras que la dietilamida del ácido lisérgico (LSD) eleva la PIO.[37,38]

Entre los muchos medicamentos sistémicos que en potencia pueden afectar la PIO, los más relevantes para consideración clínica son los corticoesteroides, los agentes anticolinérgicos y la reacción inusual a las sulfonamidas. Dado el uso de corticoesteroides sistémicos para la

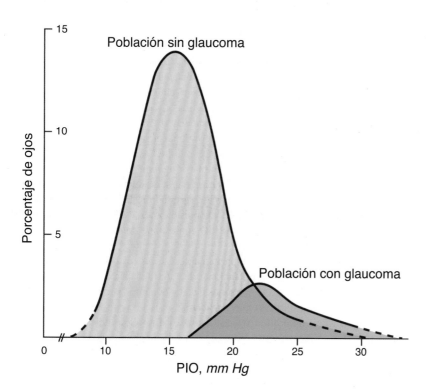

FIGURA 2-1 Distribución teórica de las presiones intraoculares (PIO). Se muestra la distribución en las poblaciones con glaucoma y sin glaucoma, incluida la superposición entre los dos grupos. Las líneas discontinuas representan la incertidumbre de los valores extremos en ambas poblaciones.

inmunosupresión en el tratamiento de enfermedades de la retina, y su efecto dramático en el aumento de la presión intraocular, se debe controlar el riesgo potencial de elevación de la PIO y el glaucoma inducido por esteroides en un paciente que reciba dicho tratamiento (véase cap. 24).

En general, las etiquetas de los anticolinérgicos sistémicos, antihistamínicos, descongestionantes y medicamentos psiquiátricos que tienen algunos efectos anticolinérgicos indican advertencias como "contraindicado en pacientes con glaucoma". Estas advertencias están destinadas a alertar al paciente y al médico que prescribe que el uso de estos medicamentos puede precipitar glaucoma de bloqueo pupilar o glaucoma agudo de ángulo cerrado en pacientes con ángulos anatómicamente estrechos (véase cap. 13).[39] Se han reportado casos de glaucoma agudo de ángulo cerrado con el uso de parches dérmicos de escopolamina para el mareo por movimiento, y por uso de ipratropio en aerosol para la enfermedad pulmonar obstructiva crónica.[40,41] Sin embargo, en pacientes con GCAA se demostró que la escopolamina no afecta la PIO.[42] Se esperaría que estos agentes distintos no eleven la PIO en pacientes con GCAA.

Los efectos potenciales de las exposiciones dietéticas sobre la PIO no se han estudiado de manera extensa.[43] Las dosis agudas de alcohol reducen la PIO, pero el mecanismo no está asociado con un cambio en la facilidad de salida del líquido acuoso. Esto se puede observar en formas concentradas y formas más diluidas, incluidos vino y cerveza.[44] La PIO medida cuando los pacientes están intoxicados puede resultar en estimaciones de PIO bajas. El mecanismo puede ser una combinación de hormona antidiurética circulante suprimida, lo que conduce a una reducción del movimiento neto de agua hacia el ojo, y a la inhibición directa de la secreción de humor acuoso.[45] Sin embargo, se desconoce la relevancia clínica de este efecto agudo, ya que los estudios epidemiológicos recientes no han demostrado que el consumo de alcohol afecte la PIO o el riesgo de glaucoma.[46]

El consumo de cafeína puede causar un aumento leve y transitorio de la PIO, aunque los niveles asociados con el consumo habitual de café no parecen causar una elevación significativa y sostenida de la presión.[47] No parece haber un riesgo asociado de glaucoma por el consumo de cafeína para la población general.[48]

Estudios epidemiológicos recientes han utilizado encuestas nutricionales validadas para analizar la asociación entre ciertas exposiciones dietéticas y el riesgo de GCAA. En el Nurses´ Health Study (que incluyó a 76 200 encuestados) y el Health Professionals Follow-up Study (con 40 284 participantes) no se encontró una asociación fuerte entre el consumo de antioxidantes y el riesgo de GCAA.[49] Según un estudio de salud de mujeres con 1 155 participantes, una mayor ingesta de ciertas frutas y verduras pudiera estar asociada con una disminución del riesgo de glaucoma de hasta 69%.[50] En un estudio que comparó dietas con ingestas suficientes y deficientes de ácidos grasos omega-3 desde la concepción, las ratas alimentadas con una cantidad suficiente de omega-3 en la dieta tuvieron una menor PIO con el aumento de la edad debido al incremento de la capacidad de salida, tal vez como resultado de un aumento en los docosanoides.[51] El aceite de argemone, un aceite de semilla que en ocasiones contamina los aceites comestibles de cocina, se ha asociado con glaucoma por hidropesía epidémica, en particular en India.[52]

Fisiología

Sexo

En general el sexo parece no tener un efecto importante sobre la PIO en el grupo de edad de las décadas de 20 a 40 años. En los grupos de mayor edad, el aparente aumento de la PIO media con el incremento de la edad es mayor entre las mujeres que entre los hombres, y coincide con el inicio de la menopausia, mientras que el aumento de la DE de la distribución de la PIO es igual entre hombres y mujeres en poblaciones caucásicas.[5,11] En un estudio poblacional japonés la PIO no difirió entre mujeres y hombres.[53] En el Barbados Eye Study, que tuvo una población mixta de participantes, la PIO fue mayor entre las mujeres que entre los hombres.[54]

Edad

La presión intraocular por lo general aumenta con la edad. Los estudios indican que los niños tienen presiones mucho más bajas que los adultos, aunque las mediciones tonométricas pueden estar influenciadas por el nivel de cooperación del niño, si está despierto, el tipo de tonómetro utilizado para medir la PIO y el uso de anestesia general cuando el niño está dormido o sedado[35] (analizado antes, bajo el título "Ambiente").

La PIO media reportada (± DE), con solo anestesia tópica para la tonometría, es 11.4 ± 2.4 mm Hg en recién nacidos, y 8.4 ± 0.6 mm Hg en lactantes menores de 4 meses de edad.[35,55] En un estudio de 460 niños entre el nacimiento y los 16 años de edad realizado con un tonómetro sin contacto, la PIO media aumentó de 9.59 ± 2.3 mm Hg al nacer, a 13.73 ± 2.05 mm Hg a los 3 o 4 años, con mediciones más estables obtenidas a partir de entonces.[56] En otro estudio de 405 niños entre el nacimiento y los 12 años de edad, al utilizar el tonómetro de aplanación de Perkins la PIO media fue 12.02 ± 3.74 mm Hg.[57] En esta cohorte pediátrica, la PIO mostró una tendencia de aumento de la PIO con la edad (coeficiente de correlación [r] = 0.49) que se asemejó a los niveles de PIO de los adultos a los 12 años de edad; también se observó aumento de la PIO con hipermetropía (r = 0.69) y grosor corneal medido por paquimetría (r = 0.39). La PIO fue proporcional de manera inversa a la longitud axial (r = −0.1).

Los resultados de los estudios en bebés prematuros han sido contradictorios, con PIO media de 18 mm Hg en un estudio, y 10.13 a 10.17 mm Hg en otro.[58,59] El tonómetro también puede influir en los resultados, con mediciones de PIO promedio en 50 niños en decúbito supino menores de 5 años de edad de 5.89 mm Hg con un tonómetro de aplanación manual, y 14.76 mm Hg con un neumotonómetro.[60] En un estudio de 77 niños (132 ojos; edad media, 1 año, 7 meses; rango, 1 a 60 meses), sobre todo con retinopatía del prematuro (107 ojos), la PIO se midió con los tonómetros de Perkins, Schiötz y Tono-Pen.[55] No hubo diferencias significativas entre las PIO medias obtenidas con el Tono-Pen y el Perkins, pero las mediciones con el tonómetro de Schiötz fueron mucho más altas que las obtenidas con los tonómetros Perkins y Tono-Pen.

En los adultos, la PIO tiene una distribución gaussiana entre los 20 y los 40 años de edad,[5] pero tiende a aumentar con la edad.[11] En una cohorte malaya de Singapur, la PIO aumentó con la edad hasta la sexta década, pero con un mayor incremento en la edad, hubo una disminución de la PIO, lo que resulta en un patrón de distribución en U invertida.[61] El análisis de regresión mostró que la edad, el espesor corneal central (ECC) y la presión arterial sistólica eran determinantes significativos de la PIO en personas de 40 a 80 años de edad; el ECC fue un determinante más importante en personas más jóvenes. En la cohorte de participantes caucásicos del Beaver Dam Eye Study, un estudio poblacional de enfermedades oculares relacionadas con la edad en personas de 43 a 86 años, las covariables fisiológicas significativas que impactaron en la PIO con el envejecimiento incluyeron presión arterial sistólica y diastólica, índice de masa corporal, hematocrito, glucosa sérica, hemoglobina glucosilada, nivel de colesterol, pulso, esclerosis nuclear, estación del año y hora del día de la medición.[11]

En términos de los efectos del envejecimiento sobre la dinámica del humor acuoso, los estudios han demostrado que hay una menor facilidad de salida de líquido y uveoescleral, y una disminución de la producción de agua. La presión venosa epiescleral no parece cambiar de forma significativa con la edad.[62]

Etnicidad

Los ensayos clínicos y estudios poblacionales han demostrado que existe un mayor riesgo de GCAA entre los negros, y de glaucoma de ángulo cerrado en ciertas poblaciones asiáticas.[63,64] Sin embargo, con la comprensión actual de la PIO como factor de riesgo causal de glaucoma y que una córnea central delgada confiere un mayor riesgo de GCAA, estudios recientes que utilizan análisis de regresión de múltiples covariables encontraron que la raza negra no es un factor de riesgo independiente, aunque las personas negras tienden a tener córneas más delgadas, mayores proporciones copa a disco y una PIO más alta, que aumentan su riesgo.[65] A medida que se aprenda más sobre las correlaciones biológicas y genómicas de los factores de riesgo clínicos para el glaucoma, se podrá comprender mejor la base de las observaciones clínicas anteriores del riesgo de glaucoma de base étnica.

Error refractivo

En el ojo del lactante la PIO elevada causa miopía axial, como lo demuestra el buftalmos (que se analiza más adelante en el cap. 14). En niños mayores se ha reportado una correlación positiva entre la PIO y tanto la longitud axial del globo como los grados crecientes de miopía.[66] La relación entre el aumento de la PIO y la miopía en niños se ha estudiado con resultados mixtos.[67,68]

En los adultos aún se desconoce si la miopía es un factor de riesgo de GCAA. Algunos estudios epidemiológicos no muestran asociación,[69] mientras que otros estudios reportan una asociación positiva entre miopía y GCAA.[70] En los estudios que reportan una asociación entre miopía y GCAA es difícil saber si las presiones más altas en este grupo reflejan casos tempranos de glaucoma o una distribución de la PIO en realidad más alta en toda la población miope.

Variación diurna y postural

Como muchos parámetros biológicos, la PIO está sujeta a fluctuaciones cíclicas a lo largo del día.[71] En un estudio de 1 062 personas de mediana edad y mayores, la PIO fue más alta durante el día.[72] Un estudio de 690 curvas diurnas encontró que la PIO alcanzó su punto máximo temprano en la mañana en 40% de los pacientes, y antes del mediodía en 65%.[73]

Estudios más recientes han tenido en cuenta la variación postural de la PIO y han mostrado una elevación constante de la PIO durante la noche,[71,74] que es relevante desde el punto de vista fisiológico porque el sueño se produce en decúbito supino. La inclinación de la cabeza más abajo que el resto del cuerpo causa un aumento adicional de la PIO, que correlaciona con el grado de inversión, es mayor en los ojos glaucomatosos y parece estar relacionado con una presión venosa epiescleral elevada y la congestión coroidea relacionada con los cambios de fluidos en la cabeza, similar a los aumentos de la PIO en los astronautas durante los vuelos espaciales en entornos de gravedad cero. Además, la PIO del ojo dependiente se encuentra elevada cuando uno está en posición de decúbito lateral.[74] Por lo tanto, la obtención de la historia clínica sobre los patrones de sueño y el tipo de ejercicio, en particular yoga e inversión, puede ser relevante en el paciente con glaucoma. Sin embargo, aún se desconoce si los cambios de la PIO inducidos por la posición contribuyen al daño del nervio óptico.

El valor clínico primario obvio de medir la variación diurna de la PIO es evitar perder una elevación de la presión con lecturas únicas; sin embargo, la medición diurna no es práctica en clínica con muchos pacientes, y la logística para obtener las mediciones diurnas es una preocupación práctica. En cualquier caso, muchos médicos usan una curva diurna modificada, al medir la PIO en el consultorio cerca de cada 2 horas desde temprano en la mañana hasta la tarde-noche. Se ha sugerido que la medición de la PIO en decúbito supino durante las horas de oficina estima mejor la PIO nocturna máxima que las mediciones en posición sentada.[75]

Además de intentar detectar la PIO máxima, también es importante detectar grandes fluctuaciones de la PIO. En un estudio de 64 pacientes con GCAA y PIO documentada menor de 25 mm Hg durante un seguimiento medio de 5 años, los pacientes fueron entrenados para realizar 5 días de autotonometría domiciliaria (que se describe más adelante en este capítulo).[76] Aunque la PIO media tomada en el domicilio y la PIO basal en el consultorio fueron similares (16.4 ± 3.6 y 17.6 ± 3.2 mm Hg, de manera respectiva), el rango diurno de PIO y el rango de PIO durante varios días fueron factores de riesgo significativos para la progresión. El riesgo de progresión del daño del campo visual dentro de los 8 años entre los pacientes con un rango de PIO diurno de 5.4 mm Hg fue casi seis veces mayor que entre los pacientes con una fluctuación de la PIO de 3.1 mm Hg. La PIO basal en el consultorio no tuvo valor predictivo.

Los mecanismos fisiológicos que regulan la variación diurna de la PIO son complejos. La PIO está regulada en parte por el efecto de los esteroides suprarrenocorticales y las catecolaminas.[77] Sin embargo, el ritmo circadiano del flujo acuoso no parece estar influenciado por los niveles plasmáticos de melatonina,[78] y el ritmo circadiano reproducible del flujo de humor acuoso más alto en la mañana, en comparación con la noche, no es suficiente para explicar la variación de la PIO diurna.[79]

Influencias del esfuerzo

Se ha reportado que el esfuerzo, ya asociado con la maniobra de Valsalva, la terapia con electrochoque o tocar un instrumento musical de alta resistencia, eleva la PIO.[74,80,81] Los mecanismos incluyen presión venosa epiescleral elevada, en especial con la maniobra de Valsalva; ingurgitación uveal; y tal vez aumento del tono orbicular. De particular relevancia clínica es que los pacientes con sobrepeso pueden tener elevaciones artificiales de la PIO cuando se miden con el tonómetro de aplanación de Goldmann, porque se esfuerzan por alcanzar el instrumento; esto puede superarse al medir la presión con el paciente en una posición relajada, mediante un tonómetro de Perkins.

Se ha demostrado que el ejercicio reduce la PIO en personas con y sin glaucoma, aunque puede ser perjudicial en pacientes con dispersión de pigmento, en quienes la dispersión de pigmento en la cámara anterior inducida por el ejercicio puede elevar la PIO; este efecto puede mitigarse con pilocarpina.[74] El efecto del ejercicio aeróbico sobre la reducción de la PIO se observa en pacientes que reciben tratamiento tópico para el glaucoma.[83] Existe una relevancia clínica para incluir en la historia clínca la información sobre el ejercicio. Por ejemplo, en pacientes jóvenes con glaucoma congénito o juvenil avanzado, la disminución de la agudeza visual central inducida por el ejercicio y la sensibilidad foveal reducida en la perimetría pueden ocurrir de manera transitoria durante el ejercicio.[84]

Se han investigado varias teorías sobre los mecanismos para la reducción de la PIO inducida por el ejercicio que incluyen acidosis metabólica, así como hipocapnia y niveles de lactato en sangre; los cambios en la PIO inducidos por el ejercicio no parecen estar relacionados con el estado de hidratación y otros parámetros serológicos, como la osmolalidad plasmática.[74,85] Por lo anterior, es evidente que los mecanismos implicados en la reducción de la PIO inducida por el ejercicio son complejos y pueden diferir entre pacientes sedentarios y con buena condición física, y entre pacientes jóvenes y mayores.

Movimiento de los párpados y los ojos

Se ha demostrado que el parpadeo aumenta la PIO en 10 mm Hg, y la presión fuerte del párpado puede elevarla hasta 90 mm Hg.[86] El ensanchamiento voluntario de la fisura palpebral provoca un aumento de la PIO de alrededor de 2 mm Hg, que puede estar relacionado con un incremento del volumen orbitario por la retracción del párpado superior hacia la órbita.[87] La contracción de los músculos extraoculares también influye sobre la PIO. Existe un aumento de la PIO con la mirada hacia arriba en individuos sanos, que incrementa en casos con oftalmopatía infiltrativa de Graves.[88] Durante los exámenes con lámpara de hendidura en pacientes con oftalmopatía tiroidea, verificar la PIO con la mirada hacia arriba puede ser un indicador clínico útil de riesgo de glaucoma.

Condiciones intraoculares

Algunas afecciones intraoculares pueden provocar una reducción de la PIO. En el contexto clínico de la uveítis anterior sin alteraciones del ángulo, la PIO puede reducirse un poco. Por lo general se ha pensado que esto se debe a una disminución en la formación del humor acuoso,[89] aunque también se ha demostrado que la inflamación del segmento anterior aumenta el flujo de salida uveoescleral en monos, al reducir la densidad del colágeno tipo I en la matriz extracelular del cuerpo ciliar.[90] El desprendimiento de retina regmatógeno también puede asociarse con una PIO reducida, al parecer debido a la reducción del flujo acuoso, así como a una derivación del humor acuoso desde la cámara posterior, a través del orificio vítreo y retiniano, hacia el espacio subretiniano y a través del epitelio pigmentario retiniano.[91]

Condiciones sistémicas

Debido a su relevancia para la salud pública, las dos enfermedades sistémicas más comunes estudiadas por su posible riesgo contribuyente de glaucoma son la hipertensión y la diabetes mellitus. Los estudios epidemiológicos más recientes encuentran una correlación positiva entre la hipertensión sistémica y la PIO en latinos, japoneses, hombres mayores, personas de ascendencia africana mixta, la cohorte del Blue Mountains Eye Study, y caucásicos en el Beaver Dam Eye Study.[91-94] Por el contrario, la hipertensión no se asoció con el riesgo de glaucoma en los asiáticos del sur.[95] Las anomalías microvasculares retinianas observadas con hipertensión no se asociaron con riesgo de glaucoma entre los participantes caucásicos en el Beaver Dam Eye Study.[96] Los mecanismos responsables de la hipertensión y el riesgo de PIO elevada y glaucoma pueden involucrar una combinación de presión de pulso ocular y presión de perfusión ocular.[15,97]

La posible influencia de la diabetes sobre la PIO y el riesgo de glaucoma no está clara con base en la epidemiología, los ensayos clínicos y los grandes estudios clínicos. En un estudio poblacional en 3 280 adultos malayos de 40 a 80 años de edad, la diabetes y las anomalías metabólicas se asociaron con un pequeño aumento de la PIO, pero no fueron factores de riesgo significativos para la neuropatía óptica glaucomatosa.[98] En la cohorte latina de Los Angeles Latino Eye Study, la presencia de diabetes tipo 2 y una diabetes de mayor duración se asociaron de forma independiente con un mayor riesgo de GCAA.[99] En una cohorte negra de ascendencia africana, la diabetes se asoció con un aumento de la PIO.[92] En el Rotterdam Study y entre una población del sur de Asia, la diabetes no fue un factor de riesgo para GCAA.[95,100]

La presión translaminar y el líquido cefalorraquídeo (LCR) son temas cada vez más importantes en la patogénesis del glaucoma. Se encontró que la presión retrolaminar (es decir, la presión que rodea el espacio subaracnoideo del nervio óptico) depende en gran medida de la presión del LCR circundante. Junto con la PIO, la presión diferencial translaminar puede desempeñar un papel importante en la fisiopatología del glaucoma.[101] El gradiente de presión translaminar a través de la lámina cribosa varía al margen de la PIO. Los estudios clínicos posteriores apoyan esta hipótesis. En un estudio de casos y controles en el que participaron pacientes que se sometieron a una punción lumbar, la presión de apertura del LCR en 28 pacientes con GCAA fue de 9.2 ± 2.9 mm Hg, que fue mucho más baja que la de los 49 controles, en los que la presión del LCR fue de 13.0 ± 4.2 mm Hg.[102] Otro estudio de casos y controles mostró una prevalencia de glaucoma de 18.1% en pacientes con hidrocefalia normotensa y de 5.6% en controles con hidrocefalia.[103] En un estudio prospectivo, la presión del LCR fue menor en pacientes con GCAA que en personas sin GCAA, y fue menor entre los pacientes con glaucoma de tensión normal que entre aquellos con glaucoma de alta presión.[104]

La obesidad y el índice de masa corporal también se han asociado con un aumento de la PIO.[11,53] Sin embargo, no se comprende la relación entre la obesidad y el aumento del índice de masa corporal y el riesgo de glaucoma.[105] Además, se han realizado estudios que investigan los efectos del ayuno sobre la PIO.[74] En la enfermedad de Graves se ha reportado un aumento de la tasa de hipertensión ocular en varios estudios, y un estudio reportó que estos pacientes tienen un grosor corneal normal.[106,107] Aunque es lógico suponer que la hormona tiroidea tiene alguna influencia sobre la PIO, el mecanismo de esta hormona sobre la dinámica del humor acuoso no se ha dilucidado.[108]

Algunos estudios han demostrado una mayor tasa de GCAA en pacientes con apnea del sueño.[74,109] En la distrofia miotónica, la PIO es marcadamente baja, lo que no solo puede deberse en parte a la reducción de la producción de humor acuoso, sino también a un aumento del flujo de salida, tal vez a través de la ruta uveoescleral causada por la atrofia de los músculos ciliares.[110] Se ha demostrado que la hipertermia provoca un aumento de la PIO.[111] Los pacientes con infección por virus de inmunodeficiencia humana (VIH) tienen una PIO media un tanto baja, que correlaciona con cuentas bajas de linfocitos T CD4[+] y la presencia y extensión de la retinitis por citomegalovirus.[112]

TONÓMETROS Y TONOMETRÍA

Clasificación de tonómetros

Todos los tonómetros clínicos miden la PIO al relacionar una deformación del globo ocular con la fuerza responsable de la deformación.[113] Los dos tipos básicos de tonómetros se diferencian según la forma de la deformación: indentación y aplanación.

Tonómetros de indentación

La forma de la deformación con este tipo de tonómetro es un cono truncado (**fig. 2-2A**). No obstante, la forma precisa es variable e impredecible. Además, estos instrumentos desplazan un volumen intraocular bastante grande. Como resultado de estas características, se deben usar tablas de conversión basadas en datos empíricos de estudios *in vitro* e *in vivo* para estimar la PIO. El prototipo de este grupo, el tonómetro Schiötz, se introdujo en 1905.

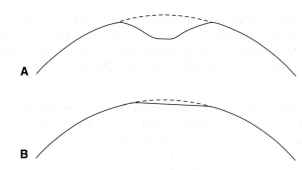

FIGURA 2-2 Deformación corneal. A: deformación creada por tonómetros de indentación (un cono truncado). **B:** deformación creada por tonómetros de aplanación (aplanamiento simple).

Tonómetros de aplanación

La forma de la deformación con estos tonómetros es un simple aplanamiento (**fig. 2-2B**), y debido a que la forma es constante, su relación con la PIO puede, en la mayoría de los casos, derivarse de cálculos matemáticos. Los tonómetros de aplanación se diferencian aún más en función de la variable que se mide.

Fuerza variable

Este tipo de tonómetro mide la fuerza necesaria para aplanar un área estándar de la superficie corneal. El prototipo es el tonómetro de aplanación de Goldmann, que se introdujo en 1954.

Área variable

Otros tonómetros de aplanación miden el área de la córnea que se aplana por una fuerza conocida (peso) (**tabla 2-2**). El prototipo de este grupo es el tonómetro de Maklakoff, que se introdujo en 1885. Sin embargo, la división entre tonómetros de indentación y aplanación no correlaciona por completo con la magnitud del desplazamiento del volumen intraocular. Los tonómetros tipo Goldmann tienen un desplazamiento relativamente mínimo, mientras que el de los tonómetros de tipo Maklakoff es lo bastante grande como para requerir el uso de tablas de conversión.

Tonómetro de no contacto

Un tercer tipo de tonómetro usa una ráfaga de aire para deformar la córnea y mide el tiempo o la fuerza de la ráfaga de aire que se requiere para crear una cantidad estándar de deformación corneal. El prototipo fue presentado por Grolman en 1972.

A continuación se describen estos diversos tonómetros y sus técnicas, y se comparan sus valores relativos y limitaciones.

Tonometría de aplanación de Goldmann

Concepto básico

Goldmann basó su concepto de tonometría en una modificación de la ley de Maklakoff-Fick, también conocida como ley de Imbert-Fick.[114] Esta ley establece que una fuerza externa (W) contra una esfera es igual a la presión en la esfera (P_t) multiplicada por el área aplanada por la fuerza externa (A) (**fig. 2-3A**):

$$W = P_t \times A$$

La validez de la ley requiere que la esfera sea (1) perfectamente esférica, (2) seca, (3) perfectamente flexible e (4) infinitamente delgada. La córnea no satisface ninguno de estos requisitos, ya que es asférica y húmeda, y no es perfectamente flexible ni infinitamente delgada. La humedad crea una tensión superficial (S) y la falta de flexibilidad requiere una fuerza para doblar la córnea (B), que es independiente de la presión interna. Además, debido a que la córnea tiene un grosor central de alrededor de 550 μm, el área exterior de aplanamiento (A) no es la misma que el área interior (A_1). Por lo tanto, fue necesario modificar la ley de Imbert-Fick de la siguiente manera para tener en cuenta estas características de la córnea (**fig. 2-3B**):

$$W + S = P_t A_1 + B$$

TABLA 2-2	Tonómetros de aplanación con área variable
Tonómetro	Uso/descripción
Maklakoff–Kalfa	Prototipo
Aplanómetro	Placas terminales de cerámica
Tonomat	Placas terminales desechables
Tonómetro de Halberg	Placa terminal transparente para lectura directa; múltiples pesos
Tonómetro de Barraquer	Tonómetro de plástico para uso en el quirófano
Indicador de presión ocular	Utiliza biprisma de Goldmann y peso estándar, para tamizaje (medidas por encima o por debajo de 21 mm Hg)
Glaucotest	Tonómetro de detección con múltiples placas terminales para seleccionar diferentes presiones de "corte"

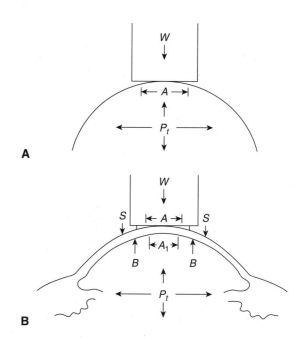

FIGURA 2-3 Ley de Imbert-Fick. A: ley de Imbert-Fick ($W = P_t \times A$). **B:** modificación de la ley de Imbert-Fick para la córnea ($W + S = P_t \times A_1 + B$).

Cuando A_1 es igual a 7.35 mm², S equilibra B, y W es igual a P_t. Esta área interna de aplanamiento se obtiene cuando el diámetro del área externa de aplanamiento corneal es de 3.06 mm, que se utiliza en el instrumento estándar. El volumen de desplazamiento que se produce al aplanar un área con un diámetro de 3.06 mm es de alrededor de 0.50 mm³, por lo que P_t está muy cerca de P_0, y la rigidez ocular no influye de forma significativa en la medición.

Descripción del tonómetro

El instrumento se monta en una lámpara de hendidura estándar de tal manera que la vista del examinador se dirige a través del centro de un biprisma de plástico, que se utiliza para aplanar la córnea. Dos prismas divisores de haz dentro de la unidad de aplanamiento convierten ópticamente el área circular de contacto corneal en semicírculos. Los prismas se ajustan de modo que los márgenes internos de los

semicírculos se superpongan cuando se aplana 3.06 mm de córnea. El biprisma está unido por una varilla a una carcasa, que contiene un resorte helicoidal y una serie de palancas que se utilizan para ajustar la fuerza del biprisma contra la córnea (**fig. 2-4A** y **B**).

Técnica

La córnea se anestesia con una preparación tópica y la película lagrimal se tiñe con fluoresceína sódica. Con la córnea y el biprisma iluminados por una luz azul cobalto de la lámpara de hendidura, el biprisma entra en contacto suave con el vértice de la córnea (**fig. 2-5A**). La fluorescencia de las lágrimas teñidas facilita la visualización del menisco lagrimal en el margen de contacto entre la córnea y el biprisma. Los semicírculos fluorescentes se ven a través del biprisma, y la fuerza contra la córnea se ajusta hasta que los bordes internos se superponen (**fig. 2-4C** y **D**). La influencia de las pulsaciones se

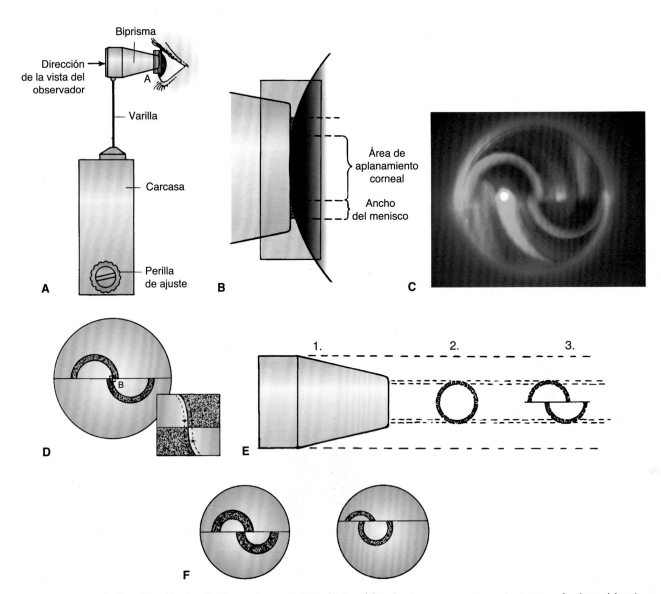

FIGURA 2-4 Tonometría de aplanación tipo Goldmann. A: características básicas del tonómetro, que se muestra en contacto con la córnea del paciente. **B:** el agrandamiento muestra un menisco de película lagrimal creado por el contacto del biprisma y la córnea. **C:** vista con lámpara de hendidura de las miras de Goldmann. **D:** ejemplo de ancho y posición adecuados. El agrandamiento (*B*, a la derecha) representa las excursiones de semicírculos causadas por pulsaciones oculares. **E:** vista a través del biprisma (1) revela un menisco circular (2), que se convierte en semicírculos (3) mediante prismas. **F:** ejemplos de semicírculos demasiado anchos y un ejemplo de alineación vertical y horizontal incorrecta.

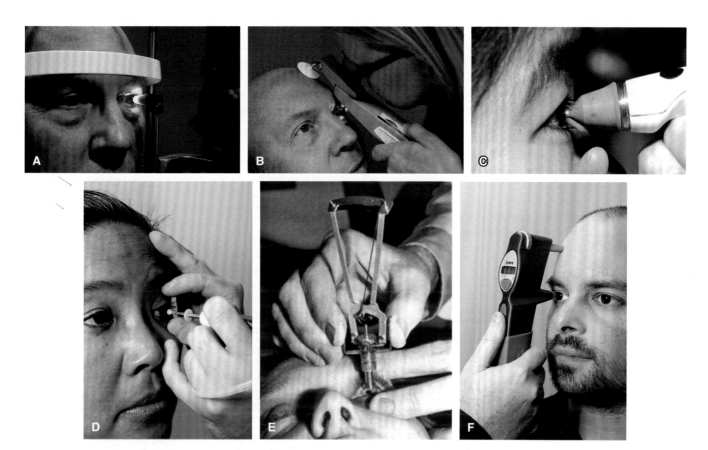

FIGURA 2-5 Métodos de aplanación. A: tonómetro de Goldmann. **B:** tonómetro de Perkins. **C:** Tono-Pen. **D:** neumotonómetro. **E:** tonómetro de indentación de Schiötz. **F:** tonómetro portátil de rebote Icare.

observa cuando el instrumento está posicionado de forma correcta, y las excursiones deben promediarse para obtener el punto final deseado. Luego, la PIO se lee de manera directa de una escala en la carcasa del tonómetro.

La tinción de la película lagrimal puede lograrse al instilar una gota de anestésico tópico y tocar una tira de fluoresceína en las lágrimas en el fondo de saco inferior, o usar una solución comercial de fluoresceína combinada con un anestésico tópico. Con las preparaciones comerciales puede haber una preocupación potencial por contaminación bacteriana. Cuando se contaminó con *Pseudomonas* o *Staphylococcus*, la preparación de fluoresceína con el anestésico benoxinato y el conservante clorobutanol (Fluress) recuperó la esterilidad en la solución en 1 minuto, y en la punta del gotero en 5 minutos, mientras que la esterilidad en preparaciones con proparacaína y timerosal tomó al menos 1 hora.[115]

Fuentes de error con tonometría de Goldmann

La tonometría tiene fuentes potenciales de error.[116] La cantidad apropiada de fluoresceína es importante porque el ancho del menisco semicircular influye en la lectura. Los meniscos más anchos provocan estimaciones de presión más altas falsas. La alineación vertical incorrecta (un semicírculo más grande que el otro) también conducirá a una estimación de la PIO alta falsa (**fig. 2-4E** y **F**).

El cálculo matemático de la tonometría de aplanación de Goldmann se basa en un ECC promedio presunto de 520 μm. Las desviaciones del ECC promedio son una fuente de error, y el edema de córnea subestima la PIO real, mientras que las variaciones de ECC

en córneas normales puede llevar a lecturas de presión falsamente elevadas con córneas más gruesas, y más bajas falsas con córneas más delgadas.[117] Después de una cirugía refractiva, como la queratomileusis *in situ* asistida por láser (LASIK), la PIO es menor debido a una córnea más delgada.[118]

Estas últimas observaciones se han evaluado para abordar la varianza de los ECC en poblaciones generales y subgrupos, incluidos varios grupos de glaucoma y el efecto de la cirugía refractiva sobre las mediciones de la PIO.[119] De 300 conjuntos de datos que involucran ojos sanos, el ECC promediado por grupo fue de 534 μm. De 230 conjuntos de datos en los que se reportó la varianza interindividual, el ECC promedio de grupo (± DE) fue de 536 ± 31 μm. Existen diferencias etnorraciales, con ECC medios más delgados de 530 a 531 μm en una población afroamericana, y de 495 a 514 μm en una población de Mongolia.[120,121] Un estudio en Japón reveló una media de 552 μm entre personas sanas.[122] El Ocular Hypertension Treatment Study (OHTS) tuvo un ECC medio de 573.0 ± 39.0 μm, y 24% de la cohorte OHTS tuvo un ECC mayor a 600 μm.[123] Los pacientes con glaucoma de tensión normal tienen ECC medios más delgados, de 514 a 521 μm.[124]

Esta varianza de la PIO y su efecto sobre la precisión de las mediciones de la PIO plantearon preguntas sobre qué factor de corrección para la medición de la PIO ajustada debe utilizarse cuando el ECC se desvía del promedio asumido, 520 μm. Ehlers y colaboradores han publicado una tabla en la que el error promedio es de 0.7 mm Hg por 10 μ de desviación de la media de 520 μ.[117] Sin embargo, otro estudio reveló un error menor, de 0.19 mm Hg por cada 10 μ,[125] que es consistente con los hallazgos de un estudio de canulación directa.[126] Las mediciones de PIO con el Tono-Pen también se ven afectadas por el ECC, con errores reportados de 0.29 mm Hg por cada 10 µ en hombres y 0.12 mm Hg por cada 10 µ en mujeres.[127] Como tal, existe una falta de acuerdo general sobre el factor de corrección que debe usarse para ajustar la PIO medida por tonometría de Goldmann, cuando el ECC se desvía de la norma.

Las desviaciones de la curvatura corneal también influyen en las mediciones de la PIO, con un aumento de alrededor de 1 mm Hg por cada 3 dioptrías (D) de aumento de la potencia corneal.[128] El astigmatismo corneal marcado produce un área elíptica de contacto corneal. Cuando el biprisma está en la orientación habitual, con las miras desplazadas de forma horizontal, la PIO se subestima para el astigmatismo con la regla, y se sobreestima para el astigmatismo en contra de la regla, con alrededor de 1 mm Hg de error por cada 4 D de astigmatismo.[129] Para minimizar este error, el biprisma se puede rotar hasta que la línea divisoria entre los prismas esté a 45 grados con respecto al eje mayor de la elipse, o se puede tomar un promedio de lecturas horizontales y verticales. Una córnea irregular distorsiona los semicírculos e interfiere con la precisión de las estimaciones de la PIO.

El contacto prolongado del biprisma con la córnea puede provocar una lesión corneal, que se manifiesta por tinción, lo que hace que las lecturas múltiples sean insatisfactorias. Además, el contacto prolongado provoca una disminución de la PIO durante un periodo de minutos, lo cual es menos pronunciado en ojos con enfermedad oclusiva carotídea, lo que sugiere que pudiera estar relacionado con la sangre intraocular.[130]

El tonómetro de Goldmann debe calibrarse al menos una vez al mes. Las instrucciones para una calibración rápida y sencilla vienen con el instrumento. Si el tonómetro no cumple con las especificaciones de calibración debe devolverse al fabricante o distribuidor para su recalibración o reparación.

Desinfección de tonómetros de Goldmann (y otros)

Con todos los tonómetros que entran en contacto con el ojo existe el riesgo de transmitir infecciones, como el adenovirus de queratoconjuntivitis epidémica y el virus del herpes simple tipo 1. Además, existe la posibilidad de transmitir enfermedades más graves, como la hepatitis y el síndrome de inmunodeficiencia adquirida (sida),[131,132] aunque no hay evidencia que sugiera la transmisión del VIH por contacto con lágrimas.

Se han descrito varias técnicas para desinfectar las puntas de los tonómetros.[133] Se eliminó o inactivó el adenovirus tipo 8 al sumergir la punta de aplanación durante 5 a 15 minutos en hipoclorito de sodio diluido (lejía doméstica 1:10), peróxido de hidrógeno a 3% o alcohol isopropílico a 70%, o al frotar con alcohol, peróxido de hidrógeno, yodóforo (povidona yodada) o mertiolato al 1:1000.[134] El virus del herpes simple tipo 1 se eliminó al frotar el cabezal de aplanación con alcohol isopropílico a 70%.[135] Al limpiar con peróxido de hidrógeno a 3% o hisopos con alcohol isopropílico a 70% se pudieron desinfectar por completo las puntas de tonómetro contaminadas con VIH-1.[136]

El Clinical statement on infection prevention in eye care services and operating areas and operating rooms de la American Academy of Ophthalmology (www.aao.org/clinical-statement/infection-prevention-in-eye-care-services-operatin) hace referencia a las guías de los US Centers for Disease Control and Prevention.[133] Con cualquier técnica es importante eliminar con un pañuelo el desinfectante de la superficie de contacto con cuidado antes del próximo uso, porque el alcohol y el peróxido de hidrógeno pueden causar defectos transitorios en la córnea o incluso abrasiones.

Otros tonómetros de aplanación con fuerza variable

El tonómetro de aplanación *Maklakoff* fue una vez popular en Rusia y consistía en un cilindro de metal en forma de mancuerna; tenía una placa terminal plana de vidrio pulido de 10 mm de diámetro en cada extremo. Se disponía de un juego de cuatro de estos instrumentos, con un peso de 5, 7.5, 10 y 15 g. Se aplicaba una suspensión de colorante de Argyrol, glicerina y agua a cada placa terminal y, con el paciente en posición supina y la córnea anestesiada, el instrumento se apoyaba de manera vertical sobre la córnea durante 1 segundo. La huella blanca circular derivada en la placa terminal correspondía al área de la córnea que estaba aplanada. El diámetro del área blanca se mide con una escala de medición de plástico transparente a 0.1 mm, y la PIO se lee de una tabla de conversión en la columna correspondiente al peso utilizado.

El tonómetro de aplanación de *Perkins* es un tonómetro de mano que utiliza el mismo biprisma que el tonómetro de aplanación de Goldmann. La fuente de luz funciona con una batería y la fuerza se modifica de modo manual. Un contrapeso permite utilizar el instrumento en posición vertical u horizontal (**fig. 2-5B**). El tonómetro de aplanación de Draeger es similar al tonómetro de Perkins, pero usa un biprisma diferente y tiene un motor eléctrico que varía la fuerza.

El tonómetro *Mackay-Marg* original, que ya no está disponible, tenía un diámetro de placa de 1.5 mm rodeado por una manga de goma. La fuerza requerida para mantener la placa al ras con el manguito se controlaba de forma electrónica y se registraba en una tira de papel. El tonómetro de tipo Mackay-Marg más utilizado en la actualidad es el Tono-Pen, un instrumento de mano con un medidor de tensión que crea una señal eléctrica a medida que la placa de base aplana la córnea[137] (**fig. 2-5C**). Un microprocesador integrado de un solo chip detecta las curvas de fuerza adecuadas y promedia 4 a 10 lecturas para dar una lectura digital final. También proporciona el porcentaje de variabilidad entre las lecturas más bajas y más altas aceptables de 5 a 20%.

El *neumotonómetro* es similar al Mackay-Marg en que un dispositivo sensor central mide la PIO, mientras que la fuerza necesaria para aplanar la córnea se transfiere a una estructura circundante. Sin embargo, el sensor en este caso es presión de aire, en lugar de un émbolo controlado de manera electrónica. En un extremo de un portalápices hay una boquilla sensora, que tiene un diámetro exterior de 0.25 pulgadas y una cámara central de 2.0 mm. La boquilla está cubierta con un diafragma de Silastic, y el aire presurizado en la cámara central sale en la cara de la boquilla entre el orificio de la cámara central y el diafragma. Cuando la boquilla sensora toca la córnea y cuando el área de contacto es igual a la de la cámara central se registra una inflexión inicial, que representa la PIO y la fuerza necesaria para aplanar la córnea (**fig. 2-5D**). Con un mayor incremento del contacto corneal, la fuerza de flexión se transfiere a la cara de la boquilla, que se interpreta como la PIO real.

Está disponible un tonómetro de aplanación más nuevo con una cubierta desechable, llamado tonómetro *PASCAL*. Toma muestras de la PIO de modo repetido 100 veces por segundo, además de la amplitud del pulso ocular y la frecuencia del pulso sistémico. Este dispositivo portátil montado en una lámpara de hendidura proporciona una medición digital de la PIO y una medición gráfica de la presión de pulso ocular.

El *tonómetro sin contacto* fue introducido por Grolman y tiene la ventaja sobre otros tonómetros de no tocar el ojo, salvo con una ráfaga de aire. Este instrumento no debe confundirse con los tonómetros neumáticos antes analizados que sí requieren contacto visual. Después de la alineación adecuada del paciente, una ráfaga de aire ambiente crea una fuerza constante que deforma de manera momentánea la córnea central, lo cual es detectado por un sistema optoelectrónico de un transmisor, que dirige un haz de luz colimado al vértice corneal, y un receptor y detector, que acepta solo rayos coaxiales paralelos reflejados desde la córnea. En el momento en que se aplana la córnea central se recibe la mayor cantidad de rayos de luz reflejada, que se registra como el pico de intensidad de luz detectada. El tiempo desde un punto de referencia interno hasta el momento de máxima detección de luz se convierte en PIO.

Con el *Analizador de Respuesta Ocular* se proporcionan datos adicionales sobre la histéresis de la córnea, que puede ser una indicación de la elasticidad de la córnea y un factor de riesgo para la progresión del glaucoma. La histéresis corneal refleja la capacidad de las córneas para absorber y liberar energía cuando se aplica fuerza, y tiende a ser menor en pacientes con daño glaucomatoso. Se ha demostrado que la histéresis corneal promedio en ojos normales oscila entre 9.6 y 10.7 mm Hg, con una fuerte correlación entre los dos ojos del mismo paciente, mientras que los valores medios en el GCAA son más bajos, con una oscilación entre 8 y 10 mm Hg.[138] El Analizador de Respuesta Ocular también genera la PIO correlacionada con Goldman, el Factor de Resistencia Corneal y una PIO compensada por la córnea.[139]

El intervalo de tiempo para una medición promedio de tonómetro sin contacto es de 1 a 3 ms (1/500 del ciclo cardiaco) y es aleatorio con respecto a la fase del ciclo cardiaco, de modo que el pulso ocular se convierte en una variable significativa, es decir, a diferencia de algunos tonómetros, no se puede promediar. La probabilidad de que una medición de presión instantánea se encuentre dentro de un rango dado de PIO media incrementa a medida que aumenta el número de mediciones tonométricas, promediadas juntas.[140] Por esta razón se recomienda realizar un mínimo de tres lecturas dentro de los 3 mm Hg tomados y se promedien como la PIO.

Tonometría de indentación de Schiötz

El prototipo del tonómetro de indentación es el tonómetro de Schiötz, que consiste en una plataforma que descansa sobre la córnea y un émbolo con peso que se mueve de modo libre (excepto por el efecto de fricción) dentro de un eje en la plataforma; el grado en que indenta la córnea se indica mediante el movimiento de una aguja en una escala. Se fija de forma permanente un peso de 5.5 g al émbolo, que puede aumentarse a 7.5, 10 o 15 g al añadir pesos adicionales (**fig. 2-5F**). Cuando el émbolo indenta la córnea, la línea de base o la presión en reposo (P_0) se eleva de manera artificial a un nuevo valor (P_t). El cambio de presión de P_0 a P_t es una expresión de la resistencia que ofrece un ojo al desplazamiento de un volumen de fluido (V_c). Debido a que el tonómetro en realidad mide P_t, es necesario estimar P_0 para cada lectura y peso de la báscula. Schiötz estimó la P_0 mediante experimentos en los que se colocó un manómetro en los ojos enucleados mediante una cánula insertada a través del nervio óptico.

En los primeros días de la tonometría de indentación, los valores de PIO que se consideraban normales eran bastante más altos

que el rango aceptado en la actualidad, y no fue hasta el trabajo de Friedenwald que la tonometría de indentación adquirió una base matemática.[141] La fórmula tiene una única constante numérica, el coeficiente de rigidez ocular (K), que es una expresión aproximada de la distensibilidad del ojo. Él desarrolló un nomograma para estimar K con base en dos lecturas tonométricas con diferentes pesos, y estudios posteriores mediante tonometría de aplanación con áreas de aplanación de diferentes tamaños han respaldado la precisión de sus formulaciones.[142] Basado en esta fórmula y otros experimentos adicionales, Friedenwald desarrolló un conjunto de tablas de conversión, denominadas tablas de 1948 y 1955 para PIO. Estudios posteriores indicaron que las tablas de 1948 concuerdan de manera más estrecha con las mediciones de la tonometría de aplanación de Goldmann.[143]

La técnica básica consiste en colocar al paciente en posición supina con un objetivo de fijación justo por encima de la cabeza. El examinador separa los párpados y apoya con suavidad la placa de base del tonómetro sobre la córnea anestesiada en una posición que permite el movimiento vertical libre del émbolo. Cuando el tonómetro está colocado de forma correcta, el examinador observa un movimiento fino de la aguja indicadora en la escala en respuesta a las pulsaciones oculares. La lectura de la escala debe tomarse como el promedio entre los extremos de estas excursiones. Es habitual comenzar con el peso fijo de 5.5 g. Sin embargo, si la lectura de la escala es 4 o menos, se debe agregar peso adicional al émbolo. Luego se usa una tabla de conversión para derivar la PIO en mm Hg a partir de la lectura de la báscula y el peso del émbolo. Grant combinó el concepto de tonometría de Schiötz con el monitoreo electrónico continuo de la presión para su uso en tonografía (analizado en el cap. 3).

Es importante conocer las posibles fuentes de error con la tonometría de indentación. La precisión depende de la suposición de que todos los ojos responden de la misma manera a la fuerza externa de indentación, lo cual no es el caso. Debido a que las tablas de conversión se basaron en un coeficiente "promedio" de rigidez ocular (K), los ojos que se desvían de forma significativa de este valor de K dan mediciones de PIO falsas. La técnica para determinar K se basa en el concepto de tonometría diferencial, mediante dos lecturas tonométricas de indentación con diferentes pesos, y el nomograma de Friedenwald, como se comentó antes. Otra variable que afecta la precisión es la expulsión de sangre intraocular durante la tonometría de indentación.[144] Además, una córnea relativamente empinada o gruesa provoca un aumento del desplazamiento de líquido durante la tonometría de indentación, lo que conduce a una lectura de PIO alta falsa.[145]

Otros tonómetros

Tonómetro de rebote

El tonómetro Icare (Icare Finland, Helsinki) es un tonómetro portátil que puede medir la PIO sin el uso de un anestésico tópico (**fig. 2-5E**). La PIO se determina al medir la fuerza producida por una pequeña sonda de plástico cuando rebota en la córnea. Este dispositivo se ha evaluado para su uso en niños y adultos y se ha demostrado que tiene una precisión similar a la del Tono-Pen, y con tonometría de Goldmann para PIO en un rango razonable en adultos. Se reportó que el Icare es cómodo y altamente reproducible para la tonometría en niños sanos en edad escolar.[146] El tonómetro Icare ya ha demostrado su utilidad como herramienta de detección en niños (véase cap. 14). La capacidad para evaluar la PIO sin el uso de anestesia tópica en potencia brinda la oportunidad de vigilar la PIO en el hogar.

Dispositivos de monitoreo telemétrico

En el diagnóstico y tratamiento del glaucoma existe la necesidad de un dispositivo de telemetría IOP para controlar la presión a lo largo del tiempo sin alterarla de modo artificial. Se han desarrollado varios prototipos, ya sea basados en una lente de contacto, un dispositivo implantable o un dispositivo de banda escleral. Un dispositivo de este tipo nos ayudará a vigilar y tratar a los individuos que son susceptibles a grandes fluctuaciones de la PIO, que tienen un mal apego a la terapia médica, que quizás no responden bien al tratamiento médico, y que tienen grandes fluctuaciones de la PIO en el periodo posoperatorio.[147]

Comparación de tonómetros

El método más preciso para evaluar la precisión de un tonómetro es compararlo con las mediciones manométricas de la cámara anterior canulada. Aunque esta técnica se utiliza con frecuencia con ojos de animales y autopsias, su uso en estudios humanos a gran escala ha sido limitado. La alternativa es comparar el tonómetro en cuestión con el instrumento que estudios previos han mostrado como el más preciso. En ojos con córneas regulares, el tonómetro de aplanación de Goldmann se suele aceptar como el estándar con el que deben compararse otros tonómetros. Sin embargo, incluso con este instrumento debe tenerse en cuenta la variabilidad inherente. Cuando se tomaron dos lecturas en el mismo ojo con tonómetros de Goldmann en un periodo corto de tiempo, al menos 30% de las lecturas emparejadas difirió en 2 y 3 mm Hg o más.[148] En otro estudio, la variación intraobservador fue de 1.5 ± 1.96 mm Hg y la variación interobservador fue de 1.79 ± 2.41 mm Hg, que podría reducirse en 9 y 11%, de forma respectiva, al utilizar el valor mediano de tres mediciones consecutivas.[149]

En la clínica los métodos más utilizados para medir la PIO son la tonometría de aplanación de Goldmann, Tono-Pen e Icare; el tonómetro sin contacto, el tonómetro de Perkins, la neumotonometría y el tonómetro de Schiötz no se utilizan tanto. En general, el tonómetro Schiötz da lecturas más bajas que el de Goldmann, incluso cuando la influencia postural sobre la PIO se elimina al realizar ambas mediciones en la posición supina.[150] El tonómetro de aplanación de Perkins se comparó de forma favorable con el tonómetro Goldmann.[151] En una comparación de las lecturas obtenidas por el tonómetro de Perkins, el Tono-Pen y el tonómetro de Schiötz, la mayor concordancia fue entre los tonómetros de Perkins y Tono-Pen en niños bajo anestesia.[152]

El Tono-Pen se ha comparado de modo favorable con lecturas manométricas en ojos de autopsia humana.[153] En comparaciones clínicas con lecturas de aplanación de Goldmann, algunos estudios encontraron una buena correlación, en especial dentro del rango normal de PIO, aunque la mayoría de los estudios coincide en que el Tono-Pen subestima la PIO de Goldmann en el rango más alto y la sobreestima en el rango más bajo.[137]

En múltiples estudios comparativos, las lecturas tomadas con el neumotonómetro se correlacionaron de manera estrecha con las obtenidas mediante tonómetros de Goldmann, aunque las lecturas del neumotonómetro tendieron a ser más altas.[154] Al comparar la PIO en los ojos antes y después de LASIK para la miopía, la neumotonometría mostró una menor reducción de la PIO en comparación con la tonometría de aplanación de Goldmann después del adelgazamiento de la córnea inducido por LASIK, que se interpretó en el sentido de que las mediciones de la PIO posteriores a LASIK obtenidas por neumotonometría eran más fiables que las tomadas por la aplanación de Goldmann.[155]

Tonometría para circunstancias clínicas especiales

Tonometría en córneas irregulares

La precisión de los tonómetros Goldmann y Tono-Pen y los tonómetros sin contacto es limitada en ojos con córneas irregulares. Se ha demostrado que el tonómetro neumático es útil en ojos con córneas enfermas o irregulares.[156] En ojos después de una queratoplastia penetrante, el Tono-Pen sobreestimó las lecturas de Goldmann de forma significativa.[157]

Tonometría sobre lentes de contacto blandos

Se ha afirmado que la neumotonometría y el Tono-Pen pueden medir con una precisión razonable la PIO a través de lentes de contacto terapéutico. En ojos de cadáveres con cuatro marcas diferentes de lentes de contacto terapéuticos, las lecturas del neumotonómetro correlacionaron bien con la PIO determinada de forma manométrica, mientras que el Tono-Pen subestimó la presión de modo consistente.[158]

Tonometría con ojos llenos de gas

El gas intraocular afecta la rigidez escleral de manera significativa, lo que hace que la tonometría de indentación sea en particular insatisfactoria. Un tonómetro neumático subestimó las mediciones de la PIO de Goldmann en ojos con gas intravítreo, mientras que la medición con el Tono-Pen se comparó de forma favorable con las lecturas de Goldmann en los ojos después de la vitrectomía vía pars plana y el intercambio líquido-gas.[159] En un estudio de 50 ojos con córneas irregulares después de una vitrectomía e intercambio líquido-gas, las lecturas con el Tono-Pen y el neumotonómetro se correlacionaron en gran medida, aunque hubo una diferencia media de 1.4 mm Hg, por lo regular con el Tono-Pen con las lecturas más bajas. Un estudio manométrico con ojos humanos de autopsia indicó que ambos instrumentos subestimaron de manera significativa la PIO a presiones superiores a 30 mm Hg.[160]

Tonometría con cámaras anteriores planas

En ojos de autopsia humana con cámaras anteriores planas, las lecturas de la PIO del tonómetro de aplanación de Goldmann, el neumotonómetro y el Tono-Pen no se correlacionaron bien con las presiones determinadas de forma manométrica.[161]

Tonometría en ojos con queratoprótesis

En pacientes con alto riesgo de rechazo de trasplante de córnea la implantación de una queratoprótesis es ahora una opción viable para la rehabilitación de la visión. Sin embargo, dado que la mayoría de las queratoprótesis tiene una superficie rígida y clara, es imposible medir la PIO mediante instrumentos de aplanación o indentación. En ese sentido, la evaluación táctil parece ser el método más utilizado para estimar la PIO.[162]

PUNTOS CLAVE

▶ El valor medio de la PIO en la población general es de alrededor de 15 mm Hg, y 2 desviaciones estándar a cada lado de la media dan un rango "normal" de cerca de 10 a 20 mm Hg.

▶ La PIO es un rasgo cuantitativo con una distribución gaussiana. La PIO es una consideración importante para el diagnóstico de glaucoma, para establecer una presión objetivo (que se analiza con más detalle en el cap. 28) y para evaluar los resultados del tratamiento.

▶ La PIO está influenciada por la genética, el ambiente y la fisiología.

▶ Se pueden utilizar varios tipos de tonómetros para medir la PIO, aunque el tonómetro de Goldmann aún es el más usado.

REFERENCIAS

1. Heijl A, Bengtsson B, Hyman L, Leske MC, Early Manifest Glaucoma Trial Group. Natural history of open-angle glaucoma. *Ophthalmology.* 2009;116(12):2271-2276.
2. Leydhecker W, Akiyama K, Neumann HG. Intraocular pressure in normal human eyes [in German]. *Klin Monbl Augenheilkd Augenarztl Fortbild.* 1958;133(5):662-670.
3. Johnson LV. Tonographic survey. *Am J Ophthalmol.* 1966;61(4):680-689.
4. Segal P, Skwierczyńska J. Mass screening of adults for glaucoma. *Ophthalmologica.* 1967;153(5):336-348.
5. Armaly MF. On the distribution of applanation pressure. I. Statistical features and the effect of age, sex, and family history of glaucoma. *Arch Ophthalmol.* 1965;73:11-18.
6. Perkins ES. Glaucoma screening from a public health clinic. *Br Med J.* 1965;1(5432):417-419.
7. Loewen U, Handrup B, Redeker A. Results of a glaucoma mass screening program [in German]. *Klin Monbl Augenheilkd.* 1976;169(6):754-766.
8. Ruprecht KW, Wulle KG, Christl HL. Applanation tonometry within medical diagnostic "check-up" programs [in German]. *Klin Monbl Augenheilkd.* 1978;172(3):332-341.
9. Shiose Y, Kawase Y. A new approach to stratified normal intraocular pressure in a general population. *Am J Ophthalmol.* 1986;101(6):714-721.
10. David R, Zangwill L, Stone D, Yassur Y. Epidemiology of intraocular pressure in a population screened for glaucoma. *Br J Ophthalmol.* 1987;71(10):766-771.
11. Klein BE, Klein R, Linton KL. Intraocular pressure in an American community. The Beaver Dam Eye Study. *Invest Ophthalmol Vis Sci.* 1992;33(7):2224-2228.
12. Gillespie BW, Musch DC, Guire KE, et al; CIGTS (Collaborative Initial Glaucoma Treatment Study) Study Group. The Collaborative Initial Glaucoma Treatment Study: baseline visual field and test-retest variability. *Invest Ophthalmol Vis Sci.* 2003;44(6):2613-2620.
13. Nouri-Mahdavi K, Hoffman D, Coleman AL, et al; Advanced Glaucoma Intervention Study. Predictive factors for glaucomatous visual field progression in the Advanced Glaucoma Intervention Study. *Ophthalmology.* 2004;111(9):1627-1635.
14. Gordon MO, Beiser JA, Brandt JD, et al. The Ocular Hypertension Treatment Study: baseline factors that predict the onset of primary open-angle glaucoma. *Arch Ophthalmol.* 2002;120(6):714-720.
15. Leske MC, Heijl A, Hyman L, et al. Predictors of long-term progression in the early manifest glaucoma trial. *Ophthalmology.* 2007;114(11):1965-1972.
16. Iyengar SK. The quest for genes causing complex traits in ocular medicine: successes, interpretations, and challenges. *Arch Ophthalmol.* 2007;125(1):11-18.
17. Brubaker RF. Clinical measurements of aqueous dynamics: implications for addressing glaucoma. In: Civan MM, ed. *The Eye's Aqueous Humor, from Secretion to Glaucoma.* New York, NY: Academic Press; 1998:234-284.
18. Selbach JM, Posielek K, Steuhl KP, Kremmer S. Episcleral venous pressure in untreated primary open-angle and normal-tension glaucoma. *Ophthalmologica.* 2005;219(6):357-361.
19. Sultan MB, Mansberger SL, Lee PP. Understanding the importance of IOP variables in glaucoma: a systematic review. *Surv Ophthalmol.* 2009;54(6):643-662.
20. Levene RZ, Workman PL, Broder SW, Hirschhorn K. Heritability of ocular pressure in normal and suspect ranges. *Arch Ophthalmol.* 1970;84(6):730-734.
21. Kalenak JW, Paydar F. Correlation of intraocular pressures in pairs of monozygotic and dizygotic twins. *Ophthalmology.* 1995;102(10):1559-1564.
22. Gottfredsdottir MS, Sverrisson T, Musch DC, Stefansson E. Chronic open-angle glaucoma and associated ophthalmic findings in monozygotic twins and their spouses in Iceland. *J Glaucoma.* 1999;8(2):134-139.
23. Zheng Y, Xiang F, Huang W, Huang G, Yin Q, He M. Distribution and heritability of intraocular pressure in Chinese children: the Guangzhou twin eye study. *Invest Ophthalmol Vis Sci.* 2009;50(5):2040-2043.
24. van Koolwijk LM, Despriet DD, van Duijn CM, et al. Genetic contributions to glaucoma: heritability of intraocular pressure, retinal nerve fiber layer thickness, and optic disc morphology. *Invest Ophthalmol Vis Sci.* 2007;48(8):3669-3676.
25. Klein BE, Klein R, Lee KE. Heritability of risk factors for primary open-angle glaucoma: the Beaver Dam Eye Study. *Invest Ophthalmol Vis Sci.* 2004;45(1):59-62.
26. Viswanathan AC, Hitchings RA, Indar A, et al. Commingling analysis of intraocular pressure and glaucoma in an older Australian population. *Ann Hum Genet.* 2004;68(pt 5):489-497.
27. Charlesworth JC, Dyer TD, Stankovich JM, et al. Linkage to 10q22 for maximum intraocular pressure and 1p32 for maximum cup-to-disc ratio in an extended primary open-angle glaucoma pedigree. *Invest Ophthalmol Vis Sci.* 2005;46(10):3723-3729.
28. Rotimi CN, Chen G, Adeyemo AA, et al. Genomewide scan and fine mapping of quantitative trait loci for intraocular pressure on 5q and 14q in West Africans. *Invest Ophthalmol Vis Sci.* 2006;47(8):3262-3267.
29. Duggal P, Klein AP, Lee KE, Klein R, Klein BE, Bailey-Wilson JE. Identification of novel genetic loci for intraocular pressure: a genome-wide scan of the Beaver Dam Eye Study. *Arch Ophthalmol.* 2007;125(1):74-79.
30. Ortiz GJ, Cook DJ, Yablonski ME, et al. Effect of cold air on aqueous humor dynamics in humans. *Invest Ophthalmol Vis Sci.* 1988;29(1):138-140.
31. Mader TH, Gibson CR, Caputo M, et al. Intraocular pressure and retinal vascular changes during transient exposure to microgravity. *Am J Ophthalmol.* 1993;115(3):347-350.
32. Edwards R, Thornton J, Ajit R. Cigarette smoking and primary open angle glaucoma: a systematic review. *J Glaucoma.* 2008;17(7):558-566.
33. Murphy DF. Anesthesia and intraocular pressure. *Anesth Analg.* 1985;64(5):520-530.
34. Blumberg D, Congdon N, Jampel H, et al. The effects of sevoflurane and ketamine on intraocular pressure in children during examination under anesthesia. *Am J Ophthalmol.* 2007;143(3):494-499.
35. Goethals M, Missotten L. Intraocular pressure in children up to five years of age. *J Pediatr Ophthalmol Strabismus.* 1983;20(2):49-51.
36. Akhtar TM, McMurray P, Kerr WJ. A comparison of laryngeal mask airway with tracheal tube for intra-ocular ophthalmic surgery. *Anaesthesia.* 1992;47(8):668-671.
37. Green K. Marihuana and the eye. *Invest Ophthalmol.* 1975;14(4):261-263.
38. Green K. Ocular effects of diacetyl morphine and lysergic acid diethylamide in rabbit. *Invest Ophthalmol.* 1975;14(4):325-329.
39. Lachkar Y, Bouassida W. Drug-induced acute angle closure glaucoma [review]. *Curr Opin Ophthalmol.* 2007;18(2):129-133.
40. Hamill MB, Suelflow JA, Smith JA. Transdermal scopolamine delivery system (TRANSDERM-V) and acute angle-closure glaucoma. *Ann Ophthalmol.* 1983;15(11):1011-1012.
41. Oksuz H, Tamer C, Akoglu S, Duru M. Acute angle-closure glaucoma precipitated by local tiotropium absorption. *Pulm Pharmacol Ther.* 2007;20(6):627-628.
42. Maus TL, Larsson LI, Brubaker RF. Ocular effects of scopolamine dermal patch in open-angle glaucoma. *J Glaucoma.* 1994;3(3):190.
43. Pasquale LR, Kang JH. Lifestyle, nutrition, and glaucoma. *J Glaucoma.* 2009;18(6):423-428.
44. Pexczon JD, Grant WM. Glaucoma, alcohol, and intraocular pressure. *Arch Ophthalmol.* 1965;73:495-501.
45. Houle RE, Grant WM. Alcohol, vasopressin, and intraocular pressure. *Invest Ophthalmol.* 1967;6(2):145-154.

46. Doshi V, Ying-Lai M, Azen SP, Varma R; Los Angeles Latino Eye Study Group. Sociodemographic, family history, and lifestyle risk factors for open-angle glaucoma and ocular hypertension. The Los Angeles Latino Eye Study. *Ophthalmology.* 2008;115(4):639-647.

47. Peczon JD, Grant WM. Sedatives, stimulants, and intraocular pressure in glaucoma. *Arch Ophthalmol.* 1964;72:178-188.

48. Kang JH, Willett WC, Rosner BA, et al. Caffeine consumption and the risk of primary open-angle glaucoma: a prospective cohort study. *Invest Ophthalmol Vis Sci.* 2008;49(5):1924-1931.

49. Kang JH, Pasquale LR, Willett W, et al. Antioxidant intake and primary open-angle glaucoma: a prospective study. *Am J Epidemiol.* 2003;158(4):337-346.

50. Coleman AL, Stone KL, Kodjebacheva G, et al. Glaucoma risk and the consumption of fruits and vegetables among older women in the study of osteoporotic fractures. *Am J Ophthalmol.* 2008;145(6):1081-1089.

51. Nguyen CT, Bui BV, Sinclair AJ, Vingrys AJ. Dietary omega 3 fatty acids decrease intraocular pressure with age by increasing aqueous outflow. *Invest Ophthalmol Vis Sci.* 2007;48(2):756-762.

52. Singh NP, Anuradha S, Dhanwal DK, et al. Epidemic dropsy--a clinical study of the Delhi outbreak. *J Assoc Physicians India.* 2000;48(9):877-880.

53. Fukuoka S, Aihara M, Iwase A, Araie M. Intraocular pressure in an ophthalmologically normal Japanese population. *Acta Ophthalmol.* 2008;86(4):434-439.

54. Leske MC, Connell AM, Wu SY, Hyman L, Schachat AP. Distribution of intraocular pressure. The Barbados eye study. *Arch Ophthalmol.* 1997;115(8):1051-1057.

55. Bordon AF, Katsumi O, Hirose T. Tonometry in pediatric patients: a comparative study among Tono-Pen, Perkins, and Schiötz tonometers. *J Pediatr Ophthalmol Strabismus.* 1995;32(6):373-377.

56. Pensiero S, Da Pozzo S, Perissutti P, Cavallini GM, Guerra R. Normal intraocular pressure in children. *J Pediatr Ophthalmol Strabismus.* 1992;29(2):79-84.

57. Sihota R, Tuli D, Dada T, Gupta V, Sachdeva MM. Distribution and determinants of intraocular pressure in a normal pediatric population. *J Pediatr Ophthalmol Strabismus.* 2006;43(1):14-18.

58. Musarella MA, Morin JD. Anterior segment and intraocular pressure measurements of the unanesthetized premature infant. *Metab Pediatr Syst Ophthalmol.* 1985;8(2 pt 3):53-60.

59. Spierer A, Huna R, Hirsh A, Chetrit A. Normal intraocular pressure in premature infants. *Am J Ophthalmol.* 1994;117(6):801-803.

60. Jaafar MS, Kazi GA. Normal intraocular pressure in children: a comparative study of the Perkins applanation tonometer and the pneumatonometer. *J Pediatr Ophthalmol Strabismus.* 1993;30(5):284-287.

61. Wong TT, Wong TY, Foster PJ, et al. The relationship of intraocular pressure with age, systolic blood pressure, and central corneal thickness in an Asian population. *Invest Ophthalmol Vis Sci.* 2009;50(9):4097-4102.

62. Toris CB, Yablonski ME, Wang YL, Camras CB. Aqueous humor dynamics in the aging human eye. *Am J Ophthalmol.* 1999;127(4):407-412.

63. Racette L, Wilson MR, Zangwill LM, Weinreb RN, Sample PA. Primary open-angle glaucoma in blacks: a review. *Surv Ophthalmol.* 2003;48(3):295-313.

64. Lavanya R, Wong TY, Friedman DS, et al. Determinants of angle closure in older Singaporeans. *Arch Ophthalmol.* 2008;126(5):686-691.

65. Friedman DS, Wilson MR, Liebmann JM, Fechtner RD, Weinreb RN. An evidence-based assessment of risk factors for the progression of ocular hypertension and glaucoma. *Am J Ophthalmol.* 2004;138(3 suppl):S19-S31.

66. Tomlinson A, Phillips CI. Applanation tension and axial length of the eyeball. *Br J Ophthalmol.* 1970;54(8):548-553.

67. Quinn GE, Berlin JA, Young TL, Ziylan S, Stone RA. Association of intraocular pressure and myopia in children. *Ophthalmology.* 1995;102(2):180-185.

68. Manny RE, Deng L, Crossnoe C, Gwiazda J. IOP, myopic progression and axial length in a COMET subgroup. *Optom Vis Sci.* 2008;85(2):97-105.

69. Vijaya L, George R, Baskaran M, et al. Prevalence of primary open-angle glaucoma in an urban south Indian population and comparison with a rural population. The Chennai Glaucoma Study. *Ophthalmology.* 2008;115(4):648-654.e1.

70. Xu L, Wang Y, Wang S, Wang Y, Jonas JB. High myopia and glaucoma susceptibility the Beijing eye study. *Ophthalmology.* 2007;114(2):216-220.

71. Bagga H, Liu JH, Weinreb RN. Intraocular pressure measurements throughout the 24 h. *Curr Opin Ophthalmol.* 2009;20(2):79-83.

72. Giuffrè G, Giammanco R, Dardanoni G, Ponte F. Prevalence of glaucoma and distribution of intraocular pressure in a population. The Casteldaccia Eye Study. *Acta Ophthalmol Scand.* 1995;73(3):222-225.

73. David R, Zangwill L, Briscoe D, Dagan M, Yagev R, Yassur Y. Diurnal intraocular pressure variations: an analysis of 690 diurnal curves. *Br J Ophthalmol.* 1992;76(5):280-283.

74. Kim YW, Park KH. Exogenous influences on intraocular pressure. *Br J Ophthalmol.* 2019;103(9):1209-1216.

75. Mosaed S, Liu JH, Weinreb RN. Correlation between office and peak nocturnal intraocular pressures in healthy subjects and glaucoma patients. *Am J Ophthalmol.* 2005;139(2):320-324.

76. Asrani S, Zeimer R, Wilensky J, Gieser D, Vitale S, Lindenmuth K. Large diurnal fluctuations in intraocular pressure are an independent risk factor in patients with glaucoma. *J Glaucoma.* 2000;9(2):134-142.

77. Maus TL, McLaren JW, Shepard JW Jr, Brubaker RF. The effects of sleep on circulating catecholamines and aqueous flow in human subjects. *Exp Eye Res.* 1996;62(4):351-358.

78. Viggiano SR, Koskela TK, Klee GG, Samples JR, Arnce R, Brubaker RF. The effect of melatonin on aqueous humor flow in humans during the day. *Ophthalmology.* 1994;101(2):326-331.

79. Brubaker RF. Flow of aqueous humor in humans [The Friedenwald Lecture]. *Invest Ophthalmol Vis Sci.* 1991;32(13):3145-3166.

80. Epstein HM, Fagman W, Bruce DL, Abram A. Intraocular pressure changes during anesthesia for electroshock therapy. *Anesth Analg.* 1975;54(4):479-481.

81. Schuman JS, Massicotte EC, Connolly S, Hertzmark E, Mukherji B, Kunen MZ. Increased intraocular pressure and visual field defects in high resistance wind instrument players. *Ophthalmology.* 2000;107(1):127-133.

82. dos Santos MG, Makk S, Berghold A, Eckhardt M, Haas A. Intraocular pressure difference in Goldmann applanation tonometry versus Perkins hand-held applanation tonometry in overweight patients. *Ophthalmology.* 1998;105(12):2260-2263.

83. Natsis K, Asouhidou I, Nousios G, Chatzibalis T, Vlasis K, Karabatakis V. Aerobic exercise and intraocular pressure in normotensive and glaucoma patients. *BMC Ophthalmol.* 2009;9:6.

84. Shah P, Whittaker KW, Wells AP, Khaw PT. Exercise-induced visual loss associated with advanced glaucoma in young adults. *Eye (Lond).* 2001;15(pt 5):616-620.

85. Martin B, Harris A, Hammel T, Malinovsky V. Mechanism of exercise-induced ocular hypotension. *Invest Ophthalmol Vis Sci.* 1999;40(5):1011-1015.

86. Coleman DJ, Trokel S. Direct-recorded intraocular pressure variations in a human subject. *Arch Ophthalmol.* 1969;82(5):637-640.

87. Moses RA, Carniglia PE, Grodzki WJ Jr, Moses J. Proptosis and increase of intraocular pressure in voluntary lid fissure widening. *Invest Ophthalmol Vis Sci.* 1984;25(8):989-992.

88. SpiererEisenstein AZ. The role of increased intraocular pressure on upgaze in the assessment of Graves ophthalmopathy. *Ophthalmology.* 1991;98(10):1491-1494.

89. Pederson JE. Ocular hypotony. *Trans Ophthalmol Soc U K.* 1986;105(pt 2):220-226.

90. Sagara T, Gaton DD, Lindsey JD, Gabelt BT, Kaufman PL, Weinreb RN. Reduction of collagen type I in the ciliary muscle of inflamed monkey eyes. *Invest Ophthalmol Vis Sci.* 1999;40(11):2568-2576.

91. Memarzadeh F, Ying-Lai M, Azen SP, Varma R, Los Angeles Latino Eye Study. Associations with intraocular pressure in Latinos: the Los Angeles Latino Eye Study. *Am J Ophthalmol.* 2008;146(1):69-76.

92. Wu SY, Nemesure B, Hennis A, Leske MC, Barbados Eye Study Group. Nine-year changes in intraocular pressure: the Barbados Eye Studies. *Arch Ophthalmol.* 2006;124(11):1631-1636.

93. Mitchell P, Lee AJ, Rochtchina E, Wang JJ. Open-angle glaucoma and systemic hypertension: the Blue Mountains Eye Study. *J Glaucoma.* 2004;13(4):319-326.

94. Klein BE, Klein R, Knudtson MD. Intraocular pressure and systemic blood pressure: longitudinal perspective: the Beaver Dam Eye Study. *Br J Ophthalmol.* 2005;89(3):284-287.

95. Vijaya L, George R, Paul PG, et al. Prevalence of open-angle glaucoma in a rural south Indian population. *Invest Ophthalmol Vis Sci.* 2005;46(12):4461-4467.

96. Klein R, Klein BE, Tomany SC, Wong TY. The relation of retinal microvascular characteristics to age-related eye disease: the Beaver Dam Eye Study. *Am J Ophthalmol.* 2004;137(3):435-444.

97. Hulsman CA, Vingerling JR, Hofman A, Witteman JC, de Jong PT. Blood pressure, arterial stiffness, and open-angle glaucoma: the Rotterdam study. *Arch Ophthalmol.* 2007;125(6):805-812.

98. Tan GS, Wong TY, Fong CW, Aung T; Singapore Malay Eye Study. Diabetes, metabolic abnormalities, and glaucoma. *Arch Ophthalmol.* 2009;127(10):1354-1361.

99. Chopra V, Varma R, Francis BA, et al. Type 2 diabetes mellitus and the risk of open-angle glaucoma the Los Angeles Latino Eye Study. *Ophthalmology.* 2008;115(2):227-232.e1.

100. de Voogd S, Ikram MK, Wolfs RC, et al. Is diabetes mellitus a risk factor for open-angle glaucoma? The Rotterdam Study. *Ophthalmology.* 2006;113(10):1827-1831.

101. Morgan WH, Yu DY, Cooper RL, Alder VA, Cringle SJ, Constable IJ. The influence of cerebrospinal fluid pressure on the lamina cribrosa tissue pressure gradient. *Invest Ophthalmol Vis Sci.* 1995;36(6):1163-1172.

102. Berdahl JP, Allingham RR, Johnson DH. Cerebrospinal fluid pressure is decreased in primary open-angle glaucoma. *Ophthalmology.* 2008;115(5):763-768.

103. Chang TC, Singh K. Glaucomatous disease in patients with normal pressure hydrocephalus. *J Glaucoma.* 2009;18(3):243-246.

104. Ren R, Jonas JB, Tian G, et al. Cerebrospinal fluid pressure in glaucoma: a prospective study. *Ophthalmology.* 2009;117(2):259-266.

105. Cheung N, Wong TY. Obesity and eye diseases. *Surv Ophthalmol.* 2007;52(2):180-195.

106. Boulos PR, Hardy I. Thyroid-associated orbitopathy: a clinicopathologic and therapeutic review. *Curr Opin Ophthalmol.* 2004;15(5):389-400.

107. Konuk O, Aktas Z, Aksoy S, Onol M, Unal M. Hyperthyroidism and severity of orbital disease do not change the central corneal thickness in Graves' ophthalmopathy. *Eur J Ophthalmol.* 2008;18(1):125-127.

108. Cross JM, Girkin CA, Owsley C, McGwin G Jr. The association between thyroid problems and glaucoma. *Br J Ophthalmol.* 2008;92(11):1503-1505.

109. Mojon DS, Hess CW, Goldblum D, et al. High prevalence of glaucoma in patients with sleep apnea syndrome. *Ophthalmology.* 1999;106(5):1009-1012.

110. Khan AR, Brubaker RF. Aqueous humor flow and flare in patients with myotonic dystrophy. *Invest Ophthalmol Vis Sci.* 1993;34(11):3131-3139.

111. Shapiro A, Shoenfeld Y, Konikoff F, Udassin R, Shapiro Y. The relationship between body temperature and intraocular pressure. *Ann Ophthalmol.* 1981;13(2):159-161.

112. Arevalo JF, Munguia D, Faber D, et al. Correlation between intraocular pressure and CD4+ T-lymphocyte counts in patients with human immunodeficiency virus with and without cytomegalovirus retinitis. *Am J Ophthalmol.* 1996;122(1):91-96.

113. Robert YC. What do we measure with various techniques when assessing IOP? *Surv Ophthalmol.* 2007;52(suppl 2):S105-S108.

114. Goldmann MH. Un nouveau tonometre a applanation. *Bull Soc Fr Ophthalmol.* 1954;67:474.

115. Duffner LR, Pflugfelder SC, Mandelbaum S, Childress LL. Potential bacterial contamination in fluorescein-anesthetic solutions. *Am J Ophthalmol.* 1990;110(2):199-202.

116. Whitacre MM, Stein R. Sources of error with use of Goldmann-type tonometers [review]. *Surv Ophthalmol.* 1993;38(1):1-30.

117. Ehlers N, Bramsen T, Sperling S. Applanation tonometry and central corneal thickness. *Acta Ophthalmol (Copenh).* 1975;53(1):34-43.

118. Pepose JS, Feigenbaum SK, Qazi MA, Sanderson JP, Roberts CJ. Changes in corneal biomechanics and intraocular pressure following LASIK using static, dynamic, and noncontact tonometry. *Am J Ophthalmol.* 2007;143(1):39-47.

119. Doughty MJ, Zaman ML. Human corneal thickness and its impact on intraocular pressure measures: a review and meta-analysis approach [review]. *Surv Ophthalmol.* 2000;44(5):367-408.

120. La Rosa FA, Gross RL, Orengo-Nania S. Central corneal thickness of Caucasians and African Americans in glaucomatous and nonglaucomatous populations. *Arch Ophthalmol.* 2001;119(1):23-27.

121. Foster PJ, Baasanhu J, Alsbirk PH, Munkhbayar D, Uranchimeg D, Johnson GJ. Central corneal thickness and intraocular pressure in a Mongolian population. *Ophthalmology.* 1998;105(6):969-973.

122. Wu LL, Suzuki Y, Ideta R, Araie M. Central corneal thickness of normal tension glaucoma patients in Japan. *Jpn J Ophthalmol.* 2000;44(6):643-647.

123. Brandt JD, Beiser JA, Kass MA, Gordon MO. Central corneal thickness in the ocular hypertension treatment study (OHTS). *Ophthalmology.* 2001;108(10):1779-1788.

124. Copt RP, Thomas R, Mermoud A. Corneal thickness in ocular hypertension, primary open-angle glaucoma, and normal tension glaucoma. *Arch Ophthalmol.* 1999;117(1):14-16.

125. Wolfs RC, Klaver CC, Vingerling JR, Grobbee DE, Hofman A, de Jong PT. Distribution of central corneal thickness and its association with intraocular pressure: the Rotterdam study. *Am J Ophthalmol.* 1997;123(6):767-772.

126. Whitacre MM, Stein RA, Hassanein K. The effect of corneal thickness on applanation tonometry. *Am J Ophthalmol.* 1993;115(5):592-596.

127. Dohadwala AA, Munger R, Damji KF. Positive correlation between tono-pen intraocular pressure and central corneal thickness. *Ophthalmology.* 1998;105(10):1849-1854.

128. Mark HH. Corneal curvature in applanation tonometry. *Am J Ophthalmol.* 1973;76(2):223-224.

129. Holladay JT, Allison ME, Prager TC. Goldmann applanation tonometry in patients with regular corneal astigmatism. *Am J Ophthalmol.* 1983;96(1):90-93.

130. Bynke H, Wilke K. Repeated applanation tonometry in carotid occlusive disease. *Acta Ophthalmol (Copenh).* 1974;52(1):125-133.

131. Moniz E, Feldman F, Newkirk M, Feinman SV, Berris B. Removal of hepatitis B surface antigen from a contaminated applanation tonometer. *Am J Ophthalmol.* 1981;91(4):522-525.

132. Ablashi DV, Sturzenegger S, Hunter EA, et al. Presence of HTLV-III in tears and cells from the eyes of AIDS patients. *J Exp Pathol.* 1987;3(4):693-703.

133. Rutala WA, Weber DJ; Healthcare Infection Control Practices Advisory Committee (HICPAC). *Guideline for Disinfection and Sterilization in Healthcare Facilities, 2008.* Atlanta, GA: U.S. Centers for Disease Control and Prevention. Available at www.cdc.gov/infectioncontrol/pdf/guidelines/disinfection-guidelines-H.pdf. Update May 2019.

134. Threlkeld AB, Froggatt JW III, Schein OD, et al. Efficacy of a disinfectant wipe method for the removal of adenovirus 8 from tonometer tips. *Ophthalmology.* 1993;100(12):1841-1845.

135. Ventura LM, Dix RD. Viability of herpes simplex virus type 1 on the applanation tonometer. *Am J Ophthalmol.* 1987;103(1):48-52.

136. Pepose JS, Linette G, Lee SF, MacRae S. Disinfection of Goldmann tonometers against human immunodeficiency virus type 1. *Arch Ophthalmol.* 1989;107(7):983-985.

137. Kao SF, Lichter PR, Bergstrom TJ, Rowe S, Musch DC. Clinical comparison of the Oculab Tono-Pen to the Goldmann applanation tonometer. *Ophthalmology.* 1987;94(12):1541-1544.

138. Ang GS, Bochmann F, Townend J, Azuara-Blanco A. Corneal biomechanical properties in primary open angle glaucoma and normal tension glaucoma. *J Glaucoma.* 2008;17(4):259-262.

139. Kaushik S, Pandav SS. Ocular response analyzer. *J Curr Glaucoma Pract.* 2012;6:17-19.

140. Moses RA, Arnzen RJ. Instantaneous tonometry. *Arch Ophthalmol.* 1983;101(2):249-252.

141. Friedenwald JS, Moses R. Modern refinements in tonometry. *Doc Ophthalmol.* 1950;4:335-362.

142. Moses RA, Tarkkanen A. Tonometry; the pressure-volume relationship in the intact human eye at low pressures. *Am J Ophthalmol.* 1959;47(1 pt 2):557-563.

143. Bayard WL. Comparison of Goldmann applanation and Schiötz tonometry using 1948 and 1955 conversion scales. *Am J Ophthalmol.* 1970;69(6):1007-1009.

144. Hetland-Eriksen J. On tonometry. 2. Pressure recordings by Schiötz tonometry on enucleated human eyes. *Acta Ophthalmol (Copenh).* 1966;44(1):12-19.

145. Friedenwald JS. Some problems in the calibration of tonometers. *Am J Ophthalmol.* 1948;31(8):935-944.

146. Sahin A, Basmak H, Niyaz L, Yildirim N. Reproducibility and tolerability of the ICare rebound tonometer in school children. *J Glaucoma.* 2007;16(2):185-188.

147. Wax MB, Camras CB, Fiscella RG, Girkin C, Singh K, Weinreb RN. Emerging perspectives in glaucoma: optimizing 24-hour control of intraocular pressure [review]. *Am J Ophthalmol.* 2002;133(6 suppl 1):S1-S10.

148. Moses RA, Liu CH. Repeated applanation tonometry. *Am J Ophthalmol.* 1968;66(1):89-91.

149. Dielemans I, Vingerling JR, Hofman A, Grobbee DE, de Jong PT. Reliability of intraocular pressure measurement with the Goldmann applanation tonometer in epidemiological studies. *Graefes Arch Clin Exp Ophthalmol.* 1994;232(3):141-144.

150. Bengtsson B. Comparison of Schiötz and Goldmann tonometry in a population. *Acta Ophthalmol (Copenh).* 1972;50(4):445-457.

151. Krieglstein GK, Waller WK. Goldmann applanation versus hand-applanation and Schiötz indentation tonometry. *Albrecht Von Graefes Arch Klin Exp Ophthalmol.* 1975;194(1):11-16.

152. Gharaei H, Kargozar A, Raygan F, Daneshvar R. Comparison of Perkins, Tono-Pen and Schiötz tonometers in paediatric patients under general anaesthesia. *East Mediterr Health J.* 2008;14(6):1365-1371.

153. Boothe WA, Lee DA, Panek WC, Pettit TH. The Tono-Pen. A manometric and clinical study. *Arch Ophthalmol.* 1988;106(9):1214-1217.

154. Quigley HA, Langham ME. Comparative intraocular pressure measurements with the pneumatonograph and Goldmann tonometer. *Am J Ophthalmol.* 1975;80(2):266-273.

155. Zadok D, Tran DB, Twa M, Carpenter M, Schanzlin DJ. Pneumotonometry versus Goldmann tonometry after laser in situ keratomileusis for myopia. *J Cataract Refract Surg.* 1999;25(10):1344-1348.

156. West CE, Capella JA, Kaufman HE. Measurement of intraocular pressure with a pneumatic applanation tonometer. *Am J Ophthalmol.* 1972;74(3):505-509.

157. Geyer O, Mayron Y, Loewenstein A, Neudorfer M, Rothkoff L, Lazar M. Tono-Pen tonometry in normal and in post-keratoplasty eyes. *Br J Ophthalmol.* 1992;76(9):538-540.

158. Mark LK, Asbell PA, Torres MA, Failla SJ. Accuracy of intraocular pressure measurements with two different tonometers through bandage contact lenses. *Cornea.* 1992;11(4):277-281.

159. Del Priore LV, Michels RG, Nunez MA, Smiddy W, Glaser BM, de Bustros S. Intraocular pressure measurement after pars plana vitrectomy. *Ophthalmology.* 1989;96(9):1353-1356.

160. Lim JI, Blair NP, Higginbotham EJ, Farber MD, Shaw WE, Garretson BR. Assessment of intraocular pressure in vitrectomized gas-containing eyes. A clinical and manometric comparison of the Tono-Pen to the pneumotonometer. *Arch Ophthalmol.* 1990;108(5):684-688.

161. Wright MM, Grajewski AL. Measurement of intraocular pressure with a flat anterior chamber. *Ophthalmology.* 1991;98(12):1854-1857.

162. Chew HF, Ayres BD, Hammersmith KM, et al. Boston keratoprosthesis outcomes and complications. *Cornea.* 2009;28(9):989-996.

Gonioscopia y otras técnicas para evaluar el segmento anterior

3

La evaluación de la anatomía del ángulo de la cámara anterior por gonioscopia es una parte esencial de la evaluación del glaucoma. El ángulo de drenaje, así como otras estructuras en el segmento anterior (a saber, la inserción del iris y la anatomía del cuerpo ciliar), también se pueden evaluar mediante técnicas de imagen por ultrasonografía y láser, así como cicloscopia. En este capítulo se describen tales técnicas y aquellas involucradas en la evaluación de la dinámica del humor acuoso. Aunque los métodos de la última categoría, en particular tonografía, fluorofotometría y medición de la presión venosa epiescleral, no se utilizan de rutina en la práctica clínica en este momento, los médicos deben estar familiarizados con ellos porque sus resultados conforman la comprensión de la dinámica del humor acuoso y el mecanismo de acción de los medicamentos para el glaucoma utilizados para reducir la presión intraocular (PIO).

GONIOSCOPIA

Este análisis sobre la gonioscopia se limita a la técnica y a los hallazgos anatómicos normales, mientras que los hallazgos anormales en el examen gonioscópico asociados con las diversas formas de glaucoma se consideran en la sección II.

Antecedentes históricos

En 1907, Trantas visualizó el ángulo en un ojo con queratoglobo indentando el limbo. Más adelante acuñó el término gonioscopia. Salzmann introdujo las goniolentes en 1914, y Koeppe las mejoró 5 años después al diseñar una lente más inclinada. Troncoso también contribuyó a la gonioscopia al desarrollar el gonioscopio para aumentar e iluminar el ángulo. En 1938, Goldmann introdujo el gonioprisma y Barkan estableció el uso de la gonioscopia en el tratamiento del glaucoma. (Pueden encontrarse detalles sobre la historia de la gonioscopia en una revisión de Dellaporta.[1])

Principio de la gonioscopia

En ojos sanos, el ángulo no se puede visualizar de manera directa debido al principio óptico conocido como ángulo crítico. El ángulo crítico está relacionado con las propiedades de la luz que atraviesa medios con diferentes índices de refracción. Cuando la luz pasa de un medio con mayor índice de refracción a uno con menor índice, el ángulo de refracción (*r*) es mayor que el ángulo de incidencia (*i*). Cuando *r* es igual a 90 grados, se dice que *i* ha alcanzado el ángulo crítico. Cuando *i* excede el ángulo crítico, la luz se refleja de nuevo en el primer medio. El ángulo crítico para la interfaz córnea-aire es de alrededor de 46 grados. Los rayos de luz que provienen del ángulo de la cámara anterior exceden este ángulo crítico y, por lo tanto, se reflejan de regreso a la cámara anterior, lo que evita la visualización directa del ángulo (**fig. 3-1A-D**).

La solución a este problema es eliminar la interfaz córnea-aire mediante el uso de un goniolente o gonioprisma. Debido a que el índice de refracción de una lente de contacto se aproxima al de la córnea, existe una refracción mínima en la interfaz de estos dos medios, lo que elimina el efecto óptico de la superficie corneal frontal. Por lo tanto, los rayos de luz del ángulo de la cámara anterior entran en la lente de contacto y luego se hacen pasar a través de la nueva interfaz entre la lente de contacto y el aire mediante uno de dos diseños básicos. En la gonioscopia directa, la curvatura anterior de la lente de contacto, la goniolente, es tal que no se alcanza el ángulo crítico, y los rayos de luz se refractan en la interfaz lente de contacto-aire. En la gonioscopia indirecta, los rayos de luz son reflejados por un espejo en la lente de contacto, el gonioprisma, y dejan la lente casi en ángulo recto con la interfaz aire-lente de contacto (**fig. 3-1E y F**). Los goniolentes y gonioprismas de uso común se presentan en la tabla **3-1**, y algunos se muestran en la **fig. 3-2**.

Gonioscopia directa

Instrumentos

La lente de Koeppe es el prototipo de goniolente de diagnóstico, en especial para niños, y está disponible en diferentes diámetros y radios de curvatura posterior. Un gonioscopio, o lámpara de hendidura de mano, proporciona un aumento de 15× a 20×. La fuente de luz puede ser una unidad de mano separada, como el iluminador focal de Barkan, aunque puede estar acoplada al gonioscopio o incluida en la lámpara de hendidura.

Técnica

La gonioscopia directa se realiza con el paciente en decúbito supino, de preferencia sobre una mesa de exploración o silla de diagnóstico móvil. Después de aplicar un anestésico tópico, la goniolente se coloca en la córnea, ya sea con una solución salina balanceada o con una preparación viscosa como metilcelulosa, que actúa como agente de acoplamiento entre la goniolente y la córnea del paciente. El examinador sostiene la lámpara de hendidura portátil o puede utilizar un gonioscopio en una mano y una fuente de luz en la otra (**fig. 3-3**). En ocasiones puede requerirse un asistente para mover el goniolente a la posición deseada. Como alternativa, se puede utilizar un gonioscopio con fuente de luz montada, lo que permite al examinador controlar el goniolente con la otra mano. En cualquier caso, el examinador escanea el ángulo de la cámara anterior al cambiar su posición hasta que se hayan estudiado los 360 grados. En www.gonioscopy.org está disponible una excelente descripción general de la gonioscopia directa, con exámenes guiados por videogonioscopia.

Gonioscopia indirecta

Instrumentos

El gonioprisma y una lámpara de hendidura son los únicos instrumentos necesarios para la gonioscopia indirecta. Hay varios tipos de

37

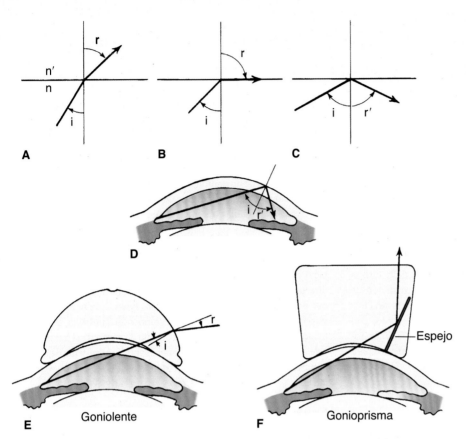

FIGURA 3-1 Principio de gonioscopia.
A: el rayo de luz se refracta cuando el ángulo de incidencia (*i*) en la interfaz de dos medios con diferentes índices de refracción (*n* y *n'*) es menor que el ángulo crítico. **B**: el ángulo de refracción (*r*) es de 90 grados cuando *i* es igual al ángulo crítico. **C**: la luz se refleja cuando *i* excede el ángulo crítico. **D**: la luz del ángulo de la cámara anterior excede el ángulo crítico en la interfaz córnea-aire y se refleja de regreso al ojo. **E** y **F**: los lentes de contacto tienen un índice de refracción (*n*) similar al de la córnea, lo que permite que la luz ingrese al lente y luego se refracte (goniolente) o se refleje (gonioprisma) más allá de la interfaz lente de contacto-aire.

TABLA 3-1	Lentes de contacto para gonioscopia
Lente	**Descripción/uso**
Goniolentes (*gonioscopia directa*)	
Koeppe	Prototipo de goniolente diagnóstico
Richardson–Shaffer	Lente de Koeppe pequeño para uso en lactantes
Layden	Para exploración gonioscópica de lactantes prematuros
Barkan	Prototipo de goniolente quirúrgico
Thorpe	Lente quirúrgico y diagnóstico para el quirófano
Swan Jacob	Goniolente quirúrgico para uso en niños
Gonioprismas (*gonioscopia indirecta*)	
Lente de Goldmann de un espejo	Espejo inclinado a 62 grados para gonioscopia
Lente de Goldmann de tres espejos	Un espejo para gonioscopia, dos para la retina; superficie frontal cubierta disponible para uso con láser
Lente de Zeiss de cuatro espejos	Los cuatro espejos están inclinados a 64 grados para gonioscopia; requiere un soporte (Unger); no requiere interfaz de fluido
Lente de Posner de cuatro espejos	Gonioprisma de Zeiss de cuatro espejos modificado, con soporte
Lente de Sussman de cuatro espejos	Gonioprisma tipo Zeiss de mano
Lente de Thorpe de cuatro espejos	Gonioscopio de cuatro espejos, inclinado a 62 grados, requiere interfaz de fluido
Lente de trabeculoplastia de Ritch	Gonioscopio de cuatro espejos, dos inclinados a 59 grados y dos a 62 grados, con lente convexo sobre dos de ellos
Lente de trabeculoplastia Latina	Un espejo para trabeculoplastia
Volk G-6	Gonioscopio de seis espejos, inclinados a 63 grados

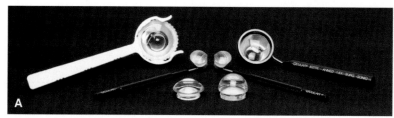 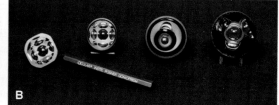

FIGURA 3-2 Lentes de gonioprisma representativas. A: lentes de gonioprisma directo e indirecto que se utilizan en el quirófano y se pueden usar en la clínica. *Fila de atrás, de izquierda a derecha:* lente desechable MillenialEYE, Ahmed 1.5× Surg Gonio. *Fila central, de izquierda a derecha:* Ocular Hill Surgical Gonioprism para zurdos y Ocular Hill Surgical Gonioprism para diestros. *Primera fila, de izquierda a derecha:* lentes de gonioprisma directo, incluyen varios tamaños de lentes de Koeppe. **B:** lentes de gonioprisma indirecto que se utilizan sobre todo en la clínica, de *izquierda a derecha:* gonioprisma de cuatro espejos Posner, cuatro espejos de Sussman, Latina SLT Gonio Laser Lens y lente de tres espejos Goldmann.

goniolentes disponibles con un solo espejo o con múltiples espejos. La lente de un solo espejo Goldmann está inclinada 62 grados desde la superficie frontal plana, lo que permite examinar el ángulo de la cámara anterior. La lente de tres espejos de Goldmann contiene dos espejos para examinar el fondo de ojo y uno para examinar el ángulo. Debido a su radio de curvatura posterior de 7.38 mm, ambos lentes de Goldmann requieren un material viscoso para llenar el espacio entre la córnea y el lente. Por el contrario, una lente de tipo Goldmann modificada, con su radio de curvatura de 8.4 mm, no requiere una interfaz viscosa.[2] Las lentes de tipo Goldmann también se han modificado con un revestimiento antirreflectante, lo que permite su uso en trabeculoplastia láser.

En la lente Zeiss de cuatro espejos, todos los espejos están inclinados a 64 grados para evaluar el ángulo, lo que elimina la necesidad de girar la lente. La lente de cuatro espejos original está montada en una horquilla de sujeción (un soporte Unger), mientras que los modelos más nuevos tienen una varilla de sujeción fijada de forma permanente (una lente Posner) o se sujetan de modo directo, como las lentes de estilo Sussman.[3] La curvatura posterior de estas lentes de cuatro espejos son similares a las de la córnea. Antes de situar estos lentes en el ojo, se puede colocar una gota de proparacaína en el lente para que sirva como agente de acoplamiento. Con los instrumentos de tipo Goldmann y Zeiss, el ángulo de la cámara anterior se observa "de forma indirecta" a través de un espejo a 180 grados del cuadrante que se está observando (**fig. 3-4**). Algunos gonioprismas más nuevos

permiten la visualización directa del ángulo.[4,5] Por último, las opciones de gonioscopia indirecta más recientes incluyen seis lentes de espejo, como la lente de gonioscopia Volk G-6.[6]

En la terapia con láser se utilizan varios tipos de lentes, incluido el lente de trabeculoplastia de Ritch y el lente de Latina (analizados en la sección III).

Técnica

Se anestesia la córnea y se ubica al paciente junto a la lámpara de hendidura. Se coloca una gota de proparacaína sobre el gonioprisma. A continuación, se coloca suavemente el gonioprisma contra la córnea. Los parámetros del haz de luz pueden ser de alrededor de 2 mm, con

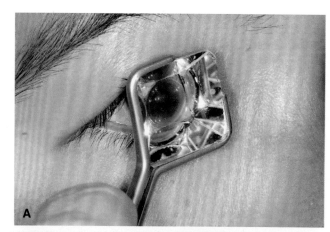

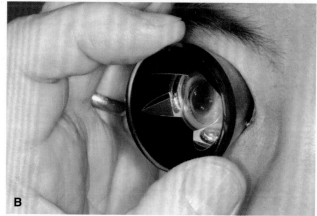

FIGURA 3-4 Técnica de gonioscopia indirecta. A: lente Zeiss de cuatro espejos. **B:** lente de Goldmann de tres espejos.

FIGURA 3-3 Técnica de gonioscopia directa. Se utilizan un goniolente de Koeppe y una lámpara de hendidura portátil durante el examen oftalmológico de un niño bajo anestesia.

una anchura de cerca de 0.5 mm. El rayo se fija en un espejo y luego se rota el *joystick* de la lámpara de hendidura a los espejos del otro cuadrante para permitir la visualización de los 360 grados del ángulo. La visualización en un ángulo estrecho se puede mejorar al manipular el gonioprisma, por ejemplo, se pide al paciente que mire en la dirección del espejo que se está usando. Un manual de gonioscopia basado en la web con videos se encuentra disponible en www.gonioscopy.org y se recomienda para aprender esta técnica.[4]

Comparación de gonioscopia directa e indirecta

No hay una opinión unánime sobre cuál es el mejor método básico de gonioscopia, pero la gonioscopia indirecta es el estándar en muchas prácticas clínicas. Con la gonioscopia directa, la altura del observador puede cambiarse para mirar con más profundidad en un ángulo estrecho, mientras que el gonioprisma está limitado a este respecto por la altura del espejo. Además, las goniolentes pueden causar menos distorsión de la cámara anterior. Ambas características lo hacen deseable al evaluar la profundidad real del ángulo de la cámara anterior.[5] Una ventaja importante de la gonioscopia directa, en especial con las lentes Koeppe para lactantes, es su uso en pacientes sedados o anestesiados, como al evaluar a niños. Estas lentes también son útiles para examinar el fondo del ojo a través de una pupila pequeña con un oftalmoscopio directo.

En gonioscopia indirecta, la lámpara de hendidura puede proporcionar una mejor óptica e iluminación, lo que podría ser una ventaja al buscar detalles sutiles en el ángulo. Además, el método requiere menos instrumentos adicionales y ocupa menos espacio que la gonioscopia directa. La gonioscopia indirecta también se realiza más rápido que la gonioscopia directa; esto es en particular cierto con las lentes de Zeiss de cuatro espejos y las lentes modificadas de tipo Goldmann, ya que no se requiere una interfaz viscosa. Los gonioprismas con un radio de curvatura posterior más cercano al de la superficie corneal anterior también pueden reducir la distorsión corneal. Los gonioprismas con espejos más altos facilitan la visualización de ángulos estrechos. Por último, debido a su diámetro un tanto pequeño de contacto corneal, los gonioprismas de cuatro espejos Zeiss, Posner y Sussman también se pueden utilizar en gonioscopia "compresiva" o "indentación", que

es una técnica para distinguir el cierre aposicional e identificar las sinequias anteriores periféricas[7] (explicadas en el cap. 13).

Gonioscopia intraoperatoria

Ha habido un aumento en el número de cirugías de glaucoma microinvasivas basadas en ángulos que requieren visualización intraoperatoria del ángulo. Con esto, ha existido la necesidad de lentes de gonioscopia intraoperatoria que permitan una visualización suficiente sin impedir el acceso quirúrgico. Para obtener una visualización óptima se inclinan tanto la cabeza del paciente como el microscopio. La cabeza del paciente se levanta y se gira unos 30 grados en dirección opuesta al cirujano y el microscopio también se inclina en la misma medida. Los oculares del microscopio y la silla del cirujano también deben ajustarse para mantener la ergonomía. Puede aplicarse un agente de acoplamiento viscoelástico a la córnea para su lubricación. Una lente de uso común es la lente Swan Jacob modificada. También están disponibles otros lentes como Khaw, Ritch, Hill y Vold, similares a los lentes Swan Jacob modificados. Otro lente es el Ahmed 1.5× Surgical Goniolens, que es un lente de gonioscopia indirecta que ofrece un aumento de 1.5 veces las estructuras angulares. Por último, también se pueden utilizar sondas endoscópicas o sistemas de cámaras de alta resolución como EyeCam para visualizar el ángulo de manera intraoperatoria.[6]

Limpieza de lentes de contacto de diagnóstico

Cualquier instrumento que entre en contacto con el ojo crea el peligro potencial de transmitir infecciones bacterianas o virales. Este tema se considera con más detalle en el capítulo 2. (Aunque el cap. 2 trata la limpieza del instrumental en el contexto del uso de la tonometría, los mismos principios básicos se aplican a las lentes de contacto para diagnóstico.[8])

Aspecto gonioscópico del ángulo normal de la cámara anterior

Al comenzar en la raíz del iris y progresar de modo anterior hacia la córnea, las siguientes estructuras pueden identificarse por gonioscopia en un adulto con un ángulo normal (**figs. 3-5** y **3-6**).

FIGURA 3-5 Ángulo normal de la cámara anterior del adulto. El esquema muestra la apariencia gonioscópica (*derecha*) y la sección transversal de las estructuras correspondientes (*izquierda*). 1, banda de cuerpo ciliar; 2, espolón escleral; 3, malla trabecular (el grado de pigmentación varía); 4, línea de Schwalbe.

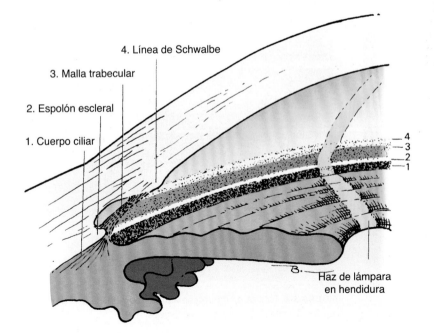

4. Línea de Schwalbe
3. Malla trabecular
2. Espolón escleral
1. Cuerpo ciliar
Haz de lámpara en hendidura

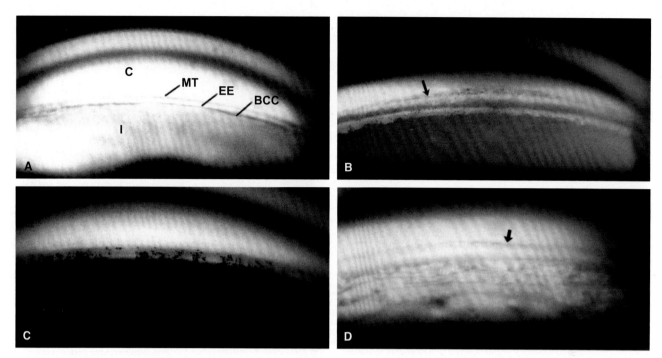

FIGURA 3-6 Imágenes de gonioscopia. A: desde el iris (*I*) hasta la córnea (*C*), las estructuras que suelen verse por gonioscopia en el ángulo abierto de la cámara anterior del adulto son la banda del cuerpo ciliar (*BCC*), el espolón escleral (*EE*) y la porción funcional de la malla trabecular (*MT*). **B:** en este ojo, la banda del cuerpo ciliar es gris claro; la malla trabecular está muy pigmentada. La línea pigmentada más delgada por encima de la malla (flecha) es la línea de Schwalbe, que se ve con más facilidad en algunos ojos debido a la acumulación de pigmento a lo largo de la cresta, en especial en el cuadrante inferior. **C:** mientras que la banda del cuerpo ciliar puede lucir de color marrón oscuro en algunos ojos (p. ej., A, arriba), puede ser una banda gris pizarra en otros, como se ve en esta imagen justo encima de la raíz del iris. También observe los numerosos procesos del iris, que se suelen extender a través de la banda del cuerpo ciliar y el espolón escleral hasta la malla trabecular, que es de color marrón medio en esta imagen. **D:** a veces el reflujo sanguíneo es útil para identificar la ubicación de una malla trabecular ligeramente pigmentada en el canal de Schlemm (*flecha*).

Banda del cuerpo ciliar

La banda del cuerpo ciliar es la parte del cuerpo ciliar visible en la cámara anterior como resultado de la inserción del iris en el cuerpo ciliar. El ancho de la banda depende del nivel de inserción del iris y tiende a ser más ancho en ojos miopes y más estrecho en ojos hipermetrópicos. El color de la banda suele ser gris o marrón oscuro.

Espolón escleral

Este es el labio posterior del surco escleral, que se une al cuerpo ciliar en la parte posterior y a la malla corneoescleral en la parte anterior. Por lo general, se ve como una línea blanca prominente entre la banda del cuerpo ciliar y la malla trabecular funcional, a menos que esté oscurecida por una malla uveal densa o una dispersión excesiva de pigmento. Con frecuencia se pueden ver números variables de hebras pigmentadas finas que atraviesan el espolón escleral desde la raíz del iris hasta la malla funcional. Estos se conocen como procesos del iris y representan engrosamientos de la malla uveal posterior.

Malla trabecular funcional

Esto se ve como una banda pigmentada justo anterior al espolón escleral. Aunque la malla trabecular se extiende en realidad desde la raíz del iris hasta la línea de Schwalbe, esta se puede considerar en dos partes: (1) la parte anterior, entre la línea de Schwalbe y el borde anterior del canal de Schlemm, que está involucrado en menor grado en flujo de salida acuoso, y (2) la parte posterior pigmentada (o funcional), que es el resto de la malla y es el sitio principal del flujo de salida acuoso (en especial la parte justo adyacente al canal de Schlemm).[9]

El aspecto de la malla funcional varía de modo considerable según la cantidad y distribución del depósito de pigmento. La malla trabecular no tiene pigmento al nacer, pero con la edad el color se desarrolla, desde un leve bronceado hasta un marrón oscuro, según el grado de dispersión del pigmento en la cámara anterior. La distribución del pigmento puede ser homogénea en los 360 grados en algunos ojos e irregular en otros. En la parte funcional de la malla, en particular cuando está ligeramente pigmentada, el reflujo sanguíneo en el canal de Schlemm a veces puede verse como una banda roja.

Línea de Schwalbe

La línea de Schwalbe es la unión entre las estructuras del ángulo de la cámara anterior y la córnea. Es una cresta fina justo antes de la malla y a menudo se identifica por una pequeña acumulación de pigmento, en especial en la parte inferior. Mediante el uso de un haz de luz delgado de la lámpara de hendidura en un ángulo ligeramente oblicuo, esta línea se puede identificar por la cuña de luz creada en la unión entre el haz de luz interno a lo largo del endotelio de la córnea y el haz de luz externo a lo largo de la unión corneoescleral. Para una excelente demostración, visite www.gonioscopy.org.

Vasos sanguíneos normales

Los vasos sanguíneos no suelen verse en el ángulo, aunque los bucles del círculo arterial mayor pueden observarse delante de la banda del cuerpo ciliar, y con menos frecuencia sobre el espolón escleral y la malla trabecular. Estos vasos suelen tomar una ruta circunferencial en el ángulo.

Además, una arteria ciliar anterior en ocasiones puede verse como un vaso más orientado de modo radial en la banda del cuerpo ciliar de los ojos ligeramente pigmentados. A veces también se pueden ver vasos circunferenciales y radiales en el iris periférico de los ojos de color claro. En un estudio de 100 pacientes con vascularización anormal del ángulo de la cámara anterior de causa desconocida, 16 pacientes tenían vasos de ángulo normal en ambos ojos y 10 pacientes tenían vasos de ángulo normal en un ojo.[10] Los vasos radiales eran más frecuentes en la periferia del iris, mientras que el tipo circunferencial fue más común en la banda del cuerpo ciliar.

Registro de hallazgos gonioscópicos

Se han sugerido varios sistemas de clasificación para describir el ancho y el aspecto del ángulo de la cámara anterior, incluidos los sistemas de Scheie, Shaffer y Spaeth. Sin embargo, las palabras descriptivas y los dibujos son tal vez la técnica más útil para registrar hallazgos gonioscópicos. Los datos registrados deben incluir (1) configuración del ángulo, (2) profundidad del ángulo con base en la estructura más posterior que se puede ver, (3) grado de pigmentación y (4) presencia de estructuras anormales. Por ejemplo, un ángulo normal podría registrarse como "bien abierto, con visualización de una banda ancha del cuerpo ciliar en 360 grados y pigmentación moderada de la malla trabecular" o, en forma abreviada, "4/CB, pigmento 1+"; 10 = 10 grados de enfoque de ángulo, 2 = 20 grados, 3 = 30 grados y 4 = 40 grados. Los dibujos también se pueden colocar en un gráfico con círculos concéntricos para documentar detalles más específicos.

CICLOSCOPIA

Esta técnica permite la visualización directa de procesos ciliares en circunstancias especiales, como la presencia de iridectomía, retracción amplia del iris, aniridia y en algunos pacientes con afaquia. El principal valor de la técnica es en conjunto con la terapia con láser para los procesos ciliares (ciclofotocoagulación transpupilar, analizada en la sección III).

BIOMICROSCOPIA POR ECOGRAFÍA DE ALTA RESOLUCIÓN

Otra herramienta clínica útil para examinar el segmento ocular anterior es la biomicroscopia ecográfica. Los ecos de ecografía se producen a partir de interfaces de fluidos y tejidos. Las diferencias entre las propiedades de los fluidos o tejidos producen ciertas características de eco entre las interfaces de varios compartimentos o densidades de tejido. El eco es óptimo cuando la onda acústica está orientada perpendicular a la interfaz. Las técnicas ecográficas pueden proporcionar información en el modo de amplitud, o modo A, o en el modo de brillo, o modo B.

En general, la ecografía de baja frecuencia permite una penetración más profunda en el tejido pero una resolución más baja, en comparación con la ecografía de alta frecuencia, que proporciona una resolución más alta pero una penetración menos profunda. En la actualidad existe una amplio rango de frecuencias en uso en oftalmología, desde 10 MHz, para obtener imágenes del globo y la órbita, hasta 20 MHz, que obtiene imágenes de la córnea al cristalino posterior, 35 a 50 MHz, para imágenes de la córnea al cristalino anterior, y 100 MHz, para imágenes solo de la córnea (**fig. 3-7**). Las frecuencias de 20 a

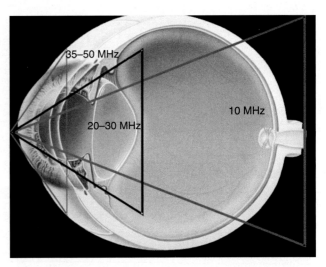

FIGURA 3-7 Representación esquemática de la penetración de ondas sonoras por diferentes frecuencias de ecografía. (Modificado con autorización de Cynthia Kendall.)

50 MHz, que se utilizan para obtener imágenes del segmento anterior, se denominan biomicroscopia por ecografía de alta resolución.[11]

La biomicroscopia por ecografía permite un medio no invasivo para visualizar estructuras oculares anteriores en alta resolución. El paciente debe estar en decúbito supino; se coloca un ocular que se llena con solución salina balanceada. En el manejo de pacientes con glaucoma, la biomicroscopia por ecografía es útil para definir la anatomía del ángulo de la cámara anterior, cuando no se puede ver de manera gonioscópica, así como la estructura y las relaciones entre el iris, cuerpo ciliar, cristalino, lente intraocular y vítreo anterior. (El uso de la biomicroscopia por ecografía para el manejo de diversas formas de glaucoma se comenta en la sección II.)

TOMOGRAFÍA DE COHERENCIA ÓPTICA DEL SEGMENTO ANTERIOR

Introducida en 2006, la tomografía de coherencia óptica del segmento anterior (AS-OCT) proporciona un medio no invasivo y sin contacto para obtener imágenes de la anatomía del ángulo de la cámara anterior.[12,13] La AS-OCT utiliza una longitud de onda de 1310 nm, en comparación con la longitud de onda de 820 nm para imágenes del segmento posterior. La AS-OCT tiene una resolución más alta, comparada con la biomicroscopia por ecografía de alta resolución, para obtener imágenes de estructuras en el iris y anatomía del ángulo. También es más rápida y conveniente. La AS-OCT se limita a obtener imágenes de la córnea, la cámara anterior, la anatomía del ángulo y la parte central del cristalino a través de la pupila (**fig. 3-8**). Este instrumento, a diferencia de la biomicroscopia por ecografía, no puede obtener una imagen adecuada de la anatomía del cuerpo ciliar o de las masas de tejido posteriores al iris.

EVALUACIÓN DE LA DINÁMICA DEL HUMOR ACUOSO

Existen varias técnicas que se utilizan para medir y calcular los determinantes de la PIO, que incluyen el flujo del humor acuoso, la facilidad del flujo de salida del humor acuoso, el flujo de salida uveoescleral

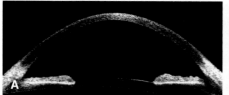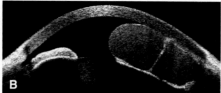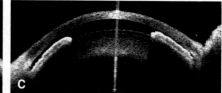

FIGURA 3-8 Imágenes de tomografía de coherencia óptica del segmento anterior. A: segmento anterior normal. **B:** quiste de iris. **C:** lente subluxada con cámara anterior poco profunda y ángulo estrecho.

y la presión del flujo venoso epiescleral.[14] Estas técnicas incluyen (1) *fluorofotometría*, una técnica no invasiva y sin contacto para medir la velocidad de desaparición de la fluoresceína del segmento anterior y calcular el flujo del humor acuoso; (2) *tonografía*, una técnica no invasiva pero de contacto para estimar la facilidad del flujo de salida acuoso, y (3) el *venómetro epiescleral*, una técnica no invasiva pero de contacto para estimar la presión venosa epiescleral.

Modelos matemáticos para presión intraocular

La relación matemática de los determinantes de la PIO se basa en la ley de Poiseuille, que asocia la velocidad de flujo (F) de un fluido en un tubo rígido con lo siguiente: el radio del tubo (r), la caída de presión por tramo de tubo [$(P_1 - P_2)/1$] y el coeficiente de viscosidad (η) del fluido (http://hyperphysics.phy-astr.gsu.edu/hbase/ ppois.html):

$$F = \pi r^4 / 8\eta \times \left(P_1 - P_2\right) / 1\eta$$

En 1949, Goldmann aplicó la ley de Poiseuille al flujo de salida acuoso.[15] Goldmann propuso que la tasa de flujo acuoso a través de la malla trabecular (F) es directamente proporcional a la PIO (P_0) menos la presión venosa epiescleral (P_v), e inversamente proporcional a la resistencia al flujo de salida (R):

$$F = \left(P_0 - P_v\right) / R$$

Con base en observaciones previas de Pagenstecher (en 1878) y Schiotz (en 1905) de que el masaje ocular y la tonometría repetida reducían la PIO, en 1911 Polak-van Gelder describió una técnica de aplicaciones repetidas del tonómetro durante 1 a 2 minutos para diferenciar ojos saludables de glaucomatosos. Schoenberg modificó esta técnica al utilizar una aplicación continua del tonómetro mientras leía la caída de presión en la escala del instrumento. Más tarde, en 1950, Grant introdujo la tonografía al usar la medición electrónica continua de la PIO y propuso un factor alternativo para expresar de modo colectivo la "resistencia al flujo de salida" como el coeficiente de facilidad del flujo de salida (C), que se reporta en microlitros por minuto por milímetro de mercurio en la siguiente ecuación:[16]

$$F = C\left(P_0 - P_v\right)$$

El valor C es una expresión del grado en el que un cambio en la PIO provocará un cambio en la velocidad del flujo de salida del humor acuoso, lo cual es una expresión indirecta de la permeabilidad del sistema de flujo de salida acuoso.

La ecuación de Goldmann implicaba que el flujo acuoso en el tejido ocular vivo podría expresarse en los mismos términos lineales que el del líquido en los tubos rígidos, lo que más adelante se demostró inexacto. Sin embargo, ha servido durante más de 50 años como una descripción adecuada de la dinámica del humor acuoso para aplicaciones clínicas. Los avances en el tratamiento del glaucoma, a saber, los agentes prostaglandínicos (descritos en el cap. 28), han hecho necesario revisar la ecuación y reinterpretar los significados de sus parámetros a la siguiente ecuación[14] presentada en una forma basada en la PIO, con las variables de flujo acuoso (F_a), flujo uveoescleral (F_u), facilidad de flujo de salida trabecular (C_t) y presión venosa epiescleral (PVE):

$$\text{PIO} = \left[\left(F_a - F_u\right)/C_t\right] + \text{PVE}$$

Fluorofotometría

La fluorofotometría es la técnica de investigación estándar mediante la cual se calcula la tasa de flujo del humor acuoso en diversas circunstancias, incluida la respuesta a los fármacos para el glaucoma.

En resumen, el protocolo de fluorofotometría implica instilar una cantidad determinada de gotas de fluoresceína saturada por vía tópica, esperar un periodo de tiempo adecuado para la distribución en estado estable de la fluoresceína en las estructuras del segmento anterior de la córnea y la cámara anterior, y luego escanear el ojo dos o tres veces para obtener escaneos de emisión apropiados.[17] Los cálculos se realizan con base en el cambio en la fluoresceína medida en la córnea y en la cámara anterior a lo largo del tiempo.

En un estudio de 519 sujetos hubo una distribución normal sesgada del flujo de humor acuoso medido entre las 8 a. m. y el mediodía con un promedio de 2.97 μL/min.[17] Entre 180 sujetos normales estudiados entre la medianoche y las 6 am, hubo una disminución en el flujo del humor acuoso a la mitad del valor de flujo matutino, y con una distribución de flujo más estrecha. Un estudio posterior mostró concordancia de flujo en sujetos normales por la mañana y por la noche,[18] lo que significa que los individuos que tenían fenotipos de flujo acuoso bajo, medio o alto por la mañana mostraban la disminución esperada en el flujo durante la noche, pero también tenían un flujo relativamente bajo, flujo medio o alto por la noche, de modo respectivo. Este último abordaje para caracterizar el flujo acuoso como un fenotipo proporciona evidencia de que los factores que contribuyen a la PIO se pueden estudiar como un rasgo cuantitativo.[19] En la actualidad no hay marcadores genéticos para la variación de la PIO, pero ahora se realizan estudios de todo el genoma que prometen reconocer los marcadores que pudieran ser importantes para identificar a los pacientes que tienen una amplia fluctuación de la PIO. En el futuro, este abordaje de medicina molecular (véase cap. 9) ayudará a minimizar la progresión del glaucoma en pacientes con amplia fluctuación de la PIO.

En general, el flujo del humor acuoso disminuye con la edad.[17,20] Los estudios fluorofotométricos sugieren que la producción de humor acuoso es un tanto insensible a los cambios a largo plazo en la PIO.[21] Parece que el principal mecanismo involucrado en la PIO elevada es la alteración en la facilidad de flujo de salida,[22] que se relaciona con una mayor resistencia al flujo de salida en la malla trabecular en mayor medida que el flujo de salida uveoescleral, en lugar de ser pacientes "hipersecretadores", pero se desconoce el papel del fenotipo de alto flujo acuoso en la gran fluctuación de la PIO. La resistencia al flujo de salida del humor acuoso aumenta con el incremento de la PIO (cuya base fisiológica se comenta en el cap. 1). El resultado tonográfico es que el valor C de un ojo disminuye con el aumento de la PIO,[22] lo cual está relacionado con el flujo de salida trabecular, también descrito como flujo de salida convencional, que se analiza en la siguiente sección sobre tonografía.

En la actualidad no existe un método para medir el flujo de salida uveoescleral, también descrito como flujo de salida no convencional. La influencia del flujo de salida no convencional sobre los resultados tonográficos (analizados en la siguiente sección) no se comprende por completo. Hoy en día, el flujo de salida uveoescleral se calcula a partir de medidas derivadas de la fluorofotometría y la tonografía.[23,24]

Tonografía

La tonografía es un medio para estimar la capacidad de salida al elevar la PIO con un tonómetro de indentación electrónico y observar la curva de disminución posterior de la PIO a lo largo del tiempo, que se registra de manera continua en una tira de papel (**fig. 3-9**). La presión elevada provoca un aumento en la tasa de salida del humor acuoso, lo que lleva a un cambio en el volumen acuoso (V), que se infiere a partir de las tablas de Friedenwald.[25]

En resumen, el protocolo implica mediciones en un paciente en posición supina. Después de medir la PIO, un tonómetro ponderado eleva la PIO desde la línea de base (P_0) a un nuevo nivel más alto (P_t). Según el instrumento, se registra un trazado de presión de 2 o 4 minutos al aplicar suavemente el tonómetro a la córnea y mantener esta posición hasta que se haya obtenido un trazado suave. Un buen trazado tendrá oscilaciones finas y una suave pendiente descendente. Si la pendiente es más pronunciada o irregular durante los primeros segundos, lo que no es raro, se continúa con el estudio hasta obtener un trazado suave.

La pendiente del trazado se estima al colocar una línea a través de la mitad de las oscilaciones. El cambio en la PIO durante este tiempo se calcula como una media aritmética de los incrementos de presión para intervalos sucesivos de medio minuto [Ave.($P_t - P_0$)]. Las lecturas de la escala se anotan al principio y al final del trazado. Se utilizan P_0

y el cambio en las lecturas de la escala durante 4 minutos (T) para obtener el valor C de tablas tonográficas especiales derivadas de la ecuación de Grant:

$$C = V/T\left[\text{Ave.}\left(P_t - P_o\right)\right]$$

Los componentes de onda de un trazado tonográfico incluyen (1) oscilaciones finas, que reflejan el pulso cardiaco; (2) ondas grandes, que reflejan el movimiento respiratorio, y (3) ondas irregulares aún más grandes (ondas de Traube-Hering), que reflejan oscilaciones periódicas en la presión arterial sistémica. Las irregularidades cardiacas (p. ej., extrasístole, bigeminismo) también pueden provocar irregularidades en el trazado tonográfico.[26]

La producción de humor acuoso puede disminuir durante la fase inicial de un aumento de la PIO, ante todo debido a una alteración en la ultrafiltración.[27] Cualquier caída posterior en la PIO en respuesta a la producción reducida de acuoso crea una impresión de incremento del flujo de salida y se denomina seudofacilidad. Esto puede representar hasta 20% del valor C total. La tonografía mide el valor de C total sin distinguir entre verdadera facilidad y seudofacilidad.

En un estudio de 1 379 ojos, Becker reportó un valor medio de C de 0.28 µL/min/mm Hg en 909 ojos sanos.[28] Se encontró un valor de C bajo de menos de 0.18 µL/min/mm Hg en 2.5% de los ojos sanos, 65% de las personas con glaucoma (N = 250 ojos) y 20% de las personas con antecedentes familiares de glaucoma (N = 220 ojos). Se registró un valor de C incluso más bajo, de menos de 0.13 µL/min/mm Hg, para 0.15, 3 y 11%, de forma respectiva. La relación P_0/C fue de 56 en las poblaciones sanas. La proporción de participantes con una relación P_0/C mayor a 100 fue de 2.5% entre los ojos sanos, 95% entre los que tenían glaucoma y 31% entre los que tenían antecedentes familiares de glaucoma. Se encontró una relación P_0/C aún mayor, de más de 138, en 0.15% de los ojos sanos, 50% de los que tenían glaucoma y 14% de aquellos con antecedentes familiares de glaucoma.

En un estudio de 7 577 ojos se encontró que el valor de C disminuye con la edad, con un promedio de 0.29 µL/min/mm Hg para las personas de 41 a 45 años, en comparación con 0.25 µL/min/mm Hg en los de 81 a 85 años.[29] No se encontraron diferencias por sexo para ningún grupo de edad.

El método tonográfico tiene varias fuentes de error. Primero, esta técnica se desarrolló con varios supuestos importantes. Los cálculos asumen que solo la tasa de flujo de salida acuosa cambia en respuesta a un cambio en la PIO. Sin embargo, otros parámetros oculares, como el volumen de sangre ocular[30] y la rigidez ocular, también responden al cambio de presión, y todos ellos pueden afectar el resultado tonográfico. La rigidez ocular es una expresión de la "capacidad de estiramiento" del ojo y representa la elasticidad y las propiedades viscoelásticas del ojo.[31-33] Se utilizó un coeficiente de rigidez ocular promedio de 0.013 mm Hg/µL para calcular el valor tonográfico de C, lo que lleva a una fuente potencial de error debido a una variación significativa entre pacientes en este parámetro. Por este motivo, es útil comprobar la presión mediante tonometría de aplanación antes de realizar la tonografía y compararla con la P_0 obtenida con el tonómetro de indentación, para identificar cualquier discrepancia importante en la rigidez ocular. Otro supuesto fue que los cálculos del valor C de cada minuto no difieren de modo significativo; sin embargo, se ha demostrado que esto no es válido, con una tendencia hacia valores más altos en el primer minuto y una reducción progresiva en los minutos siguientes.[34] Por último, se asumió que la curvatura corneal era en

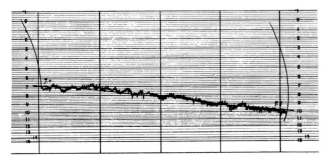

FIGURA 3-9 Trazado tonográfico.

promedio de 7.8 mm, pero las variaciones en la córnea pueden influir de modo significativo en las medidas de presión.

En segundo lugar, hubo algunos problemas operativos y de instrumentación que contribuyeron como fuente de error. El instrumento fue diseñado con un orificio más grande en la base del tonómetro electrónico para evitar que se pegue. En lecturas de baja escala, la córnea puede moldearse en el espacio entre el émbolo y el orificio, acción que empuja el émbolo hacia arriba y da lugar a lecturas de presión altas falsas.[35] Durante el tiempo de estos estudios, las variaciones en el voltaje de la línea podrían producir una desviación en las mediciones de la PIO, que se minimizó con estabilizadores de voltaje de línea y al evitar campos magnéticos.

En tercer lugar, varios factores del paciente influyen en los estudios de tonografía. Se ha demostrado que la PIO cae alrededor de 1 mm Hg en el otro ojo, mientras que la tonografía se realiza en el primer ojo. Alguna vez se pensó que esta caída de presión consensuada tenía un origen neural, pero más adelante se descubrió que era secundaria a la evaporación que resulta de mantener el ojo abierto para la fijación durante la prueba de 4 minutos.[36] Además, el movimiento ocular afectó las mediciones de PIO, que se describió como un "efecto de relajación del paciente" durante los primeros 15 a 20 segundos después de colocar el tonómetro en la córnea. Por lo tanto, se permitió tiempo adicional para esto antes de comenzar el seguimiento de 4 minutos.

Cuarto, el error del operador, incluidos la limpieza inadecuada que provoca un tonómetro pegajoso, la calibración o el posicionamiento del instrumento, así como el cálculo incorrecto del trazado, también pueden generar resultados inexactos.

Medición de la presión venosa epiescleral

Se han desarrollado varias técnicas para medir la presión en las venas epiesclerales. Todas ellas se basan en el principio de correlacionar el colapso parcial de la vena con la fuerza requerida para lograr la alteración en el flujo sanguíneo.[37] Una técnica de cámara de presión utiliza una membrana delgada estirada sobre la punta de una cabeza aplanada hueca, que se rellena con aire o solución salina. La presión en la cámara se eleva hasta que la membrana abultada produce el cambio visible deseado en el vaso adyacente. La mayoría de estos instrumentos está montada en una lámpara de hendidura, aunque se ha desarrollado un transductor de presión portátil para medir la presión venosa epiescleral con un paciente en varias posiciones corporales.[38] Al comparar un instrumento de equilibrio de torsión y una técnica de cámara de presión con la canulación directa de la vena epiescleral, el método de la cámara de presión resultó ser superior a la técnica de torsión.[39]

Por lo general, la presión venosa epiescleral se considera normal entre 8 y 11 mm Hg. Dos características que influyen de manera significativa en la presión medida son el punto final seleccionado y la elección del vaso. Cuando se comparó una técnica de cámara de presión con la canulación directa, una ligera hendidura, en lugar de un colapso intermitente o sostenido de la luz de la vena, dio la lectura más precisa.[40] Se ha sugerido que el mejor punto de medición es justo distal a la unión de las venas acuosas y epiesclerales, aunque esta unión es a menudo difícil de determinar y puede ser más práctico tomar todas las medidas a 3 mm del limbo.[37]

La presión venosa epiescleral aumenta en promedio 1.25 mm Hg con la elevación de la presión durante la tonografía,[41] lo que suele corregirse en la fórmula al añadir 1.25 a P_0. Las mediciones de presión venosa epiescleral durante la tonografía indican que el aumento es mayor durante la primera mitad de la tonografía, con un retorno a un nivel casi pretonográfico al final del procedimiento, y un cambio medio en la presión venosa epiescleral durante este tiempo de 0.44 mm Hg.

REFERENCIAS

1. Dellaporta A. Historical notes on gonioscopy. *Surv Ophthalmol.* 1975;20(2):137-149.
2. Kapetansky FM. A bubble-free goniolens. *Ophthalmic Surg.* 1988;19(6):414-416.
3. Sussman W. Ophthalmoscopic gonioscopy. *Am J Ophthalmol.* 1968;66(3):549.
4. Alward WLM. University of Iowa Health Care, Department of Ophthalmology and Visual Sciences. Available at http://gonioscopy.org/.
5. Campbell DG. A comparison of diagnostic techniques in angle-closure glaucoma. *Am J Ophthalmol.* 1979;88(2):197-204.
6. Vold SD, Ahmed IK. Intraoperative gonioscopy: past, present, and future. *Glaucoma Today Summer.* 2010;8(3):31-34.
7. Forbes M. Gonioscopy with corneal indentation. A method for distinguishing between appositional closure and synechial closure. *Arch Ophthalmol.* 1966;76(4):488-492.
8. Rutala WA, Weber DJ; Healthcare Infection Control Practices Advisory Committee (HICPAC). *Guideline for Disinfection and Sterilization in Healthcare Facilities.* Atlanta, GA: U.S. Centers for Disease Control and Prevention; 2008.
9. Inomata H, Tawara A. Anterior and posterior parts of human trabecular meshwork. *Jpn J Ophthalmol.* 1984;28(4):339-348.
10. Shihab ZM, Lee PF. The significance of normal angle vessels. *Ophthalmic Surg.* 1985;16(6):382-385.
11. Pavlin CJ, Foster FS. Ultrasound biomicroscopy. High-frequency ultrasound imaging of the eye at microscopic resolution. *Radiol Clin North Am.* 1998;36(6):1047-1058.
12. Radhakrishnan S, Huang D, Smith SD. Optical coherence tomography imaging of the anterior chamber angle. *Ophthalmol Clin North Am.* 2005;18(3):375-381.
13. Ahmed IK, Lee RH. Utilization of Visante OCT for glaucoma evaluations. In: Steinert RF, Huang D, eds. *Anterior Segment Optical Coherence Tomography.* Thorofare, NJ: SLACK Inc; 2008:89-106.
14. Brubaker RF. Goldmann's equation and clinical measures of aqueous dynamics. *Exp Eye Res.* 2004;78(3):633-637.
15. Goldmann H. Augendruck und gluakom. Die Kammer-wasservenen und das Poiseuille'sche Gesetz. *Ophthalmologica.* 1949;118:496-519.
16. Grant W. Tonographic method for measuring the facility and rate of aqueous flow in human eyes. *Arch Ophthalmol.* 1950;44:204-214.
17. Brubaker RF. Clinical measurements of aqueous dynamics: implications for addressing glaucoma. In: Civan MM, ed. *The Eye's Aqueous Humor, from Secretion to Glaucoma.* New York, NY: Academic Press; 1998:234-284.

18. Radenbaugh PA, Goyal A, McLaren NC, et al. Concordance of aqueous humor flow in the morning and at night in normal humans. *Invest Ophthalmol Vis Sci.* 2006;47(11):4860-4864.

19. Iyengar SK. The quest for genes causing complex traits in ocular medicine: successes, interpretations, and challenges. *Arch Ophthalmol.* 2007;125(1):11-18.

20. Toris CB, Koepsell SA, Yablonski ME, et al. Aqueous humor dynamics in ocular hypertensive patients. *J Glaucoma.* 2002;11(3):253-258.

21. Carlson KH, McLaren JW, Topper JE, et al. Effect of body position on intraocular pressure and aqueous flow. *Invest Ophthalmol Vis Sci.* 1987;28(8):1346-1352.

22. Moses RA. Constant pressure applanation tonography. 3. The relationship of tonometric pressure to rate of loss of ocular volume. *Arch Ophthalmol.* 1967;77(2):181-184.

23. Alm A, Nilsson SF. Uveoscleral outflow – a review. *Exp Eye Res.* 2009;88(4):760-768.

24. Toris CB, Yablonski ME, Wang YL, et al. Aqueous humor dynamics in the aging human eye. *Am J Ophthalmol.* 1999;127(4):407-412.

25. Hetland-Eriksen J, Odberg T. Experimental tonography on enucleated human eyes. II. The loss of intraocular fluid caused by tonography. *Invest Ophthalmol.* 1975;14:944-947.

26. Haik GM, Francisco Perez L, Reitman HS, et al. Tonographic tracings in patients with cardiac rhythm disturbances. *Am J Ophthalmol.* 1970;70(6):929-934.

27. Kupfer C. Clinical significance of pseudofacility. Sanford R. Gifford Memorial Lecture. *Am J Ophthalmol.* 1973;75(2):193-204.

28. Becker B. Tonography in the diagnosis of simple (open-angle) glaucoma. *Trans Am Ophthalmol Otololaryngol.* 1961;65:156-162.

29. Johnson LV. Tonographic survey. *Am J Ophthalmol.* 1966;61:680-689.

30. Fisher RF. Value of tonometry and tonography in the diagnosis of glaucoma. *Br J Ophthalmol.* 1972;56(3):200-204.

31. Johnson CS, Mian SI, Moroi S, et al. Role of corneal elasticity in damping of intraocular pressure. *Invest Ophthalmol Vis Sci.* 2007;48(6):2540-2544.

32. Glass DH, Roberts CJ, Litsky AS, et al. A viscoelastic biomechanical model of the cornea describing the effect of viscosity and elasticity on hysteresis. *Invest Ophthalmol Vis Sci.* 2008;49(9):3919-3926.

33. Downs JC, Suh JK, Thomas KA, et al. Viscoelastic material properties of the peripapillary sclera in normal and early-glaucoma monkey eyes. *Invest Ophthalmol Vis Sci.* 2005;46(2):540-546.

34. Armaly MF. Continuity of the tonography curve. II. Analysis of 1-minute intervals of the clinical tonogram. *Klin Monbl Augenheilkd.* 1984;184(4):299-302 [in German].

35. Moses R. Tonometry-effect of tonometer footplate hole on scale reading; further studies. *AMA Arch Ophthalmol.* 1959;61(3):373-375.

36. Grant WM, English FP. An explanation for so-called consensual pressure drop during tonography. *Arch Ophthalmol.* 1963;69:314-316.

37. Zeimer RC, Gieser DK, Wilensky JT, et al. A practical venomanometer. Measurement of episcleral venous pressure and assessment of the normal range. *Arch Ophthalmol.* 1983;101(9):1447-1449.

38. Friberg TR. Portable transducer for measurement of episcleral venous pressure. *Am J Ophthalmol.* 1986;102(3):396-397.

39. Brubaker RF. Determination of episcleral venous pressure in the eye. A comparison of three methods. *Arch Ophthalmol.* 1967;77(1):110-114.

40. Gaasterland DE, Pederson JE. Episcleral venous pressure: a comparison of invasive and noninvasive measurements. *Invest Ophthalmol Vis Sci.* 1983;24(10):1417-1422.

41. Leith AB. Episcleral venous pressure in tonography. *Br J Ophthalmol.* 1963;47:271-278.

Nervio óptico, retina y coroides

4

El glaucoma se caracteriza por una atrofia progresiva de la cabeza del nervio óptico secundaria a la pérdida de los axones de las células ganglionares o de la capa de fibras nerviosas. Debido a que esta alteración patológica es la que conduce a la pérdida irreversible de la visión, comprender la atrofia óptica glaucomatosa es esencial en el diagnóstico y manejo del glaucoma.

ANATOMÍA E HISTOLOGÍA

Terminología

En el contexto de una discusión sobre el glaucoma, la cabeza del nervio óptico se define como la porción distal del nervio óptico que es susceptible de manera directa a la elevación de la presión intraocular (PIO). En este sentido, la cabeza del nervio óptico se extiende de modo anterior desde la superficie de la retina hasta la porción mielinizada del nervio óptico que comienza justo detrás de la esclera, posterior a la lámina cribosa. Por lo general el término cabeza del nervio óptico se prefiere sobre "disco óptico", ya que este último sugiere una estructura plana sin profundidad. Sin embargo, los términos "disco" y "papila" se utilizan con frecuencia cuando se refieren a la parte de la cabeza del nervio óptico que es visible en la clínica mediante oftalmoscopia.[1] Es el daño a la cabeza del nervio óptico y a la capa de fibras nerviosas que contiene los axones de las células ganglionares de la retina (CGR) lo que se asocia de forma más clara con la pérdida de visión glaucomatosa (**fig. 4-1**).

Descripción general

La cabeza del nervio óptico comprende las fibras nerviosas que se originan en la capa de las CGR y convergen sobre la cabeza del nervio desde todos los puntos del fondo del ojo. En la superficie de la cabeza del nervio, estos axones de las CGR se doblan de forma aguda para salir del globo ocular a través de un canal escleral fenestrado, llamado *lámina cribosa*. En la cabeza del nervio, los axones se agrupan en alrededor de 1 000 *fascículos*, o haces, y están sostenidos por astrocitos. Existe una variación considerable en el tamaño de la cabeza del nervio óptico. En un estudio, el diámetro varió de 1.18 a 1.75 mm.[2] Otros estudios han revelado rangos de 0.85 a 2.43 mm en el diámetro más corto y 1.21 a 2.86 mm en el más largo,[3] o una media de 1.88 mm verticales y 1.77 mm horizontales.[4] El área del disco puede variar de 0.68 a 4.42 mm².[3] En un gran estudio poblacional, el área promedio del disco fue de 2.42 mm².[5] En otro estudio, el área promedio del disco fue de 2.56 mm² cuando se midió con el tomógrafo de retina de Heidelberg (TRH) y 2.79 mm² mediante el análisis de fotografías de disco.[6] Cuando el área de la cabeza del nervio óptico y el área del borde neurorretiniano se determinaron en 36 segmentos radiales de 10 grados en estereofotografías, el área de la copa tuvo una correlación más fuerte con el área del disco que con el área del borde, lo que sugiere que la corrección por el tamaño del disco puede ser más importante

para el área de la copa que para el área del borde.[7] Otro estudio mostró una correlación positiva entre el tamaño del disco óptico y el grosor de la capa de fibras nerviosas de la retina (CFNR) peripapilar.[8]

Estudios que utilizaron un tomógrafo láser de barrido confocal mostraron que, en ojos sanos, el área del borde neurorretiniano y el diámetro del disco óptico tienen una mayor correlación con la configuración de la cabeza del nervio óptico que con la edad, el sexo o el error de refracción.[9] El diámetro y el área pueden variar según la definición del borde del disco óptico y los métodos de medición.[4] Por lo tanto, algunos autores han sugerido aplicar varias fórmulas para corregir el aumento de las imágenes al comparar las mediciones del disco en diferentes instrumentos.[10]

El diámetro del nervio se expande hasta alrededor de 3 mm justo detrás de la esclera, donde las neuronas adquieren una vaina de mielina. La cabeza del nervio óptico también es el sitio de entrada y salida de los vasos retinianos. Este sistema vascular suministra algunas ramas a la cabeza del nervio óptico, aunque el riego sanguíneo predominante para la cabeza del nervio proviene de la circulación ciliar.

Divisiones de la cabeza del nervio óptico

La cabeza del nervio puede dividirse de manera arbitraria en cuatro porciones de anterior a posterior (**fig. 4-2**).[11]

Capa de fibras nerviosas superficiales

La porción más interna de la cabeza del nervio óptico está compuesta por fibras nerviosas de modo predominante. En el mono rhesus, esta capa está compuesta por 94% de axones de CGR y 5% de astrocitos. Los haces axonales adquieren más tejido glial interaxonal de forma progresiva en la porción intraocular de la cabeza del nervio, a medida que se sigue esta estructura en sentido posterior.[12]

Región prelaminar

La región prelaminar también se denomina *porción anterior de la lámina cribosa*.[13] Las estructuras predominantes a este nivel son los axones nerviosos y los astrocitos, con un aumento significativo en la cantidad de tejido astroglial.

Región de lámina cribosa

Esta porción contiene láminas fenestradas de tejido conectivo escleral y fibras elásticas ocasionales. Los astrocitos separan las hojas y recubren las fenestraciones,[13] y los fascículos de neuronas salen del ojo a través de estas aberturas.

Región retrolaminar

Esta zona se caracteriza por una disminución de los astrocitos y la adquisición de mielina que es suministrada por los oligodendrocitos. Los haces axonales están rodeados por tabiques de tejido conectivo.

La extensión posterior de la región retrolaminar no está claramente definida. Un estudio con tinta china de ojos de mono mostró

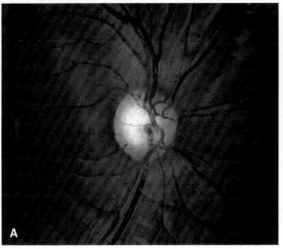
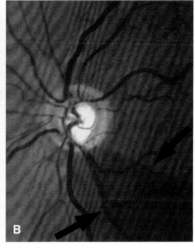

FIGURA 4-1 Fotos de disco óptico. A: cabeza del nervio óptico con acopamiento fisiológico agrandado (área blanca central) rodeada por un borde neurorretiniano sano de tejido compuesto por la capa de fibras nerviosas de la retina (CFNR). **B:** nervio óptico glaucomatoso que muestra una muesca inferotemporal con "desnudamiento" de los vasos retinianos y la correspondiente pérdida de la CFNR. Las flechas delimitan el defecto en la CFNR.

que la tinta no llenaba los 3 a 4 mm detrás de la lámina cribosa cuando la PIO estaba elevada.[14] Sin embargo, un estudio similar con microesferas no marcadas mostró un aumento del flujo sanguíneo en la región retrolaminar cercana a la lámina incluso cuando la PIO estaba lo bastante elevada como para detener el flujo sanguíneo retiniano.[15]

Vasculatura

Suministro arterial

La circulación de la arteria ciliar posterior es la principal fuente de irrigación sanguínea a la cabeza del nervio óptico,[16] excepto por la capa de fibras nerviosas, que es irrigada por la circulación retiniana. La irrigación sanguínea en la cabeza del nervio óptico tiene una distribución sectorial.[17] Las cuatro divisiones de la cabeza del nervio óptico se correlacionan con una irrigación aproximada de cuatro partes (**fig. 4-3**).

La capa de fibras nerviosas de la superficie está irrigada ante todo por ramas arteriolares de la arteria central de la retina, que se anastomosan con los vasos de la región prelaminar y son continuas con los capilares retinianos peripapilares y peripapilares radiales largos.[11,16,18] La región temporal también puede recibir irrigación de uno o más de los vasos ciliares derivados de la arteria ciliar posterior en la región prelaminar más profunda, que en ocasiones pueden agrandarse para formar arterias ciliorretinianas.[11] La arteria ciliorretiniana, cuando está presente, suele irrigar el sector correspondiente de la capa superficial.[17] En monos rhesus ancianos, la oclusión de la arteria central de la retina durante menos de 100 minutos no produjo evidencia aparente de daño del nervio óptico. Sin embargo, una oclusión más prolongada produjo un grado variable de daño.[19]

Las regiones prelaminar y laminar están irrigadas ante todo por arterias ciliares posteriores cortas, que forman una anastomosis arterial circular perineural a nivel escleral, denominada *círculo de Zinn-Haller*. Las ramas de este círculo penetran en el nervio óptico para irrigar las regiones prelaminar y laminar, además de la coroides peripapilar. El círculo no está presente en todos los ojos, en cuyo caso, ramas directas de las arterias ciliares posteriores cortas irrigan el nervio óptico anterior. La coroides peripapilar también puede contribuir en grado mínimo a la irrigación de la parte anterior del nervio óptico.[11,16,18]

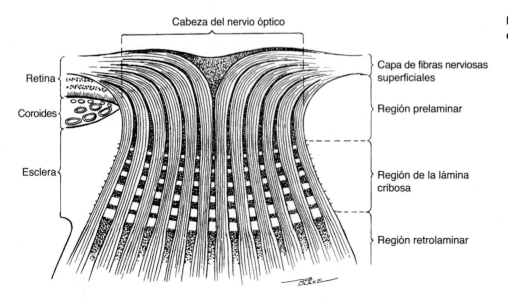

FIGURA 4-2 Divisiones de la cabeza del nervio óptico.

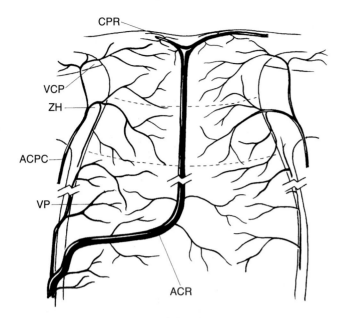

FIGURA 4-3 Irrigación vascular de la cabeza del nervio óptico.
CACR, arteria central de la retina; VCP, vasos coroideos peripapilares; VP, vasos piales; CPR, capilares peripapilares radiales; ACPC, arterias ciliares posteriores cortas; ZH, círculo de Zinn-Haller.

La región retrolaminar es irrigada por las circulaciones ciliar y retiniana, y la primera proviene de vasos piales recurrentes. Las arterias ciliares posteriores cortas periópticas mediales y laterales se anastomosan para formar un círculo arterial elíptico alrededor del nervio óptico, que también se conoce como *círculo de Zinn-Haller*. Esta anastomosis arteriolar perióptica, que irriga el nervio óptico retrolaminar, se encontró completa en 75% de 18 ojos humanos en un estudio.[20] La arteria central de la retina proporciona ramas centrípetas del sistema pial y con frecuencia, pero no siempre, emite vasos centrífugos.[17]

Se ha observado continuidad entre los vasos pequeños desde la región retrolaminar hasta la superficie retiniana,[18] y se dice que la microvasculatura de la cabeza del nervio óptico representa una parte integral del sistema vascular retina-nervio óptico.

Capilares

Aunque se derivan tanto de la circulación retiniana como de la ciliar, las características de los capilares de la cabeza del nervio óptico se asemejan más a las de los capilares retinianos que a las del coriocapilar. Estas características incluyen uniones estrechas, abundantes pericitos y endotelio no fenestrado. No presentan fuga de fluoresceína y pueden representar una barrera sangre-nervio, lo que respalda el concepto de la vasculatura retina-nervio como un sistema continuo con el sistema nervioso central.[18] El número de capilares disminuye por detrás de la lámina, en especial a lo largo de los márgenes de los vasos más grandes.[21]

Drenaje venoso

El drenaje venoso de la cabeza del nervio óptico ocurre casi en su totalidad a través de la vena central de la retina,[16] aunque una pequeña porción puede darse a través del sistema coroideo.[22] En ocasiones estas comunicaciones aumentan de tamaño en forma de venas retinociliares, que drenan desde la retina hasta la circulación coroidea, o venas cilio-ópticas, que drenan desde la coroides hasta la vena central de la retina.

Soporte astroglial

Los astrocitos proporcionan una capa continua entre las fibras nerviosas y los vasos sanguíneos en la cabeza del nervio óptico.[23] En el mono rhesus, los astrocitos ocupan 5% de la capa de fibras nerviosas, aumentan a 23% de la región laminar y luego disminuyen a 11% en el área retrolaminar.[12] Los astrocitos están unidos por "uniones e hendidura", que se asemejan a uniones estrechas pero tienen espacios diminutos entre las valvas de la membrana externa.[24] Se han descrito astrocitos de cuerpo grueso y delgado. Los astrocitos de cuerpo delgado acompañan a los axones en la capa de fibras nerviosas, y los astrocitos de cuerpo grueso dirigen sus axones en la región prelaminar hacia la región laminar.[25]

El tejido astroglial también cubre porciones de la cabeza del nervio óptico (**fig. 4-4**). La membrana limitante interna de Elschnig separa la cabeza del nervio del vítreo, y es continua con la membrana limitante interna de la retina.[23,26] Asimismo, la porción central de la membrana limitante interna se conoce como el menisco central de Kuhnt. Aunque este último se suele describir como un engrosamiento central de la membrana limitante interna, estudios ultraestructurales de la cabeza del nervio óptico de mono revelaron un adelgazamiento de 20 nm en el centro, que se engrosó hasta 70 nm en la periferia. Las células de Müller son un elemento constitucional importante del tejido intermediario de Kuhnt,[27] que separa el nervio de la retina, mientras que el tejido del borde de Jacoby separa al nervio de la coroides.[13,26]

Los astrocitos también tienen un papel importante en la remodelación de la matriz extracelular de la cabeza del nervio óptico y en la síntesis de factores de crecimiento y otros mediadores celulares que pueden afectar los axones de las CGR y contribuir a la salud o susceptibilidad a la enfermedad.[28]

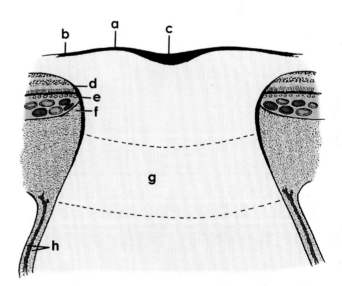

FIGURA 4-4 Estructuras de soporte de la cabeza del nervio óptico.
Se muestran la membrana limitante interna de Elschnig (a); continua con la membrana limitante interna de la retina (b); menisco central de Kuhnt (c); tejido intermedio de Kuhnt (d); tejido de borde de Jacoby (e); tejido de borde de Elschnig (f); lámina cribosa (g); vainas meníngeas (h).

Soporte de tejido conectivo

Lámina cribosa

Esta estructura no es solo una región porosa de la esclera, sino también una matriz extracelular especializada que consta de láminas fenestradas de tejido conectivo y fibras elásticas ocasionales revestidas por astrocitos.[16] Los astrocitos pueden responder a cambios en la PIO en el glaucoma, lo que lleva a una pérdida axonal y degeneración de CGR a nivel de la lámina cribosa.[28] Los componentes de la matriz extracelular en la lámina cribosa difieren de los de la esclera o los tabiques piales,[29] lo cual puede ser importante en la patogenia del daño glaucomatoso del nervio óptico. Se encontró hialuronato que rodea las vainas de mielina en el nervio retrolaminar, lo que tiene un papel importante en el mantenimiento de las propiedades hidrodinámicas de la matriz extracelular. El hialuronato disminuye con la edad y se reduce aún más en los ojos con glaucoma crónico de ángulo abierto (GCAA), lo que tal vez aumenta la susceptibilidad a la PIO elevada.[30] También se ha descubierto que la lámina cribosa es mucho más delgada en los ojos glaucomatosos que en los no glaucomatosos.[31]

El análisis de los poros de la lámina cribosa con un oftalmoscopio láser confocal de barrido muestra poros casi redondos en los ojos con acopamiento fisiológico, mientras que los ojos con GCAA a menudo tienen poros comprimidos.[32] Existen diferencias regionales en las fenestraciones o los poros a través de los cuales pasan los axones. Las porciones superior e inferior, en comparación con las regiones nasal y temporal, tienen áreas de poro único y áreas totales de poros más grandes, y un soporte más delgado de tejido conectivo y células gliales (**fig. 4-5**).[33,34] El índice entre el área de poro único y el área total de los poros entre las regiones laminares disminuye con el aumento del área

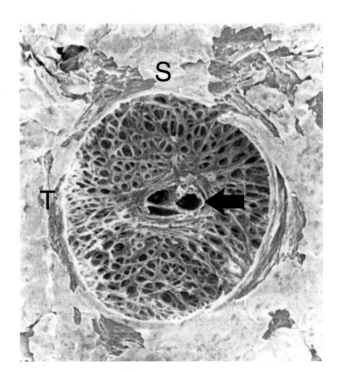

FIGURA 4-5 Microscopia óptica de lámina cribosa. Se muestran las aberturas centrales para los vasos retinianos centrales (flecha) y las fenestraciones circundantes de la lámina para el paso de los haces de axones. Nótese el mayor tamaño de las fenestraciones en los cuadrantes superior e inferior. S, superior; T, temporal. (Cortesía de Harry A. Quigley, MD.)

de la lámina cribosa, pero no se correlaciona con la edad o el sexo.[35] La mayoría de los axones de las CGR toma un curso directo a través de la lámina cribosa,[36] mientras que alrededor de 10% de los axones sale en forma más periférica, donde la lámina cribosa es más curvilínea, lo que puede influir en la susceptibilidad regional a la pérdida glaucomatosa de fibras del nervio óptico.[37] El tamaño de las aberturas laminares para los vasos retinianos no se correlaciona con el área de la lámina cribosa.[34]

Como se mencionó antes, la lámina cribosa de la cabeza del nervio óptico humano contiene una matriz extracelular especializada compuesta de colágeno tipos I al VI, laminina y fibronectina.[36] Los estudios en ojos de donantes humanos jóvenes muestran que las placas cribiformes están compuestas por un núcleo de fibras de elastina con una distribución escasa y en parches de colágeno tipo III, recubierto con colágeno tipo IV y laminina.[36] Los cultivos celulares de lámina cribosa humana revelan dos tipos de células, que parecen sintetizar esta matriz extracelular.[37] La expresión de ARNm para los tipos de colágeno I y IV en las cabezas del nervio óptico humano, tanto fetal como adulto, sugiere que estas proteínas de la matriz extracelular se sintetizan en este tejido a lo largo de la vida.[38] Se han identificado proteoglucanos, que son componentes macromoleculares del tejido conectivo que se cree que tienen un papel en la organización de otros componentes de la matriz extracelular y en la hidratación y rigidez de los tejidos, en los núcleos de las placas laminares en asociación con fibras de colágeno.[39] Se han encontrado proteínas de adhesión celular, incluidas vitronectina y trombospondina, en la lámina cribosa humana.[29] Las anomalías de esta matriz extracelular en la lámina cribosa pueden influir en la función del nervio óptico y su susceptibilidad al daño glaucomatoso causado por la PIO elevada. Las células de la lámina cribosa de los ojos glaucomatosos expresan más genes profibróticos que las células de la lámina cribosa normal.[40] Estas diferencias en la matriz extracelular tal vez se traduzcan en diferencias en las propiedades biomecánicas.[41]

Vainas nerviosas

Un borde de tejido conectivo, el tejido del borde de Elschnig, en ocasiones se extiende entre los tejidos del nervio óptico y la coroides, en particular en la región temporal (**fig. 4-4**).[26] Posterior al globo ocular, el nervio óptico está rodeado por vainas meníngeas (piamadre, aracnoides y duramadre), que consisten en tejido conectivo revestido por células meningoteliales, o mesotelio.[42] Se han descrito capilares linfáticos en la duramadre del nervio óptico humano.[43] El tejido conectivo vascularizado se extiende desde la superficie inferior de la piamadre para formar septos longitudinales, que separan de modo parcial los haces axonales en la porción intraorbitaria del nervio óptico.[26]

Axones

Capa de fibra nerviosa de la retina

A medida que los axones atraviesan la capa de fibras nerviosas, desde los cuerpos de las células ganglionares hasta la cabeza del nervio óptico, se distribuyen en un patrón característico (**fig. 4-6**). Las fibras de la periferia temporal se originan a ambos lados de una línea divisoria horizontal, el rafe horizontal, y se arquean por encima o por debajo de la fóvea como las fibras nerviosas arqueadas, mientras que las de la retina central, las fibras papilomaculares y las fibras nasales toman un camino más directo hacia la cabeza del nervio. La importancia de esta anatomía para los defectos del campo visual del glaucoma se analiza en el capítulo 5.

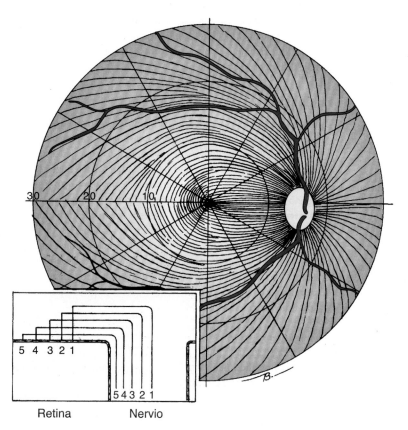

FIGURA 4-6 Distribución de las fibras nerviosas de la retina. Las fibras temporales tienen un arco retinotópico específico por encima y por debajo de la fóvea hacia la cabeza del nervio óptico. El recuadro muestra la disposición transversal de los axones, con fibras que se originan en la retina periférica y se acercan más a la coroides y la periferia del nervio óptico, mientras que las fibras que se originan más cerca de la cabeza del nervio están situadas más cerca del vítreo y ocupan una porción más central del nervio.

Los axones en monos y conejos están agrupados en haces de fibras por túneles de tejido compuestos de procesos alargados de células de Müller.[44-47] Estos haces, en especial en el lado temporal, se vuelven más grandes a medida que se acercan a la cabeza del nervio, sobre todo debido a la fusión lateral de los haces,[48] y por lo regular son visibles por oftalmoscopia como estrías retinianas.[44,47,49] Los axones en los haces varían en tamaño, con fibras más grandes provenientes de la retina más periférica.[48,49] Un estudio también demostró que los axones intra-CGR contienen numerosas várices en forma de bulbo en humanos de diferentes edades.[50,51]

Axones en la cabeza del nervio óptico

Las fibras nerviosas arqueadas ocupan las porciones temporales superior e inferior de la cabeza del nervio óptico, y los axones de la retina periférica adoptan una posición más periférica en la cabeza del nervio (**fig. 4-6**).[52] Las fibras arqueadas son las más susceptibles al daño glaucomatoso temprano. Las fibras papilomaculares se extienden sobre cerca de un tercio del nervio óptico distal, ante todo en forma inferior y temporal, donde la densidad axonal es más alta.[53] Se entremezclan con fibras extramaculares, lo que puede explicar la retención de la visión central en la atrofia óptica glaucomatosa temprana.

La población axonal promedio en la cabeza del nervio óptico humano normal, medida por medio del análisis de imágenes computarizadas de secciones a lo largo del nervio, oscila entre alrededor de 700 000 y 1.2 millones de fibras.[53,54] Se ha demostrado que el recuento de fibras del nervio óptico aumenta de manera significativa con el área de la cabeza del nervio óptico en ojos humanos y de monos, aunque otro estudio de ojos humanos no mostró tal correlación.[55,56] También se ha demostrado una correlación positiva entre el recuento de fotorreceptores retinianos y el área del nervio óptico.[57] El diámetro promedio reportado de las fibras axonales varía de 0.65 a 1.10 µm.[53,54] Axones de todos los tamaños se mezclan a lo largo del área del nervio, aunque los diámetros promedio más altos parecen ser más comunes en el segmento nasal.[53]

EMBRIOLOGÍA DE LA RETINA Y EL NERVIO ÓPTICO

La retina y el nervio óptico se desarrollan a partir de la copa óptica y el tallo óptico contiguo.[58,59] La capa interna de la copa contiene las células progenitoras retinianas pluripotenciales, que se diferencian en una secuencia cronológica específica y un orden histogénico definido en los siete tipos de células retinianas finales (véase fig. 1-3 en el cap. 1). En general, las CGR son las primeras en diferenciarse,[60] seguidas por los fotorreceptores de cono, las células amacrinas, las células horizontales y, por último, los fotorreceptores de bastón, las células bipolares y las células de Müller. La neurogénesis retiniana comienza en la región de la copa óptica central y luego se extiende en abanico de modo concéntrico en un patrón de onda hacia la periferia.

Existe una organización topográfica básica de la copa óptica con patrones dorsoventral y nasotemporal,[61] que involucra ciertas señales genéticas, incluida la de los genes Otx.[62]

La fisura óptica del tallo óptico se cierra para convertirlo en un cilindro, en el que crecen los axones de las CGR. La luz del tallo óptico es borrada por los axones alrededor del tercer mes fetal. La *apoptosis*, o muerte celular selectiva, y los reguladores del ciclo celular son importantes en el desarrollo ocular normal.[63] El recuento de axones del nervio óptico en humanos alcanza un máximo de cerca de 3.7 millones en la semana fetal 16 a 17, y luego disminuye con rapidez a niveles cercanos a los del adulto de alrededor de 1 millón para el momento del nacimiento.[64] Las células epiteliales de las paredes del tallo se diferencian en la neuroglía del nervio óptico. El tejido mesenquimatoso da lugar a los tabiques del nervio óptico en el tercer mes y a la lámina cribosa en el último mes de gestación.

Los genes reguladores clave involucrados en el desarrollo temprano del ojo y el destino de las células de la retina incluyen *Pax6*, *Rx1*, *Six3/6*, *Lhx2* y ciertos factores de transcripción básicos de hélice-asa-hélice. La expresión de estos genes y su efecto sobre la neurogénesis y diferenciación de la retina se consideran mecanismos "intrínsecos de la célula", mientras que los mecanismos "extrínsecos" incluyen las hormonas tiroideas y sus receptores, los factores de crecimiento de fibroblastos y otros "factores de crecimiento", proteínas hedgehog, varias neurotrofinas y óxido nítrico.[45-47,58]

El área de sección transversal del nervio óptico alcanza 50% del tamaño adulto a las 20 semanas de gestación, 75% al nacer y 95% antes del año de edad.[48] Al nacer, el nervio óptico está casi desmielinizado,[51] y la mielinización, la cual procede desde el cerebro hacia el ojo durante la gestación, se completa en gran medida en la región retrolaminar del nervio óptico para el primer año de vida.[65] El tejido conectivo de la lámina cribosa tampoco está desarrollado por completo al nacer, lo que se puede explicar por la mayor susceptibilidad de la cabeza del nervio del lactante al acopamiento glaucomatoso y su potencial de revertir dicho acopamiento.[66] Con el paso de la edad, los núcleos de las placas cribiformes se agrandan y la densidad aparente de colágeno tipo I, III y IV y elastina aumenta.[67] La elastina no solo aumenta con la edad, sino que las fibras elásticas se vuelven más gruesas, tubulares y están rodeadas por fibras de colágeno densamente empaquetadas.[67] Los filamentos de proteoglucanos en la lámina cribosa humana también disminuyen en longitud y diámetro con la edad.[68] Con el incremento de la edad, también parece haber una pérdida progresiva de axones con una disminución del espesor de la capa de fibras nerviosas[69] y un aumento correspondiente en el área de sección transversal ocupada por las leptomeninges y los tabiques fibrosos.[53,54] Se ha estimado que la pérdida de axones está entre 4 000 y 12 000 por año, y la mayoría de los estudios reporta valores más cercanos a la cifra más baja.[53,70] Un estudio sugirió una pérdida selectiva de fibras nerviosas grandes con la edad,[54] aunque esto no ha sido confirmado por otros.[53]

FISIOPATOLOGÍA DEL DAÑO GLAUCOMATOSO AL NERVIO ÓPTICO

Teorías

La patogenia de la atrofia óptica glaucomatosa ha sido objeto de controversia desde mediados del siglo XIX, cuando se introdujeron dos conceptos en el mismo año. En 1858, Müller[71] propuso que la PIO elevada conducía a la compresión directa y a la muerte de las neuronas (la teoría mecánica), mientras que von Jaeger[72] sugirió que una anomalía vascular era la causa subyacente de la atrofia óptica (la teoría vascular). En 1892, Schnabel[73] propuso otro concepto en la patogénesis de la atrofia óptica glaucomatosa, al sugerir que la atrofia de los elementos neurales creaba espacios vacíos, que tiraban de la cabeza del nervio hacia atrás (atrofia cavernosa de Schnabel).

En un inicio, la teoría mecánica recibió el mayor apoyo.[74,75] Este concepto prevaleció durante el primer cuarto del siglo XX hasta que LaGrange y Beauvieux[76] popularizaron la teoría vascular en 1925. En general, esta creencia sostenía que la atrofia óptica glaucomatosa fue secundaria a la isquemia, ya sea que esta sea el resultado de la PIO

elevada o una lesión vascular no relacionada.[77] En 1968, sin embargo, se introdujo el papel del flujo axoplásmico en la atrofia óptica glaucomatosa,[78] que revivió el apoyo a la teoría mecánica pero no excluyó la posible influencia de la isquemia.

Evidencia

La investigación continua sobre la patogenia de la atrofia óptica glaucomatosa ha llevado a los siguientes cuerpos de información. Las observaciones histopatológicas de ojos humanos con glaucoma proporcionan el método más directo para estudiar las alteraciones asociadas con la atrofia óptica glaucomatosa, aunque no explican por completo los mecanismos que causaron el daño. Uno de los factores limitantes ha sido que muchos de los especímenes estudiados provienen de ojos con cambios glaucomatosos avanzados, lo que llevó a posibles conceptos erróneos sobre las características patogénicas tempranas. Estudios más recientes, que han intentado correlacionar las observaciones clínicas con los cambios histopatológicos en las cabezas del nervio óptico de ojos con diferentes estadios de glaucoma, parecen aclarar muchos de estos puntos.

Alteraciones gliales

Alguna vez se sugirió que la pérdida de tejido de soporte astroglial precede a la pérdida neuronal,[79] lo que se pensaba que explicaba la formación de acopamiento temprano y reversible en los lactantes.[80] Sin embargo, estudios posteriores han demostrado que las células gliales no se pierden de manera selectiva en el glaucoma temprano, y en realidad son las únicas células que quedan después de la pérdida de axones en casos avanzados.[81]

Alteraciones vasculares

También se propuso alguna vez que la pérdida de vasos pequeños en la cabeza del nervio óptico acompaña a la atrofia de los axones,[82] y un estudio histológico sugirió una pérdida selectiva de los capilares retinianos peripapilares radiales en ojos con glaucoma crónico.[83] Sin embargo, investigaciones posteriores no revelaron una correlación entre la atrofia de este sistema vascular y la pérdida del campo visual, ni tampoco una pérdida selectiva importante de los capilares de la cabeza del nervio óptico en ojos humanos con glaucoma.[81,84] En modelos animales de atrofia óptica, creados ya sea por elevación sostenida de la PIO, sección del nervio óptico, o fotocoagulación de la CFNR, la palidez derivada del disco no se asoció con una disminución en la proporción de capilares a tejido neural, aunque el calibre de los vasos se redujo.[84] En cambio, estos estudios mostraron una proliferación o reorganización del tejido glial, lo que oscurece la visualización oftalmoscópica de los vasos. Otros estudios han encontrado una asociación con enfermedades vasoespásticas, como migraña y síndrome de Raynaud, en algunos pacientes con glaucoma de baja tensión.[85]

Alteraciones de la lámina cribosa

El arqueamiento hacia atrás de la lámina cribosa se ha reconocido durante mucho tiempo como un rasgo característico de la atrofia óptica glaucomatosa tardía[86] y como un cambio temprano en el ojo del lactante con glaucoma.[66] Sin embargo, estudios adicionales han sugerido que las alteraciones en la lámina pueden ser en realidad un evento primario en la patogenia de la atrofia óptica glaucomatosa. En ojos humanos enucleados, la elevación aguda de la PIO provoca un arqueamiento hacia atrás de la lámina,[87] y se observan cambios similares en modelos de glaucoma de primates con remodelamiento compensatorio y fibrosis.[88,89]

La mayor parte del desplazamiento posterior ocurrió en la lámina cribosa periférica, correspondiente a la región de pérdida axonal temprana.[87] En una evaluación histopatológica de 25 ojos humanos glaucomatosos, la compresión de láminas sucesivas de lámina cribosa fue la anomalía detectada en forma más temprana, y el arqueamiento hacia atrás de toda la lámina se produjo más tarde e involucró sobre todo los polos superior e inferior.[90]

En las primeras etapas del glaucoma en adultos, la magnitud del arqueamiento hacia atrás no es suficiente para explicar el acopamiento observado de modo oftalmoscópico, pero puede ser suficiente para producir un gradiente de presión a lo largo del axoplasma de los axones del nervio óptico que salen, comprometer la circulación[91] y causar compresión de los axones. Se ha sugerido que la estructura de la lámina cribosa puede ser un determinante importante en la susceptibilidad de la cabeza del nervio óptico al daño por la PIO elevada.[81] Sin embargo, la comparación racial del soporte relativo de tejido conectivo y el tamaño de los poros regionales de la lámina cribosa no explicó la mayor susceptibilidad en personas de ascendencia africana al daño glaucomatoso.[92,93] La matriz extracelular de la lámina cribosa puede desempeñar un papel importante en la progresión del daño glaucomatoso.[94-96] En los ojos glaucomatosos de mono hubo aumento de colágeno tipo IV y laminina que revestían los bordes de los haces laminares,[95,96] y se encontraron colágeno tipos I, III y IV en los poros de los haces.[95,97,98] La elastina, que es la principal proteína de las fibras elásticas y responsable para el retroceso elástico, parecía arremangada en lugar de recta, y parecía desconectada de otros elementos de la matriz del tejido conectivo en ojos glaucomatosos de humanos y monos.[99] La expresión de ARNm de elastina en ojos humanos con GCAA sugiere síntesis de fibras elásticas anormales.[100] Estos cambios pueden ser secundarios a una elevación prolongada de la PIO, y pueden modificar el curso de la atrofia óptica glaucomatosa.

Alteraciones axonales

La causa real del acopamiento temprano de la cabeza del nervio óptico en el glaucoma parece ser la pérdida de tejido axonal.[81] Los modelos experimentales de ojos de primates expuestos a una elevación crónica de la PIO sugieren que el daño está asociado con un desplazamiento posterior y lateral de la lámina cribosa, que comprime los axones e interrumpe el flujo axoplásmico.[101] El daño primero involucra haces axonales a lo largo del nervio con un compromiso algo mayor de los polos inferior y superior.[90] Con el daño continuo del nervio óptico, la susceptibilidad de las zonas polares se vuelve más prominente (**fig. 4-7**).[81,90] Estudios histológicos de los nervios ópticos de monos y humanos indican que las fibras nerviosas más grandes que el diámetro promedio normal se atrofian más rápido en los ojos glaucomatosos, aunque ningún tamaño de fibra se libra del daño.[102] Esta pérdida preferencial de fibras grandes parece deberse a una mayor proporción de fibras en los polos inferior y superior y a una susceptibilidad inherente al daño por glaucoma.[102]

En la retina de los ojos glaucomatosos de mono también hay una pérdida selectiva de las células ganglionares más grandes, tanto en la periferia media como en la fóvea, y se ha sugerido que las pruebas psicofísicas deben estar dirigidas a estas células en las etapas tempranas del glaucoma.[103] La apoptosis, o un mecanismo preprogramado de suicidio celular, puede ser un mecanismo de pérdida de células ganglionares en el glaucoma, como lo sugiere la microscopia electrónica y la evidencia bioquímica.[104] Puede iniciarse por la pérdida del flujo retrógrado normal de factores de crecimiento neurotróficos a lo largo del axón cuando se daña la lámina cribosa. Esta apoptosis tal vez esté relacionada con la pérdida de influencias tróficas como resultado de la inhibición de la transmisión de señales neurotróficas desde las terminaciones de los axones a los cuerpos de las células neuronales; los estudios histológicos también han mostrado una disminución significativa de los *cuerpos amiláceos*, que son cuerpos ovalados homogéneos que se cree se correlacionan con la degeneración axonal, en las CGR y el nervio óptico de los ojos humanos con etapas avanzadas de glaucoma.[105] Un estudio reveló una reducción significativa en el recuento de fotorreceptores en ojos humanos con glaucoma de ángulo cerrado asociado con traumatismo,[106] aunque esto no se observó en ojos humanos con GCAA o en ojos de mono con glaucoma experimental.[60,107]

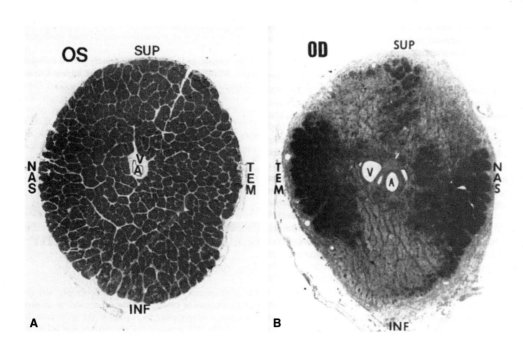

FIGURA 4-7 Microscopia óptica de cabezas del nervio óptico. A: cabeza del nervio óptico sana en sección transversal, con haces de axones con tinción oscura y tejido de soporte glial intermedio que rodea las aberturas para los vasos centrales de la retina.
B: cabeza de nervio óptico glaucomatoso en sección transversal, con pérdida de haces de axones de modo predominante en los cuadrantes inferior y superior (en comparación con la cabeza del nervio normal en A). INF, inferior; NAS, nasal; SUP, superior; TEM, temporal. (Cortesía de Harry A. Quigley, MD.)

Se ha reportado que ocurre degeneración secundaria después del daño experimental a las CGR, lo que provoca pérdida de las CGR vecinas como efecto indirecto de la lesión, y muerte de las CGR transectadas. Los niveles de glutamato en el vítreo no aumentaron a los 3 meses de la lesión, lo que sugiere la necesidad de realizar más investigaciones sobre los mecanismos de degeneración secundaria.[61,108]

Estudios de flujo sanguíneo

El flujo sanguíneo en la cabeza del nervio óptico de los gatos es relativamente alto en comparación con el de las porciones más posteriores del nervio, y la autorregulación parece compensar las alteraciones en la presión arterial media.[62,109] Con la elevación de la PIO, el flujo sanguíneo en la cabeza del nervio óptico, la retina y la coroides de los ojos de gato se ve afectado solo de manera ligera antes de que la presión esté dentro de los 25 mm Hg de la presión arterial media, y el flujo en la lámina cribosa se reduce solo con elevaciones extremas de presión, lo que de nuevo sugiere una autorregulación en la cabeza del nervio óptico.[110] Sin embargo, otro estudio propone que la función eléctrica de los axones de las células ganglionares en los ojos de gato depende de la presión de perfusión y no de la elevación absoluta de la PIO.[111] El análisis en tiempo real del metabolismo oxidativo de la cabeza del nervio óptico en gatos indica que la respuesta metabólica depende de la PIO o de la presión arterial media y que la reducción de la PIO puede revertir la disfunción metabólica.[112]

La elevación de la PIO a corto plazo en ojos de mono no alteró el flujo sanguíneo de la cabeza del nervio óptico hasta que superó los 75 mm Hg, y el glaucoma prolongado en los monos no tuvo influencia aparente sobre el flujo sanguíneo promedio en la cabeza del nervio;[113] otros han demostrado que el umbral de PIO que se necesita para afectar el flujo sanguíneo está determinado en parte por la presión arterial sistémica del animal.[114] Un estudio de la tensión de oxígeno en la cabeza del nervio óptico de mono sugirió que la autorregulación compensa los cambios en la presión de perfusión,[115] y una técnica de imagenología no invasiva de fosforescencia en gatos reveló una tensión de oxígeno bien mantenida en la cabeza del nervio óptico y la retina, a pesar del aumento de la PIO, hasta que se detuvo el flujo sanguíneo al ojo.[116]

Las mediciones del flujo sanguíneo en la cabeza del nervio óptico en ojos humanos, mediante láser Doppler, demuestran una compensación autorreguladora a la reducción de la presión de perfusión secundaria a la PIO elevada.[117] Sin embargo, en ojos glaucomatosos los estudios con Doppler muestran una velocidad de flujo reducida en la cabeza del nervio óptico.[118] El flujo sanguíneo en la cabeza del nervio óptico, el área del borde y el flujo retrobulbar disminuyen con el aumento del daño glaucomatoso.[119] Los ojos con glaucoma también parecen tener una mayor fluctuación diurna del flujo sanguíneo del nervio óptico.[120]

Una técnica de monitoreo continuo del brillo del disco durante y después de una elevación artificial abrupta de la PIO también mostró que la medida en que un ojo glaucomatoso puede ajustarse a los cambios de presión se reduce de forma significativa en comparación con los ojos no glaucomatosos.[121]

También se observa una menor respuesta autorreguladora a los cambios posturales en la vasculatura retiniana de los pacientes con glaucoma.[122] La edad puede influir en las respuestas vasculares a la PIO. Un estudio mostró que los vasos retinianos principales en el borde del disco aumentaron de calibre en respuesta a la reducción de la PIO en pacientes con GCAA que tenían 55 años o menos, pero no después de esa edad.[123] En los niños, la presión intracraneal también afecta

el flujo sanguíneo del nervio óptico.[124] Puede ser que la isquemia de la cabeza del nervio óptico en el glaucoma implique una autorregulación defectuosa, que puede empeorar con la edad y también se ve afectada por la presión arterial sistémica y la presión arterial intracraneal.[110,125] Existen reportes de pacientes con hipertensión sistémica y glaucoma con campos visuales estables durante años hasta que inician la terapia de presión arterial. Se observó un declive subsecuente en los defectos del campo sin cambios en la PIO o la apariencia del disco.[126]

Los efectos del control de la presión arterial son en particular significativos dados los estudios recientes que abogan por un control estricto de la presión arterial por debajo de 120 mm Hg de presión sistólica.[127] Esto no deja de tener implicaciones potenciales para el glaucoma, ya que los estudios han demostrado que la hipotensión nocturna es un factor de riesgo para pérdida progresiva del campo visual en pacientes con glaucoma.[128]

Hoy en día se investigan moléculas como la endotelina y el óxido nítrico por su posible papel en las respuestas autorreguladoras normales y alteradas.[129,130]

Angiografía con fluoresceína

Patrón normal de fluoresceína

Por lo general el patrón de fluoresceína normal de la cabeza del nervio óptico se describe en tres fases.[11] Se cree que la primera fase, un *llenado inicial* o *fase arterial prerretiniana*, representa el llenado de las regiones prelaminar y de la lámina cribosa por las arterias ciliares posteriores. La fluoresceína en los vasos retrobulbares también puede contribuir a esta fase.[131] El *pico de fluorescencia*, o *fase arteriovenosa retiniana*, se debe ante todo al llenado del plexo capilar denso en la superficie de la cabeza del nervio a partir de las arteriolas retinianas. Con el aumento de la edad, hay una disminución en el tiempo de llenado de las circulaciones tanto retiniana como coroidea.[132] La *fase tardía* consiste en 10 a 15 minutos de tinción retardada de la cabeza del nervio, tal vez debida a la fluoresceína en el tejido conectivo de la lámina cribosa. Estudios con marcadores en monos sugieren que la fuga puede provenir de la coroides adyacente.[133]

Efecto de la PIO elevada de modo artificial

El efecto de la PIO artificialmente elevada sobre el patrón angiográfico de fluoresceína ha proporcionado una comprensión de la vulnerabilidad relativa de los vasos oculares a la presión elevada en ojos normales y glaucomatosos. Existe un retraso general en toda la circulación ocular en respuesta a una elevación de la PIO. La porción prelaminar de la cabeza del nervio parece ser la porción más vulnerable del sistema vascular ocular a la presión elevada en monos.[11]

Los estudios sobre la vulnerabilidad de la coroides peripapilar a la elevación de la PIO han proporcionado resultados contradictorios. La angiografía con fluoresceína de ojos de mono ha sugerido una marcada susceptibilidad de este sistema vascular a la presión elevada,[11] y los estudios con fluoresceína en ojos humanos con glaucoma han mostrado retrasos similares en el llenado coroideo peripapilar.[134] El retraso parece ser sensible a la PIO elevada. Se ha sugerido que esta alteración vascular de la coroides peripapilar contribuye a la atrofia óptica glaucomatosa.[135] Sin embargo, los estudios angiográficos con fluoresceína de ojos humanos normales han mostrado un llenado coroideo retardado o irregular similar con presiones normales,[136] y los capilares coroideos peripapilares en ojos humanos normales fueron relativamente resistentes a las elevaciones de presión artificial.[137] Además, un estudio con fluoresceína de pacientes con glaucoma de baja tensión o GCAA no proporcionó evidencia de que la hipoperfusión de la coroides peripapilar contribuya a la hipoperfusión del nervio óptico.[138]

En gatos se ha demostrado una falta de llenado selectiva de los capilares peripapilares radiales de la retina durante la perfusión con tinta china.[139] Sin embargo, como se mencionó antes, las observaciones histopatológicas difieren con respecto a las alteraciones de este sistema vascular en los ojos glaucomatosos.[83] Los ojos humanos han mostrado que la circulación coroidea en general es más vulnerable que la de la retina a la PIO elevada,[11,135] aunque un estudio encontró que los dos sistemas se llenan al mismo nivel de presión aumentada.[140] Se han reportado diferencias regionales en la circulación de la cabeza del nervio óptico, retina y coroides peripapilar.[141]

Estudios de ojos glaucomatosos

Los estudios angiográficos con fluoresceína de ojos glaucomatosos y no glaucomatosos han revelado dos tipos de defectos de llenado de la cabeza del nervio óptico: (1) hipoperfusión persistente e (2) hipoperfusión transitoria.[138]

La hipoperfusión persistente, o defectos de llenado absolutos, es más común en los ojos con glaucoma, en especial en el glaucoma de baja tensión, y se dice que se correlaciona con la pérdida del campo visual.[138] Las características de un defecto de llenado incluyen disminución del flujo sanguíneo, un lecho vascular más pequeño, vasos sanguíneos más estrechos y una mayor permeabilidad de los vasos.[93] El defecto de llenado puede ser focal o difuso. Se cree que el primero refleja una vasculatura susceptible con o sin PIO elevada, y es el defecto típico del glaucoma de baja tensión.[138] Los defectos focales ocurren sobre todo en los polos inferior y superior de la cabeza del nervio óptico. En ojos glaucomatosos se observan más a menudo en la pared de la copa, mientras que en los ojos no glaucomatosos ocurren con mayor frecuencia en el piso de la copa.[94] Se cree que el defecto difuso representa una elevación prolongada de la presión.[138]

Se piensa que la naturaleza del defecto en el GCAA es específica, y la angiografía con fluoresceína de la cabeza del nervio óptico puede ayudar a diferenciar el GCAA de otras afecciones que tienen cambios clínicos similares en el disco óptico.[95] El análisis de imágenes computarizadas se ha utilizado para cuantificar de manera objetiva los angiogramas con fluoresceína del disco óptico, y ha demostrado que los aumentos en las áreas de defectos de llenado de fluoresceína se correlacionan con la progresión glaucomatosa.[96]

En pacientes con glaucoma de baja tensión, los tiempos de paso arteriovenoso retiniano están prolongados en la angiografía con fluoresceína, tal vez debido al aumento de la resistencia en la arteria central de la retina y las arterias ciliares posteriores. El paso arteriovenoso se correlaciona con el tamaño de la cabeza del nervio óptico, los índices del campo visual y la sensibilidad al contraste.[142]

Flujo axoplasmático

Fisiología del flujo axoplasmático

El *flujo axoplasmático*, o *transporte axonal*, se refiere al movimiento de material (axoplasma) a lo largo del axón de un nervio (la dendrita también puede tener transporte) de una manera predecible y dependiente de energía. Este movimiento se ha caracterizado por tener componentes rápidos y lentos, aunque también pueden existir numerosas velocidades intermedias. La fase rápida se mueve a cerca de 410 mm/día en varias especies, y puede suministrar material a las vesículas sinápticas,

el axolema y el retículo endoplásmico agranular del axón; la fase lenta se mueve 1 a 3 mm/día y se cree que favorece el crecimiento y mantenimiento de los axones.[143] El flujo del axoplasma puede ser *ortógrado* (desde la retina al cuerpo geniculado lateral) o *retrógrado* (del cuerpo geniculado lateral a la retina).[144]

Modelos experimentales de flujo axoplásmico

Se han desarrollado modelos animales (por lo regular en monos) para estudiar el flujo axoplásmico al inyectar aminoácidos radiactivos, como leucina tritiada, en el vítreo. En otros modelos animales, los resultados pueden ser menos generalizables al glaucoma humano debido a las diferencias entre especies de la región de la lámina cribosa; algunos animales no tienen lámina. El aminoácido se incorpora a la síntesis de proteínas de las CGR y luego desciende por el axón de las células ganglionares hacia el nervio óptico, lo que permite el estudio histológico del movimiento ortógrado de la proteína marcada de manera radiactiva.[145] Asimismo, el flujo retrógrado puede estudiarse al observar la acumulación de ciertos componentes neuronales no marcados, como las mitocondrias, por microscopia electrónica,[146] o mediante la inyección de elementos marcadores, como la peroxidasa de rábano picante, en el cuerpo geniculado lateral, y estudiar su movimiento hacia la retina.[147] Estos modelos se pueden utilizar para estudiar factores que causan un bloqueo anormal del flujo axoplásmico, que puede relacionarse con la atrofia óptica glaucomatosa en el ojo humano.

Influencia de la presión intraocular en el flujo axoplásmico

La PIO elevada en ojos de mono causa obstrucción del flujo axoplásmico en la lámina cribosa y el borde del foramen escleral posterior.[144,148,149] El transporte axonal en ojos de mono con elevación crónica de la PIO también se reduce de modo preferente en las capas magnocelulares del núcleo geniculado lateral dorsal, al que se proyectan las CGR grandes.[150] La obstrucción en general involucra tanto las fases rápida y lenta como los componentes ortógrado y retrógrado. En ojos de mono, la obstrucción del transporte axonal rápido involucra de manera preferente las porciones superior, temporal e inferior de la cabeza del nervio óptico.[151] La magnitud y duración de la elevación de la presión influyen en el inicio, la distribución y el grado de obstrucción axoplásmica en la cabeza del nervio óptico.[149] El mecanismo por el cual la PIO elevada conduce a la obstrucción del flujo axoplásmico es incierto, pero existen dos teorías populares: la mecánica y la vascular.

La *teoría mecánica* sugiere que las alteraciones físicas en la cabeza del nervio óptico conducen a una desalineación de las fenestraciones en la lámina cribosa, y pueden derivar en una obstrucción del flujo axoplásmico.[78,86,149] En apoyo a esta hipótesis está la observación de que la PIO elevada conduce al bloqueo del transporte axonal a pesar de una circulación capilar intacta de la cabeza del nervio y una PO_2 arterial elevada.[144] Más aún, también se ha reportado la obstrucción del flujo axoplásmico en respuesta a la hipotonía ocular, lo que ha llevado a algunos investigadores a sugerir que una diferencia de presión a través de la cabeza del nervio óptico, ya sea debido a un aumento o disminución relativa de la PIO, provoca cambios mecánicos con compresión de los haces axonales.[148] En la porción laminar de los axones de las células ganglionares del cerdo se observan cambios citoesqueléticos antes de la interrupción del flujo axoplásmico; se notó que la interrupción del flujo axoplásmico era mayor en los axones de la periferia del nervio óptico, lo que favoreció una cuestión mecánica como proceso patológico primario.[152]

En conflicto con la teoría mecánica está la observación de que la presión intracraneal elevada en monos no provocó la obstrucción del flujo axoplásmico rápido, ni tampoco la impidió en respuesta a la PIO elevada, a pesar de la reducción del gradiente de presión a través de la lámina.[153] Esto sugiere que puede estar involucrado más que un simple mecanismo mecánico o hidrostático en la obstrucción del flujo axoplásmico en respuesta a la PIO elevada. También contra la teoría mecánica simple están las observaciones de que el daño del axón es difuso dentro de los haces, en lugar de focal, como podría esperarse con un efecto de acodamiento,[154] y la localización de la interrupción del transporte no se correlaciona con el área transversal de los haces de fibras, la forma de los poros laminares o la densidad de los tabiques entre haces.[155]

La *teoría vascular* sugiere que la isquemia tiene al menos un papel en la obstrucción del flujo axoplásmico en respuesta a la PIO elevada. Se ha reportado que la interrupción de las arterias ciliares posteriores cortas en monos bloquea el flujo axoplásmico lento y rápido, aunque no causó acopamiento glaucomatoso.[156] La oclusión de la arteria central de la retina se ha asociado con la obstrucción del transporte axonal ortógrado y retrógrado rápido.[157] Más aún, la acumulación de marcador en la lámina cribosa fue inversamente proporcional a la presión de perfusión en ojos de gato,[158] y el bloqueo del transporte axonal inducido por la PIO aumentó en ojos con hipertensión sistémica inducida por angiotensina.[159] En ojos de mono con PIO elevada, la fuga de la microvasculatura de la cabeza del nervio se ha asociado con el bloqueo del transporte axonal en la lámina cribosa.[160]

En contra de un mecanismo vascular para la obstrucción del flujo axoplásmico inducido por la presión se encuentra la observación de que la ligadura de la arteria carótida común derecha en los monos, que redujo la presión estimada de la arteria oftálmica en 10 a 20 mm Hg, no afecta de manera significativa el grado en que la elevación de la PIO interrumpe el transporte axonal.[161] Cuando se estudió la obstrucción del flujo axoplásmico retrógrado en ojos de rata, aún se encontró una relación directa con la PIO, aunque la influencia de la circulación sanguínea se eliminó, y la lámina cribosa es solo una hoja laminar única.[147] Por lo tanto, puede ser que factores distintos a, o además de, la isquemia y el acodamiento de los axones por una lámina cribosa

multilaminar estén implicados en la obstrucción del flujo axoplásmico inducida por la PIO.

Un estudio encontró que la constricción parcial del flujo axoplásmico puede estar presente en la lámina cribosa en direcciones ortógrada y retrógrada, y que las acumulaciones de mitocondrias a ese nivel eran más comunes en los axones amielínicos que en los axones mielinizados adyacentes. Los autores sugirieron que la constricción puede ser un factor en el glaucoma en el que la PIO no está elevada.[162] La endotelina-1, que produce vasoconstricción, reduce el transporte axonal rápido en ratas.[163]

Los efectos sobre el flujo axoplásmico en la región laminar que se observan en monos con glaucoma experimental son similares a los observados en una de las pocas especies que desarrollan glaucoma espontáneo, el cocker spaniel americano.[164]

Presión del líquido cefalorraquídeo y neuropatía óptica glaucomatosa

Desde el punto de vista anatómico, el líquido cefalorraquídeo (LCR) se extiende de modo anterior en la vaina del nervio óptico y el espacio subaracnoideo hasta la cara posterior de la lámina cribosa. Aunque se sabe que la PIO tiene un papel en la neuropatía óptica glaucomatosa, solo de forma reciente se ha especulado acerca de cualquier efecto que pueda tener la presión del LCR.[165] Estudios en perros han demostrado que el efecto biomecánico de alterar la presión del LCR en la lámina cribosa es igual o mayor que un cambio equivalente en la PIO.[166] Estudios de la arquitectura del nervio óptico en ojos humanos han demostrado que la lámina cribosa es relativamente delgada y está arqueada de forma posterior en ojos humanos con glaucoma (**fig. 4-8**).[31,167] Un estudio retrospectivo reciente encontró que la presión del LCR en pacientes con GCAA estaba reducida de manera significativa.[165] En un estudio posterior, la presión del LCR también fue más baja en pacientes con glaucoma de tensión normal y más alta en pacientes con hipertensión ocular, en comparación con los controles.[168] Un estudio prospectivo confirmó que las personas con GCAA tienen presiones de LCR mucho más bajas que los controles; además, la presión del LCR fue menor en los pacientes con glaucoma de tensión

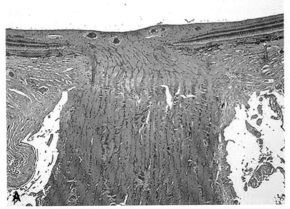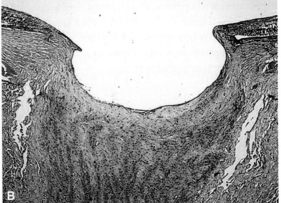

FIGURA 4-8 Microscopia óptica de cortes de nervios ópticos teñidos con hematoxilina y eosina. A: nervio óptico sano, no glaucomatoso. **B:** nervio óptico glaucomatoso. Comparada con A, la lámina cribosa es más delgada y arqueada de modo posterior, lo que da una apariencia de "olla de frijoles". (Reproducido con autorización de Rhee DJ, ed. *Glaucoma.* 2nd ed. Philadelphia, PA: Lippincott Williams & Wilkins; 2012.)

normal que en los pacientes con GCAA.[169] En este estudio, la PIO, la presión del LCR y la presión arterial se correlacionaron de forma positiva, lo que sugiere una interacción dinámica entre estos factores. Aunque preliminares, estos estudios proponen que la presión translaminar (la diferencia entre la PIO y la presión del LCR) tiene un papel importante en la patogénesis de la neuropatía óptica glaucomatosa.[170]

Estudios electrofisiológicos

Cuando la PIO se eleva de manera artificial en ojos humanos sanos se produce una reducción significativa en las amplitudes de los componentes electrorretinográficos y los potenciales evocados visuales solo cuando la presión se acerca o supera la presión arterial oftálmica.[171,172] Sin embargo, la curva de amplitud de presión-perfusión del potencial evocado visual en ojos normales mostró un acodamiento, sugerente de autorregulación vascular, que no se observó en pacientes con glaucoma,[173] lo que de nuevo apunta a una posible deficiencia en la autorregulación en el glaucoma. Como se señaló antes, se encontró que la función eléctrica de las CGR en los ojos de gato depende más de la presión de perfusión que de la altura absoluta de la PIO.[111]

Se cree que la electrorretinografía de patrón se origina en las CGR, y se espera que esté reducida en el glaucoma. Por lo tanto, podría usarse para detectar la pérdida de células ganglionares, pero no logró separar a los pacientes con glaucoma de los individuos sanos cuando se utilizó como estudio único.[174] Sin embargo, un estudio de pacientes con hipertensión ocular mostró que la amplitud electrorretinográfica del patrón se correlaciona con varios parámetros morfométricos del disco óptico, en particular en sectores considerados de riesgo de daño glaucomatoso temprano.[175] Aunque todavía están en una etapa temprana de su desarrollo, la electrorretinografía de patrón y la electrorretinografía multifocal parecen prometedoras en cuanto al diagnóstico y evaluación funcional de la pérdida de células ganglionares.[176,177]

Comparaciones con atrofia óptica no glaucomatosa

Los estudios de otros trastornos oculares proporcionan información indirecta sobre el posible mecanismo de la atrofia óptica glaucomatosa. Por ejemplo, un estudio histopatológico de atrofia coroidea peripapilar grave reveló una cabeza del nervio óptico normal, lo que sugiere que el suministro vascular de estas dos estructuras puede ser independiente.[178] Los estudios de atrofia óptica no glaucomatosa se han utilizado tanto para apoyar como para refutar una base isquémica para la atrofia óptica glaucomatosa. En pacientes con neuropatía óptica isquémica anterior, se observa con frecuencia un acoplamiento similar al encontrado en el glaucoma cuando la isquemia se debe a una arteritis de células gigantes, pero es menos común en los casos no arteríticos.[179,180] Estas observaciones han llevado a sugerir que el glaucoma y la neuropatía óptica isquémica anterior tienen la misma base vasogénica de daño al nervio óptico, pero difieren según la tasa de cambio.[179] También se ha sugerido que la neuropatía óptica isquémica aguda puede ser uno de varios mecanismos de enfermedad del nervio óptico en el glaucoma crónico.[181] Si esto es cierto, la diferencia en la pérdida del campo visual sugiere que también hay una diferencia en la naturaleza o distribución de la isquemia.[180] Asimismo, el patrón de pérdida de fibras del nervio óptico en la neuropatía óptica por isquemia anterior no arterítica involucra ante todo la mitad superior del nervio y es diferente a la encontrada en el glaucoma.[182]

A diferencia de los estudios ya descritos, una revisión de 170 ojos con atrofia óptica no glaucomatosa de diversas etiologías reveló un aumento pequeño pero significativo del acoplamiento.[183]

Sin embargo, las excavaciones eran diferentes desde el punto de vista morfológico de las que se observan en el glaucoma, lo que se sugirió como evidencia en contra de una etiología vascular en el acoplamiento glaucomatoso. Además, un estudio de 18 pacientes con choque vasogénico y mala perfusión de tejido periférico no reveló evidencia de una cabeza del nervio óptico glaucomatosa o cambios en el campo visual.[184]

La atrofia cavernosa del nervio óptico, como la describió en un principio Schnabel,[112] se ha considerado una forma de atrofia óptica glaucomatosa causada por elevaciones graves de la PIO. Sin embargo, esto también ocurre en pacientes con presiones normales, en cuyo caso puede representar un cambio por envejecimiento asociado con arteriosclerosis generalizada y una enfermedad vascular oclusiva crónica del nervio óptico proximal.[185]

Conclusiones relacionadas con la fisiopatología

La evidencia actual sugiere que la obstrucción del flujo axoplásmico puede estar involucrada en la patogenia de la atrofia óptica glaucomatosa. Sin embargo, aún no está claro si los factores mecánicos o vasculares son los principales responsables de esta obstrucción, o si otras alteraciones también son importantes en la pérdida final de axones. Todos estos elementos pueden estar involucrados hasta cierto punto, o puede haber más de un mecanismo de atrofia óptica en los ojos con glaucoma. Por ejemplo, las diferencias observadas en los defectos glaucomatosos del campo visual entre pacientes con glaucomas de baja y alta tensión han llevado a sugerir que la isquemia puede ser el factor predominante en aquellos glaucomas en el extremo inferior de la escala de la PIO, mientras que un efecto mecánico más directo de la presión puede prevalecer en casos con PIO más alta.[186]

ASPECTO CLÍNICO DE LA CABEZA DEL NERVIO ÓPTICO

Mientras los investigadores aún estudian la fisiopatología de la atrofia óptica glaucomatosa, el médico tiene la responsabilidad de familiarizarse de manera meticulosa con la morfología clínica de esta condición, ya que proporciona la evidencia temprana más confiable de daño en el glaucoma.

Morfología de la cabeza del nervio óptico normal

Para reconocer las alteraciones patológicas de la cabeza del nervio óptico, primero se debe estar familiarizado con la amplia gama de variaciones normales.

Características generales

Por lo general, el aspecto oftalmoscópico de la cabeza del nervio óptico es el de un óvalo vertical, aunque existe una variación considerable en tamaño y forma. Los estudios clínicos han revelado una diferencia de más de seis veces en el área de las cabezas del nervio normales,[187] que es consistente con los estudios histológicos antes citados.[2-4] La porción central del disco por lo regular contiene una depresión, la excavación o copa, y un área de palidez, que representa una ausencia parcial o total de axones, con exposición de la lámina cribosa. Aunque el tamaño y la ubicación de la excavación y la palidez suelen ser los mismos, este no es siempre el caso, en especial en estados patológicos,[82] y estos dos parámetros no deben considerarse sinónimos. El tejido entre la excavación y los márgenes del disco se denomina borde neural. Representa la ubicación de la mayor parte de los axones y por lo regular tiene un color rojo anaranjado debido a los capilares asociados. Los vasos retinianos suben por la pared nasal de la copa, a menudo acodándose en el margen de la copa antes de cruzar el borde neural hacia la retina (**fig. 4-9**).

Borde neurorretiniano fisiológico

Por lo regular, se habla más sobre la excavación que sobre el borde neurorretiniano de las cabezas del nervio óptico normal y glaucomatoso. Sin embargo, son en realidad las alteraciones en el borde neurorretiniano de un ojo con glaucoma las que provocan cambios en la excavación y pérdida del campo visual. La relación copa/disco es solo una medida indirecta de la cantidad de tejido neural en la cabeza del nervio óptico y puede ser engañosa, ya que un diámetro mayor de la cabeza del nervio puede estar asociado con un ancho del borde neurorretiniano más delgado y un tamaño de excavación más grande, a pesar de un número estable de axones.[188] Por tanto, es importante prestar mucha atención a la apariencia del borde neurorretiniano.

El borde neurorretiniano de la cabeza del nervio óptico normal suele ser más ancho en el cuadrante inferior, seguido por el borde superior y luego el borde nasal, con el borde temporal como el más delgado.[189] Se ha sugerido que la desviación de esta regla "ISNT" es útil para diferenciar los ojos glaucomatosos de los ojos normales con buena sensibilidad.[190,191] Sin embargo, comparar los bordes inferior y superior (regla "IS") proporciona más especificidad para diferenciar los ojos normales de los glaucomatosos.[191]

Varios estudios han intentado correlacionar el área del borde neurorretiniano con la del disco, y existe un acuerdo general en que las dos están correlacionadas de forma positiva, es decir, los discos más grandes tienen áreas más grandes del borde neurorretiniano.[187,192] Sin embargo, el contorno de la excavación influye en esta correlación, ya que el área relativa del borde suele ser más grande en los discos con pendiente temporal plana que en aquellos con excavaciones circulares empinadas.[192] El aumento en el área del borde neurorretiniano con el incremento en el área del disco parece deberse, al menos en parte, a un mayor número de axones de células ganglionares.[4]

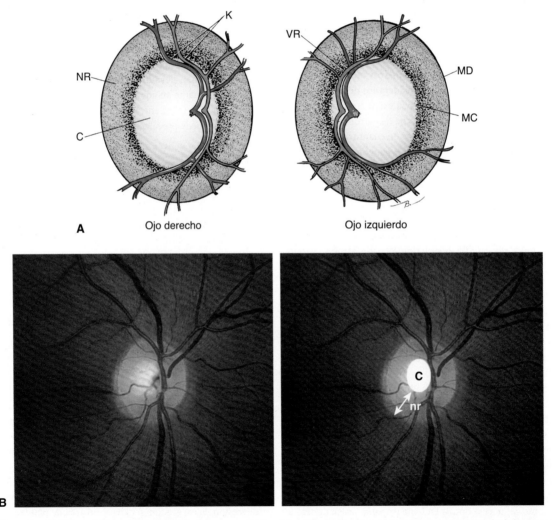

FIGURA 4-9 **Esquemas del disco óptico y fotografías de cabezas normales del nervio óptico. A:** tenga en cuenta que el tamaño de las excavaciones es simétrico entre los dos ojos y que los bordes neurorretinianos son uniformes en 360 grados. C, copa; MC, margen de la copa; MD, margen del disco; K, acodamiento de los vasos en el margen de la copa; NR, borde neurorretiniano; VR, vasos retinianos. **B:** fotografía de disco de un ojo derecho normal (imagen izquierda). Elipsoide blanco que se aproxima al tamaño de la excavación (*C*) y flecha de dos puntas en el borde neurorretiniano (*nr*) (imagen derecha).

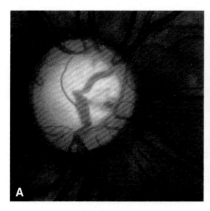
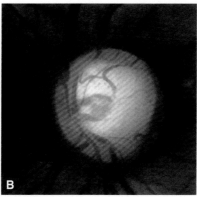

FIGURA 4-10 Crecientes esclerales grises en la cabeza del nervio óptico. En este paciente con excavaciones fisiológicas grandes, la media creciente escleral gris delgada se ve justo dentro del labio escleral en el cuadrante temporal del disco derecho (**A**) y el cuadrante inferotemporal del disco izquierdo (**B**).

Varios factores pueden interferir con la interpretación del ancho del borde neurorretiniano. Se ha descrito una creciente esclera gris en la cabeza del nervio óptico, que por lo general es de color gris pizarra y se localiza en la periferia temporal o inferotemporal del borde neurorretiniano.[193] Es más común en los negros y al parecer representa una variación de la anatomía normal. Sin embargo, confundir la media creciente gris con una creciente pigmentada peripapilar podría dar lugar a que los bordes neurales fisiológicos se malinterpreten como patológicamente delgados en esa zona (**fig. 4-10**).

Otra fuente de error en la interpretación del borde neurorretiniano es la cabeza del nervio óptico en la miopía, en la que la inserción oblicua del nervio puede provocar distorsión del borde neurorretiniano temporal desde la vista oftalmoscópica, lo que sugiere un adelgazamiento patológico de este tejido (**fig. 4-11**). Otras características de los discos muy miopes que pueden interferir con la interpretación incluyen un área del disco un tanto grande, una excavación menos profunda de lo habitual, que puede enmascarar la profundización de la excavación en el glaucoma, una rigidez ocular inferior al promedio,

una creciente escleral peripapilar o un área grande de atrofia parapapilar o un estafiloma. Estas características sirven como factores de confusión y dificultan distinguir un nervio óptico miope de un disco glaucomatoso, además de que pueden enmascarar cambios en el campo visual.[194]

El área del borde parece disminuir con la edad y el aumento de la PIO.[195,196] También se ha observado que los pacientes con diabetes mellitus pueden tener un incremento en el borde neurorretiniano con el tiempo, lo que podría deberse a la inflamación de los nervios.[197]

Retina peripapilar fisiológica

Capa de fibra nerviosa de la retina

Por lo general, las estrías en la CFNR se ven de forma oftalmoscópica como reflejos de luz de los haces de fibras nerviosas (**fig. 4-1**).[44] Son visibles solo después de que los haces alcanzan un grosor crítico y, por lo tanto, se ven mejor en el polo posterior y las regiones peripapilares, en especial en los polos verticales del disco, y se extienden

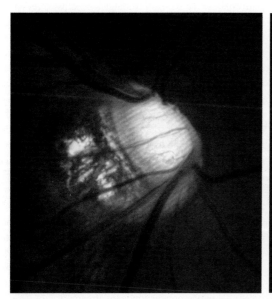
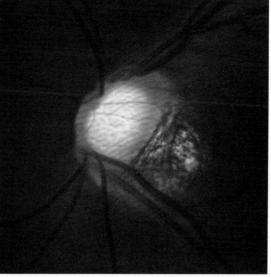

FIGURA 4-11 Inserción oblicua de nervios ópticos en ojos miopes. Estos nervios ópticos inclinados o insertados de forma oblicua pueden confundir la interpretación del borde neurorretiniano. Dichos nervios tienden a tener una creciente escleral peripapilar temporal amplia. En este paciente, la asimetría y pérdida del borde superonasal del ojo derecho corresponden a daño glaucomatoso.

de modo temporal desde ellos.[198] Bajo la luz blanca, la capa de fibras nerviosas se observa como una neblina blanquecina sobre la retina y los vasos retinianos. En un estudio grande, la CFNR fue más visible en la arcada temporal inferior, seguida de la arcada temporal superior, luego el área macular temporal y al final el área nasal.[199] Se ha observado que la capa de fibras nerviosas disminuye con la edad.[199] Se ha demostrado que la visibilidad de la capa de fibras nerviosas se correlaciona con el ancho del borde neurorretiniano y el calibre de la arteria retiniana.[200] Se ha demostrado que la altura relativa de la capa de fibras nerviosas, en especial cuando se combina con el defecto en la media del campo visual, discrimina mejor entre ojos glaucomatosos y no glaucomatosos.[201]

Variaciones pigmentarias peripapilares

La cabeza del nervio óptico normal puede estar rodeada de zonas que varían en ancho, circunferencia y pigmentación. Un estudio clinicopatológico ha revelado varias configuraciones clínicas con correlaciones anatómicas.[202] Un labio escleral, que suele aparecer como un borde delgado, uniforme y blanco que marca el margen del disco, por lo general a lo largo de los 360 grados completos, representa una extensión anterior de la esclera entre la coroides y la cabeza del nervio óptico. Una creciente corioescleral, también llamada zona beta (**fig. 4-12**), es un área más amplia pero más irregular e incompleta de despigmentación, que representa una retracción del epitelio pigmentario de la retina desde el margen del disco, a menudo asociado con un adelgazamiento o ausencia de coroides junto al disco, con exposición de la esclera. Suele observarse con un canal escleral inclinado, como sucede en la miopía.[203] Se ha demostrado que un índice área de zona beta-área de disco aumentado se asocia con un mayor riesgo de daño glaucomatoso en pacientes con hipertensión ocular y glaucoma. Una creciente peripapilar de pigmentación aumentada se ha denominado zona alfa, y puede representar una mala posición del pliegue embrionario con una doble capa o una irregularidad del epitelio pigmentario de la retina. Puede ser periférico a la zona beta o adyacente al disco si la zona beta está ausente.[203]

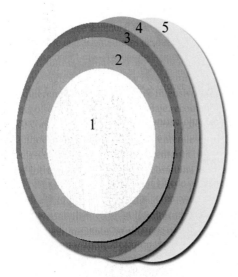

FIGURA 4-12 Zonas de la cabeza del nervio óptico y pigmentación peripapilar. 1, excavación; 2, borde neurorretiniano; 3, labio escleral; 4, zona beta; 5, zona alfa.

Copa fisiológica

Tamaño

El tamaño de la copa de la cabeza del nervio óptico, que se suele describir como la relación copa-disco horizontal y vertical, varía de modo considerable en la población normal, tal vez debido a la variación normal en el diámetro del disco.[4] Los reportes sobre la distribución de la relación copa-disco en la población general difieren según la técnica de exploración utilizada. Cuando se estudiaron los discos mediante oftalmoscopia directa, se encontró que la distribución no era gaussiana, y la mayoría de los ojos tenía una relación copa/disco de 0.0 a 0.3, y solo en 1 a 2% era de 0.7 o mayor.[204] Sin embargo, cuando se utilizaron vistas estereoscópicas se encontró una distribución gaussiana con una relación copa/disco promedio de 0.4, y cerca de 5% fue de 0.7.[205] En otro estudio se compararon las dos técnicas de evaluación de la cabeza del nervio óptico, y el examen estereoscópico con una lente de Hruby proporcionó estimaciones mayores consistentes de la relación copa/disco, con una media de 0.38, en comparación con 0.25 por oftalmoscopia directa.[206] Los investigadores notaron que la disparidad entre las proporciones estimadas copa/disco para el mismo ojo en diferentes momentos rara vez es superior a 0.2, por lo que la documentación de tal diferencia a lo largo del tiempo debe ser vista con sospecha. También cabe destacar que las copas fisiológicas tienden a ser simétricas entre los dos ojos del mismo individuo,[204-206] y solo se presenta una diferencia en la relación copa/disco de más de 0.2 entre los ojos contrarios en 1 a 6% de los casos en la población normal, en comparación con 24% de los pacientes con GCAA.[204,207] Sin embargo, la asimetría por sí sola no resultó útil para identificar a los pacientes con GCAA.[207]

El tamaño de la copa fisiológica a menudo es similar al de los padres y hermanos del individuo.[204,208] En otros casos, la copa grande puede ser el signo más temprano de glaucoma en familiares.[209] Se cree que el tamaño de la copa fisiológica está determinado de forma genética por una base poligénica y multifactorial.[204] La heredabilidad se ha estimado en dos tercios, y la variación restante se atribuye a factores ambientales.[208] Por lo tanto, el examen de otros miembros de la familia es útil para distinguir entre una excavación fisiológica grande y una excavación glaucomatosa. La relación fisiológica copa/disco no parece correlacionarse con antecedentes familiares de GCAA,[204] aunque algunos estudios han sugerido una correlación débil con una PIO más alta, estructuras del flujo de salida tonográficamente anormales, o respuestas de la presión muy fuertes al uso de corticoesteroides tópicos.[205,210] Otros estudios, que observaron ante todo el área del disco, mostraron discos mucho más grandes en pacientes con glaucoma de tensión normal que en pacientes con GCAA o participantes de control, y sugirieron que los discos grandes tienen una mayor susceptibilidad al daño glaucomatoso a presiones normales.[211] Sin embargo, otro estudio no halló diferencias aparentes entre el GCAA y el glaucoma de tensión normal en los parámetros morfométricos medidos por oftalmoscopia láser de barrido.[212]

La mayoría de los estudios no ha demostrado una correlación significativa entre la edad y el tamaño de la copa fisiológica,[5,187,213] mientras que otras investigaciones sugieren que tanto la copa como la palidez se agrandan de modo ligero con el paso de la edad.[205,206,214] Cualquier agrandamiento de la excavación con la edad es gradual, y no debe confundirse con la progresión más rápida de las excavaciones glaucomatosas.

Se han demostrado diferencias raciales en los parámetros de la cabeza del nervio óptico, donde los afroamericanos tienen discos y relaciones copa/disco más grandes en comparación con los caucásicos.[213,215,216] Esta diferencia racial también se ha demostrado en niños.[217] El área y la profundidad de la excavación fueron mayores en los afroamericanos que en los caucásicos en un estudio; sin embargo, las características estructurales de la cabeza del nervio óptico asociadas con el glaucoma fueron independientes de las diferencias en el área del disco.[216]

La mayoría de los estudios no ha encontrado correlación entre el tamaño de la copa y el sexo,[204,205,208] aunque una investigación reveló áreas relativas más grandes de palidez en pacientes caucásicos de sexo masculino que en aquellas de sexo femenino,[214] y otros mostraron que los hombres tenían discos ligeramente más grandes que las mujeres.[5,213] Los errores de refracción no parecen correlacionarse con el diámetro de la excavación fisiológica,[187,204,213] aunque un estudio de ojos muy miopes (> 8.00 dioptrías [D]) reveló una correlación significativa entre la refracción y el tamaño del disco.[194]

En el diagnóstico diferencial de la atrofia óptica glaucomatosa es importante distinguir entre una copa fisiológica grande y un agrandamiento glaucomatoso de la copa (**fig. 4-13**). Una característica distintiva es la simetría del tamaño de la excavación entre el ojo derecho e izquierdo en el estado fisiológico, al tener en cuenta las variaciones normales. Otra característica útil es la configuración de la copa y el borde neurorretiniano, y la apariencia de la pigmentación peripapilar y la CFNR, que son iguales en ojos con excavaciones fisiológicas de tamaño grande o normal.[218] Sin embargo, la característica más importante es un aumento progresivo, documentado, de la excavación, que es muy sugerente de glaucoma.

Forma

La forma de la copa fisiológica se correlaciona un poco con la forma del disco, lo que significa que los márgenes de la copa y el disco tienden a correr más o menos paralelos.[219] Sin embargo, como se señaló antes, el borde neurorretiniano inferior es el más ancho de los cuatro cuadrantes,

seguido de los bordes superior, nasal y temporal.[187] En consecuencia, la copa tiene una forma ovalada de manera horizontal en la mayoría de los ojos normales; por lo tanto, una relación copa/disco vertical mayor que la relación copa/disco horizontal debe considerarse sospechosa.[187,206]

Morfología de la atrofia óptica glaucomatosa

Los cambios del disco asociados con el glaucoma suelen ser progresivos y asimétricos, y se presentan en varios patrones clínicos característicos. Puede ser útil pensar en estos patrones dentro de tres categorías: (1) patrones de disco, (2) signos vasculares y (3) cambios peripapilares.

Patrones de disco de atrofia óptica glaucomatosa

A medida que se destruyen haces de axones en un ojo con glaucoma, el borde neurorretiniano comienza a adelgazarse en uno de varios patrones. Un estudio, que utilizó oftalmoscopia láser confocal, encontró que la mitad de los pacientes con glaucoma temprano tenía un área de disco más pequeña, con daño focal en el borde o sin daño detectable, y la otra mitad tenía discos más grandes con daño difuso en el borde.[220]

Atrofia focal

La pérdida selectiva del tejido del borde neural en el glaucoma ocurre principalmente en la región inferotemporal de la cabeza del nervio óptico y, en menor medida, en el sector superotemporal en las primeras etapas del daño, lo que lleva a la ampliación de la copa en una dirección vertical u oblicua (**fig. 4-14**).[221-223] En contraste con la cabeza del nervio óptico normal, el borde temporal inferior en el ojo glaucomatoso es generalmente más delgado que el área temporal superior, y la relación de copa a disco vertical horizontal es reducida.[223] El área del borde neurorretiniano suele ser más pequeña en los discos glaucomatosos que en los no glaucomatosos, y este es un mejor parámetro que la relación copa/disco para distinguir los

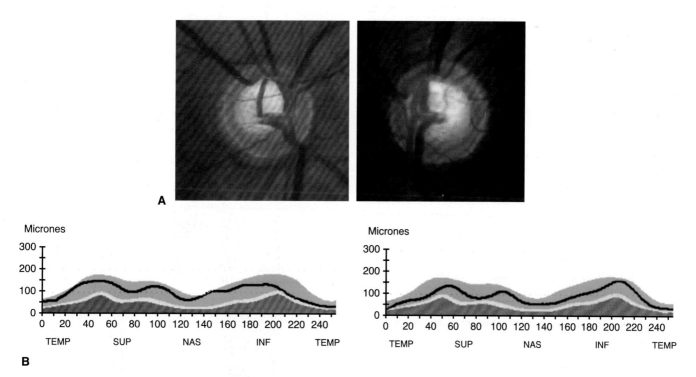

FIGURA 4-13 Fotos del disco óptico que muestran grandes excavaciones fisiológicas con las correspondientes imágenes de tomografía de coherencia óptica (OCT). A: el acoplamiento del nervio óptico es simétrico y los bordes neurorretinianos están intactos. **B:** la imagen de OCT muestra mediciones normales de la capa de fibras nerviosas de la retina con ubicación dentro la zona verde. INF, inferior; NAS, nasal; SUP, superior; TEMP, temporal.

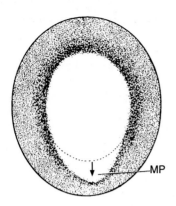

FIGURA 4-14 Esquema del disco óptico de atrofia óptica glaucomatosa. Agrandamiento inferior de la copa (flecha) desde el margen de la copa original (línea punteada) en la atrofia óptica glaucomatosa, lo que crea una muesca polar (*MP*).

ojos con glaucoma temprano de los ojos sanos.[224] Sin embargo, como se señaló antes, la amplia gama de áreas del borde neurorretiniano en ojos normales incluso limitan la utilidad de este parámetro. A medida que continúa el proceso glaucomatoso, el borde neurorretiniano temporal suele verse involucrado después de los polos verticales, con el cuadrante nasal como el último en ser destruido.[223]

La atrofia focal del borde neurorretiniano a menudo comienza como un defecto pequeño y discreto, por lo general en el cuadrante inferotemporal, que se ha denominado muesca polar, muesca focal o cambios en forma de foseta.[221,222] A medida que el defecto focal se agranda y se profundiza, puede desarrollar un borde nasal afilado. Cuando el adelgazamiento local del tejido del borde neurorretiniano alcanza el margen del disco (es decir, no queda ningún borde neurorretiniano visible en esa área), se dice que se produce un borde afilado. Si un vaso retiniano cruza el borde afilado, se doblará de manera brusca en el borde del disco, acción que crea lo que se ha denominado vasos en bayoneta en el borde del disco.

Atrofia concéntrica

A diferencia de la atrofia focal, el daño glaucomatoso puede conducir con menos frecuencia a un agrandamiento de la copa en círculos concéntricos, que a veces son horizontales, pero que se dirigen más a menudo de modo infratemporal o superotemporal.[222] Dado que la pérdida de tejido del borde neurorretiniano suele comenzar de modo temporal y luego progresa de forma circunferencial hacia estos polos, esto se ha llamado desdoblamiento temporal.[221,222] En un estudio, esta expansión generalizada de la copa, con retención de su apariencia "redonda", fue la forma más común de daño glaucomatoso temprano.[225] Dado que es difícil distinguir este tipo de excavación glaucomatosa de una copa fisiológica, es importante comparar la excavación en el otro ojo para determinar la simetría, y estudiar fotografías seriadas en busca de evidencia de cambio progresivo.

Un adelgazamiento del borde neurorretiniano puede verse como una sombra en media luna adyacente al margen del disco cuando la luz intensa de un oftalmoscopio directo atraviesa el borde neurorretiniano.[226] La explicación histológica de este fenómeno es incierta, pero se cree que está asociado con daño glaucomatoso temprano y no debe confundirse con la creciente gris en la cabeza del nervio óptico antes mencionada.[193]

Profundización de la copa

En algunos casos, el patrón predominante de la atrofia óptica glaucomatosa temprana es una profundización de la copa, que se ha dicho

que ocurre solo cuando la lámina no está expuesta en un inicio.[227] Esto puede producir la imagen de una excavación de paso elevado, en la que los vasos al inicio hacen un puente sobre la excavación profunda y luego colapsan en ella.[221,222] La exposición de la lámina cribosa subyacente por la excavación profunda a menudo se reconoce por las fenestraciones grises de la lámina, a lo que se ha hecho referencia como el signo del punteado laminar.[221] En la mayoría de los casos, las fenestraciones de la lámina cribosa tienen un aspecto similar a un punto en la oftalmoscopia, aunque algunas son más estriadas y esta última configuración puede tener una mayor asociación con el glaucoma.[228]

Discrepancia palidez-copa

En las etapas tempranas de la atrofia óptica glaucomatosa, el agrandamiento de la excavación puede progresar antes que el de la zona de palidez. Este patrón bifásico difiere de otras causas de atrofia óptica en las que el área de palidez suele ser más grande que la copa.[82] Una dificultad potencial en la interpretación del acopamiento de la cabeza del nervio óptico es mirar solo el área de palidez y pasar por alto el área más grande de acopamiento. Por lo general, esta última puede reconocerse al observar el acodamiento de los vasos en el margen de la copa, o examinar el disco con técnicas estereoscópicas. Aunque la discrepancia entre palidez y copa es típica y sugiere en gran medida la formación de una excavación glaucomatosa, también puede observarse en algunas cabezas del nervio óptico normales.[229]

Puede ocurrir discrepancia palidez-copa con el agrandamiento difuso o focal de la copa. La forma de platillo se refiere a un patrón de cambio glaucomatoso temprano en el que el acopamiento superficial y difuso se extiende a los márgenes del disco con retención de una excavación central pálida (**figs. 4-15 y 4-16**), y puede ser un signo temprano de glaucoma.[230] La forma de platillo focal se refiere a una copa más localizada, inclinada, poco profunda, por lo general en el cuadrante inferotemporal.[222] La retención del color normal del borde neurorretiniano en el área de aplatillamiento focal se ha denominado hueco teñido.[221] A medida que avanza el daño glaucomatoso, el color es remplazado por un tono grisáceo, denominado signo de sombra, o por el signo de punteado laminar (**figs. 4-17 y 4-18**).

Excavaciones glaucomatosas avanzadas

Si los cambios progresivos de la atrofia óptica glaucomatosa no se detienen con las medidas adecuadas para reducir la PIO, el curso típico es la pérdida final de todo el tejido del borde neurorretiniano. El resultado final es el acopamiento total, que se ve en la clínica como un disco blanco con pérdida de todo el tejido del borde neurorretiniano y flexión de todos los vasos en el margen del disco (**fig. 4-19**). Esto también se ha llamado acopamiento en olla de frijoles, ya que la sección transversal de una muestra histológica revela un desplazamiento posterior extremo de la lámina cribosa y socavación del margen del disco (**fig. 4-20**).[222]

Signos vasculares de atrofia óptica glaucomatosa

Hemorragias del disco óptico

Las hemorragias en astilla, por lo general cerca del margen de la cabeza del nervio óptico (**figs. 4-21 y 4-22**), son una característica común del daño glaucomatoso.[231-233] Ocurren con mayor frecuencia en pacientes con glaucoma de tensión normal que en pacientes con GCAA o sospecha de glaucoma, con incidencias acumuladas de 35.3, 10.3 y 10.4%, de manera respectiva.[232]

Estas suelen ir y venir, de modo que pueden verse en una consulta y desaparecer en la siguiente, solo para reaparecer en una fecha posterior en la misma ubicación o en una nueva.[234] Un estudio ha demostrado

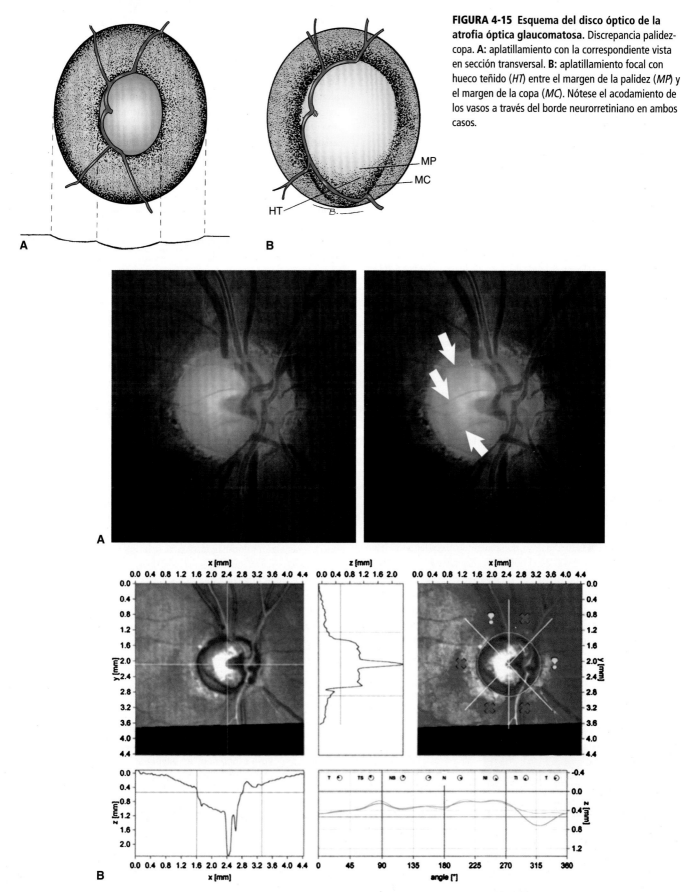

FIGURA 4-15 **Esquema del disco óptico de la atrofia óptica glaucomatosa.** Discrepancia palidez-copa. **A:** aplatillamiento con la correspondiente vista en sección transversal. **B:** aplatillamiento focal con hueco teñido (*HT*) entre el margen de la palidez (*MP*) y el margen de la copa (*MC*). Nótese el acodamiento de los vasos a través del borde neurorretiniano en ambos casos.

FIGURA 4-16 **Fotografías del disco óptico que muestran el aplatillamiento de una cabeza del nervio óptico con la imagen de exploración correspondiente. A:** el platillo se ve en la inclinación gradual de los vasos (puntas de flecha). **B:** mapa topográfico mediante oftalmoscopia láser confocal de barrido (HRT II) del mismo nervio óptico que muestra la pérdida de tejido neurorretiniano. La trayectoria del vaso da la apariencia de un platillo.

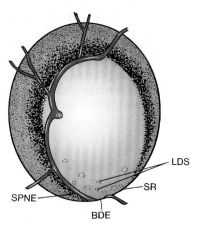

FIGURA 4-17 Esquema del disco óptico de la pérdida inferotemporal del borde neurorretiniano en la atrofia óptica glaucomatosa. Esto crea un borde afilado (*SR*) en el borde del disco, un borde polar nasal afilado (*SPNE*) a lo largo del margen de la copa, vasos en bayoneta en el borde del disco (*BDE*) donde los vasos cruzan el borde afilado, y un signo de punteado laminar (*LDS*) debido a la exposición de fenestraciones en lámina cribosa.

que 95.3% de las hemorragias de disco se localizó en o dentro de los 2 husos horarios de un defecto de la CFNR.[235] Aunque por lo regular cruzan el margen del disco, la porción papilar a menudo desaparece primero durante la reabsorción, lo que deja la apariencia de una hemorragia extrapapilar.[234] La ubicación más común es el cuadrante inferior, aunque pueden verse de modo superior o en cualquier otro punto alrededor del margen del disco. Se notan con mayor frecuencia en las etapas tempranas a medias del daño glaucomatoso, y su frecuencia disminuye con el daño avanzado, y rara vez aparecen en cuadrantes donde hay ausencia del borde neurorretiniano;[233] sin embargo, se encontró que un borde neurorretiniano delgado es un factor de riesgo para el desarrollo de hemorragias del disco óptico.[236] Aunque no son patognomónicas del glaucoma, las hemorragias del disco son un hallazgo significativo, ya que pueden ser el primer signo de daño glaucomatoso, que a menudo preceden a los defectos de la CFNR, las muescas en el borde neurorretiniano y los defectos glaucomatosos del campo visual.[237,238] Estas son en especial sugerentes de glaucoma cuando se asocian con una PIO elevada.[239] Sin embargo, como se señaló antes, las hemorragias de disco suelen ocurrir con una elevación mínima de la presión o en los ojos con glaucoma de tensión normal.[232,240] Si el paciente con glaucoma también tiene diabetes, las hemorragias de disco son más comunes. Estas últimas ocurren con mayor frecuencia en pacientes diabéticos que en pacientes no diabéticos con glaucoma.[241] Aunque las hemorragias de disco no se asocian de modo invariable con

un aumento de la tasa de daño al disco, a menudo se relacionan con cambios progresivos del campo visual y deben considerarse como un signo de que el glaucoma puede no estar controlado.[231,239,241-245,390,391] Cabe destacar que en el Ocular Hypertension Treatment Study (OHTS), solo 16% de las hemorragias de disco detectadas en las estereofotografías también se identificó en el examen del fondo de ojo.[246] También se ha observado que los pacientes con glaucoma de alta tensión y hemorragias de disco tienen una prevalencia de disacusia neurosensorial mucho mayor que aquellos sin hemorragias, lo que se pensaba que sugería un común denominador vascular en ambas condiciones.[247]

Tortuosidad de los vasos retinianos

Puede observarse tortuosidad de los vasos retinianos en el disco con la atrofia óptica glaucomatosa avanzada y, en algunos casos, con solo daño moderado. Se cree que representa asas de vasos colaterales en respuesta a la oclusión crónica del vaso central de la retina.[248] En los ojos con glaucoma crónico también se producen con mayor frecuencia anastomosis venovenosas asociadas con oclusión crónica de una rama de los vasos retinianos, y el cuadro típico de oclusión aguda del vaso central de la retina con hemorragias masivas en flama.[248] Se ha estimado que los cambios de estasis venosa asintomáticos en el disco, que se observan como un agrandamiento de los vasos colaterales, ocurren en 3% de los pacientes con glaucoma temprano a moderado, y pueden estar asociados con progresión de la atrofia óptica glaucomatosa.[249]

Arterias ciliorretinianas

Un estudio de 20 pacientes con GCAA simétrico bilateral y arterias ciliorretinianas unilaterales reveló una relación copa/disco más grande y más daño en el campo visual en el ojo con la arteria ciliorretiniana.[250] Sin embargo, un estudio similar no apoyó esta observación,[251] mientras que otro sugirió que los ojos glaucomatosos con una o más arterias ciliorretinianas temporales tenían más probabilidades de retener el campo visual central que ojos similares sin arteria ciliorretiniana.[252]

Localización de los vasos retinianos

La localización de los vasos retinianos en relación con la copa también puede tener algún valor diagnóstico. Ya se ha comentado antes la importancia de las excavaciones de paso elevado, en las que los vasos forman un puente sobre una copa que se hace más profunda.[221,222] Otro signo vascular con cierto valor diagnóstico es el denominado desnudamiento del vaso circunlineal.[253] En muchas cabezas del nervio óptico normales, uno o dos vasos pueden curvarse para delinear una porción de la copa fisiológica. Con el agrandamiento glaucomatoso de la excavación, estos vasos circunlineales pueden "quedar al descubierto" desde el margen de la copa (**fig. 4-21**). Este signo puede observarse en ocasiones con trastornos no glaucomatosos del nervio óptico y en algunos individuos

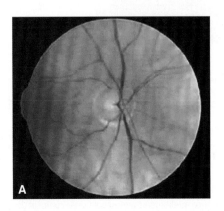

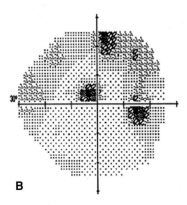

FIGURA 4-18 Fotografía del disco óptico que muestra un borde neurorretiniano delgado y un vaso sanguíneo "en bayoneta", y el campo visual correspondiente. A: la bayoneta en este vaso sanguíneo está en el sitio de una hemorragia de disco que ocurrió 2 años antes. **B:** el campo visual del ojo derecho muestra un escotoma paracentral superior. (De Jindal A, Fudemberg S. Primary open-angle glaucoma. En: Tasman W, Jaeger EA, eds. *Duane's Clinical Ophthalmology.* Vol 3. Philadelphia, PA: Lippincott Williams & Wilkins; 2010.)

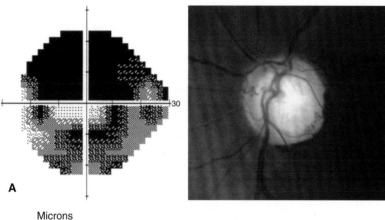

A

FIGURA 4-19 Imágenes del campo visual, foto del disco óptico y capa de fibras nerviosas retinianas de un ojo con glaucoma avanzado. A: atrofia óptica glaucomatosa avanzada con acopamiento casi total de la cabeza del nervio óptico asociado con la presencia de vasos de derivación inferotemporales y nasales. **B:** la topografía oftalmoscópica láser confocal demuestra que solo queda una pequeña cantidad de borde nasal. INF, inferior; NAS, nasal; SUP, superior; TEMP, temporal.

Microns

B

con copas fisiológicas,[253] aunque su presencia en un grupo con sospecha de glaucoma se asoció con el desarrollo de pérdida del campo visual.[254]

Alguna vez se pensó que el desplazamiento nasal de los vasos retinianos en la cabeza del nervio óptico era un signo de una excavación glaucomatosa. Sin embargo, dado que estos vasos entran y salen del ojo a lo largo del margen nasal de la copa, su localización en el disco depende del tamaño de la copa, ya sea fisiológica o glaucomatosa, y no proporciona un parámetro diagnóstico útil.[210] Por otro lado, la excentricidad vertical del tronco del vaso central de la retina (donde los vasos entran y salen a través del disco) puede estar relacionada con el curso de la atrofia óptica glaucomatosa.[255] En un estudio, la pérdida del borde neurorretiniano tuvo mayor probabilidad de ocurrir en el cuadrante vertical que estaba más alejado del tronco.[256]

Los vasos retinianos más allá de los márgenes del disco también pueden sufrir cambios en el glaucoma. Un estudio mostró constricción proximal (estrechamiento de las arterias retinianas cerca del disco) en 42% de los pacientes con glaucoma de tensión alta y tensión normal, que se correlacionó con los sectores de mayor acopamiento.[257] Se observó un estrechamiento arterial general (a lo largo del curso retiniano) en

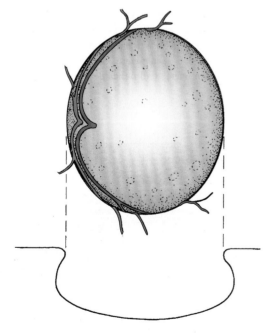

FIGURA 4-20 Esquema del disco óptico de atrofia óptica glaucomatosa avanzada. Este ojo tiene un acopamiento total (olla de frijoles), que se muestra mejor en una vista transversal.

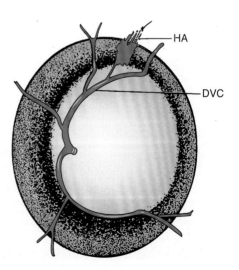

FIGURA 4-21 Esquema del disco óptico con hemorragia en astilla en la atrofia óptica glaucomatosa. DVC, desnudamiento del vaso circunlineal; HA, hemorragia en astilla.

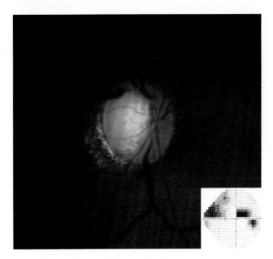

FIGURA 4-22 Hemorragia discal en nervio óptico glaucomatoso. El recuadro muestra el correspondiente campo visual acromático automatizado con escalón nasal y defecto arqueado superior que afecta al haz papilomacular.

52 a 78%, lo que corresponde a la gravedad general del daño del nervio óptico. Sin embargo, también se notaron hallazgos similares en pacientes con neuropatía óptica isquémica anterior no arterítica.

Cambios peripapilares asociados con atrofia óptica glaucomatosa

Defectos del haz de fibras nerviosas

La pérdida de haces axonales, que conduce a los cambios en el borde neurorretiniano de la atrofia óptica glaucomatosa, también produce defectos visibles en la CFNR. Estos aparecen como rayas oscuras o defectos en forma de cuña de anchura variable en el área peripapilar, paralelos a las estrías retinianas normales, o como una pérdida difusa de las estrías[258,259] (**fig. 4-23**). A menudo siguen a hemorragias de disco y se correlacionan en gran medida con cambios en el campo visual, área del borde neurorretiniano y defectos de llenado con fluoresceína.[258-260] Los defectos de la CFNR también se observan en muchos trastornos neurológicos, así como en pacientes con hipertensión ocular e individuos sanos.

Sin embargo, la atención a la aparición de los defectos en el glaucoma ha mejorado la sensibilidad y especificidad de este hallazgo, y varios estudios han demostrado que los defectos de la CFNR son el parámetro más útil en la detección precoz del daño glaucomatoso[261,262] (véase cap. 5). La pérdida difusa es más común en pacientes con glaucoma que en pacientes con hipertensión ocular,[263] pero también es más frecuente en personas con hipertensión ocular que en aquellos con PIO normales.[264] Los defectos localizados se asocian de forma más directa con la pérdida localizada del campo visual en comparación con lo observado en el caso de la pérdida nerviosa difusa.[265]

La pérdida localizada o difusa puede ser el signo inicial de daño glaucomatoso.[266]

Alteración pigmentaria peripapilar

La alteración de la pigmentación peripapilar se asocia con frecuencia con la atrofia óptica glaucomatosa, pero también se observa con otras afecciones, como la miopía y los cambios por envejecimiento. Como se señaló antes, se pueden observar distintas variaciones del cambio pigmentario peripapilar en ojos sanos. El labio escleral, o halo peripapilar, es una banda de luz estrecha y homogénea en el borde del disco. La incidencia de halos prominentes es mayor en el glaucoma, aunque el grado promedio de halos es el mismo, desde el punto de vista estadístico, que en ojos no glaucomatosos.[267] La atrofia peripapilar (tanto la zona alfa como la zona beta, como se describió antes) ocurre con mayor frecuencia y es más grande en ojos con daño glaucomatoso que en ojos normales, y se ha observado que se agranda de manera progresiva en ojos con glaucoma.[268,269] Aumenta con la disminución del área del borde neurorretiniano y se correlaciona con los cuadrantes de mayor pérdida del borde.[189] Hay evidencia de que la ausencia de atrofia peropapilar puede estar asociada con un menor riesgo de daño glaucomatoso en pacientes con hipertensión ocular.[270,271]

Reversión de excavaciones glaucomatosas

Por lo general se enseña que el daño glaucomatoso a la cabeza del nervio óptico y el campo visual es un proceso irreversible. Aunque esto puede ser cierto en muchos casos, en especial cuando se asocia con la pérdida real de axones, hay situaciones en las que el daño glaucomatoso puede ser reversible al menos de modo parcial. Debido al aumento de la elasticidad de la esclera, esto se observa con más frecuencia en niños con etapas tempranas de glaucoma, en particular

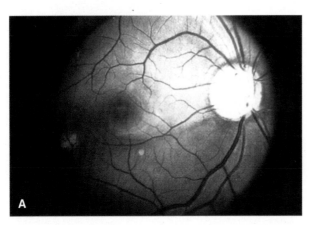

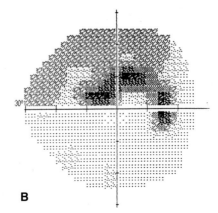

FIGURA 4-23 Fotografía de disco libre de rojo y campo visual en glaucoma. A: defecto en cuña de la capa de fibras nerviosas inferior. **B:** defecto del campo visual superior correspondiente. (De Kwon YH, Caprioli J. Primary open-angle glaucoma. En: Tasman W, Jaeger EA, eds. *Duane's Clinical Ophthalmology.* Vol 3. Philadelphia, PA: Lippincott Williams & Wilkins; 2013.)

durante el primer año de vida, cuando la PIO se reduce con éxito por medios quirúrgicos.[272] Sin embargo, se ha descrito mejoría en la excavación, el borde neurorretiniano, e incluso en la altura de la capa de fibras nerviosas, en adultos después de una marcada reducción de la PIO por medios quirúrgicos o médicos.[273-275] Es importante señalar que la "reversión del acopamiento" representa un efecto mecánico de la reducción de la PIO y no un aumento en el tejido neurorretiniano.

DIAGNÓSTICO DIFERENCIAL DE ATROFIA ÓPTICA GLAUCOMATOSA

Variaciones normales

Las variaciones normales en la excavación fisiológica, el borde neurorretiniano y la retina peripapilar, como se abordó antes en este capítulo, pueden confundirse con los cambios del glaucoma. Además, las anomalías del desarrollo y las atrofias ópticas no glaucomatosas pueden ser fuentes de confusión diagnóstica.

Anomalías del desarrollo

Los colobomas de la cabeza del nervio óptico pueden simular un acopamiento glaucomatoso. El defecto puede afectar a todo el disco, que está agrandado y excavado (**fig. 4-24**).[276] En algunos casos el problema diagnóstico se ve agravado por defectos de campo asociados, que pueden parecerse a los del glaucoma, pero por lo general no son progresivos. Una variación de los colobomas de la cabeza del nervio óptico denominada *síndrome de morning glory* se caracteriza por un gran coloboma estafilomatoso en forma de embudo de la cabeza del nervio y la región peripapilar, con tejido central blanco, alteración elevada del pigmento peripapilar y múltiples vasos retinianos de orientación radial.[277] Por lo general, el síndrome de morning glory solo se observa en un ojo y no se hereda; sin embargo, se han reportado casos bilaterales que pueden ser hereditarios.[278]

Otra anomalía de la cabeza del nervio óptico que puede representar un coloboma atípico es la *fosa congénita*.[277] Se trata de una depresión localizada, pálida, por lo general cerca del margen temporal o inferotemporal del disco, aunque puede encontrarse en cualquier área de la cabeza del nervio, y puede haber dos fosas en algunos ojos, o incluso tres. Estas anomalías pueden tener una alteración visual asociada como resultado de desprendimiento seroso macular o extramacular,[279] en el que la fosa del disco óptico puede actuar como un conducto para el flujo de líquido desde la cavidad de la esquisis hacia el espacio subaracnoideo.[280] El desprendimiento seroso puede resolverse de modo espontáneo.[281] También se han reportado casos en los que se notó que las fosas congénitas aumentaron de tamaño cuando se observaron durante muchos años.[282]

El *síndrome del disco inclinado* es una anomalía congénita en la que el disco óptico está inclinado sobre su eje horizontal, con hipoplasia coriorretiniana inferior.[283] Aunque es menos probable confundir un síndrome del disco inclinado con glaucoma, en comparación con un coloboma, puede interferir con la identificación de daño glaucomatoso, que se ve agravado por la pérdida del campo visual superotemporal.

Atrofia no glaucomatosa del nervio óptico

Los oftalmólogos no siempre pueden distinguir entre atrofia óptica glaucomatosa y no glaucomatosa con base solo en la apariencia del disco óptico.[284] Los parámetros que son más útiles para hacer esta diferenciación incluyen la palidez del borde neurorretiniano en ojos no glaucomatosos y la obliteración del borde en el glaucoma.[285] Las afecciones no glaucomatosas que pueden causar acopamiento adquirido incluyen neuropatía óptica isquémica anterior (como se analizó antes), en especial cuando la isquemia se debe a arteritis.[179,180] Se ha descrito una entidad similar en la que el infarto de la cabeza del nervio óptico causó acopamiento infratemporal, asociado con defectos arqueados de campo.[286] Se diferenció del glaucoma en que no fue progresivo. El acopamiento adquirido también puede ocurrir con lesiones compresivas del nervio óptico, como un aneurisma intracraneal, que se reportó que ocasiona un acopamiento indistinguible del glaucoma temprano.[287] Las neuropatías ópticas no glaucomatosas también se asocian con pérdida de la CFNR, pero con acopamiento mínimo.[288]

TÉCNICAS DE EVALUACIÓN

El acopamiento progresivo de la cabeza del nervio óptico en un paciente con glaucoma es el indicador más confiable de que la PIO no se está controlando de manera adecuada. Por lo tanto, es esencial evaluar y registrar la apariencia de la cabeza del nervio de manera que revele con precisión los cambios glaucomatosos sutiles en el transcurso de las evaluaciones de seguimiento. En la práctica actual esto implica una evaluación cuidadosa en el consultorio, combinada con documentación fotográfica. Además, las técnicas automatizadas más nuevas pueden proporcionar métodos de observación más precisos.

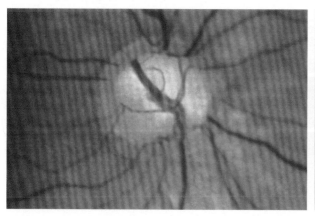
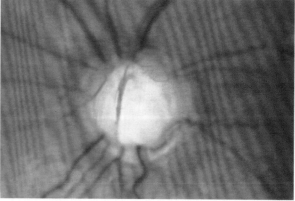

FIGURA 4-24 Fotos de colobomas de la cabeza del nervio óptico. Los colobomas pueden simular una excavación glaucomatosa. Este paciente parecía tener palidez y acopamiento casi total y, sin embargo, la presión intraocular era normal baja y los campos visuales no presentaban alteraciones, con una visión central normal.

Evaluación en el consultorio y registro del nervio óptico

En la evaluación clínica de la cabeza del nervio óptico, en ocasiones el oftalmoscopio directo es útil, en especial cuando se evalúa la capa de fibras nerviosas con un filtro libre de rojo. Sin embargo, esta técnica no permite detectar muchos de los cambios glaucomatosos en la cabeza del nervio y el área peripapilar, y el abordaje más útil en el consultorio es estudiar con cuidado estas estructuras con métodos estereoscópicos. La técnica estereoscópica más útil implica usar una lámpara de hendidura y una lente de fondo de ojo auxiliar, como la lente de contacto Goldmann, la lente de mano 78 D o la lente 90 D (**fig. 4-25**), o el accesorio para lámpara de hendidura de lente Hruby. Cada uno de estos sistemas proporciona las ventajas de aumento y estereopsis. Sin embargo, debido a que los aumentos laterales y axiales son desiguales, existe cierto grado de distorsión de la imagen con las lentes Goldmann y de mano, lo que produce una disminución en la profundidad aparente, y con la lente de Hruby, un ligero aumento.[289]

Se han descrito varios métodos para estimar el tamaño del disco y el borde neurorretiniano. Estos incluyen el uso de (1) un oftalmoscopio directo, con la retícula incorporada en el instrumento o el punto de luz blanca más pequeño del oftalmoscopio directo Welch Allyn, que proyecta un punto de 1.5 mm de diámetro en la retina en la mayoría de los ojos;[290] (2) un oftalmoscopio indirecto con un dispositivo espaciador en la lente de condensación que permite medir la imagen del disco con calibradores,[291] y (3) una lámpara de hendidura Haag-Streit con una lente de 90 D o lente de contacto,[292] en la que la altura del haz de hendidura se ajusta para que coincida con los bordes del disco y luego se lee en la escala. Cuando se comparan con mediciones más cuantitativas, como la planimetría, estas técnicas proporcionan estimaciones razonablemente precisas, en especial cuando se consideran factores de corrección apropiados.

Las estimaciones subjetivas de las dimensiones de la copa varían en gran medida, incluso entre observadores expertos.[293,294] Estas se pueden mejorar al prestar atención a los muchos parámetros complejos de la cabeza del nervio óptico y la retina peripapilar asociados con el daño glaucomatoso y a la necesidad de métodos estandarizados para la evaluación interobservador del disco óptico.[293,295] Los dibujos detallados deben incluir el área de acopamiento y palidez en todos los cuadrantes, la posición y acodamiento de los vasos principales, hemorragias en astilla y cambios peripapilares. Sin embargo, ningún grado de atención a los detalles es suficiente para detectar cambios sutiles en todos los casos, y la evaluación en el consultorio debe considerarse solo como un complemento del uso indispensable de registros fotográficos u otros registros de imágenes.

Técnicas fotográficas

Fotografías bidimensionales

Las fotografías bidimensionales, ya sean en color o en blanco y negro, tienen las ventajas de la simplicidad y el menor costo, en comparación con las estereofotografías y las imágenes computarizadas. Además, las dimensiones relativas de la palidez y la copa pueden medirse de forma directa en la fotografía.[296] Aunque un estudio encontró que las fotografías monoculares y estereoscópicas ofrecen niveles similares de precisión,[297] la primera técnica a menudo se ve limitada por la incapacidad de determinar con precisión los márgenes de la copa. Se ha sugerido la proyección de finas líneas paralelas en el disco como una forma de mejorar el reconocimiento de los contornos de la excavación en fotografías bidimensionales y estereofotografías.[298] También se han desarrollado técnicas para escanear de forma electrónica las fotografías de disco en blanco y negro para obtener una medición objetiva de la cantidad de palidez del disco óptico.[299] El principal valor de las fotografías bidimensionales en el futuro puede ser documentar la CFNR. Las técnicas especiales para mejorar los detalles sutiles de este parámetro incluyen filtros monocromáticos (libres de rojo) y película de alta resolución, fotografía de polarización cruzada, una cámara de fondo de ojo de gran angular, una reflectancia espectral y un dispositivo de carga acoplada con filtro digital.[300-302] El uso de fotografías de la capa de fibras nerviosas se compara de modo favorable con otros métodos de detección del glaucoma en un entorno de clínica médica general.[301]

Fotografías estereoscópicas

Un método más confiable para registrar el acopamiento del disco y los otros aspectos de la atrofia óptica glaucomatosa es el uso de estereofotografías en color. Se pueden obtener estereofotografías al tomar dos fotos en secuencia, ya sea al reposicionar la cámara de modo manual o al usar un adaptador de carro deslizante (separador Allen), o al tomar fotos simultáneas con dos cámaras que utilizan el principio oftalmoscópico indirecto (cámara de fondo de ojo estereoscópica de Donaldson) o un separador de prisma gemelo.[303,304] Estas tres técnicas se compararon en cuanto a la reproducibilidad, y se encontró que la cámara de Donaldson era superior.[305] Sin embargo, el uso de una cámara estereoscópica simultánea, que proporciona el estereopar en dos mitades del mismo fotograma (Nidek 3Dx), tuvo una calidad estereoscópica general promedio mucho mejor que la cámara de Donaldson.[306] También se pueden utilizar las transparencias de la cámara Nidek para crear imágenes lenticulares, que son impresiones individuales en una base de plástico fotosensibilizada única que produce una imagen tridimensional sin usar un visor estereoscópico.[307] Aunque la estereofotografía simultánea puede ser óptima para evaluar la cabeza del nervio óptico, en la actualidad los fabricantes no producen estas cámaras.

Ecografía

Se puede utilizar la ecografía para detectar excavaciones glaucomatosas con una relación copa/disco de 0.7 o superior.[308]

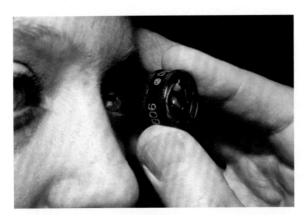

FIGURA 4-25 Fotografía que muestra la posición de la lente 90 D. Una lente de este tipo se utiliza con una lámpara de hendidura para la evaluación oftalmoscópica indirecta estereoscópica de la cabeza del nervio óptico.

Análisis computarizado de la cabeza del nervio óptico y la capa de fibras nerviosas de la retina

Perspectiva histórica

Incluso las fotografías de fondo de ojo más sofisticadas están limitadas en cuanto a su valor clínico por la interpretación cualitativa y subjetiva de las imágenes. Los esfuerzos para refinar la evaluación de estos hallazgos sutiles han incluido análisis cuantitativos de la topografía y palidez de la cabeza del nervio óptico y la altura o el grosor de la CFNR. Al inicio estas técnicas se realizaron de forma manual,[309] lo que consumía mucho tiempo y era poco conveniente para la práctica clínica habitual. Sin embargo, con el advenimiento de las computadoras y las nuevas tecnologías de imagenología, ahora es posible aplicar estos conceptos al tratamiento clínico del glaucoma. El concepto de análisis de imágenes computarizadas de la cabeza del nervio óptico fue iniciado por el Dr. Bernard Schwartz, quien desarrolló prototipos para el análisis del contorno y la palidez del disco.[310]

Los primeros instrumentos utilizaron el principio básico de la estereopsis, en el que se utilizó la disparidad entre los puntos correspondientes de imágenes de estereopares para generar líneas de contorno y mapas de contorno tridimensionales (estereofotogrametría). Los instrumentos comerciales en esta categoría fueron el analizador de cabeza del nervio óptico Rodenstock, el Imagenet de Topcon, y el analizador de retina Humphrey.[311-313] El Imagenet de Topcon y el analizador de retina Humphrey medían la disparidad entre las estructuras existentes en las estereoimágenes, mientras que el analizador de cabeza del nervio óptico utilizaba franjas de luz proyectadas sobre el disco para medir la disparidad de la imagen. La estereocronoscopia utilizaba el principio estereoscópico para detectar cambios sutiles en las fotografías de un disco tomadas en diferentes momentos.[314] Si ha ocurrido alguna progresión del acopamiento, la disparidad en los márgenes de la copa de las fotografías superpuestas produciría un efecto estereoscópico. Una modificación de este concepto, conocido como estereocronometría, utilizó un estereoplotter para medir los cambios creados por las dos fotografías.[315] Otras modificaciones para detectar diferencias en las fotografías seriadas del fondo de ojo involucran el estudio de medición de parpadeo (flicker) mientras se visualiza de forma alternativa una fotografía y luego la otra, y la sustracción electrónica, en la que se mejoran las áreas de disparidad entre las dos imágenes.[314,316]

También se han estudiado las mediciones colorimétricas para detectar la intensidad de color reducida o cambiante de la cabeza del nervio óptico.[317,318] Así mismo, se ha desarrollado una técnica fotográfica para permitir la evaluación cuantitativa del brillo relativo de la cabeza del nervio óptico iluminado.[319]

En otra tecnología, la *rasterestereografía*, se proyecta una serie de pares de líneas oscuras-claras horizontales sobre el disco y la retina peripapilar en un ángulo fijo, y la computadora escanea una imagen de video de las líneas de manera rasterizada. La *trama* se refiere a un patrón de escaneo que se mueve de un lado a otro y de arriba a abajo (el mismo patrón de escaneo que se usa en el escaneo láser confocal). Debido a que las líneas se desvían de forma proporcional a la altura o profundidad del disco y las superficies de la retina, un algoritmo informático puede traducir las desviaciones en números de profundidad y crear un mapa topográfico.

Un analizador de imágenes que utilizaba el concepto de estereografía raster fue el Glaucoma-Scope, que ya no está disponible.[320] Este proyectaba una luz casi infrarroja en franjas paralelas sobre la cabeza del nervio. La computadora analizaba los datos para generar medidas de profundidad, que se mostraban en micras en relación con los planos de referencia. En el conjunto inicial de mediciones, se proporcionaban las medidas de profundidad reales, mientras que los estudios de seguimiento mostraban solo cambios de más de 50 µm respecto a la basal.

A pesar de una reproducibilidad y precisión razonables, estos instrumentos nunca lograron un uso clínico generalizado, sobre todo debido a la complejidad técnica, el tamaño y el costo del instrumento, y la necesidad de dilatación pupilar relativamente amplia y medios transparentes. No obstante, la experiencia obtenida a través del estudio de estos instrumentos proporcionó la base para gran parte de la comprensión del análisis de imágenes computarizadas de la cabeza del nervio óptico, y del potencial para la aplicación clínica de instrumentos y técnicas más nuevos en el tratamiento del glaucoma.

Durante la última década se han descrito varios instrumentos disponibles en el comercio. Estos instrumentos utilizan técnicas más nuevas, como la oftalmoscopia y la polarimetría con láser confocal, la tomografía de coherencia óptica (OCT) (véase cap. 5), y el analizador de espesor de retina. Las imágenes y el procesamiento de datos computarizados permiten mediciones tridimensionales precisas *in vivo*. Sin embargo, los resultados calculados siempre deben evaluarse en un contexto clínico.[321]

Medida de utilidad clínica

Para que una prueba estructural sea útil para el diagnóstico debe poder (1) diferenciar entre ojos sanos y glaucomatosos, (2) detectar cambios glaucomatosos antes que los cambios funcionales (es decir, glaucoma preperimétrico, cuando las pruebas psicofísicas no muestran una anomalía) y (3) detectar la progresión de la enfermedad.

Topografía del nervio óptico

Principios de la tomografía con láser confocal

La oftalmoscopia con láser confocal es una técnica para obtener imágenes de alta resolución mediante un rayo láser enfocado para escanear el área del fondo de ojo de la cual se va a obtener la imagen. Solo se ilumina un pequeño punto en el fondo de ojo en cualquier instante, y la luz reflejada determina el brillo del píxel correspondiente en un monitor de computadora. Para mejorar el contraste se coloca un orificio estenopeico, o *apertura confocal*, delante del fotodetector para eliminar la luz dispersa (**fig. 4-26**). La apertura se conjuga con el enfoque del láser y se dice que la imagen derivada es confocal. El volumen instantáneo de tejido del que la luz reflejada es aceptada por la apertura confocal se denomina *vóxel*, y cuanto menor es la apertura, menor es el vóxel y mayor es la resolución de la imagen. Al escanear el fondo de ojo con el láser en un patrón de trama, se puede construir una imagen bidimensional como una matriz de píxeles. Si se obtiene una serie de imágenes de oftalmoscopia con láser confocal en planos sucesivos de profundidad en el tejido, estas se pueden utilizar para construir una imagen tridimensional o una tomografía láser confocal.

El prototipo en esta categoría de instrumentos fue el escáner tomográfico láser.[322] Aunque este ya no está disponible en el comercio, las unidades de nueva generación se desarrollaron a partir del escáner tomográfico láser original y tienen un diseño básico similar.

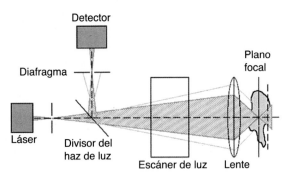

FIGURA 4-26 Esquema de los principios de la oftalmoscopia con láser confocal.

El HRT II y el HRT 3 (**fig. 4-27**) son instrumentos automáticos en su totalidad, diseñados para utilizarse en la práctica clínica habitual para el estudio de la morfología de la cabeza del nervio óptico. Se basan en el HRT original, que ha tenido la evaluación reportada de forma más extensa, y se encontró que tienen una reproducibilidad de parámetros estereométricos comparable con el HRT original.[323] El HRT II utiliza un láser diodo de 675 nm como fuente de luz para medir la reflectividad de millones de puntos en múltiples planos focales consecutivos en 0.024 segundos por plano. La primera imagen de sección se ubica por encima del reflejo del primer vaso retiniano y la última más allá del fondo de la copa de la cabeza del nervio óptico, con 16 imágenes confocales adquiridas por cada 1 mm de profundidad de escaneo, lo que logra una alta resolución espacial. A continuación, la computadora convierte los datos adquiridos en una sola imagen topográfica con 384 × 384 puntos de datos (píxeles) dentro de un área de 15 grados. La imagen calculada se utiliza para producir mediciones cuantitativas de los parámetros morfométricos del disco que se pueden usar para clasificar el nervio como normal o glaucomatoso, o para comparar imágenes topográficas para cuantificar la progresión del glaucoma.

Para que el HRT calcule estos parámetros se realizan varios pasos preliminares. Primero, se coloca sobre la imagen un anillo de referencia con un diámetro exterior de 94% y un ancho de 3% de la imagen

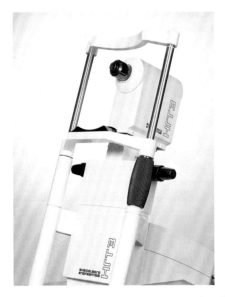

FIGURA 4-27 Instrumento de imagenología tomográfica de retina de Heidelberg (HRT) 3. (Cortesía de Heidelberg Engineering, GmbH.)

adquirida para definir la superficie retiniana. A continuación, se calcula la altura absoluta de esa superficie, en relación con el plano focal del ojo, y se utiliza la altura media de ese anillo de referencia retiniano para calcular el sistema de coordenadas relativas o el plano de referencia. También se realiza una corrección por inclinación. Luego se define otra superficie, llamada *superficie curva*, después de trazar una línea de contorno alrededor del borde del disco óptico. Luego se calculan las medidas topográficas.

Debido a que la magnitud de los valores de los parámetros morfométricos depende en gran medida del plano de referencia elegido,[324] definir el plano se convierte en un tema crítico. Los problemas teóricos y prácticos han complicado la elección del plano de referencia. Se han ofrecido varias modificaciones de la posición del plano de referencia para compensar el posible adelgazamiento de la retina durante el curso del glaucoma.[325] El software del HRT define de forma automática un plano de referencia paralelo a la superficie retiniana peripapilar y 50 μm posterior a la superficie retiniana en el haz papilomacular.[324] El fundamento de esta definición es que, durante el desarrollo del glaucoma, las fibras nerviosas en el haz papilomacular permanecen intactas durante más tiempo, y el espesor de la capa de fibras nerviosas en esa zona es de alrededor de 50 μm. Todas las estructuras ubicadas debajo del plano de referencia se consideran la copa, y todas las estructuras ubicadas por encima del plano de referencia y dentro de la línea de contorno se consideran el borde (**fig. 4-28**). La copa de la cabeza del nervio óptico se muestra en rojo y el borde se muestra en azul y verde. Se utiliza la distancia entre el plano de referencia y la superficie de la retina para medir el espesor promedio de la CFNR.

Evaluación de la precisión y reproducibilidad de la tomografía láser confocal

Se han reportado numerosos estudios de reproducibilidad para el HRT,[326-328] que revelan una variabilidad baja aceptable. Las pruebas que son reproducibles tendrán una mayor probabilidad de detectar progresión con el tiempo. Se pueden obtener datos topográficos altamente reproducibles con una pupila no dilatada,[327] aunque la precisión y reproducibilidad disminuyó cuando la pupila era muy pequeña o estaba muy dilatada[329]. Se ha sugerido que la reproducibilidad puede mejorarse en general al usar una serie de tres exploraciones.[326]

Un estudio de precisión realizado con el escáner tomográfico láser que utilizó un modelo de ojo de plástico reveló errores relativos de promedio bajo para el diámetro y la profundidad.[322] Sin embargo, las mediciones del diámetro del disco vertical con el HRT fueron mucho menores que las obtenidas con métodos planimétricos.[330] Se evaluó la reproducibilidad de los parámetros estereométricos en diferentes estudios clínicos en ojos normales y glaucomatosos, y se encontró que las mediciones eran altamente reproducibles,[331] con coeficientes de variación típicos para las mediciones de área, volumen y profundidad de alrededor de 5%.[328]

Una lección aprendida del estudio del análisis de imágenes de la cabeza del nervio óptico es que los parámetros tradicionales, como la relación copa/disco y el área del borde neurorretiniano, son inadecuados para interpretar los hallazgos sutiles en el disco y la retina peripapilar en estados sanos y enfermos. Para abordar este problema, el HRT proporciona una amplia gama de información bidimensional y tridimensional sobre el disco y la retina peripapilar, que se muestra en un monitor y en copia impresa. Uno de estos parámetros se conoce como *medida de la forma de la copa* (antes denominada "tercer momento"). Este parámetro se vincula con la distribución de frecuencia de los valores de profundidad en relación con las superficies curvas dentro del área del disco y es una función de la forma general de la cabeza

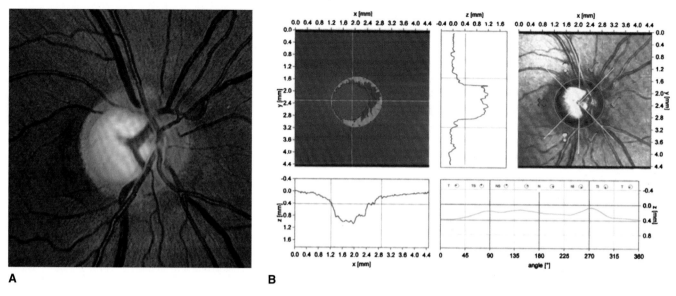

A   **B**

FIGURA 4-28 Fotografía de disco y la correspondiente imagen tomográfica de retina de Heidelberg (HRT) II. **A:** disco óptico derecho. **B:** imagen correspondiente de una exploración HRT II. Los planos de referencia son las líneas rojas.

del nervio óptico. Se encontró que es el indicador más útil del grado de daño glaucomatoso del nervio óptico y pérdida temprana del campo visual glaucomatosa.[332] En un estudio, la medida de la forma de la copa fue el único parámetro asociado con cambios en el campo visual.[333] Otros parámetros morfométricos útiles incluyen el área del borde, la variación de la altura de la línea de contorno y el grosor de la CFNR.[334] Los parámetros menos útiles incluyen el área del disco, el área de la copa, el volumen y borde de la copa, así como la profundidad media y máxima de la copa. Los parámetros de la cabeza del nervio óptico obtenidos por HRT pueden verse afectados por la edad, la refracción o el área del disco.[333,335] El volumen del borde parece ser el único parámetro que no se ve influido por estos factores.[335]

La sensibilidad y especificidad de los diversos parámetros topográficos del HRT varían de forma significativa. En general, las sensibilidades se han reportado entre 80 y 90 (%), con una especificidad que va desde 80 hasta mediados de 90 (%).[336-338] Excepto en ojos con daño glaucomatoso avanzado, clasificar un ojo individual como normal o glaucomatoso es difícil de lograr con absoluta certeza con base en parámetros individuales del HRT.

Para una mejor discriminación entre discos ópticos normales y anormales, el software del HRT realiza análisis estadísticos para permitir una comparación entre el disco óptico examinado y una base de datos de ojos normales. Se han propuesto métodos de análisis multivariado que utilizan combinaciones de parámetros individuales para clasificar un ojo individual dentro de un grupo "normal" o con "glaucoma".[334,339,340] Estos estudios han demostrado que, cuando la medida de la forma de copa, el volumen del borde y la variación de la altura de la superficie de la retina se analizan en conjunto, estos parecen ser los parámetros más importantes para diferenciar entre las cabezas del nervio óptico normales y glaucomatosas. También se reportó que el HRT II podía clasificar la apariencia de la cabeza del nervio óptico como "normal", "limítrofe" o "fuera de los límites normales" con base en la relación entre el área del borde y el área del disco (análisis de regresión de Moorfields).[341] Sin embargo, en un estudio prospectivo, el análisis multivariado y el análisis de regresión de Moorfields no discriminaron tan bien entre pacientes con glaucoma y participantes controles.[342]

Otro método para detectar cambios glaucomatosos es el análisis de la curva de distribución de segmentos.[343] Para realizar este análisis, la cabeza del nervio óptico se divide en 36 sectores, cada uno de 10 grados de ancho. De manera posterior se calculan los parámetros estereométricos para cada segmento, se clasifican en orden descendente y se muestran como una representación gráfica de la configuración de la cabeza del nervio óptico. A partir de una población de ojos normales, se calculan las curvas de distribución de segmentos clasificados para los 5° y 95° percentiles, y se traza la curva de distribución de segmentos de un paciente frente a las curvas normales.

En el OHTS y el *Early Manifest Glaucoma Trial* (EMGT), la conversión de hipertensión ocular a glaucoma fue por criterios del nervio óptico en 40 a 50% de los casos.[246,344] En un estudio complementario del OHTS que involucró el uso de oftalmoscopia láser confocal, un área copa-disco grande, la profundidad promedio de la copa, la altura promedio del contorno y el volumen de la copa tuvieron un valor predictivo positivo entre 14 y 40% para el desarrollo de GCAA por hipertensión ocular.

La progresión del glaucoma puede detectarse al calcular un mapa de probabilidad de cambio,[346] que utiliza tres imágenes adquiridas durante el examen basal y tres imágenes durante el examen de seguimiento. Las seis imágenes son alineadas y normalizadas entre sí. Más adelante se combina cada grupo de imágenes de 4 × 4 mediciones de altura adyacentes o píxeles para crear los llamados superpíxeles, con 48 mediciones de altura basales y 48 mediciones de altura de seguimiento. Luego, la variabilidad de las mediciones basales se compara con la variabilidad combinada de las mediciones basales y de seguimiento en cada superpíxel. Los mapas de probabilidad derivadas se muestran en códigos de colores. Los superpíxeles blancos indican que no hay cambios significativos; los superpíxeles de color marrón oscuro indican que la altura de la superficie ha cambiado de manera significativa, con una probabilidad de error inferior a 5%.[346]

Como se mencionó antes, el HRT puede distinguir discos con apariencias específicas que incluyen isquemia focal, cambios glaucomatosos miópicos, cambios escleróticos seniles y agrandamiento generalizado de la copa al comparar valores promedio para ciertas variables del disco óptico.[347] Sin embargo, la capacidad para detectar daño glaucomatoso varía de modo considerable con la apariencia del disco. En estudios de pacientes con hipertensión ocular y pacientes con glaucoma, el HRT y las pruebas de campo visual tuvieron una concordancia regular o deficiente en la detección del glaucoma.[348] Más aún, el HRT no puede escanear la mácula, y los resultados dependen de la colocación de la línea de contorno por parte de los operadores. Por lo tanto, en el entorno clínico se debe tener precaución al interpretar los resultados del HRT con base en el análisis discriminante multivariado o las curvas de distribución de segmentos. La evaluación clínica del disco óptico todavía es el método más importante para detectar o hacer un seguimiento de los pacientes con glaucoma, aunque la información obtenida con el HRT puede tener un valor adyuvante, y un mayor refinamiento del instrumento puede aumentar su valor.

Otros escáneres láser confocales, incluido el oftalmoscopio láser confocal de Rodenstock,[101] ya no están disponibles en el comercio. También se puede utilizar la tomografía de coherencia óptica para generar un mapa topográfico, y desde entonces se ha convertido en la modalidad de imagenología de elección para muchos especialistas (véase cap. 5).

Imágenes de la capa de fibra nerviosa de la retina

Polarimetría con láser confocal

Un polarímetro láser confocal combina el concepto de un láser de barrido confocal y la polarimetría para medir el grosor del CFNR.[349] Basado en el supuesto de que la CFNR es birrefringente, debido a los microtúbulos paralelos en las fibras nerviosas,[350] una luz láser de diodo polarizada (780 nm) cambia cuando penetra en el tejido. Este cambio en el estado de polarización se denomina *retraso*, y está relacionado de modo lineal con el grosor de la CFNR.[350] La computadora proporciona datos de grosor para círculos concéntricos alrededor del margen del disco. Las versiones iniciales de este instrumento, el analizador de fibras nerviosas (NFA)-I y NFA-II, se actualizaron al GDxPRO, que ya no se encuentra disponible (**fig. 4-29**).

En un estudio se notó que la ubicación de los valores máximos de retraso estaba en concordancia con los valores de espesor de la CFNR publicados para humanos, pero los valores de retraso alrededor del disco eran diferentes de los datos anatómicos. Los autores concluyeron que las discrepancias entre el retraso y los datos anatómicos deben reconocerse en la interpretación clínica de los datos polarimétricos.[351] Existen diferencias del eje de polarización corneal en forma natural tanto en ojos sanos como glaucomatosos; por lo tanto, la influencia de la birrefringencia corneal debe compensarse de forma adecuada.[352] El compensador corneal variable corrige de modo individual la polarización inducida por la córnea y el cristalino,[244,353] lo que mejora la capacidad del GDx para discriminar entre ojos glaucomatosos y sanos. En general, la sensibilidad y especificidad reportadas de la polarimetría con láser de barrido para detectar glaucoma están por encima de 80%.[245]

Tomografía de coherencia óptica

Esta tecnología se desarrolló a principios de la década de 1990 y se utilizó para el glaucoma en 1995. En 2000 se introdujo un instrumento de segunda generación y en 2002, uno de tercera generación, el Stratus OCT, que logró un aumento en la velocidad de la imagen y la resolución. Conforme la década avanzó, varias máquinas OCT de dominio espectral (**figs. 4-30** y **4-31**) estuvieron ampliamente disponibles. Las primeras tres generaciones de OCT se conocen como *OCT de dominio del tiempo*, aunque ya no son de uso común.

Como se describe con más detalle en el capítulo 5, el OCT involucra una fuente de luz de diodo infrarrojo de baja coherencia (843 nm), que se divide en dos caminos que se reflejan juntos, y la diferencia en la cantidad de interferencia entre ellos se usa para generar imágenes transversales de la retina, el disco o el segmento anterior. La CFNR se puede diferenciar de otras capas retinianas con un algoritmo que detecta el borde anterior del epitelio pigmentario de la retina y determina la posición de la capa de fotorreceptores. Cada imagen derivada consta de mediciones del grosor de la CFNR a lo largo de un círculo de 360 grados alrededor del disco óptico.[354] Varios estudios han demostrado que el grosor de la CFNR se puede medir con precisión con el OCT;[355-357] sin embargo, se sugirió que las versiones anteriores de la

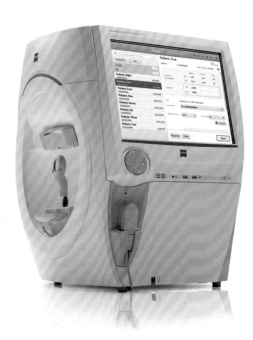

FIGURA 4-29 Instrumento GDxPRO, un polarímetro láser de barrido portátil. (Cortesía de Carl Zeiss Meditec, Inc.)

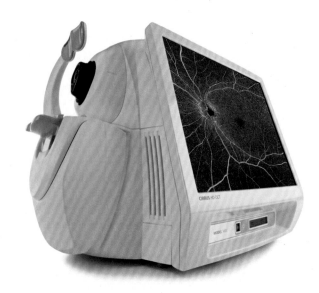

FIGURA 4-30 Zeiss Cirrus 5000, un instrumento de tomografía de coherencia óptica. (Cortesía de Carl Zeiss Meditec, Inc.)

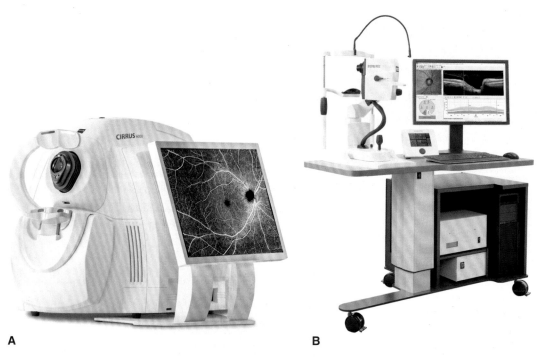

A   **B**

FIGURA 4-31 Dos ejemplos de instrumentos tomográficos de coherencia óptica (OCT) de dominio espectral. A: Cirrus HD-OCT. **B:** OCT de Spectralis. (A, cortesía de Carl Zeiss Meditec, Inc. B, cortesía de Heidelberg Engineering, GmbH.)

OCT pueden haber subestimado el grosor de la CFNR.[358] Los dispositivos comerciales más utilizados para la OCT son Spectralis OCT, Cirrus OCT y RTVue OCT, que se describen con más detalle en el capítulo 5. Los resultados de las mediciones de espesor de la CFNR pueden variar con diferentes instrumentos.

Estos dispositivos de OCT que utilizan fuentes láser de titanio-zafiro no están disponibles en el comercio debido a los costos prohibitivos del láser. La OCT de dominio espectral no se basa en un divisor de haz ni en un espejo de referencia móvil; en lugar de ello, toda la luz reflejada regresa a un espectrómetro, y las longitudes de onda se convierten mediante transformación de Fourier para generar las imágenes. Esto permite una resolución más alta que una OCT de dominio del tiempo, y un tiempo de adquisición más rápido, lo que en potencia reduce los defectos por artefacto. Como se describe con más detalle en el capítulo 5, la OCT de dominio espectral se usa tanto para el diagnóstico del glaucoma como para el tratamiento del glaucoma para monitorear la progresión.

El análisis de la CFNR con OCT se ha utilizado de modo convencional para la detección y el seguimiento del glaucoma, pero el análisis de la capa de células ganglionares de los escaneos maculares también puede desempeñar un papel para ayudar a los médicos a detectar la progresión del glaucoma. En particular, el daño macular central por glaucoma puede pasarse por alto mediante estudios convencionales de CFNR, pero puede detectarse mediante análisis de las células ganglionares.[359] Los estudios también han demostrado una correlación entre la pérdida de campo en la perimetría automatizada estandarizada y la pérdida de células ganglionares en el análisis de visión central.[360,361] Esto sugiere un papel para el uso del análisis de la capa de células ganglionares, junto con el análisis de la CFNR y las pruebas del campo visual, para monitorear la progresión del glaucoma.

Analizador de espesor de retina

El analizador de espesor de retina es otro sistema computarizado para medir el espesor de la retina. Proyecta un rayo láser sobre la retina y una cámara de fondo de ojo observa los reflejos de la membrana limitante interna y en la retina hasta que la luz alcanza el epitelio pigmentario de la retina. El perfil de la intensidad de la luz contiene los picos de reflexión de la membrana limitante interna y el epitelio pigmentario de la retina, y el grosor de la retina se calcula a partir de la distancia entre los dos picos. El analizador de espesor de retina puede ser útil en el manejo del glaucoma para monitorear el espesor de la retina.[362]

Valor clínico de los analizadores de imágenes

En los pocos estudios que han comparado de forma directa las diferentes tecnologías de imagenología estructural, el OCT 3 tuvo una mejor sensibilidad y especificidad, en comparación con el HRT II y la polarimetría con láser de barrido.[245] Al principio del curso del proceso de la enfermedad, estas tecnologías de imagenología estructural son muy útiles para diferenciar el daño por glaucoma antes de que haya cambios en el campo visual acromático (es decir, blanco sobre blanco). Quizás la aplicación más útil sea un resultado negativo en una prueba estructural en un paciente con sospecha de glaucoma; puede ser tranquilizador que no se detecte ninguna enfermedad cuando no se encuentran anomalías en el campo visual y las pruebas estructurales. Ninguna prueba tiene una sensibilidad y especificidad absolutas. Una combinación de resultados de varios dispositivos y modalidades puede permitir una mayor sensibilidad y especificidad para ayudar a los médicos en el diagnóstico y tratamiento del glaucoma (**fig. 4-32**).[354]

Técnicas para la medición del flujo sanguíneo

Los primeros estudios sobre el flujo sanguíneo ocular ya se han discutido antes; se relacionan con la fisiopatología de la neuropatía óptica glaucomatosa. Esta sección considera nuevas técnicas para medir el flujo sanguíneo ocular, que algún día pueden tener aplicación clínica. Aunque los estudios han demostrado un flujo sanguíneo deficiente en

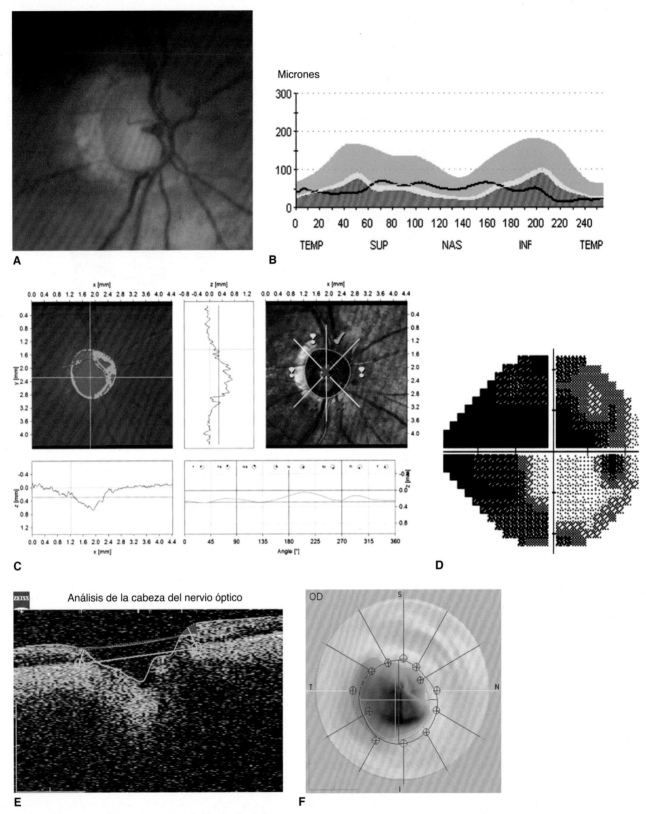

FIGURA 4-32 Imagen compuesta y campo de una cabeza del nervio óptico glaucomatosa. A: fotografía a color de una cabeza del nervio óptico glaucomatosa que muestra una pérdida avanzada del borde neurorretiniano, en especial de modo inferotemporal. También se encuentran atrofia peripapilar, estrechamiento arteriolar y bayoneta de las arteriolas retinianas. **B:** la tomografía de coherencia óptica (OCT) correspondiente muestra preservación de la capa de fibras nerviosas de la retina nasal, pero pérdida temporal significativa. **C:** mapa topográfico mediante oftalmoscopia láser confocal del mismo nervio óptico. La x roja denota áreas de grosor del borde neurorretiniano menores que la base de datos normativa; un signo de exclamación amarillo denota un área de grosor del borde neurorretiniano en la zona limítrofe de lo normal en la misma base de datos normativa. La paloma verde indica un grosor normal del borde. **D:** campo visual acromático automatizado correspondiente que muestra un defecto altitudinal casi superior y un defecto arqueado inferior denso, además de un escalón nasal. **E:** corte transversal de la cabeza del nervio óptico por OCT. **F:** mapa topográfico por OCT del mismo nervio óptico.

al menos 50% de los pacientes con glaucoma de tensión normal, no existe evidencia directa de que los factores vasculares contribuyan al desarrollo de la neuropatía óptica del glaucoma, ya que las mediciones del flujo sanguíneo del nervio óptico están limitadas por el pequeño calibre de los vasos sanguíneos y el volumen del tejido del nervio óptico en estudio.[363]

En las últimas dos décadas se han desarrollado varios métodos para facilitar el estudio cuantitativo y completo de las circulaciones retiniana, coroidea y retrobulbar. Estas técnicas incluyen la evaluación del calibre de los vasos, la medición del flujo sanguíneo ocular pulsátil, la angiografía láser con fluoresceína y verde de indocianina (ICG) de la circulación coroidea peripapilar y la circulación retiniana, la flujometría láser Doppler, la flujometría láser Doppler confocal, además de la imagenología Doppler a color.[364] Estas técnicas pueden combinarse para evaluar la circulación del nervio óptico en su totalidad.

Angiografía

Las nuevas tecnologías de imagenología permiten detectar y seguir cambios muy sutiles de la estructura y perfusión de la cabeza del nervio óptico. Estas y otras tecnologías pueden mejorar la capacidad para diagnosticar y monitorear el daño del disco glaucomatoso.[365]

La oftalmoscopia láser confocal puede mejorar el examen angiográfico de los vasos pequeños de la cabeza del nervio óptico mediante fluoresceína o ICG.[366] La oftalmoscopia láser confocal permite la adquisición de imágenes de la circulación retiniana y los sitios de fuga tardía. La sustracción óptica de la contribución de luz de la circulación retiniana permite examinar la circulación coroidea y viceversa. Se han descrito al menos tres ventajas de la oftalmoscopia láser confocal sobre los instrumentos convencionales: (1) excelente visualización de la circulación retiniana, (2) sustracción óptica de la circulación retiniana y (3) adquisición y procesamiento de todos los datos en forma digital con un fácil intercambio de datos. Esta tecnología en potencia puede producir un mapa tridimensional de la vasculatura retiniana y coroidea.[367]

La angiografía de retina de Heidelberg (HRA y HRA 2), que combina la tecnología de oftalmoscopia láser confocal con angiografía con IGC y fluoresceína, está disponible en el comercio. Con este instrumento se pueden observar varios cambios en los vasos capilares peripapilares en las diferentes etapas glaucomatosas. Las personas con daño glaucomatoso temprano tienen un aumento del área de la copa, secundario a una reducción del área del borde neurorretiniano, y la angiografía con ICG muestra un incremento en la visualización del plexo prepapilar, lo que puede ser causado por un aumento del flujo sanguíneo mientras aún funciona la autorregulación. Algunos pacientes con glaucoma avanzado muestran una falta de llenado capilar significativa en la angiografía con ICG.[368]

La HRA puede demostrar el riego sanguíneo superficial y profundo del nervio óptico, y la angiografía simultánea con ICG y fluoresceína, así como la visualización de circulaciones separadas en diferentes planos. La técnica permite superponer imágenes de ICG y fluoresceína o compararlas una al lado de la otra.[369] Un estudio prospectivo evaluó la correlación entre la irrigación vascular del nervio óptico y los campos visuales. En ojos con un campo visual normal, se evidenció un patrón de llenado microvascular difuso del área del disco óptico sin defectos de llenado, mientras que la angiografía de ojos glaucomatosos tuvo una buena correlación con la localización del defecto del campo visual.[370]

Cuando se evaluaron el disco óptico y la región peripapilar mediante angiografía oftalmoscópica con láser confocal modificado con ICG, las áreas hipofluorescentes en la región peripapilar fueron más comunes en ojos con glaucoma; sin embargo, los halos hipofluorescentes que se extendían alrededor de los márgenes del disco óptico no se correlacionaron con ninguno de los factores del estudio. Se demostró hipofluorescencia en 68% de los ojos glaucomatosos, en comparación con 20% de los ojos de control.[371] Estas observaciones son similares a las de los estudios angiográficos con fluoresceína iniciales que se analizaron antes.

Imagenología Doppler a color

La anatomía vascular normal del ojo y la órbita y varias afecciones con anomalías vasculares se han estudiado mediante imagenología con Doppler a color. Esta tecnología permite obtener imágenes simultáneas con ecografía en tiempo real y flujo vascular superpuesto codificado por colores, lo que permite la visualización de vasos que antes estaban más allá de la resolución de las imágenes convencionales, como los que se encuentran en la órbita.[372] Se ha reportado que las imágenes Doppler a color permiten un examen no invasivo de la velocidad sanguínea y la resistencia vascular en las arterias oftálmica, ciliar posterior corta y central de la retina en pacientes con GCAA o glaucoma de tensión normal. Un estudio que utilizó imágenes Doppler a color para evaluar el flujo sanguíneo en las arterias oftálmica, ciliar posterior y central de la retina encontró una velocidad de flujo máxima sistólica media reducida de manera significativa en la arteria oftálmica en pacientes con glaucoma, en comparación con los controles. En los pacientes con glaucoma que tenían PIO no controlada hubo una reducción de las velocidades de flujo telediastólico y un aumento del índice de resistividad en las arterias ciliares y la arteria central de la retina.[373] La imagen Doppler a color mostró una disminución significativa en la velocidad teledistólica media y un aumento en el índice resistivo medio en todos los vasos sanguíneos en pacientes con glaucoma.[374] No hubo diferencias entre los pacientes con GCAA y aquellos con glaucoma de tensión normal.[118] Otro estudio, que evaluó la reproducibilidad de las mediciones de velocidad de la arteria central de la retina mediante el uso de imágenes Doppler a color, mostró que existían grandes diferencias en la velocidad medida de la arteria central de la retina, según la ubicación de la medición, y que el umbral del flujo de color era valioso para localizar la ubicación óptima para el registro Doppler pulsado espectral.[375] La alta reproducibilidad de la técnica de imagenología Doppler a color para las velocidades sistólica pico y telediastólica y para el índice de resistencia, tomado en la arteria central de la retina, la arteria oftálmica y las arterias ciliares posteriores cortas, es sugerente para respaldar la validez del uso de imágenes Doppler a color en un entorno clínico para medir los parámetros hemodinámicos de pequeños vasos sanguíneos retrobulbares.[376]

Flujometría Doppler láser

La flujometría Doppler láser se introdujo en 1972 para proporcionar un método no invasivo que midiera la perfusión de tejidos oculares en ubicaciones individuales discretas.[377] Se ha utilizado en estudios experimentales y clínicos.[376] Esta tecnología puede medir la velocidad de las células sanguíneas en un volumen de tejido, y derivar una estimación del flujo sanguíneo volumétrico. La flujometría Doppler láser también se ha empleado para medir el flujo sanguíneo microcirculatorio en el tejido neural, los músculos, la piel, los huesos y el intestino.[379,380]

El principio es medir el desplazamiento Doppler, que es el cambio de frecuencia que experimenta la luz cuando se refleja en objetos en movimiento, como los glóbulos rojos. Dado que la velocidad de los glóbulos rojos es en extremo baja, en comparación con la velocidad de la luz, no es posible medir de forma directa la alteración resultante en la frecuencia o el color de la luz. Sin embargo, la flujometría Doppler láser proporciona un método indirecto, en el que la luz láser coherente de baja potencia que es dispersada o reflejada por los glóbulos rojos en movimiento sufre un cambio en la frecuencia Doppler, mientras que la luz reflejada del tejido circundante permanece en su frecuencia original. Los dos componentes coherentes de la luz, con frecuencias ligeramente diferentes, interfieren y dan como resultado un fenómeno llamado *latido*. Esta luz reflejada, junto con la luz láser dispersada por el tejido estático, se detecta y procesa para proporcionar una medición del flujo sanguíneo. Como resultado, el desplazamiento Doppler de la frecuencia de la luz se traduce en una oscilación de la intensidad, que puede medirse. El flujómetro Doppler láser utiliza luz monocromática emitida por un láser de baja potencia. La medición del movimiento de los eritrocitos se registra de forma continua en la capa externa del tejido en estudio, sin influencia en el flujo sanguíneo fisiológico. El valor de salida se define como el número de glóbulos rojos multiplicado por su velocidad y se reporta como unidades de perfusión microcirculatoria.

Para obtener la medición se dirige un rayo láser de baja intensidad a una determinada ubicación de la retina y se escanea a través de la superficie de un tejido en forma de trama mediante un espejo móvil. La intensidad de la luz reflejada y dispersada en ese lugar se suele medir durante varios segundos. La amplitud de la intensidad medida es proporcional al número de partículas en movimiento y la frecuencia de la intensidad es proporcional a la velocidad de las partículas. Los resultados se interpretan como una distribución de frecuencia del número de glóbulos rojos en movimiento y su velocidad, lo que proporciona una descripción simple y cuantitativa del flujo sanguíneo en la ubicación retiniana seleccionada.

Escaneo de flujometría Doppler láser

El flujo sanguíneo se puede medir al combinar la flujometría Doppler láser con láser de barrido confocal.[381] El método no es invasivo y los resultados se obtienen de forma rápida, pero requiere medios ópticos transparentes y una buena fijación, y es muy sensible a los cambios de iluminación y al movimiento del ojo; además, mide el flujo sanguíneo en un rango de velocidad un tanto pequeño.[382]

El modelo disponible en la actualidad del flujómetro retiniano de Heidelberg realiza mediciones de Doppler láser en una matriz bidimensional de puntos, lo que deriva en mapas de perfusión bidimensionales. Durante un examen con el flujómetro retiniano de Heidelberg, un rayo láser ingresa al ojo y se enfoca en la superficie de la retina por las propiedades ópticas del ojo. La dirección del rayo láser que entra en el ojo cambia de manera periódica en dos direcciones mediante dos espejos oscilantes, de modo que una región bidimensional de la retina se escanea línea por línea. El campo de escaneo tiene 10 grados de ancho y 2.5 grados de alto, lo que corresponde a un tamaño de 2.88×0.72 mm. Durante el escaneo a lo largo de una línea, se mide la intensidad de la luz reflejada en 256 píxeles y se digitaliza de forma secuencial. Cada una de las 64 líneas totales se escanea 128 veces, con un tiempo total de adquisición de alrededor de 2.5 segundos. Una vez finalizada la exploración para cada una de las ubicaciones de 256×64, hay 128 mediciones de la intensidad de la luz reflejada en función del tiempo. Cuando el análisis se realiza en cada ubicación

medida, el resultado es una matriz de 256×64, o 16 384 píxeles (mapa de perfusión), que proporciona mediciones de perfusión. Para la visualización, los valores de perfusión bajos se muestran en colores oscuros y la perfusión alta en colores claros, lo que deriva en un mapa de perfusión bidimensional codificado por colores, con los parámetros de volumen, flujo y velocidad. Los valores de flujo más altos se dan en los vasos más grandes. Debido al suministro de flujo sanguíneo dual en el nervio óptico y la penetración limitada del láser, el instrumento mide ante todo la microcirculación en la CFNR del nervio óptico anterior, que es irrigada en gran parte por la arteria central de la retina en lugar de la circulación ciliar.[383] El flujo sanguíneo en las regiones laminar y retrolaminar hace solo una pequeña contribución a las mediciones.

El flujómetro retiniano de Heidelberg ha permitido demostrar en voluntarios sanos que el flujo sanguíneo ocular aumenta al inhalar carbógeno y disminuye al inhalar oxígeno o después de aumentar la PIO a 50 mm Hg con una copa de succión.[384] Aunque los valores de PIO se redujeron de forma significativa con el uso de betaxolol y timolol, los valores de flujo sanguíneo disminuyeron en gran medida solo en el grupo de timolol.

Flujometría de moteado láser

El moteado láser se observa cuando se dispersa luz coherente de láser desde un objeto difuso. Si, en lugar de estar estacionario, el objeto iluminado consiste en glóbulos rojos individuales en movimiento, el patrón de motas fluctúa de manera aleatoria. La intensidad de estas fluctuaciones proporciona información sobre la velocidad del objeto que produce la dispersión. La estructura del patrón que cambia según la velocidad del flujo sanguíneo se llama *borramiento*, y una tasa de borramiento al cuadrado es un índice de la velocidad de la sangre, calculado por una computadora.

Un estudio prospectivo comparó las mediciones del flujo sanguíneo en la cabeza del nervio óptico mediante flujometría de moteado láser con flujometría Doppler confocal con láser. Solo hubo una débil correlación entre los índices de flujo sanguíneo, medidos por flujometría de moteado láser y flujometría Doppler láser, debido a diferencias básicas en los principios de medición.[385] Otro estudio ilustró diferencias significativas en el flujo sanguíneo de la cabeza del nervio óptico en voluntarios sanos para ayudar a establecer datos normales para comprender la fisiología de la hemodinámica ocular.[386]

Resonancia magnética

Se puede utilizar el análisis cualitativo de la perfusión del nervio óptico humano con imágenes por resonancia magnética (RM) para estudiar las anomalías del flujo sanguíneo del nervio óptico.[387] Esta tecnología también se puede utilizar para cuantificar los cambios en la microcirculación del nervio óptico. La resonancia magnética ponderada en T2 en ratas proporcionó una cuantificación del flujo sanguíneo del nervio óptico, y ha demostrado que las sustancias dopaminérgicas aumentan el flujo sanguíneo del nervio óptico.[388]

El posible futuro de la imagenología

Las áreas de innovación más interesantes son la imagenología estructural de los cuerpos de las CGR y las imagenologías del estrés y la muerte de las células ganglionares individuales, la OCT y la angiografía por OCT para visualizar más las células ganglionares, además del análisis asistido por aprendizaje automático/aprendizaje profundo.[389-391] Estas áreas aún están en proceso de desarrollo, pero pueden ser relevantes en la clínica en el futuro.

PUNTOS CLAVE

▶ La cabeza del nervio óptico comprende los axones de las células ganglionares de la retina, así como vasos sanguíneos y soporte astroglial y de colágeno. La cabeza del nervio óptico normal tiene una variación considerable en tamaño y contorno de superficie.

▶ La patogenia de la atrofia óptica glaucomatosa parece implicar la obstrucción del flujo axoplásmico, aunque no está claro si se trata de un efecto mecánico directo de la PIO elevada o es secundario a cambios vasculares.

▶ La atrofia óptica glaucomatosa se caracteriza en la clínica por una pérdida progresiva y asimétrica del tejido del borde neurorretiniano, que se manifiesta por un agrandamiento en el área de acopamiento y palidez. Esto se extiende con mayor frecuencia en una dirección focal, lo que produce un adelgazamiento temprano de las porciones inferior y superior del borde neurorretiniano. El agrandamiento de la copa a menudo precede al de la zona de palidez, lo que crea una discrepancia palidez-copa. Otros signos importantes de atrofia óptica glaucomatosa son las hemorragias discales y los defectos del haz de fibras nerviosas peripapilares.

▶ El diagnóstico diferencial de la atrofia óptica glaucomatosa incluye variaciones normales, anomalías del desarrollo y causas no glaucomatosas de acopamiento adquirido.

▶ Las técnicas para evaluar la cabeza del nervio óptico incluyen un examen minucioso en el consultorio y documentación fotográfica, aunque las técnicas más nuevas, como el análisis de imágenes computarizadas y las medidas del flujo sanguíneo, pueden proporcionar métodos de observación más precisos en el tratamiento clínico del glaucoma.

REFERENCIAS

1. Jonas JB, Budde WM, Panda-Jonas S. Ophthalmoscopic evaluation of the optic nerve head. *Surv Ophthalmol.* 1999;43:293-320.
2. Kronfeld PC. Normal variations of the optic disc as observed by conventional ophthalmoscopy and their anatomic correlations. *Trans Am Acad Ophthalmol Otolaryngol.* 1976;81:214-216.
3. Jonas JB, Gusek GC, Guggenmoos-Holzmann I, et al. Size of the optic nerve scleral canal and comparison with intravital determination of optic disc dimensions. *Graefes Arch Clin Exp Ophthalmol.* 1988;226:213-215.
4. Quigley HA, Brown AE, Morrison JD, et al. The size and shape of the optic disc in normal human eyes. *Arch Ophthalmol.* 1990;108:51-57.
5. Ramrattan RS, Wolfs RC, Jonas JB, et al. Determinants of optic disc characteristics in a general population: the Rotterdam Study. *Ophthalmology.* 1999;106:1588-1596.
6. Jonas JB, Mardin CY, Grundler AE. Comparison of measurements of neuroretinal rim area between confocal laser scanning tomography and planimetry of photographs. *Br J Ophthalmol.* 1998;82:362-366.
7. Budde WM, Jonas JB, Martus P, et al. Influence of optic disc size on neuroretinal rim shape in healthy eyes. *J Glaucoma.* 2000;9:357-362.
8. Funaki S, Shirakashi M, Abe H. Relation between size of optic disc and thickness of retinal nerve fibre layer in normal subjects. *Br J Ophthalmol.* 1998;82:1242-1245.
9. Kashiwagi K, Tamura M, Abe K, et al. The influence of age, gender, refractive error, and optic disc size on the optic disc configuration in Japanese normal eyes. *Acta Ophthalmol Scand.* 2000;78:200-203.
10. Meyer T, Howland HC. How large is the optic disc? Systematic errors in fundus cameras and topographers. *Ophthalmic Physiol Opt.* 2001;21:139-150.
11. Hayreh SS. Anatomy and physiology of the optic nerve head. *Trans Am Acad Ophthalmol Otolaryngol.* 1974;78:OP240-OP254.
12. Minckler DS, McLean IW, Tso MO. Distribution of axonal and glial elements in the rhesus optic nerve head studied by electron microscopy. *Am J Ophthalmol.* 1976;82:179-187.
13. Anderson DR. Ultrastructure of human and monkey lamina cribrosa and optic nerve head. *Arch Ophthalmol.* 1969;82:800-814.
14. Hamasaki DI, Fujino T. Effect of intraocular pressure on ocular vessels: filling with India ink. *Arch Ophthalmol.* 1967;78:369-379.
15. Geijer C, Bill A. Effects of raised intraocular pressure on retinal, prelaminar, laminar, and retrolaminar optic nerve blood flow in monkeys. *Invest Ophthalmol Vis Sci.* 1979;18:1030-1042.
16. Onda E, Cioffi GA, Bacon DR, et al. Microvasculature of the human optic nerve. *Am J Ophthalmol.* 1995;120:92-102.
17. Hayreh SS. The blood supply of the optic nerve head and the evaluation of it – myth and reality. *Prog Retin Eye Res.* 2001;20:563-593.
18. Lieberman MF, Maumenee AE, Green WR. Histologic studies of the vasculature of the anterior optic nerve. *Am J Ophthalmol.* 1976;82:405-423.
19. Hayreh SS, Jonas JB. Optic disk and retinal nerve fiber layer damage after transient central retinal artery occlusion: an experimental study in rhesus monkeys. *Am J Ophthalmol.* 2000;129:786-795.
20. Olver JM, Spalton DJ, McCartney AC. Quantitative morphology of human retrolaminar optic nerve vasculature. *Invest Ophthalmol Vis Sci.* 1994;35:3858-3866.
21. Goder G. The capillaries of the optic nerve. *Am J Ophthalmol.* 1974;77:684-689.
22. Hayreh SS. Blood flow in the optic nerve head and factors that may influence it. *Prog Retin Eye Res.* 2001;20:595-624.
23. Anderson DR, Hoyt WF, Hogan MJ. The fine structure of the astroglia in the human optic nerve and optic nerve head. *Trans Am Ophthalmol Soc.* 1967;65:275-305.
24. Quigley HA. Gap junctions between optic nerve head astrocytes. *Invest Ophthalmol Vis Sci.* 1977;16:582-585.
25. Trivino A, Ramirez JM, Salazar JJ, et al. Immunohistochemical study of human optic nerve head astroglia. *Vis Res.* 1996;36:2015-2028.
26. Anderson DR, Hoyt WF. Ultrastructure of intraorbital portion of human and monkey optic nerve. *Arch Ophthalmol.* 1969;82:506-530.
27. Hirata A, Kitaoka T, Ishigooka H, et al. Cytochemical studies of transitional area between retina and optic nerve. *Acta Ophthalmol (Copenh).* 1991;69:71-75.
28. Hernandez MR, Miao H, Lukas T. Astrocytes in glaucomatous optic neuropathy. *Prog Brain Res.* 2008;173:353-373.
29. Fukuchi T, Ueda J, Abe H, et al. Cell adhesion glycoproteins in the human lamina cribrosa. *Jpn J Ophthalmol.* 2001;45:363-367.
30. Gong H, Ye W, Freddo TF, et al. Hyaluronic acid in the normal and glaucomatous optic nerve. *Exp Eye Res.* 1997;64:587-595.
31. Jonas JB, Berenshtein E, Holbach L. Anatomic relationship between lamina cribrosa, intraocular space, and cerebrospinal fluid space. *Invest Ophthalmol Vis Sci.* 2003;44:5189-5195.
32. Maeda H, Nakamura M, Yamamoto M. Morphometric features of laminar pores in lamina cribrosa observed by scanning laser ophthalmoscopy. *Jpn J Ophthalmol.* 1999;43:415-421.
33. Quigley HA, Addicks EM. Regional differences in the structure of the lamina cribrosa and their relation to glaucomatous optic nerve damage. *Arch Ophthalmol.* 1981;99:137-143.
34. Jonas JB, Mardin CY, Schlotzer-Schrehardt U, et al. Morphometry of the human lamina cribrosa surface. *Invest Ophthalmol Vis Sci.* 1991;32:401-405.
35. Dichtl A, Jonas JB, Naumann GO. Course of the optic nerve fibers through the lamina cribrosa in human eyes. *Graefes Arch Clin Exp Ophthalmol.* 1996;234:581-585.
36. Hernandez MR, Luo XX, Igoe F, et al. Extracellular matrix of the human lamina cribrosa. *Am J Ophthalmol.* 1987;104:567-576.
37. Hernandez MR, Igoe F, Neufeld AH. Cell culture of the human lamina cribrosa. *Invest Ophthalmol Vis Sci.* 1988;29:78-89.
38. Hernandez MR, Wang N, Hanley NM, et al. Localization of collagen types I and IV mRNAs in human optic nerve head by in situ hybridization. *Invest Ophthalmol Vis Sci.* 1991;32:2169-2177.
39. Sawaguchi S, Yue BY, Fukuchi T, et al. Sulfated proteoglycans in the human lamina cribrosa. *Invest Ophthalmol Vis Sci.* 1992;33:2388-2398.
40. Kirwan RP, Wordinger RJ, Clark AF, et al. Differential expression patterns between normal and glaucomatous human lamina cribrosa cells. *Mol Vis.* 2009;15:76-88.
41. Thornton IL, Dupps WJ, Roy AS, et al. Biomechanical effects of intraocular pressure elevation on optic nerve/lamina cribrosa before and after peripapillary scleral collagen cross- linking. *Invest Ophthalmol Vis Sci.* 2009;50:1227-1233.

42. Anderson DR. Ultrastructure of meningeal sheaths: normal human and monkey optic nerves. *Arch Ophthalmol.* 1969;82:659-674.

43. Killer HE, Laeng HR, Groscurth P. Lymphatic capillaries in the meninges of the human optic nerve. *J Neuroophthalmol.* 1999;19:222-228.

44. Radius RL, de Bruin J. Anatomy of the retinal nerve fiber layer. *Invest Ophthalmol Vis Sci.* 1981;21:745-749.

45. Forrest D, Reh TA, Rusch A. Neurodevelopmental control by thyroid hormone receptors. *Curr Opin Neurobiol.* 2002;12(1):49-56.

46. Russell C. The roles of hedgehogs and fibroblast growth factors in eye development and retinal cell rescue. *Vis Res.* 2003;43(8):899-912.

47. Hardy P, Dumont I, Bhattacharya M, et al. Oxidants, nitric oxide, and prostanoids in the developing ocular vasculature: a basis for ischemic retinopathy. *Cardiovasc Res.* 2000;47(3):489-509.

48. Rimmer S, Keating C, Chou T, et al. Growth of the human optic disk and nerve during gestation, childhood, and early adulthood. *Am J Ophthalmol.* 1993;116:748-753.

49. Ogden TE. Nerve fiber layer of the primate retina: morphometric analysis. *Invest Ophthalmol Vis Sci.* 1984;25:19-29.

50. Wang L, Dong J, Cull G, et al. Varicosities of intraretinal ganglion cell axons in human and nonhuman primates. *Invest Ophthalmol Vis Sci.* 2003;44:2-9.

51. Dolman CL, McCormick, Drance SM. Aging of the optic nerve. *Arch Ophthalmol.* 1980;98:2053-2058.

52. Minckler DS. The organization of nerve fiber bundles in the primate optic nerve head. *Arch Ophthalmol.* 1980;98:1630-1636.

53. Mikelberg FS, Drance SM, Schulzer M, et al. The normal human optic nerve: axon count and axon diameter distribution. *Ophthalmology.* 1989;96:1325-1328.

54. Repka MX, Quigley HA. The effect of age on normal human optic nerve fiber number and diameter. *Ophthalmology.* 1989;96:26-32.

55. Jonas JB, Schmidt AM, Muller-Bergh JA, et al. Optic nerve fiber count and diameter of the retrobulbar optic nerve in normal and glaucomatous eyes. *Graefes Arch Clin Exp Ophthalmol.* 1995;233:421-424.

56. Quigley HA, Coleman AL, Dorman-Pease ME. Larger optic nerve heads have more nerve fibers in normal monkey eyes. *Arch Ophthalmol.* 1991;109:1441-1443.

57. Panda-Jonas S, Jonas JB, Jakobczyk M, et al. Retinal photoreceptor count, retinal surface area, and optic disc size in normal human eyes. *Ophthalmology.* 1994;101:519-523.

58. Marquardt T, Gruss P. Generating neuronal diversity in the retina: one for nearly all. *Trends Neurosci.* 2002;25(1):32-38.

59. Perron M, Harris WA. Determination of vertebrate retinal progenitor cell fate by the Notch pathway and basic helix-loop-helix transcription factors [review]. *Cell Mol Life Sci.* 2000;57(2):215-223.

60. Sernagor E, Eglen SJ, Wong RO. Development of retinal ganglion cell structure and function. *Prog Retin Eye Res.* 2001;20(2):139-174.

61. Pichaud F, Treisman J, Desplan C. Reinventing a common strategy for patterning the eye. *Cell.* 2001;105(1):9-12.

62. Martinez-Morales JR, Signore M, Acampora D, et al. Otx genes are required for tissue specification in the developing eye. *Development.* 2001;128(11):2019-2030.

63. Cellerino A, Bahr M, Isenmann S. Apoptosis in the developing visual system. *Cell Tissue Res.* 2000;301(1):53-69.

64. Provis JM, van Driel D, Billison FAB, et al. Human fetal optic nerve: overproduction and elimination of retinal axons during development. *J Comp Neurol.* 1985;238:92-100.

65. Magoon EH, Robb RM. Development of myelin in human optic nerve and tract: a light and electron microscopic study. *Arch Ophthalmol.* 1981;99:655-659.

66. Quigley HA. The pathogenesis of reversible cupping in congenital glaucoma. *Am J Ophthalmol.* 1977;84:358-370.

67. Hernandez MR. Ultrastructural immunocytochemical analysis of elastin in the human lamina cribrosa: changes in elastic fibers in primary open-angle glaucoma. *Invest Ophthalmol Vis Sci.* 1992;33:2891-2903.

68. Sawaguchi S, Yue BY, Fukuchi T, et al. Age-related changes of sulfated proteoglycans in the human lamina cribrosa. *Curr Eye Res.* 1993;12:685-692.

69. Alamouti B, Funk J. Retinal thickness decreases with age: an OCT study. *Br J Ophthalmol.* 2003;87:899-901.

70. Kerrigan-Baumrind LA, Quigley HA, Pease ME, et al. Number of ganglion cells in glaucoma eyes compared with threshold visual field tests in the same persons. *Invest Ophthalmol Vis Sci.* 2000;41:741-748.

71. Müler H. Anatomische Beitrage zur Ophthalmologie: Ueber Nerveanderungen an der Eintrittstelle des Schnerven. *Arch Ophthalmol.* 1858;4:1.

72. von Jaeger E. Ueber Glaucom und seine Heilung durch Iridectomie. *Z Ges der Aerzte zu Wien.* 1858;14:465.

73. Schnabel J. Das glaucomatose Sehnervenleiden. *Archiv für Augenheilkunde.* 1892;XXIV:273.

74. Laker C. Ein experimenteller Beitrag zur Lehre von der glaukomatosen Excavation. *Klin Monatsbl Augenheilkd.* 1886;24:187.

75. Schreiber L. Ueber Degeneration der Netzhaut naut experimentellen und pathologisch-anatomischen Untersuchungen. *Graefes Arch Clin Exp Ophthalmol.* 1906;64:237.

76. LaGrange F, Beauvieux J. Anatomie de l'excavation glaucomateuse. *Arch Ophthalmol (Paris).* 1925;42:129.

77. Duke-Elder S. Fundamental concepts in glaucoma. *Arch Ophthalmol.* 1949;42:538-545.

78. Lampert PW, Vogel MH, Zimmerman LE. Pathology of the optic nerve in experimental acute glaucoma: electron microscopic studies. *Invest Ophthalmol.* 1968;7:199-213.

79. Shaffer RN. The role of the astroglial cells in glaucomatous disc cupping. *Doc Ophthalmol.* 1969;26:516-525.

80. Shaffer RN, Hetherington J Jr. The glaucomatous disc in infants: a suggested hypothesis for disc cupping. *Trans Am Acad Ophthalmol Otolaryngol.* 1969;73:923-935.

81. Quigley HA, Addicks EM, Green WR, et al. Optic nerve damage in human glaucoma. II. The site of injury and susceptibility to damage. *Arch Ophthalmol.* 1981;99:635-49.

82. Schwartz B. Cupping and pallor of the optic disc. *Arch Ophthalmol.* 1973;89:272-277.

83. Kornzweig AL, Eliasoph I, Feldstein M. Selective atrophy of the radial peripapillary capillaries in chronic glaucoma. *Arch Ophthalmol.* 1968;80:696-702.

84. Quigley HA, Hohman RM, Addicks EM, et al. Blood vessels of the glaucomatous optic disc in experimental primate and human eyes. *Invest Ophthalmol Vis Sci.* 1984;25:918-931.

85. Alizadeh R, Vickers L, Hirunpatravong P, et al. A phenotype of primary open-angle glaucoma with systemic vasospasm. *J Glaucoma.* 2018;27(11):987-992.

86. Emery JM, Landis D, Paton D, et al. The lamina cribrosa in normal and glaucomatous human eyes. *Trans Am Acad Ophthalmol Otolaryngol.* 1974;78:OP290-OP297.

87. Yan DB, Coloma FM, Metheetrairut A, et al. Deformation of the lamina cribrosa by elevated intraocular pressure. *Br J Ophthalmol.* 1994;78:643-648.

88. Coleman AL, Quigley HA, Vitale S, et al. Displacement of the optic nerve head by acute changes in intraocular pressure in monkey eyes. *Ophthalmology.* 1991;98:35-40.

89. Roberts MD, Grau V, Grimm J, et al. Remodeling of the connective tissue microarchitecture of the lamina cribrosa in early experimental glaucoma. *Invest Ophthalmol Vis Sci.* 2009;50:681-690.

90. Quigley HA, Hohman RM, Addicks EM, et al. Morphologic changes in the lamina cribrosa correlated with neural loss in open-angle glaucoma. *Am J Ophthalmol.* 1983;95:673-691.

91. Anderson DR. Introductory comments on blood flow autoregulation in the optic nerve head and vascular risk factors in glaucoma. *Surv Ophthalmol.* 1999;43(suppl 1):S5-S9.

92. Dandona L, Quigley HA, Brown AE, et al. Quantitative regional structure of the normal human lamina cribrosa: a racial comparison. *Arch Ophthalmol.* 1990;108:393-398.

93. Sonty S, Schwartz B. Two-point fluorophotometry in the evaluation of glaucomatous optic disc. *Arch Ophthalmol.* 1980;98:1422-1426.

94. Adam G, Schwartz B. Increased fluorescent filling defects in the wall of the optic disc cup in glaucoma. *Arch Ophthalmol.* 1980;98:1590-1592.

95. Talusan E, Schwartz B. Specificity of fluorescein angiographic defects of the optic disc in glaucoma. *Arch Ophthalmol.* 1977;95:2166-2175.

96. Tuulonen A, Nagin P, Schwartz B, et al. Increase of pallor and fluorescein-filling defects of the optic disc in the follow-up of ocular hypertensives measured by computerized image analysis. *Ophthalmology.* 1987;94:558-563.

97. Morrison JC, Dorman-Pease ME, Dunkelberger GR, et al. Optic nerve head extracellular matrix in primary optic atrophy and experimental glaucoma. *Arch Ophthalmol.* 1990;108:1020-1024.

98. Fukuchi T, Sawaguchi S, Hara H, et al. Extracellular matrix changes of the optic nerve lamina cribrosa in monkey eyes with experimentally chronic glaucoma. *Graefes Arch Clin Exp Ophthalmol.* 1992;230:421-427.

99. Quigley HA, Brown A, Dorman-Pease ME. Alterations in elastin of the optic nerve head in human and experimental glaucoma. *Br J Ophthalmol.* 1991;75:552-557.

100. Hernandez MR, Yang J, Ye H. Activation of elastin mRNA expression in human optic nerve heads with primary open-angle glaucoma. *J Glaucoma.* 1994;3:214-215.

101. Quigley HA, Addicks EM. Chronic experimental glaucoma in primates. II. Effect of extended intraocular pressure elevation on optic nerve head and axonal transport. *Invest Ophthalmol Vis Sci.* 1980;19:137-152.

102. Quigley HA, Dunkelberger GR, Green WR. Chronic human glaucoma causing selectively greater loss of large optic nerve fibers. *Ophthalmology.* 1988;95:357-363.

103. Glovinsky Y, Quigley HA, Pease ME. Foveal ganglion cell loss is size dependent in experimental glaucoma. *Invest Ophthalmol Vis Sci.* 1993;34:395-400.

104. Okisaka S, Murakami A, Mizukawa A, Ito J. Apoptosis in retinal ganglion cell decrease in human glaucomatous eyes. *Jpn J Ophthalmol.* 1997;41(2):84-88.

105. Kubota T, Naumann GO. Reduction in number of corpora amylacea with advancing histological changes of glaucoma. *Graefes Arch Clin Exp Ophthalmol.* 1993;231:249-253.

106. Panda S, Jonas JB. Decreased photoreceptor count in human eyes with secondary angle-closure glaucoma. *Invest Ophthalmol Vis Sci.* 1992;33:2532-2536.

107. Wygnanski T, Desatnik H, Quigley HA, et al. Comparison of ganglion cell loss and cone loss in experimental glaucoma. *Am J Ophthalmol.* 1995;120:184-189.

108. Levkovitch-Verbin H, Quigley HA, Kerrigan-Baumrind LA, et al. Optic nerve transection in monkeys may result in secondary degeneration of retinal ganglion cells. *Invest Ophthalmol Vis Sci.* 2001;42:975-982.

109. Weinstein JM, Duckrow RB, Beard D, et al. Regional optic nerve blood flow and its autoregulation. *Invest Ophthalmol Vis Sci.* 1983;24:1559-1565.

110. Sossi N, Anderson DR. Effect of elevated intraocular pressure on blood flow: occurrence in cat optic nerve head studied with iodoantipyrine I 125. *Arch Ophthalmol.* 1983;101:98-101.

111. Grehn F, Prost M. Function of retinal nerve fibers depends on perfusion pressure: neurophysiologic investigations during acute intraocular pressure elevation. *Invest Ophthalmol Vis Sci.* 1983;24:347-353.

112. Novack RL, Stefansson E, Hatchell DL. Intraocular pressure effects on optic nerve-head oxidative metabolism measured in vivo. *Graefes Arch Clin Exp Ophthalmol.* 1990;228:128-133.

113. Quigley HA, Hohman RM, Sanchez R, et al. Optic nerve head blood flow in chronic experimental glaucoma. *Arch Ophthalmol.* 1985;103:956-962.

114. Liang Y, Downs JC, Fortune B, et al. Impact of systemic blood pressure on the relationship between intraocular pressure and blood flow in the optic nerve head of nonhuman primates. *Invest Ophthalmol Vis Sci.* 2009;50:2154-2160.

115. Ernest JT. Pathogenesis of glaucomatous optic nerve disease. *Trans Am Ophthalmol Soc.* 1975;73:366-388.

116. Shonat RD, Wilson DF, Riva CE, et al. Effect of acute increases in intraocular pressure on intravascular optic nerve head oxygen tension in cats. *Invest Ophthalmol Vis Sci.* 1992;33:3174-3180.

117. Riva CE, Hero M, Titze P, et al. Autoregulation of human optic nerve head blood flow in response to acute changes in ocular perfusion pressure. *Graefes Arch Clin Exp Ophthalmol.* 1997;235:618-626.

118. Rankin SJ, Walman BE, Buckley AR, et al. Color Doppler imaging and spectral analysis of the optic nerve vasculature in glaucoma. *Am J Ophthalmol.* 1995;119:685-693.

119. Deokule S, Vizzeri G, Boehm AG, et al. Correlation among choroidal, peripapillary, and retrobulbar vascular parameters. *Am J Ophthalmol.* 2009;147:736-743.

120. Pemp B, Georgopoulos M, Vass C, et al. Diurnal fluctuation of ocular blood flow parameters in patients with primary open-angle glaucoma and healthy subjects. *Br J Ophthalmol.* 2009;93:486-491.

121. Robert Y, Steiner D, Hendrickson P. Papillary circulation dynamics in glaucoma. *Graefes Arch Clin Exp Ophthalmol.* 1989;227:436-439.

122. Feke GT, Pasquale LR. Retinal blood flow response to posture changes in glaucoma patients compared with healthy subjects. *Ophthalmology.* 2008;115:246-252.

123. Shin DH, Tsai CS, Parrow KA, et al. Intraocular pressure-dependent retinal vascular change in adult chronic open-angle glaucoma patients. *Ophthalmology.* 1991;98:1087-1092.

124. Miller MM, Chang T, Keating R, et al. Blood flow velocities are reduced in the optic nerve of children with elevated intracranial pressure. *J Child Neurol.* 2009;24:30-35.

125. Pillunat LE, Anderson DR, Knighton RW, et al. Auto regulation of human optic nerve head circulation in response to increased intraocular pressure. *Exp Eye Res.* 1997;64:737-744.

126. Harrington DO. The pathogenesis of the glaucoma field. Clinical evidence that circulatory insufficiency in the optic nerve is the primary cause of visual field loss in glaucoma. *Am J Ophthalmol.* 1959;47:177-185.

127. Wright JT Jr, Williamson JD, Whelton PK, et al. A randomized trial of intensive versus standard blood-pressure control. *N Engl J Med.* 2015;373(22):2103-2116.

128. Bowe A, Grünig M, Schubert J, et al. Circadian variation in arterial blood pressure and glaucomatous optic neuropathy – a systematic review and meta-analysis. *Am J Hypertens.* 2015;28(9):1077-1082.

129. Bhauhan BC. Endothelin and its potential role in glaucoma. *Can J Ophthalmol.* 2008;43:356-360.

130. Mozaffarieh M, Grieshaber MC, Flammer J. Oxygen and blood flow: players in the pathogenesis of glaucoma. *Mol Vis.* 2008;14:224-233.

131. Ernest JT, Archer D. Fluorescein angiography of the optic disk. *Am J Ophthalmol.* 1973;75:973-978.

132. Schwartz B, Kern J. Age, increased ocular and blood pressures, and retinal and disc fluorescein angiogram. *Arch Ophthalmol.* 1980;98:1980-1986.

133. Tso MO, Shih CY, McLean IW. Is there a blood-brain barrier at the optic nerve head? *Arch Ophthalmol.* 1975;93:815-825.

134. Raitta C, Sarmela T. Fluorescein angiography of the optic disc and the peripapillary area in chronic glaucoma. *Acta Ophthalmol (Copenh).* 1970;48:303-308.

135. Blumenthal M, Gitter KA, Best M, et al. Fluorescein angiography during induced ocular hypertension in man. *Am J Ophthalmol.* 1970;69:39-43.

136. Evans PY, Shimizu K, Limaye S, et al. Fluorescein cineangiography of the optic nerve head. *Trans Am Acad Ophthalmol Otolaryngol.* 1973;77:OP260-OP273.

137. Best M, Toyofuku H. Ocular hemodynamics during induced ocular hypertension in man. *Am J Ophthalmol.* 1972;74:932-939.

138. Hitchings RA, Spaeth GL. Fluorescein angiography in chronic simple and low- tension glaucoma. *Br J Ophthalmol.* 1977;61:126-132.

139. Alterman M, Henkind P. Radial peripapillary capillaries of the retina. II. Possible role in Bjerrum scotoma. *Br J Ophthalmol.* 1968;52:26-31.

140. Archer DB, Ernest JT, Krill AE. Retinal, choroidal, and papillary circulations under conditions of induced ocular hypertension. *Am J Ophthalmol.* 1972;73:834-845.

141. Schwartz B, Harris A, Takamoto T, et al. Regional differences in optic disc and retinal circulation. *Acta Ophthalmol Scand.* 2000;78:627-631.

142. Arend O, Remky A, Plange N, et al. Capillary density and retinal diameter measurements and their impact on altered retinal circulation in glaucoma: a digital fluorescein angiographic study. *Br J Ophthalmol.* 2002;86:429-433.

143. Minckler DS, Tso MO. A light microscopic, autoradiographic study of axoplasmic transport in the normal rhesus optic nerve head. *Am J Ophthalmol.* 1976;82:1-15.

144. Minckler DS, Bunt AH, Johanson GW. Orthograde and retrograde axoplasmic transport during acute ocular hypertension in the monkey. *Invest Ophthalmol Vis Sci.* 1977;16:426-441.

145. Taylor AC, Weiss P. Demonstration of axonal flow by the movement of tritium- labeled protein in mature optic nerve fibers. *Proc Natl Acad Sci USA.* 1965;54:1521-1527.

146. Weiss P, Pillai A. Convection and fate of mitochondria in nerve fibers: axonal flow as vehicle. *Proc Natl Acad Sci USA.* 1965;54:48-56.

147. Johansson JO. Inhibition of retrograde axoplasmic transport in rat optic nerve by increased IOP in vitro. *Invest Ophthalmol Vis Sci.* 1983;24:1552-1558.

148. Minckler DS, Tso MO, Zimmerman LE. A light microscopic, autoradiographic study of axoplasmic transport in the optic nerve head during ocular hypotony, increased intraocular pressure, and papilledema. *Am J Ophthalmol.* 1976;82:741-757.

149. Quigley HA, Guy J, Anderson DR. Blockade of rapid axonal transport: effect of intraocular pressure elevation in primate optic nerve. *Arch Ophthalmol.* 1979;97:525-531.

150. Dandona L, Hendrickson A, Quigley HA. Selective effects of experimental glaucoma on axonal transport by retinal ganglion cells to the dorsal lateral geniculate nucleus. *Invest Ophthalmol Vis Sci.* 1991;32:1593-1599.

151. Radius RL. Distribution of pressure-induced fast axonal transport abnormalities in primate optic nerve: an autoradiographic study. *Arch Ophthalmol.* 1981;99:1253-1257.

152. Balaratnasingam C, Morgan WH, Bass L, et al. Time-dependent effects of elevated intraocular pressure on optic nerve head axonal transport and cytoskeletal changes. *Invest Ophthalmol Vis Sci.* 2008;49:986-999.

153. Anderson DR, Hendrickson AE. Failure of increased intracranial pressure to affect rapid axonal transport at the optic nerve head. *Invest Ophthalmol Vis Sci.* 1977;16:423-426.

154. Radius RL, Anderson DR. Rapid axonal transport in primate optic nerve: distribution of pressure-induced interruption. *Arch Ophthalmol.* 1981;99:650-654.

155. Radius RL, Bade B. Axonal transport interruption and anatomy at the lamina cribrosa. *Arch Ophthalmol.* 1982;100:1661-1664.

156. Radius RL. Optic nerve fast axonal transport abnormalities in primates: occurrence after short posterior ciliary artery occlusion. *Arch Ophthalmol.* 1980;98:2018-2022.

157. Radius RL, Anderson DR. Morphology of axonal transport abnormalities in primate eyes. *Br J Ophthalmol.* 1981;65:767-777.

158. Radius RL, Bade B. Pressure-induced optic nerve axonal transport interruption in cat eyes. *Arch Ophthalmol.* 1981;99:2163-2165.

159. Sossi N, Anderson DR. Blockage of axonal transport in optic nerve induced by elevation of intraocular pressure: effect of arterial hypertension induced by angiotensin I. *Arch Ophthalmol.* 1983;101:94-97.

160. Radius RL, Anderson DR. Breakdown of the normal optic nerve head blood-brain barrier following acute elevation of intraocular pressure in experimental animals. *Invest Ophthalmol Vis Sci.* 1980;19:244-255.

161. Radius RL, Schwartz EL, Anderson DR. Failure of unilateral carotid artery ligation to affect pressure-induced interruption of rapid axonal transport in primate optic nerves. *Invest Ophthalmol Vis Sci.* 1980;19:153-157.

162. Hollander H, Makarov F, Stefani FH, et al. Evidence of constriction of optic nerve axons at the lamina cribrosa in the normotensive eye in humans and other mammals. *Ophthalmic Res.* 1995;27:296-309.

163. Wang X, Baldridge WH, Chauhan BC. Acute endothelin-1 application induces reversible fast axonal transport blockade in adult rat optic nerve. *Invest Ophthalmol Vis Sci.* 2008;49:961-967.

164. Iwabe S, Moreno-Mendoza NA, Trigo-Tavera F, et al. Retrograde axonal transport obstruction of brain-derived neurotrophic factor (BDNF) and its TrkB receptor in the retina and optic nerve of American Cocker Spaniel dogs with spontaneous glaucoma. *Vet Ophthalmol.* 2007;10(suppl 1):12-19.

165. Berdahl JP, Allingham RR, Johnson DH. Cerebrospinal fluid pressure is decreased in primary open-angle glaucoma. *Ophthalmology.* 2008;115:763-768.

166. Morgan WH, Yu DY, Alder VA, et al. The correlation between cerebrospinal fluid pressure and retrolaminar tissue pressure. *Invest Ophthalmol Vis Sci.* 1998;39:1419-1428.

167. Jonas JB, Berenshtein E, Holbach L. Lamina cribrosa thickness and spatial relationships between intraocular space and cerebrospinal fluid space in highly myopic eyes. *Invest Ophthalmol Vis Sci.* 2004;45:2660-2665.

168. Berdahl JP, Fautsch MP, Stinnett SS, et al. Intracranial pressure in primary open angle glaucoma, normal tension glaucoma, and ocular hypertension: a case-control study. *Invest Ophthalmol Vis Sci.* 2008;49:5412-5418.

169. Ren R, Jonas JB, Tian G, et al. Cerebrospinal fluid pressure in glaucoma: a prospective study. *Ophthalmology.* 2010;117(2):259-266.

170. Yang Y, Yu M, Zhu J, et al. Role of cerebrospinal fluid in glaucoma: pressure and beyond. *Med Hypotheses.* 2010;74(1):31-34.

171. Sipperley J, Anderson DR, Hamasaki D. Short-term effect of intraocular pressure elevation on the human electroretinogram. *Arch Ophthalmol.* 1973;90:358-360.

172. Bartl G. The electroretinogram and the visual evoked potential in normal and glaucomatous eyes [in German]. *Albrecht von Graefes Arch Klin Exp Ophthalmol.* 1978;207:243-269.

173. Pillunat LE, Stodtmeister R, Wilmanns I, et al. Autoregulation of ocular blood flow during changes in intraocular pressure: preliminary results. *Graefes Arch Clin Exp Ophthalmol.* 1985;223:219-223.

174. Breidenbach K, Neppert B, Dannheim F, et al. Pattern electroretinography in routine clinical diagnosis of open-angle glaucoma [in German]. *Ophthalmology.* 1996;93:451-455.

175. Colotto A, Salgarello T, Falsini B, et al. Pattern electroretinogram and optic nerve topography in ocular hypertension. *Acta Ophthalmol Scand.* 1998;227:27-28.

176. Bowd C, Vizzeri G, Tafreshi A, et al. Diagnostic accuracy of pattern electroretinogram optimized for glaucoma. *Ophthalmology.* 2009;116:437-443.

177. Bach M, Hoffman MB. Update on the pattern electroretinogram in glaucoma [review]. *Optom Vis Sci.* 2008;85:386-395.

178. Weiter J, Fine BS. A histologic study of regional choroidal dystrophy. *Am J Ophthalmol.* 1977;83:741-750.

179. Hayreh SS. *Anterior Ischemic Optic Neuropathy.* New York, NY: Springer-Verlag; 1975.

180. Sebag J, Thomas JV, Epstein DL, et al. Optic disc cupping in arteritic anterior ischemic optic neuropathy resembles glaucomatous cupping. *Ophthalmology.* 1986;93:357-361.

181. Hitchings RA. The optic disc in glaucoma. III: diffuse optic disc pallor with raised intraocular pressure. *Br J Ophthalmol.* 1978;62:670-675.

182. Quigley HA, Miller NR, Green WR. The pattern of optic nerve fiber loss in anterior ischemic optic neuropathy. *Am J Ophthalmol.* 1985;100:769-776.

183. Radius RL, Maumenee AE. Optic atrophy and glaucomatous cupping. *Am J Ophthalmol.* 1978;85:145-153.

184. Jampol LM, Board RJ, Maumenee AE. Systemic hypotension and glaucomatous changes. *Am J Ophthalmol.* 1978;85:154-159.

185. Giarelli L, Falconieri G, Cameron JD, et al. Schnabel cavernous degeneration: a vascular change of the aging eye. *Arch Pathol Lab Med.* 2003;127:1314-1319.

186. Caprioli J, Spaeth GL. Comparison of visual field defects in the low-tension glaucomas with those in the high-tension glaucomas. *Am J Ophthalmol.* 1984;97:730-737.

187. Jonas JB, Gusek GC, Naumann GO. Optic disc, cup and neuroretinal rim size, configuration and correlations in normal eyes. *Invest Ophthalmol Vis Sci.* 1988;29:1151-1158.

188. Balazsi AG, Drance SM, Schulzer M, et al. Neuroretinal rim area in suspected glaucoma and early chronic open-angle glaucoma: correlation with parameters of visual function. *Arch Ophthalmol.* 1984;102:1011-1014.

189. Jonas JB, Fernandez MC, Naumann GO. Glaucomatous parapapillary atrophy: occurrence and correlations. *Arch Ophthalmol.* 1992;110:214-222.

190. Harizman N, Oliveira C, Chiang A, et al. The ISNT rule and differentiation of normal from glaucomatous eyes. *Arch Ophthalmol.* 2006;124(11):1579-1583.

191. Law SK, Kornmann HL, Nilforushan N, Moghimi S, Caprioli J. Evaluation of the "IS" rule to differentiate glaucomatous eyes from normal. *J Glaucoma.* 2016;25(1):27-32.

192. Jonas JB, Gusek GC, Guggenmoos-Holzmann I, et al. Correlations of the neuroretinal rim area with ocular and general parameters in normal eyes. *Ophthalmic Res.* 1988;20:298-303.

193. Shields MB. Gray crescent in the optic nerve head. *Am J Ophthalmol.* 1980;89:238-244.

194. Jonas JB, Gusek GC, Naumann GO. Optic disk morphometry in high myopia. *Graefes Arch Clin Exp Ophthalmol.* 1988;226:587-590.

195. Tsai CS, Ritch R, Shin DH, et al. Age-related decline of disc rim area in visually normal subjects. *Ophthalmology.* 1992;99:29-35.

196. Varma R, Hilton SC, Tielsch JM, et al. Neural rim area declines with increased intraocular pressure in urban Americans. *Arch Ophthalmol.* 1995;113:1001-1005.

197. Klein BE, Moss SE, Klein R, et al. Neuroretinal rim area in diabetes mellitus. *Invest Ophthalmol Vis Sci.* 1990;31:805-809.

198. Quigley HA, Addicks EM. Quantitative studies of retinal nerve fiber layer defects. *Arch Ophthalmol.* 1982;100:807-814.

199. Jonas JB, Nguyen NX, Naumann GO. The retinal nerve fiber layer in normal eyes. *Ophthalmology.* 1980;96:627-632.

200. Jonas JB, Schiro D. Visibility of the normal retinal nerve fiber layer correlated with rim width and vessel caliber. *Graefes Arch Clin Exp Ophthalmol.* 1993;231:207-211.

201. Caprioli J. Discrimination between normal and glaucomatous eyes. *Invest Ophthalmol Vis Sci.* 1992;33:153-159.

202. Fantes FE, Anderson DR. Clinical histologic correlation of human peripapillary anatomy. *Ophthalmology.* 1989;96:20-25.

203. Jonas JB, Konigsreuther KA, Naumann GO. Optic disc histomorphometry in normal eyes and eyes with secondary angle-closure glaucoma. II. Parapapillary region. *Graefes Arch Clin Exp Ophthalmol.* 1992;230:134-139.

204. Armaly MF. Genetic determination of cup/disc ratio of the optic nerve. *Arch Ophthalmol.* 1967;78:35-43.

205. Schwartz JT, Reuling FH, Garrison RJ. Acquired cupping of the optic nerve head in normotensive eyes. *Br J Ophthalmol.* 1975;59:216-222.

206. Carpel EF, Engstrom PF. The normal cup-disk ratio. *Am J Ophthalmol.* 1981;91:588-597.

207. Ong LS, Mitchell P, Healey PR, et al. Asymmetry in optic disc parameters: the blue Mountains eye study. *Invest Ophthalmol Vis Sci.* 1999;40:849-857.

208. Bengtsson B. The inheritance and development of cup and disc diameters. *Acta Ophthalmol (Copenh).* 1980;58:733-739.

209. Wolfs RC, Klaver CC, Ramrattan RS, et al. Genetic risk of primary open-angle glaucoma: population-based familial aggregation study. *Arch Ophthalmol.* 1998;116:1640-1645.

210. Armaly MF. The optic cup in the normal eye. I. Cup width, depth, vessel displacement, ocular tension and outflow facility. *Am J Ophthalmol.* 1969;68:401-407.

211. Burk RO, Rohrschneider K, Noack H, et al. Are large optic nerve heads susceptible to glaucomatous damage at normal intraocular pressure? A three-dimensional study by laser scanning tomography. *Graefes Arch Clin Exp Ophthalmol.* 1992;230:552-560.

212. Iester M, Mikelberg FS. Optic nerve head morphologic characteristics in high- tension and normal-tension glaucoma. *Arch Ophthalmol.* 1999;117:1010-1013.

213. Varma R, Tielsch JM, Quigley HA, et al. Race-, age-, gender-, and refractive error-related differences in the normal optic disc. *Arch Ophthalmol.* 1994;112:1068-1076.

214. Schwartz B, Reinstein NM, Lieberman DM. Pallor of the optic disc: quantitative photographic evaluation. *Arch Ophthalmol.* 1973;89:278-286.

215. Tsai CS, Zangwill L, Gonzalez C, et al. Ethnic differences in optic nerve head topography. *J Glaucoma.* 1995;4:248-257.

216. Girkin CA, McGwin G Jr, McNeal SF, et al. Racial differences in the association between optic disc topography and early glaucoma. *Invest Ophthalmol Vis Sci.* 2003;44:3382-3387.

217. Mansour AM. Racial variation of optic disc size. *Ophthalmic Res.* 1991;23:67-72.

218. Jonas JB, Zach FM, Gusek GC, et al. Pseudoglaucomatous physiologic large cups. *Am J Ophthalmol.* 1989;107:137-144.

219. Tomlinson A, Phillips CI. Ovalness of the optic cup and disc in the normal eye. *Br J Ophthalmol.* 1974;58:543-547.

220. Emdadi A, Zangwill L, Sample PA, et al. Patterns of optic disk damage in patients with early focal visual field loss. *Am J Ophthalmol.* 1998;126:763-771.

221. Read RM, Spaeth GL. The practical clinical appraisal of the optic disc in glaucoma: the natural history of cup progression and some specific disc-field correlations. *Trans Am Acad Ophthalmol Otolaryngol.* 1974;78:OP255-OP274.

222. Spaeth GL, Hitchings RA, Sivalingam E. The optic disc in glaucoma: pathogenetic correlation of five patterns of cupping in chronic open-angle glaucoma. *Trans Am Acad Ophthalmol Otolaryngol.* 1976;81:217-223.

223. Jonas JB, Fernandez MC, Sturmer J. Pattern of glaucomatous neuroretinal rim loss. *Ophthalmology.* 1993;100:63-68.

224. Airaksinen PJ, Drance SM, Schulzer M. Neuroretinal rim area in early glaucoma. *Am J Ophthalmol.* 1985;99:1-4.

225. Pederson JE, Anderson DR. The mode of progressive disc cupping in ocular hypertension and glaucoma. *Arch Ophthalmol.* 1980;98:490-495.

226. Cher I, Robinson LP. 'Thinning' of the neural rim of the optic nervehead: an altered state, providing a new ophthalmoscopic sign associated with characteristics of glaucoma. *Trans Ophthalmol Soc UK.* 1973;93:213-242.

227. Portney GL. Photogrammetric analysis of the three-dimensional geometry of normal and glaucomatous optic cups. *Trans Am Acad Ophthalmol Otolaryngol.* 1976;81:239-246.

228. Miller KM, Quigley HA. The clinical appearance of the lamina cribrosa as a function of the extent of glaucomatous optic nerve damage. *Ophthalmology.* 1988;95:135-138.

229. Shields MB. Problems in recognizing non-glaucomatous optic nerve head cupping. *Perspect Ophthalmol.* 1978;2:129.

230. Chandler PA, Grant WM. *Glaucoma.* Philadelphia, PA: Lea & Febiger; 1977.

231. Drance SM, Fairclough M, Butler DM, et al. The importance of disc hemorrhage in the prognosis of chronic open-angle glaucoma. *Arch Ophthalmol.* 1977;95:226-228.

232. Hendrickx KH, van den Enden A, Rasker MT, et al. Cumulative incidence of patients with disc hemorrhages in glaucoma and the effect of therapy. *Ophthalmology.* 1994;101:1165-1172.

233. Jonas JB, Xu L. Optic disk hemorrhages in glaucoma. *Am J Ophthalmol.* 1994;118:1-8.

234. Sonnsjo B. Glaucomatous disc haemorrhages photographed at short intervals. *Acta Ophthalmol (Copenh).* 1986;64:263-266.

235. Sugiyama K, Tomita G, Kitazawa Y, et al. The associations of optic disc hemorrhage with retinal nerve fiber layer defect and peripapillary atrophy in normal-tension glaucoma. *Ophthalmology.* 1997;104:1926-1933.

236. Jonas JB, Martus P, Budde WM, et al. Morphologic predictive factors for development of optic disc hemorrhages in glaucoma. *Invest Ophthalmol Vis Sci.* 2002;43:2956-2961.

237. Shihab ZM, Lee PF, Hay P. The significance of disc hemorrhage in open-angle glaucoma. *Ophthalmology.* 1982;89:211-213.

238. Bengtsson B. Optic disc haemorrhages preceding manifest glaucoma. *Acta Ophthalmol (Copenh).* 1990;68:450-454.

239. Diehl DL, Quigley HA, Miller NR, et al. Prevalence and significance of optic disc hemorrhage in a longitudinal study of glaucoma. *Arch Ophthalmol.* 1990;108:545-550.

240. Gloster J. Incidence of optic disc haemorrhages in chronic simple glaucoma and ocular hypertension. *Br J Ophthalmol.* 1981;65:452-456.

241. Tuulonen A, Takamoto T, Wu DC, et al. Optic disk cupping and pallor measurements of patients with a disk hemorrhage. *Am J Ophthalmol.* 1987;103:505-511.

242. Weinreb RN, Bowd C, Zangwill LM. Glaucoma detection using scanning laser polarimetry with variable corneal polarization compensation. *Arch Ophthalmol.* 2003;121:218-224.

243. Shah NN, Bowd C, Medeiros FA, et al. Combining structural and functional testing for detection of glaucoma. *Ophthalmology.* 2006;113:1593-1602.

244. Siegner SW, Netland PA. Optic disc hemorrhages and progression of glaucoma. *Ophthalmology.* 1996;103:1014-1024.

245. Drance S, Anderson DR, Schulzer M. Risk factors for progression of visual field abnormalities in normal-tension glaucoma. *Am J Ophthalmol.* 2001;131:699-708.

246. Gordon MO, Beiser JA, Brandt JD, et al. The Ocular Hypertension Treatment Study: baseline factors that predict the onset of primary open-angle glaucoma. *Arch Ophthalmol.* 2002;120:714-720.

247. Susanna R Jr, Basseto FL. Hemorrhage of the optic disc and neurosensorial dysacousia. *J Glaucoma.* 1992;1:248-253.

248. Hitchings RA, Spaeth GL. Chronic retinal vein occlusion in glaucoma. *Br J Ophthalmol.* 1976;60:694-699.

249. Tuulonen A. Asymptomatic miniocclusions of the optic disc veins in glaucoma. *Arch Ophthalmol.* 1989;107:1475-1480.

250. Shihab ZM, Beebe WE, Wentlandt T. Possible significance of cilioretinal arteries in open-angle glaucoma. *Ophthalmology.* 1985;92:880-883.

251. Lindenmuth KA, Skuta GL, Musch DC, et al. Significance of cilioretinal arteries in primary open-angle glaucoma. *Arch Ophthalmol.* 1988;106:1691-1693.

252. Lee SS, Schwartz B. Role of the temporal cilioretinal artery in retaining central visual field in open-angle glaucoma. *Ophthalmology.* 1992;99:696-699.

253. Osher RH, Herschler J. The significance of baring of the circumlinear vessel: a prospective study. *Arch Ophthalmol.* 1981;99:817-818.

254. Kasner O, Balazsi AG. Glaucomatous optic nerve atrophy: the circumlinear vessel revisited. *Can J Ophthalmol.* 1991;26:264-269.

255. Jonas JB, Budde WM, Nemeth J, et al. Central retinal vessel trunk exit and location of glaucomatous parapapillary atrophy in glaucoma. *Ophthalmology.* 2001;108:1059-1064.

256. Jonas JB, Fernandez MC. Shape of the neuroretinal rim and position of the central retinal vessels in glaucoma. *Br J Ophthalmol.* 1994;78:99-102.

257. Rader J, Feuer WJ, Anderson DR. Peripapillary vasoconstriction in the glaucomas and the anterior ischemic optic neuropathies. *Am J Ophthalmol.* 1994;117:72-80.

258. Sommer A, Miller NR, Pollack I, et al. The nerve fiber layer in the diagnosis of glaucoma. *Arch Ophthalmol.* 1977;95:2149-2156.

259. Jonas JB, Schiro D. Localised wedge shaped defects of the retinal nerve fibre layer in glaucoma. *Br J Ophthalmol.* 1994;78:285-290.

260. Airaksinen PJ, Drance SM. Neuroretinal rim area and retinal nerve fiber layer in glaucoma. *Arch Ophthalmol.* 1985;103:203-204.

261. Quigley HA, Katz J, Derick RJ, et al. An evaluation of optic disc and nerve fiber layer examinations in monitoring progression of early glaucoma damage. *Ophthalmology.* 1992;99:19-28.

262. Jonas JB, Fernandez MC, Naumann GO. Glaucomatous optic nerve atrophy in small discs with low cup-to-disc ratios. *Ophthalmology.* 1990;97:1211-1215.

263. Airaksinen PJ, Drance SM, Douglas GR, et al. Diffuse and localized nerve fiber loss in glaucoma. *Am J Ophthalmol.* 1984;98:566-571.

264. Sommer A, Quigley HA, Robin AL, et al. Evaluation of nerve fiber layer assessment. *Arch Ophthalmol.* 1984;102:1766-1771.

265. Airaksinen PJ, Drance SM, Douglas GR, et al. Visual field and retinal nerve fiber layer comparisons in glaucoma. *Arch Ophthalmol.* 1985;103:205-207.

266. Tuulonen A, Airaksinen PJ. Initial glaucomatous optic disk and retinal nerve fiber layer abnormalities and their progression. *Am J Ophthalmol.* 1991;111:485-490.

267. Wilensky JT, Kolker AE. Peripapillary changes in glaucoma. *Am J Ophthalmol.* 1976;81:341-345.

268. Buus DR, Anderson DR. Peripapillary crescents and halos in normal-tension glaucoma and ocular hypertension. *Ophthalmology.* 1989;96:16-19.

269. Jonas JB, Fernandez MC, Naumann GO. Parapapillary atrophy and retinal vessel diameter in nonglaucomatous optic nerve damage. *Invest Ophthalmol Vis Sci.* 1991;32:2942-2947.

270. Kasner O, Feuer WJ, Anderson DR. Possibly reduced prevalence of peripapillary crescents in ocular hypertension. *Can J Ophthalmol.* 1989;24:211-215.

271. Stewart WC, Connor AB, Wang XH. Anatomic features of the optic disc and risk of progression in ocular hypertension. *Acta Ophthalmol Scand.* 1995;73:237-241.

272. Quigley HA. Childhood glaucoma: results with trabeculotomy and study of reversible cupping. *Ophthalmology.* 1982;89:219-226.

273. Pederson JE, Herschler J. Reversal of glaucomatous cupping in adults. *Arch Ophthalmol.* 1982;100:426-431.

274. Katz LJ, Spaeth GL, Cantor LB, et al. Reversible optic disk cupping and visual field improvement in adults with glaucoma. *Am J Ophthalmol.* 1989;107:485-492.

275. Parrow KA, Shin DH, Tsai CS, et al. Intraocular pressure-dependent dynamic changes of optic disc cupping in adult glaucoma patients. *Ophthalmology.* 1992;99:36-40.

276. Pagon RA. Ocular coloboma. *Surv Ophthalmol.* 1981;25:223-236.

277. Brodsky MC. Congenital optic disk anomalies [review]. *Surv Ophthalmol.* 1994;39:89-112.

278. Deb N, Das R, Roy IS. Bilateral morning glory disc anomaly. *Indian J Ophthalmol.* 2003;51:182-183.

279. Brown GC, Shields JA, Goldberg RE. Congenital pits of the optic nerve head. II. Clinical studies in humans. *Ophthalmology.* 1980;87:51-65.

280. Krivoy D, Gentile R, Liebmann JM, et al. Imaging congenital optic disc pits and associated maculopathy using optical coherence tomography. *Arch Ophthalmol.* 1996;114:165-170.

281. Yuen CH, Kaye SB. Spontaneous resolution of serous maculopathy associated with optic disc pit in a child: a case report. *J AAPOS.* 2002;6:330-331.

282. Theodossiadis G. Evolution of congenital pit of the optic disk with macular detachment in photocoagulated and nonphotocoagulated eyes. *Am J Ophthalmol.* 1977;84:620-631.

283. Brazitikos PD, Safran AB, Simona F, et al. Threshold perimetry in tilted disc syndrome. *Arch Ophthalmol.* 1990;108:1698-1700.

284. Trobe JD, Glaser JS, Cassady JC. Optic atrophy: differential diagnosis by fundus observation alone. *Arch Ophthalmol.* 1980;98:1040-1045.

285. Trobe JD, Glaser JS, Cassady J, et al. Nonglaucomatous excavation of the optic disc. *Arch Ophthalmol.* 1980;98:1046-1050.

286. Lichter PR, Henderson JW. Optic nerve infarction. *Am J Ophthalmol.* 1978;85:302-310.

287. Portney GL, Roth AM. Optic cupping caused by an intracranial aneurysm. *Am J Ophthalmol.* 1977;84:98-103.

288. Danesh-Meyer HV, Carroll SC, Ku JT, et al. Correlation of retinal nerve fiber layer measured by scanning laser polarimeter to visual field in ischemic optic neuropathy. *Arch Ophthalmol.* 2006;124:1720-1726.

289. Repka MX, Uozato H, Guyton DL. Depth distortion during slitlamp biomicroscopy of the fundus. *Ophthalmology.* 1986;93:47-51.

290. Gross PG, Drance SM. Comparison of a simple ophthalmoscopic and planimetric measurements of glaucomatous neuroretinal rim areas. *J Glaucoma.* 1995;4:314-316.

291. Montgomery DM. Clinical disc biometry in early glaucoma. *Ophthalmology.* 1993;100:52-56.

292. Jonas JB, Papastathopoulos K. Ophthalmoscopic measurement of the optic disc. *Ophthalmology.* 1995;102:1102-1106.

293. Varma R, Steinmann WC, Scott IU. Expert agreement in evaluating the optic disc for glaucoma. *Ophthalmology.* 1992;99:215-221.

294. Gaasterland DE, Blackwell B, Dally LG, et al. The Advanced Glaucoma Intervention Study (AGIS): 10. Variability among academic glaucoma subspecialists in assessing optic disc notching. *Trans Am Ophthalmol Soc.* 2001;99:177-184.

295. Tielsch JM, Katz J, Quigley HA, et al. Intraobserver and interobserver agreement in measurement of optic disc characteristics. *Ophthalmology.* 1988;95:350-356.

296. Hitchings RA, Genio C, Anderton S, et al. An optic disc grid: its evaluation in reproducibility studies on the cup/disc ratio. *Br J Ophthalmol.* 1983;67:356-361.

297. Sharma NK, Hitchings RA. A comparison of monocular and 'stereoscopic' photographs of the optic disc in the identification of glaucomatous visual field defects. *Br J Ophthalmol.* 1983;67:677-680.

298. Kennedy SJ, Schwartz B, Takamoto T, et al. Interference fringe scale for absolute ocular fundus measurement. *Invest Ophthalmol Vis Sci.* 1983;24:169-174.

299. Rosenthal AR, Falconer DG, Barrett P. Digital measurement of pallor-disc ratio. *Arch Ophthalmol.* 1980;98:2027-2031.

300. Peli E, Hedges TR III, McInnes T, et al. Nerve fiber layer photography: a comparative study. *Acta Ophthalmol (Copenh).* 1987;65:71-80.

301. Wang F, Quigley HA, Tielsch JM. Screening for glaucoma in a medical clinic with photographs of the nerve fiber layer. *Arch Ophthalmol.* 1994;112:796-800.

302. Richards DW, Janesick JR, Elliot ST, et al. Enhanced detection of normal retinal nerve-fiber striations using a charge-coupled device and digital filtering. *Graefes Arch Clin Exp Ophthalmol.* 1993;231:595-599.

303. Allen L. Ocular fundus photography: suggestions for achieving consistently good pictures and instructions for stereoscopic photography. *Am J Ophthalmol.* 1964;57:13-28.

304. Saheb NE, Drance SM, Nelson A. The use of photogrammetry in evaluating the cup of the optic nerve head for a study in chronic simple glaucoma. *Can J Ophthalmol.* 1972;7:466-471.

305. Rosenthal AR, Kottler MS, Donaldson DD, et al. Comparative reproducibility of the digital photogrammetric procedure utilizing three methods of stereophotography. *Invest Ophthalmol Vis Sci.* 1977;16:54-60.

306. Greenfield DS, Zacharia P, Schuman JS. Comparison of Nidek 3Dx and Donaldson simultaneous stereoscopic disk photography. *Am J Ophthalmol.* 1993;116:741-747.

307. Minckler DS, Nichols T, Morales RB. Preliminary clinical experience with the Nidek 3Dx camera and lenticular stereo disc images. *J Glaucoma.* 1992;1:184.

308. Cohen JS, Stone RD, Hetherington J Jr, et al. Glaucomatous cupping of the optic disk by ultrasonography. *Am J Ophthalmol.* 1976;82:24-26.

309. Krohn MA, Keltner JL, Johnson CA. Comparison of photographic techniques and films used in stereophotogrammetry of the optic disk. *Am J Ophthalmol.* 1979;88:859-863.

310. Schwartz B. New techniques for the examination of the optic disc and their clinical application. *Trans Am Acad Ophthalmol Otolaryngol.* 1976;81:227-235.

311. Shields MB, Martone JF, Shelton AR, et al. Reproducibility of topographic measurements with the optic nerve head analyzer. *Am J Ophthalmol.* 1987;104:581-586.

312. Varma R, Spaeth GL. The PAR IS 2000: a new system for retinal digital image analysis. *Ophthalmic Surg.* 1988;19:183-192.

313. Dandona L, Quigley HA, Jampel HD. Reliability of optic nerve head topographic measurements with computerized image analysis. *Am J Ophthalmol.* 1989;108:414-421.

314. Berger JW, Patel TR, Shin DS, et al. Computerized stereochronoscopy and alternation flicker to detect optic nerve head contour change. *Ophthalmology.* 2000;107:1316-1320.

315. Takamoto T, Schwartz B. Stereochronometry: quantitative measurement of optic disc cup changes. *Invest Ophthalmol Vis Sci.* 1985;26:1445-1449.

316. Heijl A, Bengtsson B. Diagnosis of early glaucoma with flicker comparisons of serial disc photographs. *Invest Ophthalmol Vis Sci.* 1989;30:2376-2384.

317. Gloster J. Colorimetry of the optic disc. *Trans Ophthalmol Soc U K.* 1973;93:243-249.

318. Davies EW. Quantitative assessment of colour of the optic disc by a photographic method. *Exp Eye Res.* 1970;9:106-113.

319. Hendrickson P, Robert Y, Stockli HP. Principles of photometry of the papilla. *Arch Ophthalmol.* 1984;102:1704-1707.

320. Pendergast SD, Shields MB. Reproducibility of optic nerve head topographic measurements with the glaucoma-scope. *J Glaucoma.* 1995;4:170-176.

321. Burk RO, Volcker HE. Current imaging of the optic disk and retinal nerve fiber layer [review]. *Curr Opin Ophthalmol.* 1996;7:99-108.

322. Dreher AW, Weinreb RN. Accuracy of topographic measurements in a model eye with the laser tomographic scanner. *Invest Ophthalmol Vis Sci.* 1991;32:2992-2996.

323. Uchida H, Tomita G, Kitazawa Y. Clinical evaluation of the Heidelberg retina tomograph II. *Nippon Ganka Gakkai Zasshi.* 2000;104:826-829 [in Japanese].

324. Burk RO, Vihanninjoki K, Bartke T, et al. Development of the standard reference plane for the Heidelberg retina tomograph. *Graefes Arch Clin Exp Ophthalmol.* 2000;238:375-384.

325. Park KH, Caprioli J. Development of a novel reference plane for the Heidelberg retina tomograph with optical coherence tomography measurements. *J Glaucoma.* 2002;11:385-391.

326. Weinreb RN, Lusky M, Bartsch DU, et al. Effect of repetitive imaging on topographic measurements of the optic nerve head. *Arch Ophthalmol.* 1993;111:636-638.

327. Lusky M, Bosem ME, Weinreb RN. Reproducibility of optic nerve head topography measurements in eyes with undilated pupils. *J Glaucoma.* 1993;2:104-109.

328. Rohrschneider K, Burk RO, Kruse FE, et al. Reproducibility of the optic nerve head topography with a new laser tomographic scanning device. *Ophthalmology.* 1994;101:1044-1049.

329. Janknecht P, Funk J. The Heidelberg Retina Tomograph: reproducibility and measuring errors in different pupillary widths using a model eye [in German]. *Klin Monatsbl Augenheilkd.* 1994;205:98-102.

330. Spencer AF, Sadiq SA, Pawson P, et al. Vertical optic disk diameter: discrepancy between planimetric and SLO measurements. *Invest Ophthalmol Vis Sci.* 1995;36:796-803.

331. Miglior S, Albe E, Guareschi M, et al. Intraobserver and interobserver reproducibility in the evaluation of optic disc stereometric parameters by Heidelberg Retina Tomograph. *Ophthalmology.* 2002;109:1072-1077.

332. Brigatti L, Caprioli J. Correlation of visual field with scanning confocal laser optic disc measurements in glaucoma. *Arch Ophthalmol.* 1995;113:1191-1194.

333. Harju M, Vesti E. Scanning laser ophthalmoscopy of the optic nerve head in exfoliation glaucoma and ocular hypertension with exfoliation syndrome. *Br J Ophthalmol.* 2001;85:297-303.

334. Bathija R, Zangwill L, Berry CC, et al. Detection of early glaucomatous structural damage with confocal scanning laser tomography. *J Glaucoma.* 1998;7:121-127.

335. Nakamura H, Maeda T, Suzuki Y, et al. Scanning laser tomography to evaluate optic discs of normal eyes. *Jpn J Ophthalmol.* 1999;43:410-414.

336. Parikh RS, Parikh S, Sekhar GC, et al. Diagnostic capability of optical coherence tomography (Stratus OCT 3) in early glaucoma. *Ophthalmology.* 2007;114:2238-2243.

337. Wollstein G, Garway-Heath DF, Fontana L, et al. Identifying early glaucomatous changes. Comparison between expert clinical assessment of optic disc photographs and confocal scanning ophthalmoscopy. *Ophthalmology.* 2000;107:2272-2277.

338. Reuss NJ, de Graaf M, Lemij HG. Accuracy of GDx VCC, HRT I, and clinical assessment of stereoscopic optic nerve head photographs for diagnosing glaucoma. *Br J Ophthalmol.* 2007;91:313-318.

339. Swindale NV, Stjepanovic G, Chin A, et al. Automated analysis of normal and glaucomatous optic nerve head topography images. *Invest Ophthalmol Vis Sci.* 2000;41:1730-1742.

340. Iester M, Mikelberg FS, Drance SM. The effect of optic disc size on diagnostic precision with the Heidelberg retina tomograph. *Ophthalmology.* 1997;104:545-548.

341. Wollstein G, Garway-Heath DF, Hitchings RA. Identification of early glaucoma cases with the scanning laser ophthalmoscope. *Ophthalmology.* 1998;105:1557-1563.

342. Ford BA, Artes PH, McCormick TA, et al. Comparison of data analysis tools for detection of glaucoma with the Heidelberg Retina Tomograph. *Ophthalmology.* 2003;110:1145-1150.

343. Asawaphureekorn S, Zangwill L, Weinreb RN. Ranked-segment distribution curve for interpretation of optic nerve topography. *J Glaucoma.* 1996;5:79-90.

344. Miglior S, Zeyen T, Pfeiffer N, et al. Results of the European Glaucoma Prevention study. *Ophthalmology.* 2005;112:366-375.

345. Zangwill LM, Weinreb RN, Beiser JA, et al. Baseline topographic optic disc measurements are associated with the development of primary open-angle glaucoma: the confocal scanning laser ophthalmoscopy ancillary study to the ocular hypertension Treatment study. *Arch Ophthalmol.* 2005;123:1188-1197.

346. Chauhan BC, Blanchard JW, Hamilton DC, et al. Technique for detecting serial topographic changes in the optic disc and peripapillary retina using scanning laser tomography. *Invest Ophthalmol Vis Sci.* 2000;41:775-782.

347. Broadway DC, Drance SM, Parfitt CM, et al. The ability of scanning laser ophthalmoscopy to identify various glaucomatous optic disk appearances. *Am J Ophthalmol.* 1998;125:593-604.

348. Miglior S, Casula M, Guareschi M, et al. Clinical ability of Heidelberg retinal tomograph examination to detect glaucomatous visual field changes. *Ophthalmology.* 2001;108:1621-1627.

349. Weinreb RN, Shakiba S, Zangwill L. Scanning laser polarimetry to measure the nerve fiber layer of normal and glaucomatous eyes. *Am J Ophthalmol.* 1995;119:627-636.

350. Weinreb RN, Dreher AW, Coleman A, et al. Histopathologic validation of Fourier-ellipsometry measurements of retinal nerve fiber layer thickness. *Arch Ophthalmol.* 1990;108:557-560.

351. Morgan JE, Waldock A. Scanning laser polarimetry of the normal human retinal nerve fiber layer: a quantitative analysis. *Am J Ophthalmol.* 2000;129:76-82.

352. Weinreb RN, Bowd C, Greenfield DS, et al. Measurement of the magnitude and axis of corneal polarization with scanning laser polarimetry. *Arch Ophthalmol.* 2002;120:901-906.

353. Greenfield DS, Knighton RW, Feuer WJ, et al. Correction for corneal polarization axis improves the discriminating power of scanning laser polarimetry. *Am J Ophthalmol.* 2002;134:27-33.

354. Sanchez-Galeana C, Bowd C, Blumenthal EZ, et al. Using optical imaging summary data to detect glaucoma. *Ophthalmology.* 2001;108:1812-1818.

355. Schuman JS, Hee MR, Puliafito CA, et al. Quantification of nerve fiber layer thickness in normal and glaucomatous eyes using optical coherence tomography. *Arch Ophthalmol.* 1995;113:586-596.

356. Schuman JS, Pedut-Kloizman T, Hertzmark E, et al. Reproducibility of nerve fiber layer thickness measurements using optical coherence tomography. *Ophthalmology.* 1996;103:1889-1898.

357. Baumann M, Gentile RC, Liebmann JM, et al. Reproducibility of retinal thickness measurements in normal eyes using optical coherence tomography. *Ophthalmic Surg Lasers.* 1998;29:280-285.

358. Jones AL, Sheen NJ, North RV, et al. The Humphrey optical coherence tomography scanner: quantitative analysis and reproducibility study of the normal human retinal nerve fibre layer. *Br J Ophthalmol.* 2001;85:673-677.

359. Wang DL, Raza AS, de Moraes CG, et al. Central glaucomatous damage of the macula can be overlooked by conventional OCT retinal nerve fiber layer thickness analyses. *Transl Vis Sci Technol.* 2015;4(6):4.

360. Raza AS, Cho J, de Moraes CG, et al. Retinal ganglion cell layer thickness and local visual field sensitivity in glaucoma. *Arch Ophthalmol.* 2011;129(12):1529-1536.

361. Kanadani FN, Hood DC, Grippo TM, et al. Structural and functional assessment of the macular region in patients with glaucoma. *Br J Ophthalmol.* 2006;90(11):1393-1397.

362. Asrani S, Challa P, Herndon L, et al. Correlation among retinal thickness, optic disc, and visual field in glaucoma patients and suspects: a pilot study. *J Glaucoma.* 2003;12:119-128.

363. Cioffi GA, Wang L. Optic nerve blood flow in glaucoma [review]. *Semin Ophthalmol.* 1999;14:164-170.

364. Harris A, Chung HS, Ciulla TA, et al. Progress in measurement of ocular blood flow and relevance to our understanding of glaucoma and age-related macular degeneration [review]. *Prog Retin Eye Res.* 1999;18:669-687.

365. Melamed S, Levkovitch-Verbin H. Laser scanning tomography and angiography of the optic nerve head for the diagnosis and follow-up of glaucoma [review]. *Curr Opin Ophthalmol.* 1997;8:7-12.

366. Weinreb RN, Bartsch DU, Freeman WR. Angiography of the glaucomatous optic nerve head. *J Glaucoma.* 1994;3(suppl 1):S55-S60.

367. Bartsch DU, Weinreb RN, Zinser G, et al. Confocal scanning infrared laser ophthalmoscopy for indocyanine green angiography. *Am J Ophthalmol.* 1995;120:642-651.

368. Marengo J, Ucha RA, Martinez-Cartier M, et al. Glaucomatous optic nerve head changes with scanning laser ophthalmoscopy. *Int Ophthalmol.* 2001;23:413-423.

369. Freeman WR, Bartsch DU, Mueller AJ, et al. Simultaneous indocyanine green and fluorescein angiography using a confocal scanning laser ophthalmoscope. *Arch Ophthalmol.* 1998;116:455-463.

370. Melamed S, Levkovitch-Verbin H, Krupsky S, et al. Confocal tomographic angiography of the optic nerve head in patients with glaucoma. *Am J Ophthalmol.* 1998;125:447-456.

371. O'Brart DP, de Souza LM, Bartsch DU, et al. Indocyanine green angiography of the peripapillary region in glaucomatous eyes by confocal scanning laser ophthalmoscopy. *Am J Ophthalmol.* 1997;123:657-666.

372. Baxter GM, Williamson TH, McKillop G, et al. Color Doppler ultrasound of orbital and optic nerve blood flow: effects of posture and timolol 0.5%. *Invest Ophthalmol Vis Sci.* 1992;33:604-610.

373. Galassi F, Nuzzaci G, Sodi A, et al. Color Doppler imaging in evaluation of optic nerve blood supply in normal and glaucomatous subjects. *Int Ophthalmol.* 1992;16:273-276.

374. Rankin SJ, Drance SM, Buckley AR, et al. Visual field correlations with color Doppler studies in open-angle glaucoma. *J Glaucoma.* 1996;5:15-21.

375. Dennis KJ, Dixon RD, Winsberg F, et al. Variability in measurement of central retinal artery velocity using color Doppler imaging. *J Ultrasound Med.* 1995;14:463-466.

376. Niwa Y, Yamamoto T, Kawakami H, et al. Reproducibility of color Doppler imaging for orbital arteries in Japanese patients with normal-tension glaucoma. *Jpn J Ophthalmol.* 1998;42:389-392.

377. Riva C, Ross B, Benedek GB. Laser Doppler measurements of blood flow in capillary tubes and retinal arteries. *Invest Ophthalmol.* 1972;11:936-944.

378. Riva CE, Harino S, Petrig BL, et al. Laser Doppler flowmetry in the optic nerve. *Exp Eye Res.* 1992;55:499-506.

379. Engelhart M, Petersen LJ, Kristensen JK. The local regulation of blood flow evaluated simultaneously by 133-xenon washout and laser Doppler flowmetry. *J Invest Dermatol.* 1988;91:451-453.

380. Phillips AR, Farrant GJ, Abu-Zidan FM, et al. A method using laser Doppler flowmetry to study intestinal and pancreatic perfusion during an acute intestinal ischaemic injury in rats with pancreatitis. *Eur Surg Res.* 2001;33:361-369.

381. Bohdanecka Z, Orgul S, Prunte C, et al. Influence of acquisition parameters on hemodynamic measurements with the Heidelberg retina flowmeter at the optic disc. *J Glaucoma.* 1998;7:151-157.

382. Kagemann L, Harris A, Chung H, et al. Photodetector sensitivity level and Heidelberg retina flowmeter measurements in humans. *Invest Ophthalmol Vis Sci.* 2001;42:354-357.

383. Wang L, Cull G, Cioffi GA. Depth of penetration of scanning laser Doppler flowmetry in the primate optic nerve. *Arch Ophthalmol.* 2001;119:1810-1814.

384. Haefliger IO, Lietz A, Griesser SM, et al. Modulation of Heidelberg retinal flowmeter parameter flow at the papilla of healthy subjects: effect of carbogen, oxygen, high intraocular pressure, and beta-blockers. *Surv Ophthalmol.* 1999;43(suppl 1):S59-S65.

385. Yaoeda K, Shirakashi M, Funaki S, et al. Measurement of microcirculation in the optic nerve head by laser speckle flowgraphy and scanning laser Doppler flowmetry. *Am J Ophthalmol.* 2000;129:734-739.

386. Yaoeda K, Shirakashi M, Funaki S, et al. Measurement of microcirculation in optic nerve head by laser speckle flowgraphy in normal volunteers. *Am J Ophthalmol.* 2000;130:606-610.

387. Garcia GH, Donahue KM, Ulmer JL, et al. Qualitative perfusion imaging of the human optic nerve. *Ophthal Plast Reconstr Surg.* 2002;18:107-113.

388. Prunte C, Flammer J, Markstein R, et al. Quantification of optic nerve blood flow changes using magnetic resonance imaging. *Invest Ophthalmol Vis Sci.* 1995;36:247-251.

389. Gulshan V, Peng L, Coram M, et al. Development and validation of a deep learning algorithm for detection of diabetic retinopathy in retinal fundus photographs. *J Am Med Assoc.* 2016;316(22):2402-2410.

390. Li Z, He Y, Keel S, Meng W, Chang RT, He M. Efficacy of a deep learning system for detecting glaucomatous optic neuropathy based on color fundus photographs. *Ophthalmology.* 2018;125(8):1199-1206.

391. Werner AC, Shen LQ. A review of oct angiography in glaucoma [review]. *Semin Ophthalmol.* 2019;34(4):279-286.

Tomografía de coherencia óptica en glaucoma

5

ANTECEDENTES HISTÓRICOS

El hallazgo característico en el glaucoma es la pérdida del borde neurorretiniano con acopamiento de la cabeza del nervio óptico. Antes del desarrollo de imágenes computarizadas, la extensión del acopamiento y la pérdida del tejido circundante se reportaban en términos descriptivos y se analizaban las estereofotografías secuenciales para detectar cambios. Las imágenes computarizadas de la cabeza del nervio óptico y la capa de fibras nerviosas retinianas (CFNR) han demostrado ser un complemento importante en el diagnóstico de glaucoma y en la evaluación de la progresión de la atrofia óptica glaucomatosa, pero no han remplazado la necesidad de una evaluación clínica cuidadosa y una documentación fotográfica.

Entre las primeras modalidades de imágenes computarizadas que se han utilizado para analizar el segmento posterior, con el propósito de diagnosticar y evaluar la progresión del glaucoma, se encuentran la oftalmoscopia láser confocal y la polarimetría láser de barrido.

Oftalmoscopia láser de barrido confocal

Esta tecnología evalúa el grosor de la CFNR mediante mapas topográficos de la cabeza del nervio óptico y la retina peripapilar. El tomógrafo de retina de Heidelberg (HRT) (Heidelberg Engineering) es uno de los dispositivos disponibles que utilizan esta tecnología. Fue una de las primeras tecnologías desarrolladas para imágenes computarizadas en glaucoma; por tanto, una de sus fortalezas son los datos a largo plazo que se han obtenido para calcular la velocidad de cambio glaucomatoso. Sin embargo, el HRT evalúa la cabeza del nervio óptico donde los axones convergen en la cabeza del nervio óptico y utiliza un plano de referencia arbitrario, lo que dificulta la detección de desviaciones tempranas o focales de lo normal. Los ensayos clínicos han demostrado que el HRT documenta la progresión, aunque la variabilidad ha sido un factor limitante.[1-3]

Polarimetría láser de escaneo

Esta tecnología utiliza luz polarizada para medir la birrefringencia de la CFNR para estimar el grosor del tejido. El GDx (Carl Zeiss Meditec) es uno de los dispositivos disponibles que utiliza esta tecnología. El programa GDx analiza un parámetro, la distribución de la CFNR alrededor del nervio óptico. Debido a que las mediciones se basan en la polarización de la luz, están influenciadas por los medios oculares; se ha desarrollado una versión más reciente, con compensación corneal mejorada, que produce imágenes más reproducibles y una mejor discriminación del glaucoma. Sin embargo, al igual que el HRT, la variabilidad es una limitación de esta tecnología.

TOMOGRAFÍA DE COHERENCIA ÓPTICA

La tomografía de coherencia óptica (OCT) se desarrolló para obtener imágenes transversales de la CFNR peripapilar. Se ha demostrado que es más confiable que las técnicas anteriores. En la actualidad es la técnica más utilizada para el diagnóstico de glaucoma y la evaluación de la progresión de la enfermedad.[4]

Principio

La tomografía de coherencia óptica se utilizó por primera vez para obtener imágenes de la retina en 1991 por Huang y colaboradores,[5] y en 1995 se desarrollaron aplicaciones para el diagnóstico de glaucoma.[6] Se basa en el principio de interferometría. Un rayo de luz se divide en dos partes y se envía por dos caminos diferentes (un rayo al ojo del paciente y un rayo a un espejo de referencia). Cuando los dos haces se reflejan juntos, su diferencia se mide por la cantidad de interferencia entre ellos. Las señales se procesan para construir imágenes transversales de las estructuras del ojo. La tomografía de coherencia óptica utiliza una fuente de luz de diodo infrarrojo de baja coherencia (843 nm).[5]

Hasta la fecha, se han utilizado dos generaciones de OCT en la práctica clínica: el dominio del tiempo y, de modo más reciente, el dominio espectral (también denominado *dominio de Fourier* o *de frecuencia*). La diferencia radica en cómo se varía el haz de referencia. En los sistemas de *dominio del tiempo*, el haz de referencia se varía al desplazar el espejo de referencia y usar la duración del escaneo (tiempo) para calcular la distancia. En los sistemas de *dominio espectral*, el espejo de referencia es estacionario y la variación espectral de la luz de referencia (medida por un espectrómetro) se usa para calcular la diferencia entre los dos rayos.[7] Los sistemas de dominio espectral son mucho más sensibles que los sistemas de dominio de tiempo y mucho más rápidos, lo que permite obtener imágenes de áreas más grandes de la retina con mayor resolución en menos tiempo (**fig. 5-1**).[8] La discusión en este capítulo se limita a la OCT de dominio espectral (**tabla 5-1**), puesto que la OCT de dominio de tiempo ya no es de uso común.

Hallazgos de la tomografía de coherencia óptica en el glaucoma

La tomografía de coherencia óptica se ha utilizado para diagnosticar y evaluar la progresión del glaucoma, casi siempre con imágenes circunferenciales transversales de la CFNR peripapilar y mediante la evaluación del grosor macular. Este último también es útil para evaluar el daño glaucomatoso, porque las células ganglionares de la retina y la CFNR macular constituyen 40% del espesor macular y la mayoría de las células ganglionares de la retina se encuentra en la mácula.[9]

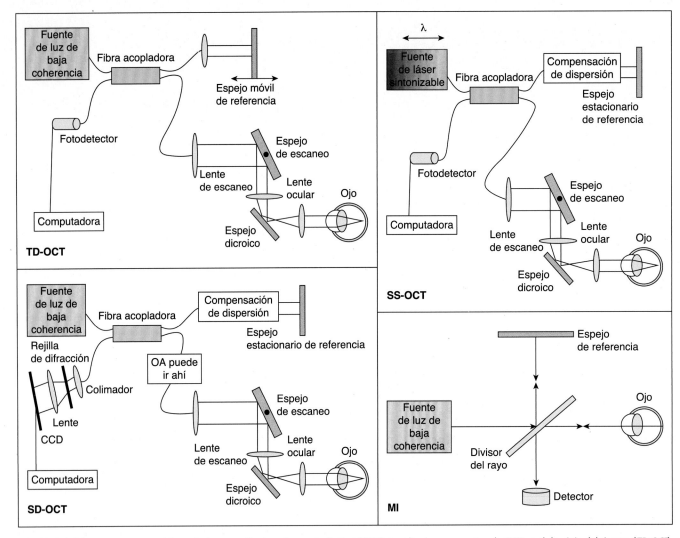

FIGURA 5-1 **Diagramas esquemáticos de tomografía de coherencia óptica (OCT).** Los diagramas muestran la OCT en el dominio del tiempo (*TD-OCT*), OCT en el dominio espectral (*SD-OCT*), OCT de fuente de barrido (*SS-OCT*) y óptica adaptativa (*AO*) (configuración óptica del interferómetro de Michelson, o *MI*). Para generar la imagen en modo B del tejido del ojo, la fuente de luz se envía tanto al ojo como a la referencia, y las ondas de luz reflejadas se analizan al comparar las dos señales. CCD, cámara de dispositivo de carga acoplada. (Modificado con permiso de The American Ophthalmological Society, de Schuman JS. Spectral domain optical coherence tomography for glaucoma. *Trans Am Ophthalmol Soc.* 2008;106:426-458.)

TABLA 5-1	Algunas máquinas de tomografía de coherencia óptica de dominio espectral (SD-OCT) de uso común					
Máquina	Velocidad de escaneo	Resolución transversa	Resolución axial	Diámetro pupilar mínimo	Ajuste del foco	Calidad del escaneo: requerimientos mínimos
	Escaneo-A/ segundo	*μm (en tejido)*	*μm (en tejido)*	*mm*	*dioptrías*	
Cirrus HD-OCT 5000	27 000-68 000	15	5	2	+20 a −20	Fuerza de señal > 6 (máximo 10)
Avanti RTVue XR	70 000	15	5	2.5	+20 a −15	Índice de fuerza de señal ≥ 30 (máximo 100)
Spectralis SD-OCT	40 000	14	3.9	2.5	+24 a −24	Calidad > 15

Se ha demostrado que la medición de la CFNR con OCT es reproducible y confiable, y permite realizar comparaciones significativas con bases de datos normativas.[10-14] Sin embargo, estas bases pudieran no representar todas las características de un paciente individual, como edad, raza, etnia y error de refracción (longitud axial); por lo tanto, se debe tener cuidado al utilizar los análisis comparativos. En la actualidad se realizan estudios sobre la reproducibilidad de las mediciones maculares.

La tomografía de coherencia óptica genera una gran cantidad de datos que se proporcionan al equipo clínico sobre todo de dos formas: escaneos OCT e informes de análisis. La evaluación de ambos es vital para la interpretación de la información adquirida, como se analiza más adelante en el capítulo. Como ocurre con otras modalidades de diagnóstico, la información de la OCT depende de muchos factores. En particular, la calidad de las imágenes de OCT debe ser adecuada para evaluar las diferentes capas retinianas y aplicar protocolos de segmentación automatizados para identificar y medir las subestructuras retinianas. La calidad del escaneo con OCT puede verse afectada por la edad del paciente, una mala visión, opacidades corneales y del subcapsulares del cristalino posterior, y alto error refractivo, pero con efecto mínimo por la dilatación de la pupila y la opacificación capsular posterior.[15-17] Por lo tanto, una revisión de la OCT original con inspección de la calidad de la imagen es vital antes de interpretar los reportes de análisis.

Estrategias de tres dispositivos comunes de tomografía de coherencia óptica

Hay varias unidades OCT disponibles en el comercio que utilizan estrategias de análisis ligeramente diferentes. A continuación se describen las estrategias de tres dispositivos OCT de uso común.[18,19]

Tomografía de coherencia óptica Spectralis

El dispositivo *OCT Spectralis* (Heidelberg Engineering) realiza un barrido OCT circunferencial de la CFNR peripapilar con 760 puntos de datos, que se muestran como una imagen transversal a través de las capas retinianas de 360 grados, comenzando temporal al nervio en un mapa temporal, superior, nasal, inferior, temporal (TSNIT). El reporte de análisis suele incluir una imagen de exploración infrarroja para los ojos derecho e izquierdo, que muestra la ubicación de la exploración alrededor de la cabeza del nervio, la imagen de OCT con la CFNR segmentada, y un gráfico de líneas del grosor de la CFNR para el ojo, superpuesto a la base de datos normativa. Los gráficos en forma de pastel resaltan los espesores promedio en cada cuadrante con adelgazamiento normal (verde), limítrofe (amarillo) o anormal (rojo), en comparación con la base de datos normativa. Además, cuando se adquieren datos en ambos ojos, los resultados se pueden mostrar en la misma página con un gráfico de línea de asimetría que muestra el grosor de la CFNR para los ojos derecho e izquierdo; esto permite identificar con más facilidad las áreas de diferencia (**fig. 5-2**).

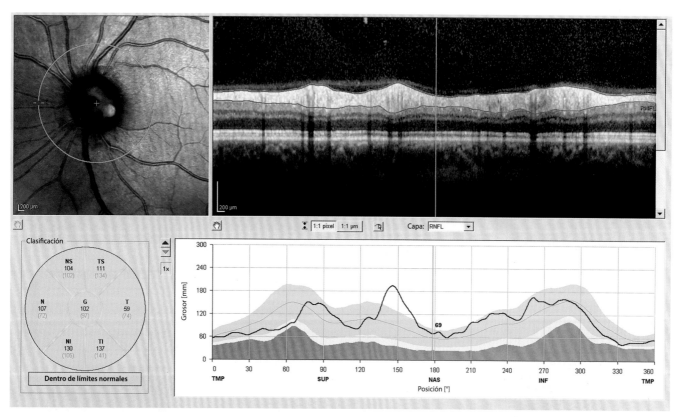

FIGURA 5-2 **Análisis de la capa de fibras nerviosas retinianas (CFNR) por tomografía de coherencia óptica Spectralis.** Imágenes de CFNR de un paciente sin glaucoma. *Arriba a la izquierda:* ubicación de la exploración circunferencial (círculo verde). *Arriba a la derecha:* CFNR delineada por líneas rojas y dispuesta 360 grados en orden TSNIT (temporal [*TMP*]–superior [*SUP*]–nasal [*NAS*]–inferior [*INF*]–temporal [*TMP*]). *Abajo a la derecha:* grosor de la CFNR (línea negra) comparada con la base de datos normativa (normal en verde, límite en amarillo, fuera de los límites normales en rojo). *Abajo a la izquierda:* gráficos en forma de pastel que muestran el grosor promedio de CFNR en segmentos, en comparación con una base de datos normativa.

Cada milímetro de la retina corresponde a alrededor de 3.5 grados en el campo visual; por lo tanto, una exploración macular de 6 × 6 mm cubre solo el área correspondiente a una prueba de campo visual 10-2 con el analizador de campo visual Humphrey (Carl Zeiss Meditec).[20,21] El protocolo Spectralis para la mácula implica medición de alta densidad en una región macular de 10 × 10 mm centrada en la fóvea. Su escala de colores para el grosor de la mácula se utiliza en el mapa del "polo posterior", que tiene la capacidad de revelar pérdidas de 10 a 15 μm; de esta manera, permite una detección más fácil del glaucoma mediante la inspección visual de los mapas de espesor de la retina. La estrategia actual de Spectralis implica medir el grosor total de la retina en lugar de las subestructuras. Debido a que no tiene una base de datos normativa, utiliza el análisis de asimetría para detectar glaucoma.[22] Sin embargo, las mediciones del grosor macular total no pueden usarse en pacientes con glaucoma que tienen condiciones retinianas coexistentes, como membranas epirretinianas, edema macular por diabetes y degeneración macular, ya que estas condiciones modifican el grosor total de la retina. En fechas recientes, se puede realizar análisis de subestructura gracias a algoritmos de software automatizados mejorados, y puede ser más adecuado para detectar glaucoma en casos donde el grosor total de la retina es anormal.

Los estudios OCT de la mácula se suelen mostrar como una imagen de exploración infrarroja de la retina centrada en la fóvea, con una vista separada de la imagen en sección transversal a través de las capas de la retina, unida a una línea indicadora que identifica la ubicación del escaneo de retina en la imagen obtenida. Al desplazarse hacia arriba y hacia abajo en la imagen del explorador, se pueden observar

las imágenes de barrido de retina transversales. El reporte del análisis del grosor de la mácula en "polo posterior" para el Spectralis también consiste en un análisis de asimetría hemisférica entre las mitades superior e inferior de la retina, con una línea trazada que conecta la fóvea con el centro del disco. Cuando se mide el grosor macular en ambos ojos, un análisis de asimetría entre los dos ojos, que muestra la asimetría del ojo derecho al ojo izquierdo y la asimetría del ojo izquierdo al ojo derecho, se representa junto con la asimetría hemisférica. Las áreas de asimetría se representan en tonos de gris claro a negro, lo que indica valores de asimetría de 10, 20 o 30 μm (**fig. 5-3**). Para el diagnóstico de glaucoma, la asimetría entre los dos ojos es más importante que la asimetría hemisférica, que se usa de forma más frecuente si el paciente es monocular.

Tomografía de coherencia óptica Cirrus

La *OCT Cirrus* (Carl Zeiss Meditec) utiliza una estrategia para evaluar el grosor circunferencial de la CFNR en la que un protocolo de barrido de trama en un área de 6 × 6 mm se centra en el nervio óptico, a partir del cual se calculan los datos de un círculo de 3.4 mm de diámetro de grosor de la CFNR. Los datos se muestran como un mapa TSNIT con los valores del espesor de la CFNR por cuadrantes y horas de reloj en una escala de color falsa, comparado con una base de datos normativa. También se proporciona un mapa de distribución de grosor de la CFNR codificado por colores en el área de 6 × 6 mm, en el que las áreas más gruesas aparecen rojas o amarillas, y las más delgadas aparecen en color azul, junto con la comparación con una base de datos normativa. El software también delinea de forma automática la

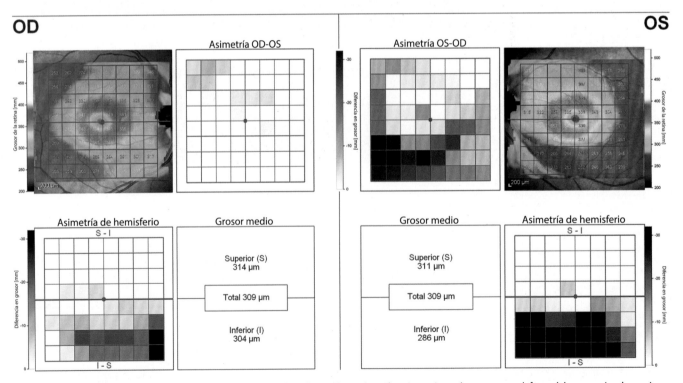

FIGURA 5-3 Análisis de asimetría macular por tomografía de coherencia óptica. El paciente tiene glaucoma y un defecto del campo visual superior del OI. Las imágenes superiores muestran el grosor de la capa de fibras nerviosas retinianas codificadas por colores de ambos ojos con adelgazamiento inferior en el OI y gráficos de asimetría con adelgazamiento inferior en el gráfico OI-OD (áreas gris oscuro en la parte inferior). Las imágenes inferiores muestran asimetría del hemisferio intraocular al comparar los hemisferios superior e inferior de cada ojo.

cabeza del nervio óptico y la copa óptica y calcula las medidas, como el área del disco óptico y el área del anillo neurorretiniano, junto con las proporciones verticales de copa a disco. La detección automatizada del centro del disco a partir de mediciones de sección transversal permite que el círculo de 3.4 mm de la CFNR siempre esté centrado en el mismo punto dentro del cubo (**fig. 5-4**).

Los escaneos de la mácula por el Cirrus OCT pueden proporcionar mediciones del espesor total de la retina. Sin embargo, el uso de la escala de colores estándar de diferencias de 50 a 100 µm no permite una detección fácil de la pérdida glaucomatosa temprana de tejido. Los resultados de OCT también se pueden analizar mediante protocolos de segmentación automatizados.[23] El software Cirrus (análisis de células ganglionares [ACG]) mide la capa combinada de células ganglionares y la capa plexiforme interna.[24-26] El mapa Cirrus ACG se muestra con una escala de color similar y está dividido en varias secciones de una gráfica de pastel en un área ovalada alrededor de la fóvea. De nuevo, los sectores calculados se comparan con una base de datos normativa, y se proporciona un mapa de desviación, junto con los espesores mínimo y promedio para cada ojo.

Tomografía de coherencia óptica RTVue

La *OCT RTVue* (Optovue) proporciona datos de la CFNR mediante el uso de datos promedio de cuatro exploraciones peripapilares de alta densidad consecutivas. Se proporcionan una copa óptica calculada y un mapa de espesor de la CFNR. El reporte de análisis incluye mapas del anillo neurorretiniano y CFNR con indicadores de espesor codificados por colores, con el azul que indica áreas más delgadas y el rojo, áreas más gruesas, así como una comparación con la base de datos normativa para cada ojo y entre los dos ojos (llamada "análisis de simetría"). Los escaneos del grosor macular se realizan en un área de 7 × 7 mm y se muestran las medidas del grosor retiniano interno y externo. El complejo de células ganglionares incluye la CFNR y la capa combinada de células ganglionares y la capa plexiforme interna.

Interpretación de los resultados de la tomografía de coherencia óptica de la capa de fibras nerviosas retinianas y de la mácula

La primera prioridad es asegurarse que el estudio OCT sea de calidad razonable mediante la revisión de la intensidad de la señal (**fig. 5-5**),[15] el centrado, la segmentación y la calidad de la imagen, antes de interpretar los resultados y reportes de análisis. En general, el adelgazamiento anormal de la CFNR, en particular en los cuadrantes superior e inferior, respalda el diagnóstico de glaucoma. Los defectos de la CFNR que se ven en la OCT corresponden con defectos de las fibras nerviosas al examen clínico (a menudo se ven mejor con el filtro libre de rojo) y los correspondientes defectos del campo visual en la perimetría automatizada.

Los hallazgos de la OCT de individuos con glaucoma varían según el estadio de la enfermedad.[27] En el glaucoma temprano, la OCT puede parecer normal o puede tener defectos focales,[28,29] a menudo en la parte superior o inferior. Estos defectos tempranos pueden no ser evidentes en el análisis trazado en la base de datos normativa y pueden apreciarse más fácil en un mapa de espesor macular. Más adelante se puede observar un adelgazamiento significativo de los cuadrantes superior o inferior, por lo general con preservación de los cuadrantes temporal y nasal hasta más tarde en la enfermedad. Los mapas de espesor macular pueden mostrar áreas con adelgazamiento en forma arqueada; es

interesante señalar que estos defectos pueden involucrar la mácula perifoveal en pacientes con glaucoma de tensión normal que tienen defectos del campo visual que involucran la zona de fijación.[20] En el glaucoma avanzado, la OCT puede mostrar un adelgazamiento profundo de la CFNR que involucra todos los cuadrantes; también se puede notar un adelgazamiento difuso en los mapas de espesor macular.

La tomografía de coherencia óptica se utiliza tanto para el diagnóstico como para el tratamiento del glaucoma, para monitorear la progresión.[30-33] En combinación con otros datos clínicos, los hallazgos de OCT, como el adelgazamiento anormal de la CFNR en el cuadrante superior o inferior en comparación con la base de datos normativa, puede ayudar a hacer el diagnóstico de glaucoma. Una vez que se ha diagnosticado el glaucoma, los datos secuenciales de OCT obtenidos a lo largo del tiempo se pueden comparar para vigilar el grosor de la CFNR y la mácula, y evaluar los cambios progresivos. Dada la alta resolución de la OCT, los cambios en el grosor pueden ser evidentes en la OCT antes de que los cambios en el acompamiento del nervio óptico sean detectables al examen clínico.[18] La tomografía de coherencia óptica de la mácula a menudo es útil para evaluar la progresión en el glaucoma avanzado (ya que las mediciones de grosor de la CFNR en la etapa avanzada del glaucoma representan sobre todo células gliales, "efecto suelo") y para pacientes con miopía alta.[34]

Las mediciones se pueden establecer como referencia basal y las mediciones posteriores se pueden restar de la línea de base; la diferencia se muestra en rosa para el grosor de la CFNR (**fig. 5-6**). La progresión también se puede mostrar como un gráfico del espesor a lo largo del tiempo. En el glaucoma en estadio temprano a moderado, los cambios suelen ocurrir en los cuadrantes supero e inferotemporal. Se debe revisar el gráfico TSNIT, así como los valores de espesor promedio segmentario, ya que los defectos focales que pueden demostrar pérdida glaucomatosa pueden estar enmascarados por una medición de espesor promedio normal (es decir, todavía se ven "verdes" aunque sean anormales). De acuerdo con los estudios de reproducibilidad,[35] un cambio de más de 10 µm en el espesor medio de estos cuadrantes podría indicar un cambio. Por lo regular los cambios en las regiones nasales que se observan en estas etapas se deben a la liberación de las uniones vitreorretinianas y, por lo tanto, el grosor promedio general podría verse afectado de manera simultánea. Los cambios quísticos en la sección transversal de la CFNR pueden observarse antes de la pérdida del grosor de la CFNR en el glaucoma temprano, pero deben diferenciarse de los cambios quísticos que se suelen hallar en ojos miopes, que no están relacionados con el glaucoma.

El análisis de cambio de espesor macular se muestra como una diferencia de una visita de referencia a otra visita posterior. Los cambios entre 8 y 25 µm se muestran de color rosa a rojo a blanco en el mapa de sustracción; si el patrón del cambio es arqueado, lo más probable es que el cambio se deba a un glaucoma. También se pueden observar cambios quísticos en la mácula en las áreas de progresión glaucomatosa.[36]

El análisis de progresión guiado para la CFNR (**fig. 5-7**), introducido en 2009 en la OCT Cirrus, compara el grosor de la CFNR de grupos individuales de estudios en modo A entre los mapas basales y de seguimiento del grosor de la CFNR (más allá de la variabilidad prueba-reprueba), así como para la mácula. Las áreas localizadas se codifican en amarillo en el primer evento y en rojo si se observan los mismos cambios en tres imágenes consecutivas. Para generar un gráfico de tendencia general, se requieren dos estudios basales con tres

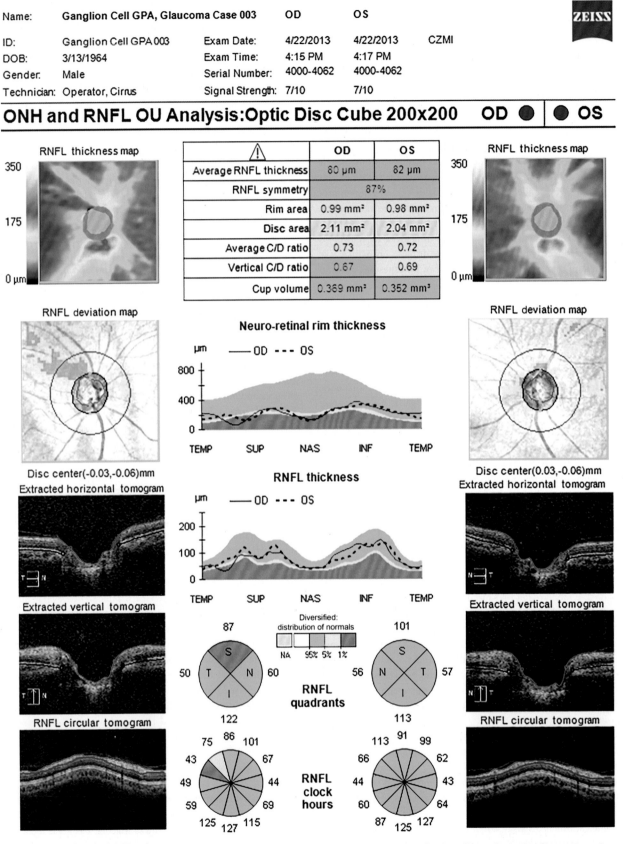

FIGURA 5-4 Impresión del análisis de la capa de fibras nerviosas retinianas (CFNR) con tomografía de coherencia óptica Cirrus. Un paciente con glaucoma que tiene adelgazamiento superior bilateral de la CFNR mostrado (de arriba a abajo) en mapas de grosor, mapas de desviación, perfiles de grosor de la CFNR (OD en línea negra continua, OI en línea negra discontinua), comparado con la base de datos normativa; espesor medio de la CFNR en cuadrantes y horas de reloj con comparaciones con bases de datos normativas y tomografías extraídas y circulares. (Cortesía de Carl ZEISS Meditec, Inc.)

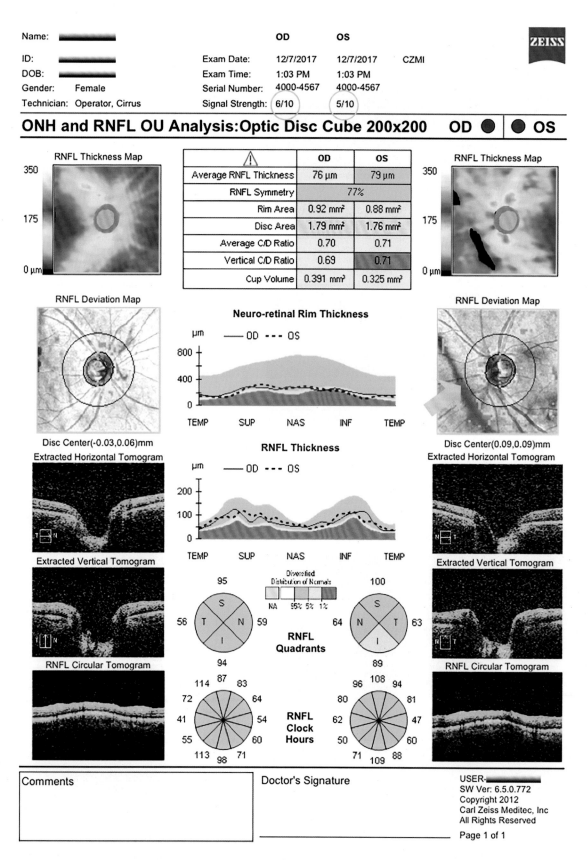

FIGURA 5-5 Influencia de la intensidad de señal y de las condensaciones vítreas en la calidad del escaneo. Escaneo Cirrus de una paciente de 60 años de edad. Observe la baja intensidad de la señal (6/10 ojo derecho, 5/10 ojo izquierdo) y el área negra diagonal (flecha) en la imagen de la capa de fibras nerviosas retinianas izquierda (CFNR), que corresponde a una área de datos faltantes. Esto se debe a una condensación en el vítreo. La baja intensidad de la señal general se debió a ojo seco. En el escaneo repetido (imagen no mostrada) en un día separado (sin otros procedimientos realizados y una gota de lágrima artificial instilada en cada ojo), la intensidad de la señal mejoró en ambos ojos. (Cortesía de Maryam Abtahi, MD.)

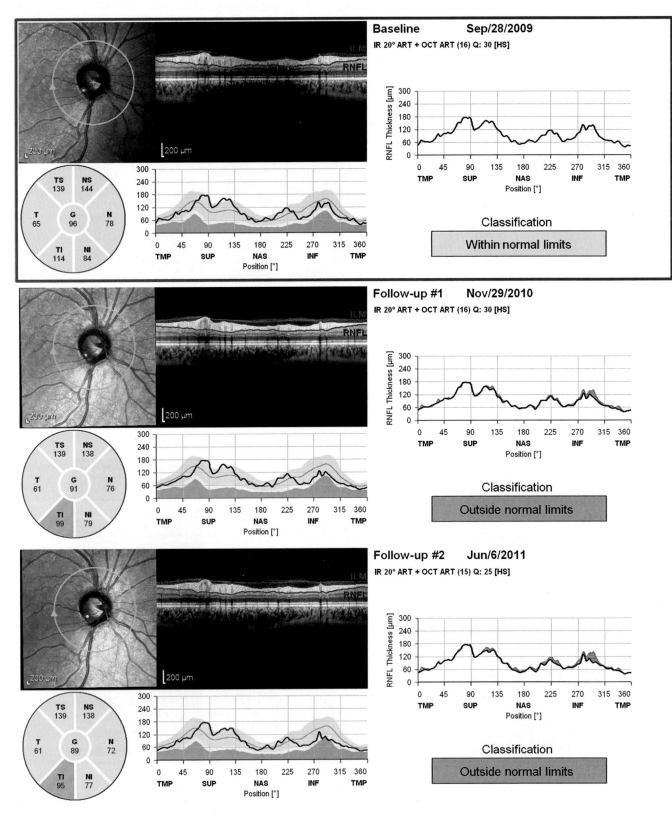

FIGURA 5-6 Análisis de progresión de la capa de fibras nerviosas retinianas (CFNR) de Spectralis. Ojo derecho de un paciente con glaucoma, que muestra adelgazamiento progresivo de la CFNR inferotemporal durante un seguimiento de 2 años. El gráfico TSNIT (temporal [*TMP*]–superior [*SUP*]–nasal [*NAS*]–inferior [*INF*]–temporal [*TMP*]) muestra la diferencia entre el grosor de seguimiento y el gráfico basal, con sombreado rojo que indica adelgazamiento progresivo.

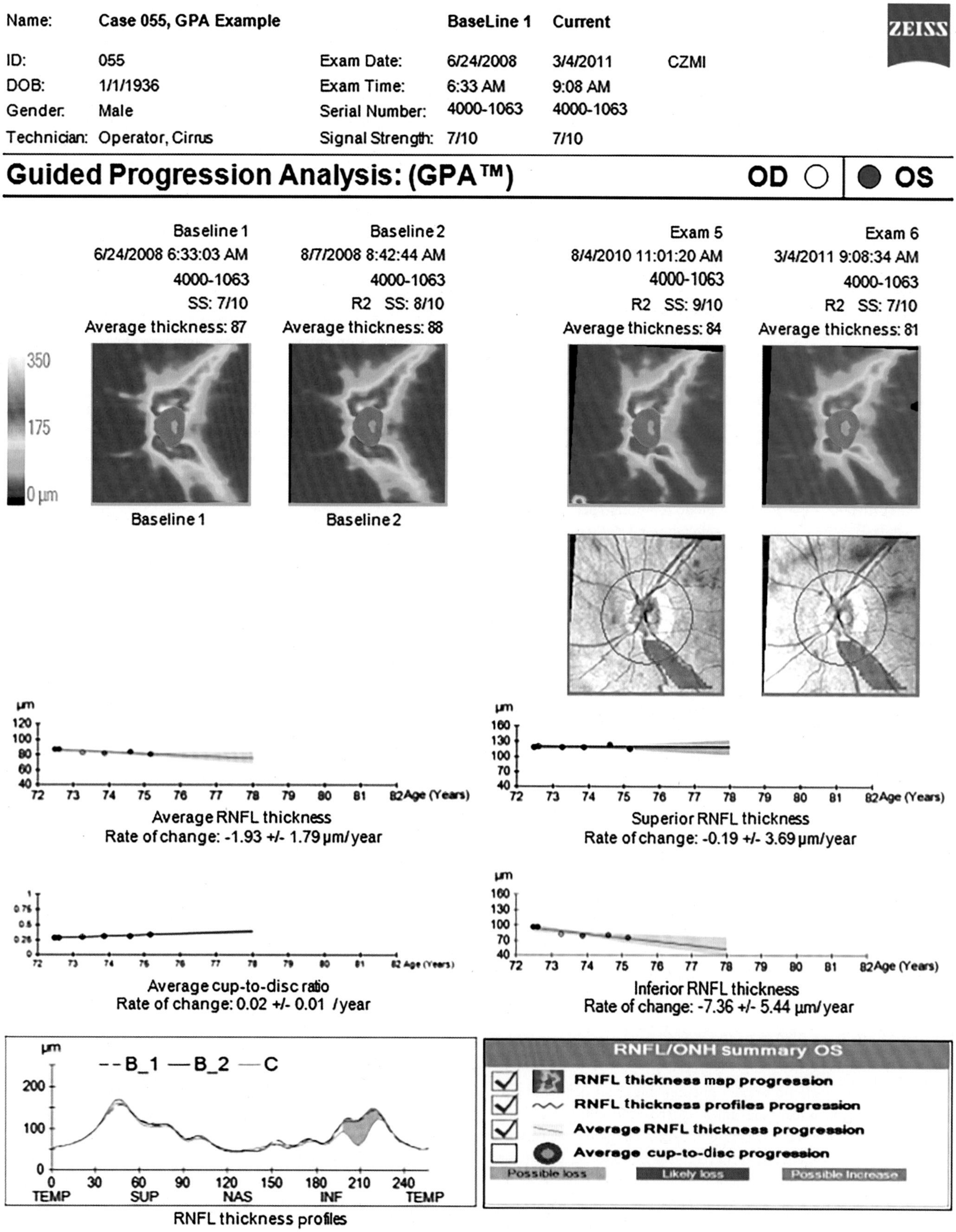

Name: Case 055, GPA Example   BaseLine 1   Current   ZEISS

ID: 055   Exam Date: 6/24/2008   3/4/2011   CZMI
DOB: 1/1/1936   Exam Time: 6:33 AM   9:08 AM
Gender: Male   Serial Number: 4000-1063   4000-1063
Technician: Operator, Cirrus Signal Strength: 7/10   7/10

Guided Progression Analysis: (GPA™)   OD ○ | ● OS

	Baseline 1	Baseline 2	Exam 5	Exam 6
Date	6/24/2008 6:33:03 AM	8/7/2008 8:42:44 AM	8/4/2010 11:01:20 AM	3/4/2011 9:08:34 AM
	4000-1063	4000-1063	4000-1063	4000-1063
	SS: 7/10	R2 SS: 8/10	R2 SS: 9/10	R2 SS: 7/10
	Average thickness: 87	Average thickness: 88	Average thickness: 84	Average thickness: 81

Average RNFL thickness
Rate of change: -1.93 +/- 1.79 µm/year

Superior RNFL thickness
Rate of change: -0.19 +/- 3.69 µm/year

Average cup-to-disc ratio
Rate of change: 0.02 +/- 0.01 /year

Inferior RNFL thickness
Rate of change: -7.36 +/- 5.44 µm/year

RNFL thickness profiles

RNFL/ONH summary OS
☑ RNFL thickness map progression
☑ RNFL thickness profiles progression
☑ Average RNFL thickness progression
☐ Average cup-to-disc progression

Possible loss   Likely loss   Possible Increase

FIGURA 5-7 Análisis de progresión guiado por Cirrus. Reporte de análisis de progresión que muestra mapas seriados del grosor de la capa de fibras nerviosas de la retina (CFNR), con el cambio representado en el tiempo (gráficos de líneas) y la ubicación del adelgazamiento en el gráfico (TSNIT—temporal [*TMP*]–superior [*SUP*]–nasal [*NAS*]–inferior [*INF*]–temporal [*TMP*], con cambios identificados en color rojo). (Cortesía de Carl ZEISS Meditec, Inc.).

escaneos de seguimiento. Esta línea de regresión lineal en micrones por año, que representa la tasa de cambio, se traza con un intervalo de confianza estimado trasladado.

Uso de la asimetría en la interpretación de los resultados de la tomografía de coherencia óptica

La asimetría es un hallazgo característico del glaucoma. Por ejemplo, una diferencia en la relación copa/disco entre los ojos de un paciente genera preocupación por glaucoma.[37,38] Las mediciones generadas por OCT de la CFNR y la mácula pueden compararse no solo con la base de datos normativa sino también entre los dos ojos.[22,39] Cuando se comparan los gráficos de líneas con la información de la OCT de CFNR de cada ojo con el otro, las áreas de asimetría pueden identificarse con facilidad. Se pueden realizar análisis de asimetría de los datos de OCT macular para comparar los dos ojos y los hemisferios superior e inferior de cada ojo.[40] El análisis de asimetría puede ser en particular útil en pacientes que no están representados en la base de datos normativa, como aquellos con alta miopía.[41-43] Los ojos miopes tienen mediciones de CFNR más delgadas, que pueden confundir las comparaciones con la base de datos normativa. Además, los ojos miopes pueden presentar distribuciones únicas de haces de la CFNR. Conforme incrementa la miopía, los haces de la CFNR supero e inferotemporal tienden a converger de modo temporal hacia la fóvea.[44] Esto puede derivar en el desplazamiento temporal de los picos del haz de CFNR superior e inferior. Debido a este cambio, aunque los picos son de magnitud normal, se pueden interpretar como adelgazados como resultado de tener una distribución diferente respecto a la base de datos normativa. Además, incluso en ojos miopes normales se han encontrado haces de CFNR divididos en cortes histológicos, tanto de modo superior como inferior, lo que representa una variante normal verdadera que puede parecer anormal en la OCT de dominio espectral.[45] Estos se ven como cavidades quísticas en la capa CFNR.

Correlaciones estructura-función

Se ha demostrado que los defectos en la CFNR y mácula medidos por OCT correlacionan con los defectos del campo visual medidos por perimetría automatizada en pacientes con glaucoma.[46-49] El grosor macular y el grosor de la CFNR correlacionan con la sensibilidad del campo visual, de modo que las áreas de adelgazamiento anormal de tejido retiniano (CFNR o mácula) corresponden a áreas de menor sensibilidad en las pruebas de campo visual.[50-53] El adelgazamiento macular y de la CFNR también se asocia con otros defectos funcionales en pacientes con glaucoma, incluyendo electrorretinogramas de patrón y potenciales evocados visuales multifocales.[21,48]

Tomografía de coherencia óptica de segmento anterior

Existen módulos disponibles para obtener imágenes del segmento anterior del ojo con las máquinas antes descritas, con aplicaciones para glaucoma,[54-56] como evaluar la configuración del ángulo de la cámara anterior (**fig. 5-8**) y obtener imágenes de bulas filtrantes. La obtención de imágenes del ángulo de la cámara anterior con OCT tiene la ventaja de requerir poca luz para conseguir las imágenes, lo que en potencia ayuda a identificar los ángulos con mayor riesgo de oclusión con poca luz; la OCT permite capturar imágenes de la configuración del ángulo con las luces de la habitación encendidas y en la oscuridad.[57] Otro beneficio es la naturaleza sin contacto de la OCT,[58] que por lo tanto

evita los efectos de la compresión durante la gonioscopia. Sin embargo, la gonioscopia de indentación, así como la detección de sinequias, pigmentación y neovascularización de la malla trabecular, no es posible con la OCT de segmento anterior. Con el advenimiento de la OCT de 360 grados, puede ser posible la detección de todas las áreas de sinequias.[59] Se han descrito varios parámetros de medición del ángulo con OCT en el dominio de tiempo, incluida la distancia de apertura del ángulo 500 o 750 μm anterior al espolón escleral, área de receso del ángulo y área del espacio del iris trabecular.[60] Sin embargo, la OCT en el dominio del tiempo no brinda una resolución suficiente para detectar el espolón escleral (en el que se basan estas mediciones) en una proporción significativa de pacientes.[61] Con la OCT de dominio espectral es más fácil detectar el final de la línea de Schwalbe que el espolón escleral; la medida utilizada con más frecuencia para la oclusión es ahora el SL-AOD (distancia de apertura del ángulo en la línea de Schwalbe).[62]

La correlación entre la OCT del segmento anterior y la gonioscopia no ha sido excelente por una variedad de posibles razones.[63] La OCT del segmento anterior mide a lo largo de una sola línea, y se sabe que ocurren diferentes configuraciones a lo largo de las líneas en el mismo cuadrante. Por el contrario, el examen de gonioscopia puede proporcionar una valoración de todo un cuadrante. Esto podría explicar una correlación menor a la esperada; otras posibles explicaciones incluyen la clasificación subjetiva con gonioscopia, la indentación debida al paciente o al examinador, los niveles de adaptación a la oscuridad antes de cada prueba (y, por lo tanto, no se controla el diámetro de la pupila) y la intensidad del haz digirido, lo que hace que la pupila se contraiga durante la OCT.

Artefactos con resultados de tomografía de coherencia óptica

Los artefactos deben identificarse y descartarse con la OCT como con cualquier tecnología de imagen.[64] Además de aceptar escaneos de calidad adecuada (Spectralis Q > 15, intensidad de señal Cirrus > 6, índice de intensidad de señal RTVue ≥ 30), otros artefactos pueden conducir a reportes de estudios erróneos, denominados "enfermedad roja y verde".[65] Uno de estos artefactos se debe al *error de segmentación*, en el que el protocolo de segmentación automatizado no puede identificar de manera correcta los bordes de la CFNR o las capas maculares. El error de segmentación puede derivar en una medición delgada errónea o gruesa errónea. Estas se pueden identificar al revisar el escaneo OCT y ver que los bordes de segmentación son precisos. Una pista de que se ha producido este error es una sección de la medición de espesor de OCT que cae a cero. Incluso en ojos que tienen glaucoma avanzado con pérdida axonal profunda, el grosor de la CFNR no será cero debido al tejido glial remanente ("efecto suelo"). Otro artefacto que puede provocar que una sección del gráfico de OCT caiga a cero es el *artefacto de alineación*, que puede ocurrir si el técnico que obtiene el escaneo usa una imagen con un borde o una esquina ausentes. Otro artefacto debido a la adquisición de imágenes erróneas es el *error de centrado*, donde la exploración circunferencial no está centrada en el nervio óptico, lo que deriva en mediciones delgadas erróneas y gruesas erróneas (**fig. 5-9**). La "enfermedad roja" también puede ocurrir en las exploraciones de pacientes que no están representados en la base de datos normativa, por ejemplo, debido a la raza o miopía. Las bases de datos más grandes e inclusivas ayudarán a minimizar este error en el futuro. El desprendimiento del vítreo posterior también es un artefacto común que puede resultar en una interpretación errónea tanto del espesor promedio como de áreas focales de adelgazamiento, debido a la separación del vítreo que estaba causando tracción en la membrana limitante interna antes de la separación.

Algunos artefactos comunes se deben a afecciones oculares comórbidas. Estas incluyen miopía (con aparente desaparición de la CFNR en áreas de atrofia peripapilar), uveítis activa (que produce una CFNR gruesa anormal debido al edema) y membrana epirretiniana (que deriva en una medición de la CFNR gruesa anormal debido a una identificación incorrecta de la membrana como el borde interno de la CFNR). La uveítis activa o la inflamación posoperatoria pueden dar como resultado una CFNR gruesa artificial que, cuando se trata, puede adelgazarse, lo que da la impresión de progresión del glaucoma.[66,67] En el glaucoma avanzado, el área macular puede mostrar quistes en la capa nuclear interna, lo que provoca un aumento artificial del grosor macular por inflamación.[36]

Los artefactos también pueden complicar la interpretación de las capas de células ganglionares, como la ACG, en especial en ojos con longitudes axiales más largas. Los mapas de desviación de ACG anormales pueden tener forma de dona, zonas aisladas en forma de islas o márgenes irregulares difusos, y pueden estar asociados con artefactos (**fig. 5-10**).[68] Estos artefactos resaltan la importancia de revisar el escaneo OCT, así como el análisis del reporte cuando la OCT se utiliza para ayudar a diagnosticar y controlar el glaucoma.

"Enmascaradores" del glaucoma en los resultados de la tomografía de coherencia óptica

Aunque el glaucoma es la neuropatía óptica más común, no es la única enfermedad que puede causar adelgazamiento de la CFNR en la OCT.[69,70] Las enfermedades que pueden tener un aspecto similar en la OCT incluyen causas vasculares, neurológicas[71] e infecciosas. Los ejemplos incluyen una oclusión vascular retiniana previa (**fig. 5-11**), que da como resultado adelgazamiento de un cuadrante de la CFNR y mácula similar al glaucoma; por lo regular, el adelgazamiento de la retina es profundo después de una lesión vascular e involucra todas las capas (a diferencia del glaucoma, que por lo general involucra la CFNR y las células ganglionares), pero el cuadrante opuesto y el otro ojo no suelen tener defectos sospechosos de glaucoma. Las enfermedades neurológicas, como la esclerosis múltiple con atrofia óptica después de una neuritis óptica, también pueden provocar un adelgazamiento en la OCT; por lo general, los cuadrantes nasal y temporal se ven afectados de manera más significativa, con una preservación relativa de los cuadrantes superior e inferior. En el glaucoma, por el contrario, los cuadrantes superior e inferior suelen ser los primeros afectados.

En conclusión, la OCT de la CFNR y la mácula puede ser un estudio útil, pero no remplaza el examen clínico cuidadoso y la anamnesis para el diagnóstico de glaucoma.

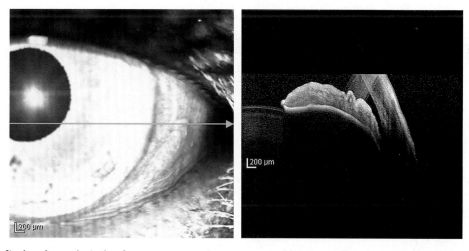

FIGURA 5-8 Tomografía de coherencia óptica de segmento anterior que muestra bloqueo pupilar. Este estudio muestra la curvatura del iris, con contacto del iris y cristalino y estrechamiento del ángulo de drenaje.

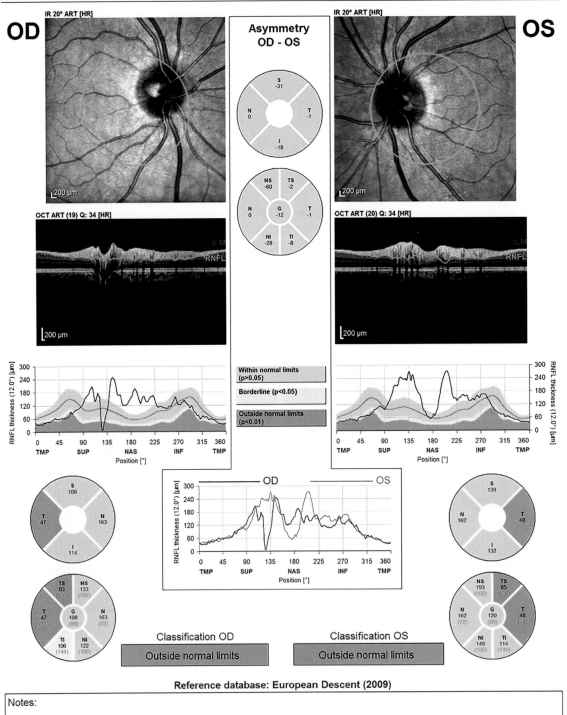

FIGURA 5-9 Artefacto relacionado con el descentrado de la tomografía de coherencia óptica. A: observe que el círculo de escaneo está descentrado en ambos ojos y el gráfico de sector parece sugerir un adelgazamiento temporal de AO. **B:** en el escaneo repetido con buen centrado, el escaneo sectorial parece normal. (Cortesía de Paul Harasymowycz, MD y cortesía de Heidelberg Engineering.)

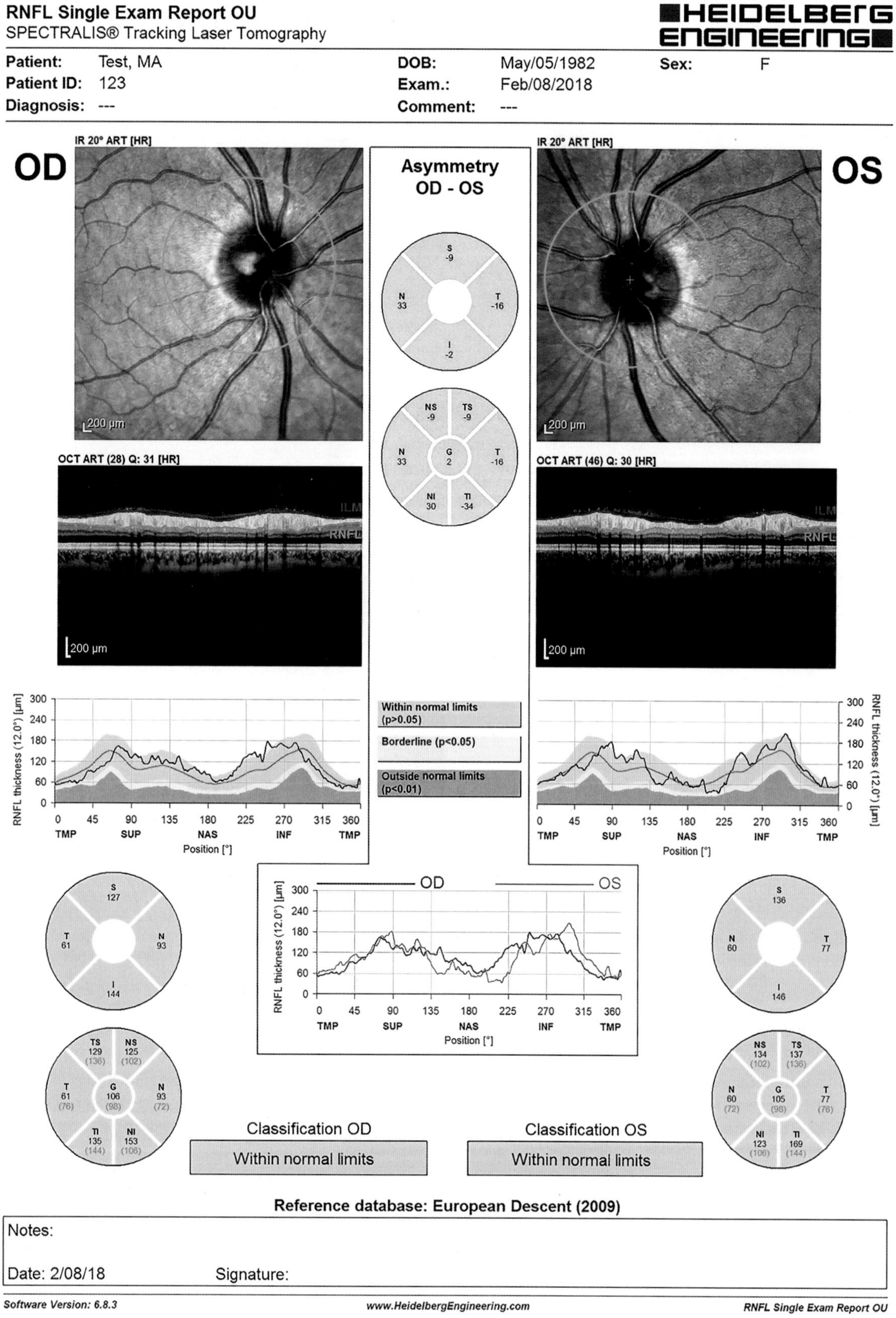

RNFL Single Exam Report OU
SPECTRALIS® Tracking Laser Tomography

HEIDELBERG ENGINEERING

Patient:	Test, MA	DOB:	May/05/1982	Sex: F
Patient ID:	123	Exam.:	Feb/08/2018
Diagnosis:	---	Comment:	---

Reference database: European Descent (2009)

Notes:

Date: 2/08/18   Signature:

Software Version: 6.8.3   www.HeidelbergEngineering.com   RNFL Single Exam Report OU

B

FIGURA 5-9 (*Continuación*)

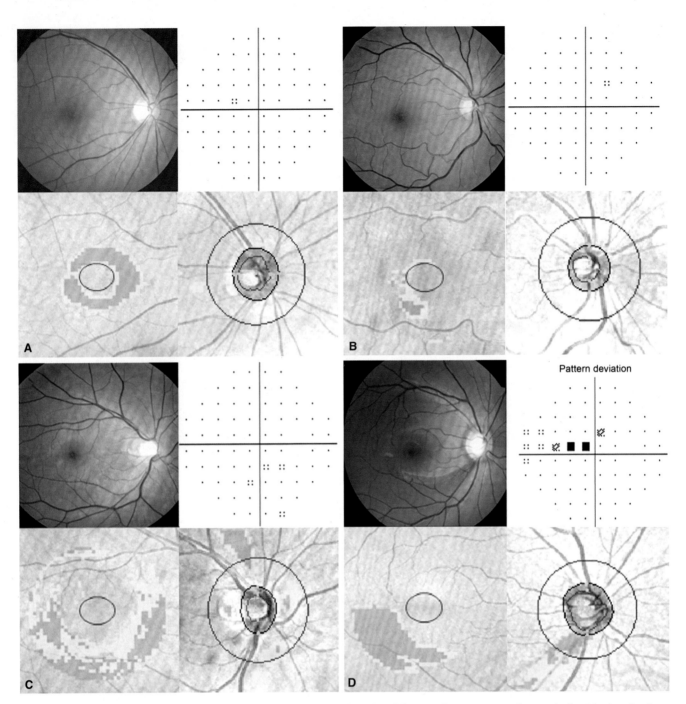

FIGURA 5-10 Artefactos relacionados con el mapa de desviación del análisis de células ganglionares anormales. Resultados seleccionados de un estudio de 2015 realizado en personas sanas. **A:** los individuos mayores con longitudes axiales cortas tendían a mostrar áreas codificadas por colores en forma de dona. **B:** las áreas demarcadas tipo isla codificadas por colores solían ubicarse en las áreas del hemicampo medio o nasal, pero no en el área temporal. **C:** los individuos jóvenes con longitudes axiales largas tendían a tener áreas circulares difusas codificadas por colores con un margen interno irregular en el mapa de desviación. **D:** los cambios glaucomatosos característicos se localizan de modo predominante en las regiones maculares temporales a lo largo del rafe horizontal, por lo general en el mismo hemicampo que el defecto de la capa de fibras nerviosas retinianas correspondiente, y es más probable que tengan forma de arco a media luna. (Reimpreso de Kim KE, Jeoung JW, Park KH, et al. Diagnostic classification of macular ganglion cell and retinal nerve fiber layer analysis: differentiation of false-positives from glaucoma. *Ophtalmology*. 2015;122(3):502-510. Copyright © 2015 American Academy of Ophtalmology. Con autorización.)

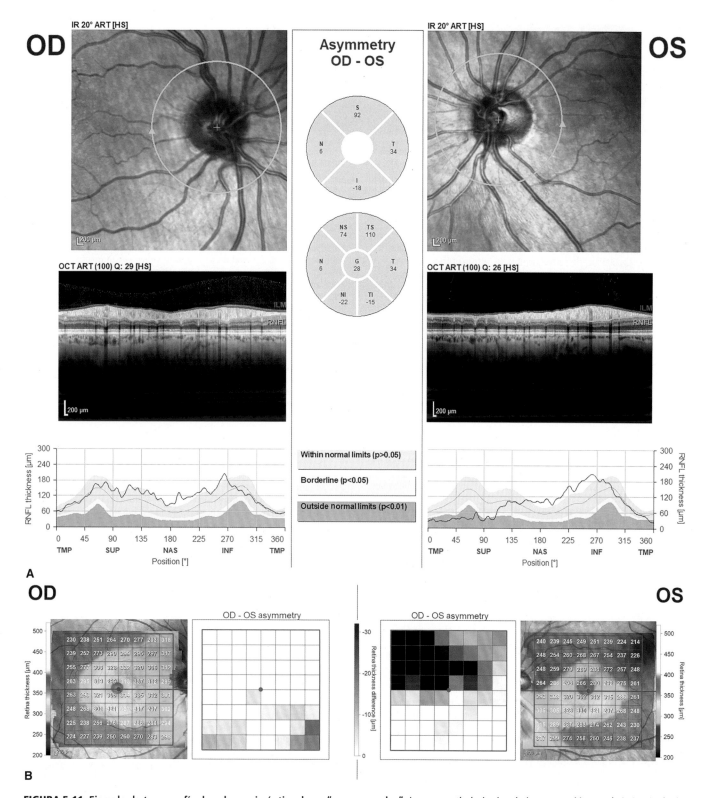

FIGURA 5-11 Ejemplo de tomografía de coherencia óptica de un "enmascarador". La neuropatía óptica isquémica no arterítica en el ojo izquierdo de este paciente ha provocado un adelgazamiento denso de la capa de fibras nerviosas retinianas superiores (*CFNR*) (**A**) y un adelgazamiento macular superior denso (**B**).

PUNTOS CLAVE

▶ La tomografía de coherencia óptica (OCT) utiliza luz de baja coherencia e interferometría para producir imágenes transversales de alta resolución de la retina. Las mediciones circunferenciales de la capa de fibras nerviosas de la retina peripapilar (CFNR) permiten comparaciones significativas con una base de datos normativa.

▶ El análisis mediante OCT de la CFNR y la mácula son útiles en el diagnóstico y tratamiento del glaucoma; las anomalías observadas en la OCT correlacionan con anomalías de la función visual en pacientes con glaucoma.

▶ El glaucoma suele causar adelgazamiento de la CFNR en los cuadrantes superior o inferior antes que en los cuadrantes nasal y temporal. Por lo regular, los defectos glaucomatosos en la mácula son de forma arqueada, arqueándose desde la cabeza del nervio óptico.

▶ La OCT permite el análisis cualitativo y cuantitativo de asimetría de la CFNR y la mácula.

▶ La OCT es útil en el diagnóstico y tratamiento del glaucoma, junto con el examen clínico, la historia clínica del paciente y las pruebas funcionales.

REFERENCIAS

1. Rao A, Sihota R, Srinivasan G, Gupta V, Gupta A, Sharma A. Prospective evaluation of optic nerve head by confocal scanning laser ophthalmoscopy after intraocular pressure control in adult glaucoma. *Semin Ophthalmol.* 2013;28(1):13-18.

2. Strouthidis NG, Demirel S, Asaoka R, Cossio-Zuniga C, Garway-Heath DF. The Heidelberg retina tomograph glaucoma probability score: reproducibility and measurement of progression. *Ophthalmology.* 2010;117(4):724-729.

3. Kamal DS, Viswanathan AC, Garway-Heath DF, Hitchings RA, Poinoosawmy D, Bunce C. Detection of optic disc change with the Heidelberg retina tomograph before confirmed visual field change in ocular hypertensives converting to early glaucoma. *Br J Ophthalmol.* 1999;83(3):290-294.

4. Stein JD, Talwar N, Laverne AM, Nan B, Lichter PR. Trends in use of ancillary glaucoma tests for patients with open-angle glaucoma from 2001 to 2009. *Ophthalmology.* 2012;119(4):748-758.

5. Huang D, Swanson EA, Lin CP, et al. Optical coherence tomography. *Science.* 1991;254(5035):1178-1181.

6. Schuman JS, Hee MR, Arya AV, et al. Optical coherence tomography: a new tool for glaucoma diagnosis. *Curr Opin Ophthalmol.* 1995;6(2):89-95.

7. Wojtkowski M, Leitgeb R, Kowalczyk A, Bajraszewski T, Fercher AF. In vivo human retinal imaging by Fourier domain optical coherence tomography. *J Biomed Opt.* 2002;7(3):457-463.

8. Schuman JS. Spectral domain optical coherence tomography for glaucoma (an AOS thesis). *Trans Am Ophthalmol Soc.* 2008;106:426-458.

9. Curcio CA, Allen KA. Topography of ganglion cells in human retina. *J Comp Neurol.* 1990;300(1):5-25.

10. Ghasia FF, El-Dairi M, Freedman SF, Rajani A, Asrani S. Reproducibility of spectral-domain optical coherence tomography measurements in adult and pediatric glaucoma. *J Glaucoma.* 2015;24(1):55-63.

11. Mwanza JC, Chang RT, Budenz DL, et al. Reproducibility of peripapillary retinal nerve fiber layer thickness and optic nerve head parameters measured with cirrus HD-OCT in glaucomatous eyes. *Invest Ophthalmol Vis Sci.* 2010;51(11):5724-5730.

12. Langenegger SJ, Funk J, Toteberg-Harms M. Reproducibility of retinal nerve fiber layer thickness measurements using the eye tracker and the retest function of spectralis SD-OCT in glaucomatous and healthy control eyes. *Invest Ophthalmol Vis Sci.* 2011;52(6):3338-3344.

13. Bin Ismail MA, Hui Li Lilian K, Yap SC, Yip LW. Effect of head tilt and ocular compensatory mechanisms on retinal nerve fiber layer measurements by cirrus spectral domain and spectralis optical coherence tomography in normal subjects. *J Glaucoma.* 2016;25(7):579-583.

14. Savini G, Carbonelli M, Barboni P. Retinal nerve fiber layer thickness measurement by Fourier-domain optical coherence tomography: a comparison between Cirrus-HD OCT and RTVue in healthy eyes. *J Glaucoma.* 2010;19(6):369-372.

15. Lee R, Tham YC, Cheung CY, et al. Factors affecting signal strength in spectral-domain optical coherence tomography. *Acta Ophthalmol.* 2018;96(1):e54-e58.

16. Tanga L, Roberti G, Oddone F, et al. Evaluating the effect of pupil dilation on spectral-domain optical coherence tomography measurements and their quality score. *BMC Ophthalmol.* 2015;15:175.

17. Cagini C, Pietrolucci F, Lupidi M, Messina M, Piccinelli F, Fiore T. Influence of pseudophakic lens capsule opacification on spectral domain and time domain optical coherence tomography image quality. *Curr Eye Res.* 2015;40(6):579-584.

18. Vizzeri G, Balasubramanian M, Bowd C, Weinreb RN, Medeiros FA, Zangwill LM. Spectral domain-optical coherence tomography to detect localized retinal nerve fiber layer defects in glaucomatous eyes. *Opt Express.* 2009;17(5):4004-4018.

19. Leite MT, Rao HL, Zangwill LM, Weinreb RN, Medeiros FA. Comparison of the diagnostic accuracies of the Spectralis, Cirrus, and RTVue optical coherence tomography devices in glaucoma. *Ophthalmology.* 2011;118(7):1334-1339.

20. Hood DC, Raza AS, de Moraes CG, et al. Initial arcuate defects within the central 10 degrees in glaucoma. *Invest Ophthalmol Vis Sci.* 2011;52(2):940-946.

21. Kanadani FN, Hood DC, Grippo TM, et al. Structural and functional assessment of the macular region in patients with glaucoma. *Br J Ophthalmol.* 2006;90(11):1393-1397.

22. Asrani S, Rosdahl JA, Allingham RR. Novel software strategy for glaucoma diagnosis: asymmetry analysis of retinal thickness. *Arch Ophthalmol.* 2011;129(9):1205-1211.

23. Ishikawa H, Stein DM, Wollstein G, Beaton S, Fujimoto JG, Schuman JS. Macular segmentation with optical coherence tomography. *Invest Ophthalmol Vis Sci.* 2005;46(6):2012-2017.

24. Mwanza JC, Durbin MK, Budenz DL, et al. Glaucoma diagnostic accuracy of ganglion cell-inner plexiform layer thickness: comparison with nerve fiber layer and optic nerve head. *Ophthalmology.* 2012;119(6):1151-1158.

25. Jeoung JW, Choi YJ, Park KH, Kim DM. Macular ganglion cell imaging study: glaucoma diagnostic accuracy of spectral-domain optical coherence tomography. *Invest Ophthalmol Vis Sci.* 2013;54(7):4422-4429.

26. Mwanza JC, Oakley JD, Budenz DL, Chang RT, Knight OJ, Feuer WJ. Macular ganglion cell-inner plexiform layer: automated detection and thickness reproducibility with spectral domain-optical coherence tomography in glaucoma. *Invest Ophthalmol Vis Sci.* 2011;52(11):8323-8329.

27. Leite MT, Zangwill LM, Weinreb RN, et al. Effect of disease severity on the performance of Cirrus spectral-domain OCT for glaucoma diagnosis. *Invest Ophthalmol Vis Sci.* 2010;51(8):4104-4109.

28. Jeoung JW, Park KH. Comparison of Cirrus OCT and Stratus OCT on the ability to detect localized retinal nerve fiber layer defects in preperimetric glaucoma. *Invest Ophthalmol Vis Sci.* 2010;51(2):938-945.

29. Nakatani Y, Higashide T, Ohkubo S, Takeda H, Sugiyama K. Evaluation of macular thickness and peripapillary retinal nerve fiber layer thickness for detection of early glaucoma using spectral domain optical coherence tomography. *J Glaucoma.* 2011;20(4):252-259.

30. Tan O, Chopra V, Lu AT, et al. Detection of macular ganglion cell loss in glaucoma by Fourier-domain optical coherence tomography. *Ophthalmology.* 2009;116(12):2305-2314.e1-2.

31. Leung CK, Chiu V, Weinreb RN, et al. Evaluation of retinal nerve fiber layer progression in glaucoma: a comparison between spectral-domain and time-domain optical coherence tomography. *Ophthalmology.* 2011;118(8):1558-1562.

32. Leung CK, Yu M, Weinreb RN, Lai G, Xu G, Lam DS. Retinal nerve fiber layer imaging with spectral-domain optical coherence tomography: patterns of retinal nerve fiber layer progression. *Ophthalmology.* 2012;119(9):1858-1866.

33. Sung KR, Sun JH, Na JH, Lee JY, Lee Y. Progression detection capability of macular thickness in advanced glaucomatous eyes. *Ophthalmology.* 2012;119(2):308-313.

34. Kim NR, Lee ES, Seong GJ, et al. Comparing the ganglion cell complex and retinal nerve fibre layer measurements by Fourier domain OCT to detect glaucoma in high myopia. *Br J Ophthalmol.* 2011;95(8):1115-1121.

35. Ghasia FF, El-Dairi M, Freedman SF, Rajani A, Asrani S. Reproducibility of spectral-domain optical coherence tomography measurements in adult and pediatric glaucoma. *J Glaucoma.* 2015;24(1):55-63.

36. Wen JC, Freedman SF, El-Dairi MA, Asrani S. Microcystic macular changes in primary open-angle glaucoma. *J Glaucoma.* 2016;25(3):258-262.

37. Jee D, Hong SW, Jung YH, Ahn MD. Interocular retinal nerve fiber layer thickness symmetry value in normal young adults. *J Glaucoma.* 2014;23(8):e125-e131.

38. Dalgliesh JD, Tariq YM, Burlutsky G, Mitchell P. Symmetry of retinal parameters measured by spectral-domain OCT in normal young adults. *J Glaucoma.* 2015;24(1):20-24.

39. Mwanza JC, Durbin MK, Budenz DL. Interocular symmetry in peripapillary retinal nerve fiber layer thickness measured with the Cirrus HD-OCT in healthy eyes. *Am J Ophthalmol.* 2011;151(3):514-521.e1.

40. Bagga H, Greenfield DS, Knighton RW. Macular symmetry testing for glaucoma detection. *J Glaucoma.* 2005;14(5):358-363.

41. Hwang YH, Yoo C, Kim YY. Myopic optic disc tilt and the characteristics of peripapillary retinal nerve fiber layer thickness measured by spectral-domain optical coherence tomography. *J Glaucoma.* 2012;21(4):260-265.

42. Savini G, Barboni P, Parisi V, Carbonelli M. The influence of axial length on retinal nerve fibre layer thickness and optic-disc size measurements by spectral-domain OCT. *Br J Ophthalmol.* 2012;96(1):57-61.

43. Nakano N, Hangai M, Noma H, et al. Macular imaging in highly myopic eyes with and without glaucoma. *Am J Ophthalmol.* 2013;156(3):511-523.e6.

44. Leung CK, Yu M, Weinreb RN, et al. Retinal nerve fiber layer imaging with spectral-domain optical coherence tomography: interpreting the RNFL maps in healthy myopic eyes. *Invest Ophthalmol Vis Sci.* 2012;53(11):7194-7200.

45. Kaliner E, Cohen MJ, Miron H, Kogan M, Blumenthal EZ. Retinal nerve fiber layer split bundles are true anatomic variants. *Ophthalmology.* 2007;114(12):2259-2264.

46. Asrani S, Challa P, Herndon L, Lee P, Stinnett S, Allingham RR. Correlation among retinal thickness, optic disc, and visual field in glaucoma patients and suspects: a pilot study. *J Glaucoma.* 2003;12(2):119-128.

47. Kim NR, Lee ES, Seong GJ, Kim JH, An HG, Kim CY. Structure-function relationship and diagnostic value of macular ganglion cell complex measurement using Fourier-domain OCT in glaucoma. *Invest Ophthalmol Vis Sci.* 2010;51(9):4646-4651.

48. Hood DC, Raza AS. Method for comparing visual field defects to local RNFL and RGC damage seen on frequency domain OCT in patients with glaucoma. *Biomed Opt Express.* 2011;2(5):1097-1105.

49. Wollstein G, Kagemann L, Bilonick RA, et al. Retinal nerve fibre layer and visual function loss in glaucoma: the tipping point. *Br J Ophthalmol.* 2012;96(1):47-52.

50. Cho JW, Sung KR, Lee S, et al. Relationship between visual field sensitivity and macular ganglion cell complex thickness as measured by spectral-domain optical coherence tomography. *Invest Ophthalmol Vis Sci.* 2010;51(12):6401-6407.

51. Boling W, Wudunn D, Cantor LB, Hoop J, James M, Nukala V. Correlation between macular thickness and glaucomatous visual fields. *J Glaucoma.* 2012;21(8):505-509.

52. Na JH, Kook MS, Lee Y, Yu SJ, Choi J. Detection of macular and circumpapillary structural loss in normal hemifield areas of glaucomatous eyes with localized visual field defects using spectral-domain optical coherence tomography. *Graefes Arch Clin Exp Ophthalmol.* 2012;250(4):595-602.

53. Mathers K, Rosdahl JA, Asrani S. Correlation of macular thickness with visual fields in glaucoma patients and suspects. *J Glaucoma.* 2014;23(2):e98-e104.

54. Asrani S, Sarunic M, Santiago C, Izatt J. Detailed visualization of the anterior segment using Fourier-domain optical coherence tomography. *Arch Ophthalmol.* 2008;126(6):765-771.

55. Sarunic MV, Asrani S, Izatt JA. Imaging the ocular anterior segment with real-time, full-range Fourier-domain optical coherence tomography. *Arch Ophthalmol.* 2008;126(4):537-542.

56. Sharma R, Sharma A, Arora T, et al. Application of anterior segment optical coherence tomography in glaucoma. *Surv Ophthalmol.* 2014;59(3):311-327.

57. Leung CK, Cheung CY, Li H, et al. Dynamic analysis of dark-light changes of the anterior chamber angle with anterior segment OCT. *Invest Ophthalmol Vis Sci.* 2007;48(9):4116-4122.

58. Wirbelauer C, Karandish A, Haberle H, Pham DT. Noncontact goniometry with optical coherence tomography. *Arch Ophthalmol.* 2005;123(2):179-185.

59. Su DH, Friedman DS, See JL, et al. Degree of angle closure and extent of peripheral anterior synechiae: an anterior segment OCT study. *Br J Ophthalmol.* 2008;92(1):103-107.

60. Radhakrishnan S, Goldsmith J, Huang D, et al. Comparison of optical coherence tomography and ultrasound biomicroscopy for detection of narrow anterior chamber angles. *Arch Ophthalmol.* 2005;123(8):1053-1059.

61. Kalev-Landoy M, Day AC, Cordeiro MF, Migdal C. Optical coherence tomography in anterior segment imaging. *Acta Ophthalmol Scand.* 2007;85(4):427-430.

62. Qin B, Francis BA, Li Y, et al. Anterior chamber angle measurements using Schwalbe's line with high-resolution Fourier-domain optical coherence tomography. *J Glaucoma.* 2013;22(9):684-688.

63. Sakata LM, Lavanya R, Friedman DS, et al. Comparison of gonioscopy and anterior segment ocular coherence tomography in detecting angle closure in different quadrants of the anterior chamber angle. *Ophthalmology.* 2008;115(5):769-774.

64. Asrani S, Essaid L, Alder BD, Santiago-Turla C. Artifacts in spectral-domain optical coherence tomography measurements in glaucoma. *JAMA Ophthalmol.* 2014;132(4):396-402.

65. Chong GT, Lee RK. Glaucoma versus red disease: imaging and glaucoma diagnosis. *Curr Opin Ophthalmol.* 2012;23(2):79-88.

66. Moore DB, Jaffe GJ, Asrani S. Retinal nerve fiber layer thickness measurements: uveitis, a major confounding factor. *Ophthalmology.* 2015;122(3):511-517.

67. Din NM, Taylor SR, Isa H, et al. Evaluation of retinal nerve fiber layer thickness in eyes with hypertensive uveitis. *JAMA Ophthalmol.* 2014;132(7):859-865.

68. Kim KE, Jeoung JW, Park KH, Kim DM, Kim SH. Diagnostic classification of macular ganglion cell and retinal nerve fiber layer analysis: differentiation of false-positives from glaucoma. *Ophthalmology.* 2015;122(3):502-510.

69. Gupta PK, Asrani S, Freedman SF, El-Dairi M, Bhatti MT. Differentiating glaucomatous from non-glaucomatous optic nerve cupping by optical coherence tomography. *Open Neurol J.* 2011;5:1-7.

70. Rosdahl JA, Asrani S. Glaucoma masqueraders: diagnosis by spectral domain optical coherence tomography. *Saudi J Ophthalmol.* 2012;26(4):433-440.

71. Pasol J. Neuro-ophthalmic disease and optical coherence tomography: glaucoma look-alikes. *Curr Opin Ophthalmol.* 2011;22(2):124-132.

Evaluación de los campos visuales

6

Los avances en la tecnología de las pruebas de campo visual han cambiado la percepción clínica de los campos de visión normales y anormales. Por ejemplo, la presentación bidimensional de líneas concéntricas alrededor del punto de fijación ha dado paso a representaciones tridimensionales en símbolos y valores numéricos. Sin embargo, el campo de visión normal y los cambios creados por el glaucoma son los mismos que hace 100 años, cuando Bjerrum descubrió el escotoma arqueado al usar la parte trasera de la puerta de su consultorio como fondo para sus pruebas de campo. Por lo tanto, este capítulo considera primero el campo de visión normal y cómo se ve alterado por el daño glaucomatoso, y luego revisa los instrumentos y técnicas mediante los cuales se pueden medir estos parámetros.

CAMPO VISUAL NORMAL

Una forma conveniente de comenzar el estudio de los campos visuales y los métodos por los que se miden es considerar la analogía clásica de Traquair de "una isla de visión rodeada por un mar de ceguera" (**fig. 6-1**). Este concepto tridimensional se puede reducir a valores cuantitativos al trazar líneas (isópteros) en varios niveles alrededor de la isla o medir la altura (sensibilidad) en diferentes puntos de la isla de visión.

Límites

El litoral de la isla corresponde a los límites periféricos del campo visual, que por lo regular miden, con la máxima estimulación del objetivo, alrededor de 60 grados por encima y nasales, 70 a 75 grados por debajo, y 100 a 110 grados temporales a la fijación.[1] La configuración típica del campo visual normal, por lo tanto, es un óvalo horizontal, a menudo con una depresión inferonasal poco profunda (**fig. 6-1**). La forma suele tener mayor importancia diagnóstica que el tamaño absoluto del campo visual, ya que este último está influenciado por muchas variables fisiológicas y de prueba.

Contorno

Los picos y valles de la isla corresponden a áreas de visión aumentada o disminuida dentro de los límites periféricos del campo visual. Estos contornos se pueden mapear al registrar el estímulo de luz más débil que se puede ver en ubicaciones específicas en el campo de visión, o utilizar objetos de prueba con valor de estímulo reducido para trazar isópteros más pequeños dentro de los límites absolutos. El área de máxima sensibilidad visual en el campo normal durante la condición fotópica se encuentra en el punto de fijación, correspondiente a la foveola de la retina, y aparece como un pico que asciende suavemente rodeado por una meseta alta.[2] Luego la sensibilidad visual disminuye de modo más gradual hasta que vuelva a caer de forma abrupta en los límites periféricos.

Punto ciego

Las fibras nerviosas, que recogen información visual de la retina, se juntan a alrededor de 10 a 15 grados nasales desde la fóvea. Esta región corresponde a la cabeza del nervio óptico y, debido a que no hay fotorreceptores en esta área, crea una depresión profunda dentro de los límites del campo visual normal, que se denomina *punto ciego*. Debido a que la imagen formada en la retina está de cabeza y e invertida, el punto ciego se localiza en forma temporal a la fijación. El punto ciego tiene dos porciones: (1) un escotoma absoluto y (2) un escotoma relativo.[3] El escotoma absoluto corresponde a la cabeza del nervio óptico real y se ve como un óvalo vertical. Dado que la cabeza del nervio no tiene fotorreceptores, esta parte del punto ciego es independiente del valor del estímulo del objeto de prueba.

El escotoma relativo rodea la porción absoluta y corresponde a la retina peripapilar, que tiene sensibilidad visual reducida, en especial inferior y superior. En un estudio que relacionó el tamaño del punto ciego con el área del disco óptico y la atrofia peripapilar, el escotoma absoluto incluyó el anillo escleral peripapilar y la zona peripapilar beta (véanse definiciones en el cap. 4), mientras que la zona alfa fue atribuida al escotoma relativo.[4]

PÉRDIDA DE CAMPO VISUAL EN EL GLAUCOMA

Pérdida periférica

Los defectos a lo largo de los límites periféricos del campo visual (es decir, escalones nasales periféricos, escalones verticales y defectos del sector temporal) se encuentran con mayor frecuencia asociados con escotomas en el área arqueada más central, aunque en algunos pacientes con pérdida glaucomatosa temprana del campo visual los defectos periféricos pueden ser la única anomalía detectable.[5-7] Con la perimetría estática automatizada (analizada más adelante), se ha convertido en una práctica común medir solo los 24 a 30 grados centrales del campo visual, debido al mayor requerimiento de tiempo con esta técnica. Surge, por tanto, la cuestión de cuánta información se pierde al ignorar las porciones más periféricas del campo. En presencia de escotomas paracentrales, las mediciones periféricas no parecen agregar información significativa sobre la progresión del daño del campo visual.[8] Sin embargo, en el diagnóstico inicial un defecto del campo periférico, por lo general un escalón nasal, puede ser la única anomalía detectada por la perimetría automatizada en 3 a 11% de los pacientes, lo que depende del método de prueba.[9,10] Para ser útil en la clínica, el tiempo necesario para obtener esta información no debe aumentar en exceso el tiempo total de la prueba; se necesitan más estudios para determinar si esto se puede lograr con programas más nuevos para la perimetría automatizada.

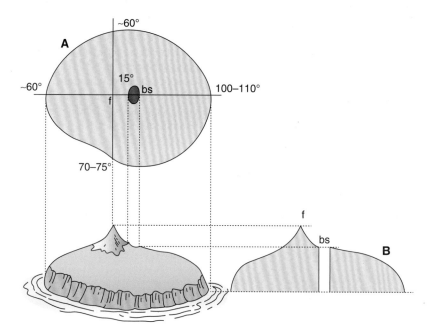

FIGURA 6-1 Campo visual normal (ojo derecho), representado por Traquair como "isla de visión rodeada por un mar de ceguera". Las proyecciones muestran los límites periféricos (**A**) y el perfil (**B**). La fijación (*f*) corresponde a la foveola de la retina y el punto ciego (*bs*) a la cabeza del nervio óptico. Se muestran las dimensiones aproximadas del límite periférico absoluto del campo visual y la localización del punto ciego (**A**).

Defectos localizados de la capa de fibras nerviosas

En el glaucoma, el daño estructural de las células ganglionares y sus axones provoca una pérdida funcional parcial o completa en el área de las células dañadas. El proceso glaucomatoso suele causar daño inicial a uno o más haces de axones, lo que crea un defecto del campo visual localizado. Los defectos focales, debidos a la pérdida o deterioro de los haces de fibras nerviosas de la retina, constituyen la evidencia temprana más definitiva de pérdida del campo visual por glaucoma. La naturaleza de los defectos del haz de fibras nerviosas se relaciona con la topografía retiniana de estas fibras, como se describe en el capítulo 4.

Defectos arqueados

Bjerrum (pronunciado *bi* YER *um*) describió un defecto visual arqueado, que mostró que es muy sugerente de glaucoma. Este escotoma arqueado comienza desde el punto ciego y se arquea por encima o por debajo de la fijación, o ambos, hasta el rafe mediano horizontal, correspondiente a las fibras nerviosas retinianas arqueadas (**figs. 6-2A** y **6-3**). El extremo nasal del área arqueada a lo largo del rafe medio puede acercarse hasta a 1 grado del área de fijación y se extiende de modo nasal de 10 a 20 grados.[11] La pérdida visual temprana en el glaucoma suele ocurrir en esta área arqueada, en especial en la mitad superior, que se correlaciona con la predilección por los polos temporales inferior y superior de la cabeza del nervio óptico en el daño glaucomatoso temprano.[11,12] A medida que se desarrollan defectos de campo dentro del área arqueada, con mayor frecuencia aparecen primero como uno o más defectos localizados, o *escotomas paracentrales* (**fig. 6-2B**). El patrón típico de progresión de los defectos glaucomatosos del campo visual es que una depresión paracentral superficial se vuelva más densa y más grande,[13] que de modo eventual forma un defecto central absoluto, rodeado por un escotoma relativo.[14,15] El escotoma relativo representa una fluctuación que puede ser vista en el borde del punto ciego fisiológico y los defectos glaucomatosos, pero es mucho más grande y más inclinado en los últimos.[16] En ocasiones, el defecto arqueado temprano puede conectarse con el punto ciego e irse adelgazando hasta un punto en un curso ligeramente curvado, que se ha denominado *escotoma de Seidel* (**fig. 6-2C**). A medida que los

defectos aislados aumentan de tamaño y se fusionan, forman un escotoma arqueado que de forma eventual llena toda el área arqueada desde el punto ciego hasta el rafe medio, que se denomina *escotoma arqueado o de Bjerrum* (**fig. 6-2D**). A medida que el daño progresa, se desarrolla un escotoma arqueado doble (o anular) (**fig. 6-2E**). La tasa de pérdida del campo visual se correlaciona con el tamaño del escotoma, ya que cuanto más grande es el escotoma, es probable que se agrande con más rapidez.[17]

Aunque el defecto arqueado es tal vez la forma temprana más confiable de pérdida glaucomatosa del campo visual, no es patognomónico, y deben considerarse las siguientes causas adicionales, en especial cuando los cambios en el campo y el disco no parecen correlacionarse: lesiones coriorretinianas, lesiones de la cabeza del nervio óptico, lesiones del nervio óptico anterior y lesiones posteriores de la vía visual (**tabla 6-1**).[18,19] En ocasiones, el defecto arqueado afecta al haz de fibras nerviosas papilomacular (**fig. 6-4**).

Escalones nasales

La pérdida de fibras nerviosas de la retina rara vez se produce al mismo ritmo en las porciones superior e inferior del ojo. En consecuencia, a menudo se crea un defecto en forma de escalón donde las fibras nerviosas se encuentran a lo largo del rafe medio (**fig. 6-5**). Debido a que el campo superior se afecta con mayor frecuencia que la porción inferior en las primeras etapas del glaucoma, el escalón nasal resulta más a menudo de un defecto mayor por encima de la línea media horizontal, que se conoce como *escalón nasal superior*. Sin embargo, los escalones nasales inferiores no son raros. Los escalones nasales también se distinguen por su ubicación central o periférica.[5] Un escalón nasal central se crea en el lado de un escotoma arqueado doble desigual más cercano a la fijación. La contracción desigual en el lado periférico del defecto, debido a la pérdida de los haces correspondientes de fibras nerviosas arqueadas periféricas, produce un defecto que se ha denominado *escalón nasal periférico de Ronne*. El escalón nasal a menudo comienza como un escotoma aislado en la periferia nasal.[6] La forma del escalón nasal periférico con pruebas cinéticas difiere según su distancia respecto a la zona de fijación, y no se encuentra necesariamente en todos los isópteros.[15,20] El escalón nasal parece ser un defecto común en el glaucoma de ángulo cerrado agudo y crónico temprano.[21]

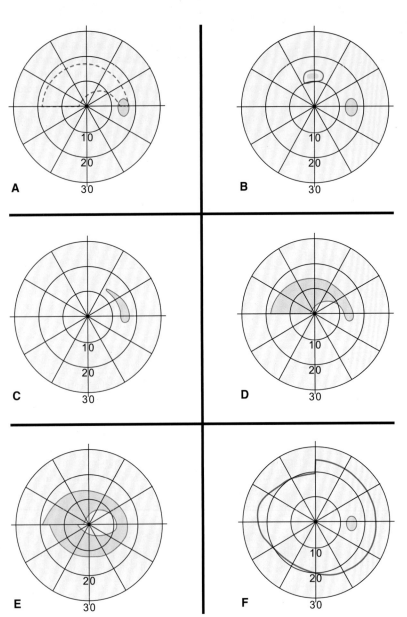

FIGURA 6-2 **Defectos arqueados del haz de fibras nerviosas. A:** el área arqueada (o Bjerrum) se muestra dentro de las líneas de puntos. **B:** escotoma paracentral superior, con defecto absoluto central rodeado de un escotoma relativo. **C:** escotoma de Seidel. **D:** escotoma arqueado completo (Bjerrum). **E:** escotoma arqueado doble (en anillo) con escalón nasal central superior. **F:** escalón vertical (o desplazamiento hemianópico).

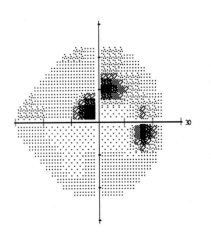

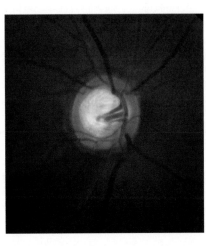

FIGURA 6-3 **Defecto arqueado superior.** El defecto es evidente en la escala de grises de un campo visual acromático SITA 24-2 estándar. En la fotografía del fondo de ojo se demuestra el adelgazamiento neurorretiniano inferior correspondiente y el adelgazamiento de la capa de fibras nerviosas de la retina.

TABLA 6-1	Diagnóstico diferencial de escotomas arqueados

Lesiones coriorretinianas

Coroiditis y retinocoroiditis yuxtapapilar

Miopía con atrofia peripapilar

Degeneración del epitelio pigmentario de la retina y de los fotorreceptores

Oclusión arterial retiniana

Lesiones de la cabeza del nervio óptico

Drusas

Placas de las arterias retinianas

Papiledema crónico

Papilitis

Colobomas (incluida la fosa del nervio óptico)

Lesiones del nervio óptico anterior

Oclusión de arteria carótida y oftálmica

Infarto isquémico

Arteritis cerebral

Neuritis retrobulbar

Descarga eléctrica

Exoftalmos

Lesiones posteriores de la vía visual

Adenoma hipofisiario

Aracnoiditis opticoquiasmática

Meningiomas del dorso de la silla turca o del agujero óptico

Oftalmoplejia externa progresiva

Seudotumor cerebral

Escalón vertical

Un defecto escalonado a lo largo de la línea media vertical, denominado *escalón vertical* (**fig. 6-2F**) o *desviación hemianópica*, es una característica menos común de pérdida glaucomatosa del campo visual que el escalón nasal; ocurre en cerca de 20% de los casos.[22,23] El mecanismo de este defecto de campo no se comprende por completo, aunque puede relacionarse con la segregación de los axones en la cabeza del nervio óptico a cualquier lado de la línea media vertical.[22] El defecto aparece más a menudo en el lado nasal de la línea media vertical (**fig. 6-6**). Sin embargo, los ojos sanos también han revelado una mayor sensibilidad temporal al borde hemianópico, y se ha sugerido que un pequeño escalón periférico en la línea media vertical debe despertar la sospecha de glaucoma solo si el defecto se localiza de modo temporal.[24] También tiene un valor diagnóstico limitado, ya que la mayoría está asociada con otros cambios glaucomatosos en el campo visual,[23] y la principal significancia de este hallazgo es distinguir los defectos glaucomatosos de la línea media vertical de los causados por lesiones neurológicas.

Depresión generalizada y central del campo visual

La mayor sensibilidad con la que los instrumentos más nuevos permiten la evaluación de la visión está cambiando la comprensión de la historia natural de la pérdida progresiva del campo visual en el glaucoma. Aunque los defectos relacionados con la pérdida de los haces de fibras nerviosas de la retina son los cambios en el campo visual más familiares inducidos por el glaucoma, y la visión central suele ser una de las últimas regiones que se pierde por completo, los estudios han demostrado una leve reducción central y difusa del campo visual incluso en las primeras etapas del glaucoma.[25-28] El mecanismo para esto es incierto, aunque parece representar un daño inducido por la presión, con pérdida difusa de fibras nerviosas, como lo evidencia la percepción anormal de la luz y la perimetría de flicker, que se ha demostrado que acompaña a la pérdida difusa de la capa de fibras nerviosas (CFN) de la retina.[28,29]

Por lo regular la visión central está conservada en el curso temprano del glaucoma, pero en ocasiones el campo visual central puede verse afectado por un daño localizado que involucra el punto de fijación. En estas situaciones, otras funciones visuales, como la agudeza visual y la visión del color, pueden volverse anormales. Estos defectos centrales deben diferenciarse de los trastornos maculares.

Aunque la mayoría de los estudios coincide en que algunos pacientes con glaucoma temprano pueden tener una pérdida puramente difusa en ausencia de otras causas, otros investigadores han desafiado este concepto al sugerir que una depresión generalizada en el glaucoma es rara y que estos pacientes pueden tener otras causas para la pérdida difusa de la sensibilidad perimétrica, como opacidad de medios, miosis o disfunción retiniana.[25,26,30-34] En cualquier caso, en la actualidad el valor diagnóstico de este hallazgo está limitado por su carácter inespecífico, pero aún debe ser buscado y registrado en el curso de las pruebas y el análisis del campo visual. Aunque las medidas de reducción generalizada de la función visual pueden ser importantes algún día en la detección temprana del glaucoma, en la actualidad son demasiado inconsistentes e inespecíficas para tener un valor clínico muy significativo. En el futuro pueden adquirir una mayor importancia diagnóstica a medida que se amplía el conocimiento sobre la disfunción visual glaucomatosa. Las siguientes son algunas de las medidas perimétricas y de otro tipo que pueden utilizarse para evaluar la discapacidad visual generalizada en el glaucoma.

Contracción concéntrica

La reducción generalizada del campo visual puede manifestarse como una disminución de la sensibilidad en localizaciones retinianas específicas, o como una constricción concéntrica del campo visual, las cuales preceden a otros defectos glaucomatosos del campo visual detectables en muchos pacientes.[35,36] La contracción de isópteros, como defecto temprano del campo visual en el glaucoma, a menudo es más marcada en el campo nasal, lo que se ha denominado "apiñamiento de los isópteros nasales periféricos."[37]

Ampliación del punto ciego

El agrandamiento del punto ciego, debido a la depresión de la sensibilidad de la retina peripapilar, también se considera un cambio glaucomatoso temprano del campo visual. Sin embargo, se puede observar con otros trastornos del nervio óptico o de la retina. Un ejemplo se ha denominado "agrandamiento agudo idiopático del punto ciego" y está relacionado con el síndrome de puntos blancos evanescentes múltiples y tal vez con otras enfermedades de la retina.[38-40] El agrandamiento del punto ciego también se puede producir en personas sanas con blancos a nivel umbral, de modo que no es un signo patognomónico de glaucoma.[41] La porción relativa del punto ciego depende del valor del estímulo y varía con los diferentes métodos de prueba. Si el margen

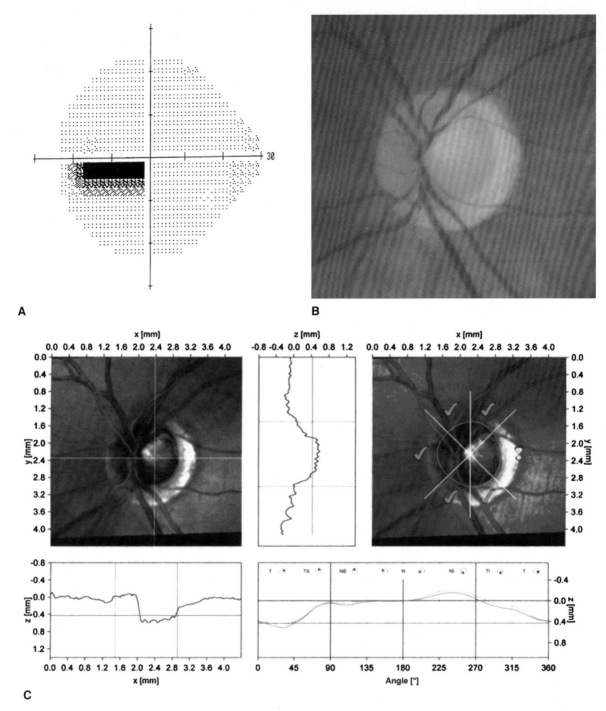

FIGURA 6-4 Defecto arqueado que afecta al haz de fibras nerviosas papilomacular. A: escala de grises de un campo visual acromático estándar SITA (algoritmo de umbral interactivo sueco, por sus siglas en inglés) 24-2 que muestra un defecto arqueado que afecta al haz de fibras nerviosas papilomacular. **B:** nervio óptico correspondiente con extenso adelgazamiento temporal y atrofia peripapilar. **C:** análisis de regresión de Moorfields con tomógrafo de retina de Heidelberg (HRT) II que llama la atención sobre el borde temporal.

temporal del punto ciego relativo se acerca al isóptero correspondiente (en la perimetría cinética), los dos límites pueden llegar a ser confluentes de forma artificial, lo que crea un falso "encierro" del punto ciego. Además, debido a que la sensibilidad reducida de la retina peripapilar es mayor en los polos superior e inferior, los objetos de prueba con un valor de estímulo pequeño pueden causar un alargamiento vertical del punto ciego, que puede atravesar el isóptero, acción que provoca un verdadero "encierro" del punto ciego (**fig. 6-7**).

Angioescotomas

Los *angioescotomas* son escotomas largos y ramificados por encima y por debajo del punto ciego, que se presume son el resultado de las sombras creadas por los grandes vasos retinianos. Los vasos retinianos pueden tener la representación correspondiente de los angioescotomas en la corteza visual.[42] Los angioescotomas pueden representar un defecto de campo glaucomatoso temprano, aunque es difícil de demostrar desde el punto de vista técnico y no es altamente diagnóstico.[43,44]

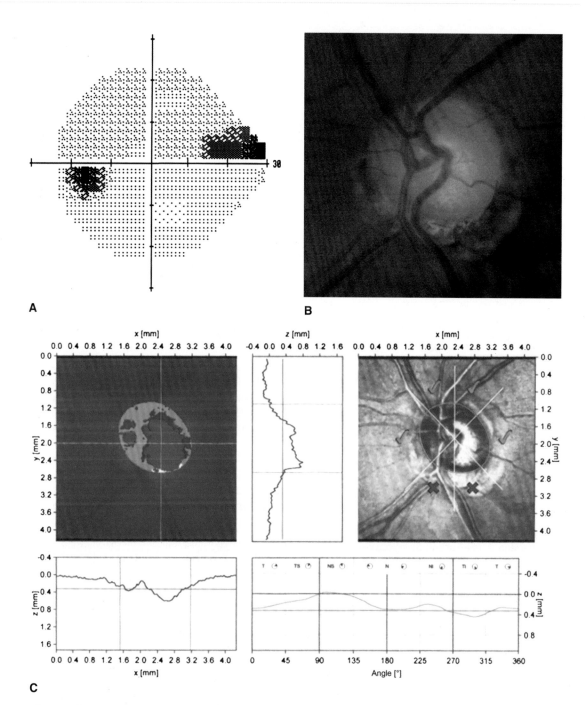

FIGURA 6-5 Defecto en forma de escalón. A: escala de grises de un campo visual acromático estándar SITA 24-2 que muestra un escalón nasal. **B:** el nervio óptico muestra un adelgazamiento inferior significativo, que también llama la atención por el análisis de regresión de Moorfields con HRT II (**C**).

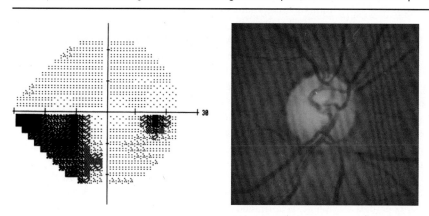

FIGURA 6-6 Escalón vertical. Escala de grises de un campo visual acromático estándar SITA 24-2.

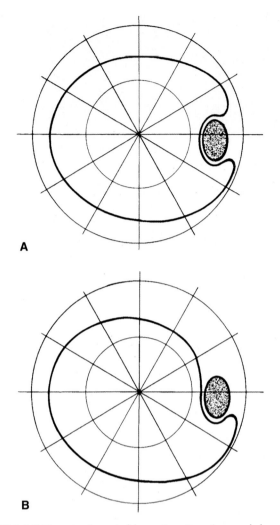

A

B

FIGURA 6-7 El punto ciego. A: falso encierro. **B:** encierro verdadero.

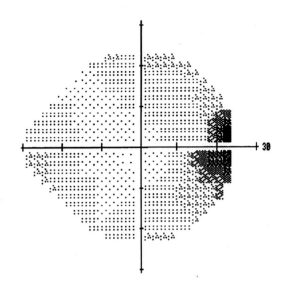

FIGURA 6-8 Defecto en cuña temporal. Escala de grises de un campo visual acromático estándar SITA 24-2.

Defecto del sector temporal

Debido a que las fibras nerviosas retinianas nasales a la cabeza del nervio óptico convergen en el disco por una ruta directa, una lesión que involucre estos haces de fibras produce un defecto sectorial temporal al punto ciego (**fig. 6-8**).[15,20] Este defecto suele aparecer más tarde en el curso de la pérdida glaucomatosa del campo visual,[45] pero puede ser el defecto del campo visual de presentación. Con la perimetría automatizada, los defectos glaucomatosos temporales al punto ciego no son raros, pero por lo general agregan información significativa más allá de los hallazgos de las pruebas de campo central solo en pacientes con pérdida tardía del campo visual.[46]

Defectos glaucomatosos avanzados del campo visual

La historia natural de la pérdida progresiva del campo glaucomatoso implica el eventual desarrollo de un escotoma arqueado doble completo, que se fusiona de manera nasal en el meridiano horizontal,[47] y puede extenderse hasta los límites periféricos en todas las áreas excepto de modo temporal. Esto deriva en una isla central y una isla temporal de visión en el glaucoma avanzado. Con el daño continuo, estas islas de visión disminuyen de tamaño de manera progresiva hasta que la pequeña isla central se extingue por completo, lo que puede ocurrir de forma abrupta. La cirugía de glaucoma parece acelerar la pérdida

de la pequeña isla central en algunos pacientes, tal vez debido al cambio brusco en la presión intraocular (PIO), aunque esta complicación no ocurre con la frecuencia suficiente para constituir una contraindicación para la cirugía en estos pacientes.[48] La isla temporal de visión es más resistente y puede persistir mucho después de que se pierde la visión central. Sin embargo, también se destruirá de modo eventual si el glaucoma no se controla, lo que deja al paciente sin percepción de la luz.

Cambios en el campo visual en el glaucoma de tensión normal

La PIO puede influir en la naturaleza de los defectos del campo visual, aunque los reportes al respecto son algo contradictorios. En un estudio de pacientes con glaucoma crónico de ángulo abierto (GCAA) que tenían pérdida temprana del campo visual, las personas con depresión difusa tenían presiones más altas que aquellas con defectos localizados (**fig. 6-9**).[49] Además, en algunos estudios los pacientes con GCAA cuya PIO nunca superó alrededor de los 21 mm Hg, por lo general conocido como *glaucoma de tensión normal* (o *de baja tensión*), tenían escotomas con pendientes más pronunciadas, mayor profundidad y mayor proximidad a la zona de fijación, en comparación con los pacientes con GCAA que tenían PIO más altas.[50,51] Sin embargo, en otros estudios estos dos grupos no difirieron de forma significativa cuando el mismo grado de daño del nervio óptico estuvo presente.[52,53] Otro estudio de pacientes con glaucoma de tensión normal y alta tensión, cuyos campos visuales automatizados se emparejaron dentro de una desviación media de 0.3 dB (que se explica más adelante), no revelaron una diferencia significativa en los defectos focales en el campo general o en el hemicampo superior, pero sí mostraron una pérdida mucho más localizada en el hemicampo inferior entre los pacientes del grupo de tensión normal, lo que apoya la hipótesis de un mecanismo vascular en ese grupo.[54]

Un estudio investigó el efecto de la trabeculectomía sobre la tasa de progresión del campo visual en pacientes con glaucoma de tensión normal. Los autores concluyeron que la reducción quirúrgica de la PIO derivó en una disminución de la tasa de pérdida del campo visual en el ojo operado.[55] Los investigadores del Collaborative Normal-Tension Glaucoma Study también concluyeron que la reducción de la PIO disminuye la progresión del glaucoma en el glaucoma de tensión normal.[56]

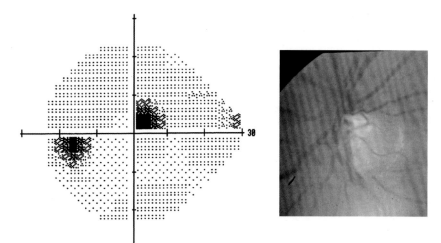

FIGURA 6-9 Defecto paracentral en un paciente con glaucoma de baja tensión. El defecto se demuestra en esta escala de grises de un campo visual acromático SITA 24-2 estándar, mientras que la fotografía del nervio óptico muestra una muesca correspondiente en la parte inferior.

Cambios en el campo visual con elevación aguda de presión

La discusión anterior se ha ocupado de los cambios del campo visual que están asociados sobre todo con formas crónicas de glaucoma. Cuando la elevación de la PIO es repentina y marcada, como en el glaucoma agudo de ángulo cerrado, se han reportado varios cambios asociados en el campo visual, que incluyen depresión general, pérdida temprana de la visión central, escotomas arqueados y agrandamiento del punto ciego.[57] Después de que el ataque agudo se controla, los campos vuelven a la normalidad en algunos pacientes, pero otros pueden tener reducción de la visión al color, disminución generalizada de la sensibilidad, o constricción de isópteros, en especial en la parte superior.[58]

Cuando la PIO se eleva de modo artificial, por compresión del globo ocular o administración de esteroides tópicos, en algunos ojos se producen defectos glaucomatosos típicos en el campo visual o constricción de isópteros centrales.[59-63] Los cambios son reversibles cuando la PIO vuelve a la normalidad y dependen de la presión de perfusión ocular.[63,64] Se dice que esta respuesta a la elevación de la presión artificial ocurre con mayor frecuencia en pacientes con glaucoma,[59,60,64] en especial en el glaucoma de tensión normal,[57] aunque un estudio no encontró diferencias entre pacientes con y sin glaucoma.[61]

Correlación entre la cabeza del nervio óptico y los defectos del campo visual

En la mayoría de los pacientes con glaucoma, los cambios en el disco reconocibles en la clínica preceden a la pérdida detectable del campo visual, y la presencia o ausencia de defectos glaucomatosos del campo visual por lo general, pero no siempre, puede predecirse a partir de la apariencia de la cabeza del nervio óptico.[65-68] Un investigador correlacionó la pérdida de axones en la cabeza del nervio óptico con defectos del campo visual.[69,70] Aunque limitado por el pequeño tamaño de la muestra, el estudio sugirió que no solo ocurre una pérdida de fibras nerviosas antes de que se presenten defectos del campo reproducibles en algunos pacientes con PIO elevada, sino que la extensión de la pérdida axonal puede ser mucho mayor que el cambio correspondiente en el campo visual. Con las técnicas perimétricas estándar, 25 a 35% de las células ganglionares de la retina puede estar perdido en un ojo con un campo visual normal en el momento en que se encuentran defectos tempranos reproducibles en el campo visual,[71] y puede quedar solo 10% o menos de los axones en la etapa de pérdida grave del campo visual.[69] Cuando se correlaciona la atrofia de las *células ganglionares de la retina* con la perimetría automatizada en pacientes con glaucoma, una pérdida de 20% de células, en especial células ganglionares grandes en los 30 grados centrales de la retina, se correlaciona con una pérdida de sensibilidad de 5 dB (analizada más adelante), mientras que una pérdida de 40% se correspondió con una disminución de 10 dB, y había aún algunas células ganglionares en áreas con sensibilidad de 0 dB.[70]

También se puede utilizar la naturaleza del acopamiento de la cabeza del nervio óptico para predecir el tipo (además de la presencia) de pérdida del campo visual. La ausencia extensa o focal de tejido del borde neurorretiniano, en especial en los polos inferior o superior, es el indicador más confiable de alteración del campo visual, y por lo general se asocia con un defecto del campo en el área arqueada correspondiente.[66,72-74] En algunos ojos, la pérdida del campo puede ocurrir antes de que la palidez alcance el margen del disco,[72] y se han reportado casos inusuales con daño en el campo visual a pesar de excavaciones redondas y simétricas.[66] Las medidas cuantitativas de la CFNR también se correlacionan con la pérdida del campo visual en pacientes con glaucoma.[75]

La capacidad para predecir la pérdida glaucomatosa inminente del campo visual a través del aspecto de la cabeza del nervio óptico es menos precisa que la correlación del daño del disco con la pérdida del campo establecida. Ningún parámetro único o combinación de parámetros en la atrofia óptica glaucomatosa es por completo satisfactorio para este propósito. Los parámetros que se correlacionan mejor con la pérdida del campo visual son las mediciones del área del borde neurorretiniano corregidas por magnificación y los defectos en la CFNR.[76-82] Los cambios estructurales difusos en la cabeza del nervio óptico o la CFNR se asocian más a menudo con depresión difusa de la función visual, mientras que los cambios localizados se correlacionan más con los cambios localizados en el campo visual.[81] En algunos casos se puede detectar la pérdida temprana del campo asociada con los defectos de la CFNR con la perimetría automática cuando se ha pasado por alto con la perimetría manual.[83,84]

La correlación entre la cabeza del nervio óptico y los defectos del campo visual en el glaucoma es lo bastante cercana como para impulsar la búsqueda de otros procesos patológicos subyacentes, como trastornos neurológicos, si no se encuentra una correlación. Sin embargo, la ausencia de una correlación perfecta indica que examinar tanto el campo visual como el disco es esencial en el manejo del paciente con glaucoma.[85] En general, los cambios en la cabeza del nervio óptico y la CFNR tienen su mayor valor en las primeras etapas del glaucoma, mientras que la pérdida progresiva del campo visual se convierte en la guía terapéutica más útil en casos avanzados.[65,86]

El campo visual central

Desde que se supo por primera vez que el campo visual central era importante en el glaucoma temprano,[11] se ha acumulado evidencia de que el daño glaucomatoso temprano involucra a la mácula.[87] Esto es importante en la clínica, ya que la *mácula* (definida como los 8 grados centrales alrededor de la fóvea) incluye alrededor de 30% de todas las células ganglionares de la retina, y proporciona la información para 55 a 60% de la corteza visual primaria.[88,89] Dada esta alta densidad de células ganglionares de la retina en la mácula y su representación abrumadora en la corteza visual, el daño a la mácula puede afectar la calidad de vida de los pacientes con glaucoma de forma sustancial.

Hasta 16% de los ojos con un campo visual 24-2 normal puede tener anomalías significativas en un campo visual 10-2.[90] Esto es importante, ya que muchos sospechosos de glaucoma o aquellos con glaucoma pre-perimétrico pueden de hecho tener daño en el campo visual central. Sin embargo, el daño glaucomatoso de la mácula se pasará por alto en la práctica clínica si solo se realizan exploraciones de campos visuales 24-2 y tomografía de coherencia óptica (OCT) peripapilar.

En un estudio se evaluaron 775 ojos: 364 tenían glaucoma temprano, 303 eran sospechosos de glaucoma y 108 tenían hipertensión ocular. En el grupo de glaucoma, 61.5% de los ojos clasificados como normales con base en campos visuales 24-2 se clasificó como anormales en los campos visuales 10-2. En ojos con sospecha de glaucoma, 39.5% clasificado como normal en el 24-2 se catalogó como anormal en los campos visuales 10-2. En ojos hipertensos oculares, 35.4% clasificados como normales en el 24-2 fueron anormales en el 10-2. Los pacientes de ascendencia africana tuvieron más probabilidades de tener un resultado anormal de 10-2.[91]

Es posible que los médicos deban considerar llevar a cabo campos visuales 10-2 no solo en pacientes con glaucoma establecido, sino también en aquellos con sospecha de glaucoma y personas con hipertensión ocular para evitar diagnósticos erróneos o una clasificación equivocada de la gravedad de la enfermedad. Un campo 10-2 normal también proporcionará una base importante para futuras comparaciones, en caso de que se desarrolle o se sospeche un déficit de campo central.

PRINCIPIOS BÁSICOS DE LAS PRUEBAS DE CAMPO VISUAL

Estímulos

Los estímulos típicos utilizados en la perimetría clínica son puntos de luz de varias combinaciones predefinidas de diámetro e intensidad proyectadas sobre el fondo. La visibilidad del estímulo también depende de qué tan lejos esté el ojo de la pantalla y del brillo del fondo. Otros factores que afectan la percepción del estímulo incluyen el tiempo que se presenta el estímulo, el color del estímulo y el fondo, si se utilizan técnicas cinéticas o estáticas, además del estado del ojo y del paciente.

La intensidad de la luz absoluta se mide en unidades de luminancia, llamadas *apostilbs*, pero la sensibilidad a la luz medida se expresa en unidades logarítmicas denominadas *decibelios* (dB), lo que proporciona una relación más lineal entre la percepción visual y un cambio en la intensidad de la luz. Un *decibel* es 0.1 unidad logarítmica, de modo que 10 dB representa una disminución de 10 veces del estímulo máximo de cualquier perímetro específico, y 20 dB representa una atenuación de estímulo de 100 veces. La intensidad máxima de un perímetro tiene un valor de 0 dB, lo que significa que el estímulo no

está atenuado. Las unidades logarítmicas y los decibeles son unidades relativas, y la intensidad del estímulo derivado no es la misma para todos los instrumentos, pero los decibeles representan el mismo cambio porcentual de la intensidad en todos los perímetros.

Tamaño del estímulo

El objetivo estándar para la perimetría cinética y estática es un disco blanco, cuyo valor de estímulo se puede ajustar al variar el tamaño o la luminosidad del objetivo en relación con el del fondo. En personas sanas se ha demostrado que la sensibilidad retiniana media aumenta al incrementar el tamaño del objeto de prueba.[92] Si se aumenta el diámetro del estímulo más pequeño, este puede ser tan visible como el estímulo más grande menos intenso, un fenómeno conocido como *suma espacial*. Por lo general, duplicar el diámetro del estímulo tiene el mismo efecto sobre la visibilidad del estímulo que incrementar su intensidad en 5 dB.[1]

Tiempo de exposición

El tiempo de exposición también afectará la visibilidad del estímulo. Un estímulo presentado durante un periodo de tiempo más largo puede volverse más visible, un fenómeno llamado *suma temporal*. Sin embargo, una vez que se completa la suma temporal, que suele ocurrir después de 0.1 segundos, la imagen no se ve mejor. El analizador de campo Humphrey utiliza una duración de estímulo de 0.2 segundos, que también ayuda a prevenir el movimiento de la mirada del paciente hacia el estímulo. Sin embargo, los objetivos estáticos por encima del umbral deben presentarse durante más tiempo, por lo general de 0.5 a 1 segundo, y los objetos de prueba deben estar justo por encima del umbral para el área que se está evaluando.

Perimetría cinética frente a estática

En teoría, el umbral es el objetivo que es lo bastante brillante como para ser visto 50% del tiempo en esa ubicación (el umbral de luz diferencial). El estímulo que está por debajo del valor umbral no se puede ver. La perimetría cinética define el umbral al mover el objeto de prueba de un área no visible (subumbral) a un área de visión (supraumbral) y registrar el punto en el que se ve por primera vez en relación con la fijación (**fig. 6-10A**). El procedimiento documenta los límites del campo visual para los límites absolutos y las áreas de diferencias relativas en la agudeza visual dentro del campo (**fig. 6-11**). Como se señaló antes, los límites o curvas de contorno se denominan *isópteros*. El tamaño y la forma de un isóptero en particular dependen en parte del valor de estímulo del objeto de prueba correspondiente.

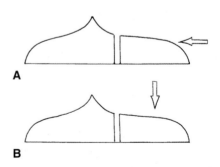

FIGURA 6-10 Técnicas estándar para medir el campo visual. **A:** en la técnica cinética, el objeto de prueba se mueve desde el área no visible a la zona visible. **B:** la técnica estática mide la sensibilidad de la retina en un punto determinado.

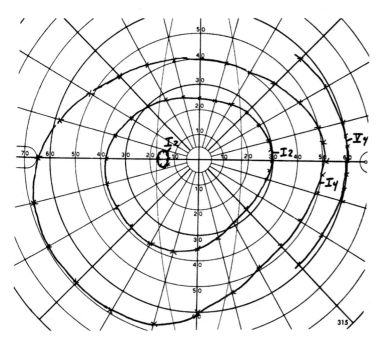

FIGURA 6-11 Perimetría cinética manual. Se muestran dos isópteros completos (I2e e I4e) y un tercer isóptero parcial (V4e) en la periferia nasal, con punto ciego medido por el objetivo I2e.

La perimetría estática implica la presentación de objetos de prueba estacionarios, mediante el uso de presentaciones umbral o supraumbral. La presentación estática por encima del umbral es una técnica de "encendido y apagado" en la que un objeto de prueba justo por encima del umbral anticipado para la porción correspondiente del campo visual se presenta de modo momentáneo, y los puntos en los que el paciente no puede reconocer el objetivo se señalan como *defectos del campo visual*. Es una forma de "verificación puntual" de áreas de ceguera relativa o absoluta, por lo general en el campo visual central. La estrategia de supraumbral se utiliza sobre todo como prueba de detección.

La perimetría estática de umbral mide los umbrales de intensidad relativa para la agudeza visual de puntos individuales de la retina en el campo de visión. La técnica implica aumentar de modo gradual la luz del objetivo desde la intensidad subumbral en pequeños incrementos, y

registrar el nivel en el que el paciente indica por primera vez que reconoce el objetivo (**fig. 6-10B**), o disminuirlo desde un nivel supraumbral y registrar el valor de estímulo más bajo percibido. Los puntos se prueban en ubicaciones predefinidas en todo el campo visual y los resultados se registran como símbolos en escala de grises y valores de sensibilidad numérica en decibelios (**fig. 6-12**). Los estímulos cinéticos suelen verse mejor que los estáticos, pero cuando el estímulo se mueve con lentitud, los resultados de la perimetría cinética y estática son similares.

Para minimizar la anticipación del paciente de cuándo o dónde aparecerá el próximo objeto de prueba, la presentación debe ser aleatoria, en lugar de seguir un patrón predecible, y el tiempo entre estímulos debe variarse un poco. Para evitar la ansiedad del paciente al realizar la prueba en un área no visible, el examen debe regresar de forma periódica a un área antes vista.

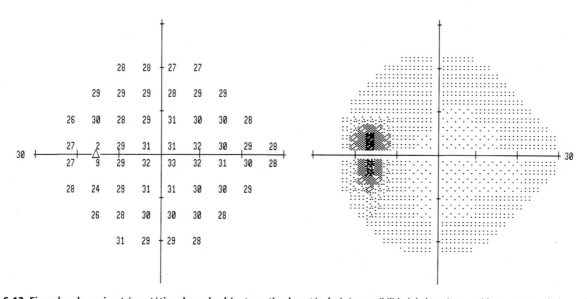

FIGURA 6-12 Ejemplos de perimetría estática de umbral (automatizada estándar). La sensibilidad de la retina se mide en puntos a lo largo de una parte del campo visual (24-30 grados centrales en este ejemplo). Los resultados se pueden mostrar en valores numéricos y símbolos.

Para los objetivos cinéticos, una velocidad de estímulo de 4 grados/s parece ser óptima para todos los objetivos en el campo visual central y periférico, pero una velocidad más lenta de 2 grados/s puede proporcionar resultados más reproducibles en algunos pacientes.[93,94] El objeto siempre debe moverse de un área no visible a otra visible, es decir, desde la periferia hacia la fijación al delinear un isóptero, y desde el centro del punto ciego o un escotoma.

Se ha demostrado que la perimetría estática de umbral es más sensible que la perimetría cinética en la detección de la pérdida glaucomatosa del campo visual.[95,96] En un estudio de pacientes con GCAA, se encontró un defecto en un tercio de los casos con perimetría estática que no fue detectada por la perimetría cinética.[97] En un estudio a largo plazo de pacientes con hipertensión ocular, 75% de los que desarrollaron daño glaucomatoso tenía una anomalía detectada por perimetría estática automatizada (con una prueba de hemicampo, explicada más adelante) 1 año antes de que la pérdida de campo fuera detectada por perimetría manual, mediante el uso de una combinación de presentaciones cinética y estática.[98] Cuando se comparó la perimetría estática automatizada con la perimetría cinética de Goldmann como prueba para conducir, un número significativo de pacientes con defectos de campo graves, detectados por perimetría estática, aún cumplían con el estándar para conducir por la perimetría cinética.[99]

Debido a que la perimetría de umbral estático estándar evalúa la sensibilidad cercana al umbral, los pacientes no ven cerca de la mitad de los estímulos presentados y pueden reportar que los estímulos son demasiado tenues para verlos. A los pacientes se les debe informar que se están poniendo a prueba los límites de su capacidad visual y que es natural ver apenas los estímulos.

Iluminación de fondo

La iluminación de fondo para técnicas perimétricas manuales suele estimular tanto los bastones como los conos. La luminancia del campo de adaptación que se utiliza en la actualidad en la perimetría estática y cinética es marginalmente fotópica (p. ej., 31.6 apostilbs), aunque la luminancia óptima aún no se ha establecido. Un estudio sugirió que los niveles más bajos de iluminación de fondo pueden permitir reducciones menores en la transmisión de luz por los medios oculares para producir cambios significativos en el umbral de sensibilidad registrado.[100] En una comparación de campos escotópicos y fotópicos, los escotomas localizados en pacientes con glaucoma fueron iguales en profundidad, pero los defectos escotópicos difusos superaron de forma significativa a los fotópicos, lo que respalda el concepto de que no todos los tipos de células ganglionares son igual de susceptibles al daño glaucomatoso.[101] Los defectos escotópicos también se encontraron con más frecuencia en pacientes con hipertensión ocular o glaucoma que en personas sanas, y los defectos estaban sobre todo en el hemicampo superior.[102]

Con los perímetros de "tazón", el ajuste fotométrico debe realizarse con el paciente en su lugar, ya que la coloración facial afecta la luminosidad. El principio más importante con respecto a la iluminación es mantener el objetivo y el fondo constantes y reproducibles de un examen al siguiente.

Influencias fisiológicas en los campos visuales

Los siguientes factores deben compensarse, si es posible, o deben tenerse en cuenta al interpretar los campos.

Tamaño de la pupila

Aunque la disminución del tamaño de la pupila debe tener poco efecto en la percepción de un estímulo por parte del paciente, ya que el fondo y el estímulo se ven afectados por igual, la miosis significativa puede deprimir las sensibilidades umbral central y periférica, así como exagerar los defectos de campo,[103] incluso después de la corrección de la miopía inducida.[104] Un estudio utilizó filtros de densidad neutra para aminorar la iluminación de la retina en el equivalente a reducir a la mitad el diámetro pupilar, lo que restringió el umbral medio en dos perímetros automatizados de 1.1 a 1.7 dB.[105] En otro estudio, el uso de pilocarpina empeoró los índices globales del campo visual, como la desviación de la media y la desviación estándar del patrón (explicado más adelante).[106] Por esta razón, debe registrarse el tamaño de la pupila con cada campo, y considerar la influencia de la miosis cuando se detecta un cambio en el campo. La midriasis tiene menos influencia en el campo visual que la miosis, aunque la dilatación pupilar con tropicamida a 1% o sin medicación ocular en personas sanas redujo el umbral de sensibilidad en la perimetría automatizada en un estudio.[107]

Edad

El aumento de la edad también se asocia con una reducción de la sensibilidad umbral de la retina.[108] Este efecto comienza a los 20 años de edad, progresa de modo lineal a lo largo de la vida e involucra las áreas periféricas y superiores más que las porciones pericéntricas e inferiores del campo visual.[109] Esta sensibilidad en el campo visual relacionada con la edad parece deberse sobre todo a la pérdida neural en lugar de a factores prerretinianos.[110] Los protocolos de perimetría automatizada estándar (PAE) compensan el efecto de la edad mediante bases de datos clasificadas por edades.

Claridad de los medios oculares

Las cataratas producen deslumbramiento y cambian la intensidad del estímulo. Por lo tanto, una catarata puede causar o exagerar defectos del campo central o periférico, que podrían confundirse con el desarrollo o progresión de la pérdida glaucomatosa del campo visual. Incluso la dispersión mínima de la luz, como puede ser causada por una catarata temprana que tiene un efecto un tanto insignificante sobre la agudeza visual, puede influir en las mediciones del umbral.[111] Como se señaló antes, este efecto puede ser mayor con niveles más bajos de iluminación de fondo.[100] Ojos con GCAA y cataratas pueden tener una mejora de la sensibilidad foveal, las puntuaciones del campo visual y, a veces, incluso una reversión de un escotoma parcial o completo después de la extracción de la catarata.[112,113] Sin embargo, la cirugía de cataratas también puede revelar defectos de campo leves y moderados enmascarados por las cataratas.[114] Las cataratas nucleares deprimen la sensibilidad perimétrica central más que la sensibilidad periférica con objetivos grandes y pequeños, mientras que las cataratas no nucleares influyen más en la sensibilidad central para objetivos pequeños, y la sensibilidad periférica más para objetivos grandes.[115] Se han realizado intentos por correlacionar el daño del campo visual con la opacidad del cristalino y la agudeza visual para ayudar a los médicos a determinar la importancia del cambio en el campo visual en pacientes con glaucoma y cataratas.[116]

La claridad reducida de la media ocular por otras causas, como una alteración de la córnea, una cápsula del cristalino posterior turbia después de una cirugía de cataratas u opacidades vítreas, también pueden afectar los campos visuales. Se encontró que la tonometría de aplanación antes de la perimetría de umbral estático automatizado no tiene un efecto perjudicial sobre los resultados del campo visual.[117]

Error de refracción y desenfoque de la retina

Cuando el estímulo proyectado no se enfoca en la retina, el borde del estímulo se vuelve borroso, el contraste disminuye y el paciente puede no detectar el estímulo. Cuanto mayor sea el estímulo, menos se verá afectado por el desenfoque. Los errores de refracción influyen sobre todo en el campo central.[118] Cuando se utiliza un estímulo de tamaño estándar III, es posible que los errores de refracción de 1 dioptría (D) o menos no necesiten corregirse, ya que por lo general causarán solo un poco más de 1 dB de reducción general de sensibilidad.[119] La miopía leve no requiere corrección, a menos que el error de refracción exceda 3D. Los estafilomas posteriores pueden crear áreas de miopía relativa, llamadas *escotomas de refracción*, que pueden confundirse con defectos glaucomatosos del campo, pero por lo general pueden eliminarse con una corrección refractiva adecuada. La hipermetropía tiene una mayor influencia en los resultados perimétricos, en especial para el campo central, e incluso pequeños errores hipermetrópicos de refracción pueden alterar de forma significativa el umbral de sensibilidad.[118,119] Hay tablas de edad disponibles para ayudar a determinar la corrección apropiada para la presbicia. Una lente de contacto proporciona la mejor corrección para los ojos afáquicos y muy miopes,[120] aunque se puede utilizar la corrección con anteojos para los 24 a 30 grados centrales sin rectificación para el campo periférico. El astigmatismo debe corregirse a menos que el cilindro sea menor de 1D, en cuyo caso se puede incluir como equivalente esférico.

Influencias psicológicas en los campos visuales

La comprensión de los pacientes de la prueba y su estado de alerta, concentración, fijación y cooperación afectan los resultados de las pruebas de campo visual.[121] Un efecto de aprendizaje con la perimetría automatizada puede influir en los resultados de la primera o segunda prueba de campo de un paciente, lo que sugiere que un campo inicial que no concuerda con los hallazgos clínicos debe repetirse.[122,123] Un estudio encontró que los pacientes con errores refractivos, en especial aquellos con miopía, tenían un mayor efecto de aprendizaje que los pacientes con emetropía.[124] Otro estudio notó que la ingesta moderada de alcohol no influyó sensibilidad a la luz probada por perimetría automatizada.[125] Con la perimetría manual, la habilidad del perimetrista influye en los resultados de la prueba del campo visual.[126]

Fatiga del paciente

Los protocolos de umbral completo tardan mucho en finalizarse y los pacientes suelen encontrar agotadoras las pruebas del campo visual. La fatiga provoca una disminución artificial de la sensibilidad en áreas de defecto glaucomatoso existente.[127] La fatiga también puede ocasionar menor rendimiento en pacientes cuyo glaucoma afecta los 10 grados centrales, mayor deterioro del defecto medio, además de pérdida localizada en la periferia.[128,129]

TÉCNICAS E INSTRUMENTOS PARA MEDIR EL CAMPO VISUAL

Así como un cartógrafo mapea los límites y la topografía de una isla, el perimetrista también puede medir tanto los límites periféricos de un campo visual como la agudeza visual relativa de áreas dentro de esos límites. Esto puede lograrse al usar técnicas estáticas o cinéticas, con instrumentos asistidos por computadora (automáticos) u operados de forma manual.

Perimetría estática automatizada

La perimetría automatizada se acepta como la forma estándar de medir el campo visual. El protocolo estándar de estímulos estáticos de blanco sobre blanco se suele conocer como PAE. Una limitación importante de las pantallas tangentes y los perímetros de arco (analizados más adelante) fue la falta de estandarización de los objetos de prueba y el fondo, así como la fijación del paciente. Estas necesidades se abordaron en la era de la estandarización, que comenzó a mediados del siglo XX con las contribuciones de Goldmann. El principal problema que quedaba, sin embargo, era la subjetividad del paciente y el perimetrista. Aunque no se ha eliminado la subjetividad del paciente, la influencia del perimetrista se suprimió en grados variables con el advenimiento de la perimetría automatizada en la década de 1970. Desde entonces se ha diseñado una amplia variedad de perímetros automatizados. Muchos de estos ya no están disponibles en el comercio, pero los modelos actuales representan modificaciones de los originales.

Al reducir la influencia del perimetrista, la perimetría automatizada mejora la uniformidad y reproducibilidad de los campos visuales. Con estos instrumentos, el perimetrista solo se asegura de que el paciente comprenda el procedimiento de prueba, esté acomodado en el perímetro con comodidad, además de que cumpla con los requisitos de la prueba. Así mismo, el uso de computadoras ha proporcionado nuevas capacidades que son imposibles con la perimetría manual, incluidas la presentación aleatoria de objetivos, las estimaciones de confiabilidad del paciente, la reducción de la variabilidad, además de la evaluación estadística de datos en muchos niveles. Con la reciente introducción de estrategias de umbral eficientes, la perimetría automatizada no solo es más precisa e informativa, sino que también es más rápida que la perimetría manual.

Componentes básicos de los perímetros automatizados

Los perímetros automatizados tienen dos componentes principales: la unidad perimétrica y la unidad de control. La unidad perimétrica en la mayoría de los sistemas utiliza una pantalla tipo cuenco, similar a la del perímetro manual de Goldmann (analizado más adelante).

La unidad de control proporciona interacción entre el operador y la computadora a través de una pantalla de diálogo y un teclado o lápiz óptico. La computadora en la unidad de control provee y monitorea la función de instrumentación según la solicitud del perimetrista, evalúa la respuesta del paciente y procesa los datos. La unidad de control también contiene una impresora, que proporciona una copia impresa de los datos en símbolos y valores numéricos. Las computadoras también almacenan información registrada y pueden realizar análisis estadísticos de los datos en relación con la base de datos normal programada, o al comparar con campos anteriores para el mismo paciente.

En la mayoría de los perímetros automatizados se utilizan objetivos estáticos. También se han evaluado objetivos cinéticos automatizados y se proporcionan en algunos perímetros automáticos, aunque rara vez se usan hoy en día, tal vez debido a su alta frecuencia de errores de fijación y al mayor tiempo de prueba.[10,94,130] Los objetivos pueden proyectarse sobre el cuenco, que es el estándar actual, o ser iluminados por diodos emisores de luz (LED) o fibra óptica en el cuenco perimétrico en modelos anteriores. El primero cuenta con la ventaja de tener ubicaciones de presentación ilimitadas en la pantalla, mientras que los dos últimos tienen posiciones fijas en el cuenco. Además, los LED estaban empotrados en cavidades oscuras, lo que puede permitir la percepción, por parte de las áreas retinianas más sensibles, de un estímulo de menor intensidad que la luz de fondo.[131,132] Este "fenómeno de agujero oscuro" se asocia con una mayor variabilidad en la repetición de la prueba de umbral.[131,132] Los objetivos proyectados también tienen la ventaja de permitir cambios de tamaño para alterar los valores del estímulo. En la práctica, el tamaño suele mantenerse constante, aunque los objetivos más grandes pueden permitir la medición de la función visual en áreas que se habían considerado escotomas absolutos con estímulos de tamaño estándar.[133] Se encontró que un objetivo más grande (estímulo de tamaño V) era útil en los pacientes con glaucoma en etapa terminal.[134] Con todos los sistemas de objetivos, por lo general el paciente presiona un botón para indicar cuándo se ve un objetivo, que es registrado por la computadora. El estímulo estándar en la mayoría de los perímetros automatizados es una luz blanca sobre un fondo blanco, que prueba el sentido de luz diferencial del paciente.

Unidades comerciales

El primero de los perímetros de umbral completo en recibir un estudio extenso se llamó Octopus. Con cada modelo de Octopus, los estímulos se proyectan en un cuenco y la fijación se monitorea mediante el método de reflejo de luz corneal y una vista en pantalla de televisión del ojo del paciente. Los modelos difieren ante todo según las capacidades de la computadora. En los primeros estudios se demostró que estos perímetros automatizados se comparaban de modo favorable con la perimetría manual y detectaban con frecuencia la pérdida de campo pasada por alto con el perímetro de Goldmann.[135,136]

Todos los modelos del analizador de campo Humphrey (original, II y 3) también utilizan estímulos proyectados en un cuenco. Monitorizan la fijación mediante el método de verificación periódica del punto ciego de Heijl-Krakau y también mediante el reflejo de luz corneal en modelos más nuevos. En la actualidad es el perímetro automatizado más usado. También se ha comparado de forma favorable con la perimetría manual en el perímetro de Goldmann, al detectar a menudo defectos que este último pasaba por alto.[137] Sin embargo, en un estudio los pacientes prefirieron el perímetro de Goldmann, mientras que el técnico prefirió el Humphrey.[138] Las unidades Octopus y Humphrey han sido comparadas en varios estudios. En uno de ellos, las fluctuaciones tanto a corto como a largo plazo (explicadas más adelante) fueron mayores con el Octopus.[139] En otro estudio, ambos perímetros automatizados identificaron un poco más de defectos mediante la prueba del umbral meridional en comparación con el perímetro manual de Tübingen (analizado más adelante).[140]

Patrones de prueba

La mayoría de los instrumentos cuenta con un amplio menú de patrones de prueba disponibles. Los más utilizados se limitan a los 24 a 30 grados centrales, con una separación de 6 grados entre las ubicaciones de prueba, evaluando 54 y 76 puntos, de forma respectiva. La cuadrícula de 6 grados puede pasar por alto el punto ciego fisiológico y pequeños defectos glaucomatosos en un alto porcentaje de casos, y se ha sugerido que se deben utilizar cuadrículas más estrechas, en especial en los 10 a 28 grados centrales.[141-143] Hay programas especiales disponibles para estudiar porciones más pequeñas del campo con cuadrículas más ajustadas. También existen programas para estudiar el campo periférico más allá de los 30 grados en el cuadrante nasal, o en los 360 grados. Los estudios periféricos se pueden realizar solos o junto con un programa de campo central, y por lo general tienen una separación de objetivos más amplia. Se ha demostrado que las pruebas estáticas del campo nasal periférico proporcionan información adicional valiosa en la detección de defectos glaucomatosos.[144] También se encontró que la medición cinética automatizada del campo periférico, en especial nasal, proporciona información útil en muchos pacientes, además de aquella obtenida de la prueba

central.[10] Un estudio de varios factores que afectan el tiempo de reacción durante la perimetría cinética automatizada llevó a sugerir que la prueba debe diseñarse para ajustarse a las respuestas individuales del paciente, ya que se encontró que otros factores, como la excentricidad o el nivel de luminancia, tenían un efecto mucho menor en el tiempo de reacción dentro de los 30 grados centrales.[94]

El patrón de prueba 10-2 está diseñado para analizar el campo visual central con más detalle. Al evaluar 68 puntos en los 10 grados centrales, este patrón es capaz de detectar defectos centrales, visualmente más significativos, con mayor sensibilidad. El 10-2 se puede utilizar para todos los pacientes en la evaluación de glaucoma, desde pacientes con sospecha de glaucoma e hipertensos oculares, hasta aquellos con cambios conocidos en el campo visual y el nervio óptico 24-2. De hecho, los estudios han demostrado que el 10-2 puede detectar escotomas centrales que no están presentes en la prueba 24-2 en hasta 39.5% de los individuos.[90,91] Un estudio notó que el uso del campo visual 10-2 en comparación con el 24-2 redujo el tiempo para detectar la progresión del campo visual central en 7 a 9%.[145] También hay un patrón de prueba 10-2 disponible en el perímetro con tecnología de duplicación de frecuencia (FDT), y se ha encontrado que es más sensible y específico para los cambios maculares que el FDT 24-2 (véase Tecnología de duplicación de frecuencia).[146]

En 2015 se introdujo un patrón de prueba más nuevo, la prueba de campo visual 24-2C, del algoritmo de umbral interactivo sueco (SITA) Fast (**fig. 6-13**), que combina los 24-2 puntos más 10 puntos seleccionados del patrón 10-2 que cubren áreas que se sabe que son susceptibles a defectos glaucomatosos. El 24-2C proporciona más información en los 10 grados centrales donde residen los defectos del campo visual macular, y combina áreas de alto rendimiento tanto del 24-2 como del 10-2 en una prueba, y toma 20% menos de tiempo que una prueba SITA Fast 24-2.

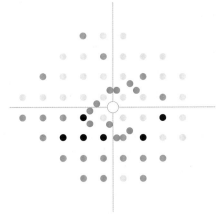

FIGURA 6-13 **SITA Faster 24-2C.** (Cortesía de Carl Zeiss Meditec, Inc.).

Estrategias de prueba

Todos los perímetros por completo automatizados aprovechan las capacidades de la computadora al utilizar una presentación aleatoria de los objetivos estáticos para evitar que el paciente se anticipe a los siguientes sitios de presentación. Además, se utiliza una técnica adaptativa, en la que los estímulos se presentan según el contorno del umbral retiniano presuntamente normal (es decir, los umbrales de luz diferenciales relativos en todo el campo visual), con base en datos normales corregidos por edad o la respuesta del paciente a pruebas preliminares (**fig. 6-14**). Este enfoque, en comparación con la presentación de un valor de estímulo constante en una parte del campo, como ocurre con muchas técnicas manuales, mejora el equilibrio entre la *sensibilidad* (la capacidad

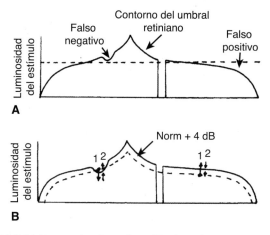

FIGURA 6-14 Estrategia adaptativa utilizada en la perimetría estática automatizada. **A:** cuando se presenta una luminosidad constante en una parte del campo visual, los defectos verdaderos cercanos a la fijación pueden pasarse por alto (*falso negativo*), mientras que las áreas normales más periféricas pueden leerse como anormales (*falso positivo*). **B:** la estrategia adaptativa minimiza esto al cambiar el valor del estímulo según el contorno del umbral retiniano. Con los programas de umbral completo, el umbral retiniano se cruza al aumentar o disminuir el valor del estímulo (1) y luego se cruza una segunda vez con incrementos más pequeños de cambio en la luminosidad (2).

de detectar defectos) y la *especificidad* (la capacidad de detectar áreas normales). Los perímetros automatizados en su totalidad proporcionan mediciones supraumbral y de umbral completo.

Perimetría estática supraumbral

Los perímetros estáticos supraumbral presentan un estímulo más brillante que el valor normal anticipado para la ubicación retiniana correspondiente. Algunos instrumentos simplemente indican si se vio el objetivo, mientras que otros presentan un segundo objetivo de alta intensidad en áreas no visibles para distinguir entre defectos relativos y absolutos. En cualquier caso, sin embargo, estos instrumentos se limitan a funciones de detección, ya que no proporcionan información suficiente sobre la profundidad o el contorno de un defecto de campo para utilizarse como un estudio basal o para hacer un seguimiento del paciente durante el tratamiento. Con los continuos avances en la perimetría automatizada, estas estrategias supraumbral han sido remplazadas en gran medida por estrategias de umbral completo, aunque los modelos supraumbral pueden tener valor como dispositivos de detección. Se han sugerido algoritmos mejorados para aumentar el rendimiento de la perimetría supraumbral.[147,148]

Perimetría de umbral completo

Los perímetros estáticos de umbral son capaces de varias estrategias de prueba además del tamizaje supraumbral. Los programas más utilizados miden el umbral retiniano en 70 a 80 puntos dentro de los 24 a 30 grados centrales. Primero se presenta un objetivo supraumbral y luego la luminosidad se aumenta o disminuye de modo gradual hasta que se cruza el umbral del paciente, es decir, el objetivo entra o desaparece de la vista, de manera respectiva. Luego, el umbral se cruza una segunda vez con incrementos más pequeños de cambio en la luminosidad para refinar la determinación del umbral. Muchos programas ajustan de forma continua los valores de los estímulos posteriores según

las mediciones anteriores; por ejemplo, el nivel aumenta cuando se realizan pruebas cerca de un escotoma conocido con base en algoritmos optimizados. Se han evaluado programas especiales que aumentan de manera automática la densidad de los sitios de prueba alrededor de las áreas defectuosas, aunque aún no se ha establecido el valor de este abordaje.[149,150] Otros programas están diseñados para reducir el tiempo de prueba al ajustar los valores iniciales del objetivo según los campos previos del mismo paciente, o al establecer umbrales solo en los sitios que se pasan por alto con el objetivo supraumbral. Esta última estrategia, en comparación con los programas de umbral completo, redujo el tiempo de prueba hasta en dos tercios, pero omitió algunos defectos que se detectaron con el umbral completo.[151]

Otros algoritmos de prueba de umbral

FASTPAC. Otra estrategia de umbralización para reducir el tiempo de prueba es el programa FASTPAC del analizador de campo Humphrey, que estima el umbral a partir de un solo cruce de umbral en incrementos de 3 dB, en contraste con el doble cruce estándar de 4 y 2 dB. Esta estrategia ha sido evaluada por varios equipos de investigación, la mayoría de los cuales está de acuerdo en que proporciona una reducción del tiempo a costa de la precisión y la confiabilidad.[152,153]

Algoritmo de umbral interactivo sueco (SITA). El SITA utiliza patrones estándar 24-2 o 30-2 para evaluar el campo visual con base en el análisis de probabilidad de los patrones de daño glaucomatoso; es más eficiente, en cuanto al tiempo, que las estrategias de umbral estándar.[154-158] Minimiza de manera significativa el tiempo de prueba sin una reducción importante de la calidad de los datos. En la actualidad hay tres versiones de SITA disponibles: SITA Standard, SITA Fast y, la más reciente, SITA Faster. SITA Standard tarda cerca de la mitad del tiempo en completarse, en comparación con el programa estándar de umbral completo, y el SITA Fast tarda alrededor de la mitad del tiempo del algoritmo FASTPAC. Se descubrió que SITA Faster es 30.4 y 53.5% más rápido que SITA Fast y SITA Standard, de manera respectiva. Los tiempos medios (± desviación estándar) de la prueba fueron 171.9 ± 45.3 segundos para el SITA Faster, 247.0 ± 56.7 para el SITA Fast, y 369.5 ± 64.5 para el SITA Standard.[159] SITA requiere una potencia significativa de la computadora durante la prueba y está disponible solo en los campímetros Humphrey más nuevos.

El SITA utiliza conceptos, como el modelado del campo visual, que emplea curvas de frecuencia de visión para pacientes con y sin glaucoma. Durante la prueba SITA, una computadora también produce un índice de información, que detiene la prueba en el lugar que se está analizando cuando el umbral alcanza un nivel preseleccionado. El método SITA también realiza ajustes más individuales en el tiempo de respuesta del paciente. Una vez finalizada la prueba, el programa realiza un recálculo adicional y más preciso de todos los umbrales medidos, y produce estimaciones de las tasas de respuesta de falsos positivos y falsos negativos.[1] Un estudio retrospectivo encontró que los defectos evaluados con SITA eran a menudo más pronunciados que en la perimetría estándar de umbral completo, pero en esencia no hubo diferencias significativas en la calidad. La reducción de tiempo promedio con SITA Standard dependió de la gravedad del estadio glaucomatoso. No se encontró una diferencia de tiempo significativa para el glaucoma avanzado, mientras que los campos normales que utilizaron SITA se realizaron en la mitad del tiempo de la estrategia de umbral completo. La reducción del tiempo de prueba reduce el factor de fatiga y permite exámenes del campo visual más frecuentes y, por lo tanto, una mejor detección del glaucoma temprano o daño progresivo del campo visual.[160]

Perimetría orientada por tendencia. La perimetría orientada por tendencia (TOP, por sus siglas en inglés) es otro algoritmo de estrategia rápida disponible en los perímetros Octopus.[161,162] También utiliza un abordaje computacional para estimar los valores de umbral al extrapolar información de los puntos de prueba circundantes. Un estudio comparó las tecnologías SITA Fast y TOP y encontró que el tiempo promedio de prueba para la estrategia TOP fue de un poco más de 2.5 minutos, en comparación con cerca de 4 minutos para el SITA Fast.[163] Sin embargo, otro reporte sugirió que el algoritmo TOP puede no ser capaz de localizar de modo espacial los defectos y estimar con precisión la sensibilidad de los defectos del campo visual.[164]

Fijación del paciente

La fijación del paciente se monitorea de varias formas, según la sofisticación del instrumento. Algunos utilizan un telescopio, similar al perímetro manual de Goldmann, mientras que otros permiten al operador observar el ojo del paciente en una pantalla de televisión. El monitoreo automático de la fijación también está incorporado en la mayoría de las unidades, ya sea al revalorar de forma periódica la respuesta del paciente en el punto ciego antes determinado (el método Heijl-Krakau) o al monitorear un reflejo de luz de la córnea del paciente. Con el último método, la computadora puede programarse para detener la prueba cuando se pierde la fijación. Ésta es importante, ya que se ha demostrado que el movimiento del ojo aumenta la fluctuación local a corto plazo y las tasas de falsos negativos.[165] Sin embargo, mantener la fijación es difícil para muchos pacientes, y una nueva estrategia de fijación cinética, en la que el objetivo de fijación se mueve entre estímulos, ha demostrado mejorar la sensibilidad umbral.[166] Por el contrario, otro estudio encontró que la fijación cinética se asoció con una fijación imprecisa y una subestimación del escotoma absoluto en el punto ciego fisiológico.[130] Los nuevos perímetros también utilizan dispositivos de seguimiento de la mirada, que permiten la monitorización de la mirada del paciente durante la prueba.

Interpretación de los resultados y análisis de la progresión

Determinar la confiabilidad de la prueba

Se utilizan varias estrategias para documentar la variabilidad y confiabilidad de los resultados de las pruebas. Con la mayoría de los programas de umbral completo, se vuelve a analizar un porcentaje de ubicaciones aleatorias para determinar la reproducibilidad en esos puntos. Como se señaló antes, estas variaciones se denominan *fluctuaciones a corto plazo* y se expresan como la raíz cuadrada de la varianza. La confiabilidad general del paciente se evalúa con una serie de *falsos positivos* (el paciente responde cuando no se presenta ningún objetivo) y *falsos negativos* (el paciente no responde a un estímulo de máxima intensidad donde se reportó de forma previa que se había visto un estímulo), así como la frecuencia de las pérdidas de fijación y el número de estímulos necesarios para completar la prueba. Esta estrategia actual de índices de confiabilidad tiene varios problemas. Con la excepción del número de estímulos, todos los parámetros de confiabilidad le suman tiempo a la prueba, lo que en realidad puede reducir la confiabilidad del paciente. Además, debido a que cada uno representa un muestreo limitado, la utilidad es cuestionable. Varias evaluaciones del analizador de campo Humphrey, que emplea el método de verificación del punto ciego de Heijl-Krakau, revelaron un alto porcentaje de pruebas que se consideraron poco confiables porque el paciente excedió los criterios establecidos para pérdidas de fijación.[167,168] Sugerencias para modificar los índices de confiabilidad para reducir el tiempo de prueba han incluido la estimación de fluctuaciones a corto plazo a partir de cuadrículas de determinaciones de umbral único; el uso de monitoreo intermitente para los pacientes que tienen un buen desempeño durante los primeros 1.5 minutos de la prueba; y sustituir todos los índices con un nuevo parámetro de confiabilidad, que analiza la inconsistencia de las respuestas al algoritmo de umbral estándar.[169,170]

Como se mencionó antes, existe un cierto grado de fluctuación a corto plazo en el perfil de sensibilidad del umbral de la retina (o "colina de la visión") entre los individuos sanos, en especial en la periferia media y el cuadrante superior.[171,172] Además, cada persona con visión normal muestra alguna variación de una prueba a otra, lo que se conoce como *fluctuación a largo plazo*.[172] Sin embargo, estas dos variaciones normales son más probables en los campos visuales glaucomatosos, y deben tenerse en cuenta al intentar interpretar la significancia de los datos del campo visual. La fluctuación promedio total a largo plazo en pacientes con glaucoma estable en la clínica es similar a la de personas sanas.[173] Sin embargo, la fluctuación a largo plazo puede ser considerable en áreas de campo con pérdida moderada de sensibilidad.[174] Asimismo, la fluctuación a corto plazo está aumentada alrededor de los escotomas fisiológicos y glaucomatosos.[175,176] Las fluctuaciones a corto y largo plazo están incrementadas en los pacientes mayores,[177] y la fluctuación a corto plazo suele ser mayor en la primera prueba de campo automatizada del paciente, lo que indica la influencia de la experiencia.[178] En un estudio se necesitó un cambio en la sensibilidad promedio de alrededor de 5 a 7 dB entre dos campos sucesivos para tener 95% de confianza en que el tercer campo confirmaría la tendencia.[179]

Impresiones y análisis automatizados

Además de proporcionar indicaciones de la confiabilidad del paciente, como se señaló antes, la impresión de la computadora registra el umbral para cada punto de la retina evaluado junto con varios análisis de estas mediciones. El médico puede leer las impresiones del campo visual computarizado al buscar ante todo los defectos en la CFNR, como escotomas paracentrales y arqueados y escalones nasales, en la escala de grises, los valores numéricos o los símbolos que representan un rango de decibelios (**fig. 6-15**). El analizador de campo de Humphrey también proporciona impresiones en *desviación total* (**fig. 6-15A**), que es la diferencia entre el umbral medido para cada punto de la retina evaluado y el normal corregido por edad, y en la *desviación del patrón* (**fig. 6-15B**), que es creada a partir de la desviación total al ajustarla en una cantidad igual a un promedio de los 17 peores puntos evaluados. Esto ayuda a eliminar el "ruido de fondo", como la depresión generalizada de una catarata. La desviación total y la desviación del patrón se muestran en gráficos numéricos y de probabilidad. Se han diseñado métodos gráficos para mostrar el desarrollo de defectos del campo visual al analizar los campos visuales registrados y exponer las áreas cambiantes en forma de rayas,[180] o triángulos, o la visualización en color de análisis puntuales, como en el software Progressor más nuevo (analizado más adelante).

Índices globales

Los datos del umbral estático se pueden analizar de modo matemático, lo que permite la detección de anomalías más sutiles del campo visual. Las técnicas estadísticas usadas en este abordaje se denominan índices globales del campo visual (**fig. 6-15C**). Al promedio de todos los puntos en la desviación total se le conoce como *desviación media*. Estos índices reflejan ante todo cambios difusos. Una manera de detectar defectos localizados es calcular el número de valores umbral que se desvían de forma significativa de la normal corregida por edad, lo que se denomina *desviación estándar del patrón*. La desviación estándar del patrón corregido tiene en cuenta las fluctuaciones a corto plazo.

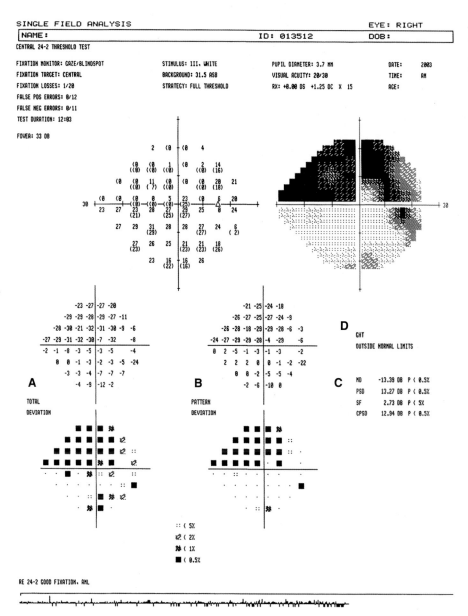

FIGURA 6-15 Escotoma arqueado superior y escalón nasal. Impresión de computadora del campo visual de un ojo derecho, medido por técnica estática automatizada. **A:** desviación total. **B:** desviación del patrón. **C:** índices globales. **D:** prueba de hemicampo de glaucoma.

Fluctuación a corto plazo

La visibilidad del estímulo en la perimetría estática estándar por lo general se ajusta al cambiar su intensidad. Aunque en el laboratorio se considera que la sensibilidad es la intensidad del estímulo a la que el paciente responde 50% del tiempo, no es práctico medir el umbral con tanta precisión en la situación clínica. La perimetría de umbral estático estándar estima el umbral de sensibilidad con alrededor de 2 dB de precisión al presentar los estímulos en incrementos a una determinada ubicación en la retina y registrar el valor del estímulo más débil visto. En algunos protocolos, este proceso se repite en ubicaciones aleatorias. La diferencia entre las respuestas del paciente en el mismo lugar durante la misma sesión se puede usar para calcular la desviación estándar de los valores umbral, denominada *fluctuación a corto plazo* o *variabilidad intraprueba*.

Fluctuación a largo plazo

La diferencia en los valores de umbral en la misma ubicación entre sesiones separadas se denomina *fluctuación a largo plazo*. Por lo general, esto representa cambios fisiológicos más que glaucomatosos en la función visual a lo largo del tiempo. Aunque la fluctuación a largo plazo no se cuantifica en la perimetría clínica de rutina, debe considerarse en la interpretación de una serie de campos visuales.

Los escotomas discretos pueden estar precedidos por respuestas de umbral variables a pruebas repetidas en la misma área.[14,181] Esta fluctuación también se ha denominado *dispersión*,[182] o *alteraciones menores localizadas*. Los estudios muestran que los pacientes con glaucoma tienen fluctuaciones a corto plazo notablemente mayores y, en menor grado, fluctuaciones a largo plazo.[127,183] Aunque la dispersión no es un signo definitivo de daño glaucomatoso en el campo visual, debe considerarse como una señal de alerta temprana de inminente pérdida absoluta del campo.

Análisis de conglomerados (clusters)

Los índices globales de pérdida localizada son insensibles a la ubicación de los defectos. Por ejemplo, tres sitios anormales podrían distribuirse de forma aleatoria o agruparse. Los intentos por mejorar la interpretación de los datos han llevado a la estrategia del *análisis de conglomerados* o *corrección espacial*. Con esta estrategia, grupos contiguos de sitios de prueba, que tienen una mayor probabilidad de aparecer juntos en la pérdida glaucomatosa del campo visual típica, se consideran juntos al evaluar el campo visual. Estos se pueden utilizar para calcular índices locales, que deben ser más sensibles que los índices globales, y pueden ayudar a amortiguar las fluctuaciones a largo plazo. En varios estudios, usar diferentes patrones de conglomerados ha proporcionado una mayor probabilidad de distinguir los campos normales de los glaucomatosos, así como un campo de glaucoma estable de uno que está en deterioro.[184,185]

Prueba de hemicampo de glaucoma

Otra estrategia para analizar el resultado de la prueba de campo visual es comparar sumas de valores umbral en las áreas correspondientes de los hemisferios superior e inferior.[186,187] En el analizador de campo de Humphrey Statpac (analizado más adelante) esto se llama *prueba de hemicampo de glaucoma* (PHG) (**fig. 6-15D**). La PHG realiza análisis en cinco pares de sectores correspondientes que se basan en la anatomía normal de la CFNR. A continuación analiza la distribución de los cambios en la desviación del patrón y valora la diferencia entre los hemicampos superiores e inferiores. Utiliza una gran base de datos normal para calcular la significancia de las diferencias entre los dos hemisferios, y se ha demostrado que mejora de manera significativa la capacidad para separar entre campos normales y glaucomatosis.[186,188] Tiene buena sensibilidad y especificidad, aunque la reproducibilidad es tal que se recomienda usar dos pruebas para mejorar la especificidad.[189,190] Este método permite un análisis simple, pero útil en la clínica, de los cambios en el campo visual en pacientes con glaucoma. La PHG proporciona cinco mensajes en lenguaje sencillo sobre los resultados de la prueba del campo visual: dentro de límites normales, fuera de límites normales, limítrofe, reducción general de la sensibilidad y sensibilidad alta anormal.[186] Un estudio evaluó la repetibilidad de la PHG y encontró que, aunque en general fue buena en pruebas consecutivas, hubo suficiente desacuerdo como para justificar una segunda prueba para mejorar la especificidad en el contexto del ensayo clínico.[190] Se ha demostrado que la PHG "fuera de límites normales", usada junto con la gráfica de probabilidad de desviación del patrón, proporciona una alta sensibilidad y especificidad para detectar cambios glaucomatosos tempranos en el campo visual.[191]

Puntuaciones AGIS y CIGTS

Los investigadores del Advanced Glaucoma Intervention Study (AGIS) desarrollaron un método para interpretar los resultados del campo visual con base en el número y la profundidad de los grupos de sitios de prueba deprimidos adyacentes en los hemicampos superiores e inferiores y en el área nasal del gráfico de desviación total, mediante el programa de umbral 24-2 del analizador de campo visual Humphrey.[192] Los investigadores del Collaborative Initial Glaucoma Treatment Study (CIGTS) utilizaron un sistema de puntuación similar con una modificación para evaluar la progresión en pacientes con glaucoma recién diagnosticado.[193] Los puntajes tanto de AGIS como de CIGTS varían de 0 (sin defectos) a 20 (etapa final). La progresión se define como un empeoramiento de la puntuación en 4 puntos en el sistema AGIS y en 3 puntos en el sistema CIGTS.

Análisis de tendencia

Algunos perímetros automatizados cuentan con modelos estadísticos para ayudar al médico a determinar la importancia de los índices y la variabilidad del campo visual. Los que han recibido varias investigaciones son el programa Delta, del perímetro Octopus,[194] y el Statpac del analizador de campo Humphrey.[195] Con ambos sistemas se utilizan bases de datos para calcular la probabilidad de que un valor medido aparezca en una determinada población definida por edad. En el caso del analizador de campo Humphrey, el Statpac utiliza una gran base de datos normal, y el Statpac II usa una base de datos de pacientes con glaucoma estable. La impresión de Statpac incluye los índices globales y de confiabilidad, la PHG y los mapas de probabilidad, que muestran los resultados del campo visual en términos de la frecuencia con la que los hallazgos medidos se observan en la población definida.[196,197] El Statpac II también incluye análisis de regresión lineal y probabilidad de cambio de glaucoma.

El análisis de progresión del glaucoma (APG) (**fig. 6-16**) remplaza la probabilidad de cambio del glaucoma que se utiliza para las pruebas de umbral completo. El APG define la progresión como más de tres puntos de prueba en la misma ubicación en tres pruebas consecutivas. En la actualidad el APG no se puede utilizar para el patrón de prueba 10-2.

Un tercer algoritmo estadístico con el analizador de campo Humphrey es el programa Progressor para el análisis de campos seriales, que se descarga a una computadora personal.[198] Progressor usa los datos de todos los campos visuales en la serie de exámenes para realizar análisis de regresión lineal puntuales y para generar una pantalla gráfica codificada por colores para la interpretación simultánea de los cambios espaciales y temporales.[199]

Aunque la mayoría de los modelos estadísticos proporciona un mejor acuerdo en comparación con los observadores clínicos experimentados con respecto a los cambios significativos a lo largo del tiempo, en la actualidad no existe una técnica aceptada de forma general.[200] Un estudio, que comparó los resultados de un programa de umbral en el perímetro Octopus con los de la perimetría manual, demostró que los índices utilizados en la actualidad pueden no ser confiables en la clínica en la evaluación de cambios en el campo visual.[201] Un estudio que evaluó los tres algoritmos estadísticos computados disponibles en el comercio con campos de Humphrey en serie mostró un alto grado de variabilidad entre los tres, y ninguno se correlacionó bien con la impresión clínica.[198] Un estudio que comparó el Statpac II y el Progressor mostró que estos dos algoritmos detectan la progresión en los mismos pacientes, pero el Progressor detectó la progresión antes que el Statpac II.[202] Por lo tanto, hasta que estén disponibles algoritmos estadísticos mejorados, estos datos deben usarse con precaución, y los médicos aún deben confiar ante todo en su propio juicio clínico.

Reversibilidad de los defectos glaucomatosos del campo visual

Aunque por lo general se ha pensado que la pérdida del campo visual por glaucoma es irreversible, la agudeza visual central y el campo visual pueden mejorar si la PIO se reduce en las primeras etapas de la enfermedad.[203,204] Los índices globales del campo visual con perimetría automatizada mejoraron de forma proporcional a la cantidad de la reducción de la PIO en dos estudios.[205,206] Sin embargo, otros investigadores no pudieron demostrar la reversibilidad después de que se logró la reducción de la presión mediante trabeculoplastia con láser argón.[207] Estos hallazgos contradictorios pueden indicar que se necesita un nivel crítico de reducción de la presión o intervención

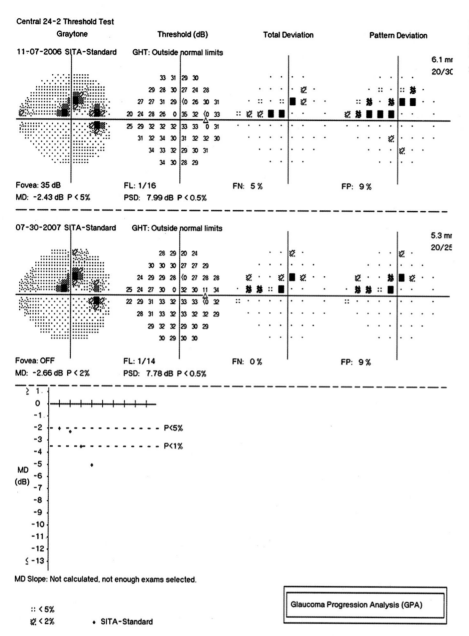

FIGURA 6-16 Ejemplo del análisis de progresión del glaucoma (APG). El APG traza la desviación media de los campos visuales secuenciales a lo largo del tiempo.

en un momento crítico del proceso de la enfermedad para revertir la pérdida del campo. Además, la capacidad de documentar la mejora en los campos visuales después de la reducción quirúrgica de la PIO puede enriquecerse al centrarse en subgrupos de puntos de prueba con menor sensibilidad basal.[208]

Registro y puntuación manual de datos de campo visual

La naturaleza compleja de los datos del campo visual dificulta reducir la información a simples descripciones o números. Por lo tanto, almacenar los datos en su forma sin procesar, es decir, transferidos de forma directa desde la pantalla de prueba, suele ser el medio más práctico de mantener registros. Sin embargo, se han descrito métodos para la conversión de campos visuales, desde gráficos perimetrales cinéticos y estáticos al uso de computadora, para cálculos de área, visualización gráfica y almacenamiento en la base de datos del paciente.[209,210]

Evaluación de la alteración y discapacidad visual

Cuando es necesario estimar el porcentaje de pérdida del campo visual funcional, se dispone de un sistema (las cuadrículas de Esterman) en el que el campo se divide en 100 bloques de tamaño variable según el valor funcional, cada uno representando 1%.[211,212] El sistema ha sido adoptado por la American Medical Association como estándar para calificar la discapacidad del campo visual.[213] Hay cuadrículas disponibles para calificar la pantalla tangente, el perímetro o el campo binocular. En pacientes con pérdida visual grave por glaucoma, la puntuación de Esterman binocular de los datos generados por un perímetro automatizado se correlacionó bien con los resultados combinados del campo visual monocular.[214]

Otros tipos de perimetría

El glaucoma afecta varios componentes del campo visual, y en algunos pacientes con glaucoma se puede demostrar una pérdida sutil de la visión central y periférica antes de que los cambios en el campo visual sean detectables con técnicas estándar. Los estímulos acromáticos, utilizados en la PAE, estimulan de forma no selectiva las células ganglionares implicadas en las vías magnocelular y parvocelular y, por lo tanto, no siempre son lo bastante sensibles para detectar un daño glaucomatoso temprano. A continuación se analizan nuevas estrategias diseñadas de forma específica para evaluar subgrupos de células ganglionares.[215,216]

Perimetría automatizada de longitud de onda corta

En comparación con los objetivos blanco sobre blanco, los estímulos de color pueden influir en los resultados del campo visual de dos formas. Los objetivos de color suelen tener menos luminancia y un valor de estímulo más bajo que los blancos. Más importante aún, si la luminancia se mantiene constante y la saturación de color varía, el valor del estímulo podría ser más sensible a defectos específicos de la visión del color, como en algunos pacientes con glaucoma.[217] Los primeros estudios sugirieron que dicha técnica podría revelar defectos de campo que son más grandes que los obtenidos con la perimetría convencional blanco sobre blanco,[218,219] mientras que otros estudios encontraron que los objetivos de color no eran más sensibles que los blancos para detectar defectos glaucomatosos.[220,221] Estos resultados contradictorios pueden estar relacionados con los colores seleccionados para la prueba. El estudio continuo ha llevado a las siguientes observaciones con nuevos objetos de prueba.

Evaluar un subgrupo de células ganglionares pequeñas, llamadas *células ganglionares biestratificadas de color azul-amarillo*, que son sensibles a los estímulos azules, puede detectar la pérdida de la función visual en una etapa mucho más temprana del glaucoma que con la PAE.[222] La perimetría automatizada de longitud de onda corta (PALOC) aprovecha este déficit de visión del color inducido por el glaucoma al presentar objetivos estándar de Goldmann de tamaño V, de longitud de onda corta azul sobre un fondo amarillo brillante.[223] Los estudios indican que los déficits de PALOC representan un daño glaucomatoso temprano, y que la prueba puede indicar un cambio significativo en la función visual antes de que sea evidente en los campos visuales estándar de blanco sobre blanco.[224-226] Los estudios longitudinales han demostrado la capacidad de la perimetría azul sobre amarillo para predecir el desarrollo de glaucoma en pacientes con hipertensión ocular, y en qué pacientes con glaucoma temprano es más probable que progrese la pérdida del campo visual.[227-229] Otros estudios han demostrado una relación significativa entre el daño estructural del nervio óptico y los defectos del campo visual en el PALOC.[225,230] Sin embargo, la prueba está influenciada por la edad y las cataratas, y es necesario un análisis estadístico riguroso para interpretar los resultados,[231-233] pero la prueba PALOC no se ve afectada por los implantes de lentes intraoculares acrílicos que bloquean el azul, en comparación con los implantes de acrílico transparente.[234] Un estudio investigó si el PALOC, mediante un programa de tamizaje, puede detectar el daño glaucomatoso temprano antes que las pruebas perimétricas de detección estándar, y encontró que el programa de detección PALOC es más ventajoso que las pruebas convencionales para detectar defectos glaucomatosos tempranos del campo visual.[235] Sin embargo, algunos pacientes con hipertensión ocular y anomalías estructurales glaucomatosas tempranas pueden tener una perimetría azul-amarilla normal.[236] El PALOC está disponible en los modelos de analizadores de campo Humphrey más nuevos. Una nueva generación de técnicas PALOC utiliza estrategias más eficientes, como el SITA. Al utilizar este abordaje, el tiempo de prueba se ha reducido de 12 minutos a

menos de 4 minutos.[237] La prueba SITA PALOC detecta sensibilidades más altas que el PALOC de umbral completo, y es igual al PALOC de umbral completo en su capacidad para detectar anomalías en el campo visual.[238] La topografía del campo PALOC es más pronunciada que los campos visuales automáticos acromáticos.[239] Las pruebas PALOC también están sujetas a una mayor fluctuación a largo plazo y más artefactos de efecto de aprendizaje, en comparación con los campos visuales automáticos acromáticos. Por lo tanto, los defectos encontrados con este método deben interpretarse con cautela, y se aconseja la confirmación con una prueba PALOC repetida.[240,241]

Tecnología de duplicación de frecuencia

La perimetría FDT se basa en la ilusión de duplicación de frecuencia.[242] Cada estímulo de prueba es una serie de bandas blancas y negras que parpadean a 25 Hz.[243] Se cree que la perimetría FDT está mediada por un subconjunto de células ganglionares de diámetro grande, llamadas células ganglionares M_{6y}, que se proyectan a la vía visual magnocelular.[244] Estas células son sensibles al movimiento y al contraste, y se cree que son más vulnerables al daño glaucomatoso,[72,245] aunque esta opinión ha sido cuestionada por algunos autores.[246-248] El FDT es una herramienta portátil (**fig. 6-17**) y relativamente económica, con un tiempo de prueba corto,[215,249] cualidades que lo convierten en un dispositivo de detección útil.[215,249-251] Cuando se aplica en un modo de detección supraumbral, la perimetría FDT se puede realizar en un ojo sano en menos de 90 segundos, y proporciona una tasa de detección más alta para el glaucoma temprano que con la PAE.[252,284] (En la **fig. 6-18** se muestra una comparación de las lecturas de FDT y PAE.) El FDT mostró una sensibilidad y especificidad superior a 96% para la detección de glaucoma moderado y avanzado, y de más de 85% para el glaucoma temprano, en comparación con la PAE, en un estudio prospectivo.[253] Debido a sus tiempos de adquisición rápidos relativos y alta sensibilidad, el FDT también se recomienda para su uso en niños. Los niños mayores de 14 años de edad tienen los mismos límites de umbral normales que los adultos; para los niños menores de 14 años, las desviaciones medias de la normalidad disminuyeron con la edad, con un mejor ajuste lineal de la desviación media de −11 ± 1 dB para la edad de hasta 6 años.[254] Sin embargo, se reportó que la perimetría FDT era menos sensible al daño del campo visual asociado con trastornos neurológicos, en comparación con la PAE.[255] Se encontró que la sensibilidad del FDT se redujo en el segundo ojo examinado si se utilizaba

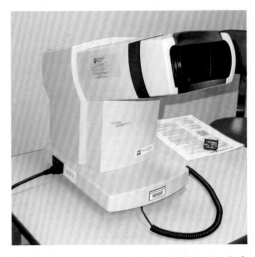

FIGURA 6-17 Perímetro con tecnología de duplicación de frecuencia.

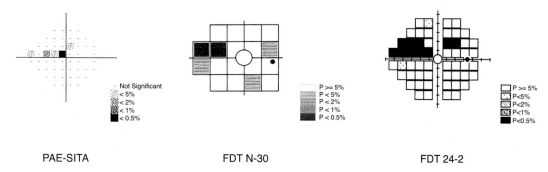

FIGURA 6-18 Gráficos de desviación del patrón para PAE-SITA, FDT N-30 y FDT 24-2. Cada gráfico muestra los sitios evaluados y los resultados expresados como un patrón de escala de grises (los patrones más densos indican defectos más profundos). Las probabilidades se muestran en las claves correspondientes. FDT, tecnología de duplicación de frecuencia; PAE, perimetría automatizada estándar; SITA, algoritmo de umbral interactivo sueco. (Reimpreso de Racette L, Medeiros FA, Zangwill LM, et al. Diagnostic accuracy of the Matrix 24-2 and original N-30 frequency-doubling technology tests compared with standard automated perimetry. *Invest Ophthalmol Vis Sci.* 2008;49:954-960, con autorización.)

un oclusor opaco, debido al retraso en la adaptación a la luz posoclusión; un oclusor translúcido eliminó esta reducción en la sensibilidad en el segundo ojo.[256] El perímetro FDT original evaluaba un máximo de 19 puntos sobre los 20 (C-20) o 30 (N-30) grados centrales del campo visual con estrategias de tamizaje y de umbral **(fig. 6-18).**[257] Un FDT de segunda generación (Humphrey Matrix) utiliza estímulos más pequeños para examinar un mayor número de puntos de prueba, lo que puede permitir una mejor detección temprana del glaucoma,[258,259] y tiene las siguientes estrategias de prueba disponibles: mácula, 10-2; N30-F, 24-2 y 30-2. El algoritmo de PHG está disponible para las estrategias de prueba 24-2 y 30-2. Las pruebas FDT también están sujetas a aprendizaje y artefactos de fluctuación a largo plazo; por lo tanto, los resultados anormales de las pruebas deben interpretarse con cautela, y es aconsejable confirmarlos con una prueba repetida.[259,260]

Sensibilidad al movimiento y al contraste

Como se señaló antes, el ojo con daño glaucomatoso parece tener una capacidad reducida para percibir el movimiento y el contraste, tanto de forma central como periférica.[261,262] Esto puede estar relacionado con un daño preferencial a las células ganglionares de la retina más grandes, y las pruebas de percepción del movimiento y el contraste pueden resultar útiles en la detección de glaucoma temprano.[261-263] La localización de desalineaciones en la agudeza visual de vernier también se ve afectada en el glaucoma, pero no es lo bastante sensible para distinguir a los pacientes con glaucoma de los controles.[264] Varias pruebas perimétricas miden la sensibilidad al contraste y al movimiento en el glaucoma, incluidas las pruebas de rejilla para la sensibilidad al contraste, la agudeza de vernier, los estímulos parpadeantes, la perimetría de resolución de paso alto y la perimetría automatizada de movimiento aleatorio.[264-267] (La aplicación de estas pruebas de función visual en el glaucoma se analiza en el cap. 7.)

Perimetría de resolución de paso alto

Se presume que la perimetría de resolución de paso alto, o perimetría de anillo, evalúa el sistema parvocelular de forma selectiva.[267] Los estímulos usados en esta prueba son anillos de diferente tamaño proyectados en distintos lugares en la pantalla de la computadora. Los anillos tienen bordes oscuros y centros brillantes, lo que crea una luminancia promedio del estímulo igual a la luminancia del fondo. Al utilizar también el filtrado espacial de paso alto, los objetivos se pueden detectar y resolver con el mismo tamaño de anillo, en un efecto conocido como *desvanecimiento del optotipo*, lo que permite una definición rápida del umbral de resolución. Se presume que los resultados de la prueba corresponden a la densidad de las células ganglionares; por lo tanto,

esta es en esencia una prueba de agudeza visual periférica.[215] Las personas sanas mostraron un umbral de resolución aumentado hacia la periferia, una disminución leve pero significativa de la sensibilidad con la edad y una alta repetibilidad,[268] así como índices de confiabilidad comparables a los de la PAE.[269] Los pacientes con glaucoma mostraron una reducción significativa en el umbral de resolución total,[270] y los resultados fueron comparables a la perimetría estándar en sensibilidad y especificidad.[271,272] Los hallazgos del estudio sugieren que la perimetría de alta resolución podría identificar daño glaucomatoso en el campo visual en etapas tempranas y moderadas de la enfermedad.[273]

Perimetría automatizada de movimiento aleatorio de puntos

Otra técnica más, la *perimetría automatizada de movimiento aleatorio de puntos*, aprovecha el sentido de movimiento reducido en pacientes con glaucoma al presentar un cambio en la posición de los puntos en un área circular definida sobre un fondo de puntos fijos.[263,274] El paciente debe indicar la dirección (arriba, abajo, izquierda, derecha) en el que se mueven los puntos. Un estudio preliminar mostró que los pacientes con GCAA manifiestan una percepción anormal del movimiento con la prueba, en comparación con personas sanas.[275] Los pacientes con glaucoma han demostrado un tiempo de reacción prolongado al estímulo, y una localización menos precisa de los estímulos.[276] La prueba toma alrededor de 15 minutos.[215] La pérdida localizada del campo visual detectada por la perimetría automatizada por movimiento pareció corresponder con cambios focales en la topografía del disco óptico, similares a los encontrados por PALOC y PAE.[277]

La combinación de resultados de pruebas funcionales con pruebas estructurales puede identificar diferentes elementos de daño glaucomatoso y mejorar la sensibilidad y especificidad de las pruebas.[278]

Perimetría manual

Aunque los perímetros automáticos se utilizan con una frecuencia cada vez mayor en la práctica clínica, los perímetros manuales más antiguos aún pueden proporcionar información valiosa, en especial cuando un observador experto realiza la prueba.

Pantallas tangentes

La *pantalla tangente* es un cuadrado plano de fieltro o franela negra con un objetivo de fijación blanco central en el que se pueden estudiar 30 grados del campo visual. La prueba se realiza en iluminación mesópica de cerca de 7 candelas (lúmenes por pie cuadrado), con el paciente sentado a 1 o 2 metros de la pantalla. Se pueden utilizar técnicas cinéticas y estáticas supraumbral con la pantalla de tangente. Con el abordaje cinético, el examinador mueve un objeto de prueba desde la periferia hacia la fijación hasta que el paciente indica que reconoce el objetivo. El procedimiento se repite a varios intervalos alrededor de la fijación hasta que se ha mapeado el isóptero. El valor de estímulo de los objetos de prueba se puede cambiar al variar el tamaño y el color. El isóptero correspondiente se designa por la relación entre el diámetro del objetivo y la distancia entre el paciente y el objetivo, ambos expresados en milímetros, por ejemplo, "2/1 000 blanco" para un objeto de prueba blanco de 2 mm a 1 m (cuando no se indica el color, se entiende que es blanco).

La perimetría estática supraumbral se puede realizar al girar el objeto de prueba en forma de disco del lado negro al blanco, o utilizar un objetivo autoiluminado con un interruptor de encendido y apagado. Los lugares específicos en los que el paciente no puede ver el objetivo se evalúan de forma posterior con técnicas cinéticas.

La pantalla tangente tiene las ventajas de bajo costo y simplicidad de operación. Sin embargo, la reproducibilidad de los campos, que es esencial en el manejo de pacientes con glaucoma, está limitada por las variaciones en la iluminación de fondo y el valor del estímulo de los objetivos, y por la dificultad para monitorear la fijación. Además, no incluye el campo periférico, donde pueden aparecer defectos glaucomatosos tempranos.

Perímetros de arco y cuenco

Con estos instrumentos se pueden examinar los campos de visión central y periférico. La pantalla del perímetro puede ser una cinta curva de metal (perímetro de arco) o en forma de cuenco. Este último se prefiere para exámenes de glaucoma, y el prototipo es el perímetro de Goldmann (**fig. 6-19**).[279] Se han comparado otros instrumentos similares con la unidad de Goldmann, con resultados variables.[280] El cuenco del perímetro de Goldmann tiene un radio de 300 mm y se extiende 95% a cada lado de la fijación. El objetivo se proyecta sobre el cuenco, y el valor de estímulo del objeto de prueba se puede variar al cambiar el tamaño o la intensidad. Por lo regular se imprimen designaciones arbitrarias para cada variable de valor en el gráfico del campo visual, con O a V para el tamaño, y 1 a 4 para la intensidad. Por lo tanto, un isóptero podría designarse como "I2e", que indica un tamaño de objeto de prueba de 0.25 mm² y una intensidad de 10 mililamberts. El examinador puede monitorear la fijación del paciente a través de un telescopio en el centro del cuenco. El perímetro de Goldmann se puede utilizar para pruebas de campo visual tanto cinéticas como estáticas. El perímetro de

Tübingen se ha diseñado de forma exclusiva para la medición de campos de umbral estático (perfil), y consta de una pantalla tipo cuenco y objetos de prueba estacionarios con intensidad de luz variable.[281,282]

Técnicas específicas para la perimetría manual

En el contexto de la detección y el tratamiento del glaucoma, las pruebas de campo visual cinéticas manuales tienen dos aspectos básicos: (1) técnicas de tamizaje para detectar la presencia de pérdida glaucomatosa del campo visual, y (2) técnicas en profundidad para determinar con mayor precisión el alcance del daño y dar seguimiento a los campos en busca de evidencia de cambio progresivo.

Técnicas de tamizaje

Armaly desarrolló un método de detección de glaucoma mediante el campo visual que fue modificado por Drance y colaboradores, y que se conoce comúnmente como *perimetría selectiva* o *técnica de Armaly-Drance*.[283-285] El concepto básico es evaluar aquellas áreas en el campo visual que tienen la mayor probabilidad de mostrar defectos glaucomatosos. La técnica utiliza un perímetro tipo Goldmann con perimetría estática supraumbral para buscar defectos del campo central, y perimetría estática y cinética supraumbral para examinar el campo periférico, con énfasis en la periferia nasal y temporal. Esta técnica reveló una alta sensibilidad y especificidad, lo que la hizo adecuada para el tamizaje clínico.[284,285] Una modificación adicional es utilizar el isóptero V4e en forma nasal para descartar apiñamiento de los isópteros nasales periféricos.[37]

Otra técnica que se puede utilizar con los perímetros de tipo Goldmann implica tres objetivos supraumbral en tres zonas concéntricas desde la fijación según el gradiente de sensibilidad fisiológica normal.[286] Otros investigadores han desarrollado protocolos para reducir de forma significativa el número de puntos de prueba sin sacrificar la sensibilidad o especificidad, al concentrar las pruebas en aquellas partes del campo donde es más probable encontrar un defecto.[287,288]

Técnicas en profundidad

Cuando se sospecha un defecto de campo glaucomatoso al usar una técnica de tamizaje, el médico tiene dos opciones. Se le puede pedir al paciente que regrese otro día para repetir un campo de tamizaje o un estudio en profundidad. En muchos casos, sin embargo, es más práctico continuar con la prueba en profundidad en el momento en que se detecta el defecto. El principio de las pruebas de campo en profundidad es trazar el tamaño y la forma de todos los escotomas e isópteros

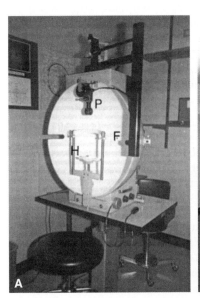
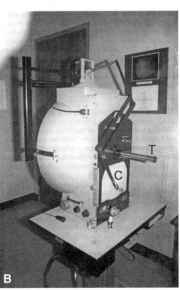

FIGURA 6-19 Perímetro manual Goldmann. A: lado del paciente, que muestra el reposacabezas (*H*), el objetivo de fijación (*F*) y el dispositivo de proyección para los objetos de prueba (*P*). **B:** lado del operador, que muestra el telescopio para el monitoreo de la fijación (*T*) y el gráfico del campo visual (*C*) para localizar y registrar la posición de los objetos de prueba.

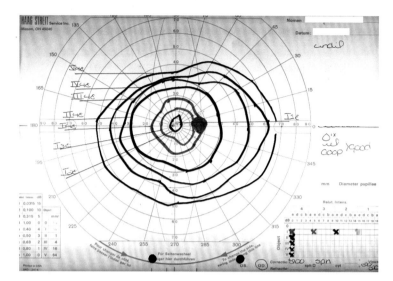

FIGURA 6-20 Técnica en profundidad con perímetro tipo Goldmann. El campo visual se ha trazado con cinco objetivos. El tamaño y el estímulo de los isópteros correspondientes se muestran en la tabla de la parte inferior derecha de la figura. Esto demuestra un campo visual normal.

completos al utilizar el objetivo umbral central y dos o más objetivos adicionales con mayor valor de estímulo (**fig. 6-20**). Sin embargo, la perimetría estática automatizada tiene ciertamente más valor en el estudio de áreas de pérdida conocida para medir la profundidad y forma del escotoma, y para obtener evidencia sutil de daño progresivo en campos seriados.

Plataformas futuras para la evaluación del campo visual: realidad virtual

Si bien los campos visuales brindan información valiosa para la detección y el monitoreo del glaucoma, existen desventajas en la experiencia actual de las pruebas que pueden limitar la calidad de los datos obtenidos, incluidos la dificultad de posicionamiento, la fatiga del paciente, el costo, el tiempo y la falta de portabilidad. Para optimizar la experiencia de prueba, las pruebas de campo visual pueden evolucionar algún día para incorporar la realidad virtual.

Se han desarrollado gafas de realidad virtual para teléfonos inteligentes, que utilizan un teléfono inteligente y un software que implementa un algoritmo de escalera de umbral rápido con escalones de 3 dB para los 24 grados centrales del campo visual (52 puntos).[289] Los desarrolladores encontraron que la prueba del campo visual de realidad virtual se correlacionaba con la perimetría automatizada. Las ventajas más importantes de las pruebas de campo visual de realidad virtual son la facilidad de uso y la posición cómoda para los pacientes, ya que pueden mover la cabeza con libertad. Por lo general, los pacientes toleran bien la prueba y puede haber menos pérdidas de fijación.[289] Además, las gafas de realidad virtual pueden tener un costo menor que los perímetros automatizados.

Se han ideado otros dispositivos que incorporan computadoras tipo tableta para las pruebas de campo visual.[290] Con un iPad se ha desarrollado una prueba de campo visual supraumbral, que fue capaz de detectar la mayoría de los defectos en el glaucoma en etapa moderada y grave, pero menos defectos en el glaucoma temprano (desviación de la media > -6 dB). La prueba resultó ser portátil, rápida y eficaz para detectar la pérdida del campo visual moderada y avanzada. En la actualidad se realizan mejoras para monitorear el seguimiento de los ojos y la cabeza durante la prueba, reducir el tiempo de prueba, mejorar el rendimiento y eliminar la necesidad de tocar la superficie de la pantalla de video.

El avance futuro de las pruebas de campo visual basadas en tecnología puede ampliar el acceso a la perimetría y mejorar la experiencia y la precisión de las pruebas.

PUNTOS CLAVE

► El campo visual normal puede interpretarse como un contorno tridimensional, que representa áreas de relativa sensibilidad retiniana, y se caracteriza por un pico en el punto de fijación, una depresión absoluta correspondiente a la cabeza del nervio óptico (punto ciego) y una pendiente en las áreas restantes hasta los límites del campo.

► El daño glaucomatoso temprano puede producir una depresión generalizada de este contorno, que se puede demostrar mediante varias pruebas psicofísicas.

► Sin embargo, los cambios más específicos en el campo visual en el glaucoma son defectos localizados que corresponden a la pérdida de haces de fibras nerviosas retinianas, e incluyen escotomas paracentrales y arqueados por encima y por debajo de la fijación, y defectos en forma de escalón a lo largo de la línea media nasal (escalón nasal).

► Los instrumentos utilizados para medir el campo de visión (perímetros) pueden tener objetivos estáticos o cinéticos, que se pueden controlar de forma automática o manual. Los objetivos se presentan sobre un fondo en forma de cuenco o plano (pantalla tangente), y los aparatos de cuenco proporcionan mediciones más fiables.

► Los estudios comparativos indican que los perímetros estáticos automatizados, en particular los que utilizan nuevos algoritmos de prueba mejorados, son más sensibles que los perímetros manuales para detectar y dar seguimiento a la pérdida glaucomatosa del campo visual.

REFERENCIAS

1. Anderson DR, Patella VM. *Automated Static Perimetry*. St. Louis, MO: Mosby; 1999.
2. Hart WM Jr, Burde RM. Three-dimensional topography of the central visual field. Sparing of foveal sensitivity in macular disease. *Ophthalmology*. 1983;90(8):1028-1038.
3. Armaly MF. The size and location of the normal blind spot. *Arch Ophthalmol*. 1969;81(2):192-201.
4. Jonas JB, Gusek GC, Fernandez MC. Correlation of the blind spot size to the area of the optic disk and parapapillary atrophy. *Am J Ophthalmol*. 1991;111(5):559-565.

5. LeBlanc EP, Becker B. Peripheral nasal field defects. *Am J Ophthalmol.* 1971;72(2):415-419.
6. Werner EB, Beraskow J. Peripheral nasal field defects in glaucoma. *Ophthalmology.* 1979;86(10):1875-1878.
7. Armaly MF. Visual field defects in early open angle glaucoma. *Trans Am Ophthalmol Soc.* 1971;69:147-162.
8. Schulzer M, Mikelberg FS, Drance SM. A study of the value of the central and peripheral isoptres in assessing visual field progression in the presence of paracentral scotoma measurements. *Br J Ophthalmol.* 1987;71(6):422-427.
9. Caprioli J, Spaeth GL. Static threshold examination of the peripheral nasal visual field in glaucoma. *Arch Ophthalmol.* 1985;103(8):1150-1154.
10. Stewart WC, Shields MB, Ollie AR. Peripheral visual field testing by automated kinetic perimetry in glaucoma. *Arch Ophthalmol.* 1988;106(2):202-206.
11. Harrington DO. The Bjerrum scotoma. *Am J Ophthalmol.* 1965;59:646-656.
12. Gramer E, Gerlach R, Krieglstein GK, et al. Topography of early glaucomatous visual field defects in computerized perimetry [in German]. *Klin Monatsbl Augenheilkd.* 1982;180(6):515-523.
13. Mikelberg FS, Drance SM. The mode of progression of visual field defects in glaucoma. *Am J Ophthalmol.* 1984;98(4):443-445.
14. Hart WM Jr, Becker B. The onset and evolution of glaucomatous visual field defects. *Ophthalmology.* 1982;89(3):268-279.
15. Drance SM. The glaucomatous visual field. *Br J Ophthalmol.* 1972;56(3):186-200.
16. Haefliger IO, Flammer J. Fluctuation of the differential light threshold at the border of absolute scotomas. Comparison between glaucomatous visual field defects and blind spots. *Ophthalmology.* 1991;98(10):1529-1532.
17. Mikelberg FS, Schulzer M, Drance SM, et al. The rate of progression of scotomas in glaucoma. *Am J Ophthalmol.* 1986;101(1):1-6.
18. Harrington DO. Differential diagnosis of the arcuate scotoma. *Invest Ophthalmol Vis Sci.* 1969;8(1):96-105.
19. Kitazawa Y, Yamamoto T. Glaucomatous visual field defects: their characteristics and how to detect them. *Clin Neurosci.* 1997;4(5):279-283.
20. Drance SM. The glaucomatous visual field. *Invest Ophthalmol Vis Sci.* 1972;11(2):85-96.
21. Lau LI, Liu CJ, Chou JC, et al. Patterns of visual field defects in chronic angle-closure glaucoma with different disease severity. *Ophthalmology.* 2003;110(10):1890-1894.
22. Lynn JR. Correlation of pathogenesis, anatomy, and patterns of visual loss in glaucoma. In: *Symposium on Glaucoma.* St. Louis, MO: Mosby; 1975:151.
23. Gilpin LB, Stewart WC, Shields MB, et al. Hemianopic offsets in the visual field of patients with glaucoma. *Graefes Arch Clin Exp Ophthalmol.* 1990;228(5):450-453.
24. Damgaard-Jensen L. Demonstration of peripheral hemiopic border steps by static perimetry. *Acta Ophthalmol.* 1977;55(5):815-817.
25. Anctil JL, Anderson DR. Early foveal involvement and generalized depression of the visual field in glaucoma. *Arch Ophthalmol.* 1984;102(3):363-370.
26. Stamper RL. The effect of glaucoma on central visual function. *Trans Am Ophthalmol Soc.* 1984;82:792-826.
27. Lachenmayr BJ, Drance SM, Chauhan BC, et al. Diffuse and localized glaucomatous field loss in light-sense, flicker and resolution perimetry. *Graefes Arch Clin Exp Ophthalmol.* 1991;229(3):267-273.
28. Lachenmayr BJ, Drance SM. Diffuse field loss and central visual function in glaucoma. *Ger J Ophthalmol.* 1992;1(2):67-73.
29. Samuelson TW, Spaeth GL. Focal and diffuse visual field defects: their relationship to intraocular pressure. *Ophthalmic Surg.* 1993;24(8):519-525.
30. Chauhan BC, LeBlanc RP, Shaw AM, et al. Repeatable diffuse visual field loss in open-angle glaucoma. *Ophthalmology.* 1997;104(3):532-538.
31. Henson DB, Artes PH, Chauhan BC. Diffuse loss of sensitivity in early glaucoma. *Invest Ophthalmol Vis Sci.* 1999;40(13):3147-3151.
32. Heijl A. Lack of diffuse loss of differential light sensitivity in early glaucoma. *Acta Ophthalmol.* 1989;67(4):353-360.
33. Asman P, Heijl A. Diffuse visual field loss and glaucoma. *Acta Ophthalmol.* 1994;72(3):303-308.
34. Langerhorst CT, van den Berg TJ, Greve EL. Is there general reduction of sensitivity in glaucoma? *Int Ophthalmol.* 1989;13(1-2):31-35.
35. Hart WM Jr, Yablonski M, Kass MA, et al. Quantitative visual field and optic disc correlates early in glaucoma. *Arch Ophthalmol.* 1978;96(12):2209-2211.
36. Flammer J, Eppler E, Niesel P. Quantitative perimetry in the glaucoma patient without local visual field defects [in German]. *Graefes Arch Clin Exp Ophthalmol.* 1982;219(2):92-94.
37. de Oliveira Rassi M, Shields MB. Crowding of the peripheral nasal isopters in glaucoma. *Am J Ophthalmol.* 1982;94(1):4-10.
38. Singh K, de Frank MP, Shults WT, et al. Acute idiopathic blind spot enlargement. A spectrum of disease. *Ophthalmology.* 1991;98(4):497-502.
39. Khorram KD, Jampol LM, Rosenberg MA. Blind spot enlargement as a manifestation of multifocal choroiditis. *Arch Ophthalmol.* 1991;109(10):1403-1407.
40. Watzke RC, Shults WT. Clinical features and natural history of the acute idiopathic enlarged blind spot syndrome. *Ophthalmology.* 2002;109(7):1326-1335.
41. Drance SM. The early field defects in glaucoma. *Invest Ophthalmol Vis Sci.* 1969;8(1):84-91.
42. Horton JC, Adams DL. The cortical representation of shadows cast by retinal blood vessels. *Trans Am Ophthalmol Soc.* 2000;98:33-38.
43. Schiefer U, Benda N, Dietrich TJ, et al. Angioscotoma detection with fundus-oriented perimetry. A study with dark and bright stimuli of different sizes. *Vis Res.* 1999;39(10):1897-1909.
44. Benda N, Dietrich T, Schiefer U. Models for the description of angioscotomas. *Vis Res.* 1999;39(10):1889-1896.
45. Brais P, Drance SM. The temporal field in chronic simple glaucoma. *Arch Ophthalmol.* 1972;88(5):518-522.
46. Pennebaker GE, Stewart WC. Temporal visual field in glaucoma: a re-evaluation in the automated perimetry era. *Graefes Arch Clin Exp Ophthalmol.* 1992;230(2):111-114.
47. Boden C, Sample PA, Boehm AG, et al. The structure-function relationship in eyes with glaucomatous visual field loss that crosses the horizontal meridian. *Arch Ophthalmol.* 2002;120(7):907-912.
48. Lichter PR, Ravin JG. Risks of sudden visual loss after glaucoma surgery. *Am J Ophthalmol.* 1974;78(6):1009-1013.
49. Caprioli J, Sears M, Miller JM. Patterns of early visual field loss in open-angle glaucoma. *Am J Ophthalmol.* 1987;103(4):512-517.
50. Hitchings RA, Anderton SA. A comparative study of visual field defects seen in patients with low-tension glaucoma and chronic simple glaucoma. *Br J Ophthalmol.* 1983;67(12):818-821.
51. Caprioli J, Spaeth GL. Comparison of visual field defects in the low-tension glaucomas with those in the high-tension glaucomas. *Am J Ophthalmol.* 1984;97(6):730-737.
52. Drance SM. The visual field of low tension glaucoma and shock-induced optic neuropathy. *Arch Ophthalmol.* 1977;95(8):1359-1361.
53. Motolko M, Drance SM, Douglas GR. Visual field defects in low-tension glaucoma. Comparison of defects in low-tension glaucoma and chronic open angle glaucoma. *Arch Ophthalmol.* 1982;100(7):1074-1077.
54. Zeiter JH, Shin DH, Juzych MS, et al. Visual field defects in patients with normal-tension glaucoma and patients with high-tension glaucoma. *Am J Ophthalmol.* 1992;114(6):758-763.
55. Bhandari A, Crabb DP, Poinoosawmy D, et al. Effect of surgery on visual field progression in normal-tension glaucoma. *Ophthalmology.* 1997;104(7):1131-1137.
56. Collaborative Normal-Tension Glaucoma Study Group. Comparison of glaucomatous progression between untreated patients with normal-tension glaucoma and patients with therapeutically reduced intraocular pressures. *Am J Ophthalmol.* 1998;126(4):487-497.
57. Radius RL, Maumenee AE. Visual field changes following acute elevation of intraocular pressure. *Trans Sect Ophthalmol Am Acad Ophthalmol Otolaryngol.* 1977;83(1):61-68.
58. McNaught EI, Rennie A, McClure E, et al. Pattern of visual damage after acute angle-closure glaucoma. *Trans Ophthalmol Soc UK.* 1974;94(2):406-415.
59. Drance SM. Studies in the susceptibility of the eye to raised intraocular pressure. *Arch Ophthalmol.* 1962;68:478-485.
60. Tsamparlakis JC. Effects of transient induced elevation of the intraocular pressure on the visual field. *Br J Ophthalmol.* 1964;48:237-249.
61. Scott AB, Morris A. Visual field changes produced by artificially elevated intraocular pressure. *Am J Ophthalmol.* 1967;63(2):308-312.
62. Hart WM Jr, Becker B. Visual field changes in ocular hypertension. A computer-based analysis. *Arch Ophthalmol.* 1977;95(7):1176-1179.
63. LeBlanc RP, Stewart RH, Becker B. Corticosteroid provocative testing. *Invest Ophthalmol Vis Sci.* 1970;9(12):946-948.
64. Trible JR, Anderson DR. Factors associated with intraocular pressure-induced acute visual field depression. *Arch Ophthalmol.* 1997;115(12):1523-1527.

65. Drance SM. The disc and the field in glaucoma. *Ophthalmology*. 1978;85(3):209-214.

66. Hoskins HD Jr, Gelber EC. Optic disk topography and visual field defects in patients with increased intraocular pressure. *Am J Ophthalmol*. 1975;80(2):284-290.

67. Drance SM. Correlation between optic disc changes and visual field defects in chronic open-angle glaucoma. *Trans Sect Ophthalmol Am Acad Ophthalmol Otolaryngol*. 1976;81(2):224-226.

68. Hitchings RA, Spaeth GL. The optic disc in glaucoma II: correlation of the appearance of the optic disc with the visual field. *Br J Ophthalmol*. 1977;61(2):107-113.

69. Quigley HA, Addicks EM, Green WR. Optic nerve damage in human glaucoma: III. Quantitative correlation of nerve fiber loss and visual field defect in glaucoma, ischemic neuropathy, papilledema, and toxic neuropathy. *Arch Ophthalmol*. 1982;100(1):135-146.

70. Quigley HA, Dunkelberger GR, Green WR. Retinal ganglion cell atrophy correlated with automated perimetry in human eyes with glaucoma. *Am J Ophthalmol*. 1989;107(5):453-464.

71. Kerrigan-Baumrind LA, Quigley HA, Pease ME, et al. Number of ganglion cells in glaucoma eyes compared with threshold visual field tests in the same persons. *Invest Ophthalmol Vis Sci*. 2000;41(3):741-748.

72. Read RM, Spaeth GL. The practical clinical appraisal of the optic disc in glaucoma: the natural history of cup progression and some specific disc-field correlations. *Trans Am Acad Ophthalmol Otolaryngol*. 1974;78(2):OP255-OP274.

73. Gloster J. Quantitative relationship between cupping of the optic disc and visual field loss in chronic simple glaucoma. *Br J Ophthalmol*. 1978;62(10):665-669.

74. Hitchings RA, Anderton S. Identification of glaucomatous visual field defects from examination of monocular photographs of the optic disc. *Br J Ophthalmol*. 1983;67(12):822-825.

75. Weinreb RN, Shakiba S, Sample PA, et al. Association between quantitative nerve fiber layer measurement and visual field loss in glaucoma. *Am J Ophthalmol*. 1995;120(6):732-738.

76. Airaksinen PJ, Drance SM, Douglas GR, et al. Neuroretinal rim areas and visual field indices in glaucoma. *Am J Ophthalmol*. 1985;99(2):107-110.

77. Guthauser U, Flammer J, Niesel P. The relationship between the visual field and the optic nerve head in glaucomas. *Graefes Arch Clin Exp Ophthalmol*. 1987;225(2):129-132.

78. Caprioli J, Miller JM. Correlation of structure and function in glaucoma. Quantitative measurements of disc and field. *Ophthalmology*. 1988;95(6):723-727.

79. Jonas JB, Gusek GC, Naumann GO. Optic disc morphometry in chronic primary open-angle glaucoma: II. Correlation of the intrapapillary morphometric data to visual field indices. *Graefes Arch Clin Exp Ophthalmol*. 1988;226(6):531-538.

80. Sommer A, Miller NR, Pollack I, et al. The nerve fiber layer in the diagnosis of glaucoma. *Arch Ophthalmol*. 1977;95(12):2149-2156.

81. Drance SM, Airaksinen PJ, Price M, et al. The correlation of functional and structural measurements in glaucoma patients and normal subjects. *Am J Ophthalmol*. 1986;102(5):612-616.

82. Okado K, Minato T, Miyaji S. A method for contrasting control visual fields in the Humphrey field analyzer and monochromatic turned-over fundus photographs. *Jpn J Ophthalmol*. 1988;30:925.

83. Airaksinen PJ, Heijl A. Visual field and retinal nerve fibre layer in early glaucoma after optic disc haemorrhage. *Acta Ophthalmol*. 1983;61(2):186-194.

84. Katz J, Sommer A. Similarities between the visual fields of ocular hypertensive and normal eyes. *Arch Ophthalmol*. 1986;104(11):1648-1651.

85. Armaly MF. The correlation between appearance of the optic cup and visual function. *Trans Am Acad Ophthalmol Otolaryngol*. 1969;73(5):898-913.

86. Funk J, Bornscheuer C, Grehn F. Neuroretinal rim area and visual field in glaucoma. *Graefes Arch Clin Exp Ophthalmol*. 1988;226(5):431-434.

87. Hood DC, Raza AS, de Moraes CG, Liebmann JM, Ritch R. Glaucomatous damage of the macula. *Prog Retin Eye Res*. 2013;32:1-21.

88. Curcio CA, Allen KA. Topography of ganglion cells in human retina. *J Comp Neurol*. 1990;300:5-25.

89. McFadzean R, Brosnahan D, Hadley D, Mutlukan E. Representation of the visual field in the occipital striate cortex. *Br J Ophthalmol*. 1994;78:185-190.

90. Traynis I, De Moraes CG, Raza AS, et al. Prevalence and nature of early glaucomatous defects in the central 10 degrees of the visual field. *JAMA Ophthalmol*. 2014;132:291-297.

91. De Moraes CG, Hood DC, Thenappan A, et al. 24-2 visual fields miss central defects shown on 10-2 tests in glaucoma suspects, ocular hypertensives, and early glaucoma. *Ophthalmology*. 2017;124(10):1449-1456.

92. Choplin NT, Sherwood MB, Spaeth GL. The effect of stimulus size on the measured threshold values in automated perimetry. *Ophthalmology*. 1990;97(3):371-374.

93. Johnson CA, Keltner JL. Optimal rates of movement for kinetic perimetry. *Arch Ophthalmol*. 1987;105(1):73-75.

94. Schiefer U, Strasburger H, Becker ST, et al. Reaction time in automated kinetic perimetry: effects of stimulus luminance, eccentricity, and movement direction. *Vis Res*. 2001;41(16):2157-2164.

95. Portney GL, Krohn MA. The limitations of kinetic perimetry in early scotoma detection. *Ophthalmology*. 1978;85(3):287-293.

96. Agarwal HC, Gulati V, Sihota R. Visual field assessment in glaucoma: comparative evaluation of manual kinetic Goldmann perimetry and automated static perimetry. *Indian J Ophthalmol*. 2000;48(4):301-306.

97. Ourgaud M. Static circular perimetry in open-angle glaucoma [in French]. *J Fr Ophtalmol*. 1982;5(6-7):387-391.

98. Katz J, Tielsch JM, Quigley HA, et al. Automated perimetry detects visual field loss before manual Goldmann perimetry. *Ophthalmology*. 1995;102(1):21-26.

99. McLean IM, Mueller E, Buttery RG, et al. Visual field assessment and the Austroads driving standard. *Clin Exp Ophthalmol*. 2002;30(1):3-7.

100. Klewin KM, Radius RL. Background illumination and automated perimetry. *Arch Ophthalmol*. 1986;104(3):395-397.

101. Drum B, Armaly MF, Huppert W. Scotopic sensitivity loss in glaucoma. *Arch Ophthalmol*. 1986;104(5):712-717.

102. Stirling RJ, Pawson P, Brimlow GM, et al. Patients with ocular hypertension have abnormal point scotopic thresholds in the superior hemifield. *Invest Ophthalmol Vis Sci*. 1996;37(8):1608-1617.

103. Lindenmuth KA, Skuta GL, Rabbani R, et al. Effects of pupillary constriction on automated perimetry in normal eyes. *Ophthalmology*. 1989;96(9):1298-1301.

104. McCluskey DJ, Douglas JP, O'Connor PS, et al. The effect of pilocarpine on the visual field in normals. *Ophthalmology*. 1986;93(6):843-846.

105. Heuer DK, Anderson DR, Feuer WJ, et al. The influence of decreased retinal illumination on automated perimetric threshold measurements. *Am J Ophthalmol*. 1989;108(6):643-650.

106. Edgar DF, Crabb DP, Rudnicka AR, et al. Effects of dipivefrin and pilocarpine on pupil diameter, automated perimetry and LogMAR acuity. *Graefes Arch Clin Exp Ophthalmol*. 1999;237(2):117-124.

107. Lindenmuth KA, Skuta GL, Rabbani R, et al. Effects of pupillary dilation on automated perimetry in normal patients. *Ophthalmology*. 1990;97(3):367-370.

108. Spry PG, Johnson CA. Senescent changes of the normal visual field: an age-old problem. *Optom Vis Sci*. 2001;78(6):436-441.

109. Haas A, Flammer J, Schneider U. Influence of age on the visual fields of normal subjects. *Am J Ophthalmol*. 1986;101(2):199-203.

110. Johnson CA, Adams AJ, Lewis RA. Evidence for a neural basis of age-related visual field loss in normal observers. *Invest Ophthalmol Vis Sci*. 1989;30(9):2056-2064.

111. Heuer DK, Anderson DR, Knighton RW, et al. The influence of simulated light scattering on automated perimetric threshold measurements. *Arch Ophthalmol*. 1988;106(9):1247-1251.

112. Chen PP, Budenz DL. The effects of cataract extraction on the visual field of eyes with chronic open-angle glaucoma. *Am J Ophthalmol*. 1998;125(3):325-333.

113. The AGIS Investigators. The Advanced Glaucoma Intervention Study, 6: effect of cataract on visual field and visual acuity. *Arch Ophthalmol*. 2000;118(12):1639-1652.

114. Hayashi K, Hayashi H, Nakao F, et al. Influence of cataract surgery on automated perimetry in patients with glaucoma. *Am J Ophthalmol*. 2001;132(1):41-46.

115. Wood JM, Wild JM, Smerdon DL, et al. Alterations in the shape of the automated perimetric profile arising from cataract. *Graefes Arch Clin Exp Ophthalmol*. 1989;227(2):157-161.

116. Guthauser U, Flammer J. Quantifying visual field damage caused by cataract. *Am J Ophthalmol*. 1988;106(4):480-484.

117. Ruben JB, Lewis RA, Johnson CA, et al. The effect of Goldmann applanation tonometry on automated static threshold perimetry. *Ophthalmology*. 1988;95(2):267-270.

118. Weinreb RN, Perlman JP. The effect of refractive correction on automated perimetric thresholds. *Am J Ophthalmol*. 1986;101(6):706-709.

119. Heuer DK, Anderson DR, Feuer WJ, et al. The influence of refraction accuracy on automated perimetric threshold measurements. *Ophthalmology*. 1987;94(12):1550-1553.

120. Koller G, Haas A, Zulauf M, et al. Influence of refractive correction on peripheral visual field in static perimetry. *Graefes Arch Clin Exp Ophthalmol*. 2001;239(10):759-762.

121. Drance SM, Berry V, Hughes A. Studies in the reproducibility of visual field areas in normal and glaucomatous subjects. *Can J Ophthalmol*. 1966;1(1):14-23.

122. Heijl A, Lindgren G, Olsson J. The effect of perimetric experience in normal subjects. *Arch Ophthalmol*. 1989;107(1):81-86.

123. Wild JM, Dengler-Harles M, Searle AE, et al. The influence of the learning effect on automated perimetry in patients with suspected glaucoma. *Acta Ophthalmol*. 1989;67(5):537-545.

124. Marra G, Flammer J. The learning and fatigue effect in automated perimetry. *Graefes Arch Clin Exp Ophthalmol*. 1991;229(6):501-504.

125. Zulauf M, Flammer J, Signer C. The influence of alcohol on the outcome of automated static perimetry. *Graefes Arch Clin Exp Ophthalmol*. 1986;224(6):525-528.

126. Trobe JD, Acosta PC, Shuster JJ, et al. An evaluation of the accuracy of community-based perimetry. *Am J Ophthalmol*. 1980;90(5):654-660.

127. Heijl A, Drance SM. Changes in differential threshold in patients with glaucoma during prolonged perimetry. *Br J Ophthalmol*. 1983;67(8):512-516.

128. Fujimoto N, Adachi-Usami E. Fatigue effect within 10 degrees visual field in automated perimetry. *Ann Ophthalmol*. 1993;25(4):142-144.

129. Hudson C, Wild JM, O'Neill EC. Fatigue effects during a single session of automated static threshold perimetry. *Invest Ophthalmol Vis Sci*. 1994;35(1):268-280.

130. Asman P, Fingeret M, Robin A, et al. Kinetic and static fixation methods in automated threshold perimetry. *J Glaucoma*. 1999;8(5):290-296.

131. Britt JM, Mills RP. The black hole effect in perimetry. *Invest Ophthalmol Vis Sci*. 1988;29(5):795-801.

132. Desjardins D, Anderson DR. Threshold variability with an automated LED perimeter. *Invest Ophthalmol Vis Sci*. 1988;29(6):915-921.

133. Wilensky JT, Mermelstein JR, Siegel HG. The use of different-sized stimuli in automated perimetry. *Am J Ophthalmol*. 1986;101(6):710-713.

134. Zalta AH. Use of a central 10 degrees field and size V stimulus to evaluate and monitor small central islands of vision in end stage glaucoma. *Br J Ophthalmol*. 1991;75(3):151-154.

135. Li SG, Spaeth GL, Scimeca HA, et al. Clinical experiences with the use of an automated perimeter (Octopus) in the diagnosis and management of patients with glaucoma and neurologic diseases. *Ophthalmology*. 1979;86(7):1302-1316.

136. Schmied U. Automatic (Octopus) and manual (Goldmann) perimetry in glaucoma. *Graefes Arch Clin Exp Ophthalmol*. 1980;213(4):239-244.

137. Beck RW, Bergstrom TJ, Lichter PR. A clinical comparison of visual field testing with a new automated perimeter, the Humphrey field analyzer, and the Goldmann perimeter. *Ophthalmology*. 1985;92(1):77-82.

138. Trope GE, Britton R. A comparison of Goldmann and Humphrey automated perimetry in patients with glaucoma. *Br J Ophthalmol*. 1987;71(7):489-493.

139. Brenton RS, Argus WA. Fluctuations on the Humphrey and Octopus perimeters. *Invest Ophthalmol Vis Sci*. 1987;28(5):767-771.

140. Mills RP, Hopp RH, Drance SM. Comparison of quantitative testing with the Octopus, Humphrey, and Tubingen perimeters. *Am J Ophthalmol*. 1986;102(4):496-504.

141. King D, Drance SM, Douglas GR, et al. The detection of paracentral scotomas with varying grids in computed perimetry. *Arch Ophthalmol*. 1986;104(4):524-525.

142. Weber J, Dobek K. What is the most suitable grid for computer perimetry in glaucoma patients? *Ophthalmologica*. 1986;192(2):88-96.

143. Gramer E, Althaus G, Leydhecker W. The importance of grid density in automatic perimetry: a clinical study. *Z Prakt Augenheilkd*. 1986;7:197.

144. Seamone C, LeBlanc R, Rubillowicz M, et al. The value of indices in the central and peripheral visual fields for the detection of glaucoma. *Am J Ophthalmol*. 1988;106(2):180-185.

145. Wu Z, Medeiros FA, Weinreb RN, Girkin CA, Zangwill LM. Comparing 10-2 and 24-2 visual fields for detecting progressive central visual loss in glaucoma eyes with early central abnormalities. *Ophthalmol Glaucoma*. 2019;2:95-102.

146. Park HL, Lee J, Park CK. Visual field tests for glaucoma patients with initial macular damage: comparison between frequency-doubling technology and standard automated perimetry using 24-2 or 10-2 visual fields. *J Glaucoma*. 2018;27(7):627-634.

147. Henson DB, Artes PH. New developments in supra-threshold perimetry. *Ophthalmic Physiol Opt*. 2002;22(5):463-468.

148. Artes PH, McLeod D, Henson DB. Response time as a discriminator between true- and false-positive responses in suprathreshold perimetry. *Invest Ophthalmol Vis Sci*. 2002;43(1):129-132.

149. Fankhauser F, Funkhouser A, Kwasniewska S. Evaluating the applications of the spatially adaptive program (SAPRO) in clinical perimetry: part I. *Ophthalmic Surg*. 1986;17(6):338-342.

150. Asman P, Britt JM, Mills RP, et al. Evaluation of adaptive spatial enhancement in suprathreshold visual field screening. *Ophthalmology*. 1988;95(12):1656-1662.

151. Stewart WC, Shields MB, Ollie AR. Full threshold versus quantification of defects for visual field testing in glaucoma. *Graefes Arch Clin Exp Ophthalmol*. 1989;227(1):51-54.

152. Flanagan JG, Wild JM, Trope GE. Evaluation of FASTPAC, a new strategy for threshold estimation with the Humphrey field analyzer, in a glaucomatous population. *Ophthalmology*. 1993;100(6):949-954.

153. Glass E, Schaumberger M, Lachenmayr BJ. Simulations for FASTPAC and the standard 4-2 dB full-threshold strategy of the Humphrey field analyzer. *Invest Ophthalmol Vis Sci*. 1995;36(9):1847-1854.

154. Bengtsson B, Olsson J, Heijl A, et al. A new generation of algorithms for computerized threshold perimetry, SITA. *Acta Ophthalmol Scand*. 1997;75(4):368-375.

155. Bengtsson B, Heijl A. SITA Fast, a new rapid perimetric threshold test. Description of methods and evaluation in patients with manifest and suspect glaucoma. *Acta Ophthalmol Scand*. 1998;76(4):431-437.

156. Wild JM, Pacey IE, O'Neill EC, et al. The SITA perimetric threshold algorithms in glaucoma. *Invest Ophthalmol Vis Sci*. 1999;40(9):1998-2009.

157. Bengtsson B, Heijl A. Comparing significance and magnitude of glaucomatous visual field defects using the SITA and full threshold strategies. *Acta Ophthalmol Scand*. 1999;77(2):143-146.

158. Budenz DL, Rhee P, Feuer WJ, et al. Comparison of glaucomatous visual field defects using standard full threshold and Swedish interactive threshold algorithms. *Arch Ophthalmol*. 2002;120(9):1136-1141.

159. Heijl A, Patella VM, Chong LX, et al. A new SITA perimetric threshold testing algorithm: construction and a multicenter clinical study. *Am J Ophthalmol*. 2019;198:154-165.

160. Remky A, Arend O. Clinical experiences with the "Swedish interactive threshold algorithm" (SITA) [in German]. *Klin Monatsbl Augenheilkd*. 2000;216(3):143-147.

161. Lachkar Y, Barrault O, Lefrancois A, et al. Rapid tendency oriented perimeter (TOP) with the Octopus visual field analyzer [in French]. *J Fr Ophtalmol*. 1998;21(3):180-184.

162. Maeda H, Nakaura M, Negi A. New perimetric threshold test algorithm with dynamic strategy and tendency oriented perimetry (TOP) in glaucomatous eyes. *Eye (Lond)*. 2000;14(pt 5):747-751.

163. King AJ, Taguri A, Wadood AC, et al. Comparison of two fast strategies, SITA Fast and TOP, for the assessment of visual fields in glaucoma patients. *Graefes Arch Clin Exp Ophthalmol*. 2002;240(6):481-487.

164. Anderson AJ. Spatial resolution of the tendency-oriented perimetry algorithm. *Invest Ophthalmol Vis Sci*. 2003;44(5):1962-1968.

165. Demirel S, Vingrys AJ. Eye movements during perimetry and the effect that fixational instability has on perimetric outcomes. *J Glaucoma*. 1994;3(1):28-35.

166. Li Y, Mills RP. Kinetic fixation improves threshold sensitivity in the central visual field. *J Glaucoma*. 1992;1(2):108-116.

167. Katz J, Sommer A. Reliability indexes of automated perimetric tests. *Arch Ophthalmol*. 1988;106(9):1252-1254.

168. Bickler-Bluth M, Trick GL, Kolker AE, et al. Assessing the utility of reliability indices for automated visual fields. Testing ocular hypertensives. *Ophthalmology*. 1989;96(5):616-619.

169. Johnson LN, Aminlari A, Sassani JW. Effect of intermittent versus continuous patient monitoring on reliability indices during automated perimetry. *Ophthalmology*. 1993;100(1):76-84.

170. Lee M, Zulauf M, Caprioli J. A new reliability parameter for automated perimetry: inconsistent responses. *J Glaucoma*. 1993;2(4):279-284.

171. Jacobs NA, Patterson IH. Variability of the hill of vision and its significance in automated perimetry. *Br J Ophthalmol*. 1985;69(11):824-826.

172. Heijl A, Lindgren G, Olsson J. Normal variability of static perimetric threshold values across the central visual field. *Arch Ophthalmol*. 1987;105(11):1544-1549.

173. Werner EB, Petrig B, Krupin T, et al. Variability of automated visual fields in clinically stable glaucoma patients. *Invest Ophthalmol Vis Sci*. 1989;30(6):1083-1089.

174. Heijl A, Lindgren A, Lindgren G. Test-retest variability in glaucomatous visual fields. *Am J Ophthalmol.* 1989;108(2):130-135.

175. Haefliger IO, Flammer J. Increase of the short-term fluctuation of the differential light threshold around a physiologic scotoma. *Am J Ophthalmol.* 1989;107(4):417-420.

176. Diestelhorst M, Kullenberg C, Krieglstein GK. Short-term fluctuation of light discrimination sensitivity at the borders of glaucomatous visual field defects [in German]. *Klin Monatsbl Augenheilkd.* 1987;191(6):439-442.

177. Katz J, Sommer A. A longitudinal study of the age-adjusted variability of automated visual fields. *Arch Ophthalmol.* 1987;105(8):1083-1086.

178. Werner EB, Adelson A, Krupin T. Effect of patient experience on the results of automated perimetry in clinically stable glaucoma patients. *Ophthalmology.* 1988;95(6):764-767.

179. Hoskins HD, Magee SD, Drake MV, et al. Confidence intervals for change in automated visual fields. *Br J Ophthalmol.* 1988;72(8):591-597.

180. Weber J, Krieglstein GK, Papoulis C. Graphic analysis of topographic trends in perimetry follow-up of glaucoma [in German]. *Klin Monatsbl Augenheilkd.* 1989;195(5):319-322.

181. Werner EB, Drance SM. Early visual field disturbances in glaucoma. *Arch Ophthalmol.* 1977;95(7):1173-1175.

182. Werner EB, Drance SM. Increased scatter of responses as a precursor of visual field changes in glaucoma. *Can J Ophthalmol.* 1977;12(2):140-142.

183. Flammer J, Drance SM, Zulauf M. Differential light threshold. Short- and long-term fluctuation in patients with glaucoma, normal controls, and patients with suspected glaucoma. *Arch Ophthalmol.* 1984;102(5):704-706.

184. Chauhan BC, Drance SM, Lai C. A cluster analysis for threshold perimetry. *Graefes Arch Clin Exp Ophthalmol.* 1989;227(3):216-220.

185. Fankhauser F, Fankhauser F III, Giger H. A cluster and scotoma analysis based on empiric criteria. *Graefes Arch Clin Exp Ophthalmol.* 1993;231(12):697-703.

186. Asman P, Heijl A. Glaucoma hemifield test. Automated visual field evaluation. *Arch Ophthalmol.* 1992;110(6):812-819.

187. Sommer A, Enger C, Witt K. Screening for glaucomatous visual field loss with automated threshold perimetry. *Am J Ophthalmol.* 1987;103(5):681-684.

188. Asman P, Heijl A. Evaluation of methods for automated hemifield analysis in perimetry. *Arch Ophthalmol.* 1992;110(6):820-826.

189. Susanna R Jr, Nicolela MT, Soriano DS, et al. Automated perimetry: a study of the glaucoma hemifield test for the detection of early glaucomatous visual field loss. *J Glaucoma.* 1994;3(1):12-16.

190. Katz J, Quigley HA, Sommer A. Repeatability of the glaucoma hemifield test in automated perimetry. *Invest Ophthalmol Vis Sci.* 1995;36(8):1658-1664.

191. Johnson CA, Sample PA, Cioffi GA, et al. Structure and function evaluation (SAFE): I. Criteria for glaucomatous visual field loss using standard automated perimetry (SAP) and short wavelength automated perimetry (SWAP). *Am J Ophthalmol.* 2002;134(2):177-185.

192. The AGIS Investigators. The Advanced Glaucoma Intervention Study, 2: visual field test scoring and reliability. *Ophthalmology.* 1994;101(8):1445-1455.

193. Musch DC, Lichter PR, Guire KE, et al. The Collaborative Initial Glaucoma Treatment Study: study design, methods, and baseline characteristics of enrolled patients. *Ophthalmology.* 1999;106(4):653-662.

194. Hills JF, Johnson CA. Evaluation of the t test as a method of detecting visual field changes. *Ophthalmology.* 1988;95(2):261-266.

195. Enger C, Sommer A. Recognizing glaucomatous field loss with the Humphrey Statpac. *Arch Ophthalmol.* 1987;105(10):1355-1357.

196. Heijl A, Lindgren G, Olsson J, et al. Visual field interpretation with empiric probability maps. *Arch Ophthalmol.* 1989;107(2):204-208.

197. Heijl A, Asman P. A clinical study of perimetric probability maps. *Arch Ophthalmol.* 1989;107(2):199-203.

198. Birch MK, Wishart PK, O'Donnell NP. Determining progressive visual field loss in serial Humphrey visual fields. *Ophthalmology.* 1995;102(8):1227-1234; discussion 34-35.

199. Fitzke FW, Hitchings RA, Poinoosawmy D, et al. Analysis of visual field progression in glaucoma. *Br J Ophthalmol.* 1996;80(1):40-48.

200. Werner EB, Bishop KI, Koelle J, et al. A comparison of experienced clinical observers and statistical tests in detection of progressive visual field loss in glaucoma using automated perimetry. *Arch Ophthalmol.* 1988;106(5):619-623.

201. Chauhan BC, Drance SM, Douglas GR. The use of visual field indices in detecting changes in the visual field in glaucoma. *Invest Ophthalmol Vis Sci.* 1990;31(3):512-520.

202. Viswanathan AC, Fitzke FW, Hitchings RA. Early detection of visual field progression in glaucoma: a comparison of PROGRESSOR and STATPAC 2. *Br J Ophthalmol.* 1997;81(12):1037-1042.

203. Armaly MF. The visual field defect and ocular pressure level in open angle glaucoma. *Invest Ophthalmol Vis Sci.* 1969;8(1):105-1024.

204. Flammer J, Drance SM. Reversibility of a glaucomatous visual field defect after acetazolamide therapy. *Can J Ophthalmol.* 1983;18(3):139-141.

205. Tsai CS, Shin DH, Wan JY, et al. Visual field global indices in patients with reversal of glaucomatous cupping after intraocular pressure reduction. *Ophthalmology.* 1991;98(9):1412-1419.

206. Gandolfi SA. Improvement of visual field indices after surgical reduction of intraocular pressure. *Ophthalmic Surg.* 1995;26(2):121-126.

207. Heijl A, Bengtsson B. The short-term effect of laser trabeculoplasty on the glaucomatous visual field. A prospective study using computerized perimetry. *Acta Ophthalmol.* 1984;62(5):705-714.

208. Salim S, Paranhos A, Lima M, et al. Influence of surgical reduction of intraocular pressure on regions of the visual field with different levels of sensitivity. *Am J Ophthalmol.* 2001;132(4):496-500.

209. Hart WM Jr. Computer processing of visual data: II. Automated pattern analysis of glaucomatous visual fields. *Arch Ophthalmol.* 1981;99(1):133-136.

210. Weleber RG, Tobler WR. Computerized quantitative analysis of kinetic visual fields. *Am J Ophthalmol.* 1986;101(4):461-468.

211. Esterman B. Grid for scoring visual fields: I. Tangent screen. *Arch Ophthalmol.* 1967;77(6):780-786.

212. Esterman B. Grid for scoring visual fields: II. Perimeter. *Arch Ophthalmol.* 1968;79(4):400-406.

213. American Medical Association. Impairment of visual field. In: Cocchiarella L, Andersson G, eds. *Guides to the Evaluation of Permanent Impairment.* 5th ed. Chicago, IL: American Medical Association; 2000:287-295.

214. Mills RP, Drance SM. Esterman disability rating in severe glaucoma. *Ophthalmology.* 1986;93(3):371-378.

215. Delgado MF, Nguyen NT, Cox TA, et al. Automated perimetry: a report by the American Academy of Ophthalmology. *Ophthalmology.* 2002;109(12):2362-2374.

216. Johnson CA. Recent developments in automated perimetry in glaucoma diagnosis and management. *Curr Opin Ophthalmol.* 2002;13(2):77-84.

217. Hart WM Jr, Hartz RK, Hagen RW, et al. Color contrast perimetry. *Invest Ophthalmol Vis Sci.* 1984;25(4):400-413.

218. Hart WM Jr, Gordon MO. Color perimetry of glaucomatous visual field defects. *Ophthalmology.* 1984;91(4):338-346.

219. Hart WM Jr, Silverman SE, Trick GL, et al. Glaucomatous visual field damage. Luminance and color-contrast sensitivities. *Invest Ophthalmol Vis Sci.* 1990;31(2):359-367.

220. Logan N, Anderson DR. Detecting early glaucomatous visual field changes with a blue stimulus. *Am J Ophthalmol.* 1983;95(4):432-434.

221. Mindel JS, Safir A, Schare PW. Visual field testing with red targets. *Arch Ophthalmol.* 1983;101(6):927-929.

222. Sample PA. Short-wavelength automated perimetry: its role in the clinic and for understanding ganglion cell function. *Prog Retin Eye Res.* 2000;19(4):369-383.

223. Wild JM. Short wavelength automated perimetry. *Acta Ophthalmol Scand.* 2001;79(6):546-559.

224. Johnson CA, Brandt JD, Khong AM, et al. Short-wavelength automated perimetry in low-, medium-, and high-risk ocular hypertensive eyes. Initial baseline results. *Arch Ophthalmol.* 1995;113(1):70-76.

225. Girkin CA, Emdadi A, Sample PA, et al. Short-wavelength automated perimetry and standard perimetry in the detection of progressive optic disc cupping. *Arch Ophthalmol.* 2000;118(9):1231-1236.

226. Demirel S, Johnson CA. Incidence and prevalence of short wavelength automated perimetry deficits in ocular hypertensive patients. *Am J Ophthalmol.* 2001;131(6):709-715.

227. Johnson CA, Adams AJ, Casson EJ, et al. Blue-on-yellow perimetry can predict the development of glaucomatous visual field loss. *Arch Ophthalmol.* 1993;111(5):645-650.

228. Sample PA, Taylor JD, Martinez GA, et al. Short-wavelength color visual fields in glaucoma suspects at risk. *Am J Ophthalmol.* 1993;115(2):225-233.

229. Johnson CA, Adams AJ, Casson EJ, et al. Progression of early glaucomatous visual field loss as detected by blue-on-yellow and standard white-on-white automated perimetry. *Arch Ophthalmol.* 1993;111(5):651-656.

230. Johnson CA, Sample PA, Zangwill LM, et al. Structure and function evaluation (SAFE): II. Comparison of optic disk and visual field characteristics. *Am J Ophthalmol.* 2003;135(2):148-154.

231. Moss ID, Wild JM, Whitaker DJ. The influence of age-related cataract on blue-on-yellow perimetry. *Invest Ophthalmol Vis Sci.* 1995;36(5):764-773.

232. Wild JM, Moss ID, Whitaker D, et al. The statistical interpretation of blue-on-yellow visual field loss. *Invest Ophthalmol Vis Sci.* 1995;36(7):1398-1410.

233. Kim YY, Kim JS, Shin DH, et al. Effect of cataract extraction on blue-on-yellow visual field. *Am J Ophthalmol.* 2001;132(2):217-220.

234. Kara-Junior N, Jardim JL, de Oliveira Leme E, et al. Effect of the AcrySof Natural intraocular lens on blue-yellow perimetry. *J Cataract Refract Surg.* 2006;32(8):1328-1330.

235. Maeda H, Tanaka Y, Nakamura M, et al. Blue-on-yellow perimetry using an Armaly glaucoma screening program. *Ophthalmologica.* 1999;213(2):71-75.

236. Ugurlu S, Hoffman D, Garway-Heath DF, et al. Relationship between structural abnormalities and short-wavelength perimetric defects in eyes at risk of glaucoma. *Am J Ophthalmol.* 2000;129(5):592-598.

237. Bengtsson B. A new rapid threshold algorithm for short-wavelength automated perimetry. *Invest Ophthalmol Vis Sci.* 2003;44(3):1388-1394.

238. Bengtsson B, Heijl A. Normal intersubject threshold variability and normal limits of the SITA SWAP and full threshold SWAP perimetric programs. *Invest Ophthalmol Vis Sci.* 2003;44(11):5029-5034.

239. Landers J, Sharma A, Goldberg I, et al. Topography of the frequency doubling perimetry visual field compared with that of short wavelength and achromatic automated perimetry visual fields. *Br J Ophthalmol.* 2006;90(1):70-74.

240. Rossetti L, Fogagnolo P, Miglior S, et al. Learning effect of short-wavelength automated perimetry in patients with ocular hypertension. *J Glaucoma.* 2006;15(5):399-404.

241. Hutchings N, Hosking SL, Wild JM, et al. Long-term fluctuation in short-wavelength automated perimetry in glaucoma suspects and glaucoma patients. *Invest Ophthalmol Vis Sci.* 2001;42(10):2332-2337.

242. Rosli Y, Maddess T, Dawel A, et al. Multifocal frequency-doubling pattern visual evoked responses to dichoptic stimulation. *Clin Neurophysiol.* 2009;120(12):2100-2108.

243. Alward WL. Frequency doubling technology perimetry for the detection of glaucomatous visual field loss. *Am J Ophthalmol.* 2000;129(3):376-378.

244. Maddess T, Goldberg I, Dobinson J, et al. Testing for glaucoma with the spatial frequency doubling illusion. *Vis Res.* 1999;39(25):4258-4273.

245. Quigley HA. Neuronal death in glaucoma. *Prog Retin Eye Res.* 1999;18(1):39-57.

246. Harwerth RS, Crawford ML, Frishman LJ, et al. Visual field defects and neural losses from experimental glaucoma. *Prog Retin Eye Res.* 2002;21(1):91-125.

247. Morgan JE. Selective cell death in glaucoma: does it really occur? *Br J Ophthalmol.* 1994;78(11):875-879; discussion 9-80.

248. Martin L, Wanger P, Vancea L, et al. Concordance of high-pass resolution perimetry and frequency-doubling technology perimetry results in glaucoma: no support for selective ganglion cell damage. *J Glaucoma.* 2003;12(1):40-44.

249. Quigley HA. Identification of glaucoma-related visual field abnormality with the screening protocol of frequency doubling technology. *Am J Ophthalmol.* 1998;125(6):819-829.

250. Cioffi GA, Mansberger S, Spry P, et al Frequency doubling perimetry and the detection of eye disease in the community. *Trans Am Ophthalmol Soc.* 2000;98:195-199; discussion 9-202.

251. Tatemichi M, Nakano T, Tanaka K, et al. Performance of glaucoma mass screening with only a visual field test using frequency-doubling technology perimetry. *Am J Ophthalmol.* 2002;134(4):529-537.

252. Sample PA, Bosworth CF, Blumenthal EZ, et al. Visual function-specific perimetry for indirect comparison of different ganglion cell populations in glaucoma. *Invest Ophthalmol Vis Sci.* 2000;41(7):1783-1790.

253. Cello KE, Nelson-Quigg JM, Johnson CA. Frequency doubling technology perimetry for detection of glaucomatous visual field loss. *Am J Ophthalmol.* 2000;129(3):314-322.

254. Quinn LM, Gardiner SK, Wheeler DT, et al. Frequency doubling technology perimetry in normal children. *Am J Ophthalmol.* 2006;142(6):983-989.

255. Wall M, Neahring RK, Woodward KR. Sensitivity and specificity of frequency doubling perimetry in neuro-ophthalmic disorders: a comparison with conventional automated perimetry. *Invest Ophthalmol Vis Sci.* 2002;43(4):1277-1283.

256. Anderson AJ, Johnson CA. Effect of dichoptic adaptation on frequency-doubling perimetry. *Optom Vis Sci.* 2002;79(2):88-92.

257. Racette L, Medeiros FA, Zangwill LM, et al. Diagnostic accuracy of the Matrix 24-2 and original N-30 frequency-doubling technology tests compared with standard automated perimetry. *Invest Ophthalmol Vis Sci.* 2008;49(3):954-960.

258. Spry PG, Johnson CA. Within-test variability of frequency-doubling perimetry using a 24-2 test pattern. *J Glaucoma.* 2002;11(4):315-320.

259. Centofanti M, Fogagnolo P, Oddone F, et al. Learning effect of Humphrey matrix frequency doubling technology perimetry in patients with ocular hypertension. *J Glaucoma.* 2008;17(6):436-441.

260. Gonzalez-Hernandez M, de la Rosa MG, de la Vega RR, et al. Long-term fluctuation of standard automatic perimetry, pulsar perimetry and frequency-doubling technology in early glaucoma diagnosis. *Ophthalmic Res.* 2007;39(6):338-343.

261. Fahle M, Wehrhahn C. Motion perception in the peripheral visual field. *Graefes Arch Clin Exp Ophthalmol.* 1991;229(5):430-436.

262. Ruben S, Fitzke F. Correlation of peripheral displacement thresholds and optic disc parameters in ocular hypertension. *Br J Ophthalmol.* 1994;78(4):291-294.

263. Bullimore MA, Wood JM, Swenson K. Motion perception in glaucoma. *Invest Ophthalmol Vis Sci.* 1993;34(13):3526-3533.

264. Piltz JR, Swindale NV, Drance SM. Vernier thresholds and alignment bias in control, suspect, and glaucomatous eyes. *J Glaucoma.* 1993;2(2):87-95.

265. Arden GB, Jacobson JJ. A simple grating test for contrast sensitivity: preliminary results indicate value in screening for glaucoma. *Invest Ophthalmol Vis Sci.* 1978;17(1):23-32.

266. McKendrick AM, Johnson CA, Anderson AJ, et al. Elevated vernier acuity thresholds in glaucoma. *Invest Ophthalmol Vis Sci.* 2002;43(5):1393-1399.

267. Frisen L. High-pass resolution perimetry. A clinical review. *Doc Ophthalmol.* 1993;83(1):1-25.

268. House P, Schulzer M, Drance S, et al. Characteristics of the normal central visual field measured with resolution perimetry. *Graefes Arch Clin Exp Ophthalmol.* 1991;229(1):8-12.

269. Chauhan BC, Mohandas RN, Whelan JH, et al. Comparison of reliability indices in conventional and high-pass resolution perimetry. *Ophthalmology.* 1993;100(7):1089-1094.

270. Sample PA, Ahn DS, Lee PC, et al. High-pass resolution perimetry in eyes with ocular hypertension and primary open-angle glaucoma. *Am J Ophthalmol.* 1992;113(3):309-316.

271. Martinez GA, Sample PA, Weinreb RN. Comparison of high-pass resolution perimetry and standard automated perimetry in glaucoma. *Am J Ophthalmol.* 1995;119(2):195-201.

272. Chauhan BC, LeBlanc RP, McCormick TA, et al. Comparison of high-pass resolution perimetry and pattern discrimination perimetry to conventional perimetry in glaucoma. *Can J Ophthalmol.* 1993;28(7):306-311.

273. Chauhan BC. The value of high-pass resolution perimetry in glaucoma. *Curr Opin Ophthalmol.* 2000;11(2):85-89.

274. Silverman SE, Trick GL, Hart WM Jr. Motion perception is abnormal in primary open-angle glaucoma and ocular hypertension. *Invest Ophthalmol Vis Sci.* 1990;31(4):722-729.

275. Wall M, Ketoff KM. Random dot motion perimetry in patients with glaucoma and in normal subjects. *Am J Ophthalmol.* 1995;120(5):587-596.

276. Bosworth CF, Sample PA, Gupta N, et al. Motion automated perimetry identifies early glaucomatous field defects. *Arch Ophthalmol.* 1998;116(9):1153-1158.

277. Bosworth CF, Sample PA, Williams JM, et al. Spatial relationship of motion automated perimetry and optic disc topography in patients with glaucomatous optic neuropathy. *J Glaucoma.* 1999;8(5):281-289.

278. Bowd C, Zangwill LM, Berry CC, et al. Detecting early glaucoma by assessment of retinal nerve fiber layer thickness and visual function. *Invest Ophthalmol Vis Sci.* 2001;42(9):1993-2003.

279. Goldmann H. Fundamentals of exact perimetry. 1945. *Optom Vis Sci.* 1999;76(8):599-604.

280. Portney GL, Hanible JE. A comparison of four projection perimeters. *Am J Ophthalmol.* 1976;81(5):678-681.

281. Wohlrab TM, Erb C, Rohrbach JM, et al. Age-adjusted normal values with the Tubingen Automatic Perimeter TAP 2000 CC [in German]. *Ophthalmologe.* 1996;93(4):428-432.

282. Harms H. Entwicklungsmoglichkeiten der Perimetrie [in German]. *Graefes Arch Clin Exp Ophthalmol.* 1950;150:28-57.

283. Armaly MF. Ocular pressure and visual fields. A ten-year follow-up study. *Arch Ophthalmol.* 1969;81(1):25-40.

284. Rock WJ, Drance SM, Morgan RW. Visual field screening in glaucoma. An evaluation of the Armaly technique for screening glaucomatous visual fields. *Arch Ophthalmol.* 1973;89(4):287-290.

285. Rock WJ, Drance SM, Morgan RW. A modification of the Armaly visual field screening technique for glaucoma. *Can J Ophthalmol.* 1971;6(4):283-292.

286. Fischer FW. Threshold-adjusted supraliminal pattern perimetry with the Goldmann perimeter [in German]. *Klin Monbl Augenheilkd.* 1984;185(3):204-211.

287. Rabin S, Kolesar P, Podos SM, et al. A visual field screening protocol for glaucoma. *Am J Ophthalmol.* 1981;92(4):630-635.

288. Stepanik J. Diagnosis of glaucoma with the Goldmann perimeter [in German]. *Klin Monatsbl Augenheilkd.* 1983;183:330-332.

289. Tsapakis S, Papaconstantinou D, Diagourtas A, et al. Visual field examination method using virtual reality glasses compared with the Humphrey perimeter. *Clin Ophthalmol.* 2017;11:1431-1443.

290. Johnson CA, Thapa S, George Kong YX, Robin AL. Performance of an iPad application to detect moderate and advanced visual field loss in Nepal. *Am J Ophthalmol.* 2017;182:147-154.

Influencia glaucomatosa sobre la función visual

7

Además de los cambios del campo visual en el glaucoma antes analizados (véase cap. 6), otras pruebas de función visual pueden tener resultados anormales en las primeras etapas del glaucoma. Algunas de estas pruebas tal vez un día resultarán útiles para detectar la presencia y la progresión del glaucoma y para juzgar la eficacia del tratamiento del glaucoma.

SENSIBILIDAD AL BRILLO

Los pacientes con atrofia óptica glaucomatosa tienen menor sensibilidad a la luz cuando se adaptan a la oscuridad, lo que se correlaciona con el grado de daño nervioso,[1,2] y se ha reportado que la adaptación a la oscuridad, evaluada con estímulos cromáticos, es anormal en pacientes con hipertensión ocular.[3] Los resultados de algunos estudios proporcionaron poca evidencia de anomalías de los fotorreceptores en el glaucoma,[4,5] pero otros sugirieron que los fotorreceptores pueden estar involucrados en el daño glaucomatoso.[6,7] La sensibilidad a la luz también se puede evaluar con una prueba de índice de brillo, en la que el paciente discrimina la diferencia en la sensibilidad de los dos ojos a la luz, y se ha sugerido que las pruebas de este tipo pueden ser útiles en la detección del glaucoma.[8,9] En estudios preliminares, los pacientes con glaucoma de ángulo abierto tuvieron respuestas anormales en las pruebas dicópticas, en las que la mitad de un objeto de prueba se presenta a un ojo y la otra mitad al otro ojo para ayudar a determinar la localización de un defecto en la vía visual.[10] Incluso en áreas de función normal del campo visual medidas por perimetría acromática automatizada, los pacientes con glaucoma pueden mostrar un peor desempeño visual en función de la luminancia, en comparación con las personas no glaucomatosas.[11]

VISIÓN A COLOR

Se ha descrito una reducción en la sensibilidad a los colores en pacientes con hipertensión ocular, discos inclinados y diversas formas de glaucoma, y puede preceder a cualquier pérdida detectable de visión periférica o central mediante pruebas estándar de agudeza visual o campo visual.[12] En comparación con la sensibilidad acromática, se encontró que la sensibilidad al color se ve más afectada en el glaucoma.[13] La mayoría de los estudios coincide en que el déficit de visión a color se asocia sobre todo con vías sensibles al azul.[14-22] Esto es consistente con la observación de que las señales azules son detectadas por los conos de longitud de onda corta y luego procesadas por las células ganglionares biestratificadas azul-amarillo, que son diferentes a las células ganglionares enanas.[23] Estas células proyectan sus axones a las capas coniocelulares interlaminares del núcleo geniculado lateral.[24] Los conos azules contribuyen poco a la sensación de brillo o a la agudeza visual, lo que puede explicar por qué las pruebas estándar de agudeza visual, perimetría, o los estudios de sensibilidad al contraste pueden pasar por alto un déficit visual asociado. La disfunción visual del color está relacionada en gran medida con los niveles elevados de presión intraocular (PIO),[20,21] lo que sugiere que el daño es inducido por presión. Se ha observado una pérdida selectiva de la sensibilidad rojo-verde en algunos pacientes con glaucoma.[25] Sin embargo, se encontró que el *potencial visual evocado (PVE)* cromático, que utiliza el parpadeo rojo-verde, estaba alterado en las neuropatías ópticas no glaucomatosas, pero no en el glaucoma.[26]

No está claro si la pérdida de la visión al color y los cambios del campo visual asociados con la pérdida del haz de fibras nerviosas comparten el mismo mecanismo. Se encontró que los ojos hipertensos oculares con defectos amarillo-azul y azul-verde tenían cambios tempranos difusos en la sensibilidad del campo visual y un mayor riesgo de pérdida glaucomatosa del campo visual, en comparación con ojos similares sin estas alteraciones de la visión al color. Las mismas anomalías al color en pacientes con glaucoma temprano se correlacionaron de manera significativa con la pérdida difusa de fibras nerviosas de la retina.[22] Sin embargo, no se halló una correlación importante entre las puntuaciones de la visión al color y el desempeño en el campo visual en pacientes con hipertensión ocular cuando se aplicó la corrección de la edad a la variable del color,[27] y otro estudio no reveló una asociación clara entre la formación de excavaciones glaucomatosas tempranas y las anomalías en la visión al color.[16] La especificidad está limitada por el hecho de que el déficit de tritán es también el que se observa con mayor frecuencia con los cambios relacionados con la edad. No obstante, cuando las poblaciones del estudio se parearon por edad y densidad del cristalino, la pérdida de la visión al color en el glaucoma todavía era atribuible, en parte, al proceso de la enfermedad.[19]

En la mayoría de los estudios reportados la prueba de visión del color se realizó con la prueba Farnsworth-Munsell de 100 tonos, las pruebas dicotómicas (D-15), o variantes de estas, las cuales son laboriosas y de precisión cuestionable. Un estudio ha demostrado que la iluminación halógena es preferible para la prueba Farnsworth-Munsell de 100 tonos en el glaucoma, y confirmó la presencia de una deficiencia de la vía azul-amarilla en el glaucoma.[28] Otro estudio ha demostrado que, aunque las puntuaciones de error en la prueba de Farnsworth-Munsell de 100 tonos estaban elevadas en ojos glaucomatosos, la evaluación no siempre discriminaba bien y parecía carecer de un valor diagnóstico alto.[29]

Se han diseñado varias pruebas para superar las limitaciones de la valoración de Farnsworth-Munsell, incluidos monitores controlados por computadora que presentan contrastes de color parpadeantes o contrastes de color periféricos, un anomaloscopio automático, una prueba de sensibilidad de contraste de color en la que el blanco y el entorno tienen la misma luminancia pero diferente cromaticidad, y una computadora personal.[30-34] Sin embargo, incluso con el sistema más sensible y preciso, no siempre se detecta el glaucoma, lo que sugiere que algunos pacientes con glaucoma tienen una verdadera preservación de la visión a color.[33,35,36]

Como se analizó en el capítulo 6, se ha demostrado que la *perimetría automatizada de longitud de onda corta (PALOC)*, que proyecta un blanco azul sobre un fondo amarillo, detecta el daño glaucomatoso antes que la perimetría convencional de blanco sobre blanco.[37-39] También se ha encontrado que la perimetría automatizada de longitud de onda corta es más sensible a la progresión de la pérdida del campo visual y a la progresión del acopamiento glaucomatoso del disco.[40]

SENSIBILIDAD AL CONTRASTE

Se puede demostrar una pérdida sutil de la visión central y periférica en algunos pacientes con glaucoma antes de que los cambios en el campo visual sean detectables con técnicas estándar, al medir la cantidad de contraste requerida para que un paciente discrimine entre los estímulos visuales adyacentes.[41-43] En algunos estudios el deterioro de la sensibilidad al contraste se correlaciona con el campo visual, en especial el campo visual central y el daño de la cabeza del nervio óptico, así como con el estadio de la enfermedad.[41,44-46] El rendimiento de la detección del glaucoma puede aumentarse al medir la sensibilidad periférica al contraste, 20 a 25 grados de forma excéntrica.[47,48] Las pruebas para medir la sensibilidad al contraste pueden usar estrategias espaciales o temporales. Aunque la sensibilidad al contraste espacial puede ser un complemento útil, se ha recomendado tener precaución al interpretar los resultados sin considerar datos clínicos adicionales.[49] La superposición con otras causas de sensibilidad al contraste espacial reducida, incluida la edad, crea un alto nivel de falsos negativos y falsos positivos.[41,42,50,51] Se ha demostrado que la sensibilidad de contraste espacial disminuye en personas con ojos sanos después de los 50 años de edad, lo que parece ser independiente de la transparencia del cristalino.[52] Aunque las propiedades de suma espacial difieren entre las vías mediadas por M y P, las propiedades de suma espacial subyacentes asociadas con estas vías son similares en pacientes control y en aquellos con glaucoma.[49] En un estudio que comparó la disminución de la sensibilidad al contraste entre el envejecimiento normal y el glaucoma, el envejecimiento disminuyó los componentes sensibles a la frecuencia espacial baja de las vías M y P. El glaucoma da como resultado una reducción adicional de la sensibilidad que no parece ser selectiva para las funciones M o P, que los investigadores supusieron que estaban mediadas por células con campos receptivos más grandes.[53] Como referencia, la tecnología de duplicación de frecuencia mide el umbral de contraste a las barras de perfil de luminancia sinusoidal de baja frecuencia espacial-alta frecuencia temporal.[54]

Las rejillas de ondas sinusoidales de bandas paralelas claras y oscuras (*rejillas de Arden*), en las que el paciente debe detectar el patrón de rayas en varios niveles de contraste y frecuencias espaciales, se han evaluado de manera extensa en este grupo de pruebas psicofísicas. Las rejillas de Arden originales estaban limitadas por la subjetividad de las respuestas requeridas.[55,56] Se reportó una modificación, en la que el paciente debe indicar la orientación de las rejillas, para minimizar esta limitación.[56] Los métodos de prueba incluyen pantallas de video controladas por computadora y patrones de rejilla reproducidos de manera fotográfica, los cuales han dado buenas aproximaciones de la función de sensibilidad de contraste espacial.[57] Una de estas pruebas utiliza rejillas de onda sinusoidal de baja frecuencia espacial y franjas de interferencia láser para aumentar la sensibilidad a los defectos periféricos.[58,59]

Llevar a cabo estas técnicas, incluidos los blancos de rejilla sinusoidal, es difícil y requiere mucho tiempo. Un esfuerzo por minimizar estas limitaciones ha llevado al desarrollo de la perimetría de resolución de paso alto (analizado en el cap. 6).

La sensibilidad al contraste temporal, en la que el paciente debe detectar un estímulo visual que parpadea en varias frecuencias, proporciona otra medida de la sensibilidad al contraste, y parece ser más útil que la sensibilidad al contraste espacial en pacientes con glaucoma. El estímulo puede presentarse como un campo de parpadeo homogéneo (*frecuencia de fusión de parpadeo*) o como una rejilla de parpadeo en contrafase de baja frecuencia espacial (*sensibilidad de contraste espacio-temporal*).[60,61] Los pacientes con glaucoma pueden tener una función reducida con cualquiera de los métodos, aunque el último

parece ser una prueba más sensible.[61,62] También se encontró que la sensibilidad al contraste espacio-temporal era más útil para detectar el glaucoma que las pruebas de sensibilidad al contraste espacial de la retina central, aunque, de nuevo, la utilidad de la prueba se limita a los menores de 50 años de edad. Otros estudios han hallado que la edad es un factor menos significativo en la pérdida de sensibilidad, aunque uno sugirió que la enfermedad cardiovascular puede estar asociada con disfunción foveal.[63,64] También existe la duda sobre si la pérdida temporal de la sensibilidad al contraste en pacientes con hipertensión ocular representa daño glaucomatoso temprano o un efecto transitorio de aumento de la PIO. Un estudio sugirió que cualquiera de los mecanismos puede encontrarse dentro de subgrupos de esta población.[65] La reducción de la PIO en pacientes con glaucoma puede mejorar la sensibilidad al contraste a altas frecuencias de 18 ciclos/grado.[66]

Se han evaluado varias técnicas para mejorar la utilidad de las pruebas de sensibilidad al contraste. Un estudio sugirió que la determinación de un índice entre la sensibilidad al contraste espacial y la sensibilidad al parpadeo mide la patología visual con mayor precisión que el valor absoluto de cualquiera de las pruebas.[67] Se ha reportado que otra prueba de sensibilidad al contraste temporal, en la que el paciente debe discriminar dos pulsos de luz rápidamente sucesivos de un solo pulso, es muy sensible y específica para distinguir los ojos glaucomatosos de los sanos.[68] Otra prueba, la de sensibilidad retiniana escotópica de campo completo, utiliza un dispositivo del tamaño de una linterna en el que el paciente ve una luz blanca en todo el campo visual, y se le pide que detecte campos iluminados y oscuros alternados a intervalos de 1 segundo.[69] Esta prueba puede ser útil como herramienta de detección,[69] aunque un estudio encontró demasiada superposición entre personas sanas e individuos con hipertensión ocular.[70] La prueba de sensibilidad al contraste de Spaeth-Richman (SPARCS) demostró una peor sensibilidad al contraste en pacientes con glaucoma rápidamente progresivo.[71] La prueba SPARCS es una de sensibilidad al contraste que no depende de la alfabetización o el nivel educativo, y que puede ser más repetible que la prueba tradicional de Pelli-Robson.[72]

Otro intento de utilizar un contraste temporal o un blanco parpadeante se ha denominado *perimetría de modulación temporal* o *perimetría de parpadeo*.[73,74] En ojos sanos, hay una pérdida de la sensibilidad de la modulación temporal relacionada con la edad.[73] Parece estar menos afectada por la agudeza visual o la degradación de la retina en comparación con la perimetría de percepción de luz o la perimetría de resolución, y es más sensible que la perimetría de percepción de luz al aumento de la PIO.[74,75]

También se ha reportado que diferentes formas y patrones de blancos que el paciente debe distinguir son de particular valor en la detección de enfermedades del nervio óptico.[76] En un estudio con perimetría de discriminación de patrones, las fluctuaciones a largo y corto plazo fueron significativas en la clínica, pero no previenen la separación adecuada entre las mediciones normales y anormales.[77] Se ha demostrado que la función visual en los ojos glaucomatosos, medida por la sensibilidad al contraste, mejora después de la terapia con β bloqueadores.[78]

Un grupo de investigadores encontró que la combinación de las pruebas de campo visual y la sensibilidad al contraste proporciona una mejor predicción de la discapacidad visual en pacientes con glaucoma que cualquiera de las dos pruebas por sí solas.[79] Incluso los tratamientos pueden afectar la sensibilidad al contraste de forma temporal; un estudio encontró eso 1 mes después de la trabeculectomía.[46] Hasta ahora, cualquier disminución en la sensibilidad al contraste parece ser irreversible, incluso después de la reducción de la PIO.[80] Debido al efecto del glaucoma sobre la sensibilidad al contraste, se debe prestar especial atención a estos pacientes si se considera la corrección de la visión multifocal mediante la implantación de lentes intraoculares después de la extracción de cataratas, o el uso de lentes de contacto.

ESTUDIOS ELECTROFISIOLÓGICOS

La mayoría de las medidas de los campos visuales y otras funciones visuales depende de la respuesta subjetiva del paciente. Hoy en día también se trabaja mucho en métodos objetivos alternativos para evaluar el campo visual. El patrón de electrorretinograma (PERG), la respuesta fotópica negativa del electrorretinograma (ERG) y el PVE multifocal (PVEmf) parecen tener el mayor potencial para detectar daño glaucomatoso temprano que puede no ser detectado por la perimetría automatizada estándar.[81-83] De las pruebas electrofisiológicas disponibles en la actualidad, el PVEmf es el único que puede proporcionar información topográfica sobre los defectos del campo visual. La relación entre las pruebas electrofisiológicas y el daño subyacente a las células ganglionares aún no se comprende del todo, pero se ha sugerido que la señal en la respuesta del PVEmf puede estar relacionada de forma lineal con la pérdida de células ganglionares. En un estudio también se encontró que los pacientes con glaucoma tenían valores basales aumentados con electrooculografía,[84] pero un estudio posterior no confirmó ese hallazgo.[85]

Electrorretinogramas

Los electrorretinogramas evocados al invertir patrones de tablero de ajedrez o rejilla (PERG) son sensibles a la disfunción de las células ganglionares de la retina y el nervio óptico, y tienen amplitudes reducidas en pacientes con glaucoma.[86-89] El patrón del ERG puede detectar daños tempranos en las células ganglionares, lo que puede explicar por qué las amplitudes de PERG reducidas aparecen en las primeras etapas del glaucoma y en algunos ojos con hipertensión ocular, en especial aquellos con un riesgo elevado de glaucoma.[86,89-91] Estos hallazgos sugieren que el PERG puede ser útil para discriminar entre aquellos pacientes con hipertensión ocular que desarrollarán pérdida del campo visual y los que no lo harán.

Los estudios difieren en cuanto a si el PERG se correlaciona con la PIO y la topografía del disco; un estudio no mostró correlación y otros indicaron una asociación con el control de la PIO, el análisis computarizado de la cabeza del nervio óptico o el grosor de la capa de fibras nerviosas de la retina.[90,92,93] Se ha demostrado que el PERG se correlaciona con los índices del campo visual,[94] y los defectos del campo visual están asociados con la reducción de PERG en el hemisferio correspondiente.[95] Sin embargo, no se encontró una correlación precisa con los déficits de la visión al color.[96] Se notó que la disminución de la amplitud y un aumento en la latencia máxima se correlacionaron con aumento de la edad, en paralelo con la pérdida normal estimada de células ganglionares. De hecho, la reducción del PERG se asoció de forma directa con el daño al nervio óptico definido de modo histológico en un modelo de mono.[97] Un estudio demostró que el ERG de patrón, en combinación con el PALOC, mejora el poder para predecir la progresión de la pérdida del campo visual.[98]

El ERG evocado por un destello de luz (*ERG flash*) se ve más afectado por los elementos externos de la retina y no suele ser anormal en el glaucoma. Sin embargo, la elevación aguda de la PIO en gatos provocó una reducción tanto en el ERG de patrón como en el ERG flash, proporcional a la reducción de la presión de perfusión y de manera independiente de la PIO absoluta, lo que sugiere un mecanismo vascular al que las células ganglionares tienen menos probabilidades de recuperarse.[99] Los pacientes con glaucoma en un estudio tenían amplitudes de ERG

reducidas en respuesta a un estímulo parpadeante (*ERG flicker*).[89] Un estudio sugirió que los cambios en el ERG flicker y el PERG en el glaucoma no se pueden atribuir tan solo a atrofia óptica, lo que sugiere daño retiniano externo adicional en glaucoma.[100]

El *ERG multifocal* (*ERGmf*) (**fig. 7-1**) permite el registro simultáneo de múltiples ERG localizados de forma espacial.[101,102] Consiste en los mismos componentes que un ERG estándar.[103] Los estudios preliminares sugieren que, si bien no se correlaciona bien con el daño glaucomatoso, puede detectar anormalidades en algunos pacientes antes de que sean localizadas por perimetría acromática automatizada.[104-107]

Potenciales visuales evocados

Los potenciales visuales evocados también pueden ser anormales en pacientes con glaucoma crónico o agudo, aunque esto es más variable que la respuesta del PERG.[87,97,108,109] Sin embargo, los axones de mayor diámetro de la vía magnocelular, que pueden dañarse de manera preferente en el glaucoma,[110] se correlacionan con células ganglionares retinianas de respuesta rápida y transitoria, y se ha demostrado que una respuesta reducida al PVE de parpadeo de alta frecuencia (mayor de 13 Hz) se correlaciona con el grado de daño glaucomatoso.[111-113] Los PVE azul sobre amarillo pueden ser útiles en la investigación del glaucoma, y también una prueba electrofisiológica objetiva para monitorear pacientes con glaucoma.[114,115]

Los PVE multifocales (**fig. 7-2**) se pueden registrar de forma simultánea en muchas regiones del campo visual y parecen proporcionar medidas objetivas del daño glaucomatoso.[83,116-119] La amplitud y la forma

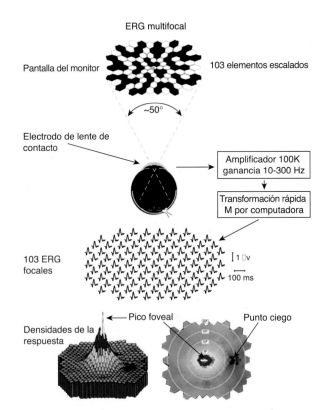

FIGURA 7-1 Electrorretinograma multifocal (ERGmf). Visualización esquemática del ERGmf que muestra la matriz de estímulos, la matriz de seguimiento de respuesta y gráficos tridimensionales y bidimensionales. (Cortesía de Erich Sutter, PhD, Electro-Diagnostic Imaging. Modificado de Rhee DJ. *Glaucoma*. 2nd ed. Philadelphia, PA: Wolters Kluwer; 2018.)

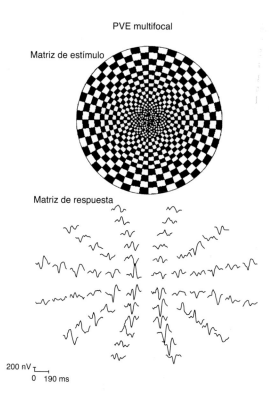

PVE multifocal

Matriz de estímulo

Matriz de respuesta

200 nV
0   190 ms

FIGURA 7-2 Potencial visual evocado multifocal (PVEmf). Matriz de estímulo y respuesta de un PVEmf normal. (Cortesía de Erich Sutter, PhD, Electro-Diagnostic Imaging. Modificado de Rhee DJ. *Glaucoma.* 2nd ed. Philadelphia, PA: Wolters Kluwer; 2018.)

de onda de las respuestas de los PVEmf varían entre pacientes individuales y dentro del campo visual de un mismo individuo. Los métodos para analizar las respuestas y mostrar los resultados de los PVEmf comparan las respuestas monoculares de los dos ojos de un individuo y producen un mapa de los defectos en forma de gráfico de probabilidad, similar al utilizado para mostrar los defectos del campo visual medido con perimetría automatizada estándar. Se plantea la hipótesis de que tanto la señal en los PVEmf como la sensibilidad del perímetro de campo visual de Humphrey están relacionadas de forma lineal con la pérdida de células ganglionares.[83]

Los nuevos abordajes permitirán una comparación directa de la eficacia de los PVEmf y la perimetría automatizada estándar en la detección de daño glaucomatoso. Por ejemplo, un estudio evaluó la confiabilidad de los PVE, obtenidos con patrones cromáticos y acromáticos en personas sanas y pacientes con sospecha de glaucoma sin defectos subjetivos del campo visual, y encontró que los pacientes con sospecha de glaucoma tenían mayor deterioro de los PVE a los tableros de ajedrez azules-negros.[120] Los PVEmf pueden llegar a tener un papel significativo en el manejo clínico del glaucoma,[119] aunque es poco probable que remplacen a la perimetría acromática estática automatizada en un futuro cercano.[116]

Los PVE en estado estacionario pueden detectar la pérdida glaucomatosa antes que la perimetría acromática automática.[54]

DEFECTO PUPILAR AFERENTE

Un defecto pupilar aferente relativo ofrece otra medida más de alteración de la vía visual en el glaucoma.[121] Se ha demostrado que es proporcional a la cantidad de pérdida del campo visual, y puede preceder a la pérdida detectable del campo por perimetría estática automatizada.[122,123] Cuando el estado pupilar, como una miosis marcada, impide la determinación del defecto pupilar aferente relativo, se ha demostrado que las pruebas de comparación de brillo predicen de manera correcta la presencia de un defecto pupilar aferente relativo en 92% de los pacientes con glaucoma.[124] Realizar una evaluación pupilar mediante pupilometría y examen de sensibilidad relativa entre los estímulos presentes en los campos visuales superior e inferior identificó de forma correcta los defectos del campo visual en 70% de los pacientes con glaucoma.[125]

PUNTOS CLAVE

▶ Algunos pacientes con glaucoma pueden tener respuestas anormales en la sensibilidad al brillo y al contraste (en especial temporal) y la visión a color (en particular la sensibilidad al azul), aunque estos hallazgos no son lo bastante consistentes para tener valor clínico en este momento.

▶ Las medidas objetivas de la función visual, incluidos el electrorretinograma y los potenciales visuales evocados, también pueden ser anormales en pacientes con glaucoma, y algún día pueden proporcionar herramientas clínicas útiles.

REFERENCIAS

1. Jonas JB, Zach FM, Naumann GO. Dark adaptation in glaucomatous and nonglaucomatous optic nerve atrophy. *Graefes Arch Clin Exp Ophthalmol.* 1990;228:321-325.
2. Bambo MP, Ferrandez B, Güerri N, et al. Evaluation of contrast sensitivity, chromatic vision, and reading ability in patients with primary open angle glaucoma. *J Ophthalmol.* 2016;2016:7074016.
3. Goldthwaite D, Lakowski R, Drance SM. A study of dark adaptation in ocular hypertensives. *Can J Ophthalmol.* 1976;11:55-60.
4. Holopigian K, Greenstein VC, Seiple W, Hood DC, Ritch R. Electrophysiologic assessment of photoreceptor function in patients with primary open-angle glaucoma. *J Glaucoma.* 2000;9:163-168.
5. Kendell KR, Quigley HA, Kerrigan LA, Pease ME, Quigley EN. Primary open-angle glaucoma is not associated with photoreceptor loss. *Invest Ophthalmol Vis Sci.* 1995;36:200-205.
6. Velten IM, Korth M, Horn FK. The a-wave of the dark adapted electroretinogram in glaucomas: are photoreceptors affected? *Br J Ophthalmol.* 2001;85:397-402.
7. Nork TM, Ver Hoeve JN, Poulsen GL, et al. Swelling and loss of photoreceptors in chronic human and experimental glaucoma. *Arch Ophthalmol.* 2000;118:235-245.
8. Teoh SL, Allan D, Dutton GN, Foulds WS. Brightness discrimination and contrast sensitivity in chronic glaucoma – a clinical study. *Br J Ophthalmol.* 1990;74:215-219.
9. Cummins D, MacMillan ES, Heron G, Dutton GN. Simultaneous interocular brightness sense testing in ocular hypertension and glaucoma. *Arch Ophthalmol.* 1994;112:1198-1203.
10. Enoch JM. Quantitative layer-by-layer perimetry. *Invest Ophthalmol Vis Sci.* 1978;17:208-257.
11. Bierings RAJM, de Boer MH, Jansonius NM. Visual performance as a function of luminance in glaucoma: the De Vries-Rose, Weber's, and Ferry-Porter's law. *Invest Ophthalmol Vis Sci.* 2018;59(8):3416-3423.
12. Vuori ML, Mäntyjärvi M. Tilted disc syndrome and colour vision. *Acta Ophthalmol Scand.* 2007;85:648-652.
13. Pearson P, Swanson WH, Fellman RL. Chromatic and achromatic defects in patients with progressing glaucoma. *Vis Res.* 2001;41:1215-1227.
14. Stamper RL. The effect of glaucoma on central visual function. *Trans Am Ophthalmol Soc.* 1984;82:792-826.
15. Flammer J, Drance SM. Correlation between color vision scores and quantitative perimetry in suspected glaucoma. *Arch Ophthalmol.* 1984;102:38-39.

16. Hamill TR, Post RB, Johnson CA, Keltner JL. Correlation of color vision deficits and observable changes in the optic disc in a population of ocular hypertensives. *Arch Ophthalmol.* 1984;102:1637-1639.

17. Heron G, Adams AJ, Husted R. Central visual fields for short wavelength sensitive pathways in glaucoma and ocular hypertension. *Invest Ophthalmol Vis Sci.* 1988;29:64-72.

18. Adams AJ, Heron G, Husted R. Clinical measures of central vision function in glaucoma and ocular hypertension. *Arch Ophthalmol.* 1987;105:782-787.

19. Sample PA, Boynton RM, Weinreb RN. Isolating the color vision loss in primary open-angle glaucoma. *Am J Ophthalmol.* 1988;106:686-691.

20. Yamazaki Y, Lakowski R, Drance SM. A comparison of the blue color mechanism in high- and low-tension glaucoma. *Ophthalmology.* 1989;96:12-15.

21. Yamazaki Y, Drance SM, Lakowski R, Schulzer M. Correlation between color vision and highest intraocular pressure in glaucoma patients. *Am J Ophthalmol.* 1988;106:397-399.

22. Airaksinen PJ, Lakowski R, Drance SM, Price M. Color vision and retinal nerve fiber layer in early glaucoma. *Am J Ophthalmol.* 1986;101:208-213.

23. Dacey DM, Lee BB. The "blue-on" opponent pathway in primate retina originates from a distinct bistratified ganglion cell type. *Nature.* 1994;367:731-735.

24. Martin PR, White AJ, Goodchild AK, Wilder HD, Sefton AE. Evidence that blue-on cells are part of the third geniculocortical pathway in primates. *Eur J Neurosci.* 1997;9(7):1536-1541.

25. Alvarez SL, Pierce GE, Vingrys AJ, Benes SC, Weber PA, King-Smith PE. Comparison of red-green, blue-yellow and achromatic losses in glaucoma. *Vis Res.* 1997;37:2295-2301.

26. Accornero N, Gregori B, Pro S, Scappini G, La Riccia M. Chromatic modulation of luminance visual evoked potential latencies in healthy subjects and patients with mild vision disorders. *Clin Neurophysiol.* 2008;119:1683-1688.

27. Breton ME, Krupin T. Age covariance between 100-hue color scores and quantitative perimetry in primary open-angle glaucoma. *Arch Ophthalmol.* 1987;105:642-645.

28. Nuzzi R, Bellan A, Boles-Carenini B. Glaucoma, lighting, and color vision: an investigation into their interrelationship. *Ophthalmologica.* 1997;211:25-31.

29. Budde WM, Junemann A, Korth M. Color axis evaluation of the Farnsworth Munsell 100-hue test in primary open-angle glaucoma and normal-pressure glaucoma. *Graefes Arch Clin Exp Ophthalmol.* 1996;234(suppl 1):S180-S186.

30. Gündüz K, Arden GB, Perry S, Weinstein GW, Hitchings RA. Color vision defects in ocular hypertension and glaucoma: quantification with a computer-driven color television system. *Arch Ophthalmol.* 1988;106:929-935.

31. Yu TC, Falcao-Reis F, Spileers W, Arden GB. Peripheral color contrast: a new screening test for preglaucomatous visual loss. *Invest Ophthalmol Vis Sci.* 1991;32:2779-2789.

32. Nguyen NX, Korth M, Wisse M, Jünemann A. Use of a new anomaloscope test in diagnosis of glaucoma [in German]. *Klin Monatsbl Augenheilkd.* 1994;204:149-154.

33. Falcao-Reis FM, O'Sullivan F, Spileers W, Hogg C, Arden GB. Macular colour contrast sensitivity in ocular hypertension and glaucoma: evidence for two types of defect. *Br J Ophthalmol.* 1991;75:598-602.

34. Accornero N, Capozza M, Rinalduzzi S, De Feo A, Filligoi GC, Capitano L. Color perimetry with personal computer. *Stud Health Technol Inform.* 1997;43(pt A):89-93.

35. Fristrom B. Peripheral colour contrast thresholds in ocular hypertension and glaucoma. *Acta Ophthalmol Scand.* 1997;75:376-382.

36. Fristrom B. Colour contrast sensitivity in ocular hypertension: a five-year prospective study. *Acta Ophthalmol Scand.* 2002;80:155-162.

37. Sample PA, Weinreb RN. Progressive color visual field loss in glaucoma. *Invest Ophthalmol Vis Sci.* 1992;33:2068-2071.

38. Johnson CA, Adams AJ, Casson EJ, Brandt JD. Blue-on-yellow perimetry can predict the development of glaucomatous visual field loss. *Arch Ophthalmol.* 1993;111:645-650.

39. Sample PA, Taylor JD, Martinez GA, Lusky M, Weinreb RN. Short-wavelength color visual fields in glaucoma suspects at risk. *Am J Ophthalmol.* 1993;115:225-233.

40. Girkin CA, Emdadi A, Sample PA, et al. Short-wavelength automated perimetry and standard perimetry in the detection of progressive optic disc cupping. *Arch Ophthalmol.* 2000;118:1231-1236.

41. Hitchings RA, Powell DJ, Arden GB, Carter RM. Contrast sensitivity gratings in glaucoma family screening. *Br J Ophthalmol.* 1981;65:515-517.

42. Stamper RL, Hsu-Winges C, Sopher M. Arden contrast sensitivity testing in glaucoma. *Arch Ophthalmol.* 1982;100:947-950.

43. Sample PA, Juang PS, Weinreb RN. Isolating the effects of primary open-angle glaucoma on the contrast sensitivity function. *Am J Ophthalmol.* 1991;112:308-316.

44. Wilensky JT, Hawkins A. Comparison of contrast sensitivity, visual acuity, and Humphrey visual field testing in patients with glaucoma. *Trans Am Ophthalmol Soc.* 2001;99:213-218.

45. Zulauf M, Flammer J. Correlation of spatial contrast sensitivity and visual fields in glaucoma. *Graefes Arch Clin Exp Ophthalmol.* 1993;231:146-150.

46. Abolbashari F, Ehsaei A, Daneshvar R, et al. The effect of trabeculectomy on contrast sensitivity, corneal topography and aberrations. *Int Ophthalmol.* 2019;39(2):281-286.

47. Velten IM, Korth M, Horn FK, Budde WM. Temporal contrast sensitivity with peripheral and central stimulation in glaucoma diagnosis. *Br J Ophthalmol.* 1999;83:199-205.

48. Falcão-Reis F, O'Donoghue E, Buceti R, Hitchings RA, Arden GB. Peripheral contrast sensitivity in glaucoma and ocular hypertension. *Br J Ophthalmol.* 1990;74:712-716.

49. Battista J, Badcock DR, McKendrick AM. Spatial summation properties for magnocellular and parvocellular pathways in glaucoma. *Invest Ophthalmol Vis Sci.* 2009;50:1221-1226.

50. Sokol S, Domar A, Moskowitz A. Utility of the Arden grating test in glaucoma screening: high false-positive rate in normals over 50 years of age. *Invest Ophthalmol Vis Sci.* 1980;19:1529-1533.

51. Sponsel WE, DePaul KL, Martone JF, Shields MB, Ollie AR, Stewart WC. Association of Vistech contrast sensitivity and visual field findings in glaucoma. *Br J Ophthalmol.* 1991;75:558-560.

52. Owsley C, Gardner T, Sekuler R, Lieberman H. Role of the crystalline lens in the spatial vision loss of the elderly. *Invest Ophthalmol Vis Sci.* 1985;26:1165-1170.

53. McKendrick AM, Sapson GP, Walland MJ, Badcock DR. Contrast sensitivity changes due to glaucoma and normal aging: low-spatial-frequency losses in both magnocellular and parvocellular pathways. *Invest Ophthalmol Vis Sci.* 2007;48:2115-2122.

54. Vaegan, Rahman AM, Sanderson GF. Glaucoma affects steady state VEP contrast thresholds before psychophysics. *Optom Vis Sci.* 2008;85:547-558.

55. Higgins KE, Jaffe MJ, Coletta NJ, Caruso RC, de Monasterio FM. Spatial contrast sensitivity. Importance of controlling the patient's visibility criterion. *Arch Ophthalmol.* 1984;102:1035-1041.

56. Vaegan BL, Halliday BL. A forced-choice test improves clinical contrast sensitivity testing. *Br J Ophthalmol.* 1982;66:477-491.

57. Tweten S, Wall M, Schwartz BD. A comparison of three clinical methods of spatial contrast-sensitivity testing in normal subjects. *Graefes Arch Clin Exp Ophthalmol.* 1990;228:24-27.

58. Regan D, Beverley KI. Visual fields described by contrast sensitivity, by acuity, and by relative sensitivity to different orientations. *Invest Ophthalmol Vis Sci.* 1983;24:754-759.

59. Neima D, LeBlanc R, Regan D. Visual field defects in ocular hypertension and glaucoma. *Arch Ophthalmol.* 1984;102:1042-1045.

60. Yoshiyama KK, Johnson CA. Which method of flicker perimetry is most effective for detection of glaucomatous visual field loss? *Invest Ophthalmol Vis Sci.* 1997;38:2270-2277.

61. Atkin A, Bodis-Wollner I, Wolkstein M, Moss A, Podos SM. Abnormalities of central contrast sensitivity in glaucoma. *Am J Ophthalmol.* 1979;88:205-211.

62. Tyler CW. Specific deficits of flicker sensitivity in glaucoma and ocular hypertension. *Invest Ophthalmol Vis Sci.* 1981;20:204-212.

63. Lachenmayr BJ, Kojetinsky S, Ostermaier N, Angstwurm K, Vivell PM, Schaumberger M. The different effects of aging on normal sensitivity in flicker and light-sense perimetry. *Invest Ophthalmol Vis Sci.* 1994;35:2741-2748.

64. Eisner A, Samples JR. Flicker sensitivity and cardiovascular function in healthy middle-aged people. *Arch Ophthalmol.* 2000;118:1049-1055.

65. Tytla ME, Trope GE, Buncic JR. Flicker sensitivity in treated ocular hypertension. *Ophthalmology.* 1990;97:36-43.

66. Prata TS, Piassi MV, Melo LA Jr. Changes in visual function after intraocular pressure reduction using antiglaucoma medications. *Eye (Lond).* 2009;23:1081-1085.

67. Regan D, Neima D. Balance between pattern and flicker sensitivities in the visual fields of ophthalmological patients. *Br J Ophthalmol.* 1984;68:310-315.

68. Stelmach LB, Drance SM, Di Lollo V. Two-pulse temporal resolution in patients with glaucoma, suspected glaucoma, and in normal observers. *Am J Ophthalmol.* 1986;102:617-620.

69. Glovinsky Y, Quigley HA, Drum B, Bissett RA, Jampel HD. A whole-field scotopic retinal sensitivity test for the detection of early glaucoma damage. *Arch Ophthalmol.* 1992;110:486-490.

70. Stewart WC, Chorak RP, Murrel HP. Evaluation of the whole-field scotopic retinal sensitivity tester in clinical glaucoma practice. *J Glaucoma.* 1994;3:280-285.

71. Waisbourd M, Sanvicente CT, Coleman HM, et al. Vision-related performance and quality of life of patients with rapid glaucoma progression. *J Glaucoma.* 2019;28(3):216-222.

72. Thakur S, Ichhpujani P, Kumar S, Kaur R, Sood S. Assessment of contrast sensitivity by Spaeth Richman contrast sensitivity test and Pelli Robson chart test in patients with varying severity of glaucoma. *Eye (Lond).* 2018;32(8):1392-1400.

73. Casson EJ, Johnson CA, Nelson-Quigg JM. Temporal modulation perimetry: the effects of aging and eccentricity on sensitivity in normals. *Invest Ophthalmol Vis Sci.* 1993;34:3096-3102.

74. Lachenmayr BJ, Gleissner M. Flicker perimetry resists retinal image degradation. *Invest Ophthalmol Vis Sci.* 1992;33:3539-3542.

75. Lachenmayr BJ, Drance SM. The selective effects of elevated intraocular pressure on temporal resolution. *Ger J Ophthalmol.* 1992;1:26-31.

76. Johnson CA, Keltner JL, Balestrery FG. Acuity profile perimetry: description of technique and preliminary clinical trials. *Arch Ophthalmol.* 1979;97:684-689.

77. Nutaitis MJ, Stewart WC, Kelly DM, Hunt HH, Severns ML. Pattern discrimination perimetry in patients with glaucoma and ocular hypertension. *Am J Ophthalmol.* 1992;114:297-301.

78. Pomerance GN, Evans DW. Test-retest reliability of the CSV-1000 contrast test and its relationship to glaucoma therapy. *Invest Ophthalmol Vis Sci.* 1994;35:3357-3361.

79. Lin S, Mihailovic A, West SK, et al. Predicting visual disability in glaucoma with combinations of vision measures. *Transl Vis Sci Technol.* 2018;7(2):22.

80. Anderson AJ, Stainer MJ. A control experiment for studies that show improved visual sensitivity with intraocular pressure lowering in glaucoma. *Ophthalmology.* 2014;121(10):2028-2032.

81. Colotto A, Falsini B, Salgarello T, Iarossi G, Galan ME, Scullica L. Photopic negative response of the human ERG: losses associated with glaucomatous damage. *Invest Ophthalmol Vis Sci.* 2000;41:2205-2211.

82. Drasdo N, Aldebasi YH, Chiti Z, Mortlock KE, Morgan JE, North RV. The s-cone PHNR and pattern ERG in primary open-angle glaucoma. *Invest Ophthalmol Vis Sci.* 2001;42:1266-1272.

83. Hood DC, Greenstein VC, Odel JG, et al. Visual field defects and multifocal visual evoked potentials: evidence of a linear relationship. *Arch Ophthalmol.* 2002;120:1672-1681.

84. Saraux H, Grall Y, Keller J, Keita C, Boiteux X. Electro-oculography and the glaucomatous eye [in French (author's transl)]. *J Fr Ophthalmol.* 1982;5:243-247.

85. Mulak M, Misiuk-Hojlo M, Kaczmarek R. The role of electrooculographic examinations in the glaucoma diagnosis [in Polish]. *Klin Oczna.* 2000;102:41-43.

86. Wanger P, Persson HE. Pattern-reversal electroretinograms and high-pass resolution perimetry in suspected or early glaucoma. *Ophthalmology.* 1987;94:1098-1103.

87. Price MJ, Drance SM, Price M, Schulzer M, Douglas GR, Tansley B. The pattern electroretinogram and visual-evoked potential in glaucoma. *Graefes Arch Clin Exp Ophthalmol.* 1988;226:542-547.

88. Watanabe I, Iijima H, Tsukahara S. The pattern electroretinogram in glaucoma: an evaluation by relative amplitude from the Bjerrum area. *Br J Ophthalmol.* 1989;73:131-135.

89. Odom JV, Feghali JG, Jin JC, Weinstein GW. Visual function deficits in glaucoma: electroretinogram pattern and luminance nonlinearities. *Arch Ophthalmol.* 1990;108:222-227.

90. Trick GL, Bickler-Bluth M, Cooper DG, Kolker AE, Nesher R. Pattern reversal electroretinogram (PRERG) abnormalities in ocular hypertension: correlation with glaucoma risk factors. *Curr Eye Res.* 1988;7:201-206.

91. O'Donaghue E, Arden GB, O'Sullivan F, et al. The pattern electroretinogram in glaucoma and ocular hypertension. *Br J Ophthalmol.* 1992;76:387-394.

92. Colotto A, Salgarello T, Giudiceandrea A, et al. Pattern electroretinogram in treated ocular hypertension: a cross-sectional study after timolol maleate therapy. *Ophthalmic Res.* 1995;27:168-177.

93. Toffoli G, Vattovani O, Cecchini P, Pastori G, Rinaldi G, Ravalico G. Correlation between the retinal nerve fiber layer thickness and the pattern electroretinogram amplitude. *Ophthalmologica.* 2002;216:159-163.

94. Neoh C, Kaye SB, Brown M, Ansons AM, Wishart P. Pattern electroretinogram and automated perimetry in patients with glaucoma and ocular hypertension. *Br J Ophthalmol.* 1994;78:359-362.

95. Graham SL, Wong VA, Drance SM, Mikelberg FS. Pattern electroretinograms from hemifields in normal subjects and patients with glaucoma. *Invest Ophthalmol Vis Sci.* 1994;35:3347-3356.

96. Trick GL, Nesher R, Cooper DG, Kolker AE, Bickler-Bluth M. Dissociation of visual deficits in ocular hypertension. *Invest Ophthalmol Vis Sci.* 1988;29:1486-1491.

97. Johnson MA, Drum BA, Quigley HA, Sanchez RM, Dunkelberger GR. Pattern-evoked potentials and optic nerve fiber loss in monocular laser-induced glaucoma. *Invest Ophthalmol Vis Sci.* 1989;30:897-907.

98. Bayer AU, Erb C. Short wavelength automated perimetry, frequency doubling technology perimetry, and pattern electroretinography for prediction of progressive glaucomatous standard visual field defects. *Ophthalmology.* 2002;109:1009-1017.

99. Siliprandi R, Bucci MG, Canella R, Carmignoto G. Flash and pattern electroretinograms during and after acute intraocular pressure elevation in cats. *Invest Ophthalmol Vis Sci.* 1988;29:558-565.

100. Vaegan BL, Graham SL, Goldberg I, Buckland L, Hollows FC. Flash and pattern electroretinogram changes with optic atrophy and glaucoma. *Exp Eye Res.* 1995;60:697-706.

101. Sutter EE. Imaging visual function with the multifocal m-sequence technique. *Vis Res.* 2001;41:1241-1255.

102. Hood DC. Assessing retinal function with the multifocal technique. *Prog Retin Eye Res.* 2000;19:607-646.

103. Hood DC, Frishman LJ, Saszik S, Viswanathan S. Retinal origins of the primate multifocal ERG: implications for the human response. *Invest Ophthalmol Vis Sci.* 2002;43:1673-1685.

104. Fortune B, Bearse MA Jr, Cioffi GA, Johnson CA. Selective loss of an oscillatory component from temporal retinal multifocal ERG responses in glaucoma. *Invest Ophthalmol Vis Sci.* 2002;43:2638-2647.

105. Palmowski AM, Allgayer R, Heinemann-Vernaleken B, Ruprecht KW. Multifocal electroretinogram with a multiflash stimulation technique in open-angle glaucoma. *Ophthalmic Res.* 2002;34:83-89.

106. Hood DC, Odel JG, Chen CS, Winn BJ. The multifocal electroretinogram. *J Neuroophthalmol.* 2003;23:225-235.

107. Chu PH, Chan HH, Brown B. Luminance-modulated adaptation of global flash mfERG: fellow eye losses in asymmetric glaucoma. *Invest Ophthalmol Vis Sci.* 2007;48:2626-2633.

108. Towle VL, Moskowitz A, Sokol S, Schwartz B. The visual evoked potential in glaucoma and ocular hypertension: effects of check size, field size, and stimulation rate. *Invest Ophthalmol Vis Sci.* 1983;24:175-183.

109. Howe JW, Mitchell KW. The objective assessment of contrast sensitivity function by electrophysiological means. *Br J Ophthalmol.* 1984;68:626-638.

110. Quigley HA, Dunkelberger GR, Green WR. Chronic human glaucoma causing selectively greater loss of large optic nerve fibers. *Ophthalmology.* 1988;95:357-363.

111. Holopigian K, Seiple W, Mayron C, Koty R, Lorenzo M. Electrophysiological and psychophysical flicker sensitivity in patients with primary open-angle glaucoma and ocular hypertension. *Invest Ophthalmol Vis Sci.* 1990;31:1863-1868.

112. Bray LC, Mitchell KW, Howe JW. Prognostic significance of the pattern visual evoked potential in ocular hypertension. *Br J Ophthalmol.* 1991;75:79-83.

113. Klistorner AI, Graham SL. Early magnocellular loss in glaucoma demonstrated using the pseudorandomly stimulated flash visual evoked potential. *J Glaucoma.* 1999;8:140-148.

114. Korth M, Nguyen NX, Jünemann A, Martus P, Jonas JB. VEP test of the blue-sensitive pathway in glaucoma. *Invest Ophthalmol Vis Sci.* 1994;35:2599-2610.

115. Horn FK, Jonas JB, Budde WM, Jünemann A, Mardin CY, Korth M. Monitoring glaucoma progression with visual evoked potentials of the blue-sensitive pathway. *Invest Ophthalmol Vis Sci.* 2002;43:1828-1834.

116. Hood DC, Greenstein VC. Multifocal VEP and ganglion cell damage: applications and limitations for the study of glaucoma. *Prog Retin Eye Res.* 2003;22:201-251.

117. Klistorner AI, Graham SL, Grigg JR, Billson FA. Multifocal topographic visual evoked potential: improving objective detection of local visual field defects. *Invest Ophthalmol Vis Sci.* 1998;39:937-950.

118. Klistorner A, Graham SL. Objective perimetry in glaucoma. *Ophthalmology.* 2000;107:2283-2299.

119. Goldberg I, Graham SL, Klistorner AI. Multifocal objective perimetry in the detection of glaucomatous field loss. *Am J Ophthalmol.* 2002;133:29-39.

120. Accornero N, Gregori B, Galié E, De Feo A, Agnesi R. A new color VEP procedure discloses asymptomatic visual impairments in optic neuritis and glaucoma suspects. *Acta Neurol Scand.* 2000;102:258-263.

121. Kohn AN, Moss AP, Podos SM. Relative afferent pupillary defects in glaucoma without characteristic field loss. *Arch Ophthalmol.* 1979;97:294-296.

122. Brown RH, Zilis JD, Lynch MG, Sanborn GE. The afferent pupillary defect in asymmetric glaucoma. *Arch Ophthalmol.* 1987;105:1540-1543.

123. Johnson LN, Hill RA, Bartholomew MJ. Correlation of afferent pupillary defect with visual field loss on automated perimetry. *Ophthalmology.* 1988;95:1649-1655.

124. Browning DJ, Buckley EG. Reliability of brightness comparison testing in predicting afferent pupillary defects. *Arch Ophthalmol.* 1988;106:341-343.

125. Chen Y, Wyatt HJ, Swanson WH, Dul MW. Rapid pupil-based assessment of glaucomatous damage. *Optom Vis Sci.* 2008;85:471-481.

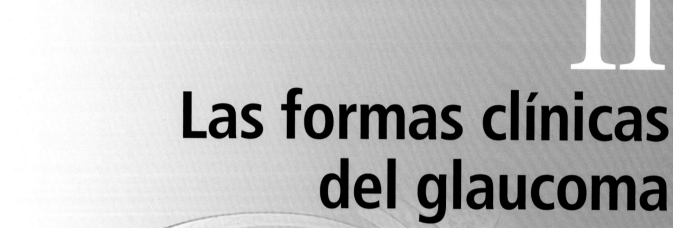

Las formas clínicas del glaucoma

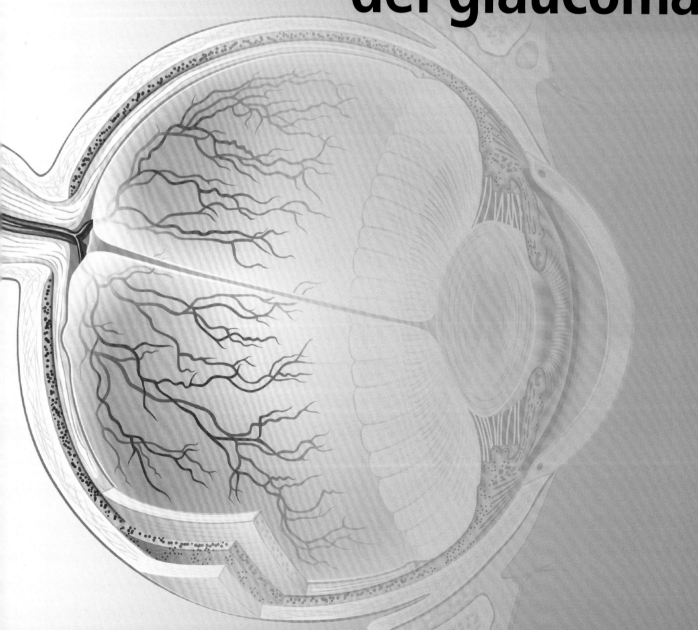

Clasificación de los glaucomas

8

ABORDAJES A LA CLASIFICACIÓN DEL GLAUCOMA

Existen varios sistemas mediante los cuales se han clasificado los glaucomas. Los utilizados con más frecuencia se basan en (1) la etiología, es decir, el trastorno subyacente que conduce a una alteración en la dinámica del humor acuoso o pérdida de células ganglionares retinianas, o (2) el mecanismo, es decir, la alteración específica en el ángulo de la cámara anterior que conduce a un aumento de la presión intraocular (PIO). Una desventaja de ambos sistemas es que sugieren de manera incorrecta que la PIO elevada es el principal factor de riesgo en el glaucoma. Una segunda desventaja es que ninguno de los sistemas incorpora la arquitectura genética subyacente que contribuye a la mayoría de los glaucomas. Sin embargo, hasta que se comprendan las causas y los mecanismos de los glaucomas con más exactitud, estos sistemas proporcionan las formas más útiles de clasificar los glaucomas.

CLASIFICACIÓN BASADA EN LA ETIOLOGÍA

Por lo general, los glaucomas se han dividido sobre la base de las formas primarias y secundarias. Sin embargo, esta división es arbitraria y artificial en el sentido de que todos los glaucomas son secundarios a alguna anomalía, ya sea hereditaria o adquirida. La base histórica de esta división fue la suposición de que los eventos iniciales que conducen a la obstrucción del flujo de salida y la elevación de la PIO en los glaucomas llamados *primarios* (es decir, de ángulo abierto, de ángulo cerrado y congénitos) se limitan al ángulo de la cámara anterior o a la vía de flujo de salida convencional, sin contribución aparente de otros trastornos oculares o sistémicos. Estas afecciones suelen ser bilaterales y tal vez tengan una base genética. Por el contrario, otros glaucomas se han clasificado como *secundarios* debido a una comprensión parcial de los eventos oculares o sistémicos predisponentes subyacentes. Estos últimos glaucomas pueden ser unilaterales o bilaterales, y algunos pueden tener una base genética, mientras que otros son adquiridos.

En realidad, el concepto de glaucomas primarios y secundarios refleja en gran medida la comprensión incompleta de los eventos fisiopatológicos que al final conducen a la atrofia óptica glaucomatosa y la pérdida del campo visual. A medida que el conocimiento de los mecanismos subyacentes a las causas de los glaucomas continúa su expansión, las clasificaciones primaria y secundaria se vuelven cada vez más artificiales e inadecuadas. Más aún, los glaucomas causados por anomalías en el desarrollo del ángulo de la cámara anterior no encajan a la perfección en ninguna de las dos categorías. A pesar de la preferencia de los autores por restar importancia al uso de los términos "glaucomas primarios" y "glaucomas secundarios", ese lenguaje seguirá apareciendo en la literatura y se usará en ocasiones en este libro de texto cuando parezca necesario para una mayor claridad.

Por estas razones se recomienda remplazar los conceptos tradicionales con un nuevo esquema que proporcione una mejor base de trabajo para los conceptos de mecanismo, diagnóstico y terapia que darán forma al manejo de los glaucomas en el futuro cercano. Esta clasificación se utiliza en este texto para la discusión de las diversas formas de glaucoma.

Etapas del glaucoma

Se puede considerar que los glaucomas constan de cinco etapas: (1) eventos iniciadores, (2) alteraciones estructurales, (3) alteraciones funcionales, (4) daño de las células ganglionares de la retina y del nervio óptico y (5) pérdida visual.

Los eventos iniciadores (*etapa 1*) incluyen la condición o serie de condiciones que ponen en movimiento la cadena de eventos que de modo eventual pueden conducir a daño del nervio óptico y pérdida visual, pero que preceden a cualquier alteración patológica o fisiológica relacionada con la dinámica del humor acuoso o la función del nervio óptico. Las alteraciones estructurales (*etapa 2*) son aquellos cambios tisulares que preceden, pero que de manera eventual pueden conducir, a alteraciones de la dinámica del humor acuoso o de la función del nervio óptico. Las alteraciones funcionales (*etapa 3*) son aquellas anomalías fisiológicas que pueden conducir de forma directa o indirecta al daño del nervio óptico. El daño del nervio óptico (*etapa 4*) representa la pérdida de células ganglionares de la retina y sus axones asociados como resultado de los eventos en la etapa 3, que de modo eventual conduce a la pérdida progresiva de la visión (*etapa 5*). Las primeras tres etapas se pueden subdividir en eventos relacionados con la presión y los que son independientes de la presión (**tabla 8-1**).

En la subdivisión relacionada con la presión, los eventos iniciadores (etapa 1) son las condiciones que pueden conducir a alteraciones estructurales en el sistema de salida de humor acuoso. En algunos glaucomas esto podría ser un defecto genético con una anomalía proteica asociada; en otros glaucomas esto puede deberse a eventos adquiridos, como traumatismo, inflamación o un trastorno vascular retiniano, algunos de los cuales también pueden tener una predisposición genética o pueden estar influenciados de manera indirecta por trastornos genéticos. Las alteraciones estructurales (etapa 2) son cambios tisulares en el sistema de flujo de salida, que pueden conducir a una mayor resistencia al flujo de salida de humor acuoso y la subsecuente elevación de la PIO. Estos cambios pueden ser alteraciones sutiles en las células endoteliales o la matriz extracelular de la malla trabecular, o mecanismos obstructivos más obvios, como membranas sobre el ángulo de la cámara anterior, tejido cicatricial en la malla trabecular, detritos intertrabeculares o anomalías del desarrollo. En ocasiones, estos cambios se pueden detectar mediante gonioscopia. Las alteraciones funcionales (etapa 3) incluyen la obstrucción del flujo de salida del humor acuoso que es suficiente para aumentar la PIO, que (en los mecanismos de glaucoma relacionado con la presión) puede conducir a la neuropatía óptica glaucomatosa (etapa 4) y de forma eventual a la pérdida progresiva del campo visual (etapa 5). Otra posibilidad emergente es que la presión del líquido cefalorraquídeo puede ser anormalmente baja o alta, lo que afecta el gradiente de presión a través de la lámina cribosa, que debilita el soporte estructural de los axones (como se describe en el capítulo 4).

TABLA 8-1	Sistema de estadificación para el glaucoma	
Etapa	**Aspecto definitorio**	**Eventos**
1. Eventos iniciadores	La serie de eventos que pueden conducir a las etapas 2-5	Relacionados con la presión: genéticos, adquiridos Independientes de la presión: susceptibilidad genética, tóxica o adquirida a la apoptosis o muerte de las células ganglionares
2. Alteraciones estructurales iniciales	Cambios tisulares	Relacionados con la presión: alteraciones en el sistema de salida del humor acuoso Independientes de la presión: alteraciones relacionadas con las células ganglionares o la cabeza del nervio óptico (p. ej., vasculares, estructurales o fisiológicas)
3. Alteraciones funcionales	Cambios fisiológicos	Relacionado con la presión: PIO elevada Independientes de la presión: conducción axonal reducida, perfusión vascular, deformidad laminar, otros
4. Daño al nervio óptico	Pérdida de células ganglionares retinianas y axones	Neuropatía óptica glaucomatosa
5. Pérdida visual	Pérdida progresiva del campo visual	Pérdida del campo visual

PIO: presión intraocular.

Los eventos específicos en la subdivisión independiente de la presión no se comprenden bien y son, en gran parte, solo especulativos. Sin embargo, los eventos iniciadores (etapa 1) tal vez tengan una base genética, con alteraciones en las proteínas que pueden conducir a cambios estructurales relacionados de forma directa con las células ganglionares o la cabeza del nervio óptico. Las alteraciones estructurales (etapa 2) pueden ser cambios sutiles en los tejidos de los vasos sanguíneos que irrigan la cabeza del nervio óptico o en los elementos de soporte de la lámina cribosa o, tal vez, en formas adicionales que aún no se comprenden. Las alteraciones funcionales (etapa 3) pueden ser una conducción axonal reducida, una disminución de la perfusión vascular a los axones en la cabeza del nervio óptico, o una deformidad progresiva de la lámina cribosa que puede conducir (sola o junto con una elevación relativa de la PIO) a neuropatía óptica glaucomatosa (etapa 4) y posterior pérdida del campo visual (etapa 5).

Aunque el conocimiento sobre las tres primeras etapas que conducen al daño del nervio óptico y la capacidad para detectar y tratar estos eventos están incompletos para la mayoría de los glaucomas, existen algunos glaucomas para los cuales no solo se tiene un conocimiento parcial de los eventos en cada etapa, sino también tratamientos para la intervención temprana en la etapa 1. En el glaucoma neovascular, por ejemplo, un evento iniciador (etapa 1) puede ser una oclusión de la vena central de la retina, que puede conducir a la liberación de factor de crecimiento endotelial vascular y otras citocinas que pueden llevar a una alteración estructural (etapa 2) en forma de membrana fibrovascular sobre el ángulo de la cámara anterior, que de modo eventual puede provocar una alteración funcional (estadio 3) al obstruir el flujo de salida del humor acuoso con un aumento de la PIO, que suele conducir al daño del nervio óptico (etapa 4) y la eventual pérdida del campo visual (etapa 5). Comprender esta secuencia proporciona una base racional para la intervención temprana con agentes anti-factor de crecimiento endotelial vascular y fotocoagulación panretiniana en la etapa 1 en pacientes seleccionados. Este abordaje de diagnóstico y tratamiento debe ser el objetivo final para todas las formas de glaucoma. A medida que se conozcan los eventos iniciales para un número creciente de glaucomas, de forma eventual se podrá desarrollar un esquema de clasificación completo con base en estos eventos iniciales. Sin embargo, hasta que la investigación que en la actualidad se lleva a cabo proporcione las respuestas a estas lagunas en el conocimiento, el esquema de clasificación etiológica que se muestra en la **tabla 8-2** se puede desarrollar solo de modo parcial.

Glaucomas crónicos de ángulo abierto

Esta categoría de glaucomas constituye al menos la mitad de todos los glaucomas y se la ha denominado de varias formas, entre ellas "glaucoma primario de ángulo abierto" y "glaucoma crónico simple". Para restar importancia al uso de los términos "primario" y "secundario" en el glaucoma, en este texto se utiliza el término *glaucoma crónico de ángulo abierto*. Sin embargo, un término más apropiado podría ser *glaucoma idiopático de ángulo abierto*, ya que la incapacidad para proporcionar una terminología más precisa se debe a la falta de conocimiento acerca de los mecanismos relacionados.

Aunque se desconocen los eventos iniciales que conducen al glaucoma crónico de ángulo abierto, existe evidencia creciente de que las susceptibilidades heredadas conducen a una mayor resistencia al flujo de salida del humor acuoso y a una mayor vulnerabilidad de la cabeza del nervio óptico a un nivel de PIO en particular.

Glaucoma por bloqueo pupilar

Entre los denominados glaucomas primarios de ángulo cerrado, la variante más común es el glaucoma por bloqueo pupilar. El término *glaucoma por bloqueo pupilar* se reserva mejor para situaciones con evidencia de daño al nervio óptico relacionado con el mecanismo de cierre del ángulo. Se dispone de una cantidad considerable de información acerca de los eventos iniciales y los mecanismos de obstrucción del flujo de salida en el glaucoma por bloqueo pupilar. Por lo tanto, no hay base para distinguir esta condición –considerada un glaucoma primario– de otros trastornos clasificados de forma previa como glaucomas secundarios. El glaucoma por bloqueo pupilar se puede dividir en formas agudas y subagudas, aunque estas formas tan solo representan diversas manifestaciones clínicas, que pueden ocurrir en momentos diferentes en el mismo paciente. Una tercera forma, llamada *glaucoma crónico de ángulo cerrado*, se caracteriza por la presencia de sinequias anteriores periféricas. En un subgrupo de glaucomas crónicos de ángulo cerrado, llamado *glaucoma progresivo de ángulo cerrado*, las sinequias anteriores periféricas avanzan con lentitud en forma circunferencial, lo que hace que la inserción del iris parezca volverse cada vez más anterior. Con otra

TABLA 8-2	**Clasificación de los glaucomas con base en los eventos iniciales**

A. Glaucomas de ángulo abierto sin otros trastornos oculares o sistémicos conocidos
  1. Glaucoma crónico de ángulo abierto
  2. Glaucoma de tensión normal

B. Glaucomas de ángulo cerrado sin otros trastornos oculares o sistémicos conocidos
  1. Glaucomas por bloqueo pupilar
  2. Glaucoma de mecanismo combinado

C. Glaucomas del desarrollo-infantiles
  1. Glaucoma congénito primario: neonatal (< 1 mes), infantil (1 a 24 meses) o de aparición tardía (> 2 años)
  2. Glaucoma juvenil de ángulo abierto (superposición con glaucoma crónico de ángulo abierto)
  3. Asociado con anomalías oculares no adquiridas
  4. Asociado con enfermedades o síndromes sistémicos no adquiridos
  5. Asociado con enfermedades adquiridas
  6. Después de una cirugía de cataratas

D. Glaucomas asociados con otros trastornos oculares y sistémicos[a]
  1. Glaucomas asociados con trastornos del endotelio corneal
    a. Síndrome iridocorneal endotelial
    b. Distrofia polimorfa posterior
    c. Distrofia corneal endotelial de Fuchs
  2. Glaucomas asociados con trastornos del iris y el cuerpo ciliar
    a. Glaucoma pigmentario
    b. Iridosquisis
    c. Iris en meseta
    d. Quistes del cuerpo ciliar y del iris

  3. Glaucoma asociado con trastornos del cristalino
    a. Síndrome de exfoliación
    b. Glaucomas asociados con cataratas
    c. Glaucomas asociados con dislocación del cristalino
  4. Glaucomas asociados con trastornos de retina, coroides y vítreo
    a. Glaucoma neovascular
    b. Glaucomas asociados con desprendimiento de retina y anomalías vitreorretinianas
  5. Glaucomas asociados con tumores intraoculares
    a. Melanoma maligno
    b. Retinoblastoma
    c. Carcinoma metastásico
    d. Leucemias y linfomas
    e. Tumores benignos
  6. Glaucomas asociados con presión venosa epiescleral elevada
  7. Glaucomas asociados con inflamación
    a. Glaucomas asociados con uveítis
    b. Glaucomas asociados con queratitis, epiescleritis y escleritis
  8. Glaucoma inducido por esteroides
  9. Glaucomas asociados con traumatismo ocular
  10. Glaucomas asociados con hemorragia
  11. Glaucomas después de cirugía intraocular
    a. Glaucoma por bloqueo ciliar (maligno)
    b. Glaucomas en seudofaquia y afaquia
    c. Proliferación epitelial, fibrosa y endotelial
    d. Glaucomas asociados con cirugía de córnea
    e. Glaucomas asociados con cirugía vitreorretiniana

[a]*Cuando se presentan en niños, muchas de estas condiciones también se incluirán dentro de las categorías C3-C6.*

forma llamada *glaucoma de mecanismo combinado*, la elevación de la PIO persiste después de la iridotomía periférica para el componente de ángulo cerrado, a pesar de un ángulo abierto de la cámara anterior de apariencia normal. Algunos esquemas de clasificación han incluido el síndrome de iris en meseta junto con los glaucomas primarios de ángulo cerrado, aunque estudios recientes del mecanismo sugieren que podría incluirse de manera más apropiada con los glaucomas asociados con trastornos del iris y del cuerpo ciliar.[1]

Anomalías del desarrollo del ángulo de la cámara anterior

Numerosos trastornos del desarrollo asociados con anomalías del ángulo de la cámara anterior pueden conducir a la elevación de la PIO. El evento inicial es tal vez un defecto genético en la mayoría de los casos, aunque algunos pueden deberse a una agresión intrauterina adquirida. La anomalía del desarrollo puede ser una alta inserción de la úvea anterior en la malla trabecular, el desarrollo incompleto de la malla o del canal de Schlemm, o amplias adherencias iridocorneales.

Un grupo de glaucomas del desarrollo se clasificó de forma previa junto con los glaucomas primarios, ya que no tiene una asociación consistente aparente con otras anomalías oculares o sistémicas. Este grupo incluye el glaucoma congénito o infantil y el glaucoma juvenil de ángulo abierto, que se diferencian sobre todo por la edad de aparición. Estas dos afecciones todavía se consideran glaucomas primarios en la nueva clasificación de consenso internacional de glaucomas infantiles.[2] Otras afecciones en esta categoría tienen una amplia gama de anomalías del desarrollo oculares y sistémicas asociadas. Trastornos del desarrollo adicionales, como los relacionados con el vítreo y la retina, pueden provocar glaucoma, por lo general por un mecanismo de ángulo cerrado; en el presente esquema, estos trastornos se clasifican como glaucomas asociados con anomalías de una estructura ocular particular (p. ej., vítreo primario hiperplásico persistente).

Glaucomas asociados con otros trastornos oculares

La clasificación actual de los glaucomas infantiles considera que este grupo de glaucomas son secundarios, y están asociados con anomalías oculares adquiridas o no adquiridas. El primer grupo incluye casos como el síndrome de Axenfeld-Rieger y la aniridia, mientras que el segundo comprende casos secundarios a uveítis, traumatismos, tumores, uso de esteroides u otros factores.

En algunos casos, los eventos iniciales involucran una anomalía de una estructura ocular específica, como el endotelio corneal, el iris, el cuerpo ciliar, el cristalino, la retina, la coroides o el vítreo. En otros casos, los eventos iniciales pueden involucrar un tumor, inflamación, hemorragia o traumatismo accidental o quirúrgico. Muchos de estos eventos iniciales están influenciados por una susceptibilidad heredada, mientras que otros son adquiridos. Por lo general, cada una de estas categorías amplias de glaucoma contiene subdivisiones, basadas en diferentes series de eventos que de modo eventual conducen a la obstrucción del flujo de salida.

Una nota sobre la etiología molecular

Ahora que se han localizado muchos genes para varios glaucomas, la esperanza de poder reclasificar estos trastornos con base en la etiología molecular puede hacerse realidad en un futuro cercano.[3] Aunque separar a los pacientes con glaucoma crónico de ángulo abierto de inicio en la edad adulta con base en el fenotipo es difícil, la clasificación molecular ya ha permitido reconocer varias formas genéticas de glaucoma. La caracterización de genes y mutaciones adicionales será de gran ayuda para clasificar la enfermedad en pacientes individuales, con el fin de poder proporcionar información pronóstica y terapéutica adaptada (como se describe en el capítulo 9). Algunos glaucomas pueden estar asociados con más de un gen, como el síndrome de Axenfeld-Rieger, que parece ser causado por al menos tres genes diferentes ubicados en los cromosomas 4, 6 y 13, lo que de nuevo subraya la heterogeneidad genética.[4-7] Otros tienen un patrón no mendeliano o complejo, y tal vez involucren más de un gen además de factores ambientales. Un ejemplo es el glaucoma exfoliativo, en el que los polimorfismos del gen *LOXL1* están asociados en gran medida con esta afección en múltiples poblaciones (véase capítulo 16).

Además, la genética molecular está ayudando a asociar enfermedades de apariencia dispar. Por ejemplo, el síndrome de Rieger y la hipoplasia del iris pueden surgir de mutaciones en el mismo gen en 4q25 (*PITX2*).[8] De manera similar, el glaucoma juvenil de ángulo abierto y el síndrome de Axenfeld-Rieger pueden ser causados por mutaciones en el gen *FKHL7* en 6p25.[9,10] Una mejor comprensión de la etiología molecular de varios glaucomas permitirá una reclasificación detallada de estos trastornos.

CLASIFICACIÓN BASADA EN EL MECANISMO

Comprender los eventos iniciales en cada forma de glaucoma de manera eventual permitirá un sistema de clasificación mejorado y un fundamento para la intervención temprana en el glaucoma. Sin embargo, hasta que esa información esté disponible, la mayoría de las estrategias de tratamiento continuará su enfoque en la PIO y dependerá del conocimiento de los mecanismos de obstrucción del flujo de salida del humor acuoso.

Como se señaló antes, una desventaja de una clasificación basada en el mecanismo de obstrucción del flujo de salida acuoso es que ignora las causas no relacionadas con la presión. Además, muchos de los glaucomas tienen más de un mecanismo de obstrucción del flujo de salida en diferentes momentos del curso de la enfermedad. Como resultado, algunos glaucomas deben clasificarse en más de un rubro mecanicista. Es por esta razón que en este texto se utiliza una clasificación basada en eventos iniciales, más que en los mecanismos de

obstrucción del flujo de salida, para organizar los capítulos sobre las formas clínicas del glaucoma.

Por otro lado, la clasificación mecanicista tiene claras ventajas. En primer lugar, el conocimiento de los mecanismos de obstrucción del flujo de salida del humor acuoso es, en muchos casos, más completo que aquel de los eventos iniciales. En segundo lugar, dado que la mayoría de las estrategias de tratamiento actuales está dirigida a reducir la PIO, es importante comprender el mecanismo que conduce a la obstrucción del flujo de salida del humor acuoso para desarrollar un fundamento para controlar la presión en cada forma de glaucoma.

Barkan[11] fue el primero en reconocer la distinción entre formas de glaucoma de ángulo abierto y de ángulo cerrado, lo que condujo a la base de la clasificación mecanicista de los glaucomas (**fig. 8-1**). Un tercer grupo de glaucomas que no encaja bien en los mecanismos de ángulo abierto o cerrado son los glaucomas del desarrollo. Por lo tanto, la clasificación mecanicista se puede dividir en tres categorías: (1) mecanismos de glaucoma de ángulo abierto, (2) mecanismos de glaucoma de ángulo cerrado y (3) anomalías del desarrollo del ángulo de la cámara anterior (**tabla 8-3** y **fig. 8-2**).

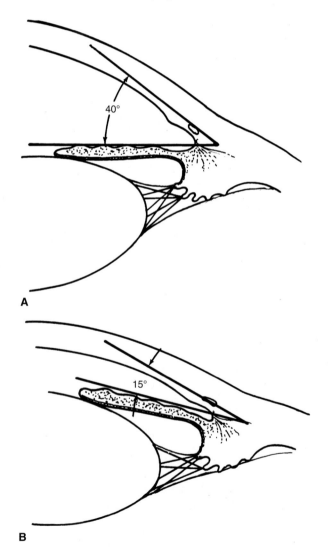

FIGURA 8-1 Base para la clasificación mecanicista de los glaucomas. El ángulo de la cámara anterior está formado por la córnea y el iris. **A:** la configuración típica en las formas de glaucoma de ángulo abierto. **B:** el ángulo estrecho que por lo general precede a la mayoría de las formas de glaucoma de ángulo cerrado.

TABLA 8-3 **Clasificación de los glaucomas con base en el mecanismo de obstrucción al flujo de salida**[a]

Mecanismos de glaucoma de ángulo abierto

A. Pretrabecular (sobrecrecimiento de una membrana)

   1. Membrana fibrovascular (glaucoma neovascular)

   2. Capa endotelial, a menudo con membrana similar a Descemet

      a. Síndrome iridocorneal endotelial

      b. Distrofia polimorfa posterior

      c. Traumatismo penetrante y no penetrante

   3. Crecimiento epitelial descendente

   4. Crecimiento fibroso

   5. Membrana inflamatoria

      a. Iridociclitis heterocrómica de Fuchs

      b. Queratitis intersticial luética

B. Trabecular (oclusión de espacios intertrabeculares)

   1. Idiopático

      a. Glaucoma crónico de ángulo abierto

      b. Glaucoma inducido por esteroides

   2. Obstrucción de la malla trabecular

      a. Eritrocitos

         • Glaucoma hemorrágico

         • Glaucoma de células fantasma

      b. Macrófagos

         • Glaucoma hemolítico

         • Glaucoma facolítico

         • Glaucoma melanomalítico

      c. Células neoplásicas

         • Tumores malignos

         • Neurofibromatosis

         • Nevo de Ota

         • Xantogranuloma juvenil

      d. Partículas de pigmento

         • Glaucoma pigmentario

         • Síndrome de exfoliación

         • Uveítis

         • Melanoma maligno

      e. Proteína

         • Uveítis

         • Glaucoma inducido por el cristalino

      f. Agentes viscoelásticos

      g. Glaucoma inducido por α-quimotripsina

      h. Vítreo

   3. Alteraciones de la malla trabecular

      a. Edema

         • Uveítis (trabeculitis)

         • Escleritis y epiescleritis

         • Quemaduras por álcalis

      b. Traumatismo (recesión del ángulo)

      c. Cuerpos extraños intraoculares (hemosiderosis, calcosis)

C. Postrabecular

   1. Obstrucción del canal de Schlemm

      a. Colapso del canal

      b. Obstrucción del canal de Schlemm (p. ej., eritrocitos falciformes)

   2. Presión venosa epiescleral elevada

      a. Fístula carótida-cavernosa

      b. Trombosis del seno cavernoso

      c. Tumores retrobulbares

      d. Exoftalmos tirotrópico

      e. Obstrucción de la vena cava superior

      f. Tumores mediastínicos

      g. Síndrome de Sturge-Weber

      h. Presión venosa epiescleral elevada

Mecanismos de glaucoma de cierre angular

A. Anterior (mecanismo de "tracción")

   1. Contracción de membranas

      a. Glaucoma neovascular

      b. Síndrome iridocorneal endotelial

      c. Distrofia polimorfa posterior

      d. Traumatismo penetrante y no penetrante

   2. Contracción de precipitados inflamatorios

B. Posterior (mecanismo de "empuje")

   1. Con bloqueo pupilar

      a. Glaucoma por bloqueo pupilar

      b. Mecanismos inducidos por el cristalino

         • Cristalino intumescente

         • Subluxación del cristalino

         • Síndrome de cristalino móvil

      c. Sinequias posteriores

         • Bloqueo del iris-lente intraocular en la seudofaquia

         • Uveítis con sinequias posteriores

         • Bloqueo iris-vítreo en la afaquia

(Continúa)

TABLA 8-3	Clasificación de los glaucomas con base en el mecanismo de obstrucción al flujo de salida[a] (*Continuación*)

2. Sin bloqueo pupilar

a. Síndrome de iris en meseta

b. Glaucoma por bloqueo ciliar (maligno)

c. Mecanismos inducidos por el cristalino
- Cristalino intumescente
- Subluxación del cristalino
- Síndrome de cristalino móvil

d. Después de la extracción del cristalino (desplazamiento del vítreo hacia adelante)

e. Secundario a la cirugía de cerclaje escleral

f. Secundario a la fotocoagulación panretiniana

g. Oclusión de la vena central de la retina

h. Tumores intraoculares
- Melanoma maligno
- Retinoblastoma

i. Quistes del iris y cuerpo ciliar

j. Contractura del tejido retrolenticular
- Retinopatía del prematuro (fibroplasia retrolental)
- Vítreo primario hiperplásico persistente

Anomalías del desarrollo del ángulo de la cámara anterior

A. Alta inserción de la úvea anterior
1. Glaucoma congénito (infantil)
2. Glaucoma juvenil
3. Glaucomas asociados con otras anomalías del desarrollo

B. Desarrollo incompleto de la malla trabecular/canal de Schlemm
1. Síndrome de Axenfeld-Rieger
2. Anomalía de Peters
3. Glaucomas asociados con otras anomalías del desarrollo

C. Adherencias iridocorneales
1. Hebras anchas (síndrome de Axenfeld-Rieger)
2. Hebras finas que se contraen para formar un ángulo cerrado (aniridia)

[a]*Los ejemplos clínicos citados en esta tabla no representan una lista completa de los glaucomas.*

Mecanismos del glaucoma de ángulo abierto

Los mecanismos de ángulo abierto son aquellos en los que las estructuras del ángulo de la cámara anterior (es decir, la malla trabecular, el espolón escleral y la banda del cuerpo ciliar) son visibles por gonioscopia. Los elementos que obstruyen el flujo de salida del humor acuoso pueden estar ubicados en el lado de la cámara anterior de la malla trabecular (mecanismos pretrabeculares), en el trabéculo (mecanismos trabeculares), o distales a la malla, en el canal de Schlemm, o más adelante a lo largo del sistema de drenaje acuoso (mecanismos postrabeculares).

En los mecanismos pretrabeculares, una membrana translúcida se extiende a través del ángulo iridocorneal abierto, lo que lleva a la obstrucción del flujo de salida del humor acuoso. Este elemento obstructivo puede ser una membrana fibrovascular, una capa endotelial con una membrana similar a la de Descemet, una membrana epitelial, una membrana de tejido conectivo o una membrana relacionada con la inflamación.

En los mecanismos trabeculares, la obstrucción al flujo de salida del humor acuoso se localiza en la malla trabecular. Los glaucomas crónicos de ángulo abierto se incluyen en esta categoría, aunque se desconocen los mecanismos precisos de la obstrucción. Como se señaló antes, esta categoría de glaucomas tal vez representa entidades distintas con diferentes mecanismos de obstrucción del flujo de salida. En otros glaucomas con mecanismo trabecular puede haber una "obstrucción" de la malla con glóbulos rojos, macrófagos, células neoplásicas, partículas de pigmento, proteínas, zónulas del cristalino, agentes viscoelásticos o vítreo. En otros casos más, la obstrucción del flujo de salida puede derivar de alteraciones adquiridas en el tejido de la malla trabecular, como la obstrucción asociada con condiciones inflamatorias, el traumatismo con cicatrización posterior y las reacciones tóxicas relacionadas con cuerpos extraños intraoculares. El glaucoma inducido por esteroides y ciertos glaucomas vinculados con enfermedades sistémicas pueden provocar la obstrucción del flujo de salida del humor acuoso en la malla trabecular.

En los mecanismos postrabeculares, la obstrucción del flujo de salida del humor acuoso puede deberse a una mayor resistencia en el canal de Schlemm debido al colapso o ausencia del canal o, en pacientes con anemia de células falciformes, a la obstrucción del propio canal con eritrocitos falciformes. El papel de la obstrucción del canal colector todavía es una posibilidad en gran parte inexplorada. Quizás la causa más común de los casos postrabeculares es la presión venosa epiescleral elevada.

Mecanismos del glaucoma de cierre angular

Los mecanismos de cierre del ángulo incluyen situaciones en las que el iris periférico está en aposición con la malla trabecular o la córnea periférica. El iris periférico puede ser "jalado" (mecanismos anteriores) o "empujado" (mecanismos posteriores) hacia esta posición.

En los mecanismos anteriores del glaucoma de ángulo cerrado, un tejido anormal forma un puente sobre el ángulo de la cámara anterior y más adelante sufre una contracción, acción que tira del iris periférico hacia el ángulo iridocorneal. Los ejemplos del tejido que se contrae incluyen una membrana fibrovascular, una capa endotelial con una membrana similar a la de Descemet y precipitados inflamatorios.

En los mecanismos posteriores, la presión detrás del iris, el cristalino o el vítreo hace que el iris periférico sea empujado hacia el ángulo de la cámara anterior. Esto puede ocurrir con o sin bloqueo pupilar.

Los mecanismos posteriores con bloqueo pupilar incluyen al glaucoma por bloqueo pupilar (como se describió antes). La aposición funcional entre el iris peripupilar y el cristalino en esta condición aumenta la resistencia del flujo del humor acuoso hacia la cámara anterior, lo que deriva en un aumento relativo de la presión de la cámara posterior

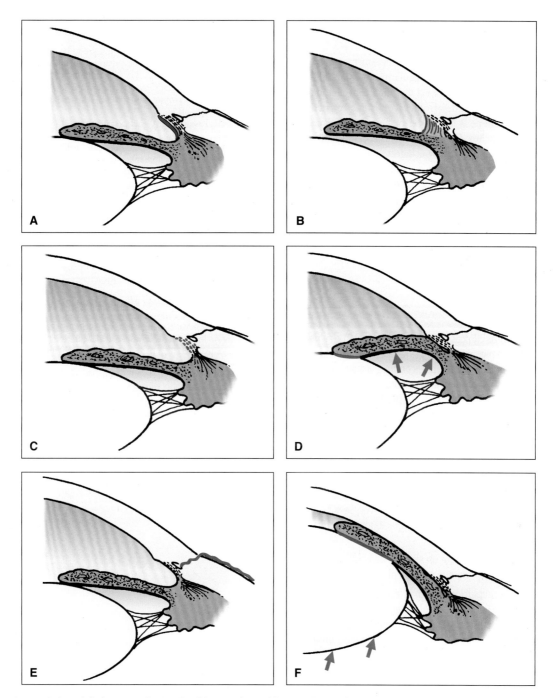

FIGURA 8-2 Características del glaucoma de ángulo abierto y de ángulo cerrado. Las formas de glaucoma de ángulo abierto pueden ser de tipo pretrabecular (**A**), trabecular (**B**) o postrabecular (**C**). Las formas de glaucoma de ángulo cerrado pueden ser del tipo de "tracción" anterior (**D**) o del tipo de "empuje" posterior. Esto último puede ocurrir con (**E**) o sin (**F**) bloqueo pupilar. Las flechas indican la ubicación de la fuerza que empuja al iris o al diafragma cristalino-iris hacia adelante. Un tercer mecanismo básico son las anomalías del desarrollo del ángulo de la cámara anterior.

y el arqueamiento hacia adelante del iris periférico. La aposición funcional en estos pacientes se debe a una configuración influenciada de forma genética del segmento ocular anterior. En otras condiciones, la misma aposición funcional puede resultar de un desplazamiento hacia adelante adquirido del cristalino (p. ej., catarata intumescente o cristalino subluxado). En otros casos más, el bloqueo pupilar puede deberse a sinequias posteriores asociadas con la inflamación del segmento ocular anterior. En cada una de estas condiciones, la aposición entre el iris y el cristalino, la lente intraocular o el vítreo obstruye el flujo del humor acuoso hacia la cámara anterior, lo que deriva en un aumento de la presión en la cámara posterior y un arqueamiento del iris periférico hacia el ángulo de la cámara anterior.

En los mecanismos posteriores del glaucoma de ángulo cerrado sin bloqueo pupilar, el aumento de presión en la porción posterior del ojo empuja el diafragma cristalino-iris o vítreo-iris hacia adelante. Los ejemplos incluyen glaucoma maligno (bloqueo ciliar), síndrome de iris de meseta, tumores intraoculares, quistes del iris y del cuerpo ciliar, y contractura del tejido retrolenticular.

Anomalías del desarrollo del ángulo de la cámara anterior

Estos glaucomas no se separan con facilidad en mecanismos de ángulo abierto y de ángulo cerrado, pero por lo regular representan un desarrollo incompleto de estructuras en la vía de salida convencional del humor acuoso. Los defectos del desarrollo reconocidos en la clínica incluyen una alta inserción de la úvea anterior, como en el glaucoma congénito (infantil), y muchos de los glaucomas asociados con otras anomalías del desarrollo. En otros casos, el defecto puede manifestarse como una malla trabecular o conducto de Schlemm desarrollado de forma incompleta (p. ej., anomalía de Peters), o como adherencias iridocorneales (p. ej., síndrome de Axenfeld-Rieger).

En 2013, un grupo de médicos y científicos especialistas en el tratamiento de niños con glaucoma desarrolló un nuevo sistema de clasificación internacional para el glaucoma infantil. Este sistema de clasificación se ilustra en la fig. 14-1 del capítulo 14 (Glaucomas de la infancia: clasificación y examinación).[2]

PUNTOS CLAVE

▶ Las diferentes formas clínicas de glaucoma se suelen clasificar según la causa o el mecanismo. La primera clasificación se basa en el trastorno subyacente que conduce, a través de varias etapas, a alteraciones en la dinámica del humor acuoso o neuropatía óptica con la subsecuente pérdida del campo visual.

▶ La clasificación mecanicista se basa en alteraciones en el ángulo de la cámara anterior, que pueden resultar de la anomalía inicial subyacente y dar lugar a una PIO elevada. La clasificación mecanicista se divide en mecanismos de ángulo abierto, de ángulo cerrado y anomalías del desarrollo del ángulo de la cámara anterior. Estos grupos, a su vez, se subdividen según la causa subyacente y las alteraciones estructurales específicas.

▶ Para el glaucoma infantil existe un sistema de clasificación internacional bastante nuevo, que se presenta en el capítulo 14.

▶ Es probable que la revolución que en la actualidad se está dando en el área de la genética molecular cambie la comprensión actual de la enfermedad. Este nuevo conocimiento guiará cada vez más la clasificación de muchos tipos de glaucoma (como se analiza en el cap. 9).

REFERENCIAS

1. Pavlin CJ, Ritch R, Foster FS. Ultrasound biomicroscopy in plateau iris syndrome. *Am J Ophthalmol.* 1992;113(4):390 395.
2. Weinreb RN, Grajewski AL, Papadopoulos M, et al. *World Glaucoma Association.* In: *Childhood Glaucoma: The 9th Consensus Report of the World Glaucoma Association.* Amsterdam, Netherlands: Kugler Publications; 2013.
3. Wiggs JL, Pasquale LR. Genetics of glaucoma. *Hum Mol Genet.* 2017;26(R1): R21-R27.
4. Semina EV, Reiter R, Leysens NJ, et al. Cloning and characterization of a novel bicoid-related homeobox transcription factor gene, RIEG, involved in Rieger syndrome. *Nat Genet.* 1996;14(4):392-399.
5. Mirzayans F, Gould DB, Heon E, et al. Axenfeld-Rieger syndrome resulting from mutation of the FKHL7 gene on chromosome 6p25. *Eur J Hum Genet.* 2000;8(1):71-74.
6. Phillips JC, del Bono EA, Haines JL, et al. A second locus for Rieger syndrome maps to chromosome 13q14. *Am J Hum Genet.* 1996;59(3):613-619.
7. Allingham RR, Liu Y, Rhee DJ. The genetics of primary open-angle glaucoma: a review. *Exp Eye Res.* 2009;88(4):837-844.
8. Héon E, Sheth BP, Kalenak JW, et al. Linkage of autosomal dominant iris hypoplasia to the region of the Rieger syndrome locus. *Hum Mol Genet.* 1995;4(8):1435-1439.
9. Nishimura DY, Swiderski RE, Alward WL, et al. The forkhead transcription factor gene FKHL7 is responsible for glaucoma phenotypes which map to 6p25. *Nat Genet.* 1998;19(2):140-147.
10. Mears AJ, Jordan T, Mirzayans F, et al. Mutations of the forkhead/ winged-helix gene, FKHL7, in patients with Axenfeld-Rieger anomaly. *Am J Hum Genet.* 1998;63(5):1316-1318.
11. Barkan O. Glaucoma: classification, causes, and surgical control—results of microgonioscopic research. *Am J Ophthalmol.* 1938;21:1099-1117.

Genética molecular y farmacogenómica de los glaucomas

9

Este capítulo comienza destacando la diferencia entre genes individuales, que cuando mutan pueden derivar en fenotipos clínicos llamativos (p. ej., síndrome de Axenfeld-Rieger), y genes que pueden tener variantes en la secuencia de ADN (conocidas como *polimorfismos de un solo nucleótido*, o *PUN*) que, con o sin contribuciones ambientales, puede asociarse con formas más comunes de glaucoma (p. ej., síndrome de exfoliación). Si bien estas enfermedades raras causadas por un solo gen se han descubierto mediante abordajes genéticos tradicionales, llamados *estudios de vinculación*, quedan por descubrir mutaciones causales más raras mediante los abordajes más nuevos de secuenciación del exoma o secuenciación del genoma completo. A continuación se describen los conocimientos sobre la etiología y patogenia de diversas formas de glaucoma obtenidos a través del análisis de ADN, ARN o proteínas. Estos conocimientos pueden conducir a nuevos blancos para la terapia del glaucoma que van más allá de tan solo reducir la presión intraocular (PIO). El capítulo termina con un análisis sobre la farmacogenómica, y cómo las pruebas genómicas pueden ayudar a los médicos a desarrollar un tratamiento más racional y personalizado para sus pacientes.

CASOS

Revise cada uno de estos escenarios clínicos y téngalos en mente a medida que avanza en este capítulo. Se harán comentarios sobre cada uno de ellos más adelante en el capítulo.

Caso 1

Una paciente de 17 años de edad se presenta en el consultorio y reporta visión borrosa que disminuye de modo gradual. En el examen, su agudeza visual es de 20/20 AO y la PIO es de 30 mm Hg AO. Sus ángulos están abiertos y son normales por gonioscopia. Los espesores corneales centrales miden 503 µm OD y 498 µm OI. Tiene un acopamiento casi total de ambos nervios ópticos (**fig. 9-1A**). Las pruebas de campo visual demuestran defectos dentro de los 10 grados de fijación AO (**fig. 9-1B**).

Al preguntar más, se entera de que su madre y su hermana también tienen glaucoma que se desarrolló bastante temprano en la vida. La madre es ciega de un ojo, y los ojos de la hermana están estables tras haberse sometido a cirugía de glaucoma en ambos ojos.

La paciente hace varias preguntas interesantes:
1. ¿Qué tengo?
2. ¿Me quedaré ciega si no recibo tratamiento?
3. ¿Cuál es mi mejor opción de tratamiento?
4. ¿Cuáles son las posibilidades de que mis futuros hijos biológicos también contraigan esta enfermedad?
5. ¿Existe algo más que medicamentos y cirugía para tratar mi afección?

Caso 2

Un hombre escandinavo de 40 años de edad tiene una madre con glaucoma exfoliativo avanzado (**fig. 9-2**). Quiere saber sus posibilidades de desarrollar la misma condición.

Caso 3

Una mujer de 68 años de edad acude para pedir consejo sobre su diagnóstico de glaucoma y el impacto en sus hijos. Ella trae consigo su "tarjeta inteligente" personal que contiene su historial médico, campos visuales pasados, imágenes del disco óptico y secuencia genómica.

En el momento del diagnóstico, su PIO fue de 33 mm Hg en ambos ojos, y las medidas del grosor corneal central fueron 584 µm OD y 566 µm OI. Por lo demás, se encontraba asintomática y fue tratada por glaucoma debido a la apariencia del borde neurorretiniano de su disco óptico (**fig. 9-3**).

Durante los siguientes 18 años, su PIO fluctuó entre 7 y 13 mm Hg con tratamientos médicos y quirúrgicos. A pesar de este tratamiento, desarrolló un acopamiento progresivo del disco óptico y pérdida del campo visual (**fig. 9-3**, centro y derecha) con el tiempo. Ella pregunta: "¿Les pasará lo mismo a mis hijos?"

EL GENOMA HUMANO

Los genes del glaucoma, así como los rasgos cuantitativos relacionados (p. ej., la PIO, el grosor central de la córnea y las dimensiones del disco óptico), se encuentran en todo el genoma humano (**fig. 9-4**). Hay alrededor de 20 500 genes codificados en los 6 mil millones de pares de bases que componen el ADN humano, distribuidos en 23 pares de cromosomas.[1] Además, 37 genes "mitocondriales" están codificados en el ADN mitocondrial circular que se hereda a través de la madre. Una rama del Human Genome Project (https://www.genome.gov/human-genome-project) fue el proyecto internacional HapMap, que permitió la identificación y catalogación de variantes de secuencias genéticas entre individuos de diversas poblaciones.[2] Estas variantes se conocen como *polimorfismos de un solo nucleótido* o *PUN*. Estos PUN se reconocen como marcadores de regiones cromosómicas en las que las variantes genéticas se comparten entre los individuos de un grupo étnico determinado. Aprovechando estos bloques de ADN conservados marcados por estos PUN, los primeros éxitos han mostrado ser prometedores para identificar ciertos PUN como posibles marcadores de enfermedad. Las investigaciones futuras pueden arrojar más información sobre el inicio de la enfermedad, la gravedad de la enfermedad y la respuesta al tratamiento, lo que allanará el camino hacia la llegada de la "medicina personalizada."[3]

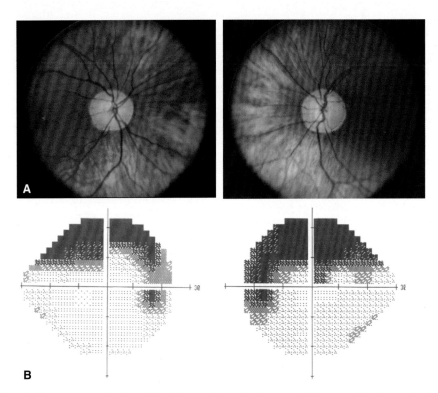

FIGURA 9-1 Fotos del disco óptico y campos visuales.. A: las fotos muestran un borde neurorretiniano muy delgado en cada ojo. **B:** campos visuales que muestran defectos avanzados del haz de fibras nerviosas que invaden la fijación en el campo visual izquierdo y dentro de los 10 grados en el campo visual derecho.

Enfermedades mendelianas (un solo gen) frente a enfermedades no mendelianas (complejas)

Los trastornos *mendelianos* son enfermedades raras que siguen patrones de herencia mendeliana: la ley de segregación de alelos y la ley de selección independiente. Los ejemplos comunes de patrones de herencia mendeliana incluyen herencia autosómica dominante, autosómica recesiva y ligada al cromosoma X. Los médicos están familiarizados con estos trastornos clínicos raros o poco frecuentes debido a los fenotipos clínicos llamativos, como el glaucoma juvenil de ángulo abierto (GJAA), ilustrado en el caso 1, y otros que involucran disgenesia del segmento anterior, como el síndrome de Axenfeld-Rieger. La genética de estos casos representa el modelo de "gen único-enfermedad única".

Por el contrario, los trastornos *no mendelianos* o complejos no siguen las reglas clásicas de la herencia mendeliana. Ejemplos incluyen rasgos cuantitativos que derivan de los efectos aditivos de muchos

efectos genéticos o ambientales, rasgos poligénicos que ocurren solo si hay defectos presentes en más de un gen, rasgos que muestran penetrancia incompleta, herencia codominante en la que cada una de las tres combinaciones genotípicas de un alelo tiene un fenotipo diferente, efectos de impronta causados por modificaciones químicas en el ADN o herencia mitocondrial. Las afecciones y enfermedades representativas incluyen exfoliación, glaucoma de tensión normal y glaucoma crónico de ángulo abierto (GCAA).

Existen varios abordajes que se utilizan para identificar un solo gen o varios genes que están involucrados en los trastornos hereditarios. Estos abordajes también se pueden aplicar al descubrimiento de genes que subyacen a los resultados del tratamiento en el campo de la *farmacogenética* (cómo los genes de un individuo afectan la forma en que el cuerpo del individuo responde a un medicamento o tratamiento) y la *farmacogenómica* (el estudio de las respuestas a los

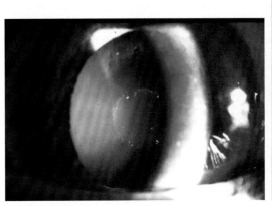
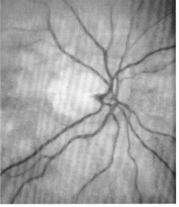

FIGURA 9-2 Aspecto de los segmentos anterior y posterior. Se muestra el ojo derecho de la madre.

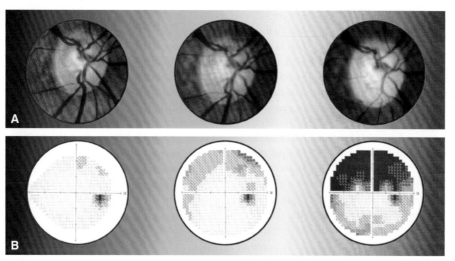

FIGURA 9-3 Caso que demuestra la progresión del glaucoma. La determinación de la progresión en el ojo derecho se basa en fotos de la papila óptica (**A**) y los campos visuales (**B**) de hace más de 18 años, a pesar de tratamientos médicos y quirúrgicos, con reducción y fluctuación de la presión intraocular dentro de un rango de 7 a 13 mm Hg. (Reproducido con autorización de Sayoko E. Moroi, MD, Julia E. Richards, PhD, y Bryn Mawr Communications. Moroi SE, Richards JE. Glaucoma and genomic medicine. *Glaucoma Today.* 2008;6(1):16-24.)

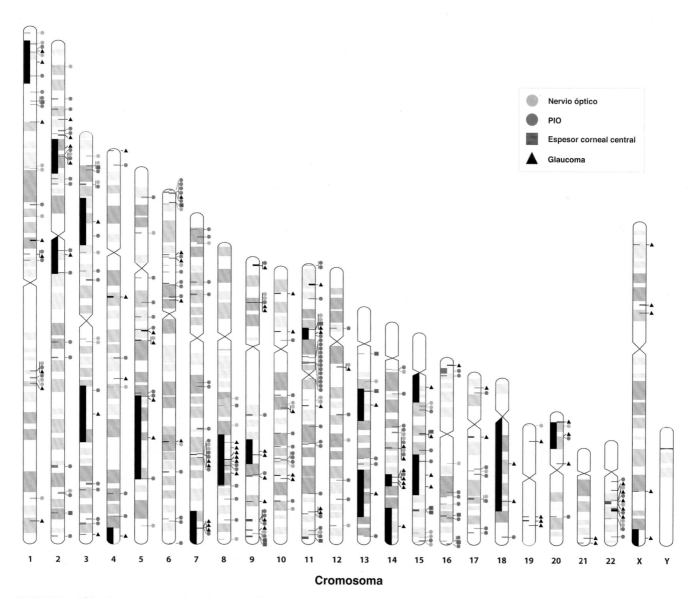

FIGURA 9-4 Ubicaciones cromosómicas de genes y locus para varios glaucomas de ángulo abierto y cerrado. Tales ubicaciones se encuentran en todo el genoma humano. Se cree que solo el cromosoma Y no alberga un gen o locus para el glaucoma.

medicamentos en el contexto del genoma entero). (El tema de la farmacogenética y la farmacogenómica se aborda más adelante en este capítulo.) La selección de un abordaje o método particular depende de la frecuencia de la mutación de la enfermedad y la penetrancia de la mutación (la frecuencia con la que la presencia de un genotipo particular en un organismo da como resultado el fenotipo correspondiente) (**fig. 9-5**).

Dos abordajes comunes utilizados para identificar variantes genéticas que contribuyen a enfermedades hereditarias se denominan análisis de vinculación y análisis de asociación. Los estudios de *vinculación* involucran mapeo genético basado en la cotransmisión de marcadores genéticos y fenotipos de una generación a la siguiente en una o más familias. Los estudios de *asociación* implican la comparación de casos con controles para evaluar la contribución relativa de variantes genéticas o efectos ambientales al rasgo que se estudia. Así mismo, los estudios de asociación también pueden diseñarse para estudiar un rasgo cuantitativo, como la PIO, en una sola cohorte grande.

Glaucomas primarios

Glaucoma congénito primario

El glaucoma congénito primario (GCP) es una enfermedad poco común con una frecuencia que varía de 1 en 1 250 (entre la población romaní de Eslovaquia) a 1 en 10 000.[4] En esta condición, el segmento anterior a menudo revela un iris insertado de modo anterior, con un ángulo y malla trabecular mal desarrollados (véanse caps. 14 y 15). La mayoría de los casos de GCP es esporádica; en los casos familiares, la herencia autosómica recesiva es más común. La mayoría de estos pacientes requiere tratamiento quirúrgico, ya que los medicamentos láseres actuales disponibles para el glaucoma no suelen ser efectivos para esta forma de glaucoma. Se han identificado mutaciones en tres genes, el citocromo P4501B1 (*CYP4501B1*), la proteína 2 de unión al factor de crecimiento transformante latente beta (*LTBP2*) y la tirosina cinasa endotelial (*TEK*), para el GCP.[5]

Aunque el sustrato ocular para el citocromo P450B1 todavía se desconoce, es probable que esta enzima desempeñe un papel importante en el desarrollo ocular.[6] Libby y colaboradores han demostrado que los ratones mutantes *Cyp1b1*−/− deficientes en el citocromo P450B1, donde ambas copias del gen *Cyp1b1* no son funcionales, desarrollan defectos focales en el ángulo de la cámara anterior, incluidos un aumento de la lámina basal de la malla trabecular y un canal de Schlemm pequeño o ausente. Otros experimentos que evalúan genes que mejoran o suprimen las anomalías del ángulo en *Cyp1b1* identificaron el gen de la tirosinasa (*Tyr*) como un modificador cuya deficiencia exacerba los defectos en ratones con *Cyp1b1* mutante.[6] Los ojos que carecen de citocromo P450B1 y tirosinasa demostraron una disgenesia grave que se alivió con la administración de levodopa, un producto normal de la tirosinasa. Por lo tanto, una vía que involucra a la tirosinasa parece ser importante en el desarrollo del ángulo de la cámara anterior.

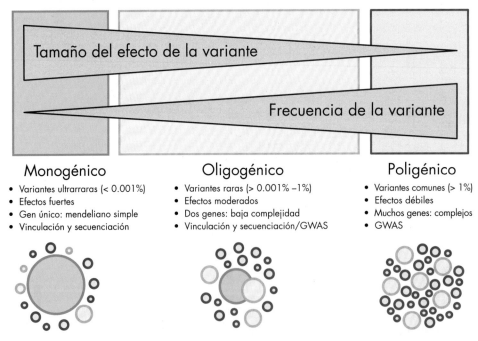

FIGURA 9-5 Descripción general de los abordajes para identificar genes o regiones genéticas de enfermedades glaucomatosas raras, enfermedades comunes y complejas y rasgos cuantitativos. El abordaje apropiado seleccionado para un estudio depende de la frecuencia de la variante genética y la penetrancia de la mutación de la enfermedad. Para los genes de glaucoma con un tamaño de efecto grande y una frecuencia poco común (círculo verde grande), el médico observa antecedentes familiares importantes, como glaucoma primario de ángulo abierto autosómico dominante de inicio juvenil. En estos glaucomas raros existe una causa monogénica (gen único) del glaucoma. Dichos genes de enfermedades monogénicas se suelen descubrir mediante métodos de vinculación y secuenciación. Es probable que existan otras variantes (círculos amarillos y azules más pequeños) que puedan afectar a esta rara variante monogénica. En el espectro opuesto, existen variantes comunes con un tamaño de efecto pequeño (círculos azules y amarillos más pequeños) que están asociados con factores de riesgo de glaucoma. Por lo general, estos alelos de riesgo de glaucoma se descubren con métodos de estudio de asociación del genoma entero (GWAS). (Modificado con autorización de Moroi SE, et al. Precision medicine to prevent glaucoma-related blindness. *Curr Opin Ophthalmol.* 2019;30(3):187-198.)

Glaucoma de ángulo abierto de inicio juvenil

El glaucoma de ángulo abierto de inicio juvenil es una forma autosómica dominante de GCAA con una edad de inicio temprana. Se caracteriza por una PIO en extremo alta con el subsecuente daño del nervio óptico y el campo visual. Los ojos afectados suelen ser miopes. Por lo general, esta enfermedad comienza entre las edades de 4 y 35 años, a menudo en personas con antecedentes familiares importantes. En pacientes con GJAA, la respuesta al tratamiento farmacológico o con láser suele ser deficiente, y a menudo se requiere una intervención quirúrgica.

El glaucoma de ángulo abierto de inicio juvenil fue vinculado por primera vez al cromosoma 1q21-31 por Sheffield y colaboradores en 1993. En un inicio este gen se denominó "respuesta a glucocorticoide inducible por la malla trabecular" o TIGR. La lista de diferentes mutaciones en TIGR creció. Luego de darse cuenta de que otro grupo había trabajado sobre este mismo gen, se determinó la necesidad de armonizar la nomenclatura genética, por lo que se adoptó el nombre *miocilina*.[7] Se estima que las mutaciones en la miocilina causan alrededor de 5% de los GCAA.[8]

Revisando el caso 1

El fenotipo es clásico para el GJAA. Se sospechó una mutación en el gen de la miocilina y, por lo tanto, se secuenció el gen. Se encontró un cambio único de base que provocó un cambio Pro370Leu en el exón 3.[9] Esta mutación sin sentido se encontró en la madre y las dos hijas afectadas, pero no en el padre.

Con esta información, ahora se puede responder a las consultas del paciente.

1. ¿Qué tengo?
   GJAA
2. ¿Me quedaré ciega si no recibo tratamiento y cuál es mi mejor opción de tratamiento?
   La mutación Pro370Leu es agresiva y conduce a la ceguera si la elevación de la presión no se trata. La mejor opción de tratamiento en la actualidad es la reducción agresiva de la PIO con medicación inicial y luego la cirugía (p. ej., trabeculotomía), si el tratamiento médico no reduce la PIO en un rango meta apropiado.
3. ¿Cuáles son las posibilidades de que mis futuros hijos biológicos también contraigan esta enfermedad?
   El GJAA es autosómico dominante con alta penetrancia, por lo que el riesgo es de alrededor de 50%.
4. ¿Existe algo más que medicamentos y cirugía para tratar mi condición?
   En la actualidad no, pero pueden ser posibles estrategias adicionales en el futuro, incluidas la edición de genes y la alteración del medio celular y extracelular de la malla trabecular para mejorar la facilidad de flujo de salida del humor acuoso.

Glaucoma crónico de ángulo abierto de inicio en la edad adulta

La prevalencia un tanto baja del GCAA, la variabilidad en la edad de aparición y la falta de penetrancia (falta de expresión fenotípica de una enfermedad a pesar de portar la mutación genética) en algunas genealogías indican que la mayoría de los casos de GCAA no se hereda como un defecto de un solo gen sino como un rasgo "complejo" que no demuestra una herencia mendeliana simple (**fig. 9-5**). Hasta la fecha, los estudios de vinculación de familias con GCAA proporcionan evidencia sólida de heterogeneidad genética. Al menos 5% de los casos de GCAA es causado sobre todo por mutaciones en uno de tres genes: miocilina (*MYOC*), optineurina (*OPTN*) o cinasa de unión a TANK 1 (*TBK1*) (**tabla 9-1**).[8]

La evidencia adicional de susceptibilidad genética proviene de polimorfismos de genes que se sospecha tienen un papel en el glaucoma. Por ejemplo, se han examinado los polimorfismos en los genes que codifican los receptores β-adrenérgicos *ADRB1* y *ADRB2* expresados en la malla trabecular y el cuerpo ciliar, y pueden influir en la fisiopatología del GCAA y el glaucoma de tensión normal en pacientes japoneses.[10] Sin embargo, el gen *ADRB2* no parece ser un riesgo genético "causal" de GCAA, como se muestra en un estudio con el poder adecuado que comparó casos de GCAA y controles en individuos caucásicos y personas de ascendencia africana.[11]

Mediante estudios de asociación de genoma completo (GWAS, por sus siglas en inglés) se han identificado más de 16 regiones genómicas para el GCAA.[12] La interacción entre varios factores ambientales y genéticos, o entre múltiples genes, deriva en un alto grado de variabilidad en la expresión fenotípica y la gravedad de la enfermedad, lo que hace que el análisis de vinculación sea en extremo desafiante.

Glaucoma de ángulo cerrado

Un número creciente de investigadores ha explorado la base familiar del glaucoma de ángulo cerrado con abordajes de diseño de estudio mendeliano tradicionales y con la aplicación de biometría ocular para el abordaje de diseño de rasgos cuantitativos. En ciertas regiones del mundo, el glaucoma de ángulo cerrado es la forma más común de glaucoma, por lo que es importante comprender los mecanismos genéticos involucrados en esta afección, que puede ser susceptible al tratamiento con procedimientos con láser.

Mediante una combinación de un abordaje genético aplicado a un estudio epidemiológico, se han asociado ocho regiones genómicas con el glaucoma primario de ángulo cerrado.[12] Con un abordaje de rasgo cuantitativo, un estudio de la profundidad axial de la cámara anterior en gemelos (sin glaucoma de ángulo cerrado) indicó que cerca de 70% de la varianza en gemelos dicigóticos podría atribuirse a un componente genético.[13] Un estudio biométrico mostró una profundidad de cámara anterior un tanto estrecha en hermanos, hijos, sobrinos, sobrinas y nietos de sujetos de estudio con glaucoma de ángulo cerrado.[14] En este estudio se encontró una heredabilidad de 70%, lo que indica que alrededor de dos tercios de la variación de la profundidad de la cámara anterior, independiente de la edad y el sexo, se heredan.

Un fenotipo raro en el espectro del glaucoma de ángulo cerrado es el nanoftalmos, que se caracteriza por un ojo biométricamente pequeño con volumen normal del cristalino.[15] Estos individuos tienen un mayor riesgo de glaucoma de ángulo cerrado debido a un segmento anterior apiñado, derrames uveales debidos al engrosamiento de la esclera y una mala dirección del humor acuoso (véase capítulo 27). En una familia grande con 22 miembros de la familia afectados con nanoftalmos de alta penetrancia, se mapeó un locus llamado NNO1 en el cromosoma 11,[16] y el gen se identificó en fechas recientes como factor regulador de mielina (*MYRF*).[17]

Mediante un abordaje molecular, un estudio que cuantificó la proteína SPARC (proteína secretada, ácida y rica en cisteína) en muestras de iridectomía de ojos con cierre angular crónico encontró que estos iris tenían un contenido de proteína SPARC y colágeno tipo 1 mucho más alto en comparación con los ojos no glaucomatosos y los ojos con GCAA.[18] Los datos sugieren que la SPARC podría desempeñar un papel en el desarrollo del glaucoma de ángulo cerrado al influir en las propiedades biomecánicas del iris a través de un cambio en la organización de la matriz extracelular.

También se ha sugerido que factores desencadenantes ambientales pueden alterar la profundidad de la cámara anterior o el grado de bloqueo pupilar. Estos se asocian con el glaucoma de ángulo cerrado, incluidos la respuesta neural o humoral a la fatiga, el estrés mental, las infecciones y los traumatismos.[19]

TABLA 9-1 Resumen de genes y locus representativos asociados con glaucoma[a]

Cromosoma	Símbolo genético[b]	Fenotipo
1	PLOD1	Síndrome de Ehlers-Danlos, tipo VI
1	(GLC3B)	GCP, tipo B
1	COL8A2	Distrofia corneal polimorfa posterior 2, distrofia corneal endotelial de Fuchs
1	POMGNT1	Enfermedad músculo-ojo-cerebro
1	COL11A1	Síndrome de Marshall, síndrome de Stickler II
1	MYOC	GJAA GAA
2	CYP1B1 (GLC3A)	GCP, anomalía de Peters, GCAA, GJAA
2	(GLC1H)	GAA de alta tensión
2	(GLC1B)	GAA de alta tensión
3	(GLC1L)	GAA
3	(GLC1C)	GAA de alta tensión
3	OPA1	Atrofia del nervio óptico, GAA de tensión normal
4	IDUA	Síndrome de Hurler, síndrome de Hurler-Scheie, síndrome de Scheie
4	SLC4A4	Acidosis tubular renal, discapacidad intelectual (trastorno del desarrollo intelectual), glaucoma
4	PITX2	Iridogoniodisgenesia tipo 2; Rieger tipo 1; anomalía de Peters; dermoide en anillo de la córnea, hipoplasia del iris
5	ARSB	Mucopolisacaridosis VI, síndrome de Maroteaux-Lamy
5	VCAN	Síndrome de Wagner 1
5	(GLC1M)	GAA
5	WDR36	GAA
6	COL11A2	Síndrome de Stickler III, síndrome de Weissenbacher-Zweymüller
6	FOXC1	Iridogoniodisgenesia 1, disgenesia mesenquimatosa del segmento anterior, anomalía de Rieger, anomalía de Axenfeld, síndrome de Axenfeld-Rieger, hipoplasia del iris
6	GJA1	Displasia oculodentodigital, microftalmia
7	(GLC1F)	GAA de alta tensión
7	(GPDS1)	Dispersión de pigmento 1
8	KTWS	Síndrome de Klippel-Trenaunay-Weber
8	(GLC1D)	GAA de alta tensión
8	GDF6	Microftalmia, aislada, 4
9	GLIS3	Diabetes mellitus e hipotiroidismo neonatal, GCP
9	(GLC1J)	GJAA
9	PTCH1	Síndrome de nevo de células basales
9	FKTN	Síndrome de Walker-Warburg
9	LMX1B	Síndrome uñas-rótula
9	POMT1	Síndrome de Walker-Warburg
9	TIE2	GCP
10	OPTN	GAA de tensión normal y alta tensión
10	ZEB1	Distrofia corneal polimorfa posterior 3
10	PAX2	Coloboma renal o síndrome papilorrenal, nervio óptico en "morning glory"
10	PITX3	Disgenesia del segmento anterior
11	PAX6	Aniridia II, anomalía de Peters, nervio óptico en "morning glory", coloboma

TABLA 9-1 **Resumen de genes y locus representativos asociados con glaucoma**[a]   **(continuación)**

Cromosoma	Símbolo genético[b]	Fenotipo
11	SBF2	Enfermedad de Charcot-Marie-Tooth tipo 4B2
11	MYRF (NNO1)	Nanoftalmos 1
11	MFRP	Nanoftalmos 2
11	C1QTNF5	Degeneración retiniana de inicio tardío y zónulas anteriores largas
11	LRP5	Osteogénesis imperfecta, forma ocular
11	TRIM44	Aniridia
12	COL2A1	Síndrome de Stickler I, displasia Kniest
12	PMEL	Síndrome de dispersión de pigmento, glaucoma pigmentario
12	TBK1	GAA
13	RIEG2	Síndrome de Rieger 2
13	MCOR[c]	Microcoria congénita
14	SIX6	Microftalmia con catarata 2
14	POMT2	Síndrome de Walker-Warburg
14	LTBP2 (GLC3D)	GCP
14	VSX2	Microftalmos
14	MCOP[c]	Microftalmos
14	(GLC3D)	GCP
15	(GLC1I)	GAA de alta tensión
15	FBN1	Síndrome de Weill-Marchesani, ectopia lentis, síndrome de Marfan
15	LOXL1	Alelo de riesgo para síndrome de exfoliación/glaucoma exfoliativo
15	(GLC1N)	GJAA
16	CREBBP	Síndrome de Rubinstein-Taybi
17	NF1	Neurofibromatosis 1
18	RAX	Microftalmos
19	ADAMTS10	Síndrome de Weill-Marchesani
19	FKRP	Síndrome de Walker-Warburg
19	(GLC1O)	GAA crónico
20	(GLC1K)	GJAA 3
20	VSX1	Distrofia corneal polimorfa posterior 1
21	CBS	Homocistinuria, ectopia lentis
22	NF2	Neurofibromatosis 2
22	LARGE	Síndrome de Walker-Warburg
X	NDP	Enfermedad de Coats, uveítis, glaucoma secundario, enfermedad de Norrie
X	BCOR	Microftalmia sindrómica 2
X	HCCS	Microftalmia, sindrómica 7
X	OCRL	Síndrome oculocerebrorrenal de Lowe
X	MRXSA[c]	Síndrome de retraso mental ligado al cromosoma X de Armfield

GJAA, glaucoma juvenil de ángulo abierto; GAA, glaucoma de ángulo abierto; GCP, glaucoma congénito primario.
[a]Se utilizan símbolos HUGO (www.hugo-international.org); información revisada con GeneCards, versión 2.39 (www.genecards.org, con referencias cruzadas a HUGO, Entrez Gene, UniProt/Swiss-Prot, UniProt/TrEMBL, OMIM, GeneLoc, Ensembl).
[b]Los símbolos entre paréntesis son símbolos de locus. A menos que se indique lo contrario, todos los demás símbolos son símbolos genéticos aprobados por HUGO.
[c]El símbolo se basa en Entrez Gene, ya que no hay ningún símbolo aprobado en HUGO.

Glaucomas secundarios

Glaucomas del desarrollo

Los glaucomas del desarrollo son secundarios a malformaciones morfológicas del segmento anterior, y son un tanto raros. Sin embargo, es importante destacar que las anomalías del desarrollo de las estructuras de drenaje oculares no siempre son detectables por clínica, y el desarrollo anormal puede afectar el metabolismo y la función de las estructuras de drenaje sin alterar la morfología. Los glaucomas y genes conocidos asociados con trastornos del desarrollo se enumeran como parte de la **tabla 9-1**. Es importante señalar que los hallazgos clínicos se superponen de forma considerable, incluso dentro de las familias, y las mutaciones en el mismo gen pueden causar una variedad de fenotipos. Los principales genes causantes que se han identificado son genes relacionados con el factor de transcripción: *PITX2, PITX3* y *FOXC1*.[5]

Glaucoma pigmentario

Varios investigadores han demostrado una herencia autosómica dominante para el síndrome de dispersión de pigmento.[20-22] En 1997, Andersen y colaboradores describieron cuatro familias con síndrome de dispersión de pigmento autosómico dominante, y reportaron la localización de un gen en el cromosoma 7q35-36.[23] Los ratones DBA/2J parecen desarrollar una forma de glaucoma pigmentario causado por mutaciones en el gen nmb (transmembrana) de glucoproteína, *GPNMB*, y en el gen de proteína 1 relacionada con tirosinasa, *Tyrp1*. Como ambos genes codifican proteínas melanosómicas, se ha planteado la hipótesis de que estas mutaciones permiten que los intermediarios tóxicos de la producción de pigmento fuguen de los melanosomas.[24] Un estudio que examinó a pacientes con glaucoma con síndrome de dispersión de pigmento para buscar variantes de la secuencia de ADN en la *TYRP1* no encontró una asociación.[25] Un estudio reciente que utilizó la secuenciación del exoma completo identificó mutaciones en la proteína premelanocítica (*PMEL*) que causan el síndrome de dispersión pigmentaria.[26]

Síndrome de exfoliación

Desde el descubrimiento del gen 1 tipo lisil oxidasa (*LOXL1*) como un riesgo genético de síndrome de exfoliación y glaucoma exfoliativo,[27] el síndrome de exfoliación se considera una condición sistémica relacionada con la edad, caracterizada por fibrosis inducida por estrés.[28] Una resecuenciación profunda de este gen *LOXL1* reveló 63 variantes raras de PUN que estaban presentes en los controles más que en los casos de exfoliación. La presencia de estas variantes raras en los controles sugiere que estos PUN raros son protectores contra la exfoliación.[28] El GWAS a gran escala de seguimiento identificó seis locus genéticos más que se han relacionado con el síndrome de exfoliación: subunidad alfa 1A del canal de calcio dependiente de voltaje (*CACNA1A*), proteína de maduración del proteasoma (*POMP*), proteína transmembrana 136 (*TMEM136*), 1-acil-gliceral-3-fosfato acil-transferasa alfa (*AGPAT1*), proteína de interacción monocatenaria 3 de unión a ARN (*RBMS3*) y semaforina 6A (*SEMA6A*).[28]

LOXL1 es una de las muchas enzimas esenciales para la formación de fibras de elastina. Desempeña un papel en la modificación de la tropoelastina, el componente básico de la elastina, y cataliza el proceso mediante el cual los monómeros se entrecruzan y forman elastina. Este proceso fibrótico se caracteriza como una microfibrilopatía elástica que involucra el factor de crecimiento transformante 1, el estrés oxidativo y mecanismos de protección celular alterados como factores clave (véase cap. 16 sobre Síndrome de exfoliación y glaucoma exfoliativo).

La variante *LOXL1* asociada con la enfermedad es en extremo común y se encuentra en hasta 90% de los individuos afectados y no afectados en todo el mundo. Un ejemplo es un estudio de personas caucásicas en Australia con una incidencia de por vida nueve veces menor de glaucoma exfoliativo en comparación con las poblaciones escandinavas que demostraron una arquitectura alélica similar en el locus *LOXL1*.[29] Esto sugiere que factores genéticos o ambientales adicionales, independientes del *LOXL1*, influyen en gran medida en la expresión fenotípica y la gravedad del síndrome. Por esta razón, las pruebas genéticas tienen un valor clínico limitado en este momento.[30]

Revisando el caso 2

El descubrimiento de las variantes en el gen *LOXL1* tiene el potencial de conducir a un diagnóstico más preciso, un mejor monitoreo de los sospechosos de glaucoma, un mejor conocimiento de la patogénesis y, por último, un tratamiento más eficaz. A pesar de la importancia de la identificación del *LOXL1* como uno de los principales contribuyentes al síndrome de exfoliación y al glaucoma exfoliativo, debido a la alta frecuencia de polimorfismos asociados con enfermedades en la población las pruebas de ADN no son útiles en la clínica en este momento.

Enfermedades sistémicas asociadas con glaucoma

Varios trastornos oculares que se han relacionado están asociados con formas de glaucoma de ángulo abierto como parte de su fenotipo. Estos se muestran en la **tabla 9-1**. Además, varios trastornos sistémicos se asocian con formas de glaucoma de ángulo abierto (p. ej., síndrome uña-rótula y síndrome de Marfan), y aquellos para los que se ha localizado o identificado el gen se enumeran en la **tabla 9-1**.

GENÉTICA E INFORMACIÓN SOBRE LOS MECANISMOS DE ENFERMEDAD

Después de identificar los genes que causan el glaucoma y los genes que contribuyen a los factores de riesgo del glaucoma, se aclararán los mecanismos de la enfermedad del glaucoma. Esto también involucrará sistemas de modelo de ratón bien establecidos para el glaucoma que permitirán estudios sobre vías bioquímicas específicas que al final causan glaucoma.[31] Sin embargo, para alcanzar una comprensión profunda del papel de estos genes entre estas vías, será esencial combinar las herramientas de genómica, biología molecular, biología del desarrollo, bioinformática y biología computacional. En última instancia, esto debe conducir a una mejor comprensión de la fisiología normal de la malla trabecular, el nervio óptico, las células ganglionares y otros tejidos relevantes para el glaucoma. Un mejor entendimiento del estado del ojo en la salud y la enfermedad facilitará el desarrollo racional de medicamentos dirigidos a subtipos específicos de glaucoma.

FARMACOGENÉTICA, FARMACOGENÓMICA Y LA PROMESA DE UNA "MEDICINA PERSONALIZADA"

Aunque toda esta información sobre genética puede parecer desalentadora para el médico, es importante poner esta tecnología genómica en perspectiva. Toda esta información genómica, y la información proteómica y metabolómica anticipada, no sustituirá las habilidades del médico para obtener una historia clínica apropiada, ni la observación, la evaluación y el desarrollo de un plan de tratamiento para el paciente individual. Sin embargo, en la actualidad, mediante la perspicacia clínica, el abordaje al tratamiento es uno de prueba y error al recomendar un medicamento, láser o cirugía con un resultado de tratamiento óptimo esperado. No obstante, este abordaje de prueba y error para la terapia médica inicial puede tener costos relacionados con la atención médica no deseados. En un análisis de una base de datos de reclamaciones a aseguradoras que involucró a 15 019 pacientes, 29.2% de los que empezaron con un fármaco tipo prostaglandina como terapia inicial para el glaucoma y 39.5% de los que empezaron con un β bloqueador se cambiaron a un medicamento diferente dentro de los primeros 12 meses.[32]

Existe un gran optimismo de que el perfil genético ayudará a dirigir a los pacientes con glaucoma a tratamientos individualizados con base en alelos de riesgo de enfermedad validados, marcadores farmacogenéticos validados y modificaciones conductuales específicas. Por lo tanto, uno puede esperar que estos avances tecnológicos más nuevos ayuden a eliminar las conjeturas sobre el plan de tratamiento, con la expectativa de una mayor eficacia, ya que el tratamiento óptimo estaría especificado para ciertos perfiles individuales y para la disminución de los eventos adversos al tratamiento, ya que no se recomendará en un individuo susceptible.

Sin embargo, es importante recordar que los genes tan solo representan el plano para descubrir variantes genéticas en enfermedades comunes, y no proporcionarán "la respuesta" a la pregunta "¿Qué causa el glaucoma?" Se necesitan avances considerables para comprender en su totalidad los factores que afectan la expresión génica, como la metilación del ADN, la reparación de genes, la variación del número de copias y la acción de la telomerasa. Además, podría decirse que la proteómica es igual de crucial para la genómica cuando se analizan la fisiología normal y la enfermedad. Por ejemplo, las modificaciones postraduccionales, como la glucosilación, la ribosilación de adenosina difosfato y la fosforilación, que afectan la función celular, también pueden contribuir a las diferencias en la manifestación de la enfermedad y la respuesta al tratamiento de un individuo.

Los estudios farmacogenómicos podrían revelar factores genéticos que predisponen a una mala respuesta de la PIO (**fig. 9-6**), así como a un riesgo superior al promedio de una respuesta adversa, por ejemplo, el desarrollo de una PIO elevada en respuesta a la terapia con corticoesteroides.[33]

Los nuevos desafíos de la genómica, con los avances tecnológicos esperados con la proteómica y la metabolómica, son determinar si se pueden predecir el riesgo de enfermedad, la progresión de la enfermedad y el resultado del tratamiento. A pesar de las intrincadas interacciones biológicas y fisiológicas entre la expresión de genes blanco de fármacos, enzimas metabolizadoras de fármacos y genes de enfermedades, un abordaje para identificar marcadores genéticos de "malos respondedores de la PIO" tiene el potencial de dirigir a los pacientes enfermos hacia un tratamiento más apropiado, como la cirugía, para reducir la PIO de manera más eficaz, acción que minimiza el daño progresivo del nervio óptico y la pérdida del campo visual.

La promesa de la medicina personalizada son nuevas habilidades para mejorar la toma de decisiones clínicas con respecto a los regímenes de tratamiento individualizados basados en el perfil genético del paciente. Es igual de importante considerar los comportamientos de salud, esto es, el apego a los tratamientos, mientras se realizan estudios diseñados de manera adecuada. Los factores del estilo de vida, como la dieta, el ejercicio, el tabaquismo y el consumo de alcohol,

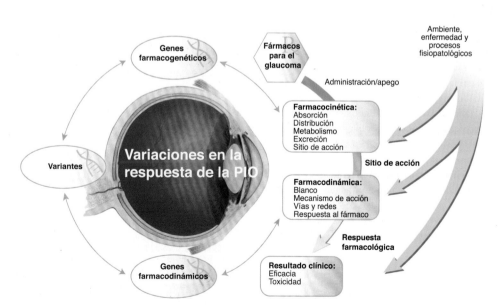

FIGURA 9-6 Determinantes de la respuesta al fármaco basada en la presión intraocular (PIO). Las variaciones en la respuesta de la PIO al tratamiento médico del glaucoma están determinadas por procesos farmacocinéticos y farmacodinámicos (flecha azul) y la interacción con el ambiente, la enfermedad y los procesos fisiopatológicos. Se prevé que las variantes de secuencia entre los genes farmacocinéticos y farmacodinámicos tengan consecuencias funcionales que contribuyan al componente genético de la variación en la respuesta de la PIO. (Modificado de PharmGKB (www.pharmgkb.org/page/overview) bajo una licencia CC BY-SA 4.0 (https://creativecommons.org/licenses/by-sa/4.0/). Whirl-Carrillo, et al. Pharmacogenomics knowledge for personalized medicine. *Clin Pharmacol Ther.* 2012;92(4):414-417.)

están incluidos en los comportamientos de salud individuales, pero no se han estudiado en gran medida en el glaucoma. El perfil genético permitiría evaluar el riesgo de enfermedad, los factores genéticos protectores, la progresión de la enfermedad y las variaciones en las respuestas al tratamiento tanto de eficacia como en toxicidad.

Revisando el caso 3

El conocimiento actual solo puede comenzar a responder la pregunta del paciente. A medida que crece el conocimiento acerca de la aplicación de los resultados genómicos a esta enfermedad en potencia cegadora, se espera que los médicos estén informados sobre los tratamientos que se pueden personalizar para sus pacientes. Estos tratamientos se basarán en el perfil genético del paciente, e incorporarán información acerca del riesgo de enfermedad, la progresión de la enfermedad y la probabilidad de la seguridad y eficacia de los medicamentos individuales.

Privacidad y asesoramiento

El miedo a la discriminación genética ha obstaculizado la aplicación generalizada de la medicina personalizada. La legislación para proteger a los pacientes contra este riesgo es fundamental. Un ejemplo es la Ley de No Discriminación por Información Genética (GINA, por sus siglas en inglés), que se promulgó en Estados Unidos y ofrece protección contra la discriminación basada en información genética cuando se trata de cobertura de seguro médico y empleo.[34]

A medida que se dispone de pruebas genéticas más generalizadas, los médicos deberán salvaguardar estos datos y también garantizar que se disponga de un asesoramiento genético adecuado. El papel del consejero es informar, no asesorar. Será importante proporcionar los datos y las opciones necesarios, de modo que el paciente y sus cuidadores puedan tomar una decisión informada.

OBSERVACIONES FINALES

La medicina personalizada se convertirá en una realidad a través de la identificación de la enfermedad y los marcadores farmacogenéticos seguidos de un estudio cuidadoso de cómo emplear esta información para mejorar los resultados del tratamiento. Con los avances en las tecnologías genómicas, la investigación ha pasado del modelo simple de enfermedad monogénica a un modelo complejo de enfermedad multigénica y ambiental. Los desafíos radican en desarrollar modelos de riesgo que incorporen interacciones gen-gen, variaciones en el número de copias de genes, interacciones ambientales, efectos del tratamiento y covariables clínicas. Si bien las aspiraciones de pruebas genéticas para los glaucomas están cada vez más cerca de convertirse en realidad, se necesita más investigación para desarrollar, validar e implementar el uso de puntuaciones de riesgo genético para mejorar los resultados del glaucoma.

Los abordajes futuros en la terapéutica del glaucoma abarcan la identificación de marcadores genéticos para "no respondedores a la PIO"; cicatrización problemática de heridas, que afecta los resultados quirúrgicos; e incorporación de la utilidad de factores de crecimiento, células madre y otros mecanismos no basados en la presión para disminuir la neuropatía por glaucoma.

PUNTOS CLAVE

▶ Los estudios genéticos tienen la capacidad de
  ● identificar alelos de riesgo de enfermedad y predecir la posibilidad de desarrollar una enfermedad,
  ● identificar modificadores genéticos de la edad de inicio,
  ● identificar modificadores genéticos para la progresión de la enfermedad,
  ● identificar marcadores genéticos de la respuesta al tratamiento a medicamentos para el glaucoma y
  ● ayudar con la clasificación de la enfermedad.

▶ Los glaucomas son un grupo complejo de enfermedades con una heterogeneidad genética considerable. Se han encontrado variaciones genéticas que causan glaucoma o están asociadas con síndromes que incluyen glaucoma, y se han identificado locus que afectan la susceptibilidad potencial de un individuo al glaucoma.

▶ Hay una gran cantidad de localizaciones mapeadas para el glaucoma crónico de ángulo abierto, y se han identificado tres genes (*MYOC, OPTN* y *TBK1*). Sin embargo, aún no se ha determinado la gran mayoría de la contribución genética a esta forma de glaucoma y al glaucoma de ángulo cerrado.

▶ La identificación del gen *CYP1B1* para el glaucoma congénito primario, responsable de hasta la mitad de los casos, es un avance importante en la comprensión de este trastorno devastador.

▶ Los estudios futuros en humanos brindarán la oportunidad de correlacionar el genotipo con el fenotipo, mientras que los estudios en animales continuarán desentrañando la complejidad de las redes bioquímicas que causan el glaucoma en sus diversas manifestaciones. Esto puede permitir una detección más temprana, una mejor comprensión de la fisiopatología, la historia natural de la enfermedad y, por último, la institución de una terapia dirigida más racional.

▶ Dadas las siete clases diferentes de terapia médica para el glaucoma, es importante reconocer que la variabilidad genética entre las vías farmacocinéticas y farmacodinámicas puede influir en las respuestas a estos fármacos.

REFERENCIAS

1. Clamp M, Fry B, Kamal M, et al. Distinguishing protein-coding and noncoding genes in the human genome. *Proc Natl Acad Sci U S A.* 2007;104(49):19428-19433.
2. Peterson RE, Kuchenbaecker K, Walters RK, et al. Genome-Wide Association Studies in ancestrally diverse populations: opportunities, methods, pitfalls, and recommendations [review]. *Cell.* 2019;179(3):589-603.
3. Zeggini E, Gloyn AL, Barton AC, Wain LV. Translational genomics and precision medicine: moving from the lab to the clinic. *Science.* 2019;365(6460):1409-1413.
4. Ho CL, Walton DS. Primary congenital glaucoma: 2004 update [review]. *J Pediatr Ophthalmol Strabismus.* 2004;41(5):271-288.
5. Lewis CJ, Hedberg-Buenz A, DeLuca AP, Stone EM, Alward WLM, Fingert JH. Primary congenital and developmental glaucomas [review]. *Hum Mol Genet.* 2017;26(R1):R28-R36.
6. Libby RT, Smith RS, Savinova OV, et al. Modification of ocular defects in mouse developmental glaucoma models by tyrosinase. *Science.* 2003;299(5612):1578-1581.

7. Stone EM, Fingert JH, Alward WL, et al. Identification of a gene that causes primary open angle glaucoma. *Science.* 1997;275(5300):668-670.

8. Sears NC, Boese EA, Miller MA, Fingert JH. Mendelian genes in primary open angle glaucoma [review]. *Exp Eye Res.* 2019;186:107702.

9. Damji KF, Song X, Gupta SK, Gao J, Rock W, Bulman DE. Childhood-onset primary open angle glaucoma in a Canadian kindred: clinical and molecular genetic features. *Ophthalmic Genet.* 1999;20(4):211-218.

10. Inagaki Y, Mashima Y, Fuse N, et al. Polymorphism of beta-adrenergic receptors and susceptibility to open-angle glaucoma. *Mol Vis.* 2006;12:673-680.

11. McLaren N, Reed DM, Musch DC, et al. Evaluation of the beta2-adrenergic receptor gene as a candidate glaucoma gene in 2 ancestral populations. *Arch Ophthalmol.* 2007;125(1):105-111.

12. Wiggs JL, Pasquale LR. Genetics of glaucoma [review]. *Hum Mol Genet.* 2017;26(R1):R21-R27.

13. Tornquist R. Shallow anterior chamber in acute glaucoma; a clinical and genetic study. *Acta Ophthalmol Suppl.* 1952;39:1-74.

14. Alsbirk P. Anterior chamber depth and primary angle-closure glaucoma. *Acta Ophthalmol.* 1975;53(3):436-449.

15. Carricondo PC, Andrade T, Prasov L, Ayres BM, Moroi SE. Nanophthalmos: a review of the clinical spectrum and genetics [review]. *J Ophthalmol.* 2018;2018:2735465.

16. Othman MI, Sullivan SA, Skuta GL, et al. Autosomal dominant nanophthalmos (NNO1) with high hyperopia and angle-closure glaucoma maps to chromosome 11. *Am J Hum Genet.* 1998;63(5):1411-1418.

17. Garnai SJ, Brinkmeier ML, Emery B, et al. Variants in myelin regulatory factor (*MYRF*) cause autosomal dominant and syndromic nanophthalmos in humans and retinal degeneration in mice. *PLoS Genet.* 2019;15(5):e1008130.

18. Chua J, Seet LF, Jiang Y, et al. Increased SPARC expression in primary angle closure glaucoma iris. *Mol Vis.* 2008;14:1886-1892.

19. Damji KF, Allingham RR. Genetics and glaucoma susceptibility. In: Tombran-Tink J, Barnstable CJ, Shields MB, eds. *Mechanisms of the Glaucomas.* Humana Press; 2008:191-203.

20. Becker B, Podos SM. Krukenberg's spindles and primary open-angle glaucoma. *Arch Ophthalmol.* 1966;76(5):635-639.

21. McDermott J, Ritch R, Berger A. Inheritance of pigment dispersion syndrome. *Invest Ophthalmol Vis Sci Suppl.* 1978;28:153.

22. Mandelkorn RM, Hoffman ME, Olander KW, Zimmerman T, Harsha D. Inheritance and the pigmentary dispersion syndrome. *Ann Ophthalmol.* 1983;15(6):577-582.

23. Andersen JS, Pralea AM, DelBono EA, et al. A gene responsible for the pigment dispersion syndrome maps to chromosome 7q35-q36. *Arch Ophthalmol.* 1997;115(3):384-388.

24. Anderson MG, Smith RS, Hawes NL, et al. Mutations in genes encoding melanosomal proteins cause pigmentary glaucoma in DBA/2J mice. *Nat Genet.* 2002;30(1):81-85.

25. Lynch S, Yanagi G, DelBono E, Wiggs JL. DNA sequence variants in the tyrosinase-related protein 1 (*TYRP1*) gene are not associated with human pigmentary glaucoma. *Mol Vis.* 2002;8:127-129.

26. Lahola-Chomiak AA, Footz T, Nguyen-Phuoc K, et al. Non-synonymous variants in premelanosome protein (*PMEL*) cause ocular pigment dispersion and pigmentary glaucoma. *Hum Mol Genet.* 2019;28(8):1298-1311.

27. Thorleifsson G, Magnusson KP, Sulem P, et al. Common sequence variants in the LOXL1 gene confer susceptibility to exfoliation glaucoma. *Science.* 2007;317(5843):1397-1400.

28. Schlotzer-Schrehardt U, Zenkel M. The role of lysyl oxidase-like 1 (*LOXL1*) in exfoliation syndrome and glaucoma [review]. *Exp Eye Res.* 2019;189:107818.

29. Hewitt AW, Sharma S, Burdon KP, et al. Ancestral *LOXL1* variants are associated with pseudoexfoliation in Caucasian Australians but with markedly lower penetrance than in Nordic people. *Hum Mol Genet.* 2008;17(5):710-716.

30. Challa P, Schmidt S, Liu Y, et al. Analysis of *LOXL1* polymorphisms in a United States population with pseudoexfoliation glaucoma. *Mol Vis.* 2008;14:146-149.

31. John SW. Mechanistic insights into glaucoma provided by experimental genetics the Cogan lecture. *Invest Ophthalmol Vis Sci.* 2005;46(8):2649-2661.

32. Trese MGJ, Lewis AW, Blachley TS, Stein JD, Moroi SE. Changing initial glaucoma medical therapy increases healthcare resource utilization. *J Ocul Pharmacol Ther.* 2017;33(8):591-597.

33. Fini ME, Schwartz SG, Gao X, et al. Steroid-induced ocular hypertension/glaucoma: focus on pharmacogenomics and implications for precision medicine. *Prog Retin Eye Res.* 2017;56:58-83.

34. Hudson KL, Holohan MK, Collins FS. Keeping pace with the times–the Genetic Information Nondiscrimination Act of 2008. *N Engl J Med.* 2008;358(25):2661-2663.

35. Moroi SE, Reed DM, Sanders DS, et al. Precision medicine to prevent glaucoma-related blindness [review]. *Curr Opin Ophthalmol.* 2019;30(3):187-198.

Epidemiología clínica del glaucoma

10

El glaucoma afecta a más de 67 millones de personas en todo el mundo, de las cuales se estima que alrededor del 10%, o 6.6 millones, quedará ciego.[1] El glaucoma es la principal causa de ceguera irreversible en todo el mundo y ocupa el segundo lugar después de las cataratas como la causa más común de ceguera en general.[1] La enfermedad es responsable de 14% de todos los casos de ceguera.[2] En Estados Unidos se esperaba que el glaucoma crónico de ángulo abierto (GCAA) afectara a cerca de 3.4 millones de personas en 2020.[3] La prevalencia mundial de glaucoma para la población de 40 a 80 años de edad es de 3.54% (intervalo de confianza de 95% [IC] 2.09-5.82). La prevalencia de GCAA es más alta en África (4.20%; IC 95% 2.08-7.35%), y la del glaucoma primario de ángulo cerrado es más alta en Asia (1.09%; IC 95% 0.43-2.32%). En 2013 se calculó que el número de personas de 40 a 80 años de edad con glaucoma en todo el mundo era de 64.3 millones; se estima que llegaría a 76.0 millones en 2020 y a 111.8 millones en 2040, con afectación desproporcionada de las personas en Asia y África.[4] Un factor que impacta en el incremento de la prevalencia del glaucoma en el mundo en desarrollo es el tamaño de la población de adultos mayores de 60 años de edad, que se espera que aumente a más del doble.[2] El impacto social y económico del glaucoma es enorme, pero difícil de cuantificar. Los datos económicos sobre el costo del glaucoma también son limitados. Se calcula que el costo directo total por tratamiento de un caso recién diagnosticado de GCAA o hipertensión ocular durante 2 años fue de $2 109 dólares en promedio en Estados Unidos y $2 160 dólares en Suecia en 1998.[5] Los costos son mayores para los casos con enfermedad más avanzada y no controlada, y aumentan después de la trabeculectomía.[6] El 5% de los afiliados a una gran red de atención a la salud administrada en Estados Unidos que genera los mayores gastos fue responsable de 24% de todos los cargos relacionados con el glaucoma.[7] Los costos directos anuales del glaucoma y la hipertensión ocular en Estados Unidos se estimaron en $3.9 mil millones de dólares en 2001;[8] una estimación independiente en 1991 situó los costos directos del glaucoma (excluida la hipertensión ocular) en $1.9 mil millones.[9] Las estimaciones nacionales per cápita son similares para Canadá, pero más bajas para Suecia y Reino Unido.[6]

LIMITACIONES FUNCIONALES ASOCIADAS CON LA PÉRDIDA DE VISIÓN GLAUCOMATOSA

Desde la perspectiva de aquellos cuya función visual se ha visto afectada de forma grave por el glaucoma, el impacto de la enfermedad puede ser profundo y tal vez incluya dificultad para leer y escribir; actividades de la vida diaria (cocinar, comer, vestirse, bañarse, tomar medicamentos y manejo del dinero); movilidad, con mayor riesgo de caídas; capacidad para conducir; desafíos vocacionales; aislamiento social y depresión.[10-12] A medida que los individuos envejecen, el impacto de la disfunción visual puede amplificarse si existen comorbilidades. Estas incluyen pérdida de audición, artritis, temblor y deterioro cognitivo. El impacto del glaucoma se puede cuantificar mediante diversas medidas de calidad de vida relacionadas con la salud genéricas y dirigidas a la visión, pero es difícil de predecir con base solo en las mediciones de la función visual. Muchos factores, como la salud física, el estado psicológico, las demandas visuales de la vida diaria, los valores, la adaptabilidad y el entorno social y cultural, dan forma al impacto cambiante del glaucoma en los individuos.[13] Esto puede explicar en parte la baja correlación entre la pérdida del campo visual en el glaucoma y las mediciones genéricas de calidad de vida relacionada con la salud y dirigidas a la visión.[14] Las medidas de calidad de vida relacionada con la salud dirigidas a la visión han encontrado puntuaciones más bajas en los sospechosos de glaucoma que en los controles sanos, y han sido más bajas de manera sucesiva en aquellos con cambios en el campo visual tempranos, moderados y avanzados;[15-17] los puntajes de calidad de vida relacionados con la salud en general también disminuyen en las personas con glaucoma.[15,16,18] En general, estos hallazgos apoyan la noción de que el glaucoma, como el "ladrón furtivo" de la visión, causa síntomas sutiles y afecta un poco la calidad de vida relacionada con la salud hasta que la enfermedad es avanzada. Es curioso resaltar que los cambios visuales asociados con el glaucoma a menudo no se interpretan como síntomas de un problema visual hasta después de que se haya realizado un diagnóstico.[13] Una consideración importante en el tratamiento de pacientes con glaucoma es que el tratamiento por sí mismo puede afectar de modo negativo la calidad de vida.[19] Los tratamientos pueden ser inconvenientes o costosos, causar molestias o llevar a complicaciones oculares y sistémicas importantes.

Las estrategias destinadas a mejorar la función de un individuo pueden estar vinculadas a resultados significativos desde el punto de vista social.[20] Algunos ejemplos incluyen mantener la independencia funcional; mantener relaciones significativas; mejorar el bienestar psicosocial del individuo; y poder acceder al transporte, realizar actividades de ocio y mantener el empleo y la productividad económica.

PREVALENCIA, INCIDENCIA Y DISTRIBUCIÓN GEOGRÁFICA DEL GLAUCOMA

La prevalencia del glaucoma se ha estudiado de forma extensa (**tabla 10-1**), pero la definición de caso de glaucoma ha variado en gran medida y la clasificación clínica ha sido inconsistente entre los estudios.[44] Se han empleado en varias combinaciones las alteraciones en la presión intraocular (PIO), el aspecto de la cabeza del nervio óptico y las anomalías del campo visual para definir el glaucoma; el estado del ángulo iridocorneal y la presencia o ausencia de causas secundarias se suelen utilizar para determinar la clasificación clínica del glaucoma. Estas diferencias hacen difícil comparar de forma directa los hallazgos de prevalencia de diferentes estudios. Sin embargo, existe cada vez mayor aceptación del concepto de que el glaucoma es una neuropatía óptica progresiva caracterizada por un daño típico en la cabeza del nervio óptico (acopamiento) y disfunción visual asociada. El daño glaucomatoso del nervio óptico parece ser la vía final común de una variedad diversa de factores etiológicos y subtipos clínicos.

Existe discusión en la literatura sobre el valor de distinguir entre glaucoma de tensión normal y GCAA según la PIO en la presentación.

TABLA 10-1	Prevalencia de glaucoma en estudios poblacionales seleccionados					
Grupo étnico o racial y lugar de realización del estudio/año[a]	Grupo de edad, años	Participantes, n	Prevalencia por tipo de glaucoma, %			
			Cualquiera	GCAA	GAC	GS
Afroamericanos						
Baltimore, EUA, 1991[21]	> 40	2 396	4.7	4.7	—[b]	—[b]
Barbados, 1994[22]	40–84	4 709	6.6	6.6	—[b]	—[b]
Kongwa, Tanzania, 2000[23]	> 40	3 268	4.2	3.1	0.6	0.5
Santa Lucía, 1989[24]	30–86	1 679	8.8	8.8	—[b]	—[b]
Temba, Sudáfrica, 2003[25]	> 40	839	5.3	2.9	0.5	2.0
Hispanos						
Arizona, EUA, 2001[26]	> 40	4 774	2.1	2.0	0.1	—[b]
Asiáticos						
Alaska, EUA, 1987[27]	> 40	1 923	2.7	—[b]	2.7	—[b]
Andhra Pradesh, India, 2000[28,29]	> 40	1 399	3.7	2.6	1.1	0.1
Japón, 1991[30]	> 40	8 126	3.5	2.6	0.3	0.6
Khovsgol, Mongolia, 1996[31]	> 40	1 000	2.2	0.5	1.4	0.3
Singapur, 2000[32]	40–79	1 717	4.7	2.4	1.5	0.8
Tamil Nadu, India, 2003[33]	> 40	5 150	2.5	1.7	0.5	0.3
Caucásicos						
Baltimore, USA, 1991[21]	> 40	2 913	1.3	1.3	—[b]	—[b]
Beaver Dam, EUA, 1992[34]	43–84	4 926	2.1	2.1	—[b]	—[b]
Bedford, Reino Unido, 1968[35]	> 30	5 941	0.9	0.7	0.2	—[b]
Blue Mountains, Australia, 1996[36]	> 49	3 654	3.5	3	0.3	0.2
Egna-Neumarkt, Italia, 1998[37]	> 40	5 816	2.1	1.4	0.6	0.1
Framingham, EUA, 1977[38]	52–85	2 477	1.2	1.2	—[b]	—[b]
Melbourne, Australia, 1998[39]	40–98	3 271	2.0	1.7	0.1	0.2
Rhonda Valley, Reino Unido, 1966[40]	40–74	4 231	0.7	0.3	0.1	0.3
Roscommon, Irlanda, 1993[41]	> 50	2 186	1.9	1.9	—[b]	—[b]
Róterdam, Países Bajos, 1994[42]	> 55	3 062	3.1	3.1	—[b]	—[b]
Reikiavik, Islandia, 2003[43]	> 50	1 045	4.0	4.0	—[b]	—[b]

GAC, glaucoma de ángulo cerrado; GCAA, glaucoma crónico de ángulo abierto; GS, glaucoma secundario.
[a]Los números en superíndice son los números de referencia.
[b]La información sobre los subtipos de glaucoma está incompleta

En estudios poblacionales, el glaucoma de tensión normal ha sido mucho más común de lo esperado, al representar entre 40 y 75% de las personas con GCAA recién diagnosticadas según la PIO al tamizaje.[36,45] Es probable que estas entidades formen parte de un espectro de enfermedad en la que la PIO tiene un papel importante, y otros factores, como aquellos de tipo vascular, apoptótico o del tejido conjuntivo, sean más importantes a niveles más bajos de la PIO;[46] es menos probable que representen distintas variedades de glaucoma.

La prevalencia del glaucoma de ángulo abierto varía mucho entre los grupos raciales y étnicos (**tabla 10-1**). En la Baltimore Eye Survey, la prevalencia de GCAA en personas de 40 años de edad o más fue mayor entre los afroamericanos que entre los caucásicos (4.7 frente a 1.3%). Los hispanos en Estados Unidos han tenido una prevalencia de 2.0% para las personas de 40 años o más, similar a los caucásicos en el mismo rango de edad. La prevalencia de GCAA en las poblaciones asiáticas varía en gran medida, y muchas poblaciones tienen niveles de prevalencia similares a los de los caucásicos (chinos en Singapur, 2.4%; japoneses, 2.6%; indios en Tamil Nadu, 1.7%), mientras que otras poblaciones (mongoles, 0.5%; inuit de Alaska, 0.1%) parecen tener tasas mucho más bajas. En un metaanálisis sobre las variaciones globales de la prevalencia del glaucoma, las poblaciones de piel negra tenían la prevalencia de GCAA más alta, en 5.2% a los 60 años, con

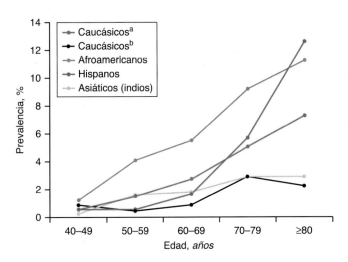

FIGURA 10-1 **Prevalencia por grupos de edad de glaucoma crónico de ángulo abierto en encuestas seleccionadas.** [a]ref. 3 y [b]ref. 21. (La información es del Eye Diseases Prevalence Research Group, Aravind Comprehensive Eye Survey, Baltimore Eye Survey y Proyecto VER.)

aumento a 12.2% a los 80 años de edad. Sin embargo, el incremento en la prevalencia de GCAA por década de edad fue mayor entre las poblaciones hispanas y caucásicas, y más baja en los asiáticos del sureste.[47] Este resumen está limitado por diferencias en las definiciones y clasificaciones del glaucoma, y por las distintas distribuciones de edad. Sin embargo, la variación en la prevalencia de GCAA en negros y glaucoma de ángulo cerrado y GCAA en asiáticos tal vez también refleje la amplia heterogeneidad genética en estas categorías raciales y étnicas.[48]

La edad tiene una influencia aún más poderosa sobre la prevalencia de GCAA que los grupos raciales y étnicos (**fig. 10-1** y **tabla 10-2**). La prevalencia de GCAA específica por edad (y por raza) es un punto de partida útil para que los médicos estimen la probabilidad de GCAA al comenzar una evaluación inicial. El GCAA es poco común antes de los 40 años. En un análisis acumulado de encuestas poblacionales, la prevalencia de GCAA en caucásicos aumentó a 0.6% para los 40 a 49 años, a 1.5% para los 50 a 59 años, a 2.7% para los 60 a 69 años, 5.1% en el grupo de 70 a 79 años, y por último a 7.3% en el grupo de 80 años de edad y

más, es decir, un aumento de más de 10 veces respecto al grupo de 40 a 49 años (**tabla 10-2**).[3] En la Baltimore Eye Survey, la prevalencia de GCAA entre los afroamericanos fue tres a cuatro veces mayor que entre los caucásicos en casi todos los intervalos de edad (**tabla 10-2**). En los hispanos de Estados Unidos, la prevalencia de GCAA específica por edad fue similar a la de los caucásicos, pero mayor en el grupo de mayor edad, lo que iguala o supera la prevalencia en los afroamericanos. Similar a la prevalencia general, la prevalencia específica por edad de GCAA en algunas poblaciones asiáticas (en Tamil Nadu, India; chinos en Singapur) es similar a la de los caucásicos, mientras que en otras (en Mongolia) parece ser bastante menor. En casi todos estos estudios se observa un aumento de alrededor de 10 veces en la prevalencia entre el grupo de edad de 40 a 49 años y el grupo de mayor edad.

Otra perspectiva clínica útil sobre la distribución geográfica del glaucoma es la frecuencia relativa de GCAA, glaucoma de ángulo cerrado y glaucoma secundario en diferentes poblaciones. En las poblaciones de afroamericanos y caucásicos, el GCAA por lo general representa 85 a 90% de todos los glaucomas. Por el contrario, el glaucoma de ángulo cerrado predomina en algunas poblaciones asiáticas, como en Mongolia, donde representa 64% de los casos de glaucoma. Se ha estimado que el glaucoma de ángulo cerrado representa la mitad de todos los casos de glaucoma en todo el mundo.[1] En otras poblaciones asiáticas, el glaucoma de ángulo cerrado es menos común que el GCAA, como en una población china en Singapur (glaucoma de ángulo cerrado, 32%; GCAA, 42%) y una población india en Tamil Nadu (glaucoma de ángulo cerrado, 19%; GCAA, 65%), mientras que entre los pacientes japoneses, el glaucoma de ángulo cerrado representa 9% de los casos de glaucoma, similar a las tasas en caucásicos. Es fácil ver cuán profundamente la ubicación geográfica y la población tratada pueden afectar la perspectiva de un oftalmólogo sobre el glaucoma. Las formas secundarias de glaucoma representan, de modo colectivo, 5 a 20% de los casos de glaucoma en los estudios en los que se especifica (**tabla 10-1**).

Mientras que la prevalencia es la proporción de una población con la enfermedad en un momento determinado, la incidencia es la tasa a la que ocurren nuevos casos en un periodo específico. La edad y la raza también influyen en gran medida sobre la incidencia de glaucoma. Para el médico, la incidencia es un punto de referencia para estimar el riesgo de glaucoma durante un periodo de tiempo (**tabla 10-3**). Las mejores estimaciones de la incidencia de glaucoma provienen de unos cuantos

TABLA 10-2 **Prevalencia de glaucoma crónico de ángulo abierto (GCAA) por edad, según raza/grupo étnico y localización del estudio**[a]

Grupo de edad	Prevalencia de GCAA, %				
	Caucásicos		Afroamericanos	Hispanos	Indios
	Estados Unidos	Baltimore	Baltimore	Arizona	Tamil Nadu
40–49 años	0.6	0.9	1.2	0.5	0.3
50–59 años	1.5	0.4	4.1	0.6	1.6
60–69 años	2.7	0.9	5.5	1.7	1.8
70–79 años	5.1	2.9	9.2	5.7	2.9
≥ 80 años	7.3	2.2	11.3	12.6	
Todos		1.3	4.7	2.0	1.2

[a]Fuentes del estudio, por ubicación: Estados Unidos—Eye Diseases Prevalence Research Group,[3] Baltimore (Estados Unidos)—Baltimore Eye Survey,[21] Arizona (Estados Unidos)—Proyecto VER,[26] Tamil Nadu (India)—Aravind Comprehensive Eye Survey.[33]

Grupo de edad	Incidencia de GCAA, %				
	Caucásicos			Negros	
	Australia		Suecia	Barbados	
	5 años	1 año	1 año	4 años	1 año
40–49 años	0	–	–	1.2	0.3
50–59 años	0.1	0.02	–	1.5	0.38
60–69 años	0.6	0.12	–	3.2	0.8
70–79 años	1.4	0.28	–	–	–
≥8 0 años	4.1	0.82	–	4.2	1.05
Todos	0.5	0.1	0.24	2.2	0.55

TABLA 10-3 Incidencia de glaucoma crónico de ángulo abierto (GCAA) según raza/grupo étnico, localización de estudio y periodo de incidencia[a]

[a]*Fuentes de estudio, por ubicación: Melbourne, Australia—Melbourne Visual Impairment Project (VIP);[50] Dalby, Suecia;[51] Barbados—Barbados Eye Studies.[49]*

estudios poblacionales de cohorte.[49] En el Melbourne Visual Impairment Project (VIP) la incidencia general de glaucoma de ángulo abierto en caucásicos de 40 años de edad o más fue de 0.5% en 5 años, o alrededor de 1 de cada 1 000 personas por año; en los negros de la misma edad en el Barbados Eye Study, la incidencia fue de 2.2% durante 4 años, o alrededor de 5.5 en 1 000 por año. En ambas poblaciones la incidencia aumentó de manera constante con la edad (**tabla 10-3**). Esta comparación también sugiere que la incidencia de GCAA en los negros aumenta a una edad más temprana que en los caucásicos y es mucho mayor que en los caucásicos en la cuarta y quinta décadas de la vida, pero es similar en el grupo de mayor edad (80 años o más). Sin embargo, las diferencias en la forma en que estos estudios determinaron la progresión significan que las comparaciones directas pueden no ser válidas.[52]

Varios ensayos clínicos han reportado el riesgo de progresión del GCAA establecido sin tratamiento. Estas estimaciones ofrecen un punto de referencia para los médicos y los pacientes contra el cual comparar los riesgos del tratamiento, teniendo en cuenta que las tasas de progresión pueden variar en gran medida según la forma en que se determine la progresión.[52] En el Early Manifest Glaucoma Trial (EMGT) la tasa de progresión a 6 años fue de 62% sin tratamiento, y 45% con tratamiento (con una reducción de la PIO promedio de 25%).[53] El Collaborative Normal Tension Study (CNTGS) siguió a un grupo con glaucoma más avanzado y cifras menores de PIO, y observó progresión en 60% a los 5 años sin tratamiento.[54] Este porcentaje se redujo a 20% con el tratamiento, con el objetivo de reducir la PIO en más de 30%.

HISTORIA NATURAL DEL GLAUCOMA

La historia natural de la GCAA se puede dividir en tres fases de la enfermedad crónica para ilustrar varios conceptos importantes relevantes para la atención clínica (**fig. 10-2**).

La primera de ellas es la *fase de latencia*, que comienza con la aparición del daño glaucomatoso del nervio óptico y se extiende hasta el umbral de detección. La etiología del daño glaucomatoso del nervio óptico no se comprende bien, pero se cree que es el resultado de una alteración en el delicado equilibrio de los componentes vasculares, mecánicos, neurales y del tejido conectivo que mantiene la cabeza

del nervio óptico saludable y funcionando. Un desequilibrio, como un aumento de la PIO y un incremento del gradiente de presión a través de la cabeza del nervio óptico, puede, en algunas personas, ser intolerable para algunos axones y provocar la muerte celular por apoptosis.[55] Sin embargo, muchas personas con PIO elevada no tienen glaucoma, y muchas personas con glaucoma presentan PIO no elevada.[45] Está claro que otros factores también están involucrados en el daño glaucomatoso del nervio óptico, y la evidencia continúa su acumulación en apoyo de causas relacionadas con el tejido vascular, tejido conectivo y neurales, incluidas variaciones en la presión del líquido cefalorraquídeo (LCR) (véase capítulo 4). Parece que la pérdida axonal de bajo nivel puede ocurrir con el envejecimiento en individuos sanos,[56-59] pero no está claro cómo esto se relaciona con el daño glaucomatoso del nervio óptico.

El umbral de detección del glaucoma se define como el punto en el que el daño del nervio óptico glaucomatoso puede detectarse con precisión mediante pruebas de diagnóstico. Esto marca el comienzo de una larga *fase asintomática*, en la cual el glaucoma es detectable, la denominada fase preclínica detectable que continúa hasta que el daño glaucomatoso del nervio óptico causa síntomas. Detectar el daño glaucomatoso temprano del nervio óptico es un desafío. En términos de pruebas de campo visual, puede ocurrir un daño glaucomatoso considerable del nervio óptico antes de que se alcance el umbral de detección. Se puede perder hasta 40% de los axones antes de que la perimetría de Humphrey de blanco sobre blanco muestre una anomalía,[60] un hallazgo reportado apoyado por estudios experimentales posteriores en monos (**fig. 10-3**).[61] Pruebas como la tecnología de duplicación de frecuencia y la perimetría automatizada de longitud de onda corta (PALOC) pueden ser capaces de detectar el daño glaucomatoso del nervio óptico antes que la perimetría convencional de blanco sobre blanco, pero pueden tener limitaciones psicofísicas inherentes similares. La detección temprana del daño glaucomatoso del nervio óptico mediante el examen del nervio óptico en una sola visita también es difícil, pero por diferentes razones, existe una gran superposición entre el aspecto de nervios ópticos sanos y glaucomatosos. Las técnicas de formación de imágenes de la capa de fibras nerviosas son útiles para distinguir algunas variantes normales del daño glaucomatoso del nervio óptico. La documentación cuidadosa del aspecto del nervio óptico, de preferencia mediante fotografías estereoscópicas del nervio óptico u otra forma de imagen, permite

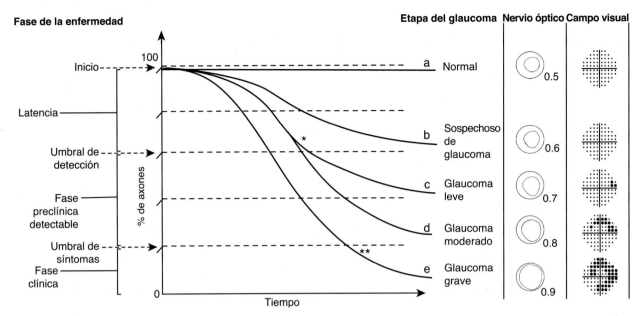

FIGURA 10-2 Historia natural del glaucoma crónico de ángulo abierto (GCAA). Representación esquemática de la historia natural de GCAA que muestra pérdida de axones a lo largo del tiempo para pacientes seleccionados con glaucoma. a: un individuo sin glaucoma. b: pérdida axonal subumbral por glaucoma que no progresa más allá de la categoría sospechosa. c: pérdida axonal por glaucoma que responde al tratamiento (*) en comparación con (d), glaucoma que permanece sin tratamiento debido a un retraso en el diagnóstico. e: pérdida axonal agresiva por glaucoma que se detecta solo después del inicio de los síntomas y progresa a ceguera a pesar del tratamiento (**). En los márgenes izquierdo y derecho del gráfico se han agregado las fases de la enfermedad crónica y las etapas clínicas del glaucoma con los hallazgos de los campos visuales y del disco óptico. Los dibujos del nervio óptico representan los cambios típicos del borde neural del glaucoma en un paciente con una relación copa/disco basal de 0.5 antes de la pérdida axonal; los pacientes con relación copa/disco mayor o menor al inicio del estudio tendrían diferentes hallazgos del borde neural en las etapas intermedias, pero convergerían en una enfermedad grave.

un diagnóstico y una detección más tempranos de la progresión al permitir la detección de cambios sutiles por daño glaucomatoso del nervio óptico en evaluaciones posteriores, que de otro modo se pasarían por alto (véase capítulo 4).

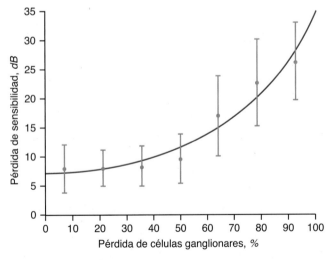

FIGURA 10-3 Pérdida de sensibilidad visual en función de la pérdida de células ganglionares causada por glaucoma experimental. Los resultados son para el glaucoma experimental en monos macacos, en comparación con el ojo de control contralateral. Los valores medios (± desviación estándar [barras]) se muestran para cada uno de los siete niveles de pérdida de células ganglionares con una curva ajustada. Los defectos del campo visual mayores a 15 dB casi siempre son causados por pérdidas de células ganglionares de más de 70%.[62]

Por último, la *fase clínica* comienza con la aparición de los síntomas; en GCAA, esto rara vez ocurre antes de que la enfermedad esté avanzada. Sin embargo, el glaucoma crónico por lo regular es lentamente progresivo y es posible que nunca llegue a esta etapa, o puede que tarde décadas en hacerlo. Como resultado de la prolongada fase asintomática, el glaucoma se diagnostica a menudo durante exámenes oculares periódicos antes de la fase clínica, pero muchos casos no son detectados. El GCAA también puede comportarse de forma agresiva y volverse sintomático dentro de varios años de su presunto inicio. En última instancia, algunos pacientes con glaucoma crónico de modo eventual quedan ciegos.

En la **fig. 10-2** se muestra la historia natural de un paciente con un nervio óptico sano y otros cuatro pacientes con GCAA. Mediante una "regla de las decenas" se puede aproximar la distribución de una población caucásica o negra en las categorías de GCAA que se muestran en esta figura. Por cada 1 000 personas de 40 años de edad o más, 100 son sospechosos de GCAA con base en datos de campo, disco, PIO o factores de riesgo densos; 10 tienen GCAA; y alrededor de uno quedará ciego como resultado de GCAA.

FACTORES DE RIESGO CLÍNICO PARA GLAUCOMA CRÓNICO DE ÁNGULO ABIERTO

Los factores de riesgo son útiles en la clínica para evaluar el riesgo de GCAA según las características de cada paciente. Para utilizar este conocimiento de la manera más eficaz, es útil comprender la importancia relativa y la magnitud de los factores de riesgo clínicos. Aunque se han identificado muchos factores de riesgo para GCAA, la evidencia respalda bien un número mucho menor. La mayor parte de la evidencia para los factores de riesgo de GCAA se ha obtenido de encuestas de prevalencia o estudios de casos y controles. Estos se han complementado con ensayos clínicos y estudios de cohorte de alta calidad. En general, existe buena concordancia sobre la información de factores de riesgo basada en la prevalencia y la basada en la incidencia. Algunos factores de riesgo de GCAA también son factores de riesgo para progresión. Los factores de riesgo clínico se pueden dividir en factores de riesgo generales, oculares y sistémicos. (Los factores de riesgo para la conversión de sospecha de glaucoma con PIO elevada a GCAA se analizan en el cap. 12.)

Factores de riesgo generales

Edad

Los estudios poblacionales de prevalencia e incidencia muestran de modo consistente un aumento constante en las tasas con el incremento de la edad. Como regla general, la prevalencia tiende a casi duplicarse por cada década por encima de los 40 años de edad (es decir, riesgo relativo [RR] de 2 por década) y es cerca de 10 veces mayor en el grupo de 80 años o más en comparación con el grupo de 40 a 49 años de edad (**tabla 10-2**). En los afroamericanos, los RR de incidencia por década son más bajos que en los caucásicos (debido a la mayor incidencia observada en el grupo de referencia de 40 a 49 años) (**tabla 10-3**). En el EMGT, el RR de progresión del glaucoma temprano fue de 1.5 para las personas de 68 años o más, en comparación con las personas más jóvenes.[63]

Raza

La prevalencia de GCAA suele ser más alta en las poblaciones negras; intermedia en caucásicos, hispanos y poblaciones del sur de Asia (chinos de Singapur, indios), y más baja en las poblaciones del norte de Asia (Mongolia, inuit) (**tabla 10-1**). En el estudio Baltimore Eye Survey se encontró que la prevalencia de GCAA en afroamericanos es cuatro veces mayor que en caucásicos.[21] En otro estudio, la prevalencia de glaucoma no diagnosticado y no tratado fue 4.4 veces mayor en afroamericanos y 2.5 veces mayor en hispanos que en caucásicos.[64] Se ha observado una diferencia similar en la incidencia general de GCAA para las personas de 40 años de edad o más entre cohortes poblacionales recientes de afroamericanos y caucásicos (**tabla 10-3**).[65] En el Advanced Glaucoma Intervention Study (AGIS), la raza negra no fue un factor de riesgo para progresión, a diferencia de un estudio de cohorte anterior.[66,67] En el CNTGS, los pacientes chinos tenían un riesgo de progresión mucho menor que los pacientes caucásicos.[68]

Historia familiar

Los antecedentes familiares de GCAA son un factor de riesgo importante para GCAA. Tener un familiar de primer grado (padre, hermano o hijo) con glaucoma se ha asociado en forma consistente con un mayor riesgo de GCAA en las encuestas de prevalencia.[69-71] La razón de probabilidades (OR) de GCAA para antecedentes familiares de glaucoma es mayor si se toma en cuenta a los pacientes con glaucoma diagnosticado de forma previa (Baltimore OR, 4.7; Blue Mountains Eye Study OR, 4.2) que si se basa en casos detectados de manera reciente (Baltimore OR, 2.8; Blue Mountain Eye Study OR, 2.4). Esto sugiere que tener un diagnóstico de GCAA lleva a una mayor conciencia del glaucoma en la familia. La asociación entre GCAA y los antecedentes familiares puede ser más fuerte cuando el pariente afectado es un hermano (OR, 3.7) en lugar de un padre (OR, 2.2) o un hijo (OR, 1.1).[69] En una encuesta basada en la población, los investigadores estudiaron de forma directa a 497 hermanos e hijos de pacientes con glaucoma

y participantes controles.[71] Para los familiares de primer grado de los pacientes con glaucoma establecido, el RR estimado de por vida para glaucoma fue de 9.2, aunque con amplios intervalos de confianza (IC) (IC 95%, 1.2–73.9). Los antecedentes familiares fueron un factor de riesgo de glaucoma en un estudio poblacional prospectivo (RR, 2.1),[72] aunque no se encontró tal asociación en el Ocular Hypertension Treatment Study (OHTS). En estudios prospectivos de glaucoma establecido, los antecedentes familiares no predijeron la progresión.[63,68]

Factores de riesgo ocular

Presión intraocular

La evidencia de que la PIO es un factor de riesgo para glaucoma se ha vuelto tan fuerte que, a diferencia de cualquier otro factor de riesgo de glaucoma, satisface los criterios que se suelen utilizar para evaluar la causalidad.[73] Se ha demostrado de forma consistente una fuerte relación dosis-respuesta entre la PIO y el glaucoma en encuestas de prevalencia (**tabla 10-1**) y en estudios longitudinales de incidencia y progresión.[64,65,72,74] La nueva evidencia más decisiva en los últimos años fue el hallazgo en ensayos clínicos aleatorizados de que la reducción de la PIO disminuyó la incidencia y progresión de glaucoma, en comparación con ningún tratamiento.[53,55,74] Además, hay evidencia que apoya los posibles mecanismos biológicos que vinculan la PIO elevada con la apoptosis de las neuronas de las células ganglionares a través del bloqueo del transporte axonal retrógrado.[75,76] En resumen, la PIO se considera mejor como un factor de riesgo y una causa de glaucoma. Una buena analogía es la relación entre el tabaquismo y el cáncer de pulmón: fumar es un factor de riesgo importante y una de las varias causas del cáncer de pulmón.

En la Baltimore Eye Survey la prevalencia de GCAA aumentó con el incremento de la PIO (**tabla 10-4**). La prevalencia de GCAA en personas con una PIO de 35 mm Hg o más fue más de 40 veces mayor que en personas con una PIO menor de 15 mm Hg. En el African Descendent and Glaucoma Evaluation Study (ADAGES), a niveles medios más altos de PIO, la raza predijo el desarrollo de daño en el campo visual, incluso después de ajustar por posibles factores de confusión. Con PIO medias en el seguimiento de 22, 24 y 26 mm Hg, las tasas de riesgo multivariable para el desarrollo de daño del campo visual en los afrodescendientes, en comparación con las personas de ascendencia europea, fueron 2.03 (IC 95%, 1.15-3.57), 2.71 (1.39–5.29) y 3.61 (1.61–8.08), de forma respectiva. Sin embargo, con PIO medias más bajas (por debajo de 22 mm Hg) durante el seguimiento, ser afrodescendiente no predijo el desarrollo de daño en el campo visual.[77]

La incidencia de GCAA aumentó de manera constante con la PIO en el Barbados Eye Study a un RR de 25 para una PIO de más de 25 mm Hg, en comparación con un grupo de referencia con una PIO menor de 17 mm Hg (**tabla 10-4**). En la población del Melbourne VIP, se estimó que por cada 1 mm Hg, el riesgo de glaucoma aumentaba en 10%. Es importante destacar que el OHTS también demostró que la reducción de la PIO en un promedio de 23% disminuyó la incidencia de GCAA en 60% .[74] En el EMGT y el CNTGS, una reducción de la PIO de 25% y superior a 30% disminuyó el riesgo de progresión en 33 y 50%, de forma respectiva, en comparación con ningún tratamiento.[53,54] En otros ensayos clínicos, una mayor disminución de la presión derivó en una menor progresión.[62]

Una implicación importante de estos datos basados en la población y los hallazgos del CNTGS es que la PIO puede contribuir a la aparición del glaucoma incluso en pacientes con PIO no tratada en el rango normal bajo, y que algunos de estos pacientes se beneficiarán de

TABLA 10-4	**Presión intraocular (PIO) y tasas y riesgo relativo para glaucoma crónico de ángulo abierto, por estudio**				
	Baltimore Eye Survey[a]			Barbados Eye Study[b]		
Nivel de PIO, *mm Hg*	Prevalencia, %	Riesgo relativo	Nivel de PIO, *mm Hg*	Incidencia a 4 años, %	Riesgo relativo
≤ 15	0.7	1.0	≤ 17	0.7	1.0
16–18	1.3	2.0	> 17–19	1.1	1.6
19–21	1.8	2.8	> 19–21	2.7	4.0
22–24	8.3	12.8	>21–23	3.6	4.8
25–29	8.3	12.8	> 23–25	6.9	10.5
30–34	25.4	39.0	> 25	18.3	24.7
≥ 35	26.1	40.1			

[a]*Los datos que se muestran son para los participantes negros y caucásicos combinados. Datos de la ref. 45.*
[b]*Estimaciones ajustadas por edad, sexo, hipertensión y disminución de la PIO. Datos de la ref. 49.*

una reducción en la PIO. Un hallazgo intrigante del estudio AGIS fue que las personas con la mayor reducción de la PIO (PIO media, 12.3 mm Hg con el tratamiento en comparación con 23.3 mm Hg antes del tratamiento) tenían campos visuales estables (según la puntuación media del defecto en el campo; el riesgo de progresión en el grupo fue de 14.4%), en contraste con los grupos con niveles más altos de PIO que tuvieron una pérdida progresiva del campo durante el periodo de seguimiento de 8 años.[62] Esto sugiere que, al menos en el paciente con GCAA hipertenso, existe un nivel de PIO por debajo del cual la progresión del glaucoma es detenido o al menos suprimido a niveles subclínicos en la mayoría de los pacientes. La alta variación diurna en la PIO también puede ser un factor de riesgo independiente para la progresión, además del riesgo relacionado con la PIO media.[78]

Características peripapilares y de la cabeza del nervio óptico

Cuando los parámetros utilizados para definir el glaucoma, como la relación copa/disco, también se consideran como factores de riesgo puede surgir un problema con el razonamiento circular. Un estudio basado en la población reportó que la incidencia de GCAA para las personas con una relación basal copa/disco de más de 0.7 fue 8.6 veces mayor que para aquellas con una relación copa/disco de menos de 0.7. Sin embargo, esta estimación puede estar incrementada porque uno de los criterios para definir el GCAA era tener una relación copa/disco de más de 0.7. Otra característica de la cabeza del nervio óptico que puede estar asociada con el glaucoma es el diámetro vertical del disco y el área del disco,[79-81] tal vez debido a una mayor susceptibilidad al daño del nervio glaucomatoso.[82] Sin embargo, las asociaciones reportadas pueden haber ocurrido en parte debido a que los discos más grandes tienen mayores proporciones de copa a disco,[83,84] que a su vez formaban parte de los criterios de diagnóstico en la mayoría de estos estudios.

Las hemorragias del disco óptico fueron reconocidas por primera vez como un precursor del daño glaucomatoso del nervio óptico por Bjerrum en 1889. Esto de alguna manera escapó de la tradición clínica hasta que fue redescubierto en 1977, cuando Drance y sus colegas proporcionaron los primeros hallazgos longitudinales,[85] más adelante confirmados por otros,[86] de que los ojos con hemorragia discal tenían un riesgo elevado de pérdida progresiva del campo visual.[87] Tanto la EMGT (RR 1.02 por porcentaje de visitas con hemorragia discal presente) como

la CNTGS (RR, 2.72) han proporcionado apoyo adicional.[70] En las dos encuestas de población que han reportado de manera específica sobre hemorragias de disco óptico, las prevalencias en adultos variaron de 0.9 a 1.4%, de los cuales solo 2 y 30%, de modo respectivo, ocurrían en personas con glaucoma.[34,88] En el segundo de estos dos estudios, la prevalencia de glaucoma se incrementó 10 veces en aquellos con hemorragias discales, y las hemorragias de disco fueron mucho más frecuentes en el glaucoma de tensión normal (25%) que en el glaucoma de alta tensión (8%).[88] Es curioso que en otra serie poblacional de adultos con hemorragias de disco pero sin glaucoma en el tamizaje, 5 de 12 pacientes seguidos durante más de 6 años desarrollaron pérdida del campo visual en el año 7.[89] Sin embargo, en particular en individuos sin otros factores de riesgo de glaucoma, una hemorragia del disco óptico puede deberse a otras causas, incluso enfermedad microvascular por diabetes mellitus o hipertensión, o por desprendimiento de vítreo posterior, maniobra de Valsalva o anticoagulación.

La atrofia de la retina neurosensorial y del epitelio pigmentario de la retina alrededor de la cabeza del nervio óptico se conoce como atrofia peripapilar, y correlaciona con la presencia de glaucoma.[90] La atrofia peripapilar también puede empeorar junto con la progresión del glaucoma,[91] aunque esto no ha sido un hallazgo consistente. La atrofia peripapilar de la zona alfa se ha encontrado en 58% de la población caucásica mayor de 55 años de edad, lo que la hace de escaso valor diagnóstico; se ha reportado que la atrofia peripapilar de la zona beta es tres veces más común en los pacientes con GCAA que en los controles, pero se asocia con la miopía y es común, con una prevalencia del 13%. La atrofia peripapilar no parece ser específica del glaucoma, y su papel en el diagnóstico y tratamiento de GCAA sigue sin estar claro.

Miopía

Una asociación entre la miopía, en particular la miopía alta, y el glaucoma de ángulo abierto ha sido reconocida durante mucho tiempo y está respaldada por numerosas series de casos y estudios de casos y controles.[92-96] Esta asociación también está respaldada por grandes encuestas de prevalencia basadas en la población, que reportaron una elevación de la prevalencia de GCAA en aquellos con miopía de 48 a 70%, después del ajuste por edad y sexo.[81,97,98] Otra encuesta reportó un aumento de dos a tres veces la prevalencia de glaucoma en personas con miopía.[99] Sin embargo, los individuos con miopía no tuvieron una mayor incidencia o progresión del glaucoma en el OHTS o el EMGT, de forma respectiva.[63] Otros estudios longitudinales encontraron de forma previa que la miopía alta es un factor de riesgo para la progresión.[100]

Otros

En el EMGT, tener síndrome de exfoliación y un grosor corneal central delgado relativo se asoció con un mayor riesgo de progresión.

Factores de riesgo sistémicos

Diabetes mellitus

La prevalencia de GCAA parece ser más alta en la población diabética por un factor de cerca de 2 en la mayoría de las encuestas basadas en la población,[101-104] aunque no se encontró una asociación en otras.[105] La mayoría de estos estudios no utilizó la PIO en sus criterios para definir GCAA, y uno de ellos mostró que la asociación de diabetes y glaucoma persistía después del ajuste por PIO.[104] Los hallazgos de numerosos estudios clínicos sobre la asociación de diabetes y glaucoma son inconsistentes y están sujetos a mayores limitaciones metodológicas que las encuestas poblacionaes, en particular sesgo de selección.[106,107] La PIO es un factor de confusión importante de la asociación entre diabetes y glaucoma puesto que las personas con diabetes parecen tener una PIO un poco más alta y una mayor prevalencia de hipertensión ocular e incidencia de elevación de la PIO, en comparación con las personas que no padecen diabetes.[63,103,105,107] Aún no se ha demostrado que la diabetes aumente la incidencia de glaucoma. Aunque el peso de la evidencia disponible sugiere que la diabetes es tal vez un factor de riesgo de glaucoma, este no ha sido un hallazgo consistente. El autorreporte de diabetes se asoció con la progresión de GCAA en el AGIS y el Collaborative Initial Glaucoma Treatment Study (CIGTS), pero no en el CNTGS ni en el EMGT.[108]

Presión arterial

La variable de presión arterial más significativa relacionada con el glaucoma parece ser la presión de perfusión ocular diastólica o la diferencia entre la presión arterial diastólica y la PIO. La presión de perfusión ocular diastólica se ha asociado de modo consistente con GCAA en varias encuestas poblacionales grandes que reportaron un aumento de varias veces en la prevalencia de GCAA entre aquellos con presiones de perfusión más bajas.[107,109] Estas encuestas sugieren que ocurre un incremento pronunciado en la prevalencia de glaucoma cuando la presión de perfusión ocular diastólica cae por debajo de 55 mm Hg. Esto está respaldado por un gran estudio de cohorte poblacional que demostró un fuerte gradiente dosis-respuesta entre la incidencia de glaucoma y la presión de perfusión diastólica, con un RR de glaucoma de 3.2 para aquellos con la presión de perfusión diastólica más baja (< 55 mm Hg).[65]

La literatura sobre la asociación entre la presión arterial sistólica o diastólica y el glaucoma es confusa, ya que algunos estudios poblacionales muestran una asociación y otros no.[38,101,107,109] De manera similar, algunos estudios clínicos sobre factores de riesgo vinculan la presión arterial más alta con el glaucoma, y otros reportan que la baja presión arterial es más común en personas con GCAA y en aquellas con progresión de glaucoma.[96,110,111] La mejor evidencia proviene de un gran estudio poblacional de cohorte que mostró una disminución de 51% en el riesgo de GCAA en personas con hipertensión sistólica al inicio del estudio, y que este efecto protector fue mayor a niveles más altos de presión arterial.[65] Un estudio también describió una mayor prevalencia de glaucoma a niveles muy bajos y muy altos de presión arterial

sistólica, con la prevalencia más baja en el rango medio.[109] Puede ser que las presiones sanguíneas altas y bajas estén relacionadas con daño glaucomatoso al nervio óptico por diferentes mecanismos. Esto puede explicar en parte la literatura de apariencia contradictoria sobre la asociación entre la presión arterial y el glaucoma.

La presión arterial más baja fue un factor de riesgo reportado para la progresión de GCAA en el EMGT.[108] Numerosas encuestas grandes han encontrado de manera consistente que la elevación de la PIO se asocia con un aumento de la presión arterial sistólica y diastólica.[103,107,109] Sin embargo, el cambio asociado en la PIO no es significativo en la clínica. Por ejemplo, en la Baltimore Eye Survey, un aumento de 10 mm Hg en la presión arterial sistólica o diastólica se asoció con un incremento en la PIO de 0.25 y 0.19 mm Hg, de forma respectiva.[106]

Se ha prestado considerable atención al papel de las disminuciones episódicas de la presión arterial en el glaucoma, en particular en el glaucoma de tensión normal. La hipotensión arterial nocturna, que también se ha implicado en la neuropatía óptica isquémica anterior, se ha relacionado con el GCAA y el glaucoma de tensión normal, y con la progresión del glaucoma de tensión normal y el GCAA.[112-115] Varios estudios clínicos también sugieren que la hipotensión arterial nocturna es más común en el glaucoma de tensión normal que en el GCAA con PIO elevada.[112,116] Múltiples reportes describen una crisis hemodinámica que precipita el daño del nervio óptico en pacientes con GCAA, pero no se ha demostrado que ocurra con mayor frecuencia que en individuos sin GCAA.[117,118] Las personas con glaucoma y presiones de perfusión diastólica inferiores a 55 mm Hg pueden tener un mayor riesgo debido a episodios de disminución de la presión arterial, como hipotensión arterial nocturna, anestesia general y sobremedicación para la hipertensión sistémica; sin embargo, esto aún no se ha demostrado.

Migraña

Alguna evidencia apoya una asociación entre la cefalea migrañosa y el glaucoma de tensión normal. Dos estudios de casos y controles reportaron una asociación entre un historial de migraña típica y glaucoma de tensión normal, pero no GCAA con elevación de la PIO.[118] Un tercer estudio de casos y controles tuvo hallazgos similares para definiciones estrictas de migraña, pero los resultados no fueron de importancia estadística significativa. En el CNTGS, el antecedente de migraña aumentó el riesgo de progresión por un factor de 2.6. Se piensa que el vasoespasmo tiene un papel central en la patogenia de la migraña, y otros estudios han encontrado una predisposición al vasoespasmo en pacientes con glaucoma de tensión normal.[119-121] Aunque existe una buena y cada vez mayor cantidad de evidencia que vincula al glaucoma de tensión normal con la migraña o el vasoespasmo, este no parece ser el caso de todos los pacientes con GCAA en la población en general, según dos grandes estudios poblacionales.[122,123]

Presión del líquido cefalorraquídeo

Cada vez hay más evidencia que sugiere que la presión del LCR más baja puede aumentar el riesgo de glaucoma de ángulo abierto de manera similar a la PIO elevada (véase capítulo 4). Los estudios muestran que los pacientes con GCAA tienen presiones de LCR más bajas, lo que incrementa las diferencias de presión translaminar.[124,125] Por el contrario, las presiones de LCR son más altas en personas con hipertensión ocular, lo que al parecer tendría el efecto contrario. En una investigación prospectiva, Ren y colaboradores encontraron que la presión arterial correlacionó con la PIO y la presión del LCR.[124]

Estudiar el papel de la presión del LCR en pacientes con glaucoma presenta desafíos inusuales, pero puede ayudar a aclarar las relaciones entre la PIO, la presión arterial y el riesgo para glaucoma.

Otros factores de riesgo sistémico

Se cuenta con evidencia inequívoca que vincula varios trastornos de la tiroides con GCAA. En dos series de casos, el hipotiroidismo fue más común entre los pacientes con glaucoma que entre las personas sin glaucoma,[126] y el tratamiento del hipotiroidismo redujo la PIO y aumentó la facilidad del flujo de salida.[127] Sin embargo, una serie de casos de 100 pacientes consecutivos con hipotiroidismo de reciente diagnóstico no detectó glaucoma y no encontró asociación entre la función tiroidea y la PIO.[128] Una serie de casos más antigua tampoco halló anomalías en la función tiroidea en pacientes con GCAA.[129] La enfermedad de Graves se ha asociado con una mayor prevalencia de hipertensión ocular y glaucoma,[130] tal vez secundaria a cambios orbitarios y presión venosa epiescleral elevada.

Otros trastornos endocrinos no se han asociado con GCAA pero pueden afectar la PIO. El síndrome de Cushing puede causar PIO elevada, que se normaliza con el control de la enfermedad.[131] La disfunción hipofisiaria puede estar asociada con fluctuaciones de la PIO.[132] Los niveles elevados de progesterona o estrógenos pueden disminuir la presión ocular[133] y la testosterona, aumentarla.[132]

La apnea del sueño se caracteriza por la obstrucción recurrente completa o parcial de las vías respiratorias superiores durante el sueño, lo que da lugar a episodios de hipoxia transitoria. La condición es susceptible a tratamiento y por lo general se observa en hombres con sobrepeso y cuellos gruesos, antecedentes de ronquidos ruidosos y autoinforme de hipersomnolencia matutina. Dos series de casos han descrito una prevalencia de apnea del sueño superior a la esperada en pacientes con GCAA y glaucoma de tensión normal.[134] Otro estudio demostró las altas fluctuaciones diurnas de la PIO junto con la hipotensión nocturna, que conduce a la progresión del glaucoma en pacientes con apnea del sueño.[135]

Se han asociado factores de riesgo infecciosos y autoinmunes con el GCAA.[136-139] El GCAA no parece estar relacionado con niveles elevados de colesterol o lipoproteínas de alta densidad u obesidad.[140]

PRONÓSTICO DE CEGUERA

Riesgo de ceguera por GCAA

El objetivo principal del tratamiento del glaucoma es minimizar el riesgo de por vida de una pérdida significativa de la calidad de vida relacionada con la visión debida al glaucoma. Sin embargo, existe información limitada para ayudar al médico a cuantificar el riesgo de ceguera de por vida para un paciente en particular. Una fuente de datos útiles proviene de la proporción de personas con glaucoma que tenían ceguera bilateral (por glaucoma) en encuestas poblacionales. Esto varía de 2.5 a 6.2% en caucásicos y parece ser más alto en afroamericanos, de 7.9%.[21,34,41,141] Sin embargo, estas cifras incluyen a todas las personas con glaucoma al margen de la duración de la enfermedad y, en consecuencia, subestiman el riesgo de ceguera por glaucoma al final de la vida.

Los resultados del seguimiento a largo plazo de los casos también son útiles para estimar el pronóstico, pero deben usarse con precaución debido a las limitaciones para generalizar a partir de estos estudios, sobre la atención al paciente. En una práctica clínica comunitaria en el condado de Olmstead, Minnesota, el riesgo de ceguera a 20 años en personas con

glaucoma de ángulo abierto recién diagnosticado entre 1965 y 1980 fue de 22% en ambos ojos y 54% en un ojo.[142] En pacientes que recibieron tratamiento para hipertensión ocular, el riesgo de ceguera a 20 años era de 4% en ambos ojos y de 14% en un ojo. Un estudio de serie de casos de una clínica de glaucoma de subespecialidad que recibieron un diagnóstico de GCAA después de 1975 mostró un riesgo de ceguera debido a glaucoma a 15 años de 6.4% en ambos ojos y 14.6% en un ojo (**tabla 10-5**).[143] Como era de esperarse, un paciente con una enfermedad recién diagnosticada el día de hoy tiende a tener un mejor pronóstico debido a las mejoras en la atención del glaucoma de las últimas tres o cuatro décadas. En un estudio actualizado de las tendencias en ceguera relacionada con glaucoma del condado de Olmsted, MN, la probabilidad de ceguera relacionada con el glaucoma en al menos un ojo a 20 años disminuyó de 25.8% para los pacientes que recibieron un diagnóstico en 1965 a 1980, a 13.5% para aquellos que recibieron un diagnóstico de 1981 a 2000. La incidencia poblacional de ceguera dentro de los 10 años posteriores al diagnóstico disminuyó de 8.7 por 100 000 para los pacientes con diagnósticos de 1965 a 1980, a 5.5 por 100 000 para aquellos con diagnósticos de 1981 a 2000.[145]

Quizás la mayor dificultad para incorporar estas cifras al cuidado de un paciente en particular es que estos estudios clínicos agrupan a los casos de GCAA recién diagnosticado de todos los niveles de gravedad en el momento del diagnóstico. En consecuencia, los pacientes con glaucoma temprano deben tener un pronóstico mucho mejor en general, mientras que aquellos con glaucoma avanzado, un pronóstico aún más precario (**tabla 10-5**).

Factores de riesgo de ceguera por GCAA

Etapa avanzada

Las estimaciones generales aproximadas del pronóstico en el glaucoma se pueden refinar un poco por la presencia o ausencia de factores de riesgo de ceguera por glaucoma, que incluyen estadio avanzado, edad joven, control inadecuado de la PIO y progresión continua. No solo los casos con glaucoma en estadio avanzado están más cerca en el proceso que conduce a la ceguera, sino que alguna evidencia también sugiere que es más probable que progrese un glaucoma más avanzado, en comparación con pacientes en etapas más tempranas de la enfermedad, y puede requerir una mayor reducción de la PIO para detener la progresión.[146-148] Sin embargo, otros estudios longitudinales no han encontrado una progresión más rápida en aquellos con peores puntuaciones de campo visual inicial.[86,144,148]

Edad temprana de inicio

La edad más temprana al inicio del glaucoma es otro factor de riesgo de ceguera porque se espera que el glaucoma tenga más tiempo para progresar. La duración media estimada de GCAA en Estados Unidos es de 13 años en caucásicos, con 25% de los casos que comienzan a los 64 años y 50% a los 72 años.[1] En afroamericanos, la duración media se estima en 16 años, con 25% de casos que comienzan a la edad de 54 años, y 50% a la edad de 65 años.[1] La aparición de GCAA antes de la mediana de edad presagia una mayor duración de la enfermedad y un mayor riesgo de ceguera a lo largo de la vida que el resto; la aparición de GCAA en el 25º percentil más temprano presagia una duración mucho más larga y un mayor nivel de riesgo. Además, las comorbilidades importantes pueden reducir la esperanza de vida. La aparición más temprana y la duración más prolongada de GCAA en pacientes de raza negra, en comparación con otros pacientes, puede explicar en gran medida el mayor riesgo de ceguera relacionada con el glaucoma

TABLA 10-5	Riesgo estimado de ceguera a largo plazo debido a glaucoma crónico de ángulo abierto en estudios seleccionados	
Estudio y descripción[a]	**Tipo y momento de evaluación de la ceguera**	**Riesgo de ceguera, %**
Hattenhauer *et al.*[142,b]		
Seguimiento a 100 pacientes tras recibir diagnóstico de glaucoma en 1965-1980	Monocular, 20 años luego del diagnóstico de GCAA	54
	Binocular, 20 años luego del diagnóstico de GCAA	22
Seguimiento a 191 pacientes, tratados por HTO tras diagnóstico en 1965-1980	Monocular, 20 años luego del diagnóstico de HTO	14
	Binocular, 20 años luego del diagnóstico de HTO	4
Chen[143,b,c]		
Seguimiento a 186 pacientes en una clínica de especialidad de glaucoma desde que recibieron el diagnóstico de GCAA después de 1975	Monocular, 15 años luego del diagnóstico de GCAA	15
	Binocular, 15 años luego del diagnóstico de GCAA	6
Kwon *et al.*[144]		
Seguimiento a 40 ojos en una clínica de subespecialidad en glaucoma luego de realizar trabeculectomía en o después de 1972	En el ojo del estudio, 22 años luego de la cirugía	19

GCAA, glaucoma crónico de ángulo abierto; HTO, hipertensión ocular.
[a]Los números en superíndice son números de referencia.
[b]La muestra de estudio incluyó personas con exfoliación.
[c]La muestra de estudio incluyó personas con dispersión de pigmentos.

entre los afroamericanos en Estados Unidos,[1] aunque otros factores, como un menor acceso a la atención médica, pueden contribuir.[149,150]

Control inadecuado de la presión intraocular

Durante mucho tiempo ha sido una práctica clínica estándar tratar el glaucoma mediante la reducción segura de la PIO por debajo del nivel en el que se produjo el daño del nervio óptico. Ensayos clínicos recientes han demostrado de manera concluyente que si no lo hace, se pierde el beneficio de la reducción de la PIO y aumenta el riesgo de progresión a ceguera. La falta de apego del paciente a los esquemas de tratamiento del glaucoma es una de las causas de la reducción inadecuada de la PIO y aumenta el riesgo de ceguera en un factor de 1.8.[143] Varios estudios han observado diferencias marcadas en la susceptibilidad individual a la PIO y han subrayado la importancia de una reducción adicional de la PIO cuando se detecta progresión en curso.[146,151] Esto está respaldado por numerosos estudios que muestran que una mayor reducción de la PIO da como resultado una menor progresión.[62,152,153] Sin embargo, en el glaucoma cegador los pacientes suelen progresar a ceguera a pesar de la reducción de la PIO en los años de adolescencia media o baja.[143,151] Puede ser que exista mayor susceptibilidad al daño ocasionado por la PIO, o los mecanismos de daño no dependientes de la PIO pueden ser más prominentes en pacientes con glaucoma cegador, al menos en las últimas etapas de la enfermedad.

Alta tasa de progresión a pesar del tratamiento

Una alta tasa de progresión a pesar del tratamiento es en sí misma otro factor de riesgo de ceguera por glaucoma. La tasa de progresión del campo visual es 3 a 10 veces más rápida en aquellos que de modo eventual progresan a ceguera que en los controles pareados por edad y campo inicial, aunque la PIO en realidad se redujo aún más en aquellos que progresaban a ceguera.[151] En la clínica, el tiempo hasta la progresión definitiva se utiliza a menudo como un indicador práctico de la tasa

de progresión. Como punto de referencia, la mediana del tiempo hasta la progresión definitiva en el GCAA tratado (PIO inicial media, 15.5 mm Hg después de una reducción de 25% de la PIO) fue de alrededor de 6 años en el EMGT, con el objetivo final simple de progresión significativa de los mismos tres o más puntos en un mapa de probabilidad de cambio de glaucoma (Humphrey 24-2) en tres campos visuales consecutivos. Sin embargo, incluso los pacientes que tardan tanto en mostrar una progresión definitiva pueden de forma eventual quedar cegados por el glaucoma si tienen un glaucoma avanzado; además, incluso una progresión lenta puede al final conducir a la ceguera en aquellos con una esperanza de vida larga o cuya progresión se acelera. El GCAA es a menudo una enfermedad asimétrica, y un curso clínico agresivo en un ojo puede predecir el curso clínico del otro ojo.[145,154] Antecedentes familiares fuertes de GCAA agresivo también pueden poner al paciente en mayor riesgo de pérdida significativa de la visión. En un estudio que evaluó la probabilidad de progresión del glaucoma de tensión normal a ceguera legal bajo cuidado oftálmico estándar durante un seguimiento medio de 13.3 años, la probabilidad de ceguera unilateral fue de $5.8 \pm 1.3\%$ a los 10 años y de $9.9 \pm 1.9\%$ a los 20 años; mientras que para ceguera bilateral la probabilidad fue de $0.3 \pm 0.3\%$ a 10 años y $1.4 \pm 0.8\%$ a 20 años.[155]

Pronóstico de la ceguera por cierre angular y glaucomas secundarios

Aunque el análisis anterior sobre los factores de riesgo de ceguera en el glaucoma se relaciona con GCAA, la mayoría de los factores de riesgo discutidos también se aplica al glaucoma de ángulo cerrado y al glaucoma secundario. Las encuestas de prevalencia sugieren que la ceguera es más común con el glaucoma de ángulo cerrado y el glaucoma secundario que con el GCAA. En los casos de glaucoma de ángulo cerrado, las estimaciones de ceguera por glaucoma en al menos un ojo oscilan entre 10 y 50% en pacientes inuit y chinos, y la ceguera bilateral en el glaucoma de ángulo cerrado se ha reportado en 21% de los casos en pacientes negros en África Oriental.[23,27,32,156] Las cifras correspondientes para glaucoma secundario (neovascular, relacionado con el cristalino, postraumático y uveítico) con ceguera en al menos un ojo fueron de 71% en pacientes chinos, y para ceguera bilateral fueron de 25% en los africanos del este.[23,32] En cada contexto, las estimaciones dadas fueron más altas que las de la ceguera debida a GCAA.

Glaucoma no diagnosticado

Las encuestas de prevalencia en poblaciones ante todo caucásicas de economías de mercado establecidas han mostrado de modo consistente que alrededor de 50% de los casos de GCAA en la población aún no se había diagnosticado.[38,39,41,157] En pacientes chinos en Singapur, este porcentaje es 91% para el GCAA pero solo 29% para el glaucoma de ángulo cerrado,[32] al parecer porque es más probable que el curso clínico del glaucoma de ángulo cerrado cause síntomas. Se ha descubierto que el diagnóstico de glaucoma es más probable en personas con antecedentes de otras enfermedades oculares, antecedentes de glaucoma en familiares de primer grado y el uso de uno o más medicamentos generales.

Varias líneas de evidencia sugieren que no es solo el glaucoma temprano el que no se diagnostica en la población. Una serie de 220 casos consecutivos de glaucoma recién diagnosticado en una clínica de oftalmología en Reino Unido reportó que 50% tenía un defecto del campo visual dentro de los 5 grados de la zona de fijación.[158] Entre los pacientes con GCAA recién diagnosticado, de 6 a 10% presentaba ceguera en al menos un ojo.[142] Además, 45% de los nuevos casos de ceguera por glaucoma registrados en el registro de ceguera de Massachusetts entre 1970 y 1980 presentaba ceguera causada por glaucoma en uno o ambos ojos en el momento del diagnóstico de glaucoma, similar a reportes anteriores de Reino Unido.[159] Los factores de riesgo para la presentación tardía incluyen un nivel socioeconómico más bajo y el tiempo transcurrido desde el último examen ocular.[158]

Oportunidades perdidas para diagnosticar el glaucoma

Aunque el diagnóstico tardío puede deberse a una falta de evaluación ocular, las oportunidades perdidas para el diagnóstico también pueden desempeñar un papel importante. En Suecia, un programa de 5 años que finalizó en 1997 examinó el glaucoma mediante tonometría y fotografía del fondo de ojo como examen inicial, e identificó 402 casos de glaucoma de ángulo abierto no diagnosticado. De estos casos recién diagnosticados, 67% de los pacientes había consultado de forma previa a un oftalmólogo y 17% había consultado a un oftalmólogo en los 2 años previos. En Australia, 51% (36 de 70) de los pacientes con glaucoma no diagnosticado en el VIP de Melbourne había visto a un oftalmólogo, un optometrista o ambos durante el año anterior.[160] Algunos casos de GCAA pasados por alto pueden ser el resultado de diferentes criterios de diagnóstico o de progresión de la enfermedad entre evaluaciones. Lo más probable es que los casos pasados por alto se debieran a una evaluación menos precisa del glaucoma.

En Suecia, en las personas con glaucoma de ángulo abierto identificado de modo reciente después del tamizaje, 21% de las que tenían una PIO menor de 21 mm Hg había visto a un oftalmólogo en los 2 años previos, en comparación con 12% de las que tenían una PIO de 21 mm Hg o más en el tamizaje. Se han reportado hallazgos similares de la Tierp Glaucoma Survey, también en Suecia. Estos reportes sugieren que el hallazgo de una PIO normal disminuye la detección de GCAA en la atención oftalmológica de rutina.

La naturaleza de las oportunidades para mejorar el diagnóstico del glaucoma varía mucho de un entorno a otro. En Reino Unido, un estudio evaluó los patrones de práctica para la evaluación del glaucoma y descubrió que cuatro de cinco optometristas podrían mejorar su detección de glaucoma en al menos 50% al realizar oftalmoscopia y tonometría en todos los pacientes y perimetría en personas pertenecientes a grupos de alto riesgo.[161]

Incumplimiento y falta de tratamiento

El tratamiento subóptimo también puede obstaculizar de forma significativa los esfuerzos para prevenir la ceguera debido al glaucoma. La falta de apego al tratamiento y seguimiento es un problema particular. En los pacientes mayores de 65 años de edad del Programa Medicaid de Nueva Jersey, a quienes se les recetó un agente tópico para el tratamiento del glaucoma, 23% nunca surtió su receta y el resto perdió un promedio de 30% de los días de tratamiento.[162] En un plan de atención médica en Massachusetts, 25% de los pacientes que recién iniciaron la terapia para el glaucoma omitió al menos 20% de los días de tratamiento.[163] El apego al tratamiento es notoriamente difícil de predecir, pero se ha encontrado que es varias veces más frecuente en pacientes que solo se ven una vez en los 12 meses después del inicio de un nuevo tratamiento.[163,164] Los modelos de atención que se centran en la educación del paciente en un entorno de apoyo pueden mejorar el apego del paciente.[165]

El tratamiento subóptimo también puede derivar de no incorporar los avances en el manejo del glaucoma en la práctica clínica. En la actualidad, los datos sobre la calidad de la atención en el GCAA son escasos. Un estudio de pacientes estadounidenses en edad laboral con GCAA inscritos en planes de atención médica encontró que la atención era consistente con las guías.[166] Sin embargo, una deficiencia significativa fue que a solo 53% de los pacientes con GCAA se les tomó una fotografía o se les dibujó un esquema del nervio óptico en el examen inicial.[166] Dados los retrasos previstos en la adopción de nuevas innovaciones, la PIO puede estar infratratada en Estados Unidos y en otros lugares según lo demuestran ensayos clínicos recientes.

DESAFÍOS DEL GLAUCOMA EN LOS PAÍSES EN DESARROLLO

En gran parte de los países en desarrollo, la situación con el glaucoma es por completo diferente. Los servicios de atención oftalmológica son limitados, a menudo de forma muy grave, y el número de casos de glaucoma diagnosticados en la población general es pequeño; los reportes de 7% de GCAA en la India y 2% en Tanzania son típicos.[35] El glaucoma por lo general se presenta de modo sintomático con una pérdida grave de la visión en uno o ambos ojos o un ataque agudo doloroso. La trabeculectomía quirúrgica con o sin antimetabolitos es el tratamiento de elección, excepto en los casos de glaucoma de ángulo cerrado susceptible de iridotomía periférica o iridectomía. El seguimiento continuo suele representar una dificultad para los pacientes y, a menudo, no es posible. Para la mayoría de las personas con glaucoma en el mundo en desarrollo, la enfermedad tan solo sigue su curso natural sin detección o intervención, al menos hasta que se desarrollan los síntomas y se presenta la ceguera.

Desafíos para prevenir la ceguera: una perspectiva poblacional

Como la principal causa de ceguera irreversible en todo el mundo, que afecta a más de 6.6 millones de personas, la ceguera debida al glaucoma es un problema de creciente importancia para la salud pública mundial.

La ceguera relacionada con el glaucoma también se puede prevenir en gran medida mediante un diagnóstico oportuno, un tratamiento eficaz y un seguimiento continuo. Aunque esto parece alcanzable en los países desarrollados, el glaucoma ha demostrado ser un adversario difícil. La naturaleza de la mayoría de los glaucomas es tal, que por lo regular elude la detección hasta sus etapas finales, a menos que se realice una evaluación ocular de forma periódica para detectar la enfermedad al inicio de su curso; el glaucoma también es implacable y se aprovecha de cualquier retraso, lapsus o deficiencias en el tratamiento para destruir los axones restantes. En consecuencia, una respuesta de los servicios de salud suficiente para prevenir la ceguera por glaucoma necesita muchos recursos. El manejo exitoso del glaucoma por lo general requiere la participación activa a largo plazo del paciente, excepto en la prevención del glaucoma de ángulo cerrado con iridotomía. Desde un punto de vista clínico, los esfuerzos decididos para detectar temprano el glaucoma y tratarlo de manera efectiva tienen éxito de forma regular en muchos pacientes; aun así, el glaucoma aún no se ha eliminado como una de las principales causas de ceguera en ningún país. Todavía existen importantes deficiencias en la detección y el tratamiento del glaucoma, incluso en los países desarrollados.

ESTRATEGIAS PARA PREVENIR LA CEGUERA: MEJORA DE LA DETECCIÓN TEMPRANA

Existen numerosas vías para mejorar la prevención de la ceguera por glaucoma, pero una mejoría en la detección temprana ofrece el mayor potencial. El glaucoma no diagnosticado es tal vez la mayor causa de ceguera prevenible en países desarrollados, y solo es superado por las cataratas en general en los países en desarrollo. Las estrategias para la identificación de individuos asintomáticos con mayor riesgo de glaucoma abarcan desde el tamizaje poblacional hasta la detección de casos. El tamizaje poblacional es la presunta identificación de individuos que podrían beneficiarse de una evaluación diagnóstica adicional del glaucoma por parte de un oftalmólogo u optometrista; la detección de casos implica realizar pruebas de glaucoma a medida que surgen oportunidades durante el curso de la atención clínica, como en las evaluaciones oculares periódicas. Una combinación de abordajes para detectar el glaucoma de este espectro puede complementarse entre sí y ofrecer la mejor esperanza de minimizar el glaucoma no diagnosticado.

Mejora de la cobertura de la búsqueda de casos

En la mayoría de los países desarrollados, las evaluaciones oculares integrales periódicas forman la columna vertebral de la atención oftalmológica primaria y ofrecen, como uno de sus principales beneficios, un vehículo excelente para la detección de casos de glaucoma. De hecho, las tasas de cobertura son bastante buenas en algunos entornos. En Australia, 81% de las personas de 40 años de edad o más habían sido examinadas por un oftalmólogo u optometrista en los 5 años anteriores.[160] Se reportó un nivel idéntico de cobertura de 5 años en las personas sin diabetes en una población canadiense de 30 años de edad o más.[167] Los exámenes de la vista en estas dos poblaciones ocurrieron con menos frecuencia en hombres más jóvenes de nivel socioeconómico más bajo o sin seguro privado, y los australianos en áreas rurales tenían menos probabilidades de someterse a exámenes de la vista.[160,167]

La cobertura puede aumentarse aún más al mejorar la prestación de servicios a los segmentos de la población desatendidos, y focalizar los esfuerzos de promoción de la salud para aumentar la aceptación de los exámenes oculares periódicos en estos grupos.[168] Cambiar el uso de exámenes oculares preventivos en toda la población no es una tarea fácil, pero incluso pequeños aumentos porcentuales se traducen en un beneficio para un gran número de personas. Un uso intensivo de esta estrategia en Australia, incluidos correos dirigidos y anuncios impresos y en los medios de difusión, aumentó con éxito la realización de exámenes de detección de retina en personas con diabetes de 55 a 70%. Sin embargo, una campaña dirigida de envío de correos en Estados Unidos con los mismos objetivos no produjo un aumento sostenido en los exámenes de tamizaje de retina.[169]

Mejorar la precisión de la búsqueda de casos

En la práctica clínica, la eficacia de la búsqueda de casos de glaucoma en la atención primaria oftalmológica puede no ser óptima.[160] Esto puede deberse a la extensión limitada del examen realizado y a la dependencia indebida de la PIO elevada para motivar una evaluación completa del glaucoma.[161] En el contexto de EUA, la American Academy of Ophthalmology (AAO) ha recomendado los siguientes elementos para un examen ocular completo que permita mejorar la detección del glaucoma:[170] PIO, gonioscopia, examen con lámpara de hendidura del segmento anterior, evaluación del disco óptico y la capa de fibras nerviosas con documentación de la apariencia del nervio óptico, y examen de campo visual. Como alternativa, otros sugieren la realización selectiva de pruebas de campo visual según los factores de riesgo y los hallazgos clínicos.[171] De forma similar, puede no ser necesaria la gonioscopia de rutina en aquellos que, en la exploración, tienen una profundidad de la cámara anterior periférica normal (excepto aquellos de ascendencia africana, en quienes la profundidad de la cámara anterior periférica puede no corresponder con el ancho del ángulo) y una PIO normal.[172] Es importante la documentación cuidadosa de la apariencia del nervio óptico en el examen inicial, de preferencia con fotografías estereoscópicas u otras imágenes adecuadas (como tomografía de coherencia óptica u oftalmoscopia láser de barrido), para permitir la identificación de cambios glaucomatosos durante el seguimiento. Una buena evaluación inicial del glaucoma es de particular importancia en el seguimiento de pacientes de alto riesgo, como los pacientes con sospecha de glaucoma y aquellos con hipertensión ocular, pero vale la pena recordar que casi cualquier paciente puede desarrollar glaucoma. En un estudio de cohorte poblacional de gran tamaño, 28% de las personas con glaucoma recién diagnosticado no se había considerado como sospechosa de glaucoma o hipertensión ocular cuando se examinó 4 años antes.[49]

Para maximizar la detección de casos de glaucoma en forma rentable, la frecuencia de la evaluación periódica debe ajustarse al nivel de riesgo de glaucoma del paciente. Una recomendación en relación con la frecuencia de exámenes oculares integrales que refleja el riesgo de glaucoma proviene de la AAO (**tabla 10-6**): cada 1 a 2 años para las personas de 65 de edad años o más, cada 1 a 3 años para los de 55 a 64 años de edad, cada 2 a 4 años para los de 40 a 54 años de edad, y cada 5 a 10 años para los menores de 40 años de edad. Para las personas con un familiar de primer grado con glaucoma o las personas de ascendencia africana (o que tienen otros factores de riesgo respaldados por evidencia sólida [**tabla 10-7**]), la frecuencia puede aumentar, y debe ser al menos cada 6 meses a 1 año para los pacientes de 65 años de edad o más, cada 1 a 2 años para los de 55 a 64 años de edad, cada 1 a 3 años para los de 40 a 54 años de edad, y cada 2 a 4 años para los menores de 40 años de edad.[170] La derivación de pacientes por parte de médicos de atención primaria a un oftalmólogo para un examen oftalmológico exhaustivo periódico cuenta con el respaldo del US Preventive Services Task Force para aquellos con mayor riesgo de glaucoma.[178]

TABLA 10-6	Frecuencia recomendada de revisiones médicas completas, según el estado de factores de riesgo para glaucoma crónico de ángulo abierto	
Grupo de edad	Frecuencia de las revisiones	
	Adultos sin factores de riesgo	Adultos con ≥1 factor de riesgo de GCAA[a]
< 40 años	5-10 años	Cada 2-4 años
40–54 años	Cada 2-4 años	Cada 1-3 años
55–64 años	Cada 1-3 años	Cada 1-2 años
≥ 65 años	Cada 1-2 años	Cada 6-12 meses

GCAA, glaucoma crónico de ángulo abierto.
Datos de la American Academy of Ophthalmology [AAO]. Preferred Practice Pattern Guidelines for Comprehensive Adult Medical Eye Evaluation. San Francisco, CA: AAO; 2015. Disponible en http://www.aao.org/ppp.
[a]Se considera que las personas tienen un factor de riesgo de GCAA si presentan presión intraocular elevada o antecedentes familiares de glaucoma o son de ascendencia africana o latina/hispana.

TABLA 10-7	Variables con buena evidencia para ser factores de riesgo clínicos para glaucoma crónico de ángulo abierto[a]	
Variable	Riesgo relativo de GCAA	Mejor evidencia: referencias
Edad (por década > 40 años)	2	3, 34, 45
Afroamericano (caucásico, referencia)	4	21
Historia familiar (familiar en primer grado)	2–4	69, 70, 72, 173
PIO(< 15 mm Hg, referencia)[b]		49, 63, 72
19–21 mm Hg	3	
22–29 mm Hg	13	
≥30 mm Hg	40	
Miopía	1.5–3	98, 99-121, 174
Exfoliación	5–10	72, 99
Presión de perfusión diastólica (< 55 mm Hg)	3	63, 105, 109, 173
Grosor corneal central	1.4	108
Síndrome de dispersión de pigmento	—[c]	175

GCAA, glaucoma crónico de ángulo abierto; PIO, presión intraocular; RR, riesgo relativo.
[a]La tabla muestra solo aquellas variables que cumplen con el estándar de evidencia de nivel "bueno", clasificadas según el método del US Preventive Services Task Force.[176] Visualización de información de factores de riesgo modelada a partir de la ref. 177.
[b]Datos de riesgo relativo de la ref. 45. Para obtener la mejor evidencia, consulte también la tabla 10-4.
[c]La proporción estimada de pacientes con síndrome de dispersión pigmentaria es de 6 a 43%.

Detección de glaucoma crónico de ángulo abierto

El tamizaje de glaucoma no diagnosticado en poblaciones de alto riesgo (p. ej., personas de raza negra, adultos mayores, personas en desventaja socioeconómica) puede complementar el examen ocular periódico, en particular cuando se dirige a personas que no pueden o no han tenido acceso a la atención.[179] En algunos aspectos, el GCAA es una enfermedad ideal para el tamizaje poblacional: es de importancia para la salud pública, es detectable en su fase asintomática prolongada, y es susceptible de terapia eficaz para prevenir la ceguera, en particular cuando se diagnostica en forma temprana. Sin embargo, quedan muchos obstáculos para el tamizaje a gran escala del GCAA, como la falta de una prueba de tamizaje por completo satisfactoria y la debilidad del argumento económico para justificar los recursos necesarios en comparación con otras intervenciones preventivas. En la actualidad, el tamizaje poblacional del GCAA se lleva a cabo, en su mayor parte, de forma esporádica y en una escala modesta por la comunidad y los grupos de investigación.

Las especificaciones de una prueba adecuada para el tamizaje poblacional del glaucoma son más exigentes que los criterios de uso clínico. Un conjunto de criterios para dispositivos de detección de GCAA de Prevent Blindness America ilustra el difícil equilibrio de especificaciones requeridas: alta precisión (sensibilidad, 85% para glaucoma moderado a avanzado; especificidad, 95%), facilidad de administración y transporte, establecido por personal con capacitación mínima, bajo costo y bajo mantenimiento, tiempo de prueba y procesamiento cortos, así como facilidad de comprensión para el paciente. Estos criterios enfatizan una alta especificidad para reducir los grandes costos asociados con los pacientes referidos que resultan falsos positivos. Por ejemplo, considere la tonometría, la modalidad de detección tradicional para el glaucoma. En la Baltimore Eye Survey, una PIO de más de 21 mm Hg detectó solo 47% de las personas con GCAA (es decir, sensibilidad); con un criterio de PIO menor de 21 mm Hg se identificó de forma correcta a 92% de las personas sin GCAA (es decir, especificidad).[21] Para una prevalencia de alrededor de 2%, como en los caucásicos mayores de 39 años de edad (**tabla 10-1**), 9 de cada 100 personas tendrían una PIO de detección superior a 21 mm Hg, de las cuales 1 tendría GCAA y 8, resultados falsos positivos. Si se usara una prueba diferente con la misma sensibilidad pero una especificidad más alta de 98%, entonces el número referido para la prueba definitiva se reduciría a solo 3 de cada 100, compuesto por 1 persona con GCAA y 2 con resultados falsos positivos. Este ejemplo ilustra la importancia de una alta especificidad en el tamizaje del glaucoma. El hecho de que una PIO superior a 21 mm Hg detecte solo 50% de los casos de GCAA también subraya la necesidad de una buena sensibilidad para evitar tranquilizar de forma falsa a los examinados.

Por diversas razones, ninguna de las muchas pruebas de diagnóstico útiles para el glaucoma es por completo satisfactoria para el tamizaje poblacional. La tonometría ahora se desaconseja como método independiente de detección, ya que no existe un nivel de PIO que proporcione un equilibrio razonable entre la sensibilidad y la especificidad.[21] La detección de GCAA mediante la evaluación de la cabeza del nervio óptico está limitada por el costo de un médico con alta capacitación o de un dispositivo de imagen adecuado. La practicidad de la perimetría automatizada de umbral completo o supraumbral está limitada por los efectos del aprendizaje, la necesidad de una interpretación experta y los costos altos relativos. La perimetría de duplicación de frecuencia puede ser una de las pruebas psicofísicas más prometedoras para el tamizaje poblacional del glaucoma, aunque el costo todavía es significativo y la especificidad puede ser subóptima, a menos que se utilicen criterios adecuados para definir un resultado anormal de la prueba.[180]

Rentabilidad del tamizaje del glaucoma crónico de ángulo abierto

El tamizaje poblacional para GCAA, aunque muy deseable, no parece ser competitivo, en cuanto a costos, con otras intervenciones de atención médica preventiva.[181] El costo por año de visión ahorrado por el tamizaje de glaucoma parece ser muchas veces el costo por año de vida salvado por otras intervenciones como el tamizaje para el cáncer de mama. En contraste, un análisis de 1983 sugirió que el tamizaje poblacional del glaucoma tal vez sería rentable si se seleccionaran los subgrupos con un riesgo conocido más alto de glaucoma.[182] Por lo regular, los programas de tamizaje de glaucoma también han evaluado la discapacidad visual, cuyas causas principales incluyen error refractivo y cataratas, que son susceptibles de tratamiento. Este importante beneficio de la detección del glaucoma no se ha incluido en los análisis de rentabilidad. De hecho, tal vez sea más exacto pensar en la detección del glaucoma como un componente de un examen de tamizaje de la vista. El desarrollo de innovaciones adicionales en la detección y los análisis económicos actualizados permitirán presentar un caso más sólido en el futuro para una detección rentable del GCAA, al menos en los segmentos de la población de alto riesgo.

Detección de glaucoma de ángulo cerrado

En las poblaciones asiáticas, donde el glaucoma de ángulo cerrado es la causa predominante de morbilidad por glaucoma, existe un gran potencial para los programas de detección para prevenir el glaucoma de ángulo cerrado. A diferencia del GCAA, el glaucoma de ángulo cerrado puede prevenirse mediante iridotomías láser bilaterales en individuos con ángulos ocluibles, con una simple intervención única.[183] En consecuencia, el costo de prevenir el glaucoma de ángulo cerrado es mucho menor que el de proporcionar un tratamiento a largo plazo para el GCAA. El riesgo de ceguera también es mucho mayor para el glaucoma de ángulo cerrado que para el GCAA y, por lo tanto, el beneficio es mayor para cada caso de glaucoma de ángulo cerrado prevenido.[23,31,32] Como resultado, el tamizaje poblacional para el glaucoma de ángulo cerrado en las poblaciones adecuadas puede ser mucho más rentable que la detección de GCAA en la población.

Se han sugerido numerosas modalidades para el tamizaje poblacional de ángulos ocluibles, incluidos la medición de la profundidad de la cámara anterior, la prueba de Van Herick (o medición de la profundidad de la cámara anterior periférica) y la prueba de la linterna oblicua. Sin embargo, la precisión de las pruebas no es por completo satisfactoria para el tamizaje poblacional, y varía según las características biométricas de la población.[32] Para una sensibilidad aceptable de alrededor de 85%, tanto la medición de la profundidad de la cámara anterior (≤ 2.22 mm por paquimetría óptica) como la prueba de Van Herick (profundidad de la cámara anterior periférica ≤ 15% de espesor corneal periférico) pudieron alcanzar especificidades de solo 84 y 86%, de forma respectiva, para detectar ángulos ocluibles en una población de Mongolia.[32,184]

Hoy en día se lleva a cabo un ensayo clínico en Mongolia para determinar si el tamizaje poblacional y las iridotomías profilácticas para los ángulos ocluibles reducirán la incidencia de glaucoma de ángulo cerrado.[185] Los criterios de tamizaje de una profundidad de la cámara anterior de menos de 2.53 mm (por ecografía) o una PIO de más de 24 mm Hg marcaron a casi un tercio de la población de tamizaje para una evaluación definitiva, incluida la gonioscopia; 24% tenía ángulos ocluibles. Aunque son apropiados para propósitos de un ensayo clínico, las pruebas o los criterios más específicos mejorarían en gran medida la viabilidad de la detección a gran escala del glaucoma de ángulo cerrado.

Estrategias de prevención en los países en desarrollo

En gran parte de los países en desarrollo la tremenda escasez de recursos para el cuidado de los ojos limita en gran medida las intervenciones factibles para prevenir la ceguera por glaucoma. La mejor opción viable en gran parte del mundo en desarrollo puede ser integrar la detección de casos de glaucoma en otros esfuerzos de prevención de la ceguera, como los programas de cirugía de cataratas, y ofrecer una cirugía filtrante económica y de alta calidad para los casos de glaucoma quirúrgico identificados, e iridotomía periférica para aquellos con ángulos ocluibles.[186]

Teleglaucoma: uso de tecnología a distancia para mejorar el acceso a la atención

Dado el progreso en la tecnología de la información, es posible obtener fotografías digitales de alta calidad del nervio óptico y transmitir imágenes comprimidas para su almacenamiento, recuperación y evaluación a través de plataformas basadas en la web. Este abordaje, con o sin recomendaciones sobre el manejo de los pacientes, se denomina *teleglaucoma*.

Dado que los sistemas de cámaras son portátiles y suponiendo que exista un enlace a internet de alta velocidad, debe ser posible instalar unidades móviles o múltiples centros fijos que faciliten el acceso a los exámenes oculares para que los pacientes no tengan que viajar mucho de forma innecesaria.[187] Estas imágenes se pueden almacenar y leer a distancia, y los pacientes se pueden clasificar en categorías sanas, sospechosas o definidas. Las decisiones de derivación y tratamiento pueden tomarse según corresponda y ser comunicadas al paciente a través de personal oftalmológico capacitado (p. ej., enfermero o técnico). La compresión puede darse sin alterar la calidad de las imágenes de manera significativa, y las imágenes digitales parecen proporcionar información comparable para propósitos de clasificar la afectación glaucomatosa del nervio óptico en comparación con las fotografías esteroescópicas tradicionales.[188] Se necesita más trabajo para evaluar si las imágenes bidimensionales del nervio transmiten información adecuada, en comparación con las imágenes estereoscópicas.

El despliegue de tecnologías avanzadas puede minimizar las barreras de la distancia y la geografía para mejorar el acceso y facilitar la prestación de atención médica integrada.[189] Esto es en particular importante en áreas con grandes poblaciones rurales o desatendidas o con un número limitado de oftalmólogos.[190]

PUNTOS CLAVE

▶ El glaucoma es la principal causa de ceguera irreversible en todo el mundo. Se ha estimado que el número de personas con glaucoma alcanzaba los 67 millones en 2020.

▶ Las prevalencias de GCAA y glaucoma de ángulo cerrado varían entre diferentes poblaciones: el GCAA representa alrededor de 90% de todos los glaucomas en poblaciones negras, caucásicas y algunas asiáticas (p. ej., japonesas); el glaucoma de ángulo cerrado predomina en ciertas poblaciones asiáticas (p. ej., inuit, mongoles) y tiene una prevalencia similar a la del GCAA en otras (p. ej., chinos en Singapur).

▶ La prevalencia del GCAA específica por edad (por población) es un punto de partida útil para que los médicos estimen la probabilidad de GCAA al comenzar una evaluación inicial.

► Los factores de riesgo clínicos son útiles para evaluar el riesgo de GCAA, pero solo un pequeño número está bien respaldado por la evidencia: edad, raza (negra), PIO elevada, antecedentes familiares (parientes de primer grado), miopía, síndrome de exfoliación y presión de perfusión ocular diastólica (< 55 mm Hg). La PIO se considera como un factor de riesgo y una causa del glaucoma.

► El inicio y la progresión de la mayoría de los glaucomas se dan tan lento que se requiere una documentación cuidadosa del examen basal, incluida la apariencia de la cabeza del nervio óptico, para detectar cambios sutiles.

► El riesgo de por vida de ceguera por GCAA tal vez excede 5% en promedio; los factores de riesgo de ceguera por GCAA incluyen una edad de inicio temprana, una etapa avanzada, un control inadecuado de la PIO y una alta tasa de progresión a pesar del tratamiento.

► El GCAA no diagnosticado es tal vez la mayor causa de ceguera prevenible en el mundo, ya que solo se identifica 50% de los casos de GCAA, incluso en países desarrollados. Existe una necesidad urgente de complementar esto mediante el desarrollo de abordajes rentables para la detección de GCAA en los grupos de alto riesgo.

► En algunas poblaciones asiáticas, el tamizaje y el tratamiento de los ángulos ocluibles con iridotomía láser para prevenir el glaucoma de ángulo cerrado pronto puede demostrar ser eficaz y factible.

REFERENCIAS

1. Bourne RRA, Taylor HR, Flaxman SR, et al. Number of people blind or visually impaired by glaucoma worldwide and in world regions 1990-2010: a meta-analysis. *PLoS One.* 2016;11(10):e0162229.
2. Thylefors B, Negrel AD, Pararajasegaram R, et al. Global data on blindness. *Bull World Health Organ.* 1995;73(1):115-121.
3. Friedman DS, Wolfs RC, O'Colmain BJ, et al. Prevalence of open-angle glaucoma among adults in the United States. *Arch Ophthalmol.* 2004;122(4):532-538.
4. Tham YC, Li X, Wong TY, Quigley HA, Aung T, Cheng CY. Global prevalence of glaucoma and projections of glaucoma burden through 2040: a systematic review and meta-analysis. *Ophthalmology.* 2014;121(11):2081-2090.
5. Kobelt-Nguyen G, Gerdtham UG, Alm A. Costs of treating primary open-angle glaucoma and ocular hypertension: a retrospective, observational two-year chart review of newly diagnosed patients in Sweden and the United States. *J Glaucoma.* 1998;7(2):95-104.
6. Iskedjian M, Walker J, Vicente C, et al. Cost of glaucoma in Canada: analyses based on visual field and physician's assessment. *J Glaucoma.* 2003;12(6):456-462.
7. Stein JD, Niziol LM, Musch DC, et al. Longitudinal trends in resource utilization in an incident cohort of open angle glaucoma patients. *Am J Ophthalmol.* 2012;154(3):452-459.e2.
8. Quigley HA. *(Inter)National Cost of Glaucoma. The Cost of Blindness Symposium. Toronto; January 31–February 1, 2004.* Available at http://www.costofblindness.org/presentations/quigley/quigley.htm.
9. Tielsch JM. Therapy for glaucoma: costs and consequences. In: Ball SF, Franklin RM, eds. *Transactions of the New Orleans Academy of Ophthalmology.* Amsterdam, the Netherlands: Kugler; 1993:61-68.
10. Haymes SA, Leblanc RP, Nicolela MT, et al. Risk of falls and motor vehicle collisions in glaucoma. *Invest Ophthalmol Vis Sci.* 2007;48(3):1149-1155.
11. McGwin G Jr, Xie A, Mays A, et al. Visual field defects and the risk of motor vehicle collisions among patients with glaucoma. *Invest Ophthalmol Vis Sci.* 2005;46(12):4437-4441.
12. Jampel HD, Frick KD, Janz NK, et al. Depression and mood indicators in newly diagnosed glaucoma patients. *Am J Ophthalmol.* 2007;144(2):238-244.
13. Green J, Siddall H, Murdoch I. Learning to live with glaucoma: a qualitative study of diagnosis and the impact of sight loss. *Soc Sci Med.* 2002;55(2):257-267.
14. Mills RP, Janz NK, Wren PA, et al. Correlation of visual field with quality-of-life measures at diagnosis in the Collaborative Initial Glaucoma Treatment Study (CIGTS). *J Glaucoma.* 2001;10(3):192-198.
15. Gutierrez P, Wilson MR, Johnson C, et al. Influence of glaucomatous visual field loss on health-related quality of life. *Arch Ophthalmol.* 1997;115(6):777-784.
16. Parrish RK II, Gedde SJ, Scott IU, et al. Visual function and quality of life among patients with glaucoma. *Arch Ophthalmol.* 1997;115(11):1447-1455.
17. Viswanathan AC, McNaught AI, Poinoosawmy D, et al. Severity and stability of glaucoma: patient perception compared with objective measurement. *Arch Ophthalmol.* 1999;117(4):450-454.
18. Wilson MR, Coleman AL, Yu F, et al. Functional status and well-being in patients with glaucoma as measured by the Medical Outcomes Study Short Form-36 questionnaire. *Ophthalmology.* 1998;105(11):2112-2116.
19. Lee BL, Gutierrez P, Gordon M, et al. The Glaucoma Symptom Scale. A brief index of glaucoma-specific symptoms. *Arch Ophthalmol.* 1998;116(7):861-866.
20. Kennedy GJ. The geriatric syndrome of late-life depression. *Psychiatr Serv.* 1995;46(1):43-48.
21. Tielsch JM, Sommer A, Katz J, et al. Racial variations in the prevalence of primary open-angle glaucoma. The Baltimore Eye Survey. *J Am Med Assoc.* 1991;266(3):369-374.
22. Leske MC, Connell AM, Schachat AP, et al. The Barbados Eye Study. Prevalence of open angle glaucoma. *Arch Ophthalmol.* 1994;112(6):821-829.
23. Buhrmann RR, Quigley HA, Barron Y, et al. Prevalence of glaucoma in a rural East African population. *Invest Ophthalmol Vis Sci.* 2000;41(1):40-48.
24. Mason RP, Kosoko O, Wilson MR, et al. National survey of the prevalence and risk factors of glaucoma in St. Lucia, West Indies. Part I. Prevalence findings. *Ophthalmology.* 1989;96(9):1363-1368.
25. Rotchford AP, Kirwan JF, Muller MA, et al. Temba glaucoma study: a population-based cross-sectional survey in urban South Africa. *Ophthalmology.* 2003;110(2):376-382.
26. Quigley HA, West SK, Rodriguez J, et al. The prevalence of glaucoma in a population-based study of Hispanic subjects: Proyecto VER. *Arch Ophthalmol.* 2001;119(12):1819-1826.
27. Arkell SM, Lightman DA, Sommer A, et al. The prevalence of glaucoma among Eskimos of northwest Alaska. *Arch Ophthalmol.* 1987;105(4):482-485.
28. Dandona L, Dandona R, Mandal P, et al. Angle-closure glaucoma in an urban population in southern India. The Andhra Pradesh Eye Disease Study. *Ophthalmology.* 2000;107(9):1710-1716.
29. Dandona L, Dandona R, Srinivas M, et al. Open-angle glaucoma in an urban population in southern India: the Andhra Pradesh Eye Disease Study. *Ophthalmology.* 2000;107(9):1702-1709.
30. Shiose Y, Kitazawa Y, Tsukahara S, et al. Epidemiology of glaucoma in Japan – a nationwide glaucoma survey. *Jpn J Ophthalmol.* 1991;35(2):133-155.
31. Foster PJ, Baasanhu J, Alsbirk PH, et al. Glaucoma in Mongolia. A population-based survey in Hovsgol province, northern Mongolia. *Arch Ophthalmol.* 1996;114(10):1235-1241.
32. Foster PJ, Oen FT, Machin D, et al. The prevalence of glaucoma in Chinese residents of Singapore: a cross-sectional population survey of the Tanjong Pagar district. *Arch Ophthalmol.* 2000;118(8):1105-1111.
33. Ramakrishnan R, Nirmalan PK, Krishnadas R, et al. Glaucoma in a rural population of southern India: the Aravind comprehensive eye survey. *Ophthalmology.* 2003;110(8):1484-1490.
34. Klein BE, Klein R, Sponsel WE, et al. Prevalence of glaucoma. The Beaver Dam Eye study. *Ophthalmology.* 1992;99(10):1499-1504.
35. Bankes JL, Perkins ES, Tsolakis S, et al. Bedford glaucoma survey. *Br Med J.* 1968;1(5595):791-796.
36. Mitchell P, Smith W, Attebo K, et al. Prevalence of open-angle glaucoma in Australia. The Blue Mountains eye study. *Ophthalmology.* 1996;103(10):1661-1669.
37. Bonomi L, Marchini G, Marraffa M, et al. Prevalence of glaucoma and intraocular pressure distribution in a defined population. The Egna-Neumarkt study. *Ophthalmology.* 1998;105(2):209-215.

38. Kahn HA, Leibowitz HM, Ganley JP, et al. The Framingham Eye Study. I. Outline and major prevalence findings. *Am J Epidemiol.* 1977;106(1):17-32.

39. Wensor MD, McCarty CA, Stanislavsky YL, et al. The prevalence of glaucoma in the Melbourne visual impairment project. *Ophthalmology.* 1998;105(4):733-739.

40. Hollows FC, Graham PA. Intra-ocular pressure, glaucoma, and glaucoma suspects in a defined population. *Br J Ophthalmol.* 1966;50(10):570-586.

41. Coffey M, Reidy A, Wormald R, et al. Prevalence of glaucoma in the west of Ireland. *Br J Ophthalmol.* 1993;77(1):17-21.

42. Dielemans I, Vingerling JR, Wolfs RC, et al. The prevalence of primary open-angle glaucoma in a population-based study in the Netherlands: the Rotterdam Study. *Ophthalmology.* 1994;101(11):1851-1855.

43. Jonasson F, Damji KF, Arnarsson A, et al. Prevalence of open-angle glaucoma in Iceland: Reykjavik Eye study. *Eye.* 2003;17(6):747-753.

44. Foster PJ, Buhrmann R, Quigley HA, et al. The definition and classification of glaucoma in prevalence surveys. *Br J Ophthalmol.* 2002;86(2):238-242.

45. Sommer A, Tielsch JM, Katz J, et al. Relationship between intraocular pressure and primary open angle glaucoma among white and black Americans. *Arch Ophthalmol.* 1991;109(8):1090-1095.

46. Van Buskirk EM. The tale of normal-tension glaucoma. *J Glaucoma.* 1998;7(6):363-365.

47. Kapetanakis VV, Chan MPY, Foster PJ, Cook DG, Owen CG, Rudnicka AR. Global variations and time trends in the prevalence of primary open angle glaucoma (POAG): a systematic review and meta-analysis. *Br J Ophthalmol.* 2016;100(1):86-93.

48. Cavalli-Sforza LL, Menozzi P, Piazza A. *The History and Geography of Human Genes.* Princeton, NJ: Princeton University Press; 1994:158.

49. Leske MC, Connell AM, Wu SY, et al. Incidence of open-angle glaucoma: the Barbados Eye Studies. The Barbados Eye studies group. *Arch Ophthalmol.* 2001;119(1):89-95.

50. Mukesh BN, McCarty CA, Rait JL, et al. Five-year incidence of open-angle glaucoma: the visual impairment project. *Ophthalmology.* 2002;109(6):1047-1051.

51. Bengtsson BO. Incidence of manifest glaucoma. *Br J Ophthalmol.* 1989;73(7):483-487.

52. Vesti E, Johnson CA, Chauhan BC. Comparison of different methods for detecting glaucomatous visual field progression. *Invest Ophthalmol Vis Sci.* 2003;44(9):3873-3879.

53. Heijl A, Leske MC, Bengtsson B, et al. Reduction of intraocular pressure and glaucoma progression: results from the Early Manifest Glaucoma Trial. *Arch Ophthalmol.* 2002;120(10):1268-1279.

54. Collaborative Normal-Tension Glaucoma Study Group. The effectiveness of intraocular pressure reduction in the treatment of normal-tension glaucoma. *Am J Ophthalmol.* 1998;126(4):498-505.

55. Quigley HA, Nickells RW, Kerrigan LA, et al. Retinal ganglion cell death in experimental glaucoma and after axotomy occurs by apoptosis. *Invest Ophthalmol Vis Sci.* 1995;36(5):774-786.

56. Balazsi AG, Rootman J, Drance SM, et al. The effect of age on the nerve fiber population of the human optic nerve. *Am J Ophthalmol.* 1984;97(6):760-766.

57. Repka MX, Quigley HA. The effect of age on normal human optic nerve fiber number and diameter. *Ophthalmology.* 1989;96(1):26-32.

58. Funaki S, Shirakashi M, Funaki H, et al. Relationship between age and the thickness of the retinal nerve fiber layer in normal subjects. *Jpn J Ophthalmol.* 1999;43(3):180-185.

59. Alamouti B, Funk J. Retinal thickness decreases with age: an OCT study. *Br J Ophthalmol.* 2003;87(7):899-901.

60. Kerrigan-Baumrind LA, Quigley HA, Pease ME, et al. Number of ganglion cells in glaucoma eyes compared with threshold visual field tests in the same persons. *Invest Ophthalmol Vis Sci.* 2000;41(3):741-748.

61. Harwerth RS, Carter-Dawson L, Shen F, et al. Ganglion cell losses underlying visual field defects from experimental glaucoma. *Invest Ophthalmol Vis Sci.* 1999;40(10):2242-2250.

62. The AGIS Investigators. The Advanced Glaucoma Intervention Study (AGIS): 7. The relationship between control of intraocular pressure and visual field deterioration. *Am J Ophthalmol.* 2000;130(4):429-440.

63. Leske MC, Heijl A, Hussein M, et al. Factors for glaucoma progression and the effect of treatment: the early manifest glaucoma trial. *Arch Ophthalmol.* 2003;121(1):48-56.

64. Shaikh Y, Yu F, Coleman AL. Burden of undetected and untreated glaucoma in the United States. *Am J Ophthalmol.* 2014;158(6):1121-1129.e1.

65. Leske MC, Wu SY, Nemesure B, et al. Incident open-angle glaucoma and blood pressure. *Arch Ophthalmol.* 2002;120(7):954-959.

66. AGIS Investigators. The Advanced Glaucoma Intervention Study (AGIS): 12. Baseline risk factors for sustained loss of visual field and visual acuity in patients with advanced glaucoma. *Am J Ophthalmol.* 2002;134(4):499-512.

67. Wilson R, Richardson TM, Hertzmark E, et al. Race as a risk factor for progressive glaucomatous damage. *Ann Ophthalmol.* 1985;17(10):653-659.

68. Drance S, Anderson DR, Schulzer M. Risk factors for progression of visual field abnormalities in normal-tension glaucoma. *Am J Ophthalmol.* 2001;131(6):699-708.

69. Tielsch JM, Katz J, Sommer A, et al. Family history and risk of primary open angle glaucoma. *Arch Ophthalmol.* 1994;112(1):69-73.

70. Nemesure B, Leske MC, He Q, et al. Analyses of reported family history of glaucoma: a preliminary investigation. The Barbados Eye Study Group. *Ophthalmic Epidemiol.* 1996;3(3):135-141.

71. Wolfs RC, Klaver CC, Ramrattan RS, et al. Genetic risk of primary open-angle glaucoma. Population-based familial aggregation study. *Arch Ophthalmol.* 1998;116(12):1640-1645.

72. Le A, Mukesh BN, McCarty CA, et al. Risk factors associated with the incidence of open-angle glaucoma: the visual impairment project. *Invest Ophthalmol Vis Sci.* 2003;44(9):3783-3789.

73. Rothman K, Greenland S. *Modern Epidemiology.* Philadelphia, PA: Lippincott-Raven; 1998:24.

74. Kass MA, Heuer DK, Higginbotham EJ, et al. The Ocular Hypertension Treatment Study: a randomized trial determines that topical ocular hypotensive medication delays or prevents the onset of primary open-angle glaucoma. *Arch Ophthalmol.* 2002;120(6):701-713; discussion 829-830.

75. Kerrigan LA, Zack DJ, Quigley HA, et al. TUNEL-positive ganglion cells in human primary open-angle glaucoma. *Arch Ophthalmol.* 1997;115(8):1031-1035.

76. Quigley HA, Addicks EM, Green WR, et al. Optic nerve damage in human glaucoma. II. The site of injury and susceptibility to damage. *Arch Ophthalmol.* 1981;99(4):635-649.

77. Khachatryan N, Medeiros FA, Sharpsten L, et al. The African descent and glaucoma evaluation study (ADAGES): predictors of visual field damage in glaucoma suspects. *Am J Ophthalmol.* 2015;159(4):777-787.

78. Asrani S, Zeimer R, Wilensky J, Gieser D, Vitale S, Lindenmuth K. Large diurnal fluctuations are an independent risk factor for glaucoma. *J Glaucoma.* 2000;9(2):134-142.

79. Healey PR, Mitchell P. Optic disk size in open-angle glaucoma: the Blue Mountains Eye study. *Am J Ophthalmol.* 1999;128(4):515-517.

80. Wang L, Damji KF, Munger R, et al. Increased disk size in glaucomatous eyes vs normal eyes in the Reykjavik eye study. *Am J Ophthalmol.* 2003;135(2):226-228.

81. Quigley HA, Varma R, Tielsch JM, et al. The relationship between optic disc area and open-angle glaucoma: the Baltimore Eye Survey. *J Glaucoma.* 1999;8(6):347-352.

82. Quigley HA. Reappraisal of the mechanisms of glaucomatous optic nerve damage. *Eye.* 1987;1(2):318-322.

83. Quigley HA, Brown AE, Morrison JD, et al. The size and shape of the optic disc in normal human eyes. *Arch Ophthalmol.* 1990;108(1):51-57.

84. Ramrattan RS, Wolfs RC, Jonas JB, et al. Determinants of optic disc characteristics in a general population: the Rotterdam Study. *Ophthalmology.* 1999;106(8):1588-1596.

85. Drance SM, Fairclough M, Butler DM, et al. The importance of disc hemorrhage in the prognosis of chronic open angle glaucoma. *Arch Ophthalmol.* 1977;95(2):226-228.

86. Rasker MT, van den Enden A, Bakker D, et al. Rate of visual field loss in progressive glaucoma. *Arch Ophthalmol.* 2000;118(4):481-488.

87. Kim SH, Park KH. The relationship between recurrent optic disc hemorrhage and glaucoma progression. *Ophthalmology.* 2006;113(4):598-602.

88. Healey PR, Mitchell P, Smith W, et al. Optic disc hemorrhages in a population with and without signs of glaucoma. *Ophthalmology.* 1998;105(2):216-223.

89. Bengtsson B. Optic disc haemorrhages preceding manifest glaucoma. *Acta Ophthalmol.* 1990;68(4):450-454.

90. Wilensky JT, Kolker AE. Peripapillary changes in glaucoma. *Am J Ophthalmol.* 1976;81(3):341-345.

91. Uchida H, Ugurlu S, Caprioli J. Increasing peripapillary atrophy is associated with progressive glaucoma. *Ophthalmology.* 1998;105(8):1541-1545.

92. Fong DS, Epstein DL, Allingham RR. Glaucoma and myopia: are they related? *Int Ophthalmol Clin.* 1990;30(3):215-218.

93. Podos SM, Becker B, Morton WR. High myopia and primary open-angle glaucoma. *Am J Ophthalmol.* 1966;62(6):1038-1043.

94. Perkins ES, Phelps CD. Open angle glaucoma, ocular hypertension, low-tension glaucoma, and refraction. *Arch Ophthalmol.* 1982;100(9):1464-1467.

95. Daubs JG, Crick RP. Effect of refractive error on the risk of ocular hypertension and open angle glaucoma. *Trans Ophthalmol Soc U K.* 1981;101(1):121-126.

96. Wilson MR, Hertzmark E, Walker AM, et al. A case-control study of risk factors in open angle glaucoma. *Arch Ophthalmol.* 1987;105(8):1066-1071.

97. Mitchell P, Wang JJ, Hourihan F. The relationship between glaucoma and pseudoexfoliation: the Blue Mountains Eye study. *Arch Ophthalmol.* 1999;117(10):1319-1324.

98. Weih LM, Nanjan M, McCarty CA, et al. Prevalence and predictors of open-angle glaucoma: results from the visual impairment project. *Ophthalmology.* 2001;108(11):1966-1972.

99. Mitchell P, Hourihan F, Sandbach J, et al. The relationship between glaucoma and myopia: the Blue Mountains Eye study. *Ophthalmology.* 1999;106(10):2010-2015.

100. Chihara E, Liu X, Dong J, et al. Severe myopia as a risk factor for progressive visual field loss in primary open-angle glaucoma. *Ophthalmologica.* 1997;211(2):66-71.

101. Klein BE, Klein R, Jensen SC. Open-angle glaucoma and older-onset diabetes. The Beaver Dam Eye Study. *Ophthalmology.* 1994;101(7):1173-1177.

102. Leske MC, Connell AM, Wu SY, et al. Risk factors for open-angle glaucoma. The Barbados Eye Study. *Arch Ophthalmol.* 1995;113(7):918-924.

103. Dielemans I, de Jong PT, Stolk R, et al. Primary open-angle glaucoma, intraocular pressure, and diabetes mellitus in the general elderly population. The Rotterdam Study. *Ophthalmology.* 1996;103(8):1271-1275.

104. Mitchell P, Smith W, Chey T, et al. Open-angle glaucoma and diabetes: the Blue Mountains Eye Study, Australia. *Ophthalmology.* 1997;104(4):712-718.

105. Tielsch JM, Katz J, Sommer A, et al. Hypertension, perfusion pressure, and primary open-angle glaucoma. A population-based assessment. *Arch Ophthalmol.* 1995;113(2):216-221.

106. Armstrong JR, Daily RK, Dobson HL, et al. The incidence of glaucoma in diabetes mellitus. A comparison with the incidence of glaucoma in the general population. *Am J Ophthalmol.* 1960;50:55-63.

107. Tielsch JM, Katz J, Quigley HA, et al. Diabetes, intraocular pressure, and primary open-angle glaucoma in the Baltimore Eye Survey. *Ophthalmology.* 1995;102(1):48-53.

108. Coleman AL, Miglior S. Risk factors for glaucoma onset and progression. *Surv Ophthalmol.* 2008;53(suppl 1):S3-S10.

109. Bonomi L, Marchini G, Marraffa M, et al. Vascular risk factors for primary open angle glaucoma: the Egna-Neumarkt Study. *Ophthalmology.* 2000;107(7):1287-1293.

110. Drance SM. Some factors in the production of low tension glaucoma. *Br J Ophthalmol.* 1972;56(3):229-242.

111. Richler M, Werner EB, Thomas D. Risk factors for progression of visual field defects in medically treated patients with glaucoma. *Can J Ophthalmol.* 1982;17(6):245-248.

112. Hayreh SS, Zimmerman MB, Podhajsky P, et al. Nocturnal arterial hypotension and its role in optic nerve head and ocular ischemic disorders. *Am J Ophthalmol.* 1994;117(5):603-624.

113. Landau K, Winterkorn JM, Mailloux LU, et al. 24-hour blood pressure monitoring in patients with anterior ischemic optic neuropathy. *Arch Ophthalmol.* 1996;114(5):570-575.

114. Graham SL, Drance SM, Wijsman K, et al. Ambulatory blood pressure monitoring in glaucoma. The nocturnal dip. *Ophthalmology.* 1995;102(1):61-69.

115. Bechetoille A, Bresson-Dumont H. Diurnal and nocturnal blood pressure drops in patients with focal ischemic glaucoma. *Graefes Arch Clin Exp Ophthalmol.* 1994;232(11):675-679.

116. Morgan RW, Drance SM. Chronic open-angle glaucoma and ocular hypertension. An epidemiological study. *Br J Ophthalmol.* 1975;59(4):211-215.

117. Drance SM, Morgan RW, Sweeney VP. Shock-induced optic neuropathy: a cause of nonprogressive glaucoma. *N Engl J Med.* 1973;288(8):392-395.

118. Cursiefen C, Wisse M, Cursiefen S, et al. Migraine and tension headache in high-pressure and normal-pressure glaucoma. *Am J Ophthalmol.* 2000;129(1):102-104.

119. Drance SM, Douglas GR, Wijsman K, et al. Response of blood flow to warm and cold in normal and low-tension glaucoma patients. *Am J Ophthalmol.* 1988;105(1):35-39.

120. Gasser P, Flammer J. Blood-cell velocity in the nailfold capillaries of patients with normal-tension and high-tension glaucoma. *Am J Ophthalmol.* 1991;111(5):585-588.

121. Buckley C, Hadoke PW, Henry E, et al. Systemic vascular endothelial cell dysfunction in normal pressure glaucoma. *Br J Ophthalmol.* 2002;86(2):227-232.

122. Klein BE, Klein R, Meuer SM, et al. Migraine headache and its association with open-angle glaucoma: the Beaver Dam Eye Study. *Invest Ophthalmol Vis Sci.* 1993;34(10):3024-3027.

123. Wang JJ, Mitchell P, Smith W. Is there an association between migraine headache and open-angle glaucoma? Findings from the Blue Mountains Eye Study. *Ophthalmology.* 1997;104(10):1714-1719.

124. Ren R, Jonas JB, Tian G, et al. Cerebrospinal fluid pressure in glaucoma: a prospective study. *Ophthalmology.* 2010;117(2):259-266.

125. Berdahl JP, Fautsch MP, Stinnett SS, et al. Intracranial pressure in primary open angle 122, normal tension glaucoma, and ocular hypertension: a case-control study. *Invest Ophthalmol Vis Sci.* 2008;49(12):5412-5418.

126. Smith KD, Arthurs BP, Saheb N. An association between hypothyroidism and primary open-angle glaucoma. *Ophthalmology.* 1993;100(10):1580-1584.

127. Smith KD, Tevaarwerk GJ, Allen LH. An ocular dynamic study supporting the hypothesis that hypothyroidism is a treatable cause of secondary open-angle glaucoma. *Can J Ophthalmol.* 1992;27(7):341-344.

128. Karadimas P, Bouzas EA, Topouzis F, et al. Hypothyroidism and glaucoma. A study of 100 hypothyroid patients. *Am J Ophthalmol.* 2001;131(1):126-128.

129. Krupin T, Jacobs LS, Podos SM, et al. Thyroid function and the intraocular pressure response to topical corticosteroids. *Am J Ophthalmol.* 1977;83(5):643-646.

130. Ohtsuka K, Nakamura Y. Open-angle glaucoma associated with Graves disease. *Am J Ophthalmol.* 2000;129(5):613-617.

131. Haas JS, Nootens RH. Glaucoma secondary to benign adrenal adenoma. *Am J Ophthalmol.* 1974;78(3):497-500.

132. Abdel-Aziz M, Labib MA. The relationship of the intraocular pressure and the hormonal disturbance. II. The pituitary gland. *Bull Ophthalmol Soc Egypt.* 1969;62(66):61-72.

133. Treister G, Mannor S. Intraocular pressure and outflow facility. Effect of estrogen and combined estrogen-progestin treatment in normal human eyes. *Arch Ophthalmol.* 1970;83(3):311-318.

134. Marcus DM, Costarides AP, Gokhale P, et al. Sleep disorders: a risk factor for normal-tension glaucoma? *J Glaucoma.* 2001;10(3):177-183.

135. Kiekens S, De Groot V., Coeckelbergh T, et al. Continuous positive airway pressure therapy is associated with an increase in intraocular pressure in obstructive sleep apnea. *Invest Ophthalmol Vis Sci.* 2008;49(3):934-940.

136. Kountouras J, Mylopoulos N, Boura P, et al. Relationship between Helicobacter pylori infection and glaucoma. *Ophthalmology.* 2001;108(3):599-604.

137. Tezel G, Seigel GM, Wax MB. Autoantibodies to small heat shock proteins in glaucoma. *Invest Ophthalmol Vis Sci.* 1998;39(12):2277-2287.

138. Tezel G, Edward DP, Wax MB. Serum autoantibodies to optic nerve head glycosaminoglycans in patients with glaucoma. *Arch Ophthalmol.* 1999;117(7):917-924.

139. Wax M, Yang J, Tezel G. Autoantibodies in glaucoma. *Curr Eye Res.* 2002;25(2):113-116.

140. Gasser P, Stumpfig D, Schotzau A, et al. Body mass index in glaucoma. *J Glaucoma.* 1999;8(1):8-11.

141. Sommer A, Tielsch JM, Katz J, et al. Racial differences in the cause-specific prevalence of blindness in east Baltimore. *N Engl J Med.* 1991;325(20):1412-1417.

142. Hattenhauer MG, Johnson DH, Ing HH, et al. The probability of blindness from open-angle glaucoma. *Ophthalmology.* 1998;105(11):2099-2104.

143. Chen PP. Blindness in patients with treated open-angle glaucoma. *Ophthalmology.* 2003;110(4):726-733.

144. Kwon YH, Kim CS, Zimmerman MB, et al. Rate of visual field loss and long-term visual outcome in primary open-angle glaucoma. *Am J Ophthalmol.* 2001;132(1):47-56.

145. Malihi M, Filho ER, Hodge DO, Sit AJ. Long-term trends in glaucoma-related blindness in Olmsted County, Minnesota. *Ophthalmology.* 2014;121:134-141.

146. Grant WM, Burke JF Jr. Why do some people go blind from glaucoma? *Ophthalmology.* 1982;89(9):991-998.

147. Mikelberg FS, Schulzer M, Drance SM, et al. The rate of progression of scotomas in glaucoma. *Am J Ophthalmol.* 1986;101(1):1-6.

148. Smith SD, Katz J, Quigley HA. Analysis of progressive change in automated visual fields in glaucoma. *Invest Ophthalmol Vis Sci.* 1996;37(7):1419-1428.

149. Devgan U, Yu F, Kim E, et al. Surgical undertreatment of glaucoma in black beneficiaries of medicare. *Arch Ophthalmol.* 2000;118(2):253-256.

150. Hiller R, Kahn HA. Blindness from glaucoma. *Am J Ophthalmol.* 1975;80(1):62-69.

151. Oliver JE, Hattenhauer MG, Herman D, et al. Blindness and glaucoma: a comparison of patients progressing to blindness from glaucoma with patients maintaining vision. *Am J Ophthalmol.* 2002;133(6):764-772.

152. Bergea B, Bodin L, Svedbergh B. Impact of intraocular pressure regulation on visual fields in open-angle glaucoma. *Ophthalmology.* 1999;106(5):997-1004; discussion 1004-1005.

153. Mao LK, Stewart WC, Shields MB. Correlation between intraocular pressure control and progressive glaucomatous damage in primary open-angle glaucoma. *Am J Ophthalmol.* 1991;111(1):51-55.

154. Harbin TS Jr, Podos SM, Kolker AE, et al. Visual field progression in open-angle glaucoma patients presenting with monocular field loss. *Trans Sect Ophthalmol Am Acad Ophthalmol Otolaryngol.* 1976;81(2):253-257.

155. Sawada A, Rivera JA, Takagi D, Nishida T, Yamamoto T. Progression to legal blindness in patients with normal tension glaucoma: hospital-based study. *Invest Ophthalmol Vis Sci.* 2015;56(6):3635-3641.

156. Drance SM, Sweeney VP, Morgan RW, et al. Studies of factors involved in the production of low tension glaucoma. *Arch Ophthalmol.* 1973;89(6):457-465.

157. Giuffre G, Giammanco R, Dardanoni G, et al. Prevalence of glaucoma and distribution of intraocular pressure in a population. The Casteldaccia Eye Study. *Acta Ophthalmol Scand.* 1995;73(3):222-225.

158. Fraser S, Bunce C, Wormald R, et al. Deprivation and late presentation of glaucoma: case-control study. *BMJ.* 2001;322(7287):639-643.

159. Perkins ES. Blindness from glaucoma and the economics of prevention. *Trans Ophthalmol Soc U K.* 1978;98(2):293-295.

160. Keeffe JE, Weih LM, McCarty CA, et al. Utilisation of eye care services by urban and rural Australians. *Br J Ophthalmol.* 2002;86(1):24-27.

161. Tuck MW, Crick RP. The cost-effectiveness of various modes of screening for primary open angle glaucoma. *Ophthalmic Epidemiol.* 1997;4(1):3-17.

162. Gurwitz JH, Glynn RJ, Monane M, et al. Treatment for glaucoma: adherence by the elderly. *Am J Public Health.* 1993;83(5):711-716.

163. Gurwitz JH, Yeomans SM, Glynn RJ, et al. Patient noncompliance in the managed care setting. The case of medical therapy for glaucoma. *Med Care.* 1998;36(3):357-369.

164. Kass MA, Gordon M, Meltzer DW. Can ophthalmologists correctly identify patients defaulting from pilocarpine therapy? *Am J Ophthalmol.* 1986;101(5):524-530.

165. Blondeau P, Esper P, Mazerolle E. An information session for glaucoma patients. *Can J Ophthalmol.* 2007;42(6):816-820.

166. Fremont AM, Lee PP, Mangione CM, et al. Patterns of care for open-angle glaucoma in managed care. *Arch Ophthalmol.* 2003;121(6):777-783.

167. Buhrmann R, Assaad D, Hux JE, et al. Diabetes and the eye. In: Hux JE, Booth GL, Slaughter PM, et al, eds. *Diabetes in Ontario: An ICES Practice Atlas.* Canada: Institute for Clinical Evaluative Sciences; 2003:193-209.

168. Javitt JC. Preventing blindness in Americans: the need for eye health education. *Surv Ophthalmol.* 1995;40(1):41-44.

169. Prela CM, Smilie JG, McInerney MJ, et al. Direct mail intervention to increase retinal examination rates in Medicare beneficiaries with diabetes. *Am J Med Qual.* 2000;15(6):257-262.

170. American Academy of Ophthalmology (AAO) Preferred Practice Patterns Committee. *Preferred Practice Pattern Guidelines. Comprehensive Adult Medical Eye Evaluation.* San Francisco, CA: AAO; 2005. Available at http://www.aao.org/ppp. Accessed June 10, 2010.

171. Tuck MW, Crick RP. Relative effectiveness of different modes of glaucoma screening in optometric practice. *Ophthalmic Physiol Opt.* 1993;13(3):227-232.

172. Bhartiya S, Shaarawy T. Evaluation of the Van Herick technique for screening for occludable angles in an African population. *J Curr Glauc Pract.* 2013;7(2):88-90.

173. Leske MC, Wu SY, Hennis A, et al. Risk factors for incident open-angle glaucoma: the Barbados Eye Studies. *Ophthalmology.* 2008;115(1):85-93.

174. Wu SY, Nemesure B, Leske MC. Glaucoma and myopia. *Ophthalmology.* 2000;107(6):1026-1027.

175. Niyadurupola N, Broadway DC. Pigment dispersion syndrome and pigmentary glaucoma – a major review. *Clin Exp Ophthalmol.* 2008;36:868-882.

176. Harris RP, Helfand M, Woolf SH, et al. Current methods of the US preventive services task Force: a review of the process. *Am J Prev Med.* 2001;20(3 suppl):21-35.

177. Tuulonen A, Airaksinen PJ, Erola E, et al. The Finnish evidence-based guideline for open-angle glaucoma. *Acta Ophthalmol Scand.* 2003;81(1):3-18.

178. United States Preventive Services Task Force. Screening for glaucoma. In: Diguiseppe C, ed. *Guide to Clinical Preventive Services.* Alexandria, VA: International Medical Publishing; 1996:383.

179. Ellish NJ, Higginbotham EJ. Differences between screening sites in a glaucoma screening program. *Ophthalmic Epidemiol.* 2002;9(4):225-237.

180. Quigley HA. Identification of glaucoma-related visual field abnormality with the screening protocol of frequency doubling technology. *Am J Ophthalmol.* 1998;125(6):819-829.

181. Eddy DM, Sanders LE, Eddy JF. The value of screening for glaucoma with tonometry. *Surv Ophthalmol.* 1983;28(3):194-205.

182. Gottlieb LK, Schwartz B, Pauker SG. Glaucoma screening. A cost-effectiveness analysis. *Surv Ophthalmol.* 1983;28(3):206-226.

183. Nolan WP, Foster PJ, Devereux JG, et al. YAG laser iridotomy treatment for primary angle closure in east Asian eyes. *Br J Ophthalmol.* 2000;84(11):1255-1259.

184. Devereux JG, Foster PJ, Baasanhu J, et al. Anterior chamber depth measurement as a screening tool for primary angle-closure glaucoma in an East Asian population. *Arch Ophthalmol.* 2000;118(2):257-263.

185. Nolan WP, Baasanhu J, Undraa A, et al. Screening for primary angle closure in Mongolia: a randomised controlled trial to determine whether screening and prophylactic treatment will reduce the incidence of primary angle closure glaucoma in an east Asian population. *Br J Ophthalmol.* 2003;87(3):271-274.

186. Quigley HA, Vitale S. Models of open-angle glaucoma prevalence and incidence in the United States. *Invest Ophthalmol Vis Sci.* 1997;38(1):83-91.

187. Labiris G, Fanariotis M, Christoulakis C, et al. Tele-ophthalmology and conventional ophthalmology using a mobile medical unit in remote Greece. *J Telemed Telecare.* 2003;9(5):296-299.

188. Constable IJ, Yogesan K, Eikelboom R, et al. Fred Hollows lecture: digital screening for eye disease. *Clin Exp Ophthalmol.* 2000;28(3):129-132.

189. Rheuban KS. The role of telemedicine in fostering health-care innovations to address problems of access, specialty shortages and changing patient care needs. *J Telemed Telecare.* 2006;12(suppl 2):S45-S50.

190. Tuulonen A, Ohinmaa T, Alanko HI, et al. The application of teleophthalmology in examining patients with glaucoma: a pilot study. *J Glaucoma.* 1999;8(6):367-373.

Sospecha de glaucoma crónico de ángulo abierto: estratificación de riesgo y cuándo tratar

11

Distinguir a las personas sanas en la población general de aquellas con mayor riesgo de glaucoma crónico de ángulo abierto (GCAA) es importante porque los pacientes en este último grupo, por lo regular conocido como "sospechosos de glaucoma", por su propia naturaleza requieren un seguimiento más frecuente para decidir si instituir la terapia o cuándo hacerlo. Este capítulo describe la definición y prevalencia de los sospechosos de glaucoma y revisa los elementos diagnósticos clave que deben tenerse en cuenta. El capítulo también destaca los desafíos en el manejo, al resumir los resultados del Ocular Hypertension Treatment Study (OHTS), y aborda cuándo puede ser apropiado iniciar la terapia. También se ofrecen pautas prácticas para el seguimiento.

TERMINOLOGÍA

El término "hipertensión ocular" se recomendó en la década de 1970 para distinguir a las personas con presión intraocular (PIO) "normal" (es decir, ≤ 21 mm Hg) de aquellas con una PIO mayor de 21 mm Hg, que se consideró que estaban en mayor riesgo de GCAA.[1,2] Chandler y Grant[3] sugirieron referirse a esta condición como "glaucoma de ángulo abierto temprano sin daño".

Sin embargo, además de aquellos individuos con PIO elevada de manera constante, hay otros que muestran características del nervio óptico que sugieren glaucoma temprano o que tienen defectos sospechosos del campo visual. Para incluir estas categorías e identificar una subpoblación de individuos con mayor riesgo de GCAA (**tabla 11-1**),[4] Shaffer recomendó el término "sospecha de glaucoma".[5] También hay pacientes con mayor riesgo de glaucoma de ángulo cerrado, como aquellos con un ángulo potencialmente ocluible (es decir, > 180 grados de contacto iridotrabecular), según lo determinado por gonioscopia. Dados los avances recientes en genética molecular, también se puede identificar que algunos pacientes tienen un riesgo elevado de daño glaucomatoso del nervio óptico al ser portadores de una o más mutaciones genéticas que causan enfermedades. Sin embargo, en este capítulo se usa el término *sospecha de glaucoma* en el contexto de un paciente con un riesgo mayor que el promedio (en comparación con la población general) de GCAA. Los individuos con mayor riesgo de glaucoma de ángulo cerrado se analizan en el capítulo 13, y los que tienen mayor riesgo debido a susceptibilidad genética se comentan en el capítulo 9.

PREVALENCIA Y DESARROLLO DEL GLAUCOMA DE ÁNGULO ABIERTO CRÓNICO EN LOS SOSPECHOSOS DE GLAUCOMA

Los estudios en los que la hipertensión ocular se define como una PIO superior a 21 mm Hg (PIO > 2 desviaciones estándar por encima de la media) en uno o ambos ojos, con campos visuales y nervios ópticos normales, reportan una tasa de prevalencia de 4 a 10% en personas mayores de 40 años de edad.[6-11]

Según una serie de estudios, alrededor de 1% de los pacientes con sospecha de glaucoma con base en una PIO elevada sola progresa a GCAA durante un periodo de 5 a 15 años (**tabla 11-2**).[12-25] En el OHTS, un estudio aleatorizado de tratamiento hipotensivo ocular tópico *versus* vigilancia estrecha en participantes con hipertensión ocular, la probabilidad acumulada de desarrollar GCAA a lo largo de 5 años fue de alrededor de 1% por año en el grupo de tratamiento, y alrededor de 2% en el grupo de observación.[22] En el grupo de pacientes con riesgo elevado de daño glaucomatoso del nervio óptico (**tabla 11-3**),[26] la tasa en el grupo de observación fue de alrededor de 3 a 5% por año.[27-29]

Aunque la PIO elevada es un factor de riesgo importante de GCAA, los individuos normotensos pueden desarrollar glaucoma. Algunos de estos pacientes pueden tener glaucoma de tensión normal (véase cap. 12), mientras que otros pueden mostrar una PIO elevada en exámenes posteriores.[12,23]

EVALUACIÓN DEL PACIENTE

Historia

Es importante obtener una historia ocular detallada y sistémica relevante. Aunque la mayoría de los pacientes estará asintomática, una revisión de los sistemas puede ser útil porque los individuos pueden desconocer los trastornos que incrementan el riesgo de glaucoma de ángulo abierto, como antecedente de hipertensión sistémica, hipotensión, diabetes, apnea del sueño y migraña. Siempre se justifica una revisión cuidadosa de la historia ocular, incluido el traumatismo ocular a cualquier edad, el uso de esteroides a largo plazo y la cirugía refractiva (por efecto sobre la PIO y el uso de esteroides), así como las mediciones anteriores de la PIO y otros resultados de pruebas en el historial médico del paciente. También es útil obtener los antecedentes de asma o enfermedad cardiaca, en caso de que se pueda considerar un β bloqueador para el tratamiento. Se debe registrar la historia familiar de glaucoma (incluidos la edad de aparición y gravedad) o de discapacidad visual inexplicable en cualquier pariente consanguíneo, y se debe obtener información adicional, si es posible.

Presión intraocular y paquimetría

Para detectar cualquier cambio en la PIO, el nervio óptico o el estado del campo visual (es decir, progresión temprana con evidencia de daño estructural o funcional) es esencial obtener una adecuada documentación basal. En el caso de la PIO, es conveniente medir el grosor corneal central (GCC) con un paquímetro ultrasónico (**fig. 11-1**). Se ha reportado que los pacientes clasificados con hipertensión ocular tienen un GCC más alto que aquellos con GCAA o individuos sanos,[30-32] y 42% de las personas con hipertensión ocular que tienen un GCC mayor a 585 μm.[32] Esto es significativo porque el tonómetro de aplanación de Goldmann se calibró para un GCC de alrededor de 530 μm.[33,34] Cualquier desviación significativa de esta cifra induce un artefacto de

TABLA 11-1	Definición de sospecha de glaucoma crónico de ángulo abierto

Ángulo abierto en la gonioscopia sin una causa secundaria obvia de glaucoma, más uno o más de los siguientes en al menos un ojo:

- PIO > 21 mm Hg de manera consistente por tonometría de aplanación
- Aspecto del disco óptico que sugiere daño glaucomatoso, por ejemplo, estrechamiento o inclinación focal o difusa del borde del disco, o hemorragia del disco
- Aspecto asimétrico del disco o el borde del disco entre los ojos contralaterales (p. ej., diferencia de relación copa/disco > 0.2), lo que sugiere pérdida de tejido neural
- Anomalías difusas o localizadas de la CFNR o del complejo de células ganglionares, sin otra explicación obvia
- Campos visuales sospechosos de daño glaucomatoso temprano
- Mutación genética que confiere un alto riesgo para GCAA

GCAA, glaucoma crónico de ángulo abierto; PIO, presión intraocular; CFNR, capa de fibras nerviosas retinianas.
Adaptado de American Academy of Ophthalmology (AAO). Primary open-angle glaucoma suspect, Preferred Practice Pattern. San Francisco: AAO; 2015. Disponible en http://www.aao.org/ppp.

medición. Se ha estimado que entre 30 y 57% de las PIO elevadas en personas con hipertensión es en realidad artefactos de medición.[31,35,36] Cabe señalar que el GCC puede variar entre diferentes poblaciones[37] y, por lo tanto, el valor cuantitativo de los distintos aspectos del GCC relacionados con el ensayo OHTS (que tuvo una mezcla de participantes caucásicos, afroamericanos, hispanos y otros) pudieran no ser generalizables a otras poblaciones.

Sin embargo, no existe una fórmula aceptada de manera universal que pueda aplicarse para "corregir" la medición de PIO para un GCC determinado. Para evitar confusiones, se recomienda en gran medida que las mediciones reales de la PIO (sin corregir) junto con el GCC se utilicen para el expediente médico y la comunicación con otros médicos. El dispositivo utilizado para la medición también debe registrarse e incluirse en los reportes.

Biomicroscopia con lámpara de hendidura y gonioscopia

La documentación basal requiere un examen preciso con lámpara de hendidura y gonioscopia para excluir otras causas de glaucoma, como cierre del ángulo, recesión del ángulo, dispersión de pigmentos y formas inflamatorias del glaucoma. La cápsula anterior del cristalino debe examinarse para detectar la presencia de material exfoliativo, de preferencia después de que el ojo se haya dilatado, o al menos con documentación del estado de dilatación.

Examen del fondo de ojo

En el segmento posterior es importante documentar el aspecto de la cabeza del nervio óptico con dibujos detallados o, si están disponibles, fotografías de la cabeza del nervio estéreo-óptico. Los dispositivos de formación de imágenes de la cabeza del nervio óptico (p. ej., la tomografía de coherencia óptica [OCT, por sus siglas en inglés]) también pueden ser útiles. Además, el borde del disco debe examinarse con cuidado en busca de pequeñas hemorragias, ya que pueden preceder a la pérdida del campo visual y daño del nervio óptico. De manera similar, la apariencia de la capa de fibras nerviosas retinianas (CFNR) se puede observar mediante luz libre de rojo (verde). La documentación de la presencia o ausencia de defectos en la CFNR es importante. Las herramientas adicionales para documentar el estado de la CFNR incluyen la

TABLA 11-2	Incidencia de glaucoma crónico de ángulo abierto en personas con hipertensión ocular		
Estudio[a]	Pacientes con HTO, *n*	Periodo de observación, *años*	Pacientes que desarrollaron GCAA, *n (%)*
Perkins[12]	124	5-7	4 (3.2)
Walker[13]	109	11	11 (10.1)
Wilensky *et al.*[14]	50	Media, 6	3 (6.0)
Norskov[15]	68	5	0
Linnér[16]	92	10	0
Kitazawa *et al.*[17]	75	Media, 9.5	7 (9.3)
David *et al.*[18]	61	Media, 3.3 (rango, 1-11)	10 (16.4)
Hart *et al.*[19]	92	5	33 (35.9)
Armaly *et al.*[20]	5 886	13	98 (1.7)
Lundberg *et al.*[21]	41	20	14 (34.1)
Kass *et al.*[22]	819[b]	5	89 (10.9)

GCAA, glaucoma crónico de ángulo abierto; HTO, hipertensión ocular.
[a]Los numerales en superíndice son números de referencia.
[b]Brazo control.

TABLA 11-3	Factores de riesgo para glaucoma crónico de ángulo abierto

PIO alta persistente (> 30 mm Hg)[a,b]

GCC delgado[a,b,c]

Relación vertical de copa a disco > 0.7[a,b]

Edad avanzada[a,b]

CV anormal (p. ej., patrón aumentado de DE en la prueba de CV de Humphrey)[a,b]

Síndrome de exfoliación o dispersión de pigmentos

Hemorragia del disco óptico[a,b]

Antecedentes familiares de glaucoma o predisposición genética (p. ej., alelos de riesgo *TMCO1* en personas caucásicas)[c,b]

Glaucoma unilateral grave[d] (ojo contralateral)

Factores adicionales

   Oculares (p. ej., aspecto sospechoso del disco, miopía, baja presión de perfusión del NO, respondedor a esteroides)

   Sistémicos, que podrían aumentar el riesgo de daño al NO (p. ej., ascendencia africana, apnea del sueño, DM, HTN, enfermedad cardiovascular, hipotiroidismo, miopía, migraña, vasoespasmo)

GCC, grosor corneal central; DM, diabetes mellitus; HTN, hipertensión; PIO, presión intraocular; NO, nervio óptico; DE: desviación estándar; CV, campo visual.
[a]Identificado como factor de riesgo para glaucoma en el Ocular Hypertension Treatment Study.
[b]Identificado como factor de riesgo para glaucoma en el European Glaucoma Prevention Study.
[c]Depende de la raza.
[d]Excluido el glaucoma unilateral secundario.

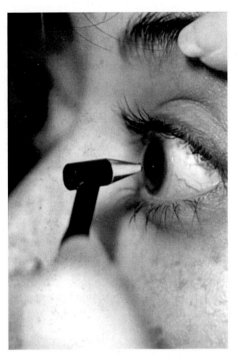

FIGURA 11-1 Técnica adecuada para medir el grosor corneal central. La sonda del paquímetro se coloca perpendicular a la córnea central. Una córnea de estructura gruesa puede elevar de manera artificial la presión intraocular medida por aplanamiento.

polarimetría láser con analizador de fibras nerviosas, la oftalmoscopia láser de barrido y la OCT (véanse capítulos 4 y 5).

Campos visuales

Se deben intentar obtener dos o tres campos visuales basales, de preferencia con el algoritmo sueco de umbral interactivo 24-2 (SITA) Fast o el estándar en el perímetro del Humphrey Field Analyzer II, o Faster en el perímetro Humphrey Field Analyzer 3, perimetría Humphrey 24-2 de umbral completo blanco sobre blanco, o programa equivalente en un perímetro automatizado diferente, o tecnología de duplicación de frecuencia (se prefiere matriz). Si se encuentra una anomalía, esta debe confirmarse con un examen repetido del campo visual. Esto se ilustró de forma dramática en el OHTS.[38] Durante un periodo de 5 años se obtuvieron 21 603 campos visuales de 1 637 participantes del OHTS. Cuando los resultados del campo visual de seguimiento estaban fuera de los límites normales en la Prueba de Hemicampo de Glaucoma, la Desviación Estándar del Patrón Corregido, o ambos, se realizaron campos visuales adicionales para confirmar la anomalía. Los resultados de 748 campos visuales fueron anormales; de estos, 703 (94%) eran anormales y confiables, y 45 (6%) eran anormales y no confiables. Al volver a realizar la prueba no se confirmaron anomalías en 604 (86%) de los campos visuales que en un origen eran anormales y fiables. Por lo tanto, la mayoría de las anomalías del campo visual en los participantes del OHTS no se verificó en pruebas repetidas y tal vez se debió a la curva de aprendizaje o la variabilidad a largo plazo en el campo visual.

Imágenes de nervio óptico y capa de fibra nerviosa

La documentación fotográfica de la cabeza del nervio óptico todavía es un pilar fundamental en el diagnóstico y tratamiento de los sospechosos de glaucoma. Sin embargo, las herramientas de imagen que pueden documentar las características topográficas de la cabeza del nervio óptico y medir el grosor de la CFNR son complementos útiles. Estas herramientas, revisadas en el capítulo 5, incluyen la OCT, el oftalmoscopio láser de barrido confocal (tomografía de retina de Heidelberg [TRH]) y la polarimetría láser de barrido (p. ej., el analizador de fibras nerviosas GDx con compensador corneal variable [GDx-VCC]). Cada una de estas tecnologías tiene buena reproducibilidad y proporciona un análisis objetivo y cuantitativo de las estructuras oculares, aunque los datos obtenidos con estos diferentes dispositivos no se consideran intercambiables. Además, una revisión de estas tecnologías basada en evidencia realizada por la American Academy of Ophthalmology[39] concluyó lo siguiente:

La [cabeza del nervio óptico]... y los dispositivos de imagen [CFNR] proporcionan información cuantitativa para el médico. Con base en estudios que han comparado de forma directa las diversas tecnologías disponibles, no existe un único dispositivo de imagen que supere a los demás para distinguir a los pacientes con glaucoma de los controles... La información obtenida de los dispositivos de imagen es útil en la práctica clínica cuando se analiza junto con otros parámetros relevantes que definen el diagnóstico y la progresión del glaucoma.

FACTORES DE RIESGO

El riesgo de glaucoma aumenta con la cantidad y la fortaleza de varios factores de riesgo. Los estudios que han evaluado los factores de riesgo en este contexto incluyen estudios poblacionales longitudinales y ensayos controlados aleatorizados, que comparan el tratamiento con los casos de personas con hipertensión ocular que no fueron tratadas.[40] Los estudios poblacionales longitudinales, como el Barbados Incidence Study of Eye Diseases, el Melbourne Visual Impairment Project y el Rotterdam Eye Study, han proporcionado información sobre los factores de riesgo que están involucrados en la progresión de normal a GCAA. Los factores de riesgo más relevantes que se encontraron en forma consistente en los tres estudios son el aumento de la edad y la elevación de la PIO desde las mediciones basales.

Otros factores de riesgo en estos estudios incluyen antecedentes familiares de GCAA, un GCC más delgado y una presión de perfusión ocular más baja (presión arterial sistémica menos PIO) (estudio de Barbados); uso de bloqueadores de los canales de calcio sistémicos para el tratamiento de la hipertensión sistémica (Rotterdam Eye Study); y exfoliación, grandes proporciones copa/disco de los discos ópticos o uso de bloqueadores α agonistas sistémicos (estudio de Melbourne).

Los estudios de alta calidad que examinan el riesgo de progresión de sospecha a glaucoma en individuos con hipertensión ocular incluyen el OHTS y el European Glaucoma Prevention Study (EGPS).[22,41] En el OHTS, 1 636 pacientes de 40 a 80 años de edad, sin evidencia de daño glaucomatoso y con PIO entre 24 y 32 mm Hg en un ojo y entre 21 y 32 mm Hg en el otro ojo, fueron asignados de modo aleatorio a observación o tratamiento con medicación tópica. El objetivo en el grupo de medicamentos era reducir la PIO en 20% o más y alcanzar una PIO de 24 mm Hg o menos. En el EGPS se inscribieron 1 081 pacientes de 30 años de edad o más con una PIO entre 22 y 29 mm Hg. Los pacientes del EGPS fueron asignados de forma aleatoria a tratamiento con dorzolamida o placebo. El glaucoma de ángulo abierto en ambos estudios se definió como el desarrollo de una anomalía reproducible del campo visual o un hallazgo reproducible de deterioro del nervio óptico. Los factores identificados de manera consistente en ambos estudios como predictivos del desarrollo de GCAA incluyen PIO elevada, relación copa/disco grande, mayor edad, GCC más delgado y valores de desviación estándar de patrón más altos en el perímetro automatizado de Humphrey. En el EGPS también encontró que la asimetría vertical de copa a disco es un factor predictivo importante.[42] Otros estudios longitudinales también han demostrado que la apariencia sospechosa del disco, la miopía y los antecedentes familiares de glaucoma son factores de riesgo para el desarrollo de neuropatía óptica glaucomatosa y pérdida de campo visual.[43-45] En OHTS y EGPS los factores predictivos que ocurrieron después de la medición basal fueron una PIO media más alta en el seguimiento, una reducción de la PIO más pequeña desde la primera evaluación y hemorragias del disco óptico.[40] Además, en el EGPS el uso de diuréticos sistémicos para tratar la hipertensión arterial sistémica se asoció con un mayor riesgo de GCAA. Es interesante señalar que la fluctuación a largo plazo o diurna de la PIO no se ha asociado con el desarrollo de GCAA.[41,43]

En el OHTS se realizó el análisis de fotografías del nervio óptico estereoscópicas con mediciones computarizadas cuantitativas para encontrar características asociadas con el desarrollo de GCAA. En el futuro, este y otros abordajes relacionados pueden ayudar a analizar fotografías de nervios y ayudar en la predicción del desarrollo de GCAA.[46]

Calculadoras de riesgo

El riesgo de GCAA en pacientes que se consideran sospechosos de glaucoma con base en una PIO elevada se puede estimar con calculadoras de riesgo.[47] Estas están disponibles en línea e incorporan datos del OHTS, EGPS y otro estudio longitudinal, el Diagnostic Innovations in Glaucoma Study. Este análisis agrupado, que proporciona el riesgo de GCAA a 5 años en un ojo en un paciente de 40 años de edad con hipertensión ocular, ha reducido los límites de confianza de 95% para la predicción y ha reforzado la generalización de los resultados. Es importante tener en cuenta que los cálculos de riesgo pueden no aplicarse a pacientes menores de 40 años de edad, no caucásicos o afrodescendientes, y sin una PIO de 22 mm Hg o más. Las calculadoras de riesgo tampoco brindan información crítica que pueda orientar la terapia, como la esperanza de vida o los factores psicológicos y sociales. Las calculadoras pueden proporcionar información adicional para el médico y el paciente, pero se debe tener precaución, ya que la decisión clínica de tratamiento es compleja e implica tomar la mejor evidencia disponible y adaptarla al paciente individual.

CUÁNDO TRATAR

La decisión de iniciar el tratamiento para un paciente específico con sospecha de glaucoma es compleja e implica la consideración de muchos factores, incluidas las circunstancias visuales, físicas, médicas, psicológicas y sociales.[48] Se debe hacer todo lo posible por involucrar al paciente y sus cuidadores en el proceso de toma de decisiones.

Si la PIO está elevada, se sugiere primero estratificar al paciente según su riesgo de progresión en bajo, moderado o alto (**tablas 11-3 y 11-4**). Los resultados del OHTS y EGPS deben tenerse en cuenta para identificar a los grupos de alto riesgo. En el OHTS, para aquellos con una PIO basal media superior a 25.75 mm Hg, el riesgo de daño glaucomatoso del nervio óptico a los 5 años fue de 36% si el paciente tenía una córnea delgada o promedio (555 μm), y de 13% para aquellos con un GCC de 565 a 588 μm. Para una relación copa-disco de más de 0.3, el riesgo para aquellos con una córnea delgada o promedio fue de 24%, y para aquellos con un grosor de 565 a 588 μm fue de 16%.

Los pacientes con alto riesgo de progresión ameritan tratamiento para prevenir el daño del nervio óptico, mientras que los de bajo riesgo se pueden vigilar a intervalos periódicos.[49] En pacientes cuyo riesgo de progresión es moderado, se puede tomar la decisión de tratar u observar en intervalos más frecuentes que a los pacientes de bajo riesgo. Si la PIO es normal pero el disco o el campo visual son sospechosos (es decir, sospecha de glaucoma de tensión normal), la decisión de tratar puede ser aún más difícil (véase capítulo 12). Los resultados del OHTS indican que reducir la PIO en al menos 20% (y a < 24 mm Hg) en pacientes con PIO elevada y sin evidencia de daño glaucomatoso puede reducir el riesgo de GCAA en más de la mitad en un periodo de 5 años (de 9.5% en el grupo de observación a 4.4% en el grupo de tratamiento). Sin embargo, aunque la medicación hipotensora tópica fue eficaz para retrasar o prevenir la aparición de GCAA en este grupo de pacientes, los resultados no implican que todos los pacientes con PIO limítrofe o elevada deben recibir medicación. De hecho, la mayoría

TABLA 11-4	Cuándo tratar a los pacientes con hipertensión ocular

Estratifique a los pacientes según el riesgo de progresión (con base en la mejor evidencia disponible y el juicio clínico):

- *Alto riesgo:* sugerir que se inicie el tratamiento.
- *Riesgo moderado:* se puede iniciar tratamiento si corresponde, o vigilar de cerca
- *Riesgo bajo:* vigilar la PIO, así como la estructura y función del nervio óptico, y tratar si hay evidencia de progresión.

PIO, presión intraocular.

de los casos de pacientes con PIO elevada no progresó a glaucoma durante el seguimiento de 5 años. Además, los resultados del EGPS sugieren que los pacientes tratados con dorzolamida progresaron al mismo ritmo que aquellos que recibieron placebo, aunque esto puede estar relacionado con el abandono selectivo de los pacientes tratados y no tratados con PIO más altas y con la imposibilidad de lograr una reducción suficiente de la PIO.[50]

Si existe evidencia de daño del nervio óptico o de la CFNR, o pérdida reproducible del campo visual en uno o ambos ojos, el diagnóstico del paciente cambia a *glaucoma temprano* y el tratamiento debe comenzar según los principios descritos en los capítulos 28 y 36. Se ha sugerido considerar un umbral de tratamiento más bajo en pacientes con un solo ojo funcional, o en quienes no es posible obtener campos visuales confiables o no se puede visualizar el disco óptico.[51]

Con respecto a cuándo se justifica dar tratamiento a los sospechosos de glaucoma, la American Academy of Ophthalmology recomienda que se realice un análisis de riesgo-beneficio, y que se considere con cuidado la probabilidad de desarrollo de daño glaucomatoso al nervio óptico y alteración visual contra los riesgos del tratamiento.[4] La decisión debe ser individualizada, al tener en cuenta la velocidad a la que es probable que se produzcan daños glaucomatosos en el nervio óptico y discapacidad visual, la esperanza de vida del paciente y la tolerancia del paciente a un tratamiento eficaz.

ABORDAJE AL TRATAMIENTO

Si se toma la decisión de tratar, la elección del tratamiento debe regirse por la selección de un medicamento tópico que sea probable que logre el rango de PIO objetivo (véase análisis en cap. 28) con el menor riesgo para la salud ocular o sistémica y la calidad de vida para el paciente. El costo y la conveniencia también pueden entrar en esta decisión. La trabeculoplastia con láser es una opción de tratamiento de primera línea razonable que tiene ventajas en cuanto a la adherencia y el costo para los pacientes.[4] Se debe educar a los pacientes sobre el proceso de la enfermedad, además de explicar la razón y los objetivos de la terapia para que puedan participar de manera significativa en el desarrollo de un plan de tratamiento óptimo.

La cirugía incisional rara vez, o nunca, está indicada como tratamiento de primera línea en un sospechoso de glaucoma. En la mayoría de los casos se debe considerar una prueba de terapia médica o láser, o ambas, antes de la terapia quirúrgica incisional. Deben tenerse en cuenta factores como mal apego al tratamiento médico, intolerancia al tratamiento médico, calidad de vida y longevidad del paciente al decidir qué método de reducción de la PIO es el mejor para el paciente.

GUÍAS PARA EL SEGUIMIENTO

El seguimiento regular del paciente con sospecha de glaucoma es esencial para determinar si ha habido un cambio en la PIO, la cabeza del nervio óptico o el estado del campo visual a lo largo del tiempo. La frecuencia de las visitas de seguimiento depende de varios factores: si el paciente está en tratamiento médico para glaucoma, si se ha alcanzado la meta de rango de PIO, así como el número de factores de riesgo del paciente para desarrollar GCAA. El seguimiento de los pacientes con sospecha de glaucoma de riesgo bajo o moderado puede ser cada 6 a 12 meses, mientras que los pacientes con riesgo alto por lo general deben ser evaluados cada 6 meses o menos, según el nivel de preocupación. Para los sospechosos de glaucoma que han comenzado el tratamiento se requiere seguimiento más frecuente hasta que se alcance la PIO objetivo, después de lo cual el seguimiento puede ser más espaciado, según se considere apropiado.

En cada visita se debe evaluar la PIO y el médico debe documentar si la apariencia de la cabeza del nervio óptico ha cambiado desde el inicio. Los campos visuales deben obtenerse una vez cada 6 a 18 meses y compararse con la medición basal. La gonioscopia debe repetirse si existe la sospecha de cierre angular u otra anomalía angular.

PUNTOS CLAVE

- ► El término *sospecha de glaucoma* se suele usar cuando el paciente tiene una PIO mayor a 21 mm Hg con discos y campos visuales (CV) normales, o una apariencia de la cabeza del nervio óptico, capa de fibras nerviosas retinianas (CFNR) o CV que sugiere pero no es concluyente para daño glaucomatoso del nervio óptico. El médico debe documentar los datos basales completos, incluidos PIO, paquimetría, cabeza del nervio óptico, CFNR y CV, para tener un punto de referencia para evaluar si ha habido progresión en las visitas de seguimiento.

- ► Los factores basales que predicen el desarrollo de glaucoma crónico de ángulo abierto (GCAA) en los principales estudios prospectivos incluyen edad avanzada, mayor relación copa/disco vertical u horizontal, mayor PIO, mayor desviación estándar del patrón y menor grosor corneal central. Estos criterios, junto con otros factores de riesgo, como antecedentes familiares, hemorragia de disco y síndrome de exfoliación o dispersión de pigmentos, pueden usarse para clasificar al sospechoso de glaucoma en riesgo bajo, moderado o alto de progresión.

- ► Los estudios apropiados para monitorear a los pacientes con mayor riesgo de GCAA incluyen tonometría, gonioscopia, observación cuidadosa del nervio óptico y documentación con estudios de imagen (incluida la fotografía del nervio óptico o tomografía de coherencia óptica) y perimetría.

- ► La decisión de iniciar tratamiento en un paciente con sospecha de glaucoma debe basarse en el riesgo del paciente de desarrollar daño glaucomatoso, así como en su salud sistémica, psicológica y social. Siempre que sea posible, los pacientes y sus familiares deben participar en la toma de decisiones.

- ► Si se decide tratar, el objetivo terapéutico debe ser una reducción de la PIO de al menos 20% con medicamentos oculares tópicos o trabeculoplastia láser, o ambos.

REFERENCIAS

1. Kolker AE, Becker B. 'Ocular hypertension' vs open-angle glaucoma: a different view. *Arch Ophthalmol.* 1977;95(4):586-587.
2. Phelps CD. Ocular hypertension: to treat or not to treat? *Arch Ophthalmol.* 1977;95(4):588-589.
3. Chandler PA, Grant WM. 'Ocular hypertension' or 'early glaucoma'? 'Ocular hypertension' vs open-angle glaucoma. *Arch Ophthalmol.* 1977;95(4):585-586.
4. American Academy of Ophthalmology (AAO). *Preferred Practice Pattern: Primary Open-Angle Glaucoma Suspect.* San Francisco: AAO; 2015.
5. Shaffer R. 'Glaucoma suspect' or 'ocular hypertension'? *Arch Ophthalmol.* 1977;95(4):588-.
6. Bankes JL, Perkins ES, Tsolakis S, Wright JE. Bedford Glaucoma Survey. *Br Med J.* 1968;1(5595):791-796.
7. Hollows FC, Graham PA. Intra-ocular pressure, glaucoma, and glaucoma suspects in a defined population. *Br J Ophthalmol.* 1966;50(10):570-586.
8. Leibowitz HM, Krueger DE, Maunder LR, et al. The Framingham Eye Study monograph: an ophthalmological and epidemiological study of cataract, glaucoma, diabetic retinopathy, macular degeneration, and visual acuity in a general population of 2631 adults, 1973-1975. *Surv Ophthalmol.* 1980;24(suppl):335-610.
9. Linnér E, Stromberg U. Ocular hypertension: a five-year study of the total population in a Swedish town, Skovde. In: Leydhecker W, ed. *International Conference of Ophthalmology, 1966. Tutzing Castle, Munich, Germany.* Basel, Switzerland: S. Karger; 1967.
10. Norskov K. Routine tonometry in ophthalmic practice. I: Primary screening and further examinations for diagnostic purposes. *Acta Ophthalmol (Copenh).* 1970;48(5):838-872.
11. Quigley HA. Vitale S. Models of open-angle glaucoma prevalence and incidence in the United States. *Invest Ophthalmol Vis Sci.* 1997;38(1):83-91.
12. Perkins ES. The Bedford Glaucoma Survey. I: Long-term follow-up of borderline cases. *Br J Ophthalmol.* 1973;57(3):179-185.
13. Walker WM. Ocular hypertension. Follow-up of 109 cases from 1963 to 1974. *Trans Ophthalmol Soc U K.* 1974;94(2):525-534.
14. Wilensky JT, Podos SM, Becker B. Prognostic indicators in ocular hypertension. *Arch Ophthalmol.* 1974;91(3):200-202.
15. Norskov K. Routine tonometry in ophthalmic practice. II: Five-year follow-up. *Acta Ophthalmol (Copenh).* 1970;48(5):873-895.
16. Linner E. Ocular hypertension. I: The clinical course during ten years without therapy. Aqueous humour dynamics. *Acta Ophthalmol (Copenh).* 1976;54(6):707-720.
17. Kitazawa Y, Horie T, Aoki S, Suzuki M, Nishioka K. Untreated ocular hypertension. A long-term prospective study. *Arch Ophthalmol.* 1977;95(7):1180.
18. David R, Livingston DG, Luntz MH. Ocular hypertension–a long-term follow-up of treated and untreated patients. *Br J Ophthalmol.* 1977;61(11):668-674.
19. Hart WM, Yablonski M, Kass MA, Becker B. Multivariate analysis of the risk of glaucomatous visual field loss. *Arch Ophthalmol.* 1979;97(8):1455-1458.
20. Armaly MF. Biostatistical analysis of the Collaborative Glaucoma Study. *Arch Ophthalmol.* 1980;98(12):2163.
21. Lundberg L, Wettrell K, Linner E. Ocular hypertension. A prospective twenty-year follow-up study. *Acta Ophthalmol (Copenh).* 1987;65(6):705-708.
22. Kass MA. The Ocular Hypertension Treatment Study: a randomized trial determines that topical ocular hypotensive medication delays or prevents the onset of primary open-angle glaucoma. *Arch Ophthalmol.* 2002;120(6):701.
23. Armaly MF. Ocular pressure and visual fields. A ten-year follow-up study. *Arch Ophthalmol.* 1969;81(1):25.
24. Graham PA. The definition of pre-glaucoma. A prospective study. *Trans Ophthalmol Soc U K.* 1969;88:153-165.
25. Leske MC. The epidemiology of open-angle glaucoma: a review. *Am J Epidemiol.* 1983;118(2):166-191.
26. Scheetz TE, Faga B, Ortega L, et al. Glaucoma risk alleles in the Ocular Hypertension Treatment Study. *Ophthalmology.* 2016;123(12):2527-2536.
27. Epstein DL, Krug JH, Hertzmark E, Remis LL, Edelstein DJ. A long-term clinical trial of timolol therapy versus no treatment in the management of glaucoma suspects. *Ophthalmology.* 1989;96(10):1460-1467.
28. Kass MA. Topical timolol administration reduces the incidence of glaucomatous damage in ocular hypertensive individuals. A randomized, double-masked, long-term clinical trial. *Arch Ophthalmol.* 1989;107(11):1590.
29. Schulzer M, Drance SM, Douglas GR. A comparison of treated and untreated glaucoma suspects. *Ophthalmology.* 1991;98(3):301-307.
30. Argus WA. Ocular hypertension and central corneal thickness. *Ophthalmology.* 1995;102(12):1810-1812.
31. Herndon LW. Central corneal thickness in normal, glaucomatous, and ocular hypertensive eyes. *Arch Ophthalmol.* 1997;115(9):1137.
32. Shah S, Chatterjee A, Mathai M, et al. Relationship between corneal thickness and measured intraocular pressure in a general ophthalmology clinic. *Ophthalmology.* 1999;106(11):2154-2160.
33. Goldmann H. A new applanation tonometer. *Bull Mem Soc Fr Ophtalmol.* 1954;67:474-477; discussion, 7-8.
34. Goldmann H, Schmidt T. Applanation tonometry. *Ophthalmologica.* 1957;134(4):221-242.
35. Copt R-P. Corneal thickness in ocular hypertension, primary open-angle glaucoma, and normal tension glaucoma. *Arch Ophthalmol.* 1999;117(1):14.
36. Brandt JD, Beiser JA, Kass MA, Gordon MO. Central corneal thickness in the Ocular Hypertension Treatment Study (OHTS). *Ophthalmology.* 2001;108(10):1779-1788.
37. Aghaian E, Choe JE, Lin S, Stamper RL. Central corneal thickness of Caucasians, Chinese, Hispanics, Filipinos, African Americans, and Japanese in a glaucoma clinic. *Ophthalmology.* 2004;111(12):2211-2219.
38. Keltner JL. Confirmation of visual field abnormalities in the Ocular Hypertension Treatment Study. *Arch Ophthalmol.* 2000;118(9):1187-1194.
39. Lin SC, Singh K, Jampel HD, et al. Optic nerve head and retinal nerve fiber layer analysis. A report by the American Academy of Ophthalmology. *Ophthalmology.* 2007;114(10):1937-1949.
40. Coleman AL, Miglior S. Risk factors for glaucoma onset and progression. *Surv Ophthalmol.* 2008;53(6):S3-S10.
41. Miglior S, Zeyen T, Pfeiffer N, et al. Results of the European Glaucoma Prevention Study. *Ophthalmology.* 2005;112(3):366-375.
42. European Glaucoma Prevention Study (EGPS) Group; Miglior S, Pfeiffer N, Torri V, Zeyen T, Cunha-Vaz J, Adamsons I. Predictive factors for open-angle glaucoma among patients with ocular hypertension in the European Glaucoma Prevention Study. *Ophthalmology.* 2007;114(1):3-9.
43. Bengtsson B, Heijl A. A long-term prospective study of risk factors for glaucomatous visual field loss in patients with ocular hypertension. *J Glaucoma.* 2005;14(2):135-138.
44. Kass MA, Hart WM, Gordon M, Miller JP. Risk factors favoring the development of glaucomatous visual field loss in ocular hypertension. *Surv Ophthalmol.* 1980;25(3):155-162.
45. Ponte F, Giuffré G, Giammanco R, Dardanoni G. Risk factors of ocular hypertension and glaucoma. *Documenta Ophthalmologica.* 1994;85(3):203-210.
46. Christopher M, Abramoff MD, Tang L, et al. Stereo photo measured onh shape predicts development of poag in subjects with ocular hypertension. *Invest Ophthalmol Vis Sci.* 2015;56(8):4470-4479.
47. Mansberger SL, Medeiros FA, Gordon M. Diagnostic tools for calculation of glaucoma risk. *Surv Ophthalmol.* 2008;53(6):S11-S6.
48. Migdal CS, ed. *Which Therapy to Use in Glaucoma?* London: Mosby; 2009.
49. Higginbotham EJ. Treating ocular hypertension to reduce glaucoma risk. *Drugs.* 2006;66(8):1033-1039.
50. Parrish RK II. The European Glaucoma Prevention Study and the Ocular Hypertension Treatment Study: why do two studies have different results? *Curr Opin Ophthalmol.* 2006;17(2):138-141.
51. Kass MA. When to treat ocular hypertension. *Surv Ophthalmol.* 1983;28:229-232.

Glaucoma crónico de ángulo abierto y glaucoma de tensión normal

12

TERMINOLOGÍA

Glaucoma crónico de ángulo abierto

Como se analiza en el capítulo 8, de forma tradicional los glaucomas se han clasificado en formas primarias y secundarias. En el primer grupo, y de hecho entre todos los glaucomas, por mucho la afección más prevalente se ha denominado de manera común "glaucoma primario de ángulo abierto". Las investigaciones han sugerido que tal vez existen múltiples etiologías para el "glaucoma primario de ángulo abierto" y, por lo tanto, es probable que deba evitarse la expresión. Un término alternativo, que se ha elegido utilizar en este texto, es *glaucoma crónico de ángulo abierto (GCAA)*. Otras expresiones sinónimas que también pueden aparecer en la literatura incluyen "glaucoma crónico simple", "glaucoma de ángulo abierto idiopático" y "glaucoma de ángulo abierto".

El glaucoma crónico de ángulo abierto se suele caracterizar por (1) un ángulo de la cámara anterior abierto, de apariencia normal y un aumento de la presión intraocular (PIO) sin ninguna anomalía ocular o sistémica aparente que pueda explicar la PIO elevada y (2) daño típico a la cabeza del nervio óptico o daño glaucomatoso del campo visual (como se describe en los caps. 4 y 6, de manera respectiva). Una definición propuesta de GCAA (modificada de las *Guías de práctica preferidas* de la American Academy of Ophthalmology de 2015)[1] es la siguiente: una neuropatía óptica multifactorial en la que hay una atrofia característica del nervio óptico y pérdida de las células ganglionares retinianas y sus axones. Aunque la PIO elevada de modo anormal durante mucho tiempo se consideró parte de la definición, ahora se sopesa como un factor de riesgo para GCAA.

Sospecha de hipertensión ocular o glaucoma

Los pacientes que tienen una PIO superior a 21 mm Hg para la cual no hay una causa aparente, pero cuyas cabezas del nervio óptico y campos visuales son normales, se suelen clasificar con *hipertensión ocular*.[2,3] Chandler y Grant[4] sugirieron el término "glaucoma de ángulo abierto temprano sin daño" para esta condición, mientras que Shaffer[5] prefirió el término *sospecha de glaucoma* (véase capítulo 11). Este último término también puede incluir otros factores que hacen más probable la posibilidad de glaucoma, como cabezas del nervio óptico o campos visuales sospechosos. Cualquiera que sea el término que se elija utilizar para esta afección, el punto más importante es que tanto el médico como el paciente sean plenamente conscientes de sus posibles consecuencias.

Glaucoma de tensión normal

En el otro extremo del espectro con respecto a la susceptibilidad a la PIO alta están los pacientes con ángulos abiertos de la cámara anterior de apariencia normal que tienen la cabeza del nervio óptico glaucomatosa y daño en el campo visual a pesar de presiones que nunca se han documentado por encima de 21 mm Hg. Se dice que estos pacientes tienen *glaucoma de tensión normal (GTN)*. También se ha utilizado el término "glaucoma de baja tensión", aunque la PIO en estas personas suele ser "normal" o "normal alta" y rara vez es "normal baja". Los criterios utilizados para definir el GTN en los últimos 30 años han sido muy variables.[6] Algunos investigadores creen que el GTN es una variante del GCAA, mientras que otros piensan que el mecanismo de atrofia óptica en las dos condiciones es distinto.[7] Aunque se han descrito diferencias entre los dos trastornos (véase más adelante), el GCAA y el GTN parecen representar un continuo de glaucomas en los que el mecanismo de la neuropatía óptica glaucomatosa cambia de PIO elevada predominante en el primero a factores adicionales independientes de la PIO en el segundo, con considerable superposición de factores causales.

Glaucomas crónicos de ángulo abierto con anomalías asociadas

Algunas formas de glaucoma de ángulo abierto, como el glaucoma pigmentario y el síndrome de exfoliación, se han identificado como entidades distintas debido a una comprensión parcial de las anomalías causales asociadas y los mecanismos de obstrucción del flujo de salida del humor acuoso. (Estas condiciones se discuten en esta sección del libro.) Aquí, la atención se centra en los glaucomas de ángulo abierto para los cuales los hallazgos clínicos y de laboratorio aún tienen que aclarar los mecanismos del glaucoma y en los que la PIO tiene un papel variable. A medida que continúe la búsqueda de las causas y los mecanismos de los glaucomas de ángulo abierto, en especial en el campo de la biología molecular, es probable que se reconozca un número cada vez mayor de entidades separadas dentro de este espectro de trastornos.

EPIDEMIOLOGÍA

Importancia de la presión intraocular

El nivel de PIO a menudo utilizado de 21 mm Hg se basa en el concepto de que dos desviaciones estándar por encima de la media dentro de una distribución gaussiana para la población caucásica representan el límite superior de lo "normal" para ese parámetro biológico. Sin embargo, dado que la distribución de la PIO en la población general está sesgada hacia la derecha, o hacia presiones más altas, este principio proporciona solo una aproximación de los límites normales. Más importante aún, muchos ojos no desarrollarán atrofia óptica glaucomatosa o pérdida del campo visual, al menos no durante largos periodos de tiempo, a pesar de tener PIO muy por encima de 21 mm Hg, mientras que otros tendrán daño glaucomatoso progresivo a presiones que nunca parecen exceder este nivel. Estas últimas observaciones han puesto en tela de juicio el papel de la PIO en el mecanismo del GCAA. Aunque muchos estudios han confirmado una correlación entre el nivel de PIO y la tasa de pérdida del campo visual en algunos grupos de pacientes con GCAA, esta correlación no se observa en todos los casos.[8-10] Otros factores causales figuran en la fórmula del daño glaucomatoso, lo que parece explicar la falta de correlación absoluta entre la PIO y el desarrollo de GCAA. En cualquier caso, esta discrepancia entre el nivel de PIO y el daño glaucomatoso ha llevado al uso de términos adicionales dentro de la categoría general de COAG, que se revisan a continuación.

Frecuencia y prevalencia entre los glaucomas

El glaucoma crónico de ángulo abierto es la segunda causa principal de ceguera en todo el mundo y afecta a cerca de 45 millones de personas. En Estados Unidos, el GCAA afecta a un aproximado de 2.2 millones de personas, 2% estimado de la población.[11,12] Se han realizado varias encuestas grandes para determinar el número de pacientes con hipertensión ocular y GCAA (o glaucoma en general) dentro de una población, en un momento determinado (revisado en los caps. 10 y 11). La prevalencia del glaucoma en personas mayores de 40 años de edad está entre 1 y 2% en la mayoría de los estudios, aunque de nuevo los reportes varían de forma considerable según la población estudiada y los criterios diagnósticos y técnicas de tamizaje utilizados.[13,14] Existen diferencias étnicas; la prevalencia de GCAA aumenta en personas de ascendencia africana, hispana y asiática.

Historia natural de la pérdida del campo visual en el glaucoma crónico de ángulo abierto

En un estudio de 177 pacientes no tratados con GCAA, en el que se comparó la edad media de presentación con el grado de pérdida del campo visual, se estimó que es probable que la enfermedad no tratada progrese desde una pérdida del campo visual en una etapa temprana a una etapa terminal en 14.4 años a presiones de 21 a 25 mm Hg, en 6.5 años a presiones de 25 a 30 mm Hg, y en 2.9 años a presiones mayores de 30 mm Hg.[15] Además, una vez que se ha producido la pérdida del campo visual, el daño adicional tiende a progresar más rápido que en el ojo sano contralateral expuesto a la misma PIO, lo que parece reflejar una mayor susceptibilidad del ojo dañado.[16-18]

El curso natural del GTN se evaluó en el Collaborative Normal-Tension Glaucoma Study (CNTGS) durante el tiempo antes de la aleatorización y en pacientes asignados a no recibir tratamiento.[19] Alrededor de un tercio de los pacientes mostró progresión localizada confirmada de la pérdida del campo visual a los 3 años, y cerca de la mitad mostró un mayor deterioro a los 7 años. Por lo regular, el cambio fue pequeño y lento, a menudo insuficiente para afectar de manera mensurable el índice de desviación de la media, y hubo una tremenda variabilidad en las tasas de progresión, con un mayor riesgo de progresión observado en las mujeres, las personas mayores, las personas con una hemorragia de disco, y aquellos con antecedentes de migrañas. En el ensayo Early Manifest Glaucoma Trial, 76% de los pacientes demostró progresión en variables específicas del nervio óptico o del campo visual después de un promedio de 4 años de seguimiento.[20] Estudios adicionales en esta cohorte de pacientes demostraron que las tasas de progresión eran mucho más altas en pacientes con glaucoma de alta tensión (74%), en comparación con GTN (56%), y la más alta se observó en pacientes con glaucoma exfoliativo (93%).[21] El tiempo promedio para la progresión también difirió entre los grupos: 44.8 meses, 61.1 meses y 19.5 meses en los grupos de glaucoma de alta tensión, GTN y glaucoma exfoliativo, de manera respectiva.

Identificación de pacientes y personas con mayor riesgo

El glaucoma crónico de ángulo abierto no tiene síntomas asociados ni otros signos de advertencia antes del desarrollo de la pérdida avanzada del campo visual. Es por esta razón que se necesitan programas de concientización de salud pública y para médicos familiares para garantizar que los pacientes de alto riesgo reciban exámenes de evaluación de glaucoma por parte de especialistas en atención oftalmológica. Dichos programas deben utilizar los factores de riesgo sistémicos y oculares que se suelen asociar con la enfermedad, que se analizan en el capítulo 10, para identificar los segmentos de la población que deben vigilarse más de cerca. Asimismo, una vez que se ha descubierto que un paciente tiene una elevación persistente de la PIO (el factor de riesgo más significativo) pero sin daño aparente de la cabeza del nervio óptico o del campo visual, el médico debe considerar los factores de riesgo adicionales al tratar de decidir cuál de estos individuos requiere una observación más cercana o el inicio de la terapia antes de que ocurra un daño definitivo. (En los caps. 10 y 11 se discuten los factores de riesgo para desarrollar GCAA y el uso de estos factores para determinar la frecuencia de los exámenes oculares periódicos para la detección de glaucoma.)

DIFERENCIAS CLÍNICAS ENTRE GLAUCOMA DE TENSIÓN NORMAL Y GLAUCOMA CRÓNICO DE ÁNGULO ABIERTO

Glaucoma crónico de ángulo abierto

Presión intraocular

La PIO medida mayor de 21 mm Hg antes del tratamiento por lo general se considera elevada. Aunque una PIO elevada es solo uno de varios elementos de riesgo para GCAA, es un factor de riesgo causal y la mayoría de los estudios coincide en que es el factor de riesgo más importante.

Espesor corneal central

La córnea suele ser normal en el GCAA. La medición del grosor corneal central con métodos ultrasónicos u ópticos es útil para interpretar la precisión de las lecturas de tonometría de aplanación y para ayudar a estimar el riesgo de progresión. La evidencia publicada en relación con el valor del espesor corneal central para la información pronóstica es fuerte en el caso de los pacientes con hipertensión ocular, pero es más débil de manera considerable en pacientes con glaucoma establecido.[22] Por lo tanto, en pacientes con GCAA establecido, una córnea más delgada (aunque sea de estructura normal) significa que la PIO verdadera es más alta que la registrada, pero que el riesgo de progresión puede ser mayor o no.

Ángulo de la cámara anterior

Por lo general, el ángulo de la cámara anterior en los ojos con GCAA está abierto y es normal desde el punto de vista macroscópico en el examen gonioscópico (cap. 3). Los estudios preliminares, sin embargo, sugieren que estos pacientes pueden tener más procesos del iris, una inserción más alta de la raíz del iris, más pigmentación de la malla trabecular y un grado de segmentación mayor de lo normal en la pigmentación de la malla.[23,24]

Cabeza del nervio óptico

La apariencia de la cabeza del nervio óptico y la retina peripapilar es la característica clínica más importante para establecer la presencia de daño glaucomatoso. Un hallazgo temprano útil son los defectos en la capa de fibras nerviosas de la retina, que pueden ser un signo de atrofia óptica glaucomatosa antes de que se observen cambios aparentes en la cabeza del nervio.[25] Otros descubrimientos tempranos incluyen agrandamiento de la copa del disco óptico, adelgazamiento del anillo neurorretiniano, hemorragias en el disco y atrofia peripapilar (como se explica en el cap. 4).

Anomalías visuales

La agudeza visual central, medida por las pruebas clínicas estándar, suele permanecer normal hasta que hay una pérdida marcada del campo visual en el campo visual central. A menudo resulta sorprendente el poco campo visual central que se necesita para conservar una excelente agudeza visual. Por lo tanto, en los casos en los que la agudeza visual se reduce mientras se conservan porciones significativas de los 5 a 10 grados centrales, se deben considerar otras causas no glaucomatosas de pérdida de agudeza visual. Sin embargo, la evidencia preliminar sugiere que las medidas más sutiles de disfunción visual, como la sensibilidad al contraste, la visión al color y la percepción del movimiento (analizadas en el cap. 7), pueden algún día ser útiles como indicadores tempranos de disfunción visual antes del desarrollo de la pérdida típica del campo visual. Una vez que en un ojo se ha documentado el daño típico por glaucoma al campo visual, existe una alta incidencia de pérdida subsecuente del campo visual en el ojo contralateral. Se reportó que esto último ocurrió en 29% de 31 pacientes seguidos durante 3 a 7 años,[26] y en otra serie se reportó que ocurrió en 25% de 104 individuos después de 5 años de seguimiento.[27]

Glaucoma de tensión normal

Como se señaló antes, algunos investigadores consideran que el GTN se distingue con claridad de la forma de GCAA de alta tensión, pero otros no lo consideran así. El GCAA es tal vez un espectro de trastornos en los que la PIO elevada es el factor causal más influyente en un extremo, mientras que otros factores independientes de la PIO que influyen en la atrofia óptica glaucomatosa predominan en el otro extremo. En cualquier caso, aquí se consideran las diferencias clínicas entre el GTN y el GCAA. En las poblaciones japonesas, el GTN también tiene una mayor prevalencia en comparación con el GCAA de alta tensión, lo que sugiere un componente genético.[28]

Cabeza del nervio óptico

Algunos investigadores han encontrado que el borde neurorretiniano es mucho más delgado en pacientes con GTN, en especial en la zona inferior e inferotemporal, en comparación con otros pacientes con GCAA que tienen una pérdida total del campo visual similar.[7] Otros estudios han revelado diferencias menos llamativas, con considerable superposición entre el glaucoma de alta tensión y el GTN. Un estudio sobre las características morfológicas de la cabeza del nervio óptico en ojos con glaucoma de alta tensión y GTN no mostró diferencias significativas en ningún parámetro medido por oftalmoscopia de escaneo con láser.[29]

Algunos estudios han encontrado que las hemorragias del disco óptico son más prevalentes en el grupo con GTN, lo que plantea la posibilidad de enfermedad vascular como otro factor causal en estos pacientes.[7] También se ha comparado la capa de fibras nerviosas de la retina entre pacientes con GTN y aquellos con GCAA, con los primeros con los defectos más localizados, más cercanos a la mácula, y los segundos con defectos más difusos.[30]

Campos visuales

También se han reportado diferencias en la naturaleza de la pérdida del campo visual entre los pacientes con GTN y aquellos con GCAA que tienen daño similar del nervio óptico. En general, los pacientes con GTN parecen tener escotomas más profundos y localizados. También hay reportes contradictorios sobre la proximidad de los escotomas a la fijación entre los dos grupos, lo que puede estar relacionado con los métodos de prueba. Un estudio halló una tasa mucho mayor de pérdida progresiva del campo visual en el GTN,[31] y otro reveló una diferencia en el patrón de progresión, donde los pacientes con glaucoma de alta tensión en un inicio aumentaban sobre todo en cuanto al área afectada y más tarde en cuanto a la profundidad, mientras que los aumentos en área y profundidad se mantuvieron en proporción constante en los pacientes con GTN.

Presión intraocular

Aunque el GTN se distingue, por definición, del GCAA de alta tensión por una PIO que nunca se registra que exceda los 21 mm Hg, las presiones tienden a ser más altas que las de la población general sana. Varios estudios han revelado una influencia significativa de la PIO en la progresión del daño al campo visual o daño del borde neurorretiniano en el GTN,[32,33] aunque otro estudio no mostró diferencias significativas en la PIO entre pacientes con y sin progresión del daño al campo visual.[34] En algunos estudios de pacientes con GTN y PIO asimétrica, por lo regular la pérdida del campo visual fue peor en el ojo con la presión más alta.[35,36] Sin embargo, una evaluación más rigurosa y prospectiva de 190 pacientes con GTN en el Low-Pressure Glaucoma Treatment Study encontró que la asimetría de la PIO no está relacionada con la asimetría del campo visual.[37]

Un ensayo aleatorizado de pacientes tratados *versus* no tratados con GTN demostró, de manera convincente, que una reducción de la PIO de al menos 30% se asocia con la protección del campo visual y el estado del nervio, lo que valida el concepto de que la PIO es un factor que contribuye a la neuropatía óptica en el GTN. La mayor parte de la evidencia, por lo tanto, sugiere que la PIO en el rango normal alto es un factor causal de GTN, aunque también están involucrados otros elementos. Al hacer el diagnóstico de GTN y en el manejo de estos pacientes, es importante conocer la variación diurna en la PIO para confirmar que las presiones están por debajo de 21 mm Hg de manera consistente antes de la terapia y se mantienen dentro del nivel meta durante el tratamiento. Un estudio sugirió que los pacientes con GTN tienen fluctuaciones diurnas más amplias que la población general sana, aunque otros investigadores no hallaron diferencias significativas en la variación diurna de la PIO o en el flujo del humor acuoso o en la resistencia al flujo de salida.[38,39]

Se debe tener en cuenta que los picos de la PIO pueden ocurrir por la noche y, por lo tanto, las mediciones de la PIO durante las horas de oficina pueden pasar por alto los picos nocturnos en muchos pacientes.[7] Los cambios concomitantes de la presión arterial orbitaria nocturna y la PIO pueden afectar la perfusión sanguínea a la cabeza del nervio óptico de manera diferente en los ojos glaucomatosos, en comparación con los ojos sanos, y esto también podría afectar la susceptibilidad del nervio óptico a sufrir daños. Cuando un paciente tiene pérdida progresiva del campo visual o daño del disco óptico o de la capa de fibras nerviosas de la retina en presencia de una PIO en apariencia bien controlada durante el día, es apropiado considerar que la PIO nocturna (durante el sueño) puede estar elevada.[40] Obtener mediciones de la PIO de 24 horas a menudo es difícil, si no imposible. Además, incluso si esto fuera posible, no está claro si las lecturas nocturnas reflejan la verdadera PIO durante el sueño.

Anormalidades vasculares oculares

Como se señaló antes en esta sección, otros factores causales pueden relacionarse con la arquitectura de la lámina cribosa y la perfusión vascular de la cabeza del nervio óptico. Drance y cols.,[41,42] describieron dos formas de GTN: (1) una forma no progresiva que por lo general se asocia con un episodio transitorio de choque vascular y (2) una forma progresiva más común que se cree que es el resultado de una insuficiencia vascular crónica de la cabeza del nervio óptico. Se han descrito varias anomalías cardiovasculares y hematológicas que podrían explicar ambas formas.[43] Los hallazgos asociados reportados incluyen crisis hemodinámicas, niveles de oftalmodinamometría diastólicos reducidos y amplitudes del pulso ocular reducidas, oclusión completa bilateral de la arteria carótida interna con flujo inverso de la arteria oftálmica, estrechamiento arteriolar focal alrededor del nervio óptico, y aumento de la resistencia vascular de la arteria oftálmica por análisis con Doppler a color.[41-44] Se aconseja considerar la neuropatía óptica glaucomatosa no tratada como un proceso progresivo más que inactivo.

Anormalidades vasculares sistémicas

Los reportes de alteraciones en la presión arterial sistémica son contradictorios. Sin embargo, los pacientes con GTN tienen descensos nocturnos en la presión arterial mucho mayores que las personas sanas,[45] así como una presión arterial diastólica elevada.[46] El monitoreo electrocardiográfico de 24 horas ha mostrado isquemia miocárdica asintomática mucho mayor en pacientes con GTN (45%) en comparación con individuos sanos (5%), con muchos episodios isquémicos que ocurren durante la noche.[47] Las respuestas visuales evocadas durante la PIO aumentada de manera gradual de forma artificial difirieron en gran medida entre los pacientes con GTN y aquellos con GCAA de alta tensión, lo que sugiere una mayor falta de autorregulación de la circulación de la cabeza del nervio óptico en el primer grupo.[48] En pacientes con GTN, cuya enfermedad progresa a pesar de una PIO en apariencia normal, puede ser apropiado solicitar un control de la presión arterial de 24 horas, cuando esté disponible, para buscar caídas en la presión arterial nocturna y alteraciones de la presión de perfusión al nervio óptico.

Se observó que los pacientes con GTN tenían una mayor frecuencia de dolores de cabeza con o sin características de migraña.[49] Otro estudio no pudo confirmar esta asociación,[50] mientras que una tercera investigación encontró que los pacientes con GTN y dolores de cabeza tenían una PIO mucho más baja que los pacientes con GTN sin dolores de cabeza, lo que sugiere un subgrupo en este grupo de pacientes.[51] También se ha reportado un flujo sanguíneo reducido anormal en los dedos, en especial en respuesta a la exposición al frío.[52,53] Otros investigadores de nuevo encontraron dos subgrupos de GCAA: uno más pequeño, con mediciones vasoespásticas del flujo sanguíneo de los dedos y una correlación altamente positiva entre la pérdida del campo visual y la PIO, y un grupo más grande, con alteraciones de la coagulación y medición bioquímica, sugerentes de enfermedad vascular, sin correlación entre el campo visual y la PIO más alta.[54] Un estudio de la función del endotelio vascular periférico en pacientes con GTN encontró una alteración en la vasodilatación del endotelio periférico mediada por acetilcolina en comparación con controles sanos pareados por edad y sexo,[55] y un polimorfismo del gen del receptor de endotelina tipo A se ha asociado con GTN.[56] Por lo tanto, la mayor parte de las observaciones sugiere que los eventos vasoespásticos están involucrados en el mecanismo de al menos algunas formas de GTN. (Las implicaciones terapéuticas de esto se discuten al final de este capítulo.)

Las anomalías hematológicas que se relacionan con el GTN incluyen un aumento de la viscosidad de la sangre y el plasma y la hipercoagulabilidad (p. ej., aumento de la adhesividad de las plaquetas y del tiempo de lisis de la euglobulina).[36,41] Sin embargo, otros estudios no han revelado anomalías significativas de manera estadística en las pruebas de coagulación o en los perfiles vasculares o reológicos.[57,58] Se ha reportado que la hipercolesterolemia es mayor entre los pacientes

con GTN.[59] La resonancia magnética en pacientes con GTN ha revelado una mayor incidencia de isquemia cerebral difusa, lo que puede ser una prueba más de una etiología vascular.[60,61]

También hay cierta evidencia de que los mecanismos inmunitarios pueden desempeñar un papel en el mecanismo del GTN. En un estudio, 30% de los pacientes tenía una o más enfermedades relacionadas con el sistema inmunológico, en comparación con 8% en un grupo pareado de pacientes con hipertensión ocular.[62] El mecanismo inmunológico se ve apoyado por hallazgos que incluyen el aumento de la incidencia de paraproteinemia y autoanticuerpos, como anticuerpos anti-rodopsina y anticuerpos anti-glutatión-S transferasa (un antígeno retiniano), en pacientes con GTN.[63-65] También hay un reporte de hallazgos histopatológicos posmórtem en un paciente con GTN que tenía gammapatía monoclonal e inmunorreactividad sérica para proteínas retinianas. Se observó depósito de inmunoglobulina G y A en las células ganglionares y en las capas nucleares interna y externa de la retina, y se halló evidencia de muerte celular apoptótica en las capas de células ganglionares y nucleares internas de la retina.[66]

Diferencias en la presión translaminar

Debido a que el nervio óptico está expuesto no solo a la PIO sino también a la presión intracraneal, a través del líquido cefalorraquídeo, la investigación se ha centrado cada vez más en la presión translaminar. Se ha planteado la hipótesis de que las fluctuaciones en la presión intracraneal pueden derivar en fluctuaciones significativas de la presión translaminar, lo que podría ejercer estrés de cizallamiento sobre la lámina cribosa y los axones de las células ganglionares, acción que precipita o exacerba los cambios glaucomatosos.[67] En un metaanálisis de 396 pacientes, la PIO, la presión intracraneal y la presión translaminar difirieron de forma significativa entre los pacientes con GCAA y las personas sanas.[68] En tres estudios los pacientes se subdividieron en grupos con GTN y con glaucoma de alta tensión.[69-71] Como era de esperar, la PIO fue mucho mayor en el grupo de alta tensión que en personas con ojos sanos o GTN. La presión intracraneal fue mucho menor en el grupo de GTN en comparación con el grupo de alta tensión y las personas sanas. Además, las presiones translaminares difirieron de modo significativo entre todos los grupos. Las presiones translaminares fueron casi dos veces mayores en el GTN, y casi cinco veces mayores en el glaucoma de alta tensión, en comparación con los ojos sanos. Cabe destacar que el grupo de alta tensión era más joven que los grupos con GTN u ojos sanos. Más aún, la presión translaminar elevada se asoció con la pérdida glaucomatosa del campo visual o mayores cambios estructurales glaucomatosos. En este momento, el papel de la presión translaminar en el desarrollo y la progresión del glaucoma no se ha dilucidado con claridad. Los desafíos para comprender el papel de la presión translaminar en el glaucoma incluyen abordajes metodológicos heterogéneos entre los estudios y la incertidumbre sobre si la presión del líquido cefalorraquídeo medida por punción lumbar se corresponde bien con la presión que rodea las porciones intracanalicular, intraorbitaria e intracraneal del nervio óptico.

Cambios pigmentarios peripapilares

Los cambios pigmentarios en el epitelio pigmentario de la retina están correlacionados con la progresión del GCAA, pero no con el GTN.[72] Un estudio prospectivo de gran tamaño que siguió a pacientes durante 4 años encontró que se presenta atrofia de la zona beta, tanto en el GCAA como en el GTN; sin embargo, un área más grande de atrofia se asoció con progresión solo en el grupo con GCAA.[72]

DIAGNÓSTICO DIFERENCIAL DEL GLAUCOMA DE TENSIÓN NORMAL

El diagnóstico diferencial del GTN se resume en la **tabla 12-1** y debe incluir amplias fluctuaciones diurnas de la PIO en las que se producen presiones altas en momentos en que no se registran. Otros pacientes alguna vez pueden haber tenido presiones altas que causaron daños que desde entonces se han normalizado de modo espontáneo. Un ejemplo de esto es el glaucoma pigmentario, en el que la PIO a menudo mejora con la edad. En otro ejemplo, la exposición previa significativa a medicamentos esteroides puede haber causado un glaucoma secundario no diagnosticado que produjo daño, pero se estabilizó una vez que se suspendió el uso de esteroides.[73] Otra situación que se debe distinguir del GTN es el caso de atrofia óptica avanzada y pérdida del campo visual, en el que incluso presiones medias a bajas pueden estar asociadas con o pueden causar más daño progresivo. También es importante descartar las causas no glaucomatosas de cambios en el disco y el campo visual (analizadas en los caps. 4 y 6 y resumidas en la **tabla 12-1**) y considerar los escenarios clínicos cuando uno puede querer solicitar un estudio de neuroimagen (tomografía computarizada o resonancia magnética de la órbita y el quiasma) u otros estudios (p. ej., Doppler carotídeo, escaneo orbitario en modo B) para descartar estos trastornos (**tabla 12-2**).

Pruebas complementarias

Se han estudiado numerosas pruebas para encontrar indicadores de pronóstico adicionales de GCAA. Aún no se ha demostrado de forma clara que ninguna de ellas tenga valor clínico y, por lo tanto, solo se cubren de modo breve. La tonografía y sus limitaciones como herramienta clínica en el diagnóstico del GCAA se discuten en el capítulo 3. Las pruebas de provocación son sobre todo de valor histórico, y se remite al lector a la cuarta edición de este texto para una discusión más detallada. La prueba de provocación con agua se derivó de la teoría de

que los ojos glaucomatosos tienen una mayor respuesta de presión al beber agua. Por desgracia, esta prueba tiene poco valor diagnóstico.

Las pruebas de provocación por dilatación se utilizan sobre todo en ojos con sospecha de ángulos de la cámara anterior ocluibles (véase capítulo 13). Sin embargo, los cicloplejicos y midriáticos también se han estudiado en relación con su influencia en las formas de glaucoma de ángulo abierto. Estos estudios no han proporcionado pruebas diagnósticas útiles en la clínica, pero se pueden extraer algunos puntos de ellos. Los pacientes con GCAA tienen más probabilidades de tener un aumento significativo de la PIO con cicloplejicos fuertes (como ciclopentolato al 1%, atropina al 1%, homatropina al 5% o escopolamina al 0.25%) si reciben terapia con mióticos a largo plazo. También se cree que la acción midriática de los agentes midriáticos cicloplejicos, o de un midriático como la fenilefrina, es una causa de elevación de la PIO en algunos ojos con ángulos de la cámara anterior abiertos que no se tratan con mióticos. Esto ocurre solo cuando hay una cantidad considerable de pigmento asociada en la cámara anterior. La tendencia de los pacientes con GCAA, y un cierto porcentaje de la población general, a responder a la terapia con esteroides tópicos con un aumento de la PIO, también se ha evaluado como una prueba predictiva de GCAA. Sin embargo, se ha encontrado que la respuesta a los esteroides se correlaciona mal con el riesgo de GCAA.

MECANISMO PROPUESTO DEL GLAUCOMA CRÓNICO DE ÁNGULO ABIERTO

Mecanismos de obstrucción y flujo de salida del humor acuoso

Como ocurre con casi todas las formas de glaucoma, la elevación de la PIO en el GCAA se debe a la obstrucción del flujo de salida del humor acuoso. Sin embargo, los mecanismos precisos de la obstrucción del flujo de salida en esta afección todavía se comprenden poco, a pesar de haberse estudiado de forma intensa.

Observaciones histopatológicas

La fuente más probable para la eventual explicación de la obstrucción del flujo de salida del humor acuoso en el GCAA yace en el estudio de material histopatológico y la biología molecular (*véase* capítulo 1). Sin embargo, la interpretación de los hallazgos histopatológicos debe considerar influencias adicionales, como la edad, los efectos secundarios de la elevación prolongada de la PIO, las alteraciones que el tratamiento médico y quirúrgico del glaucoma podría haber inducido, además de los artefactos creados por el procesamiento del tejido.

Influencia del humor acuoso

La creciente evidencia muestra que los componentes anormales del humor acuoso pueden afectar de forma adversa a las estructuras del flujo de salida, lo que aumenta la resistencia al flujo de salida. Los factores de crecimiento transformantes (TGF, por sus siglas en inglés) son una familia de polipéptidos multifuncionales con varias propiedades reguladoras celulares, incluidas la inhibición de la proliferación de células epiteliales, la inducción de la síntesis de proteínas de matriz extracelular y la estimulación del crecimiento de células mesenquimales. El humor acuoso de los pacientes con GCAA tiene una cantidad mayor significativa de TGF-β_2 que el de los individuos sanos.[74] Los niveles anormales de TGF-β_2 en el humor acuoso de pacientes con GCAA pueden disminuir la celularidad de la malla trabecular y promover una acumulación de cantidades excesivas de materiales de matriz extracelular con el consiguiente aumento de la resistencia al flujo de salida de humor acuoso.

TABLA 12-1	Diagnóstico diferencial del glaucoma de tensión normal

Trastornos congénitos

Anomalías del nervio óptico, incluidos coloboma, fosetas, inserción oblicua

Atrofia óptica autosómica dominante (tipo Kjer)

Trastornos adquiridos

Antecedente de uso de esteroides por cualquier vía que pueda haber llevado a una PIO elevada

Antecedentes de traumatismo o cirugía que pueden haber provocado un aumento de la PIO

Crisis hemodinámica

Intoxicación por alcohol metílico

Neuritis óptica

Neuropatía óptica isquémica arterítica

Neuropatía óptica isquémica no arterítica

Lesiones compresivas del nervio óptico y del tracto del nervio (p. ej., meningioma, lesión vascular)

Traumatismo

Fluctuación diurna amplia de la PIO

PIO, presión intraocular.

TABLA 12-2	Indicaciones relativas para realizar una evaluación con estudios de neuroimagenología en el glaucoma de tensión normal

Generales

Edad < 50 años

Dolores de cabeza de nueva aparición o mayor gravedad

Síntomas neurológicos localizados distintos a la migraña

Anomalías visuales neurológicas

Oculares

Anomalías en la visión al color

Palidez del borde neurorretiniano restante

Acoplamiento muy asimétrico

Falta de correlación entre el disco y el campo visual

Defecto del campo visual que respeta la línea media vertical

Alteraciones de la malla trabecular

Grant demostró que la mayor proporción de resistencia al flujo de salida del humor acuoso en ojos humanos enucleados podría eliminarse mediante la incisión de la malla trabecular.[75] Desde entonces, varios estudios han demostrado que el sitio de máxima resistencia en la malla parece ser el tejido yuxtacanalicular y la pared interna del canal de Schlemm.[76] El cambio estructural más característico en el tejido yuxtacanalicular es un aumento en la matriz extracelular y una acumulación de "material de placa". Este material se deriva de vainas engrosadas de fibras elásticas, aunque se desconoce la composición exacta.[74]

Marcadores de respuesta al estrés

La miocilina (*MYOC*), el primer gen que se identificó como mutado en el GCAA, se produce en el ojo en mayores cantidades en momentos de estrés. Está presente en mayores cantidades en experimentos de cultivo de órganos y células después del tratamiento con dexametasona, el estrés oxidativo, el estiramiento y el tratamiento con TGF-β.[77] Otra clase de proteínas inducidas por estrés son las proteínas de choque térmico, como la αB-cristalina. Un estudio de ojos de donantes con GCAA demostró diferencias en la tinción de dos posibles marcadores de respuesta al estrés, la αB-cristalina y la miocilina, en la malla trabecular de los ojos glaucomatosos (GCAA, glaucoma exfoliativo, GTN) en comparación con controles de la misma edad.[78] Estas proteínas se localizaron en muchas más regiones de la malla y parecían más intensas que en los ojos sanos, al margen del tipo o la gravedad clínica del glaucoma. Un metaanálisis encontró que el estrés oxidativo estaba aumentado en el suero y el humor acuoso en aquellos con glaucoma. Se descubrió que el malonildialdehído es el mejor biomarcador sérico del estrés oxidativo.[79]

Las células endoteliales que recubren al trabéculo son más activas en los ojos con GCAA que en ojos normotensos, y se reporta que muestran proliferación con degeneración espumosa y engrosamiento de la membrana basal.[80] La celularidad de la malla trabecular en ojos con GCAA es menor que en ojos no glaucomatosos, pero la tasa de disminución con la edad es similar en los dos grupos.[81] También se ha demostrado una frecuencia reducida de filamentos de actina (proteínas contráctiles) en el endotelio trabecular en ojos con GCAA.[82] Se encontraron redes de actina entrecruzadas, que alteran la función de células trabeculares, en niveles más altos y aumentaron más en

respuesta a la dexametasona en ojos con glaucoma que en ojos de controles sanos en cultivos de tejido.[83]

Se ha reportado que los glucosaminoglucanos son más abundantes en la malla trabecular de ojos humanos con GCAA.[84,85] Sin embargo, se ha demostrado que el ácido hialurónico está disminuido en la malla trabecular de los ojos con GCAA, y la pérdida de sus propiedades tensoactivas puede influir en la resistencia al flujo de salida de humor acuoso.[86] La perfusión de ferritina cationizada en ojos enucleados de pacientes con GCAA sugiere que la obstrucción del flujo de salida es segmentaria.[87] Las vesículas de matriz, que representan lisosomas extracelulares, un material de envoltura de fibras subendoteliales de tipo elástico, la glucoproteína extracelular fibronectina y la elastina, también se han encontrado en cantidades anormales en el tejido conectivo yuxtacanalicular de los ojos con GCAA.[88,89] Estos pacientes también se diferencian de la población sana en la unión del colágeno a la fibronectina plasmática.[90]

Se observan poros y vacuolas gigantes en el endotelio de la pared interna del canal de Schlemm en ojos sanos, y se cree que están relacionados con el transporte del humor acuoso. En ojos con GCAA se ha encontrado, en la mayoría de los estudios, que las vacuolas gigantes están disminuidas o ausentes. También se ha demostrado que la densidad de los poros se reduce y se distribuye de manera más desigual en los ojos GCAA que en los ojos sanos.[91]

En un estudio de la malla trabecular y el nervio óptico de 26 ojos de 14 donantes, el aumento de la gravedad del daño al nervio óptico (cuantificado por el recuento de axones) se correlacionó de manera significativa con un incremento en la cantidad de material de placa derivado de la vaina en el tejido conectivo yuxtacanalicular.[92]

Colapso del canal de Schlemm

El colapso del canal de Schlemm también aumentará la resistencia al flujo de salida del humor acuoso, y se ha propuesto como un mecanismo de obstrucción del flujo de salida en el GCAA. El colapso representa una protrusión de la malla trabecular hacia el interior del canal, que puede derivar de alteraciones en la malla o relajación del músculo ciliar. En apoyo de esta teoría, algunos estudios histopatológicos han revelado un canal de Schlemm estrecho con adherencias entre las paredes interna y externa.[80] Sin embargo, un modelo matemático del canal de Schlemm sugiere de modo tentativo que la resistencia al flujo de salida del humor acuoso se encuentra en la pared interna del canal, y no es causada solo por un debilitamiento de la malla trabecular con un colapso resultante del canal de Schlemm.[93]

Al interpretar los hallazgos histológicos en el tejido conjuntivo yuxtacanalicular y el canal de Schlemm, es aconsejable tener en cuenta una cierta cantidad de variabilidad segmentaria y examinar al menos tres cuadrantes por ojo.[94]

Alteraciones de los canales intraesclerales

Las alteraciones de los canales intraesclerales también podrían ser un mecanismo de aumento de la resistencia al flujo de salida del humor acuoso en el GCAA. Las observaciones histopatológicas han revelado una atenuación de los canales, que puede deberse a una inflamación de los glucosaminoglucanos en la esclera adyacente.[95] Krasnov[96] sugirió que el bloqueo intraescleral puede ser el mecanismo de obstrucción del flujo de salida en cerca de la mitad de los ojos con GCAA. Sin embargo, esta teoría no fue apoyada por un estudio en el que la remoción de tejido que recubre el canal de Schlemm no logró mejorar la facilidad de salida hasta que se entró al canal.[97]

Sensibilidad a los corticoesteroides

Como se señaló antes, existe evidencia de que los pacientes con GCAA son inusualmente sensibles a los corticoesteroides, y esta sensibilidad a los esteroides puede estar relacionada con la resistencia anormal al flujo de salida del humor acuoso. Esta discusión considera primero la evidencia de la mayor sensibilidad y luego analiza las teorías de cómo esto puede influir en el flujo de salida.

Respuesta a los corticoesteroides tópicos

Los estudios en la población general en los que se administró un corticoesteroide tópico potente, como betametasona a 0.1% o dexametasona a 0.1%, 3 a 4 veces al día durante 3 a 6 semanas, encontraron que una proporción sustancial de individuos responde con grados variables de elevación de la PIO. En algunos estudios se encontró que la distribución de las respuestas de la presión en la población general es trimodal, donde alrededor de dos tercios de los participantes tienen una respuesta baja (por lo general definida como un aumento de la PIO ≤ 5 mm Hg), un tercio muestra una respuesta intermedia (aumento de 6 a 15 mm Hg) y 4 a 5%, un aumento superior a 15 mm Hg.[98-100] Las poblaciones con GCAA tienen más individuos con una respuesta alta de la PIO a los corticoesteroides tópicos.

La herencia de la respuesta a los corticoesteroides tópicos y cómo esto puede relacionarse con el GCAA ha sido motivo de controversia. Becker[98,101] postuló un modo autosómico recesivo para la respuesta a los corticoesteroides, y sugirió que el gen está relacionado en gran medida o es idéntico al del GCAA, que pensó que tenía una herencia autosómica recesiva. Armaly[100] estuvo de acuerdo en que las dos condiciones podrían estar relacionadas de manera genética, pero propuso una herencia poligenética para el GCAA, con el gen de la respuesta tópica a los corticoesteroides como uno de los genes involucrados. Los investigadores han tratado de explicar si los pacientes con GCAA son sensibles de forma inusual a los corticoesteroides y por qué se presenta esta situación.

Teoría del eje hipotalámico-hipofisiario-suprarrenal

Una respuesta anormal del eje hipotalámico-hipofisiario-suprarrenal en pacientes con GCAA puede estar relacionada con alteraciones en la dinámica del humor acuoso en respuesta a los corticoesteroides.[102]

Teoría del monofosfato de adenosina cíclico

Los corticoesteroides pueden influir en la PIO al alterar el monofosfato de adenosina cíclico. Los corticoesteroides tienen un efecto permisivo sobre la estimulación β adrenérgica de la adenilil ciclasa, la enzima responsable de la síntesis de monofosfato de adenosina cíclico.[103] No se sabe con certeza cómo esto se relaciona con la dinámica del humor acuoso.

Teoría de los glucosaminoglucanos

La elevación de la PIO asociada con la sensibilidad a los corticoesteroides puede estar relacionada con los glucosaminoglucanos en la malla trabecular. Cuando se polimerizan, los glucosaminoglucanos se hidratan, se hinchan y obstruyen la salida de humor acuoso.

Teoría de la fagocitosis

El efecto de los esteroides sobre la PIO puede estar relacionado con la actividad fagocítica de las células endoteliales que recubren la malla trabecular. Los corticoesteroides suprimen la fagocitosis, y puede ser que el endotelio trabecular en pacientes con GCAA sea inusualmente sensible, incluso a los corticoesteroides endógenos.

El capítulo 24 proporciona información adicional sobre la sensibilidad a los corticoesteroides y su asociación con el GCAA.

Mecanismo de neuropatía óptica

Observaciones histopatológicas

Se ha reportado que la pérdida de axones en los ojos con GCAA se asocia con un aumento del tejido conectivo en los tabiques y alrededor de los vasos retinianos centrales, incluyendo un aumento de la cantidad de colágeno tipo IV y VI.[104] El número total de capilares y la densidad de los capilares disminuyeron con pérdida de axones. Los cambios arterioscleróticos fueron más frecuentes en los ojos glaucomatosos que en los ojos de control de la misma edad.

Estudios inmunológicos

Varios reportes sugieren un mecanismo inmunorregulador en la patogenia del GCAA, a nivel de la malla, los cuerpos de las células ganglionares y los axones del nervio óptico, los vasos retinianos y la lámina cribosa. Las funciones del sistema inmunológico en el glaucoma se han descrito como neuroprotectoras o neurodestructivas. Se ha propuesto que un equilibrio crítico entre la inmunidad protectora benéfica y las secuelas dañinas de la lesión neurodegenerativa autoinmune (como las proteínas de choque térmico) determina el destino final de las células ganglionares de la retina en respuesta a diversos factores estresantes en pacientes con glaucoma. El Canadian Glaucoma Study reportó que un anticuerpo anticardiolipina elevado está asociado con la progresión del GCAA.[105] El anticuerpo anticardiolipina es uno de los anticuerpos antifosfolípidos que se encuentran en niveles elevados en pacientes con síndromes trombóticos adquiridos.[106,107]

Flujo sanguíneo

Se han demostrado anomalías del flujo sanguíneo al segmento posterior del ojo en el GCAA mediante imágenes Doppler en color, angiografía con fluoresceína, flujometría con láser Doppler y mediciones del flujo sanguíneo ocular pulsátil.[108-116] Los estudios reológicos también han demostrado diferencias en la agregación de los glóbulos rojos, aumento de la viscosidad plasmática y activación del sistema de coagulación en pacientes con GCAA, en comparación con los controles.[117,118] También se ha demostrado una alteración de la autorregulación del flujo sanguíneo en el nervio óptico y la circulación retiniana.[119,120]

También parecen ocurrir cambios en la hemodinámica retrobulbar con la edad. El análisis de imágenes Doppler color de la arterias oftálmica, central de la retina y ciliares posteriores nasales y temporales en hombres y mujeres sanos demostró alteraciones hemodinámicas relacionadas con la edad, similares a las halladas en pacientes con glaucoma, lo que sugiere que estos cambios relacionados con la edad pueden contribuir a un mayor riesgo de glaucoma.[121] También hay evidencia que sugiere que la circulación coroidea está comprometida en el GCAA,[122,123] lo cual está respaldado por datos electrorretinográficos que demuestran daño retiniano externo en ojos con glaucoma.[124]

Susceptibilidad apoptótica de las células ganglionares

Las células ganglionares parecen morir por apoptosis en el glaucoma experimental.[125] Esto puede estar relacionado con una multiplicidad de factores (**fig. 12-1**).[126] En la clínica hay evidencia relacionada con la muerte celular excitotóxica por acumulación de glutamato y un desequilibrio de proteasas que modulan el medio de la matriz extracelular en la retina.[127,128]

Posible susceptibilidad infecciosa

En un estudio de 32 pacientes con GCAA, 9 con glaucoma exfoliativo y 30 pacientes de control con anemia de la misma edad, se realizó una

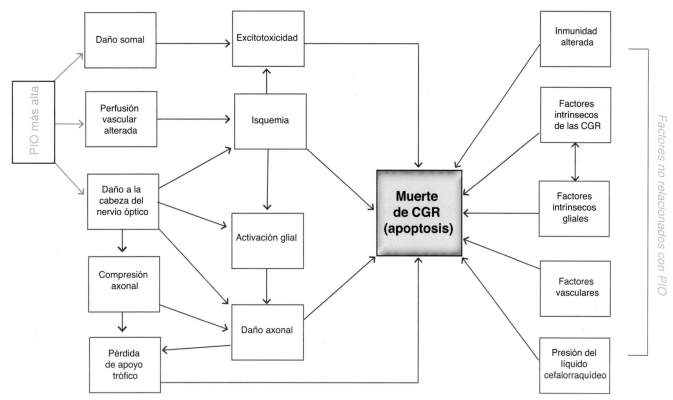

FIGURA 12-1 Muerte de células ganglionares de la retina: posibles factores contribuyentes. Diversas agresiones, incluidos factores relacionados y no relacionados con la presión intraocular (PIO), pueden provocar la muerte de las células ganglionares de la retina (CGR) en el glaucoma. Se muestran varios de los factores dañinos propuestos con mayor frecuencia. Una serie de estos factores puede juntarse para causar glaucoma en un individuo. Las diferencias genéticas determinarán la susceptibilidad o la resistencia a cada mecanismo dañino. La importancia relativa de procesos dañinos específicos puede diferir entre pacientes. (Modificado con autorización de Annual Reviews, Inc., de Libby RT, Gould DB, Anderson MG, et al. Complex genetics of glaucoma susceptibility. *Annu Rev Genomics Hum Genet.* 2005;6(1):15-44; permiso otorgado a través de Copyright Clearance Center, Inc.)

endoscopia gastrointestinal superior para evaluar anomalías macroscópicas, y se analizaron muestras de biopsia de mucosa gástrica para detectar la presencia de infección por *Helicobacter pylori*.[129] Alrededor de 88% de los pacientes con GCAA y glaucoma exfoliativo tenía infección por *H. pylori* confirmada de modo histológico, en comparación con 47% entre los controles. Los pacientes con glaucoma también presentaban una mucosa gástrica anormal, gastritis antral y enfermedad por úlcera péptica. Otros estudios también han notado que la infección por *H. pylori* está asociada con un mayor riesgo de glaucoma.[130] Aunque no se comprende la fisiopatología, *H. pylori* libera sustancias proinflamatorias e influye en la apoptosis, lo que tal vez conduce a la progresión de la neuropatía glaucomatosa.[131] No todos los estudios han encontrado esta correlación.[132,133]

Presión del líquido cefalorraquídeo

La lámina cribosa se encuentra entre dos compartimentos presurizados, el espacio intraocular y el espacio subaracnoideo posterior (véase capítulo 4). La diferencia de presión entre estos dos espacios se ha denominado *presión translaminar*. En este contexto, una presión reducida del líquido cefalorraquídeo ejercería el mismo efecto que un aumento de la PIO. La evidencia emergente sugiere que la presión translaminar puede tener un papel importante en la neuropatía óptica glaucomatosa.[69,71,134] En estos estudios, la presión del líquido cefalorraquídeo medida fue mucho menor en los participantes con GCAA en comparación con los controles. Además, la presión del líquido cefalorraquídeo fue menor en los participantes con GTN, en comparación con aquellos que tenían

GCAA asociado con una PIO elevada. Estos datos, aunque preliminares, sugieren que la interacción dinámica entre estos espacios de líquido puede desempeñar un papel en el glaucoma, y pueden ayudar a explicar por qué algunos individuos con PIO normal desarrollan glaucoma mientras que otros con PIO elevada pueden no desarrollarlo.

Genética

En los casos donde hay mutaciones genéticas involucradas es probable que el glaucoma juvenil se herede con un patrón mendeliano con mutaciones en un solo gen. Por el contrario, las formas adultas suelen implicar patrones de herencia complejos en los que intervienen numerosos genes.[135]

Se han implicado numerosos genes en el glaucoma, incluidos *MYOC*, optineurina (*OPTN*), cinasa de unión a TANK 1 (*TBK1*) y dominio 36 de repetición de WD (*WDR36, antes conocido como GLC1G*). Las mutaciones del gen de la miocilina son las más comunes. En pacientes con GCAA, las mutaciones en la miocilina ocurren en 3 a 5% de los pacientes.[136,137] Aunque el mecanismo exacto no se comprende por completo, se sabe que las mutaciones en el gen de la miocilina alteran la regulación normal de la PIO. La miocilina anormal altera el tráfico de la proteína y deriva en acumulaciones intracelulares de la proteína. Los pacientes con GCAA que tienen mutaciones en el *MYOC* a menudo presentan un inicio temprano y una PIO muy alta que no responde bien al tratamiento médico; por lo tanto, con frecuencia se requiere tratamiento quirúrgico.[138]

Por el contrario, los genes *OPTN* y *TBK1* están asociados con el GTN y muestran un modo de herencia autosómico dominante. Estos genes codifican proteínas que interactúan entre sí para estimular la autofagia. *TBK1* codifica una proteína cinasa que fosforila el *OPTN*, un receptor de autofagia. Las mutaciones en *TBK1* u *OPTN* provocan una estimulación anormal de la autofagia, que puede dañar las células ganglionares de la retina.[139]

De manera adicional, el locus CAV1/CAV2 en 7q34 está asociado con GCAA en poblaciones europeas. Estas proteínas tienen un papel en la producción y el funcionamiento de las caveolas, que son invaginaciones de la membrana celular involucradas en la señalización celular y la endocitosis.[140]

MANEJO

Principios generales de manejo

Los principios de cuándo y cómo tratar a los pacientes con GCAA se analizan en el capítulo 28. En resumen, es importante establecer un rango de PIO meta para ambos ojos del paciente, es decir, un rango de PIO en el que se cree no se anticipa más daño al nervio óptico.[1] Esto comienza con una historia detallada, un examen completo y las pruebas adecuadas, después de lo cual se establece la PIO meta en función del estadio de daño glaucomatoso y los factores de riesgo de progresión. A menudo, la meta inicial reduce la PIO entre 20 y 50%. La PIO meta es un concepto dinámico que debe reevaluarse en cada consulta. Una vez que se establece el rango de PIO meta, en la mayoría de los casos este se logra con medicación tópica. Por lo general los análogos de prostaglandinas se utilizan como tratamiento médico de primera línea, ya que son muy eficaces para reducir la PIO y tienen efectos secundarios mínimos. Cuando existe una contraindicación o intolerancia a los análogos de prostaglandinas se utilizan otros fármacos, como los inhibidores tópicos de la anhidrasa carbónica, los antagonistas β adrenérgicos y los agonistas adrenérgicos; sin embargo, estos agentes están asociados con mayores efectos secundarios. Si el rango de PIO meta no se puede lograr a pesar de la terapia médica máxima tolerable, por lo regular se indica una trabeculoplastia con argón o selectiva con láser, seguida de una cirugía filtrante para glaucoma u otras maniobras terapéuticas que se consideren necesarias.[1] En fechas recientes se han recomendado las cirugías de glaucoma microinvasivas (también conocidas como cirugías de glaucoma mínimamente invasivas, o MIGS), dada su relativa seguridad; sin embargo, estas varían en cuanto a su efectividad para reducir la PIO, en comparación con la trabeculectomía.

Si se produce una progresión del daño al nervio óptico o del campo visual, a pesar de alcanzar el rango de PIO meta, puede ser necesario ajustar la PIO meta hacia abajo y considerar los mecanismos de la neuropatía óptica independientes de la PIO. A lo largo del curso del tratamiento se deben considerar los gastos, las inconveniencias y los efectos secundarios de la terapia, y se debe establecer un plan de tratamiento eficaz que incluya la educación del paciente, la eficacia y toxicidad de la terapia, además del apego del paciente al tratamiento. Para cada ojo del paciente se debe elegir un esquema con la menor cantidad de medicación y efectos secundarios para lograr la respuesta terapéutica deseada. La evaluación de seguimiento debe guiarse por la gravedad de la enfermedad. Los principales objetivos del tratamiento del glaucoma son reducir la PIO, retrasar la progresión de la enfermedad y preservar la calidad de vida.

Tratamiento del glaucoma de tensión normal

Aunque el daño a la cabeza del nervio óptico y al campo visual puede progresar incluso a presiones normales bajas en el GTN, hay evidencia contundente que demuestra que la reducción de la PIO desde los valores basales es efectiva. En el CNTGS, 57% de los pacientes logró una reducción de la PIO de 30% con medicación tópica, trabeculoplastia láser o ambas.[141] El 43% restante requirió cirugía filtrante. Aunque esta no ayudó en una serie publicada, otros cirujanos han descubierto que puede prevenir el daño progresivo, y el CNTGS ha confirmado el beneficio de la reducción agresiva de la PIO en estos pacientes.[71,142]

A pesar del valor demostrado de la reducción de la PIO, algunos pacientes con GTN pueden tener mecanismos de neuropatía óptica glaucomatosa independientes de la PIO, y esto debe tenerse en cuenta en especial cuando el daño progresa con presiones de un solo dígito. Un aspecto adicional en el manejo del paciente con GTN puede ser el tratamiento de cualquier anomalía cardiovascular, como anemia, hipotensión, insuficiencia cardiaca congestiva, ataques isquémicos transitorios y arritmias cardiacas, para asegurar la máxima perfusión de la cabeza del nervio óptico.[143]

En última instancia, el tratamiento de elección puede resultar ser una terapia que proteja y mejore de forma directa la función de las células ganglionares y la cabeza del nervio óptico. Los resultados de un estudio de 3 años controlado con placebo, sobre el posible efecto del antagonista de los canales de calcio nilvadipino sobre el campo visual y la circulación ocular en 33 pacientes con GTN, sugieren que el flujo sanguíneo al nervio óptico y la fóvea aumentó en el grupo tratado. Más aún, la pendiente negativa promedio en la desviación media del campo visual a lo largo del tiempo también fue menor en el grupo tratado.[144] Otros estudios en los que participaron pacientes con GTN que recibieron terapia concomitante con antagonistas de los canales de calcio han demostrado una reducción significativa en la tasa de progresión del daño al disco y al campo visual, en comparación con grupos similares de GTN que no recibieron la terapia concomitante.[145,146]

PUNTOS CLAVE

▶ El glaucoma crónico de ángulo abierto (GCAA) es la forma más común de glaucoma en todo el mundo. Tiene una tendencia familiar y es más prevalente con el aumento de la edad, la raza negra, la miopía y ciertas enfermedades sistémicas, como la diabetes mellitus y las anomalías cardiovasculares.

▶ Por lo general, el GCAA es asintomático hasta que ocurre una pérdida avanzada del campo visual; se caracteriza por un ángulo abierto de la cámara anterior de apariencia normal.

▶ El glaucoma de tensión normal (GTN), un subgrupo clínico de GCAA, tiene cambios en el disco y en el campo visual similares, pero presiones que permanecen en el rango normal sin tratamiento. Sin embargo, la PIO es un factor de riesgo que contribuye en ambas condiciones, con una influencia creciente de factores independientes de la PIO en el GTN. El glaucoma de tensión normal es un diagnóstico de exclusión, y es importante asegurarse de que ninguna característica clínica atípica sugiera causas no glaucomatosas de acopamiento del nervio óptico.

▶ El mecanismo preciso del aumento de la resistencia al flujo de salida del humor acuoso y el daño al nervio óptico en el GCAA sigue sin estar claro, pero la investigación continúa, en especial en biología molecular, está comenzando a revelar respuestas a estos complejos procesos.

REFERENCIAS

1. Prum BE Jr, Rosenberg LF, Gedde SJ, et al. Primary open-angle glaucoma preferred practice pattern guidelines. *Ophthalmology.* 2016;123(1):P41-P111.
2. Kolker AE, Becker B. 'Ocular hypertension' vs open-angle glaucoma: a different view. *Arch Ophthalmol.* 1977;95(4):586-587.
3. Phelps CD. Ocular hypertension: to treat or not to treat? *Arch Ophthalmol.* 1977;95(4):588-589.
4. Chandler PA, Grant WM. 'Ocular hypertension' vs open-angle glaucoma. *Arch Ophthalmol.* 1977;95(4):585-586.
5. Shaffer R. 'Glaucoma suspect' or 'ocular hypertension'. *Arch Ophthalmol.* 1977;95(4):588.
6. Lee BL, Bathija R, Weinreb RN. The definition of normal-tension glaucoma. *J Glaucoma.* 1998;7(6):366-371.
7. Shields MB. Normal-tension glaucoma: Is it different from primary open-angle glaucoma? *Curr Opin Ophthalmol.* 2008;19(2):85-88.
8. O'Brien C, Schwartz B, Takamoto T, et al. Intraocular pressure and the rate of visual field loss in chronic open-angle glaucoma. *Am J Ophthalmol.* 1991;111(4):491-500.
9. Weber J, Koll W, Krieglstein GK. Intraocular pressure and visual field decay in chronic glaucoma. *Ger J Ophthalmol.* 1993;2(3):165-169.
10. Chauhan BC, Drance SM. The relationship between intraocular pressure and visual field progression in glaucoma. *Graefes Arch Clin Exp Ophthalmol.* 1992;230(6):521-526.
11. Quigley HA, Broman AT. The number of people with glaucoma worldwide in 2010 and 2020. *Br J Ophthalmol.* 2006;90(3):262-267.
12. Friedman DS, Wolfs RC, O'Colmain BJ, et al. Prevalence of open-angle glaucoma among adults in the United States. *Arch Ophthalmol.* 2004;122(4):532-538.
13. Hollows FC, Graham PA. Intra-ocular pressure, glaucoma, and glaucoma suspects in a defined population. *Br J Ophthalmol.* 1966;50(10):570-586.
14. Shiose Y, Kitazawa Y, Tsukahara S, et al. Epidemiology of glaucoma in Japan—a nationwide glaucoma survey. *Jpn J Ophthalmol.* 1991;35(2):133-155.
15. Jay JL, Murdoch JR. The rate of visual field loss in untreated primary open angle glaucoma. *Br J Ophthalmol.* 1993;77(3):176-178.
16. Harbin TS Jr, Podos SM, Kolker AE, et al. Visual field progression in open-angle glaucoma patients presenting with monocular field loss. *Trans Sect Ophthalmol Am Acad Ophthalmol Otolaryngol.* 1976;81(2):253-257.
17. Grant WM, Burke JF Jr. Why do some people go blind from glaucoma? *Ophthalmology.* 1982;89(9):991-998.
18. Ekstrom C, Haglund B. Chronic open-angle glaucoma and advanced visual field defects in a defined population. *Acta Ophthalmol.* 1991;69(5):574-580.
19. Anderson DR, Drance SM, Schulzer M. Natural history of normal-tension glaucoma. *Ophthalmology.* 2001;108(2):247-253.
20. Leske MC, Heijl A, Hyman L, et al. Predictors of long-term progression in the Early Manifest Glaucoma Trial. *Ophthalmology.* 2007;114(11):1965-1972.
21. Heijl A, Bengtsson B, Hyman L, Leske MC; Early Manifest Glaucoma Trial Group. Natural history of open-angle glaucoma. *Ophthalmology.* 2009;116(12):2271-2276.
22. Behki R, Damji KF, Crichton A. Canadian perspectives in glaucoma management: the role of central corneal thickness [review]. *Can J Ophthalmol.* 2007;42(1):66-74.
23. Kimura R, Levene RZ. Gonioscopic differences between primary open-angle glaucoma and normal subjects over 40 years of age. *Am J Ophthalmol.* 1975;80(1):56-61.
24. Campbell DG, Boys-Smith JW, Woods WD. Variation of pigmentation and segmentation of pigmentation in primary open-angle glaucoma. *Invest Ophthalmol Vis Sci.* 1984;25(suppl):122.
25. Sommer A, Miller NR, Pollack I, et al. The nerve fiber layer in the diagnosis of glaucoma. *Arch Ophthalmol.* 1977;95(12):2149-2156.
26. Kass MA, Kolker AE, Becker B. Prognostic factors in glaucomatous visual field loss. *Arch Ophthalmol.* 1976;94(8):1274-1276.
27. Susanna R, Drance SM, Douglas GR. The visual prognosis of the fellow eye in uniocular chronic open-angle glaucoma. *Br J Ophthalmol.* 1978;62(5):327-329.
28. Pruzan NL, Myers JS. Phenotypic differences in normal vs high tension glaucoma. *J Neuroophthalmol.* 2015;35:S4-S7.
29. Iester M, Mikelberg FS. Optic nerve head morphologic characteristics in high-tension and normal-tension glaucoma. *Arch Ophthalmol.* 1999;117(8):1010-1013.
30. Kim DM, Seo JH, Kim SH, et al. Comparison of localized retinal nerve fiber layer defects between a low-teen intraocular pressure group and a high-teen intraocular pressure group in normal-tension glaucoma patients. *J Glaucoma.* 2007;16(3):293-296.
31. Gliklich RE, Steinmann WC, Spaeth GL. Visual field change in low-tension glaucoma over a five-year follow-up. *Ophthalmology.* 1989;96(3):316-320.
32. Araie M, Sekine M, Suzuki Y, et al. Factors contributing to the progression of visual field damage in eyes with normal-tension glaucoma. *Ophthalmology.* 1994;101(8):1440-1444.
33. Jonas JB, Grundler AE, Gonzales-Cortes J. Pressure-dependent neuroretinal rim loss in normal-pressure glaucoma. *Am J Ophthalmol.* 1998;125(2):137-144.
34. Noureddin BN, Poinoosawmy D, Fietzke FW, et al. Regression analysis of visual field progression in low tension glaucoma. *Br J Ophthalmol.* 1991;75(8):493-495.
35. Cartwright MJ, Anderson DR. Correlation of asymmetric damage with asymmetric intraocular pressure in normal-tension glaucoma (low-tension glaucoma). *Arch Ophthalmol.* 1988;106(7):898-900.
36. Crichton A, Drance SM, Douglas GR, et al. Unequal intraocular pressure and its relation to asymmetric visual field defects in low-tension glaucoma. *Ophthalmology.* 1989;96(9):1312-1314.
37. Greenfield DS, Liebmann JM, Ritch R, et al. Visual field and intraocular pressure asymmetry in the Low-Pressure Glaucoma Treatment Study. *Ophthalmology.* 2007;114(3):460-465.
38. Ido T, Tomita G, Kitazawa Y. Diurnal variation of intraocular pressure of normal-tension glaucoma. Influence of sleep and arousal. *Ophthalmology.* 1991;98(3):296-300.
39. Larsson LI, Rettig ES, Sheridan PT, et al. Aqueous humor dynamics in low-tension glaucoma. *Am J Ophthalmol.* 1993;116(5):590-593.
40. Weinreb RN, Liu JH. Nocturnal rhythms of intraocular pressure. *Arch Ophthalmol.* 2006;124(2):269-270.
41. Drance SM, Sweeney VP, Morgan RW, et al. Studies of factors involved in the production of low tension glaucoma. *Arch Ophthalmol.* 1973;89(6):457-465.
42. Drance SM, Morgan RW, Sweeney VP. Shock-induced optic neuropathy: a cause of nonprogressive glaucoma. *N Engl J Med.* 1973;288(8):392-395.
43. Goldberg I, Hollows FC, Kass MA, et al. Systemic factors in patients with low-tension glaucoma. *Br J Ophthalmol.* 1981;65(1):56-62.
44. Yanagi M, Kawasaki R, Wang JJ, Wong TY, Crowston J, Kiuchi Y. Vascular risk factors in glaucoma: a review. *Clin Exp Ophthalmol.* 2011;39(3):252-258.
45. Meyer JH, Brandi-Dohrn J, Funk J. Twenty four hour blood pressure monitoring in normal tension glaucoma. *Br J Ophthalmol.* 1996;80(10):864-867.
46. Hulsman CA, Vingerling JR, Hofman A, et al. Blood pressure, arterial stiffness, and open-angle glaucoma: the Rotterdam study. *Arch Ophthalmol.* 2007;125(6):805-812.
47. Waldmann E, Gasser P, Dubler B, et al. Silent myocardial ischemia in glaucoma and cataract patients. *Graefes Arch Clin Exp Ophthalmol.* 1996;234(10):595-598.
48. Pillunat LE, Stodtmeister R, Wilmanns I. Pressure compliance of the optic nerve head in low tension glaucoma. *Br J Ophthalmol.* 1987;71(3):181-187.
49. Phelps CD, Corbett JJ. Migraine and low-tension glaucoma. A case-control study. *Invest Ophthalmol Vis Sci.* 1985;26(8):1105-1108.
50. Usui T, Iwata K, Shirakashi M, et al. Prevalence of migraine in low-tension glaucoma and primary open-angle glaucoma in Japanese. *Br J Ophthalmol.* 1991;75(4):224-226.
51. Orgul S, Flammer J. Headache in normal-tension glaucoma patients. *J Glaucoma.* 1994;3(4):292-295.
52. Drance SM, Douglas GR, Wijsman K, et al. Response of blood flow to warm and cold in normal and low-tension glaucoma patients. *Am J Ophthalmol.* 1988;105(1):35-39.
53. Gasser P, Flammer J. Blood-cell velocity in the nailfold capillaries of patients with normal-tension and high-tension glaucoma. *Am J Ophthalmol.* 1991;111(5):585-588.
54. Schulzer M, Drance SM, Carter CJ, et al. Biostatistical evidence for two distinct chronic open angle glaucoma populations. *Br J Ophthalmol.* 1990;74(4):196-200.
55. Henry E, Newby DE, Webb DJ, et al. Peripheral endothelial dysfunction in normal pressure glaucoma. *Invest Ophthalmol Vis Sci.* 1999;40(8):1710-1714.

56. Kim SH, Kim JY, Kim DM, et al. Investigations on the association between normal tension glaucoma and single nucleotide polymorphisms of the endothelin-1 and endothelin receptor genes. *Mol Vis.* 2006;12:1016-1021.

57. Joist JH, Lichtenfeld P, Mandell AI, et al. Platelet function, blood coagulability, and fibrinolysis in patients with low tension glaucoma. *Arch Ophthalmol.* 1976;94(11):1893-1895.

58. Carter CJ, Brooks DE, Doyle DL, et al. Investigations into a vascular etiology for low-tension glaucoma. *Ophthalmology.* 1990;97(1):49-55.

59. Winder AF. Circulating lipoprotein and blood glucose levels in association with low-tension and chronic simple glaucoma. *Br J Ophthalmol.* 1977;61(10):641-645.

60. Stroman GA, Stewart WC, Golnik KC, et al. Magnetic resonance imaging in patients with low-tension glaucoma. *Arch Ophthalmol.* 1995;113(2):168-172.

61. Ong K, Farinelli A, Billson F, et al. Comparative study of brain magnetic resonance imaging findings in patients with low-tension glaucoma and control subjects. *Ophthalmology.* 1995;102(11):1632-1638.

62. Cartwright MJ, Grajewski AL, Friedberg ML, et al. Immune-related disease and normal-tension glaucoma. A case-control study. *Arch Ophthalmol.* 1992;110(4):500-502.

63. Wax MB, Barrett DA, Pestronk A. Increased incidence of paraproteinemia and autoantibodies in patients with normal-pressure glaucoma. *Am J Ophthalmol.* 1994;117(5):561-568.

64. Romano C, Barrett DA, Li Z, et al. Anti-rhodopsin antibodies in sera from patients with normal-pressure glaucoma. *Invest Ophthalmol Vis Sci.* 1995;36(10):1968-1975.

65. Yang J, Tezel G, Patil RV, et al. Serum autoantibody against glutathione S-transferase in patients with glaucoma. *Invest Ophthalmol Vis Sci.* 2001;42(6):1273-1276.

66. Wax MB, Tezel G, Saito I, et al. Anti-Ro/SS-A positivity and heat shock protein antibodies in patients with normal-pressure glaucoma. *Am J Ophthalmol.* 1998;125(2):145-157.

67. Wostyn P, De Groot V, Audenaert K, De Deyn PP. Are intracranial pressure fluctuations important in glaucoma? *Med Hypotheses.* 2011;77(4):598-600.

68. Siaudvytyte L, Januleviciene I, Daveckaite A, et al. Literature review and meta-analysis of translaminar pressure difference in open-angle glaucoma. *Eye (Lond).* 2015;29(10):1242-1250.

69. Ren R, Jonas JB, Tian G, et al. Cerebrospinal fluid pressure in glaucoma: a prospective study. *Ophthalmology.* 2010;117(2):259-266.

70. Siaudvytyte L, Januleviciene I, Ragauskas A, et al. The difference in translaminar pressure gradient and neuroretinal rim area in glaucoma and healthy subjects. *J Ophthalmol.* 2014;2014:937360.

71. Berdahl JP, Fautsch MP, Stinnett SS, Allingham RR. Intracranial pressure in primary open angle glaucoma, normal tension glaucoma, and ocular hypertension: a case-control study. *Invest Ophthalmol Vis Sci.* 2008;49(12):5412-5418.

72. Martus P, Stroux A, Budde WM, Mardin CY, Korth M, Jonas JB. Predictive factors for progressive optic nerve damage in various types of chronic open-angle glaucoma. *Ame J Ophthalmol.* 2005;139(6):999-1009.

73. Ritch R. Nonprogressive low-tension glaucoma with pigmentary dispersion. *Am J Ophthalmol.* 1982;94(2):190-196.

74. Tamm ER, Fuchshofer R. What increases outflow resistance in primary open-angle glaucoma? *Surv Ophthalmol.* 2007;52(suppl 2):S101-S104.

75. Grant WM. Further studies on facility of flow through the trabecular meshwork. *Arch Ophthalmol.* 1958;60(4 pt 1):523-533.

76. Johnson M. What controls aqueous humour outflow resistance? *Exp Eye Res.* 2006;82(4):545-557.

77. Johnson DH. Myocilin and glaucoma: a TIGR by the tail? *Arch Ophthalmol.* 2000;118(7):974-978.

78. Lutjen-Drecoll E, May CA, Polansky JR, et al. Localization of the stress proteins alpha B-crystallin and trabecular meshwork inducible glucocorticoid response protein in normal and glaucomatous trabecular meshwork. *Invest Ophthalmol Vis Sci.* 1998;39(3):517-525.

79. d'Azy CB, Pereira B, Chiambaretta F, Dutheil F. Oxidative and antioxidative stress markers in chronic glaucoma: a systematic review and meta-analysis. *PLoS One.* 2016;11(12):e0166915.

80. Zatulina NI. Electron microscopy of trabecular tissue in the advanced stage of simple open-angle glaucoma. *Oftalmol Zh.* 1973;28(2):115-118 [in Russian].

81. Alvarado J, Murphy C, Juster R. Trabecular meshwork cellularity in primary open-angle glaucoma and nonglaucomatous normals. *Ophthalmology.* 1984;91(6):564-579.

82. Tripathi RC, Tripathi BJ. Contractile protein alteration in trabecular endothelium in primary open-angle glaucoma. *Exp Eye Res.* 1980;31(6):721-724.

83. Clark AF, Miggans ST, Wilson K, et al. Cytoskeletal changes in cultured human glaucoma trabecular meshwork cells. *J Glaucoma.* 1995;4(3):183-188.

84. Li Y, Yi YZ. Histochemical and electron microscopic studies of the trabecular meshwork in primary open-angle glaucoma. *Yan Ke Xue Bao.* 1985;1(1):17-22 [in Chinese].

85. Armaly MF, Wang Y. Demonstration of acid mucopolysaccharides in the trabecular meshwork of the Rhesus monkey. *Invest Ophthalmol.* 1975;14(7):507-516.

86. Knepper PA, Covici S, Fadel JR, et al. Surface-tension properties of hyaluronic acid. *J Glaucoma.* 1995;4(3):194-199.

87. de Kater AW, Melamed S, Epstein DL. Patterns of aqueous humor outflow in glaucomatous and nonglaucomatous human eyes. A tracer study using cationized ferritin. *Arch Ophthalmol.* 1989;107(4):572-576.

88. Wallace DM, Murphy-Ullrich JE, Downs JC, O'Brien CJ. The role of matricellular proteins in glaucoma. *Matrix Biol.* 2014;37:174-182 [review].

89. Tektas OY, Lütjen-Drecoll E. Structural changes of the trabecular meshwork in different kinds of glaucoma. *Exp Eye Res.* 2009;88(4):769-775 [review].

90. Worthen DM, Cleveland PH, Slight JR, et al. Selective binding affinity of human plasma fibronectin for the collagens I–IV. *Invest Ophthalmol Vis Sci.* 1985;26(12):1740-1744.

91. Allingham RR, de Kater AW, Ethier CR, et al. The relationship between pore density and outflow facility in human eyes. *Invest Ophthalmol Vis Sci.* 1992;33(5):1661-1669.

92. Gottanka J, Johnson DH, Martus P, et al. Severity of optic nerve damage in eyes with POAG is correlated with changes in the trabecular meshwork. *J Glaucoma.* 1997;6(2):123-132.

93. Johnson MC, Kamm RD. The role of Schlemm's canal in aqueous outflow from the human eye. *Invest Ophthalmol Vis Sci.* 1983;24(3):320-325.

94. Buller C, Johnson D. Segmental variability of the trabecular meshwork in normal and glaucomatous eyes. *Invest Ophthalmol Vis Sci.* 1994;35(11):3841-3851.

95. Ashton N. The exit pathway of the aqueous. *Trans Ophthalmol Soc U K.* 1960;80:397-421.

96. Krasnov MM. Symposium: microsurgery of the outflow channels. Sinusotomy. Foundations, results, prospects. *Trans Am Acad Ophthalmol Otolaryngol.* 1972;76(2):368-374.

97. Nesterov AP, Batmanov YE. Trabecular wall of Schlemm's canal in the early stage of primary open-angle glaucoma. *Am J Ophthalmol.* 1974;78(4):639-647.

98. Becker B, Hahn KA. Topical corticosteroids and heredity in primary open-angle glaucoma. *Am J Ophthalmol.* 1964;57:543-551.

99. Armaly MF. The heritable nature of dexamethasone-induced ocular hypertension. *Arch Ophthalmol.* 1966;75(1):32-35.

100. Armaly MF. Inheritance of dexamethasone hypertension and glaucoma. *Arch Ophthalmol.* 1967;77(6):747-751.

101. Becker B. The genetic problem of chronic simple glaucoma. *Ann Ophthalmol.* 1971;3(4):351-354.

102. Schwartz B, Golden MA, Wiznia RA, et al. Differences of adrenal stress control mechanisms in subjects with glaucoma and normal subjects. Effect of vasopressin and pyrogen. *Arch Ophthalmol.* 1981;99(10):1770-1777.

103. Kass MA, Shin DH, Cooper DG, et al. The ocular hypotensive effect of epinephrine in high and low corticosteroid responders. *Invest Ophthalmol Vis Sci.* 1977;16(6):530-531.

104. Gottanka J, Kuhlmann A, Scholz M, et al. Pathophysiologic changes in the optic nerves of eyes with primary open angle and exfoliation glaucoma. *Invest Ophthalmol Vis Sci.* 2005;46(11):4170-4181.

105. Chauhan BC, Mikelberg FS, Balaszi AG, et al. Canadian Glaucoma Study: 2. Risk factors for the progression of open-angle glaucoma. *Arch Ophthalmol.* 2008;126(8):1030-1036.

106. Grus FH, Joachim SC, Wuenschig D, et al. Autoimmunity and glaucoma. *J Glaucoma.* 2008;17(1):79-84 [review].

107. Wax MB, Tezel G. Immunoregulation of retinal ganglion cell fate in glaucoma. *Exp Eye Res.* 2009;88(4):825-830 [review].

108. Rankin SJ, Walman BE, Buckley AR, et al. Color Doppler imaging and spectral analysis of the optic nerve vasculature in glaucoma. *Am J Ophthalmol.* 1995;119(6):685-693.

109. Rankin SJ, Drance SM. Peripapillary focal retinal arteriolar narrowing in open angle glaucoma. *J Glaucoma*. 1996;5(1):22-28.

110. Nicolela MT, Walman BE, Buckley AR, et al. Ocular hypertension and primary open-angle glaucoma: a comparative study of their retrobulbar blood flow velocity. *J Glaucoma*. 1996;5(5):308-310.

111. Butt Z, O'Brien C, McKillop G, et al. Color Doppler imaging in untreated high- and normal-pressure open-angle glaucoma. *Invest Ophthalmol Vis Sci*. 1997;38(3):690-696.

112. Kerr J, Nelson P, O'Brien C. A comparison of ocular blood flow in untreated primary open-angle glaucoma and ocular hypertension. *Am J Ophthalmol*. 1998;126(1):42-51.

113. Schwartz B, Rieser JC, Fishbein SL. Fluorescein angiographic defects of the optic disc in glaucoma. *Arch Ophthalmol*. 1977;95(11):1961-1974.

114. Michelson G, Langhans MJ, Groh MJ. Perfusion of the juxtapapillary retina and the neuroretinal rim area in primary open angle glaucoma. *J Glaucoma*. 1996;5(2):91-98.

115. Findl O, Rainer G, Dallinger S, et al. Assessment of optic disk blood flow in patients with open-angle glaucoma. *Am J Ophthalmol*. 2000;130(5):589-596.

116. Trew DR, Smith SE. Postural studies in pulsatile ocular blood flow: II. Chronic open angle glaucoma. *Br J Ophthalmol*. 1991;75(2):71-75.

117. Hamard P, Hamard H, Dufaux J, et al. Optic nerve head blood flow using a laser Doppler velocimeter and haemorheology in primary open angle glaucoma and normal pressure glaucoma. *Br J Ophthalmol*. 1994;78(6):449-453.

118. O'Brien C, Butt Z, Ludlam C, et al. Activation of the coagulation cascade in untreated primary open-angle glaucoma. *Ophthalmology*. 1997;104(4):725-729.

119. Pillunat LE, Stodtmeister R, Wilmanns I, et al. Autoregulation of ocular blood flow during changes in intraocular pressure. Preliminary results. *Graefes Arch Clin Exp Ophthalmol*. 1985;223(4):219-223.

120. Grunwald JE, Riva CE, Stone RA, et al. Retinal autoregulation in open-angle glaucoma. *Ophthalmology*. 1984;91(12):1690-1694.

121. Harris A, Harris M, Biller J, et al. Aging affects the retrobulbar circulation differently in women and men. *Arch Ophthalmol*. 2000;118(8):1076-1080.

122. Hayreh SS. Blood supply of the optic nerve head and its role in optic atrophy, glaucoma, and oedema of the optic disc. *Br J Ophthalmol*. 1969;53(11):721-748.

123. Hayreh SS. Pathogenesis of visual field defects. Role of the ciliary circulation. *Br J Ophthalmol*. 1970;54(5):289-311.

124. Vaegan BL. The locus of outer retinal change in glaucoma using Sutter multifocal flash and pattern ERG field tests. *Aust NZ J Ophthalmol*. 1996;24:28.

125. Quigley HA. Neuronal death in glaucoma. *Prog Retin Eye Res*. 1999;18(1):39-57.

126. Libby RT, Gould DB, Anderson MG, John SW. Complex genetics of glaucoma susceptibility. *Annu Rev Genomics Hum Genet*. 2005;6:15-44.

127. Chintala SK. The emerging role of proteases in retinal ganglion cell death. *Exp Eye Res*. 2006;82(1):5-12.

128. Dreyer EB, Zurakowski D, Schumer RA, et al. Elevated glutamate levels in the vitreous body of humans and monkeys with glaucoma. *Arch Ophthalmol*. 1996;114(3):299-305.

129. Kountouras J, Mylopoulos N, Boura P, et al. Relationship between *Helicobacter pylori* infection and glaucoma. *Ophthalmology*. 2001;108(3):599-604.

130. Kim JM, Kim SH, Park KH, Han SY, Shim HS. Investigation of the association between *Helicobacter pylori* infection and normal tension glaucoma. *Invest Ophthalmol Vis Sci*. 2011;52(2):665-668.

131. Izzotti A, Saccà SC, Bagnis A, Recupero SM. Glaucoma and *Helicobacter pylori* infection: correlations and controversies. *Br J Ophthalmol*. 2009;93(11):1420-1427.

132. Galloway PH, Warner SJ, Morshed MG, Mikelberg FS. *Helicobacter pylori* infection and the risk for open-angle glaucoma. *Ophthalmology*. 2003;110(5):922-925.

133. Kurtz S, Regenbogen M, Goldiner I, et al. No association between *Helicobacter pylori* infection or CagA-bearing strains and glaucoma. *J Glaucoma*. 2008;17(3):223-226.

134. Berdahl JP, Allingham RR, Johnson DH. Cerebrospinal fluid pressure is decreased in primary open-angle glaucoma. *Ophthalmology*. 2008;115(5):763-768.

135. Wang R, Wiggs JL. Common and rare genetic risk factors for glaucoma. *Cold Spring Harb Perspect Med*. 2014;4(12):a017244.

136. Weinreb RN, Aung T, Medeiros FA. The pathophysiology and treatment of glaucoma: a review. *J Am Med Assoc*. 2014;311(18):1901-1911.

137. Kwon YH, Fingert JH, Kuehn MH, Alward WL. Primary open-angle glaucoma. *N Engl J Med*. 2009;360(11):1113-1124.

138. Johnson AT, Richards JE, Boehnke M, et al. Clinical phenotype of juvenile-onset primary open-angle glaucoma linked to chromosome 1q. *Ophthalmology*. 1996;103(5):808-814.

139. Morton S, Hesson L, Peggie M, Cohen P. Enhanced binding of TBK1 by an optineurin mutant that causes a familial form of primary open angle glaucoma. *FEBS Lett*. 2008;582(6):997-1002.

140. Thorleifsson G, Walters GB, Hewitt AW, et al. Common variants near CAV1 and CAV2 are associated with primary open-angle glaucoma. *Nat Genet*. 2010;42(10):906-909.

141. Schulzer M. The Normal Tension Glaucoma Study Group. Intraocular pressure reduction in normal-tension glaucoma patients. *Ophthalmology*. 1992;99(9):1468-1470.

142. Boland MV, Ervin AM, Friedman DS, et al. Comparative effectiveness of treatments for open-angle glaucoma: a systematic review for the U.S. Preventive Services Task Force. *Ann Intern Med*. 2013;158(4):271-279 [review].

143. Chumbley LC, Brubaker RF. Low-tension glaucoma. *Am J Ophthalmol*. 1976;81(6):761-767.

144. Koseki N, Araie M, Tomidokoro A, et al. A placebo-controlled 3-year study of a calcium blocker on visual field and ocular circulation in glaucoma with low-normal pressure. *Ophthalmology*. 2008;115(11):2049-2057.

145. Netland PA, Chaturvedi N, Dreyer EB. Calcium channel blockers in the management of low-tension and open-angle glaucoma. *Am J Ophthalmol*. 1993;115(5):608-613.

146. Sawada A, Kitazawa Y, Yamamoto T, et al. Prevention of visual field defect progression with brovincamine in eyes with normal-tension glaucoma. *Ophthalmology*. 1996;103(2):283-288.

13

Glaucomas por bloqueo pupilar

TERMINOLOGÍA

Glaucomas de ángulo cerrado primarios frente a secundarios

El cierre del ángulo se caracteriza por la aposición del iris periférico contra la malla trabecular, lo que ocasiona la obstrucción del flujo de salida del humor acuoso (véase capítulo 8). Por lo general, el glaucoma de ángulo cerrado (GAC) se ha clasificado como GAC primario o GAC secundario. Para el GAC primario, se cree que los mecanismos de cierre angular no están asociados con otras anomalías oculares o sistémicas. Las afecciones que se han incluido en este grupo son el glaucoma por bloqueo pupilar, el iris en meseta y el glaucoma por mecanismo combinado o glaucoma en etapa residual. Para el GAC secundario, los mecanismos de cierre del ángulo son anomalías oculares o sistémicas asociadas, como la contracción de membranas neovasculares (véase capítulo 20), las lesiones ocupantes de espacio que empujan el ángulo y hacen que se cierre (capítulo 22) o los precipitados inflamatorios que tiran del ángulo y lo cierran (capítulo 23). A medida que la investigación clínica avanza en la comprensión de estas diversas formas de GAC, tales clasificaciones pueden cambiar. Por ejemplo, con las imágenes de ultrasonido de la configuración del iris en meseta,[1,2] esta condición se suele incluir con los GAC primarios y en los glaucomas asociados con trastornos del iris y del cuerpo ciliar (capítulo 18).

En este capítulo, los autores consideran la clasificación de varias formas de GAC primarios que comparten el mecanismo común de bloqueo pupilar y que, por lo regular, se han agrupado como GAC primarios. Las condiciones que se han denominado GAC secundarios se consideran en los capítulos siguientes de esta sección.

Formas de glaucoma por bloqueo pupilar

El glaucoma por bloqueo pupilar es la forma más común de GAC. Se cree que el evento iniciador es el resultado de una mayor resistencia al flujo de humor acuoso entre la porción pupilar del iris y la superficie anterior del cristalino,[3] que se asocia con una dilatación media de la pupila.[4] El bloqueo funcional produce un aumento de presión del líquido en la cámara posterior, lo que provoca un desplazamiento del iris hacia adelante. El movimiento anterior del iris periférico puede derivar en el cierre del ángulo de la cámara anterior (**fig. 13-1**).[3-5] Se pueden distinguir cuatro formas de glaucoma por bloqueo pupilar con base en los síntomas y hallazgos clínicos:[6] GAC agudo, GAC subagudo, GAC crónico y glaucoma por mecanismo combinado.

Glaucoma de ángulo cerrado agudo

En el GAC agudo, los síntomas son repentinos y graves, con dolor marcado, visión borrosa y ojos rojos. El paciente también puede tener náusea y vómito.

Glaucoma de ángulo cerrado subagudo

Se cree que el GAC subagudo tiene el mismo mecanismo de bloqueo pupilar que la forma aguda, pero sus síntomas son leves o están ausentes.[7] La condición también se ha llamado intermitente, prodrómica o subclínica.[8] Los pacientes con GAC subagudo pueden tener una condición subaguda de forma repetida antes de por fin presentar un episodio agudo o desarrollar sinequias anteriores periféricas (SAP) con elevación crónica de la presión.[7]

Glaucoma de ángulo cerrado crónico

En el GAC crónico, porciones del ángulo de la cámara anterior están cerradas de manera permanente por SAP, y la presión intraocular (PIO) está elevada de forma crónica.[8,9] El cierre sinequial puede resultar de un GAC agudo prolongado o condiciones subagudas repetidas de GAC. Una variación de esta afección se ha denominado acortamiento del ángulo o GAC progresivo.[10,11] Es importante buscar evidencia de síndrome de exfoliación con cuidado, ya que la exfoliación puede predisponer al bloqueo pupilar en algunas poblaciones de pacientes (véase capítulo 16).

Glaucoma por mecanismo combinado

En algunos ojos el glaucoma parece tener mecanismos de ángulo abierto y de ángulo cerrado. Los ojos que tienen glaucoma crónico de ángulo abierto (GCAA) pueden desarrollar ángulos anatómicos estrechos y, de modo subsecuente, tener un cierre angular intermitente. El glaucoma en estos ojos, que puede haber estado estable o progresar de forma paulatina, comienza a empeorar con rapidez. Por tanto, existe un mecanismo de ángulo abierto subyacente sobre el que se superpone un mecanismo de cierre angular. Otro escenario ocurre tras una crisis aguda de GAC en la que la PIO permanece elevada después de una iridotomía periférica, a pesar de un ángulo abierto de apariencia normal. En tales casos, la malla trabecular puede haberse lesionado durante la crisis de cierre angular. El daño glaucomatoso se produce porque, aunque los ángulos estrechos se han aliviado (mediante cirugía de cataratas, por ejemplo), la PIO permanece elevada.

EPIDEMIOLOGÍA

En la mayoría de las poblaciones el glaucoma por bloqueo pupilar es mucho menos común que el GCAA. Sin embargo, hay una reversión en la proporción de casos de GAC y glaucoma de ángulo abierto (GAA) entre los esquimales canadienses, de Alaska y de Groenlandia. El glaucoma por bloqueo pupilar se presenta en cerca de 0.5% de la población general y en 2 a 3% de los mayores de 40 años, con predilección por las mujeres.[12-15] Se realizó una observación similar en estudios poblacionales de China, Singapur, Mongolia, el sur de India y un grupo étnico mixto en Sudáfrica, en el que la prevalencia de GAC fue de 2.3%, en comparación con 1.5% de GCAA.[16-19] Esta mayor prevalencia de GAC puede ser causada por un diámetro corneal y una profundidad de la cámara anterior más pequeños, y un cristalino más grueso y colocado de modo más anterior en los individuos afectados.[20-22] Un estudio en esquimales de Alaska también mostró un rápido aumento de la hipermetropía después de los 50 años de edad, que alcanzó 72% en personas mayores de 80 años.[23]

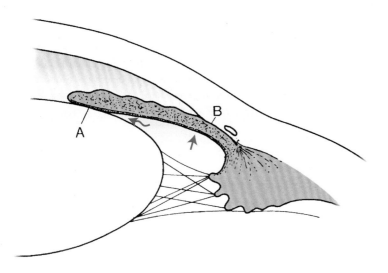

FIGURA 13-1 Glaucoma por bloqueo pupilar. Un bloqueo funcional entre el cristalino y el iris (**A**) conduce a un aumento de la presión en la cámara posterior (flechas) con desplazamiento hacia adelante del iris periférico y cierre del ángulo de la cámara anterior (**B**).

Los estudios del ángulo de la cámara anterior en varias poblaciones proporcionan una impresión de la prevalencia de personas con mayor riesgo de glaucoma por bloqueo pupilar. En dos estudios grandes, 5 a 6% de los examinados tenía ángulos de la cámara anterior sospechosos, pero se consideró que solo 0.6 a 1.1% tenía ángulos críticamente estrechos.[24,25] Entre los residentes estadounidenses de ascendencia vietnamita, 9% tenía ángulos críticamente estrechos, y se consideró que tenían un alto riesgo de oclusión.[26]

CARACTERÍSTICAS CLÍNICAS

El diagnóstico de glaucoma por bloqueo pupilar tiene varias facetas. En el transcurso de cada examen ocular, el médico debe considerar los factores de riesgo generales en la historia clínica y buscar características anatómicas que puedan predisponer al cierre del ángulo. El estándar de oro para evaluar el ángulo es la gonioscopia, que es esencial para identificar ojos con algún tipo de cierre angular o aquellos con mayor riesgo de GAC (es decir, ángulos ocluibles). En otras situaciones el paciente puede presentar signos y síntomas sugerentes de GAC, y el diagnóstico correcto dependerá de la comprensión de los síntomas, las circunstancias predisponentes, los hallazgos físicos de la enfermedad y el diagnóstico diferencial (**fig. 13-2**). En este capítulo se consideran los diversos aspectos del diagnóstico de glaucoma por bloqueo pupilar potencial o manifiesto.

Factores de riesgo

Características generales de los pacientes

Varios factores influyen en la configuración del ángulo de la cámara anterior y el riesgo de glaucoma por bloqueo pupilar.

Edad

La profundidad y el volumen de la cámara anterior disminuyen con la edad,[27] lo que puede resultar del engrosamiento y el desplazamiento hacia adelante del cristalino.[28,29] En consecuencia, el porcentaje de individuos con ángulos críticamente estrechos es mayor en los grupos de mayor edad. La prevalencia del glaucoma por bloqueo pupilar también aumenta con la edad, aunque puede alcanzar su punto máximo más temprano en la vida, en comparación con el GCAA. Un estudio encontró un patrón bimodal, con el primer pico entre los 53 y los 58 años y el segundo entre los 63 y los 70 años.[28] Sin embargo, esta condición puede ocurrir a cualquier edad, incluso, en raras ocasiones, en la niñez.[30]

Raza

La prevalencia relativa del glaucoma por bloqueo pupilar entre todos los glaucomas aumenta en varias poblaciones inuit e individuos de ascendencia del Lejano Oriente.[12-17] El GAC agudo es menos común entre las personas de raza negra, pero el GAC subagudo o crónico no es raro y parece ser un diagnóstico que se pasa por alto con regularidad.[31-33] La explicación de esta diferencia es incierta. Un estudio sugirió que podría deberse a un grosor promedio del cristalino más delgado,[32] aunque otra investigación reveló que la profundidad de la cámara anterior en los nigerianos de ascendencia negra era equivalente a la de los caucásicos.[34] La respuesta más débil a los midriáticos observada entre los africanos de ascendencia negra podría indicar que los iris más oscuros son menos capaces de ejercer la fuerza que puede conducir a un bloqueo pupilar agudo.[35] El GAC también tiene una prevalencia reducida entre los nativos americanos y a menudo es causada por un cristalino hinchado cuando se presenta en este grupo.[33]

Sexo

Hay un predominio de mujeres en las poblaciones con glaucoma por bloqueo pupilar, tal vez debido a que sus cámaras anteriores por lo general son menos profundas.[12,13,15,27]

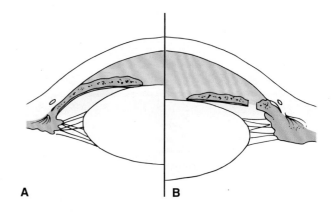

FIGURA 13-2 Glaucoma por bloqueo pupilar (A) frente a síndrome de iris en meseta (B). En esta última situación, nótese la cámara anterior central relativamente más profunda, el plano aplanado del iris y la aposición del iris periférico con el ángulo de la cámara anterior a pesar de una iridectomía evidente.

Error refractivo

La profundidad y el volumen de la cámara anterior están relacionados con el grado de ametropía; las dimensiones más pequeñas se producen en personas con hipermetropía.[27] Sin embargo la presencia de miopía no elimina la posibilidad de GAC. En ojos miopes el cierre del ángulo se puede pasar por alto en forma rutinaria por un sesgo del médico en el que se asume que los ojos miopes están protegidos debido a que tienen una cámara anterior profunda.[36]

Antecedentes familiares

Por lo general se piensa que el potencial de glaucoma por bloqueo pupilar es hereditario (véase capítulo 9). En un estudio se consideró que 20% de 95 familiares de pacientes con GAC tenían ángulos potencialmente ocluibles.[37] Sin embargo, además de algunas familias reportadas en las cuales muchos miembros desarrollaron GAC, los antecedentes familiares no son muy útiles en la predicción de una futura crisis del cierre del ángulo.[38] Sin embargo, la prevalencia de ángulos estrechos ocluibles, es más alta en los hermanos y, por lo tanto, se debe alentar a los pacientes a que lleven a sus hermanos a revisión para ver la condición.[39]

Trastornos sistémicos

Enfermedades como la diabetes y la prediabetes predisponen al ojo a ángulos estrechos.[40-42] Por lo regular el cristalino puede desarrollar una catarata prematura. También puede aumentar su tamaño a causa de la entrada de sorbitol y moléculas de agua, causando un cristalino intumescente. Los pacientes con enfermedad renal en etapa terminal que son sometidos a diálisis también tienen riesgo de episodios de cierre angular durante la hemodiálisis, a causa de la disminución de la profundidad de la cámara anterior con los cambios sistémicos en el líquido.[43]

Hallazgos del examen rutinario

Ciertas observaciones en el curso de un examen ocular de rutina pueden ayudar a establecer la posibilidad de cierre de ángulo.

Presión intraocular

A menos que el paciente tenga un ángulo cerrado en el momento del examen, la PIO suele ser normal. Sin embargo, un estudio encontró una amplitud mayor de lo normal en la curva diurna de la PIO, que los investigadores pensaron que podría tener valor pronóstico.[44,45] La tonografía ha revelado de manera característica una facilidad de flujo de salida normal antes de o entre los ataques, a menos que haya SAP.[4]

Evaluación de la cámara anterior periférica

Los estudios fotogramétricos de todas las formas de GAC han revelado profundidades, volúmenes y diámetros de la cámara anterior que son más pequeños que aquellos de los controles pareados.[46] También se ha demostrado que la profundidad y el volumen de la cámara anterior tienen variación diurna, con valores más bajos por la noche,[47] aunque no está clara una correlación entre las variaciones diurnas de la profundidad de la cámara y la PIO. En cualquier caso, el paso más importante en el diagnóstico de GAC potencial o manifiesto es evaluar la profundidad de la cámara anterior y en especial la configuración del ángulo de la cámara anterior. Aunque esto se logra mejor mediante gonioscopia, las medidas de tamizaje preliminares y las técnicas para cuantificar la profundidad de la cámara anterior pueden ser útiles en algunas situaciones.

Examen con linterna

Cuando no se dispone de una lámpara de hendidura y un goniolente, la profundidad de la cámara anterior se puede estimar mediante iluminación oblicua con una linterna a través de la superficie del iris. Con la luz procedente del lado temporal del ojo, se ilumina un iris relativamente plano en los lados temporal y nasal de la pupila, mientras que un iris que está arqueado hacia adelante crea una sombra en el lado nasal (**fig. 13-3**).[48]

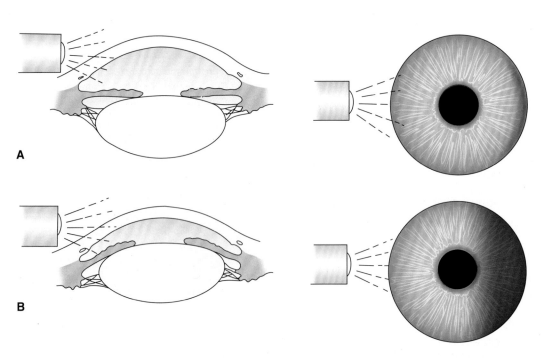

FIGURA 13-3 Examen con linterna. Iluminación oblicua con linterna como medida de detección para estimar la profundidad de la cámara anterior. **A:** con una cámara profunda, casi todo el iris está iluminado. **B:** cuando el iris está arqueado hacia adelante, solo se ilumina la porción proximal y se ve una sombra en la mitad distal.

Examen con lámpara de hendidura

La profundidad de la cámara anterior central se puede estimar durante el examen con la lámpara de hendidura, y se han propuesto varias técnicas para cuantificar este parámetro.[49-51] Sin embargo, la profundidad de la cámara anterior central se correlaciona solo de modo parcial con el ancho del ángulo,[52] y el parámetro de mayor valor diagnóstico en el contexto del GAC es la profundidad de la cámara anterior periférica. Van Herick y cols.,[53] desarrollaron una técnica para realizar esta estimación con la lámpara de hendidura al comparar la profundidad de la cámara anterior periférica con el grosor de la córnea adyacente (**figs. 13-4** y **13-5**). Esto se suele conocer como la técnica de Van Herick. Cuando la profundidad de la cámara anterior periférica es inferior a un cuarto del grosor de la córnea, el ángulo de la cámara anterior puede ser ocluible. Sin embargo, la prueba de Van Herick no es confiable en pacientes africanos y afroamericanos.[54]

Gonioscopia

Cuando se cree que la profundidad de la cámara anterior periférica es poco profunda (es decir, menos de un cuarto del grosor de la córnea según la clasificación de Van Herick en la lámpara de hendidura), se requiere un examen gonioscópico cuidadoso del ángulo. Esto se logra mejor con una lente Zeiss de cuatro espejos o goniolentes similares. El cierre del ángulo en 180 grados o más (es decir, la malla trabecular no es visible) constituye un ángulo en potencia ocluible, y es importante utilizar la gonioscopia de compresión para determinar si el cierre es aposicional o sinequial. El paciente debe examinarse en una habitación oscura y con un haz de la lámpara de hendidura corto y estrecho para evitar la constricción de la pupila y la apertura del ángulo por efecto de artefacto. Además, debe descartarse la impresión inicial de la gonioscopia, ya que la pupila se contrae con la acomodación y la luz, lo que hace que en un inicio el ángulo parezca abierto. Sin embargo, esperar alrededor de 10 a 15 segundos permite que la pupila se relaje y reanude su estado de reposo, lo que posibilita que el humor acuoso se acumule detrás de la raíz del iris, con la reanudación del bloqueo pupilar relativo y, en consecuencia, un ángulo mucho más estrecho. Los hallazgos gonioscópicos después de 10 segundos pueden diferir de forma significativa de los observados al comienzo de la exploración.

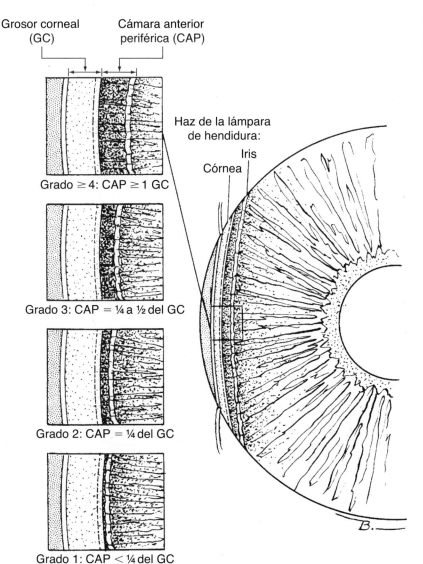

Grosor corneal (GC)

Cámara anterior periférica (CAP)

Grado ≥ 4: CAP ≥ 1 GC

Grado 3: CAP = ¼ a ½ del GC

Grado 2: CAP = ¼ del GC

Grado 1: CAP < ¼ del GC

Haz de la lámpara de hendidura:

Iris

Córnea

FIGURA 13-4 Esquema de la técnica de Van Herick y colaboradores. La profundidad de la cámara anterior periférica se estima al compararla con el grosor corneal adyacente.

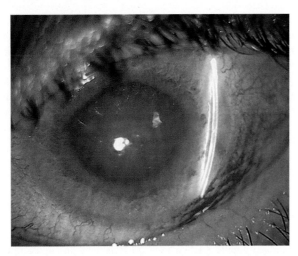

FIGURA 13-5 Técnica de Van Herick para estimar la profundidad periférica de la cámara anterior. El ojo en esta fotografía con lámpara de hendidura tiene glaucoma agudo de ángulo cerrado, con cámara anterior muy estrecha, pupila en midriasis media y córnea opaca. (De Ehlers JP, Shah CP, Fenton GL. *The Wills Eye Manual: Office and Emergency Room Diagnosis and Treatment of Eye Disease*. Baltimore, MD: Lippincott Williams & Wilkins; 2008.)

El examinador debe tener cuidado de evitar una presión adicional sobre la córnea, de modo que el ángulo no se abra por efecto de un artefacto. Si es necesario se puede utilizar el goniolente de la lente de tres espejos Goldmann para evitar la profundización por artefacto del ángulo de la cámara. Si el iris periférico es prominente o el iris es muy convexo y es difícil ver las estructuras del ángulo, a menudo es útil que el paciente mire en la dirección del espejo que se está viendo, de modo que se pueda hacer una evaluación más precisa de qué estructuras del ángulo son visibles.

Se han propuesto numerosos sistemas de clasificación para correlacionar el aspecto gonioscópico con el potencial de cierre del ángulo. Scheie[55] propuso un sistema basado en la extensión de las estructuras del ángulo de la cámara anterior que pueden visualizarse (**fig. 13-6**). Observó un alto riesgo de cierre de ángulo en ojos con ángulos de grado III o IV. Shaffer[56] sugirió usar el ancho angular del receso del ángulo como criterio para graduar el ángulo e intentó correlacionarlo con el potencial de cierre del ángulo (**fig. 13-7**).

Algunos investigadores piensan que un solo criterio no puede describir el ángulo de la cámara anterior por completo. Becker[57] propuso combinar una estimación del ancho del ángulo de la cámara anterior y la altura de la inserción del iris, mientras que Spaeth[25] sugirió una evaluación de tres variables: el ancho angular del receso del ángulo, la configuración del iris periférico y la inserción aparente de la raíz del iris (**fig. 13-8**). Cualquiera que sea el sistema que el médico prefiera utilizar para documentar la apariencia del ángulo de la cámara anterior, es importante prestar mucha atención a estos tres aspectos del ángulo. Un estudio propuso un método un tanto simple para medir la distancia

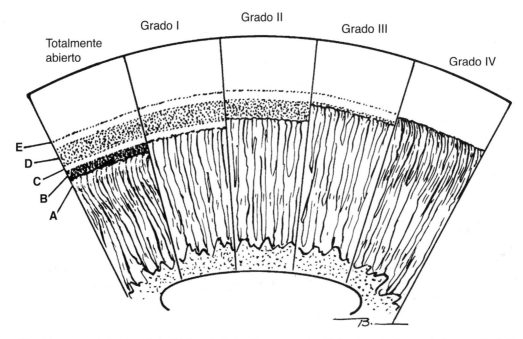

FIGURA 13-6 Clasificación gonioscópica de Scheie del ángulo de la cámara anterior. El ángulo se clasifica según la extensión de las estructuras angulares visibles: **A:** raíz del iris; **B:** banda de cuerpo ciliar; **C:** espolón escleral; **D:** malla trabecular; **E:** línea de Schwalbe.

Clasificación	Apariencia gonioscópica
Totalmente abierto	Todas las estructuras son visibles
Estrecho grado I	Difícil ver sobre la raíz del iris hacia el receso
Estrecho grado II	No se aprecia la banda del cuerpo ciliar
Estrecho grado III	No se aprecia el trabéculo posterior
Estrecho grado IV (cerrado)	Solo es visible la línea de Schwalbe

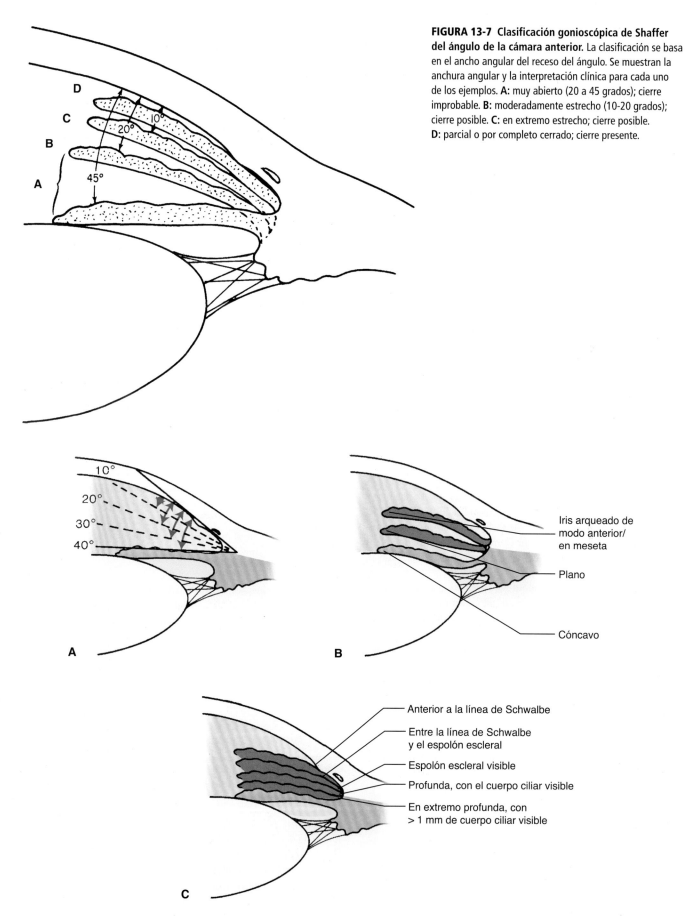

FIGURA 13-8 Clasificación gonioscópica de Spaeth del ángulo de la cámara anterior. Este sistema se basa en tres variables: **A:** ancho angular del receso del ángulo; **B:** configuración del iris periférico; **C:** aparente inserción de la raíz del iris.

desde la inserción del iris hasta la línea de Schwalbe mediante el uso de una retícula basada en el ocular de la lámpara de hendidura durante la gonioscopia.[58] Los investigadores llamaron a esta técnica gonioscopia biométrica, y encontraron que se correlacionaba bien con otras medidas del ángulo de la cámara anterior, al mostrar un mayor grado de confiabilidad interobservador que la gonioscopia convencional. También deben estudiarse y documentarse características adicionales del ángulo, como la presencia de SAP y los grados o anomalías en la pigmentación. Según un estudio, los pacientes con ángulos estrechos pueden tener un predominio de la pigmentación de la malla trabecular en el cuadrante superior, en lugar de la ubicación inferior más común, que los investigadores pensaron que podría deberse al roce entre el iris periférico y la malla.[59] La variación significativa de la pigmentación de la malla trabecular entre los diferentes cuadrantes puede proporcionar pistas sobre la posibilidad de un cierre angular intermitente. Es importante que se reporten los hallazgos gonioscópicos según lo que se encuentre con el ojo en la posición primaria de la mirada.

Técnicas más nuevas

Hoy en día se utilizan varias formas más nuevas de tecnología para evaluar el segmento anterior del ojo para cuantificar con mayor precisión la profundidad de la cámara anterior y las dimensiones relacionadas. El uso de la ecografía de alta frecuencia, denominada biomicroscopia ecográfica, permite definir las relaciones del iris, la cámara posterior, el cristalino, las zónulas y el cuerpo ciliar (véase cap. 3). Esta técnica tiene un valor potencial para comprender los mecanismos del glaucoma y ayudar al diagnóstico del glaucoma por bloqueo pupilar, en especial cuando hay opacidad de medios.[60] También puede ser útil para identificar ojos con ángulos de la cámara anterior en potencia ocluibles. Se ha sugerido que la medición de la profundidad de la cámara anterior y el cálculo biométrico de la relación entre el grosor del cristalino y la longitud axial pueden utilizarse como un indicador pronóstico del glaucoma por bloqueo pupilar.[61,62] También se ha utilizado la biomicroscopia ecográfica para obtener imágenes de los cambios dinámicos en estructuras oculares anteriores durante pruebas de provocación en una habitación oscura.[63,64]

Otra técnica que parece ser útil para evaluar la relación de las estructuras del ángulo de la cámara anterior es la tomografía de coherencia óptica (véanse caps. 3 y 5).[65] Al igual que la biomicroscopia ecográfica, esta técnica no es invasiva y puede proporcionar una imagen razonable del ángulo de la cámara anterior. La principal ventaja es que no requiere que el paciente tenga una sonda con o sin gel o un medio de inmersión en el ojo; un inconveniente en la actualidad es que no parece formar imágenes de estructuras posteriores al iris (p. ej., el área del cuerpo ciliar) tan bien como lo hace la biomicroscopia ecográfica. También se están utilizando técnicas fotográficas especializadas para comprender mejor las estructuras del segmento anterior en los GAC. Con una de estas técnicas, la imagenología de video de Scheimpflug, puede evaluarse el ángulo iridocorneal de forma cuantitativa y observarse de modo longitudinal.[65]

Cuándo realizar una iridotomía periférica profiláctica

Tras haber decidido que un paciente tiene ángulos de la cámara anterior sospechosamente estrechos, el médico se enfrenta a una decisión difícil. Se ha sugerido un algoritmo de tratamiento basado en los hallazgos clínicos (**fig. 13-9**).[56] Si pudiera predecirse que de manera eventual el paciente tendrá una crisis de ángulo cerrado, el curso

apropiado en la mayoría de los casos sería realizar iridotomías periféricas profilácticas. Los resultados de un estudio sugieren que el daño del nervio óptico ocurre en el periodo temprano después de que aumenta la PIO, lo que respalda el valor de detectar ángulos en potencia ocluibles y realizar una cirugía profiláctica antes de un ataque.[66]

Si el ángulo se considera ocluible (es decir, ≥ 180 grados de cierre aposicional del ángulo) se justifica la iridotomía periférica profiláctica (véase capítulo 36). También debe examinarse el otro ojo y, si se considera que puede ocluirse, puede estar indicado realizar una iridotomía en ambos ojos al mismo tiempo.

Pruebas de provocación

Por lo general, algunos cirujanos utilizaban pruebas para provocar glaucoma por bloqueo pupilar con el fin de identificar a los pacientes para los que se debería recomendar un tratamiento. Estas pruebas incluyeron la prueba en decúbito prono, la prueba de cuarto oscuro, la prueba de decúbito prono en cuarto oscuro y la dilatación farmacológica de la pupila. (La cuarta edición de este libro de texto proporciona detalles adicionales sobre tales pruebas.)

La mayoría de los oftalmólogos cuestiona el valor clínico de cualquier prueba de provocación para GAC, ya que las tasas de falsos positivos y falsos negativos de tales pruebas son altas. En un estudio de 129 personas con sospecha de GAC que se sometieron a gonioscopia, refracción, paquimetría de cámara anterior, biomicroscopia ecográfica y una prueba de provocación de cierre de ángulo, ninguno de los factores de prueba estudiados pareció mostrar una alta sensibilidad o precisión predictiva positiva en la detección de ojos que más adelante desarrollaron cierre del ángulo.[67] El examen gonioscópico cuidadoso, puesto en el contexto de la información histórica y clínica disponible, ha remplazado en gran medida el uso de pruebas de provocación para tomar decisiones de manejo sobre el desarrollo de GAC.[68]

Factores precipitantes

En un ojo que desde el punto de vista anatómico está predispuesto a desarrollar cierre angular, varios factores pueden precipitar una crisis.

Factores que producen midriasis
Iluminación tenue

Un antecedente común del desarrollo de glaucoma por bloqueo pupilar es el inicio de una crisis aguda cuando el paciente se encuentra en una habitación oscura, como un cine o un restaurante. Se reporta que la incidencia de cierre del ángulo aumenta en invierno y otoño.[69,70] Sin embargo, en un estudio hubo una asociación directa con las horas de sol y una asociación inversa con el grado de nubosidad, tal vez relacionada con el contraste en los niveles de iluminación entre el día y la tarde.[69]

Estrés emocional

En ocasiones una crisis aguda de ángulo cerrado sigue a un estrés emocional grave. Esto puede estar asociado con la midriasis causada por el tono simpático aumentado, aunque el mecanismo exacto no se comprende.

Fármacos

El uso de midriáticos puede precipitar una crisis de ángulo cerrado en un ojo predispuesto desde el punto de vista anatómico. El uso de anticolinérgicos (p. ej., atropina, ciclopentolato, tropicamida) aumenta el riesgo de cierre angular cuando estos se administran por vía tópica.[71] En un estudio el uso de ciclopentolato a 0.5% precipitó crisis en 9 de 21 ojos de alto riesgo (43%) y el uso de tropicamida a 0.5% hizo lo mismo en

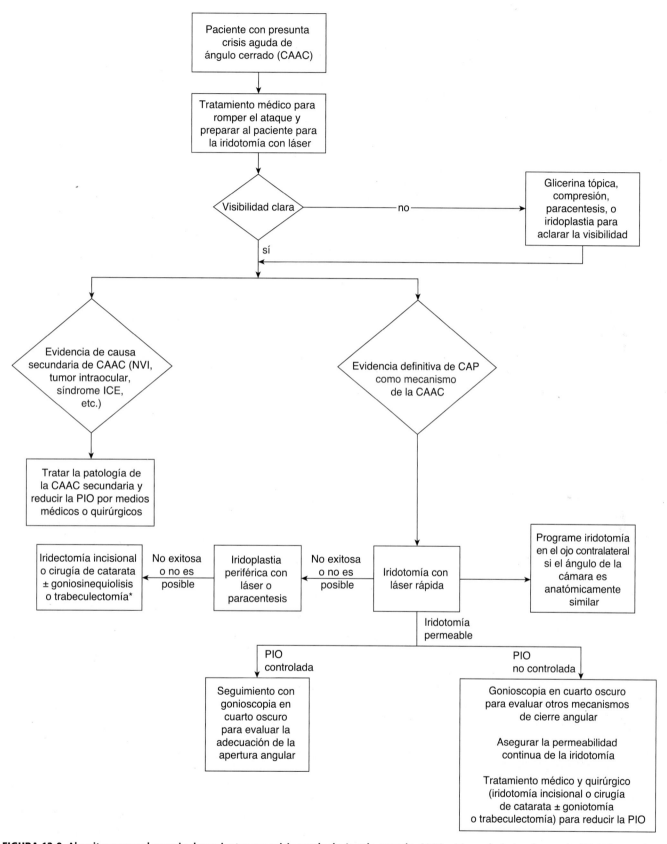

FIGURA 13-9 Algoritmo para el manejo de pacientes con crisis aguda de ángulo cerrado. CAAC, crisis aguda de ángulo cerrado; ICE, iridocorneal endotelial; PIO, presión intraocular; NVI, neovascularización del iris; CAP, cierre angular primario. *Indicada para cierre sinequial extenso o daño del nervio óptico. (Reproducido de American Academy of Ophthalmology Glaucoma Panel. *Preferred Practice Pattern® Guidelines. Primary Angle Closure.* San Francisco, CA: American Academy of Ophthalmology; 2015. Disponible en www.aao.org/ppp.)

19 de 58 ojos (33%).[72] Sin embargo, en un estudio de tamizaje poblacional de 4 870 participantes, cuyos ojos estaban dilatados con tropicamida a 1% y fenilefrina a 2.5%, después de un examen con linterna de la profundidad de la cámara anterior, ninguno tuvo una crisis aguda de ángulo cerrado.[73] En otro estudio poblacional de 6 760 personas se utilizó tropicamida a 0.5% y fenilefrina a 5% para el diagnóstico de midriasis.[74] No se excluyó a ninguna persona por motivos de ángulos estrechos, y solo dos participantes (0.03%) experimentaron una aguda crisis de ángulo cerrado. La atropina sistémica y otros midriáticos también pueden crear peligro, en especial cuando se usan grandes dosis junto con anestesia espinal o general durante una cirugía.[75] Se ha sugerido que los ojos de alto riesgo deben protegerse con pilocarpina tópica antes, durante y después de la cirugía.[76] Sin embargo, la miosis también puede precipitar crisis de ángulo cerrado, y un abordaje alternativo para el manejo del ojo de alto riesgo es la observación cercana en el periodo posoperatorio o la iridotomía periférica profiláctica, según el grado de riesgo.

Otros fármacos sistémicos con propiedades anticolinérgicas más débiles (p. ej., antihistamínicos, antiparkinsonianos, antipsicóticos y espasmolíticos gastrointestinales) también presentan un riesgo proporcional a su efecto pupilar.[72,77,78] Los antidepresivos tricíclicos tienen las mayores propiedades anticolinérgicas de los diversos fármacos psicoactivos, y se cree que el uso de imipramina desencadenó glaucoma por bloqueo pupilar en cuatro casos reportados.[78] La toxina botulínica, utilizada en el tratamiento del estrabismo y el blefaroespasmo, inhibe la liberación de acetilcolina con midriasis subsecuente, y se ha reportado que causa GAC agudo.[79]

Los agentes adrenérgicos (p. ej., epinefrina tópica) pueden precipitar una crisis de ángulo cerrado en el ojo predispuesto. La fenilefrina también puede precipitar una crisis, aunque se descubrió que es más segura que el ciclopentolato o la tropicamida para dilatar los ojos de alto riesgo.[75] Los fármacos sistémicos con propiedades adrenérgicas (p. ej., vasoconstrictores, estimulantes del sistema nervioso central, depresores del apetito, broncodilatadores y agentes alucinógenos) pueden representar un riesgo en el ojo predispuesto.[71]

Factores que producen miosis

En ocasiones la terapia miótica puede conducir a una crisis aguda de glaucoma por bloqueo pupilar. Esto también se ha observado después de la miosis inducida por la lectura o las luces brillantes. Los posibles mecanismos incluyen un aumento en el bloqueo pupilar relativo debido a una zona más amplia de contacto entre el iris y el cristalino y la relajación de las zónulas del cristalino, lo que permite un desplazamiento hacia adelante del diafragma iris-cristalino. Con mióticos fuertes, como los inhibidores de la colinesterasa (p. ej., fluorofosfato de diisopropilo, yoduro de ecotiofato), el mecanismo de cierre del ángulo puede ser la miosis o congestión del tracto uveal. Chandler[4] favoreció la teoría anterior, al observar que no se presentó aumento agudo de la PIO después del uso de un miótico en un ojo con una iridectomía periférica.

Síntomas de crisis de cierre angular

El GAC, en marcado contraste con el GCAA, se caracteriza por síntomas profundos, aunque la gravedad de estos varía de modo considerable en las diferentes formas del trastorno.

Glaucoma de ángulo cerrado agudo

El GAC agudo se caracteriza por dolor, enrojecimiento y visión borrosa. Por lo regular el dolor es uno intenso y profundo que sigue la distribución del trigémino, y puede estar asociado con náusea, vómito, bradicardia y sudoración profusa. La hiperemia conjuntival marcada suele consistir en rubor ciliar y congestión conjuntival periférica. La visión borrosa, que por lo general es marcada, puede deberse al estiramiento de las laminillas corneales en un inicio y al edema posterior de la córnea, así como a un efecto directo de la PIO sobre la cabeza del nervio óptico. En raras ocasiones la descompensación corneal puede persistir, lo que requiere queratoplastia penetrante.[80]

Glaucoma subagudo de ángulo cerrado

El GAC subagudo, una forma de glaucoma de bloqueo pupilar, puede no tener síntomas reconocibles. En otros casos el paciente puede notar un dolor sordo detrás del ojo o una visión borrosa leve. Un síntoma que es en especial típico de la afección subaguda son los halos de colores alrededor de las luces. Se cree que esto es el resultado del edema del epitelio corneal, que hace que actúe como una rejilla de difracción, lo que produce un halo central azul-verde y un halo periférico amarillo-rojo. Estos síntomas, que ocurren más a menudo por la noche después de que el paciente ha estado en una habitación oscura, a menudo desaparecen de forma espontánea a la mañana siguiente, al parecer debido a la miosis del sueño.

Glaucoma crónico de ángulo cerrado

Otra forma de glaucoma por bloqueo pupilar, el GAC crónico, suele ser asintomático hasta que se desarrolla una pérdida avanzada del campo visual, aunque el paciente puede reportar antecedentes que sugieran uno o más episodios de GAC subagudo o agudo.

Hallazgos clínicos en una crisis aguda

El paciente que presenta una crisis aguda de ángulo cerrado por lo regular tendrá una elevación marcada de la PIO, en el rango de 40 a más de 60 mm Hg, con una profunda reducción de la agudeza visual central. En el departamento de urgencias la palpación digital del ojo afectado a través de un párpado cerrado puede ser una prueba de detección útil, en especial si no es fácil conseguir un tonómetro. La palpación digital puede revelar un ojo muy firme (es decir, consistencia dura como una piedra) en comparación con el otro ojo, que se siente mucho más suave. Los siguientes hallazgos adicionales ayudan a confirmar el diagnóstico.

Exploración externa

Los hallazgos característicos incluyen hiperemia conjuntival, córnea opaca y pupila fija en dilatación media irregular (por lo general ovalada de modo vertical) (**fig. 13-10**). Se cree que el cambio pupilar es el resultado de la parálisis del esfínter, que al parecer es causada por una reducción en la circulación inducida por la PIO elevada y tal vez por la degeneración del ganglio ciliar.[81-84]

Exploración con lámpara de hendidura

Este paso de la evaluación confirma la presencia de edema corneal, que con frecuencia debe eliminarse mediante la aplicación tópica de glicerina antes de poder estudiar la cámara anterior. El edema corneal suele desaparecer después de que se normaliza la presión, aunque no siempre es así.[80] El examen con microscopia especular ha revelado una pérdida significativa de células endoteliales corneales en estos casos, que se correlaciona con la duración de la elevación de la PIO, el grado de pérdida del campo visual, una relación copa/disco grande y el antecedente de cirugía intraocular previa.[85,86]

La cámara anterior es estrecha, pero por lo general está formada en el centro con un arqueamiento anterior del iris periférico medio, a menudo al hacer contacto con la córnea periférica. Suele haber flare en el humor acuoso. Otros hallazgos pueden incluir dispersión de

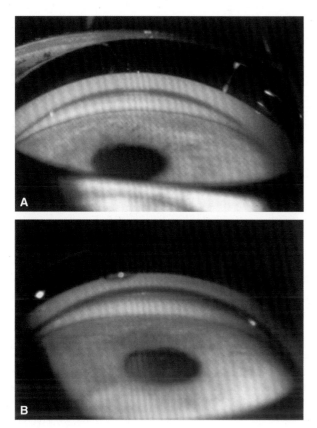

FIGURA 13-10 Vista gonioscópica de ángulos estrechos. Los iris están arqueados hacia adelante en la periferia, como es típico de los ojos con bloqueo pupilar. En **A**, la porción anterior de la malla trabecular (banda oscura) es visible. En **B**, el ángulo es aún más estrecho y solo se ve la línea de Schwalbe, excepto por un posible borde delgado de malla trabecular a la izquierda de la imagen.

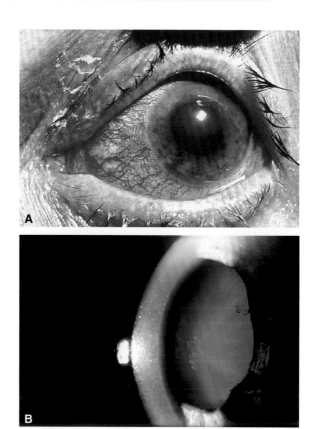

FIGURA 13-11 Crisis aguda de glaucoma de ángulo cerrado (GAC). **A:** aspecto externo de un ojo durante una crisis aguda de ángulo cerrado causada por bloqueo pupilar. El ojo tiene hiperemia conjuntival difusa, córnea opaca y pupila en dilatación media irregular. La presión intraocular fue de 64 mm Hg. **B:** glaukomflecken. Glaukomflecken central y atrofia del iris después de GAC agudo. (A, tomado de Tasman W, Jaeger E. *The Wills Eye Hospital Atlas of Clinical Ophthalmology.* 2nd ed. Philadelphia, PA: Lippincott Williams & Wilkins; 2001. B, reproducido con autorización de EyeRounds. org, The University of Iowa. Colaborador, Jesse Vislisel, MD; fotógrafo, D. Brice Critser, CRA.)

pigmento, atrofia sectorial del iris, sinequias posteriores y glaukomflecken, que son opacidades blancas irregulares en la porción anterior del cristalino que se correlacionan con áreas de isquemia o necrosis epitelial del cristalino (**fig. 13-11**).

Gonioscopia

Es esencial confirmar el diagnóstico de GAC al demostrar un ángulo cerrado de la cámara anterior. Si no es posible realizar una gonioscopia debido a un edema corneal persistente, la gonioscopia del ojo contralateral puede proporcionar información útil si revela un ángulo en extremo estrecho. En un estudio de 10 ojos con GAC se descubrió que la lente Koeppe era más confiable que la lente Goldmann de tres espejos o la lente de Zeiss de cuatro espejos para determinar si el ángulo estaba abierto o cerrado, ya que no causaba un ensanchamiento del ángulo por artefacto y permitía la mejor vista sobre un iris convexo.[87] Desde una perspectiva práctica, la lente Goldmann de tres espejos suele estar más disponible que una lente Koeppe, y proporciona una vista del ángulo con mayor aumento.

También puede haber SAP presentes, y es importante documentar la presencia y extensión de las sinequias para establecer la naturaleza del GAC y seleccionar el tratamiento apropiado (analizado más adelante). Forbes[88,89] describió la gonioscopia compresiva en la que el grado de cierre sinequial se determina al indentar la córnea central con una goniolente de Sussman o Zeiss. Esto empuja al humor acuoso hacia la porción periférica de la cámara anterior, lo que la profundiza y facilita la visualización del ángulo (**fig. 13-12**).

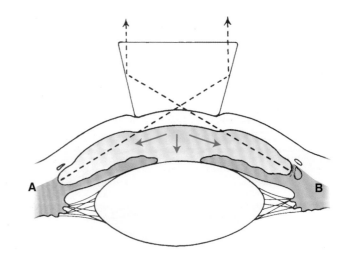

FIGURA 13-12 Gonioscopia compresiva con un gonioprisma de Zeiss de cuatro espejos. Esto profundiza la cámara anterior periférica al desplazar el humor acuoso de la parte central de la cámara (flechas), lo que facilita el examen gonioscópico del ángulo de la cámara anterior antes de la cirugía al ayudar a distinguir entre el cierre aposicional (**A**) y sinequial (**B**) del ángulo.

Exploración del fondo de ojo

La cabeza del nervio óptico puede estar hiperémica y edematosa en las primeras etapas de la crisis. Los monos con PIO alta por lo general desarrollaron congestión de la cabeza del nervio óptico en 12 a 15 horas, que persistió durante 4 a 5 días.[90] Más adelante, el disco se puso pálido y se observó acopamiento glaucomatoso después de 9 a 10 días. En personas con antecedentes de GAC se observó palidez sin acopamiento en los ojos después de crisis agudas, pero en casos crónicos se produjo palidez y acopamiento.[91] La oclusión de la vena central de la retina (OVCR) también puede ocurrir en el GAC agudo.[92] Por el contrario, la OVCR puede inducir una forma secundaria de GAC (véase capítulo 20). También hay un reporte de caso de neuropatía óptica isquémica anterior no arterítica que se desarrolló de modo bilateral alrededor de 2.5 semanas después de que el paciente tuvo una crisis de ángulo cerrado en cada ojo.[93]

Campos visuales

Los cambios en el campo visual asociados con una PIO muy elevada a menudo muestran una constricción inespecífica. En un estudio de 25 pacientes con GAC agudo que se había corregido de forma quirúrgica, el defecto de campo más común fue la constricción del campo superior,[94] mientras que otro estudio reveló defectos del haz de fibras nerviosas en 7 de 18 casos agudos y 9 de 11 casos crónicos.[91]

TEORÍAS DEL MECANISMO

Bloqueo pupilar relativo

El mecanismo más común que conduce a GAC parece ser una mayor resistencia al flujo de humor acuoso desde la cámara posterior a la anterior entre el iris y el cristalino. Este concepto fue sugerido por Curran[3] y Banziger[5] a principios de la década de 1920, y fue complementado por las enseñanzas de Chandler,[4] quien observó que un ojo con una cámara anterior estrecha tiene una zona más amplia de contacto entre las superficies del iris y el cristalino. Él postuló que la musculatura del iris ejerce una presión hacia atrás contra el cristalino que aumenta la resistencia al flujo de humor acuoso hacia la cámara anterior. Esto incrementa la presión en la cámara posterior, lo que hace que el delgado iris periférico protruya hacia el ángulo de la cámara anterior. Con base en estudios gonioscópicos, el cierre del ángulo puede ocurrir en dos etapas: contacto iridocorneal anterior a la malla trabecular, seguido de aposición del iris a la malla a medida que aumenta la presión.[95,96] Hay evidencia clínica considerable a favor del concepto básico del bloqueo pupilar, de la cual la más convincente es la excelente respuesta a la iridotomía periférica, que al parecer funciona al evitar el bloqueo (**fig. 13-13**).[4]

Factores anatómicos que predisponen al bloqueo pupilar

Varios aspectos anatómicos del ojo se combinan para producir una cámara anterior estrecha. Estos incluyen un cristalino más grueso, colocado en una posición más anterior, una córnea con diámetro más pequeño y una curvatura posterior más corta, así como una longitud axial más corta del globo ocular.[97-103] Un estudio de pacientes de origen asiático o africano con GAC crónico reveló una posición anterior anormal del cristalino sin un aumento en el grosor del mismo, lo que sugiere una influencia étnica en estos parámetros biométricos.[104] La proporción del espesor del cristalino y la longitud axial parece correlacionarse mejor con la predisposición al cierre del ángulo.[62] También se ha demostrado que la profundidad de la cámara anterior no es una dimensión estática; puede sufrir cambios transitorios rápidos.[105] Alsbirk[21] sugirió que una cámara anterior estrecha confiere una ventaja de supervivencia para las poblaciones que viven en climas en extremo fríos (p. ej., el norte de China, Mongolia, Alaska). También propuso que el rico plexo vascular del iris cerca de la córnea podría ayudar a elevar la temperatura de la superficie ocular y evitar que la córnea se congele. La estrecha fisura palpebral típica de los asiáticos orientales puede ofrecer una ventaja similar.

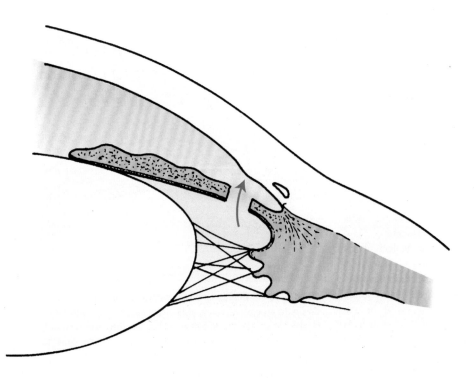

FIGURA 13-13 Iridotomía periférica. La evidencia más sólida que respalda el mecanismo de bloqueo pupilar en el glaucoma de ángulo cerrado es la excelente respuesta a la iridotomía periférica, que evita el bloqueo (flecha).

Los familiares de pacientes con glaucoma por bloqueo pupilar tienen una inserción más anterior del iris en el cuerpo ciliar, un acercamiento angular más estrecho al receso del ángulo de la cámara anterior, así como una convexidad periférica más anterior del iris, en comparación con los ojos promedio de personas en la población general.[25] Todos estos parámetros están influenciados de manera variable por la hipermetropía, el aumento de la edad y la genética. Otro factor que predispone a un mecanismo de bloqueo pupilar puede ser un desplazamiento hacia adelante del cristalino debido a zónulas sueltas, que empeora con la terapia miótica y se alivia con la cicloplejía (David G. Campbell, MD, comunicación personal).

Importancia de la dilatación pupilar

Chandler[4] enfatizó que una pupila con dilatación media de 3.5 a 6 mm es el grado crítico de dilatación que parece provocar la crisis aguda. Pensó que esto podría deberse a un bloqueo pupilar continuo combinado con una relajación suficiente del iris periférico para permitir su desplazamiento hacia adelante hacia la cámara anterior. Mapstone[106] propuso un modelo matemático para explicar la influencia de una pupila con dilatación media, en la que las fuerzas de bloqueo pupilar combinadas de los músculos dilatador y esfínter y la fuerza de estiramiento del iris eran mayores con el iris en la posición de dilatación media. Tiedeman,[107] mediante principios físicos básicos, encontró que el modelo de Mapstone implicaba un uso incorrecto de los conceptos físicos de fuerza y tensión. Él desarrolló un modelo que puede predecir el perfil del iris al utilizar los radios de la pupila y la raíz del iris y el desplazamiento anterior de la pupila desde la raíz del iris. Si esta última medida fuese constante, el ángulo entre el iris periférico y la malla trabecular se estrecharía de forma progresiva a medida que aumentara el radio pupilar. Sin embargo, debido al contorno del cristalino, el desplazamiento anterior de la pupila disminuye a medida que la pupila se dilata, lo que resulta en el ángulo más estrecho cuando la pupila está en dilatación media.[107] Fotografías biométricas de ojos con ángulos estrechos de la cámara anterior apoyan la validez del modelo de Tiedeman,[108] mientras que el análisis cuantitativo biomicroscópico por ultrasonido de los cambios claro-oscuro en los ojos con bloqueo pupilar presta cierto apoyo al modelo de Mapstone.[109]

Glaucoma crónico de ángulo cerrado

Las crisis agudas prolongadas o recurrentes o las condiciones subagudas de manera eventual pueden conducir al desarrollo de SAP, lo que lleva a un GAC crónico. Las SAP en pacientes después de las crisis agudas de ángulo cerrado tienden a ser de base amplia, se observan con mayor frecuencia en el cuadrante superior, y se correlacionan con la duración de las crisis agudas.[110] En una forma más insidiosa, el ángulo se cierra poco a poco desde la periferia hacia la línea de Schwalbe.[8-11] Por lo general, el cierre sinequial comienza en la parte superior, donde el ángulo suele ser más estrecho, y progresa hacia abajo.[9] Esta condición se ha denominado acortamiento del ángulo o cierre del ángulo progresivo.[10,11] Estos casos a menudo se curan mediante iridotomía periférica en pacientes caucásicos si se detecta lo suficientemente temprano, pero pueden requerir tratamiento médico adicional o cirugía filtrante (en 0 a 8% de los casos).[111,112] No obstante, en pacientes de ascendencia asiática puede ser necesaria la cirugía filtrante en 29 a 63% de los ojos.[113,114] La mayoría de los ojos que desarrollaron PIO elevada lo hizo en los primeros 6 meses en un estudio con participantes asiáticos, lo que indica la importancia de un seguimiento cercano en este grupo.[113,115]

Un estudio evaluó la hemodinámica retrobulbar de pacientes con GAC crónica bien controlado mediante el uso de imágenes Doppler color. Se encontró que los pacientes tenían una disminución de la velocidad del flujo sanguíneo retrobulbar y una mayor resistencia vascular en la arteria central de la retina y en la arteria ciliar posterior corta temporal, en comparación con los controles sanos pareados por edad y sexo.[116] El grado de deterioro hemodinámico se correlacionó bien con el grado de pérdida glaucomatosa del campo visual.

Iris en meseta

Por lo regular el iris en meseta se ha incluido entre los GAC primarios, en gran parte debido a una comprensión incompleta del mecanismo de cierre del ángulo.[1,2] Evidencia más reciente sugiere que una posición anterior del cuerpo ciliar puede causar el cierre del ángulo.[117-119] Esta condición se analiza con más detalle en el capítulo 18.

DIAGNÓSTICO DIFERENCIAL

La aparición repentina de dolor, enrojecimiento y visión borrosa, que caracteriza la crisis aguda de ángulo cerrado, también se puede observar con otras formas de glaucoma, lo que crea un problema en el diagnóstico diferencial.

Glaucomas de ángulo abierto

Las formas de glaucoma de ángulo abierto en ocasiones pueden manifestarse como una crisis aguda, en especial cuando están asociadas con eventos como inflamación o hemorragia. Estos casos suelen distinguirse con facilidad de las formas agudas de GAC con base en los resultados de la gonioscopia y los hallazgos asociados. Sin embargo, en el ojo con una PIO elevada y un ángulo estrecho de la cámara anterior, el glaucoma por bloqueo pupilar puede ser difícil de distinguir del GAA con ángulos estrechos. Se ha sugerido una prueba de timoxamina para esta situación.[120] A diferencia de los mióticos colinérgicos, que pueden disminuir la PIO al abrir un ángulo cerrado o al reducir la resistencia al flujo de salida trabecular, la timoxamina, un bloqueador α adrenérgico, produce miosis por relajación del músculo dilatador sin afectar el flujo de salida por ciclotropía. Como resultado, la timoxiamina tópica a 0.5% a menudo puede abrir un ángulo estrecho o aposicionalmente cerrado y reducir la PIO en el GAC, pero no puede alterar la presión en un ojo con GAA. Otro abordaje para distinguir entre GAC y GAA es realizar una iridotomía con láser, que alivia la elevación de la presión en un caso de cierre del ángulo por bloqueo pupilar, pero se requerirán medidas adicionales si hay un componente de ángulo abierto.

Glaucomas por cierre angular con anomalías asociadas

Existen muchas formas de GAC con anomalías asociadas, lo que presenta problemas de diagnóstico aún más difíciles, en especial cuando el evento iniciador es posterior al diafragma cristalino-iris, donde la detección temprana puede ser difícil. Los siguientes son algunos de los trastornos oculares que pueden conducir a estas formas de cierre angular (los detalles de estas afecciones se consideran en los capítulos siguientes): iris en meseta (cap. 18); OVCR (cap. 20); hinchazón, inflamación o quistes del cuerpo ciliar (cap. 18); glaucoma por bloqueo ciliar (maligno) (cap. 27); tumores del segmento posterior (cap. 22); contracción del tejido retrolental (cap. 19); procedimientos de cerclaje escleral y fotocoagulación panretiniana (cap. 27); nanoftalmos (cap. 15); engrosamiento corneal y síndrome de exfoliación (cap. 16).

MANEJO

Los detalles sobre medicamentos y procedimientos quirúrgicos usados en el tratamiento del glaucoma por bloqueo pupilar se consideran en la sección III de este libro de texto. El presente análisis se limita al abordaje general y los conceptos básicos de manejo.

Terapia médica

Aunque la mayoría de los ojos con glaucoma por bloqueo pupilar agudo, subagudo o crónico se maneja de manera quirúrgica, es deseable primero controlar el glaucoma por medios médicos. Una crisis aguda constituye una urgencia médica y debe abordarse en dos etapas: reducción de la PIO y alivio del ángulo cerrado.

Reducción de la presión intraocular

La terapia miótica a menudo es ineficaz cuando la PIO es alta, al parecer debido a la isquemia del iris inducida por la presión, que conduce a la parálisis del músculo del esfínter.[81-83] Por esta razón, la primera línea de defensa es administrar medicamentos que puedan reducir la PIO de forma rápida. En muchos casos los inhibidores de la anhidrasa carbónica orales o intravenosos, los bloqueadores β adrenérgicos tópicos, los agonistas α_2 adrenérgicos y los análogos de prostaglandinas pueden reducir la presión lo suficiente como para permitir que la terapia miótica abra el ángulo.[121-123] En casos en particular difíciles pueden utilizarse agentes hiperosmóticos para ayudar en la reducción inicial de la PIO. Se pueden administrar por vía oral como el glicerol o el isosorbide, si están disponibles, o, si el paciente tiene demasiada náusea para tolerar la medicación oral, se puede ministrar manitol o urea por vía intravenosa. Los inhibidores tópicos de la anhidrasa carbónica tal vez deban evitarse, ya que pueden exacerbar o potenciar el edema corneal, lo que puede complicar el tratamiento con láser.

Alivio del glaucoma de ángulo cerrado

Una vez que se ha reducido la PIO, se instila un miótico para romper el bloqueo pupilar y abrir el ángulo de la cámara anterior. Se ha reportado que una sola gota de pilocarpina, alrededor de 1 a 3 horas después de la administración de acetazolamida o timolol, rompe de manera efectiva la crisis de ángulo cerrado.[121,123] Esto también es más seguro que el uso copioso de pilocarpina, ya que reducen las posibilidades de toxicidad farmacológica. La concentración de pilocarpina no parece ser importante en esta situación y es preferible una dosis baja de una solución de 1 a 2%. Los antagonistas α adrenérgicos, como la timoxamina, tienen ventajas teóricas sobre la pilocarpina porque el mecanismo de la miosis es la relajación del músculo dilatador, lo que puede permitir una constricción pupilar eficaz incluso cuando la PIO está elevada[124,125]. Sin embargo, algunos investigadores han encontrado que la timoxiamina sola es ineficaz en el tratamiento del GAC.[126]

Manejo quirúrgico

Una vez que la PIO se ha controlado por medios médicos o se han agotado todos los esfuerzos por lograr el control médico, el cirujano se enfrenta a dos decisiones: cuándo operar y qué procedimiento utilizar. Estas consideraciones se han visto muy influidas por el remplazo, en la mayoría de los casos, de la iridectomía incisional por la iridotomía con láser.

Cuándo operar

En los días de la iridectomía incisional, cuando la PIO elevada no podía controlarse por medios médicos, Chandler y Grant[127] aconsejaron considerar la cirugía en las siguientes horas, en especial si la visión estaba fallando. Sin embargo, los riesgos de la cirugía incisional son considerablemente más altos en estas circunstancias, y las técnicas mecánicas para reducir la PIO antes de la cirugía pueden resultar útiles. Por ejemplo, la indentación de la córnea central durante varios intervalos de 30 segundos, mediante el uso de un instrumento romo como un aplicador con punta de algodón, puede reducir la presión y en ocasiones romper la crisis al forzar el humor acuoso de la cámara anterior central a la periférica (**fig. 13-14**).[128] Incluso con una iridectomía con láser puede ser útil bajar primero la PIO para permitir la eliminación del edema corneal. En cualquier caso, el abordaje más seguro en ojos que no responden de forma médica es proceder con la iridotomía. Cuando no se puede lograr una iridotomía debido al edema corneal, la pupiloplastia láser o la iridoplastia periférica pueden romper la crisis.[129,130] Una estrategia alternativa es usar gotas de glicerina tópicas para aclarar la córnea de modo osmótico. Esto puede funcionar bien, pero puede ser doloroso cuando se aplica sobre la superficie ocular; por tanto, antes de su instilación se debe aplicar un anestésico tópico. Otra estrategia más eficaz para aclarar la córnea es realizar una paracentesis de la cámara anterior. Esto se puede hacer con una aguja corta de 27-G o 30-G con el bisel apuntando hacia delante. El cirujano debe entrar en el ojo por delante del limbo de modo que la punta de la aguja quede entre el iris y el endotelio corneal, lo que evita daños inadvertidos al iris o al cristalino.[131] Por lo general, la paracentesis resulta en un rápido aclaramiento de la córnea, y después de romper la crisis se debe realizar una iridotomía con láser.

Si la PIO responde a la terapia médica, el ojo debe reexaminarse de forma gonioscópica para determinar el mecanismo de reducción de la presión. Un ángulo abierto de la cámara anterior sin gonioscopia compresiva sugiere que se ha roto la crisis de cierre angular. En esta

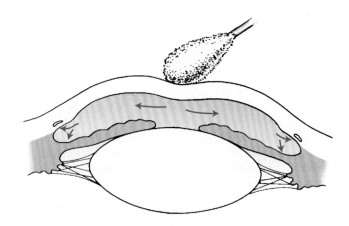

FIGURA 13-14 Técnica para disminuir la presión intraocular (PIO) en una crisis aguda de ángulo cerrado. La indentación de la córnea con un instrumento suave, como un aplicador con punta de algodón, puede bajar la PIO durante una crisis al forzar el humor acuoso desde la cámara anterior central a la periférica (flechas), acción que abre de modo temporal el ángulo de la cámara y restablece el flujo de salida del humor acuoso.

situación hay menos urgencia sobre cuándo se debe realizar la intervención quirúrgica. En los días de la iridectomía quirúrgica incisional, algunos cirujanos preferían esperar 1 o 2 días para que la inflamación desapareciera. Sin embargo, con la iridotomía con láser no hay ninguna ventaja en esperar a menos que haya una iritis marcada o edema corneal. En un estudio a largo plazo de 116 casos, un retraso en el tratamiento afectó de modo negativo el resultado final.[132] Si el examen gonioscópico revela que el ángulo aún está cerrado a pesar de la disminución médica de la PIO, el descenso de la presión puede ser causado por la reducción, inducida por el fármaco, en la producción de humor acuoso o el volumen vítreo, y es posible que el cierre del ángulo no se haya aliviado. Debido a que la presión alta puede reaparecer a medida que los efectos de estos medicamentos comienzan a desaparecer, es aún más urgente proceder de forma rápida con la iridotomía láser y, si es necesario, la cirugía incisional (como se detalla en la siguiente sección).

Qué operación utilizar

Por lo general, el ojo con glaucoma por bloqueo pupilar responde bien a una iridotomía periférica, y el procedimiento inicial de elección en casi todos los casos es una iridotomía con láser. Un estudio comparó 50 ojos tratados con iridectomía incisional o iridotomía láser con 64 ojos tratados de modo médico, y encontró que el primer grupo tenía una mayor cantidad de configuraciones mejoradas de la cámara anterior, una menor incidencia de SAP y una mayor reducción en la necesidad de medicamentos para el glaucoma.[133] Los estudios de la configuración del segmento ocular anterior antes y después de la iridotomía con la técnica de imagen de Scheimpflug revelaron un ensanchamiento significativo del ángulo de la cámara anterior y una rectificación del contorno del iris, pero no hallaron cambios significativos en la posición de la superficie anterior del cristalino.[134,135]

Los estudios de seguimiento indican que muchos ojos tratados con una iridotomía sola de modo eventual requerirán medicación para controlar la elevación crónica de la PIO, y algunos necesitarán cirugía filtrante.[136-141] Los factores asociados con la necesidad de tratamiento adicional incluyen la duración de la crisis de ángulo cerrado y antecedentes de episodios de cierre de ángulo intermitentes resueltos de forma espontánea.[136,141] Estos factores se relacionan con la cantidad de daño permanente en el ángulo de la cámara anterior, que algunas veces se correlaciona con la extensión de las SAP visibles de manera gonioscópica.

Incluso si la gonioscopia compresiva revela un cierre sinequial parcial del ángulo de la cámara anterior, es mejor proceder primero con la iridotomía con láser, ya que se ha demostrado que controla la PIO en muchos casos de GAC crónico.[111] Si con la iridotomía no se restablece una PIO normal, el ojo se trata con medicación o cirugía filtrante, si es necesario. Se debe tener precaución al realizar una cirugía filtrante (y una iridectomía quirúrgica incisional) en los ojos con GAC debido al mayor riesgo de glaucoma maligno (bloqueo ciliar) (véase cap. 27).[142] También se debe tener cuidado con el uso prolongado de corticoesteroides tópicos después de la cirugía con láser o incisional en estos pacientes, ya que un alto porcentaje presentará elevación de la PIO inducida por esteroides después de una crisis de ángulo cerrado.[143,144]

Por lo general se recomienda la iridotomía periférica profiláctica para el otro ojo en la misma sesión o pocos días después de una crisis de ángulo cerrado en el ojo tratado. Varios estudios grandes han demostrado que alrededor de 50 a 75% de los pacientes que desarrollan cierre del ángulo en un ojo tendrá una crisis en el otro ojo no operado en 5 a 10 años, a pesar de la profilaxis miótica,[145,146] mientras que dicha crisis es rara después de una iridectomía. Puesto que la crisis en el otro ojo suele ocurrir en el primer año después del evento inicial,[147] el procedimiento profiláctico debe realizarse con prontitud. Las raras excepciones incluyen una cámara anterior más profunda en el otro ojo debido a anisometropía, seudofaquia, afaquia o un cristalino dislocado. Algunos cirujanos han sugerido que los ojos contrarios con resultados negativos en las pruebas de provocación podrían seguirse de cerca sin cirugía. Sin embargo, con la relativa seguridad de la iridotomía con láser, parece prudente llevar a cabo un procedimiento profiláctico en todos los ojos contralaterales de alto riesgo.

La lensectomía y la implantación de una lente intraocular (LIO) de cámara posterior para pacientes con cierre angular agudo y crónico pueden ofrecer un control exitoso de la PIO y mejorar la visión. Un ensayo aleatorizado comparó la cirugía de cataratas por facoemulsificación temprana con iridotomía periférica con láser en 62 pacientes chinos con cierre de ángulo agudo, en quienes la crisis había sido interrumpida con tratamiento médico.[148] La facoemulsificación temprana fue más efectiva que la iridotomía periférica para prevenir el aumento de la PIO. Después de 18 meses, la PIO promedio en el grupo de cirugía de catarata fue mucho más baja que en el grupo de iridotomía (12.6 ± 1.9 mm Hg *vs.* 15.0 ± 3.4 mm Hg); el primer grupo también requirió menos medicamentos que el segundo para mantener una PIO no superior a 21 mm Hg (0.03 ± 0.18 *vs.* 0.90 ± 1.14). Una PIO de presentación alta de más de 55 mm Hg fue un factor de riesgo adicional para el aumento subsecuente de la PIO. Ningún ojo tuvo complicaciones significativas (que pusieran en peligro la visión). En otro ensayo no aleatorizado que comparó la cirugía de cataratas por facoemulsificación con iridotomía en pacientes con GAC agudo o crónico, el grupo de cirugía de cataratas tuvo una reducción de la PIO mucho mayor, en comparación con el grupo de iridotomía con láser, a los 6 meses de la operación.[149] Los recuentos de células endoteliales no difirieron de manera posoperatoria entre los grupos. En un ensayo importante de pacientes de 50 años de edad o más que fueron asignados a extracción de cristalino transparente o a manejo estándar con iridotomía periférica con láser y tratamiento médico tópico para GAC primario, el grupo quirúrgico terminó el estudio con una PIO un tanto más baja (1.18 mm Hg) y requirió menos gotas para controlar la PIO.[150] Sin embargo, el resultado de este estudio se aplica solo a personas con GAC primario temprano o cierre del ángulo primario con una PIO de 30 mm Hg o más. La lensectomía, la implantación de una LIO de cámara posterior y la trabeculectomía con un antimetabolito también pueden ser opciones útiles en el tratamiento de pacientes con GAC crónico y cataratas. Dos ensayos aleatorizados encontraron que la facotrabeculectomía con el uso de mitomicina C proporcionó un control de la PIO superior en comparación con la facoemulsificación sola, al margen de si la PIO estaba controlada por medios médicos antes de la cirugía.[151,152] Sin embargo, en ambos ensayos, el grupo de facotrabeculectomía experimentó más complicaciones posoperatorias. La lensectomía con lisis de SAP es otra opción benéfica en pacientes con GAC crónico, siempre que el procedimiento se realice dentro de los 6 a 12 meses de una crisis aguda.[153]

La extracción de cataratas parece ser útil en cada uno de los escenarios antes mencionados al eliminar el bloqueo pupilar y profundizar el segmento anterior, lo que mejora el acceso al ángulo periférico. Sin embargo, en la actualidad no está claro cuándo es más apropiada la lensectomía después de una crisis aguda y si el procedimiento debe combinarse con la cirugía filtrante. Un abordaje preferido por muchos cirujanos es proceder con la cirugía de cataratas, con o sin gonio-sinequiálisis, en pacientes con cataratas visualmente significativas o PIO no controlada. La facotrabeculectomía con mitomicina C se puede utilizar cuando es probable que un paciente haya tenido cierre por SAP durante más de 1 año, o en presencia de daño al nervio óptico moderado a grave. Estudios futuros deben ayudar a esclarecer cómo y cuándo utilizar estos abordajes en el manejo de esta desafiante población de pacientes.

PUNTOS CLAVE

▶ El glaucoma de ángulo cerrado es más común que el GCAA en algunas poblaciones inuit y asiáticas.

▶ Un factor que predispone al cierre del ángulo es un ángulo estrecho de la cámara anterior, que tiene una tendencia familiar y se asocia con el aumento de la edad y la hipermetropía.

▶ Se puede precipitar una crisis de ángulo cerrado en un individuo predispuesto por factores que inducen midriasis, como iluminación tenue, estrés emocional y fármacos.

▶ El mecanismo básico del glaucoma por bloqueo pupilar es un bloqueo funcional entre el cristalino y el iris, que obstruye el flujo de humor acuoso de la cámara posterior a la anterior, lo que deriva en un aumento de la presión en la cámara posterior, el arqueamiento anterior del iris periférico y el cierre del ángulo de la cámara anterior.

▶ La presentación clínica del GAC puede ser una crisis aguda con dolor grave, hiperemia conjuntival marcada, córnea opaca y pérdida visual profunda, o como una condición subaguda con dolor sordo, visión borrosa leve y halos coloreados alrededor de las luces. Otros casos más pueden ser crónicos y por lo regular asintomáticos.

▶ Los pacientes con mayor riesgo de GAC deben evitar tomar descongestionantes, antihistamínicos u otros medicamentos de venta libre con advertencias contra su uso en el glaucoma.

▶ El tratamiento suele comenzar con una terapia médica agresiva para reducir la PIO y aliviar el cierre del ángulo, seguida de una iridotomía periférica para prevenir crisis futuras. La iridoplastia con láser de argón o la paracentesis de la cámara anterior también pueden ayudar a resolver una crisis aguda. El papel ideal y el momento óptimo de la cirugía de cataratas en pacientes con GAC aún no se han determinado.

▶ Si la PIO aún está elevada después de la iridotomía con láser, se deben considerar mecanismos adicionales, como la formación de SAP, un mecanismo combinado (es decir, glaucoma por exfoliación o de ángulo abierto subyacente) o iris en meseta.

▶ La extracción de catarata con colocación de LIO, sola o en combinación con goniosinequiálisis quirúrgica o trabeculectomía, puede ser un tratamiento eficaz para el GAC crónico.

REFERENCIAS

1. Tornquist R. Angle-closure glaucoma in an eye with a plateau type of iris. *Acta Ophthalmol.* 1958;36(3).419-423.
2. Wand M, Grant WM, Simmons RJ, Hutchinson BT. Plateau iris syndrome. *Trans Sect Ophthalmol Am Acad Ophthalmol Otolaryngol.* 1977;83(1):122-130.
3. Curran EJ. A new operation for glaucoma involving a new principle in the aetiology and treatment of chronic primary glaucoma. *Arch Ophthalmol.* 1920;49:131-155.
4. Chandler PA. Narrow-angle glaucoma. *Arch Ophthalmol.* 1952;47(6):695-716.
5. Banziger T. The mechanism of acute glaucoma and the explanation for the effectiveness of iridectomy for the same [in German]. *Ber Deutsch Ophthal Ges.* 1922;43:43-48.
6. Barkan O. Glaucoma: classification, causes, and surgical control: results of microgonioscopic research. *Am J Ophthalmol.* 1938;21(10):1099-1117.
7. Chandler PA, Trotter RR. Angle-closure glaucoma; subacute types. *Arch Ophthalmol.* 1955;53(3):305-317.
8. Pollack IP. Chronic angle-closure glaucoma; diagnosis and treatment in patients with angles that appear open. *Arch Ophthalmol.* 1971;85(6):676-689.
9. Bhargava SK, Leighton DA, Phillips CI. Early angle-closure glaucoma. Distribution of iridotrabecular contact and response to pilocarpine. *Arch Ophthalmol.* 1973;89(5):369-372.
10. Gorin G. Shortening of the angle of the anterior chamber in angle-closure glaucoma. *Am J Ophthalmol.* 1960;49:141-146.
11. Lowe RF. Primary creeping angle-closure glaucoma. *Br J Ophthalmol.* 1964;48:544-550.
12. Drance SM. Angle closure glaucoma among Canadian Eskimos. *Can J Ophthalmol.* 1973;8(2):252-254.
13. Arkell SM, Lightman DA, Sommer A, Taylor HR, Korshin OM, Tielsch JM. The prevalence of glaucoma among Eskimos of northwest Alaska. *Arch Ophthalmol.* 1987;105(4):482-485.
14. Alsbirk PH. Early detection of primary angle-closure glaucoma. Limbal and axial chamber depth screening in a high risk population (Greenland Eskimos). *Acta Ophthalmol.* 1988;66(5):556-564.
15. Clemmesen V, Alsbirk PH. Primary angle-closure glaucoma (a.c.g.) in Greenland. *Acta Ophthalmol.* 1971;49(1):47-58.
16. Aung T, Chew PT. Review of recent advancements in the understanding of primary angle-closure glaucoma. *Curr Opin Ophthalmol.* 2002;13(2):89-93.
17. Congdon N, Wang F, Tielsch JM. Issues in the epidemiology and population-based screening of primary angle-closure glaucoma. *Surv Ophthalmol.* 1992;36(6):411-423.
18. Dandona L, Dandona R, Mandal P, et al. Angle-closure glaucoma in an urban population in southern India. The Andhra Pradesh eye disease study. *Ophthalmology.* 2000;107(9):1710-1716.
19. Salmon JF, Mermoud A, Ivey A, Swanevelder SA, Hoffman M. The prevalence of primary angle closure glaucoma and open angle glaucoma in Mamre, Western Cape, South Africa. *Arch Ophthalmol.* 1993;111(9):1263-1269.
20. Alsbirk PH. Corneal diameter in Greenland Eskimos. Anthropometric and genetic studies with special reference to primary angle-closure glaucoma. *Acta Ophthalmol.* 1975;53(4):635-646.
21. Alsbirk PH. Anterior chamber depth, genes and environment. A population study among long-term Greenland Eskimo immigrants in Copenhagen. *Acta Ophthalmol.* 1982;60(2):223-224.
22. Drance SM, Morgan RW, Bryett J, Fairclough M. Anterior chamber depth and gonioscopic findings among the Eskimos and Indians in the Canadian Arctic. *Can J Ophthalmol.* 1973;8(2):255-259.
23. van Rens GH, Arkell SM. Refractive errors and axial length among Alaskan Eskimos. *Acta Ophthalmol.* 1991;69(1):27-32.
24. Kolker AE, Hetherington J Jr. *Becker-Shaffer's Diagnosis and Therapy of the Glaucomas.* 4th ed. St. Louis, MO: CV Mosby; 1976:183-218.
25. Spaeth GL. The normal development of the human anterior chamber angle: a new system of descriptive grading. *Trans Ophthalmol Soc UK.* 1971;91:709-739.
26. Nguyen N, Mora JS, Gaffney MM, et al. A high prevalence of occludable angles in a Vietnamese population. *Ophthalmology.* 1996;103(9):1426-1431.

27. Fontana ST, Brubaker RF. Volume and depth of the anterior chamber in the normal aging human eye. *Arch Ophthalmol.* 1980;98(10):1803-1808.

28. Markowitz SN, Morin JD. Angle-closure glaucoma: relation between lens thickness, anterior chamber depth and age. *Can J Ophthalmol.* 1984;19(7):300-302.

29. Okabe I, Taniguchi T, Yamamoto T, Kitazawa Y. Age-related changes of the anterior chamber width. *J Glaucoma.* 1992;1(2):100-107.

30. Appleby RS Jr, Kinder RS. Bilateral angle-closure glaucoma in a 14-year-old boy. *Arch Ophthalmol.* 1971;86(4):449-450.

31. Alper MG, Laubach JL. Primary angle-closure glaucoma in the American Negro. *Arch Ophthalmol.* 1968;79(6):663-668.

32. Clemmesen V, Luntz MH. Lens thickness and angle-closure glaucoma. A comparative oculometric study in South African Negroes and Danes. *Acta Ophthalmol.* 1976;54(2 p):193-197.

33. Wilensky JT, Gandhi N, Pan T. Racial influences in open-angle glaucoma. *Ann Ophthalmol.* 1978;10(10):1398-1402.

34. Olurin O. Anterior chamber depths of Nigerians. *Ann Ophthalmol.* 1977;9(3):315-326.

35. Emiru VP. Response to mydriatics in the African. *Br J Ophthalmol.* 1971;55(8):538-543.

36. Chong GT, Wen JC, Su DH, Stinnett S, Asrani S. Ocular biometrics of myopic eyes with narrow angles. *J Glaucoma.* 2016;25(2):140-144.

37. Spaeth GL. Gonioscopy: uses old and new. The inheritance of occludable angles. *Ophthalmology.* 1978;85(3):222-232.

38. Lichter PR, Anderson DR, eds. *Discussions on Glaucoma.* New York, NY: Grune and Stratton; 1977:139.

39. Amerasinghe N, Zhang J, Thalamuthu A, et al. The heritability and sibling risk of angle closure in Asians. *Ophthalmology.* 2011;118(3):480-485.

40. Clark CV. Diabetes mellitus in primary glaucomas. *Ann Acad Med Singapore.* 1989;18(2):190-194.

41. Chylack LT Jr, Kinoshita JH. A biochemical evaluation of a cataract induced in a high-glucose medium. *Invest Ophthalmol.* 1969;8(4):401-412.

42. Kinoshita JH, Merola LO, Tung B. Changes in cation permeability in the galactose–exposed rabbit lens. *Exp Eye Res.* 1968;7(1):80-90.

43. Gracitelli CP, Stefanini FR, Penha F, et al. Anterior chamber depth during hemodialysis. *Clin Ophthalmol.* 2013;7:1635-1639.

44. Shapiro A, Zauberman H. Diurnal changes of the intraocular pressure of patients with angle-closure glaucoma. *Br J Ophthalmol.* 1979;63(4):225-227.

45. Baskaran M, Kumar RS, Govindasamy CV, et al. Diurnal intraocular pressure fluctuation and associated risk factors in eyes with angle closure. *Ophthalmology.* 2009;116(12):2300-2304.

46. Lee DA, Brubaker RF, Ilstrup DM. Anterior chamber dimensions in patients with narrow angles and angle-closure glaucoma. *Arch Ophthalmol.* 1984;102(1):46-50.

47. Mapstone R, Clark CV. Diurnal variation in the dimensions of the anterior chamber. *Arch Ophthalmol.* 1985;103(10):1485-1486.

48. Vargas E, Drance SM. Anterior chamber depth in angle-closure glaucoma. Clinical methods of depth determination in people with and without the disease. *Arch Ophthalmol.* 1973;90(6):438-439.

49. Douthwaite WA, Spence D. Slit-lamp measurement of the anterior chamber depth. *Br J Ophthalmol.* 1986;70(3):205-208.

50. Jacobs IH. Anterior chamber depth measurement using the split-lamp microscope. *Am J Ophthalmol.* 1979;88(2):236-238.

51. Smith RJ. A new method of estimating the depth of the anterior chamber. *Br J Ophthalmol.* 1979;63(4):215-220.

52. Makabe R. Comparative studies of the width of the anterior chamber angle using echography and gonioscopy [in German]. *Klin Monbl Augenheilkd.* 1989;194(1):6-9.

53. Van Herick W, Shaffer RN, Schwartz A. Estimation of width of angle of anterior chamber. Incidence and significance of the narrow angle. *Am J Ophthalmol.* 1969;68(4):626-629.

54. Bhartiya S, Shaarawy T. Evaluation of the Van Herick technique for screening for occludable angles in an African population. *J Curr Glaucoma Pract.* 2013;7(2):88-90.

55. Scheie HG. Width and pigmentation of the angle of the anterior chamber; a system of grading by gonioscopy. *Arch Ophthalmol.* 1957;58(4):510-512.

56. Shaffer RN. Primary glaucomas. Gonioscopy, ophthalmoscopy and Perimetry. *Trans Am Acad Ophthalmol Otolaryngol.* 1960;64:112-127.

57. Becker S. *Clinical Gonioscopy—A Test and Stereoscopic Atlas.* St. Louis, MO: CV Mosby; 1972.

58. Congdon NG, Spaeth GL, Augsburger J, Klancnik J Jr, Patel K, Hunter DG. A proposed simple method for measurement in the anterior chamber angle: biometric gonioscopy. *Ophthalmology.* 1999;106(11):2161-2167.

59. Desjardins D, Parrish RK II. Inversion of anterior chamber pigment as a possible prognostic sign in narrow angles. *Am J Ophthalmol.* 1985;100(3):480-481.

60. Aslanides IM, Libre PE, Silverman RH, et al. High frequency ultrasound imaging in pupillary block glaucoma. *Br J Ophthalmol.* 1995;79(11):972-976.

61. Devereux JG, Foster PJ, Baasanhu J, et al. Anterior chamber depth measurement as a screening tool for primary angle-closure glaucoma in an East Asian population. *Arch Ophthalmol.* 2000;118(2):257-263.

62. Panek WC, Christensen RE, Lee DA, Fazio DT, Fox LE, Scott TV. Biometric variables in patients with occludable anterior chamber angles. *Am J Ophthalmol.* 1990;110(2):185-188.

63. Ishikawa H, Esaki K, Liebmann JM, Uji Y, Ritch R. Ultrasound biomicroscopy dark room provocative testing: a quantitative method for estimating anterior chamber angle width. *Jpn J Ophthalmol.* 1999;43(6):526-534.

64. Pavlin CJ, Harasiewicz K, Foster FS. An ultrasound biomicroscopic darkroom provocative test. *Ophthalmic Surg.* 1995;26(3):253-255.

65. Friedman DS, He M. Anterior chamber angle assessment techniques. *Surv Ophthalmol.* 2008;53(3):250-273.

66. Hillman JS. Acute closed-angle glaucoma: an investigation into the effect of delay in treatment. *Br J Ophthalmol.* 1979;63(12):817-821.

67. Wilensky JT, Kaufman PL, Frohlichstein D, et al. Follow-up of angle-closure glaucoma suspects. *Am J Ophthalmol.* 1993;115(3):338-346.

68. Lowe RF. Primary angle-closure glaucoma. A review of provocative tests. *Br J Ophthalmol.* 1967;51(11):727-732.

69. Hillman JS, Turner JD. Association between acute glaucoma and the weather and sunspot activity. *Br J Ophthalmol.* 1977;61(8):512-516.

70. Teikari J, Raivio I, Nurminen M. Incidence of acute glaucoma in Finland from 1973 to 1982. *Graefes Arch Clin Exp Ophthalmol.* 1987;225(5):357-360.

71. Grant WM. Ocular complications of drugs. Glaucoma. *J Am Med Assoc.* 1969;207(11):2089-2091.

72. Mapstone R. Dilating dangerous pupils. *Br J Ophthalmol.* 1977;61(8):517-524.

73. Patel KH, Javitt JC, Tielsch JM, et al. Incidence of acute angle-closure glaucoma after pharmacologic mydriasis. *Am J Ophthalmol.* 1995;120(6):709-717.

74. Wolfs RC, Grobbee DE, Hofman A, de Jong PT. Risk of acute angle-closure glaucoma after diagnostic mydriasis in nonselected subjects: the Rotterdam study. *Invest Ophthalmol Vis Sci.* 1997;38(12):2683-2687.

75. Fazio DT, Bateman JB, Christensen RE. Acute angle-closure glaucoma associated with surgical anesthesia. *Arch Ophthalmol.* 1985;103(3):360-362.

76. Schwartz H, Apt L. Mydriatic effect of anticholinergic drugs used during reversal of nondepolarizing muscle relaxants. *Am J Ophthalmol.* 1979;88(3 pt 2):609-612.

77. Potash SD, Ritch R. Acute angle-closure glaucoma secondary to chlortrimeton. *J Glaucoma.* 1992;1(4):258-259.

78. Ritch R, Krupin T, Henry C, Kurata F. Oral imipramine and acute angle closure glaucoma. *Am J Ophthalmol.* 1994;112(1):67-68.

79. Corridan P, Nightingale S, Mashoudi N, Williams AC. Acute angle-closure glaucoma following botulinum toxin injection for blepharospasm. *Br J Ophthalmol.* 1990;74(5):309-310.

80. Krontz DP, Wood TO. Corneal decompensation following acute angle-closure glaucoma. *Ophthalmic Surg.* 1988;19(5):334-338.

81. Anderson DR, Davis EB. Sensitivities of ocular tissues to acute pressure-induced ischemia. *Arch Ophthalmol.* 1975;93(4):267-274.

82. Charles ST, Hamasaki DI. The effect of intraocular pressure on the pupil size. *Arch Ophthalmol.* 1970;83(6):729-733.

83. Rutkowski PC, Thompson HS. Mydriasis and increased intraocular pressure. I: Pupillographic studies. *Arch Ophthalmol.* 1972;87(1):21-24.

84. Kapoor S, Sood M. Glaucoma-induced changes in the ciliary ganglion. *Br J Ophthalmol.* 1975;59(10):573-576.

85. Bigar F, Witmer R. Corneal endothelial changes in primary acute angle-closure glaucoma. *Ophthalmology.* 1982;89(6):596-599.

86. Markowitz SN, Morin JD. The endothelium in primary angle-closure glaucoma. *Am J Ophthalmol.* 1984;98(1):103-104.

87. Campbell DG. A comparison of diagnostic techniques in angle-closure glaucoma. *Am J Ophthalmol.* 1979;88(2):197-204.

88. Forbes M. Gonioscopy with corneal indentation. A method for distinguishing between appositional closure and synechial closure. *Arch Ophthalmol.* 1966;76(4):488-492.

89. Forbes M. Indentation gonioscopy and efficacy of iridectomy in angle-closure glaucoma. *Trans Am Ophthalmol Soc.* 1974;72:488-515.

90. Zimmerman LE, De Venecia G, Hamasaki DI. Pathology of the optic nerve in experimental acute glaucoma. *Invest Ophthalmol.* 1967;6(2):109-125.

91. Douglas GR, Drance SM, Schulzer M. The visual field and nerve head in angle-closure glaucoma. A comparison of the effects of acute and chronic angle closure. *Arch Ophthalmol.* 1975;93(6):409-411.

92. Sonty S, Schwartz B. Vascular accidents in acute angle closure glaucoma. *Ophthalmology.* 1981;88(3):225-228.

93. Slavin ML, Margulis M. Anterior ischemic optic neuropathy following acute angle-closure glaucoma. *Arch Ophthalmol.* 2001;119(8):1215.

94. McNaught EI, Rennie A, McClure E, Chisholm IA. Pattern of visual damage after acute angle-closure glaucoma. *Trans Ophthalmol Soc UK.* 1974;94(2):406-415.

95. Mapstone R. One gonioscopic fallacy. *Br J Ophthalmol.* 1979;63(4):221-224.

96. Mapstone R. The mechanism and clinical significance of angle closure. *Glaucoma.* 1980;2:249-254.

97. Kerman BM, Christensen RE, Foos RY. Angle-closure glaucoma: a clinicopathologic correlation. *Am J Ophthalmol.* 1973;76(6):887-895.

98. Lowe RF. Causes of shallow anterior chamber in primary angle-closure glaucoma. Ultrasonic biometry of normal and angle-closure glaucoma eyes. *Am J Ophthalmol.* 1969;67(1):87-93.

99. Lowe RF, Clark BA. Posterior corneal curvature. Correlations in normal eyes and in eyes involved with primary angle-closure glaucoma. *Br J Ophthalmol.* 1973;57(7):464-470.

100. Markowitz SN, Morin JD. The ratio of lens thickness to axial length for biometric standardization in angle-closure glaucoma. *Am J Ophthalmol.* 1985;99(4):400-402.

101. Phillips CI. Aetiology of angle-closure glaucoma. *Br J Ophthalmol.* 1972;56(3):248-253.

102. Tomlinson A, Leighton DA. Ocular dimensions in the heredity of angle-closure glaucoma. *Br J Ophthalmol.* 1973;57(7):475-486.

103. Tornquist R. Corneal radius in primary acute glaucoma. *Br J Ophthalmol.* 1957;41(7):421-424.

104. Salmon JF, Swanevelder SA, Donald MA. The dimensions of eyes with chronic angle-closure glaucoma. *J Glaucoma.* 1994;3(3):237-243.

105. Mapstone R. Acute shallowing of the anterior chamber. *Br J Ophthalmol.* 1981;65(7):446-451.

106. Mapstone R. Mechanics of pupil block. *Br J Ophthalmol.* 1968;52(1):19-25.

107. Tiedeman JS. A physical analysis of the factors that determine the contour of the iris. *Am J Ophthalmol.* 1991;111(3):338-343.

108. Anderson DR, Jin JC, Wright MM. The physiologic characteristics of relative pupillary block. *Am J Ophthalmol.* 1991;111(3):344-350.

109. Woo EK, Pavlin CJ, Slomovic A, Taback N, Buys YM. Ultrasound biomicroscopic quantitative analysis of light-dark changes associated with pupillary block. *Am J Ophthalmol.* 1999;127(1):43-47.

110. Inoue T, Yamamoto T, Kitazawa Y. Distribution and morphology of peripheral anterior synechiae in primary angle-closure glaucoma. *J Glaucoma.* 1993;2(3):171-176.

111. Gieser DK, Wilensky JT. Laser iridectomy in the management of chronic angle-closure glaucoma. *Am J Ophthalmol.* 1984;98(4):446-450.

112. Robin AL, Pollack IP. Argon laser peripheral iridotomies in the treatment of primary angle closure glaucoma. Long-term follow-up. *Arch Ophthalmol.* 1982;100(6):919-923.

113. Alsagoff Z, Aung T, Ang LP, Chew PT. Long-term clinical course of primary angle-closure glaucoma in an Asian population. *Ophthalmology.* 2000;107(12):2300-2304.

114. Salmon JF. Long-term intraocular pressure control after Nd-YAG laser iridotomy in chronic angle-closure glaucoma. *J Glaucoma.* 1993;2(4):291-296.

115. Aung T, Ang LP, Chan SP, Chew PT. Acute primary angle-closure: long-term intraocular pressure outcome in Asian eyes. *Am J Ophthalmol.* 2001;131(1):7-12.

116. Cheng CY, Liu CJ, Chiou HJ, Chou JC, Hsu WM, Liu JH. Color Doppler imaging study of retrobulbar hemodynamics in chronic angle-closure glaucoma. *Ophthalmology.* 2001;108(8):1445-1451.

117. Pavlin CJ, Ritch R, Foster FS. Ultrasound biomicroscopy in plateau iris syndrome. *Am J Ophthalmol.* 1992;113(4):390-395.

118. Ritch R. Plateau iris is caused by abnormally positioned ciliary processes. *J Glaucoma.* 1992;1(1):23-26.

119. Wand M, Pavlin CJ, Foster FS. Plateau iris syndrome: ultrasound biomicroscopic and histologic study. *Ophthalmic Surg.* 1993;24(2):129-131.

120. Wand M, Grant WM. Thymoxamine test. Differentiating angle-closure glaucoma form open-angle glaucoma with narrow angles. *Arch Ophthalmol.* 1978;96(6):1009-1011.

121. Airaksinen PJ, Saari KM, Tiainen TJ, Jaanio EA. Management of acute closed-angle glaucoma with miotics and timolol. *Br J Ophthalmol.* 1979;63(12):822-825.

122. Chew PT, Hung PT, Aung T. Efficacy of latanoprost in reducing intraocular pressure in patients with primary angle-closure glaucoma. *Surv Ophthalmol.* 2002;47(suppl 1):S125-S128.

123. Ganias F, Mapstone R. Miotics in closed-angle glaucoma. *Br J Ophthalmol.* 1975;59(4):205-206.

124. Halasa AH, Rutkowski PC. Thymoxamine therapy for angle-closure glaucoma. *Arch Ophthalmol.* 1973;90(3):177-179.

125. Rutkowski PC, Fernandez JL, Galin MA, Halasa AH. Alpha-adrenergic receptor blockade in the treatment of angle-closure glaucoma. *Trans Am Acad Ophthalmol Otolaryngol.* 1973;77(2):OP137-OP142.

126. Wand M, Grant WM. Thymoxamine hydrochloride: an alpha-adrenergic blocker. *Surv Ophthalmol.* 1980;25(2):75-84.

127. Chandler PA, Grant WM. *Glaucoma.* 2nd ed. Philadelphia, PA: Lea & Febiger; 1979:140.

128. Anderson DR. Corneal indentation to relieve acute angle-closure glaucoma. *Am J Ophthalmol.* 1979;88(6):1091-1093.

129. Ritch R. Argon laser treatment for medically unresponsive attacks of angle-closure glaucoma. *Am J Ophthalmol.* 1982;94(2):197-204.

130. Shin DH. Argon laser treatment for relief of medically unresponsive angle-closure glaucoma attacks. *Am J Ophthalmol.* 1982;94(6):821-822.

131. Lam DS, Chua JK, Tham CC, Lai JS. Efficacy and safety of immediate anterior chamber paracentesis in the treatment of acute primary angle-closure glaucoma: a pilot study. *Ophthalmology.* 2002;109(1):64-70.

132. David R, Tessler Z, Yassur Y. Long-term outcome of primary acute angle-closure glaucoma. *Br J Ophthalmol.* 1985;69(4):261-262.

133. Schwartz GF, Steinmann WC, Spaeth GL, Wilson RP. Surgical and medical management of patients with narrow anterior chamber angles: comparative results. *Ophthalmic Surg.* 1992;23(2):108-112.

134. Morsman CD, Lusky M, Bosem ME, Weinreb RN. Anterior chamber angle configuration before and after iridotomy measured by scheimpflug video imaging. *J Glaucoma.* 1994;3(2):114-116.

135. Jin JC, Anderson DR. The effect of iridotomy on iris contour. *Am J Ophthalmol.* 1990;110(3):260-263.

136. Buckley SA, Reeves B, Burdon M, et al. Acute angle closure glaucoma: relative failure of YAG iridotomy in affected eyes and factors influencing outcome. *Br J Ophthalmol.* 1994;78(7):529-533.

137. Hyams SW, Keroub C, Pokotilo E. Mixed glaucoma. *Br J Ophthalmol.* 1977;61(2):105-106.

138. Krupin T, Mitchell KB, Johnson MF, Becker B. The long-term effects of iridectomy for primary acute angle-closure glaucoma. *Am J Ophthalmol.* 1978;86(4):506-509.

139. Playfair TJ, Watson PG. Management of acute primary angle-closure glaucoma: a long-term follow-up of the results of peripheral iridotomy used as an initial procedure. *Br J Ophthalmol.* 1979;63(1):17-22.

140. Romano JH, Hitchings RA, Pooinasawmy D. Role of Nd:YAG peripheral iridectomy in the management of ocular hypertension with a narrow angle. *Ophthalmic Surg.* 1988;19(11):814-816.

141. Saunders DC. Acute closed-angle glaucoma and Nd-YAG laser iridotomy. *Br J Ophthalmol.* 1990;74(9):523-525.

142. Eltz H, Gloor B. Trabeculectomy in cases of angle closure glaucoma–successes and failures [in German]. *Klin Monbl Augenheilkd.* 1980;177(5):556-561.

143. Akingbehin AO. Corticosteroid-induced ocular hypertension. II: An acquired form. *Br J Ophthalmol.* 1982;66(8):541-545.

144. Akingbehin AO. Corticosteroid-induced ocular hypertension. I: Prevalence in closed-angle glaucoma. *Br J Ophthalmol.* 1982;66(8):536-540.

145. Benedikt O. Preventive iridectomy in the partner eye following angle block glaucoma [in German]. *Klin Monbl Augenheilkd.* 1970;156(1):80-83.

146. Lowe RF. Acute angle-closure glaucoma: the second eye: an analysis of 200 cases. *Br J Ophthalmol.* 1962;46(11):641-650.

147. Edwards RS. Behaviour of the fellow eye in acute angle-closure glaucoma. *Br J Ophthalmol.* 1982;66(9):576-579.

148. Lam DS, Leung DY, Tham CC, et al. Randomized trial of early phacoemulsification versus peripheral iridotomy to prevent intraocular pressure rise after acute primary angle closure. *Ophthalmology.* 2008;115(7):1134-1140.

149. Hata H, Yamane S, Hata S, Shiota H. Preliminary outcomes of primary phacoemulsification plus intraocular lens implantation for primary angle-closure glaucoma. *J Med Invest.* 2008;55(3-4):287-291.

150. Azuara-Blanco A, Burr J, Ramsay C, et al. Effectiveness of early lens extraction for the treatment of primary angle-closure glaucoma (EAGLE): a randomised controlled trial. *Lancet.* 2016;388(10052):1389-1397.

151. Tham CC, Kwong YY, Leung DY, et al. Phacoemulsification versus combined phacotrabeculectomy in medically controlled chronic angle closure glaucoma with cataract. *Ophthalmology.* 2008;115(12): 2167-2173.e2.

152. Tham CC, Kwong YY, Leung DY, et al. Phacoemulsification versus combined phacotrabeculectomy in medically uncontrolled chronic angle closure glaucoma with cataracts. *Ophthalmology.* 2009;116(4):725-731, 731.e1-3.

153. Campbell DG, Vela A. Modern goniosynechialysis for the treatment of synechial angle-closure glaucoma. *Ophthalmology.* 1984;91(9):1052-1060.

Glaucomas de la infancia: clasificación y examinación

14

Los glaucomas infantiles constituyen un grupo heterogéneo de enfermedades poco frecuentes. Estas afecciones, que a menudo ponen en peligro la visión, presentan desafíos especiales en el diagnóstico y el manejo óptimo. Los padres y los médicos de atención primaria suelen ser los primeros en identificar las anomalías que conducen al diagnóstico de glaucoma en lactantes y niños pequeños, con consecuencias devastadoras cuando ese diagnóstico correcto se retrasa de manera sustancial. La presentación clínica del glaucoma varía con la edad de aparición y la gravedad de la elevación de la presión intraocular (PIO). Además, el examen oftalmológico detallado de los niños pequeños puede ser difícil, y las estrategias de manejo del glaucoma en los niños son menos familiares para el médico que en los adultos. Los avances farmacológicos, tecnológicos y genéticos en el diagnóstico y el tratamiento del glaucoma generan la esperanza de que los niños con esta enfermedad puedan afrontar un futuro visual más brillante.

CLASIFICACIÓN DE LOS GLAUCOMAS INFANTILES

Los glaucomas de la infancia se han categorizado de diversas formas a medida que la comprensión del proceso de la enfermedad en los niños continúa en evolución. Para facilitar y acelerar el progreso en el diagnóstico, el desarrollo de estrategias de tratamiento, la investigación y la colaboración a gran escala para ayudar a los pacientes con glaucoma infantil, se requiere una clasificación actualizada aceptada de forma internacional para los glaucomas infantiles. La clasificación más actualizada para el glaucoma infantil resultó de una colaboración internacional y un consenso en la reunión de la World Glaucoma Association en julio de 2013 en Vancouver, Columbia Británica, Canadá.[1] Esta nueva clasificación proporciona un algoritmo para la categorización basado en hallazgos clínicos. Aunque no es ideal en todos los casos (véase capítulo 8), permite una guía clínica enfocada para ayudar al médico a identificar un diagnóstico de glaucoma infantil específico para cada niño, que puede requerir mayor refinamiento y expansión con el tiempo a medida que se obtiene más información diagnóstica a partir de la evaluación.

El algoritmo de diagnóstico actualizado comienza con la definición básica de glaucoma infantil (**fig. 14-1**), que requiere no solo una PIO elevada, sino también un daño relacionado con la PIO en el ojo del niño. El estatus de sospecha de glaucoma también se incluye en el algoritmo, y se contrasta con el estatus de glaucoma. Una vez que se establece el diagnóstico de glaucoma, el algoritmo lleva al médico a través de una serie de preguntas relacionadas con la historia o los signos clínicos de otros trastornos sistémicos u oculares para determinar qué diagnóstico de glaucoma se adapta mejor a la presentación particular del paciente.

El actual sistema de clasificación internacional divide los glaucomas infantiles en primarios y secundarios. En las formas primarias, una anomalía del desarrollo del ángulo de la cámara anterior conduce

a la obstrucción del flujo de salida del humor acuoso, sin características oculares o sistémicas adicionales significativas. El glaucoma congénito primario (GCP) y el glaucoma juvenil de ángulo abierto (GJAA) representan los dos glaucomas infantiles primarios, y todos los demás tipos son secundarios (**tabla 14-1**). A diferencia de los glaucomas infantiles primarios, los glaucomas pediátricos secundarios se asocian con otros trastornos oculares o sistémicos. Estos pueden subdividirse en cuatro grandes categorías: (1) aquellos vinculados con anomalías no adquiridas que son sistémicas de manera predominante (p. ej., neurofibromatosis, síndrome de Down o trastornos del tejido conectivo); (2) aquellos asociados con anomalías no adquiridas que son oculares de modo predominante sin un componente sistémico consistente (p. ej., síndrome de Axenfeld-Rieger o aniridia); (3) aquellos relacionados con procesos oculares adquiridos (p. ej., traumatismo, inflamación, infección o neoplasia), y (4) aquellos asociados con la extracción temprana de cataratas infantiles (glaucoma después de cirugía de cataratas [GDCC]). Esta última categoría es en particular importante, dado lo común que es el GDCC y lo diferente que estos ojos pueden responder al tratamiento del glaucoma en comparación con el GCP. El *glaucoma posterior a la cirugía de cataratas* debe remplazar los términos ambiguos "glaucoma afáquico" y "glaucoma seudofáquico". En un estudio prospectivo de 1 año de duración de todos los casos nuevos de glaucoma infantil en Reino Unido y República de Irlanda, se identificaron 99 casos: 47 primarios y 52 secundarios.[2]

En este capítulo se consideran los detalles de la exploración específicos para un niño con glaucoma conocido o sospechado. El capítulo 15 trata sobre los glaucomas primarios de la infancia, incluidos el GCP y el GJAA, así como los glaucomas secundarios asociados con afecciones oculares o sistémicas no adquiridas. Debido a que los niños están sujetos a muchos de los mismos glaucomas secundarios que los adultos, estos temas se tratan juntos en los capítulos siguientes de la sección II, con especial atención a las situaciones que se aplican solo a los niños. En particular se analiza el GDCC, que es tal vez el segundo tipo de glaucoma infantil más común (después del GCP) y, por lo tanto, se incluye en el capítulo 15.[2]

La **tabla 14-1** muestra un esquema para considerar los glaucomas infantiles.[3] Muchos de los glaucomas primarios y secundarios asociados con anomalías oculares o sistémicas no adquiridas son de origen genético (véanse caps. 9 y 15). El esclarecimiento continuo de la genética detrás de muchas afecciones asociadas con el glaucoma infantil sin duda conducirá al refinamiento o incluso al remplazo de las etiquetas diagnósticas actuales derivadas del fenotipo, con nombres y categorías basados en anomalías genéticas subyacentes. En este momento, sin embargo, debido a que el defecto genético específico puede ser difícil de identificar (véase capítulo 8), y un defecto genotípico determinado puede producir una variación fenotípica en la presentación, gravedad y respuesta al tratamiento, se debe continuar la aplicación diligente de la mejor clasificación actual (**tabla 14-1** y **fig. 14-1**).

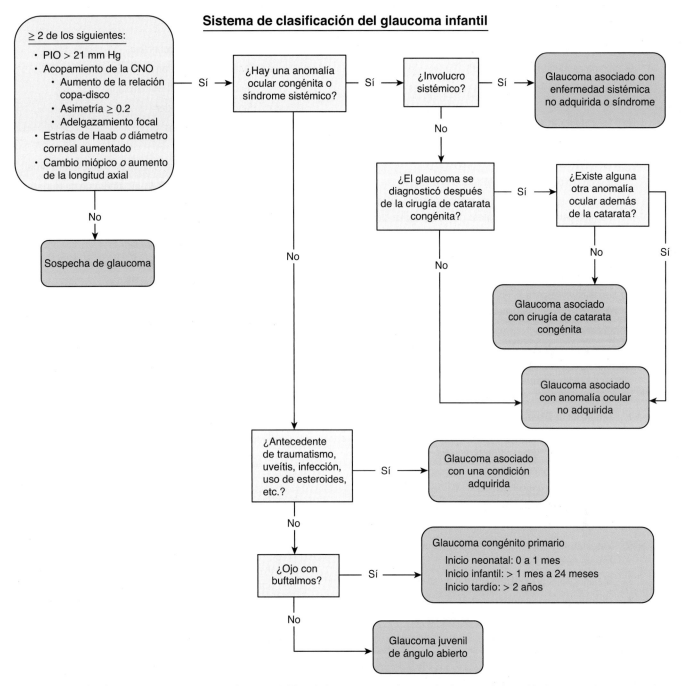

FIGURA 14-1 Clasificación de los glaucomas infantiles. Childhood Glaucoma Research Network: algoritmo de la World Glaucoma Association para la clasificación del glaucoma infantil. PIO, presión intraocular; CNO, cabeza del nervio óptico; CV, campo visual. (Adaptado de Childhood Glaucoma Research Network, cortesía de Ta Chen Peter Chang, con autorización.)

SIGNOS Y SÍNTOMAS DEL GLAUCOMA EN LA INFANCIA

Los signos y síntomas del glaucoma en los niños varían en gran medida con la edad de aparición y el grado de elevación de la PIO. Los lactantes y niños pequeños con glaucoma (por lo general con GCP, pero que ocurre con glaucoma de inicio temprano por cualquier causa) suelen presentarse porque la familia o el pediatra han notado algo anormal en los ojos o en el comportamiento del bebé. El agrandamiento u opacificación de la córnea (derivada del estiramiento debido a una PIO alta),

o ambos, a menudo indican glaucoma en el lactante; los dos pueden progresar de forma rápida durante los primeros 2 años de vida si la PIO permanece elevada (**figs. 14-2** y **14-3**).

El *buftalmos* describe el agrandamiento anormal del ojo de un lactante como consecuencia de una PIO elevada; en casos extremos, estos ojos son vulnerables a la subluxación y rotura del cristalino, incluso con traumatismos menores (**fig. 14-4**). La tríada clásica de hallazgos por lo regular atribuidos al GCP (véase también capítulo 15) –epífora, fotofobia (**fig. 14-5**) y blefaroespasmo–[4] se debe al edema corneal, a menudo con roturas asociadas en la membrana de Descemet que se denominan *estrías de Haab*. Las roturas de la membrana de Descemet

TABLA 14-1	Glaucomas infantiles: un esquema de clasificación

I. Glaucomas primarios

A. Glaucoma congénito primario (GCP)

   1. Anomalías de ángulo aisladas (± anomalías congénitas del iris leves)

   2. Subcategorías según la edad de aparición

      a. Inicio neonatal o recién nacido (0 a 1 mes)

      b. Inicio infantil (> 1 a 24 meses)

      c. Inicio o reconocimiento tardío (> 2 años)

   3. Los casos que se detienen de modo espontáneo con PIO normal, pero con signos típicos de GCP, pueden clasificarse como GCP

B. Glaucoma juvenil de ángulo abierto

   1. Sin agrandamiento ocular

   2. Sin anomalías o síndromes oculares congénitos

   3. Ángulo abierto (apariencia bastante normal)

II. Glaucomas secundarios

A. Glaucoma asociado con anomalías oculares no adquiridas (afecciones con anomalías predominantemente oculares presentes al nacer que pueden o no estar asociadas con signos sistémicos), como:

   1. Anomalía de Axenfeld-Rieger (síndrome, en caso de haber asociaciones sistémicas)

   2. Anomalía de Peters (síndrome, en caso de haber asociaciones sistémicas)

   3. Ectropión de úvea congénito

   4. Hipoplasia congénita del iris

   5. Aniridia

   6. Vasculatura fetal persistente (si hay glaucoma antes de la cirugía de cataratas)

   7. Melanocitosis oculodérmica (nevo de Ota)

   8. Distrofia polimorfa posterior

   9. Microftalmos

   10. Microcórnea

   11. Ectopia de cristalino

      a. Ectopia del cristalino simple (sin asociaciones sistémicas, posibles trastornos de fibrilinopatía tipo 1)

      b. Ectopia de cristalino y pupila

B. Glaucoma asociado con enfermedad sistémica no adquirida o síndrome (afecciones casi siempre con síndromes conocidos, anomalías sistémicas o enfermedad sistémica presente al nacer que puede estar asociada con signos oculares)

   1. Trastornos cromosómicos[a]

      a. Trisomía 21 (síndrome de Down)

      b. Trisomía 13-15 (síndrome de trisomía D)

      c. Trisomía 18 (síndrome de Edwards)

      d. Síndrome de Turner (XO)

   2. Trastornos del tejido conectivo

      a. Síndrome de Marfan

      b. Síndrome de Weill-Marchesani

      c. Síndrome de Stickler

   3. Trastornos metabólicos

      a. Homocistinuria

      b. Síndrome de Lowe (síndrome oculocerebrorrenal)

      c. Mucopolisacaridosis (p. ej., síndrome de Hurler)

   4. Facomatosis

      a. Neurofibromatosis (NF-1, NF-2)

      b. Síndrome de Sturge-Weber

      c. Síndrome de Klippel-Trenaunay-Weber

      d. Síndrome de Von Hippel-Lindau

   5. Síndrome de Rubinstein-Taybi (pulgar ancho)

   6. Rubeola congénita

   7. Otras afecciones poco frecuentes

      a. Síndrome cerebrohepatorrenal (síndrome de Zellweger)

      b. Síndrome de Kniest

      c. Síndrome de Michel

      d. Síndrome uña-rótula

      e. Displasia oculodentodigital

      f. Síndrome de Präder-Willi

      g. Síndrome de Waardenburg

      h. Síndrome de Walker-Warburg

C. Condiciones no hereditarias que se desarrollan después del nacimiento

   1. Uveítico (varios mecanismos, p. ej., ángulo abierto, sinequias, iris bombé)

   2. Traumatismo (hipema, recesión del ángulo, células fantasma, ectopia del cristalino)

   3. Inducido por esteroides

   4. Tumores relacionados (benignos o malignos, oculares u orbitarios)

      a. Retinoblastoma

      b. Xantogranuloma juvenil

      c. Leucemia

      d. Melanoma

      e. Nevos agresivos del iris

      f. Otro

   5. Después de una cirugía distinta a la extracción de cataratas

   6. Neovascular (por diversas causas, incluidos desprendimiento crónico de retina, enfermedad de Coats)

TABLA 14-1 **Glaucomas infantiles: un esquema de clasificación (*continuación*)**

7. Cierre de ángulo secundario (por diversas causas, incluidos retinopatía cicatricial del prematuro, topiramato, quistes estromales del iris, glaucoma maligno)

8. Secundario a infección intraocular

    a. Toxoplasmosis aguda recurrente

    b. Iritis herpética aguda

    c. Endoftalmitis endógena

D. Glaucoma después de una cirugía de cataratas (puede categorizarse como ángulo principalmente abierto o cerrado con base en la gonioscopia)

    1. Tras la extracción de una catarata idiopática congénita

2. Después de la extracción de cataratas congénitas con anomalías oculares/enfermedad sistémica, pero sin glaucoma previo

3. Después de la extracción de una catarata adquirida, pero sin glaucoma previo

4. Puede categorizarse como glaucoma sobre todo de ángulo abierto o cerrado con base en la gonioscopia

[a]*Mas adelante se muestran algunos ejemplos.*
Modificado de Weinreb R, Grajewski A, Papadopoulos M, et al. Childhood Glaucoma: The 9th Consensus Report of the World Glaucoma Association. *Amsterdam: Kugler; 2013, con autorización.*

parecen ocurrir solo en los primeros 2 años de vida; dejan evidencia permanente de glaucoma de inicio temprano y varían con respecto a la distorsión y la cicatrización corneales asociadas (**figs. 14-6 y 14-7**). Se pueden observar roturas con una orientación más vertical después del parto con fórceps (**fig. 14-8**).[5]

Otros signos inespecíficos de glaucoma en la vida temprana incluyen una cámara anterior profunda y el acopamiento del nervio óptico. En ausencia de *atrofia óptica* (es decir, muerte de los axones de las células ganglionares de la retina, a diferencia del agrandamiento de la excavación por un efecto mecánico de la PIO elevada), la copa óptica puede disminuir mucho de tamaño con la reducción de la PIO, y volverá a agrandarse si se pierde el control de la PIO.[4] La atrofia óptica, que puede resultar de una elevación crónica o grave de la PIO, es irreversible.

A diferencia de los lactantes y los niños muy pequeños, los niños mayores con glaucoma se suelen presentar con una disminución de la visión (por lo general por miopía inducida, pero en ocasiones por daño del nervio óptico en etapa terminal) o porque se examinan debido a características predisponentes oculares o sistémicas no adquiridas (p. ej., síndrome de Sturge-Weber, aniridia o antecedentes de extracción de cataratas congénitas). Aunque la PIO elevada produce un agrandamiento corneal limitado a los primeros 3 años de vida, el estiramiento escleral persiste durante alrededor de 10 años, lo que produce miopía progresiva (y a menudo astigmatismo), que por lo general se observa en niños mayores con glaucoma. Aunque el acopamiento del nervio

óptico no es en sí mismo un indicador confiable de glaucoma, su presencia amerita una evaluación minuciosa de un posible glaucoma en un niño de cualquier edad (**fig. 14-9**). Los niños mayores rara vez presentan síntomas de glaucoma agudo, como náusea asociada con dolor ocular, dolores de cabeza e incluso halos de colores alrededor de las luces (p. ej., secundarios a traumatismo o cierre del ángulo, como en la retinopatía cicatricial del prematuro).

La pérdida de visión por glaucoma infantil y en la niñez suele deberse a cambios patológicos en el ojo, como la opacificación de la córnea y el daño del nervio óptico. También puede haber una visión deficiente a pesar del control adecuado de la PIO, secundaria al desarrollo de anisometropía o ambliopía estrábica, en especial en el glaucoma infantil unilateral o bilateral asimétrico.

DIAGNÓSTICO DIFERENCIAL

Las características clínicas del glaucoma en la lactancia y la niñez se superponen en parte con las de otras afecciones oftálmicas pediátricas (**tabla 14-2**), con la excepción de la PIO elevada (que no está presente de manera uniforme en los glaucomas adultos).[4,6] Ante signos o síntomas oculares que sugieran un posible glaucoma, el médico debe considerar

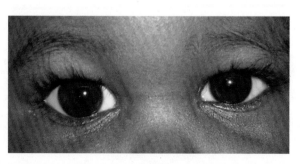

FIGURA 14-2 Glaucoma congénito primario. Lactante con glaucoma congénito primario, que muestra buftalmos y agrandamiento asimétrico de las córneas, más la derecha que la izquierda. El edema corneal se ha resuelto después de una cirugía de ángulo exitosa.

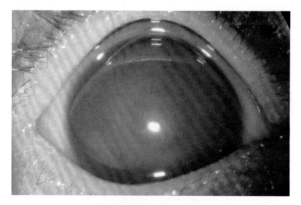

FIGURA 14-3 Glaucoma congénito primario. Ojo derecho de un lactante de 3 meses que se presentó con córnea agrandada en el contexto de un glaucoma congénito primario recién diagnosticado. La PIO era de 35 mm Hg.

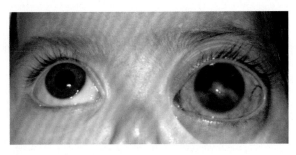

FIGURA 14-4 Buftalmos grave. El paciente, un lactante de 6 meses, tiene buftalmos grave y glaucoma congénito primario en el ojo izquierdo, córneas agrandadas bilaterales y miopía alta en el contexto del síndrome de Stickler-Marshall. Más adelante se enucleó el ojo izquierdo ciego, que estaba expuesto y se presumía doloroso.

y excluir de manera rigurosa el glaucoma, y tener en cuenta que la identificación de un trastorno no glaucomatoso coexistente no elimina la posibilidad de glaucoma. Por ejemplo, el glaucoma puede complicar la uveítis, la anomalía de Peters y la megalocórnea; el glaucoma incluso puede coincidir con la obstrucción congénita del conducto nasolagrimal que se encuentra de forma habitual.[4]

EL EXAMEN DIAGNÓSTICO

Aunque cualquier niño con características clínicas sospechosas de glaucoma requiere un examen oftálmico pediátrico detallado, existen objetivos específicos del examen relacionado con el glaucoma: (1) confirmar o excluir el diagnóstico de glaucoma, (2) determinar la causa del glaucoma (si es que está presente) y (3) recopilar información (incluida cualquier intervención previa para el glaucoma) vital para planificar el tratamiento óptimo. Se puede evitar el examen bajo anestesia si es que se puede descartar con seguridad el diagnóstico de glaucoma (en un bebé o niño pequeño), o si un niño mayor se beneficiaría de una prueba con tratamiento médico. Cabe señalar que se puede determinar que algunos niños son sospechosos de glaucoma (**fig. 14-1**) con base en los hallazgos oculares, y permanecerían en esta categoría a pesar de las buenas noticias de que no tienen glaucoma al final del examen de diagnóstico. Esto aplicaría, por ejemplo, para un niño con diámetros corneales agrandados o excavaciones del nervio

óptico sospechosamente agrandadas, a pesar de la medición de la PIO normal. El examen bajo anestesia, cuando está indicado, proporciona una oportunidad única para una gonioscopia más detallada y una evaluación de la cabeza del nervio óptico, así como mediciones del diámetro corneal, el grosor corneal central y la longitud axial, inmediatamente seguidas de cualquier intervención quirúrgica necesaria.

Pruebas de visión (agudeza y campos visuales)

Los métodos óptimos de prueba de la visión variarán con la edad y la función cognitiva del paciente. Si bien la conducta de fijación central mantenida y la ausencia de nistagmo son alentadores en los lactantes, los niños mayores deben realizar pruebas con optotipos (p. ej., pruebas con letras en lugar de evaluaciones cualitativas, como "fijar y seguir") con la corrección refractiva adecuada. La pérdida de visión en niños con glaucoma a menudo es el resultado de cambios oculares relacionados con el glaucoma o de la ambliopía en casos asimétricos; la pérdida de agudeza visual derivada del daño del nervio óptico representa una situación desafortunada, a menudo terminal. Las pruebas del campo visual, en especial la perimetría estática automatizada cuantitativa, a menudo representan un reto para los niños pequeños y para todos los niños con nistagmo o visión deficiente. Por lo tanto, la perimetría rara vez establece el diagnóstico de glaucoma, sino que sirve para evaluar la idoneidad del control en niños mayores con glaucoma que pueden realizar un examen basal confiable. No obstante, la evaluación del campo visual es útil en todos los niños con glaucoma, ya que incluso los campos visuales por confrontación a menudo pueden verificar la sospecha de pérdida grave del campo nasal en niños con glaucoma grave y mala visión. Los niños con afecciones neurológicas asociadas (p. ej., síndrome de Sturge-Weber) pueden tener una pérdida del hemicampo homónima subyacente independiente de su glaucoma.

Los algoritmos de prueba más nuevos y rápidos pueden permitir que los niños más pequeños se sometan a pruebas de campo visual automatizadas (Humphrey) de manera más confiable (**fig. 14-10**).[7] La perimetría de duplicación de frecuencia (véase capítulo 6), la perimetría de micropuntos rarebit (que se realiza en una computadora ordinaria, se basa en clics del ratón y utiliza un objeto de fijación en movimiento, imitando así un simple juego de computadora) y las técnicas adicionales de perimetría parecidas a un juego de computadora más recientes también pueden ser prometedoras para el tamizaje y seguimiento de los campos visuales a lo largo del tiempo en niños con sospecha de glaucoma.[8-11]

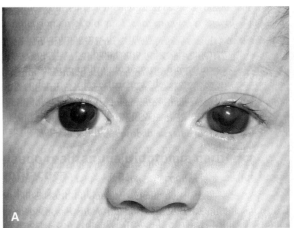
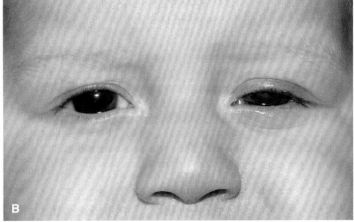

FIGURA 14-5 Tríada clínica de glaucoma congénito. Esta niña de 6 meses de edad con glaucoma congénito primario desarrolló edema corneal en su ojo izquierdo (**A**), que le provocó fotofobia, lagrimeo y blefaroespasmo (**B**). Sus síntomas mejoraron después del tratamiento quirúrgico.

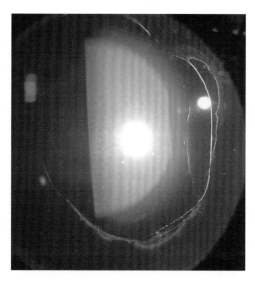

FIGURA 14-6 Estrías de Haab. Aspecto en la lámpara de hendidura de los desgarros en la membrana de Descemet en un paciente con glaucoma congénito primario.

Examen externo

El examen externo ayuda a identificar evidencia de anomalías asociadas (p. ej., neurofibromatosis, hemangioma facial), buftalmos (en especial asimetría entre los ojos), fotofobia u obstrucción nasolagrimal. La evaluación general de la salud y las características sistémicas del niño también pueden proporcionar pistas para el diagnóstico de glaucoma (p. ej., rasgos faciales que sugieren trastornos metabólicos, trastornos del tejido conectivo o anomalías cromosómicas). En ocasiones el oftalmólogo puede ser el primero en sospechar la condición sistémica relacionada con la anomalía ocular que se examina (p. ej., síndrome oculocerebrorrenal o de Lowe, neurofibromatosis).

Examen de córnea

Esta parte del examen evalúa la córnea en busca de cambios inducidos por el glaucoma, como agrandamiento, edema y cicatrización. Otras anomalías, si están presentes, también pueden sugerir alteraciones oculares coexistentes (como con los glaucomas del desarrollo,

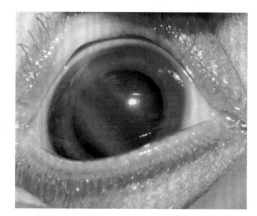

FIGURA 14-8 Desgarros relacionados con el fórceps en la membrana de Descemet. Nótense las estrías de Haab muy rectas, orientadas de superotemporal a inferonasal en la córnea del ojo derecho de este niño recién nacido. Las cicatrices permanentes y el alto astigmatismo provocaron ambliopía en este ojo.

incluidos el síndrome de Axenfeld-Rieger o la anomalía de Peters, como se analiza en el capítulo 15).

La córnea del recién nacido sano tiene un diámetro horizontal que varía de 9.5 a 10.5 mm, que aumenta de 0.5 a 1.0 mm durante el primer año de vida (**tabla 14-3**).[12-14] La distensión del globo ocular en respuesta a la PIO elevada conduce a agrandamiento de la córnea (buftalmos), en especial en la unión corneoescleral. Un diámetro corneal mayor de 12 mm en el primer año de vida es un hallazgo muy sospechoso. La asimetría en el diámetro entre las dos córneas o un diámetro corneal de 13 mm o más a cualquier edad sugiere en gran medida una anomalía.[4] El agrandamiento de la córnea es más notorio en los casos asimétricos (**fig. 14-2**). La simple inspección de las córneas a menudo identificará diámetros corneales asimétricos de tan solo 0.25 mm, tal vez debido a la evaluación del examinador del área corneal (en lugar de su diámetro) mediante inspección visual. Los diámetros corneales se pueden medir con una regla milimétrica sostenida en el plano frontal en el consultorio, o con calibradores cuando el paciente está anestesiado.

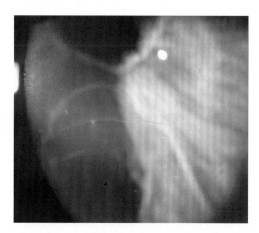

FIGURA 14-7 Estrías de Haab. Proyección con lámpara de hendidura a gran aumento en un paciente con glaucoma asociado con síndrome de Axenfeld-Rieger de presentación en la infancia (una forma de glaucoma secundario).

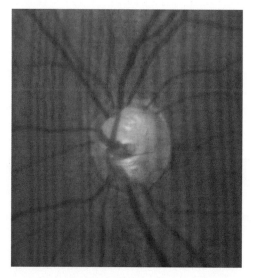

FIGURA 14-9 Acopamiento grave del nervio óptico. Se muestra el ojo izquierdo de una niña de 8 años de edad con glaucoma juvenil de ángulo abierto.

Diagnóstico diferencial de características que se suelen encontrar en el glaucoma infantil[a]

I. Trastornos que muestran "ojo rojo" y epífora

   A. Obstrucción congénita del conducto nasolagrimal

   B. Conjuntivitis (infecciosa, exposición química)

   C. Defecto/abrasión del epitelio corneal

   D. Queratitis (en especial herpes simple)

   E. Inflamación del segmento anterior (uveítis, traumatismo)

II. Trastornos que muestran edema u opacificación corneal

   A. Traumatismo de nacimiento relacionado con fórceps (con desgarros de Descemet)

   B. Malformación/anomalía congénita

      1. Esclerocórnea

      2. Anomalía de Peters

      3. Coristomas (tipo dermoide)

      4. Otras disgenesias del segmento anterior

   C. Distrofia corneal

      1. Distrofia endotelial hereditaria congénita

      2. Distrofia polimorfa posterior

   D. Queratitis

      1. Herpético

      2. Rubeola[b]

      3. Flictenular

   E. Enfermedad metabólica

      1. Mucopolisacaridosis

      2. Mucolipidosis

      3. Cistinosis

      4. Síndrome oculocerebrorrenal (Lowe)

III. Condiciones que muestran agrandamiento corneal

   A. Miopía axial

   B. Megalocórnea

   C. Megaloftalmos

IV. Condiciones con acopamiento real o "seudoacopamiento" del nervio óptico

   A. Excavación del nervio óptico fisiológicamente grande

   B. Coloboma o fosa del nervio óptico

   C. Nervio óptico atrófico (con pérdida de sustancia)

   D. Nervio óptico hipoplásico

   E. Malformación del nervio óptico

[a]Adaptado de las refs. 4 y 6.
[b]Raro que ocurra fuera de países en desarrollo.

La elevación aguda grave de la PIO produce un agrandamiento de la córnea en el recién nacido o en el lactante, con frecuencia acompañado de desgarros en la membrana de Descemet (estrías de Haab). A menudo aparecen de forma aguda como áreas de aumento del edema y opacificación corneal (**figs. 14-6** y **14-7**).[4] En casos más avanzados, la opacificación densa del estroma corneal puede persistir a pesar de la reducción de la PIO (**fig. 14-11**). Por el contrario, la elevación moderada de la PIO, insuficiente para producir una opacidad corneal notable, agranda de modo gradual las córneas del lactante, acción que a veces pasa desapercibida si es simétrica, mientras que el daño concurrente del nervio óptico progresa a grados graves (**fig. 14-9**).

Tonometría (medición de la presión intraocular)

Aunque la evaluación de la PIO en niños con glaucoma sospechado o conocido todavía es fundamental para su diagnóstico y manejo efectivo, la tonometría a menudo presenta desafíos en el paciente joven. Las mejores mediciones de la PIO son las que se obtienen en un niño tranquilo en el consultorio, ya que la PIO puede estar elevada de manera falsa en un paciente inquieto que lucha y, a menudo, se ve alterada de forma impredecible por los sedantes y anestésicos sistémicos (**tabla 14-4**). Un lactante somnoliento o hambriento a menudo permite la tonometría mientras toma un biberón en los brazos de su cuidador.

Aunque se han utilizado varios instrumentos para la medición de la PIO en niños, el tonómetro de aplanación de Perkins y el Tono-Pen (es decir, un tonómetro de mano tipo Mackay-Marg) ocupan un lugar destacado en términos de precisión y facilidad de uso en estos pacientes.[15-18] Los niños de hasta 3 o 4 años de edad a menudo pueden cooperar con la tonometría de aplanación de Goldmann (Freedman S., observación personal).

El tonómetro Icare (Icare Finlandia, Helsinki), un dispositivo de mano bastante nuevo, registra la PIO en pacientes despiertos sin necesidad de anestesia tópica, y tiene una punta diminuta que avanza con facilidad entre los párpados de un niño que parpadea de manera regular. Mientras que los modelos Icare originales y más nuevos disponibles en Estados Unidos deben usarse con la unidad en posición vertical, el Icare PRO, disponible en otras partes del mundo, se puede usar con un niño en posición supina (unidad horizontal) y tiene una memoria de computadora para almacenar múltiples lecturas para su descarga posterior.[19] Los reportes publicados de este tonómetro de rebote han demostrado que el Icare es similar en precisión al Tono-Pen y comparable con la tonometría de Goldmann para PIO en un rango razonable en adultos (véase capítulo 2) (**fig. 14-12**).[20] Se reportó que el Icare es cómodo y altamente reproducible para la tonometría en niños sanos en edad escolar.[21]

La tonometría Icare produce mediciones de la PIO dentro de 3 mm Hg respecto a las lecturas de Goldmann en niños cooperativos con glaucoma conocido y sospechado en cerca de dos tercios de los casos, con diferencias promedio de presión de ~2 mm Hg.[22] Estudios adicionales que utilizan la tonometría Icare han demostrado que su uso en una práctica pediátrica disminuyó la necesidad de examen bajo anestesia, y que la medición repetida y el uso de anestésico tópico no alteraron de modo apreciable la PIO registrada.[23,24] Se ha reportado que la PIO aumenta alrededor de 1 mm Hg cuando se mide en decúbito supino, en comparación con el niño sentado.[19] Se ha demostrado que el tonómetro de rebote Icare registra una PIO más baja que el Tono-Pen en ojos con edema corneal visible de forma clínica, en el entorno del quirófano, por lo que se debe tener precaución cuando solo se usa el tonómetro Icare para determinar la PIO en estos ojos.[25] La tonometría domiciliaria en niños con sospecha de una gran variación diurna de la PIO ha demostrado ser precisa y confiable en comparación con la tonometría de Goldmann en el consultorio, y ofrece una posibilidad de 90% para detectar un pico de PIO dentro de los 14 días de medición domiciliaria.[22,26-28]

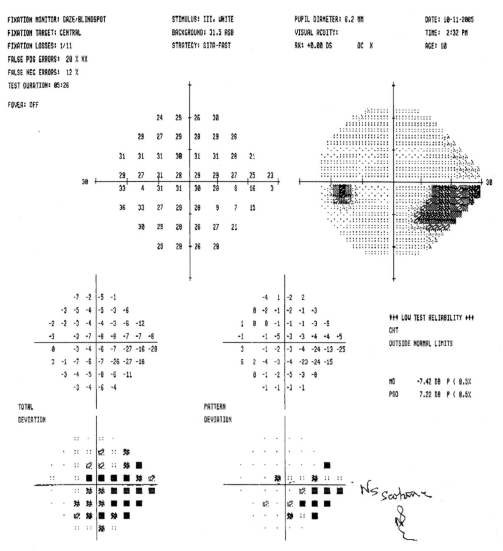

FIGURA 14-10 Escotoma arqueado inferior parcial. La prueba del campo visual de Humphrey demuestra un escalón nasal inferior con extensión arqueada en el ojo izquierdo de este niño de 11 años de edad con glaucoma juvenil de ángulo abierto, que presentó acopamiento grave del nervio óptico y tuvo un control exitoso del glaucoma con trabeculectomía reforzada con mitomicina C.

El neumotonómetro (véase también capítulo 2), aunque es engorroso usarlo en niños en el consultorio, a menudo sirve como técnica de confirmación de la tonometría con Tono-Pen o tonómetro de Perkins durante el examen bajo anestesia. Este tonómetro puede resultar en especial útil en entornos en los que una superficie corneal opaca o con cicatrices impide realizar mediciones útiles con instrumentos de

mano; a menudo las lecturas son varios milímetros de mercurio más altas por neumotonometría que por aplanamiento. La tonometría de indentación de Schiötz no se recomienda en ojos con glaucoma infantil, incluso en el quirófano, debido a su tendencia a subestimar la PIO en estos ojos (Walton D., comunicación personal).

La PIO normal en la infancia, que varía de alrededor de 10 a 22 mm Hg según el tonómetro y la población pediátrica reportada,[4] aumenta desde la infancia hasta alcanzar los niveles adultos normales a mediados de la infancia (**tabla 14-5**) .[29]

Las mediciones de la presión intraocular se reducen de forma variable con el uso de sedantes, narcóticos y anestésicos inhalados,[30-32] y se elevan con la intubación endotraqueal (**tabla 14-4**).[4] La anestesia con ketamina, que antes se reportó que elevaba la PIO,[33] en fechas recientes se ha comparado de modo favorable con la anestesia con sevoflurano en términos de alteración mínima de la PIO medida durante varios minutos después de la inducción.[34] La sedación consciente con hidrato de cloral, eficaz solo en niños pequeños y con un monitoreo cuidadoso, afecta de forma mínima las lecturas de la PIO despierto.[35] Aunque las mediciones de la PIO tomadas en un estado

TABLA 14-3	Diámetro corneal en niños: ojos sanos y glaucomatosos[a]	
	Diámetro corneal, *mm*	
Edad	Normal	Sospecha de posible glaucoma
Nacimiento a los 6 meses	9.5-11.5	> 12
1-2 años	10-12	> 12.5
> 2 años	< 12	> 13

[a]Datos de las refs. 12 y 13.

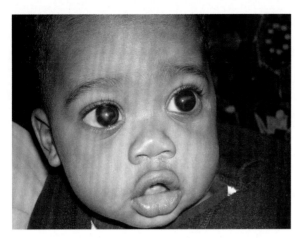

FIGURA 14-11 Cicatrices corneales residuales por estrías de Haab. A pesar del control exitoso de la PIO con cirugía de ángulo, se observan cicatrices en este niño de 9 meses de edad con glaucoma congénito primario.

sedado o anestesiado a menudo son menos confiables que las registradas en un niño despierto y tranquilo, las mediciones altas de la PIO preoperatoria suelen permanecer en un rango anormal, y las PIO asimétricas entre los dos ojos por lo general permanecen así y a menudo indican una anormalidad. Se debe tener especial cuidado para evitar la PIO alta falsa medida en el niño anestesiado que está en laringoespasmo, o "elevado", con los ojos girados hacia arriba o hacia abajo en comparación con la línea media.

Examen del segmento anterior (biomicroscopia)

Los hallazgos del segmento anterior proporcionan información clave en la evaluación del paciente con glaucoma pediátrico. Como se señaló antes, la simple inspección de los ojos del niño a menudo ayuda en la evaluación general del tamaño, simetría y claridad de la córnea. La biomicroscopia (de forma óptima con una lámpara de hendidura de mano) agrega detalles sobre la arquitectura corneal y permite un mejor examen de los detalles corneales, en especial las estrías de Haab. A medida que la PIO se normaliza y los desgarros de la membrana de Descemet se reparan por el sobrecrecimiento de células endoteliales, el edema corneal puede desaparecer; sin embargo, las opacidades lineales persisten y se asocian con recuentos endoteliales reducidos, demostrados por microscopía especular,[36] y producen cicatrices permanentes variables, así como errores de refracción. La biomicroscopia con lámpara de hendidura de la córnea también puede demostrar hallazgos acompañantes como pistas de la causa subyacente del glaucoma (p. ej., embriotoxón posterior en el síndrome de Axenfeld-Rieger, u opacidad corneal central o adherencias corneales al iris o al cristalino en la anomalía de Peters).

El limbo se puede estirar y adelgazar de forma dramática por el estiramiento ocular en un ojo infantil con glaucoma, y la cámara anterior a menudo se profundiza. Las anomalías del iris y el cristalino pueden indicar alteraciones primarias o secundarias a otras enfermedades oculares (p. ej., aniridia, síndrome de Axenfeld-Rieger o ectropión de úvea).

Gonioscopia

La gonioscopia, que proporciona información anatómica vital sobre el mecanismo del glaucoma en un ojo determinado, se puede realizar en el consultorio o bajo anestesia. La gonioscopia indirecta con un

TABLA 14-4	Efectos en la presión intraocular de sedantes y agentes anestésicos seleccionados	
Agente sedante/anestésico,[a] por efecto sobre la PIO	Vía de administración
EFECTO MÍNIMO	
Hidrato de cloral	Oral o rectal
REDUCCIÓN DE LA PIO	
Mínimo a leve	
Metohexital (Brevital)	Rectal, intramuscular, intravenoso
Midazolam (Versed)	Rectal, intramuscular, intravenoso
Sevoflurano	Inhalación
Leve	
Oxígeno	Inhalación
Óxido nitroso/oxígeno	Inhalación
Leve a significativo	
Halotano	Inhalación
AUMENTO DE LA PIO	
Mínimo a leve	
Ketamina	Intramuscular
Marcado	
Succinilcolina	Intravenoso
Laringoespasmo, reflejo de Bell	–
Intubación endotraqueal	–

PIO, presión intraocular.
[a]O evento relacionado.

gonioprisma de Zeiss o de Sussman es fácil de realizar en la lámpara de hendidura en el niño mayor, mientras que la gonioscopia de Koeppe (directa) es útil para los lactantes y en el quirófano, ya que facilita la inspección detallada del iris y las estructuras del ángulo (y la cabeza del nervio óptico, mediante el uso de un oftalmoscopio directo, **fig. 14-13**). A diferencia del ángulo de un adulto sano, el ángulo del niño sano muestra una malla trabecular que se observa casi como una membrana lisa y homogénea, que se extiende desde el iris periférico hasta la línea de Schwalbe. Esta malla trabecular se vuelve más gruesa y, a menudo, cada vez más pigmentada con el tiempo.[37,38] En individuos con pigmentación oscura, la pigmentación de la malla uveal con el aumento de la edad mejora la visibilidad de esta estructura. Los rasgos característicos de las estructuras angulares del niño ayudan a identificar los ojos con glaucoma congénito de gravedad variable (véase más adelante y capítulo 15). Se pueden observar anormalidades adicionales en casos de glaucoma asociado con anomalías oculares no adquiridas (p. ej., aniridia, síndrome de Axenfeld-Rieger o anomalía de Peters), glaucoma secundario asociado con anomalías oculares adquiridas (p. ej., traumático o uveítico) y en el GDCC (para detalles adicionales, véase capítulo 15).

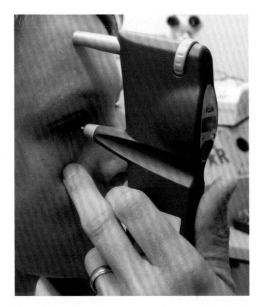

FIGURA 14-12 Tonometría Icare. La presión intraocular se mide en el ojo derecho de un niño de 13 años de edad 1 día después de la cirugía con dispositivo de drenaje para glaucoma tras una cirugía de catarata con antecedentes de cataratas congénitas presentes al nacer y microcórnea asociada.

TABLA 14-5	Presión intraocular normal, por edad
Edad, años	**PIO media, mm Hg[a]**
Nacimiento	9.6
0-1	10.6
1-2	12.0
2-3	12.6
3-5	13.6
5-7	14.2
7-9	14.2
9-12	14.3
12-16	14.5

PIO, presión intraocular.
[a]Los valores se obtuvieron con un tonómetro de no contacto (Keeler Pulsair, Keeler Ltd, Windsor, Berkshire, Reino Unido). Los valores de la PIO para niños varían en gran medida, según el tipo de instrumento utilizado. Adaptado con autorización de Slack Incorporated, de Pensiero S, Da Pozzo S, Perissutti P, et al. Normal intraocular pressure in children. J Pediatr Ophthalmol Strabismus. 1992;29(2):79-84; permiso tramitado a través de Copyright Clearance Center, Inc.

Junto con otros hallazgos de la exploración del segmento anterior, la adecuación de la vista angular y sus hallazgos son guías importantes para la intervención quirúrgica adecuada que puede requerirse.

Examen del nervio óptico y del fondo de ojo

La apariencia de la cabeza del nervio óptico suele ser el foco del examen del fondo de ojo en un ojo con glaucoma, aunque las anomalías asociadas del fondo de ojo pueden ayudar a confirmar el tipo de glaucoma (p. ej., un tallo en la vasculatura fetal persistente, hipoplasia foveal en la aniridia, o hemangioma coroideo en Síndrome de Sturge-Weber) o proporcionar información útil para la planificación quirúrgica (p. ej., la patología retiniana periférica o la formación de adherencias en el vítreo pueden sugerir la conveniencia de la vitrectomía y el láser periférico, junto con la implantación de un dispositivo de drenaje de glaucoma, en ojos con afaquia).

Cuando puede realizarse, la evaluación de la cabeza del nervio óptico es siempre importante en el diagnóstico de glaucoma infantil y para evaluar su respuesta al tratamiento, en especial en niños demasiado pequeños para cooperar o en quienes la tomografía de coherencia óptica (OCT) (véase sección "Técnicas de imagenología") o las pruebas cuantitativas del campo visual no son útiles. La oftalmoscopia indirecta con una lente de 28 dioptrías (D) o 30 D puede minimizar el aparente acopamiento de la cabeza del nervio óptico, lo que se aprecia mejor en el niño mayor mediante visión binocular en la lámpara de hendidura, o con una lente indirecta de 14 D o un oftalmoscopio directo a través de una lente de gonioscopia de Koeppe bajo anestesia (que por lo general permite una visión adecuada, incluso con la pupila no dilatada).

La cabeza del nervio óptico en los recién nacidos sanos suele ser rosada, pero puede tener una ligera palidez y por lo regular hay una pequeña copa fisiológica.[39] La morfología de la atrofia óptica glaucomatosa en la infancia se asemeja a la observada en los ojos de adultos, con una pérdida preferencial de tejido neural en los polos verticales.[40]

El acopamiento de la cabeza del nervio óptico se produce más rápido en los lactantes que en los adultos, y es más probable que sea reversible si la presión se reduce lo suficientemente temprano.[18,29,41-46] El acopamiento parece ser causado por un desarrollo incompleto del tejido conectivo en el lámina cribrosa, que permite la compresión o el movimiento posterior del tejido del disco óptico en respuesta a la PIO elevada, con un retorno elástico a la normalidad cuando se reduce la presión.[44] La reversión dramática del acopamiento del nervio óptico puede ocurrir incluso en niños mayores con glaucoma cuando se logra una disminución sostenida de la PIO, aunque no siempre se produce una mejora significativa de la pérdida del campo visual (**fig. 14-14**). Asimismo, la pérdida del grosor de la capa de fibras nerviosas de la retina (CFNR) en la OCT (véase sección "Técnicas de imagenología") que demuestra daño glaucomatoso del nervio óptico antes de la intervención para reducir la PIO, no mejora después de la reducción de la PIO, incluso en presencia de reversión del acopamiento del nervio óptico.[47]

El tamaño significativo de la excavación del nervio óptico y la asimetría de las excavaciones entre ambos ojos sugieren, pero no confirman, la presencia de glaucoma en un lactante. Las posibles explicaciones de la asimetría de las excavaciones en ausencia de cambios relacionados con la PIO incluyen la asimetría en el tamaño del canal óptico y diferencias significativas en las longitudes axiales de ambos ojos (p. ej., en la miopía alta o hipermetropía unilaterales).

Otras pruebas de diagnóstico útiles
Refracción

La determinación del error de refracción puede sugerir un posible glaucoma (como cuando se presenta un cambio miópico justo después de la extracción de catarata, o cuando hay una miopía relativa asimétrica en el ojo con una PIO más alta). La refracción también cumple una función crítica para maximizar la función visual del niño con glaucoma, en quien la miopía alta, el astigmatismo o la anisometropía, de modo individual o en combinación, pueden derivar de la cicatrización corneal o el agrandamiento ocular inducidos por la PIO.

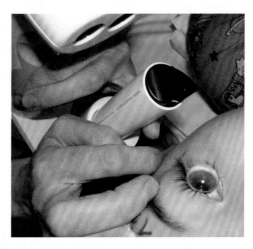

FIGURA 14-13 Técnica de gonioscopia durante el examen bajo anestesia. El examen se realiza con una lente de gonioscopia de Koeppe y un biomicroscopio portátil con lámpara de hendidura.

El agrandamiento del globo ocular con la elevación de la PIO en los primeros 3 años de vida crea un cambio miópico en el error refractivo, que puede conducir a ambliopía si hay una anisometropía significativa. La presencia de estrías de Haab a menudo produce un astigmatismo significativo, que también contribuye a la ambliopía, en especial en casos unilaterales o asimétricos. Los niños de 3 a 10 años de edad con PIO elevada pueden desarrollar miopía y astigmatismo progresivos, a pesar de tener un diámetro corneal estable. Estos cambios refractivos se han atribuido al estiramiento escleral continuo.[4] La miopía también se suele asociar con formas de glaucoma juvenil,[48] aunque puede no estar claro si el evento primario fue el glaucoma o la miopía.

Ecografía

La medición de la longitud axial (con ecografía, de preferencia mediante técnica de inmersión, durante el examen bajo anestesia) sirve como complemento de la determinación seriada del diámetro corneal para lactantes y niños pequeños que están siendo tratados por glaucoma, ya que puede haber una estabilización, e incluso una reducción de la longitud axial en el ojo agrandado con la reducción estable de la PIO.[10] Este cambio de longitud axial puede ser evidente pocos días después de una reducción significativa de la PIO, en especial en los ojos afáquicos de los lactantes después de una cirugía filtrante o la implantación de un dispositivo de drenaje para glaucoma.[49] La ecografía también puede ser útil cuando se contempla la cirugía con un dispositivo de drenaje, ya que el tamaño del depósito del implante propuesto puede estar limitado por el tamaño del globo ocular (véase capítulo 41). La ecografía modo B ayuda a confirmar el estado de la retina en ojos con medios opacos y, a menudo, ayuda a evaluar la permeabilidad de un dispositivo de drenaje de glaucoma cuando la bula en sí no se puede ver bien (véase capítulo 40).[50] La ecografía del segmento anterior también juega un papel útil en el tratamiento quirúrgico en pacientes seleccionados en los que los medios opacos impiden una evaluación adecuada de la cámara anterior y las estructuras del segmento anterior asociadas (p. ej., la demostración de una cámara anterior profunda puede permitir la colocación de un dispositivo de drenaje de glaucoma, o la afaquia congénita puede permitir la cicloablación endoscópica con láser; véase también capítulo 41).

Medición del grosor corneal central

La paquimetría ultrasónica (para medir el grosor corneal central) se ha convertido en estándar en la evaluación de adultos con glaucoma crónico de ángulo abierto, ya que esta variable parece afectar no solo la precisión de la PIO medida por tonometría de aplanación (elevada de modo artificial por una córnea central inusualmente gruesa con estroma normal, y viceversa), sino también la susceptibilidad potencial de un ojo a la pérdida de visión glaucomatosa con una PIO elevada.[51-54] En niños, el grosor corneal central reportado varía alrededor de 540 μm a los 6 a 23 meses de edad, hasta alrededor de 550 a 560 μm en niños mayores, con un grosor corneal central más delgado reportado en niños caucásicos en comparación con niños afroamericanos,[55-61] y mediciones estables durante al menos 1 año en ojos sanos y aquellos controlados con medicación para el glaucoma.[62] El espesor central de la córnea es más delgado en los niños con GCP que en otros niños, y esto tal vez tiene que ver con las córneas estiradas más grandes en los ojos de muchos de los niños con glaucoma congénito.[56] Por el contrario, los ojos con aniridia tienen córneas centrales más gruesas que el promedio,[63] al igual que los ojos con afaquia y en particular aquellos con GDCC;[62,64-67] esto es quizás una característica adquirida más que congénita.[64]

La importancia del grosor central de la córnea en la evaluación y el tratamiento de los niños con glaucoma aún no se ha determinado del todo, y aunque vale la pena medir y considerar esta característica al establecer la PIO meta, el médico debe evitar "ajustar" la PIO medida con base en los resultados de la paquimetría. Puede ser razonable hacer un ajuste hacia abajo en la PIO meta en aquellos ojos con córneas centrales más delgadas de lo normal.

Técnicas de imagenología: fotografía del fondo de ojo y tomografía de coherencia óptica

Durante mucho tiempo la fotografía del fondo de ojo de la cabeza del nervio óptico ha sido un pilar en la evaluación de adultos con glaucoma, y es útil en niños cooperadores con ejes visuales claros sin nistagmo sustancial. Sin embargo, debido a la dificultad en la evaluación objetiva de los cambios en la cabeza del nervio óptico a lo largo del tiempo en aquellos con glaucoma conocido y sospechado,[68] y debido a la aparición de la OCT, la fotografía del fondo de ojo suele ser un complemento en lugar de la principal modalidad de imagen utilizada en el manejo de la mayoría de los casos de glaucoma pediátrico.

La tomografía de coherencia óptica, una técnica de imagenología no invasiva que puede medir el grosor de la CFNR peripapilar, así como el área y el volumen macular en adultos y en niños,[69-71] se ha convertido en parte integral del diagnóstico y tratamiento del glaucoma infantil, en especial en niños mayores que cooperan (véanse también capítulos 4 a 6). Se sabe que hay cambios relacionados con la edad, el género y la etnia en la CFNR en los ojos de niños normales,[72] y que el grosor de la CFNR se correlaciona con la evidencia fotográfica de daño glaucomatoso de la cabeza del nervio óptico, y puede resultar valioso para evaluar el adelgazamiento de estos parámetros en niños con glaucoma.[70,73,74] Estudios más recientes han demostrado la reproducibilidad y confiabilidad de la OCT de dominio espectral (SD-OCT, por sus siglas en inglés) en la población pediátrica sin efecto sobre las mediciones globales de OCT por aumentos normales en longitud axial pediátrica.[75-77] Aunque la mayoría de las unidades de SD-OCT disponibles en el comercio no tiene una base de datos normativa específica para la infancia, es adecuado utilizar las normas para adultos jóvenes (datos personales). Al igual que con el glaucoma en adultos, los

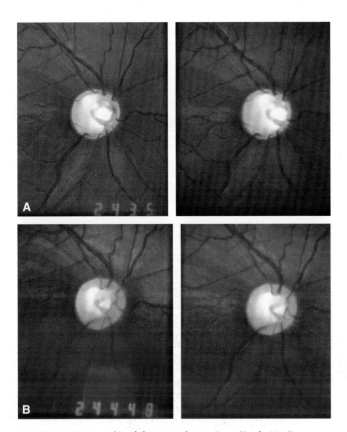

FIGURA 14-14 Inversión del acopamiento. Esta niña de 14 años de edad con glaucoma juvenil de ángulo abierto en etapa terminal y acopamiento total de ambos nervios ópticos (**A**) mostró cierta reversión del acopamiento (**B**) (aunque no hubo mejoría en los escotomas arqueados en las pruebas del campo visual) 2 años después de la trabeculectomía con mitomicina C y una reducción de la presión intraocular de 30 a cerca de 10 mm Hg en ambos ojos.

cambios en la OCT son relevantes en la enfermedad más leve, mientras que los valores maculares y de la CFNR muy delgados proporcionan menos información sobre la progresión que las pruebas automatizadas de campo visual, cuando los niños pueden realizar esta última.

También es importante recordar que la utilidad de la OCT en el manejo del glaucoma infantil está limitada por la necesidad de un eje visual claro y una fijación estable, así como por un amplio rango de valores normales y la falta de datos longitudinales a largo plazo en niños con glaucoma. La SD-OCT de mano desarrollado en fechas recientes puede resultar útil para obtener imágenes en lactantes y niños pequeños que en la actualidad no pueden ser evaluados por la tecnología estándar.[78] Además, muchas condiciones congénitas y no glaucomatosas pueden alterar las mediciones del SD-OCT de la CFNR y la mácula en niños; estos incluyen hipoplasia congénita del nervio óptico y daño cerebral relacionado con la prematuridad, entre otros.[79,80]

DIAGNÓSTICO Y TRATAMIENTO DEL NIÑO CON GLAUCOMA

El médico debe decidir si los hallazgos del examen oftalmológico (en el consultorio y bajo anestesia, si es necesario) son lo suficientemente sospechosos de glaucoma como para proceder con el tratamiento o,

por el contrario, si ese diagnóstico puede excluirse con seguridad. Si se ha establecido el diagnóstico de glaucoma, el tratamiento adecuado dependerá del tipo y la gravedad del glaucoma en particular. Aunque el menú de opciones médicas y quirúrgicas para el glaucoma infantil se superpone en gran medida con las opciones que se usan en los adultos, las estrategias terapéuticas en los niños a menudo difieren de manera significativa de aquellas de sus contrapartes adultos (véanse capítulos 15 y 41). El niño con sospecha de glaucoma o con mayor riesgo de glaucoma debe ser objeto de seguimiento en un intervalo apropiado para el nivel de preocupación respecto al diagnóstico, de modo que se pueda iniciar la intervención necesaria si las circunstancias cambian. Cualquier niño con un riesgo aumentado de glaucoma o con glaucoma confirmado debe someterse a seguimiento con un examen oftálmico completo de forma periódica durante toda la vida, incluso cuando la PIO ha estado controlada durante años, ya que la pérdida del control del glaucoma puede ocurrir décadas después de un tratamiento exitoso (como después de una cirugía de ángulo para el glaucoma congénito; véase capítulo 15). Brindar una atención óptima a los niños con glaucoma requiere un abordaje en equipo, con la colaboración de la familia del niño, el oftalmólogo y, a menudo, otras personas, como maestros y consejeros. A medida que el paciente llega a la edad adulta, al final debe convertirse en un miembro clave del equipo responsable de su tratamiento y seguimiento continuos.

PUNTOS CLAVE

► Los glaucomas infantiles son un grupo de trastornos poco comunes, pero graves, que solo se superponen de manera parcial con el glaucoma de inicio en la edad adulta.

► Existe una variedad de mecanismos responsables del glaucoma pediátrico, muchos de los cuales tienen un sustento genético.

► A menudo, el glaucoma acompaña a otras anomalías oculares o sistémicas que también afectan al niño y, a veces, causan el glaucoma de manera directa.

► El lactante y el niño pequeño con glaucoma experimentan las consecuencias de la PIO alta y sus efectos en el globo expansible, mientras que todos los niños comparten la amenaza final de daño del nervio óptico y pérdida visual causados por esta enfermedad.

► Reconocer las características del glaucoma exclusivas de la infancia temprana es fundamental para un diagnóstico rápido y un tratamiento efectivo de la mayoría de los casos de GCP, así como de todos los tipos de glaucoma de inicio temprano.

► El manejo del niño pequeño con sospecha o confirmación de glaucoma incluye técnicas familiares, como la tonometría y el examen del nervio óptico, modalidades de tratamiento médico y quirúrgico, además de diligencia para tratar la pérdida visual no glaucomatosa causada por ambliopía y problemas refractivos.

► La atención exitosa del paciente pediátrico con glaucoma requiere un abordaje de equipo que incluya al oftalmólogo, la familia, el paciente y los miembros de la escuela y la comunidad.

REFERENCIAS

1. Weinreb RN; World Glaucoma Association. *Childhood Glaucoma: The 9th Consensus Report of the World Glaucoma Association.* Amsterdam: Kugler Publications; 2013.
2. Papadopoulos M, Cable N, Rahi J, Khaw PT; The BIG Investigators. The British Infantile and Childhood Glaucoma (BIG) Eye Study. *Invest Ophthalmol Vis Sci.* 2007;48(9):4100-4106.
3. Idrees F, Vaideanu D, Fraser SG, Sowden JC, Khaw PT. A review of anterior segment dysgeneses. *Surv Ophthalmol.* 2006;51(3):213-231.
4. deLuise VP, Anderson DR. Primary infantile glaucoma (congenital glaucoma). *Surv Ophthalmol.* 1983;28(1):1-19.
5. Angell LK, Robb RM, Berson FG. Visual prognosis in patients with ruptures in Descemet's membrane due to forceps injuries. *Arch Ophthalmol.* 1981;99(12):2137-2139.
6. Raab EL. Congenital glaucoma. *Persp Ophthalmol.* 1978;2:35-41.
7. Donahue SP, Porter A. SITA visual field testing in children. *J AAPOS.* 2001;5(2):114-117.
8. Becker K, Semes L. The reliability of frequency-doubling technology (FDT) perimetry in a pediatric population. *Optometry.* 2003;74(3):173-179.
9. Burnstein Y, Ellish NJ, Magbalon M, Higginbotham EJ. Comparison of frequency doubling perimetry with Humphrey visual field analysis in a glaucoma practice. *Am J Ophthalmol.* 2000;129(3):328-333.
10. Martin LM, Nilsson AL. Rarebit perimetry and optic disk topography in pediatric glaucoma. *J Pediatr Ophthalmol Strabismus.* 2007;44(4):223-231.
11. Miranda MA, Henson DB, Fenerty C, Biswas S, Aslam T. Development of a pediatric visual field test. *Transl Vis Sci Technol.* 2016;5(6):13.
12. Kiskis AA, Markowitz SN, Morin JD. Corneal diameter and axial length in congenital glaucoma. *Can J Ophthalmol.* 1985;20(3):93-97.
13. Becker B, Shaffer RN. *Diagnosis and Therapy of the Glaucomas.* St. Louis, MO: CV Mosby; 1965.
14. Sampaolesi R, Caruso R. Ocular echometry in the diagnosis of congenital glaucoma. *Arch Ophthalmol.* 1982;100(4):574-577.
15. Minckler DS, Baerveldt G, Heuer DK, Quillen-Thomas B, Walonker AF, Weiner J. Clinical evaluation of the Oculab Tono-Pen. *Am J Ophthalmol.* 1987;104(2):168-173.
16. Van Buskirk EM, Palmer EA. Office assessment of young children for glaucoma. *Ann Ophthalmol.* 1979;11(11):1749-1751.
17. Mendelsohn AD, Forster RK, Mendelsohn SL, et al. Comparative tonometric measurements of eye bank eyes. *Cornea.* 1987;6(3):219-225.
18. Armstrong TA. Evaluation of the Tono-Pen and the Pulsair tonometers. *Am J Ophthalmol.* 1990;109(6):716-720.
19. Dosunmu EO, Marcus I, Tung I, Thiamthat W, Freedman SF. Intraocular pressure in children: the effect of body position as assessed by Icare and Tono-Pen tonometers. *Am J Opthalmol.* 2014;158(6):1348-1352.e1.
20. Wong B, Parikh D, Rosen L, Gorski M, Angelilli A, Shih C. Comparison of disposable Goldmann applanation tonometer, ICare ic100, and Tonopen XL to standards of care Goldmann nondisposable applanation tonometer for measuring intraocular pressure. *J Glaucoma.* 2018;27(12):1119-1124.
21. Sahin A, Basmak H, Niyaz L, Yildirim N. Reproducibility and tolerability of the ICare rebound tonometer in school children. *J Glaucoma.* 2007;16(2):185-188.
22. Flemmons MS, Hsiao YC, Dzau J, Asrani S, Jones S, Freedman SF. Icare rebound tonometry in children with known and suspected glaucoma. *J AAPOS.* 2011;15(2):153-157.
23. Grigorian F, Grigorian AP, Scott E, Olitsky SE. The use of the Icare tonometer reduced the need for anesthesia to measure intraocular pressure in children. *J AAPOS.* 2012;16(6):508-510.
24. Dosunmu EO, Marcus I, Tung I, Thiamthat W, Freedman SF. The effect of repeated measurements and the use of topical anesthetic on rebound tonometry values in children. *J AAPOS.* 2014;18(6):619-621.
25. McKee EC, Ely AL, Duncan JE, Dosunmu EO, Freedman SF. A comparison of Icare PRO and Tono-Pen XL tonometers in anesthetized children. *J AAPOS.* 2015;19(4):332-337.
26. Bitner DP, Freedman SF. Long-term home monitoring of intraocular pressure in pediatric glaucoma. *J AAPOS.* 2016;20(6):515-518.
27. Asrani S, Chatterjee A, Wallace DK, Santiago-Turla C, Stinnett S. Evaluation of the ICare rebound tonometer as a home intraocular pressure monitoring device. *J Glaucoma.* 2011;20(2):74-79.
28. Flemmons MS, Hsiao YC, Dzau J, Asrani S, Jones S, Freedman SF. Home tonometry for management of pediatric glaucoma. *Am J Ophthalmol.* 2011;152(3):470-478.e2.
29. Pensiero S, Da Pozzo S, Perissutti P, Cavallini GM, Guerra R. Normal intraocular pressure in children. *J Pediatr Ophthalmol Strabismus.* 1992;29(2):79-84.
30. Murphy DF. Anesthesia and intraocular pressure. *Anesth Analg.* 1985;64(5):520-530.
31. Watcha MF, Chu FC, Stevens JL, Forestner JE. Effects of halothane on intraocular pressure in anesthetized children. *Anesth Analg.* 1990;71(2):181-184.
32. Dominguez A, Banos S, Alvarez MG, Contra GF, Quintela FB. Intraocular pressure measurement in infants under general anesthesia. *Am J Ophthalmol.* 1974;78(1):10-16.
33. Ausinsch B, Rayburn RL, Munson ES, Levy NS. Ketamine and intraocular pressure in children. *Anesth Analg.* 1976;55(6):773-775.
34. Blumberg D, Congdon N, Jampel H, et al. The effects of sevoflurane and ketamine on intraocular pressure in children during examination under anesthesia. *Am J Ophthalmol.* 2007;143(3):494-499.
35. Jaafar MS, Kazi GA. Effect of oral chloral hydrate sedation on the intraocular pressure measurement. *J Pediatr Ophthalmol Strabismus.* 1993;30(6):372-376.
36. Wenzel M, Krippendorff U, Hunold W, Reim M. Corneal endothelial damage in congenital and juvenile glaucoma [in German]. *Klin Monatsbl Augenheilkd.* 1989;195(6):344-348.
37. Walton DS. Primary congenital open angle glaucoma: a study of the anterior segment abnormalities. *Trans Am Ophthalmol Soc.* 1979;77:746-768.
38. Walton DS. Diagnosis and treatment of glaucoma in childhood. In: Epstein DL, ed. *Chandler and Grant's Glaucoma.* 3rd ed. Philadelphia, PA: Lea & Febiger; 1986.
39. Khodadoust AA, Ziai M, Biggs SL. Optic disc in normal newborns. *Am J Ophthalmol.* 1968;66(3):502-504.
40. Robin AL, Quigley HA, Pollack IP, Maumenee AE, Maumenee IH. An analysis of visual acuity, visual fields, and disk cupping in childhood glaucoma. *Am J Ophthalmol.* 1979;88(5):847-858.
41. Spierer A, Huna R, Hirsh A, Chetrit A. Normal intraocular pressure in premature infants. *Am J Ophthalmol.* 1994;117(6):801-803.
42. Radtke ND, Cohan BE. Intraocular pressure measurement in the newborn. *Am J Ophthalmol.* 1974;78(3):501-504.
43. Shaffer RN, Hetherington J Jr. The glaucomatous disc in infants. A suggested hypothesis for disc cupping. *Trans Am Acad Ophthalmol Otolaryngol.* 1969;73(5):923-935.
44. Quigley HA. The pathogenesis of reversible cupping in congenital glaucoma. *Am J Ophthalmol.* 1977;84(3):358-370.
45. Quigley HA. Childhood glaucoma: results with trabeculotomy and study of reversible cupping. *Ophthalmology.* 1982;89(3):219-226.
46. Robin AL, Quigley HA. Transient reversible cupping in juvenile-onset glaucoma. *Am J Ophthalmol.* 1979;88(3 pt 2):580-584.
47. Ely AL, El-Dairi MA, Freedman SF. Cupping reversal in pediatric glaucoma – evaluation of the retinal nerve fiber layer and visual field. *Am J Ophthalmol.* 2014;158(5):905-915.
48. Lotufo D, Ritch R, Szmyd L Jr, Burris JE. Juvenile glaucoma, race, and refraction. *J Am Med Assoc.* 1989;261(2):249-252.
49. Cronemberger S, Calixto N, Avellar Milhomens TG, et al. Effect of intraocular pressure control on central corneal thickness, horizontal corneal diameter, and axial length in primary congenital glaucoma. *J AAPOS.* 2014;18(5):433-436.
50. Baig NB, Lin AA, Freedman SF. Ultrasound evaluation of glaucoma drainage devices in children. *J AAPOS.* 2015;19(3):281-284.
51. Argus WA. Ocular hypertension and central corneal thickness. *Ophthalmology.* 1995;102(12):1810-1812.
52. Herndon LW, Choudhri SA, Cox T, Damji KF, Shields MB, Allingham RR. Central corneal thickness in normal, glaucomatous, and ocular hypertensive eyes. *Arch Ophthalmol.* 1997;115(9):1137-1141.
53. Brandt JD. Central corneal thickness – tonometry artifact, or something more? *Ophthalmology.* 2007;114(11):1963-1964.
54. Leske MC, Heijl A, Hyman L, et al. Predictors of long-term progression in the early manifest glaucoma trial. *Ophthalmology.* 2007;114(11):1965-1972.
55. Dai E, Gunderson CA. Pediatric central corneal thickness variation among major ethnic populations. *J AAPOS.* 2006;10(1):22-25.
56. Henriques MJ, Vessani RM, Reis FA, de Almeida GV, Betinjane AJ, Susanna R Jr. Corneal thickness in congenital glaucoma. *J Glaucoma.* 2004;13(3):185-188.
57. Hussein MA, Paysse EA, Bell NP, et al. Corneal thickness in children. *Am J Ophthalmol.* 2004;138(5):744-748.
58. Muir KW, Jin J, Freedman SF. Central corneal thickness and its relationship to intraocular pressure in children. *Ophthalmology.* 2004;111(12):2220-2223.
59. Herse P, Yao W. Variation of corneal thickness with age in young New Zealanders. *Acta Ophthalmol.* 1993;71(3):360-364.

60. Ehlers N, Sorensen T, Bramsen T, Poulsen EH. Central corneal thickness in newborns and children. *Acta Ophthalmol.* 1976;54(3):285-290.

61. Copt RP, Thomas R, Mermoud A. Corneal thickness in ocular hypertension, primary open-angle glaucoma, and normal tension glaucoma. *Arch Ophthalmol.* 1999;117(1):14-16.

62. Muir KW, Duncan L, Enyedi LB, Stinnett SS, Freedman SF. Central corneal thickness in children: stability over time. *Am J Ophthalmol.* 2006;141(5):955-957.

63. Brandt JD, Casuso LA, Budenz DL. Markedly increased central corneal thickness: an unrecognized finding in congenital aniridia. *Am J Ophthalmol.* 2004;137(2):348-350.

64. Muir KW, Duncan L, Enyedi LB, Wallace DK, Freedman SF. Central corneal thickness: congenital cataracts and aphakia. *Am J Ophthalmol.* 2007;144(4):502-506.

65. Simon JW, O'Malley MR, Gandham SB, Ghaiy R, Zobal-Ratner J, Simmons ST. Central corneal thickness and glaucoma in aphakic and pseudophakic children. *J AAPOS.* 2005;9(4):326-329.

66. Simsek T, Mutluay AH, Elgin U, Gursel R, Batman A. Glaucoma and increased central corneal thickness in aphakic and pseudophakic patients after congenital cataract surgery. *Br J Ophthalmol.* 2006;90(9):1103-1106.

67. Tai TY, Mills MD, Beck AD, et al. Central corneal thickness and corneal diameter in patients with childhood glaucoma. *J Glaucoma.* 2006;15(6):524-528.

68. Varma R, Steinmann WC, Scott IU. Expert agreement in evaluating the optic disc for glaucoma. *Ophthalmology.* 1992;99(2):215-221.

69. Ahn HC, Son HW, Kim JS, Lee JH. Quantitative analysis of retinal nerve fiber layer thickness of normal children and adolescents. *Korean J Ophthalmol.* 2005;19(3):195-200.

70. Hess DB, Asrani SG, Bhide MG, Enyedi LB, Stinnett SS, Freedman SF. Macular and retinal nerve fiber layer analysis of normal and glaucomatous eyes in children using optical coherence tomography. *Am J Ophthalmol.* 2005;139(3):509-517.

71. Salchow DJ, Oleynikov YS, Chiang MF, et al. Retinal nerve fiber layer thickness in normal children measured with optical coherence tomography. *Ophthalmology.* 2006;113(5):786-791.

72. El-Dairi MA, Asrani SG, Enyedi LB, Freedman SF. Optical coherence tomography in the eyes of normal children. *Arch Ophthalmol.* 2009;127(1):50-58.

73. El-Dairi MA, Holgado S, Asrani SG. Enyedi LB, Freedman SF. Correlation between optical coherence tomography and glaucomatous optic nerve head damage in children. *Br J Ophthalmol.* 2009;93(10):1325-1330.

74. Mrugacz M, Bakunowicz-Lazarczyk A. Optical coherence tomography measurement of the retinal nerve fiber layer in normal and juvenile glaucomatous eyes. *Ophthalmologica.* 2005;219(2):80-85.

75. Ghasia FF, El-Dairi M, Freedman SF, Rajani A, Asrani S. Reproducibility of spectral-domain optical coherence tomography measurements in adult and pediatric glaucoma. *J Glaucoma.* 2015;24(1):55-63.

76. Prakalapakorn SG, Freedman SF, Lokhnygina Y, et al. Longitudinal reproducibility of optical coherence tomography measurements in children. *J AAPOS.* 2012;16(6):523-528.

77. Turk A, Ceylan OM, Arici C, et al. Evaluation of the nerve fiber layer and macula in the eyes of healthy children using spectral-domain optical coherence tomography. *Am J Ophthalmol.* 2012;153(3):552-559.e1.

78. Scott AW, Farsiu S, Enyedi LB, Wallace DK, Toth CA. Imaging the infant retina with a hand-held spectral-domain optical coherence tomography device. *Am J Ophthalmol.* 2009;147(2):364-373.

79. Tong AY, El-Dairi M, Maldonado RS, et al. Evaluation of optic nerve development in preterm and term infants using handheld spectral-domain optical coherence tomography. *Ophthalmology.* 2014;121(9):1818-1826.

80. Rothman AL, Sevilla MB, Mangalesh S, et al. Thinner retinal nerve fiber layer in very preterm versus term infants and relationship to brain anatomy and neurodevelopment. *Am J Opthalmol.* 2015;160(6):1296-1308.e2.

Glaucomas de la infancia: presentación clínica

15

Los glaucomas infantiles constituyen un grupo heterogéneo de trastornos que afectan al grupo de edad pediátrica. En el capítulo 14 se considera la clasificación general de los glaucomas infantiles y se proporciona un abordaje general para el lactante o el niño con glaucoma. En este capítulo se destacan características importantes de los tipos más comunes de glaucomas pediátricos, con especial atención a las características específicas de los niños (tabla 14-1). Aunque la distinción entre formas "primarias" y "secundarias" de glaucoma es algo arbitraria para todos los glaucomas, la Clasificación Internacional de Glaucomas Infantiles (ICCG, por sus siglas en inglés) actual divide estos trastornos en tipos primarios y secundarios.[1] Por lo tanto, este lenguaje se utilizará para designar glaucomas infantiles en este libro de texto.

Según la ICCG, en los glaucomas primarios, una anomalía del desarrollo del ángulo de la cámara anterior conduce a la obstrucción del flujo de salida del humor acuoso sin otras características oculares o sistémicas significativas. El glaucoma congénito primario (GCP) y el glaucoma juvenil de ángulo abierto (GJAA) representan los dos glaucomas infantiles primarios; todos los demás tipos se consideran secundarios. A diferencia de los glaucomas infantiles primarios, los glaucomas infantiles secundarios incluyen glaucomas cuyo mecanismo de obstrucción del flujo de salida se adquiere a partir de otros eventos.

Se considera que los glaucomas secundarios en la infancia se clasifican en cuatro categorías: (1) aquellos asociados con anomalías no adquiridas, que son sistémicas de forma predominante (p. ej., neurofibromatosis, síndrome de Down, trastornos del tejido conectivo); (2) aquellos asociados con anomalías no adquiridas, que son oculares de modo predominante sin un componente sistémico notable (p. ej., síndrome de Axenfeld-Rieger, aniridia); (3) aquellos asociados con procesos oculares adquiridos (p. ej., traumatismo, inflamación, infección, neoplasia); y (4) glaucoma posteriores a extracción de cataratas en la infancia temprana (glaucoma después de una cirugía de cataratas [GDCC]).[2] Esta última categoría es en particular importante, dada la frecuencia con la que el oftalmólogo la encontrará, y cuán diferente pueden responder estos ojos al tratamiento, en comparación con los que tienen GCP.

GLAUCOMA CONGÉNITO PRIMARIO

Clasificación

Cuando ocurre sin una asociación consistente con otras anomalías oculares o sistémicas (en otras palabras, parece primario), por lo regular el glaucoma congénito se ha denominado *GCP* o *glaucoma de ángulo abierto congénito primario*.[3] En este capítulo no se hace referencia a otros glaucomas infantiles de inicio en el nacimiento o la infancia como GCP, a menos que el defecto de la vía de salida y la presión intraocular (PIO) elevada derivada se produzcan de forma aislada aparente. El *glaucoma del recién nacido*, la forma más grave de GCP, es

evidente al nacer, mientras que el *glaucoma de inicio infantil* se refiere a los casos de GCP con inicio clínico después del nacimiento, pero en los primeros 3 años de vida. En general, los términos *GCP* y *glaucoma infantil primario* pueden usarse de modo indistinto. Aunque el GCP también se ha llamado "buftalmos" (ojo de vaca) o "hidroftalmia", en referencia al agrandamiento del ojo que puede ocurrir con esta afección, estos términos no deben usarse como sinónimos de GCP, ya que el agrandamiento del globo ocular se observa con otros glaucomas infantiles si ocurren lo bastante temprano en la vida.

El glaucoma congénito primario también se ha denominado *trabeculodisgenesia aislada* o *goniodisgenesia*, para indicar que el iris y la córnea son normales desde el punto de vista morfológico. El glaucoma del recién nacido, una variante grave del GCP presente al nacer, también es considerado por algunos como *iridotrabeculodisgenesia*. Por lo tanto, el GCP puede considerarse técnicamente como una forma de *disgenesia del segmento anterior*, un término amplio que a menudo se refiere de manera más apropiada a afecciones como la anomalía de Peters y la esclerocórnea.

Cuando el glaucoma primario aparece más tarde en la niñez o en la edad adulta temprana, se le conoce como *GJAA*. Los tres años de edad por lo general se toman como la división entre el GCP y el GJAA, ya que es cerca de esta edad cuando el ojo ya no se expande en respuesta a una PIO elevada.[1] Otros prefieren una definición más amplia de glaucoma juvenil que incluya todas las formas de glaucoma de ángulo diagnosticadas entre las edades de 10 y 35 años (véase GJAA en el capítulo 12).[4]

Características generales

Características demográficas

El GCP, el más común de los glaucomas pediátricos primarios, tiene una incidencia estimada de 1 en 10 000 a 20 000 nacidos vivos en los países occidentales, mientras que se presenta con mayor frecuencia en Medio Oriente y entre la población romaní de Eslovaquia, donde la consanguinidad de los padres puede jugar un papel en el aumento de la incidencia.[5] Sin una clara predilección por sexo o raza-etnia (excepto cuando la consanguinidad o la población pequeña pueden jugar un papel), la mayoría de los casos de GCP (65 a 80%) es bilateral, y más de 75% está presente en el primer año de vida. Cerca de 25% de los pacientes con GCP se presenta en un inicio cuando está recién nacido, y más de 60% de los diagnósticos de GCP se realiza en lactantes menores de 6 meses.[6] No obstante, esta afección ocurre con mucha menos frecuencia que los glaucomas de ángulo abierto y ángulo cerrado observados en adultos; en la práctica oftálmica promedio se encuentra alrededor de un nuevo caso de GCP cada 5 años.

Herencia

El glaucoma congénito primario ocurre tanto en patrones esporádicos como familiares. La herencia suele ser autosómica recesiva en casos familiares y, por lo tanto, hay una mayor incidencia con la consanguinidad. Se han identificado tres *loci* genéticos: GLC3A, GLC3B y

GLC3C mediante análisis de vinculación en grandes árboles genealógicos con múltiples individuos afectados. También se ha sugerido la presencia de *loci* adicionales. Hasta ahora se han reportado dos genes causales principales: el gen *CYP1B1*, en el *locus* GLC3A, y el gen *LTBP2*, al parecer en el *locus* GLC3C. El gen *MYOC* también se ha implicado en casos raros de GCP.

El gen *CYP1B1* (Online Mendelian Inheritance in Man [OMIM] número 601771) fue el primer gen causante de GCP reportado. Se encuentra en el cromosoma 2p22-p21 en el *locus* GLC3A. Pertenece a la superfamilia de enzimas del citocromo P450 y oxida varios compuestos importantes para la estructura y función del ojo, incluidos los esteroides, retinoides, araquidonato y melatonina. Los estudios han demostrado su expresión en el cuerpo ciliar fetal y adulto y en el neuroepitelio. Se cree que la enzima *CYP1B1* participa en el metabolismo de una amplia gama de sustratos endógenos y exógenos que son importantes para el desarrollo ocular y, por lo tanto, desempeña un papel importante en el desarrollo del GCP.[7] Uno de esos sustratos puede ser el retinol, ya que los estudios de las mutaciones sin sentido del *CYP1B1* han identificado que las variantes asociadas con GCP afectan el metabolismo del retinol y, por lo tanto, alteran el nivel de ácido retinoico que se sabe que es crítico para el desarrollo ocular.[8] Los ratones con deficiencia de *CYP1B1* muestran una pérdida progresiva de colágeno de la malla trabecular que conduce a atrofia grave de la malla.[9]

Desde el descubrimiento del gen *CYP1B1*, muchas cohortes de GCP se han examinado en busca de variantes de la secuencia del *CYP1B1*. Se ha determinado que diversas variantes de la secuencia del *CYP1B1* causan GCP. La proporción de pacientes con GCP cuya enfermedad se debe a mutaciones del *CYP1B1* varía según la etnia, desde 100% en la población romaní de Eslovaquia hasta 20% en Japón.

El gen *MYOC* (OMIM 601652) se ha asociado con formas juveniles y adultas de glaucoma de ángulo abierto y algunos casos raros de GCP. Se encuentra en el cromosoma 1q24.3-q25.2. La MYOC, o *miocilina*, también se conoce como proteína de respuesta a glucocorticoides inducida por la malla trabecular (TIGR). Como su nombre lo indica, el tratamiento de las células de la malla trabecular con glucocorticoides deriva en la inducción de MYOC. Se especula que la MYOC obstruye el flujo de salida de la malla trabecular y, por lo tanto, provoca un aumento de la PIO. El incremento de la PIO también puede deberse a cambios en el cuerpo ciliar secundarios a la MYOC. Los estudios han revelado la expresión de *MYOC* tanto en la malla trabecular como en el cuerpo ciliar. Se han reportado variantes de la secuencia de la *MYOC* causantes de enfermedad, con y sin alteraciones del *CYP1B1*, en familias con glaucoma de ángulo abierto de inicio temprano, incluido el GCP. En fechas más recientes, estudios moleculares han propuesto al *CYP1B1* como un gen modificador para la expresión de *MYOC*, y cualquier mutación en el *CYP1B1* causa una regulación al alza de la *MYOC* debido a su metabolismo disminuido de 17β estradiol, un inductor de la expresión de MYOC.[10,11] Sin embargo, se cree que desempeña un papel más importante en el GJAA y en el glaucoma de ángulo abierto en adultos que en el GCP.[8]

El *LTBP2* (OMIM 602091) es otro gen que se cree asociado con GCP.[12] *LTBP2* (proteína 2 transportadora de factor de crecimiento transformante beta latente) se localiza en el cromosoma 14q24, 1.5 Mb del *locus* GLC3C. Queda por determinar si LTBP2 y GLC3C representan el mismo componente genético. En los tejidos no oculares, la *LTBP2* actúa en la reparación tisular y la adhesión celular.[10,13] Aún se desconoce el papel que desempeña la *LTBP2* en el GCP. Se

ha demostrado la expresión ocular de *LTBP2* en la malla trabecular y los procesos ciliares. Se han encontrado mutaciones nulas de *LTBP2* en familias consanguíneas paquistaníes e iraníes y romaníes eslovacos con GCP.

TEK (OMIM 600221), también conocido como *TIE2*, es el gen más reciente que se cree que está asociado con GCP.[14] El *TEK* (cinasa de células endoteliales de la túnica interna) es un gen receptor de tirosina cinasa que regula la homeostasis vascular, localizado en el cromosoma humano 9p21.[14,15] Se ha observado expresión del receptor *TEK* en el endotelio del canal de Schlemm.[14,16-18] En tejidos no oculares, las mutaciones del receptor *TEK* se han asociado con malformaciones venosas cutáneas y mucosas.[18-23] Un estudio que utilizó un modelo de ratón mostró que el canal de Schlemm estaba por completo ausente en los ratones knockout para Tek y gravemente hipomórfico en los ratones hemicigotos Tek.[14] Los investigadores teorizaron que la señalización reducida de Tek causa defectos en el desarrollo de las estructuras de flujo de salida del humor acuoso, y se correlaciona con una PIO elevada.[14]

Todos los hermanos de cualquier niño con GCP (o GJAA de inicio temprano) deben ser examinados con cuidado; se debe realizar un seguimiento estrecho de los lactantes, en especial durante el primer año de vida, para excluir esta enfermedad. Se debe discutir con los padres el riesgo de tener más hijos con GCP, ya sea por parte del oftalmólogo o un asesor genético.

Características clínicas

El glaucoma congénito primario es bilateral en 65 a 80% de los casos,[6] aunque puede ocurrir una elevación significativa de la PIO en un solo ojo en 25 a 30% de los casos. Varias características oculares, con la posible excepción de los hallazgos gonioscópicos, no son exclusivas de la GCP, sino que pueden formar parte de cualquier glaucoma infantil en los primeros años de vida. El globo ocular neonatal es distensible, y a menudo se agranda mucho con la exposición a la PIO elevada. El estiramiento del ojo del lactante no se limita a la córnea y puede afectar las estructuras del ángulo de la cámara anterior, la esclera, el nervio óptico, el canal escleral y la lámina cribosa (véase también capítulo 14).[6]

Historia clínica

Por lo general, los lactantes con GCP se presentan para una evaluación oftalmológica porque un pediatra o un padre ha notado algo inusual en la apariencia de los ojos o el comportamiento del paciente. A menudo la opacificación y el agrandamiento de la córnea (como resultado de la PIO elevada) son signos de glaucoma en el lactante (fig. 14-2 y **figs. 15-1 y 15-2**). En otros casos, el glaucoma del niño se

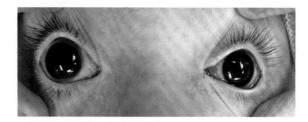

FIGURA 15-1 Glaucoma congénito primario (inicio infantil), afectación asimétrica. Nótese el marcado agrandamiento de la córnea derecha en comparación con la izquierda. La presión intraocular fue mayor en el ojo derecho, donde están presentes múltiples estrías de Haab y edema corneal.

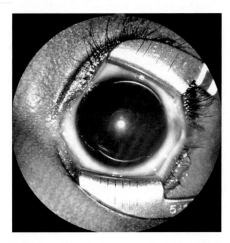

FIGURA 15-2 Edema corneal con estrías de Haab centrales en glaucoma congénito primario. En esta niña de 5 meses de edad, la presión intraocular fue de 28 mm Hg con la terapia máxima tolerada en el examen bajo anestesia, varias semanas después de que se realizó una trabeculotomía desde el limbo temporal. Se planeó una nueva cirugía de ángulo. (Véase también fig. 14-2.)

manifiesta como uno o más hallazgos de la tríada clásica, cualquiera de los cuales debe despertar la sospecha de glaucoma en un lactante o un niño pequeño: (1) epífora (lagrimeo excesivo); (2) fotofobia (hipersensibilidad a la luz), que deriva del edema corneal y se manifiesta cuando el niño esconde su rostro ante una iluminación brillante o incluso con la luz ordinaria en casos graves, y (3) blefaroespasmo (apretar los párpados), que puede ser otra manifestación de fotofobia.

La gravedad de los signos y síntomas de presentación varía entre los lactantes con GCP, tal vez debido a las diferencias en la magnitud y duración de la elevación de la PIO. Por ejemplo, los recién nacidos que presentan córneas agrandadas y muy opacificadas, al parecer tenían PIO elevada dentro del útero, mientras que aquellos con signos y síntomas más leves podrían haber experimentado la elevación de la PIO con comienzo algún tiempo después del nacimiento. En ocasiones, los padres y los profesionales de la salud no han identificado el glaucoma en lactantes con córneas claras pero agrandadas (**fig. 15-3**).[24] Algunos casos bilaterales pueden manifestarse con signos y síntomas tan asimétricos que en un inicio se sospecha glaucoma solo en el ojo más afectado. En los niños con aparición de glaucoma después de 1 año de edad puede haber menos signos y síntomas evidentes debido a la disminución de la expansibilidad del ojo.

Examen externo

El lactante con GCP se presenta como un niño por lo demás sano, sin rasgos sistémicos o faciales que sugieran un diagnóstico diferente. A menudo, el examinador nota que el niño es inusualmente fotofóbico y quisquilloso, y los padres suelen relatar antecedentes de frotarse los ojos.

Características corneales

Diámetro corneal

La córnea del recién nacido sano tiene un diámetro horizontal que varía de 9.5 a 10.5 mm, y se agranda entre 0.5 y 1.0 mm en el primer año de vida (tabla 14-2). La distensión del globo ocular en respuesta a la PIO elevada (buftalmos) conduce a un agrandamiento adicional de la córnea, en especial en la unión corneoescleral. Un diámetro corneal mayor de 12 mm en el primer año de vida es un hallazgo muy

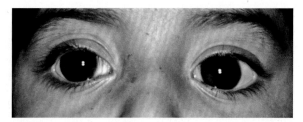

FIGURA 15-3 **Glaucoma congénito primario.** El diagnóstico en este niño se retrasó hasta los 2.5 años de edad. Los diámetros corneales fueron de 15 mm, la presión intraocular fue de 40 mm Hg y los nervios ópticos mostraron un ahuecamiento total. La mejor visión fue menos de 20/400. El control de la presión intraocular se logró durante 6 años con goniotomía y terapia médica; luego el paciente requirió trabeculectomía con el uso de mitomicina C para el control del glaucoma.

sospechoso. La asimetría en el diámetro entre las dos córneas o un diámetro corneal de 13 mm o más a cualquier edad sugiere en gran medida una anomalía.[6] El agrandamiento de la córnea es más evidente en los casos asimétricos (**fig. 15-1**). En un estudio se encontró que el diámetro de la córnea era una guía más confiable que la longitud axial en la evaluación del glaucoma congénito.

Edema corneal

En un inicio, el edema corneal puede ser resultado directo de la PIO elevada, lo que produce una turbidez corneal que desaparece con la normalización de la presión. A menudo hay roturas subyacentes en la membrana de Descemet (estrías de Haab) que ocurren a medida que la córnea se estira debido a la PIO elevada. Con frecuencia aparecen de forma aguda como áreas de aumento del edema y opacificación de la córnea; el inicio clínico puede tardar solo unas horas (véase sección Examen con lámpara de hendidura).[6] En casos más avanzados puede persistir una opacificación densa del estroma corneal a pesar de la reducción de la PIO (**fig. 15-4**). Los resultados de un estudio sugieren que esto último puede deberse a una reducción de la producción de humor acuoso con una mala nutrición corneal.

Error refractivo

El agrandamiento del globo ocular con PIO elevada en los primeros 3 años de vida crea un cambio miópico en el error de refracción, que puede conducir a ambliopía si hay una anisometropía significativa. La presencia de estrías de Haab a menudo produce un astigmatismo significativo, que también contribuye a la ambliopía, en especial en casos unilaterales o asimétricos. Los niños de entre 3 y 10 años de edad con PIO elevada pueden desarrollar miopía progresiva y astigmatismo, a pesar de tener un diámetro corneal estable. Estos cambios refractivos se han atribuido al estiramiento escleral continuo.[6]

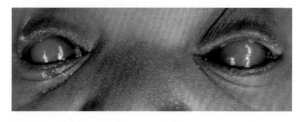

FIGURA 15-4 **Glaucoma congénito primario de inicio en el recién nacido con edema y opacificación corneal bilateral grave.** A pesar de la reducción de la presión intraocular después de la cirugía, la opacificación corneal central no desapareció por completo.

Tonometría

De manera ideal, la medición de la PIO en un lactante o niño con sospecha de GCP debe realizarse en el consultorio, con el niño lo más tranquilo posible. Los dispositivos portátiles útiles incluyen los tonómetros de Perkins, Tono-Pen e ICare, mientras que el paciente colaborador mayor de unos 3 años (y sin nistagmo) a menudo puede sentarse para el aplanamiento de Goldmann. Es importante evitar traumatizar a un niño para obtener la PIO, ya que la tonometría realizada en un menor que lucha de manera invariable producirá lecturas elevadas falsas, que no servirán para diagnosticar GCP o evaluar el control de un GCP conocido. Los lactantes con GCP suelen presentar PIO no anestesiada en el rango de 30 a 40 mm Hg, aunque en ocasiones se presentan valores por encima o por debajo de este rango. Las presiones meta para los niños con GCP dependen por completo de los detalles del caso particular; mientras que las PIO en el rango bajo de los 20 (mm Hg) pueden ser adecuadas para un niño con nervios ópticos sanos y refracción estable, otros con una enfermedad más grave pueden progresar con estas mismas PIO, y requieren una PIO meta más baja (véanse también caps. 14 y 41).

En ocasiones es necesaria la medición de la PIO bajo anestesia, pero debe ir acompañada de una evaluación del estado general del ojo (o los ojos), junto con una intervención quirúrgica subsecuente cuando sea necesario. Cuando la PIO en lactantes y niños pequeños se mide bajo anestesia general, se debe considerar la posible influencia de la anestesia sobre la PIO (véase tabla 14-4), y la PIO debe medirse tan pronto como la vía aérea esté segura. Una presión de 20 mm Hg o más debe despertar sospechas.[25] En casos de GCP unilateral, la asimetría de la PIO medida bajo anestesia puede ser muy útil, incluso si la PIO verdadera se ha alterado en este contexto.

Examen con lámpara de hendidura

Esta parte del examen se realiza mejor con una lámpara de hendidura portátil, con o sin anestesia general. Los desgarros en la membrana de Descemet (estrías de Haab) son hallazgos clásicos del GCP; pueden ser únicos o múltiples y se caracterizan por tener una orientación horizontal o concéntrica al limbo (fig. 15-5). Por lo general, se asocian con edema corneal en las primeras fases del glaucoma. Las estrías de Haab se encuentran en alrededor de 25% de los ojos con un diagnóstico de GCP al nacer y en más de 60% de aquellos con ese diagnóstico a los 6 meses de edad.[26] Estas estrías de Haab permanecen como testimonio del inicio temprano de la elevación de la PIO, incluso en los casos de diagnóstico tardío o en aquellos casos raros con resolución espontánea de la elevación de la PIO. A medida que la PIO se normaliza y los desgarros se reparan mediante el sobrecrecimiento del endotelio, el edema corneal puede desaparecer, pero las opacidades lineales persisten. La microscopia especular ha demostrado que estos pacientes también tienen un recuento de células endoteliales corneales bastante reducido.

La cámara anterior es característicamente profunda, en especial cuando el globo ocular está distendido. El iris suele ser normal, aunque puede tener hipoplasia estromal con pérdida de las criptas.

Gonioscopia

La evaluación del ángulo de la cámara anterior es esencial para el diagnóstico preciso de GCP. (Los instrumentos y las técnicas de la gonioscopia se describen en el capítulo 3.) Al realizar la gonioscopia en lactantes y niños bajo anestesia se recomienda un goniolente de Koeppe para lactantes, junto con una lámpara de hendidura portátil

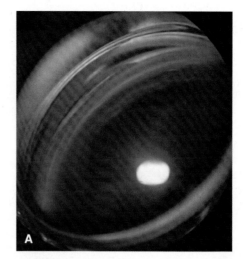
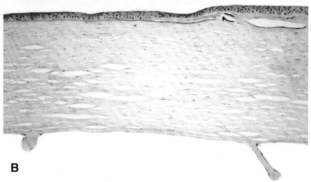

FIGURA 15-5 Estrías de Haab. A: estrías de Haab en la córnea periférica de un niño de 10 años de edad con glaucoma congénito primario. La presión intraocular se controló con cirugía de ángulo y medicamentos, pero la cicatriz permanece. (Véanse también figs. 14-5 y 14-6.) B: se observan roturas cicatrizadas en la membrana de Descemet (estrías de Haab) en la córnea con glaucoma congénito primario. La capa de Bowman contiene depósitos basófilos (queratopatía en banda) como cambio degenerativo (tinción, hematoxilina-eosina). (De Milman T. Congenital anomalies. En: Tasman W, Jaeger EA, eds. *Duane's Foundations of Clinical Ophthalmology*. Vol 3. Philadelphia, PA: Lippincott Williams & Wilkins; 2008.)

para iluminación y aumento. (Véase capítulo 14 para obtener una descripción de los hallazgos normales de la gonioscopia infantil.)

El ángulo de la cámara anterior tiene un aspecto característico, aunque un tanto variable, en el GCP (fig. 15-6). Por lo general, el iris tiene una inserción más anterior que la del bebé sano, con una translucidez alterada de la cara del ángulo que hace que la banda del cuerpo ciliar, la malla trabecular y el espolón escleral sean bastante indistintos. Este tejido translúcido por lo general se ha denominado *membrana de Barkan*.[27]

Aunque el ángulo suele ser avascular, se pueden observar asas de vasos del círculo arterial mayor por encima de la raíz del iris, lo que se ha denominado el "fenómeno del monstruo del lago Ness". Las características clínicas del GCP parecen fusionarse con otras formas de lo que antes se consideraba glaucoma del desarrollo (y ahora se consideraría glaucoma asociado con afecciones oculares o sistémicas no adquiridas). La evaluación gonioscópica de más de 100 ojos con lo que se conoce como glaucoma del desarrollo reveló un espectro que va desde la forma común antes descrita, pasando por una condición

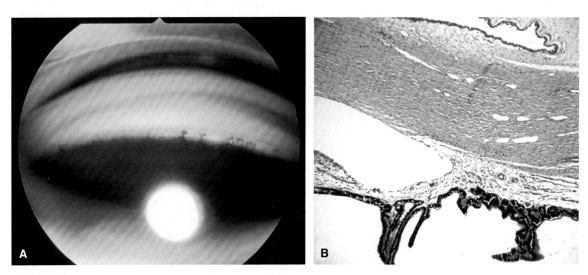

FIGURA 15-6 El ángulo de la cámara anterior en el glaucoma congénito primario. A: aspecto gonioscópico del glaucoma congénito primario de inicio infantil. Nótese la inserción del iris relativamente alta, con marcas de referencia de ángulo indistintas y procesos del iris finos. El ángulo aparece más ancho en el lado derecho de la fotografía, en el sitio de la cirugía de goniotomía previa. **B:** ángulo fetal que manifiesta la inserción anterior de la raíz del iris y el desplazamiento anterior de los procesos ciliares. El espolón escleral está poco desarrollado. La malla trabecular y el canal de Schlemm están mal definidos; hay tejido mesenquimatoso presente en el ángulo de la cámara anterior. (Reimpreso con autorización de Milman T. Congenital anomalies. En: Tasman W, Jaeger EA, eds. *Duane's Foundations of Clinical Ophthalmology.* Vol 3. Philadelphia, PA: Lippincott Williams & Wilkins; 2008.)

más vascularizada y cicatrizada, hasta las anomalías macroscópicas del síndrome de Axenfeld-Rieger.[28]

Oftalmoscopia

La evaluación de la cabeza del nervio óptico es uno de los métodos más importantes para diagnosticar el GCP y evaluar la respuesta al tratamiento. Esto se suele hacer con el niño anestesiado o sedado, a menudo con la pupila no dilatada, en cuyo caso la visualización del disco puede facilitarse mediante el uso de un oftalmoscopio directo con una lente de gonioscopia de Koeppe sobre la córnea o una lente diseñada para la cirugía de vitrectomía.

El acopamiento de la cabeza del nervio óptico avanza más rápido en los bebés que en los adultos y es más probable que sea reversible si la presión se reduce lo suficientemente temprano.[29] El acopamiento significativo del nervio óptico y la asimetría del acopamiento entre ambos ojos sugieren, pero no confirman, glaucoma en un lactante. La relación copa/disco excedió 0.3 en 68% de 126 ojos con GCP, pero lo hizo en solo 2.6% de 936 ojos de recién nacidos sanos.[30,31] Se observó una marcada asimetría de copa óptica en solo 0.6% de los ojos sanos en el último estudio, en contraste con 89% de los bebés con glaucoma monocular.

Campos visuales

Cuando se evalúan después de que el niño alcanza la edad suficiente para un estudio confiable (por lo general alrededor de los 8 a 9 años de edad para un niño sin deterioro cognitivo ni nistagmo), los campos visuales son similares a los del glaucoma de inicio en la edad adulta, con una predilección inicial por la pérdida en las áreas arqueadas.

Agudeza visual

Se puede lograr una buena visión si se controla la PIO antes de que ocurra la atrofia óptica. Sin embargo, en ocasiones, la agudeza es deficiente a pesar del control adecuado de la presión. En algunos casos, esto se debe a daño del nervio óptico, opacidad corneal por roturas en la membrana de Descemet o opacificación estromal persistente, o astigmatismo irregular.[26,32] Otros niños pueden tener cabezas del nervio óptico de apariencia normal y medios transparentes, pero desarrollan ambliopía por anisometropía o estrabismo.[33] El desprendimiento de retina también es una causa ocasional de malos resultados visuales.[34]

Ecografía

La ecografía puede ser útil para documentar la progresión del glaucoma infantil al registrar cambios en la longitud axial del globo ocular.[35,36] También se ha reportado que la longitud axial puede disminuir hasta en 0.8 mm después de la reducción quirúrgica de la PIO.[36] El cambio en la longitud axial puede ser evidente pocos días después de una reducción significativa de la PIO, en especial en los ojos afáquicos de los lactantes después de una cirugía filtrante o la implantación de un dispositivo de drenaje para glaucoma (SF Freedman, H. Le, A. Shue, datos no publicados).[37] La ecografía también puede ser útil cuando se contempla la cirugía con dispositivo de drenaje, ya que el tamaño del depósito del implante propuesto puede estar limitado por la dimensión del globo ocular (véase capítulo 41). Después de dicha cirugía, la ecografía puede ser útil para confirmar la presencia de líquido alrededor del reservorio del dispositivo, en especial en pacientes en los que la bula no se puede visualizar con facilidad en el consultorio (**fig. 15-7**).[38]

Otras técnicas de evaluación

La paquimetría corneal para medir el grosor corneal central puede ser útil después de que el edema corneal ha desaparecido, para ayudar a establecer una PIO meta para un ojo en particular. Por lo general, los niños con GCP tienen un grosor corneal central un tanto bajo, tal vez debido al agrandamiento de sus córneas en la infancia temprana (véase capítulo 14).[39] Se debe tener cuidado de no "ajustar" la PIO medida con base en las lecturas del grosor corneal central, sino más bien guiar la determinación de la PIO meta del ojo.

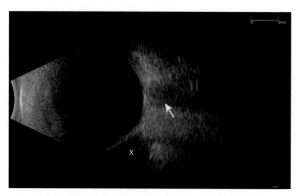

FIGURA 15-7 Imagen ecográfica modo B de un ojo con un dispositivo de drenaje de glaucoma de Ahmed funcional. La exploración revela un espacio lleno de líquido que rodea el depósito del implante en el cuadrante nasal inferior (indicado por la *X*), que indenta la esclera. El dispositivo Ahmed FP7 se colocó en un lactante con glaucoma congénito primario del recién nacido y se recortó para acortarlo en el momento de la implantación, para adaptarse al ojo corto del bebé. Nótese la proximidad de la bula al nervio óptico (*flecha*).

Otras tecnologías, como la tomografía de coherencia óptica (OCT) (véase capítulo 5),[40] pueden ser útiles para evaluar la pérdida de la capa de fibras nerviosas en niños demasiado pequeños para realizar pruebas confiables del campo visual.

Etiología

Desarrollo normal del segmento ocular anterior

Es necesaria una comprensión básica del desarrollo normal del segmento ocular anterior antes de considerar las teorías del mecanismo del GCP o cualquiera de los glaucomas secundarios de la infancia.

Desarrollo general

La vesícula del cristalino comienza a desarrollarse como una invaginación del ectodermo superficial en la tercera semana de gestación, y se separa de esta última estructura hacia la sexta semana. Un estudio de 53 embriones humanos mostró que la adhesión entre la vesícula del cristalino y el presunto epitelio corneal en la etapa de 8 mm se remplaza por una "zona clara" en la etapa de 12.5 mm.[41] El mismo estudio sugirió que la formación del ojo está influenciada por señales de las capas neurales y pigmentadas y que el cristalino, con su tamaño grande relativo y alta cantidad de mitosis, participa en la embriogénesis temprana de la cámara anterior rudimentaria.

Al mismo tiempo que la vesícula del cristalino se separa del ectodermo de superficie, la copa óptica, que surge del ectodermo neural, ha alcanzado la periferia del cristalino, y una masa triangular de células indiferenciadas anula el borde de la copa y rodea la periferia anterior del cristalino. De esta masa de tejido surgirán porciones de la córnea, el iris y las estructuras del ángulo de la cámara anterior.

Contribución de las células de la cresta neural

En un principio se pensó que la masa celular indiferenciada destinada a convertirse en la córnea, el iris y el ángulo de la cámara anterior se derivaba del mesodermo. Sin embargo, estudios posteriores indicaron que el tejido se origina en las células de la cresta neural craneal. Johnston y cols.[42] estudiaron el desarrollo orofacial en embriones de pollo. Mediante estos modelos se determinó que el endotelio y el estroma corneal, el iris, el cuerpo ciliar y la esclera se originaban en la cresta neural, a excepción del endotelio vascular asociado, que se deriva del mesénquima mesodérmico. Los estudios inmunohistoquímicos han respaldado el concepto de que las células de la malla trabecular humana también se originan en la cresta neural al mostrar evidencia de enolasa específica de células neuronales.[43] Estas células se encontraron en la región anterior de la malla y en los haces uveales internos,[43] mientras que se descubrió que las células que recubren el canal de Schlemm comparten muchas características inmunofenotípicas con las células endoteliales vasculares.

Desarrollo de la córnea y el iris

De la masa de células indiferenciadas, tres ondas de tejido avanzan entre el ectodermo de superficie y el cristalino. La primera de estas capas se diferencia en el endotelio corneal primordial en la octava semana y más adelante produce la membrana de Descemet, y la segunda onda crece entre el endotelio y el epitelio corneal para producir el estroma de la córnea. La tercera onda se insinúa entre los primordios de la córnea y el cristalino y da lugar a la membrana pupilar y al estroma del iris. En meses posteriores, la capa epitelial pigmentada del iris se desarrolla a partir del ectodermo neural.

Desarrollo del ángulo de la cámara anterior

Las estructuras de salida del humor acuoso en el ángulo de la cámara anterior parecen surgir de la masa mesenquimatosa de origen celular de la cresta neural. Los detalles precisos de este desarrollo no se comprenden por completo. Las teorías han incluido atrofia o reabsorción (es decir, desaparición progresiva de porciones de tejido fetal), escisión (esto es, separación de dos capas de tejido preexistentes debido a tasas de crecimiento diferenciales) y rarefacción (es decir, distensión mecánica debido al crecimiento del segmento ocular anterior).[27,44,45] Estudios subsecuentes sugieren que ninguno de estos conceptos es por completo correcto.

Anderson[46] estudió 40 ojos fetales e infantiles sanos mediante microscopia óptica y electrónica, y descubrió que la superficie anterior del iris a los 5 meses de gestación se inserta en el borde del endotelio corneal, acción que cubre las células que están destinadas a convertirse en la malla trabecular. Esto parece ser lo que Worst llamó el "ligamento pectinado fetal", que separa el primordio de la malla corneoescleral del ángulo de la cámara anterior. Anderson observó un reposicionamiento posterior de las estructuras uveales anteriores en relación con la córnea y la esclera en muestras de tejido progresivamente más viejas, al parecer debido a las tasas de crecimiento diferenciales. Al nacimiento, la inserción del iris y el cuerpo ciliar está cerca del nivel del espolón escleral y la migración posterior de estas estructuras continúa durante casi el primer año de vida.

Existe cierta diferencia de interpretación con respecto a la capa más interna del primordio de la malla trabecular, ya que está descubierta por el iris que retrocede en forma posterior. Anderson pensó que la superficie lisa representa tejido mesenquimal multicapa, que comienza a cavitar hacia el séptimo mes de vida fetal.[46] Otros han sugerido que una verdadera capa endotelial cubre la malla durante la gestación.[47] Hansson y Jerndal[47] observaron que la porción del ángulo de la cámara anterior de la capa endotelial comienza a aplanarse, con pérdida de los bordes celulares bien definidos, hacia el séptimo mes de vida fetal. Durante las últimas semanas de gestación y las primeras semanas después del nacimiento, la capa endotelial sufre una fenestración con migración de células hacia la malla uveal subyacente. Van Buskirk[48] observó una capa endotelial similar y su fenestración progresiva en ojos de monos macacos. Él notó que la fenestración y la retracción gradual de este tejido ocurrieron en el tercer trimestre y progresaron en una dirección posterior a anterior. Sin embargo, McMenamin,[49] en un estudio de microscopio electrónico de barrido de 32 ojos fetales humanos, encontró que la capa endotelial en el ángulo iridocorneal estaba perforada por brechas intercelulares discretas entre las 12 y 14 semanas, y que las brechas entre las células endoteliales trabeculares uveales internas estaban lo bastante desarrolladas a las 18 a 20 semanas como para permitir una ruta de comunicación entre la cámara anterior fetal y el tejido trabecular primitivo.

McMenamin también mostró, en estudios de microscopia electrónica y de luz de ojos fetales humanos entre las 12 y 22 semanas de gestación, que el ángulo trabecular duplica su área de corte transversal, la densidad celular disminuye, pero el número absoluto de células aumenta dos a tres veces, la matriz extracelular aumenta de manera predecible en 360% y los espacios intertrabeculares incrementan de manera más variable en 200%.[49] Parece que la malla trabecular se desarrolla por un proceso simple de crecimiento y diferenciación. Estas observaciones se han combinado en un concepto de desarrollo del ángulo de la cámara anterior que se muestra en la **fig. 15-8**.[50]

Teorías del desarrollo anormal en el glaucoma congénito primario

Aunque por lo general se acepta que la elevación de la PIO en el GCP se debe a un desarrollo anormal del ángulo de la cámara anterior que conduce a la obstrucción del flujo de salida del humor acuoso, no existe un acuerdo universal sobre la naturaleza de la alteración del desarrollo. Las teorías de la patogénesis son paralelas a los conceptos básicos sobre el desarrollo normal del ángulo de la cámara anterior, la mayoría de los cuales ya no se acepta como totalmente correctos. A continuación, primero se revisan las principales teorías que se han propuesto en el pasado y luego se considera cómo encajan con la comprensión actual de la anomalía del desarrollo del glaucoma congénito.

En 1928, Mann postuló que la atrofia incompleta del mesodermo de la cámara anterior resultaba en la retención de tejido anormal que bloqueaba la salida del humor acuoso. En 1955, Barkan sugirió que la reabsorción incompleta de las células mesodérmicas por el tejido adyacente conducía a la formación de una membrana a través del ángulo de la cámara anterior.[27] Esta estructura se conoció como la *membrana de Barkan*, aunque su existencia no se había demostrado de forma histológica. Los estudios con microscopia electrónica de Anderson[27,51] no revelaron ninguna membrana, a pesar de la aparición de dicha estructura por gonioscopia y el microscopio de disección. En 1955, Allen y colaboradores[44] postularon que la escisión incompleta del mesodermo en el ángulo de la cámara anterior provocaba el defecto congénito. En 1966, Worst propuso una teoría combinada que incluía elementos de los conceptos de atrofia y reabsorción, pero rechazó la teoría de la división. Sin embargo, todas las

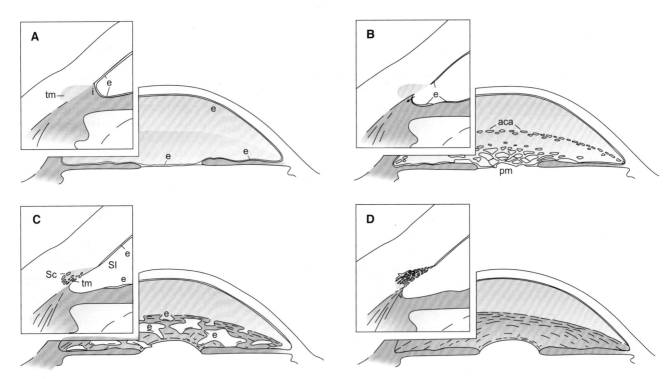

FIGURA 15-8 Esquema de un concepto de desarrollo del ángulo de la cámara anterior, con recuadros que muestran vistas transversales del ángulo de la cámara. **A:** a los 5 meses de gestación, una capa continua de endotelio (*e*) crea una cavidad cerrada de la cámara anterior (según la mayoría de los estudios), y la superficie anterior del iris (*i*) se inserta frente a la malla trabecular primordial (*tm*). **B:** en el tercer trimestre, la capa endotelial desaparece de forma progresiva de la membrana pupilar (*pm*) y del iris y se cavita sobre el ángulo de la cámara anterior (*aca*), tal vez incorporándose a la malla trabecular. Al mismo tiempo, el tejido uveal periférico comienza a deslizarse de modo posterior en relación con las estructuras del ángulo de la cámara (flecha). **C:** el desarrollo de las laminillas trabeculares y los espacios intertrabeculares comienza en la cara interna posterior del tejido primordial y progresa hacia el canal de Schlemm (*Sc*) y la línea de Schwalbe (*Sl*). **D:** el ángulo normal de la cámara anterior no se desarrolla por completo hasta el año de edad. (Modificado de Shields MB. Axenfeld–Rieger syndrome: a theory of mechanism and distinctions from the iridocorneal endothelial syndrome. *Trans Am Ophthalmol Soc.* 1983;81:736-784, con autorización de la *American Ophthalmological Society*.)

teorías para el desarrollo normal del ángulo de la cámara anterior, en las que se basaban las teorías previas de patogénesis, ya no se consideran correctas.

En 1959, Maumenee[52] observó una inserción anterior anormal de la musculatura ciliar en la malla trabecular, y razonó que esto podría comprimir el espolón escleral hacia adelante y hacia afuera, acción que estrecha el canal de Schlemm. Anderson y otros autores proporcionaron más apoyo histopatológico para la inserción alta de la úvea anterior en la malla trabecular,[46,53] al sugerir que está causada por una detención del desarrollo en la migración normal de la úvea a través de la malla en el tercer trimestre de gestación. Maumenee también notó la ausencia del canal de Schlemm en algunas muestras histopatológicas y sugirió que esta podría ser una causa de obstrucción del flujo de salida del humor acuoso en el glaucoma congénito (primario),[52] aunque Anderson pensó que podría ser un cambio secundario.[51]

En 1971, Smelser y Ozanics[45] explicaron el glaucoma congénito (primario) como una falla en la reorganización del ángulo de la cámara anterior para reconfigurarse de modo adecuado en la malla trabecular normal. Estudios posteriores con microscopia óptica y electrónica favorecieron esta teoría al mostrar cambios estructurales de la malla uveal y, en algunos casos de glaucoma infantil y juvenil, una capa gruesa de material amorfo debajo del endotelio interno del canal de Schlemm.[51,54-57] Kupfer y cols.[58] enfatizaron la contribución de las células de la cresta neural craneal en el desarrollo del ángulo de la cámara anterior, y sugirieron que el desarrollo anormal de estructuras derivadas de estas células puede derivar en los defectos de las diversas formas de glaucoma congénito.

En resumen, la mayoría de las formas de GCP parece resultar de una detención del desarrollo del tejido del ángulo de la cámara anterior derivado de las células de la cresta neural, lo que lleva a la obstrucción del flujo de salida del humor acuoso por uno o varios mecanismos. La alta inserción del cuerpo ciliar y el iris en la porción posterior de la malla trabecular puede comprimir los haces trabeculares. Puede haber defectos primarios del desarrollo en varios niveles de la malla y, en algunos casos, el canal de Schlemm. Sin embargo, la existencia de una verdadera membrana sobre la malla no parece ser una característica de este trastorno.

Diagnóstico diferencial

Algunas de las características clínicas del GCP también se encuentran en otras condiciones, y estas deben considerarse en el diagnóstico diferencial (tabla 14-2).

Lagrimeo excesivo

En el lactante, el lagrimeo excesivo suele deberse a la obstrucción del sistema de drenaje lagrimal. La epífora causada por la obstrucción del conducto nasolagrimal se distingue de la del GCP (o de cualquier glaucoma de inicio infantil) en que la primera puede asociarse con la plenitud del saco lagrimal, y a menudo tiene una secreción purulenta. La epífora del GCP (y cualquier glaucoma infantil) a menudo se vincula con fotofobia y blefaroespasmo, aunque estos tres hallazgos también pueden deberse a diversos trastornos oculares externos. Cualquiera de los distintos tipos de conjuntivitis en el lactante puede manifestarse con epífora y un "ojo rojo", pero la fotofobia suele estar ausente. Cuando la epífora, la fotofobia o el blefaroespasmo acompañan a un ojo rojo, se deben considerar la inflamación ocular (p. ej.,

uveítis) y la lesión corneal o queratitis (p. ej., abrasión, dendrita herpética).

Trastornos corneales

Córneas grandes

Las córneas grandes pueden representar megalocórnea congénita sin glaucoma o un globo agrandado debido a una miopía elevada. Sin embargo, el GCP (y cualquier glaucoma de inicio en la infancia) también suele causar miopía progresiva como resultado del agrandamiento del globo. Los lactantes con megalocórnea a menudo se presentan con córneas claras agrandadas de modo simétrico con diámetros mayores de 14 mm, cámaras anteriores profundas e iridodonesis, pero sin PIO elevada o acopamiento del nervio óptico. La *megalocórnea* es un trastorno recesivo ligado al cromosoma X, poco frecuente; se han descrito familias en las que algunos individuos solo tienen megalocórnea, mientras que otros presentan glaucoma infantil primario.[32] Se ha descrito una genealogía con megalocórnea autosómica dominante y glaucoma congénito (primario) en el que se cree que el patrón de herencia representa mosaicismo de la línea germinal.

Los ojos con miopía axial suelen evidenciar agrandamiento del globo y la córnea, pero sin aumento de la PIO; el examen del segmento posterior suele mostrar una inserción oblicua de la cabeza del nervio óptico y una creciente escleral, a menudo con hallazgos coriorretinianos sugerentes. Cualquier lactante con agrandamiento de la córnea debe someterse a seguimiento a lo largo del tiempo para detectar el desarrollo de PIO elevada.

Desgarros en la membrana de Descemet

Los desgarros en la membrana de Descemet pueden deberse a una lesión con fórceps al nacer.[59] Estos desgarros suelen ser verticales u oblicuos, en contraste con los del glaucoma congénito (las estrías de Haab) (fig. 14-8), que tienden a ser horizontales o concéntricas con el limbo. Los desgarros en la membrana de Descemet también pueden confundirse con las estructuras en forma de banda en la distrofia polimorfa posterior y las vesículas corneales posteriores.[60] Las estrías de Haab se pueden distinguir de estos trastornos por áreas delgadas y lisas entre los bordes engrosados y arremangados, que contrastan con el engrosamiento central en la distrofia polimorfa posterior y las vesículas corneales posteriores.[59]

Opacificación corneal

La opacificación corneal en la infancia puede estar asociada con varios trastornos: anomalías del desarrollo (p. ej., anomalía de Peters y esclerocórnea), distrofias (p. ej., distrofia corneal congénita hereditaria y distrofia polimorfa posterior), coristomas (p. ej., dermoide y coristoma similar a la dermis), edema debido a traumatismo al nacimiento, inflamación intrauterina o queratitis (p. ej., sífilis congénita, rubeola e infección herpética) y errores innatos del metabolismo (p. ej., mucopolisacaridosis y cistinosis).

Otros glaucomas de la infancia

El diagnóstico diferencial de GCP debe abarcar otros glaucomas infantiles, incluidos los glaucomas secundarios con características oculares o sistémicas no adquiridas (tabla 14-1), muchos de los cuales se describen más adelante en este capítulo.

Aunque otras afecciones oculares no glaucomatosas pueden compartir uno o más hallazgos con el GCP, se debe tener cuidado para descartar otros tipos de glaucoma infantil en cada uno de estos casos. Por ejemplo, el glaucoma puede complicar una uveítis, y se ha reportado en el contexto de mucopolisacaridosis, distrofia corneal, anomalías congénitas (como la anomalía de Peters) y megalocórnea. El glaucoma se ha producido de forma coincidente con la obstrucción congénita del conducto nasolacrimal.

Manejo

Tratamiento médico

El tratamiento definitivo del GCP es quirúrgico, y la terapia médica desempeña un papel complementario. Antes de la operación, los medicamentos pueden ayudar a aclarar la córnea para facilitar la cirugía del ángulo (en especial la goniotomía) y, después de la operación, a controlar la PIO hasta que se haya verificado la idoneidad del procedimiento quirúrgico. El tratamiento médico también está indicado en el manejo de casos difíciles en los que la cirugía presenta riesgos en potencia mortales o no ha controlado por completo el glaucoma.[6] En general, los mismos principios básicos de la terapia médica en adultos se aplican al tratamiento de los niños con GCP. Una posible excepción es el uso de mióticos, que de modo paradójico puede aumentar la PIO al colapsar la malla trabecular debido a la alta inserción de tejido uveal en la malla posterior. (Las dosis para niños y las precauciones especiales se tratan en el capítulo 41.) Muchos obstáculos conspiran contra el éxito de la terapia médica a largo plazo para el GCP, incluidos el control inadecuado de la PIO, las dificultades con el apego al tratamiento a largo plazo, así como los posibles efectos sistémicos adversos de la terapia prolongada.

Tratamiento quirúrgico

Las técnicas quirúrgicas primarias están diseñadas para eliminar la resistencia al flujo de salida del humor acuoso creada por las anomalías estructurales en el ángulo de la cámara anterior. Esta "cirugía de ángulo" se puede lograr con cirugía incisional, mediante un abordaje interno (goniotomía) o externo (trabeculotomía). Algunos cirujanos prefieren realizar una cirugía combinada de ángulo y filtrante (es decir, trabeculotomía y trabeculectomía) como procedimiento inicial, mientras que otros utilizan esta técnica después de que la cirugía de ángulo inicial ha fallado, y otros siempre realizan la cirugía filtrante solo después de que la cirugía de ángulo no ha funcionado.[61-63] Este análisis se limita a los conceptos de manejo. (Los detalles de los procedimientos quirúrgicos se consideran en el capítulo 41).

Goniotomía

Barkan[64] describió una técnica en la que el tejido anormal (en un principio se pensó que era la membrana de Barkan) se incide bajo visualización directa con la ayuda de una goniolente. Ahora se cree que la incisión no se realiza a través de una membrana sino a través de la parte interna de la malla trabecular. Esto al parecer alivia la tracción compresiva de la úvea anterior sobre la malla, y elimina cualquier resistencia impuesta por la malla interna que no está por completo desarrollada.

Trabeculotomía

Harms y Dannheim describieron una técnica en la que se identifica el canal de Schlemm mediante disección externa y se incide la malla trabecular al pasar una sonda por el canal y luego girarla hacia la cámara anterior. Una ventaja de este procedimiento es que se puede realizar en ojos con córneas opacas, mientras que la cirugía de goniotomía requiere la visualización del ángulo. Aunque algunos cirujanos utilizan la técnica solo en casos con opacificación corneal, o cuando han fallado múltiples goniotomías, otros la prefieren como procedimiento

inicial en el GCP. En una modificación de las técnicas anteriores, el canal de Schlemm se canaliza en toda su circunferencia con una sutura o una sonda endoscópica iluminada, y luego se tira de la sutura o el endoscopio circundante, acción que logra una trabeculotomía de 360 grados (véase también el capítulo 41).[65-69] En un estudio retrospectivo, Lim y colegas encontraron que la trabeculotomía tradicional de 180 grados era similar a la trabeculotomía de 360 grados en términos de reducir de forma significativa la PIO en niños durante 1 año de seguimiento, aunque el último procedimiento muestra mejor control de la PIO posoperatoria al año, con mayor tasa de éxito quirúrgico.[70]

Tanto la goniotomía como la trabeculotomía tienen sus defensores, y las tasas de éxito reportadas varían de forma considerable, sin que ninguno de los procedimientos tenga una clara superioridad. Aunque la goniotomía preserva los tejidos conjuntivales para una posible cirugía posterior, la trabeculotomía se puede realizar incluso cuando la opacidad de la córnea impide una visibilidad del ángulo.[71] (En el capítulo 41 se presenta una comparación más detallada de las dos operaciones.) Con ambos procedimientos, el éxito se relaciona con la gravedad y duración del glaucoma. El peor pronóstico se observa en los lactantes con presiones elevadas y córneas opacas al nacer (GCP del recién nacido). Los resultados más favorables se notan en los lactantes que se someten a cirugía entre el segundo y el octavo mes de vida (GCP de inicio infantil), y la cirugía se vuelve menos efectiva con el aumento de la edad. Un estudio sobre el resultado quirúrgico a largo plazo después de la trabeculotomía dividió a 71 niños en grupos de glaucoma congénito (es decir, existente antes de los 2 meses de edad), glaucoma infantil (es decir, que ocurre entre los 2 meses y los 2 años) y glaucoma juvenil (es decir, después de los 2 años de edad) y reportaron tasas de éxito con una o más trabeculotomías de 60.3 ± 5.9%, 96.3 ± 3.6% y 76.4 ± 7.5%, de manera respectiva.[72] Algún día los estudios futuros pueden permitir la identificación genética de los pacientes con GCP que tienen más probabilidades que otros de beneficiarse de la cirugía de ángulo.

Otros procedimientos de glaucoma

Cuando la cirugía incisional del ángulo (p. ej., goniotomía o trabeculotomía) ha fallado, las alternativas incluyen la cirugía filtrante, la cirugía con dispositivo de drenaje para glaucoma y la ciclodestrucción, por lo general en ese orden. (El capítulo 41 incluye una revisión detallada de series publicadas que utilizan trabeculectomía con y sin el uso de antimetabolitos, como mitomicina C, para tratar a niños con glaucoma.) Aunque los niños mayores con ojos fáquicos a menudo logran un control exitoso del glaucoma con esta cirugía,[73] la trabeculectomía tiene menos probabilidades de controlar con éxito el glaucoma en los lactantes debido a su exuberante respuesta de cicatrización. Asimismo, la trabeculectomía en cualquier niño conlleva un riesgo de por vida de endoftalmitis.[74-76]

La cirugía con dispositivo de drenaje para glaucoma también juega un papel en el manejo de lactantes y otros niños refractarios a la cirugía de ángulo y la trabeculectomía. (En el capítulo 41 se puede encontrar un análisis detallado de la cirugía de implantes en niños.) Los implantes de Molteno, Baerveldt y Ahmed se han utilizado en niños, con tasas de éxito muy variables, desde alrededor de 50 hasta más del 90%.[77-81] La cirugía con dispositivo de drenaje puede controlar con éxito el glaucoma en los niños, aunque muchos pacientes necesitan medicación posoperatoria para el glaucoma y cirugía repetida. En un estudio retrospectivo, la cirugía con dispositivo de drenaje tuvo tasas de éxito a 5 y 10 años de alrededor de 60 y 45%, de forma respectiva, en niños con GCP refractario.[82]

A diferencia de la trabeculectomía y las cirugías con dispositivos de drenaje, los procedimientos ciclodestructivos reducen la tasa de producción de humor acuoso al dañar los procesos ciliares; el éxito es solo modesto (alrededor de 50%), los resultados a menudo son impredecibles y las complicaciones ocurren con frecuencia. No obstante, la ciclodestrucción constituye un medio válido para intentar el control de casos en especial refractarios de GCP después de que los medios farmacológicos y quirúrgicos se hayan agotado o hayan resultado inadecuados para la tarea. Esta modalidad puede ser razonable para disminuir la producción de humor acuoso en ojos con PIO elevada a pesar de la cirugía con un dispositivo de drenaje permeable.[83] La ciclocrioterapia se ha utilizado para tratar glaucomas infantiles difíciles durante muchos años. Por desgracia, el éxito general (es decir, el control de la presión sin pérdida visual grave o ptisis) ha sido deficiente (p. ej., 30% de éxito en una gran serie de niños con glaucoma congénito avanzado), y el retratamiento ha sido la regla. La ciclofotocoagulación transescleral con láseres Nd:YAG (itrio-aluminio-granate dopado con neodimio) y de diodo ha reducido la PIO de una manera al menos comparable a la ciclocrioterapia en niños con glaucomas refractarios, y con una menor incidencia reportada de ptisis e hipotonía.[84-86] El uso endoscópico del láser de diodo para la cicloablación se ha aplicado en niños (sobre todo con glaucoma después de una cirugía de catarata) con resultados ligeramente alentadores.[87,88] En la última década se han desarrollado varios procedimientos microinvasores para el glaucoma (analizados en los caps. 37 y 43), algunos de los cuales podrían aplicarse de forma juiciosa a casos seleccionados de glaucoma infantil.

Queratoplastia penetrante

La opacidad de la córnea debido a la cicatrización permanente puede persistir después de la normalización de la PIO en algunos casos graves, lo que lleva a considerar la queratoplastia penetrante. La queratoplastia penetrante en niños pequeños es difícil, en especial cuando el caso se complica con glaucoma y buftalmos.[89,90] A estos pacientes a menudo no les va bien, y solo 25% de los ojos logró una visión de 20/40 o mejor en una serie. Las complicaciones posoperatorias más comunes son la elevación de la PIO y el fallo del injerto. Aunque se puede lograr una mejoría visual significativa con la queratoplastia penetrante,[91] se sugiere que esta se reserve para pacientes con discapacidad visual grave cuyo glaucoma está bien controlado. La iridectomía óptica puede ser un procedimiento quirúrgico de menor riesgo en ojos con opacidad corneal central.

Manejo posoperatorio, pronóstico y seguimiento

La atención de seguimiento de los pacientes con GCP tiene varias facetas importantes. En el periodo posoperatorio temprano se requiere una estrecha observación para maximizar la cicatrización adecuada y las probabilidades de éxito quirúrgico. Además de la reducción de la PIO, otros indicadores clínicos de un control exitoso del glaucoma incluyen la eliminación del edema corneal, la reversión del acopamiento del nervio óptico, e incluso la reducción de la miopía en algunos casos.[92] La PIO también se ha relacionado con la capacidad visual posoperatoria, en la que se reporta una visión mejor considerable en aquellos cuya PIO se mantuvo por debajo de los 20 mm Hg en una serie.

Al igual que con los pacientes mayores, la PIO meta para los niños con GCP debe guiarse por la gravedad del daño al nervio óptico, con metas más bajas establecidas para aquellos ojos con un grosor corneal central reducido. En lactantes con nervios ópticos de apariencia saludable (p. ej., relación copa/disco < 0.5), a menudo es adecuada una presión meta de alrededor de 20 mm Hg; la estabilidad del nervio óptico, el diámetro corneal y la refracción ayudan a confirmar la adecuación de la PIO. Por el contrario, por lo general se establecen presiones meta en la parte media del rango de 10 a 20 mm Hg para lactantes y niños con daño grave preexistente del nervio óptico. En casos seleccionados, los ojos pueden permanecer estables a pesar de la PIO en la parte media-baja del rango de 20-30 mm Hg cuando el acopamiento del nervio óptico y la expansión ocular han sido mínimos. Se deben usar medicamentos para reducir aún más la PIO después de la cirugía si no se alcanza la PIO meta. Al igual que con los adultos, se deben utilizar técnicas auxiliares como los campos visuales y el examen seriado del nervio óptico, y se debe alterar la PIO meta si se produce progresión a pesar del control de la PIO en el nivel meta establecido de forma previa.

Incluso cuando la PIO está bien controlada, un número considerable de niños nunca logra una buena visión. En estudios previos, cerca de la mitad de los pacientes tenía agudezas visuales de menos de 20/50.[92,93] Esta reducción puede resultar de cambios corneales persistentes o de daño irreversible del nervio óptico. Sin embargo, un alto porcentaje de pacientes desarrolla ambliopía a partir de la anisometropía inducida, y es fundamental que esta afección se diagnostique en forma temprana y se maneje de manera adecuada.

Los pacientes con GCP constituyen un grupo heterogéneo, con un control global de la PIO alcanzable en más de 80% de los casos. Aunque en casos raros el glaucoma infantil primario parece remitir de modo espontáneo,[94] la mayoría de los casos no tratados deriva en buftalmos y ceguera. El pronóstico para el control del GCP varía con la edad del paciente al momento de la presentación inicial y al momento de la cirugía. Los pacientes más favorables para el control de la PIO con cirugía de ángulo (90%) son aquellos que se presentan después de los primeros 2 meses y dentro del primer año de vida. Los niños que muestran glaucoma al nacer o después del primer año tienen un peor pronóstico para el control de la PIO con cirugía de ángulo (50%).[6] Incluso los niños cuyo glaucoma está bien controlado después de la terapia quirúrgica (con o sin terapia médica complementaria) ameritan un seguimiento de por vida. La pérdida del control de la PIO (reportada hasta en cerca de un tercio de los casos)[6] puede ocurrir meses o incluso décadas después del éxito inicial de la cirugía, y ser asintomática en niños mayores o adultos jóvenes.

En resumen, el GCP suele tratarse de modo quirúrgico, al inicio con goniotomía o trabeculotomía. La pérdida de visión debido a la ambliopía es común, y debe tratarse de manera agresiva. Se necesita un seguimiento de por vida para evitar la pérdida tardía del control de la PIO y para detectar problemas oculares asociados, como descompensación corneal, catarata y lesión progresiva del nervio óptico por una PIO inadecuada.[95]

GLAUCOMAS CON TRASTORNOS SISTÉMICOS U OCULARES ASOCIADOS NO ADQUIRIDOS

Terminología general

El agrupamiento, división y clasificación de este gran número de trastornos ha generado una discusión y confusión considerables.[96] A medida que se aclara la genética molecular de la disgenesia del segmento anterior, la clasificación genética de muchos de estos trastornos puede remplazar las descripciones fenotípicas actuales.[97] No obstante, la base histórica del sistema de clasificación actual merece una descripción más detallada aquí, ya que el manejo de muchos de estos casos todavía se basa en gran medida en la presentación fenotípica.

Para simplificar, los autores consideran que los glaucomas primarios y los glaucomas secundarios que tienen anomalías oculares no adquiridas asociadas son formas de *disgenesia del segmento anterior*. Con base en la observación de que la mayoría de las estructuras oculares y faciales involucradas en estos trastornos del desarrollo se origina de la cresta neural, se ha utilizado el término *neurocristopatías* como un concepto unificador para las enfermedades que surgen de un mal desarrollo de la cresta neural.[98] Hoskins y cols.[99] aconsejaron un cambio, al alejarse de los epónimos y nombres de síndrome para trastornos individuales, y dirigirse hacia el énfasis en la terminología descriptiva. Al señalar que la malla trabecular, el iris y la córnea son las tres estructuras principales involucradas en estas afecciones, sugirieron usar los términos *trabeculodisgenesia, iridodisgenesia y corneodisgenesia*, o combinaciones de los mismos, para clasificar los defectos del desarrollo. Idrees y cols.[100] consideran que la disgenesia del segmento anterior incluye no solo el síndrome de Axenfeld-Rieger, la iridogoniodisgenesia-hipoplasia del iris y la anomalía de Peters, sino también el GCP, la esclerocórnea, la megalocórnea, la distrofia endotelial congénita hereditaria y la aniridia. Aunque la mayoría de estas disgenesias del segmento anterior se atribuye a defectos en la migración o diferenciación de la cresta neural, se considera que la aniridia no tiene un origen en la cresta neural. Muchas de las disgenesias del segmento anterior también pueden ocurrir con anomalías sistémicas asociadas, lo que borra aún más la distinción entre los glaucomas infantiles secundarios con anomalías oculares no adquiridas asociadas y aquellos con anomalías sistémicas asociadas (véase tabla 14-1).

Aunque es valioso clasificar los trastornos con base en descripciones y mecanismos anatómicos, la superposición de manifestaciones y la comprensión limitada de los mecanismos de la enfermedad dificultan la aplicación de dicho sistema en todos los casos de glaucomas con anomalías asociadas. A menudo existe una gran variabilidad fenotípica entre individuos con la misma causa genética de enfermedad; incluso pueden producirse variaciones entre miembros de la misma familia, lo que hace que la clasificación tisular sea inexacta. Por estas razones se conservan los epónimos tradicionales y los nombres de los síndromes, con algunas modificaciones sugeridas para el propósito del análisis en este capítulo. (Para obtener información genética adicional relacionada con estas afecciones, véase tabla 9-1.)

Síndrome de Axenfeld-Rieger

Terminología

En 1920, Axenfeld describió a un paciente con una línea blanca en la cara posterior de la córnea, cerca del limbo, y hebras de tejido que se extendían desde el iris periférico hasta esta línea prominente. A partir de mediados de la década de 1930, Rieger reportó casos con anomalías similares del segmento anterior, pero con cambios adicionales en el iris, incluidos corectopía, atrofia y formación de agujeros. Algunos de estos pacientes también tenían defectos de desarrollo sistémicos asociados, en especial de los dientes y los huesos faciales. Axenfeld se refirió a su caso como "embriotoxón posterior de la córnea" y Rieger utilizó el término "disgenesia mesodérmica de la córnea y el iris". De manera tradicional, estas condiciones se han designado con tres epónimos: (1) *anomalía de Axenfeld* (es decir, limitada a defectos del segmento anterior periférico), (2) *anomalía de Rieger* (esto es, anomalías periféricas con cambios adicionales en el iris) y (3) *síndrome de Rieger* (es decir, anomalías oculares más defectos sistémicos del desarrollo).

La similitud entre las anomalías del ángulo de la cámara anterior en la anomalía de Axenfeld y la anomalía y el síndrome de Rieger llevó

a la mayoría de los investigadores a estar de acuerdo en que estas tres categorías arbitrarias representan un espectro de trastornos del desarrollo.[101-103] Se han aplicado varios términos colectivos a este espectro de padecimientos, como el "síndrome de clivaje de la cámara anterior" y la "disgenesia mesodérmica de la córnea y el iris".[101] Como se señaló antes, ya no se cree que las teorías del desarrollo normal en las que se basan estos nombres sean correctas.

Se propuso el término alternativo de *síndrome de Axenfeld-Rieger* para todas las variaciones clínicas dentro de este espectro de trastornos del desarrollo, y ahora se utiliza de forma común en la literatura.[50,103] Este nombre conserva la referencia a los epónimos originales y no depende de ninguna teoría del desarrollo normal, cuya comprensión aún está incompleta, ni requiere una subclasificación arbitraria de las variaciones clínicas.

Características generales

Todos los pacientes con síndrome de Axenfeld-Rieger, al margen de las manifestaciones oculares, comparten las mismas características generales: un trastorno del desarrollo bilateral de los ojos, antecedentes familiares frecuentes del trastorno con un modo de herencia autosómico dominante, sin predilección por sexo, defectos sistémicos del desarrollo frecuentes, defectos mentales y una alta incidencia de glaucoma asociado. La edad a la que se diagnostica el síndrome de Axenfeld-Rieger varía desde el nacimiento hasta la edad adulta, y la mayoría de los casos se identifica en la infancia o la niñez. El diagnóstico puede resultar del descubrimiento de un iris anormal u otra anomalía ocular, signos de glaucoma congénito, visión reducida en pacientes mayores, o anomalías sistémicas. En otros casos, la afección se diagnostica durante un examen de rutina, que podría haber sido provocado por antecedentes familiares del trastorno.

Características oculares

Los defectos oculares en el síndrome de Axenfeld-Rieger suelen ser bilaterales. Las estructuras afectadas con más frecuencia son la córnea periférica, el ángulo de la cámara anterior y el iris.

Córnea

La anomalía característica de la córnea es una línea de Schwalbe prominente, desplazada de modo anterior. Esto se aprecia en el examen con lámpara de hendidura como una línea blanca en la córnea posterior, cerca del limbo. La línea prominente puede estar incompleta, por lo general limitada al cuadrante temporal; en otros pacientes puede verse en los 360 grados (**fig. 15-9**). En algunos casos, la línea solo se puede ver por gonioscopia, aunque casos raros con otras características oculares y sistémicas del síndrome pueden tener líneas de Schwalbe normales desde el punto de vista macroscópico.[104]

No es raro que un individuo tenga una línea de Schwalbe prominente sin otra evidencia del síndrome de Axenfeld-Rieger. Este defecto aislado a menudo se conoce como *embriotoxón posterior*, el término usado en un origen por Axenfeld, y se reporta que ocurre en 8 a 15% de la población general. Aunque en algunos casos puede representar una forma atípica del síndrome de Axenfeld-Rieger, no suele incluirse en este espectro de anomalías. Una línea de Schwalbe prominente puede asociarse en raras ocasiones con otros trastornos, incluidos el glaucoma congénito y el síndrome iridocorneal endotelial (ICE) (capítulo 17).[52,105]

Por lo demás, la córnea es normal en el paciente típico con síndrome de Axenfeld-Rieger, con la excepción de variaciones ocasionales en el tamaño general (es decir, megalocórnea o, con menos frecuencia,

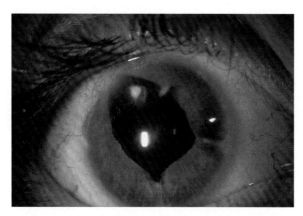

FIGURA 15-9 Síndrome de Axenfeld-Rieger y glaucoma. En este ojo derecho de una niña de 6 años de edad con síndrome de Axenfeld-Rieger y glaucoma de presentación en la infancia, nótese la línea de Schwalbe prominente desplazada de modo anterior, visible por casi 360 grados. El ectropión de úvea también es prominente. La pupila hace un pico hacia el meridiano de las 11 en punto como resultado de un dispositivo de drenaje de glaucoma colocado a los 2 meses de edad. El tubo también provocó una catarata focal y una cicatriz endotelial (antes del procedimiento de acortamiento del tubo). La presión intraocular está controlada y la visión corrige a 20/40.

microcórnea) o la forma de la córnea. También se han observado opacidades congénitas de la córnea central en algunos casos.

Ángulo de la cámara anterior

Por lo general, el examen gonioscópico revela una línea de Schwalbe prominente, aunque la extensión del agrandamiento y el desplazamiento anterior de la línea de Schwalbe varía de forma considerable entre los pacientes. En ocasiones la línea se suspende de la córnea en algunas áreas por una membrana delgada.[103,106] Las hebras de tejido unen el ángulo de la cámara anterior desde el iris periférico hasta la cresta prominente. Estas adherencias iridocorneales suelen ser similares en color y textura al iris adyacente. Las hebras varían en tamaño, desde estructuras filiformes hasta bandas anchas que se extienden por un huso horario o más de la circunferencia. Más allá de las hebras de tejido, el ángulo de la cámara anterior está abierto y la malla trabecular es visible, pero el espolón escleral suele estar oscurecido por el iris periférico, que se inserta en la parte posterior de la malla.[103]

Iris

Fuera de las anomalías periféricas, el iris puede ser normal en algunos pacientes con síndrome de Axenfeld-Rieger. En otros casos, los defectos del iris varían desde un leve adelgazamiento del estroma hasta una atrofia marcada con formación de agujeros, corectopía y ectropión de úvea. Cuando hay corectopía, la pupila suele desplazarse hacia una hebra periférica prominente de tejido, que a menudo es visible mediante biomicroscopia con lámpara de hendidura (**fig. 15-10**). La atrofia y la formación de agujeros suelen ocurrir en el cuadrante alejado de la dirección de la corectopía.

En un pequeño número de pacientes con síndrome de Axenfeld-Rieger se ha observado que las anomalías del iris central progresan.[103,107] En algunos casos, estos cambios progresivos del iris pueden confundirse con los del síndrome ICE. Las anomalías del iris periférico o del ángulo de la cámara anterior no parecen progresar después del nacimiento, excepto por el engrosamiento ocasional de las hebras de tejido iridocorneal.[103]

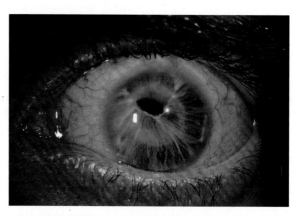

FIGURA 15-10 Síndrome de Axenfeld-Rieger y glaucoma. En este ojo izquierdo de un paciente de 16 años de edad con síndrome de Axenfeld-Rieger y glaucoma de presentación en la infancia, nótese la corectopía, con la pupila desplazada hacia los filamentos prominentes de tejido periférico en la parte superior.

Anormalidades oculares adicionales

Se han reportado muchas anomalías oculares adicionales en uno o más casos o genealogías. Aunque ninguno ocurre con suficiente frecuencia para ser incluido como una característica típica del síndrome de Axenfeld-Rieger y pueden representar entidades separadas, estos pacientes pueden tener una amplia gama de anomalías oculares, que incluyen estrabismo, dermoides limbales, pannus corneal, cataratas, ectropión de úvea congénito, membrana congénita de pupila-iris-cristalino, defectos de transiluminación del iris en forma de rayos periféricos, desprendimiento de retina, degeneración macular, colobomas coriorretinianos, hipoplasia coroidea e hipoplasia de la cabeza del nervio óptico.[103,108-111]

Glaucoma

Poco más de la mitad de los pacientes con síndrome de Axenfeld-Rieger desarrolla glaucoma. El glaucoma puede manifestarse en la infancia, aunque con mayor frecuencia aparece en la niñez o la edad adulta temprana. La extensión de los defectos del iris y las hebras iridocorneales no se correlaciona con precisión con la presencia o la gravedad del glaucoma. Sin embargo, la alta inserción del iris periférico en la malla trabecular, que está presente hasta cierto punto en todos los casos, parece ser más pronunciada en aquellos ojos con glaucoma.[103] El mecanismo propuesto de glaucoma en estos casos se relaciona con anomalías de la malla trabecular y el canal de Schlemm (analizado en la sección Características histopatológicas y teorías del mecanismo).

Características sistémicas

Las anomalías sistémicas asociadas con más frecuencia con el síndrome de Axenfeld-Rieger son los defectos del desarrollo de los dientes y los huesos faciales. Las anomalías dentales incluyen un tamaño de corona reducido (microdoncia), un número reducido de dientes pero espaciados de modo uniforme (hipodontia), y una ausencia focal de dientes (oligodontia o anodontia). Los dientes que faltan con mayor frecuencia son los incisivos centrales primarios y permanentes del maxilar anterior. Las anomalías faciales incluyen hipoplasia maxilar con aplanamiento de la parte media de la cara, un labio superior en retroceso y un labio inferior prominente, en especial en asociación con hipoplasia dental. También se han descrito hipertelorismo, telecanto, nariz ancha y plana, micrognatia y prognatismo mandibular.[108]

Las anomalías en la región de la glándula hipófisis son un hallazgo menos común pero más grave asociado con el síndrome de Axenfeld-Rieger. Se ha documentado un síndrome primario de la silla turca vacía en varios pacientes,[50,112] y en un caso de paraselar congénito se reportó un quiste aracnoideo.[50] También se han descrito deficiencia de hormona del crecimiento y baja estatura en relación con la entidad. Otras anomalías asociadas incluyen piel periumbilical redundante e hipospadias, albinismo oculocutáneo, defectos cardiacos, sordera del oído medio, deficiencia mental, así como diversos trastornos neurológicos, dermatológicos y esqueléticos.[113]

Características histopatológicas y teorías del mecanismo

La córnea central suele ser normal, pero la córnea periférica tiene la característica línea de Schwalbe prominente desplazada de modo anterior. Esta última estructura está compuesta de colágeno denso y sustancia fundamental cubierta por una monocapa de células fusiformes con una membrana basal (**fig. 15-11**).[103,107] El iris periférico está unido en algunas áreas a la unión corneoescleral por hebras de tejido, que por lo general se conectan con la línea de Schwalbe prominente. Sin embargo, en ocasiones las adherencias se insertan en forma anterior o posterior a la línea de Schwalbe o en ambos lados de la cresta.[103] Las hebras consisten en estroma del iris, una membrana compuesta por una monocapa de células fusiformes o una capa similar a una membrana basal o ambas.

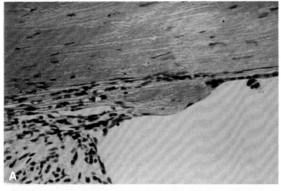
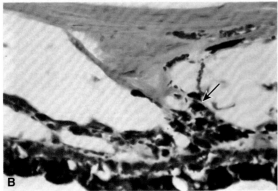

FIGURA 15-11 Síndrome de Axenfeld-Rieger. Vistas al microscopio óptico de ojos con una línea de Schwalbe prominente, compuesta de colágeno denso y sustancia fundamental cubierta por una monocapa de células fusiformes con una membrana basal. **A:** hay inserción anterior del iris; esto se puede observar en varias formas de glaucoma del desarrollo. **B:** una adhesión iridocorneal (flecha) que se extiende desde el iris periférico hasta la línea de Schwalbe prominente. (A, cortesía de Ramesh C. Tripathi, MD, PhD.)

Se ha observado una membrana en el iris, similar a la asociada con las hebras de tejido iridocorneal, por lo general en la porción hacia la cual la pupila se distorsiona.[103] En los cuadrantes alejados de la dirección del desplazamiento pupilar, el estroma del iris está a menudo adelgazado o ausente, lo que expone el epitelio pigmentado, que puede también contener agujeros.

El iris periférico a las adherencias iridocorneales se inserta en la cara posterior de la malla trabecular. La malla puede estar compuesta por un escaso número de laminillas atenuadas, que se extienden desde debajo del iris periférico hasta la línea de Schwalbe prominente y, a menudo, están comprimidas, en especial en las capas externas. El estudio de microscopia electrónica de transmisión sugiere que la compresión aparente puede deberse al desarrollo incompleto de la malla trabecular.[103] El canal de Schlemm es rudimentario o está ausente.

Con base en observaciones clínicas e histopatológicas y en los conceptos actuales de desarrollo normal del segmento anterior, se ha postulado como mecanismo del síndrome de Axenfeld-Rieger una detención del desarrollo, que se produce al final de la gestación, de ciertas estructuras del segmento anterior derivadas de las células de la cresta neural.[103] Esto conduce a la retención anormal de la capa endotelial primordial en porciones del iris y el ángulo de la cámara anterior, y a alteraciones en las estructuras de salida del humor acuoso (**fig. 15-12**). Se cree que el endotelio retenido con la membrana basal asociada crea las hebras iridocorneales, mientras que la contracción de esta capa de tejido en el iris conduce a cambios en el iris, que algunas veces continúan su progreso después del nacimiento. La detención del desarrollo también explica la alta inserción de la úvea anterior en la malla trabecular posterior, similar a las alteraciones observadas en el glaucoma congénito. Esto deriva en la maduración incompleta de la malla trabecular y el canal de Schlemm, y se cree que estos defectos son responsables del glaucoma asociado.

Las células de la cresta neural también dan lugar a la mayor parte del mesénquima relacionado con el prosencéfalo y la glándula hipófisis, los huesos y cartílagos de la parte superior de la cara, y las papilas dentales.[98] Esto puede explicar las anomalías del desarrollo que involucran la glándula hipófisis, los huesos faciales y los dientes. Las células de la cresta neural también contribuyen a muchas otras estructuras, incluidas las paredes de los arcos aórticos, los genitales, los ganglios espinales, los huesos largos y los melanocitos,[113] lo que parece explicar la amplia gama de anomalías sistémicas que pueden observarse en algunos pacientes con síndrome de Axenfeld–Rieger.

Vinculación genética

Se cree que el síndrome de Axenfeld-Rieger tiene una base genética, con un patrón de herencia autosómico dominante. Se han logrado enormes avances en la comprensión de la genética molecular de las malformaciones de Axenfeld-Rieger.[114,115] Se ha demostrado que tres *loci* cromosómicos se vinculan con el síndrome de Axenfeld-Rieger y fenotipos relacionados. Estos *loci* se encuentran en los cromosomas 4q25, 6p25 y 13q14. Los genes en los cromosomas 4q25 y 6p25 se han identificado como *PITX2* y *FOXC1*, de forma respectiva.[115] Las mutaciones en estos genes pueden causar una amplia variedad de fenotipos que comparten características con el síndrome de Axenfeld-Rieger, anomalía de Axenfeld, anomalía de Rieger, síndrome de Rieger, anomalía de iridogoniodisgenesia, síndrome de iridogoniodisgenesia, hipoplasia del iris e iridogoniodisplasia con glaucoma familiar; todas estas afecciones tienen una superposición genotípica y fenotípica suficiente para ser consideradas como un solo trastorno.[115] Desde el punto de vista genético, los síndromes de Axenfeld-Rieger se pueden

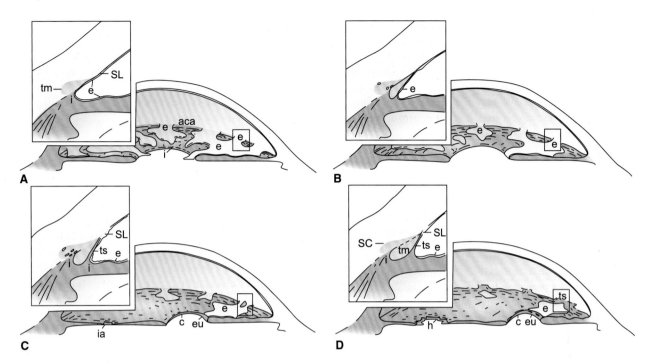

FIGURA 15-12 Esquema que indica la teoría del mecanismo de las anomalías oculares del síndrome de Axenfeld-Rieger, con recuadros que muestran vistas transversales del ángulo de la cámara anterior correspondiente al área dentro del rectángulo. **A:** retención parcial del endotelio primordial (*e*) en el iris (*i*) y el ángulo de la cámara anterior (*aca*); recesión posterior incompleta de la úvea periférica de la malla trabecular (*tm*); y diferenciación anormal entre el endotelio corneal y el ángulo de la cámara con una línea de Schwalbe (*SL*) prominente desplazada de modo anterior. **B:** desarrollo de hebras de tejido a partir del endotelio retenido que cruzan el ángulo de la cámara anterior. **C:** contracción del endotelio retenido con cambios en el iris de corectopía (*c*), ectropión de úvea (*eu*) y atrofia del iris (*ia*), que pueden continuar después del nacimiento; también se puede observar una hebra de tejido (*ts*). **D:** desarrollo incompleto de la malla trabecular y del canal de Schlemm (*Sc*); la tracción continua sobre el iris con posible isquemia secundaria conduce a la formación de agujeros (*h*). (Modificado de Shields MB. Axenfeld–Rieger syndrome: a theory of mechanism and distinctions from the iridocorneal endothelial syndrome. *Trans Am Ophthalmol Soc.* 1983;81:736-784, con autorización de la *American Ophthalmological Society.*)

considerar en tres tipos. El síndrome de Axenfeld-Rieger tipo 1 es causado por una mutación en un gen del factor de transcripción homeobox, *PITX2* (OMIM 601542). Los estudios de vinculación indican que un segundo tipo de síndrome de Axenfeld-Rieger está mapeado en el cromosoma 13q14 (RIEG2, OMIM 601499). Una tercera forma del síndrome de Axenfeld-Rieger (RIEG3, OMIM 602482) es causada por una mutación en el gen *FOXC1* (OMIM 601090) en el cromosoma 6p25.

En una serie clínica de pacientes con síndrome de Axenfeld-Rieger y mutaciones en los genes *PITX2* o *FOXC1*, 75% de los pacientes tenía glaucoma que se desarrolló en la adolescencia o la edad adulta temprana, y los pacientes con defectos del *PITX2* o duplicaciones del *FOXC1* presentaron un pronóstico más grave para desarrollar glaucoma en comparación con aquellos con mutaciones en *FOXC1*.[116] Este trastorno genético complejo se superpone con otras disgenesias del segmento anterior, y los estudios futuros algún día podrán ayudar a predecir cómo la clasificación fenotipo-genotipo puede contribuir en el asesoramiento genético, así como el pronóstico para el tratamiento del glaucoma y la preservación de la visión en individuos afectados.

Diagnóstico diferencial

Los estudios de genética molecular pueden, en última instancia, hacer que la diferenciación entre las siguientes entidades fenotípicas sea menos relevante. No obstante, los siguientes elementos son útiles para la clasificación fenotípica de estos trastornos.

Síndrome iridocorneal endotelial

Las anomalías del iris y del ángulo de la cámara anterior en este espectro de la enfermedad (capítulo 17) se parecen a las del síndrome de Axenfeld-Rieger desde el punto de vista clínico e histopatológico. Esto ha llevado a algunos investigadores a sugerir que los dos síndromes forman parte de un espectro común de trastornos. Sin embargo, las características clínicas que distinguen al síndrome ICE del síndrome de Axenfeld-Rieger incluyen anomalías del endotelio corneal, unilateralidad, ausencia de antecedentes familiares y aparición en la edad adulta temprana. Ambas afecciones se caracterizan de modo histopatológico por una membrana sobre el ángulo y el iris, que se asocia con muchas de las alteraciones en cada trastorno. Mientras que la membrana en el síndrome de Axenfeld-Rieger representa un remanente primordial, la del síndrome ICE resulta de la proliferación del endotelio corneal anormal.

Distrofia corneal polimorfa posterior

Una variación de este trastorno del desarrollo del endotelio corneal (cap. 17) tiene cambios del iris y del ángulo de la cámara anterior similares a los del síndrome de Axenfeld-Rieger. Sin embargo, la diferenciación se puede hacer con base en la anomalía endotelial corneal típica.

Anomalía de Peters

El espectro de trastornos que constituyen la anomalía de Peters involucra la porción central de la córnea, el iris y el cristalino. Se han reportado cambios similares en asociación con los defectos periféricos del síndrome de Axenfeld-Rieger, y las dos condiciones alguna vez se incluyeron en una sola categoría de trastornos del desarrollo.[102] Sin embargo, esta asociación es rara y los mecanismos para los dos grupos de trastornos son claramente diferentes. No obstante, se han reportado familias con una mutación conocida en el gen *FOXC1* con síndrome de Axenfeld-Rieger en la mayoría de los miembros, pero anomalía de Peters en otros.

Aniridia

El iris rudimentario y las anomalías de la cámara anterior con glaucoma asociado en este trastorno del desarrollo (analizado más adelante) pueden llevar a la confusión con el síndrome de Axenfeld-Rieger en algunos casos. Las mutaciones en el gen *PITX2* pueden manifestarse con una amplia variación en las anomalías del segmento anterior, incluidas aquellas similares de modo fenotípico a la aniridia.

Iridogoniodisgenesias: hipoplasia congénita del iris

Los pacientes pueden presentar hipoplasia congénita del iris sin los defectos del ángulo de la cámara anterior del síndrome de Axenfeld-Rieger. La anomalía de la iridogoniodisgenesia autosómica dominante tipo I (*locus* del mapa genético 6p26) está causada por mutaciones en el gen *FOXC1*, y se caracteriza por hipoplasia del iris, goniodisgenesia y glaucoma juvenil. Una forma distinta de esta condición también incluye características no oculares, y se conoce como *síndrome de iridogoniodisgenesia* o *iridogoniodisgenesia tipo 2*. Se localiza en el 4q25, es causada por mutaciones en el gen *PITX2* (OMIM 601631, 137600) y puede ser alélica con el síndrome de Axenfeld-Rieger.

Displasia oculodentodigital

Las anomalías dentales en la displasia oculodentodigital son similares a las observadas en el síndrome de Axenfeld-Rieger. En ocasiones, estos pacientes tienen hipoplasia estromal leve del iris, defectos del ángulo de la cámara anterior, microftalmia y glaucoma.[117] Esta afección es causada por una mutación en el gen de la conexina-43 (*GJA1*, *locus* del mapa genético 6q21-q23.2, OMIM 164200).

Ectopia *Lentis et Pupillae*

La ectopia *lentis et pupillae* es una condición autosómica recesiva caracterizada por el desplazamiento bilateral del cristalino y la pupila,[118] con los dos por lo regular desplazados en direcciones opuestas. La corectopía en este trastorno puede parecerse a la del síndrome de Axenfeld-Rieger, pero la ausencia de defectos del ángulo de la cámara anterior es una característica diferencial (véase capítulo 19).

Ectropión de úvea congénito

El ectropión de úvea congénito es una anomalía no progresiva poco frecuente caracterizada por la presencia de epitelio pigmentado en el estroma del iris.[119,120] Puede ser un hallazgo aislado o presentarse en asociación con anomalías sistémicas, como neurofibromatosis, hemiatrofia facial y síndrome de Präder-Willi.[119] El glaucoma está presente en un alto porcentaje de casos y el ectropión de úvea puede confundirse con el observado en algunos pacientes con síndrome de Axenfeld-Rieger.

Microcoria y miopía congénitas

La condición de microcoria congénita y miopía, caracterizada por pupilas pequeñas bilaterales y miopía, resulta de un subdesarrollo del músculo dilatador de la pupila del iris. Transmitido como un rasgo autosómico dominante, este trastorno se ha asociado con goniodisgenesia y glaucoma.[121] La microcoria congénita se ha relacionado con el

locus del mapa genético 13q31-q32 (símbolo de EntrezGene *MCOR*, OMIM 156600).

Los pacientes con síndrome de Axenfeld-Rieger pueden tener una amplia variedad de anomalías del desarrollo oculares y sistémicas asociadas, y en muchos de estos casos todavía no se ha establecido si el paciente tiene una variación del síndrome o si los hallazgos deben considerarse un entidad separada.

Manejo

La principal preocupación sobre el tratamiento de los defectos oculares en un paciente con síndrome de Axenfeld-Rieger es la detección y el control del glaucoma asociado. La elevación de la PIO se desarrolla con mayor frecuencia entre la niñez y la edad adulta temprana, pero puede aparecer en la infancia o, en casos raros, no hasta la edad adulta avanzada.[50,103] Los pacientes con síndrome de Axenfeld-Rieger deben tener seguimiento para detectar glaucoma durante toda su vida.

Con la excepción de los casos infantiles, la terapia médica por lo general debe iniciarse antes de que se recomiende la intervención quirúrgica. Los fármacos que reducen la producción de humor acuoso, como los antagonistas β adrenérgicos, los inhibidores de la anhidrasa carbónica y los agonistas α_2 adrenérgicos, tienen más probabilidades de ser benéficos. Las opciones quirúrgicas iniciales incluyen goniotomía, trabeculotomía y trabeculectomía. La goniotomía y la trabeculotomía se han utilizado en casos infantiles con un éxito limitado, y pueden no ser posibles según la gravedad de los hallazgos anormales del ángulo. La implantación de un dispositivo de drenaje, la cirugía de filtrante, o ambas, por lo general son los procedimientos quirúrgicos de elección para la mayoría de los pacientes con glaucoma asociado con el síndrome de Axenfeld-Rieger (véase capítulo 41).[122] En lactantes y en casos refractarios a la terapia farmacológica y la implantación de un dispositivo de drenaje–trabeculectomía, se puede considerar la cicloablación. En una serie clínica retrospectiva de 126 pacientes con síndrome de Axenfeld-Rieger atribuible a mutaciones en *PITX2* y *FOXC1*, Strungaru y cols. observaron que el glaucoma respondió al tratamiento médico o quirúrgico (usado solo o en combinación) en solo 18% de los pacientes con defectos genéticos del *PITX2* o *FOXC1*.[116] Un análisis retrospectivo publicado en 2016 reportó que la tasa de éxito de la combinación trabeculotomía-trabeculectomía o trabeculectomía sola (cuando no se pudo identificar el canal de Schlemm) en pacientes con síndrome de Axenfeld-Rieger y glaucoma de inicio temprano (< 3 años de edad al momento del diagnóstico) fue de 93% a los 5 años, pero descendió a 42% a los 10 años.[122]

Anomalía de Peters

En 1897, von Hippel reportó un caso de buftalmos con opacidades corneales centrales bilaterales y adherencias desde estos defectos al iris. Peters, a partir de 1906, describió pacientes similares con lo que se suele conocer como *anomalía de Peters*.

Características generales

La anomalía de Peters está presente al nacer y suele ser bilateral. La mayoría de los casos es esporádica, aunque se han reportado casos de herencia autosómica recesiva y, con menor frecuencia, transmisión autosómica dominante. La anomalía de Peters se produce en ausencia de alteraciones adicionales, aunque se han reportado asociaciones con una amplia gama de anomalías sistémicas y otras anomalías oculares, incluidos defectos del oído y del sistema auditivo, del sistema orofacial, del corazón, del sistema genitourinario, de la columna y del sistema musculoesquelético. Debido a los variados patrones genéticos y no genéticos, así como al espectro de anomalías oculares y sistémicas, la anomalía de Peters es tal vez un hallazgo morfológico más que una entidad distinta. La anomalía de Peters se ha asociado con mayor frecuencia con mutaciones en el gen *PAX6, PITX2, CYP1B1* o *FOXC1* (OMIM 607108, 601542, 601771 y 601090, de forma respectiva).[123,124]

Características clinicopatológicas

El sello distintivo de la anomalía de Peters es una anomalía corneal central: un defecto en la membrana de Descemet y el endotelio corneal con adelgazamiento y opacificación del área correspondiente del estroma corneal (**fig. 15-13**). Las adherencias del iris pueden extenderse hasta los bordes de este defecto corneal. La capa de Bowman también puede estar ausente de modo central. Los estudios inmunohistoquímicos de la córnea sugieren que elementos de la matriz extracelular, como la fibronectina, pueden ser importantes en la patogenia de la anomalía de Peters. El trastorno se ha subdividido en tres grupos (**fig. 15-14**),[125] cada uno de los cuales puede tener más de un mecanismo patogénico.

En la anomalía de Peters no asociada con contacto queratolenticular o catarata, el defecto en la membrana de Descemet puede representar un fallo primario del desarrollo endotelial corneal. Sin embargo, casos raros pueden ser resultado de una inflamación intrauterina, lo que en un origen fue postulado por von Hippel y dio lugar al término "úlcera corneal interna de von Hippel".

En ojos con anomalía de Peters asociada con contacto queratolenticular o catarata, los estudios histopatológicos sugieren que el cristalino se desarrolló con normalidad y luego fue empujado de forma secundaria hacia adelante contra la córnea por uno de varios mecanismos, acción que causó la pérdida de la membrana de Descemet. Algunos casos pueden derivar de la separación incompleta de la vesícula del cristalino del ectodermo de superficie.

La anomalía de Peters rara vez se asocia con el síndrome de Axenfeld-Rieger (ver antes).

Glaucoma asociado

Cerca de la mitad de los pacientes con anomalía de Peters desarrollará glaucoma, que a menudo está presente al nacer. El mecanismo del glaucoma es incierto, ya que en la exploración clínica el ángulo de la cámara anterior suele ser normal desde el punto de vista macroscópico. Los estudios histopatológicos han revelado sinequias anteriores periféricas en algunos casos, mientras que los estudios ultraestructurales de dos pacientes jóvenes con anomalía de Peters y ángulos abiertos mostraron cambios en la malla trabecular que son característicos del envejecimiento. En los casos de anomalía de Peters asociada con las anomalías del ángulo de la cámara anterior del síndrome de Axenfeld-Rieger, el mecanismo del glaucoma al parecer es el mismo que en la última condición (analizada antes en este capítulo). Algunos casos de anomalía de Peters muestran una cámara anterior plana o estrecha, que también puede desempeñar un papel en la manifestación del glaucoma.

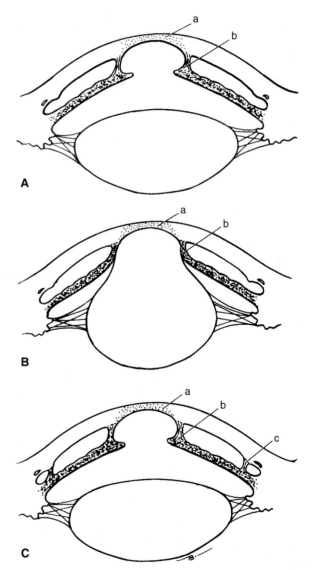

FIGURA 15-14 Anomalía de Peters. Se muestran tres formas descritas por Townsend y cols.,[125] que incluyen, en cada forma, un defecto corneal central (*a*) y adherencias (*b*) del defecto corneal al iris central. **A:** sin contacto queratolenticular ni catarata. **B:** con contacto queratolenticular o catarata. **C:** con defectos periféricos del síndrome de Axenfeld-Rieger (*c*).

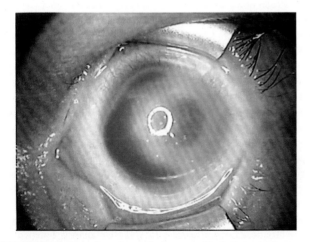

FIGURA 15-13 Aspecto externo de la anomalía de Peters. Este paciente de 2 meses de edad con anomalía de Peters bilateral tenía opacidad corneal central y contacto entre el cristalino y la córnea central, con una cámara anterior formada de manera periférica y una córnea nasal clara. La presión intraocular era normal.

Diagnóstico diferencial

Otras causas de opacidades corneales centrales en lactantes

La opacificación de la córnea en la anomalía de Peters debe distinguirse de aquella del GCP, el traumatismo al nacimiento, las mucopolisacaridosis y la distrofia endotelial hereditaria congénita.

Queratocono posterior

Este raro trastorno se caracteriza por un adelgazamiento del estroma corneal central, con excesiva curvatura de la superficie corneal posterior y opacificación estromal suprayacente variable.[102] Un estudio ultraestructural reveló una membrana de Descemet multilaminar con bandas anteriores anormales y excrecencias posteriores localizadas. El glaucoma rara vez se asocia con queratocono posterior.[102]

Leucoma y estafilomas corneales congénitos

Estos casos representan las formas más graves de disgenesia central del segmento anterior y a menudo se asocian con glaucoma.

Manejo

Todos los lactantes y niños con córneas opacificadas deben examinarse con cuidado para detectar la posibilidad de glaucoma asociado. Por lo general el glaucoma asociado con la anomalía de Peters requiere una intervención quirúrgica, aunque algunos casos leves pueden tratarse por medios médicos (S.F. Freedman, datos no publicados). Aunque la trabeculotomía o la trabeculectomía pueden ser razonables en los casos más leves con una profundidad adecuada de la cámara anterior, a menudo es necesaria la cirugía con dispositivo de drenaje o la cirugía ciclodestructiva en los casos refractarios o afectados de más gravedad.

Con frecuencia la queratoplastia penetrante también es necesaria, aunque los resultados suelen ser malos, lo que tal vez se deba en parte al glaucoma asociado y su tratamiento quirúrgico. Un estudio de 47 niños reportó los resultados de 144 procedimientos de queratoplastia penetrante; 29% de los ojos tenía una agudeza visual mejor de 20/400, mientras que 38% tenía percepción de luz o no tenía percepción de luz. Esta serie incluyó solo 14 ojos con glaucoma.[126] Aunque Zaidman y cols. reportaron resultados visuales más favorables después del trasplante de córnea en pacientes con anomalía de Peters leve (es decir, sin compromiso del cristalino), los ojos con glaucoma en esa serie tuvieron peores resultados.[127]

Se ha aplicado la endociclofotocoagulación con láser diodo en ojos afáquicos con glaucoma no controlado después de un trasplante de córnea; el éxito ha sido limitado y las tasas de fracaso del injerto de córnea han sido altas.[128] El pronóstico malo uniforme para la supervivencia a largo plazo del injerto de córnea en pacientes con anomalía de Peters (en especial en presencia de glaucoma) sugiere que las córneas parcialmente transparentes se consideren para tratamiento conservador inicial, o que se utilicen alternativas al trasplante de córnea, como la iridectomía sectorial, con la esperanza de lograr alguna función visual útil (**fig. 15-15**). Aunque el láser diodo endoscópico tiene un éxito limitado cuando se utiliza como único tratamiento para el glaucoma refractario asociado con la anomalía de Peters, la cirugía con dispositivo de drenaje puede ser una opción quirúrgica razonable en casos seleccionados, a menudo combinada con una vitrectomía cuidadosa en ojos afáquicos.[129]

Aniridia

Características generales

La aniridia es un trastorno del desarrollo bilateral caracterizado por la ausencia congénita de un iris normal. El término "aniridia" es inapropiado, ya que el iris está ausente solo de modo parcial, con un muñón

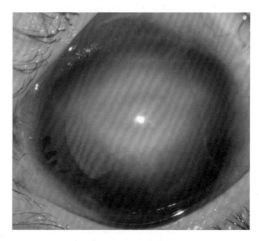

FIGURA 15-15 Anomalía de Peters y glaucoma grave. Se muestra el ojo izquierdo de un niño de 3 años de edad con anomalía de Peters bilateral y glaucoma de inicio al nacimiento. El otro ojo tiene una queratoplastia penetrante fallida. Este ojo se ha sometido a implantación de un dispositivo de drenaje de glaucoma de Ahmed e iridectomía óptica. La presión intraocular se controla sin medicamentos y el niño tiene visión ambulatoria.

rudimentario de ancho variable. La aniridia se asocia con múltiples defectos oculares, algunos de los cuales están presentes al nacer, mientras que otros pueden manifestarse más tarde en la infancia o la edad adulta temprana. Algunas formas de aniridia pueden tener anomalías sistémicas asociadas.

Se han identificado cuatro fenotipos de aniridia con base en las anomalías oculares y sistémicas asociadas: (1) relacionado con hipoplasia foveal, nistagmo, pannus corneal, glaucoma y visión reducida; (2) cambios predominantes en el iris y agudeza visual normal; (3) asociado con tumor de Wilms (es decir, el síndrome de aniridia-tumor de Wilms) u otras anomalías genitourinarias; y (4) relacionado con discapacidad intelectual.

La aniridia se hereda de forma autosómica dominante con una penetrancia casi completa pero una expresión variable en cerca de dos tercios de los casos. El tercio restante de los casos es esporádico. Se ha demostrado que la aniridia está asociada con mutaciones en el gen PAX6, ubicado en el cromosoma 11p13 (símbolo de *locus* AN2), telomérico al gen de predisposición al tumor de Wilms (*WT1*) (OMIM 106210).

Alrededor de 68% de los pacientes con deleción del cromosoma 11 y aniridia desarrollará tumor de Wilms antes de los 3 años de edad. Los pacientes con deleción 11p13, aniridia y tumor de Wilms también tienen una amplia gama de otros trastornos del desarrollo oculares y no oculares.

La aniridia es causada por una reducción en la actividad del *PAX6*, un factor de transcripción de caja pareada, ubicado en el brazo corto del cromosoma 11 (11p13). Esto puede ocurrir por mutaciones nulas heterocigóticas en el *PAX6*, por deleciones citogenéticas del cromosoma 11p13 que abarcan al *PAX6*, o incluso por reordenamientos cromosómicos que alteran 11p13 alejado del *PAX6*, de otro modo clasificada como *aniridia 1* (AN1). Un análisis genético más reciente ha encontrado una mutación en un elemento regulador cis de PAX6 (SIMO) que causa un fenotipo similar denominado *aniridia 2* (AN2), así como el subtipo *aniridia 3* (AN3), que se notó que es causado por una mutación en el gen *TRIM44* en el cromosoma 11p13.[130,131] Se ha reportado aniridia fenotípica (junto con anomalía de Peters) en asociación con mutaciones de *PITX2*, que ocurren en

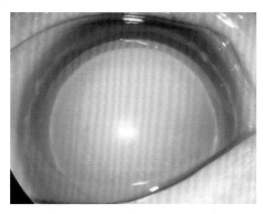

FIGURA 15-16 Aniridia. Nótese en este paciente de 6 meses de edad el borde del iris periférico y la vista clara del ecuador del cristalino.

familias en las que la mayoría de los miembros tiene síndrome de Axenfeld-Rieger.

Características clinicopatológicas

Iris

En algunos casos, el iris es tan rudimentario que solo puede verse por gonioscopia (**fig. 15-16**), mientras que otros ojos pueden tener suficiente iris periférico para ser visible mediante examen externo y con lámpara de hendidura. En algunos casos, la afectación del iris es tan mínima que se deben utilizar otras características del trastorno para hacer el diagnóstico.

Córnea

En un alto porcentaje de casos, el pannus corneal y la opacidad comienzan en la córnea periférica en los primeros años de vida y avanzan hacia el centro de la córnea con la edad (**fig. 15-17**). Un estudio de anomalías de la superficie ocular en nueve pacientes con aniridia casi total, opacificación corneal superficial y vascularización de la córnea periférica o la córnea entera, reveló una ausencia total de la empalizada de Vogt y un aumento en la densidad de células caliciformes, lo que sugiere que el epitelio conjuntival había invadido la córnea. También se han reportado adherencias iridocorneales y queratolenticulares, al igual que la microcórnea. Los ojos aniridicos tienen un espesor corneal central elevado en comparación con los ojos sanos, lo que se ha atribuido a un estroma más grueso, aunque ciertamente debe considerarse el edema corneal en casos avanzados con descompensación corneal. El trasplante de células madre del limbo se ha utilizado en algunos casos de queratopatía asociada con aniridia, pero conlleva riesgos relacionados con el tratamiento sistémico requerido para estos casos, y la mayor parte de los datos proviene de pacientes adultos.[132,133]

Cristalino

Las opacidades congénitas localizadas del cristalino son comunes, pero por lo regular insignificantes. Sin embargo, las cataratas progresivas pueden dar lugar a un deterioro visual significativo cerca de la tercera década de la vida. El cristalino también puede estar subluxado o ausente de manera congénita, o puede reabsorberse.

Hipoplasia foveal

La agudeza visual deficiente y el nistagmo son hallazgos típicos en pacientes con aniridia. Alguna vez se pensó que la ausencia de un efecto pupilar causaba la discapacidad visual, aunque algunos pacientes con aniridia tienen una visión razonablemente buena y no presentan nistagmo, a pesar de una hipoplasia significativa del iris. La hipoplasia foveal es un hallazgo frecuente en la aniridia, y al parecer explica la mala agudeza visual y el nistagmo. Se puede utilizar la OCT de dominio espectral para confirmar la presencia de hipoplasia foveal

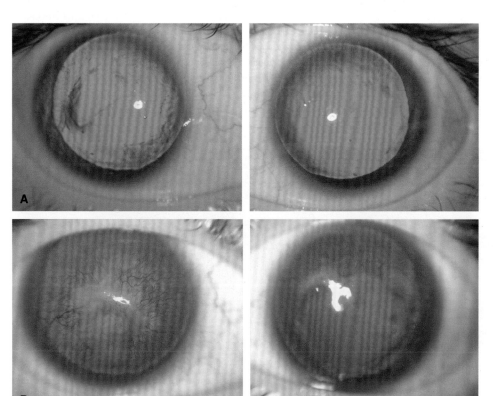

FIGURA 15-17 Queratopatía aniridica. Ojos derecho e izquierdo que muestran progresión de la queratopatía aniridica desde los 6 años (**A**) hasta los 11 años (**B**) de edad.

en ojos con aniridia, y esto se correlaciona bien con la agudeza visual al margen del ancho del borde del iris.[134,135]

Otros defectos oculares y sistémicos

La aniridia se ha asociado con una amplia gama de otras anomalías oculares y no oculares del desarrollo. Estas alteraciones incluyen colobomas coroideos, membranas pupilares persistentes, esclerocórnea y síndrome de Hallermann-Streiff, cabezas del nervio óptico pequeñas, estrabismo, ptosis, síndrome de Marfan con costillas cervicales y anomalías dentales, traqueomalacia y cierre retardado de la fontanela anterior, además de retinoblastoma.

Glaucoma asociado

El glaucoma se presenta en 50 a 75% de los pacientes con aniridia, pero por lo general no aparece antes de la infancia tardía o la adolescencia, aunque se ha reportado la aparición congénita y tiene un mal pronóstico.[136] En un estudio, en niños con glaucoma anirídico diagnosticado después de los 5 años de edad la probabilidad de ceguera bilateral fue de 69.8% a los 5 años y de 97.6% a los 10 años.[136] El desarrollo del glaucoma parece correlacionarse con el aspecto gonioscópico del ángulo de la cámara anterior. En la infancia, el ángulo suele estar abierto y sin obstrucciones, aunque algunos ojos pueden tener hebras de tejido con vasos sanguíneos finos ocasionales que se extienden desde la raíz del iris hasta la malla trabecular o más alto. Algunos pacientes tienen anomalías congénitas en el ángulo de filtración, que pueden provocar glaucoma en una etapa temprana de la vida.

Durante los primeros 5 a 15 años de vida, muchos ojos con aniridia experimentan un cambio progresivo en el ángulo de la cámara anterior a medida que el muñón rudimentario del iris se sitúa sobre la malla trabecular. La obstrucción progresiva del ángulo de la cámara anterior puede ser causada por la contractura de las hebras de tejido entre el iris periférico y la pared del ángulo.

Manejo

Glaucoma

La terapia médica convencional, en especial con agentes para reducir la producción de humor acuoso, al inicio puede controlar la PIO, pero de modo eventual este abordaje demuestra ser inadecuado en la mayoría de los casos. La goniotomía no tiene valor en casos avanzados, pero la experiencia publicada sugiere que la goniotomía temprana

para separar las hebras entre el iris y la malla trabecular en casos de aniridia de alto riesgo puede prevenir el desarrollo de glaucoma.[137,138] Otros autores han reportado que la trabeculotomía puede reducir la PIO de manera eficaz después de que se haya desarrollado glaucoma en ojos con aniridia; en una serie, la PIO se controló en 10 de 12 ojos después de uno o dos procedimientos de trabeculotomía (seguimiento promedio, 9.5 años).[139]

La trabeculectomía puede utilizarse como primer procedimiento quirúrgico en casos de glaucoma anirídico refractario al tratamiento médico, pero el periodo posoperatorio se ve dificultado por la propensión a desarrollar una cámara anterior plana (S.F. Freedman, datos no publicados). La trabeculectomía en lactantes y niños muy pequeños conlleva las mismas dificultades y escasas tasas de éxito que se encuentran en aquellos con otros glaucomas refractarios (véase capítulo 41). En una serie de 10 ojos en pacientes menores de 40 años de edad que tenían aniridia, los investigadores reportaron un "periodo promedio de buen control de la PIO" de 14.6 meses después de la trabeculectomía, sin complicaciones graves.[140]

Los dispositivos de drenaje para glaucoma pueden ofrecer una alternativa razonable a la trabeculectomía, en especial en bebés y pacientes con afaquia. En una serie retrospectiva de ocho ojos, los investigadores reportaron un éxito favorable con la cirugía con dispositivo de drenaje para el glaucoma anirídico, con un éxito citado de 88% en 1 año, según el análisis de Kaplan-Meier.[141] Se debe tener cuidado al colocar el tubo del dispositivo de drenaje lejos del endotelio corneal, ya que a menudo se produce una descompensación corneal en los casos de proximidad entre el tubo y la córnea (**fig. 15-18**). La ciclocrioterapia y la ciclofotocoagulación transescleral son opciones razonables en los casos refractarios a la trabeculectomía o la cirugía con dispositivo de drenaje, pero los ojos anirídicos pueden ser más propensos que otros a la ptisis después de la ciclocrioterapia.[1,142]

Cataratas y opacidades corneales

La cirugía de cataratas es a menudo difícil en el ojo anirídico debido a la reducción de la transparencia corneal, el apoyo limitado del iris y la poca integridad zonular. La cápsula anterior restante a menudo se opacifica, lo que puede crear un "seudoiris" (**fig. 15-18**). Otros intentos para compensar el iris faltante (que no se esperaría que mejore la agudeza visual, pero puede reducir la fotofobia) incluyen la inserción de una lente intraocular con un diafragma periférico negro o una superficie mate.

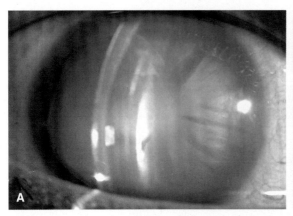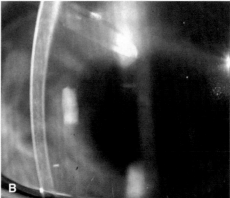

FIGURA 15-18 Aniridia, glaucoma y progresión aguda de una catarata del desarrollo. A: en este ojo derecho de una niña de 10 años de edad, nótese el edema corneal que recubre el dispositivo de drenaje de glaucoma de Baerveldt en la cámara anterior superotemporal. **B:** mismo ojo ahora seudofáquico. Nótese la proximidad del tubo del dispositivo de drenaje de glaucoma con la córnea, con el edema suprayacente resultante. Véase también el seudoiris donde la cápsula periférica se ha opacificado.

La queratoplastia penetrante también es difícil en estos pacientes, tal vez debido a la alta incidencia de vascularización corneal y del pannus corneal periférico. En una serie de ocho pacientes que se sometieron a queratoplastia en 11 ojos, el rechazo del injerto ocurrió en siete ojos y el glaucoma se volvió más difícil de controlar en 5 de 9 ojos.[143] Otra serie reportó una alta incidencia de falla del injerto y una mejoría visual limitada después del trasplante corneal en una familia numerosa con aniridia.[144]

OTROS SÍNDROMES Y CONDICIONES SISTÉMICAS CON GLAUCOMA ASOCIADO

Además de los trastornos ya considerados en este capítulo, el glaucoma puede ser una característica de muchos otros síndromes congénitos; desde el punto de vista técnico, estos son glaucomas infantiles secundarios asociados con condiciones sistémicas no adquiridas. Este texto se limita a los síndromes que representan anomalías multisistémicas del desarrollo, y representa solo una lista parcial de este extenso grupo de trastornos del desarrollo. (La tabla 9-1 proporciona información seleccionada sobre los *locus* y genes de enfermedades sistémicas asociadas con glaucoma.)

Anomalías cromosómicas

Trisomía 21: síndrome de Down

Esta condición se caracteriza por retraso mental y facies atípica. Los hallazgos oculares incluyen epicanto, blefaritis, nistagmo, estrabismo, iris de color claro y manchado, queratocono, cataratas y glaucoma congénito.[145] El glaucoma, aunque no se suele reportar en series sobre las características oculares del síndrome de Down,[146] por lo general aparece en la lactancia, con los hallazgos típicos del GCP.[147]

Trisomía 13-15: síndrome de trisomía D

Las principales características sistémicas del síndrome de trisomía D incluyen retraso mental, sordera, cardiopatía y convulsiones motoras. Por lo regular la afección no es compatible con la vida, aunque se han reportado formas más leves.[148] Los hallazgos oculares incluyen microftalmia, coloboma con cartílago, cataratas congénitas, displasia retiniana, vasculatura fetal persistente y disembriogénesis del ángulo de la cámara anterior.[149] El glaucoma puede ser el resultado de varios de estos defectos del desarrollo.

Trisomía 18: síndrome de Edwards

Los hallazgos histopatológicos oculares en un lactante con trisomía 18 incluyeron una posición anterior del iris que obstruía el ángulo de la cámara anterior.

Síndrome de Turner

Los pacientes con síndrome de Turner (45,X0) suelen ser mujeres posadolescentes con baja estatura, infantilismo sexual y múltiples anomalías sistémicas. Los hallazgos oculares incluyen ptosis, epicanto, cataratas, estrabismo, escleras azules, nebulosas corneales y daltonismo.[150] Rara vez se asocia con glaucoma infantil.[151]

Síndrome de Cockayne

El síndrome de Cockayne es un trastorno autosómico recesivo que se caracteriza por enanismo y facies de pájaro. Las manifestaciones oculares incluyen retinopatía en "sal y pimienta", cataratas, úlceras u opacidades corneales, nistagmo, iris hipoplásico y pupilas irregulares. Aunque el glaucoma no ha sido una condición asociada, el examen histopatológico de un caso reveló una alta inserción de la úvea anterior en la cara posterior de la malla trabecular,[152] similar a la observada en el glaucoma congénito y el síndrome de Axenfeld-Rieger.

Cistinosis

La cistinosis es un trastorno metabólico autosómico recesivo poco común que se caracteriza por la acumulación generalizada de cristales de cistina en los tejidos oculares y no oculares. El trastorno es causado por una mutación en el gen que codifica la cistinosina (*CTNS, locus* del mapa génico 17p13, OMIM 219800). Se pensó que el glaucoma por bloqueo pupilar en un paciente era provocado por la acumulación de cistina en el estroma del iris.[153]

Síndrome de Hallermann-Streiff

La micrognatia y el enanismo en personas con síndrome de Hallermann-Streiff pueden estar asociados con hallazgos oculares, como cataratas y microftalmos. También puede desarrollarse glaucoma debido a la absorción del material del cristalino o aniridia asociada, o después de una cirugía de catarata.[154] Esta condición se ha reportado solo en casos aislados, sin un patrón de herencia demostrado.

Síndrome hepatocerebrorrenal: síndrome de Zellweger

Este trastorno congénito multisistémico se caracteriza por anomalías del sistema nervioso central, fibrosis intersticial hepática y quistes renales. Los hallazgos oculares incluyen nistagmo, opacificación corneal, cataratas, anomalías vasculares y pigmentarias de la retina, lesiones de la cabeza del nervio óptico y glaucoma congénito.[155] Las adherencias iridocorneales pueden ser el mecanismo del glaucoma.[156] La enfermedad es un trastorno de la biogénesis de peroxicomas, heredada de forma autosómica recesiva, y es resultado de mutaciones en cualquiera de al menos 12 genes asociados con el síndrome de exfoliación que codifican peroxinas. Las personas afectadas rara vez viven más allá del primer año de vida.[157,158]

Displasia Kniest

La displasia Kniest se asemeja al enanismo metatrópico clásico, pero tiene un patrón de herencia autosómico dominante y está causada por mutaciones en el gen *COL2A1* (*locus* del mapa génico 12q13.11-q13.2, OMIM 156550). Se ha descrito glaucoma congénito en un paciente con presunto síndrome de Kniest.[159]

Síndrome de Lowe

El síndrome de Lowe (es decir, síndrome oculocerebrorrenal) es un trastorno autosómico recesivo ligado al cromosoma X caracterizado por discapacidad intelectual, raquitismo renal, aminoaciduria, hipotonía, acidemia e irritabilidad. Las dos principales anomalías oculares son las cataratas, que suelen ser bilaterales y ocurren en casi todos los casos, y el glaucoma, que se observa en alrededor de dos tercios de los pacientes. Otros hallazgos oculares incluyen microftalmia, estrabismo, nistagmo, miosis y atrofia del iris. Las mujeres portadoras pueden identificarse mediante opacidades corticales del cristalino y estudios genéticos. El síndrome de Lowe (OMIM 309000) puede ser causado por una mutación en el gen *OCRL, locus* Xq26.1 (OMIM 300535), mutaciones que también causan la enfermedad de Dent (OMIM 300009).

El glaucoma en el síndrome de Lowe es resultado de una anomalía primaria del ángulo de filtración, tal vez con alteraciones adicionales secundarias a la eliminación de cataratas congénitas concurrentes. En un pequeño estudio gonioscópico retrospectivo de ojos en pacientes con síndrome de Lowe se observó inserción anterior del iris, estrechamiento de la banda del cuerpo ciliar y disminución de la visibilidad del espolón escleral. La goniotomía fracasó de manera uniforme en el control del glaucoma, quizás debido a efectos adversos superpuestos de la cirugía de catarata en las estructuras del ángulo de filtración. Se requieren intervenciones quirúrgicas no angulares para controlar la mayoría de los casos, aunque casos más leves de glaucoma seleccionados se han tratado de forma médica (**fig. 15-19**).[160] Se debe tener en cuenta que el glaucoma asociado con el síndrome de Lowe a menudo existe antes de que se extraigan las cataratas, aunque el glaucoma también puede retrasarse hasta después de la cirugía de catarata, lo que plantea un desafío técnico en la categorización de este glaucoma.

Síndrome de Michel

El síndrome de Michel se caracteriza por anomalías congénitas del segmento ocular anterior, los párpados y el sistema esquelético, y parece tener un patrón de transmisión autosómico recesivo. Esta condición puede ser causada por mutaciones en el gen *FGF3, locus* 11q13 (OMIM 610706). Tekin propuso que este síndrome se llamara "sordera con aplasia laberíntica, microtia y microdoncia" (LAMM).[161] Los hallazgos oculares incluyen opacidades corneales, telangiectasia conjuntival y adherencias iridocorneales con blefaroptosis, blefarofimosis y telecanto; los hallazgos sistémicos incluyen anomalías oromandibulares, baja estatura, clinodactilia, inteligencia subnormal y pérdida auditiva. El glaucoma puede ocurrir en ojos con anomalías extensas del segmento anterior.

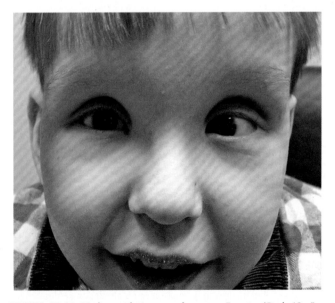

FIGURA 15-19 Síndrome de Lowe y glaucoma. En este niño de 13 años de edad, el glaucoma se controla con medicamentos. Presenta afaquia en ambos ojos después de la extirpación de cataratas congénitas y tiene baja estatura, retraso en el desarrollo y endotropía.

Mucopolisacaridosis

Las mucopolisacaridosis constituyen un grupo de trastornos hereditarios causados por la deficiencia de enzimas lisosomales específicas necesarias para la degradación de glucosaminoglucanos o mucopolisacáridos. La acumulación de glucosaminoglucatos degradados de modo parcial provoca interferencia con la función de las células, los tejidos y los órganos.

La deficiencia de alfa-L-iduronidasa (por mutaciones en el gen *IDUA, locus* 4p16.3) puede resultar en una amplia gama de involucro fenotípico con tres entidades clínicas principales reconocidas: síndromes de Hurler (MPS IH, OMIM 607014), Scheie (MPS IS, OMIM 607016) y de Hurler-Scheie (MPS IH/S). Los síndromes de Hurler y Scheie representan fenotipos en los extremos grave y leve del espectro clínico de la mucopolisacaridosis I, de manera respectiva, y el síndrome de Hurler-Scheie tiene una expresión fenotípica intermedia.

El prototipo, el síndrome de Hurler, es una enfermedad autosómica recesiva con anomalías del sistema nervioso central, esquelético y visceral. El hallazgo ocular típico es la opacificación de la córnea. También se ha reportado glaucoma en el síndrome de Hurler, que se pensó era el resultado de células que contenían mucopolisacáridos en el sistema de flujo de salida del humor acuoso. En un niño de 3 años de edad con síndrome de Hurler y glaucoma de ángulo abierto, la PIO volvió a la normalidad después del trasplante de médula ósea. Los medicamentos y la cirugía de ángulo son opciones razonables para tratar este glaucoma (S.F. Freedman, datos no publicados).

El glaucoma de ángulo cerrado se ha presentado en el síndrome de Hurler-Scheie, que en un inicio responde a la iridectomía periférica y a la terapia con medicamentos, pero al final requiere la extracción del cristalino transparente y luego la implantación de un dispositivo de drenaje para glaucoma; el mecanismo de cierre del ángulo aún es elusivo (S.F. Freedman, datos no publicados).

Los pacientes con mucopolisacaridosis tipo VI (síndrome de Maroteaux-Lamy) pueden tener glaucoma de ángulo cerrado agudo o crónico, que parece estar más asociado con un aumento del grosor de la córnea periférica que con el bloqueo pupilar.[158] Este trastorno autosómico recesivo se debe a una deficiencia de la enzima *N*-acetilgalactosamina-4-sulfatasa, causada por mutaciones en el gen *ARSB* (arilsulfatasa B, *locus* 5q11-q13, OMIM 253200).

También se describió glaucoma (al parecer con ángulos abiertos) en dos hermanos con mucopolisacaridosis tipo IV (síndrome de Morquio). En la actualidad se reconocen dos tipos de mucopolisacaridosis IV: (1) síndrome de Morquio A, que resulta de mutaciones en el gen que codifica la enzima galactosamina-6-sulfato sulfatasa (GALNS) (*locus* 16p24.3, OMIM 612222), y (2) síndrome de Morquio B (OMIM 253010), un trastorno genéticamente distinto con características clínicas superpuestas causadas por una mutación en el gen de la beta-galactosidasa (*GLB1*, OMIM 611458).

Síndrome uña-rótula

El síndrome uña-rótula, que incluye displasia de las uñas y rótula ausente o hipoplásica como características cardinales, se ha asociado con el glaucoma de ángulo abierto. Dos grupos han reportado cosegregación de glaucoma primario de ángulo abierto y síndrome uña-rótula como resultado de un efecto pleiotrópico del gen que causa el síndrome uña-rótula (*LMX1B, locus* del mapa genético 9q34.1, OMIM 161200).[162,163]

Displasia oculodentodigital

Las características sistémicas de la displasia oculodentodigital son esmalte dental hipoplásico, microdontia, sindactilia bilateral y una nariz delgada característica. Se han descrito múltiples anomalías oculares, incluido el glaucoma. Es probable que existan varios mecanismos de glaucoma en este síndrome, con casos reportados de anomalías leves del desarrollo del ángulo de la cámara anterior, cambios gonioscópicos que se asemejan al glaucoma infantil y un caso de glaucoma crónico de ángulo cerrado asociado con microcórnea bilateral.[117] Este trastorno autosómico dominante es causado por una mutación en el gen de la conexina-43 (*CJA1, locus* del gen 6q21-q23.2, OMIM 164200).

Síndrome de Präder-Willi

El síndrome de Präder-Willi, caracterizado por hipotonía muscular, hipogonadismo, obesidad y discapacidad intelectual, con frecuencia es causado por una anomalía del cromosoma 15. Este puede ser un síndrome de genes contiguos debido a la deleción de las copias paternas del gen *SNRPN* impreso (OMIM 182279), el gen necdin (OMIM 602117) y otros posibles genes en la región 15q11-q13 (OMIM 176270). Los hallazgos oculares incluyen albinismo oculocutáneo y ectropión de úvea congénito, que pueden estar asociados con glaucoma de ángulo abierto. Un paciente con síndrome de Präder-Willi, ectropión de úvea congénito y glaucoma tenía deficiencia de factor XI y la sugerencia de un defecto hipotalámico primario.[164]

Síndrome de Rubinstein-Taybi

Los individuos con síndrome de Rubinstein-Taybi (pulgar ancho) tienen retraso motor, discapacidad intelectual y deformidades esqueléticas congénitas típicas, con pulgares y primeros dedos del pie característicamente anchos y grandes. Los hallazgos oculares incluyen cejas pobladas, hipertelorismo, epicanto, inclinación antimongoloide de los párpados e hipermetropía. También se ha observado glaucoma infantil o juvenil en varios pacientes. Este trastorno autosómico dominante es causado por una mutación en el gen que codifica la proteína transportadora del coactivador transcripcional CREB (*locus* del gen 16p13.3, OMIM 180849) (**fig. 15-20**).

Síndrome de Stickler y síndromes similares

El síndrome de Stickler, o artro-oftalmopatía progresiva hereditaria, es una displasia autosómica dominante del tejido conectivo, caracterizada por anomalías oculares, orofaciales y esqueléticas generalizadas. En algunos pacientes se puede observar la anomalía de Pierre Robin con hipoplasia mandibular, glosoptosis y paladar hendido. Las manifestaciones oculares más frecuentes son la miopía alta, el glaucoma de ángulo abierto, las cataratas, la degeneración vitreorretiniana y el desprendimiento de retina. En un estudio de 39 pacientes de 12 familias, 10% tenía hipertensión ocular, que puede estar asociada con numerosos procesos del iris, lo que sugiere una anomalía del desarrollo del ángulo.[165] También se ha reportado glaucoma neovascular asociado con el síndrome de Stickler. Por lo general, el glaucoma de ángulo abierto se puede controlar por medios médicos, aunque de ser posible deben evitarse los mióticos debido al potencial de desprendimiento de retina.

Se han identificado por genética tres formas del síndrome de Stickler que involucran anomalías en los genes del colágeno. El síndrome de Stickler tipo I es el resultado de una mutación en el gen *COL2A1* (OMIM 120140, *locus* 12q13.11-q13.2) e incluye el glaucoma

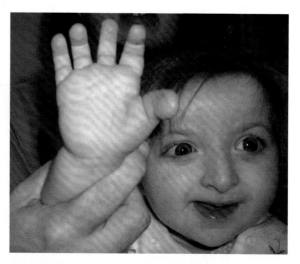

FIGURA 15-20 Síndrome de Rubinstein-Taybi (pulgar ancho). Esta niña de 3 años de edad tiene córneas de 13.5 mm y se le hace seguimiento por sospecha de glaucoma. Hasta ahora las presiones intraoculares y los nervios ópticos han sido normales.

entre sus características clínicas oculares. El síndrome de Stickler tipo II es el resultado de una mutación en el polipéptido α₁ del colágeno XI (*COL11A1*, OMIM 120280, *locus* 1p21.1), en el que se ha reportado glaucoma. El tipo III es causado por mutaciones en gen alfa-2 del colágeno, tipo XI (*COL11A2*, OMIM 120290, *locus* 1p21), y no se han reportado características oculares. Existe evidencia de al menos un *locus* más del síndrome de Stickler. Aunque las formas del síndrome de Stickler antes descritas tienen un patrón de herencia autosómico dominante, una forma autosómica recesiva de este síndrome puede atribuirse a mutaciones en el gen *COL9A1* (OMIM 120210.0002).

El síndrome de Wagner puede ser causado por una mutación en el gen que codifica el proteoglicano-2 del condroitín sulfato (*CSPG2*, OMIM 118661, 5q14.2-q14.3), también llamado *versicano* (*VCAN*), un proteoglucano que se encuentra en el vítreo. Los síndromes de Wagner y de Marshall (que pueden derivar de mutaciones en el gen *COL11A1* [OMIM 120280], al igual que el síndrome de Stickler tipo II) muestran cierta superposición clínica entre sí y con el síndrome de Stickler, pero pueden ser trastornos distintos, y todos pueden asociarse con glaucoma (**fig. 15-21**).

El síndrome de Weissenbacher-Zweymüller (OMIM 277610), también llamado *síndrome de Pierre Robin con condrodisplasia fetal*, se vincula al *locus* del mapa genético 6p21.3 y es causado por una mutación en el gen *COL11A2* (al igual que el síndrome de Stickler tipo III). Se ha reportado glaucoma congénito en un lactante con este trastorno.[166]

Síndrome de Waardenburg

El síndrome de Waardenburg es un trastorno autosómico dominante que se caracteriza por desplazamiento lateral del canto medial, hiperplasia de la parte medial de las cejas, una raíz con una base ancha y prominente, heterocromía del iris sectorial o completa, sordera congénita y un mechón blanco. Se cree que representa un defecto de los tejidos derivados de la cresta neural y es causado por una mutación en el gen *PAX3* (*locus* del mapa genético 2q35, OMIM 193500). El glaucoma de ángulo abierto es un hallazgo poco frecuente, aunque estuvo presente en uno de los casos originales de Waardenburg, y puede ser causado por una anormalidad en el desarrollo de los tejidos del ángulo derivados de la cresta neural.[167]

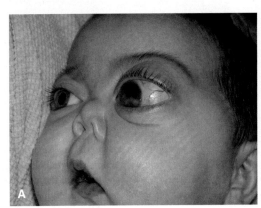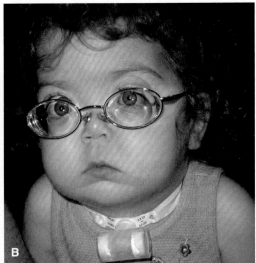

FIGURA 15-21 Síndrome de Pierre Robin, síndrome de Stickler y glaucoma bilateral. A: a los 4 meses de edad, el ojo izquierdo buftálmico de esta paciente estaba ciego, con exposición corneal y presión intraocular muy elevada. **B:** la misma niña, ahora de 3 años, después de enucleación del ojo izquierdo con colocación de prótesis. El ojo derecho tiene glaucoma controlado por medios médicos, pero tiene una córnea grande y clara con miopía muy alta. Nótese la traqueotomía por síndrome de Pierre Robin.

Síndrome de Walker-Warburg

El síndrome de Walker-Warburg, también conocido como *síndrome HARD ± E*, se encuentra en el *locus* del gen 9q34.1 (OMIM 236670). Es un síndrome congénito caracterizado por hidrocefalia (H), agiria (A), displasia de retina (DR), con o sin encefalocele (± E), y suele ser fatal en el primer año de vida. Se han reportado múltiples anomalías oculares, incluidos glaucoma congénito.

GLAUCOMAS INFANTILES ASOCIADOS CON PROCESOS O CONDICIONES OCULARES ADQUIRIDOS

El glaucoma pediátrico puede ocurrir como consecuencia de una amplia variedad de afecciones oftálmicas (véase tabla 14-1). Aunque el glaucoma secundario es una secuela de otra enfermedad ocular y no un trastorno primario del mecanismo de filtración del humor acuoso, el verdadero mecanismo del glaucoma en algunas afecciones puede ser tanto primario como secundario.

Traumatismo

El glaucoma asociado con traumatismo en la población pediátrica por lo general se relaciona con una hemorragia aguda o secundaria de la cámara anterior (hifema). En lugar de ocurrir de forma aguda, la elevación de la PIO comienza con mayor frecuencia varios días después de un traumatismo cerrado agudo, acompañado de un hifema inicial grande o un resangrado. El tratamiento clínico del hifema con la administración moderada frecuente de esteroides tópicos, el uso de ciclopléjicos y el reposo en cama puede disminuir el riesgo de resangrado. Los niños con hemoglobinopatía de células falciformes son en especial susceptibles al daño del nervio óptico con elevación moderada de la PIO, y deben ser objeto de seguimiento, al igual que todos los pacientes con hifema, con exámenes seriados y medición de la PIO. Por lo regular los niños que se presentan con PIO elevada en el contexto de un hifema pueden ser tratados con medicamentos, y con irrigación suave de la cámara en casos refractarios, ya que la PIO a menudo se

normaliza después de la resolución del hifema, incluso en casos con recesión del ángulo. Los pacientes que muestran recesión del ángulo en la exploración gonioscópica deben someterse a seguimiento a largo plazo, ya que la aparición del glaucoma crónico puede retrasarse de años a décadas (véase capítulo 26).

Neoplasia intraocular

Las neoplasias producen glaucoma infantil en raras ocasiones (véase también capítulo 22). El retinoblastoma avanzado es la causa más común de este tipo de glaucoma, por lo general debido a un glaucoma neovascular y una disfunción o un cierre del ángulo en lugar de células tumorales en la cámara anterior. El meduloepitelioma, una neoplasia del epitelio ciliar, también puede inducir glaucoma neovascular.

El xantogranuloma juvenil, un trastorno sistémico poco común que en ocasiones se asocia con infiltración histiocítica del iris, puede cursar con glaucoma debido a hifema espontáneo o acumulación de histiocitos que bloquean la malla trabecular. Aunque el tratamiento conservador con medicamentos para el glaucoma, junto con el uso de esteroides tópicos y sistémicos, por lo general es suficiente, los casos refractarios pueden requerir una intervención quirúrgica, que se dificulta por la tendencia al sangrado continuo del iris cuando la PIO se reduce.

Glaucoma relacionado con inflamación y esteroides

El glaucoma pediátrico secundario a inflamación crónica a menudo se presenta asociado con uveítis anterior crónica (p. ej., uveítis o artritis idiopática asociada a anticuerpos antinucleares) y, con menos frecuencia, con otros trastornos inflamatorios (véase también capítulo 23). El glaucoma asociado con uveítis ocurre por varios mecanismos posibles en estos niños. La elevación de la PIO puede deberse de forma aguda a trabeculitis, obstrucción trabecular, iris bombé y bloqueo pupilar, o de forma crónica a sinequias anteriores periféricas, cicatrización o disfunción trabecular y obstrucción trabecular inducida por esteroides. El diagnóstico de glaucoma relacionado con uveítis a veces se retrasa en los niños, pues se cree que el incremento de la PIO es inducido por esteroides, pero la reducción del flujo de salida del humor acuoso relacionada con la inflamación enmascara el verdadero glaucoma cuando la inflamación aumenta por la reducción de los esteroides. El uso juicioso de la terapia sistémica ahorradora de esteroides (mejor administrada en conjunto con reumatólogos pediátricos) a menudo resulta vital para tratar los casos de uveítis refractaria.[168]

El manejo del glaucoma secundario a uveítis requiere el control de la inflamación subyacente, seguido en un inicio por el tratamiento médico, siempre que el ángulo de la cámara anterior permanezca abierto. La cirugía de ángulo a menudo controla la PIO cuando la terapia médica es insuficiente, pero el éxito se reduce en aquellos ojos con sinequias anteriores periféricas extensas y después de la extirpación de catarata; la cirugía con dispositivo de drenaje para glaucoma también ha tenido éxito en casos refractarios, mientras que la cirugía de trabeculectomía tiene una alta incidencia de complicaciones en esta población. La cicloablación debe usarse con extrema precaución en pacientes con glaucoma uveítico debido al riesgo de ptisis.[169]

Glaucoma inducido por el cristalino (cierre angular)

El glaucoma agudo con bloqueo pupilar y cierre del ángulo puede aparecer en cualquier niño con ectopia del cristalino (por diversas causas, p. ej., homocistinuria, síndrome de Weill-Marchesani, síndrome de Marfan), debido al desplazamiento del cristalino hacia la apertura pupilar (véase también capítulo 19). El ataque de cierre angular a veces puede romperse por medios no quirúrgicos, incluidos la colocación del paciente en decúbito supino, el desplazamiento manual del cristalino hacia la parte posterior del ojo, el empleo de medicamentos supresores del humor acuoso, midriáticos y analgésicos, así como el uso subsecuente de mióticos. La iridectomía ayuda a prevenir la elevación repetida de la PIO, pero no el desplazamiento anterior del cristalino y, en última instancia, puede ser necesaria una lensectomía (pero se realiza de forma más segura en ojos con PIO controlada).

Glaucoma después de una cirugía de catarata

El glaucoma a menudo ocurre después de la extracción de cataratas congénitas o del desarrollo, con una incidencia reportada que varía de 3 a 41%, lo que representa una causa grave de pérdida visual tardía en los ojos después de la extracción de cataratas. El glaucoma después de la cirugía de cataratas puede ocurrir en ojos afáquicos y seudofáquicos, y por lo general es del tipo de ángulo abierto, asintomático y de aparición tardía muchos años después de la extracción de las cataratas (mediana de inicio posquirúrgico, 5 años).[170] Se han propuesto varios factores de riesgo para el glaucoma después de cirugía de catarata, la mayoría derivada de estudios retrospectivos, e incluyen el retiro de las cataratas en el primer año de vida, microftalmia y coexistencia de vasculatura fetal persistente. La patogenia del glaucoma de ángulo abierto después de la extracción de cataratas todavía es difícil de establecer; las teorías propuestas incluyen tanto mecánicas (colapso trabecular debido a la pérdida de tensión zonular en el espolón escleral) como químicas (daño trabecular inflamatorio posoperatorio o factores tóxicos derivados del vítreo), sin tener pruebas de ninguna de las dos.[171] Aunque la mayoría de los estudios publicados de GDCC ha sido retrospectiva,[172] el Infant Aphakia Treatment Study (IATS),[173] en el que los lactantes con cataratas congénitas unilaterales fueron aleatorizados a afaquia con lente de contacto frente al implante primario de lente intraocular, proporciona datos prospectivos sobre el GDCC en esta población seleccionada.[170,174] Se desarrolló glaucoma o sospecha de glaucoma en 17 y 31% de los niños en el IATS a los 5 años, sin diferencia estadística entre los grupos de tratamiento, con solo un caso

de glaucoma de ángulo cerrado, y como factores de riesgo una menor edad al momento de la cirugía y un menor diámetro corneal.[170]

Cuando el glaucoma de ángulo cerrado se presenta en un ojo afáquico o seudofáquico, la iridectomía periférica inmediata (y algunas veces sinequiolisis, vitrectomía anterior, o ambas) es obligatoria y, a menudo, curativa. Por el contrario, la terapia médica es el tratamiento de primera línea en ojos afáquicos o seudofáquicos con glaucoma relacionado con cirugía de catarata y un ángulo abierto; el ángulo, aunque abierto, a menudo tiene anomalías adquiridas típicas. Cuando la terapia médica no ha logrado controlar el glaucoma asociado con cirugía de catarata, se puede considerar la cirugía de ángulo en los casos de inicio temprano cuando el ángulo parece abierto.[65] La trabeculectomía con agentes antiproliferativos debe usarse con extrema precaución en ojos afáquicos o seudofáquicos, debido a la probabilidad de cicatrización de la bula y al alto riesgo de endoftalmitis en caso de que ocurra una infección posoperatoria de la bula. Se ha reportado éxito moderado con la cirugía con dispositivo de drenaje, con o sin vitrectomía posterior combinada, y cicloablación (en particular ciclofotocoagulación endoscópica con diodo) en casos refractarios seleccionados.[82,87,175] La implantación de lentes intraoculares, ya sea primaria o secundaria, no protege contra el GDCC.[170]

Causas misceláneas

Los niños pueden desarrollar glaucoma en respuesta al uso de esteroides tópicos (véase capítulo 24) y como consecuencia de varias otras causas reportadas (tabla 14-1). Aunque no existe consenso sobre la estrategia óptima para el manejo del glaucoma pediátrico secundario, determinar la causa en cada caso ayuda al médico a planificar opciones de tratamiento razonables.

PUNTOS CLAVE

▶ Los glaucomas infantiles constituyen un grupo heterogéneo de condiciones graves.

▶ El uso de la Clasificación Internacional de Glaucoma Infantil permite una mejor comunicación entre quienes atienden a estos niños, y se recomienda para todos los médicos.

▶ Los trastornos de glaucoma en niños comparten características clínicas, a menudo relacionadas con la edad de inicio y la magnitud de la elevación de la PIO.

▶ Los glaucomas secundarios con frecuencia tienen anomalías oculares y sistémicas coexistentes no adquiridas. Estos trastornos, muchos de los cuales tienen una base genética, suelen ser bilaterales y por lo general se diagnostican al nacer o en la infancia temprana.

▶ Los niños también pueden desarrollar glaucoma secundario a defectos adquiridos en la vía de salida, muchos de los cuales son compartidos por los adultos, como el glaucoma uveítico y el glaucoma traumático. Una excepción notable es el glaucoma después de la extracción (en la niñez) de cataratas congénitas o del desarrollo.

▶ Aunque los avances genéticos pueden ayudar a comprender la compleja interacción entre el genotipo y el fenotipo en algunos glaucomas secundarios con características sistémicas u oculares no adquiridas, se necesita mucho trabajo futuro antes de que la pérdida visual en el glaucoma infantil se reduzca de forma adecuada.

REFERENCIAS

1. Weinreb RN, Grajewski A, Papadopoulos M, Grigg J, Freedman S, eds. *Childhood Glaucoma: The 9th Consensus Report of the World Glaucoma Association.* Amsterdam: Kugler; 2013.

2. Abdolrahimzadeh S, Fameli V, Mollo R, Contestabile MT, Perdicchi A, Recupero SM. Rare diseases leading to childhood glaucoma: epidemiology, pathophysiogenesis, and management. *Biomed Res Int.* 2015;2015:781294.

3. Walton DS. Primary congenital open-angle glaucoma. In: Chandler PA, Grant WM, eds. *Glaucoma.* Philadelphia, PA: Lea & Febiger; 1979:329-343.

4. Lotufo D. Juvenile glaucoma, race, and refraction. *J Am Med Assoc.* 1989;261(2):249-252.

5. Papadopoulos M, Cable N, Rahi J, Khaw PT; BIG Eye Study Investigators. The British infantile and childhood glaucoma (BIG) eye study. *Invest Opthalmol Vis Sci.* 2007;48(9):4100-4106.

6. deLuise VP, Anderson DR. Primary infantile glaucoma (congenital glaucoma). *Surv Ophthalmol.* 1983;28(1):1-19.

7. Reis LM, Tyler RC, Weh E, et al. Analysis of CYP1B1 in pediatric and adult glaucoma and other ocular phenotypes. *Mol Vis.* 2016;22:1229-1238.

8. Banerjee A, Chakraborty S, Chakraborty A, Chakrabarti S, Ray K. Functional and structural analyses of CYP1B1 variants linked to congenital and adult-onset glaucoma to investigate the molecular basis of these diseases. *PLoS One.* 2016;11(5):e0156252.

9. Teixeira LB, Zhao Y, Dubielzig RR, Sorenson CM, Sheibani N. Ultrastructural abnormalities of the trabecular meshwork extracellular matrix in CYP1B1-deficient mice. *Vet Pathol.* 2015;52(2):397-403.

10. Rifkin DB. Latent transforming growth factor-beta (TGF-beta) binding proteins: orchestrators of TGF-beta availability. *J Biol Chem.* 2005;280(9):7409-7412.

11. Mookherjee S, Acharya M, Banerjee D, Bhattacharjee A, Ray K. Molecular basis for involvement of CYP1B1 in MYOC upregulation and its potential implication in glaucoma pathogenesis. *PLoS One.* 2012;7(9):e45077.

12. Micheal S, Siddiqui SN, Zafar SN, Iqbal A, Khan MI, den Hollander AI. Identification of novel variants in LTBP2 and PXDN using whole-exome sequencing in developmental and congenital glaucoma. *PLoS One.* 2016;11(7):e0159259.

13. Hyytiäinen M, Keski-Oja J. Latent TGF-β binding protein LTBP-2 decreases fibroblast adhesion to fibronectin. *J Cell Biol.* 2003;163(6):1363-1374.

14. Souma T, Tompson SW, Thomson BR, et al. Angiopoietin receptor TEK mutations underlie primary congenital glaucoma with variable expressivity. *J Clin Invest.* 2016;126(7):2575-2587.

15. Dumont DJ, Anderson L, Breitman ML, Duncan AM. Assignment of the endothelial-specific protein receptor tyrosine kinase gene (TEK) to human chromosome 9p21. *Genomics.* 1994;23(2):512-513.

16. Park DY, Lee J, Park I, et al. Lymphatic regulator PROX1 determines Schlemm's canal integrity and identity. *J Clin Invest.* 2014;124(9):3960-3974.

17. Kizhatil K, Ryan M, Marchant JK, Henrich S, John SW. Schlemm's canal is a unique vessel with a combination of blood vascular and lymphatic phenotypes that forms by a novel developmental process. *PLoS Biol.* 2014;12(7):e1001912.

18. Boon LM, Mulliken JB, Vikkula M, et al. Assignment of a locus for dominantly inherited venous malformations to chromosome 9p. *Hum Mol Genet.* 1994;3(9):1583-1587.

19. Calvert JT, Riney TJ, Kontos CD, et al. Allelic and locus heterogeneity in inherited venous malformations. *Hum Mol Genet.* 1999;8(7):1279-1289.

20. Gallione CJ, Pasyk KA, Boon LM, et al. A gene for familial venous malformations maps to chromosome 9p in a second large kindred. *J Med Genet.* 1995;32(3):197-199.

21. Natynki M, Kangas J, Miinalainen I, et al. Common and specific effects of TIE2 mutations causing venous malformations. *Hum Mol Genet.* 2015;24(22):6374-6389.

22. Vikkula M, Boon LM, Carraway KL III, et al. Vascular dysmorphogenesis caused by an activating mutation in the receptor tyrosine kinase TIE2. *Cell.* 1996;87(7):1181-1190.

23. Wouters V, Limaye N, Uebelhoer M, et al. Hereditary cutaneomucosal venous malformations are caused by TIE2 mutations with widely variable hyper-phosphorylating effects. *Eur J Hum Genet.* 2010;18(4):414-420.

24. Seidman DJ, Nelson LB, Calhoun JH, Spaeth GL, Harley RD. Signs and symptoms in the presentation of primary infantile glaucoma. *Pediatrics.* 1986;77(3):399-404.

25. Dominguez A, Baños MS, Alvarez MG, Contra GF, Quintela FB. Intraocular pressure measurement in infants under general anesthesia. *Am J Opthalmol.* 1974;78(1):110-116.

26. Morin JD, Bryars JH. Causes of loss of vision in congenital glaucoma. *Arch Ophthalmol.* 1980;98(9):1575-1576.

27. Barkan O. Pathogenesis of congenital glaucoma. *Am J Opthalmol.* 1955;40(1):1-11.

28. Luntz MH. Congenital, infantile, and juvenile glaucoma. *Ophthalmology.* 1979;86(5):793-802.

29. Robin AL, Quigley HA. Transient reversible cupping in juvenile-onset glaucoma. *Am J Opthalmol.* 1979;88(3):580-584.

30. Shaffer RN, Hetherington J Jr. The glaucomatous disc in infants. A suggested hypothesis for disc cupping. *Trans Am Acad Ophthalmol Otolaryngol.* 1969;73(5):923-935.

31. Richardson KT. Optic cup symmetry in normal newborn infants. *Invest Ophthalmol.* 1968;7(2):137-140.

32. Robin AL, Quigley HA, Pollack IP, Edward Maumenee A, Maumenee IH. An analysis of visual acuity, visual fields, and disk cupping in childhood glaucoma. *Am J Ophthalmol.* 1979;88(5):847-858.

33. Rice NS. Management of infantile glaucoma. *Br J Ophthalmol.* 1972;56(3):294-298.

34. Cooling RJ, Rice NS, McLeod D. Retinal detachment in congenital glaucoma. *Br J Ophthalmol.* 1980;64(6):417-421.

35. Sampaolesi R. Corneal diameter and axial length in congenital glaucoma. *Can J Ophthalmol.* 1988;23(1):42-44.

36. Tarkkanen A, Uusitalo R, Mianowicz J. Ultrasonographic biometry in congenital glaucoma. *Acta Ophthalmol (Copenh).* 1983;61(4):618-623.

37. Cronemberger S, Calixto N, Avellar Milhomens TG, et al. Effect of intraocular pressure control on central corneal thickness, horizontal corneal diameter, and axial length in primary congenital glaucoma. *J AAPOS.* 2014;18(5):433-436.

38. Baig NB, Lin AA, Freedman SF. Ultrasound evaluation of glaucoma drainage devices in children. *J AAPOS.* 2015;19(3):281-284.

39. Henriques MJ, Vessani RM, Reis FA, de Almeida GV, Betinjane AJ, Susanna R. Corneal thickness in congenital glaucoma. *J Glaucoma.* 2004;13(3):185-188.

40. Liu X, Ling Y, Luo R, Ge J, Zheng X. Optical coherence tomography in measuring retinal nerve fiber layer thickness in normal subjects and patients with open-angle glaucoma. *Chin Med J (Engl).* 2001;114(5):524-529.

41. Kashani AA. Early formation of the anterior chamber of the eye in the human embryo. *Ital J Ophthalmol.* 1989;3:65-76.

42. Johnston MC, Noden DM, Hazelton RD, Coulombre JL, Coulombre AJ. Origins of avian ocular and periocular tissues. *Exp Eye Res.* 1979;29(1):27-43.

43. Tripathi BJ, Tripathi RC. Neural crest origin of human trabecular meshwork and its implications for the pathogenesis of glaucoma. *Am J Ophthalmol.* 1989;107(6):583-590.

44. Allen L, Burian HM, Braley AE. A new concept of the development of the anterior chamber angle; its relationship to developmental glaucoma and other structural anomalies. *AMA Arch Ophthalmol.* 1955;53(6):783-798.

45. Smelser GK, Ozanics V. The development of the trabecular meshwork in primate eyes. *Am J Ophthalmol.* 1971;71(1):366-385.

46. Anderson DR. The development of the trabecular meshwork and its abnormality in primary infantile glaucoma. *Trans Am Ophthalmol Soc.* 1981;79:458-485.

47. Hansson HA, Jerndal T. Scanning electron microscopic studies on the development of the iridocorneal angle in human eyes. *Invest Ophthalmol.* 1971;10(4):252-265.

48. Van Buskirk EM. Clinical implications of indocorneal angle development. *Ophthalmology.* 1981;88(4):361-367.

49. McMenamin PG. A quantitative study of the prenatal development of the aqueous outflow system in the human eye. *Exp Eye Res.* 1991;53(4):507-517.

50. Shields MB, Buckley E, Klintworth GK, Thresher R. Axenfeld–Rieger syndrome. A spectrum of developmental disorders. *Surv Ophthalmol.* 1985;29(6):387-409.

51. Anderson DR. Pathology of the glaucomas. *Br J Ophthalmol.* 1972;56(3):146-157.

52. Maumenee AE. Further observations on the pathogenesis of congenital glaucoma. *Am J Ophthalmol.* 1963;55(6):1163-1176.

53. Wright JD Jr, Robb RM, Dueker DK, Boger WP III. Congenital glaucoma unresponsive to conventional therapy: a clinicopathological case presentation. *J Pediatr Ophthalmol Strabismus.* 1983;20(5):172-179.

54. Sampaolesi R, Argento C. Scanning electron microscopy of the trabecular meshwork in normal and glaucomatous eyes. *Invest Ophthalmol Vis Sci.* 1977;16(4):302-314.

55. Maul E, Strozzi L, Muñoz C, Reyes C. The outflow pathway in congenital glaucoma. *Am J Ophthalmol.* 1980;89(5):667-675.

56. Rodrigues MM, Spaeth GL, Weinreb S. Juvenile glaucoma associated with goniodysgenesis. *Am J Opthalmol.* 1976;81(6):786-796.

57. Tawara A, Inomata H. Developmental immaturity of the trabecular meshwork in juvenile glaucoma. *Am J Opthalmol.* 1984;98(1):82-97.

58. Kupfer C, Kaiser-Kupfer MI. Observations on the development of the anterior chamber angle with reference to the pathogenesis of congenital glaucomas. *Am J Opthalmol.* 1979;88(3):424-426.

59. Angell LK, Robb RM, Berson FG. Visual prognosis in patients with ruptures in Descemet's membrane due to forceps injuries. *Arch Ophthalmol.* 1981;99(12):2137-2139.

60. Cibis GW, Tripathi RC. The differential diagnosis of Descemet's tears (Haab's striae) and posterior polymorphous dystrophy bands. *Ophthalmology.* 1982;89(6):614-620.

61. Mandal AK, Bhatia PG, Gothwal VK, et al. Safety and efficacy of simultaneous bilateral primary combined trabeculotomy-trabeculectomy for developmental glaucoma. *Indian J Ophthalmol.* 2002;50(1):13-19.

62. Mullaney PB, Selleck C, Al-Awad A, Al-Mesfer S, Zwaan J. Combined trabeculotomy and trabeculectomy as an initial procedure in uncomplicated congenital glaucoma. *Arch Ophthalmol.* 1999;117(4):457-460.

63. Chen TC, Chen PP, Francis BA, et al. Pediatric glaucoma surgery: a report by the American Academy of Ophthalmology. *Ophthalmology.* 2014;121(11):2107-2115.

64. Barkan O. Goniotomy for the relief of congenital glaucoma. *Br J Ophthalmol.* 1948;32(9):701-728.

65. Lim ME, Dao JB, Freedman SF. 360-degree trabeculotomy for medically refractory glaucoma following cataract surgery and juvenile open-angle glaucoma. *Am J Ophthalmol.* 2017;175:1-7.

66. Girkin CA, Rhodes L, McGwin G, Marchase N, Cogen MS. Goniotomy versus circumferential trabeculotomy with an illuminated microcatheter in congenital glaucoma. *J AAPOS.* 2012;16(5):424-427.

67. Girkin CA, Marchase N, Cogen MS. Circumferential trabeculotomy with an illuminated microcatheter in congenital glaucomas. *J Glaucoma.* 2012;21(3):160-163.

68. Sarkisian SR Jr. An illuminated microcatheter for 360-degree trabeculotomy [corrected] in congenital glaucoma: a retrospective case series. *J AAPOS.* 2010;14(5):412-416.

69. Beck AD, Lynch MG. 360 degrees trabeculotomy for primary congenital glaucoma. *Arch Ophthalmol.* 1995;113(9):1200-1202.

70. Lim ME, Neely DE, Wang J, Haider KM, Smith HA, Plager DA. Comparison of 360-degree versus traditional trabeculotomy in pediatric glaucoma. *J AAPOS.* 2015;19:145-149.

71. Mendicino ME, Lynch MG, Drack A, et al. Long-term surgical and visual outcomes in primary congenital glaucoma: 360 degrees trabeculotomy versus goniotomy. *J AAPOS.* 2000;4(4):205-210.

72. Akimoto M. Surgical results of trabeculotomy ab externo for developmental glaucoma. *Arch Ophthalmol.* 1994;112(12):1540-1544.

73. Mandal AK, Bhatia PG, Bhaskar A, Nutheti R. Long-term surgical and visual outcomes in Indian children with developmental glaucoma operated on within 6 months of birth. *Ophthalmology.* 2004;111(2):283-290.

74. Freedman SF, McCormick K, Cox TA. Mitomycin C-augumented trabeculectomy with postoperative wound modulation in pediatric glaucoma. *J AAPOS.* 1999;3(2):117-124.

75. Waheed S, Ritterband DC, Greenfield DS, Liebmann JM, Sidoti PA, Ritch R. Bleb-related ocular infection in children after trabeculectomy with mitomycin C. *Ophthalmology.* 1997;104(12):2117-2120.

76. Beck AD, Freedman SF. Trabeculectomy with mitomycin-C in pediatric glaucoma. *Ophthalmology.* 2001;108(5):835-836.

77. Hill RA, Heuer DK, Baerveldt G, Minckler DS, Martone JF. Molteno implantation for glaucoma in young patients. *Ophthalmology.* 1991;98(7):1042-1046.

78. Fellenbaum PS, Sidoti PA, Heuer DK, Minckler DS, Baerveldt G, Lee PP. Experience with the Baerveldt implant in young patients with complicated glaucomas. *J Glaucoma.* 1995;4(2):91-97.

79. Coleman AL. Initial clinical experience with the Ahmed glaucoma valve implant in pediatric patients. *Arch Ophthalmol.* 1997;115(2):186-191.

80. Englert JA, Freedman SF, Cox TA. The Ahmed valve in refractory pediatric glaucoma. *Am J Opthalmol.* 1999;127(1):34-42.

81. Eid TE, Katz LJ, Spaeth GL, Augsburger JJ. Long-term effects of tube-shunt procedures on management of refractory childhood glaucoma. *Ophthalmology.* 1997;104(6):1011-1016.

82. O'Malley Schotthoefer E, Yanovitch TL, Freedman SF. Aqueous drainage device surgery in refractory pediatric glaucomas: I. Long-term outcomes. *J AAPOS.* 2008;12(1):33-39.

83. Sood S, Beck AD. Cyclophotocoagulation versus sequential tube shunt as a secondary intervention following primary tube shunt failure in pediatric glaucoma. *J AAPOS.* 2009;13(4):379-383.

84. Bock CJ, Freedman SF, Buckley EG, Shields MB. Transscleral diode laser cyclophotocoagulation for refractory pediatric glaucomas. *J Pediatr Ophthalmol Strabismus.* 1997;34(4):235-239.

85. Izgi B, Demirci H, Demirci FY, Turker G. Diode laser cyclophotocoagulation in refractory glaucoma: comparison between pediatric and adult glaucomas. *Ophthalmic Surg Lasers.* 2001;32(2):100-107.

86. Kirwan JF, Shah P, Khaw PT. Diode laser cyclophotocoagulation. *Ophthalmology.* 2002;109(2):316-323.

87. Carter BC, Plager DA, Neely DE, Sprunger DT, Sondhi N, Roberts GJ. Endoscopic diode laser cyclophotocoagulation in the management of aphakic and pseudophakic glaucoma in children. *J AAPOS.* 2007;11(1):34-40.

88. Kraus CL, Tychsen L, Lueder GT, Culican SM. Comparison of the effectiveness and safety of transscleral cyclophotocoagulation and endoscopic cyclophotocoagulation in pediatric glaucoma. *J Pediatr Ophthalmol Strabismus.* 2014;51(2):120-127.

89. Frueh BE, Brown SI. Transplantation of congenitally opaque corneas. *Br J Ophthalmol.* 1997;81(12):1064-1069.

90. Karadag R, Chan TC, Azari AA, Nagra PK, Hammersmith KM, Rapuano CJ. Survival of primary penetrating keratoplasty in children. *Am J Ophthalmol.* 2016;171:95-100.

91. Frucht-Pery J, Feldman ST, Brown SI. Transplantation of congenitally opaque corneas from eyes with exaggerated buphthalmos. *Am J Opthalmol.* 1989;107(6):655-658.

92. Kargi S, Koc F, Biglan A, Davis J. Visual acuity in children with glaucoma. *Ophthalmology.* 2006;113(2):229-238.

93. Morgan KS, Black B, Ellis FD, Helveston EM. Treatment of congenital glaucoma. *Am J Opthalmol.* 1981;92(6):799-803.

94. Barkan O. Goniotomy. *Trans Am Acad Ophthalmol Otolaryngol.* 1955;59(3):322-332.

95. Neustein RF, Bruce BB, Beck AD. Primary congenital glaucoma versus glaucoma following congenital cataract surgery: comparative clinical features and long-term outcomes. *Am J Ophthalmol.* 2016;170:214-222.

96. Thau A, Lloyd M, Freedman S, Beck A, Grajewski A, Levin AV. New classification system for pediatric glaucoma: implications for clinical care and a research registry. *Curr Opin Ophthalmol.* 2018;29(5):385-394.

97. Ma AS, Grigg JR, Jamieson RV. Phenotype-genotype correlations and emerging pathways in ocular anterior segment dysgenesis. *Hum Genet.* 2019;138:899-915.

98. Beauchamp GR, Knepper PA. Role of the neural crest in anterior segment development and disease. *J Pediatr Ophthalmol Strabismus.* 1984;21(6):209-214.

99. Hoskins HD, Shaffer RN, Hetherington J. Anatomical classification of the developmental glaucomas. *Arch Ophthalmol.* 1984;102(9):1331-1336.

100. Idrees F, Vaideanu D, Fraser SG, Sowden JC, Khaw PT. A review of anterior segment dysgeneses. *Surv Ophthalmol.* 2006;51(3):213-231.

101. Reese AB, Ellsworth RM. The anterior chamber cleavage syndrome. *Arch Ophthalmol.* 1966;75(3):307-318.

102. Waring GO, Rodrigues MM, Laibson PR. Anterior chamber cleavage syndrome. A stepladder classification. *Surv Ophthalmol.* 1975;20(1):3-27.

103. Shields MB. Axenfeld–Rieger syndrome: a theory of mechanism and distinctions from the iridocorneal endothelial syndrome. *Trans Am Ophthalmol Soc.* 1983;81:736-784.

104. Chisholm IA, Chudley AE. Autosomal dominant iridogoniodysgenesis with associated somatic anomalies: four-generation family with Rieger's syndrome. *Br J Ophthalmol.* 1983;67(8):529-534.

105. Bruce Shields M, Campbell DG, Simmons RJ. The essential iris atrophies. *Am J Ophthalmol.* 1978;85(6):749-759.

106. Wolter SG Jr, Fralick FB. Mesodermal dysgenesis of anterior eye with a partially separated posterior embryotoxon. *J Pediatr Opthalmol Strabismus.* 1967;4:41-46.

107. Cross HE, Maumenee AE. Progressive spontaneous dissolution of the iris. *Surv Ophthalmol.* 1973;18:186-199.

108. Piper HF, Schwinger E, von Domarus H. Dysplasie des Limbus corneae, des mesodermalen Irislagers sowie des Kieferskelettes in einer Familie. *Klin Monatsbl Augenheilkd.* 1985;186(4):287-293.

109. Henkind P, Friedman AH. Iridogoniodysgenesis with cataract. *Am J Opthalmol.* 1971;72(5):949-954.

110. Dowling JL, Albert DM, Nelson LB, Walton DS. Primary glaucoma associated with iridotrabecular dysgenesis and ectropion uveae. *Ophthalmology.* 1985;92(7):912-921.

111. Cibis GW, Waeltermann JM, Hurst E, Tripathi RC, Richardson W. Congenital pupillary-iris-lens membrane with goniodysgenesis. *Ophthalmology.* 1986;93(6):847-852.

112. Kleinmann RE, Kazarian EL, Raptopoulos V, Braverman LE. Primary empty sella and Rieger's anomaly of the anterior chamber of the eye. *N Engl J Med.* 1981;304(2):90-93.

113. Steinsapir KD, Lehman E, Ernest JT, Tripathi RC. Systemic neurocristopathy associated with Rieger's syndrome. *Am J Opthalmol.* 1990;110(4):437-438.

114. Lines MA. Molecular genetics of Axenfeld–Rieger malformations. *Hum Mol Genet.* 2002;11(10):1177-1187.

115. Alward WLM. Axenfeld–Rieger syndrome in the age of molecular genetics. *Am J Opthalmol.* 2000;130(1):107-115.

116. Strungaru MH, Dinu I, Walter MA. Genotype-phenotype correlations in Axenfeld–Rieger malformation and glaucoma patients with FOXC1 and PITX2 mutations. *Invest Ophthalmol Vis Sci.* 2007;48(1):228-237.

117. Judisch GF, Martin-Casals A, Hanson JW, Olin WH. Oculodentodigital dysplasia. Four new reports and a literature review. *Arch Ophthalmol.* 1979;97(5):878-884.

118. Cross HE. Ectopia lentis et pupillae. *Am J Opthalmol.* 1979;88(3):381-384.

119. Ritch R, Forbes M, Hetherington J, Harrison R, Podos SM. Congenital ectropion uveae with glaucoma. *Ophthalmology.* 1984;91(4):326-331.

120. Gramer E, Krieglstein GK. Infantile glaucoma in unilateral uveal ectropion. *Graefes Arch Clin Exp Ophthalmol.* 1979;211(3):215-219.

121. Mazzeo V, Gaiba G, Rossi A. Hereditary cases of congenital microcoria and goniodysgenesis. *Ophthalmic Paediatr Genet.* 1986;7(2):121-125.

122. Mandal AK, Pehere N. Early-onset glaucoma in Axenfeld–Rieger anomaly: long-term surgical results and visual outcome. *Eye (Lond).* 2016;30(7):936-942.

123. Ormestad M, Blixt A, Churchill A, Martinsson T, Enerback S, Carlsson P. Foxe3 haploinsufficiency in mice: a model for Peters' anomaly. *Invest Ophthalmol Vis Sci.* 2002;43(5):1350-1357.

124. Weh E, Reis LM, Happ HC, et al. Whole exome sequence analysis of Peters anomaly. *Hum Genet.* 2014;133(12):1497-1511.

125. Townsend WM, Font RL, Zimmerman LE. Congenital corneal leukomas. 2: Histopathologic findings in 19 eyes with central defect in Descemet's membrane. *Am J Opthalmol.* 1974;77(2):192-206.

126. Yang LLH, Lambert SR, Drews-Botsch C, Stulting RD. Long-term visual outcome of penetrating keratoplasty in infants and children with Peters anomaly. *J AAPOS.* 2009;13(2):175-180.

127. Zaidman GW, Flanagan JK, Furey CC. Long-term visual prognosis in children after corneal transplant surgery for Peters anomaly type I. *Am J Ophthalmol.* 2007;144(1):104-108.

128. Yang LL, Lambert SR. Peters' anomaly. A synopsis of surgical management and visual outcome. *Ophthalmol Clin North Am.* 2001;14(3):467-477.

129. Al-Haddad CE, Freedman SF. Endoscopic laser cyclophotocoagulation in pediatric glaucoma with corneal opacities. *J AAPOS.* 2007;11(1):23-28.

130. Bhatia S, Bengani H, Fish M, et al. Disruption of autoregulatory feedback by a mutation in a remote, ultraconserved PAX6 enhancer causes aniridia. *Am J Hum Genet.* 2013;93(6):1126-1134.

131. Zhang X, Qin G, Chen G, et al. Variants in TRIM44 cause aniridia by impairing PAX6 expression. *Hum Mutat.* 2015;36(12):1164-1167.

132. Skeens HM, Brooks BP, Holland EJ. Congenital aniridia variant: minimally abnormal irides with severe limbal stem cell deficiency. *Ophthalmology.* 2011;118(7):1260-1264.

133. Eslani M, Haq Z, Movahedan A, et al. Late acute rejection after allograft limbal stem cell transplantation: evidence for long-term donor survival. *Cornea.* 2017;36(1):26-31.

134. Thomas MG, Kumar A, Mohammad S, et al. Structural grading of foveal hypoplasia using spectral-domain optical coherence tomography a predictor of visual acuity? *Ophthalmology.* 2011;118(8):1653-1660.

135. Bouraoui R, Bouladi M, Nefaa F, Limaiem R, El Matri L. Role of SD-OCT in the diagnosis and prognosis of macular hypoplasia in nystagmus patients. *J Fr Ophtalmol.* 2016;39(3):272-276.

136. Jain A, Gupta S, James MK, Dutta P, Gupta V. Aniridic glaucoma: long-term visual outcomes and phenotypic associations. *J Glaucoma.* 2015;24(7):539-542.

137. Grant WM, Walton DS. Progressive changes in the angle in congenital aniridia, with development of glaucoma. *Am J Ophthalmol.* 1974;78(5):842-847.

138. Chen TC, Walton DS. Goniosurgery for prevention of aniridic glaucoma. *Arch Ophthalmol.* 1999;117(9):1144-1148.

139. Adachi M, Dickens CJ, Hetherington J Jr, et al. Clinical experience of trabeculotomy for the surgical treatment of aniridic glaucoma. *Ophthalmology.* 1997;104(12):2121-2125.

140. Okada K, Mishima HK, Masumoto M, et al. Results of filtering surgery in young patients with aniridia. *Hiroshima J Med Sci.* 2000;49(3):135-138.

141. Arroyave CP, Scott IU, Gedde SJ, et al. Use of glaucoma drainage devices in the management of glaucoma associated with aniridia. *Am J Ophthalmol.* 2003;135(2):155-159.

142. Wagle NS, Freedman SF, Buckley EG, Davis JS, Biglan AW. Long-term outcome of cyclocryotherapy for refractory pediatric glaucoma. *Ophthalmology.* 1998;105(10):1921-1927.

143. Kremer I, Rajpal RK, Rapuano CJ, Cohen EJ, Laibson PR. Results of penetrating keratoplasty in aniridia. *Am J Ophthalmol.* 1993;115(3):317-320.

144. Tiller AM, Odenthal MT, Verbraak FD, Gortzak-Moorstein N. The influence of keratoplasty on visual prognosis in aniridia: a historical review of one large family. *Cornea.* 2003;22(2):105-110.

145. Shapiro MB, France TD. The ocular features of Down's syndrome. *Am J Opthalmol.* 1985;99(6):659-663.

146. Creavin AL, Brown RD. Ophthalmic abnormalities in children with Down syndrome. *J Pediatr Ophthalmol Strabismus.* 2009;46(2):76-82.

147. Traboulsi EI, Levine E, Mets MB, Parelhoff ES, O'Neill JF, Gaasterland DE. Infantile glaucoma in Down's syndrome (trisomy 21). *Am J Opthalmol.* 1988;105(4):389-394.

148. Lichter PR, Schmickel RD. Posterior vortex vein and congenital glaucoma in a patient with trisomy 13 syndrome. *Am J Opthalmol.* 1975;80(5):939-942.

149. Hoepner J, Yanoff M. Ocular anomalies in trisomy 13-15. *Am J Opthalmol.* 1972;74(4):729-737.

150. Lessell S, Forbes AP. Eye signs in Turner's syndrome. *Arch Ophthalmol.* 1966;76(2):211-213.

151. Rao V, Kaliaperumal S, Subramanyan T, Rao K, Bhargavan R. Goldenhar's sequence with associated juvenile glaucoma in Turner's syndrome. *Indian J Ophthalmol.* 2005;53(4):267-268.

152. Levin PS, Green WR, Victor DI, et al. Histopathology of the eye in Cockayne's syndrome. *Arch Ophthalmol.* 1983;101(7):1093-1097.

153. Wan WL, Minckler DS, Rao NA. Pupillary-block glaucoma associated with childhood cystinosis. *Am J Opthalmol.* 1986;101(6):700-705.

154. Roulez FM, Schuil J, Meire FM. Corneal opacities in the Hallermann–Streiff syndrome. *Ophthalmic Genet.* 2008;29(2):61-66.

155. Cohen SM, Brown FR, Martyn L, et al. Ocular histopathologic and biochemical studies of the cerebrohepatorenal syndrome (Zellweger's syndrome) and its relationship to neonatal adrenoleukodystrophy. *Am J Opthalmol.* 1983;96(4):488-501.

156. Haddad R. Cerebro-hepato-renal syndrome of Zellweger. *Arch Ophthalmol.* 1976;94(11):1927.

157. Folz SJ, Trobe JD. The peroxisome and the eye. *Surv Ophthalmol.* 1991;35(5):353-368.

158. Brosius U, Gärtner J. Human genome and diseases: cellular and molecular aspects of Zellweger syndrome and other peroxisome biogenesis disorders. *Cell Mol Life Sci.* 2002;59(6):1058-1069.

159. Mawn LA, O'Brien JE, Hedges TR III. Congenital glaucoma and skeletal dysplasia. *J Pediatr Ophthalmol Strabismus.* 1990;27(6):322-324.

160. Walton DS, Katsavounidou G, Lowe CU. Glaucoma with the oculocerebrorenal syndrome of Lowe. *J Glaucoma.* 2005;14(3):181-185.

161. Tekin M, Oztürkmen Akay H, Fitoz S, et al. Homozygous FGF3 mutations result in congenital deafness with inner ear agenesis, microtia, and microdontia. *Clin Genet.* 2008;73(6):554-565.

162. McIntosh I, Clough MV, Schäffer AA. Fine mapping of the nail-patella syndrome locus at 9q34. *Am J Hum Genet.* 1997;60(1):133-142.

163. Lichter PR, Richards JE, Downs CA, et al. Cosegregation of open-angle glaucoma and the nail-patella syndrome. *Am J Ophthalmol.* 1997;124(4):506-515.

164. Futterweit W, Ritch R, Teekhasaenee C. Coexistence of Prader-Willi syndrome, congenital ectropion uveae with glaucoma, and factor XI deficiency. *JAMA.* 1986;255(23):3280-3282.

165. Spallone A. Stickler's syndrome: a study of 12 families. *Br J Ophthalmol.* 1987;71(7):504-509.

166. Scribanu N, O'Neill J, Rimoin D. The Weissenbacher–Zweymuller phenotype in the neonatal period as an expression in the continuum of manifestations of the hereditary arthro-ophthalmopathies. *Ophthalmic Paediatr Genet.* 1987;8(3):159-163.

167. Nork TM, Shihab ZM, Young RS, et al. Pigment distribution in Waardenburg's syndrome: a new hypothesis. *Graefes Arch Clin Exp Ophthalmol.* 1986;224(6):487-492.

168. Holland GN, Stiehm ER. Special considerations in the evaluation and management of uveitis in children. *Am J Opthalmol.* 2003;135(6):867-878.
169. Bohnsack BL, Freedman SF. Surgical outcomes in childhood uveitic glaucoma. *Am J Ophthalmol.* 2013;155(1):134-142.
170. Freedman SF, Lynn MJ, Beck AD, Bothun ED, Orge FH, Lambert SR. Glaucoma-related adverse events in the first 5 years after unilateral cataract removal in the Infant Aphakia Treatment Study. *JAMA Ophthalmol.* 2015;133(8):907-914.
171. Kirwan C, O'Keefe M. Paediatric aphakic glaucoma. *Acta Ophthalmol Scand.* 2006;84(6):734-739.
172. Mataftsi A, Haidich AB, Kokkali S, et al. Postoperative glaucoma following infantile cataract surgery: an individual patient data meta-analysis. *JAMA Ophthalmol.* 2014;132(9):1059-1067.
173. Lambert SR, Lynn MJ, Hartmann EE, et al. Comparison of contact lens and intraocular lens correction of monocular aphakia during infancy: a randomized clinical trial of HOTV optotype acuity at age 4.5 years and clinical findings at age 5 years. *JAMA Ophthalmol.* 2014;132(6):676-682.
174. Beck AD, Freedman SF, Lynn MJ, Bothun E, Neely DE, Lambert SR. Glaucoma-related adverse events in the infant aphakia treatment study: 1-year results. *Arch Ophthalmol.* 2012;130(3):300-305.
175. Elshatory YM, Gauger EH, Kwon YH, et al. Management of pediatric aphakic glaucoma with vitrectomy and tube shunts. *J Pediatr Ophthalmol Strabismus.* 2016;53(6):339-343.

Síndrome de exfoliación y glaucoma exfoliativo

16

El síndrome de exfoliación es la causa identificable más común de glaucoma de ángulo abierto (GAA) a nivel mundial.[1] Es un trastorno sistémico con manifestaciones oculares importantes, incluidos el desarrollo de glaucoma de ángulo abierto y cerrado y de cataratas con inestabilidad zonular.[2] También hay evidencia de que puede estar asociado con un mayor riesgo sistémico de trastornos cardiovasculares y cerebrovasculares.[3] En este capítulo se presenta una descripción epidemiológica, clínica y fisiopatológica del síndrome de exfoliación y el glaucoma exfoliativo.

TERMINOLOGÍA

En 1917, Lindberg[4] describió casos de glaucoma crónico en los que escamas de material blanquecino se adherían al borde pupilar del iris. Realizó dibujos a mano que mostraban material exfoliativo en la cápsula del cristalino. Un estudio posterior reveló que este material se deriva de varias fuentes en el segmento anterior. A lo largo de los años, ha habido cierto debate sobre la nomenclatura de este trastorno. Dada la rareza de la verdadera delaminación de la cápsula del cristalino (véase más adelante), que a veces se denomina "exfoliación de la cápsula del cristalino", se ha optado por utilizar el término *síndrome de exfoliación* a lo largo de este capítulo. Cuando el síndrome de exfoliación se acompaña de glaucoma se utiliza el término *glaucoma exfoliativo*. Sin embargo, los lectores deben saber que en la literatura aún se emplean los términos "síndrome de seudoexfoliación" y "glaucoma por seudoexfoliación", así como "glaucoma capsular".

En la delaminación capsular, las capas superficiales de la cápsula del cristalino se separan de las capas capsulares más profundas (**fig. 16-1A**) para formar bordes en forma de espiral que en ocasiones flotan en la cámara anterior como membranas delgadas y transparentes. Elschnig[5] describió por primera vez esta condición en los sopladores de vidrio, lo que dio lugar al término "catarata del soplador de vidrio", y más adelante se descubrió que la causa era la exposición prolongada a la radiación infrarroja en diversas ocupaciones. La afección es poco común debido al uso generalizado de gafas protectoras por parte de los trabajadores expuestos, aunque se pueden observar casos similares desde el punto de vista clínico en asociación con traumatismo, inflamación intraocular e idiopáticos, por lo general con edad avanzada.[6-10] El glaucoma no es una característica común de este trastorno. La condición se ha denominado "delaminación capsular" o "exfoliación de la cápsula del cristalino", lo que llevó a Dvorak-Theobald[11] a sugerir el término "exfoliación verdadera de la cápsula del cristalino", para distinguirla de la exfoliación (**figs. 16-1B y 16-2**).

EPIDEMIOLOGÍA

La prevalencia de la exfoliación aumenta de forma drástica con la edad y varía de manera considerable entre las poblaciones de todo el mundo.[12] La tremenda variación en la prevalencia del síndrome de exfoliación se debe a diferencias reales en las poblaciones estudiadas, pero también puede corresponder a otros factores, como diferencias de edad, influencias ambientales, definición de síndrome de exfoliación y técnicas de exploración. El síndrome de exfoliación es más común en los grupos de mayor edad, y la mayoría de los casos ocurre en personas de entre 60 y 70 años. El trastorno puede ser unilateral o bilateral, y más de la mitad de los casos unilaterales se vuelve bilateral en un periodo de 20 años.[13]

Las diferencias geográficas y étnicas parecen ser importantes, con prevalencias del síndrome de exfoliación en todo el mundo que varían de 0%, en las poblaciones inuit de Alaska, Groenlandia y Canadá, a 38% en la población navajo de Estados Unidos. El síndrome de exfoliación también es muy frecuente en los países escandinavos, Europa, Reino Unido y Medio Oriente, pero también en varias partes de África, India, el sudeste de Asia, Australia y muchas regiones de América del Sur.

Dentro de los países, la prevalencia puede variar de una región a otra. Ringvold[14] reportó tasas de 10.2, 19.6 y 21.0% en tres municipios cercanos en el centro de Noruega. La influencia de la raza difiere entre poblaciones geográficas. En Sudáfrica, el síndrome de exfoliación se encontró en 20% de los pacientes de raza negra con GAA, en comparación con 1.4% de los caucásicos,[15] mientras que un estudio en el sur de Luisiana reveló una prevalencia de 0.3% en los de raza negra y 2.0% en los caucásicos.[16] Los patrones de distribución geográfica pueden explicarse por los acervos genéticos regionales o las influencias ambientales, como las diferencias de altitud, la exposición a los días soleados, la exposición a la luz ultravioleta, la distancia desde el ecuador, la temperatura ambiente y el consumo de café.[17,18] No existe una relación clara entre la prevalencia del síndrome de exfoliación y el sexo.

El porcentaje de pacientes con síndrome de exfoliación que tienen glaucoma difiere según la población. Los estudios indican que, en general, alrededor de 40% de los pacientes con síndrome de exfoliación desarrollará glaucoma.[19] La prevalencia reportada del síndrome de exfoliación entre pacientes con GAA también muestra una variación geográfica considerable, con 26% en Dinamarca, 75% en Suecia, 60% en Noruega, 47% en la zona mediterránea de Turquía y 45% en el noroeste de España, en comparación con 1 a 12% en Estados Unidos.[16,20-25] Se estima que entre 20 y 25% de las personas con GAA en todo el mundo tiene síndrome de exfoliación.[26] Se necesitan más estudios poblacionales a gran escala, con criterios de clasificación estandarizados, en particular fuera de Europa, para determinar una distribución mundial más precisa del síndrome de exfoliación y el glaucoma exfoliativo.

CARACTERÍSTICAS CLÍNICAS Y PATOLÓGICAS

Cambios corneales

Se pueden observar escamas de material exfoliativo y acumulación de pigmento en el endotelio corneal (**fig. 16-3**), dispersos de manera difusa o en forma de un huso vertical similar al huso de Krukenberg en el glaucoma pigmentario (capítulo 18). La microscopia especular del

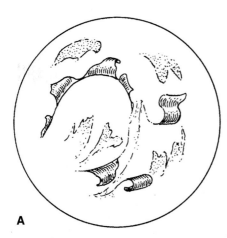
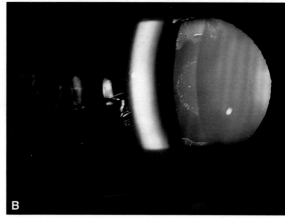

FIGURA 16-1 Síndrome de exfoliación y delaminación de la cápsula anterior del cristalino. A: delaminación capsular, a veces también denominada "exfoliación de la cápsula del cristalino", caracterizada por membranas delgadas y transparentes que se separan de la cápsula anterior del cristalino y, a menudo, se arremangan en los bordes. **B:** cápsula anterior del cristalino de un paciente con síndrome de exfoliación que muestra el típico disco central de material exfoliativo, la cápsula transparente debajo del borde de la pupila y material exfoliativo periférico. Nótese que parte del material puede quedar flotando, como la banda periférica que se muestra en la parte inferior. (B, de Tasman W, Jaeger EA. *The Wills Eye Hospital Atlas of Clinical Ophthalmology*. 2nd ed. Philadelphia, PA: Lippincott Williams & Wilkins; 2001.)

endotelio corneal ha revelado una densidad celular mucho más baja de lo normal en ojos con síndrome de exfoliación y cambios en el tamaño y la forma de las células.[27] Estos hallazgos también se han observado en el ojo no afectado en casos unilaterales, lo que ha llevado a los investigadores a sugerir que estos cambios endoteliales corneales podrían servir como un signo temprano del trastorno.[27] Los estudios ultraestructurales han revelado grumos de material exfoliativo adheridos al endotelio corneal e incorporados en la membrana de Descemet posterior, y los investigadores suponen que esto indica que el material exfoliativo puede estar formado por células endoteliales degenerativas.[28]

Se ha sugerido que la endoteliopatía corneal en el síndrome de exfoliación puede dar lugar a la aparición de guttata, pero es distinta de

la distrofia corneal endotelial de Fuchs o la queratopatía bullosa seudofáquica o afáquica.[29,30] La endoteliopatía del síndrome de exfoliación difiere de la distrofia corneal endotelial de Fuchs en que la primera suele tener menos estructuras de tipo guttata distribuidas en forma más difusa, y se asocia con una mayor dispersión de melanina en el segmento anterior y con atrofia peripupilar del iris.

Cambios en el cristalino, la zónula y el cuerpo ciliar

La apariencia característica del material exfoliativo en la cápsula anterior del cristalino tiene tres zonas distintas (**fig. 16-1B**): un disco central translúcido con bordes arremangados ocasionales, una zona clara, tal vez correspondiente al contacto con el iris en movimiento, y una zona granular periférica, que puede tener estrías radiales.[31] La zona central está ausente en 20% de los casos o más, pero el defecto periférico es un hallazgo constante, y la pupila debe dilatarse antes de que se puedan observar los cambios del cristalino en algunos pacientes.

Se ha notado una película precapsular en la cápsula anterior del cristalino de muchos individuos de edad avanzada, que tiene una apariencia de vidrio esmerilado, y estudios ultraestructurales han demostrado que es una capa fibrilar similar al material exfoliativo. La capa precapsular puede ser un precursor del síndrome de exfoliación (**fig. 16-4**).[32]

Las cataratas ocurren con frecuencia en ojos con síndrome de exfoliación.[25] Aunque esto puede, en parte, tener que ver con la edad de la población de pacientes, las cataratas en ojos con síndrome de exfoliación tienen un mayor porcentaje de opacidades nucleares y un menor porcentaje de opacidades corticales y supranucleares.[33] En los pacientes con síndrome de exfoliación uniocular, el ojo afectado suele tener la catarata más avanzada. Sin embargo, el Reykjavik Eye Study no encontró asociación entre cataratas y exfoliación.[34]

El material exfoliativo puede detectarse antes en los procesos ciliares y las zónulas (**fig. 16-5**). En pacientes con síndrome de exfoliación de apariencia unilateral, la cicloscopia (y gonioscopia, para ver los procesos ciliares a través de una iridectomía basal permeable, o en

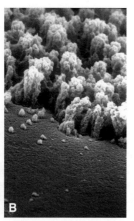

FIGURA 16-2 Microscopia óptica y electrónica de exfoliación de la cápsula del cristalino. A: en la cápsula anterior del cristalino se observan depósitos eosinofílicos de Busacca de material exfoliativo en forma de arbusto. La apariencia del material se ha comparado con limaduras de hierro en un imán. (H&E × 250) **B:** microscopia electrónica de barrido de material exfoliativo en la cápsula anterior del cristalino. (SEM × 3200) (Reimpreso con autorización de Eagle R. *Eye Pathology*. 3rd ed. Philadelphia, PA: Wolters Kluwer; 2016.)

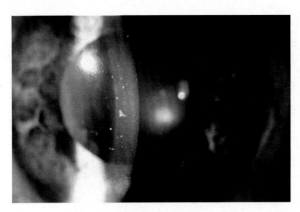

FIGURA 16-3 Síndrome de exfoliación y endotelio corneal. Las escamas del síndrome de exfoliación son visibles en el endotelio corneal.

algunos casos, una pupila muy dilatada) revela material exfoliativo en los procesos ciliares, zónulas o ambos en 77% de los ojos contralaterales en los que el material exfoliativo no era visible por medios clínicos en la superficie del cristalino o en el borde pupilar.[35] La biomicroscopia ecográfica puede ser una herramienta útil para buscar la presencia de material de síndrome de exfoliación en las zónulas o la cápsula periférica del cristalino, en particular cuando la pupila no se puede dilatar con facilidad y el diagnóstico de síndrome de exfoliación es incierto (**fig. 16-6**).[36]

La afectación de las zónulas puede producir facodonesis y subluxación del cristalino.[37] La inestabilidad de las zónulas puede estar asociada con agregados de material exfoliativo en el origen y anclaje de las zónulas entre las células epiteliales ciliares no pigmentadas y en la inserción de las zónulas en la región preecuatorial del cristalino. (**Fig. 16-7**).[38] En estas áreas, los agregados de exfoliación erupcionan a través de la membrana basal e involucran a las laminillas zonulares, lo que produce áreas de debilidad.[39] Las enzimas proteolíticas en el material exfoliativo pueden facilitar la desintegración zonular. Estas alteraciones, que pueden provocar inestabilidad del cristalino, deben tenerse en cuenta en todos los pacientes con síndrome de exfoliación sometidos a cirugía de cataratas.

Cambios en el iris

El material exfoliativo también puede verse como motas blancas en el borde pupilar del iris, con pérdida de pigmento en el collarete pupilar (**fig. 16-8A y B**).[40] La transiluminación del iris suele revelar un patrón apolillado cerca del esfínter pupilar, y muchos pacientes también tienen defectos difusos de transiluminación en la periferia media (**fig. 16-8C**).[40,41] La microscopia de luz y electrónica de barrido muestra material exfoliativo en la superficie posterior del iris. Los estudios angiográficos con fluoresceína del iris han revelado hipoperfusión, fuga peripupilar y neovascularización.[42] Estos hallazgos son más pronunciados con el aumento de la edad del paciente, la duración más prolongada de la enfermedad y la presencia de glaucoma, y pueden representar características secundarias de la enfermedad. Los estudios ultraestructurales sugieren que las anomalías vasculares o la producción anormal de matriz extracelular provocan hipoxia tisular.[43] Por el contrario, los ojos con ataques isquémicos transitorios han demostrado una mayor incidencia de transiluminación anormal del iris y material exfoliativo, lo que sugiere que la hipoperfusión puede contribuir al desarrollo del síndrome de exfoliación.[44,45]

Ya sea una característica primaria o secundaria, la hipoxia del iris se vincula con la atrofia del epitelio pigmentado, el estroma y las células musculares del iris.[43] La atrofia del epitelio pigmentado puede estar asociada con la dispersión de melanina en la cámara anterior, que puede observarse como un patrón en espiral de partículas de pigmento en el esfínter del iris y depósito de pigmento en el iris periférico,[40] mientras que la atrofia de las células musculares puede explicar la midriasis deficiente, que también es un hallazgo típico en el síndrome de exfoliación.[43]

Hallazgos gonioscópicos

La dispersión excesiva de pigmento en el síndrome de exfoliación conduce a un aumento de la pigmentación de la malla trabecular, que tiene una distribución más variada (desigual) que la observada en el glaucoma pigmentario, y puede estar asociada con motas de material exfoliativo (**fig. 16-9**).[46] También puede observarse una acumulación de pigmento a lo largo de la línea de Schwalbe, que se ha denominado *línea de Sampaolesi*.[47] En ojos con marcada asimetría de la pigmentación de la malla, el glaucoma es más común en el ojo más pigmentado.

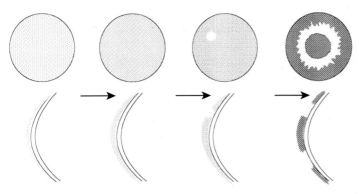

A Etapa preclínica invisible en clínica

B "Sospecha de síndrome de exfoliación" capa precapsular

C "Síndrome de miniexfoliación" el defecto focal inicia en forma nasal-superior

D Síndrome de exfoliación clásico

FIGURA 16-4 Clasificación clínica del síndrome de exfoliación. Este sistema de clasificación se basa en las alteraciones morfológicas de la cápsula anterior del cristalino. **A:** etapa preclínica. **B:** sospecha de síndrome de exfoliación. **C:** síndrome de miniexfoliación. **D:** síndrome de exfoliación clásico. (Modificado de Naumann GO, Schlötzer-Schrehardt U, Kuchle M. Pseudoexfoliation syndrome for the comprehensive ophthalmologist: intraocular and systemic manifestations. *Ophthalmology*. 1998;105(6):951-968. Copyright © 1998 American Academy of Ophthalmology, Inc. Con autorización.)

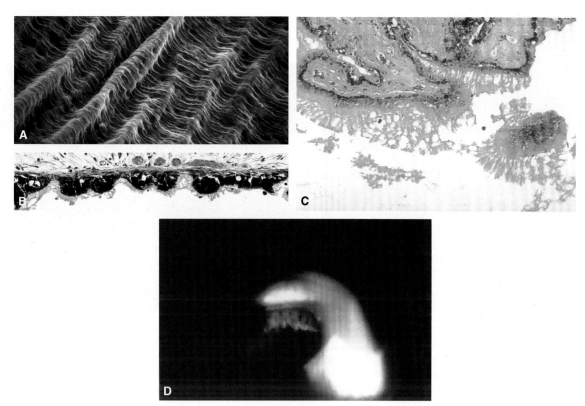

FIGURA 16-5 Material exfoliativo sobre el epitelio pigmentado del iris y el cuerpo ciliar. La microscopia electrónica de barrido (**A**) y la microscopia óptica (**B**) muestran una apariencia tosca en "dientes de sierra" del epitelio pigmentado del iris causado por la coalescencia de crestas circunferenciales. Se observa material exfoliativo sobre las crestas. **C:** se observan depósitos extensos de material exfoliativo en los procesos ciliares y fibras zonulares. (A: SEM × 80, B y C: H&E × 100.) **D:** procesos ciliares vistos a través de la iridectomía sectorial en un ojo afáquico. (A–C, reimpreso con autorización de Eagle R. *Eye Pathology*. 3rd ed. Philadelphia, PA: Wolters Kluwer; 2016. D, de Khaimi MA, Skuta GL, Morgan RK. Exfoliation syndrome, pigment dispersion syndrome, and the associated glaucomas. En: Tasman W, Jaeger EA, eds. *Duane's Clinical Ophthalmology*. Vol 3. Philadelphia, PA: Lippincott Williams & Wilkins; 2008:chap 54B.)

Sin embargo, también se ha observado un aumento de la pigmentación de la malla trabecular en el ojo contralateral sin síndrome de exfoliación aparente en la clínica, y este podría ser el signo detectable más temprano del síndrome de exfoliación.[48] Aunque la profundidad de la cámara anterior es normal en la mayoría de los ojos con síndrome de exfoliación, el ángulo de la cámara anterior puede ser ocluible en un porcentaje significativo de casos.[49] Estos últimos casos suelen tener profundidades más reducidas de la cámara anterior central y periférica.[50] En estudios de pacientes con síndrome de exfoliación, 9 a 18% tenía ángulos que se consideraban ocluibles,[48,51] y 14% tenía evidencia de cierre del ángulo con base en la presencia de sinequias anteriores periféricas.[48]

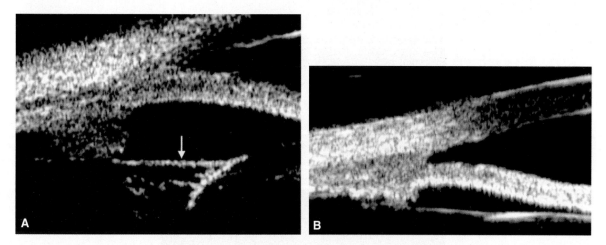

FIGURA 16-6 Uso de biomicroscopia ecográfica en el síndrome de exfoliación. Esta herramienta imagenológica puede ser valiosa para detectar material del síndrome de exfoliación y la debilidad y rotura zonular. **A:** el material exfoliativo depositado produce una apariencia granular difusa en parches en las zónulas (flecha). **B:** a modo de comparación, se muestran las zónulas normales. (Reproducido con autorización de Rhee DJ. *Glaucoma*. 3rd ed. Philadelphia, PA: Wolters Kluwer; 2018.)

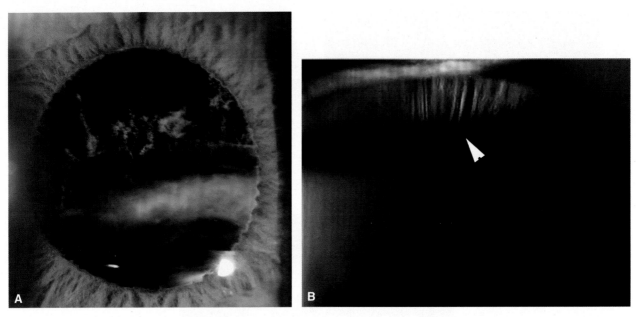

FIGURA 16-7 Zonulopatía por síndrome de exfoliación. A: los agregados de exfoliación son evidentes en la inserción de las zónulas superiores en la región ecuatorial de la cápsula del cristalino. Son evidentes las zónulas estiradas y rotas, y hay un desplazamiento inferior de una lente intraocular de cámara posterior que se encuentra en la bolsa capsular. El material exfoliativo también es visible a lo largo del borde de la pupila. **B:** en la gonioscopia se puede observar material exfoliativo blanco esponjoso que recubre las zónulas del cristalino (punta de flecha blanca). (A, reproducido con autorización de EyeRounds. org, The University of Iowa. B, de Doan A, Kwon YH. Verticillata: Pseudoexfoliation Glaucoma: 65-Year-Old Male With Complaints of Painless, Gradual Loss of Vision OS. 21 de febrero, 2005; disponible en www. EyeRounds.org/cases/case8.htm.)

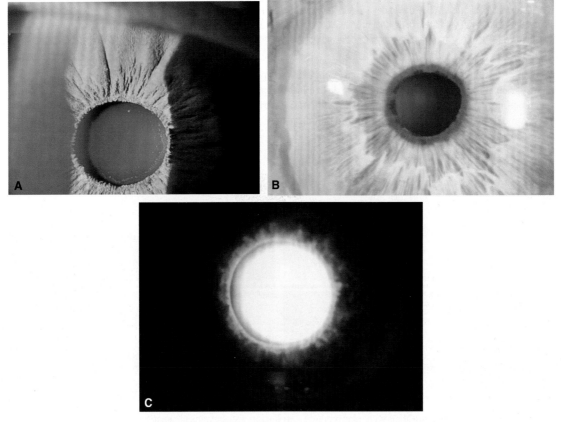

FIGURA 16-8 Iridopatía por síndrome de exfoliación. A: material exfoliativo en el borde de la pupila (llamado *Fnock* por los islandeses). **B:** atrofia del epitelio pigmentado peripupilar del iris y del músculo esfínter. **C:** transiluminación peripapilar correspondiente a atrofia del epitelio pigmentado del iris. (B y C, reimpreso con autorización de Rhee DJ. *Glaucoma.* 3rd ed. Philadelphia, PA: Wolters Kluwer; 2018.)

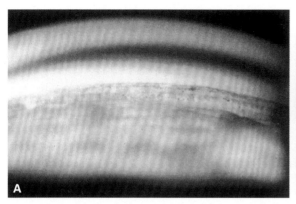
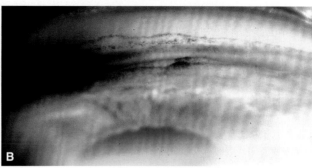

FIGURA 16-9 Características gonioscópicas del síndrome de exfoliación. A: pigmentación irregular de la malla trabecular y motas blancas de material exfoliativo. **B:** el pigmento en parches en la malla trabecular es un sello distintivo de la exfoliación. También se puede ver una línea clásica de Sampaolesi. (B, reimpreso con autorización de Khalil M, Ritch R. Medical management of exfoliative glaucoma. *Int Ophthalmol Clin.* 2014;54(4):57-70.)

Los estudios ultraestructurales indican la producción de exfoliación activa en la malla trabecular, el canal de Schlemm y los canales colectores, y la deposición pasiva de material exfoliativo en los espacios intertrabeculares (**fig. 16-10**).[32,52] La acumulación progresiva del material exfoliativo conduce a la inflamación de la malla yuxtacanalicular y al estrechamiento gradual y la desorganización de la arquitectura del canal de Schlemm en casos avanzados. En ocasiones, las células endoteliales corneales que proliferan y migran producen una lámina pretrabecular de matriz extracelular anormal que cubre la superficie interna de la malla uveal.[52]

Otros hallazgos de la lámpara de hendidura

También se puede observar material exfoliativo después de la cirugía de cataratas en el hialoides anterior en ojos afáquicos y después de la capsulotomía con láser de itrio-aluminio-granate dopado con neodimio (Nd:YAG) (**fig. 16-11A** y **B**), así como en una lente intraocular

de cámara posterior en ojos seudofáquicos (**fig. 16-11B**). Los ojos con síndrome de exfoliación también pueden tener un aumento del flare y la celularidad en el humor acuoso, según lo cuantifica un medidor láser de celularidad y flare.[53]

CURSO DEL GLAUCOMA

La presencia de material exfoliativo en el ojo es un factor de riesgo importante de conversión a glaucoma en pacientes con hipertensión ocular. En el Early Manifest Glaucoma Trial (EMGT), los pacientes con hipertensión ocular y síndrome de exfoliación tenían el doble de probabilidades de desarrollar glaucoma en comparación con los controles pareados por edad y sexo sin síndrome de exfoliación.[54]

Una vez que el glaucoma está presente, este tiende a ser mucho más agresivo y tener un peor pronóstico, en comparación con el GAA crónico de tensión normal y alta (GCAA) (**fig. 16-12**).[55] Las razones

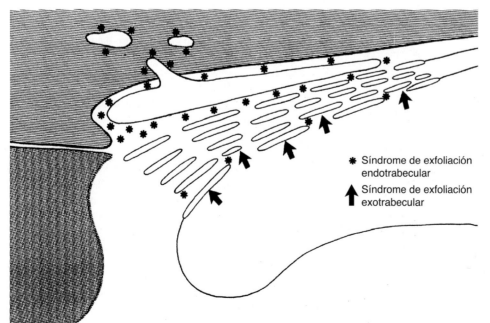

Síndrome de exfoliación endotrabecular

Síndrome de exfoliación exotrabecular

FIGURA 16-10 Trabeculopatía por síndrome de exfoliación. El esquema de la malla trabecular muestra la localización de los depósitos del síndrome de exfoliación de presunto origen endotrabecular y exotrabecular. (Reimpreso de Naumann GO, Schlötzer-Schrehardt U, Kuchle M. Pseudoexfoliation syndrome for the comprehensive ophthalmologist: intraocular and systemic manifestations. *Ophthalmology.* 1998;105(6):951-968. Copyright © 1998 American Academy of Ophthalmology, Inc. Con autorización.)

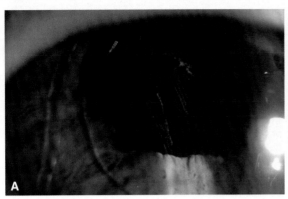
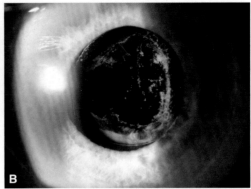

FIGURA 16-11 Material exfoliativo observado después de procedimientos oculares. A: material exfoliativo después de cirugía de catarata en la cara anterior de la hialoides. **B:** material exfoliativo tras una capsulotomía con láser YAG en un ojo seudofáquico. (B, reproducido con autorización de EyeRounds. org, The University of Iowa.)

de esto pueden incluir una presión intraocular (PIO) más alta, mayor fluctuación diurna y entre consultas de la PIO, además de mayor vulnerabilidad al daño del nervio óptico.

Glaucoma de ángulo abierto

La mayoría de los ojos con glaucoma exfoliativo tiene un mecanismo de ángulo abierto, aunque el glaucoma agudo de ángulo cerrado también se presenta en una pequeña cantidad de casos.[25,31,56,57] No es raro que los pacientes con síndrome de exfoliación tengan un inicio agudo de elevación de la PIO en presencia de ángulos abiertos.

La observación de que el glaucoma no se desarrolla en todos los ojos de los pacientes con síndrome de exfoliación, y de que puede desarrollarse en ambos ojos de un paciente con exfoliación unilateral, ha llevado a la teoría de que el glaucoma exfoliativo y el GCAA pueden compartir mecanismos similares de obstrucción del

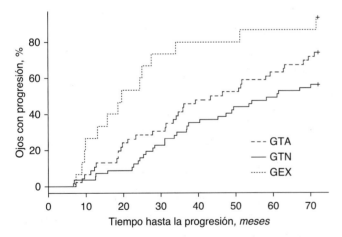

FIGURA 16-12 Progresión comparativa del glaucoma durante 6 años. En el Early Manifest Glaucoma Trial (EMGT), alrededor de 93% de los ojos con glaucoma exfoliativo (GEX) no tratados progresó, mientras que la progresión en el glaucoma de tensión normal (GTN) fue de 56% y en el glaucoma de tensión alta (GTA) fue de 74%. (Modificado de Heijl A, Bengtsson B, Hyman L, et al. Natural history of open-angle glaucoma. *Ophthalmology*. 2009;116(12):2271-2276. Copyright © 2009 American Academy of Ophthalmology. Con autorización.)

flujo de salida del humor acuoso.[25,31,58,59] Sin embargo, se cree que la incidencia mucho más alta de glaucoma en ojos con síndrome de exfoliación indica una relación causal entre el material anormal y la PIO elevada.[60] Los pacientes con síndrome de exfoliación no tienen la misma respuesta a los corticoesteroides tópicos que los pacientes con GCAA.[61,62] Más aún, aunque algunas variantes del gen 1 de la lisil oxidasa (*LOXL1*) predisponen al glaucoma exfoliativo (véase el análisis sobre genética en Etiología y patogenia), no parecen estar asociadas con el GCAA.[63] Por lo tanto, parece que el glaucoma exfoliativo representa un forma de glaucoma, pero puede superponerse al GCAA en algunos pacientes. Los mecanismos de la elevación de la PIO en las formas de glaucoma exfoliativo de ángulo abierto pueden incluir producción local de material exfoliativo, daño a las células endoteliales de la malla trabecular, así como deposición pasiva de material exfoliativo y pigmento que se origina en cualquier otra parte del segmento anterior.

Se ha observado que la probabilidad de desarrollar neuropatía óptica glaucomatosa es mayor en ojos con glaucoma exfoliativo que en otras formas de glaucoma a niveles de PIO similares,[57] lo que sugiere una vulnerabilidad intrínseca en el nervio óptico en el primer grupo. Aunque el área del disco y otras características morfométricas de la cabeza del nervio óptico no difieren entre los ojos no glaucomatosos con y sin exfoliación,[64] el daño glaucomatoso del borde neurorretiniano tiende a ser más difuso en el glaucoma exfoliativo, a diferencia de la preferencia sectorial en el GCAA.[65] Estudios microscópicos de inmunoelectrones de la lámina cribosa han mostrado elastosis, lo que sugiere una regulación anormal de la síntesis o degradación de elastina, o ambas, en la cabeza del nervio óptico de los pacientes con síndrome de exfoliación, consistente con el papel del *LOXL1*.[66]

Aumentos agudos de la presión intraocular

Los pacientes con síndrome de exfoliación y ángulos abiertos pueden presentar glaucoma agudo que imita el glaucoma de ángulo cerrado (es decir, hiperemia conjuntival, edema corneal y PIO a menudo > 50 mm Hg).[56,59,67] En un estudio de 139 casos de "glaucoma agudo", que comprende 25% de una serie de pacientes con síndrome de exfoliación y glaucoma, 86 tenían GAA, 21 presentaban glaucoma neovascular y 18 tenían glaucoma agudo de ángulo cerrado.[57] En todos los ojos con cierre de ángulo agudo, la profundidad de la cámara anterior era inferior a 2.2 mm.

Glaucoma de ángulo cerrado

Como se señaló antes, el cierre del ángulo es un mecanismo menos común de glaucoma en pacientes con síndrome de exfoliación, y puede ser agudo o crónico.[25,31,48,56,57] Varios mecanismos pueden crear una tendencia hacia el bloqueo pupilar y el cierre del ángulo, incluidos la debilidad zonular, que provoca el movimiento anterior del cristalino; el engrosamiento del cristalino debido a la formación de cataratas; el aumento de la adhesividad del iris al cristalino (en ocasiones con sinequias posteriores) debido a material exfoliativo, degeneración del músculo del esfínter y uveítis; y la rigidez del iris por hipoxia. Los pacientes con síndrome de exfoliación que están predispuestos al cierre angular pueden tener un segmento anterior un tanto pequeño a pesar de una longitud axial normal. Naumann[68] acuñó el término *microftalmos anterior relativo* para describir ojos con longitud axial normal pero un segmento anterior desproporcionadamente más pequeño, definido por un diámetro corneal horizontal de 11 mm o menos. Estos pacientes tienden a tener una profundidad de la cámara anterior central más estrecha y un grosor del cristalino mayor que el promedio.

ETIOLOGÍA Y PATOGÉNESIS

La apariencia ultraestructural del material exfoliativo en el síndrome de exfoliación es la de fibrillas aleatorias de 10 a 12 nm, dispuestas en una matriz fibrilogranular y en ocasiones enrolladas como espirales.[69,70] La evidencia apoya el concepto de que el síndrome de exfoliación es una microfibrilopatía hereditaria que involucra al factor de crecimiento transformante-1, el estrés oxidativo y los mecanismos de protección celular alterados como factores patogénicos clave (**fig. 16-13**).[71] En un estudio histórico en las poblaciones islandesa y sueca, se identificó una variante genética común como un factor de riesgo importante para el síndrome de exfoliación y el glaucoma.[72] Se observaron polimorfismos en la región codificante de la *LOXL1*, ubicado en el cromosoma 15q24, en casi todos los individuos con síndrome de exfoliación en las poblaciones estudiadas. La LOXL1 es una de las

muchas enzimas esenciales para la formación de fibras de elastina. Desempeña un papel en la modificación de la tropoelastina, el componente básico de la elastina, y cataliza el proceso para que los monómeros se entrecrucen y formen elastina. Los ratones que carecen de la proteína LOXL1 tienen cambios difusos en el tejido elástico asociados con la acumulación de tropoelastina, que incluyen prolapso de órganos pélvicos, espacios aéreos agrandados en el pulmón, piel flácida y anomalías vasculares.[73]

Otras asociaciones genéticas para la exfoliación incluyen *CACNA1A, CDKN2B-AS, FLT1-POMP, TMEM136-ARHGEF12, AGPAT1, RBMS3* y *SEMA6A*.[74,75] Se han encontrado asociaciones más débiles con clusterina (proteína acompañante), *APOE, CNTNAP2, GST, LTBP2, BIRC6* y *TNF-α*. (Véase capítulo 9 para obtener información adicional sobre la genética y los glaucomas.)

Se han implicado varios factores no genéticos en la patogenia del síndrome de exfoliación, que incluyen agresiones ambientales acumulativas, inflamación crónica de bajo grado, hipoxia, exposición a radiación ultravioleta, temperaturas ambientales más bajas, clima más soleado y mayor altitud. Los factores dietéticos incluyen una mayor ingesta total de folato y un mayor consumo de café. Otras asociaciones incluyen niveles reducidos de antioxidantes (ácido ascórbico, glutatión) y niveles aumentados de marcadores de estrés oxidativo (8-isoprostaglandina-F2α) en humor acuoso, suero y tejidos.[76]

Fuentes oculares y sistémicas

El material exfoliativo es producido por muchos tipos de células en el segmento anterior, incluyendo el epitelio de la cápsula del cristalino, el epitelio del iris, el endotelio vascular, el endotelio corneal y el endotelio del canal de Schlemm. El material también se ha encontrado en el tejido extrabulbar, incluida la conjuntiva,[68,77,78] que parece ser otra fuente independiente del material. Esto se ha demostrado en biopsias conjuntivales de ojos que no tenían el aspecto clínico típico de material exfoliativo en la cápsula anterior del cristalino, pero que se sospechaba por otros signos, como la dispersión del pigmento y defectos de transiluminación del iris.[79] Otros sitios extrabulbares donde se ha identificado material exfoliativo incluyen los músculos extraoculares, los

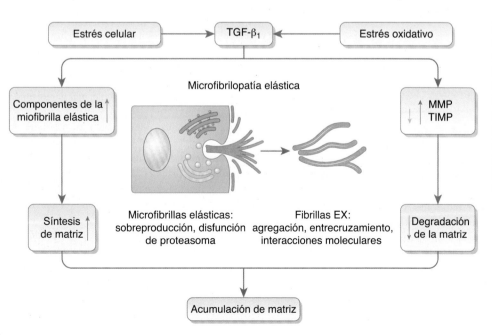

FIGURA 16-13 **Patogenia propuesta del síndrome de exfoliación.** EX, exfoliación; TGF, factor de crecimiento transformante; TIMP, inhibidor tisular de la metaloproteinasa de matriz (MMP). (Modificado de Ritch R, Schlötzer-Schrehardt U, Allingham RR. Exfoliation syndrome and exfoliative glaucoma. En: Shaarawy TM, et al. eds. *Glaucoma.* 2nd ed. London: Elsevier; 2015:357-365. Copyright © 2015 Elsevier. Con autorización.)

septos orbitarios, las arterias ciliares posteriores, las venas de vórtice y los vasos retinianos centrales que atraviesan las vainas del nervio óptico.[78] También se ha encontrado material exfoliativo en tejidos de todo el cuerpo de pacientes con el síndrome de exfoliación, incluidos pulmón, corazón, hígado, vesícula biliar, piel, riñón y meninges cerebrales,[80,81] lo que sugiere un proceso sistémico que involucra un metabolismo anormal generalizado de la elastina.

Asociaciones sistémicas

El síndrome de exfoliación se ha relacionado con varias enfermedades sistémicas, que incluyen afecciones vasculares (hipertensión, angina, enfermedad arterial coronaria, aneurisma aórtico abdominal, estenosis de la arteria renal, enfermedad vascular periférica, disfunción eréctil) y cerebrovasculares (ataques isquémicos transitorios y evento vascular cerebral).[82] También se han reportado asociaciones con homocistinuria, demencia tipo Alzheimer, hipoacusia neurosensorial, prolapso de órganos pélvicos y hernia inguinal indirecta.[83]

Aún queda por dilucidar cómo la exfoliación puede afectar al sistema vascular. La exfoliación daña el sistema microfibrilar elástico, y la elastina es un componente principal de la matriz extracelular de arterias y arteriolas. Existe evidencia de que la deposición de material exfoliativo en la pared del vaso conduce a aumentos en la resistencia vascular y disminución del flujo sanguíneo, desregulación vascular, así como control vascular parasimpático alterado.[84] La túnica íntima también contiene una lámina elástica interna que, si se rompe, podría aumentar el riesgo de ateroesclerosis y formación de trombos. Además, la exfoliación y la ateroesclerosis tienen en común el estrés oxidativo y la hiperhomocisteinuria. En vasos más pequeños (p. ej., en la vasa vasora del nervio óptico o en vasos más grandes), la acumulación de material de exfoliación podría estrechar la luz del vaso de forma mecánica, lo que crea una tendencia a la oclusión y la isquemia.

Dada la aparente asociación entre el síndrome de exfoliación y la enfermedad cardiovascular y cerebrovascular, puede ser prudente informar a los pacientes con este síndrome que pueden tener un mayor riesgo de padecer estas afecciones, y recomendar un seguimiento con su médico familiar para ver si tienen factores de riesgo modificables de enfermedad cardiaca y evento vascular cerebral.

DIAGNÓSTICO DIFERENCIAL

El síndrome de exfoliación debe distinguirse de otras formas de exfoliación del cristalino y de otras causas de dispersión de pigmento.

Delaminación capsular

Como se señaló antes en este capítulo, otro grupo de trastornos que implican la exfoliación de la cápsula anterior del cristalino se ha denominado "exfoliación verdadera de la cápsula del cristalino" o "delaminación capsular" (**fig. 16-1A**).[8-11] Estos casos difieren del síndrome de exfoliación en que un factor precipitante subyacente, como traumatismo, exposición a calor intenso o uveítis grave, está presente a menudo, pero no siempre.[5-10] La naturaleza de la exfoliación del cristalino también difiere, con material delgado y transparente similar a una membrana que se separa de la cápsula anterior del cristalino, y a menudo se enrosca en los bordes.[8-10] El glaucoma ocurre con poca frecuencia con la delaminación capsular.

Amiloidosis primaria

Esta enfermedad sistémica generalizada, que puede ser o no familiar,[85,86] tiene numerosas manifestaciones oculares, como el glaucoma. El amiloide puede depositarse como una sustancia blanca y escamosa en todo el ojo, incluidos el borde pupilar del iris, la cápsula anterior del cristalino y el ángulo de la cámara anterior, lo que crea un cuadro clínico que se asemeja al síndrome de exfoliación.[85,86] En la forma autosómica dominante, la polineuropatía amiloidótica familiar, el glaucoma es la manifestación ocular más común, y un estudio ultraestructural reveló acumulaciones de fibrillas amiloides y placas multicapa de material similar a la membrana basal en los espacios intertrabeculares.[87]

Dispersión de pigmento

Muchas afecciones, además del síndrome de exfoliación, se caracterizan por una mayor pigmentación de la malla trabecular. Estas incluyen el síndrome de dispersión pigmentaria y el glaucoma pigmentario (véase capítulo 18), algunas formas de uveítis anterior (véase capítulo 23), melanosis y melanomas (véase capítulo 22) y GCAA, así como una dispersión de pigmento densa inusual en ojos por lo demás normales. Por lo general estas afecciones se pueden distinguir del síndrome de exfoliación al observar el aspecto característico de la cápsula anterior del cristalino y el iris en este último trastorno. Sin embargo, puede desarrollarse síndrome de exfoliación en pacientes con síndrome de dispersión de pigmento.[88]

MANEJO

Glaucoma

El glaucoma asociado con el síndrome de exfoliación puede ser en particular difícil de manejar.[89,90] La PIO puede fluctuar de modo considerable, y se debe tener cuidado al establecer el rango de presión meta. Debido a una mayor fluctuación de la PIO, algunos médicos optan por establecer una PIO meta más baja y realizar un seguimiento más cercano de estos pacientes. Los individuos con glaucoma exfoliativo suelen tener una excelente respuesta a los análogos de prostaglandinas (APG); el bimatoprost es el agente más eficaz, seguido por el travoprost y luego el latanoprost.[91,93] La evidencia indica que una combinación fija de un APG más timolol funciona mejor que un APG solo; la dosis vespertina de travoprost más timolol puede proporcionar una mayor reducción de la PIO en 24 horas que la dosis vespertina de latanoprost más timolol; y la combinación de timolol más dorzolamida es tan eficaz como el latanoprost.[94-96]

Además, puede ser útil emplear pilocarpina a 2% a la hora de acostarse, con base en los resultados del International Collaborative Exfoliation Syndrome Treatment Study, un ensayo aleatorizado multiinstitucional que involucró a pacientes con síndrome de exfoliación e hipertensión ocular o glaucoma. Los participantes que recibieron latanoprost más pilocarpina a la hora de acostarse tuvieron una mayor reducción de la PIO (en promedio 1.3 mm Hg), presentaron mejoría en la facilidad del flujo de salida y disminución de la pigmentación de la malla trabecular, en comparación con los que recibieron una combinación fija de timolol-dorzolamida o timolol solo.[46]

Para el manejo con láser, si el ángulo es ocluible, se sugiere considerar una iridotomía con láser o una extracción de catarata. Si el ángulo está abierto se puede considerar la trabeculoplastia con láser. Se ha encontrado que la trabeculoplastia selectiva con láser (TSL) es tan eficaz en el glaucoma exfoliativo como en el GCAA, y es tan eficiente como la trabeculoplastia con láser argón (TLA) para el glaucoma exfoliativo.[97,98] Aunque es raro que ocurran, pueden presentarse picos de la PIO en asociación con descompensación corneal después de TSL en pacientes con glaucoma exfoliativo.[99]

Cuando es necesaria una intervención quirúrgica incisional y la PIO está relativamente bien controlada o solo está un poco elevada (p. ej., por debajo de 30 mm Hg con la terapia máxima tolerada, con daño glaucomatoso en estadio temprano a moderado), la cirugía microinvasiva de glaucoma (MIGS, por sus siglas en inglés), con o sin cirugía de catarata, puede ser segura y efectiva.[100,101] Si la PIO es alta (p. ej., ≥ 30 mm Hg) o hay daño glaucomatoso avanzado, por lo general se recomienda la cirugía filtrante o la implantación de un dispositivo de drenaje para glaucoma. La cirugía de catarata por sí sola también puede disminuir la PIO en algunos pacientes con síndrome de exfoliación y glaucoma exfoliativo y GAA.[102] Si hay un ángulo cerrado se puede combinar la facoemulsificación con goniosinequiálisis o MIGS (o ambas) o trabeculectomía, según el grado de elevación de la PIO y el estadio del glaucoma.

Después de la operación, los ojos con exfoliación tienen más probabilidades que otros de experimentar inflamación. Por lo tanto, se sugiere considerar un tratamiento antiinflamatorio agresivo con esteroides y agentes no esteroideos, según sea apropiado.

Catarata

Con frecuencia está indicada la extracción de catarata para mejorar la agudeza visual además del control de la PIO, y requiere una consideración especial en estos pacientes. Con la cirugía tradicional de catarata extracapsular y con la facoemulsificación, los pacientes con síndrome de exfoliación tienen un riesgo mayor que el promedio de roturas zonulares y capsulares.[103] Lo más probable es que esto se deba a la degeneración de las fibrillas zonulares,[37] pero también puede estar asociado con una cápsula posterior del cristalino delgada.[104] Otros factores que pueden complicar la cirugía de cataratas en estos pacientes son la dilatación pupilar deficiente y las sinequias ocasionales entre el epitelio pigmentado del iris y la cápsula anterior periférica del cristalino.[105] De modo preoperatorio, el cirujano debe buscar evidencia de diálisis zonular, como facodonesis y una profundidad asimétrica de la cámara anterior;[37] el endotelio corneal también debe evaluarse con cuidado para ver si hay compromiso. La biomicroscopia ecográfica puede ser muy útil cuando se trata de decidir si hay una diálisis zonular significativa, y también para detectar la presencia de zónulas estiradas.

Algunos consejos útiles para la cirugía de cataratas son agrandar la capsulorrexis, para permitir que el núcleo o las piezas del núcleo se prolapsen hacia la cámara anterior, acción que minimiza el estrés zonular; una capsulorrexis grande también ayuda a prevenir la fimosis capsular, que es común en ojos con síndrome de exfoliación. Durante la hidrodisección se debe tener cuidado de oprimir ligeramente el centro del núcleo de vez en cuando para descomprimir la presión del líquido en una cápsula posterior débil. Si la debilidad zonular es evidente de forma intraoperatoria, puede ser útil un anillo de tensión de la cápsula o segmentos de tensión capsular. Además de tener especial cuidado para minimizar el estrés zonular durante la manipulación del núcleo y la extracción de la corteza, si el tamaño de la pupila es pequeño, el cirujano debe considerar la dilatación mecánica y el mantenimiento de la dilatación de la pupila. El uso de una lente intraocular de cámara posterior es bien tolerado en pacientes con síndrome de exfoliación, aunque estos individuos pueden tener un mayor riesgo de reacción fibrinoide.[106]

PREVENCIÓN

La prevención del síndrome de exfoliación y el glaucoma asociado aún no es una realidad. Sin embargo, es interesante saber que los investigadores del Reykjavik Eye Study observaron lo siguiente:

En comparación con los que consumían vegetales ricos en fibra dietética, vegetales verdes o amarillos y frutas menos de una vez al mes entre los 20 y los 40 años de edad, se encontró que aquellos que consumían los mismos alimentos una o dos veces cada 2 semanas tenían menos probabilidades de tener [síndrome de exfoliación]. Lo mismo se aplica a quienes consumen [frutas o verduras, o ambas] ricas en fibra dietética una o dos veces cada 2 semanas entre los 40 y 60 años.[107]

▶ El síndrome de exfoliación es una microfibrilopatía relacionada con el estrés asociada con *LOXL1* y otros factores genéticos y ambientales. Por lo general se identifica por la apariencia típica de material exfoliativo en la cápsula anterior del cristalino, y es un trastorno bastante común en personas mayores entre muchas poblaciones de todo el mundo. Se caracteriza por un material similar a una proteína del cristalino, el iris y varias otras estructuras oculares y extraoculares.

▶ El síndrome de exfoliación es un factor de riesgo importante para el desarrollo de glaucoma de ángulo abierto y, en algunos casos, glaucoma de ángulo cerrado. La afección puede ser unilateral o bilateral, y alrededor de 40% de los pacientes con síndrome de exfoliación puede tener glaucoma asociado.

▶ La identificación temprana y el manejo apropiado son esenciales para obtener buenos resultados. Los primeros signos del síndrome de exfoliación incluyen una ligera escarcha de material en la cápsula del cristalino, que se ve mejor con la pupila dilatada, pigmento denso (a menudo irregular) en la malla trabecular, y visualización de material exfoliativo en las zónulas del cristalino o el cuerpo ciliar.

▶ Las manifestaciones oculares asociadas con el síndrome de exfoliación incluyen glaucoma, cataratas, debilidad zonular y de la cápsula del cristalino, dilatación pupilar deficiente, rotura de la barrera hematoacuosa, descompensación del endotelio corneal y oclusión de la vena retiniana.

▶ Cualquier paciente con síndrome de exfoliación y una profundidad estrecha de la cámara anterior central y periférica debe someterse a una gonioscopia y ser evaluado para una iridotomía periférica profiláctica.

▶ Cuando se esté considerando la cirugía de catarata en un paciente con síndrome de exfoliación, se deben revisar las zónulas del cristalino (es decir, examinar la presencia de facodonesis o subluxación del cristalino y, si la pupila es pequeña, se debe considerar la biomicroscopia por ecografía).

▶ El glaucoma es en particular difícil de controlar en pacientes con síndrome de exfoliación. Se debe tener cuidado al establecer el rango de presión meta, y el paciente debe seguirse de cerca con un tratamiento agresivo, ya que los ojos con glaucoma exfoliativo tienen una mayor fluctuación de la PIO diurna, en comparación con los ojos de glaucoma crónico de ángulo abierto de presión normal o alta, y la PIO puede dispararse fuera de control en un periodo corto.

▶ La opción de tratamiento médico inicial preferida parece ser un análogo de prostaglandina. La terapia puede aumentarse con supresores del humor acuoso o pilocarpina a 2% al acostarse. La trabeculoplastia selectiva con láser parece funcionar tan bien como la trabeculoplastia con láser argón en ojos con glaucoma exfoliativo. Para el cierre del ángulo se puede considerar una iridotomía o una cirugía de catarata.

▶ La cirugía de cataratas proporciona un mejor control de la PIO a corto y mediano plazo en pacientes con síndrome de exfoliación. Los pacientes que tienen cataratas y glaucoma no controlado con medicamento deben someterse a un procedimiento combinado con cirugía microinvasiva de glaucoma, trabeculectomía o implantación de un dispositivo de drenaje para glaucoma, lo que depende de varias consideraciones.

▶ La evidencia acumulada sugiere que el síndrome de exfoliación está asociado con enfermedad cardiovascular y cerebrovascular.

REFERENCIAS

1. Ritch R. Exfoliation syndrome: the most common identifiable cause of open-angle glaucoma. *J Glaucoma*. 1994;3(2):176-177.
2. Schlötzer-Schrehardt U, Naumann GOH. Ocular and systemic pseudo-exfoliation syndrome. *Am J Ophthalmol*. 2006;141(5):921-937.e2.
3. Wang W, He M, Zhou M, Zhang X. Ocular pseudoexfoliation syndrome and vascular disease: a systematic review and meta-analysis. *PLoS One*. 2014;9(3):e92767.
4. Lindberg JG. Clinical investigations on depigmentation of the pupillary border and translucency of the iris in cases of senile cataract and in normal eyes in elderly persons. *Acta Ophthalmol Suppl*. 1989;190:1-96.
5. Elschnig A. Detachment of the zonular lamellae in glass blowers [in German]. *Klin Monastsbl Augenheilkd*. 1922;69:732-734.
6. Teekhasaenee C, Suwan Y, Supakontanasan W, Tulvatana W, Ritch R. The clinical spectrum and a new theory of pathogenesis of true exfoliation syndrome. *Ophthalmology*. 2016;123(11):2328-2337.
7. Butler TH. Capsular glaucoma. *Trans Ophthalmol Soc UK*. 1938;68:575-589.
8. Radda T, Klemen U. Idiopathische echte Exfoliation. *Klinische Monatsblätter für Augenheilkunde*. 1982;181(10):276-277.
9. Brodrick JD, Tate GW. Capsular delamination (true exfoliation) of the lens. Report of a case. *Arch Ophthalmol*. 1979;97(9):1693-1698.
10. Cashwell LF, Holleman IL, Weaver RG, van Rens GH. Idiopathic true exfoliation of the lens capsule. *Ophthalmology*. 1989;96(3):348-351.
11. Dvorak-Theobald G. Pseudo-exfoliation of the lens capsule: relation to true exfoliation of the lens capsule as reported in the literature and role in the production of glaucoma capsulocuticulare. *Am J Ophthalmol*. 1954;37(1):1-12.
12. Ringvold A. Epidemiology of the pseudo-exfoliation syndrome, a review. *Acta Ophthalmol Scand*. 1999;77(4):371-375.
13. Åström S, Stenlund H, Lindén C. Incidence and prevalence of pseudo-exfoliations and open-angle glaucoma in northern Sweden: II. Results after 21 years of follow-up. *Acta Ophthalmol Scand*. 2007;85(8):832-837.
14. Ringvold A, Blika S, Elsås T, et al. The prevalence of pseudoexfoliation in three separate municipalities of Middle-Norway. A preliminary report. *Acta Ophthalmol*. 2009;65(S182):17-20.
15. Luntz MH. Prevalence of pseudo-exfoliation syndrome in an urban South African clinic population. *Am J Ophthalmol*. 1972;74(4):581-587.
16. Ball SF, Grahamn S, Thompson H. The racial prevalence and biomicroscopic signs of exfoliative syndrome in the glaucoma population of Southern Louisiana. *Glaucoma*. 1989;11:169-175.
17. Stein JD, Pasquale LR, Talwar N, et al. Geographic and climatic factors associated with exfoliation syndrome. *Arch Ophthalmol*. 2011;129(8):1053-1060.
18. Pasquale LR, Wiggs JL, Willett WC, Kang JH. The relationship between caffeine and coffee consumption and exfoliation glaucoma or glaucoma suspect: a prospective study in two cohorts. *Invest Ophthalmol Vis Sci*. 2012;53(10):6427-6433.
19. Ritch R, Schlötzer-Schrehardt U. Exfoliation syndrome. *Surv Ophthalmol*. 2001;45(4):265-315.
20. Ohrt V, Nehen JH. The incidence of glaucoma capsulare based on a Danish hospital material. *Acta Ophthalmol*. 2009;59(6):888-893.
21. Lindblom B, Thorburn W. Observed incidence of glaucoma in Hälsingland, Sweden. *Acta Ophthalmol*. 2009;62(2):217-222.
22. Blika S, Ringvold A. The occurrence of simple and capsular glaucoma in Middle-Norway. *Acta Ophthalmol*. 1987;65(S182):11-16.
23. Yalaz M, Othman I, Nas K, et al. The frequency of pseudoexfoliation syndrome in the eastern Mediterranean area of Turkey. *Acta Ophthalmol*. 1992;70(2):209-213.
24. Moreno-Montañés J, Serna AA, Paredes AA. Pseudoexfoliative glaucoma in patients with open-angle glaucoma in the northwest of Spain. *Acta Ophthalmol (Copenh)*. 2009;68(6):695-699.
25. Roth M, Epstein DL. Exfoliation syndrome. *Am J Ophthalmol*. 1980;89(4):477-481.
26. Ritch R. Exfoliation syndrome [review]. *Curr Opin Ophthalmol*. 2001;12(2):124-130.
27. Miyake K, Matsuda M, Inaba M. Corneal endothelial changes in pseudoexfoliation syndrome. *Am J Ophthalmol*. 1989;108(1):49-52.
28. Schlötzer-Schrehardt UM, Dorfler S, Naumann GO. Corneal endothelial involvement in pseudoexfoliation syndrome. *Arch Ophthalmol*. 1993;111(5):666-674.
29. Naumann GOH, Schlötzer-Schrehardt U. Keratopathy in pseudoexfoliation syndrome as a cause of corneal endothelial decompensation. *Ophthalmology*. 2000;107(6):1111-1124.
30. Naumann GOH, Schlötzer-Schrehardt U. Corneal endotheliopathy of exfoliation syndrome (letter). *Arch Ophthalmol*. 1994;112:297.
31. Layden WE, Shaffer RN. Exfoliation syndrome. *Am J Ophthalmol*. 1974;78(5):835-841.
32. Naumann GO, Schlötzer-Schrehardt U, Kuchle M. Exfoliation syndrome for the comprehensive ophthalmologist: intraocular and systemic manifestations. *Ophthalmology*. 1998;105(6):951-968.
33. Seland JH, Chylack LT Jr. Cataracts in the exfoliation syndrome (fibrillopathia epitheliocapsularis). *Trans Ophthalmol Soc UK*. 1982;102(pt 3):375-379.
34. Arnarsson A, Jonasson F, Sasaki H, et al. Risk factors for nuclear lens opacification: the Reykjavik Eye Study. *Dev Ophthalmol*. 2002;35:12-20.
35. Mizuno K, Muroi S. Cycloscopy of pseudoexfoliation. *Am J Ophthalmol*. 1979;87(4):513-518.
36. Ritch R, Vessani RM, Tran HV, Ishikawa H, Tello C, Liebmann JM. Ultrasound biomicroscopic assessment of zonular appearance in exfoliation syndrome. *Acta Ophthalmol Scand*. 2007;85(5):495-499.
37. Futa R, Furuyoshi N. Phakodonesis in capsular glaucoma: a clinical and electron microscopic study. *Jpn J Ophthalmol*. 1989;33(3):311-317.
38. Doan A, Kwon YH: *Verticillata: Pseudoexfoliation Glaucoma: 65-Year-Old Male With Complaints of Painless, Gradual Loss of Vision OS*; 2005. Available at www.EyeRounds.org/cases/case8.htm. Accessed January 17, 2018.
39. Schlötzer-Schrehardt U, Naumann GOH. A histopathologic study of zonular instability in pseudoexfoliation syndrome. *Am J Ophthalmol*. 1994;118(6):730-743.
40. Prince AM, Ritch R. Clinical signs of the pseudoexfoliation syndrome. *Ophthalmology*. 1986;93(6):803-807.
41. Repo LP, Teräsvirta ME, Tuovinen EJ. Generalized peripheral iris transluminance in the pseudoexfoliation syndrome. *Ophthalmology*. 1990;97(8):1027-1029.
42. Brooks AMV, Gillies WE. The development of microneovascular changes in the iris in pseudoexfoliation of the lens capsule. *Ophthalmology*. 1987;94(9):1090-1097.
43. Asano N, Schlotzer-Schrehardt U, Naumann GO. A histopathologic study of iris changes in pseudoexfoliation syndrome. *Ophthalmology*. 1995;102(9):1279-1290.

44. Repo LP, Teräsvirta ME, Koivisto KJ. Generalized transluminance of the iris and the frequency of the pseudoexfoliation syndrome in the eyes of transient ischemic attack patients. *Ophthalmology.* 1993;100(3):352-355.

45. Repo LP, Suhonen MT, Teräsvirta ME, Koivisto KJ. Color Doppler imaging of the ophthalmic artery blood flow spectra of patients who have had a transient ischemic attack. *Ophthalmology.* 1995;102(8):1199-1205.

46. Khalil M, Ritch R. Medical management of exfoliative glaucoma. *Int Ophthalmol Clin.* 2014;54(4):57-70.

47. Sampaolesi R. Neue untersuchungen über das pseudo-kapselhäutchenglaukom (Glaucoma capsulare [in German]). *Ber Deutsch Ophthal Ges.* 1959;62:117-183.

48. Wishart PK, Spaeth GL, Poryzees EM. Anterior chamber angle in the exfoliation syndrome. *Br J Ophthalmol.* 1985;69(2):103-107.

49. Ritch R. Exfoliation syndrome and occludable angles. *Trans Am Ophthalmol Soc.* 1994;92:845-944.

50. Shah KC, Damji K, Chialant D, et al. Why do some patients with exfoliation syndrome develop angle closure glaucoma? *Invest Ophthalmol Vis Sci.* 1999;40:S80.

51. Gross FJ, Tingey D, Epstein DL. Increased prevalence of occludable angles and angle-closure glaucoma in patients with pseudoexfoliation. *Am J Ophthalmol.* 1994;117(3):333-336.

52. Schlotzer-Schrehardt U, Naumann GO. Trabecular meshwork in pseudoexfoliation syndrome with and without open-angle glaucoma. A morphometric, ultrastructural study. *Invest Ophthalmol Vis Sci.* 1995;36(9):1750-1764.

53. Küchle M, Nguyen NX, Horn F, Naumann GOH. Quantitative assessment of aqueous flare and aqueous 'cells' in pseudoexfoliation syndrome. *Acta Ophthalmologica.* 2009;70(2):201-208.

54. Grødum K, Heijl A, Bengtsson B. Risk of glaucoma in ocular hypertension with and without pseudoexfoliation. *Ophthalmology.* 2005;112(3):386-390.

55. Heijl A, Bengtsson B, Hyman L, Leske MC; Early Manifest Glaucoma Trial Group. Natural history of open-angle glaucoma. *Ophthalmology.* 2009;116(12):2271-2276.

56. Brooks AMV, Gillies WE. The presentation and prognosis of glaucoma in pseudoexfoliation of the lens capsule. *Ophthalmology.* 1988;95(2):271-276.

57. Gillies WE, Brooks AMV. The presentation of acute glaucoma in pseudoexfoliation of the lens capsule. *Aust NZ J Ophthalmol.* 1988;16(2):101-106.

58. Sampaolesi R, Argento C. Scanning electron microscopy of the trabecular meshwork in normal and glucomatous eyes. *Invest Ophthalmol Vis Sci.* 1977;16(4):302-314.

59. Cebon L, Smith RJ. Pseudoexfoliation of lens capsule and glaucoma. Case report. *Br J Ophthalmol.* 1976;60(4):279-282.

60. Aasved H. Intraocular pressure in eyes with and without fibrillopathia epitheliocapsularis (so-called senile exfoliation or pseudoexfoliation). *Acta Ophthalmol (Copenh).* 1971;49(4):601-610.

61. Pohjola S, Horsmanheimo A. Topically applied corticosteroids in glaucoma capsulare. *Arch Ophthalmol.* 1971;85(2):150-153.

62. Gillies WE. Corticosteroid-induced ocular hypertension in pseudoexfoliation of lens capsule. *Am J Ophthalmol.* 1970;70(1):90-95.

63. Liu Y, Schmidt S, Qin X, et al. Lack of association between LOXL1 variants and primary open-angle glaucoma in three different populations. *Invest Ophthalmol Vis Sci.* 2008;49(8):3465-3468.

64. Puska P, Raitta C. Exfoliation syndrome as a risk factor for optic disc changes in nonglaucomatous eyes. *Graefes Arch Clin Exp Ophthalmol.* 1992;230(6):501-504.

65. Tezel G, Tezel TH. The comparative analysis of optic disc damage in exfoliative glaucoma. *Acta Ophthalmol.* 2009;71(6):744-750.

66. Netland PA, Ye H, Streeten BW, Hernandez MR. Elastosis of the lamina cribrosa in pseudoexfoliation syndrome with glaucoma. *Ophthalmology.* 1995;102(6):878-886.

67. Gillies WE, West RH. Pseudo Exfoliation of the lens capsule and glaucoma. *Aust NZ J Ophthalmol.* 1977;5(1):18-20.

68. Naumann GOH. *Pathologie des Auges.* 2nd ed. Berlin: Springer; 1997.

69. Dark AJ, Streeten BW, Cornwall CC. Pseudoexfoliative disease of the lens: a study in electron microscopy and histochemistry. *Br J Ophthalmol.* 1977;61(7):462-472.

70. Davanger M. The pseudo-exfoliation syndrome: a scanning electron microscopic study. I: The anterior lens surface. *Acta Ophthalmol (Copenh).* 1975;53(6):809-820.

71. Ritch R, Schlötzer-Schrehardt U, Allingham RR. Exfoliation syndrome and exfoliative glaucoma. In: Shaarawy TM, Sherwood MB, Hitchings RA, Crowston JG, eds. *Glaucoma.* 2nd ed. London: Elsevier; 2015:357-365.

72. Thorleifsson G, Magnusson KP, Sulem P, et al. Common sequence variants in the LOXL1 gene confer susceptibility to exfoliation glaucoma. *Science.* 2007;317(5843):1397-1400.

73. Liu X, Zhao Y, Gao J, et al. Elastic fiber homeostasis requires lysyl oxidase–like 1 protein. *Nat Genet.* 2004;36(2):178-182.

74. Aboobakar IF, Johnson WM, Stamer WD, Hauser MA, Allingham RR. Major review: exfoliation syndrome; advances in disease genetics, molecular biology, and epidemiology. *Exp Eye Res.* 2017;154:88-103.

75. Aung T, Ozaki M, Lee MC, et al. Genetic association study of exfoliation syndrome identifies a protective rare variant at LOXL1 and five new susceptibility loci. *Nat Genet.* 2017;49(7):993-1004.

76. Dewundara S, Pasquale LR. Exfoliation syndrome: a disease with an environmental component. *Curr Opin Ophthalmol.* 2015;26(2):78-81.

77. Streeten BW, Bookman L, Ritch R, Prince AM, Dark AJ. Pseudoexfoliative fibrillopathy in the conjunctiva. *Ophthalmology.* 1987;94(11):1439-1449.

78. Schlotzer-Schrehardt U, Kuchle M, Naumann GO. Electron-microscopic identification of pseudoexfoliation material in extrabulbar tissue. *Arch Ophthalmol.* 1991;109(4):565-570.

79. Prince AM, Streeten BW, Ritch R, Dark AJ, Sperling M. Preclinical diagnosis of pseudoexfoliation syndrome. *Arch Ophthalmol.* 1987;105(8):1076-1082.

80. Schlotzer-Schrehardt UM, Koca MR, Naumann GO, Volkholz H. Pseudoexfoliation syndrome. Ocular manifestation of a systemic disorder? *Arch Ophthalmol.* 1992;110(12):1752-1756.

81. Streeten BW, Li ZY, Wallace RN, Eagle RC Jr, Keshgegian AA. Pseudoexfoliative fibrillopathy in visceral organs of a patient with pseudoexfoliation syndrome. *Arch Ophthalmol.* 1992;110(12):1757-1762.

82. Chung H, Arora S, Damji KF, Weis E. Association of pseudoexfoliation syndrome with cardiovascular and cerebrovascular disease: a systematic review and meta-analysis [review]. *Can J Ophthalmol.* 2018;53(4):365-372.

83. Besch BM, Curtin K, Ritch R, Allingham RR, Wirostko BM. Association of exfoliation syndrome with risk of indirect inguinal hernia: the Utah project on exfoliation syndrome. *JAMA Ophthalmol.* 2018;136(12):1368-1374.

84. Andrikopoulos GK, Alexopoulos DK, Gartaganis SP. Pseudoexfoliation syndrome and cardiovascular diseases [review]. *World J Cardiol.* 2014;6(8):847-854.

85. Tsukahara S, Matsuo T. Secondary glaucoma accompanied with primary familial amyloidosis. *Ophthalmologica.* 1977;175(5):250-262.

86. Schwartz MF, Green WR, Michels RG, Kincaid MC, Fogle J. An unusual case of ocular involvement in primary systemic nonfamilial amyloldosis. *Ophthalmology.* 1982;89(4):394-401.

87. Silva-Araújo AC, Tavares MA, Cotta JS, Castro-Correia JF. Aqueous outflow system in familial amyloidotic polyneuropathy, Portuguese type. *Graefes Arch Clin Exp Ophthalmol.* 1993;231(3):131-135.

88. Layden WE, Ritch R, King DG, Teekhasaenee C. Combined exfoliation and pigment dispersion syndrome. *Am J Ophthalmol.* 1990;109(5):530-534.

89. Futa R, Shimizu T, Furuyoshi N, Nishiyama M, Hagihara O. Clinical features of capsular glaucoma in comparison with primary open-angle glaucoma in Japan. *Acta Ophthalmol (Copenh).* 1992;70(2):214-219.

90. Olivius E, Thorburn W. Prognosis of glaucoma simplex and glaucoma capsulare. *Acta Ophthalmol.* 2009;56(6):921-934.

91. Konstas AGP, Hollo G, Irkec M, et al. Diurnal IOP control with bimatoprost versus latanoprost in exfoliative glaucoma: a crossover, observer-masked, three-centre study. *Br J Ophthalmol.* 2006;91(6):757-760.

92. Konstas AGP, Kozobolis VP, Katsimpris IE, et al. Efficacy and safety of latanoprost versus travoprost in exfoliative glaucoma patients. *Ophthalmology.* 2007;114(4):653-657.

93. Konstas AGP. Factors associated with long-term progression or stability in exfoliation glaucoma. *Arch Ophthalmol.* 2004;122(1):29.

94. Konstas AGP, Holló G, Mikropoulos DG, et al. 24-hour efficacy of the bimatoprost–timolol fixed combination versus latanoprost as first choice therapy in subjects with high-pressure exfoliation syndrome and glaucoma. *Br J Ophthalmol.* 2013;97(7):857-861.

95. Konstas AGP, Mikropoulos DG, Embeslidis TA, et al. 24-h Intraocular pressure control with evening-dosed travoprost/timolol, compared with latanoprost/timolol, fixed combinations in exfoliative glaucoma. *Eye (Lond).* 2010;24(10):1606-1613.

96. Konstas AGP, Kozobolis VP, Tersis I, Leech J, Stewart WC. The efficacy and safety of the timolol/dorzolamide fixed combination vs latanoprost in exfoliation glaucoma. *Eye (Lond).* 2003;17(1):41-46.

97. Koucheki B, Hashemi H. Selective laser trabeculoplasty in the treatment of open-angle glaucoma. *J Glaucoma.* 2012;21(1):65-70.

98. Kent SS, Hutnik CML, Birt CM, et al. A randomized clinical trial of selective laser trabeculoplasty versus argon laser trabeculoplasty in patients with pseudoexfoliation. *J Glaucoma*. 2015;24(5):344-347.

99. Bettis DI, Whitehead JJ, Farhi P, Zabriskie NA. Intraocular pressure spike and corneal decompensation following selective laser trabeculoplasty in patients with exfoliation glaucoma. *J Glaucoma*. 2016;25(4):e433-e7.

100. Ting JLM, Damji KF, Stiles MC. Ab interno trabeculectomy: outcomes in exfoliation versus primary open-angle glaucoma. *J Cataract Refract Surg*. 2012;38(2):315-323.

101. Neuhann TH. Trabecular micro-bypass stent implantation during small-incision cataract surgery for open-angle glaucoma or ocular hypertension: long-term results. *J Cataract Refract Surg*. 2015;41(12):2664-2671.

102. Damji KF, Konstas AG, Liebmann JM, et al. Intraocular pressure following phacoemulsification in patients with and without exfoliation syndrome: a 2 year prospective study. *Br J Ophthalmol*. 2006;90(8):1014-1018.

103. Skuta GL, Parrish RK, Hodapp E, Forster RK, Rockwood EJ. Zonular dialysis during extracapsular cataract extraction in pseudoexfoliation syndrome. *Arch Ophthalmol*. 1987;105(5):632-634.

104. Ruotsalainen J, Tarkkanen A. Capsule thickness of cataractous lenses with and without exfoliation syndrome. *Acta Ophthalmol (Copenh)*. 2009;65(4):444-449.

105. Carpel EF. Pupillary dilation in eyes with pseudoexfoliation syndrome. *Am J Ophthalmol*. 1988;105(6):692-694.

106. Raitta C, Tarkkanen A. Posterior chamber lens implantation in capsular glaucoma. *Acta Ophthalmol (Copenh)*. 1987;65(S182):24-26.

107. Arnarsson A, Jonasson F, Damji KF, Gottfredsdottir MS, Sverrisson T, Sasaki H. Exfoliation syndrome in the Reykjavik Eye Study: risk factors for baseline prevalence and 5-year incidence. *Br J Ophthalmol*. 2010;94(7):831-835.

Glaucomas asociados con trastornos del endotelio corneal

17

En el contexto clínico del glaucoma y los trastornos de la córnea, es útil considerar dos categorías de afecciones. En la primera categoría, hay anomalías del desarrollo del segmento anterior, afecciones adquiridas de la córnea o trastornos primarios del endotelio corneal que se presentan con glaucoma. En la segunda categoría, los cambios de la córnea son secundarios a la condición del glaucoma subyacente. La **tabla 17-1** resume estas categorías y las diversas clases de enfermedades clínicas. El tema de este capítulo son los trastornos endoteliales corneales primarios asociados con glaucoma, que incluyen el síndrome iridocorneal endotelial (ICE), la distrofia corneal polimorfa posterior (DCPP), también llamada distrofia polimorfa posterior (de la córnea), y la distrofia endotelial de Fuchs. Las demás condiciones clínicas se comentan en otros capítulos.

SÍNDROME IRIDOCORNEAL ENDOTELIAL

Terminología y características clínicas generales

El síndrome ICE se caracteriza por una anomalía endotelial corneal primaria.[1] Por lo general se distinguían tres variantes clínicas con base en los cambios en el iris (**tabla 17-2**), pero ahora se reconoce que la atrofia progresiva del iris, el síndrome de Chandler y el síndrome de Cogan-Reese representan un espectro de síndromes ICE en lugar de identidades clínicas distintas. En la vida de un paciente con síndrome ICE, la diferencia en las características clínicas puede reflejar el momento en el que se ve al paciente. Por ejemplo, un individuo con hallazgos iniciales de síndrome de Chandler más adelante puede desarrollar formación de agujeros o nódulos en el iris, lo que cambia el diagnóstico a atrofia progresiva del iris o síndrome de Cogan-Reese, de forma respectiva. En otros casos, sin embargo, la enfermedad no progresa.

En general, las características clínicas incluyen presentación en la edad adulta temprana o media, predilección por las mujeres, disminución de la agudeza visual, dolor, anomalías del iris, aparición unilateral con una cantidad variable de edema corneal, pero con anomalías subclínicas del endotelio corneal en el ojo contralateral, anomalías del ángulo de la cámara anterior y glaucoma.[2,3] La biomicroscopia con lámpara de hendidura suele revelar un aspecto de plata amartillada a nivel del endotelio corneal (**fig. 17-1**). El edema corneal con disminución de la visión puede empeorar al despertar y mejorar durante el día. La gonioscopia revela adherencias del iris periférico a la córnea, a menudo anteriores a la línea de Schwalbe.

Los casos familiares son raros, y no existe una asociación consistente con enfermedades sistémicas. En algunos casos, puede presentarse edema corneal a niveles de presión intraocular (PIO) que son normales o solo un poco elevados. En un estudio de 37 casos consecutivos de síndrome ICE en Estados Unidos, el síndrome de Chandler fue la variante clínica más común, con 21 casos reportados (56%), y se caracterizó por un edema corneal más grave a pesar de un glaucoma

menos severo que el resto de los pacientes.[4] Sin embargo, en un estudio de 60 pacientes consecutivos con síndrome ICE en Tailandia, 38 pacientes tenían síndrome de Cogan-Reese, 14 tenían síndrome de Chandler y 8 tenían atrofia progresiva del iris.[5] En ambos estudios el glaucoma se presentó con mayor frecuencia en pacientes con atrofia progresiva del iris. Las discrepancias en la prevalencia reportada de las variantes clínicas dentro del síndrome ICE pueden representar diferentes susceptibilidades étnicas. Aunque el síndrome ICE suele ser unilateral y afecta a pacientes de mediana edad, se han reportado excepciones que involucran casos bilaterales y pacientes jóvenes.[6] Cuando un paciente presenta un caso tan excepcional es importante considerar diagnósticos alternativos (como se analiza más adelante). En tales ocasiones se deben utilizar herramientas diagnósticas adicionales, como la microscopia especular, para ayudar a identificar las células ICE típicas.

Características patológicas

Cambios en la córnea

La característica común del síndrome ICE es una anomalía del endotelio corneal, que puede verse en la biomicroscopia con lámpara de hendidura como una apariencia de "plata fina amartillada" de la córnea posterior (**fig. 17-1**), similar a la de la distrofia endotelial de Fuchs.

Los hallazgos observados en la microscopia especular del endotelio corneal son casi patognomónicos del síndrome ICE. Las células endoteliales afectadas aparecen oscuras en el microscopio especular excepto por un punto central claro y una zona periférica clara con varios grados de pleomorfismo en tamaño y forma y pérdida de los márgenes hexagonales claros (**fig. 17-2**).[3,7] Como se mencionó antes, la mayoría los pacientes con síndrome ICE es sintomática en un solo ojo; sin embargo, en el ojo asintomático contralateral pueden identificarse anomalías mediante microscopia especular.

El examen con microscopia óptica de la córnea en un paciente con síndrome ICE ha revelado una monocapa de densidad celular reducida con zonas acelulares ocasionales y múltiples capas endoteliales, lo que sugiere una pérdida de la inhibición por contacto.[8] Las células ICE experimentan metaplasia, y adoptan características morfológicas de células epiteliales, como tinción inmunohistoquímica positiva para citoqueratinas que por lo regular son expresadas por el epitelio en lugar del endotelio.[9] Algunos especímenes han mostrado células inflamatorias mononucleares entre las células ICE,[10] que apoyan un mecanismo propuesto de patogénesis inducida por virus del síndrome ICE (como se comenta más adelante).[11]

Esta metaplasia está respaldada por microscopia electrónica de barrido en la que las células ICE mostraron numerosas microvellosidades en la superficie apical, además de tonofilamentos citoplasmáticos e indentaciones en la superficie basal que contienen grumos de material fibrilar colagenoso.[10] Otras células endoteliales mostraron filopodios y filamentos citoplásmicos de actina, lo que sugiere migración.[12] En

TABLA 17-1	Glaucoma y trastornos corneales

Trastornos de la córnea asociados con glaucoma

A. Trastornos del desarrollo (véase capítulo 15)
   1. Anomalía de Peters
   2. Esclerocórnea
   3. Aniridia
   4. Síndrome de Axenfeld-Rieger

B. Condiciones adquiridas
   1. Queratouveítis (cap. 23)
   2. Traumatismo (cap. 26)
   3. Queratoplastia endotelial o de espesor total (cap. 27)

C. Trastornos primarios del endotelio corneal
   1. Síndrome iridocorneal endotelial
   2. Distrofia corneal polimorfa posterior
   3. Distrofia endotelial de Fuchs

Glaucoma con anomalías secundarias de la córnea

A. Cambios corneales inducidos por la presión
   1. Edema epitelial y estromal (elevación aguda o marcada de la presión intraocular [PIO])
   2. Cambios endoteliales (elevación crónica de la PIO)
   3. Estrías de Haab (glaucoma infantil) (cap. 14)

B. Cambios endoteliales corneales inducidos por exfoliación (cap. 16)

C. Cambios en la córnea inducidos por fármacos
   1. Descompensación endotelial con inhibidores tópicos de la anhidrasa carbónica (cap. 32)
   2. Efecto tóxico en el epitelio de la córnea (p. ej., cloruro de benzalconio, β bloqueadores [cap. 30], mióticos [cap. 33])

TABLA 17-2	Síndrome iridocorneal endotelial	
Variantes clínicas principales	Rasgos característicos	
Atrofia progresiva del iris	Predominan las características del iris, con marcada corectopía, atrofia y formación de agujeros	
Síndrome de Chandler	Los cambios en el iris son leves o están ausentes, mientras que el edema corneal, a menudo con niveles normales de PIO, es común	
Síndrome de Cogan-Reese	Las lesiones pigmentadas nodulares del iris son el sello distintivo y pueden verse con todo el espectro de defectos corneales y otros defectos del iris	

un estudio que comparó la histología de las muestras de queratoplastia endotelial con pelamiento de la membrana de Descemet (DSEK) obtenidas de tres pacientes con síndrome ICE y DCPP, los hallazgos específicos en el aspecto de la membrana de Descemet diferenciaron las dos entidades.[13] Los pacientes con síndrome de ICE carecían de una membrana de Descemet prenatal o multicapa, que estaba presente en la DCPP. Además, las células endoteliales en el síndrome ICE variaban en forma y tamaño, y tenían una apariencia epitelial con procesos microvellosos superficiales en la DCPP. Otras diferencias histopatológicas incluyeron la presencia de capas no bandeadas anterior y posterior de la membrana de Descemet. Desde el punto de vista clínico, puede ser valioso enviar tejido corneal obtenido después de una DSEK para un examen patológico cuando se cuestiona la etiología del edema corneal.

Cambios en el iris

Las anomalías del iris constituyen la base principal para distinguir en un inicio las variantes clínicas dentro del síndrome ICE pero, como se mencionó antes, ahora se reconoce que representan un espectro de enfermedad.[2] En la *atrofia progresiva del iris*, el sello distintivo es la formación de agujeros asociada con corectopía y ectropión de úvea, que por lo general ocurren en la dirección hacia el cuadrante con el

área más prominente de sinequias anteriores periféricas (**fig. 17-3**).[14] Parece haber dos formas de agujeros atróficos del iris. En los agujeros por estiramiento, el iris se adelgaza de modo notable en el cuadrante alejado de la dirección de la distorsión pupilar y los agujeros se desarrollan en el área que se está estirando. En otros ojos se desarrollan agujeros por degradación sin corectopía asociada o adelgazamiento del iris, lo que se cree, según la angiografía del iris, que se produce debido a la isquemia del iris.[15]

En el *síndrome de Chandler* es posible que no se aprecien cambios clínicos evidentes en el iris, o que exista una corectopía mínima y una atrofia leve del estroma del iris (**fig. 17-4**). El síndrome de Cogan-Reese se distingue por nódulos pediculados pigmentados en la superficie del iris (**fig. 17-5**).

La microscopia óptica del iris en el síndrome de ICE muestra una monocapa de células endoteliales que cubren la membrana tipo Descemet en la superficie anterior del iris (**fig. 17-6**), que es continua con la que se observa sobre el ángulo de la cámara anterior en el cuadrante hacia el que se distorsiona la pupila.[1,14] Las lesiones nodulares características del síndrome de Cogan-Reese tienen una ultraestructura similar a la del estroma subyacente del iris, y siempre están rodeadas por la membrana celular antes descrita (**fig. 17-7**).[16]

Cambios en el cristalino

En casos raros, la membrana celular del síndrome ICE puede crecer sobre la superficie anterior del cristalino, acción que simula la cápsula anterior del cristalino, lo que puede crear confusión al realizar una capsulorrexis durante la cirugía de catarata.[17] Esta membrana también puede aparecer en la superficie anterior de un implante de lente intraocular (**fig. 17-8**).

Hallazgos gonioscópicos

Otra característica clínica común en el síndrome ICE son las sinequias anteriores periféricas o las adherencias iridocorneales, que por lo general se extienden hasta la línea de Schwalbe o más allá (**fig. 17-9**). La PIO elevada suele comenzar cuando las sinequias cierran de forma progresiva el ángulo de la cámara anterior. Sin embargo, el glaucoma no se correlaciona con precisión con el grado de cierre sinequial, y se ha reportado que ocurre cuando todo el ángulo estaba abierto pero al parecer cubierto por la membrana celular.[18,19] Estos hallazgos del ángulo se confirmaron en un estudio histológico que reveló la membrana tipo Descemet con una sola capa de células endoteliales que se

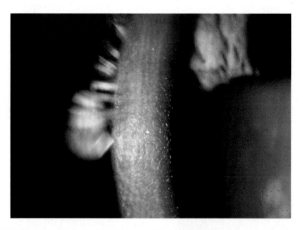

FIGURA 17-1 Síndrome iridocorneal endotelial. La vista con lámpara de hendidura muestra la fina apariencia en plata amartillada de una anomalía del endotelio corneal.

extiendía desde la córnea periférica, cubriendo un ángulo de la cámara anterior abierto en algunas áreas, o un cierre sinequial del ángulo en otras partes del mismo ojo.[1]

Biomicroscopia ecográfica y comparación de hallazgos

En casos sin características clínicas distintivas, como falta de orificio en el iris, corectopía o edema corneal, el diagnóstico de síndrome ICE puede ser un desafío. Se ha sugerido la biomicroscopia ecográfica como herramienta para detectar sinequias y atrofia del iris, junto

con otros detalles de la cámara anterior útiles en el diagnóstico.[20] Este estudio proporciona un beneficio particular cuando la córnea no permite una visión adecuada con lámpara de hendidura o examen gonioscópico. En un estudio de 21 pacientes chinos con síndrome ICE sometidos a biomicroscopia ecográfica, se encontraron características distintivas entre las tres variantes.[21] Se encontró que los pacientes con atrofia progresiva del iris tenían atrofia considerable del iris y sinequias; sin embargo, las sinequias en estos pacientes fueron menos pronunciadas que en aquellos con síndrome de Cogan-Reese. Los pacientes con síndrome de Chandler suelen presentar edema corneal. Los pliegues en la membrana de Descemet fueron una característica diagnóstica en los casos graves. De forma consistente con otros reportes, el glaucoma secundario prevaleció en cerca de la mitad de todos los pacientes.

Teorías del mecanismo

Con base en la evidencia clínica e histopatológica discutida anteriormente, Campbell y colaboradores[14] propusieron una "teoría de la membrana" en la que una anomalía primaria del endotelio corneal es responsable de los hallazgos en el síndrome ICE (**fig. 17-10**). Se desconoce la etiología que conduce a los cambios endoteliales corneales. La ausencia de antecedentes familiares positivos, la presencia de la capa posnatal de la membrana de Descemet y el predominio unilateral sugieren que se trata de un trastorno adquirido.

Dada la evidencia de inflamación en algunas muestras de histopatología de la córnea, se ha propuesto un mecanismo mediado por virus.[8] Otro estudio apoya esta etiología viral para el síndrome de ICE con base en la presencia de productos génicos de la ADN polimerasa

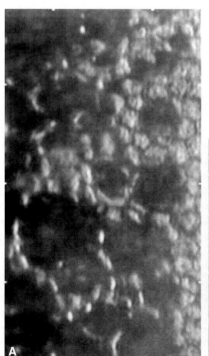
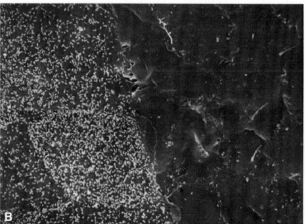

FIGURA 17-2 Síndrome iridocorneal endotelial. A: en esta vista de microscopia especular del endotelio corneal, los bordes de las células están oscurecidos, lo que deriva en la pérdida del mosaico endotelial normal. Nótense las áreas oscuras dentro de las células endoteliales. Se cree que los reflejos más brillantes provienen de los bordes de las células. **B:** esta vista de microscopia electrónica de barrido de la córnea demuestra una demarcación nítida entre las células anormales (síndrome endotelial iridocorneal) con microvellosidades y las células endoteliales relativamente no afectadas. (De Cockerham GC, Kenyon KR. The corneal dystrophies. En: Tasman W, Jaeger EA, eds. *Duane's Clinical Ophthalmology.* Vol 4. Philadelphia, PA: Lippincott Williams & Wilkins; 2006.)

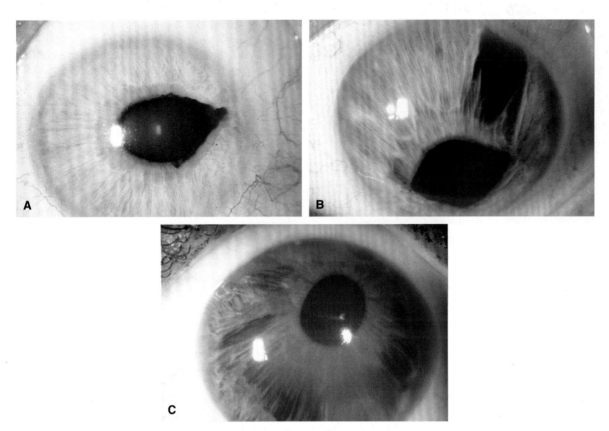

FIGURA 17-3 **Atrofia esencial del iris en ojos con síndrome iridocorneal endotelial. A:** atrofia esencial del iris leve. Nótese el ectropión de úvea y la corectopía. **B:** atrofia esencial del iris con sinequias anteriores periféricas en la parte inferior y un gran orificio por estiramiento en la parte superior. **C:** ojo con pupila desplazada hacia arriba debido a la formación progresiva de sinequias anteriores periféricas en la parte superior y adelgazamiento difuso del iris. Hay edema corneal leve. (Reimpreso de Rapuano C. *Cornea. Wills Eye.* 3rd ed. Philadelphia, PA: Wolter Kluwer; 2018.)

para el herpes simple, que se confirmó mediante la secuenciación del producto.[11] En concreto, entre 31 casos-pacientes (25 muestras de córnea de pacientes con síndrome ICE y 6 de pacientes con queratitis herpética crónica), 16 con síndrome ICE (64%) y 4 con queratitis herpética (67%) fueron positivos para el ADN del virus del herpes simple, con localización de expresión en el endotelio. Las córneas de control (*n* = 15) fueron negativas para el herpes simple. En un subgrupo más pequeño de nueve casos de síndrome ICE, las muestras fueron negativas para los virus de Epstein-Barr y herpes zóster. Con esta expresión altamente específica de herpes simple (es decir, negativo para los virus de Epstein-Barr y herpes zóster) en el endotelio de la córnea de las muestras de síndrome ICE, es concebible que una infección del endotelio de la córnea mediada por el herpes simple transforme estas células para perder la inhibición de contacto y para transformarse en células de tipo epitelial. Estas células transformadas de modo biológico forman una membrana celular proliferativa a través del ángulo de la cámara anterior, que puede obstruir la malla trabecular, y en la superficie del iris, lo que puede conducir a la formación de sinequias anteriores periféricas y a los diversos cambios en el iris observados en el espectro de atrofia progresiva del iris, síndrome de Cogan-Reese y síndrome de Chandler. Se ha sugerido el desarrollo de anticuerpos como una posible explicación de la protección en el ojo contralateral en la mayoría de los pacientes. La teoría más aceptada para la patogénesis aún es la infección viral, y algunos sugieren el involucro del virus

Epstein-Barr.[22] A pesar de esto, el papel patológico de los patógenos virales aún es especulativo.

Diagnóstico diferencial

Varios trastornos de la córnea o del iris, muchos de los cuales tienen glaucoma asociado, pueden confundirse con el síndrome ICE. Es útil pensar en ellos en las siguientes tres categorías: trastornos endoteliales, disolución del iris y lesiones nodulares del iris.

Entre los otros trastornos del endotelio corneal, la DCPP puede estar asociada con glaucoma y cambios del ángulo de la cámara anterior y del iris que se asemejan al síndrome ICE. Sin embargo, las anomalías de la córnea y otras características clínicas distinguen de forma clara estos dos espectros de enfermedad (que se comentan con más detalle en la siguiente sección). La microscopia especular puede ser útil para distinguir entre el síndrome ICE y la DCPP.[23] La distrofia endotelial de Fuchs tiene cambios en el endotelio corneal que son similares a los del síndrome ICE, pero ninguna de las características del ángulo de la cámara anterior o del iris que se observan en esta última afección (analizadas en la última sección).

En la categoría de disolución del iris, el síndrome de Axenfeld-Rieger tiene similitudes clínicas e histopatológicas sorprendentes con el síndrome de ICE, pero la naturaleza congénita, la bilateralidad y otras características descritas en el capítulo 15 ayudan a diferenciar las dos condiciones. Algunos casos avanzados de atrofia progresiva del

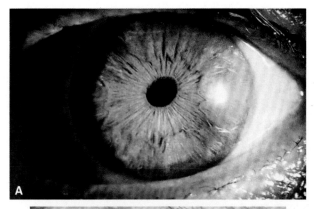

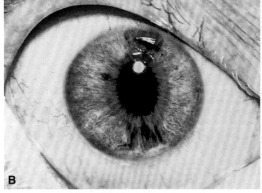

FIGURA 17-4 Síndrome de Chandler. En esta variante clínica del síndrome iridocorneal endotelial, el ojo puede tener un iris de apariencia macroscópica normal o una corectopía mínima y atrofia estromal periférica leve del iris (**A**), o cambios más obvios en el iris, con una pupila distorsionada y desplazada y grados variables de atrofia estromal del iris, pero sin formación de agujeros en el iris (**B**).

iris pueden parecerse a la aniridia, pero la bilateralidad de este último trastorno es una característica diferencial útil (véase capítulo 15). La iridosquisis se caracteriza por la separación de las capas superficiales del estroma del iris y puede asociarse con glaucoma, pero suele ser una enfermedad que afecta a adultos mayores (capítulo 18).

Entre la categoría de lesiones nodulares del iris, los melanomas del iris, la melanosis del iris, que puede ser familiar, los nódulos de Lisch observados en la neurofibromatosis tipo 1, los nevos nodulares difusos bilaterales del iris y los trastornos inflamatorios nodulares, como la sarcoidosis, también pueden tener nódulos pedunculados similares de modo sorprendente a los del síndrome de Cogan-Reese.[24-27]

Manejo

Los pacientes con síndrome ICE pueden requerir tratamiento para el edema corneal, el glaucoma asociado, o ambos, durante el curso de la enfermedad. Dado el comportamiento biológico impredecible del endotelio corneal anormal, los pacientes con síndrome ICE deben ser monitoreados de manera regular con base en los signos y síntomas de la enfermedad. Por ejemplo, se ha reportado un caso en el que los nódulos pigmentados aparecieron en el iris 20 años después del diagnóstico inicial de síndrome ICE.[28] Aunque la microscopia

especular puede ayudar a diagnosticar el síndrome ICE, los hallazgos no se correlacionan con el grado de edema o descompensación corneal o con el nivel de elevación de la PIO.[29]

En las primeras etapas, el glaucoma a menudo se puede controlar por medios médicos, en especial con medicamentos que reducen la producción de humor acuoso. Los fármacos que mejoran el flujo de salida son menos eficaces debido a la obstrucción mecánica del ángulo. Cuando la PIO ya no puede controlarse de modo médico, está indicada la intervención quirúrgica, y un alto porcentaje de pacientes con síndrome ICE requiere cirugía de manera eventual. Dada la teoría de la membrana de esta enfermedad (**fig. 17-10**), la trabeculoplastia con láser no es eficaz para esta condición, y no se recomienda como tratamiento. En un estudio el glaucoma ocurrió en 33 de 66 pacientes (50%), y 22 de estas personas (66%) se sometieron a cirugía; 45% de los pacientes que se sometieron a una trabeculectomía requirió más de un procedimiento.[30] La cirugía filtrante tiene un éxito razonable, aunque se han producido fracasos tardíos debido a la endotelización de la bula de filtrado.[31] El uso complementario de 5-fluorouracilo no mejoró los resultados quirúrgicos.[32] Se ha reportado que la mitomicina C complementaria ofrece un éxito razonable a mediano plazo.[33] Datos más recientes parecen sugerir resultados exitosos moderados de la trabeculectomía primaria con mitomicina C, aunque el control de la PIO a largo plazo todavía es difícil.[34,35] Desafíos que limitan el éxito de la cirugía filtrante incluyen la naturaleza progresiva de la afección, con membranas anormales y tejidos del iris que bloquean el ostium interno, y una respuesta inflamatoria agresiva que conduce a fibrosis temprana y falla de la bula.[34]

Otra opción quirúrgica es la cirugía con dispositivo de drenaje para glaucoma.[36] Los procedimientos filtrantes repetidos, la revisión del dispositivo de drenaje para glaucoma y el láser ciclodestructivo pueden ser opciones adicionales para reducir la PIO si las intervenciones quirúrgicas anteriores han fallado.

El edema corneal se puede mejorar al reducir la PIO, aunque puede ser necesario el uso adicional de soluciones salinas hipertónicas. Sin embargo, en córneas con disfunción marcada del endotelio el edema no desaparecerá, y suele estar indicada la queratoplastia penetrante para esta situación tras haber controlado el glaucoma.[37] En una serie de 14 pacientes que tenían síndrome ICE tratado con queratoplastia penetrante, se requirieron injertos de córnea repetidos en seis pacientes (43%) durante un seguimiento promedio de 58 meses.[38] De ser posible, se prefieren las técnicas de queratoplastia endotelial para tratar el edema corneal, incluso en pacientes con síndrome ICE. Sin embargo, tales técnicas son más desafiantes, dadas las limitaciones quirúrgicas de hacer incisiones más pequeñas, necesitar romper sinequias y colocar de forma adecuada el tejido del donante en un ojo con una cámara anterior potencialmente estrecha o con anomalías del iris. Los datos han mostrado buenos resultados visuales a corto plazo con la queratoplastia endotelial;[39] sin embargo, la supervivencia del injerto después de 2 años es escasa debido a una tasa un tanto alta de insuficiencia endotelial. En el futuro, el desarrollo de terapias puede dirigirse de forma más específica al proceso de enfermedad subyacente. Por ejemplo, si la teoría de una causa viral resulta ser correcta, tal descubrimiento puede permitir el tratamiento con agentes antivirales. Otro abordaje puede ser prevenir el crecimiento de la membrana endotelial. Se ha descrito una inmunotoxina que inhibe la proliferación del endotelio corneal humano en cultivo de tejidos.

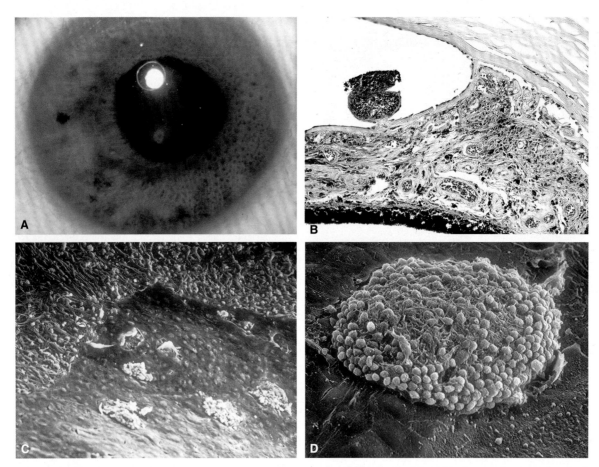

FIGURA 17-5 Síndrome iridocorneal endotelial, variante Cogan-Reese. A: fotografía de uno de los pacientes iniciales reportados por Cogan y Reese, que muestra aplanamiento y borramiento de la superficie anterior del iris, múltiples nódulos pigmentados del iris y ectropión del iris. El paciente tenía glaucoma unilateral y se pensó que tenía un melanoma de iris. **B:** nódulo de iris pigmentado rodeado por la capa de membrana de Descemet ectópica y una monocapa de células endoteliales, que se extiende desde el iris a través del ángulo sinequialmente cerrado hasta la córnea. **C:** microscopia electrónica de barrido de un caso similar que muestra una lámina de células endoteliales corneales ectópicas en la superficie anterior del iris. El endotelio rodea grupos de células del iris que forman nódulos. **D:** nódulo similar de células estromales del iris rodeadas por el endotelio ectópico en un caso de atrofia esencial del iris. (B, H&E × 100; C, SEM × 160; D, SEM × 640.) (Reimpreso con autorización de Eagle RC. *Eye Pathology*. 3rd ed. Philadelphia, PA: Wolters Kluwer; 2016.)

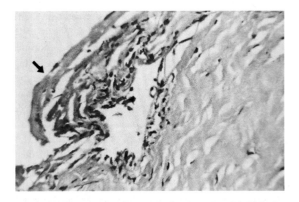

FIGURA 17-6 Glaucoma y síndrome iridocorneal endotelial. El glaucoma en este síndrome no se correlaciona precisamente con el grado de cierre sinequial, y se han reportado casos en los que el ángulo estaba por completo abierto. En tales casos, se presume que la malla trabecular está cubierta por una membrana celular, que consta de una sola capa de células endoteliales y una membrana similar a la de Descemet (*flecha*).

DISTROFIA CORNEAL POLIMORFA POSTERIOR

Terminología y características clínicas generales

La distrofia corneal polimorfa posterior es un trastorno familiar autosómico dominante bilateral, raro, del endotelio corneal. En la actualidad los tres genes que se han identificado para DCPP son *COL8A2* en el cromosoma 1p34.3, *ZEB1* (antes llamado *TCF8*) en el cromosoma 10p11.2 y *VSX1* en el cromosoma 20p (capítulo 9).[40-42]

En general, las características clínicas de la DCPP incluyen síntomas que se presentan en la edad adulta temprana y un espectro clínico de cambios corneales característicos, adherencias iridocorneales periféricas, atrofia del iris y corectopía (analizadas en detalle más adelante). El glaucoma se presenta en alrededor de 15% de los pacientes con DCPP.[36] La prevalencia más alta reportada de DCPP parece estar en República Checa, y se sospecha que un efecto fundador es la explicación más probable de esto.[43]

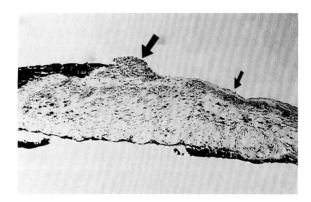

FIGURA 17-7 Síndrome de Cogan-Reese. Como se observa en esta vista con microscopia de luz de una muestra de iris de un ojo con síndrome de Cogan-Reese, los nódulos del iris en el síndrome de Cogan-Reese (flecha más grande) tienen una apariencia histológica similar a la del estroma subyacente del iris, y siempre son rodeados por una membrana celular (flecha más pequeña). Nótese el ectropión de úvea adyacente al nódulo.

Características patológicas

Cambios en la córnea

En la biomicroscopia con lámpara de hendidura, la córnea posterior tiene la apariencia de ampollas o vesículas a nivel de la membrana de Descemet (**fig. 17-11A**). Las vesículas pueden ser lineales (**fig. 17-11B**) o estar en grupos, y pueden estar rodeadas por una aureola de turbidez gris.[44] También se pueden observar engrosamientos en forma de bandas a nivel de la membrana de Descemet.[45] En la microscopia especular (**fig. 17-11C**) se han descrito varios patrones anormales: vesículas y patrones de bandas (**fig. 17-12**) a nivel de la membrana de

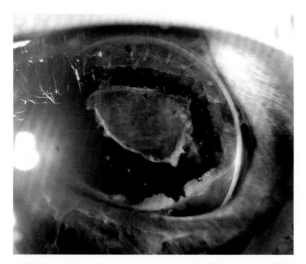

FIGURA 17-8 Síndrome iridocorneal endotelial. Membrana celular que se extiende sobre la superficie anterior de la lente intraocular en un paciente con síndrome iridocorneal endotelial. Se realizó una capsulotomía anterior con Nd:YAG (itrio-aluminio-granate dopado con neodimio).

Descemet o un patrón geográfico con turbidez asociada de la membrana de Descemet y el estroma corneal profundo.[46] Una observación interesante fue que 48 pacientes con DCPP, que tenían solo vesículas clásicas (42%), o vesículas con bandas (48%), o anomalía difusa de la membrana de Descemet (10%), no tuvieron otras anomalías oculares además de las de la córnea.[47] Por el contrario, este último patrón especular de turbidez prominente de la membrana de Descemet parece estar más asociado con adherencias iridocorneales y glaucoma.[46]

Los estudios ultraestructurales revelan una membrana de Descemet delgada inusual cubierta por múltiples capas de colágeno y revestida por células que se han descrito como endotelio anormal con características epiteliales y fibroblásticas.[48-50] En una forma inusualmente agresiva de DCPP, un paciente se sometió a 25 procedimientos oculares durante 17 años para glaucoma, cataratas, córnea, retina y problemas posoperatorios.[51] La microscopia electrónica en la córnea reveló microvellosidades, tonofilamentos y desmosomas compatibles con transformación endotelial (**fig. 17-13**), lo que fue confirmado por inmunorreactividad positiva para anticitoqueratina AE1/AE3 y CAM 5.2. La inmunorreactividad negativa en el epitelio y positiva en el endotelio con anticitoqueratina 7 apoyó el diagnóstico de DCPP en lugar de crecimiento epitelial descendente.

Un estudio inmunohistoquímico de 10 botones corneales de pacientes con DCPP sugirió que el endotelio anormal expresa una mezcla de citoqueratinas, en particular CK7 y CK19.[52] La composición parece compartir características de epitelio estratificado simple y escamoso. Los autores plantearon la hipótesis de que el amplio espectro de citoqueratinas expresadas tal vez reflejaba una diferenciación modificada del epitelio metaplásico.

Cambios en el iris, el ángulo y el cristalino

Un pequeño número de pacientes puede tener sinequias anteriores periféricas amplias que se extienden hasta o más allá de la línea de Schwalbe, lo que puede estar asociado con corectopía, ectropión de úvea y atrofia del iris (**fig. 17-14**).[44,53] El glaucoma puede ser causado por las adherencias iridocorneales en estos casos. Sin embargo, la extensión de las adherencias iridocorneales no se correlaciona con la presencia o la gravedad del glaucoma, ya que las adherencias que afectan a la malla trabecular, por lo demás abierta, pueden no obstruir el flujo de salida del humor acuoso.[54] Los estudios histopatológicos de tales casos han revelado una membrana conformada por células de tipo epitelial y una membrana similar a la Descemet que se extiende sobre el ángulo de la cámara anterior y sobre el iris.[51,53] Se han descrito tres tipos de sinequias anteriores periféricas: sin membrana asociada, con aposición iridotrabecular e iridocorneal, y las que forman puentes sobre una malla trabecular abierta.[54] La membrana anormal está asociada con las dos últimas configuraciones.

El glaucoma puede estar presente en algunos de los casos con sinequias anteriores periféricas, pero también se ha observado en ojos con ángulos abiertos.[55] En esta última situación, la gonioscopia puede revelar una inserción alta del iris en la cara posterior de la malla trabecular. Una evaluación ultraestructural de dicho ojo confirmó la inserción alta de la úvea anterior en la malla, con colapso de los haces trabeculares. En la forma particularmente agresiva de DCPP antes descrita, una membrana retrocorneal prominente creció sobre el cristalino y el lente intraocular.[51]

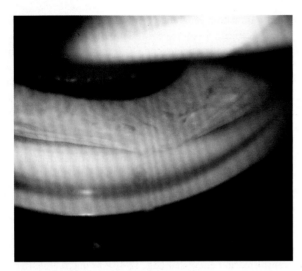

FIGURA 17-9 Sinequia anterior periférica alta en el síndrome iridocorneal endotelial. El glaucoma se presenta en una gran proporción de pacientes con síndrome iridocorneal endotelial. En la mayoría de los casos, el glaucoma se asocia con sinequias anteriores periféricas, que por lo general se extienden hasta o más allá de la línea de Schwalbe, como se muestra en esta imagen gonioscópica. (Reproducido con autorización de EyeRounds.org, Universidad de Iowa. Cortesía del Dr. Alward y el Departamento de Oftalmología y Ciencias Visuales de la University of Iowa.)

Teorías del mecanismo

Se ha propuesto una teoría de la membrana, similar a la del síndrome ICE, para los casos de DCPP. Se postula que un endotelio metaplásico muestra características de células epiteliales, pierde la inhibición del contacto, produce un material similar a la membrana basal, se extiende a través del ángulo de la cámara anterior y sobre el iris, además de que conduce a la formación de sinequias y cambios en el iris.[44,56] El glaucoma en ojos con DCPP puede deberse a un mecanismo de ángulo cerrado causado solo por la membrana o por la formación de sinequias,[54] o la observación menos común de un mecanismo de ángulo abierto con una inserción alta de la úvea anterior que representa un anomalía del desarrollo del ángulo de la cámara anterior, como se observa en varios de los glaucomas del desarrollo.[55]

Entre los tres genes causantes de DCPP (*VSX1*, *COL8A2* y *ZEB1*) se han demostrado transcripciones de los tres genes en la córnea.[41] *ZEB1* representa alrededor de un tercio de los casos familiares de DCPP.[57] En la familia inicial utilizada para identificar al *ZEB1* como gen de DCPP3 también se reportaron hernia inguinal, hidrocele y posibles anomalías óseas en los individuos afectados.[34] La asociación con hernias también se replicó en otro estudio.[57] Un mecanismo molecular potencial fue sugerido por la expresión ectópica de *COL4A3*, que es colágeno tipo IV, alfa 3, en el endotelio corneal del probando de la familia con DCPP3 original. Las mutaciones en el gen *COL4A3* causan síndrome de Alport, y *ZEB1* tiene un sitio de unión complejo en el promotor del gen *COL4A3* del síndrome de Alport. Se propuso que la pérdida de función de *ZEB1* permitía la expresión de *COL4A3*, un blanco regulador para *ZEB1*, y contribuye al mecanismo molecular de la disfunción endotelial en la DCPP.[41]

Se cree que las células endoteliales de la córnea en pacientes con DCPP pierden sus características nativas y más adelante adquieren un fenotipo de tipo epitelial o fibroblástico. El factor de crecimiento transformante β2 (TGF-β2) activo se ha asociado con la actividad celular fisiológica y patológica, incluyendo la regulación de la migración, la inmunidad, la diferenciación, la producción de matriz extracelular y la proliferación. Numerosos trastornos oculares se han asociado con niveles de TGF-β2 elevados (glaucoma crónico de ángulo abierto, queratocono) o reducidos (uveítis). Un estudio comparó las concentraciones de TGF-β2 activo en el humor acuoso de 29 pacientes con DCPP con las de 40 controles cadavéricos.[58] Se encontró que el nivel de TGF-β2 era mucho más alto en el acuoso de pacientes con DCPP que en el grupo control. Estos niveles no parecieron verse afectados por el sexo, la edad, el glaucoma o la progresión de la distrofia. Si bien estos resultados no describen los mecanismos que conducen al fenotipo de la DCPP, sí sugieren la participación del TGF-β2 y una nueva característica.

Diagnóstico diferencial

Las condiciones que pueden confundirse con la DCPP incluyen otras formas de distrofia corneal posterior, como distrofia endotelial de Fuchs, distrofia corneal congénita hereditaria y distrofia corneal amorfa posterior. Esta última afección se caracteriza por opacidades difusas en forma de lámina de color blanco grisáceo en el estroma posterior, con procesos finos del iris ocasionales que se extienden hasta la línea de Schwalbe en los 360 grados, y diversas anomalías del iris, pero no glaucoma.[59] Cuando hay adherencias iridocorneales presentes se deben considerar el síndrome de Axenfeld-Rieger y el síndrome ICE. Los engrosamientos en forma de banda de la DCPP pueden confundirse con las estrías de Haab del glaucoma congénito, aunque estas últimas se distinguen por las características áreas adelgazadas con bordes engrosados.[45]

Manejo

La mayoría de los casos de DCPP son asintomáticos y no requieren tratamiento. El edema corneal puede necesitar un tratamiento conservador o una queratoplastia penetrante. En una serie de 21 queratoplastias por DCPP, fallaron nueve injertos, seis de los cuales se asociaron con adherencias iridocorneales y glaucoma; algunos han sugerido que debe evitarse la queratoplastia en estos pacientes hasta que sea por completo necesaria.[56] Se ha reportado recurrencia de la DCPP después de la queratoplastia penetrante. Se ha demostrado que esto es el resultado de la proliferación del endotelio patológico del huésped. Si el estroma corneal y el epitelio no están comprometidos, se puede considerar la queratoplastia endotelial con membrana de Descemet (DMEK).[60] El glaucoma puede responder a fármacos que reducen la producción de humor acuoso. Es poco probable que la trabeculoplastia con láser tenga éxito en estos casos, y la cirugía filtrante, la cirugía con dispositivo de drenaje para glaucoma o la ciclodestrucción con láser están indicadas cuando la terapia médica ya no es adecuada. La DCPP es una característica común del *síndrome de Alport*, un trastorno de la membrana basal con nefritis hereditaria, hipoacusia neurosensorial, lenticono anterior y manchas retinianas.[61] El tratamiento de los pacientes con DCPP debe incluir un examen en busca de anomalías renales, hipoacusia y hernias.[41,61]

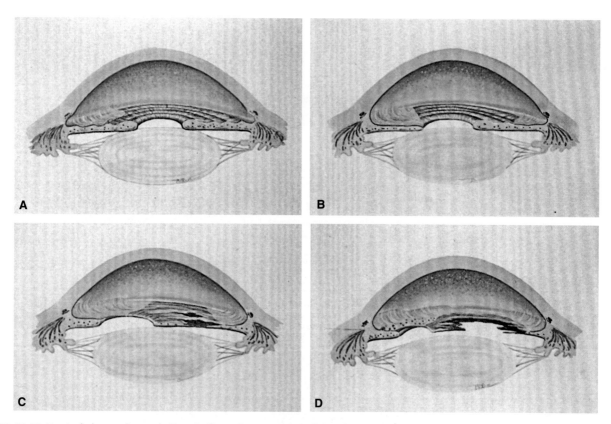

FIGURA 17-10 Teoría de la membrana de Campbell para la patogénesis del síndrome iridocorneal endotelial. **A:** extensión de la membrana desde el endotelio corneal sobre el ángulo de la cámara anterior y hacia el iris. **B:** contracción de la membrana, que crea sinequias anteriores periféricas y corectopía. **C:** adelgazamiento y atrofia del iris en cuadrantes alejados de la corectopía. **D:** formación de orificios en una zona de atrofia (en la atrofia progresiva del iris), ectropión de úvea en dirección a la corectopía y nódulos en el área de la membrana (en el síndrome de Cogan-Reese). (De Shields MB. Progressive essential iris atrophy, Chandler syndrome, and the iris nevus [Cogan–Reese] syndrome: a spectrum of disease. *Surv Ophthalmol.* 1979;24(1):3-20, con autorización.)

DISTROFIA CORNEAL ENDOTELIAL DE FUCHS

Terminología y características clínicas generales

La *córnea guttata* es una condición común y por lo regular asintomática que aumenta de modo significativo con la edad.[62] La biomicroscopia con lámpara de hendidura revela una apariencia en plata amartillada de la córnea posterior central, similar a la que se observa en el síndrome ICE.

Cuando los pacientes que tienen los mismos cambios corneales posteriores antes descritos desarrollan edema del estroma y del endotelio corneal, se denomina *distrofia endotelial de Fuchs*.[63] La afección puede conducir a una reducción visual grave, que a menudo requiere queratoplastia penetrante. El trastorno es bilateral, con predilección por las mujeres, y suele comenzar entre los 40 y los 70 años de edad.[64] Hay una fuerte tendencia familiar y se ha descrito un patrón de herencia autosómico dominante.[65] El gen de la distrofia corneal endotelial de Fuchs, *COL8A2*, se identificó en el cromosoma 1p (véase capítulo 9).

Los reportes son contradictorios con respecto a la asociación entre el glaucoma de ángulo abierto y la córnea guttata y la distrofia endotelial de Fuchs. Sin embargo, un estudio de 64 familias con distrofia endotelial de Fuchs reveló solo un caso de glaucoma de ángulo abierto.[66] Las elevaciones agudas de la PIO causan cambios secundarios en el endotelio corneal, con edema en el estroma y el epitelio. Se han reportado densidades celulares reducidas en asociación con hipertensión ocular, glaucoma de ángulo cerrado, glaucoma exfoliativo y crisis glaucomatociclítica.[67-70] Sin embargo, el grado de alteración endotelial no siempre se correlaciona con el grado de elevación de la PIO, lo que sugiere que otros factores, como el envejecimiento y la inflamación,[71,72] también influyen en la asociación entre el glaucoma y los cambios endoteliales corneales.

Hay más evidencia de una asociación entre el glaucoma de ángulo cerrado y la distrofia endotelial corneal de Fuchs. Los pacientes con distrofia endotelial corneal de Fuchs tienen una mayor incidencia de glaucoma de ángulo cerrado debido a hipermetropía axial y cámaras anteriores poco profundas.[73,74]

Un análisis secundario del Fuchs Endothelial Corneal Dystrophy Genetics Multi-Center Study investigó la relación entre la gravedad de la enfermedad y la prevalencia de glaucoma o hipertensión ocular.[75] En un análisis de 1 610 ojos de 969 participantes, los ojos con distrofia endotelial de Fuchs de grado importante tuvieron mayor probabilidad de presentar glaucoma o hipertensión ocular concurrentes en comparación con los ojos sin distrofia endotelial de Fuchs. Sin embargo, la asociación aún es controversial, ya que un estudio retrospectivo de 257 pacientes con distrofia endotelial de Fuchs no encontró una probabilidad elevada de glaucoma o hipertensión ocular.[76]

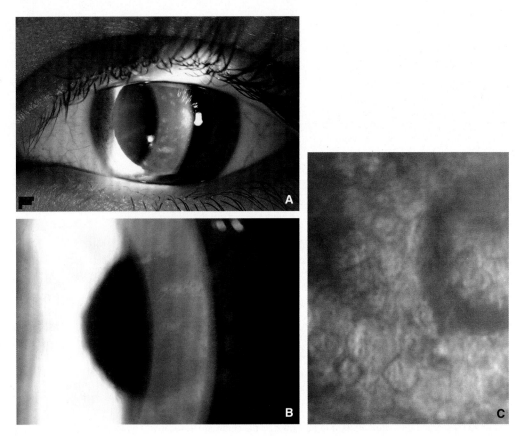

FIGURA 17-11 **Distrofia polimorfa posterior. A:** imagen con lámpara de hendidura que muestra lesiones geográficas grises discretas difusas a nivel de la membrana de Descemet, vistas bajo iluminación directa. **B:** lesiones vesiculares, el sello distintivo de la distrofia polimorfa posterior, vistas bajo iluminación directa. **C:** lesiones vesiculares rodeadas de células endoteliales normales como se observa en la microscopia especular. (Reproducido con autorización de EyeRounds.org, The University of Iowa, de Dahrouj M, Vislisel JM, Raecker M, Maltry AC, Goins KM. *Posterior Polymorphous Corneal Dystrophy.* 23 de febrero de 2015; disponible en http://EyeRounds.org/cases/208-PPMD.htm. Cortesía del Dr. Alward y el Departamento de Oftalmología y Ciencias Visuales de la University of Iowa.)

Características patológicas

En la microscopia especular hay un patrón característico de células endoteliales corneales agrandadas con áreas oscuras que se superponen a los bordes celulares.[77] La patología primaria es una alteración en el endotelio corneal que conduce a un depósito de colágeno en la superficie posterior de la membrana de Descemet, que en el examen histológico se observa como verrugas o excrecencias en la forma pura de la córnea guttata, o puede estar cubierta por una membrana basal adicional, o haber un engrosamiento uniforme de las capas posteriores de colágeno.[78]

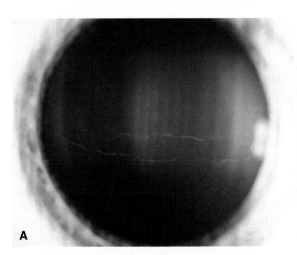
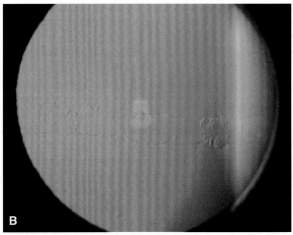

FIGURA 17-12 **Lesiones en banda en la distrofia polimorfa posterior.** Estas lesiones, a veces llamadas "huellas de caracol", son lesiones que suelen ser horizontales con bordes paralelos, festoneados y no ahusados al nivel de la córnea posterior. **A:** iluminación con lámpara de hendidura de haz ancho. **B:** vista por retroiluminación del mismo ojo. (Reproducido con autorización de EyeRounds.org, The University of Iowa. Cortesía del Dr. Alward y el Departamento de Oftalmología y Ciencias Visuales de la University of Iowa.)

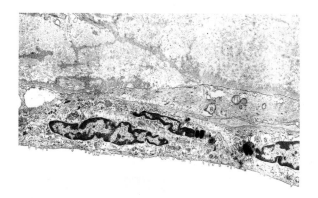

FIGURA 17-13 Distrofia polimorfa posterior. La microscopia electrónica de transmisión del botón corneal izquierdo de un paciente muestra células endoteliales estratificadas con núcleos, microvellosidades y uniones desmosómicas.

Teorías del mecanismo

Los estudios dinámicos del humor acuoso han demostrado que la composición del humor acuoso es normal.[79] En un estudio que utilizó microscopia especular de campo amplio, el valor promedio de la facilidad de flujo de salida fue similar entre los pacientes con córnea guttata corneal y los controles.[80] Por lo tanto, los estudios dinámicos

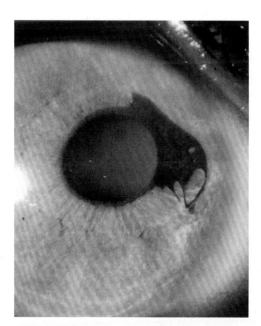

FIGURA 17-14 Distrofia polimorfa posterior. Imagen de lámpara de hendidura que muestra corectopía, ectropión de úvea y atrofia focal del iris en el ojo derecho de un paciente. (Modificado de Moroi SM, Gokhale PA, Schteingart MT, et al. Clinicopathologic correlation and genetic analysis in a case of posterior polymorphous corneal dystrophy. *Am J Ophthalmol.* 2003;135(4):461- 470. Copyright © 2003 Elsevier. Con autorización.)

del humor acuoso normal apoyan que la distrofia endotelial de Fuchs es un trastorno primario del endotelio corneal.

Estudios de imagen recientes han demostrado el grosor corneal posterior y la elevación de los ángulos de la cámara anterior en pacientes con distrofia endotelial de Fuchs.[81,82] El ángulo derivado se apiña y se estrecha, y puede contribuir al proceso glaucomatoso.

Diagnóstico diferencial

En la clínica, los cambios del endotelio corneal en la distrofia endotelial de Fuchs pueden parecerse a los de la queratopatía por exfoliación (cap. 16). Sin embargo, por lo general esta última tiene menos estructuras similares a guttatas que están distribuidas de manera más difusa. El síndrome de exfoliación se asocia con una mayor dispersión de melanina en el segmento anterior y atrofia peripupilar del iris.

Manejo del glaucoma

Aunque el glaucoma no suele estar presente en ojos con distrofia endotelial de Fuchs, la reducción de la PIO a veces puede ayudar a minimizar el edema corneal. Se debe evitar el uso de inhibidores tópicos de la anhidrasa carbónica, ya que se han reportado casos de compromiso adicional de la córnea con esta clase de medicamentos.[83] Cuando hay glaucoma, la forma de ángulo abierto se maneja de la misma manera que el glaucoma crónico de ángulo abierto, pero la forma de ángulo cerrado requiere una iridotomía o un procedimiento filtrante.

PUNTOS CLAVE

► El síndrome iridocorneal endotelial (ICE) es un trastorno primario del endotelio corneal que se manifiesta en la edad adulta joven como una anomalía unilateral de la córnea, el ángulo de la cámara anterior y el iris. Parece ser una afección adquirida, tal vez causada por un virus.

► El endotelio anormal en el síndrome ICE a menudo causa edema corneal y prolifera sobre el ángulo y el iris, con la subsecuente contracción, lo que conduce a glaucoma y grados variables de distorsión del iris. Estos últimos cambios son la base de las variantes clínicas, incluyendo el síndrome de Chandler, la atrofia progresiva del iris y el síndrome de Cogan-Reese.

► La distrofia polimorfa posterior es otro espectro de enfermedad en el que una anomalía endotelial es el trastorno fundamental. El glaucoma está presente en un pequeño porcentaje de estos casos, y en algunos pacientes una proliferación del endotelio anormal causa cambios en el ángulo de la cámara anterior y el iris que se asemejan a los del síndrome ICE. Sin embargo, la afección se diferencia de dicho síndrome en que es hereditaria y bilateral, y tiene un aspecto clínico diferente de la córnea posterior.

► Un tercer trastorno primario del endotelio corneal, la distrofia endotelial de Fuchs, en ocasiones tiene glaucoma asociado, por lo general con un mecanismo de ángulo cerrado.

REFERENCIAS

1. Eagle RC Jr, Font RL, Yanoff M, et al. Proliferative endotheliopathy with iris abnormalities. The iridocorneal endothelial syndrome. *Arch Ophthalmol.* 1979;97(11):2104-2111.
2. Shields MB. Progressive essential iris atrophy, Chandler's syndrome, and the iris nevus (Cogan–Reese) syndrome: a spectrum of disease. *Surv Ophthalmol.* 1979;24(1):3-20.
3. Hirst LW, Quigley HA, Stark WJ, et al. Specular microscopy of iridocorneal endothelia syndrome. *Am J Ophthalmol.* 1980;89(1):11-21.
4. Wilson MC, Shields MB. A comparison of the clinical variations of the iridocorneal endothelial syndrome. *Arch Ophthalmol.* 1989;107(10):1465-1468.
5. Teekhasaenee C, Ritch R. Iridocorneal endothelial syndrome in Thai patients: clinical variations. *Arch Ophthalmol.* 2000;118(2):187-192.
6. Silva L, Najafi A, Suwan Y, Teekhasaenee C, Ritch R. The iridocorneal endothelial syndrome. *Surv Ophthalmol.* 2018;63(5):665-676.
7. Sherrard ES, Frangoulis MA, Muir MG, et al. The posterior surface of the cornea in the irido-corneal endothelial syndrome: a specular microscopical study. *Trans Ophthalmol Soc UK.* 1985;104(pt 7):766-774.
8. Alvarado JA, Murphy CG, Maglio M, et al. Pathogenesis of Chandler's syndrome, essential iris atrophy and the Cogan–Reese syndrome. I: Alterations of the corneal endothelium. *Invest Ophthalmol Vis Sci.* 1986;27(6):853-872.
9. Hirst LW, Bancroft J, Yamauchi K, et al. Immunohistochemical pathology of the corneal endothelium in iridocorneal endothelial syndrome. *Invest Ophthalmol Vis Sci.* 1995;36(5):820-827.
10. Lee WR, Marshall GE, Kirkness CM. Corneal endothelial cell abnormalities in an early stage of the iridocorneal endothelial syndrome. *Br J Ophthalmol.* 1994;78(8):624-631.
11. Alvarado JA, Underwood JL, Green WR, et al. Detection of herpes simplex viral DNA in the iridocorneal endothelial syndrome [see comments]. *Arch Ophthalmol.* 1994;112(12):1601-1609.
12. Rodrigues MM, Stulting RD, Waring GO III. Clinical, electron microscopic, and immunohistochemical study of the corneal endothelium and Descemet's membrane in the iridocorneal endothelial syndrome. *Am J Ophthalmol.* 1986;101(1):16-27.
13. Bromley JG, Randleman JB, Stone D, Stulting RD, Grossniklaus HE. Clinicopathologic findings in iridocorneal endothelial syndrome and posterior polymorphous membranous dystrophy after Descemet stripping automated endothelial keratoplasty. *Cornea.* 2012;31(9):1060-1064.
14. Campbell DG, Shields MB, Smith TR. The corneal endothelium and the spectrum of essential iris atrophy. *Am J Ophthalmol.* 1978;86(3):317-324.
15. Jampol LM, Rosser MJ, Sears ML. Unusual aspects of progressive essential iris atrophy. *Am J Ophthalmol.* 1974;77(3):353-357.
16. Eagle RC Jr, Font RL, Yanoff M, et al. The iris naevus (Cogan–Reese) syndrome: light and electron microscopic observations. *Br J Ophthalmol.* 1980;64(6):446-452.
17. Azuara-Blanco A, Wilson RP, Eagle RC Jr, et al. Pseudocapsulorrhexis in a patient with iridocorneal endothelial syndrome. *Arch Ophthalmol.* 1999;117(3):397-398.
18. Shields MB, Campbell DG, Simmons RJ. The essential iris atrophies. *Am J Ophthalmol.* 1978;85(6):749-759.
19. Weber PA, Gibb G. Iridocorneal endothelial syndrome glaucoma without peripheral anterior synechias. *Glaucoma.* 1984;6:128.
20. Mannino G, Abdolrahimzadeh B, Calafiore S, Anselmi G, Mannino C, Lambiase A. A review of the role of ultrasound biomicroscopy in glaucoma associated with rare diseases of the anterior segment. *Clin Ophthalmol.* 2016;10:1453-1459.
21. Zhang M, Chen J, Liang L, Laties AM, Liu Z. Ultrasound biomicroscopy of Chinese eyes with iridocorneal endothelial syndrome. *Br J Ophthalmol.* 2006;90(1):64-69.
22. Tsai CS, Ritch R, Straus SE, Perry HD, Hsieh FY. Antibodies to Epstein–Barr virus in iridocorneal endothelial syndrome. *Arch Ophthalmol.* 1990;108(11):1572-1576.
23. Laganowski HC, Sherrard ES, Muir MG, et al. Distinguishing features of the iridocorneal endothelial syndrome and posterior polymorphous dystrophy: value of endothelial specular microscopy. *Br J Ophthalmol.* 1991;75(4):212-216.
24. Henderson E, Margo CE. Iris melanoma. *Arch Pathol Lab Med.* 2008;132(2):268-272.
25. Joondeph BC, Goldberg MF. Familial iris melanosis – a misnomer? *Br J Ophthalmol.* 1989;73(4):289-293.
26. Jett K, Friedman JM. Clinical and genetic aspects of neurofibromatosis 1. *Genet Med.* 2010;12(1):1-11.
27. Ticho BH, Rosner M, Mets MB, et al. Bilateral diffuse iris nodular nevi. Clinical and histopathologic characterization. *Ophthalmology.* 1995;102(3):419-425.
28. Daus W, Völcker HE, Steinbrück M, Rentsch F. Clinical aspects and histopathology of the Cogan–Reese syndrome. *Klin Monbl Augenheilkd.* 1990;197(2):150-155.
29. Bourne WM, Brubaker RF. Progression and regression of partial corneal involvement in the iridocorneal endothelial syndrome. *Am J Ophthalmol.* 1992;114(2):171-181.
30. Laganowski HC, Kerr Muir MG, Hitchings RA. Glaucoma and the iridocorneal endothelial syndrome. *Arch Ophthalmol.* 1992;110(3):346-350.
31. Kidd M, Hetherington J, Magee S. Surgical results in iridocorneal endothelial syndrome. *Arch Ophthalmol.* 1988;106(2):199-201.
32. Wright MM, Grajewski AL, Cristol SM, et al. 5-Fluorouracil after trabeculectomy and the iridocorneal endothelial syndrome. *Ophthalmology.* 1991;98(3):314-316.
33. Lanzl IM, Wilson RP, Dudley D, et al. Outcome of trabeculectomy with mitomycin-C in the iridocorneal endothelial syndrome. *Ophthalmology.* 2000;107(2):295-297.
34. Chandran P, Rao HL, Mandal AK, Choudhari NS, Garudadri CS, Senthil S. Outcomes of primary trabeculectomy with mitomycin-C in glaucoma secondary to iridocorneal endothelial syndrome. *J Glaucoma.* 2016;25(7):e652-e656.
35. Jain VK, Sharma R, Ojha S, et al. Trabeculectomy with mitomycin-C in patients with iridocorneal endothelial syndrome: a case series. *J Clin Diagn Res.* 2016;10(5):NR05-NR06.
36. Kim DK, Aslanides IM, Schmidt CM Jr, et al. Long-term outcome of aqueous shunt surgery in ten patients with iridocorneal endothelial syndrome. *Ophthalmology.* 1999;106(5):1030-1034.
37. Buxton JN, Lash RS. Results of penetrating keratoplasty in the iridocorneal endothelial syndrome. *Am J Ophthalmol.* 1984;98(3):297-301.
38. Alvim PT, Cohen EJ, Rapuano CJ, et al. Penetrating keratoplasty in iridocorneal endothelial syndrome. *Cornea.* 2001;20(2):134-140.
39. Fajgenbaum MA, Hollick EJ. Descemet stripping endothelial keratoplasty in iridocorneal endothelial syndrome: postoperative complications and long-term outcomes. *Cornea.* 2015;34(10):1252-1258.
40. Biswas S, Munier FL, Yardley J, et al. Missense mutations in COL8A2, the gene encoding the alpha2 chain of type VIII collagen, cause two forms of corneal endothelial dystrophy. *Hum Mol Genet.* 2001;10(21):2415-2423.
41. Krafchak CM, Pawar H, Moroi SE, et al. Mutations in TCF8 cause posterior polymorphous corneal dystrophy and ectopic expression of COL4A3 by corneal endothelial cells. *Am J Hum Genet.* 2005;77(5):694-708.
42. Heon E, Greenberg A, Kopp KK, et al. VSX1: a gene for posterior polymorphous dystrophy and keratoconus. *Hum Mol Genet.* 2002;11(9):1029-1036.
43. Liskova P, Gwilliam R, Filipec M, et al. High prevalence of posterior polymorphous corneal dystrophy in the Czech Republic: linkage disequilibrium mapping and dating an ancestral mutation. *PLoS One.* 2012;7(9):e45495.
44. Cibis GW, Krachmer JA, Phelps CD, et al. The clinical spectrum of posterior polymorphous dystrophy. *Arch Ophthalmol.* 1977;95(9):1529-1537.
45. Cibis GW, Tripathi RC. The differential diagnosis of Descemet's tears (Haab's striae) and posterior polymorphous dystrophy bands. A clinicopathologic study. *Ophthalmology.* 1982;89(6):614-620.
46. Hirst LW, Waring GO III. Clinical specular microscopy of posterior polymorphous endothelial dystrophy. *Am J Ophthalmol.* 1983;95(2):143-155.
47. Laganowski HC, Sherrard ES, Muir MG. The posterior corneal surface in posterior polymorphous dystrophy: a specular microscopical study. *Cornea.* 1991;10(3):224-232.
48. Johnson BL, Brown SI. Posterior polymorphous dystrophy: a light and electron microscopic study. *Br J Ophthalmol.* 1978;62(2):89-96.
49. Rodrigues MM, Sun TT, Krachmer J, et al. Epithelialization of the corneal endothelium in posterior polymorphous dystrophy. *Invest Ophthalmol Vis Sci.* 1980;19(7):832-835.
50. Henriquez AS, Kenyon KR, Dohlman CH, et al. Morphologic characteristics of posterior polymorphous dystrophy. A study of nine corneas and review of the literature. *Surv Ophthalmol.* 1984;29(2):139-147.
51. Moroi SE, Gokhale PA, Schteingart MT, et al. Clinicopathologic correlation and genetic analysis in a case of posterior polymorphous corneal dystrophy. *Am J Ophthalmol.* 2003;135(4):461-470.

52. Jirsova K, Merjava S, Martincova R, et al. Immunohistochemical characterization of cytokeratins in the abnormal corneal endothelium of posterior polymorphous corneal dystrophy patients. *Exp Eye Res.* 2007;84(4):680-686.
53. Cibis GW, Krachmer JH, Phelps CD, et al. Iridocorneal adhesions in posterior polymorphous dystrophy. *Trans Am Acad Ophthalmol Otolaryngol.* 1976;81(5):770-777.
54. Threlkeld AB, Green WR, Quigley HA, et al. A clinicopathologic study of posterior polymorphous dystrophy: implications for pathogenetic mechanism of the associated glaucoma. *Trans Am Ophthalmol Soc.* 1994;92:133-165.
55. Bourgeois J, Shields MB, Thresher R. Open-angle glaucoma associated with posterior polymorphous dystrophy. A clinicopathologic study. *Ophthalmology.* 1984;91(4):420-423.
56. Krachmer JH. Posterior polymorphous corneal dystrophy: a disease characterized by epithelial-like endothelial cells which influence management and prognosis. *Trans Am Ophthalmol Soc.* 1985;83:413-475.
57. Aldave AJ, Yellore VS, Yu F, et al. Posterior polymorphous corneal dystrophy is associated with TCF8 gene mutations and abdominal hernia. *Am J Med Genet A.* 2007;143A(21):2549-2556.
58. Stadnikova A, Dudakova L, Skalicka P, Valenta Z, Filipec M, Jirsova K. Active transforming growth factor-β2 in the aqueous humor of posterior polymorphous corneal dystrophy patients. *PLoS One.* 2017;12(4):e0175509.
59. Dunn SP, Krachmer JH, Ching SS. New findings in posterior amorphous corneal dystrophy. *Arch Ophthalmol.* 1984;102(2):236-239.
60. Merjava S, Malinova E, Liskova P, et al. Recurrence of posterior polymorphous corneal dystrophy is caused by the overgrowth of the original diseased host endothelium. *Histochem Cell Biol.* 2011;136(1):93-101.
61. Teekhasaenee C, Nimmanit S, Wutthiphan S, et al. Posterior polymorphous dystrophy and Alport syndrome. *Ophthalmology.* 1991;98(8):1207-1215.
62. Lorenzetti DW, Uotila MH, Parikh N, et al. Central cornea guttata. Incidence in the general population. *Am J Ophthalmol.* 1967;64(6):1155-1158.
63. Fuchs E. Dystrophis epithelialis corneal. *Arch Ophthalmol.* 1910;76:478.
64. Afshari NA, Pittard AB, Siddiqui A, et al. Clinical study of Fuchs corneal endothelial dystrophy leading to penetrating keratoplasty: a 30-year experience. *Arch Ophthalmol.* 2006;124(6):777-780.
65. Klintworth GK. The molecular genetics of the corneal dystrophies – current status. *Front Biosci.* 2003;8:d687-d713.
66. Krachmer JH, Purcell JJ Jr, Young CW, Bucher DK. Corneal endothelial dystrophy. A study of 64 families. *Arch Ophthalmol.* 1978;96(11):2036-2039.
67. Hong C, Kandori T, Kitazawa Y, et al. The corneal endothelial cells in ocular hypertension. *Jpn J Ophthalmol.* 1982;26(2):183-189.
68. Bigar F, Witmer R. Corneal endothelial changes in primary acute angle-closure glaucoma. *Ophthalmology.* 1982;89(6):596-599.
69. Vannas A, Setala K, Ruusuvaara P. Endothelial cells in capsular glaucoma. *Acta Ophthalmol.* 1977;55(6):951-958.
70. Setala K, Vannas A. Endothelial cells in the glaucomato-cyclitic crisis. *Adv Ophthalmol.* 1978;36:218-224.
71. Kaufman HE, Capella JA, Robbins JE. The human corneal endothelium. *Am J Ophthalmol.* 1966;61(5 pt 1):835-841.
72. Olsen T. Changes in the corneal endothelium after acute anterior uveitis as seen with the specular microscope. *Acta Ophthalmol.* 1980;58(2):250-256.
73. Pitts JF, Jay JL. The association of Fuchs's corneal endothelial dystrophy with axial hypermetropia, shallow anterior chamber, and angle closure glaucoma. *Br J Ophthalmol.* 1990;74(10):601-604.
74. Lowenstein A, Hourvitz D, Goldstein M, Ashkenazi I, Avni I, Lazar M. Association of Fuchs' corneal endothelial dystrophy with angle-closure glaucoma. *J Glaucoma.* 1994;3(3):201-205.
75. Nagarsheth M, Singh A, Schmotzer B, et al; Fuchs' Genetics Multi-Center Study Group. Relationship between fuchs endothelial corneal dystrophy severity and glaucoma and/or ocular hypertension. *Arch Ophthalmol.* 2012;130(11):1384-1388.
76. Rice GD, Wright K, Silverstein SM. A retrospective study of the association between Fuchs' endothelial dystrophy and glaucoma. *Clin Ophthalmol.* 2014;8:2155-2159.
77. Chiou AG, Kaufman SC, Beuerman RW, et al. Confocal microscopy in cornea guttata and Fuchs' endothelial dystrophy. *Br J Ophthalmol.* 1999;83(2):185-189.
78. Waring GO III, Rodrigues MM, Laibson PR. Corneal dystrophies. II: Endothelial dystrophies. *Surv Ophthalmol.* 1978;23(3):147-168.
79. Wilson SE, Bourne WM, Maguire LJ, et al. Aqueous humor composition in Fuchs' dystrophy. *Invest Ophthalmol Vis Sci.* 1989;30(3):449-453.
80. Roberts CW, Steinert RF, Thomas JV, et al. Endothelial guttata and facility of aqueous outflow. *Cornea.* 1984;3(1):5-9.
81. Brunette I, Sherknies D, Terry MA, Chagnon M, Bourges JL, Meunier J. 3-D characterization of the corneal shape in Fuchs dystrophy and pseudophakic keratopathy. *Invest Ophthalmol Vis Sci.* 2011;52(1):206-214.
82. Shousha MA, Perez VL, Wang J, et al. Use of ultra-high-resolution optical coherence tomography to detect in vivo characteristics of Descemet's membrane in Fuchs' dystrophy. *Ophthalmology.* 2010;117(6):1220-1227.
83. Konowal A, Morrison JC, Brown SV, et al. Irreversible corneal decompensation in patients treated with topical dorzolamide. *Am J Ophthalmol.* 1999;127(4):403-406.

Glaucoma pigmentario y otros glaucomas asociados con trastornos del iris y el cuerpo ciliar

18

Existen varias afecciones en las que se cree que un trastorno del iris o del cuerpo ciliar está involucrado en los eventos iniciales que de modo eventual conducen a diversas formas de glaucoma (**tabla 18-1**). La mayoría de estos, como los trastornos del desarrollo, los trastornos inflamatorios y los tumores intraoculares, se examina en otros capítulos de la sección II. En este capítulo se consideran las afecciones adicionales (glaucoma pigmentario, iridosquisis, iris en meseta, iris en seudomeseta e inflamación del cuerpo ciliar) que no encajan con precisión en ninguno de estos sistemas generales de enfermedad.

GLAUCOMA PIGMENTARIO

Terminología

Como característica normal de la maduración y el envejecimiento, una cantidad variable de pigmento uveal se libera de forma crónica y se dispersa en el segmento ocular anterior. Esto se aprecia mejor al observar la malla trabecular, que no está pigmentada en el ojo del lactante (**fig. 18-1**) pero se pigmenta de forma progresiva en diversos grados con el paso de los años debido a la acumulación del pigmento disperso en el sistema de salida del humor acuoso. Varias condiciones oculares están asociadas con una dispersión de pigmento fuerte inusual, que puede estar involucrada en gran medida en el aumento de la resistencia a la salida de acuoso. En 1940, Sugar[1] describió de forma breve uno de esos casos con una marcada dispersión de pigmento y glaucoma. En 1949, Sugar y Barbour[2] reportaron los detalles de esta entidad, que se diferenció de otras formas de dispersión de pigmento por características clínicas e histopatológicas típicas. Se refirieron a la afección como *glaucoma pigmentario*.[2] Cuando los hallazgos típicos se encuentran sin glaucoma asociado, se ha recomendado el término *síndrome de dispersión de pigmento*.[3]

Características generales

El paciente común es joven, miope y masculino. El trastorno aparece con mayor frecuencia en la tercera década de la vida y tiene una tendencia a disminuir en gravedad o desaparecer en la edad adulta. Se ha reportado glaucoma pigmentario grave en un niño de 13 años de edad con dos hermanos afectados por el síndrome de dispersión pigmentaria (una hermana de 15 años y un hermano de 7 años).[4] La mayoría de los estudios coincide en que el síndrome de dispersión de pigmento es más común en hombres, con una proporción hombre-mujer de alrededor de 2:1, aunque los estudios difieren en la proporción de los que desarrollan glaucoma pigmentario.[3,5-7] La razón de la predilección masculina parece ser la diferencia por sexo en la profundidad de la cámara, que según un estudio fue de 3.22 ± 0.42 mm en hombres y 2.88 ± 0.38 mm en mujeres.[8] La importancia de la profundidad de la cámara en el mecanismo de dispersión de pigmento se analiza más adelante en este capítulo.

El glaucoma pigmentario se observa de forma predominante en caucásicos,[3] aunque puede ser más común de lo que se reconocía antes entre personas de raza negra y otras poblaciones.[9-12] En pacientes de raza negra, los signos del síndrome de dispersión de pigmento pueden pasarse por alto, ya que el estroma del iris oscuro y grueso puede ocultar los defectos de transiluminación y los gránulos de pigmento en el estroma; la pigmentación del endotelio corneal puede ser mínima o estar ausente, y los mayores grados de pigmentación de la malla trabecular pueden interpretarse como normales en estos pacientes. Se ha sugerido que la acumulación de pigmento en las zónulas del cristalino y en las regiones ecuatoriales o posteriores del cristalino puede ser en particular útil para hacer el diagnóstico de síndrome de dispersión pigmentaria en pacientes de raza negra.[9]

Un reporte describió anomalías del ángulo iridocorneal en un grupo de probandos de raza negra con presunto síndrome de dispersión pigmentaria y entre sus parientes de primer grado.[13] Se ha sugerido una base hereditaria para la forma clásica del síndrome de dispersión de pigmento (véase capítulo 9). En estudios de pacientes latinoamericanos y chinos, los hallazgos más comunes fueron la pigmentación de la malla trabecular, seguida del huso de Krukenberg.[10,11]

Se ha reportado un perfil demográfico distinto de pacientes de raza negra con síndrome de dispersión de pigmento.[12] Esto incluyó a 20 pacientes de raza negra con presunto síndrome de dispersión pigmentaria que tenían una gran deposición de pigmento en el endotelio corneal y la malla trabecular. A diferencia de la mayoría de los pacientes caucásicos con síndrome de dispersión de pigmento descritos en la literatura, esta muestra de pacientes era mayor (edad promedio, 73 años) y predominantemente femenina, tenía hipermetropía y carecía de transiluminación del iris en el examen con lámpara de hendidura.

Características clínicas

Hallazgos biomicroscópicos en la lámpara de hendidura

Hallazgos corneales

La dispersión de pigmento ocurre en todo el segmento ocular anterior, pero se observa en el examen con lámpara de hendidura sobre todo en la córnea y el iris. El *huso de Krukenberg* es una acumulación de pigmento en la superficie posterior de la córnea central en un patrón vertical en forma de huso (**fig. 18-2**). El pigmento disperso se deposita en la córnea en este patrón debido a las corrientes de convección del humor acuoso, y luego es fagocitado por las células endoteliales adyacentes.[3] Esta característica se suele observar en ojos con glaucoma pigmentario, pero no es invariable ni patognomónica del trastorno. En un estudio, solo dos de 43 pacientes con husos de Krukenberg desarrollaron pérdida de campo visual durante un seguimiento que promedió 5.8 años.[14] El huso de Krukenberg es más común en mujeres, y puede tener una relación hormonal.[14,15] La microscopia especular del endotelio corneal revela pleomorfismo y polimegatismo (es decir, una anomalía en la forma y el tamaño de las células); sin embargo, se encuentran recuentos celulares y grosor corneal central normales.[16,17]

TABLA 18-1	Afecciones con trastornos del iris o el cuerpo ciliar y glaucoma asociado

Defectos del desarrollo (discutidos en el capítulo 15)

    Síndrome de Axenfeld-Rieger

    Anomalía de Peters

    Aniridia

Atrofia del iris con enfermedad de la córnea (capítulo 14)

    Síndrome iridocorneal endotelial

    Distrofia corneal polimorfa posterior

Glaucoma pigmentario[a]

Iridosquisis[a]

Iris en meseta[a]

Síndrome de exfoliación (capítulo 16)

Glaucoma neovascular (capítulo 20)

Tumores del iris o del cuerpo ciliar (capítulo 22)

Uveítis anterior (capítulo 23)

Traumatismo (capítulo 26)

Complicaciones de cirugía intraocular (capítulo 27) relacionadas con LIO, anillo de Soemmering, ATC desplazado, etc.

ATC, anillo de tensión de la cápsula; LIO, lente intraocular.
[a]*Analizado en el presente capítulo.*

Hallazgos en el iris

La transiluminación del iris es una característica clínica diagnóstica valiosa del glaucoma pigmentario, ya que representa áreas de las que se ha dispersado el pigmento. El aspecto característico es un patrón radial similar a rayos de bicicleta en la periferia media del iris (**fig. 18-3**).[18] Este rasgo puede verse en el examen biomicroscópico con lámpara de hendidura al dirigir el haz de luz a través de la pupila perpendicular al plano del iris, o mediante transiluminación escleral y observación del reflejo luminoso de la retina a través de los defectos del iris. En algunos pacientes, sin embargo, un estroma del iris oscuro y grueso puede prevenir la transiluminación de los defectos, por lo que la ausencia de este hallazgo no descarta el diagnóstico de glaucoma pigmentario. Esto podría explicar la ausencia o escasez de transiluminación del iris en pacientes de raza negra, latinoamericanos y chinos con glaucoma pigmentario.[10-12] Se ha desarrollado una técnica videográfica infrarroja que permite la visualización de defectos discretos de transiluminación del iris no visibles mediante el examen con lámpara de hendidura.[19]

Los gránulos de pigmento a menudo están dispersos en el estroma del iris, lo que puede dar al iris un aspecto más oscuro de modo progresivo o crear heterocromía en casos asimétricos (**fig. 18-4**).[6] También se ha reportado la dispersión asimétrica de pigmento en asociación con la formación o extracción de cataratas unilaterales.[20] Los pacientes con síndrome de dispersión pigmentaria también pueden tener anisocoria en la que el ojo con la pupila más grande está del lado con la mayor transiluminación del iris. La heterocromía del iris y la anisocoria del síndrome de dispersión pigmentaria pueden simular el síndrome de Horner.[21]

Otras ubicaciones del segmento anterior donde se puede observar la dispersión de pigmento mediante el examen con lámpara de

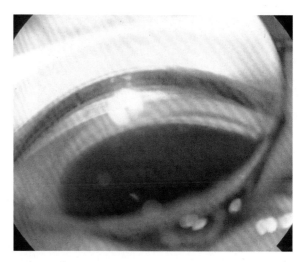

FIGURA 18-1 Ángulo de la cámara anterior en un lactante sano. Nótese, en esta vista gonioscópica, la relativa escasez de pigmento en la malla trabecular. (Reproducido con autorización de Rhee DJ. *Glaucoma*. 3rd ed. Philadelphia, PA: Wolters Kluwer; 2018.)

hendidura incluyen la cápsula posterior del cristalino (**fig. 18-5**), las zónulas del cristalino y el interior de las bulas filtrantes de la cirugía de glaucoma.[6]

Hallazgos gonioscópicos

La principal característica gonioscópica del glaucoma pigmentario es una banda densa y homogénea de pigmento marrón oscuro en toda la circunferencia de la malla trabecular (**fig. 18-6**). Esto es bastante diferente de la deposición irregular de pigmento que puede ocurrir con el síndrome de exfoliación. El pigmento disperso también puede acumularse a lo largo de la línea de Schwalbe, en especial en la parte inferior, lo que crea una fina banda oscura.

Hallazgos en el fondo de ojo

Los desprendimientos de retina son más comunes en pacientes con síndrome de dispersión de pigmento o glaucoma pigmentario,[22] pues ocurrieron en 6.4% de los pacientes en un estudio.[23] Otro estudio de 60 pacientes con dispersión de pigmento o glaucoma pigmentario reveló degeneración en encaje en 12 pacientes (20%) y desgarros retinianos de espesor total en siete individuos (12%).[24]

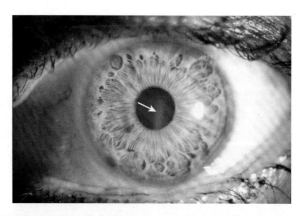

FIGURA 18-2 Huso de Krukenberg en el glaucoma pigmentario. (Cortesía de Ralf R. Buhrmann, MD, PhD.)

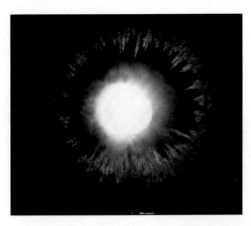

FIGURA 18-3 Transiluminación del iris en glaucoma pigmentario. Se muestran los defectos típicos en forma de rayos de bicicleta en la periferia media.

Evolución clínica del glaucoma

Pueden pasar años antes de que los pacientes con síndrome de dispersión de pigmento desarrollen glaucoma pigmentario, o es posible que nunca tengan un aumento de la presión intraocular (PIO). En un estudio de 97 ojos con dispersión de pigmento en todo el segmento ocular anterior, el glaucoma estuvo presente en 42,[25] mientras que en otro estudio de 407 pacientes con síndrome de dispersión, solo una cuarta parte tenía glaucoma.[23] En un estudio a largo plazo que abarcó 5 a 35 años, 13 de 37 pacientes (35%) tuvieron una conversión del síndrome de dispersión pigmentaria a glaucoma pigmentario.[5] Por lo general el glaucoma se desarrolla dentro de los 15 años posteriores a la presentación del síndrome de dispersión pigmentaria, aunque algunos pueden tardar más de 20 años.[5] En otro estudio, con un seguimiento promedio de 27 meses, se pudo documentar la progresión de los defectos de transiluminación del iris y la dispersión del pigmento en 31 de 55 pacientes, y correlacionarse con el empeoramiento del glaucoma en la mayoría de estos ojos.[26] Un estudio de 111 pacientes con síndrome de dispersión pigmentaria o glaucoma pigmentario identificó el sexo masculino, la raza negra, la miopía alta y los husos de Krukenberg como factores de riesgo para el desarrollo y la gravedad del glaucoma en esta población.[7] Sin embargo, otro estudio encontró que el sexo no influyó en el desarrollo o la gravedad del glaucoma entre los pacientes con síndrome de dispersión de pigmento.[5] En una población de

pacientes de Columbia, la tasa de conversión del síndrome de dispersión de pigmento en glaucoma pigmentario fue de 37.5%, después de un seguimiento medio de 50.7 meses. Tener una PIO superior a 21 mm Hg fue el único factor de riesgo significativo para la conversión.[10]

En algunos pacientes el ejercicio extenuante, como trotar, o los cambios espontáneos en el diámetro pupilar pueden estar asociados con una liberación marcada de pigmento hacia la cámara anterior, aunque esto no parece elevar la PIO de forma significativa en la mayoría de los casos.[27] Cuando la dispersión de pigmento inducida por ejercicio provoca un aumento significativo de la PIO, el uso de pilocarpina ha inhibido con eficacia este fenómeno. La midriasis inducida por fenilefrina también causa una lluvia significativa de pigmento hacia la cámara anterior en algunos pacientes con glaucoma pigmentario o síndrome de dispersión pigmentaria, aunque esta liberación transitoria de pigmento no se asocia de manera consistente con elevaciones de la PIO.[27]

Una vez que se establece el glaucoma pigmentario, puede ser algo más difícil de controlar que el glaucoma crónico de ángulo abierto (GCAA). En un estudio de seguimiento a largo plazo de 38 pacientes, 39 de 75 ojos se controlaron de forma médica, 15 requirieron trabeculoplastia láser y 20 fueron sometidos a trabeculectomía.[28] Sin embargo, 67 ojos (89%) mantuvieron la visión normal (seguimiento promedio, 10 años). Con el aumento de la edad, existe una tendencia a que el glaucoma se vuelva menos grave, pero la afección debe tratarse de manera agresiva en los años activos para evitar la pérdida irreversible de la visión en el futuro.

Teorías del mecanismo

Hay que considerar dos cuestiones fundamentales sobre la patogenia del síndrome de dispersión pigmentaria y el mecanismo del glaucoma pigmentario. ¿Cuáles son los factores que conducen a la dispersión del pigmento? ¿Y cómo el pigmento disperso y las características adicionales causan el glaucoma?

Mecanismo de dispersión de pigmento

Teoría del epitelio pigmentario del iris débil

Scheie y Fleischhauer propusieron por primera vez en 1958 una debilidad o degeneración inherente en el epitelio pigmentado del iris (EPI) como causa del síndrome de dispersión pigmentaria.[25] Más adelante, las observaciones histopatológicas del iris en ojos con síndrome de dispersión pigmentaria o glaucoma pigmentario han revelado cambios en el EPI, que incluyen atrofia focal e hipopigmentación, un aparente retraso en la melanogénesis e hiperplasia del músculo dilatador.[25,29-31] Por el contrario, los ojos con GCAA y diversos grados de dispersión de pigmento tenían una hipopigmentación mínima del epitelio del iris con un músculo dilatador normal y melanogénesis normal.[31] Estas observaciones han llevado a algunos a pensar que una anomalía del desarrollo del EPI es el defecto fundamental en el síndrome de dispersión pigmentaria.[29-31] La observación adicional de distrofia del epitelio pigmentado retiniano en dos hermanos con glaucoma pigmentario plantea la posibilidad de un defecto hereditario del epitelio pigmentado en los segmentos oculares anterior y posterior.[32] Con base en la angiografía con fluoresceína del iris, la hipovascularidad del iris también puede jugar un papel en el síndrome de dispersión de pigmento.[33,34] Los hallazgos de modelos animales apoyan un papel de la desregulación de la síntesis de melanina, la integridad del melanosoma y la salud de los melanocitos en la patogénesis de la dispersión de pigmento.[35]

Lahola-Chomiak, Walter y colaboradores[36] utilizaron la secuenciación del exoma completo para identificar dos variantes de la proteína

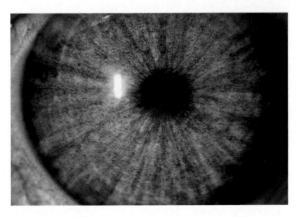

FIGURA 18-4 Gránulos de pigmento en el estroma del iris en el glaucoma pigmentario.

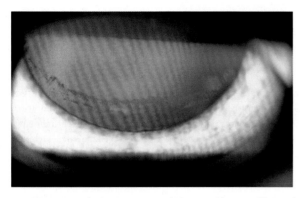

FIGURA 18-5 Línea de Zentmayer. También conocida como "franja de Scheie", esta línea pigmentada se encuentra en la cápsula posterior del cristalino en la inserción de las zónulas.

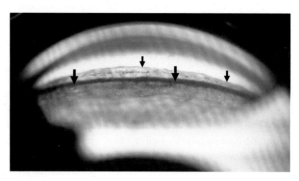

FIGURA 18-6 Vista gonioscópica del glaucoma pigmentario. Se muestran las características típicas de un ángulo amplio con pigmentación densa y homogénea de la malla trabecular (flechas más grandes) y una gran acumulación de pigmento en la línea de Schwalbe (flechas más pequeñas).

premelanosoma (PMEL) asociadas con el síndrome de dispersión pigmentaria hereditario-glaucoma pigmentario. La PMEL codifica un componente clave del melanosoma, y los autores plantean la hipótesis de que estas variantes en la PMEL pueden causar defectos en el procesamiento o fibrilogénesis que afectan la capacidad de la PMEL para proteger a los melanocitos de las especies reactivas de oxígeno generadas durante la síntesis y el almacenamiento de melanina. También especulan que algunas variantes de la PMEL pueden causar una transición de fibrillas funcionales a fibrillas patogénicas de amiloide, y estar asociadas con la muerte celular a través de la formación de agregados de proteínas. El resultado final de estos defectos de la PMEL puede ser la liberación de pigmento melanosómico del iris hacia el humor acuoso y la fagocitosis de este material por las células de la malla trabecular.[36]

Teoría mecánica

Campbell[37] propuso una teoría mecánica para el mecanismo de liberación de pigmento del iris. Observó que los defectos radiales periféricos del iris correspondían en ubicación y número a los paquetes anteriores de zónulas del cristalino, y sugirió que un arqueamiento del iris periférico conducía al frotamiento mecánico de las zónulas del cristalino contra el EPI, con la subsecuente dispersión del pigmento. Esta hipótesis fue apoyada por estudios histológicos que muestran una correlación entre los paquetes de zónulas y surcos profundos en el EPI y el estroma posterior.[37,38] Sugar sugirió que los pliegues radiales del EPI que rozan contra la cápsula del cristalino podrían ser un mecanismo adicional de liberación de pigmento.

La teoría mecánica de Campbell también está respaldada por estudios biométricos y fotogramétricos de las dimensiones de la cámara anterior, que revelaron cámaras anteriores más profundas y cristalinos más planos en los ojos afectados de casos unilaterales, y una mayor profundidad de la cámara periférica media con la correspondiente concavidad del iris en ojos con síndrome de dispersión de pigmento.[39,40] Más evidencia a favor de la teoría mecánica proviene de estudios con biomicroscopia ecográfica que indican que la distancia entre la base de la malla trabecular y el punto de inserción del iris es mayor en ojos con síndrome de dispersión de pigmento que en controles sanos. Los estudios de biomicroscopia ecográfica en pacientes con síndrome de dispersión de pigmento han demostrado que el ancho radial del iris en comparación con el tamaño del segmento anterior es mayor de lo normal.[41] Este tamaño más grande deriva en un iris más flácido, que puede predisponer al contacto iridozonular cuando se combina con la inserción posterior del iris. La teoría mecánica también es consistente

con observaciones clínicas, y ayuda a explicar ciertas características de la enfermedad. Por ejemplo, la baja incidencia de la afección entre las personas no caucásicas puede deberse a la fuerte pigmentación y lo compacto del estroma del iris en estos individuos, lo que evita la flacidez posterior del iris periférico medio.[42] La tendencia de la enfermedad a mejorar con el aumento de la edad puede atribuirse al incremento de la longitud axial del cristalino, lo que aleja el iris periférico de las zónulas.[38] También se ha reportado un caso en el que al parecer la subluxación del cristalino causó la remisión del glaucoma pigmentario.[43]

Bloque pupilar inverso

La teoría mecánica debe incluir una explicación del mecanismo por el cual el iris periférico se arquea hacia atrás. Esta pieza faltante del rompecabezas vino con la observación de que una iridotomía con láser alivia el arqueamiento posterior, lo que llevó al concepto del bloqueo pupilar inverso.[44] Esta concepción sugiere que el humor acuoso se mueve hacia la cámara anterior contra el gradiente de presión normal, tal vez por el movimiento del iris periférico en respuesta al movimiento del ojo (p. ej., parpadeo) o la acomodación. Una vez en la cámara anterior, se evita que el humor acuoso regrese a la cámara posterior mediante un efecto de válvula unidireccional entre el iris y el cristalino, lo que da como resultado una presión un tanto mayor en la cámara anterior y el consiguiente arqueamiento hacia atrás del iris periférico. La teoría del bloqueo pupilar inverso ha sido apoyada por estudios con biomicroscopia ecográfica y fotografía de Scheimpflug, que demuestran el arqueamiento posterior del iris en pacientes con síndrome de dispersión pigmentaria y glaucoma pigmentario.[27] El arqueamiento posterior se elimina mediante iridotomía periférica, terapia miótica o prevención del parpadeo. Sin embargo, el ejercicio aumenta la concavidad del iris.[45] Las observaciones sobre el parpadeo y el ejercicio parecen respaldar el concepto de que el movimiento ocular es responsable del bombeo del humor acuoso hacia la cámara anterior. También se ha observado que la acomodación en pacientes con síndrome de dispersión pigmentaria conduce a un aumento en el arqueamiento posterior del iris, que los investigadores explican por el movimiento hacia adelante del cristalino, lo que reduce el volumen, acción que aumenta la presión en la cámara anterior.[46] La iridotomía suprime el cambio en el perfil del iris que se suele observar con la acomodación en pacientes con síndrome de dispersión de pigmento.[47] Sin embargo, la teoría mecánica no explica por completo por qué no todos los ojos con miopía están sujetos al síndrome de dispersión de pigmento, y es probable que sean necesarios defectos adicionales del iris (como los defectos de la PMEL asociados con alteraciones de la melanogénesis) para el desarrollo de este síndrome (**fig. 18-7**).[35]

Mecanismo de elevación de la presión intraocular

En 1963, Grant[48] demostró que los gránulos de pigmento perfundidos en ojos humanos de autopsias causaban una obstrucción significativa del flujo de salida del humor acuoso. Los estudios clínicos también han mostrado que la liberación de pigmento debido al movimiento del iris inducido por medios farmacológicos causa un aumento transitorio de la presión en algunos ojos, y que un número creciente de gránulos de melanina en el humor acuoso (cuantificado por el modo de recuento celular de un medidor láser de flare y celularidad) se correlacionó en gran medida con una PIO más alta y una pérdida del campo visual.[49-51] Sin embargo, la perfusión de ojos de monos vivos con partículas de pigmento uveal solo causó una obstrucción transitoria del flujo de salida acuoso,[52] y estudios histológicos en ojos humanos con glaucoma pigmentario mostraron que solo 3.5% del pigmento en la malla trabecular estaba en el tejido yuxtacanalicular, lo que se cree que es insuficiente para explicar la obstrucción del flujo de salida.[53] Parece que otros factores adicionales deben estar involucrados en el mecanismo del glaucoma pigmentario.

Aunque muchos estudios histopatológicos de ojos con glaucoma pigmentario han revelado cantidades excesivas de gránulos de pigmento y restos celulares en la malla trabecular, se cree que son los cambios asociados en las células endoteliales trabeculares y los haces de colágeno los que conducen al glaucoma (**fig. 18-8**).[27] Con base en estas observaciones, se ha propuesto la siguiente secuencia fisiopatológica de eventos para el desarrollo del glaucoma pigmentario.[54] Las células trabeculares engullen la melanina, lo que eventualmente conduce a lesión celular y muerte por sobrecarga fagocítica. Debido a que la melanoproteína se digiere solo de forma parcial, esta se retiene en las vacuolas de almacenamiento intracelulares, donde genera radicales libres de oxígeno nocivos. Los macrófagos migran a las células trabeculares necróticas, tal vez en respuesta a citocinas liberadas por las células lesionadas, y transportan el pigmento y los desechos a través del canal de Schlemm hacia la circulación. La pérdida de células trabeculares deja los haces de colágeno desnudos y vulnerables a la fusión, con la obliteración de los canales acuosos. Los estudios histológicos revelan que los fondos de saco, que por lo regular terminan en canales acuosos, están marcadamente reducidos en los ojos con glaucoma pigmentario, lo que explica una parte importante del aumento de la resistencia al flujo de salida del humor acuoso.

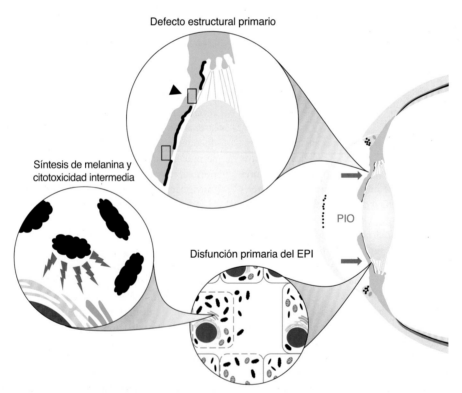

FIGURA 18-7 **Representación esquemática de modelos de síndrome de dispersión de pigmento-glaucoma pigmentario.** En pacientes con síndrome de dispersión pigmentaria, el pigmento liberado de la superficie posterior del iris (verde) circula hacia la cámara anterior siguiendo el flujo del humor acuoso, donde se deposita en la córnea y la malla trabecular (puntos negros). La PIO alta puede mantener el arqueamiento del iris (flechas rojas) debido al bloqueo pupilar inverso. El modelo estructural del síndrome de dispersión de pigmento-glaucoma pigmentario propone que el arqueamiento posterior del iris crea contactos iridozonulares inapropiados (punta de flecha negra, círculo superior) y que el roce mecánico entre el iris, las zónulas y el cristalino es responsable de la liberación del pigmento del epitelio pigmentario del iris (EPI) (asteriscos, círculo superior). Modelos animales indican la disfunción del EPI como el principal impulsor de esta dispersión. En este modelo, los melanocitos pigmentados mueren o se desprenden del EPI (círculo inferior derecho) debido a la liberación de intermediarios de síntesis de melanina citotóxicos de melanosomas disfuncionales (óvalos irregulares, círculo inferior izquierdo). (Modificado de Lahola-Chomiak AA, Walter MA. Molecular genetics of pigment dispersion syndrome and pigmentary glaucoma: new insights into mechanisms. *J Ophthalmol.* 2018;2018:1-11. Disponible en https://www.ncbi.nlm.nih.gov/pmc/articles/PMC5892222/. https://creativecommons.org/licenses/by/4.0/. Copyright© 2018 Adrian A. Lahola-Chomiak y Michael A. Walter.)

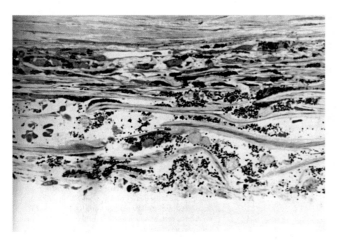

FIGURA 18-8 Malla trabecular en glaucoma pigmentario. En esta vista con microscopia de luz, los gránulos de pigmento libre se encuentran sobre todo en la malla uveal y en la porción interna de la malla corneoescleral, con pigmento intracelular en las porciones más profundas de la malla. (Reimpreso de Richardson TM. Pigmentary glaucoma. En: Ritch R, Shields MB, eds. *The Secondary Glaucomas*. St. Louis, MO: CV Mosby; 1982. Copyright© 1982 Elsevier, con autorización.)

Las teorías alternativas sugieren que una anomalía del desarrollo primaria del ángulo de la cámara anterior puede conducir a la obstrucción del flujo de salida del humor acuoso, o que el glaucoma pigmentario representa una variación del GCAA.[6,55,56] Sin embargo, existe evidencia limitada que apoye cualquiera de estas teorías.

Diagnóstico diferencial

En varios trastornos, una dispersión excesiva de pigmento puede estar asociada con glaucoma, con o sin una relación de causa y efecto. Estas condiciones constituyen el diagnóstico diferencial del glaucoma pigmentario. Una de esas afecciones es el síndrome de exfoliación (véase capítulo 16), en el que el roce entre el cristalino periférico medio y el iris peripupilar conduce a la dispersión de pigmento. Esta afección suele distinguirse del glaucoma pigmentario por la apariencia típica del cristalino, la pigmentación irregular en la malla trabecular (a diferencia de una pigmentación homogénea en el síndrome de dispersión pigmentaria-glaucoma pigmentario) y la edad avanzada de los pacientes, aunque las dos afecciones han ocurrido juntas.[57] Otras condiciones asociadas con un aumento de la pigmentación del segmento anterior y el glaucoma incluyen algunas formas de uveítis (véase capítulo 23), traumatismo (capítulo 26), melanosis ocular y melanoma (capítulo 22), melanocitoma del cuerpo ciliar,[58] complicaciones de la cirugía intraocular (capítulo 27), cierre subagudo de ángulo (capítulo 13) y GCAA con excesiva dispersión de pigmento (capítulo 12). La megalocórnea y el megaloftalmos anterior se han asociado con el glaucoma pigmentario.[59,60] El uso prolongado de atropina tópica también se ha relacionado con el síndrome de dispersión de pigmento.[61] El síndrome de dispersión pigmentaria unilateral puede ser evidente después de la implantación de una lente intraocular (LIO) refractiva fáquica de cámara posterior, con una LIO de borde cuadrado de una pieza colocado en el sulcus, tras rotación anterior o desplazamiento de una LIO de cámara posterior, y en caso de recesión unilateral del ángulo.[62-64]

Otro mecanismo de dispersión del pigmento implica zónulas anteriores alargadas que pueden estar pigmentadas (**fig. 18-9A** y **B**), lo que invade el eje visual central.[65,66] Por lo general, la inserción zonular

anterior deja una zona libre de zónulas de 6.9 mm.[67] La apariencia clínica y la apariencia al microscopio electrónico (**fig. 18-9C**) de una muestra de la cápsula anterior obtenida durante la cirugía de catarata sugieren un mecanismo de liberación de pigmento del epitelio pigmentado ubicado en el collarete pupilar y el iris central, que están cerca de las zónulas alargadas.[66] Este mecanismo parece ser distinto del síndrome de dispersión de pigmento en el que el contacto iridozonular ocurre en la región de la cámara posterior entre el iris periférico medio y los haces de zónulas anteriores.[37] Las zónulas parecen normales, ya que la facoemulsificación estándar no ha indicado fragilidad.[66,68] Aunque sutil y fácilmente pasadas por alto en la biomicroscopia, las zónulas anteriores largas pueden ser más comunes de lo que se sospecha, pero no reconocidas con anterioridad como una entidad asociada con la dispersión de pigmento. La genética de esta condición se analiza en el capítulo 9.

Manejo

Terapia médica

La teoría mecánica de Campbell[37] sugiere que tomar medidas para eliminar el contacto entre el iris y las zónulas del cristalino es la forma más adecuada de prevenir el desarrollo progresivo del glaucoma pigmentario. La pilocarpina tiene la ventaja teórica de aliviar este mecanismo de dispersión de pigmento al crear miosis, mientras que al mismo tiempo reduce la PIO por el efecto directo sobre el flujo de salida acuoso. Sin embargo, el paciente joven con miopía no suele tolerarla debido a que se induce aún más miopía. La pilocarpina puede proporcionar la miosis deseada y una mejor facilidad del flujo de salida sin miopía inducida excesiva en algunos pacientes con glaucoma pigmentario. Cuando se utilizan agonistas colinérgicos en pacientes con glaucoma pigmentario, se debe prestar especial atención al riesgo de desprendimiento de retina, que es más común en esta población.[22] Se ha recomendado el uso del antagonista α-adrenérgico timoxamina, ya que este agente produce miosis sin ciclotropía;[37] sin embargo, el fármaco no está disponible en la mayor parte del mundo. Se propuso un α bloqueador alternativo para este uso, el dapiprazol, pero se encontró que era menos eficaz que la pilocarpina a 1.6% para contraer la pupila o aliviar el arqueamiento posterior del iris en pacientes con síndrome de dispersión de pigmento.[69] El dapiprazol ya no se encuentra disponible en el comercio en Estados Unidos.

Las alternativas de medicación a la terapia miótica incluyen análogos de prostaglandinas, que pueden ser muy efectivos, antagonistas β adrenérgicos e inhibidores de la anhidrasa carbónica. Con todos estos fármacos no mióticos la PIO puede reducirse, pero no se elimina el mecanismo de dispersión continua de pigmento.

Cirugía láser

En 1991, Campbell reportó que una iridotomía láser (sugerida en un inicio por el Dr. B. Kurwa) alivió de manera eficaz el arqueamiento posterior del iris en el glaucoma pigmentario (Campbell DG, Conferencia en honor a H. Saul Sugar, MD, American Glaucoma Society Fourth Annual Scientific Meeting, San Diego, CA, diciembre de 1991). Esto fue confirmado por Karickhoff al año siguiente en un reporte de seis pacientes.[44] Sin embargo, este efecto no se ha observado en todos los casos,[70] y la iridotomía no eliminó por completo la dispersión de pigmento inducida por el ejercicio en un paciente con síndrome de dispersión pigmentaria.[71] Un estudio sobre biomicroscopia ecográfica en pacientes con síndrome de dispersión de pigmento y concavidad periférica del iris mostró que el iris se aplana después de la iridotomía

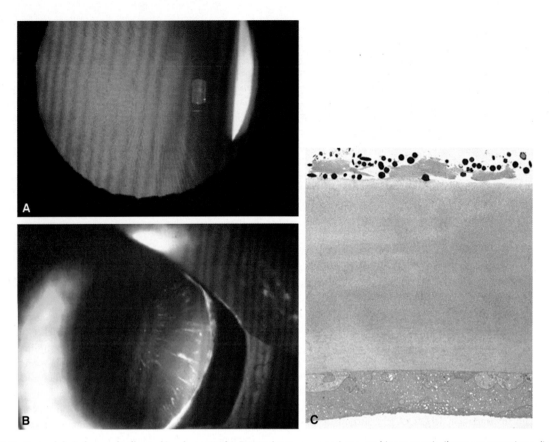

FIGURA 18-9 Variante del síndrome de dispersión pigmentaria. Esta variante, en un paciente con hipermetropía, ilustra un mecanismo distinto de dispersión pigmentaria. **A:** las zónulas anteriores largas son visibles en la superficie de la cápsula anterior después de la dilatación con retroiluminación directa. **B:** por lo regular se observa pigmento en algunas de las zónulas anteriores largas. **C:** microscopia electrónica de transmisión que muestra la cápsula anterior central del cristalino cubierta por una laminilla irregular de la zónula con gránulos de pigmento y epitelio degenerativo del cristalino en las zónulas anteriores largas pigmentadas. (Cortesía de Ursula Schlötzer Schrehardt, PhD.)

periférica.[72] En un estudio de 21 pacientes con síndrome de dispersión de pigmento y PIO menor de 18 mm Hg en ambos ojos, se realizó iridotomía con láser Nd:YAG de forma aleatoria en un ojo y el otro ojo se utilizó como control.[73] Después de 2 años de seguimiento, un ojo tratado (4.7%), en comparación con 11 ojos no tratados (52.3%), demostró una elevación de la PIO de más de 5 mm Hg. Esta diferencia en la elevación de la PIO se relacionó de modo inverso con la edad del paciente. Una revisión retrospectiva de 46 pacientes con glaucoma pigmentario que se sometieron a iridotomía láser unilateral y fueron seguidos durante 2 años o más, encontró que la PIO media disminuyó en 4 mm Hg, en comparación con 1.9 mm Hg en el ojo contralateral; sin embargo, una PIO basal promedio más alta en el ojo tratado explicó el efecto aparente del tratamiento, y los autores admiten que sus datos no son concluyentes sobre si la iridotomía láser es benéfica en este grupo de pacientes.[74] Una revisión Cochrane también encontró evidencia de alta calidad insuficiente para respaldar la eficacia de la iridotomía periférica para el glaucoma pigmentario o el síndrome de dispersión pigmentaria.[75]

Cuando el glaucoma ya no puede controlarse de forma médica, por lo general está indicada la trabeculoplastia con láser argón o selectiva con láser. Los pacientes con glaucoma pigmentario responden bien en un inicio al tratamiento con láser, aunque el control de la PIO tiende a disminuir con el tiempo, y la cirugía es menos efectiva en pacientes mayores (p. ej., pacientes de 50 años de edad, en comparación con los de 30), o que han tenido glaucoma durante un periodo de

tiempo más prolongado (p. ej., 10 años *vs.* 2 o 3 años).[76-79] En general, a estos pacientes les va bien con una energía láser mínima por punto (p. ej., comenzar con 300 mW por punto si se usa trabeculoplastia con láser de argón, y 0.4 mJ por punto con trabeculoplastia con láser selectiva). Los parámetros de baja energía son en particular importantes en pacientes que han tenido glaucoma pigmentario durante un periodo prolongado y tienen un daño glaucomatoso avanzado del nervio, para minimizar el riesgo de un pico posoperatorio sostenido de la PIO.[80]

Cirugía incisional

Cuando la terapia médica y la trabeculoplastia láser no han logrado controlar la PIO de modo adecuado, por lo general está indicada la cirugía filtrante para glaucoma. Un porcentaje mayor de pacientes con glaucoma pigmentario que el de aquellos con GCAA requieren cirugía, y los hombres parecen necesitarla a una edad más temprana que las mujeres.[7] Las tasas de éxito son similares a las de otras formas de glaucoma de ángulo abierto a una edad comparable.[81] La cirugía microinvasiva de glaucoma con trabeculectomía ab interno también puede ser eficaz para reducir la PIO.[82]

Actividad física

El ejercicio puede aumentar la dispersión pigmentaria y elevar la PIO, lo cual puede ser una preocupación en esta población de individuos jóvenes activos.[27] Una forma de lidiar con esta cuestión es medir la PIO (y observar la cantidad de pigmento en la cámara anterior) antes y 30 minutos después de la rutina de ejercicios típica del paciente. Si se observa un aumento significativo de la presión, el uso de pilocarpina a 0.5% durante el ejercicio puede resultar benéfico.

IRIDOSQUISIS

Características generales

La iridosquisis es una enfermedad poco común que, a diferencia de la edad temprana de aparición del glaucoma pigmentario, suele aparecer en la sexta o séptima décadas de la vida, aunque puede observarse en individuos más jóvenes. Se han reportado casos que involucran a un niño con microftalmos asociado y una persona de 30 años de edad con queratocono.[83,84] El sello distintivo es una separación bilateral de las capas del estroma del iris, por lo regular en los cuadrantes inferiores. El trastorno se complica con glaucoma en alrededor de la mitad de los pacientes. El edema corneal también es una secuela ocasional. La mayoría de los casos no se asocia con otros trastornos oculares, aunque se pueden observar afecciones concomitantes, incluyendo glaucoma de ángulo cerrado, glaucoma por recesión angular y queratitis intersticial sifilítica (además de las antes descritas).[85-87]

Características clinicopatológicas

El examen biomicroscópico con lámpara de hendidura suele revelar láminas o hebras de estroma del iris que se han separado de modo parcial del resto del iris (**fig. 18-10A**), en especial en los cuadrantes inferiores. En algunos casos, el tejido suelto puede tocar el endotelio corneal, con edema adyacente de la córnea. Por gonioscopia (**fig. 18-10B**), las hebras de tejido del iris pueden ocultar la visualización del ángulo de la cámara anterior.

Los estudios histopatológicos del iris afectado revelaron una marcada atrofia del estroma del iris, con fibrillas de colágeno escasas o ausentes en el área de separación, aunque no hubo evidencia de alteraciones vasculares o neurales.[88] La microscopia especular del endotelio corneal reveló una marcada disminución de la densidad celular y un alto grado de polimegatismo en el área directamente sobre la iridosquisis.[89] La histopatología de un botón corneal, removido debido a queratopatía bulosa, mostró degeneración y pérdida focal de células endoteliales, bandeo posterior en parches (110 nm) en la membrana de Descemet con tejido conectivo irregular, así como edema estromal y epitelial.[88]

Mecanismos del glaucoma

Algunos pacientes con iridosquisis y glaucoma tienen cierre angular,[56,88] y se presume que existe un mecanismo de bloqueo pupilar, ya que una iridotomía produce una profundización de la cámara anterior.[88] La iridosquisis puede ser una manifestación inusual de atrofia del estroma del iris derivada de la evaluación intermitente o aguda de la PIO en el glaucoma por bloqueo pupilar.[85] En otros pacientes el ángulo está abierto, en cuyo caso la malla trabecular parece estar obstruida por la liberación de pigmento del iris, o por el estroma del iris desgarrado.[88]

Diagnóstico diferencial

Las principales afecciones que deben distinguirse de la iridosquisis son otras causas de disolución del estroma del iris, como el síndrome iridocorneal endotelial y el síndrome de Axenfeld-Rieger, que se diferencian de la iridosquisis por una edad de aparición mucho más temprana. El traumatismo puede conducir a la alteración del iris, acción que crea hallazgos clínicos que se asemejan a la iridosquisis, lo que puede explicar la relación con el glaucoma por recesión angular.[86] En un paciente con iridosquisis, hebras de iris flotando en la cámara anterior después de una trabeculectomía se confundieron con una infección por hongos.[90]

Manejo

Los ojos con un mecanismo de glaucoma de ángulo cerrado deben tratarse con iridotomía con láser o con iridectomía quirúrgica convencional si el edema corneal impide la cirugía con láser. La forma de glaucoma de ángulo abierto se puede controlar por medios médicos en algunos pacientes con un abordaje similar al del GCAA, pero otros requieren cirugía filtrante para glaucoma.

IRIS EN MESETA

Un mecanismo que conduce al glaucoma de ángulo cerrado parece ser el resultado de una configuración anatómica anormal del ángulo de la cámara anterior sin bloqueo pupilar.[91] Es mucho menos común que el glaucoma por bloqueo pupilar, y por lo general solo se reconoce después de que una iridotomía periférica por un presunto mecanismo de bloqueo pupilar ha fallado. Si el ángulo no se ha abierto tras la iridotomía, se deben considerar uno o más de los siguientes mecanismos: membrana de tracción anterior, cierre del ángulo relacionado con el cristalino, iris en meseta, hinchazón o masa del cuerpo ciliar, un anillo

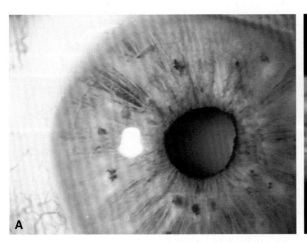
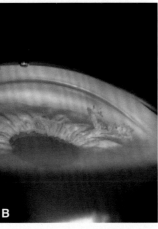

FIGURA 18-10 Iridosquisis. A: nótense en esta vista de lámpara de hendidura las regiones de adelgazamiento o "desgarramiento" del estroma del iris, más evidentes en la posición de las 10 en punto. **B:** en esta imagen gonioscópica de un ojo con iridosquisis, observe las hebras de iris que se extienden hacia la córnea. (Cortesía de Joseph A. Halabis, OD.)

de Soemmering, movimiento anterior de un anillo de tensión capsular, o mecanismos de empuje posterior para cierre angular (en particular si la cámara anterior central es muy estrecha). Consulte el capítulo 13 para un análisis más completo sobre los mecanismos de cierre de ángulo. Se han descrito dos variaciones del iris en meseta.[92]

Configuración de iris en meseta

Este diagnóstico se establece de forma preoperatoria con base en los hallazgos gonioscópicos de un ángulo cerrado de la cámara anterior pero un plano del iris aplanado (en contraposición al arqueamiento hacia adelante del iris periférico en el mecanismo de bloqueo pupilar) y una profundidad de la cámara anterior central más normal. El bloqueo pupilar relativo juega un papel importante en esta situación y la mayoría de estos casos se cura mediante iridotomía periférica.

También se puede utilizar la tomografía de coherencia óptica del segmento anterior (AS-OCT) y la biomicroscopia ultrasónica para detectar la configuración del iris en meseta.

La configuración del iris en meseta (con un ángulo que se cierra de modo aposicional después de la iridotomía) se describió en asociación con zónulas anteriores largas.[93]

Síndrome de iris en meseta

El síndrome de iris en meseta constituye un pequeño porcentaje de ojos con la configuración del iris en meseta, y representa el verdadero mecanismo del iris en meseta. La afección se suele observar en adultos, pero se ha reportado en niños, como una causa poco común de glaucoma de ángulo cerrado.[94] El iris periférico está desplazado de forma anterior (**fig. 18-11A**) de modo que, a medida que la pupila se dilata,

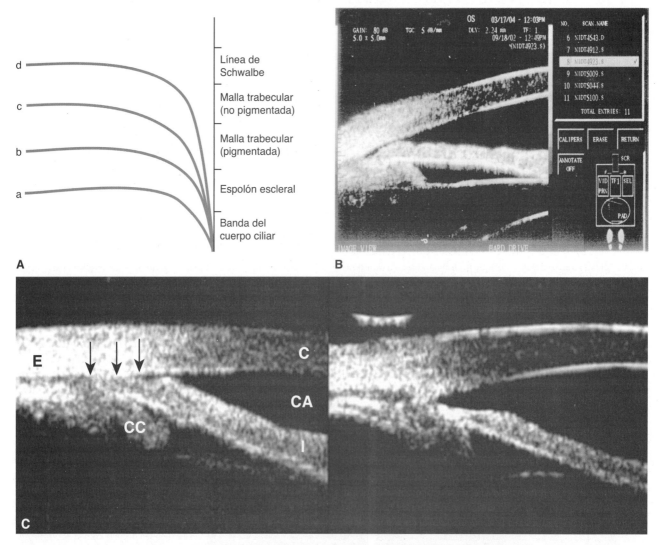

FIGURA 18-11 Iris en meseta. A: esquema que muestra la altura de la meseta y la relación con las estructuras del ángulo. Cuando la altura de la meseta es tal que la dilatación de la pupila deriva en la oclusión de la malla trabecular (c y d), entonces es posible el cierre del ángulo a pesar de una iridotomía periférica permeable. **B:** la biomicroscopia ecográfica muestra el iris en meseta con el cuerpo ciliar que toca el iris posterior. **C:** síndrome de iris en meseta antes (panel izquierdo) y después (panel derecho) de la iridoplastia periférica con láser, con apertura del receso del ángulo y aposición del iris-malla trabecular (flechas) después de la iridoplastia, que resulta de la energía térmica del láser absorbida por el tejido del iris. Esto conduce a atrofia y adelgazamiento de la periferia del iris (panel derecho), lo que deriva en la eliminación del ángulo cerrado y la elevación de la PIO, y se observa dilatación después de la iridoplastia. CA, cámara anterior; C, córnea; CC, cuerpo ciliar con procesos ciliares; I, iris; E, esclerótica. (Adaptado con autorización del American Academy of Ophthalmology Knowledge Base Glaucoma Panel. Practicing Ophthalmologists Learning System 2014-2016. Glaucoma review outline. Diagnostic tests: ultrasound biomicroscopy. Cortesía de Pat-Michael Palmiero, MD.)

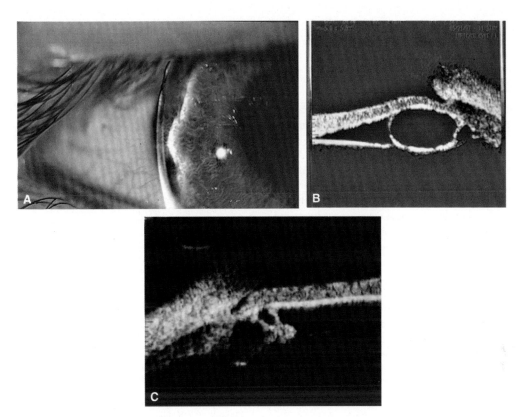

FIGURA 18-12 **Iris en seudomeseta causado por quistes. A:** el examen con lámpara de hendidura muestra un "bulto" en el iris periférico. **B:** la biomicroscopia ecográfica revela un gran quiste en el surco iridociliar que crea una protuberancia en el iris periférico. **C:** la biomicroscopia ecográfica revela múltiples quistes en el surco iridociliar, lo que crea una configuración en forma de meseta en el iris.

el ángulo de la cámara anterior se enrosca y cierra a pesar de una iridotomía permeable. Antes se creyó que esto se debía, al menos en parte, a una inserción anterior del iris, aunque los estudios con biomicroscopia ecográfica sugieren que una posición anterior de los procesos ciliares evita que el iris periférico caiga de modo posterior tras una iridotomía (**fig. 18-11B**).[95-97] La dislocación anterior progresiva del cuerpo ciliar con levantamiento del iris periférico y formación de sinequias anteriores periféricas (es decir, cierre del ángulo crónico) se ha descrito en un caso de iris en meseta con un seguimiento a largo plazo mediante el uso de biomicroscopia ecográfica.[98]

En la clínica es importante sospechar este síndrome si la cámara anterior periférica es poco profunda (es decir, mide menos de un cuarto del grosor de la córnea mediante la técnica de Van Herick), a pesar de una iridotomía periférica permeable, si hay una configuración del iris en meseta "alta" en la gonioscopia (si el plano del iris puede ser lo bastante alto para cerrar la malla) o si ha habido una crisis de glaucoma de ángulo cerrado a pesar de una iridotomía periférica permeable. La gonioscopia puede ser útil, ya que la compresión a menudo revela una doble joroba característica (a veces denominada *signo sigma* u *onda sinusoidal*), con la "joroba" periférica atribuida a procesos ciliares que sostienen el iris y una elevación más central relacionada con el cristalino que impide el movimiento del iris en forma posterior (véase capítulo 3 para obtener más detalles sobre la gonioscopia relacionada con el cierre del ángulo). Pruebas adicionales que pueden ayudar a confirmar el diagnóstico incluyen biomicroscopia ecográfica, SA-OCT y provocación de cierre angular con uso de fenilefrina (al 2.5% o una dosis mayor), lo que asegura que la pupila se dilate a más de 7 mm y que la PIO aumenta después de la dilatación.

Estos casos suelen tratarse con pilocarpina diluida (a 1 o 2%) a la hora de acostarse o con iridoplastia periférica (véase capítulo 13).

La iridoplastia con láser argón parece abrir el ángulo al contraer el estroma del iris, pero también al adelgazar el tejido del iris a nivel del ángulo (**fig. 18-11C**).[99] Sin embargo, el efecto benéfico de la iridoplastia puede durar menos de 4 años.[100] La extracción de catarata con o sin cicloplastia láser endoscópica combinada (ciclofotocoagulación para rotar el cuerpo ciliar alejándolo del iris posterior) también puede ser eficaz en el tratamiento de estos pacientes.[101,102]

Iris en seudomeseta debido a quistes del iris o del cuerpo ciliar

Desde el advenimiento de la biomicroscopia ecográfica, se ha hecho evidente que los quistes del iris o del epitelio del cuerpo ciliar pueden imitar al síndrome de iris en meseta.[103] En la clínica esta afección puede denominarse *iris en seudomeseta*, y puede ser difícil de distinguir del iris en meseta verdadero. En una revisión de pacientes con iris en meseta y seudomeseta (con diagnóstico basado en los resultados del examen de biomicroscopia por ultrasonido), aquellos con iris en seudomeseta tenían un mayor grado de pigmentación de la malla trabecular, menos husos horarios de cierre gonioscópico del ángulo, además de mayores probabilidades de ser varones y tener un iris periférico irregular (visualizado mediante un haz de luz estrecho en la lámpara de hendidura [**fig. 18-12A**]), en comparación con los pacientes con iris en meseta. El equivalente esférico no difirió de forma significativa entre los dos grupos.[104]

Es importante confirmar el diagnóstico y la extensión de los quistes con un examen biomicroscópico ecográfico (**fig. 18-12B y C**), ya que los quistes secundarios pueden ser el resultado de implantación traumática de epitelio, lesiones metastásicas o parasitarias o un uso prolongado de mióticos.[105] Si no hay un ángulo cerrado significativo, por lo general el pronóstico es bueno.[106,107] En caso contrario, el tratamiento puede requerir la punción de los quistes con una aguja o con un láser Nd:YAG. La iridoplastia también puede ser útil.[108]

Inflamación del cuerpo ciliar

Cualquier trastorno que dé lugar a la inflamación del cuerpo ciliar o la rotación hacia delante del cuerpo ciliar puede crear una configuración en forma de meseta del iris. Los compuestos a base de sulfas pueden causar una miopía transitoria idiosincrásica, tal vez producida por la inflamación del cristalino y un movimiento hacia adelante del diafragma cristalino-iris asociado con desprendimientos coroideos e inflamación del cuerpo ciliar. Se ha reportado que el uso de hidroclorotiazida oral, acetazolamida oral y topiramato, un medicamento antiepiléptico derivado de la sulfa, precipita glaucoma bilateral de ángulo cerrado, al parecer por este mecanismo.[109-111]

Los derrames supraciliares y el engrosamiento del cuerpo ciliar también parecen ser comunes después de los procedimientos de cerclaje escleral. Pueden producir afecciones que conduzcan al cierre del ángulo mediante una combinación de rotación anterior directa del iris y bloqueo pupilar inducido.[112] Otras afecciones asociadas con la inflamación del cuerpo ciliar incluyen desvío del acuoso (véase capítulo 27), síndrome de inmunodeficiencia adquirida (sida) y otros trastornos inflamatorios (capítulo 23), además del síndrome de derrame uveal idiopático.

PUNTOS CLAVE

▶ El glaucoma pigmentario se suele observar en adultos jóvenes con miopía, con predilección por los hombres.

▶ El contacto iridozonular e iridociliar, así como un defecto en la melanogénesis en el epitelio pigmentado del iris (EPI) en estos individuos, puede conducir a la liberación de gránulos de pigmento del EPI.

▶ Los hallazgos clínicos incluyen defectos de transiluminación en el iris periférico y depósito del pigmento disperso en el endotelio corneal, el estroma del iris, la malla trabecular y otras estructuras oculares anteriores.

▶ El glaucoma asociado con la dispersión pigmentaria se relaciona con la acumulación de pigmento en la malla trabecular, con la posterior alteración de los haces trabeculares, lo que conduce a PIO elevada y daño glaucomatoso.

▶ La *iridosquisis* es una afección poco común de la edad adulta mayor caracterizada por una separación de capas de estroma del iris con glaucoma asociado ocasional.

▶ El *síndrome del iris en meseta* es una forma de glaucoma de ángulo cerrado en el que una posición anterior de los procesos ciliares parece ser responsable del cierre del ángulo, incluso con una iridotomía periférica permeable.

▶ El *iris en seudomeseta* es una afección en la que quistes primarios en el surco iridociliar dan como resultado una configuración similar a un iris en meseta con un glaucoma de ángulo cerrado posterior.

▶ La inflamación del cuerpo ciliar con cierre del ángulo puede ocurrir por varios mecanismos, incluyendo el uso de medicamentos orales a base de sulfa y el cerclaje escleral.

REFERENCIAS

1. Sugar HS. Concerning the chamber angle. *Am J Ophthalmol.* 1940;23(8):853-866.
2. Sugar HS, Barbour FA. Pigmentary glaucoma; a rare clinical entity. *Am J Ophthalmol.* 1949;32(1):90-92.
3. Sugar HS. Pigmentary glaucoma. A 25-year review. *Am J Ophthalmol.* 1966;62(3):499-507.
4. Aragno V, Zeboulon P, Baudouin C, Labbé A. A severe case of pigmentary glaucoma in a child with a family history of pigment dispersion syndrome. *J Glaucoma.* 2016;25(8):e745-e747.
5. Migliazzo CV, Shaffer RN, Nykin R, Magee S. Long-term analysis of pigmentary dispersion syndrome and pigmentary glaucoma. *Ophthalmology.* 1986;93(12):1528-1536.
6. Lichter PR. Pigmentary glaucoma – current concepts. *Trans Am Acad Ophthalmol Otolaryngol.* 1974;78(2):OP309-OP313.
7. Farrar SM, Shields MB, Miller KN, Stoup CM. Risk factors for the development and severity of glaucoma in the pigment dispersion syndrome. *Am J Ophthalmol.* 1989;108(3):223-229.
8. Orgül S, Hendrickson P, Flammer J. Anterior chamber depth and pigment dispersion syndrome. *Am J Ophthalmol.* 1994;117(5):575-577.
9. Roberts DK, Chaglasian MA, Meetz RE. Clinical signs of the pigment dispersion syndrome in blacks. *Optom Vis Sci.* 1997;74(12):993-1006.
10. Goyeneche HFG, Hernandez-Mendieta DP, Rodriguez DA, Sepulveda AI, Toledo JD. Pigment dispersion syndrome progression to pigmentary glaucoma in a Latin American population. *J Curr Glaucoma Pract.* 2015;9:69-72.
11. Qing G, Wang N, Tang X, Zhang S, Chen H. Clinical characteristics of pigment dispersion syndrome in Chinese patients. *Eye.* 2008;23(8):1641-1646.
12. Semple HC, Ball SF. Pigmentary glaucoma in the black population. *Am J Ophthalmol.* 1990;109(5):518-522.
13. Roberts DK, Flynn MF, Gable EM. Anterior chamber angle anomalies associated with signs of pigment dispersion in a group of black probands and their first-degree relatives. *Optom Vis Sci.* 2001;78(3):133-141.
14. Wilensky JT, Buerk KM, Podos SM. Krukenberg's spindles. *Am J Ophthalmol.* 1975;79(2):220-225.
15. Duncan TE. Krukenberg spindles in pregnancy. *Arch Ophthalmol.* 1974;91(5):355-358.
16. Lehto I, Ruusuvaara P, Setälä K. Corneal endothelium in pigmentary glaucoma and pigment dispersion syndrome. *Acta Ophthalmol.* 2009;68(6):703-709.
17. Murrell WJ, Shihab Z, Lamberts DW, Avera B. The corneal endothelium and central corneal thickness in pigmentary dispersion syndrome. *Arch Ophthalmol.* 1986;104(6):845-846.
18. Donaldson DD. Transillumination of the iris. *Trans Am Ophthalmol Soc.* 1974;72:89-106.
19. Alward WL, Munden PM, Verdick RE, Perell HR, Thompson HS. Use of infrared videography to detect and record iris transillumination defects. *Arch Ophthalmol.* 1990;108(5):748-750.
20. Ritch R, Chaiwat T, Harbin TS. Asymmetric pigmentary glaucoma resulting from cataract formation. *Am J Ophthalmol.* 1992;114(4):484-488.
21. Haynes WL, Thompson HS, Kardon RH, Alward WLM. Asymmetric pigmentary dispersion syndrome mimicking Horner's syndrome. *Am J Ophthalmol.* 1991;112(4):463-464.
22. Delaney WV. Equatorial lens pigmentation, myopia, and retinal detachment. *Am J Ophthalmol.* 1975;79(2):194-196.
23. Scheie HG, Cameron JD. Pigment dispersion syndrome: a clinical study. *Br J Ophthalmol.* 1981;65(4):264-269.
24. Weseley P, Liebmann J, Walsh JB, Ritch R. Lattice degeneration of the retina and the pigment dispersion syndrome. *Am J Ophthalmol.* 1992;114(5):539-543.
25. Scheie HG. Idiopathic atrophy of the epithelial layers of the iris and ciliary body. *AMA Arch Ophthalmol.* 1958;59(2):216-218.
26. Richter CU, Richardson TM, Grant WM. Pigmentary dispersion syndrome and pigmentary glaucoma. A prospective study of the natural history. *Arch Ophthalmol.* 1986;104(2):211-215.
27. Niyadurupola N, Broadway DC. Pigment dispersion syndrome and pigmentary glaucoma – a major review. *Clin Exp Ophthalmol* 2008;36(9):868-882.
28. Lehto I. Long-term prognosis of pigmentary glaucoma. *Acta Ophthalmol.* 2009;69(4):437-443.
29. Brini A, Porte A, Roth A. Atrophie des couches epitheliales de l'iris. *Documenta Ophthalmologica.* 1969;26(1):403-423.

30. Kupfer C, Kuwabara T, Kaiser-Kupfer M. The histopathology of pigmentary dispersion syndrome with glaucoma. *Am J Ophthalmol.* 1975;80(5):857-862.
31. Rodrigues MM, Spaeth GL, Weinreb S, Sivalingam E. Spectrum of trabecular pigmentation in open-angle glaucoma: a clinicopathologic study. *Trans Sect Ophthalmol Am Acad Ophthalmol Otolaryngol.* 1976;81(2):258-276.
32. Piccolino FC, Calabria G, Polizzi A, Fioretto M. Pigmentary retinal dystrophy associated with pigmentary glaucoma. *Graefes Arch Clin Exp Ophthalmol.* 1989;227(4):335-339.
33. Gillies WE, Tangas C. Fluorescein angiography of the iris in anterior segment pigment dispersal syndrome. *Br J Ophthalmol.* 1986;70(4):284-289.
34. Brooks AM, Gillies WE. Hypoperfusion of the iris and its consequences in anterior segment pigment dispersal syndrome. *Ophthalmic Surg.* 1994;25(5):307-310.
35. Lahola-Chomiak AA, Walter MA. Molecular genetics of pigment dispersion syndrome and pigmentary glaucoma: new insights into mechanisms. *J Ophthalmol.* 2018;2018:1-11.
36. Lahola-Chomiak AA, Footz T, Nguyen-Phuoc K, et al. Non-synonymous variants in premelanosome protein (PMEL) cause ocular pigment dispersion and pigmentary glaucoma. *Hum Mol Genet.* 2018;28(8):1298-1311.
37. Campbell DG. Pigmentary dispersion and glaucoma. A new theory. *Arch Ophthalmol.* 1979;97(9):1667-1672.
38. Kampik A, Richard Green W, Quigley HA, Harrell Pierce L. Scanning and transmission electron microscopic studies of two cases of pigment dispersion syndrome. *Am J Ophthalmol.* 1981;91(5):573-587.
39. Strasser G, Hauff W. Pigmentary dispersion syndrome. A biometric study. *Acta Ophthalmol.* 2009;63(6):721-722.
40. Davidson JA, Brubaker RF, Ilstrup DM. Dimensions of the anterior chamber in pigment dispersion syndrome. *Arch Ophthalmol.* 1983;101(1):81-83.
41. Ritch R. A unification hypothesis of pigment dispersion syndrome. *Trans Am Ophthalmol Soc.* 1996;94:381-405; discussion -9.
42. Richardson TM. Pigmentary glaucoma. In: Ritch R, Shields MB, eds. *The Secondary Glaucomas.* St. Louis, MO: CV Mosby; 1982:84-98.
43. Ritch R, Manusow D, Podos SM. Remission of pigmentary glaucoma in a patient with subluxed lenses. *Am J Ophthalmol.* 1982;94(6):812-813.
44. Karickhoff JR. Pigmentary dispersion syndrome and pigmentary glaucoma: a new mechanism concept, a new treatment, and a new technique. *Ophthalmic Surg.* 1992;23(4):269-277.
45. Jensen PK, Nissen O, Kessing SV. Exercise and reversed pupillary block in pigmentary glaucoma. *Am J Ophthalmol.* 1995;120(1):110-112.
46. Pavlin CJ, Harasiewicz K, Foster FS. Posterior iris bowing in pigmentary dispersion syndrome caused by accomodation. *Am J Ophthalmol.* 1994;118(1):114-116.
47. Pavlin CJ, Macken P, Trope GE, Harasiewicz K, Foster FS. Accommodation and iridotomy in the pigment dispersion syndrome. *Ophthalmic Surg Lasers.* 1996;27(2):113-120.
48. Grant WM. Experimental aqueous perfusion in enucleated human eyes. *Arch Ophthalmol.* 1963;69(6):783-801.
49. Epstein DL, Boger WP, Morton Grant W. Phenylephrine provocative testing in the pigmentary dispersion syndrome. *Am J Ophthalmol.* 1978;85(1):43-50.
50. Mapstone R. Pigment release. *Br J Ophthalmol.* 1981;65(4):258-263.
51. Mardin CY, Küchle M, Nguyen NX, Martus P, Naumann GOH. Quantification of aqueous melanin granules, intraocular pressure and glaucomatous damage in primary pigment dispersion syndrome. *Ophthalmology.* 2000;107(3):435-440.
52. Epstein DL, Freddo TF, Anderson PJ, Patterson MM, Bassett-Chu S. Experimental obstruction to aqueous outflow by pigment particles in living monkeys. *Invest Ophthalmol Vis Sci.* 1986;27(3):387-395.
53. Murphy CG, Johnson M, Alvarado JA. Juxtacanalicular tissue in pigmentary and primary open angle glaucoma. The hydrodynamic role of pigment and other constituents. *Arch Ophthalmol.* 1992;110(12):1779-1785.
54. Alvarado JA, Murphy CG. Outflow obstruction in pigmentary and primary open angle glaucoma. *Arch Ophthalmol.* 1992;110(12):1769.
55. Becker B, Podos SM. Krukenberg's spindles and primary open-angle glaucoma. *Arch Ophthalmol.* 1966;76(5):635-639.
56. Becker B, Shin DH, Cooper DG, Kass MA. The pigment dispersion syndrome. *Am J Ophthalmol.* 1977;83(2):161-166.
57. Layden WE, Ritch R, King DG, Teekhasaenee C. Combined exfoliation and pigment dispersion syndrome. *Am J Ophthalmol.* 1990;109(5):530-534.
58. Bhorade AM, Edward DP, Goldstein DA. Ciliary body melanocytoma with anterior segment pigment dispersion and elevated intraocular pressure. *J Glaucoma.* 1999;8(2):129-133.
59. Meire FM, Bleeker-Wagemakers EM, Oehler M, Gal A, Delleman JW. X-linked megalocornea. Ocular findings and linkage analysis. *Ophthalmic Paediatr Genet.* 1991;12(3):153-157.
60. Turaçlı ME, Tekeli O. Anterior megalophthalmos with pigmentary glaucoma. *Graefes Arch Clin Exp Ophthalmol.* 2005;243(10):1066-1068.
61. Gizzi C, Mohamed-Noriega J, Murdoch I. A case of bilateral pigment dispersion syndrome following many years of uninterrupted treatment with atropine 1% for bilateral congenital cataracts. *J Glaucoma.* 2017;26(10):e225-e228.
62. Brandt JD, Mockovak ME, Chayet A. Pigmentary dispersion syndrome induced by a posterior chamber phakic refractive lens. *Am J Ophthalmol.* 2001;131(2):260-263.
63. Micheli T, Cheung LM, Sharma S, et al. Acute haptic-induced pigmentary glaucoma with an AcrySof intraocular lens. *J Cataract Refract Surg.* 2002;28(10):1869-1872.
64. Ritch R, Alward WLM. Asymmetric pigmentary glaucoma caused by unilateral angle recession. *Am J Ophthalmol.* 1993;116(6):765-766.
65. Roberts DK, Lo PS, Winters JE, et al. Prevalence of pigmented lens striae in a black population: a potential indicator of age-related pigment dispersal in the anterior segment. *Optom Vis Sci.* 2002;79(11):681-687.
66. Moroi SE, Lark KK, Sieving PA, et al. Long anterior zonules and pigment dispersion. *Am J Ophthalmol.* 2003;136(6):1176-1178.
67. Sakabe I, Oshika T, Lim SJ, Apple DJ. Anterior shift of zonular insertion onto the anterior surface of human crystalline lens with age. *Ophthalmology.* 1998;105(2):295-299.
68. Koch DD, Liu JF. Zonular encroachment on the anterior capsular zonular-free zone. *Am J Ophthalmol.* 1988;106(4):491-492.
69. Haynes WL, Thompson HS, Johnson AT, Alward WLM. Comparison of the miotic effects of dapiprazole and dilute pilocarpine in patients with the pigment dispersion syndrome. *J Glaucoma.* 1995;4(6):379-385.
70. Jampel HD. Lack of effect of peripheral laser iridotomy in pigment dispersion syndrome. *Arch Ophthalmol.* 1993;111(12):1606.
71. Haynes WL, Alward WL, Tello C, Liebmann JM, Ritch R. Incomplete elimination of exercise-induced pigment dispersion by laser iridotomy in pigment dispersion syndrome. *Ophthalmic Surg Lasers.* 1995;26(5):484-486.
72. Breingan PJ. Iridolenticular contact decreases following laser iridotomy for pigment dispersion syndrome. *Arch Ophthalmol.* 1999;117(3):325-328.
73. Gandolfi SA, Vecchi M. Effect of a YAG laser iridotomy on intraocular pressure in pigment dispersion syndrome. *Ophthalmology.* 1996;103(10):1693-1695.
74. Reistad CE, Shields MB, Campbell DG, Ritch R, Wang JC, Wand M. The influence of peripheral iridotomy on the intraocular pressure course in patients with pigmentary glaucoma. *J Glaucoma.* 2005;14(4):255-259.
75. Michelessi M, Lindsley K. Peripheral iridotomy for pigmentary glaucoma. *Cochrane Database Syst Rev.* 2016;2016(2):CD005655.
76. Lunde MW. Argon laser trabeculoplasty in pigmentary dispersion syndrome with glaucoma. *Am J Ophthalmol.* 1983;96(6):721-725.
77. Lehto I. Long-term follow up of argon laser trabeculoplasty in pigmentary glaucoma. *Ophthalmic Surg.* 1992;23(9):614-617.
78. Ritch R, Liebmann J, Robin A, et al. Argon laser trabeculoplasty in pigmentary glaucoma. *Ophthalmology.* 1993;100(6):909-913.
79. Ayala M. Long-term outcomes of selective laser trabeculoplasty (SLT) treatment in pigmentary glaucoma patients. *J Glaucoma.* 2014;23(9):616-619.
80. Harasymowycz PJ, Papamatheakis DG, Latina M, De Leon M, Lesk MR, Damji KF. Selective laser trabeculoplasty (SLT) complicated by intraocular pressure elevation in eyes with heavily pigmented trabecular meshworks. *Am J Ophthalmol.* 2005;139(6):1110-1113.
81. Chapman KO, Demetriades AM. Juvenile iridoschisis and incomplete plateau iris configuration. *J Glaucoma.* 2015;24(5):e142-e144.
82. Akil H, Chopra V, Huang A, Loewen N, Noguchi J, Francis BA. Clinical results of ab interno trabeculotomy using the trabectome in patients with pigmentary glaucoma compared to primary open angle glaucoma. *Clin Exp Ophthalmol.* 2016;44(7):563-569.
83. Eiferman RA, Law M, Lane L. Iridoschisis and keratoconus. *Cornea.* 1994;13(1):78-79.
84. Summers CG, Doughman DJ, Letson RD, Lufkin M. Juvenile iridoschisis and microphthalmos. *Am J Ophthalmol.* 1985;100(3):437-439.
85. Salmon JF, Murray ADN. The association of iridoschisis and primary angle-closure glaucoma. *Eye.* 1992;6(3):267-272.
86. Salmon JF, Ophth FC. The association of iridoschisis and angle-recession glaucoma. *Am J Ophthalmol.* 1992;114(6):766-767.

87. Pearson PA, Amrien JM, Baldwin LB, Smith TJ. Iridoschisis associated with syphilitic interstitial keratitis. *Am J Ophthalmol.* 1989;107(1):88-90.

88. Rodrigues MC, Spaeth GL, Krachmer JH, Laibson PR. Iridoschisis associated with glaucoma and bullous keratopathy. *Am J Ophthalmol.* 1983;95(1):73-81.

89. Weseley AC, Freeman WR. Iridoschisis and the corneal endothelium. *Ann Ophthalmol.* 1983;15(10):955-959, 63-4.

90. Zimmerman TJ, Dabezies OH Jr, Kaufman HE. Iridoschisis: a case report. *Ann Ophthalmol.* 1981;13(3):297-298.

91. Tornquist R. Angle-closure glaucoma in an eye with a plateau type of iris. *Acta Ophthalmol (Copenh).* 1958;36(3):419-423.

92. Wand M, Grant WM, Simmons RJ, Hutchinson BT. Plateau iris syndrome. *Trans Sect Ophthalmol Am Acad Ophthalmol Otolaryngol.* 1977;83(1):122-130.

93. Roberts DK, Ayyagari R, Moroi SE. Possible association between long anterior lens zonules and plateau iris configuration. *J Glaucoma.* 2008;17(5):393-396.

94. Belovay GW, Alabduljalil T, Pavlin CJ, Hamel P, Ali A. Plateau iris in children. *J AAPOS.* 2015;19(4):377-379.

95. Pavlin CJ, Ritch R, Foster FS. Ultrasound biomicroscopy in plateau iris syndrome. *Am J Ophthalmol.* 1992;113(4):390-395.

96. Ritch R. Plateau iris is caused by abnormally positioned ciliary processes. *J Glaucoma.* 1992;1(1):23-26.

97. Wand M, Pavlin CJ, Foster FS. Plateau iris syndrome: ultrasound biomicroscopic and histologic study. *Ophthalmic Surg.* 1993;24(2):129-131.

98. Miki A, Otori Y, Morimura H, Iwasaki N, Tano Y. Long-term follow-up of plateau iris syndrome using the ultrasound biomicroscope. *Nihon Ganka Kiyo.* 2001;52:404-408.

99. Liu J, Lamba T, Belyea BD. Peripheral laser iridoplasty opens angle in plateau iris by thinning the cross-sectional tissues. *Clin Ophthalmol.* 2013;7:1895-1876.

100. Peterson JR, Anderson JW, Blieden LS, Chuang AZ, Feldman RM, Bell NP. Long-term outcome of argon laser peripheral iridoplasty in the management of plateau iris syndrome eyes. *J Glaucoma.* 2017;26(9):780-786.

101. Hollander DA, Pennesi ME, Alvarado JA. Management of plateau iris syndrome with cataract extraction and endoscopic cyclophotocoagulation. *Exp Eye Res.* 2017;158:190-194.

102. Francis BA, Pouw A, Jenkins D, et al. Endoscopic cycloplasty (ECPL) and lens extraction in the treatment of severe plateau iris syndrome. *J Glaucoma.* 2016;25(3):e128-e133.

103. Azuara-Blanco A, Spaeth GL, Araujo SV, Augsburger JJ, Terebuh AK. Plateau iris syndrome associated with multiple ciliary body cysts. Report of three cases. *Arch Ophthalmol.* 1996;114(6):666-668.

104. Shukla S, Damji KF, Harasymowycz P, et al. Clinical features distinguishing angle closure from pseudoplateau versus plateau iris. *Br J Ophthalmol.* 2008;92(3):340-344.

105. Marigo FA, Esaki K, Finger PT, et al. Differential diagnosis of anterior segment cysts by ultrasound biomicroscopy. *Ophthalmology.* 1999;106(11):2131-2135.

106. Shields JA, Kline MW, Augsburger JJ. Primary iris cysts: a review of the literature and report of 62 cases. *Br J Ophthalmol.* 1984;68(3):152-166.

107. Fine N, Pavlin CJ. Primary cysts in the iridociliary sulcus: ultrasound biomicroscopic features of 210 cases. *Can J Ophthalmol.* 1999;34(6):325-329.

108. Crowston JG, Medeiros FA, Mosaed S, Weinreb RN. Argon laser iridoplasty in the treatment of plateau-like iris configuration as result of numerous ciliary body cysts. *Am J Ophthalmol.* 2005;139(2):381-383.

109. Geanon JD. Bilateral acute angle-closure glaucoma associated with drug sensitivity to hydrochlorothiazide. *Arch Ophthalmol.* 1995;113(10):1231.

110. Banta JT, Hoffman K, Budenz DL, Ceballos E, Greenfield DS. Presumed topiramate-induced bilateral acute angle-closure glaucoma. *Am J Ophthalmol.* 2001;132(1):112-114.

111. Rhee DJ, Goldberg MJ, Parrish RK. Bilateral angle-closure glaucoma and ciliary body swelling from topiramate. *Arch Ophthalmol.* 2001;119(11):1721-1723.

112. Pavlin CJ, Rutnin SS, Devenyi R, Wand M, Foster FS. Supraciliary effusions and ciliary body thickening after scleral buckling procedures. *Ophthalmology.* 1997;104(3):433-438.

Glaucomas asociados con trastornos del cristalino

19

Varios trastornos del cristalino están asociados con diversas formas de glaucoma. En algunos casos, como el síndrome de exfoliación (véase capítulo 16), la relación de causa y efecto entre la anomalía del cristalino y el glaucoma es incierta. En otras situaciones, incluyendo algunas formas de cristalinos dislocados y cataratas, el glaucoma es más claramente el resultado de la alteración del cristalino.

GLAUCOMAS ASOCIADOS CON DISLOCACIÓN DEL CRISTALINO

Se han aplicado varios términos a la situación clínica en la que el cristalino se desplaza de su posición central normal detrás del iris. La *subluxación del cristalino* implica una dislocación incompleta en la que el cristalino todavía está al menos de forma parcial detrás del iris, pero está inclinado o desplazado un poco en una dirección anterior o posterior o perpendicular al eje óptico. Con la *dislocación completa*, todo el cristalino puede estar en la cámara anterior o puede haber caído de modo posterior hacia la cavidad vítrea. El término *ectopia del cristalino*, o *ectopia lentis*, también se aplica a los casos de dislocación del cristalino, pero es inespecífico en cuanto al grado de desplazamiento del cristalino.

La subluxación o dislocación completa del cristalino puede estar asociada con varias condiciones clínicas, las cuales pueden conducir a glaucoma por varios mecanismos. Primero se revisan las formas clínicas más comunes de ectopia del cristalino y luego se consideran los mecanismos por los que estas condiciones pueden conducir a la elevación de la presión intraocular (PIO) y cómo se manejan estos glaucomas.

Formas clínicas de ectopia del cristalino

Dislocación traumática

El traumatismo es la causa más común de desplazamiento del cristalino (**fig. 19-1**).[1,2] En una serie de 166 casos, se reportó que las lesiones representaron 53% del grupo total.[2]

Síndrome de exfoliación

El síndrome de exfoliación puede asociarse con subluxación o dislocación espontánea o traumática del cristalino (véase capítulo 16).

Ectopia del cristalino simple

La luxación del cristalino puede ocurrir sin anomalías oculares o sistémicas asociadas, como anomalía congénita o como un trastorno espontáneo en etapas posteriores de la vida.[3] Ambas formas se suelen heredar de forma autosómica dominante.[3] Por lo regular, la condición es bilateral y simétrica, con la dislocación del cristalino generalmente hacia arriba y hacia afuera, y en ocasiones hacia la cámara anterior. Los problemas asociados incluyen glaucoma y desprendimiento de retina.

Ectopia de cristalino y pupila

La ectopia de cristalino y pupila es un trastorno autosómico recesivo poco común que se caracteriza por cristalinos pequeños subluxados y pupilas ovaladas o en forma de hendidura, que están desplazadas, por lo general en la dirección opuesta a la del cristalino (**fig. 19-2**).[3] El trastorno se asocia con una amplia variedad de anomalías oculares, que incluyen miopía axial grave con cambios relacionados en el fondo de ojo, diámetros corneales agrandados, defectos de transiluminación del iris, dilatación pupilar deficiente, membranas pupilares persistentes, adherencias iridohialoideas, procesos prominentes del iris, cataratas, desprendimiento de retina y glaucoma.[4] La afección suele ser bilateral, aunque puede observarse una marcada variación entre los ojos del mismo paciente. Se desconoce la patogenia de este trastorno, pero un estudio de biomicroscopia ecográfica de un paciente afectado demostró una falta de definición de los procesos ciliares excepto en el cuadrante hacia el cual se desplazó la pupila, y una estructura similar a una membrana que se extendía desde el margen pupilar proximal sobre las puntas de los procesos ciliares hacia un origen más posterior.[5] Los investigadores propusieron una anomalía localizada del vítreo secundario con persistencia del haz marginal de Drualt, lo que deriva en un anclaje mecánico del iris o el borde de la pupila a la base del vítreo o la cara anterior del vítreo, y rotura zonular localizada. Otros han sugerido un defecto neuroectodérmico que da como resultado hipoplasia o ausencia de la capa del epitelio pigmentario posterior y del músculo dilatador del iris, o un defecto mesodérmico con persistencia de los elementos anterior y lateral de la túnica vasculosa lentis.[4] Los hallazgos de la biomicroscopia ecográfica son compatibles con reportes de caso histopatológicos en la literatura alemana de principios del siglo pasado.[6-8]

Se ha sugerido que la ectopia del cristalino simple puede ser una expresión incompleta de la ectopia lentis et pupillae, ya que ambas pueden ocurrir en la misma familia y tener transiluminación periférica del iris.[4] Algunos pacientes con ectopia lentis et pupilae pueden presentar cambios sistémicos leves sugerentes de síndrome de Marfan.

Síndromes relacionados con mutaciones en la fibrilina-1

Dos trastornos hereditarios, los síndromes de Marfan y de Weill-Marchesani, que se caracterizan por un involucro prominente del cristalino, la retina, el globo ocular y otros rasgos oculares, son causados por mutaciones en la fibrilina-1 (*FBN1*). Además de la afectación ocular, estos síndromes tienen manifestaciones sistémicas superpuestas, que incluyen aneurisma aórtico, afectación musculoesquelética, entre otras. Una revisión de Sakai y colaboradores aborda las complejidades de estos trastornos *FBN1* hereditarios relacionados.[9]

Síndrome de Marfan

Este trastorno autosómico dominante se caracteriza por un individuo alto y delgado con dedos de manos y pies largos y delgados (es decir, aracnodactilia), además de enfermedad cardiovascular frecuente.[3]

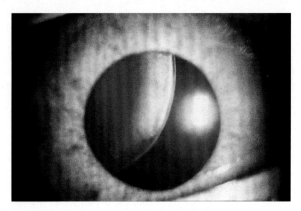

FIGURA 19-1 Luxación del cristalino superotemporal. La dislocación o subluxación del cristalino puede ser el resultado de varios trastornos que pueden provocar glaucoma. En este caso, el paciente tiene ectopia lentis et pupillae, que se caracteriza por cristalinos pequeños subluxados y pupilas ovaladas o en hendidura que se desplazan en la dirección opuesta al cristalino.

El síndrome de Marfan y la ectopia del cristalino (**fig. 19-3**) se han relacionado con un solo gen de fibrilina en el cromosoma 15, y la aracnodactilia se vinculó al gen de la fibrilina en el cromosoma 5.[10] En una revisión de 160 pacientes consecutivos, la anomalía ocular más llamativa fue el agrandamiento del globo ocular, al parecer causado por el estiramiento escleral.[11] El cristalino se dislocó en 193 ojos y esto se correlacionó con un aumento de la longitud axial ocular, lo que sugiere que el estiramiento y la rotura de las fibras zonulares conducen a la dislocación. La ectopia del cristalino suele aparecer entre la cuarta y la quinta década de la vida y rara vez es completa, pero por lo general se ve como una subluxación hacia arriba. Se ha descrito la luxación espontánea bilateral del cristalino en la infancia temprana, con glaucoma asociado.[12] El glaucoma puede ser el resultado de la luxación del cristalino, pero también se asocia con afaquia quirúrgica o se presenta como una anomalía del ángulo de la cámara anterior. En una revisión de 573 pacientes, 29 (5%) tenían glaucoma, y los mecanismos más comunes fueron glaucoma crónico de ángulo abierto y glaucoma después de la extracción del cristalino o un procedimiento de cerclaje escleral.[13] El desprendimiento de retina también es un hallazgo común en el ojo fáquico o afáquico de un paciente con síndrome de Marfan.

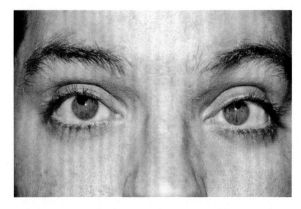

FIGURA 19-2 Ectopia lentis et pupillae. Los ojos del paciente tienen el desplazamiento típico de las pupilas.

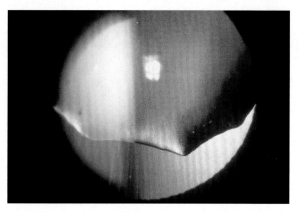

FIGURA 19-3 Ectopia del cristalino en un paciente con síndrome de Marfan. El cristalino está dislocado hacia la parte superior. Las fibras zonulares estiradas se ven en el reflejo rojo. (Cortesía de Dario Savino-Zari, MD; de Eagle RC. *Eye Pathology*. 3rd ed. Filadelfia, PA: Lippincott Williams & Wilkins; 2016.)

Síndrome de Weill-Marchesani

El síndrome de Weill-Marchesani es la antítesis de la afección antes mencionada con respecto al habitus; estos pacientes son bajos y fornidos.[14,15] Las principales características del síndrome son dedos cortos (es decir, braquidactilia), hipertrofia muscular y cristalinos redondos y pequeños (es decir, microesferofaquia). La luxación del cristalino en estos pacientes ocurre con tanta frecuencia como en los pacientes con síndrome de Marfan y homocistinuria, y el glaucoma es más común que en cualquiera de esas dos condiciones.[16] En su publicación original, Marchesani[15] planteó la hipótesis de que un sobredesarrollo o hiperplasia del cuerpo ciliar podría ser el motivo de la esferofaquia. Sin embargo, un estudio de biomicroscopia ecográfica de tres pacientes con este síndrome y longitudes axiales normales demostró que el cuerpo ciliar en realidad parecía más pequeño de lo normal.[17] Los investigadores plantearon la hipótesis de que el cuerpo ciliar pequeño representa la razón subyacente de las zónulas alargadas, y que puede estar ejerciendo menos fuerza sobre el cristalino, lo que da lugar a la forma esférica del mismo. Un estudio ultraestructural del cristalino de un paciente con síndrome de Weill-Marchesani reveló degeneración y necrosis de las células epiteliales y destrucción de las fibras corticales, lo que se pensó que era en parte el resultado del traumatismo y la irritación de un cristalino muy móvil en estrecho contacto con el iris.[18] El cristalino redondo y pequeño en esta afección también tiene zónulas flojas, y el glaucoma puede estar relacionado con la dislocación del cristalino o un desplazamiento hacia adelante del cristalino, lo que provoca un glaucoma por bloqueo pupilar (**fig. 19-4**),[16] que puede precipitarse o agravarse por la terapia miótica. También se ha reportado glaucoma de ángulo cerrado bilateral después de la dilatación media con ciclopentolato en un niño con síndrome de Weill-Marchesani, pero sin subluxación del cristalino.[19] Los pacientes con glaucoma de ángulo cerrado pueden ser tratados con iridectomía con láser o iridoplastia periférica, según la proporción relativa de bloqueo pupilar como mecanismo de cierre angular.[20]

Homocistinuria

Los pacientes con homocistinuria pueden parecerse a aquellos con síndrome de Marfan en el habitus y los problemas oculares, pero se diferencian por tener un patrón de herencia autosómico recesivo y

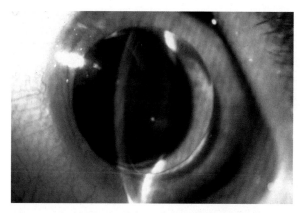

FIGURA 19-4 Síndrome de Weill-Marchesani. El cristalino microesferofáquico se ha dislocado hacia la cámara anterior, lo que provoca glaucoma por bloqueo pupilar. (Cortesía de Dario Savino-Zari, MD; de Eagle RC. *Eye Pathology.* 3rd ed. Filadelfia, PA: Lippincott Williams & Wilkins; 2016.)

con frecuencia una discapacidad intelectual.[3,21,22] La homocistinuria puede derivar de una de varias deficiencias enzimáticas en el metabolismo de la homocisteína. El diagnóstico puede confirmarse al demostrarse homocisteína en la orina. La diferenciación entre el síndrome de Marfan y la homocistinuria es importante, ya que el paciente con homocistinuria está sujeto a episodios tromboembólicos, que crean un riesgo quirúrgico importante, y pueden conducir a la muerte en la edad adulta temprana. Si la afección se diagnostica en un recién nacido, el tratamiento dietético apropiado y los suplementos vitamínicos pueden reducir de modo sustancial el riesgo de complicaciones oculares.[23] La dislocación del cristalino ocurre más temprano que en el síndrome de Marfan, es más a menudo hacia abajo, y es frecuente la dislocación completa hacia el vítreo o la cámara anterior. El glaucoma se relaciona con más frecuencia con la dislocación del cristalino que en el caso del síndrome de Marfan. El desprendimiento de retina es un problema común.

Un artículo examinó los resultados del tratamiento médico *versus* quirúrgico para la subluxación o dislocación del cristalino en una serie de casos retrospectiva de 45 pacientes.[23] En un inicio se intentó la terapia médica en todos los pacientes, y fue el único tratamiento utilizado para cinco pacientes. Se realizaron 82 procedimientos con los pacientes bajo anestesia general, y se produjeron dos complicaciones quirúrgicas y una posoperatoria. La luxación del cristalino hacia la cámara anterior fue la indicación más frecuente de cirugía (50%), seguida del glaucoma por bloqueo pupilar (12%). La iridectomía periférica profiláctica no tuvo éxito en la prevención de la dislocación del cristalino hacia la cámara anterior en cinco pacientes. Los investigadores recomendaron que se considere el tratamiento quirúrgico, en especial para los ojos con luxación repetida del cristalino hacia la cámara anterior o glaucoma por bloqueo pupilar.

Dislocación espontánea

En algunos individuos de mediana edad o mayores, la dislocación del cristalino puede ocurrir de manera espontánea, por lo general en asociación con la formación de cataratas.[1] También se han reportado dislocaciones espontáneas en ojos con miopía alta, uveítis, buftalmos o megalocórnea.

Otras afecciones con ectopia del cristalino asociada

Otros trastornos congénitos raros asociados con la dislocación del cristalino incluyen el síndrome de Ehlers-Danlos, la hiperlisinemia, la deficiencia de sulfito oxidasa y la aniridia. Otras condiciones adicionales relacionadas con la ectopia del cristalino se incluyen en la **tabla 19-1.**

Exploración e investigación

El examen con lámpara de hendidura puede revelar subluxación y dislocación del cristalino. Si las zónulas son débiles, también puede haber facodonesis o iridodonesis. Incluso con estos signos, la naturaleza del defecto zonular acompañante puede ser incierta. La biomicroscopia ecográfica permite obtener imágenes *in vivo* de las zónulas, y puede detectar la pérdida y el estiramiento zonular de forma directa (**fig. 19-5**).[24] En un

TABLA 19-1	Condiciones asociadas con ectopia del cristalino

Traumatismo

Condiciones genéticas
   Síndrome de Alport
   Aniridia
   Síndrome de Axenfeld-Rieger
   Enfermedad de Crouzon
   Blefaroptosis de herencia dominante y miopía alta
   Síndrome de Ehlers-Danlos
   Homocistinuria
   Hiperlisinemia
   Síndrome de Klinefelter
   Disostosis mandibulofacial
   Síndrome de Marfan
   Síndrome de Refsum
   Deficiencia de sulfito oxidasa
   Síndrome de Weill-Marchesani

Otras condiciones
   Buftalmos
   Ectopia del cristalino
      Ectopia lentis simple
      Ectopia lentis et pupillae
   Miopía alta
   Megalocórnea
   Microesferofaquia
   Membrana pupilar persistente
   Esclerodermia
   Síndrome de Sturge-Weber
   Sífilis
   Uveítis

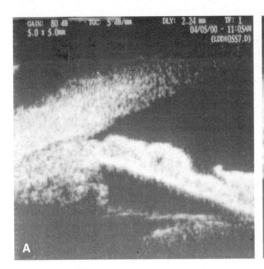 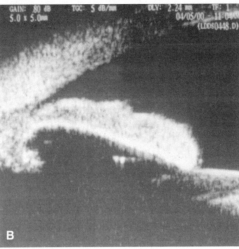

FIGURA 19-5 Zónulas en biomicroscopia ecográfica. **A:** zónulas estiradas. **B:** zónulas rotas con redondeo del cuerpo ciliar y el ecuador del cristalino adyacente.

estudio de 18 ojos con anomalías zonulares sospechadas en la clínica, la biomicroscopia ecográfica demostró evidencia de zónulas faltantes en 11 ojos y de estiramiento zonular en 11 ojos. Todos los ojos examinados tenían esfericidad del cristalino aumentada en el área del trastorno zonular, y nueve ojos mostraban aplanamiento del cuerpo ciliar.

Mecanismos de glaucoma asociados con cristalino subluxado o dislocado

La subluxación o dislocación completa del cristalino en cualquiera de las condiciones clínicas antes mencionadas puede conducir al glaucoma por varios mecanismos. En general, estos mecanismos de glaucoma se aplican a todas las formas de ectopia del cristalino.

Bloqueo pupilar

El cristalino puede bloquear el flujo de humor acuoso a través de la pupila si se disloca hacia la pupila o la cámara anterior, o si se subluxa o se inclina hacia delante contra el iris, sin entrar en la cámara anterior. Este mecanismo es en particular común en la microesferofaquia, como en el síndrome de Weill-Marchesani, debido a las zónulas flojas del cristalino. El bloqueo pupilar en esta última afección suele empeorar con la terapia miótica, que permite una mayor relajación del soporte zonular, y los agentes cicloplégicos pueden ayudar al tirar del cristalino hacia atrás. El bloqueo pupilar también puede estar asociado con un cristalino dislocado debido a herniación del vítreo hacia la pupila. Se pueden desarrollar sinequias anteriores periféricas cuando existe un bloqueo pupilar de larga duración, y pueden producir elevación crónica de la PIO.

Glaucoma facolítico

En algunos casos el cristalino puede dislocarse por completo hacia la cavidad vítrea y luego sufrir cambios degenerativos, con liberación de material que obstruye el flujo de salida del humor acuoso.[25] En un caso reportado, esta condición se asoció con perivasculitis retiniana, que desapareció junto con el glaucoma tras la extracción del cristalino.[26] (El glaucoma facolítico sin dislocación se analiza más adelante en este capítulo.)

Traumatismo concomitante

En casos de luxación traumática del cristalino, el traumatismo concomitante en el ángulo de la cámara anterior por la lesión inicial puede ser la causa del glaucoma asociado.[1,3] Una elevación transitoria de la presión

de origen incierto puede persistir durante días o semanas después de la dislocación traumática del cristalino. Los mecanismos del glaucoma asociados con traumatismos se analizan con más detalle en el capítulo 26.

Manejo

Si el cristalino se desplaza de modo anterior hacia la cámara anterior o de forma parcial a través de la pupila, la afección puede aliviarse al dilatar la pupila y permitir que el cristalino vuelva a colocarse en la cámara posterior.[27] Más adelante se puede utilizar un agente miótico para mantener al cristalino detrás del iris, pero se debe evitar la terapia miótica cuando el bloqueo pupilar es causado por zónulas sueltas, ya que la contracción del músculo ciliar relaja aún más el soporte zonular, lo que empeora el bloqueo pupilar.[28] Si el cristalino está por completo dislocado hacia la cámara anterior, tal vez sea mejor contraer la pupila y extraer el cristalino por medios quirúrgicos, en lugar de dejar que vuelva hacia la cámara posterior. Los agentes cicloplégicos pueden ayudar a terminar la crisis al tirar del cristalino hacia atrás. Los hiperosmóticos, los inhibidores de la anhidrasa carbónica y los β bloqueadores tópicos también pueden ser útiles para poner fin a la crisis.

Sin embargo, el tratamiento definitivo es la iridotomía con láser (o iridectomía incisional, si es necesario). Es fundamental que la iridotomía se coloque en la periferia, para evitar una subsecuente obstrucción por el cristalino. También se ha recomendado la iridotomía profiláctica en casos de microesferofaquia para evitar el glaucoma por bloqueo pupilar.[28] La iridoplastia periférica con láser también puede ser útil en algunos casos de glaucoma de ángulo cerrado sin un componente de bloqueo pupilar significativo.[20] La extracción de un cristalino subluxado se asocia con mayor riesgo quirúrgico y por lo general debe evitarse, a menos que el cristalino esté en la cámara anterior o sea necesario extraer el cristalino para aliviar el glaucoma o mejorar la visión.

Glaucoma facolítico

El glaucoma facolítico en presencia de dislocación del cristalino es una situación en la que la extracción de catarata es el procedimiento de elección.[29] Los cristalinos subluxados pueden extraerse con éxito mediante un abordaje vía pars plana con instrumentos vitreorretinianos.[26]

Glaucomas crónicos

El glaucoma crónico debido a sinequias anteriores periféricas o traumatismo concomitante en ojos con cristalinos dislocados suele tratarse con medidas médicas estándar. La trabeculoplastia con láser tiene una tasa de éxito baja en ojos con glaucoma de ángulo abierto (GAA) asociado con un traumatismo, aunque a menudo es razonable probar este abordaje cuando la terapia médica ya no es adecuada antes de recomendar una intervención quirúrgica incisional.

GLAUCOMAS ASOCIADOS CON FORMACIÓN DE CATARATA

Desde hace mucho tiempo se ha reconocido en la clínica que pueden aparecer varias formas de glaucoma asociadas con la formación de cataratas. Sin embargo, una comprensión incompleta de los diversos mecanismos de estos glaucomas ha dado lugar a una plétora de términos y una considerable controversia y confusión. Las observaciones posteriores han aportado nuevas explicaciones y terminología para varios de los glaucomas asociados con la formación de cataratas.

Glaucoma facolítico (proteínas del cristalino)

En 1900, Gifford[30] describió una forma de GAA asociada con una catarata hipermadura. Los términos propuestos de modo subsecuente para esta afección incluyen el *glaucoma facogénico* y la *uveítis inducida por el cristalino*.[31,32] Flocks y colaboradores[33] reportaron hallazgos histológicos que sugerían que una respuesta macrofágica al material del cristalino era el mecanismo inductor del glaucoma. Ellos propusieron que esta condición se llamase *glaucoma facolítico*, que es el término más a menudo utilizado hoy en día. Sin embargo, Epstein y colaboradores[34,35] aportaron evidencia de que la proteína del cristalino de alto peso molecular puede ser la principal responsable de la obstrucción del flujo de salida del humor acuoso en este trastorno, y se sugirió el término *glaucoma por proteínas del cristalino*.[36]

Características clínicas

El paciente típico se presenta con un inicio agudo de dolor monocular y enrojecimiento. Por lo regular existen antecedentes de disminución gradual de la agudeza visual durante los meses o años previos. La visión en el momento de la presentación puede reducirse a la percepción de la luz. El examen revela una PIO elevada, hiperemia conjuntival y edema corneal difuso. El ángulo de la cámara anterior está abierto y por lo general es normal desde el punto de vista macroscópico. Por lo general, se observa un flare intenso en la cámara anterior y suele asociarse con partículas iridiscentes o hiperrefringentes (**fig. 19-6A**). Se ha reportado de forma variable que estos últimos representan cristales de oxalato de calcio o colesterol y son un signo diagnóstico útil en el glaucoma facolítico.[37-39] También se pueden observar trozos de material blanco en el humor acuoso y en la cápsula anterior del cristalino y el endotelio corneal. En cinco casos, la microscopia especular reveló células redondas regulares, cerca de tres veces el tamaño de un eritrocito, que se encontró que representaban macrófagos por medio del estudio histológico de aspirados de humor acuoso.[38] Se han reportado casos raros de opacificación vítrea.[40] Las opacidades se observaron en el momento de la cirugía de cataratas y se resolvieron de modo espontáneo en 12 semanas. La catarata suele ser madura y opaca (**fig. 19-6B**) o hipermadura (es decir, con corteza líquida) (**fig. 19-6C**), pero rara vez puede ser inmadura. Una variación menos común del glaucoma

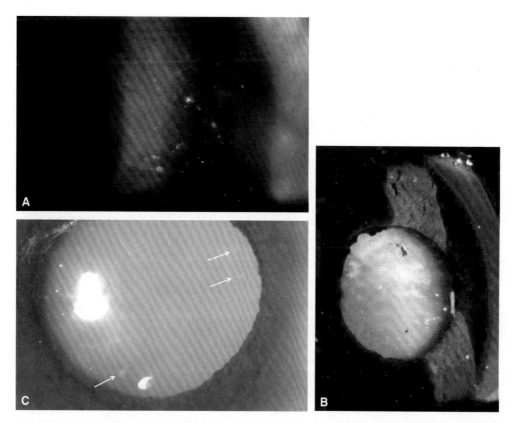

FIGURA 19-6 Glaucoma facolítico (proteínas del cristalino). A: vista con lámpara de hendidura de gran aumento que muestra partículas iridiscentes en el humor acuoso de un ojo afectado. Se observa una córnea blanca y turbia a la derecha y un iris oscuro a la izquierda. **B:** ojo con catarata madura. **C:** ojo con catarata hipermadura que muestra grupos de células inflamatorias en la superficie del cristalino (flechas blancas). (A, cortesía de L. Frank Cashwell Jr, MD. C, reimpreso con autorización de Rhee DJ. *Glaucoma.* 3rd ed. Philadelphia, PA: Wolters Kluwer; 2018.)

facolítico es la situación discutida anteriormente, en la que el cristalino se ha desplazado hacia el vítreo y ha sufrido una facolisis. Estos casos difieren en la clínica en que el glaucoma tiende a ser más subagudo.

Teorías del mecanismo

Por lo general se acepta que parte de la patogenia en el glaucoma facolítico es la liberación de proteínas solubles del cristalino hacia el humor acuoso a través de defectos microscópicos en la cápsula del cristalino. Sin embargo, las teorías varían en cuanto a cómo estas proteínas conducen a la elevación de la PIO.

Se ha postulado que los macrófagos, cargados con material cristaliniano fagocitado, bloquean la malla trabecular para producir el glaucoma agudo (**fig.19-7**).[34] Esta teoría ha sido apoyada por la presencia de macrófagos en el humor acuoso y la malla trabecular de ojos con glaucoma facolítico.[41,42] Mediante un estudio de microscopia electrónica se encontró que estos macrófagos tenían material cristaliniano degenerado fagocitado.[43] La microscopia electrónica también demostró material cristaliniano degenerado que flota de forma libre en el humor acuoso y la malla trabecular de un ojo con glaucoma facolítico.[43] Contra la teoría de los macrófagos está la observación de que los macrófagos cargados de material cristaliniano en la cámara anterior no conducen de modo invariable a una PIO elevada. Por ejemplo, se ha encontrado una reacción celular macrofágica en el aspirado de la cámara anterior después de la punción y la aspiración de una catarata, pero no pareció obstruir el flujo de salida del humor acuoso.[44] Sin embargo, el número de macrófagos en el humor acuoso puede ser mayor en el glaucoma facolítico.

Una teoría alternativa es que la proteína soluble de alto peso molecular del cristalino obstruye la salida de humor acuoso de modo directo.[35,36] Se ha demostrado que dicha proteína causa una disminución significativa en el flujo de salida cuando se perfunde en ojos humanos enucleados.[34] Se sabe que la proteína soluble de alto peso molecular aumenta en el cristalino cataratoso, y se ha encontrado en el humor acuoso de los ojos con glaucoma facolítico en cantidades suficientes para obstruir el flujo de salida del humor acuoso.[35,45] La proteína de alto peso molecular es rara en el cristalino infantil, lo que puede explicar por qué el glaucoma facolítico rara vez ocurre en niños.

Diagnóstico diferencial

Varias formas de glaucoma se manifiestan con la aparición repentina de dolor y enrojecimiento, lo que crea confusión diagnóstica con glaucoma facolítico. El glaucoma agudo de ángulo cerrado debe descartarse con base en el examen gonioscópico. Más difícil de diferenciar puede ser el GAA asociado con uveítis. En algunos pacientes, una paracentesis y un examen microscópico del humor acuoso pueden ser útiles al demostrar fluido amorfo similar a proteínas y macrófagos ocasionales en ojos con glaucoma facolítico.[39] Un ensayo terapéutico de esteroides tópicos puede producir solo una remisión temporal cuando la facolisis es el problema subyacente, lo que puede ayudar a diferenciarlo de una uveítis primaria. Otras afecciones, como el glaucoma neovascular, el traumatismo y, en raras ocasiones, un tumor oculto del segmento posterior, también pueden presentarse con un cuadro clínico similar. Por lo general, estas causas pueden distinguirse con facilidad con base en la historia o los hallazgos clínicos. Siempre es prudente realizar una ecografía modo B cuando la visión del segmento posterior está oscurecida por la opacidad de medios.

Manejo

El glaucoma facolítico debe tratarse como una urgencia, en última instancia mediante la extracción del cristalino.[46] Es deseable primero controlar la PIO por medios médicos con hiperosmóticos, inhibidores de la anhidrasa carbónica y β bloqueadores o α2-agonistas tópicos, y tal vez minimizar la inflamación asociada mediante la terapia con esteroides tópicos.[39] Cuando la presión no puede reducirse de forma médica, puede ser necesario lograr esto en el momento de la cirugía mediante la liberación gradual del humor acuoso a través de una incisión de paracentesis. A menudo se puede llevar a cabo la facoemulsificación o la extracción extracapsular tradicional de cataratas con implante de lente intraocular en la cámara posterior con buenos resultados. La cámara anterior debe irrigarse a fondo y retirarse todo el material del cristalino para evitar el aumento posoperatorio de la PIO. Después de una cirugía de catarata sin complicaciones, por lo general el glaucoma desaparece y la buena visión a menudo regresa a pesar de una reducción preoperatoria significativa.

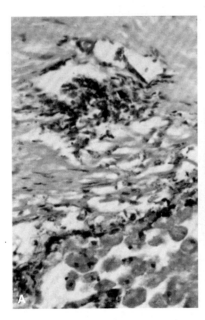
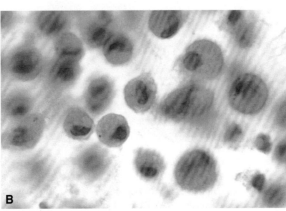

FIGURA 19-7 Ejemplos histopatológicos de glaucoma facolítico. **A:** fotografía con microscopio óptico del área de la malla trabecular que muestra numerosos macrófagos en el ángulo de la cámara anterior (parte inferior), adyacente a la malla. **B:** los macrófagos tienen un papel fundamental en la erradicación de microbios y células dañadas o displásicas, en la presentación de antígenos y en la regulación inflamatoria. Se llaman histiocitos cuando entran al tejido. En este ejemplo, el citoplasma está lleno de material cristaliniano. (B, reimpreso con autorización de Garg SJ. *Uveitis.* 2nd ed. Filadelfia, PA: Wolters Kluwer; 2018.)

En un estudio retrospectivo de ojos con glaucoma facolítico, en el que se agregó la trabeculectomía a la cirugía estándar de catarata, si los síntomas duraban más de 7 días o si el control preoperatorio de la PIO con el tratamiento médico máximo era inadecuado, la PIO fue mucho menor en el grupo de cirugía combinada en comparación con el grupo que solo se sometió cirugía de catarata.[47] A los 6 meses la PIO y la agudeza visual no difirieron entre los dos grupos. Otro estudio de pacientes con glaucoma facolítico y cirugía de catarata encontró que la PIO era menor de 21 mm Hg en todos los pacientes sin el uso de ningún medicamento antiglaucoma.[48] Esto incluyó un grupo de ojos que se sometieron a extracción extracapsular de catarata con implante de lente intraocular de cámara posterior y otro grupo de ojos que solo se sometieron a extracción extracapsular de catarata. En un inicio, 18 de los 45 pacientes presentaron percepción de luz, y 44% de estos pacientes recuperó una agudeza visual de 20/40 o mejor. No ocurrieron complicaciones significativas intraoperatorias o posoperatorias.

En vista de los estudios antes descritos, parece razonable proceder con la extracción de catarata sola en pacientes con glaucoma facolítico que se someten a cirugía alrededor de 1 semana tras el inicio de los síntomas. Sin embargo, si los síntomas han persistido durante más de 1 semana, es razonable considerar la combinación de trabeculectomía con extracción de catarata para prevenir un aumento posoperatorio de la PIO, y disminuir la necesidad de medicamentos hipotensores sistémicos.

Glaucoma por partículas del cristalino

Alguna vez se pensó que una toxicidad primaria del material del cristalino cataratoso causaba una reacción inflamatoria llamada uveítis facotóxica, y que en algunos casos conducía al glaucoma. Estudios posteriores no han apoyado el concepto de que el material del cristalino liberado sea tóxico.[49] Los casos que reciben este diagnóstico de manera incorrecta son en realidad causados por la liberación de partículas y residuos del cristalino después de la rotura de la cápsula del cristalino, y se ha propuesto el término *glaucoma por partículas del cristalino* para esta entidad.[36]

Características clínicas

El glaucoma por partículas del cristalino se suele asociar con la rotura de la cápsula del cristalino por extracción de catarata o una lesión penetrante. El inicio de la elevación de la PIO suele ocurrir poco después del evento primario, y por lo general es proporcional a la cantidad de material cortical cristaliniano "esponjado" en la cámara anterior (**fig. 19-8**). Variaciones clínicas poco frecuentes incluyen la aparición de glaucoma muchos años después de la rotura capsular o después de una rotura espontánea en la cápsula del cristalino. Esta última condición puede ser difícil de distinguir del glaucoma facolítico, aunque los casos de glaucoma por partículas del cristalino tienden a tener un mayor componente inflamatorio, a menudo asociado con sinequias posteriores y anteriores y membranas pupilares inflamatorias.[36]

Teorías del mecanismo

Los estudios de perfusión en ojos humanos enucleados han demostrado que pequeñas cantidades de material cristaliniano libre de partículas reducen el flujo de salida de manera significativa.[34] Se presume que este es el mecanismo principal de obstrucción de la malla trabecular en casos de glaucoma por partículas del cristalino. Sin embargo, la inflamación asociada, ya sea en respuesta a cirugía, traumatismo o material retenido del cristalino, puede contribuir al glaucoma en esta condición.

Diagnóstico diferencial

En su forma típica, el glaucoma por partículas del cristalino suele ser fácil de diagnosticar con base en la historia y los hallazgos físicos. En formas atípicas, como la aparición tardía o la rotura espontánea de la cápsula, la afección puede confundirse con facoanafilaxia, glaucoma facolítico o afecciones uveíticas con GAA asociado. Cuando existan dudas, el examen microscópico del humor acuoso de una punción de

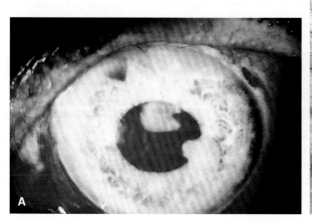

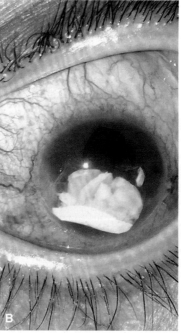

FIGURA 19-8 Glaucoma por partículas del cristalino.
A: en este paciente, material cortical "esponjado" del cristalino es retenido en la cámara anterior. **B:** en otro paciente, se observa un cristalino degenerado y una bolsa capsular dislocados hacia la cámara anterior, lo que resulta en una presión intraocular elevada. (A, cortesía de Brooks W. McCuen II, MD. B, reimpreso con autoización de Rhee DJ. *Glaucoma.* 3ra ed. Filadelfia, PA: Wolters Kluwer; 2018.)

la cámara anterior puede ayudar a diagnosticar el glaucoma por partículas del cristalino al demostrar leucocitos y macrófagos junto con el material cortical del cristalino.[36]

Manejo

En algunos casos, la PIO se puede controlar por medios médicos con fármacos que reducen la producción de acuoso. Como también hay inflamación, se debe dilatar la pupila y usar esteroides tópicos, aunque puede ser recomendable usar estos últimos solo en cantidades moderadas, ya que la terapia con esteroides puede retrasar la absorción del material del cristalino.[36] Por lo general, la PIO regresa a lo normal después de que se haya absorbido el material cristaliniano. Cuando la PIO no puede controlarse de forma adecuada con tratamiento médico, el material residual del cristalino debe eliminarse por medios quirúrgicos mediante irrigación si el material está suelto, o con instrumentos de vitrectomía cuando está adherido a las estructuras oculares.

Facoanafilaxia

En 1922, Verhoeff y Lemoine[50] reportaron que algunos individuos eran hipersensibles a la proteína del cristalino y que la rotura de la cápsula del cristalino en estos casos conducía a una inflamación intraocular, que llamaron *endoftalmitis facoanafiláctica*. Aunque en apariencia estos casos son raros, la evidencia muestra que ocurre una verdadera facoanafilaxia en respuesta al antígeno de la proteína del cristalino,[51] con inflamación subsecuente y GAA ocasional.

Características clínicas

Como en el caso del glaucoma por partículas del cristalino, por lo general se ha producido una rotura previa de la cápsula del cristalino por cirugía de catarata extracapsular o lesión penetrante.[52] Sin embargo, la característica distintiva es un periodo latente en el que se produce la sensibilización a la proteína del cristalino. Un escenario en particular probable para el desarrollo de facoanafilaxia es cuando el material del cristalino, en especial el núcleo, se retiene en el vítreo. El hallazgo físico típico es una inflamación crónica e implacable, de tipo granulomatoso, que se centra en el material del cristalino en el ojo principalmente afectado, o en el otro ojo después de haber sido sometido a una cirugía de catarata extracapsular o facoemulsificación. El glaucoma asociado rara vez es una característica de la facoanafilaxia.

Teorías del mecanismo

Se ha demostrado en conejos que la proteína autóloga del cristalino es antigénica,[51] y se asumió que la cápsula del cristalino aislaba los antígenos cristalinianos de la respuesta inmune, con sensibilización solo cuando se violaba la cápsula. Este concepto no fue respaldado por estudios en humanos, que no demostraron anticuerpos contra el cristalino después de una lesión en el cristalino, y mostraron una incidencia igual de anticuerpos en pacientes con cataratas y controles.[53] El mismo estudio demostró una mayor prevalencia de anticuerpos en un grupo pequeño con cataratas hipermaduras, además de uveítis posoperatoria más frecuente en pacientes con anticuerpos en muestras de sangre preoperatorias, aunque esta última observación no fue de importancia estadística significativa. En el estudio con conejos se notó una variación considerable en la respuesta al antígeno autólogo del cristalino, lo que puede explicar la poca frecuencia con la que se observa la facoanafilaxia en la clínica.[51] La apariencia celular de la respuesta inmune se caracteriza por leucocitos polimorfonucleares y células linfoides, epitelioides y gigantes, por lo general alrededor de un

nido de material cristaliniano. El glaucoma ocasional en la facoanafilaxia puede estar relacionado con la acumulación de estas células en la malla trabecular, aunque también pueden estar presentes proteínas o partículas del cristalino y podrían explicar el glaucoma.

Diagnóstico diferencial

Otras formas crónicas de uveítis, en especial la oftalmia simpática, pueden aparecer asociadas con la facoanafilaxia. También deben considerarse los glaucomas facolíticos y por partículas del cristalino. El examen microscópico del humor acuoso puede ser útil, aunque las variaciones en la citología no se han estudiado por completo en esta afección, y el diagnóstico puede requerir un examen histológico del material cristaliniano extraído por medios quirúrgicos.

Manejo

Debe utilizarse la terapia con esteroides para controlar la uveítis, al administrar medicación antiglaucoma según sea necesario. Cuando las medidas médicas son inadecuadas, el material cristaliniano retenido debe retirarse por medios quirúrgicos.

Glaucoma facomórfico del cristalino intumescente

En algunos ojos con formación avanzada de cataratas, el cristalino puede hincharse o volverse intumescente, con una reducción progresiva del ángulo de la cámara anterior que de modo eventual conduce a una forma de glaucoma de ángulo cerrado (**fig. 19-9**). Esta afección se ha denominado *glaucoma facomórfico*.[54] El cierre del ángulo puede deberse a un mecanismo de bloqueo pupilar aumentado o al desplazamiento hacia adelante del diafragma cristalino–iris. En cualquier caso, la afección se suele diagnosticar al observar una catarata intumescente madura asociada con una profundidad de la cámara anterior central que es mucho más estrecha que la del otro ojo. El tratamiento es la reducción médica inicial de la PIO con hiperosmóticos, inhibidores de la anhidrasa carbónica y β bloqueadores o α$_2$-agonistas, seguidos de extracción de la catarata.[55] Sin embargo, en un pequeño estudio de pacientes con glaucoma facomórfico, la crisis de glaucoma agudo de ángulo cerrado se alivió en todos los casos mediante iridotomía láser,[56] que puede ayudar a controlar la presión antes de proceder con la cirugía de catarata. Si se cree

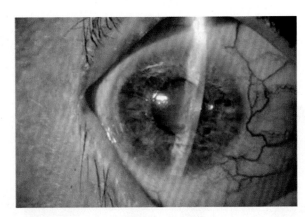

FIGURA 19-9 Glaucoma facomórfico. En este adulto mayor, un cristalino intumescente causó la afección. Nótese la cámara anterior en extremo estrecha, tanto de modo central como periférico. (De Mandelcorn E, Gupta N. Lens-Related Glaucomas. En: Tasman W, Jaeger EA, eds. *Duane's Clinical Ophthalmology*. Vol 3. Philadelphia, PA: Lippincott Williams & Wilkins; 2009:cap 54A.)

que el mecanismo del glaucoma está relacionado de manera parcial con el cierre angular crónico con formación de sinequias anteriores periféricas, se puede considerar la goniosinequiálisis junto con la extracción de catarata.

GLAUCOMAS ASOCIADOS CON CRISTALINO TRANSPARENTE

En fechas recientes se ha estudiado el papel del cristalino transparente con cataratas mínimas en individuos de 50 años de edad o más, en quienes se ha diagnosticado un cierre angular primario reciente, con una PIO mayor de 30 mm Hg o glaucoma primario de ángulo cerrado.[57] Este abordaje se analiza con más detalle en el capítulo sobre glaucomas por bloqueo pupilar (capítulo 13).

PUNTOS CLAVE

▶ El cristalino puede estar asociado con glaucoma cuando está dislocado, lo que puede ocurrir con un traumatismo o ciertos trastornos hereditarios, como el síndrome de Marfan, la homocistinuria y el síndrome de Weill-Marchesani.

▶ Los mecanismos por los cuales un cristalino dislocado puede asociarse con glaucoma incluyen bloqueo pupilar, cambios degenerativos del cristalino y daño concomitante del ángulo de la cámara anterior.

▶ Un cristalino con catarata también puede provocar glaucoma por la obstrucción de la malla trabecular con proteínas del cristalino y macrófagos (es decir, glaucoma facolítico), partículas y desechos del cristalino (esto es, glaucoma por partículas del cristalino) o células inflamatorias como parte de una respuesta inmunitaria (es decir, facoanafilaxia). Un cristalino intumescente puede provocar bloqueo pupilar y glaucoma de ángulo cerrado.

REFERENCIAS

1. Chandler PA. Choice of treatment in dislocation of the lens. *Arch Ophthalmol.* 1964;71:765-786.
2. Jarrett WH. Dislocation of the lens: a study of 166 hospitalized cases. *Arch Ophthalmol.* 1967;78:289-296.
3. Nelson LB, Maumenee IH. Ectopia lentis. *Surv Ophthalmol.* 1982;27:143-160.
4. Goldberg MF. Clinical manifestations of ectopia lentis et pupillae in 16 patients. *Ophthalmology.* 1988;95:1080-1087.
5. Byles DB, Nischal KK, Cheng H. Ectopia lentis et pupillae: a hypothesis revisited. *Ophthalmology.* 1998;105:1331-1336.
6. Seefelder R. Anatomischer Befund in einem Falle von angeborener Ektopie der Pupille mit Linsenluxation. *Z Augenheilkd.* 1911;25:353-361.
7. Fuchs E. ber flchenhafte Wucherung des ziliaren Epithels, nebst Bemerkungen über Ektopie der Linse. *Klin Monatsbl Augenheilkd.* 1920;64:1.
8. Zeeman WPC. ber Ectopia pupillae et lentis congenita. *Klin Monatsbl Augenheilkd.* 1925;74:325-338.
9. Sakai LY, Keene DR, Renard M, De Backer J. FBN1: the disease-causing gene for Marfan syndrome and other genetic disorders. *Gene.* 2016;591(1):279-291.
10. Tsipouras P, Del Mastro R, Sarfarazi M, et al. Genetic linkage of the Marfan syndrome, ectopia lentis, and congenital contractural arachnodactyly to the fibrillin genes on chromosomes 15 and 5. *N Engl J Med.* 1992;326:905-909.
11. Maumenee IH. The eye in the Marfan syndrome. *Trans Am Ophthalmol Soc.* 1981;79:684-733.
12. Challa P, Hauser M, Luna C, et al. Juvenile bilateral lens dislocation and glaucoma associated with a novel mutation in fibrillin 1 gene. *Mol Vis.* 2006;12:1009-1015.
13. Izquierdo NJ, Traboulsi EI, Enger C, MaumeneeIH. Glaucoma in the Marfan syndrome. *Trans Am Ophthalmol Soc.* 1992;90:111-117.
14. Weill G. Ectopie des cristallins et malformations générales. *Ann Ocul (Paris).* 1932;169:21-44.
15. Marchesani O. Brachydaktylie und angeborene Kugellinse als Systemerkrankung. *Klin Monatsbl Augenheilkd.* 1939;103:392-406.
16. Jensen AD, Cross HE, Patton D. Ocular complications in the Weill–Marchesani syndrome. *Am J Ophthalmol.* 1974;77:261-269.
17. Dietlein TS, Jacobi PC, Krieglstein GK. Ciliary body is not hyperplastic in Weill–Marchesani syndrome. *Acta Ophthalmol Scand.* 1998;76:623-624.
18. Fujiwara H, Takigawa Y, Ueno S, Okuda K. Histology of the lens in the Weill–Marchesani syndrome. *Br J Ophthalmol.* 1990;74:631-634.
19. Wright KW, Chrousos GA. Weill–Marchesani syndrome with bilateral angle-closure glaucoma. *J Pediatr Ophthalmol Strabismus.* 1985;22:129-132.
20. Ritch R, Solomon LD. Argon laser peripheral iridoplasty for angle-closure glaucoma in siblings with Weill–Marchesani syndrome. *J Glaucoma.* 1992;1:243-247.
21. Cross HE, Jensen AD. Ocular manifestations in the Marfan syndrome and homocystinuria. *Am J Ophthalmol.* 1973;75:405-420.
22. Burke JP, O'Keefe M, Bowell R, Naughten ER. Ocular complications in homocystinuria – early and late treated. *Br J Ophthalmol.* 1989;73:427-431.
23. Harrison DA, Mullaney PB, Mesfer SA, Awad AH, Dhindsa H. Management of ophthalmic complications of homocystinuria. *Ophthalmology.* 1998;105:1886-1890.
24. Pavlin CJ, Buys YM, Pathmanatham T. Imaging zonular abnormalities using ultrasound biomicroscopy. *Arch Ophthalmol.* 1998;116:854-857.
25. Pollard ZF. Phacolytic glaucoma secondary to ectopia lentis. *Ann Ophthalmol.* 1975;7:999-1001.
26. Friberg TR. Retinal perivasculitis in phacolytic glaucoma. *Am J Ophthalmol.* 1981;91:761-763.
27. Jay B. Glaucoma associated with spontaneous displacement of the lens. *Br J Ophthalmol.* 1972;56:258-262.
28. Ritch R, Wand M. Treatment of the Weill–Marchesani syndrome. *Ann Ophthalmol.* 1981;13:665-667.
29. Chandler PA. Completely dislocated hypermature cataract and glaucoma. *Trans Am Ophthalmol Soc.* 1959;57:242-253.
30. Gifford H. Danger of the spontaneous cure of senile cataracts. *Am J Ophthalmol.* 1900;17:289-293.
31. Zeeman WPC. Zwei Falle von Glaucoma phacogeneticum mit anatomischem Befund. *Ophthalmologica.* 1943;106:136-142.
32. Irvine SR, Irvine AR Jr. Lens-induced uveitis and glaucoma: Part III. "Phacogenetic glaucoma": lens-induced glaucoma; mature or hypermature cataract; open iridocorneal angle. *Am J Ophthalmol.* 1952;35:489-499.
33. Flocks M, Littwin CS, Zimmerman LE. Phacolytic glaucoma: a clinicopathologic study of one hundred thirty-eight cases of glaucoma associated with hypermature cataract. *AMA Arch Ophthalmol.* 1955;54:37-45.
34. Epstein DL, Jedziniak JA, Grant WM. Obstruction of aqueous outflow by lens particles and by heavy-molecular-weight soluble lens proteins. *Invest Ophthalmol Vis Sci.* 1978;17:272-277.
35. Epstein DL, Jedziniak JA, Grant WM. Identification of heavy-molecular-weight soluble protein in aqueous humor in human phacolytic glaucoma. *Invest Ophthalmol Vis Sci.* 1978;17:398-402.
36. Epstein DL. Diagnosis and management of lens-induced glaucoma. *Ophthalmology.* 1982;89:227-230.
37. Bartholomew RS, Rebello PF. Calcium oxalate crystals in the aqueous. *Am J Ophthalmol.* 1979;88:1026-1028.
38. Brooks AMV, Grant G, Gillies WE. Comparison of specular microscopy and examination of aspirate in phacolytic glaucoma. *Ophthalmology.* 1990;97:85-89.
39. Brooks AMV, Drewe RH, Grant GB, Billington T, Gillies WE. Crystalline nature of the iridescent particles in hypermature cataracts. *Br J Ophthalmol.* 1994;78:581-582.
40. Thomas R, Braganza A, George T, Mermoud A. Vitreous opacities in phacolytic glaucoma. *Ophthalmic Surg Lasers.* 1996;27:839-843.
41. Goldberg MF. Cytological diagnosis of phacolytic glaucoma utilizing Millipore filtration of the aqueous. *Br J Ophthalmol.* 1967;51:847-853.

42. Tomita G, Watanabe K, Funahashi M, et al. Lens induced glaucoma – histopathological study of the filtrating angle. *Folia Ophthalmol Jpn.* 1984;35:1345.

43. Ueno H, Tamai A, Iyota K, Moriki T. Electron microscopic observation of the cells floating in the anterior chamber in a case of phacolytic glaucoma. *Jpn J Ophthalmol.* 1989;33:103-113.

44. Yanoff M, Scheie HG. Cytology of human lens aspirate: its relationship to phacolytic glaucoma and phacoanaphylactic endophthalmitis. *Arch Ophthalmol.* 1968;80:166-170.

45. Jedziniak JA, Kinoshita JH, Yates EM, Hocker LO, Benedek GB. On the presence and mechanism of formation of heavy molecular weight aggregates in human normal and cataractous lenses. *Exp Eye Res.* 1973;15:185-192.

46. Chandler PA. Problems in the diagnosis and treatment of lens-induced uveitis and glaucoma. *AMA Arch Ophthalmol.* 1958;60:828-841.

47. Braganza A, Thomas R, George T, Mermoud A. Management of phacolytic glaucoma: experience of 135 cases. *Indian J Ophthalmol.* 1998;46:139-143.

48. Mandal AK, Gothwal VK. Intraocular pressure control and visual outcome in patients with phacolytic glaucoma managed by extracapsular cataract extraction with or without posterior chamber intraocular lens implantation. *Ophthalmic Surg Lasers.* 1998;29:880-889.

49. Muller H. Phacolytic glaucoma and phacogenic ophthalmia (lens-induced uveitis). *Trans Ophthalmol Soc UK.* 1963;83:689-704.

50. Verhoeff FH, Lemoine AN. *Endophthalmitis phacoanaphylactica.* In: *Transactions of the International Congress of Ophthalmologists.* Washington, DC: William F Fell; 1922:234.

51. Rahi AHS, Misra RN, Morgan G. Immunopathology of the lens. III: humoral and cellular immune responses to autologous lens antigens and their roles in ocular inflammation. *Br J Ophthalmol.* 1977;61:371-379.

52. Perlman EM, Albert DM. Clinically unsuspected phacoanaphylaxis after ocular trauma. *Arch Ophthalmol.* 1977;95:244-246.

53. Nissen SH, Andersen P, Andersen HMK. Antibodies to lens antigens in cataract and after cataract surgery. *Br J Ophthalmol.* 1981;65:63-66.

54. Duke-Elder S. *System of Ophthalmology.* Vol II. London: Henry Kimpton; 1969:662.

55. Prajna NV, Ramakrishnan R, Krishnadas R, Manoharan N. Lens induced glaucomas – visual results and risk factors for final visual acuity. *Indian J Ophthalmol.* 1996;44:149-155.

56. Tomey KF, Al-Rajhi AA. Neodymium:YAG laser iridotomy in the initial management of phacomorphic glaucoma. *Ophthalmology.* 1992;99:660-665.

57. Day AC, Cooper D, Burr J, et al. Clear lens extraction for the management of primary angle closure glaucoma: surgical technique and refractive outcomes in the EAGLE cohort. *Br J Ophthalmol.* 2018;102(12):1658-1662.

Glaucoma neovascular y otros glaucomas asociados con trastornos de la retina, vítreo y coroides

20

Varios tipos de glaucoma están asociados con enfermedades de la retina. El más común de ellos es el glaucoma neovascular, que por lo general se relaciona con uno de varios trastornos de la retina, aunque algunos casos se asocian con otras afecciones oculares o extraoculares. Los desprendimientos de retina y una variedad de trastornos menos comunes de la retina, el vítreo o la coroides pueden causar u ocurrir en asociación con varias formas de glaucoma.

GLAUCOMA NEOVASCULAR

En 1906, Coats[1] describió la formación de nuevos vasos en el iris en ojos con oclusión de la vena central de la retina (OVCR). Esta neovascularización del iris se conoce como *rubeosis iridis*, y ahora se reconoce como una complicación de muchas enfermedades de la retina y otros trastornos oculares y extraoculares. La rubeosis iridis se asocia con frecuencia a una forma grave de glaucoma, al que se le han dado diferentes nombres en función de diversas características clínicas: glaucoma hemorrágico, que se refiere al hifema que se presenta en algunos casos; glaucoma congestivo, que describe la naturaleza a menudo aguda de la condición; y glaucoma trombótico, que implica una causa trombótica vascular subyacente. Sin embargo, ninguno de estos términos describe con precisión el glaucoma en todos los casos, y son preferibles los nombres más inespecíficos, como *glaucoma rubeótico* o *glaucoma neovascular*, que fue propuesto por Weiss y cols., y es el término que se encuentra con mayor frecuencia en la literatura actual.[2,3]

Factores que predisponen a la rubeosis iridis

La mayoría de los casos de rubeosis iridis está precedida por una enfermedad hipóxica de la retina. La retinopatía diabética, la OVCR y la enfermedad isquémica carotídea son las causas más comunes.[4,5] Sin embargo, se han reconocido muchas enfermedades retinianas adicionales y algunos otros trastornos oculares o extraoculares, lo que resulta en una larga lista de condiciones que pueden predisponer a la rubeosis iridis (**tabla 20-1**).

Retinopatía diabética

Alrededor de un tercio de los pacientes con rubeosis iridis tiene retinopatía diabética. El control metabólico estricto de la glucosa en sangre deriva en la aparición tardía de la retinopatía diabética y ralentiza o previene la progresión a retinopatía no proliferativa y proliferativa.[5] La frecuencia con la que la rubeosis iridis se asocia con la retinopatía diabética está muy influenciada por las intervenciones quirúrgicas. Después de una vitrectomía vía pars plana por retinopatía diabética, la incidencia reportada de rubeosis iridis varía de 25 a 42%, mientras que la del glaucoma neovascular varía de 10 a 23%,[6-8] y la mayoría de estos sucesos se desarrolla en los primeros 6 meses después de la cirugía.[9] En estos casos, la rubeosis del iris y el glaucoma neovascular ocurren con mayor frecuencia en ojos afáquicos.[7,8] En una serie, el lavado de la hemorragia en la cavidad vítrea después de la vitrectomía vía pars plana por retinopatía diabética se asoció con rubeosis del iris en 76% de los ojos afáquicos y 14% de los ojos fáquicos. El glaucoma neovascular posoperatorio también es más común cuando hay rubeosis del iris antes de la vitrectomía.[10]

Un desprendimiento de retina no reparado después de una vitrectomía por retinopatía diabética también es un factor de riesgo de rubeosis iridis posoperatoria. El inicio agudo o la exacerbación de la rubeosis iridis después de la vitrectomía por retinopatía diabética puede indicar la presencia de un desprendimiento de retina por tracción periférica.[11] La readherencia quirúrgica exitosa de la retina durante la vitrectomía por retinopatía diabética a menudo conduce a la regresión de la rubeosis iridis preoperatoria, en especial en pacientes fáquicos.[12] Una retina por completo adherida y una terapia agresiva con fotocoagulación anterior o periférica son los factores más importantes para controlar o prevenir el glaucoma neovascular después de la vitrectomía por retinopatía diabética proliferativa.[11,13] El aceite de silicona intraocular también reduce la incidencia de neovascularización del segmento anterior, tal vez al actuar como una barrera de difusión o convección para el movimiento posterior del oxígeno desde la cámara anterior o el movimiento anterior de un factor de angiogénesis, como el factor de crecimiento endotelial vascular (VEGF).[14]

La retinopatía diabética no proliferativa y preproliferativa puede progresar después de la cirugía de cataratas.[4] Históricamente, la cirugía de catarata intracapsular sola en ojos con retinopatía diabética se ha asociado con una mayor incidencia de rubeosis iridis posoperatoria y glaucoma neovascular. La incidencia es similar con la extracción extracapsular y una capsulotomía primaria. Dejar la cápsula posterior intacta parece reducir la probabilidad de esta complicación, aunque una capsulotomía con láser posterior en pacientes con diabetes puede provocar glaucoma neovascular.

TABLA 20-1	Condiciones que predisponen a rubeosis iridis y glaucoma neovascular

Enfermedad retiniana

  Retinopatía diabética

  Oclusión de la vena central de la retina

  Oclusión de la arteria central de la retina

  Oclusión de rama venosa de la retina

  Oclusión de rama arterial de la retina

  Desprendimiento de retina

  Trastornos hemorrágicos de la retina

  Enfermedad de Coats (retinopatía exudativa)

  Enfermedad de Eales

  Amaurosis congénita de Leber

  Retinopatía del prematuro

  Vítreo primario hiperplásico persistente

  Retinopatía drepanocítica

  Vasculitis retiniana sifilítica

  Retinosquisis

  Síndrome de Stickler (degeneración vitreorretiniana hereditaria)

  Glioma del nervio óptico con retinopatía por estasis venosa posterior

Irradiación

  Fotorradiación

  Haz externo

  Partículas cargadas: protón, radiación con ion de helio

  Placas

Tumores

  Melanoma coroideo

  Melanoma en anillo del cuerpo ciliar

  Melanoma de iris

  Retinoblastoma

  Linfoma de células grandes

Enfermedades inflamatorias

  Uveítis: iridociclitis crónica, enfermedad de Behçet

  Síndrome de Vogt-Koyanagi-Harada

  Oftalmia simpática

  Endoftalmitis

  Enfermedad de Crohn con vasculitis retiniana

Causas quirúrgicas

  Endarterectomía carotídea

  Extracción de cataratas

  Vitrectomía vía pars plana o lensectomía

  Capsulotomía con Nd:YAG

  Coreoplastia con láser

TABLA 20-1	Condiciones que predisponen a rubeosis iridis y glaucoma neovascular Glaucoma (*Continuación*)

Trastornos vasculares extraoculares

  Enfermedad obstructiva de la arteria carótida

  Fístula carótido-cavernosa

  Oclusión de la arteria carótida interna

Adaptado de Sivak-Callcott JA, O'Day DM, Gass DM, et al. Evidence-based recommendations for the diagnosis and treatment of neovascular glaucoma. Ophthalmology. 2001;108(10):1767-1776. Copyright © 2001 American Academy of Ophthalmology, Inc., con autorización.

Trastornos vasculares oclusivos de la retina

La oclusión de la vena central de la retina representó 28% de todos los casos de rubeosis del iris en una serie.[15] La mayoría de los investigadores cree que la presión intraocular (PIO) elevada, con o sin daño glaucomatoso, es un factor predisponente para la oclusión de la vena central de la retina.[16] En el Beaver Dam Eye Study se reportó que el copamiento del disco óptico es un factor de riesgo significativo para la OVCR y la oclusión de rama venosa de la retina.[17] Otros factores de riesgo para OVCR u oclusión de rama venosa incluyen hipertensión, diabetes y sexo masculino. La oclusión venosa retiniana puede ocurrir en un amplio rango de edades (14 a 92 años en un estudio grande, aunque 51% de los pacientes tenía 65 años de edad o más).[18]

La rubeosis iridis y el glaucoma neovascular pueden estar asociados con la oclusión de la arteria central de la retina, aunque con menos frecuencia que con la oclusión de la vena central. En dos series de pacientes con oclusión de la arteria central de la retina, la incidencia de rubeosis del iris fue de 16.6 y 18.2%, de forma respectiva.[19,20] Los pacientes que desarrollan glaucoma neovascular asociado con oclusión de la arteria central de la retina suelen ser adultos mayores con enfermedad grave de la arteria carótida y ateroesclerosis, que pueden ser factores predisponentes para la oclusión de la arteria retiniana y, en algunos casos, la neovascularización ocular.[21] La oclusión de rama venosa de la retina puede en raras ocasiones causar rubeosis iridis y glaucoma neovascular.[15] También se ha reportado la oclusión de rama arterial como una causa rara de rubeosis iridis,[21] aunque la asociación con glaucoma neovascular es incierta.

Otros trastornos de la retina

La rubeosis iridis puede estar vinculada con un desprendimiento de retina regmatógeno,[22] en especial cuando se complica por una vitreorretinopatía proliferativa.[23] En algunos casos, el desprendimiento puede cubrir un melanoma coroideo. Un desprendimiento de retina crónico con glaucoma asociado siempre debe despertar la sospecha de melanoma. El glaucoma neovascular también puede estar relacionado con la retinopatía de células falciformes y muchos otros trastornos de la retina (**tabla 20-1**).

Otros trastornos oculares

La uveítis estuvo presente en 11% de los ojos rubeóticos en una serie y en 1.5% en otro estudio.[15,24] Un melanoma de iris también se ha asociado con glaucoma neovascular, que se resolvió después de la extirpación del tumor.[25] Se ha dicho que el glaucoma en etapa terminal (ángulo abierto o cierre angular) da lugar a rubeosis iridis,[15] que puede estar relacionada con OVCR asociada.

Trastornos vasculares extraoculares

La enfermedad obstructiva de la arteria carótida es tal vez la tercera causa más común de glaucoma neovascular, lo que representa 13% de todos los casos en una serie.[24] En un inicio estos ojos pueden ser normotensos o incluso hipotensos debido a la disminución de la perfusión del cuerpo ciliar con reducción de la producción de humor acuoso, y la angiografía con fluoresceína puede revelar un aumento del tiempo brazo-a-retina y fuga de las arteriolas principales de la retina. Una fístula carótida-cavernosa también puede causar rubeosis iridis y glaucoma neovascular como resultado de la disminución del flujo arterial y la subsecuente reducción de la presión de perfusión ocular, que puede ocurrir antes o después del tratamiento de la fístula.[26,27] La oclusión de la arteria carótida interna puede crear una fenómeno de robo de arteria oftálmica con rubeosis iridis asociada.[28]

Teorías de la neovasculogénesis

Los mecanismos por los que las situaciones clínicas antes mencionadas conducen a la rubeosis iridis no se conocen del todo, aunque se han propuesto las siguientes teorías.[4]

Hipoxia retiniana

Dado que la mayoría de las afecciones asociadas con la rubeosis iridis implica una perfusión disminuida de la retina, la hipoxia retiniana puede ser un factor en la formación de nuevos vasos en el iris y el ángulo de la cámara anterior, así como en la retina y la cabeza del nervio óptico. Este concepto está respaldado por la observación clínica de que es más probable que ocurra rubeosis iridis en asociación con retinopatía diabética proliferativa u OVCR cuando hay una falta de perfusión capilar significativa.

Factores de angiogénesis

En 1948 se planteó la hipótesis de la existencia de una sustancia angiogénica que regula el desarrollo normal de los vasos sanguíneos de la retina.[29] Desde entonces se ha demostrado que los tumores poseen un factor difusible, el factor de angiogénesis tumoral, que puede provocar el crecimiento de nuevos vasos hacia el tumor.[30] Estudios posteriores han sugerido que las retinas en humanos y animales, y otros tejidos oculares vasculares, tienen una actividad angiogénica similar relacionada con un péptido angiogénico clave, el VEGF, lo que explica por qué la neovascularización ocular puede ocurrir en áreas alejadas del sitio de no perfusión capilar retiniana. Varios tipos de células de la retina sintetizan VEGF, pero en condiciones de isquemia retiniana las células de Müller parecen ser la fuente principal. Se han identificado cuatro isoformas de VEGF ($VEGF_{121}$, $VEGF_{165}$, $VEGF_{189}$, $VEGF_{206}$), que se generan mediante empalme alternativo de ARNm del mismo gen.[31] El $VEGF_{165}$ es la forma más abundante en la mayoría de los tejidos. El VEGF es un potente estimulador angiogénico que promueve varios pasos de la angiogénesis, incluidas la proliferación, migración, actividad proteolítica y formación de tubos capilares, por lo que desempeña un papel crucial en la angiogénesis normal y patológica. Además, el VEGF se conoce como un factor de permeabilidad vascular debido a su capacidad para inducir hiperpermeabilidad vascular y proliferación y migración de células endoteliales.

Factores vasoinhibidores

Se ha postulado que los tejidos oculares pueden producir sustancias que inhiben la neovascularización. El vítreo y el cristalino son posibles fuentes de estos factores vasoinhibidores,[32] lo que podría explicar por qué la vitrectomía o la lensectomía aumentan el riesgo de rubeosis del iris en ojos con retinopatía diabética. Las células del epitelio pigmentado de la retina liberan un inhibidor de la neovascularización.[33]

Curso clinicopatológico

Los eventos clínicos e histológicos que conducen de un factor predisponente a la rubeosis iridis y por último al glaucoma neovascular avanzado pueden conceptualizarse en cuatro etapas. Estas incluyen la *etapa de prerrubeosis*, caracterizada por condiciones sistémicas que ponen a la retina en riesgo de isquemia, y las tres etapas de la patología de la rubeosis: las etapas de preglaucoma, glaucoma de ángulo abierto (GAA) y glaucoma de ángulo cerrado (**fig. 20-1**).

Etapa de prerrubeosis

En pacientes con un factor predisponente, como la retinóptica diabética o la OVCR, es útil comprender cuál es la probabilidad de desarrollo de rubeosis iridis y cuáles son las probabilidades de progresión a glaucoma neovascular. Circunstancias adicionales, en especial con los dos factores predisponentes mencionados, pueden aumentar el riesgo de glaucoma neovascular, lo que hace que el tratamiento pueda estar indicado incluso antes de que se detecte la rubeosis.

Retinopatía diabética

La prevalencia de rubeosis iridis en pacientes con diabetes mellitus varía de 0.25 a 20% según varios reportes.[34] Por lo regular la diabetes ha estado presente durante muchos años antes de que se desarrolle la rubeosis, y de manera habitual se encuentra retinopatía diabética proliferativa concomitante. En poblaciones de pacientes con retinopatía diabética proliferativa, se reporta que la rubeosis iridis ocurre en cerca de la mitad de los casos.[34,35] En raras ocasiones puede presentarse rubeosis iridis en un ojo con retinopatía no proliferativa,[34] aunque en estos pacientes se deben considerar otros factores predisponentes, como la enfermedad arterial carótida.

El riesgo de rubeosis iridis y glaucoma neovascular en pacientes con retinopatía diabética aumenta en gran medida cuando hay falta de perfusión arteriolar o capilar o después de una vitrectomía o lensectomía. La rubeosis iridis también está altamente correlacionada con la neovascularización del disco óptico y el desprendimiento de retina regmatógeno.[12,13,36] La demostración de fuga peripupilar en la angiografía con fluoresceína del iris se correlaciona con la presencia de vasos anormales en el iris y el riesgo de rubeosis iridis después de una vitrectomía por retinopatía diabética (**fig. 20-2**). La biomicroscopia con lámpara de hendidura es menos confiable que la angiografía para detectar la presencia de lesiones diabéticas del iris.[37] Es importante prestar mucha atención al borde pupilar del iris, donde por lo general se observa primero la neovascularización,[38] cuando se busca la evidencia biomicroscópica más temprana de rubeosis del segmento anterior. Sin embargo, también es importante utilizar la gonioscopia, ya que la neovascularización visible del ángulo en ocasiones puede preceder a la del iris.[39]

Oclusión de la vena central de la retina

Aunque el glaucoma y la hipertensión ocular son factores de riesgo conocidos de OVCR,[40] la evidencia sugiere que el cierre primario del ángulo también podría desempeñar un papel en el mecanismo de la OVCR.[41] En los primeros meses después de una OVCR puede desarrollarse hipotonía.[42] La explicación de esto no está clara, aunque se han propuesto las posibles influencias de la isquemia del segmento anterior o un factor angiogénico. Igual que en la retinopatía diabética,

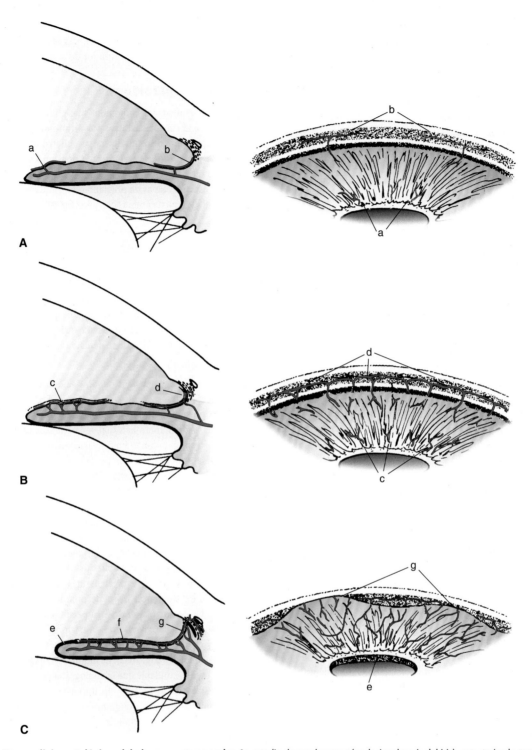

FIGURA 20-1 Etapas clinicopatológicas del glaucoma neovascular. A: *estadio de preglaucoma* (es decir, rubeosis del iris), caracterizado por nuevos vasos en la superficie del iris (a) y en el ángulo de la cámara anterior (b). **B:** *estadio de glaucoma de ángulo abierto*, caracterizado por un aumento de la neovascularización y una membrana fibrovascular en el iris (c) y en el ángulo de la cámara anterior (d). **C:** *estadio de glaucoma de ángulo cerrado*, caracterizado por contractura de la membrana fibrovascular, que provoca corectopía, ectropión de la úvea (e), aplanamiento del iris (f) y sinequias anteriores periféricas (g).

la incidencia de rubeosis iridis y glaucoma neovascular en ojos con OVCR está correlacionada de manera significativa con el grado de falta de perfusión capilar retiniana. En un estudio, la incidencia de rubeosis del iris después de una OVCR fue de 60% cuando se demostró isquemia retiniana mediante angiografía con fluoresceína, en comparación con 1% en ojos con buena perfusión capilar.[43]

La angiografía con fluoresceína es el método más directo para evaluar la falta de perfusión capilar, pero no siempre es posible debido a la obstrucción de la visualización por sangre u otras opacidades de medios. Los hallazgos oftalmoscópicos pueden ser útiles para determinar el riesgo de glaucoma neovascular, que se ha reportado en 14 a 27% de los ojos con retinopatía hemorrágica (oclusión venosa completa) pero en

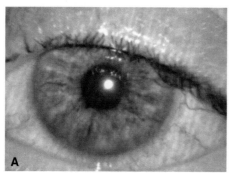 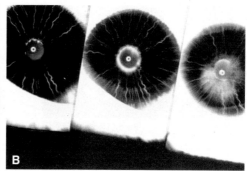

FIGURA 20-2 Glaucoma neovascular por diabetes. A: vista con lámpara de hendidura del iris con neovascularización como se observa a través de la córnea edematosa secundaria a PIO descontrolada. **B:** vista angiográfica con fluoresceína de otro paciente que muestra fuga de fluoresceína a lo largo del margen pupilar superior. En los fotogramas siguientes el área de fuga de fluoresceína aumenta. (De Reiss GR, Sipperley JO. Glaucoma associated with retinal disorders and retinal surgery. En: Tasman W, Jaeger EA, eds. Duane's Clinical Ophthalmology. Vol 3. Philadelphia, PA: Lippincott Williams & Wilkins:chap 54E.)

ningún caso de retinopatía por estasis venosa (oclusión incompleta).[44,45] Otras técnicas tienen valor predictivo. La angiografía con fluoresceína del iris revela vasos con fuga anormal en casi todos los ojos con un cierre capilar retiniano extenso después de la OVCR.[46] Se ha demostrado que las concentraciones de proteínas y células en el humor acuoso, según lo indicado por un medidor láser de flare-celularidad, se correlacionan con los hallazgos de la angiografía con fluoresceína y la gravedad de oclusión venosa retiniana.[47] Un defecto pupilar aferente relativo también indica un mayor riesgo de rubeosis iridis después de una OVCR,[48] y la pupilometría infrarroja es un método objetivo para documentar este hallazgo.[49] La electrorretinografía también tiene un valor predictivo útil.[50] La mayoría de los hallazgos diagnósticos incluye un retraso en el tiempo implícito de la onda B y una índice de amplitud de onda B-onda A reducido. La electrorretinografía de parpadeo también tiene valor diagnóstico.[51] Las velocidades del flujo sanguíneo de la vena y arteria centrales de la retina se pueden medir con imágenes Doppler a color, y proporcionan un alto grado de predictibilidad con respecto al riesgo de neovascularización del iris.[52]

A pesar de la evidencia de una buena perfusión y un bajo riesgo de neovascularización mediante cualquiera de las técnicas mencionadas, todos los pacientes con OVCR deben ser controlados por la posibilidad de rubeosis del iris y glaucoma neovascular. En algunos pacientes las retinas perfundidas progresarán a no perfusión. En un estudio, esto se observó en 15% de los casos.[53] El tiempo y la edad parecen influir en este porcentaje. En un estudio, la probabilidad acumulada de conversión de OVCR no isquémica a isquémica en 6 y 18 meses fue 13.2 y 18.6%, respectivamente, en personas de 65 años de edad o más, y 6.7 y 8.1%, de modo respectivo, en personas de 45 a 64 años.[18] A la larga, 83% de los pacientes con perfusión indeterminada desarrolló no perfusión o neovascularización del iris o del ángulo de la cámara anterior.[54]

Estadio de preglaucoma: rubeosis iridis

Características clínicas

La etapa de preglaucoma se caracteriza por una PIO normal, a menos que haya glaucoma crónico de ángulo abierto (GCAA) previo. La biomicroscopia con lámpara de hendidura al comienzo del proceso de la enfermedad suele revelar penachos dilatados de capilares preexistentes, y vasos finos, orientados al azar, en la superficie del iris cerca del margen pupilar (**fig. 20-3**). Los nuevos vasos también se caracterizan por fuga de fluoresceína. En la mayoría de los casos la neovascularización se ve por primera vez en el iris peripupilar, aunque puede notarse por primera vez en el ángulo de la cámara anterior en pacientes con diabetes y

OVCR.[39,55] Por lo tanto, la gonioscopia puede revelar un ángulo normal de la cámara anterior y mostrar una cantidad variable de neovascularización en el ángulo. Esto último se caracteriza por troncos vasculares únicos que cruzan la banda del cuerpo ciliar y el espolón escleral y se ramifican en la malla trabecular.

Características histopatológicas

La rubeosis iridis comienza de modo intraestromal y luego se desarrolla en la superficie del iris.[56] La oclusión experimental de la vena retiniana en ojos de mono indica que la rubeosis iridis comienza con la dilatación de los vasos normales del iris y un marcado aumento en el metabolismo de las células endoteliales vasculares, seguido de formación de nuevos vasos.[57] Los estudios de inyección de silicona indican que los nuevos vasos en el iris surgen de las arterias normales del iris, y drenan ante todo hacia las venas del iris y del cuerpo ciliar, mientras que los nuevos vasos en el ángulo surgen de las arterias del iris y el cuerpo ciliar y se conectan con la red neovascular periférica en el iris.[58] Aunque se dice que la apariencia clínica de la rubeosis iridis es la misma en los casos de diabetes y OVCR, las inyecciones de silicona muestran una neovascularización más apretada y distribuida de manera más uniforme en el ojo diabético. Los estudios de inyección de silicona también muestran que los nuevos vasos en el ángulo corren de forma circunferencial en la malla trabecular, con ramas que se dirigen hacia el canal de Schlemm fibrosado y en ocasiones hacia los canales colectores. Los nuevos vasos se caracterizan de forma histológica por tener paredes fenestradas delgadas, y están dispuestos en patrones irregulares.[56] Se dice que la ultraestructura de la neovascularización del iris asociada con la retinopatía de células falciformes es similar a la de la diabetes y la enfermedad oclusiva de la retina, con uniones celulares interendoteliales abiertas, citoplasma intraendotelial atenuado y formación de pericitos.

Etapa de glaucoma de ángulo abierto

Características clínicas

El glaucoma neovascular no sigue de forma invariable el desarrollo de rubeosis iridis,[34,35,59] y esta última condición rara vez se resuelve de manera espontánea, en especial cuando se asocia con retinopatía diabética.[34] La incidencia reportada de glaucoma neovascular en pacientes con diabetes y rubeosis iridis varía de 13 a 41%,[34,35,59] mientras que la incidencia asociada con OVCR tal vez es mucho mayor. Esta última condición suele ocurrir 8 a 15 semanas después del evento oclusivo vascular.[35] Se le ha llamado glaucoma de 90 días porque se pensaba que el intervalo de tiempo promedio era de 3 meses. Sin embargo, el

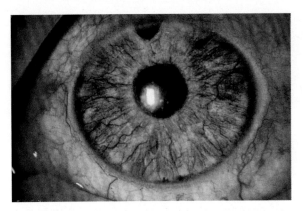

FIGURA 20-3 Glaucoma neovascular. Vista con lámpara de hendidura del iris que muestra rubeosis con vasos tortuosos en la superficie del iris.

glaucoma puede desarrollarse durante el primer mes o en cualquier momento después de una OVCR.

La rubeosis del iris suele ser más florida en esta etapa, y el examen biomicroscópico del humor acuoso a menudo revela una reacción inflamatoria y, a veces, un hifema (**fig. 20-4**). En la exploración gonioscópica, el ángulo de la cámara anterior todavía está abierto desde el punto de vista estructural, pero la neovascularización puede ser intensa (**fig. 20-5**). La PIO está elevada y puede aumentar de forma repentina, lo que hace que el paciente presente glaucoma de inicio agudo.

Características histopatológicas

El sello distintivo del estadio de GAA es una membrana fibrovascular que cubre el ángulo de la cámara anterior y la superficie anterior del iris, y puede incluso extenderse al iris posterior.[56] También se suelen observar cambios inflamatorios crónicos en el examen histológico.[56] El glaucoma en esta etapa tal vez se deba a la obstrucción de la malla trabecular por la membrana fibrovascular, con contribución variable de

la inflamación y hemorragia. Un reporte histopatológico de un ojo con glaucoma neovascular y sin una membrana fibrovascular que cubriera el ángulo iridocorneal, encontró que los espacios entre los haces trabeculares estaban revestidos por una sola capa de endotelio vascular, además de que estaban llenos de glóbulos rojos en este paciente, lo que sugiere que el tejido neovascular encontrado en los espacios trabeculares podría ser uno de los factores responsables de la elevación de la PIO en ojos con glaucoma neovascular.[60]

Etapa de glaucoma de cierre angular

Características clínicas

En la etapa de glaucoma de ángulo cerrado, el estroma del iris se ha aplanado, con una apariencia lisa y brillante. Con frecuencia se observa ectropión de úvea, y el iris a menudo está dilatado y jalado de modo anterior, lo que le aleja del cristalino (**fig. 20-6**). En el ángulo de la cámara anterior, la contracción conduce a la formación de sinequias anteriores periféricas con un eventual cierre sinequial total del ángulo. El glaucoma en esta etapa suele ser grave y requerir intervención quirúrgica.

Características histopatológicas

Las alteraciones del iris y del ángulo de la cámara anterior observadas en la clínica en esta etapa son el resultado de la contracción del tejido que recubre estas estructuras. Los estudios histopatológicos revelan sinequias anteriores periféricas y aplanamiento de la superficie anterior del iris por una membrana fibrovascular confluente (**fig. 20-7**).[4,61,62] Sobre los nuevos vasos hay una capa superficial inaparente de miofibroblastos (es decir, células fibroblásticas con diferenciación a músculo liso) en la clínica, que puede ser causante de la contracción del tejido.[4] En algunos casos también se observa una capa de endotelio, continua con el endotelio corneal en el seudoángulo, y se ha observado que posee características de diferenciación mioblástica, lo que puede explicar el origen de estas células.

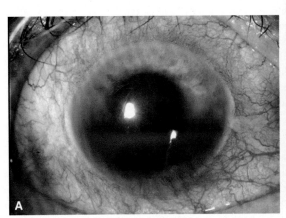

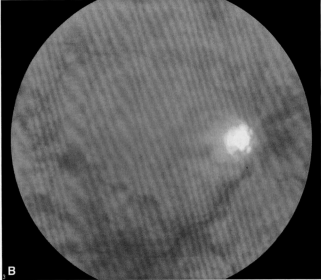

FIGURA 20-4 Hifema en el glaucoma neovascular por oclusión de la vena central de la retina (OVCR). A: en el examen con lámpara de hendidura hay un hifema de 4 mm, con rubeosis visible en la porción superior del iris, en el ojo derecho de un hombre de 80 años de edad con hemorragias vítreas recurrentes, hifema y PIO elevada después de una OVCR. **B:** la fotografía del fondo de ojo en el mismo ojo muestra hemorragias intrarretinianas difusas a lo largo de las arcadas vasculares y la mácula. (De Scruggs BA, Quist TS, Syed NA, Alward WLM. *Neovascular Glaucoma.* EyeRounds.org. Publicado el 22 de mayo de 2018. Disponible en https://EyeRounds.org/cases/268-neovascular-glaucoma.htm.)

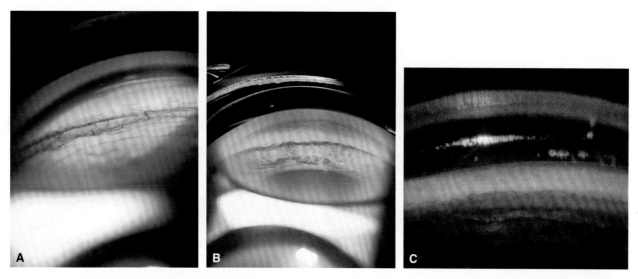

FIGURA 20-5 Gonioscopia en glaucoma neovascular. A: neovascularización angular en un paciente con oclusión de la vena central de la retina. Nótese que los vasos son superficiales y se encuentran en la banda del cuerpo ciliar y la malla trabecular. El ángulo está abierto, aunque el flujo de salida acuoso está alterado. **B:** el glaucoma neovascular ha progresado a ángulo cerrado en este paciente. **C:** paciente con glaucoma neovascular de ángulo abierto, con neovascularización intensa del ángulo abierto. Sin embargo, el ángulo está comenzando a cerrarse, como lo demuestra la sinequia baja a la izquierda de la imagen. (A y B, cortesía de Joseph A. Halabis, OD.)

Diagnóstico diferencial

En la etapa de ángulo abierto, el glaucoma neovascular debe distinguirse de otros glaucomas de inicio agudo, como el glaucoma de ángulo cerrado y el glaucoma asociado con uveítis anterior. Esta diferenciación suele realizarse con base en la presencia de nuevos vasos en el iris y en el ángulo de la cámara anterior con glaucoma neovascular, aunque por lo regular los ojos con uveítis presentan dilatación de los vasos normales del iris que pueden confundirse con neovascularización, en especial con iris azules. Los pacientes con iridociclitis heterocrómica de Fuchs también suelen tener vasos nuevos en el ángulo de la cámara anterior (véase capítulo 23). En la etapa de ángulo cerrado del glaucoma neovascular, los nuevos vasos pueden ser menos evidentes, y el diagnóstico diferencial debe incluir otras causas de distorsión del iris y sinequias anteriores periféricas, como el síndrome iridocorneal endotelial (capítulo 17) y los traumatismos antiguos (capítulo 26).

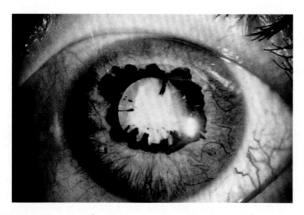

FIGURA 20-6 Ectropión de úvea en glaucoma neovascular. La proyección con lámpara de hendidura muestra numerosos vasos nuevos en el iris, con dilatación pupilar y ectropión de úvea debido a la contractura de la membrana fibrovascular.

Manejo

Fotocoagulación panretiniana

La ablación de la retina periférica con fotocoagulación con láser (por lo general argón) es la primera línea de tratamiento para la mayoría de los casos de glaucoma neovascular. Este procedimiento puede reducir de forma significativa o eliminar la neovascularización del segmento anterior en muchos casos, y reducir la probabilidad de rubeosis iridis en ojos con retinopatía diabética u OVCR.[43,59,63-66] El mecanismo por el cual la fotocoagulación panretiniana influye en la neovascularización es incierto, aunque puede estar relacionado con la disminución de la demanda de oxígeno retiniana, lo cual es consistente con la observación reportada de que el complejo fotorreceptor-epitelio pigmentado de la retina representa dos tercios del consumo total de oxígeno retiniano. Esto puede reducir el estímulo para la liberación de un factor de angiogénesis o la hipoxia en el segmento ocular anterior. Sin embargo, en 27 ojos con OVCR isquémica tratados con fotocoagulación panretiniana, cinco desarrollaron neovascularización posterior que no había estado presente de modo preoperatorio, lo que sugiere que la fotocoagulación no siempre elimina la isquemia retiniana.[67]

Terapia profiláctica

La fotocoagulación panretiniana es una profilaxis eficaz contra el desarrollo de glaucoma neovascular. Ciertos cirujanos alguna vez pensaron que la fotocoagulación debía realizarse en la etapa de prerrubeosis en la OVCR, si el riesgo de rubeosis iridis era lo bastante alto. Sin embargo, un ensayo clínico multicéntrico aleatorizado reveló que la fotocoagulación profiláctica no previene por completo la neovascularización del iris y del ángulo, y que es más probable que ocurra una regresión rápida de la rubeosis en respuesta a la fotocoagulación en ojos sin tratamiento previo.[68] En relación con la OVCR, al parecer es mejor seguir de cerca a los pacientes e intervenir de forma rápida con fotocoagulación panretiniana ante los primeros signos de rubeosis.

El riesgo de rubeosis iridis es más difícil de predecir en ojos con retinopatía diabética que en aquellos con OVCR, pero la vitrectomía

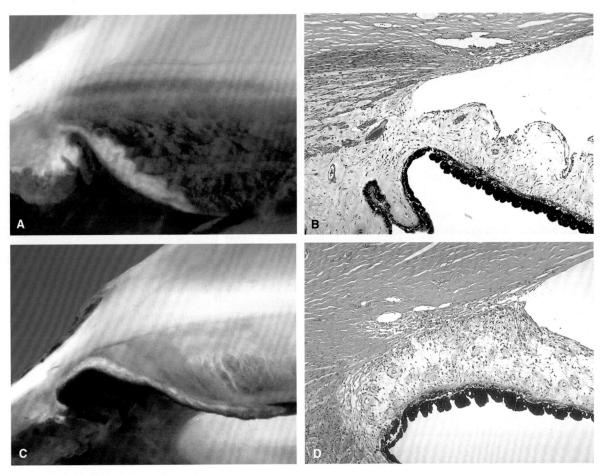

FIGURA 20-7 Cierre de ángulo en glaucoma neovascular. Los ojos de autopsia (**A** y **C**) y la histopatología correspondiente (H&E × 50) (**B** y **D**) muestran un ojo con un ángulo abierto (**A** y **B**) para compararlo con un ojo con glaucoma neovascular de ángulo cerrado, en el que el iris periférico se adhiere y bloquea la malla trabecular, y una membrana fibrovascular aplana la superficie del iris (**C** y **D**). (Reimpreso con autorización de Eagle R. *Eye Pathology*. 3rd ed. Philadelphia, PA: Wolters Kluwer; 2016.)

o lensectomía, en especial en asociación con fuga peripupilar de fluoresceína, pueden ser indicaciones para terapia profiláctica. Esta última a menudo se realiza como endofotocoagulación junto con vitrectomía vía pars plana por retinopatía diabética. En el momento en que aparece la rubeosis iridis (estadio de preglaucoma), la fotocoagulación panretiniana está indicada en todos los casos, incluidos los derivados de la oclusión de la arteria central de la retina y la insuficiencia de la arteria carótida.[69] Aunque el glaucoma neovascular no siempre sigue a la rubeosis iridis, sí lo hace con suficiente frecuencia para que la terapia profiláctica con láser esté justificada en casi todos estos casos.

Tratamiento del glaucoma

La fotocoagulación panretiniana puede revertir la elevación de la PIO en el estadio GAA y en algunos casos de glaucoma neovascular de ángulo cerrado temprano, siempre y cuando el cierre sinequial no haya excedido los 270 grados.[70] Incluso en esta última situación, la fotocoagulación panretiniana puede ser útil para reducir la neovascularización del segmento anterior antes de la cirugía intraocular.[71] Sin embargo, un estudio mostró que la fotocoagulación panretiniana antes de la vitrectomía por retinopatía diabética no previno la rubeosis iridis posoperatoria.[72] En estos casos, la fotocoagulación panretiniana intraocular en el momento de la vitrectomía puede ser el procedimiento de elección.[73]

Crioterapia panretiniana

Cuando los medios turbios impiden la fotocoagulación panretiniana, la crioterapia panretiniana transescleral, a menudo combinada con ciclocrioterapia, en ojos con glaucoma neovascular puede controlar la PIO y reducir o abolir la neovascularización.[74]

Agentes anti-VEGF

Muchos reportes de casos han intentado determinar el valor de la terapia anti-VEGF intraocular con bevacizumab como tratamiento adyuvante para la neovascularización del iris asociada con glaucoma.[31] Estos reportes en pacientes con diabetes u OVCR y glaucoma neovascular asociado involucraron la inyección de 1.25 mg de bevacizumab en la cavidad vítrea, o 1.0 a 1.25 mg de bevacizumab en la cámara anterior antes o de forma concomitante con la fotocoagulación panretiniana. Casi todos los ojos tratados tuvieron una regresión significativa de la neovascularización del segmento anterior en 48 horas, muchos con una reducción simultánea de la PIO. Se reportó que el medicamento inyectado era seguro y bien tolerado. El efecto de bevacizumab duró varias semanas y, posteriormente, se observó que la formación de nuevos vasos se reanudaba en algunos ojos. Por lo tanto, es importante proceder con la fotocoagulación panretiniana tan pronto como sea posible para ayudar a prevenir la neovascularización recurrente. Se pueden repetir las inyecciones intraoculares de bevacizumab, pero la frecuencia con la que se pueden reinyectar los ojos aún no se ha determinado.[75] En pacientes con glaucoma neovascular, el uso profiláctico de un anti-VEGF, por sí solo o antes de la cirugía de glaucoma, parece reducir la neovascularización y la probabilidad de hemorragia.[76,77] Un estudio confirmó que, aunque el bevacizumab retrasó la necesidad de cirugía de glaucoma, la fotocoagulación panretiniana fue el factor más importante para reducir tal necesidad.[78] Las funciones individuales de estas opciones terapéuticas, la fotocoagulación de la retina y la terapia anti-VEGF, aún no se han determinado.

Al igual que otras inyecciones intraoculares, las inyecciones intravítreas de anti-VEGF pueden causar picos temporales de la PIO.[79] Asimismo, las inyecciones pueden estar asociadas con un mayor riesgo de elevación sostenida de la PIO.[80] Según un metaanálisis, las inyecciones intravítreas repetidas de anti-VEGF causan un riesgo dos veces mayor de elevación sostenida de la PIO.[80] En pacientes con glaucoma preexistente, el riesgo es aún mayor.[81,82] En un estudio la inyección rápida de más de 0.05 mL en menos de 1 segundo tuvo 5.56 veces mayor probabilidad de causar elevación sostenida de la PIO.[83] La prevalencia del aumento de la PIO fue mucho mayor cuando el intervalo entre inyecciones fue menor de 8 semanas, en comparación con 8 semanas o más (18 y 6%, de forma respectiva).[84] El riesgo de PIO elevada también aumenta entre los pacientes que reciben un mayor número de inyecciones.[85] Las teorías propuestas para este incremento de la PIO incluyen un efecto farmacológico del bloqueo de VEGF, un mecanismo inflamatorio como la trabeculitis, alteración del flujo de salida debido a agregados de proteínas o residuos de gotitas de silicona, así como daño a las vías de salida causado por traumatismos repetidos, como los picos de PIO asociados con el procedimiento de inyección.[86] Todos los pacientes que reciben inyecciones intravítreas de anti-VEGF deben ser monitoreados para detectar elevación de la PIO. Los pacientes con PIO incrementada sostenida deben recibir tratamiento médico o en ocasiones quirúrgico.[82]

Manejo médico del glaucoma y la inflamación

Cuando la PIO comienza a aumentar, por lo general se requiere tratamiento médico y esto a menudo es suficiente para controlar la presión en la etapa de GAA si se inicia temprano. La piedra angular de la terapia en esta etapa son los fármacos que reducen la producción de humor acuoso, como los inhibidores de la anhidrasa carbónica, los β bloqueadores tópicos y los agonistas α_2. Los análogos de prostaglandinas rara vez son eficaces, ya que el acceso a las vías de salida uveoescleral o tradicional del humor acuoso suele estar comprometido por el cierre del ángulo o la obstrucción por una membrana fibrovascular. Además, existe una posibilidad teórica de exacerbar la inflamación. Los mióticos no son útiles en situaciones agudas y por lo general deben evitarse, ya que pueden aumentar la inflamación y el malestar. Los corticoesteroides tópicos pueden servir para minimizar la inflamación y el dolor.[87] La triamcinolona intravítrea ha reducido la neovascularización retiniana en los ojos de conejo,[88] lo que plantea la cuestión de un posible beneficio directo de los esteroides tópicos sobre los vasos rubeóticos. En ojos con enfermedad muy avanzada o ciegos, la atropina es útil para aliviar el dolor. También pueden ser necesarios agentes hiperosmóticos para el control temporal de los ojos con una elevación marcada de la PIO.

Procedimientos quirúrgicos para glaucoma

Procedimientos ciclodestructivos

Si la enfermedad sigue su curso natural hasta la etapa de glaucoma de ángulo cerrado, por lo general la terapia médica se vuelve ineficaz y se requiere una intervención quirúrgica. Incluso en esta etapa,

la fotocoagulación panretiniana puede ser beneficiosa al reducir la neovascularización del segmento anterior para disminuir el sangrado intracameral durante la cirugía filtrante. Con la rubeosis activa, donde el tiempo no permite usar el tratamiento anti-VEGF, la cirugía filtrante estándar tiene pocas probabilidades de éxito y puede ser preferible un procedimiento ciclodestructivo.

La ciclocrioterapia para el glaucoma neovascular, que se asocia con más dolor e hinchazón que la ciclofotocoagulación con láser, puede considerarse cuando no existen otras opciones. Las tasas de respuesta clínica son variables, desde relativamente buenas a menos alentadoras.[89] En un seguimiento de 2 años de 50 ojos sometidos a ciclofotocoagulación, un tercio de los ojos no estaba controlado y un tercio desarrolló ptisis.[89] Los procedimientos ciclodestructivos con láser incluyen ciclofotocoagulación transescleral con láser Nd:YAG (itrio-aluminio-granate dopado con neodimio) y ciclofotocoagulación con láser diodo.[90] La experiencia preliminar sugiere que la ciclofotocoagulación con láser diodo provoca menos inflamación posoperatoria y un mejor control de la PIO en comparación con la ciclofotocoagulación con Nd:YAG, y se ha convertido en el procedimiento quirúrgico de elección para el glaucoma neovascular cuando la cirugía filtrante no se considera indicada.[91]

Cirugía filtrante

Ha sido una creencia generalizada que los procedimientos filtrantes estándar en ojos con glaucoma neovascular rara vez tienen éxito, sobre todo debido al alto riesgo de hemorragia intraoperatoria y progresión posoperatoria de la membrana fibrovascular. Sin embargo, una fotocoagulación panretiniana exitosa, combinada con tratamiento anti-VEGF, puede reducir la neovascularización lo suficiente como para posibilitar una cirugía filtrante estándar, como la trabeculectomía. En un estudio, el uso coadyuvante de 5-fluorouracilo proporcionó tasas de éxito de 71 y 67% en el primer y segundo año posoperatorio, de manera respectiva, aunque se redujo a 41 y 28% en el cuarto y quinto año.[92] En otro estudio, el uso de mitomicina C en la trabeculectomía arrojó tasas de éxito de 62.6, 58.2 y 51.7% a 1, 2 y 5 años. La edad más joven y la vitrectomía previa fueron factores pronósticos de fracaso quirúrgico.[93] Otras técnicas para la cirugía filtrante en el glaucoma neovascular que pueden ser útiles incluyen una trabeculectomía modificada con cauterización bipolar intraocular del iris periférico y procesos ciliares y la creación de una pequeña iridectomía, o evitar la iridectomía si la cámara es profunda y no hay bloqueo pupilar.[94,95]

Cirugía con dispositivo de drenaje de glaucoma

Se han reportado resultados alentadores con la implantación de tubos o válvulas de drenaje en la cámara anterior y a través de la pars plana (cuando se combina con una vitrectomía) en ojos con glaucoma neovascular.[96,97] El bevacizumab adyuvante puede mejorar el éxito de la cirugía con dispositivo de drenaje para glaucoma en estos ojos.[98] Un metaanálisis encontró que, en comparación con los ojos de control, los ojos tratados con bevacizumab intravítreo tuvieron una mayor tasa de éxito completo (control de la PIO), pero las tasas de éxito calificado no difirieron entre los dos grupos.[99] Por lo regular los ojos tratados con bevacizumab intravítreo tuvieron una frecuencia más baja de hifema posoperatorio.[99]

Los detalles en relación con las técnicas y los resultados reportados de estos procedimientos también se consideran en la sección III, en particular, en los capítulos 35 y 39 a 42. Hasta la fecha no se ha informado que las cirugías microinvasivas para glaucoma tengan un papel en el glaucoma neovascular, tal vez debido al alto riesgo de fallo y complicaciones asociadas con la neovascularización en los sitios quirúrgicos.

Otros procedimientos quirúrgicos

Se han evaluado otras técnicas para el tratamiento del glaucoma neovascular. La ciclofotocoagulación endoscópica (cap. 42) puede ser útil para disminuir la PIO, en particular en ojos que tienen un potencial visual razonable y no son buenos candidatos para procedimientos de drenaje acuoso. La inyección de aceite de silicona durante la revisión de la vitrectomía después de una cirugía vítrea diabética fallida logró la estabilización o regresión de los cambios neovasculares oculares anteriores en 15 de 18 ojos (83%) en un estudio.[100] La inyección intravítrea de acetónido de triamcinolona cristalina también ha demostrado disminuir el grado de rubeosis iridis en el glaucoma neovascular atribuible a retinopatía diabética periférica u OVCR.[101] La exposición a oxígeno a 100% en condiciones hiperbáricas aumenta de forma significativa la presión parcial de oxígeno en el humor acuoso de los ojos de animales, un mecanismo que puede tener una aplicación en el tratamiento de enfermedades hipóxicas del segmento anterior, incluida la rubeosis iridis.[102]

ALTERACIONES DE LA PIO ASOCIADAS CON DESPRENDIMIENTO DE RETINA

PIO reducida y desprendimiento de retina

Un ojo con un desprendimiento de retina regmatógeno suele tener una PIO reducida. Los estudios experimentales con desprendimientos de retina en monos sugieren que puede haber una caída de presión transitoria temprana como resultado de la inflamación y la producción reducida de humor acuoso,[103] mientras que la hipotonía más prolongada puede ser causada por el flujo posterior de humor acuoso a través del orificio retiniano y hacia el espacio subretiniano.[104] Un estudio con fluorofotometría cinética del vítreo indicó un flujo posterior, al parecer a través de una rotura en el epitelio pigmentario de la retina, en pacientes con desprendimientos de vítreo y de retina regmatógeno.[105] Campbell[106] describió una condición, el *síndrome de retracción del iris*, en la cual un paciente presenta desprendimiento de retina regmatógeno, pupila con seclusión, además de cierre del ángulo con iris bombé. La supresión farmacológica de la producción de humor acuoso en estos individuos conduce a hipotonía y retracción posterior del iris, al parecer debido a un cambio en la dirección predominante del flujo acuoso hacia el espacio subretiniano.

Glaucomas asociados con desprendimiento de retina

La coexistencia de glaucoma y desprendimiento de retina en el mismo ojo se produce en tres circunstancias: glaucoma asociado con desprendimiento de retina para el que es incierta una relación causa-efecto; glaucoma relacionado de forma directa con el desprendimiento de retina; y glaucoma después del tratamiento del desprendimiento de retina. (Las dos primeras situaciones se analizan en este capítulo; la tercera, en el capítulo 27.)

Glaucoma crónico de ángulo abierto y desprendimiento de retina

Epidemiología

El GAA crónico es más común en ojos con desprendimiento de retina regmatógeno que en la población general. En un estudio de 817 casos de desprendimiento de retina, el GCAA estuvo presente en 4%, y 6.5% adicional tenía PIO elevada sin daño glaucomatoso.[107]

Teorías del mecanismo

Se desconoce por qué el GCAA y el desprendimiento de retina regmatógeno ocurren en el mismo ojo con más frecuencia de lo que se esperaría con base en la ocurrencia casual. No se ha encontrado que la miopía o el uso de mióticos sean el denominador común.[107] En 30 casos de desprendimiento de retina regmatógeno espontáneo, 53% tenía una relación copa/disco superior a 0.3%, y 20% tenía sensibilidad alta a los esteroides tópicos.[108] Estos valores son mucho más altos que los de la población general, y se asemejan a los hallazgos en grupos de pacientes con GCAA, lo que llevó a los investigadores a sugerir que ambas enfermedades podrían estar relacionadas de forma genética por herencia multifactorial.

Manejo

Cuando coexisten GCAA y desprendimiento de retina, un trastorno puede enmascarar la presencia del otro, lo que requiere una atención cuidadosa a ciertos detalles en el tratamiento de cualquiera de las afecciones. Al seguir a un paciente con GCAA, el médico debe examinar la retina periférica antes de iniciar la terapia, y al menos una vez al año después de eso, o siempre que aparezcan signos de alarma, como miodesopsias, luces intermitentes, pérdida de la visión periférica o una disminución repentina de la PIO. Aunque no se ha establecido con claridad el papel de los mióticos en la patogenia del desprendimiento de retina regmatógeno, la evidencia circunstancial indica que se requiere especial precaución cuando se utilizan estos fármacos.

En un ojo con un desprendimiento de retina regmatógeno, la PIO reducida puede enmascarar un glaucoma preexistente. Se debe realizar tonometría por aplanación antes y después de la cirugía de desprendimiento de retina, y la cabeza del nervio óptico debe inspeccionarse con cuidado en el examen de fondo de ojo para evitar pasar por alto un glaucoma coexistente.

El éxito de la cirugía de desprendimiento de retina no se ve afectado de forma negativa por la presencia de glaucoma, aunque el resultado visual puede ser peor debido a la atrofia óptica glaucomatosa concomitante.[107] Después de la cirugía de desprendimiento de retina, en particular en pacientes sin diabetes, puede haber regresión de la neovascularización del iris.[109] Tras la cirugía se debe tener especial cuidado con el uso de esteroides tópicos, debido a la mayor incidencia de alta sensibilidad a los esteroides tópicos,[108] y los mióticos deben usarse con precaución en cualquier ojo.

Glaucoma pigmentario y desprendimiento de retina

Los pacientes con síndrome de dispersión de pigmento, con o sin glaucoma, pueden tener una mayor incidencia de desprendimiento de retina. Se ha reportado que los pacientes con desprendimiento de retina tienen varios grados de dispersión de pigmento en el ángulo de la cámara anterior en un número significativo de casos.[110] Al igual que en el GCAA, no se ha establecido una relación definida de causa y efecto, pero deben utilizarse las mismas consideraciones antes mencionadas para el tratamiento del glaucoma pigmentario coexistente y el desprendimiento de retina.

Síndrome de Schwartz

Un desprendimiento de retina regmatógeno se suele asociar con una ligera reducción de la PIO. Sin embargo, Schwartz[111] describió una condición poco común en la que el paciente presenta elevación de la presión unilateral, desprendimiento de retina y un ángulo abierto de la cámara anterior con celularidad y flare en el humor acuoso. La afección, por lo general, se conoce como síndrome de Schwartz.

Teorías del mecanismo

Matsuo y colaboradores demostraron segmentos externos de fotorreceptores con pocas células inflamatorias en el humor acuoso de pacientes con síndrome de Schwartz,[112] y se ha mostrado que la inyección de segmentos externos de bastones en ojos humanos de autopsia y en ojos de gato vivo reduce de modo significativo la facilidad de flujo de salida al obstruir la malla trabecular.[113] Otros mecanismos que se han considerado incluyen traumatismo ocular con daño concomitante a la malla trabecular, uveítis anterior por desprendimiento de retina y obstrucción de la malla trabecular por pigmento del epitelio pigmentario de la retina o glucosaminoglicanos de las células visuales.[111,114,115]

Manejo

El tratamiento del desprendimiento de retina regmatógeno y el glaucoma asociado consiste en la reparación del desprendimiento, que suele derivar en la resolución del glaucoma en unos cuantos días.[111] En el diagnóstico diferencial es importante recordar que un ojo con desprendimiento de retina y glaucoma puede albergar un melanoma maligno.

Glaucoma asociado con otras formas de desprendimiento de retina

Además del desprendimiento de retina regmatógeno, otras formas de desprendimiento de retina pueden estar asociadas con glaucoma. Estos incluyen desprendimientos por tracción, como ocurre en la retinopatía diabética proliferativa y la retinopatía del prematuro (analizadas en este capítulo); desprendimientos de retina exudativos, como en la rara condición de la enfermedad de Coats (**fig. 20-8**), y desprendimientos asociados con neoplasias, como melanomas y retinoblastoma (véase capítulo 22). Cada una de estas afecciones puede provocar glaucoma neovascular o glaucoma de ángulo cerrado.

GLAUCOMAS DE ÁNGULO CERRADO ASOCIADOS CON TRASTORNOS DE RETINA, VÍTREO Y COROIDES

Oclusión de la vena central de la retina

Se han descrito algunos casos en los que el estrechamiento de la cámara anterior después de una OVCR ha dado lugar a un glaucoma transitorio de ángulo cerrado.[116-118] La valoración en estos casos suele revelar

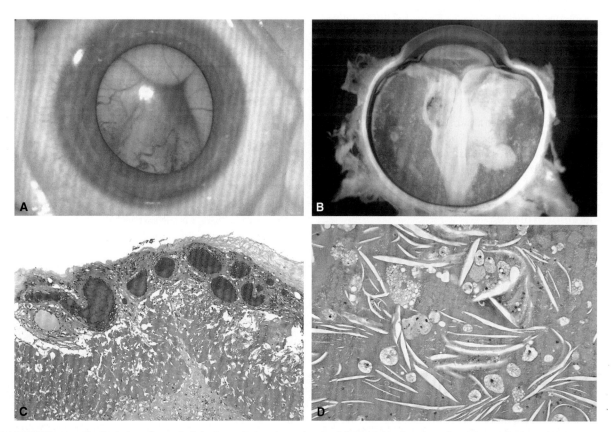

FIGURA 20-8 Histopatología de la enfermedad de Coats. A: los vasos telangiectásicos con fuga han causado un desprendimiento de retina exudativo de forma directa detrás del cristalino. El líquido amarillento subretiniano rico en lípidos produce xantocoria en lugar de leucocoria. **B:** la retina desprendida en su totalidad se adhiere a la parte posterior del cristalino y la pars plana. El diafragma cristalino-iris se desplaza hacia adelante, lo que oblitera la cámara anterior y cierra el ángulo. El exudado subretiniano amarillento contiene cristales de colesterol y agregados de histiocitos cargados de lípidos. El ojo glaucomatoso ciego y doloroso de este paciente fue enucleado. **C:** hay muchos vasos retinianos anormales de gran tamaño. Los dos tercios externos de la retina están engrosados en gran medida por exudados eosinófilos. **D:** el líquido subretiniano eosinofílico, densamente proteínico, contiene hendiduras de colesterol e histiocitos espumosos que han ingerido lípidos. (C, H&E × 50. D, H&E × 100.) (Reproducido con autorización de Eagle R. *Eye Pathology*. 3rd ed. Philadelphia, PA: Wolters Kluwer; 2016.)

un desplazamiento hacia adelante del diafragma cristalino-iris en el ojo afectado, y una profundidad normal de la cámara anterior en el ojo contralateral. El mecanismo de cierre del ángulo es incierto, aunque se ha postulado que la trasudación de líquido de los vasos retinianos hacia el vítreo conduce al desplazamiento hacia adelante del cristalino, con un posterior bloqueo pupilar.[116] El diagnóstico diferencial debe incluir glaucoma por bloqueo pupilar, que puede conducir a la oclusión de la vena central de la retina, y glaucoma neovascular, que puede causar el cierre sinequial del ángulo de la cámara anterior. La primera situación puede reconocerse por un ángulo en potencia ocluible en el ojo contralateral, y la última suele identificarse por la presencia de rubeosis iridis. Por lo regular, el tratamiento debe ser médico, ya que el ángulo vuelve a la profundidad normal durante el curso de varias semanas. En general, los supresores de humor acuoso, como los inhibidores de la anhidrasa carbónica tópicos u orales, los β bloqueadores tópicos y los agonistas α$_2$, junto con los agentes cicloplejicos tópicos, suelen ser eficaces.[117]

Desprendimiento hemorrágico de retina o coroides

El glaucoma agudo de ángulo cerrado puede seguir a un desprendimiento de retina o coroides hemorrágico masivo espontáneo.[119] Por lo regular, el desprendimiento hemorrágico es causado por una lesión macular disciforme, y las condiciones asociadas incluyen hipertensión sistémica, trastornos primarios de la coagulación y el uso de anticoagulantes sistémicos y agentes trombolíticos. Se cree que el mecanismo del cierre del ángulo es el abrupto desplazamiento hacia adelante del diafragma cristalino-iris por la retina y la coroides desprendidas de forma masiva.[119] El pronóstico visual es malo en estos ojos y el tratamiento se dirige ante todo al alivio del dolor a través del control de la PIO con medicamentos antiglaucoma o cirugía ciclodestructiva.

El desprendimiento coroideo hemorrágico también puede ocurrir durante o después de una cirugía intraocular, en especial cirugía filtrante, con elevación de la PIO asociada y aplanamiento de la cámara anterior. (Esto se analiza en el capítulo 39 como una complicación de la trabeculectomía.)

Derrame ciliocoroideo

En las siguientes condiciones el derrame uveal con desprendimiento ciliocoroideo puede conducir a una rotación hacia adelante del diafragma cristalino-iris y glaucoma de ángulo cerrado.

Nanoftalmos

El nanoftalmos es un trastorno hereditario poco común que se caracteriza por un ojo pequeño con córnea pequeña, cámara anterior estrecha, ángulo estrecho y un índice volumen de cristalino-a-ojo elevado.[120,121] Los ojos son muy hipermétropes debido a la pequeña longitud axial (< 20 mm según la mayoría de las definiciones), y a menudo desarrollan glaucoma de ángulo cerrado en la cuarta a sexta décadas de la vida. Otros trastornos de retina reportados incluyen distrofia pigmentaria de retina y una familia con degeneración pigmentaria de la retina y degeneración macular quística en un síndrome autosómico recesivo.[122,123] En estos casos puede ocurrir derrame uveal y desprendimiento de retina no regmatógeno después de una cirugía intraocular.[120,121,124] También hay evidencia en algunos pacientes de que el derrame uveal y el desprendimiento de retina pueden preceder a la cirugía y causar glaucoma de ángulo cerrado al producir

un desplazamiento hacia adelante del diafragma cristalino-iris, lo que lleva a un mecanismo de bloqueo pupilar.[125]

Los estudios histopatológicos revelan una esclerótica gruesa inusual con fibras de colágeno entrelazadas irregulares, deshilachado de las fibrillas de colágeno, niveles reducidos de glucosaminoglucanos, así como niveles elevados de fibronectina.[126-128] El metabolismo alterado de los glucosaminoglucanos y la fibronectina puede estar relacionado con el desarrollo de la esclerótica anormal en el nanoftalmos.[126,128] Los estudios de cultivo de tejido de esclerocitos de un paciente con nanoftalmos revelaron un metabolismo de glucosaminoglifos alterado, que puede contribuir al empaquetamiento anormal de las fibras de colágeno y al engrosamiento de la esclerótica.[129] El derrame uveal puede ser causado por la reducción de la permeabilidad escleral a las proteínas debido al engrosamiento de la esclerótica o compresión de los canales de drenaje venoso por el colágeno denso alrededor de las venas del vórtice.[130] Sin embargo, no se observó ninguna anomalía del colágeno en tres pacientes de un estudio, lo que lleva a los investigadores a sugerir que el nanoftalmos puede resultar de varios defectos distintos.[127]

Esta forma de glaucoma responde mal a la terapia quirúrgica convencional, y tiene una alta tasa de complicaciones asociadas ante todo con el derrame uveal.[21] El tratamiento médico puede ser efectivo, aunque los mióticos pueden aumentar el bloqueo pupilar. La iridectomía y la gonioplastia con láser (es decir, la retracción del iris periférico) tienen las tasas de éxito más altas y son los procedimientos de elección,[125] aunque no son exitosos de manera uniforme. Un abordaje sugerido para manejar el derrame uveal es descomprimir las venas del vórtice al hacer grandes colgajos esclerales sobre las venas y, en algunos casos, drenar el líquido coroideo o subretiniano con inyección de aire en la cavidad vítrea. También se ha reportado que la esclerectomía lamelar, mediante la disección de áreas de la esclerótica hasta un grosor de dos tercios, alivia la elevación de la PIO y la cámara anterior estrecha.[131] La cirugía de catarata en pacientes con nanoftalmos todavía es un reto quirúrgico, y a menudo se presentan complicaciones en estos ojos de alto riesgo. En una revisión de 43 ojos de 32 pacientes se produjeron complicaciones en 12 ojos (27.9%). Las complicaciones más frecuentes, además de la descompensación corneal y el glaucoma de ángulo cerrado, fueron el derrame uveal (9.3%) y el edema macular quístico (7.0%).[132]

Síndrome de derrame uveal

El síndrome de derrame uveal tiene similitudes con el nanoftalmos; la principal excepción es un ojo de tamaño normal. El síndrome de derrame uveal ocurre con mayor frecuencia en varones, y se caracteriza por vasos epiesclerales dilatados, coroides y cuerpo ciliar engrosados o desprendidos, así como desprendimiento de retina no regmatógeno.[130] Al igual que con el nanoftalmos, la esclerótica puede estar engrosada e impermeable, aunque un estudio ultraestructural reveló un aumento de depósitos similares a glucosaminoglucanos entre las fibras esclerales, un retículo endoplásmico rugoso dilatado, además de grandes gránulos intracelulares similares al glucógeno en las células esclerales.[133] La PIO puede ser normal, a menos que haya glaucoma de ángulo cerrado, y según se reporta responde a agentes cicloplejicos, supresores del humor acuoso y corticoesteroides.[134] Si se requiere una intervención quirúrgica, la esclerectomía subescleral (es decir, esclerectomía debajo de dos colgajos esclerales ubicados en el ecuador) puede ayudar a inducir la resolución del líquido subretiniano, en especial en ojos que son más pequeños que el promedio (< 23 mm).[135]

Otras causas de derrame ciliocoroideo

Otras causas adicionales de derrame ciliocoroideo son malformación arteriovenosa (véase capítulo 21), tumores (capítulo 22), afecciones inflamatorias (capítulo 23), traumatismo (capítulo 26) y cirugía (capítulo 27). Los fármacos, en su mayoría compuestos relacionados con las sulfas, rara vez pueden producir derrames uveales. Estos incluyen acetazolamida y topiramato (un medicamento anticonvulsivo).[136]

Retinopatía del prematuro

La contracción de la masa retrolental en la retinopatía del prematuro (fibroplasia retrolental) puede causar un aplanamiento progresivo de la cámara anterior con un eventual glaucoma de ángulo cerrado. Esta complicación coincide con la fase cicatricial de la enfermedad, que por lo regular inicia entre los 3 y los 6 meses de edad. Sin embargo, el glaucoma de ángulo cerrado puede ocurrir más tarde en la infancia, o incluso en la edad adulta joven,[137,138] y se necesita observación continua. Aunque el mecanismo típico del glaucoma es el cierre del ángulo debido a la masa retrolental, las anomalías del ángulo de la cámara anterior, incluidos la hipopigmentación de la raíz del iris, un material translúcido en el ángulo y una línea de Schwalbe prominente, sugieren un origen del desarrollo en algunos casos.[139]

Por lo general, el glaucoma no responde bien al tratamiento médico, aunque se ha reportado cierto éxito con el uso de agentes cicloplejicos y corticoesteroides tópicos.[140,141] La iridectomía o la trabeculectomía pueden ser efectivas en algunos casos.[138] La aspiración del cristalino con vitrectomía anterior ha tenido éxito en otros pacientes par controlar la PIO, aunque por lo regular el procedimiento se realiza solo para aliviar el dolor y evitar la enucleación, ya que la visión útil a menudo se pierde en esta etapa.[137] Las técnicas de vitrectomía para volver a aplicar la retina han dado como resultado una mejor visión en algunos casos, aunque los pacientes con glaucoma concomitante suelen tener un resultado visual deficiente, a pesar de la readherencia de la retina.[142-144] Sin embargo, en un caso, un lactante recuperó la visión después del tratamiento del glaucoma con medicación antihipertensiva.[145]

Vítreo primario hiperplásico persistente

La retención e hiperplasia del vítreo primario suelen ser unilaterales y a menudo se asocian con microftalmia y procesos ciliares alargados.[146] Debido a los vasos anastomóticos entre la túnica vasculosa lentis anterior y posterior, la presencia de pequeñas muescas pupilares puede ser un signo útil de vítreo primario hiperplásico persistente, en especial cuando el diagnóstico está oscurecido por un cristalino opaco.[147] La aparición de vítreo primario hiperplásico persistente por tomografía computarizada es lo bastante característica como para convertirla también en una modalidad diagnóstica útil.[148]

El glaucoma suele ser un hallazgo tardío en el vítreo primario hiperplásico persistente. Los mecanismos de cierre del ángulo son los más comunes y derivan del desplazamiento anterior del diafragma cristalino-iris debido a la contractura de la masa fibrosa retrolenticular o un cristalino edematoso. Otros casos de glaucoma de ángulo cerrado pueden tener sinequias anteriores periféricas extensas. Los mecanismos de ángulo abierto pueden incluir uveítis crónica, hemorragia intraocular y desarrollo anormal del ángulo de la cámara anterior.

Si no se tratan, la mayoría de estos ojos experimenta un deterioro progresivo.[149] El tratamiento recomendado es la aspiración del cristalino y la eliminación de la masa fibrovascular con tijeras o instrumentos de vitrectomía.[149,150] Debido a que la retina en estos casos a menudo se extiende en forma anterior hasta la pars plicata, se cree que la incisión en la pars plana está contraindicada,[151] y se ha reportado el éxito con una incisión limbal.[149] Este tratamiento puede prevenir o eliminar el glaucoma de ángulo cerrado, aunque la rehabilitación visual posoperatoria es difícil, y por lo general se requiere tratamiento para evitar la ambliopía.[150] También se debe prestar atención al ojo contralateral en estos individuos, ya que en dos pacientes adultos con vítreo primario hiperplásico persistente unilateral no complicado se encontró GAA en el ojo contralateral, asociado con vasos sanguíneos anómalos en toda la circunferencia del ángulo de la cámara anterior, queratopatía en banda y heterocromía del iris.[151]

Displasia retiniana

Esta afección suele ser bilateral, y se asocia con múltiples anomalías congénitas, en especial en personas con trisomía 13–15.[152] La retina displásica puede estar levantada detrás del cristalino, y el glaucoma puede derivar del cierre del ángulo o una disgenesia asociada del ángulo de la cámara anterior.

Retinosis pigmentaria

Se ha descrito retinosis pigmentaria en asociación con glaucoma, que más a menudo parece ser del tipo de ángulo abierto.[153] Sin embargo, la asociación es poco frecuente y no se ha establecido una verdadera relación de causa y efecto.

PUNTOS CLAVE

▶ El glaucoma neovascular es una complicación un tanto frecuente y grave de varios trastornos de la retina, en especial la retinopatía diabética, la OVCR, la isquemia ocular y algunas otras afecciones oculares y extraoculares.

▶ La fisiopatología del glaucoma neovascular implica niveles elevados anormales de VEGF en el ojo y el crecimiento de una membrana fibrovascular sobre la superficie del iris y en el ángulo de la cámara anterior, que al inicio obstruye el flujo de salida del humor acuoso en un ángulo abierto y luego se contrae para producir un glaucoma de ángulo cerrado.

▶ El tratamiento a largo plazo más efectivo de la neovascularización del iris o del glaucoma neovascular es la fotocoagulación panretiniana en las primeras etapas de la enfermedad, para reducir el estímulo de la neovascularización del segmento anterior. La inyección intravítrea o intracameral de agentes anti-VEGF provoca la regresión de la neovascularización del segmento anterior y, por tanto, puede ser un complemento útil a corto plazo.

▶ Los desprendimientos de retina por lo general se asocian con una reducción de la PIO, aunque algunos pacientes pueden presentar desprendimiento de retina y glaucoma de manera concomitante, que pueden tener o no una relación de causa y efecto.

▶ Un grupo de afecciones en las que el glaucoma de ángulo cerrado puede asociarse con un trastorno retiniano, coroideo o vítreo incluye la OVCR, el nanoftalmos, la retinopatía del prematuro, el vítreo primario hiperplásico persistente y la displasia retiniana.

REFERENCIAS

1. Coats G. Further cases of thrombosis of the central vein. *Roy Lond Ophthalmol Hosp Rep.* 1906;16(5):516-564.
2. Smith RJ. Rubeotic glaucoma. *Br J Ophthalmol.* 1981;65(9):606-609.
3. Weiss DI, Shaffer RN, Nehrenberg TR. Neovascular glaucoma complicating carotid-cavernous fistula. *Arch Ophthalmol.* 1963;69(3):304-307.
4. Sivak-Callcott JA, O'Day DM, Gass JD, Tsai JC. Evidence-based recommendations for the diagnosis and treatment of neovascular glaucoma. *Ophthalmology.* 2001;108(10):1767-1776.
5. Nathan DM, Genuth S, Lachin J, et al. The effect of intensive treatment of diabetes on the development and progression of long-term complications in insulin-dependent diabetes mellitus. *N Engl J Med.* 1993;329(14):977-986.
6. Mandelcorn MS, Blankenship G, Machemer R. Pars plana vitrectomy for the management of severe diabetic retinopathy. *Am J Ophthalmol.* 1976;81(5):561-570.
7. Blankenship G, Cortez R, Machemer R. The lens and pars plana vitrectomy for diabetic retinopathy complications. *Arch Ophthalmol.* 1979;97(7):1263-1267.
8. Machemer R, Blankenship G. Vitrectomy for proliferative diabetic retinopathy associated with vitreous hemorrhage. *Ophthalmology.* 1981;88(7):643-646.
9. Blankenship GW, Machemer R. Long-term diabetic vitrectomy results. *Ophthalmology.* 1985;92(4):503-506.
10. Blankenship G. Preoperative iris rubeosis and diabetic vitrectomy results. *Ophthalmology.* 1980;87(3):176-182.
11. Bopp S, Lucke K, Laqua H. Acute onset of rubeosis iridis after diabetic vitrectomy can indicate peripheral traction retinal detachment. *Ger J Ophthalmol.* 1992;1(6):375-381.
12. Scuderi JJ, Blumenkranz MS, Blankenship G. Regression of diabetic rubeosis iridis following successful surgical reattachment of the retina by vitrectomy. *Retina.* 1982;2(4):193-196.
13. Wand M, Madigan JC, Gaudio AR, Sorokanich S. Neovascular glaucoma following pars plana vitrectomy for complications of diabetic retinopathy. *Ophthalmic Surg.* 1990;21(2):113-118.
14. de Juan E, Hardy M, Hatchell DL, Hatchell MC. The effect of intraocular silicone oil on anterior chamber oxygen pressure in cats. *Arch Ophthalmol.* 1986;104(7):1063-1064.
15. Hoskins HD Jr. Neovascular glaucoma: current concepts. *Trans Am Acad Ophthalmol Otolaryngol.* 1974;78(2):OP330-OP333.
16. David R, Zangwill L, Badarna M, Yassur Y. Epidemiology of retinal vein occlusion and its association with glaucoma and increased intraocular pressure. *Ophthalmologica.* 1988;197(2):69-74.
17. Klein BEK, Meuer SM, Knudtson MD, Klein R. The relationship of optic disk cupping to retinal vein occlusion: the Beaver Dam Eye Study. *Am J Ophthalmol.* 2006;141(5):859-862.
18. Hayreh SS, Zimmerman MB, Podhajsky P. Incidence of various types of retinal vein occlusion and their recurrence and demographic characteristics. *Am J Ophthalmol.* 1994;117(4):429-441.
19. Duker JS, Brown GC. Iris, neovascularization associated with obstruction of the central retinal artery. *Ophthalmology.* 1988;95(9):1244-1250.
20. Duker JS, Sivalingam A, Brown GC, Reber R. A prospective study of acute central retinal artery obstruction. The incidence of secondary ocular neovascularization. *Arch Ophthalmol.* 1991;109(3):339-342.
21. Hayreh SS, Podhajsky P. Ocular neovascularization with retinal vascular occlusion. II. Occurrence in central and branch retinal artery occlusion. *Arch Ophthalmol.* 1982;100(10):1585-1596.
22. Tanaka S, Ideta H, Yonemoto J, Sasaki K, Hirose A, Oka C. Neovascularization of the iris in rhegmatogenous retinal detachment. *Am J Ophthalmol.* 1991;112(6):632-634.
23. Comaratta MR, Chang S, Sparrow J. Iris neovascularization in proliferative vitreoretinopathy. *Ophthalmology.* 1992;99(6):898-905.
24. Brown GC, Magargal LE, Schachat A, Shah H. Neovascular glaucoma. Etiologic considerations. *Ophthalmology.* 1984;91(4):315-320.
25. Shields MB, Proia AD. Neovascular glaucoma associated with an iris melanoma. A clinicopathologic report. *Arch Ophthalmol.* 1987;105(5):672-674.
26. Sugar HS. Neovascular glaucoma after carotid-cavernous fistula formation. *Ann Ophthalmol.* 1979;11(11):1667-1669.
27. Harris GJ, Rice PR. Angle closure in carotid-cavernous fistula. *Ophthalmology.* 1979;86(8):1521-1529.
28. Huckman MS, Haas J. Reversed flow through the ophthalmic artery as a cause of rubeosis iridis. *Am J Ophthalmol.* 1972;74(6):1094-1099.

29. Michaelson IC. The mode of development of the vascular system of the retina, with some observations on its significance for certain retinal diseases. *Trans Ophthalmol Soc UK.* 1948;68:137-180.
30. Folkman J, Merler E, Abernathy C, Williams G. Isolation of a tumor factor responsible for angiogenesis. *J Exp Med.* 1971;133(2):275-288.
31. Ichhpujani P, Ramasubramanian A, Kaushik S, Pandav SS. Bevacizumab in glaucoma: a review. *Can J Ophthalmol.* 2007;42(6):812-815.
32. Williams GA, Eisenstein R, Schumacher B, Hsiao K-C, Grant D. Inhibitor of vascular endothelial cell growth in the lens. *Am J Ophthalmol.* 1984;97(3):366-371.
33. Glaser BM, Campochiaro PA, Davis JL, Jerdan JA. Retinal pigment epithelial cells release inhibitors of neovascularization. *Ophthalmology.* 1987;94(7):780-784.
34. Ohrt V. The frequency of rubeosis iridis in diabetic patients. *Acta Ophthalmol (Copenh).* 2009;49(2):301-307.
35. Lee P, Wang CC, Adamis AP. Ocular neovascularization: an epidemiologic review. *Surv Ophthalmol.* 1998;43(3):245-269.
36. Bonnet M, Jourdain M, Francoz-Taillanter N. Clinical correlation between rubeosis iridis and optic disc neovascularization (author's transl). *J Fr Ophtalmol.* 1981;4(5):405-410.
37. Bandello F, Brancato R, Lattanzio R, Falcomatà B, Malegori A. Biomicroscopy versus fluorescein angiography of the iris in the detection of diabetic iridopathy. *Graefes Arch Clin Exp Ophthalmol.* 1993;231(8):444-448.
38. Browning DJ. Risk of missing angle neovascularization by omitting screening gonioscopy in patients with diabetes mellitus. *Am J Ophthalmol.* 1991;112(2):212.
39. Blinder KJ, Friedman SM, Mames RN. Diabetic iris neovascularization. *Am J Ophthalmol.* 1995;120(3):393-395.
40. Hayreh SS, Zimmerman MB, Beri M, Podhajsky P. Intraocular pressure abnormalities associated with central and hemicentral retinal vein occlusion. *Ophthalmology.* 2004;111(1):133-141.
41. Mohammadi M, Bazvand F, Makateb A, et al. Comparison of anterior segment optical coherence tomography parameters between central retinal vein occlusion and normal eyes: is primary angle closure a risk factor for central retinal vein occlusion? *Retina.* 2015;35(9):1795-1799.
42. Hayreh SS, March W, Phelps CD. Ocular hypotony following retinal vein occlusion. *Arch Ophthalmol.* 1978;96(5):827-833.
43. Tasman W, Magargal LE, Augsburger JJ. Effects of argon laser photocoagulation on rubeosis iridis and angle neovascularization. *Ophthalmology.* 1980;87(5):400-402.
44. Priluck IA, Robertson DM, Hollenhorst RW. Long-term follow-up of occlusion of the central retinal vein in young adults. *Am J Ophthalmol.* 1980;90(2):190-202.
45. Zegarra H, Gutman FA, Conforto J. The natural course of central retinal vein occlusion. *Ophthalmology.* 1979;86(11):1931-1939.
46. Laatikainen L, Blach RK. Behaviour of the iris vasculature in central retinal vein occlusion: a fluorescein angiographic study of the vascular response of the retina and the iris. *Br J Ophthalmol.* 1977;61(4):272-277.
47. Nguyen NX, Kuchle M. Aqueous flare and cells in eyes with retinal vein occlusion–correlation with retinal fluorescein angiographic findings. *Br J Ophthalmol.* 1993;77(5):280-283.
48. Servais GE, Thompson HS, Hayreh SS. Relative afferent pupillary defect in central retinal vein occlusion. *Ophthalmology.* 1986;93(3):301-303.
49. Bloom PA, Papakostopoulos D, Gogolitsyn Y, Leenderz JA, Papakostopoulos S, Grey RH. Clinical and infrared pupillometry in central retinal vein occlusion. *Br J Ophthalmol.* 1993;77(2):75-80.
50. Sabates R, Hirose T, McMeel JW. Electroretinography in the prognosis and classification of central retinal vein occlusion. *Arch Ophthalmol.* 1983;101(2):232-235.
51. Severns ML, Johnson MA. Predicting outcome in central retinal vein occlusion using the flicker electroretinogram. *Arch Ophthalmol.* 1993;111(8):1123-1130.
52. Williamson TH, Baxter GM. Central retinal vein occlusion, an investigation by color Doppler imaging. *Ophthalmology.* 1994;101(8):1362-1372.
53. Chen JC, Klein ML, Watzke RC, Handelman IL, Robertson JE. Natural course of perfused central retinal vein occlusion. *Can J Ophthalmol.* 1995;30(1):21-24.
54. Clarkson JG, Chuang E, Gass D, et al. Baseline and early natural history report. The central vein occlusion study. *Arch Ophthalmol.* 1993;111(8):1087-1095.
55. Browning DJ, Scott AQ, Peterson CB, Warnock J, Zhang Z. The risk of missing angle neovascularization by omitting screening gonioscopy in acute central retinal vein occlusion. *Ophthalmology.* 1998;105(5):776-784.

56. Schulze RR. Rubeosis iridis. *Am J Ophthalmol.* 1967;63(3):487-495.
57. Nork TM, Tso MO, Duvall J, Hayreh SS. Cellular mechanisms of iris neovascularization secondary to retinal vein occlusion. *Arch Ophthalmol.* 1989;107(4):581-586.
58. Jocson VL. Microvascular injection studies in rubeosis iridis and neovascular glaucoma. *Am J Ophthalmol.* 1977;83(4):508-517.
59. Wand M, Dueker DK, Aiello LM, Morton Grant W. Effects of panretinal photocoagulation on rubeosis iridis, angle neovascularization, and neovascular glaucoma. *Am J Ophthalmol.* 1978;86(3):332-339.
60. Kubota T, Tawara A, Hata Y, Khalil A, Inomata H. Neovascular tissue in the intertrabecular spaces in eyes with neovascular glaucoma. *Br J Ophthalmol.* 1996;80(8):750-754.
61. Eagle RC Jr. *Eye Pathology: An Atlas and Text.* Philadelphia, PA: Wolters Kluwer; 2017.
62. Shazly TA, Latina MA. Neovascular glaucoma: etiology, diagnosis and prognosis [review]. *Semin Ophthalmol.* 2009;24(2):113-121.
63. Murphy RP, Egbert PR. Regression of iris neovascularization following panretinal photocoagulation. *Arch Ophthalmol.* 1979;97(4):700-702.
64. Magargal LE, Brown GC, Augsburger JJ, Donoso LA. Efficacy of panretinal photocoagulation in preventing neovascular glaucoma following ischemic central retinal vein obstruction. *Ophthalmology.* 1982;89(7):780-784.
65. Laatikainen L. A prospective follow-up study of panretinal photocoagulation in preventing neovascular glaucoma following ischaemic central retinal vein occlusion. *Graefes Arch Clin Exp Ophthalmol.* 1983;220(5):236-239.
66. Kaufman SC, Ferris FLIII, Swartz M. Intraocular pressure following panretinal photocoagulation for diabetic retinopathy. Diabetic retinopathy report no. 11. *Arch Ophthalmol.* 1987;105(6):807-809.
67. Murdoch IE, Rosen PH, Shilling JS. Neovascular response in ischaemic central retinal vein occlusion after panretinal photocoagulation. *Br J Ophthalmol.* 1991;75(8):459-461.
68. The Central Vein Occlusion Study Group. A randomized clinical trial of early panretinal photocoagulation for ischermic central vein occlusion. *Ophthalmology.* 1995;102(10):1434-1444.
69. Duker JS, Brown GC. The Efficacy of panretinal photocoagulation for neovascularization of the iris after central retinal artery obstruction. *Ophthalmology.* 1989;96(1):92-95.
70. Teich SA, Walsh JB. A grading system for iris neovascularization. *Ophthalmology.* 1981;88(11):1102-1106.
71. Flanagan DW, Blach RK. Place of panretinal photocoagulation and trabeculectomy in the management of neovascular glaucoma. *Br J Ophthalmol.* 1983;67(8):526-528.
72. Goodart R, Blankenship G. Panrefinal photocoagulation influence on vitrectomy results for complications of diabetic retinopathy. *Ophthalmology.* 1980;87(3):183-188.
73. Miller JB, Smith MR, Boyer DS. Intraocular carbon dioxide laser photocautery. *Ophthalmology.* 1980;87(11):1112-1120.
74. Vernon SA, Cheng H. Panretinal cryotherapy in neovascular disease. *Br J Ophthalmol.* 1988;72(6):401-405.
75. Moraczewski AL, Lee RK, Palmberg PF, Rosenfeld PJ, Feuer WJ. Outcomes of treatment of neovascular glaucoma with intravitreal bevacizumab. *Br J Ophthalmol.* 2008;93(5):589-593.
76. Sun Y, Liang Y, Zhou P, et al. Anti-VEGF treatment is the key strategy for neovascular glaucoma management in the short term. *BMC Ophthalmol.* 2016;16(1):150.
77. Tang M, Fu Y, Wang Y, et al. Efficacy of intravitreal ranibizumab combined with Ahmed glaucoma valve implantation for the treatment of neovascular glaucoma. *BMC Ophthalmol.* 2016;16:7.
78. Olmos LC, Sayed MS, Moraczewski AL, et al. Long-term outcomes of neovascular glaucoma treated with and without intravitreal bevacizumab. *Eye (Lond).* 2016;30(3):463-472.
79. Gismondi M, Salati C, Salvetat ML, Zeppieri M, Brusini P. Short-term effect of intravitreal injection of ranibizumab (Lucentis) on intraocular pressure. *J Glaucoma.* 2009;18(9):658-661.
80. Zhou Y, Zhou M, Xia S, Jing Q, Gao L. Sustained elevation of intraocular pressure associated with intravitreal administration of anti-vascular endothelial growth factor: a systematic review and meta-analysis. *Sci Rep.* 2016;6(1):39301.
81. Simha A, Braganza A, Abraham L, Samuel P, Lindsley K. Anti-vascular endothelial growth factor for neovascular glaucoma [review]. *Cochrane Database Syst Rev.* 2013;10(10):CD007920. doi:10.1002/14651858.CD007920.pub2.
82. Jones R III, Rhee DJ. Corticosteroid-induced ocular hypertension and glaucoma: a brief review and update of the literature [review]. *Curr Opin Ophthalmol.* 2006;17(2):163-167.
83. Yannuzzi NA, Patel SN, Bhavsar KV, Sugiguchi F, Freund KB. Predictors of sustained intraocular pressure elevation in eyes receiving intravitreal anti-vascular endothelial growth factor therapy. *Am J Ophthalmol.* 2014;158(2):319-327.
84. Mathalone N, Arodi-Golan A, Sar S, et al. Sustained elevation of intraocular pressure after intravitreal injections of bevacizumab in eyes with neovascular age-related macular degeneration. *Graefes Arch Clin Exp Ophthalmol.* 2012;250(10):1435-1440.
85. Hoang QV, Mendonca LS, Della Torre KE, Jung JJ, Tsuang AJ, Freund KB. Effect on intraocular pressure in patients receiving unilateral intravitreal anti-vascular endothelial growth factor injections. *Ophthalmology.* 2012;119(2):321-326.
86. Falavarjani KG, Nguyen QD. Adverse events and complications associated with intravitreal injection of anti-VEGF agents: a review of literature. *Eye.* 2013;27(7):787-794.
87. Drews RC. Corticosteroid management of hemorrhagic glaucoma. *Trans Am Acad Ophthalmol Otolaryngol.* 1974;78(2):OP334-OP336.
88. Tano Y, Chandler D, Machemer R. Treatment of intraocular proliferation with intravitreal injection of triamcinolone acetonide. *Am J Ophthalmol.* 1980;90(6):810-816.
89. Krupin T, Mitchell KB, Becker B. Cyclocryotherapy in neovascular glaucoma. *Am J Ophthalmol.* 1978;86(1):24-26.
90. Hampton C, Shields MB, Miller KN, Blasini M. Evaluation of a protocol for transscleral neodymium:YAG cyclophotocoagulation in one hundred patients. *Ophthalmology.* 1990;97(7):910-917.
91. Oguri A, Takahashi E, Tomita G, Yamamoto T, Jikihara S, Kitazawa Y. Transscleral cyclophotocoagulation with the diode laser for neovascular glaucoma. *Ophthalmic Surg Lasers.* 1998;29(9):722-727.
92. Tsai JC, Feuer WJ, Parrish RK, Grajewski AL. 5-Fluorouracil filtering surgery and neovascular glaucoma. *Ophthalmology.* 1995;102(6):887-893.
93. Takihara Y, Inatani M, Fukushima M, Iwao K, Iwao M, Tanihara H. Trabeculectomy with mitomycin C for neovascular glaucoma: prognostic factors for surgical failure. *Am J Ophthalmol.* 2009;147(5):912-918.e1.
94. Herschler J, Agness D. A modified filtering operation for neovascular glaucoma. *Arch Ophthalmol.* 1979;97(12):2339-2341.
95. Parrish R. Eyes with end-stagelar glaucoma. *Arch Ophthalmol.* 1983;101(5):745-756.
96. Sidoti PA, Dunphy TR, Baerveldt G, et al. Experience with the Baerveldt glaucoma implant in treating neovascular glaucoma. *Ophthalmology.* 1995;102(7):1107-1118.
97. Scott IU, Alexandrakis G, Flynn HW, et al. Combined pars plana vitrectomy and glaucoma drainage implant placement for refractory glaucoma. *Am J Ophthalmol.* 2000;129(3):334-341.
98. Eid TM, Radwan A, el-Manawy W, el-Hawary I. Intravitreal bevacizumab and aqueous shunting surgery for neovascular glaucoma: safety and efficacy. *Can J Ophthalmol.* 2009;44(4):451-456.
99. Zhou M, Xu X, Zhang X, Sun X. Clinical outcomes of Ahmed glaucoma valve implantation with or without intravitreal bevacizumab pretreatment for neovascular glaucoma: a systematic review and meta-analysis. *J Glaucoma.* 2016;25(7):551-557.
100. McCuen BW II, Rinkoff JS. Silicone oil for progressive anterior ocular neovascularization after failed diabetic vitrectomy. *Arch Ophthalmol.* 1989;107(5):677-682.
101. Jonas JB, Hayler JK, Söfker A, Panda-Jonas S. Regression of neovascular iris vessels by intravitreal injection of crystalline cortisone. *J Glaucoma.* 2001;10(4):284-287.
102. Jampol LM, Orlin C, Cohen SB, Zanetti C, Lehman E, Goldberg MF. Hyperbaric and transcorneal delivery of oxygen to the rabbit and monkey anterior segment. *Arch Ophthalmol.* 1988;106(6):825-829.
103. Pederson JE, MacLellan HM. Experimental retinal detachment: I. Effect of subretinal fluid composition on reabsorption rate and intraocular pressure. *Arch Ophthalmol.* 1982;100(7):1150-1154.
104. Cantrill HL, Pederson JE. Experimental retinal detachment: III. Vitreous fluorophotometry. *Arch Ophthalmol.* 1982;100(11):1810-1813.
105. Tsuboi S, Taki-Noie J, Emi K, Manabe R. Fluid dynamics in eyes with rhegmatogenous retinal detachments. *Am J Ophthalmol.* 1985;99(6):673-676.
106. Campbell DG. Iris retraction associated with rhegmatogenous retinal detachment syndrome and hypotony. *Arch Ophthalmol.* 1984;102(10):1457-1463.
107. Phelps CD, Burton TC. Glaucoma and retinal detachment. *Arch Ophthalmol.* 1977;95(3):418-422.
108. Shammas HF, Halasa AH, Faris BM. Intraocular pressure, cup-disc ratio, and steroid responsiveness in retinal detachment. *Arch Ophthalmol.* 1976;94(7):1108-1109.

109. Barile G, Chang S, Horowitz J, Reppucci V, Schiff W, Wong D. Neovascular complications associated with rubeosis iridis and peripheral retinal detachment after retinal detachment surgery. *Am J Ophthalmol.* 1998;126(3):379-389.

110. Sebestyen JG, Schepens CL, Rosenthal ML. Retinal detachment and glaucoma: I. Tonometric and gonioscopic study of 160 cases. *Arch Ophthalmol.* 1962;67(6):736-745.

111. Schwartz A. Chronic open-angle glaucoma secondary to rhegmatogenous retinal detachment. *Am J Ophthalmol.* 1973;75(2):205-211.

112. Matsuo N, Takabatake M, Ueno H, Nakayama T, Matsuo T. Photoreceptor outer segments in the aqueous humor in rhegmatogenous retinal detachment. *Am J Ophthalmol.* 1986;101(6):673-679.

113. Lambrou FH, Vela MA, Woods W. Obstruction of the trabecular meshwork by retinal rod outer segments. *Arch Ophthalmol.* 1989;107(5):742-745.

114. Davidorf FH. Retinal pigment epithelial glaucoma. *Ophthalmol Dig.* 1976;38:11-16.

115. Baba H. Probability of the presence of glycosaminoglycans in aqueous humor. *Graefes Arch Clin Exp Ophthalmol.* 1983;220(3):117-121.

116. Grant WM. Shallowing of the anterior chamber following occlusion of the central retinal vein. *Am J Ophthalmol.* 1973;75(3):384-389.

117. Bloome MA. Transient angle-closure glaucoma in central retinal vein occlusion. *Ann Ophthalmol.* 1977;9(1):44-48.

118. Mendelsohn AD, Jampol LM, Shoch D. Secondary angle-closure glaucoma after central retinal vein occlusion. *Am J Ophthalmol.* 1985;100(4):581-585.

119. Pesin SR, Katz LJ, Augsburger JJ, Chien AM, Eagle RC. Acute angle-closure glaucoma from spontaneous massive hemorrhagic retinal or choroidal detachment. *Ophthalmology.* 1990;97(1):76-84.

120. Brockhurst RJ. Nanophthalmos with uveal effusion. A new clinical entity. *Arch Ophthalmol.* 1975;93(12):1989-1999.

121. Ryan EA, Zwaan J, Chylack LT. Nanophthalmos with uveal effusion. *Ophthalmology.* 1982;89(9):1013-1017.

122. Ghose S, Sachdev MS, Kumar H. Bilateral nanophthalmos, pigmentary retinal dystrophy, and angle closure glaucoma – a new syndrome? *Br J Ophthalmol.* 1985;69(8):624-628.

123. MacKay CJ, Shek MS, Carr RE, Yanuzzi LA, Gouras P. Retinal degeneration with nanophthalmos, cystic macular degeneration, and angle closure glaucoma. A new recessive syndrome. *Arch Ophthalmol.* 1987;105(3):366-371.

124. Calhoun FP Jr. The management of glaucoma in nanophthalmos. *Trans Am Ophthalmol Soc.* 1975;73:97-122.

125. Kimbrough RL, Trempe CS, Brockhurst RJ, Simmons RJ. Angle-closure glaucoma in nanophthalmos. *Am J Ophthalmol.* 1979;88(3):572-579.

126. Yue BYJT, Duvall J, Goldberg MF, Puck A, Tso MOM, Sugar J. Nanophthalmic sclera. *Ophthalmology.* 1986;93(4):534-541.

127. Stewart DH, Streeten BW, Brockhurst RJ, Anderson DR, Hirose T, Gass DM. Abnormal scleral collagen in nanophthalmos. An ultrastructural study. *Arch Ophthalmol.* 1991;109(7):1017-1025.

128. Yue BYJT, Kurosawa A, Duvall J, Goldberg MF, Tso MOM, Sugar J. Nanophthalmic sclera. *Ophthalmology.* 1988;95(1):56-60.

129. Shiono T, Shoji A, Mutoh T, Tamai M. Abnormal sclerocytes in nanophthalmos. *Graefes Arch Clin Exp Ophthalmol.* 1992;230(4):348-351.

130. Gass JD. Uveal effusion syndrome: a new hypothesis concerning pathogenesis and technique of surgical treatment. *Retina.* 1983;3(6 suppl 3):159-163.

131. Wax MB, Kass MA, Kolker AE, Nordlund JR. Anterior lamellar sclerectomy for nanophthalmos. *J Glaucoma.* 1992;1(4):222-227.

132. Steijns D, Bijlsma WR, Van der Lelij A. Cataract surgery in patients with nanophthalmos. *Ophthalmology.* 2013;120(2):266-270.

133. Ward RC, Gragoudas ES, Pon DM, Albert DM. Abnormal scleral findings in uveal effusion syndrome. *Am J Ophthalmol.* 1988;106(2):139-146.

134. Fourman S. Angle-closure glaucoma complicating ciliochoroidal detachment. *Ophthalmology.* 1989;96(5):646-653.

135. Uyama M, Takahashi K, Kozaki J, et al. Uveal effusion syndrome. *Ophthalmology.* 2000;107(3):441-449.

136. Sankar PS, Pasquale LR, Grosskreutz CL. Uveal effusion and secondary angle-closure glaucoma associated with topiramate use. *Arch Ophthalmol.* 2001;119(8):1210-1211.

137. Pollard ZF. Secondary angle-closure glaucoma in cicatricial retrolental fibroplasia. *Am J Ophthalmol.* 1980;89(5):651-653.

138. Michael AJ, Pesin SR, Katz LJ, Tasman WS. Management of late-onset angle-closure glaucoma associated with retinopathy of prematurity. *Ophthalmology.* 1991;98(7):1093-1098.

139. Hartnett ME, Gilbert MM, Richardson TM, Krug JH, Hirose T. Anterior segment evaluation of infants with retinopathy of prematurity. *Ophthalmology.* 1990;97(1):122-130.

140. Kushner BJ. Ciliary block glaucoma in retinopathy of prematurity. *Arch Ophthalmol.* 1982;100(7):1078-1079.

141. Kushner BJ, Sondheimer S. Medical treatment of glaucoma associated with cicatricial retinopathy of prematurity. *Am J Ophthalmol.* 1982;94(3):313-317.

142. Machemer R. Closed vitrectomy for severe retrolental fibroplasia in the infant. *Ophthalmology.* 1983;90(5):436-441.

143. Trese MT. Surgical results of stage V retrolental fibroplasia and timing of surgical repair. *Ophthalmology.* 1984;91(5):461-466.

144. Hartnett ME, Gilbert MM, Hirose T, Richardson TM, Katsumi O. Glaucoma as a cause of poor vision in severe retinopathy of prematurity. *Graefes Arch Clin Exp Ophthalmol.* 1993;231(8):433-438.

145. Hartnett ME, Katsumi O, Hirose T, Richardson TM, Walton DS. Improved visual function in retinopathy of prematurity after lowering high intraocular pressure. *Am J Ophthalmol.* 1994;117(1):113-115.

146. Reese AB. Persistent hyperplastic primary vitreous. *Am J Ophthalmol.* 1955;40(3):317-331.

147. Meisels HI, Goldberg MF. Vascular anastomoses between the iris and persistent hyperplastic primary vitreous. *Am J Ophthalmol.* 1979;88(2):179-185.

148. Goldberg MF, Mafee M. Computed tomography for diagnosis of persistent hyperplastic primary vitreous (PHPV). *Ophthalmology.* 1983;90(5):442-451.

149. Stark WJ, Lindsey PS, Fagadau WR, Michels RG. Persistent hyperplastic primary vitreous. *Ophthalmology.* 1983;90(5):452-457.

150. Smith RE, Maumenee AE. Persistent hyperplastic primary vitreous: results of surgery. *Trans Am Acad Ophthalmol Otolaryng.* 1974;78:911-925.

151. Awan KJ, Humayun M. Changes in the contralateral eye in uncomplicated persistent hyperplastic primary vitreous in adults. *Am J Ophthalmol.* 1985;99(2):122-124.

152. Hoepner J, Yanoff M. Ocular anomalies in trisomy 13–15. *Am J Ophthalmol.* 1972;74(4):729-737.

153. Kogbe OI, Follmann P. Investigations into the aqueous humour dynamics in primary pigmentary degeneration of the retina. *Ophthalmologica.* 1975;171(2):165-175.

Glaucomas asociados con elevación de la presión venosa epiescleral

21

PRESIÓN VENOSA EPIESCLERAL

La presión venosa epiescleral (PVE) es un factor que contribuye a la presión intraocular (PIO). La PVE normal es de alrededor de 8 a 10 mm Hg,[1-5] aunque los valores registrados varían según la técnica de medición utilizada. (Los instrumentos para medir la PVE se describen en el capítulo 2.)[1,2,4,5]

Por lo regular se piensa que por cada aumento de 1 mm Hg en la PVE, hay un incremento igual de la PIO, aunque la magnitud del aumento de la PIO puede ser mayor que el de la presión venosa.[6] Los estudios de glaucoma crónico de ángulo abierto (GCAA) no han revelado una anormalidad significativa en la PVE.[2,5,7] Sin embargo, en un estudio la PVE fue un poco más alta en pacientes con GCAA (12.1 mm Hg) o glaucoma de tensión normal (11.6 mm Hg) en comparación con los ojos de control (9.5 mm Hg).[8] Con diversas condiciones médicas, la PVE elevada puede producir formas características de glaucoma asociado. Estas alteraciones son el tema de este capítulo.

CARACTERÍSTICAS GENERALES DE LA PRESIÓN VENOSA EPIESCLERAL ELEVADA

Los siguientes hallazgos son comunes a la mayoría de los ojos con PVE elevada anormal.

Exploración externa

Las características más consistente son los grados variables de dilatación y tortuosidad de los vasos conjuntivales epiesclerales y bulbares (**fig. 21-1A**). Los hallazgos adicionales pueden incluir quemosis, proptosis, soplo orbitario y pulsaciones sobre la órbita; sin embargo, estos hallazgos son inconsistentes y dependen de la causa subyacente de la PVE elevada.

Presión intraocular

El aumento de la PIO es casi igual al incremento de la PVE. La tensión derivada suele estar entre los 20 a 30 mm Hg, y la amplitud del pulso ocular a menudo está aumentada.[9]

Gonioscopia

El ángulo de la cámara anterior suele estar abierto y la única anomalía puede ser el reflujo de sangre hacia el canal de Schlemm (**fig. 21-1B**). Sin embargo, esta última característica tiene un valor diagnóstico limitado, ya que se encuentra de manera inconsistente en ojos con PVE elevada y puede observarse en ojos sanos.

Tonografía

La facilidad del flujo de salida del acuoso de manera característica es normal. Un estudio con monos reveló que la presión venosa elevada se asoció con un aumento del flujo de salida,[10] que puede derivar en parte de un ensanchamiento del canal de Schlemm. Sin embargo, la elevación prolongada de la PVE a menudo conduce a una reducción del flujo de salida, que puede persistir después de que la presión venosa se haya normalizado.[9]

FORMAS CLÍNICAS DE PRESIÓN VENOSA EPIESCLERAL ELEVADA

Las diversas causas de la PVE elevada se dividen en tres categorías: obstrucción del flujo venoso, fístulas arteriovenosas y elevación de la PVE idiopática.[5]

Obstrucción venosa

Oftalmopatía asociada con tiroides

La oftalmopatía asociada con la tiroides también se conoce como *exoftalmos endocrino* u *oftalmopatía de Graves*. La base hormonal precisa de la enfermedad es incierta, aunque la patología ocular consiste en una infiltración orbitaria, incluidos los músculos extraoculares, con linfocitos, mastocitos y células plasmáticas. Esta es la causa más común de proptosis unilateral y bilateral. Además del glaucoma, otras complicaciones graves de la oftalmopatía asociada con la tiroides incluyen la exposición de la córnea debido a la proptosis o retracción del párpado, y la compresión del nervio óptico por la masa orbitaria.

El glaucoma puede ocurrir por varios mecanismos. La PVE puede estar elevada en casos graves de oftalmopatía asociada con la tiroides con marcada proptosis y congestión orbitaria, debido a la obstrucción del flujo venoso a través de la órbita (**fig. 21-2**); esto aumenta la PIO. Un mecanismo menos común de glaucoma es la inflamación de la cámara anterior, que puede resultar de la exposición y ulceración de la córnea.

La contracción de los músculos extraoculares, que se produce en las últimas fases fibróticas de la oftalmopatía infiltrativa, puede afectar a la PIO en diferentes campos de la mirada. Por lo general, la fibrosis del músculo recto inferior provoca resistencia para la mirada hacia arriba, que se vincula con un aumento de la PIO medida cuando el paciente mira hacia arriba. En algunos casos se puede registrar una elevación de la presión artificial con la mirada en la posición hacia el frente, y se debe permitir que el paciente cambie la dirección de la mirada a su posición de "reposo".[11] Lo ideal es medir la PIO en varios campos de la mirada para evitar este posible artefacto de prueba. La

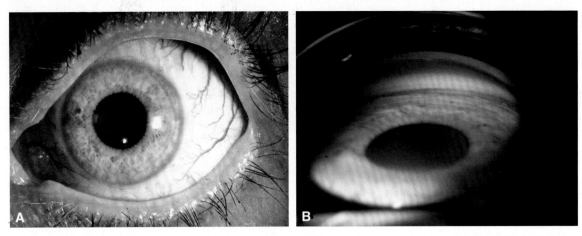

FIGURA 21-1 Vasos epiesclerales dilatados. Esta paciente de 46 años de edad con hipertensión ocular ha tenido vasos epiesclerales dilatados desde hace mucho tiempo (**A**) y sangre en el canal de Schlemm (**B**) del ojo izquierdo, pero no hay evidencia de una fístula carótida-cavernosa en las imágenes intracraneales. (Reproducido con autorización de EyeRounds.org, The University of Iowa. Colaborador, Kimberly Winges, MD; fotógrafo, D. Brice Critser, CRA.)

disfunción tiroidea puede estar asociada con rigidez escleral anormal; la PIO en pacientes con disfunción tiroidea debe medirse mediante tonometría de aplanación u otro tonómetro que afecte la rigidez escleral solo de forma mínima (como se describe en el capítulo 2).

Síndrome de la vena cava superior

Las lesiones de la parte superior del tórax pueden obstruir el retorno venoso de la cabeza, lo que causa una PVE elevada en asociación con exoftalmos, edema, cianosis de la cara y el cuello, así como venas dilatadas de la cabeza, el cuello, el tórax y las extremidades superiores.[12]

Amiloidosis orbitaria

Se han reportado casos raros de amiloidosis orbitaria localizada con glaucoma secundario relacionado con la PVE elevada.[13,14] Nelson y colaboradores[14] postulan que la infiltración perivascular de amiloide alrededor de los vasos extraoculares puede contribuir a elevar la PVE. Otras afecciones que en ocasiones pueden obstruir el drenaje venoso orbitario incluyen tumores retrobulbares y trombosis del seno cavernoso.

Fístulas arteriovenosas

Fístulas de la carótida-el seno cavernoso

Las fístulas de la arteria carótida-seno cavernoso se pueden subdividir en dos categorías. Alrededor de las tres cuartas partes de estas fístulas son causadas por traumatismos, y se caracterizan por una comunicación vascular directa y un flujo sanguíneo elevado. Los casos restantes ocurren de manera espontánea, y suelen tener una comunicación indirecta o dural con flujo bajo.[15]

Fístulas traumáticas

El traumatismo típico es una lesión craneoencefálica grave, que da lugar a una gran fístula entre la arteria carótida interna y el plexo venoso del seno cavernoso circundante (**fig. 21-3**). Esta afección se caracteriza por exoftalmos pulsátil, un soplo sobre el globo ocular, quemosis conjuntival, congestión de las venas epibulbares, restricción de la motilidad y evidencia de isquemia ocular.[15-18] La derivación de sangre a través de la fístula entre la carótida interna y el seno cavernoso aumenta el flujo sanguíneo y produce una presión venosa alta.[15,19]

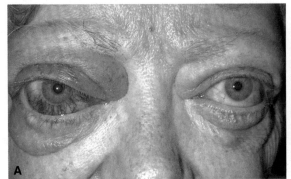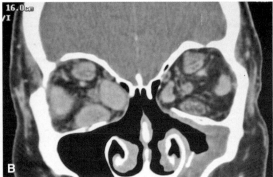

FIGURA 21-2 Oftalmopatía asociada con la tiroides. A: el paciente tiene exoftalmos asimétrico, con rasgos congestivos más importantes en el ojo derecho. **B:** en la tomografía computarizada del mismo paciente se puede observar que los músculos rectos están masivamente agrandados en la órbita derecha. (Cortesía de Julie A. Woodward, MD.)

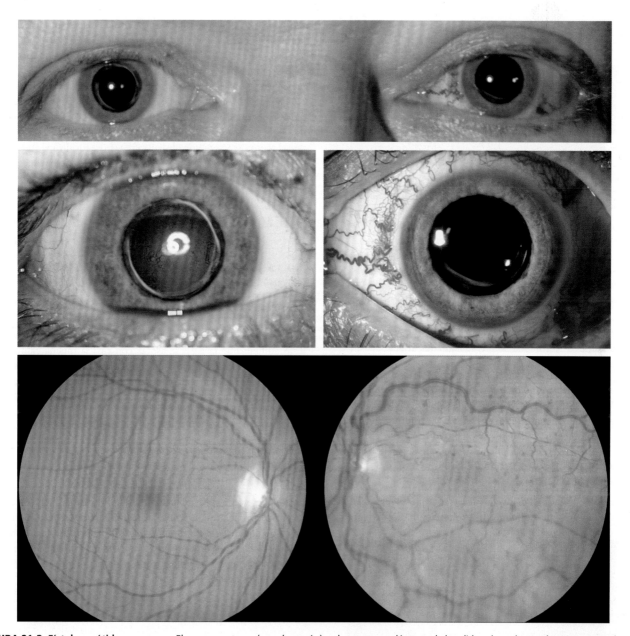

FIGURA 21-3 Fístula carótida-cavernosa. El examen externo (*panel superior*) y el examen con lámpara de hendidura (*panel central*) muestran, en el ojo izquierdo, vasos dilatados en sacacorchos. En la fotografía del fondo de ojo, el ojo izquierdo (*panel inferior, derecho*) tiene venas dilatadas y tortuosas, además de hemorragias dispersas en punto y mancha debido a la oclusión de la vena central de la retina, que fue causada por la fístula. El ojo derecho (*izquierda*) es normal. (Reproducido con autorización de EyeRounds.org, The University of Iowa. Fotógrafa, Cynthia Montague, CRA; colaboradora, Brittni A. Scruggs, MD, PhD.)

Fístulas espontáneas

La fístula carótido-cavernosa espontánea ocurre con mayor frecuencia en mujeres de mediana edad o mayores sin antecedentes de traumatismo. En estos casos, una pequeña fístula es alimentada por una rama meníngea de la arteria carótida interna intracavernosa o la arteria carótida externa, que desemboca de forma directa en el seno cavernoso o en una vena dural adyacente que se conecta con el seno cavernoso.[19,20] La mezcla de sangre arterial y venosa conduce a una reducción de la presión arterial y a un aumento de la presión venosa orbitaria, lo que incrementa la PVE. Los pacientes con esta afección tienen venas epiesclerales y conjuntivales prominentes, lo que a menudo es su motivo para buscar atención, pero tienen una proptosis mínima y no presentan pulsaciones ni soplos. La pequeña fístula da como resultado una derivación de bajo flujo y baja presión.[19] La mayoría de los pacientes tiene PIO elevadas. La condición se ha denominado *síndrome de derivación de ojos rojos* o *síndrome de derivación dural*.[19,20]

Várices orbitarias

La afección de las várices orbitarias se caracteriza por exoftalmos intermitente y PVE elevada, por lo general asociada con agacharse o con la maniobra de Valsalva.[6,21] Dado que la presión venosa suele ser normal entre episodios, el glaucoma asociado es poco común. Sin embargo, se ha reportado que se produce daño glaucomatoso. El manejo con

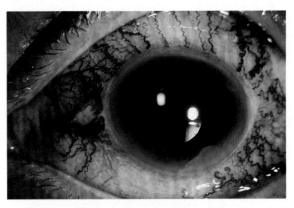

FIGURA 21-4 Vasos epiesclerales prominentes dilatados en sacacorchos. Este ojo de un paciente con síndrome de Sturge-Weber también tiene una fístula del seno dural de bajo flujo. (Reproducido con autorización de Rapuano CJ, ed. *Color Atlas and Synopsis of Clinical Ophthalmology, Wills Eye Institute, Cornea.* 2nd ed. Philadelphia, PA: Lippincott Williams & Wilkins; 2011; cortesía de Wee-Jin Heng, MD.)

medicamentos contra el glaucoma puede ser eficaz y, por lo tanto, debe intentarse antes de considerar la intervención quirúrgica.[6]

Síndrome de Sturge-Weber

Se cree que un mecanismo de elevación de la PIO en el síndrome de Sturge-Weber (**fig. 21-4**) es la PVE elevada debido a los hemangiomas epiesclerales con fístulas arteriovenosas.[22,23] (El síndrome de Sturge-Weber se analiza con más detalle en el capítulo 22.)

Elevación idiopática de la presión venosa epiescleral

Varios casos reportados han involucrado venas epiesclerales dilatadas (**fig. 21-5**) y GAA sin exoftalmos ni explicación para la congestión

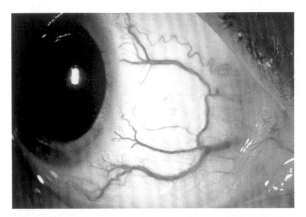

FIGURA 21-5 Presión venosa epiescleral (PVE) elevada idiopática. Nótese en esta fotografía del cuadrante temporal cómo las venas epiesclerales comienzan como pequeños vasos ahusados justo detrás del limbo, y se agrandan a medida que se fusionan y se dirigen de modo posterior. Esto contrasta con las arterias ciliares anteriores, que son más tortuosas que las venas epiesclerales en el estado normal y terminan de forma abrupta justo detrás del limbo. Una de esas arterias se ve en la parte superior de la imagen. Aunque las arterias suelen ser más prominentes que las venas epiesclerales, ocurre lo contrario en ojos con EVP elevada.

venosa.[24-30] El paciente típico es un adulto mayor sin antecedentes familiares de la enfermedad, aunque puede observarse en adultos jóvenes, y se ha descrito en una madre y una hija.[24] La mayoría de los casos es unilateral, y aquellos en los que se midió la PVE han tenido presiones venosas elevadas.[24,27,30] Se desconoce la causa de la elevación de la PVE. En una serie de cinco pacientes con elevación unilateral de la PVE y glaucoma de ángulo abierto, se determinó que el flujo de salida venoso era normal por venografía orbitaria, y se presumió que el mecanismo era una obstrucción venosa localizada en la región de los músculos extraoculares.[30] El glaucoma asociado puede ser grave, con daño glaucomatoso avanzado.

MECANISMOS DEL GLAUCOMA ASOCIADO

La PVE elevada puede provocar glaucoma por varios mecanismos. Algunos son comunes a todas las formas de elevación de la PVE, mientras que otros están asociados con condiciones específicas.

Efecto directo

La presión venosa epiescleral es un componente de la PIO normal, y un aumento de la PVE se asocia con casi la misma cantidad de aumento de la PIO. Los ojos con PVE elevada suelen tener un ángulo de la cámara anterior muy abierto, a menudo con sangre en el canal de Schlemm. Este es el mecanismo más común de glaucoma asociado con una PVE elevada.

Resistencia al flujo de salida

Aunque la facilidad de flujo de salida suele ser normal, si no es que aumentada,[10] cuando la PVE está elevada, la elevación prolongada puede conducir a una reducción del flujo de salida incluso después de normalizar la presión venosa.[9] Una muestra de trabeculectomía de un caso idiopático reveló compresión de la malla trabecular cercana al canal de Schlemm, con depósitos extracelulares e hialinización de los haces trabeculares;[29] sin embargo, no está claro si esto representa una alteración primaria o secundaria.

Cierre de ángulo agudo

El glaucoma de ángulo cerrado se ha asociado con fístulas arteriovenosas.[31-33] El mecanismo parece ser la estasis venosa en las venas del vórtice, lo que conduce a un desprendimiento coroideo seroso o una hemorragia supracoroidea, y el subsecuente desplazamiento hacia adelante del diafragma cristalino-iris.[31-34] Estas condiciones se han asociado con el síndrome de derivación dural y una fístula arteriovenosa orbitaria.[31-33]

Glaucoma neovascular

La disminución del flujo arterial en estos casos puede conducir a isquemia ocular con neovascularización del iris y del ángulo.[17,35,36] También se ha propuesto, con base en modelos experimentales y análisis matemático, que la pérdida del campo visual en el glaucoma asociado con la presión venosa elevada es causada por el colapso venoso intraocular y el retraso del flujo sanguíneo intraocular.[37]

MANEJO

Presión venosa epiescleral elevada

En muchos casos la terapia inicial debe estar dirigida a eliminar la causa de la PVE elevada. Esto es en particular cierto en pacientes con oftalmopatía asociada con la tiroides, síndrome de vena cava superior, tumores retrobulbares o trombosis del seno cavernoso. Sin embargo, en casos de fístula carótida-cavernosa y várices orbitarias, el riesgo de intervención quirúrgica puede ser tal que se deben considerar primero otras medidas para el control del glaucoma.[6,17,18] La intervención quirúrgica en estos últimos casos suele consistir en oclusión intraarterial con balón o embolización.[15,38] Las tasas de éxito notificadas oscilan entre 58 y 100%,[15] pero sí pueden producirse complicaciones, como isquemia del segmento ocular anterior, isquemia del nervio óptico e isquemia cerebral o evento vascular cerebral.[17,18] Se ha descrito el abordaje transvenoso a través de la vena oftálmica superior ipsilateral como una forma más segura de pasar un balón desprendible hacia el seno cavernoso, o de pasar espirales de platino para la embolización primaria.[39,40] El intento de embolización de la vena oftálmica superior en un paciente con una fístula carótido-cavernosa dural causó proptosis no controlada, glaucoma neovascular y pérdida grave de la visión.[41] Dado que muchas fístulas se cierran de modo espontáneo, en especial en pacientes con síndrome de derivación dural, se aconseja un tratamiento conservador en los casos leves, y se reserva la embolización para aquellos con discapacidad visual o signos progresivos.[38]

Glaucoma asociado

Cuando se requiere el tratamiento del glaucoma asociado se deben utilizar fármacos que reduzcan la producción de acuoso, como los β bloqueadores, los α_2-agonistas y los inhibidores de la anhidrasa carbónica, ya que los fármacos que mejoran el flujo de salida convencional rara vez son eficaces. Los pacientes con cierre del ángulo agudo asociado con el síndrome de derivación dural y derrame uveal pueden responder a estos medicamentos,[32] mientras que aquellos con una hemorragia supracoroidea pueden requerir drenaje de la sangre.[33] Si la intervención quirúrgica es necesaria, se debe utilizar un procedimiento filtrante en la mayoría de los casos. Sin embargo, el riesgo de derrame uveal y hemorragia expulsiva aumenta cuando los ojos con PVE elevada se someten a cirugía filtrante, en especial en pacientes con síndrome de Sturge-Weber. Se ha recomendado que se realicen esclerotomías profilácticas para el drenaje del líquido supracoroideo en el momento de la cirugía.[42] Se ha reportado que la esclerectomía profunda no penetrante seguida de goniopunción (es decir, una trabeculectomía por etapas) controla la PIO de forma razonable durante un periodo de 5 años en un paciente con PVE elevada idiopática.[43] Otra opción a tener en cuenta en ojos considerados de alto riesgo para cirugía intraocular, o con escaso potencial visual, es la ciclofotocoagulación transescleral con láser de diodo (descrita en el capítulo 42).

Los inhibidores de la Rho cinasa, una clase un tanto nueva de fármacos que en la actualidad están en estudio, demostraron otro mecanismo de reducción de la PIO en conejos holandeses. La AR-13324 disminuyó la PVE, tal vez al menos en parte por su acción inhibidora del transportador de norepinefrina (NET). La inhibición del NET puede aumentar la transmisión adrenérgica al bloquear la recaptación de norepinefrina en las sinapsis adrenérgicas. Si en estudios futuros se encuentra que este inhibidor de la Rho cinasa afecta de manera similar a los humanos, ofrecería un nuevo e importante mecanismo de acción para la reducción de la PIO en pacientes con glaucoma.[44]

REFERENCIAS

1. Brubaker RF. Determination of episcleral venous pressure in the eye. A comparison of three methods. *Arch Ophthalmol.* 1967;77:110-114.
2. Podos SM, Minas TF, Macri FJ. A new instrument to measure episcleral venous pressure. Comparison of normal eyes and eyes with primary open-angle glaucoma. *Arch Ophthalmol.* 1968;80:209-213.
3. Krakau CE, Widakowich J, Wilke K. Measurements of the episcleral venous pressure by means of an air jet. *Acta Ophthalmol (Copenh).* 1973;51:185-196.
4. Phelps CD, Armaly MF. Measurement of episcleral venous pressure. *Am J Ophthalmol.* 1978;85:35-42.
5. Talusan ED, Schwartz B. Episcleral venous pressure. Differences between normal, ocular hypertensive, and primary open angle glaucomas. *Arch Ophthalmol.* 1981;99:824-828.
6. Kollarits CR, Gaasterland D, Di Chiro G, Christiansen J, Yee RD. Management of a patient with orbital varices, visual loss, and ipsilateral glaucoma. *Ophthalmic Surg.* 1977;8(5):54-62.
7. Linner E. The outflow pressure in normal and glaucomatous eyes [in French]. *Acta Ophthalmol (Copenh).* 1955;33:101-116.
8. Selbach JM, Posielek K, Steuhl KP, Kremmer S. Episcleral venous pressure in untreated primary open-angle and normal-tension glaucoma. *Ophthalmologica.* 2005;219(6):357-361.
9. Chandler PA, Grant WM. *Glaucoma.* 2nd ed. Philadelphia, PA: Lea & Febiger; 1979:267.
10. Bárány EH. The influence of extraocular venous pressure on outflow facility in *Cercopithecus ethiops* and *Macaca fascicularis. Invest Ophthalmol Vis Sci.* 1978;17:711-717.
11. Buschmann W. Glaucoma in endocrine exophthalmus [in German]. *Klin Monatsbl Augenheilkd.* 1986;188:138-140.
12. Alfano JE, Alfano PA. Glaucoma and the superior vena caval obstruction syndrome. *Am J Ophthalmol.* 1956;42:685-696.
13. Bansal RK, Gupta A, Agarwal A. Primary orbital amyloidosis with secondary glaucoma: a case report. *Orbit.* 1991;10:105.
14. Nelson GA, Edward DP, Wilensky JT. Ocular amyloidosis and secondary glaucoma. *Ophthalmology.* 1999;106:1363-1366.
15. Keltner JL, Satterfield D, Dublin AB, Lee BC. Dural and carotid cavernous sinus fistulas. Diagnosis, management, and complications. *Ophthalmology.* 1987;94(12):1585-1600.
16. Henderson JW, Schneider RC. The ocular findings in carotid-cavernous fistula in a series of 17 cases. *Am J Ophthalmol.* 1959;48:585-597.

17. Sanders MD, Hoyt WF. Hypoxic ocular sequelae of carotid-cavernous fistulae. Study of the causes of visual failure before and after neurosurgical treatment in a series of 25 cases. *Br J Ophthalmol.* 1969;53:82-97.
18. Palestine AG, Younge BR, Piepgras DG. Visual prognosis in carotid-cavernous fistula. *Arch Ophthalmol.* 1981;99:1600-1603.
19. Phelps CD, Thompson HS, Ossoinig KC. The diagnosis and prognosis of atypical carotid-cavernous fistula (red-eyed shunt syndrome). *Am J Ophthalmol.* 1982;93:423-436.
20. Grove AS Jr. The dural shunt syndrome. Pathophysiology and clinical course. *Ophthalmology.* 1984;91:31-44.
21. Wright JE. Orbital vascular anomalies. *Trans Am Acad Ophthalmol Otolaryngol.* 1974;78:OP606-OP616.
22. Weiss DI. Dual origin of glaucoma in encephalotrigeminal haemangiomatosis. *Trans Ophthalmol Soc UK.* 1973;93:477-493.
23. Phelps CD. The pathogenesis of glaucoma in Sturge-Weber syndrome. *Ophthalmology.* 1978;85:276-286.
24. Minas TF, Podos SM. Familial glaucoma associated with elevated episcleral venous pressure. *Arch Ophthalmol.* 1968;80:202-208.
25. Radius RL, Maumenee AE. Dilated episcleral vessels and open-angle glaucoma. *Am J Ophthalmol.* 1978;86:31-35.
26. Benedikt O, Roll P. Dilatation and tortuosity of episcleral vessels in open-angle glaucoma [in German]. *Klin Monatsbl Augenheilkd.* 1980;176:292-296.
27. Talusan ED, Fishbein SL, Schwartz B. Increased pressure of dilated episcleral veins with open-angle glaucoma without exophthalmos. *Ophthalmology.* 1983;90:257-265.
28. Ruprecht KW, Naumann GO. Unilateral secondary open-angle glaucoma with idiopathically dilated episcleral vessels [in German]. *Klin Monatsbl Augenheilkd.* 1984;184:23-27.
29. Roll P, Benedikt O. Dilatation and tortuosity of episcleral vessels in open-angle glaucoma. II. Electron microscopy study of the trabecular meshwork [in German]. *Klin Monatsbl Augenheilkd.* 1980;176:297-301.
30. Jørgensen JS, Guthoff R. Pathogenesis of unilateral dilated episcleral vessels and increase in intraocular pressure [in German]. *Klin Monatsbl Augenheilkd.* 1987;190:428-430.
31. Harris GJ, Rice PR. Angle closure in carotid-cavernous fistula. *Ophthalmology.* 1979;86:1521-1529.
32. Fourman S. Acute closed-angle glaucoma after arteriovenous fistulas. *Am J Ophthalmol.* 1989;107:156-159.
33. Buus DR, Tse DT, Parrish RK II. Spontaneous carotid cavernous fistula presenting with acute angle closure glaucoma. *Arch Ophthalmol.* 1989;107:596-597.
34. Jørgensen JS, Payer H. Increased episcleral venous pressure in uveal effusion [in German]. *Klin Monatsbl Augenheilkd.* 1989;195:14-16.
35. Spencer WH, Thompson HS, Hoyt WF. Ischaemic ocular necrosis from carotid-cavernous fistula. Pathology of stagnant anoxic "inflammation" in orbital and ocular tissues. *Br J Ophthalmol.* 1973;57:145-152.
36. Weiss DI, Shaffer RN, Nehrenberg TR. Neovascular glaucoma complicating carotid-cavernous fistula. *Arch Ophthalmol.* 1963;69:304-307.
37. Moses RA, Grodzki WJ Jr. Mechanism of glaucoma secondary to increased venous pressure. *Arch Ophthalmol.* 1985;103:1701-1703.
38. Kupersmith MJ, Berenstein A, Choi IS, Warren F, Flamm E. Management of nontraumatic vascular shunts involving the cavernous sinus. *Ophthalmology.* 1988;95(1):121-130.
39. Hanneken AM, Miller NR, Debrun GM, Nauta HJ. Treatment of carotid-cavernous sinus fistulas using a detachable balloon catheter through the superior ophthalmic vein. *Arch Ophthalmol.* 1989;107(1):87-92.
40. Goldberg RA, Goldey SH, Duckwiler G, Vinuela F. Management of cavernous sinus-dural fistulas. Indications and techniques for primary embolization via the superior ophthalmic vein. *Arch Ophthalmol.* 1996;114(6):707-714.
41. Gupta N, Kikkawa DO, Levi L, Weinreb RN. Severe vision loss and neovascular glaucoma complicating superior ophthalmic vein approach to carotid-cavernous sinus fistula. *Am J Ophthalmol.* 1997;124(6):853-855.
42. Bellows AR, Chylack LT Jr, Epstein DL, Hutchinson BT. Choroidal effusion during glaucoma surgery in patients with prominent episcleral vessels. *Arch Ophthalmol.* 1979;97(3):493-497.
43. Libre PE. Nonpenetrating filtering surgery and goniopuncture (staged trabeculectomy) for episcleral venous pressure glaucoma. *Am J Ophthalmol.* 2003;136:1172-1174.
44. Kiel JW, Kopczynski CC. Effect of AR-13324 on episcleral venous pressure in Dutch belted rabbits. *J Ocul Pharmacol Ther.* 2015;31(3):146-151.

Glaucomas asociados con tumores intraoculares

22

Varios tumores intraoculares y trastornos oculares similares a tumores pueden provocar glaucoma (**tabla 22-1**).[1] En una encuesta de 2 597 pacientes con tumores intraoculares, 5% de los ojos con tumores tenía elevación de la presión intraocular (PIO) inducida por el tumor en el momento del diagnóstico de este.[2] En algunos casos, las lesiones masivas representan neoplasias potencialmente mortales, mientras que otros tumores son benignos, lo que crea problemas críticos de diagnóstico y manejo.

Debe considerarse el glaucoma secundario a tumores intraoculares en todos los casos de glaucoma unilateral o muy asimétrico, en particular cuando ciertas características, como heterocromía del iris, falta de respuesta al tratamiento reductor de la PIO, o falta de respuesta a los esteroides, que puede indicar seudouveítis, están presentes.[1] La ecografía modo B, la biomicroscopia por ecografía y otras técnicas de diagnóstico (**tabla 22-2**)[1] pueden ser esenciales para demostrar la presencia de un tumor intraocular, en particular cuando este puede estar enmascarado por catarata, hemorragia vítrea, desprendimiento de retina u otra opacidad en los medios oculares. Para los pacientes con un tumor maligno intraocular, el énfasis pasa de la prevención de la ceguera a la preservación de la vida, pero se debe tener cuidado en los ojos con lesiones benignas para evitar la pérdida de la visión por tratamientos innecesarios. En este capítulo se consideran el diagnóstico diferencial y el manejo de los glaucomas asociados con tumores intraoculares.

MELANOMAS UVEALES PRIMARIOS

Los melanomas del tracto uveal, la neoplasia intraocular primaria más común, se asocian a menudo con el glaucoma por varios mecanismos y con diversas presentaciones clínicas. En un estudio histopatológico de gran tamaño de ojos con melanomas malignos que involucraban una o más porciones del tracto uveal, la prevalencia general de glaucoma fue de 20%.[3] Los melanomas uveales anteriores conducen a una elevación de la PIO con mayor frecuencia que los melanomas posteriores, con reportes de 41 y 45% de los pacientes en dos series, y en un estudio se encontró que los melanomas coroideos tenían glaucoma asociado en 14%.[3,4] No hay duda de que estas cifras están sesgadas, ya que una serie representa material histopatológico y la otra involucra sobre todo a pacientes derivados a un servicio de glaucoma.[3,4] Una serie clínica de un servicio de oncología puede proporcionar estadísticas más significativas, en las que 3% de 2 111 ojos con melanomas uveales tenía elevación de la PIO asociada, incluyendo 7% con melanomas del iris, 17% con melanomas del cuerpo ciliar y 2% con melanomas coroideos.[2] (Los melanomas metastásicos rara vez se encuentran en el ojo, pero pueden causar glaucoma y se analizan más adelante, en "Neoplasias malignas sistémicas".)

Melanomas uveales anteriores

Presentaciones clínicas y mecanismos del glaucoma

Los melanomas del tracto uveal anterior surgen con mayor frecuencia del cuerpo ciliar. Estos pueden ser difíciles de visualizar de forma directa, ya que a menudo se manifiestan como una elevación lisa en forma de domo del iris suprayacente. La dilatación amplia puede permitir la visualización gonioscópica de la lesión, que suele verse como una masa de color marrón oscuro entre el iris y el cristalino. En otros casos, un melanoma primario del cuerpo ciliar puede extenderse a través del iris periférico y volverse visible como una masa nodular en el estroma del iris y en el ángulo de la cámara anterior. Los melanomas primarios del iris suelen verse con facilidad mediante biomicroscopia con lámpara de hendidura y gonioscopia, por lo regular como masas marrones un poco elevadas en el estroma (**fig. 22-1A**), con heterocromía hipercrómica acompañante. Sin embargo, algunos melanomas del iris pueden ser amelanóticos, y a menudo tienen una vasculatura secundaria asociada y heterocromía hipocrómica.

Los melanomas de la úvea anterior pueden manifestarse como glaucoma unilateral. Pueden conducir a glaucoma por mecanismos de ángulo abierto o cerrado; el primer mecanismo es más común. El flujo de salida del humor acuoso en el ángulo abierto de la cámara anterior puede obstruirse por la extensión directa del tumor (**fig. 22-2**), o por la siembra de la malla trabecular por células tumorales o gránulos de melanina (**figs. 22-1B** y **22-3**).[1] En algunos ojos el melanoma puede surgir del iris, el cuerpo ciliar o la unión iridociliar y diseminarse de forma circunferencial, lo que crea un *melanoma en anillo* (**fig. 22-4**). Debido al papel de las prostaglandinas como tratamiento médico de primera línea, es importante reconocer que estos agentes pueden aumentar la pigmentación del iris y, por tanto, deben considerarse en el diagnóstico diferencial del melanoma difuso del iris.[5]

Una revisión de 14 pacientes con melanoma en anillo del ángulo de la cámara anterior encontró que todos los pacientes presentaban PIO elevada en el ojo afectado.[6] En una presentación rara, un melanoma en anillo puede enmascararse como glaucoma pigmentario.[7] Un melanoma uveal anterior también puede extenderse de modo posterior, lo que provoca un desprendimiento de retina y da la impresión de un tumor coroideo. Otros pueden extenderse hacia la cámara anterior, lo que causa elevación de la PIO debido a la infiltración del ángulo, con nodularidad ocasional del iris y heterocromía.[8] Los pacientes con melanomas del cuerpo ciliar pueden presentar uveítis crónica y glaucoma refractario.[9] En el *glaucoma melanomalítico*, los macrófagos que contienen melanina de un melanoma necrótico obstruyen la malla trabecular.[3] Los estudios ultraestructurales revelan infiltración del ángulo con macrófagos cargados de melanina, fagocitosis de melanina por las células endoteliales trabeculares, así como células tumorales en el iris y en la malla trabecular.[1]

Otra variación de melanoma uveal anterior y glaucoma ocurre con el *melanoma de iris en tapioca* (**fig. 22-5**), un melanoma poco común

Tabla 22-1	Tumores y trastornos similares a tumores asociados con glaucoma		
Trastorno	Glaucoma, %	Mecanismos de glaucoma	Comentarios
Melanoma maligno uveal anterior	41–45	Invasión directa del ángulo Dispersión de pigmento	
Melanoma en anillo del ángulo	100	Siembra de la malla trabecular con macrófagos (melanomalítico) o pigmento	
Melanoma del cuerpo ciliar	—[a]	Rotación anterior del cuerpo ciliar Invasión directa del ángulo Melanomalítico Uveítis Dispersión de pigmento	Puede enmascararse como un quiste del cuerpo ciliar
Melanoma maligno uveal posterior	14	Neovascularización del iris/ángulo (56%) Melanomalítico	
Melanoma maligno uveal, general	3–20		
Melanocitoma	—[a]	Siembra de la malla trabecular con células tumorales necróticas (con o sin macrófagos) Dispersión de pigmento	Lesiones en el iris, cuerpo ciliar o la coroides
Melanoma de iris en tapioca	33		
Metástasis al segmento anterior	56–64	Infiltración del ángulo por el tumor Siembra de la malla trabecular con macrófagos	La mama (40%) y el pulmón (28%) son los sitios primarios más frecuentes
Metástasis al segmento posterior	67	Cierre angular por compresión causada por el cuerpo ciliar o el iris	
Metástasis al globo ocular, general	—[a]	Sinequias anteriores periféricas Infiltración del canal de Schlem o los canales colectores Infiltración orbitaria, que eleva la PVE	
Leucemia	—[a]	Hifema (puede ser espontáneo) y migración de células malignas hacia el ángulo Uveítis con hipopión Neovascular Cierre angular (infiltración uveal anterior, hemorragia subretiniana, o infiltración orbitaria) PVE elevada (si hay involucro orbitario)	Leucemia linfocítica aguda y leucemia mieloide aguda son las asociadas con más frecuencia con glaucoma El glaucoma puede presentarse con las leucemias de la infancia
Linfoma intraocular primario con o sin linfoma no Hodgkin extraocular	—[a,b]	Infiltración directa del iris y el ángulo Seudouveítis inflamatoria Glaucoma neovascular	A menudo tiene infiltrados retinianos y células en vítreo, con elevación marcada de la PIO
Histiocitosis X	—[a]	Involucro del segmento anterior	Rara
Mieloma múltiple	—[a]	Obstrucción de la malla trabecular por células plasmáticas Oclusión de la vena central (por aumento de la viscosidad del plasma) con glaucoma neovascular Quistes de pars plana con cierre angular	Puede enmascararse como una uveítis anterior
Síndrome mielodisplásico	—[a]	Cierre angular agudo causado por derrame uveal y desprendimiento de retina no regmatógeno y hemorragia	

Tabla 22-1	**Tumores y trastornos similares a tumores asociados con glaucoma** (*continuación*)		
Trastorno	Glaucoma, %	Mecanismos de glaucoma	Comentarios
Retinoblastoma	17-23[c]	Neovascularización del iris (70%)	
		Cierre angular por desprendimiento de retina exudativo masivo (27%)	
		Obstrucción de la malla trabecular con células tumorales o células inflamatorias	
		Elevación de la PVE en caso de involucro extraescleral/orbitario	
Xantogranuloma juvenil	—[a]	Células inflamatorias	Trastorno histiocítico que puede enmascararse como una uveítis o un tumor
		Hifema espontáneo	
Meduloepitelioma	46	Neovascularización del iris/ángulo	
		Cierre angular (crecimiento del cuerpo ciliar)	
		Sinequias anteriores periféricas	
Rabdomiosarcoma	—[a]		En raras ocasiones puede surgir del iris o el cuerpo ciliar
Tumores uveales anteriores benignos	—[a]		Nevos, melanocitosis, adenomas y leiomiomas
Melanocitoma uveal	—[a]	Diseminación directa hacia el ángulo	
		Dispersión de pigmento de una lesión necrótica	
Melanosis del iris	—[a]	Dispersión de pigmento	
Melanosis ocular	—[a]	Dispersión de pigmento	
Melanocitosis oculodérmica	—[a]	Melanocitos en la malla trabecular	
Quistes primarios del cuerpo ciliar o del iris	—[a]	Cierre angular (iris en seudomeseta)	
		Dispersión de pigmento	
		Quiste epitelial productor de moco	
Síndrome de Sturge-Weber	71	Elevación de la PVE	Glaucoma asociado con hemangioma cutáneo del párpado superior ipsilateral
		Anomalía del desarrollo del ángulo	
		Neovascularización del ángulo	
Neurofibromatosis de von Recklinghausen	—[a]	Infiltración del ángulo con tumor	El glaucoma es más probable en caso de involucro del párpado superior
		Cierre angular por engrosamiento del cuerpo ciliar, membrana fibrovascular, que se asemeja a glaucoma neovascular, falla en el desarrollo normal del ángulo de la cámara anterior	
Enfermedad de Von Hippel-Lindau	—[a]	Rubeosis iridis o iridociclitis	

PVE, presión venosa epiescleral; PIO, presión intraocular.
[a]*Desconocido.*
[b]*No es común.*
[c]*Países desarrollados.*
Datos de Radcliffe NM, Finger PT. Eye cancer related glaucoma: current concepts [review]. Surv Ophthalmol. 2009;54(1):47-73.

del iris que crea una apariencia nodular que se asemeja al pudín de tapioca. Por lo general, consta de células fusiformes de bajo grado (**fig. 22-6**), aunque se ha reportado un caso con células de tipo epitelioide y metástasis.[10] Se ha reportado que el glaucoma ocurre en un tercio de los casos con melanoma en tapioca.[11]

Un mecanismo alternativo de elevación de la PIO con un melanoma de iris es el glaucoma neovascular, que puede resolverse después de la escisión del tumor.[12] Los melanomas del cuerpo ciliar también pueden causar una forma de glaucoma de ángulo cerrado debido a la compresión de la raíz del iris hacia el ángulo de la cámara anterior o al desplazamiento hacia adelante del diafragma cristalino-iris.[13]

Algunos ojos con un melanoma confinado al cuerpo ciliar pueden tener una PIO un poco más baja que la del otro ojo.[14] Cualquier alteración en la tensión puede indicar un melanoma uveal anterior.

TABLA 22-2	Técnicas diagnósticas útiles para descubrir neoplasias malignas intraoculares
Técnicas	**Hallazgos**
Gonioscopia	Masa en el ángulo, elevación del iris, cierre angular focal, neovascularización del ángulo
Transiluminación del globo (luz brillante colocada sobre el ojo)	Defecto de transiluminación presente en cuerpo ciliar/melanoma uveal anterior
Biomicroscopia por ecografía	Excelente herramienta para evaluar y seguir las masas en el iris, el ángulo y el cuerpo ciliar; puede ayudar a diferenciar los tumores sólidos de las masas quísticas no malignas
Biopsia por aspiración con aguja fina	Útil para tumores atípicos o metastásicos, en particular cuando se requiere un diagnóstico para el tratamiento
Biopsia asociada con vitrectomía	Útil en situaciones seleccionadas (p. ej., vitritis, linfoma intraocular)
Técnica de iridectomía focal (incisión en córnea clara con cortador de aspiración de 25 g)	Útil para obtener muestras del tamaño de tejido a partir de masas del iris
Aspiración de humor acuoso de la cámara anterior (paracentesis)	Útil si hay células del segmento anterior o hipopión
Angiografía con fluoresceína de iris o coroides	Puede ayudar a diferenciar los melanomas de las lesiones benignas
Radiología diagnóstica (p. ej., TC, RM)	Afectación orbitaria, del SNC y sistémica, según corresponda

RM, resonancia magnética; SNC, sistema nervioso central; TC, tomografía computarizada.
Datos de Radcliffe NM, Finger PT. Eye cancer related glaucoma: current concepts. Surv Ophthalmol. 2009;54(1):47-73.

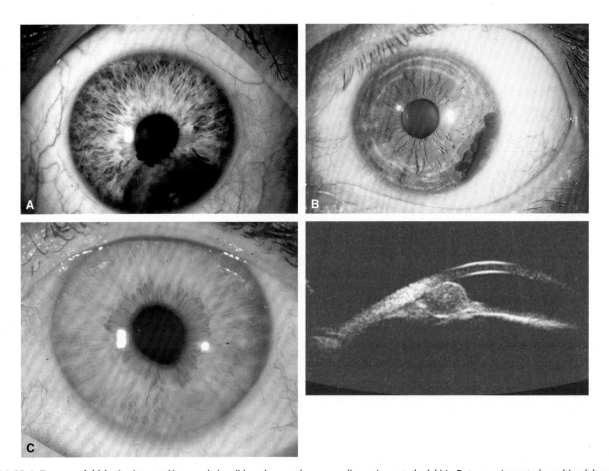

FIGURA 22-1 Tumores del iris. A: vista con lámpara de hendidura de un melanoma maligno pigmentado del iris. **B:** tumor pigmentado multinodular en la porción periférica de la cámara anterior, visto en un inicio en un adolescente. Se siguió la lesión, que mostró una progresión lenta e indujo un glaucoma secundario por la siembra de pigmento en la malla trabecular. **C:** vista con lámpara de hendidura de un nevo periférico no pigmentado en la posición de las 5 en punto en el iris izquierdo (panel izquierdo). En el examen con biomicroscopia ecográfica (panel derecho), nótese la masa con baja reflectividad interna, engrosamiento del iris periférico y obstrucción del ángulo. (B y C, de Shields JA, Shields CL. *Intraocular Tumors: An Atlas and Textbook.* 3rd ed. Philadelphia, PA: Lippincott Williams & Wilkins; 2015.)

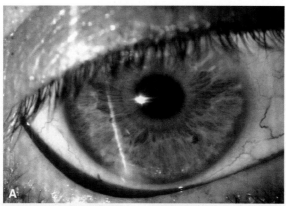

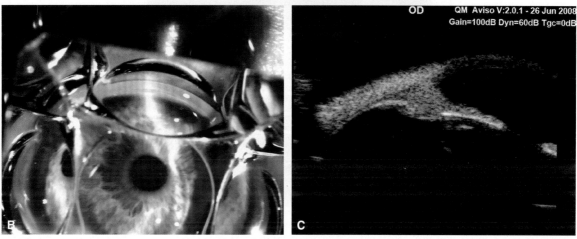

FIGURA 22-2 Melanoma de iris-cuerpo ciliar. A: vista con lámpara de hendidura del ojo derecho de una paciente de 57 años de edad que muestra una lesión un poco pigmentada y ligeramente elevada en la periferia de la región inferior del iris. **B:** la vista gonioscópica muestra que la lesión se extiende a la periferia del iris, sin extensión aparente hacia la malla trabecular. **C:** la biomicroscopia ecográfica reveló una lesión redondeada que surge del iris periférico y que se extiende por debajo del plano del iris. Esta lesión tenía un grosor de 2.4 mm y se extendía 3.9 mm a lo largo de la superficie del iris, así como una reflectividad de baja a media y parecía vascular. (De Rogers GM, Syed NA, Alward WLM, Fernandez de Castro J, Jensen L. *Iris-Ciliary Body Melanoma: 57 Year-Old Female With Iris Lesion.* EyeRounds.org; 15 de enero de 2010. Disponible en www.EyeRounds.org/cases/104-Iris-Ciliary-Body-Melanoma.htm.)

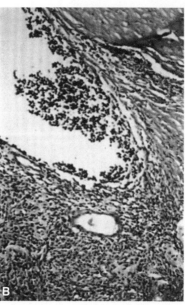

FIGURA 22-3 Histopatología del melanoma que causa glaucoma.
A: microscopia óptica que muestra un tumor maligno que afecta al ángulo.
B: microscopia óptica de mayor aumento que muestra células de melanoma maligno que se siembran en el ángulo de la cámara anterior y causan glaucoma.

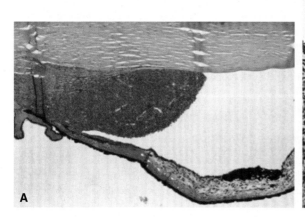

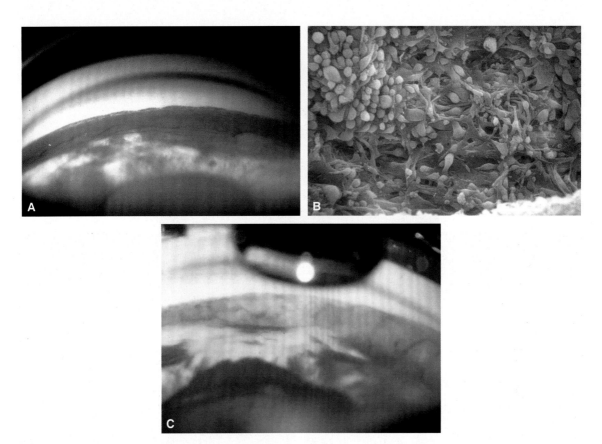

FIGURA 22-4 Melanoma en anillo. A: un melanoma muy pigmentado ha crecido de modo circunferencial alrededor del ángulo, lo que obstruye la malla trabecular. **B:** vista con microscopio electrónico de barrido que muestra células de melanoma que obstruyen la malla trabecular. El paciente tenía glaucoma unilateral. **C:** nódulos de células de melanoma ligeramente pigmentadas llenan el ángulo y bloquean la malla trabecular. El paciente se presentó con heterocromía de iris y glaucoma unilateral. (De Eagle RC. *Eye Pathology*. 3rd ed. Philadelphia, PA: Lippincott Williams & Wilkins; 2016.)

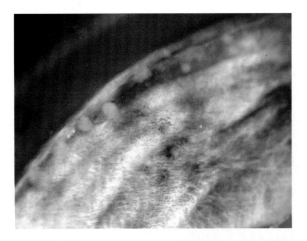

FIGURA 22-5 Melanoma de tapioca del iris. Patología macroscópica de un ojo con tumor de iris que fue enucleado tras sobrevenir glaucoma secundario. Se encuentran extensos nódulos de tapioca sobre la superficie del iris y en el ángulo de la cámara anterior. Se observa la formación de polvo del tumor sobre la superficie del iris. (De Shields JA, Shields CL. *Intraocular Tumors: An Atlas and Textbook*. 3rd ed. Philadelphia, PA: Lippincott Williams & Wilkins; 2015 y Eagle RC. *Eye Pathology*. 3rd ed. Philadelphia, PA: Lippincott Williams & Wilkins; 2016.)

Diagnóstico diferencial

Varias condiciones pueden confundirse con glaucoma y un melanoma uveal anterior. Los cambios asociados pueden enmascarar un melanoma subyacente, mientras que otras lesiones masivas pueden simular un melanoma uveal anterior. Por ejemplo, puede parecer que hay iritis presente en algunos casos de glaucoma y melanoma, que por lo general representan células tumorales en la cámara anterior,[4] mientras que otros ojos pueden tener iritis primaria con nódulos inflamatorios que probablemente se confundan con una neoplasia maligna.[15] En una serie grande, un quiste primario del iris fue la lesión que se confundió más a menudo con un melanoma del iris.[16] Sin embargo, los melanomas uveales anteriores pueden enmascararse como quistes del iris o del cuerpo ciliar debido a la separación de las dos capas epiteliales por un exudado eosinofílico.[4,13] Los nevos del iris pueden ser particularmente difíciles de distinguir de los melanomas del iris de modo clínico e histológico. Otros tumores benignos y neoplasias metastásicas deben incluirse en el diagnóstico diferencial de los melanomas uveales y se comentan más adelante en este capítulo.

Melanomas coroideos

En ocasiones, un paciente con melanoma de la coroides presenta glaucoma agudo de ángulo cerrado (**fig. 22-7A**). Esto suele deberse al desplazamiento hacia delante del diafragma cristalino-iris por un gran

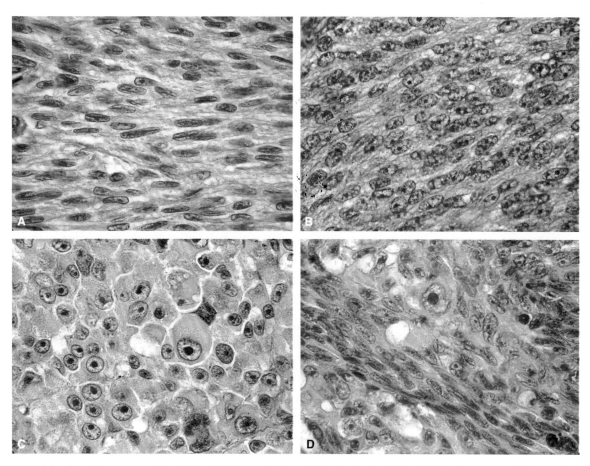

FIGURA 22-6 Células de melanoma uveal. A: *células de melanoma fusiforme A*. Muchas de las células de la foto tienen características nucleares fusiformes A. Los núcleos son blandos, delgados, con forma de cigarro, y tienen cromatina finamente dispersa y nucléolos indistintos. Los pliegues longitudinales en la membrana nuclear son aparentes de forma microscópica como una franja o línea de cromatina. Las células fusiformes forman un sincitio con bordes citoplasmáticos indistintos. **B:** *células fusiformes B de melanoma*. La mayoría de las células de este campo es células fusiformes B de melanoma. Tienen núcleos ovalados y un nucléolo evidente. En comparación con las células fusiformes A, su cromatina está agrupada de forma más gruesa. Las células fusiformes forman un sincitio. **C:** *células epitelioides de melanoma*. Los márgenes citoplasmáticos de estas células de melanoma epitelioide grandes y poco cohesivas son fácilmente discernibles. Los núcleos de las células epitelioides suelen ser redondos y tienen un margen periférico de cromatina agrupada de forma gruesa. Las células epitelioides suelen tener nucléolos de color púrpura rojizo prominentes. Por lo general, tienen forma poliédrica y grandes cantidades de citoplasma. **D:** *melanoma uveal de tipo celular mixto*. Los melanomas de células mixtas comprenden una mezcla de células fusiformes y epitelioides. (Hematoxilina-eosina [H&E] × 250.) (De Eagle RC. *Eye Pathology*. 3rd ed. Philadelphia, PA: Lippincott Williams & Wilkins; 2016.)

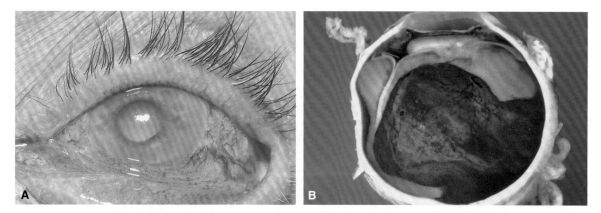

FIGURA 22-7 Melanoma coroideo posterior que causa glaucoma. A: este hombre de 70 años de edad tiene cataratas y glaucoma agudo de ángulo cerrado debido a un melanoma coroideo posterior. **B:** la patología macroscópica de otro paciente muestra un gran melanoma coroideo posterior con forma de hongo y pigmentado. El melanoma provocó desprendimiento de retina y glaucoma de ángulo cerrado. (A, de Shields JA, Shields CL. *Intraocular Tumors: An Atlas and Textbook*. 3rd ed. Philadelphia, PA: Lippincott Williams & Wilkins; 2015. B, de Eagle RC. *Eye Pathology*. 3rd ed. Philadelphia, PA: Lippincott Williams Y Wilkins; 2016.)

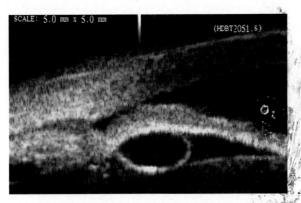

FIGURA 22-8 Examen de biomicroscopia ecográfica de un quiste iridociliar del epitelio pigmentado del iris. Esta herramienta imagenológica se puede utilizar para confirmar la sospecha de naturaleza quística de la lesión. También ha llevado al descubrimiento de quistes del epitelio pigmentado del iris iridociliar inesperados, lo que indica que tales quistes pueden ser más comunes de lo que se creía antes. (De Shields JA, Shields CL. *Intraocular Tumors: An Atlas and Textbook*. 3rd ed. Philadelphia, PA: Lippincott Williams & Wilkins; 2015.)

tumor posterior, que suele asociarse con un desprendimiento de retina total (**fig. 22-7B**). El hallazgo de un desprendimiento de retina, en especial si es seroso, y glaucoma en el mismo ojo, debe alertar al médico sobre la posibilidad de un melanoma maligno subyacente. Otros mecanismos reportados de elevación de la PIO en asociación con melanomas coroideos incluyen glaucoma neovascular y dispersión de pigmento en el vítreo con glaucoma melanomalítico.[3,17] Además del desprendimiento de retina, otras condiciones que pueden enmascarar la presencia de un melanoma coroideo incluyen inflamación y hemorragia intraocular, y un núcleo del cristalino dislocado puede simular un melanoma coroideo, en especial cuando también está presente un glaucoma inflamatorio.[18,19]

Auxiliares diagnósticos

La dificultad para detectar un melanoma uveal y distinguirlo de otros tumores intraoculares requiere usar medidas de diagnóstico especiales.

Ecografía

La biomicroscopia ecográfica es una herramienta valiosa para ayudar a determinar la ubicación, el tamaño y la extensión de los melanomas uveales.[20-22] También puede ayudar a diferenciar los quistes del iris (**fig. 22-8**) de los tumores,[23] pero no distingue entre tumores benignos y malignos. La ecografía modo B puede ser útil para demostrar la presencia de un melanoma del cuerpo ciliar o un melanoma coroideo, cuando este último está enmascarado por un desprendimiento de retina, hemorragia vítrea u otra opacidad de medios. Sin embargo, esta técnica no siempre distingue una neoplasia de otras masas del segmento ocular posterior.[24]

Angiografía con fluoresceína del iris

La angiografía con fluoresceína del iris ha sido útil para distinguir los melanomas de las lesiones benignas del iris, como los leiomiomas y los tumores melanocíticos benignos.[25-27] La característica angiográfica de un melanoma del iris es la fluorescencia difusa y finalmente confluente debido a fuga de vasos anormales en el tumor.[27]

Estudios citopatológicos

Un aspirado de humor vítreo o acuoso puede proporcionar suficiente material para el diagnóstico histopatológico de una neoplasia maligna primaria o metastásica.[28,29] Esto puede ser en particular útil para la sospecha de melanomas de la úvea anterior cuando las células se pueden ver en el humor acuoso por medio de la biomicroscopia de lámpara de hendidura. La técnica implica la aspiración del humor acuoso con una aguja de pequeño calibre a través del limbo o la córnea periférica. Para las células neoplásicas, es mejor la preservación citológica con un filtro Millipore.[29] También se puede utilizar una biopsia por aspiración con aguja fina para obtener material para el estudio citopatológico de un melanoma uveal anterior o coroideo sospechado (**fig. 22-9**).[30]

Diagnósticos en sección congelada

Una sección congelada puede ser útil para identificar un tumor del iris y determinar los márgenes de resección quirúrgica de la lesión.[31] Al enviar la muestra de iridectomía al patólogo, se debe tener cuidado de identificar la orientación del tejido y evitar que se enrollen los bordes.[31]

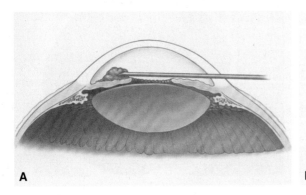
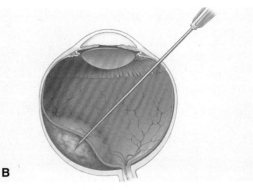

FIGURA 22-9 Técnicas de biopsia por aspiración con aguja fina. A: biopsia por aspiración con aguja fina de iris. **B:** técnica transvítrea trans-pars plana. Se utiliza oftalmoscopia indirecta para guiar la aguja. (De Shields JA, Shields CL. *Intraocular Tumors: An Atlas and Textbook*. 3rd ed. Philadelphia, PA: Lippincott Williams & Wilkins; 2015.)

Pronóstico

Cuando un melanoma uveal se asocia con glaucoma, el pronóstico parece ser peor para la metástasis y la muerte, en comparación con el de un melanoma sin glaucoma. En un estudio, tres de cuatro pacientes con un melanoma primario del cuerpo ciliar y glaucoma murieron de enfermedad metastásica dentro de los 2.5 años posteriores a la enucleación,[4] y otra investigación sobre melanomas uveales en niños y adolescentes identificó el glaucoma como un factor predominante relacionado con un desenlace fatal.[32] Los estudios histopatológicos de ojos con melanoma de cuerpo ciliar y glaucoma a menudo revelan células tumorales en el sistema de flujo de salida acuoso, que es una vía potencial de metástasis extraocular.[4] Los pacientes con melanomas coroideos y glaucoma también tienen un pronóstico más reservado, ya que el tumor suele ser grande para cuando se desarrolla el glaucoma.

Los melanomas del iris por lo general tienen un mejor pronóstico que otros melanomas uveales.[33,34] La naturaleza relativamente benigna puede reflejar la detección más temprana y el tamaño pequeño en el momento de la detección, lo que es posible gracias a la ubicación anterior más evidente. Sin embargo, se ha reportado la aparición de metástasis. En una serie que incluyó 1 043 melanomas de iris, 31 (3%) hicieron metástasis eventualmente.[35] En otra serie de 169 melanomas de iris comprobados por medios microscópicos, 5% desarrolló metástasis a distancia durante un periodo de 10 años.[36] En la última serie, las metástasis tuvieron una probabilidad mucho mayor de desarrollarse en pacientes mayores que demostraron tumores localizados en la raíz del iris o en el ángulo con PIO elevada y extensión extraocular. El tipo celular influye en la tasa de metástasis, sin algún caso de metástasis de tumores fusiformes A en una serie, 2.6% con tumores fusiformes B, 6.9% con tumores epitelioides y 10.5% con tumores de células mixtas (**fig. 22-6**).[35] La presencia de glaucoma con un melanoma de iris también puede aumentar el riesgo de metástasis. El melanoma en anillo de la malla trabecular y las estructuras del ángulo (**fig. 22-4**), a pesar del volumen tumoral un tanto pequeño, ha provocado metástasis hepáticas en 25% de los pacientes durante un seguimiento medio de 6 años.[6]

El crecimiento observado de las lesiones del iris puede ser el mejor indicador de potencial maligno. Sin embargo, un estudio de 175 pacientes con tumores melanocíticos del iris, seguidos durante 1 a 12 años, reportó una incidencia de crecimiento tumoral de solo 4.6%, y el crecimiento no siempre indicó la presencia de células malignas.[37] Esta baja incidencia puede reflejar en parte el lento crecimiento de los melanomas del iris en algunos pacientes. En un reporte de caso se siguió un melanoma del iris durante 41 años antes de produjera glaucoma y resultase en una enucleación.[38] La observación cercana continua es esencial en el manejo de estos pacientes.

Manejo

Al tener en cuenta el mal pronóstico en casos de melanoma del cuerpo ciliar o coroideo asociado con glaucoma, el tratamiento recomendado con mayor frecuencia es la enucleación, aunque puede considerarse primero la biopsia por aspiración con aguja fina, para confirmar la presencia de malignidad, si se cree apropiado. Cuando se ha desarrollado glaucoma, el melanoma suele ser demasiado grande o difuso para el tratamiento local. Sin embargo hay excepciones, en particular cuando el ojo con melanoma es el único ojo del paciente con visión útil. En tales casos, en ocasiones se intenta la escisión local de un melanoma

uveal anterior o la radioterapia de tumores anteriores o posteriores. En una serie de 52 pacientes sometidos a iridociclectomía por lesiones del iris o del cuerpo ciliar, la mitad de las lesiones extirpadas fue benigna y casi un tercio del grupo de modo eventual requirió enucleación.[39] La radioterapia, en especial con tumores anteriores, puede verse complicada por hemorragia y un mayor aumento de la presión, y fallo para erradicar del melanoma. La radioterapia con paladio-103 se ha asociado con menos complicaciones que limitan la visión en comparación con el yodo-125, y con un excelente control local del tumor.[40]

Se debe tener cuidado para evitar la elevación artificial de la PIO durante las maniobras diagnósticas y quirúrgicas por temor a que esto pueda acelerar la diseminación extraocular de las células tumorales.[41-43] Se han desarrollado técnicas de enucleación para minimizar la elevación de la presión intraoperatoria, que incluyen sistemas manométricos de regulación de la presión, y el uso de un lazo de alambre para cortar el nervio óptico.[42-44]

Por lo general el melanoma y el glaucoma del iris se tratan de manera más conservadora, ya que los tumores suelen ser pequeños cuando se detectan por primera vez y pueden observarse en busca de evidencia de crecimiento. Sin embargo, los melanomas del iris pueden hacer metástasis, y el grado en el que el glaucoma asociado aumenta este riesgo es incierto. En general, los melanomas del iris deben documentarse mediante fotografía (y biomicroscopia ecográfica, cuando sea posible) y seguirse para detectar evidencia de crecimiento. Si se detecta un ligero crecimiento, todavía es razonable la observación cercana y continua, mientras que el crecimiento pronunciado y progresivo requiere una intervención quirúrgica,[45] y se debe asegurar que un oncólogo sea parte del equipo de atención. El procedimiento suele consistir en la escisión completa mediante iridectomía sectorial, aunque puede utilizarse la fotocoagulación para erradicar algunos melanomas del iris.[46] Sin embargo, si el tumor se ha diseminado o extendido de forma difusa en el segmento anterior, que a menudo es el caso cuando hay glaucoma asociado, suele estar indicada la enucleación.

Es mejor limitar el manejo del glaucoma asociado en ojos con melanoma uveal al tratamiento médico. Debe evitarse la cirugía filtrante, ya que en estos casos se ha documentado la siembra de células de melanoma de iris a través del sitio de la trabeculectomía hacia la bula filtrante, con diseminación extraocular y metástasis mortales.[37,47] Cuando se requiere una intervención adicional para el glaucoma, en especial en ojos con melanomas de iris, un procedimiento ciclodestructivo ab externo puede ser el procedimiento de elección.

NEOPLASIAS MALIGNAS SISTÉMICAS

Carcinomas metastásicos

Se han reportado dos grandes estudios en los que se examinó al menos un ojo de casos de autopsia con neoplasias malignas conocidas en busca de metástasis oculares.[48,49] Los sitios primarios más comunes de metástasis al ojo fueron el pulmón y la mama. Los dos estudios reportaron resultados similares en relación con la incidencia de metástasis oculares de pulmón (6 y 6.7%), aunque los resultados difirieron para las metástasis de mama (37 y 9.7%) y la incidencia global de metástasis de todos los carcinomas (12 y 4%).[39,48-50] Se reporta que el carcinoma metastásico del ojo es la forma más común de malignidad intraocular.[51]

El sitio más común de metástasis ocular es la úvea posterior, aunque el glaucoma se asocia más a menudo con metástasis al segmento anterior.[1] En un estudio de 227 casos de carcinoma metastásico en el ojo y la órbita, se detectó glaucoma en 7.5% del grupo total y en 56% de los 26 casos con metástasis ocular anterior.[52,53] En otra serie de 256 ojos con metástasis uveales, la elevación de la PIO asociada estaba presente en 5% del grupo total, pero en 64 y 67% de los ojos con metástasis en iris y cuerpo ciliar, de manera respectiva.[2] El aspecto clínico de los carcinomas metastásicos de la úvea anterior es una masa gelatinosa o translúcida, que puede ser una lesión única o múltiples nódulos en el iris, a menudo asociados con rubeosis iridis, iridociclitis o hifema.

Los mecanismos del glaucoma en ojos con carcinoma metastático uveal anterior incluyen obstrucciones de la malla trabecular por láminas de células tumorales o por infiltración con tejido neoplásico. Otros mecanismos incluyen el cierre del ángulo debido a la compresión del iris por el tumor o por sinequias anteriores periféricas. En algunos casos, los signos o síntomas oculares pueden ser la primera manifestación de neoplasias metastásicas.

En el tratamiento del carcinoma metastásico de la úvea anterior, la paracentesis con aspiración de humor acuoso para examen citopatológico a menudo es útil para establecer el diagnóstico (tabla 21-2). Cuando la citología no es diagnóstica se ha utilizado un marcador tumoral serológico (p. ej., en el humor acuoso) para realizar el diagnóstico.[54] Por lo general el tratamiento del carcinoma metastásico incluye radioterapia y quimioterapia ocasional.[1] La enucleación suele reservarse para ojos ciegos dolorosos. Si el glaucoma asociado persiste, este debe controlarse de forma médica siempre que sea posible.

Melanomas metastásicos

Aunque los melanomas oculares suelen ser neoplasias malignas primarias, también existen los melanomas metastásicos del ojo, y en ocasiones pueden causar glaucoma.[28] Una forma única se ha llamado *hipopión negro*, en el cual un melanoma maligno cutáneo diseminado hizo metástasis en el ojo, donde se volvió necrótico, tal vez en respuesta a inmunoterapia o irradiación, lo que derivó en un hipopión de células tumorales y macrófagos cargados de pigmento con glaucoma asociado.[55]

Leucemias

En un estudio de autopsia de 117 ojos de personas que murieron de leucemia aguda o crónica, la incidencia de infiltrados leucémicos en los tejidos oculares fue de 28%.[49] En un estudio con lámpara de hendidura de 39 niños con leucemia aguda, se encontró que el mismo porcentaje de casos tenía flare o celularidad en la cámara anterior.[56] En otra serie de leucemias infantiles, la tasa de supervivencia a 5 años de los pacientes con manifestaciones oculares fue de 21.4%, en comparación con 45.7% de los que no tenían afectación oftálmica.[57] Aunque esta serie comenzó en 1972, cuando el tratamiento era menos efectivo de lo que es hoy,[58] estos hallazgos enfatizan que debe considerarse que cualquier niño con leucemia e iritis aparente tiene una recaída, y la aspiración de la cámara anterior y la biopsia del iris son procedimientos esenciales para establecer este diagnóstico.[58,59] En una serie de 135 pacientes que tuvieron leucemia fatal se encontró infiltración leucémica ocular en un tercio de los casos, con mayor frecuencia en la coroides.[60]

Una infiltración leucémica del segmento ocular anterior conduce a glaucoma en algunos casos, que puede presentarse en asociación con hifema e hipopión (tabla 22-1). Estos pacientes casi siempre tienen leucemia linfocítica aguda. En adultos, las leucemias agudas y crónicas también pueden tener compromiso ocular, y los casos reportados se manifiestan de diversas formas, como hipopión bilateral o hemorragia subretiniana masiva con glaucoma agudo de ángulo cerrado. Es posible que se requiera estudiar los aspirados de humor acuoso para confirmar que el paciente está en recaída. En la mayoría de los casos, una vez que se ha establecido el diagnóstico mediante el examen citológico del aspirado de acuoso, el tratamiento suele incluir irradiación y quimioterapia. En un caso reportado, el glaucoma desapareció después de lavar las células tumorales necróticas de la cámara anterior.[61]

Otras neoplasias

Linfomas

Una autopsia de 60 ojos de pacientes con linfomas reveló afectación ocular en cuatro (6.7%).[49] El segmento ocular anterior puede estar afectado y presentarse como iridociclitis, con elevación ocasional de la PIO.[62]

Histiocitosis X

Este trastorno multisistémico poco común, caracterizado por la acumulación de histiocitos en varios tejidos, incluye tres subgrupos clínicos: granuloma eosinófilo (es decir, lesiones confinadas al hueso), enfermedad de Hand-Schüller-Christian (esto es, afectación de huesos y tejidos blandos) y enfermedad de Letterer-Siwe (es decir, afectación predominante de tejidos blandos en lactantes). La histiocitosis X puede involucrar la cámara anterior, con glaucoma asociado.[63] Al parecer esta situación es rara, ya que un estudio de 76 niños con histiocitosis X reveló 18 con afectación orbitaria, pero ninguno con afectación intraocular.[64]

Mieloma múltiple

Mediante examen citológico se encontró que la uveítis anterior no granulomatosa aparente en un paciente con mieloma múltiple y glaucoma asociado representaba un infiltrado de células plasmáticas neoplásicas.[65] (Los mecanismos del glaucoma se resumen en la tabla 22-1.)

Síndrome mielodisplásico

En pacientes con síndrome mielodisplásico, los precursores hematopoyéticos de las tres líneas celulares (es decir, líneas eritroide, mieloide y megacariocítica) son abundantes, pero anormales desde el punto de vista morfológico, y 10 a 30% de los casos es fatal debido a la transformación blástica aguda de una leucemia no linfocítica. Se han descrito casos en los que los pacientes presentaron glaucoma agudo de ángulo cerrado asociado con derrame uveal y desprendimiento de retina no regmatógeno y hemorragia.[66,67]

TUMORES OCULARES DE LA INFANCIA

Además de la leucemia y otras neoplasias sistémicas en las que el ojo puede verse afectado de forma secundaria, existen ciertos tumores infantiles en los que la afectación ocular es una parte principal del trastorno. Estos incluyen retinoblastoma, meduloepitelioma y rabdomiosarcoma. El xantogranuloma juvenil, una lesión histiocítica, se incluye en esta categoría, ya que puede simular una malignidad y también dar lugar a glaucoma.

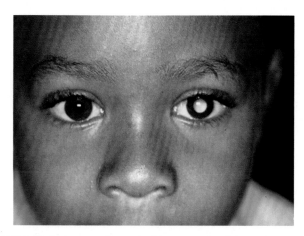

FIGURA 22-10 Leucocoria y retinoblastoma. Un reflejo pupilar blanco (o *leucocoria*) en el ojo izquierdo de este niño es resultado de un retinoblastoma. (De Rubin R, Reisner HM. *Principles of Rubin's Pathology.* 7th ed. Philadelphia, PA: Lippincott Williams & Wilkins; 2018.)

Retinoblastoma

Incidencia de glaucoma

Aunque en la clínica el glaucoma no se reconoce con frecuencia en los niños con retinoblastoma, los estudios histopatológicos sugieren que el glaucoma es una complicación frecuente de esta enfermedad. Un estudio de 149 ojos encontró evidencia histológica de un mecanismo inductor de glaucoma en 50% de los casos, aunque en la clínica se había registrado una PIO elevada en solo 23%.[68] En otra serie de 303 ojos con retinoblastoma, en 17% se había documentado elevación de la presión.[2] En un estudio se descubrió que el glaucoma es el signo de presentación en 7% de los ojos con retinoblastoma; la leucocoria (es decir, reflejo pupilar blanco) (**fig. 22-10**) y el estrabismo fueron las presentaciones más frecuentes, con 60 y 20%, de manera respectiva.[69]

Mecanismos del glaucoma

La neovascularización del iris es un hallazgo histopatológico frecuente en ojos con retinoblastoma (**fig. 22-11**), y es la causa más común del glaucoma asociado.[1] La angiogénesis puede estar mediada por el factor de crecimiento endotelial vascular.[70] La rubeosis iridis y el glaucoma neovascular con frecuencia se pasan por alto en la clínica, y deben considerarse en todos los casos de retinoblastoma. Dos causas adicionales de glaucoma son el cierre del ángulo debido a un desprendimiento de retina exudativo masivo y la obstrucción del ángulo de la cámara anterior por células inflamatorias o tejido tumoral necrótico.[2,68] En una revisión de 1 500 pacientes con retinoblastoma se observó afectación tumoral de la cámara anterior en 30 casos, y se encontró que indica un mal pronóstico.[71] La microscopia especular ha demostrado grupos de células de retinoblastoma en el endotelio corneal como una red de encaje brillante de reflejos en un área oscura.[72]

Diagnóstico diferencial

Las condiciones que simulan retinoblastoma se han denominado seudogliomas e incluyen retinopatía del prematuro, vítreo primario hiperplásico persistente, displasia de retina, enfermedad de Coats, toxocarosis y desprendimiento de retina infantil.[73,74] Cada una de estas condiciones también tiene una alta incidencia de rubeosis iridis; por tanto, este factor no ayuda a distinguir el retinoblastoma de los seudogliomas.[73,75]

Manejo

La presencia de rubeosis iridis (**fig. 22-11A**), con o sin glaucoma, indica un peor pronóstico para los pacientes con retinoblastoma.[75] Esto también es cierto cuando hay glaucoma sin neovascularización del iris, ya que suele señalar un tumor grande con cierre del ángulo o diseminación de las células tumorales hacia la cámara anterior.[71] Aunque hay muchos tratamientos disponibles para el retinoblastoma, que incluyen quimiorreducción, fotocoagulación con láser, termoterapia, crioterapia y radioterapia con placas,[76] a menudo está indicada la enucleación cuando los mecanismos del glaucoma están presentes (**fig. 22-11B**), como lo confirmó un estudio de 403 pacientes indios asiáticos con retinoblastoma.[77] En ese estudio, dos características clínicas

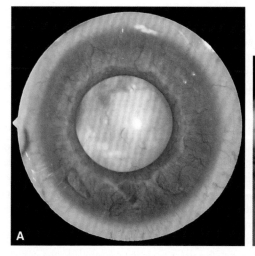
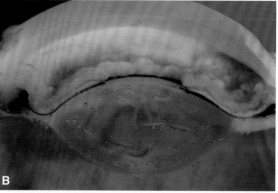

FIGURA 22-11 Neovascularización de iris y retinoblastoma. A: vista con lámpara de hendidura de un ojo con un retinoblastoma grande y neovascularización del iris, que ha causado un glaucoma neovascular secundario. **B:** un ojo enucleado de un niño con retinoblastoma y neovascularización del iris revela una infiltración masiva del iris que le confiere una apariencia blanca como la nieve. (A, de Shields JA, Shields CL. *Intraocular Tumors: An Atlas and Textbook.* Philadelphia, PA: Lippincott Williams & Wilkins; 2015. B, de Garg SJ. *Uveitis.* 2nd ed. Philadelphia, PA: Lippincott Williams & Wilkins; 2018.)

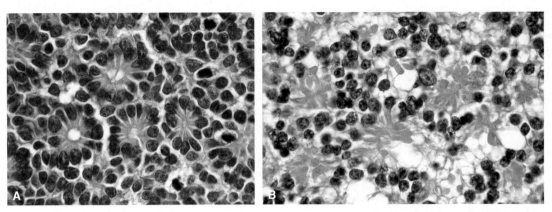

FIGURA 22-12 Histopatología del retinoblastoma. A: la microscopia óptica muestra características histológicas típicas de las rosetas Flexner-Wintersteiner, caracterizadas por células dispuestas alrededor de una luz central. **B:** la formación de fleurettes representa núcleos fotorreceptores neoplásicos (pero blandos) con diferenciación prominente de fotorreceptores. Si la histopatología revela solo fleurettes en el tumor, estos tumores se denominan *retinomas* o *retinocitomas*. (Hematoxilina-eosina [H&E] × 250.) (A, de Rubin R, Reisner HM. *Principles of Rubin's Pathology.* 7th ed. Philadelphia, PA: Lippincott Williams & Wilkins; 2018. B, de Eagle RC. *Eye Pathology.* 3rd. Philadelphia, PA: Lippincott Williams & Wilkins; 2016.)

en el momento de la presentación fueron predictivas de características de alto riesgo en la histopatología (**fig. 22-12**): glaucoma secundario y duración de los síntomas de más de 6 meses.[77]

Meduloepitelioma

El meduloepitelioma, o dictioma, es un tumor primario de la infancia que surge con mayor frecuencia del epitelio ciliar no pigmentado. El aspecto clínico es una masa o quiste blanquecino-grisáceo del iris o del cuerpo ciliar. En un estudio de 56 casos se notó glaucoma en la clínica en 26 ojos.[78] Se observó evidencia histopatológica de glaucoma en 18 casos, 11 de los cuales tenían rubeosis iridis. También se hallaron con frecuencia sinequias anteriores periféricas y cámaras anteriores estrechas. En un reporte el glaucoma se asoció con dos flóculos blancos flotando en la cámara anterior, una delicada neovascularización del iris y una masa globular en el cuerpo ciliar.[79] Algunos meduloepiteliomas son malignos, aunque la tasa de mortalidad es baja. Si bien la enucleación puede ser necesaria para los casos malignos, se ha reportado éxito con la iridociclectomía, y se ha recomendado la escisión local cuando el tumor es pequeño y está bien circunscrito.[78]

Rabdomiosarcoma

El rabdomiosarcoma es el tumor orbitario maligno más común de la infancia. Rara vez es intraocular, pero se ha reportado que puede surgir del iris o del cuerpo ciliar.[80]

Xantogranuloma juvenil

El xantogranuloma juvenil es una enfermedad histiocítica autolimitada benigna de lactantes y niños pequeños, con casos raros que ocurren en adultos jóvenes.[81] Se caracteriza por lesiones cutáneas papulares amarillas discretas, sobre todo en la cabeza y el cuello, y lesiones de color salmón o ligeramente pigmentadas en el iris. Suele diagnosticarse mediante biopsia de una lesión cutánea o una punción de humor acuoso y biopsia de iris, cuya histología revela histiocitos espumosos y células gigantes de Touton. Las lesiones del iris suelen ser unilaterales y pueden causar hifema espontáneo. El glaucoma puede ocurrir por invasión del ángulo de la cámara anterior con histiocitos o por el hifema, o por una uveítis secundaria. El tratamiento de los

ojos con xantogranuloma juvenil y glaucoma asociado incluye corticoesteroides tópicos y subconjuntivales, y en ocasiones irradiación de haz externo. Debe evitarse la cirugía invasiva si es posible, ya que el pronóstico es malo.[82]

TUMORES BENIGNOS DE LA ÚVEA ANTERIOR

En el diagnóstico diferencial de los tumores de la úvea anterior se deben considerar varias lesiones benignas. Estas incluyen nevos, quistes, melanocitosis, melanocitomas, adenomas y leiomiomas. El glaucoma puede estar asociado con varias de estas condiciones, lo que complica aún más el diagnóstico y el tratamiento. La biomicroscopia ecográfica puede ser un complemento útil para distinguir entre algunas lesiones malignas y benignas.

Nevos del iris

La presencia de uno o más nevos en la superficie estromal del iris (**fig. 22-1C**) es un hallazgo clínico frecuente. Suelen observarse como lesiones pequeñas, discretas, planas o un poco elevadas de pigmentación variable. Algunos, sin embargo, pueden confundirse con melanomas, lo que ha llevado a una intervención quirúrgica innecesaria. En un estudio clinicopatológico retrospectivo de 189 lesiones de la úvea anterior que en un origen se diagnosticaron como melanomas, 80% se reclasificó como nevos de varios tipos de células.[83] Los investigadores no encontraron características clínicas para distinguir los tumores benignos de los malignos, incluyendo la diseminación difusa o la presencia de glaucoma. Sin embargo, en otro estudio de tumores de iris melanocíticos, cinco variables clínicas se asociaron con un mayor riesgo de malignidad: diámetro mayor de 3 mm, dispersión de pigmento, vascularidad prominente del tumor, PIO elevada y síntomas oculares relacionados con el tumor.[84] La angiografía con fluoresceína del iris, la aspiración de humor acuoso para examen citológico o la biopsia pueden ayudar en la diferenciación importante entre melanomas y lesiones benignas del iris. Los nevos difusos pigmentados y no pigmentados del iris pueden causar glaucoma por extensión directa a través de la malla trabecular.[83,85] Esto es raro en niños, pero se ha reportado el caso de una adolescente de 16 años de edad en la cual un nevo agresivo del iris causó glaucoma al invadir la malla trabecular.[86]

Una forma específica de nevo del iris con glaucoma asociado es el síndrome del nevo del iris. En estos casos los nevos difusos del iris se relacionan con el cierre sinequial progresivo del ángulo y la subsecuente elevación de la PIO.[87] Un subgrupo del síndrome iridocorneal endotelial, el síndrome de Cogan-Reese, tiene una apariencia clínica similar, pero los nódulos pediculados en la superficie del iris se componen de tejido que se asemeja al estroma del iris.[88] Las lesiones benignas del iris en estas dos condiciones se han confundido con melanomas malignos, lo que lleva a la enucleación en algunos pacientes. (Estas condiciones se analizan con más detalle en el capítulo 17.)

Quistes

Los quistes del iris se clasifican en primarios y secundarios, y los primeros surgen de las capas epiteliales del iris y el cuerpo ciliar o, con menos frecuencia, del estroma del iris.[89] La mayoría de los quistes primarios es una lesión estacionaria, que rara vez progresa o causa complicaciones visuales. Sin embargo, se han descrito familias en las que múltiples quistes del iris y del cuerpo ciliar, al parecer de herencia autosómica dominante, causaron glaucoma de ángulo cerrado.[90]

Otros mecanismos reportados de elevación de la PIO asociados con los quistes del iris incluyen la dispersión de pigmento y un quiste epitelial productor de moco del estroma del iris de origen desconocido.[91,92] Los quistes del iris se han tratado con éxito mediante cistotomía con láser, aunque otros pueden requerir escisión quirúrgica si persisten los síntomas de la PIO incontrolada u otros síntomas.

Los quistes secundarios del iris pueden ser el resultado de una cirugía, un traumatismo o una neoplasia, y tienen mayor probabilidad de provocar inflamación y glaucoma en comparación con los quistes primarios.[89,93] La ecografía ha sido un complemento diagnóstico útil para los quistes del iris primarios y secundarios (**fig. 22-8**).

Melanocitomas

Estos tumores se clasifican como nevos benignos y se observan en la clínica como lesiones de pigmentación oscura, por lo general en la cabeza del nervio óptico y, con menor frecuencia, en la coroides, el cuerpo ciliar o el iris (**figs. 22-13 y 22-14**). Los tumores en el iris pueden causar glaucoma por diseminación directa al ángulo de la cámara anterior o por dispersión de pigmento de un melanocitoma necrótico hacia el ángulo.[94,95]

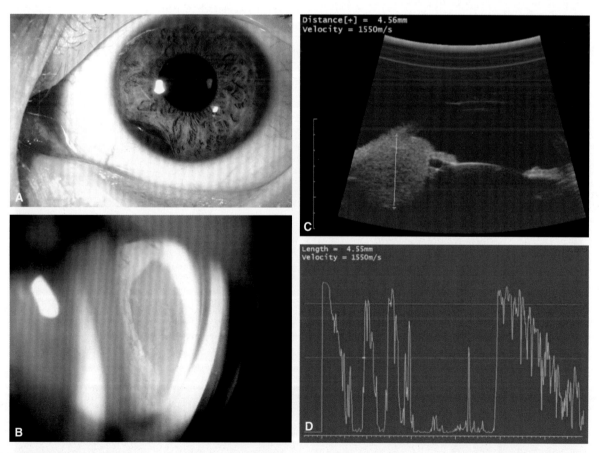

FIGURA 22-13 Melanocitoma del iris y cuerpo ciliar. A: en el examen con lámpara de hendidura en el ojo izquierdo de un niño de 14 años de edad se observa una lesión pigmentada de color marrón oscuro en el iris periférico que se extiende desde las 6:30 a las 8:00. El iris no tiene neovascularización; la pupila es redonda. **B:** en la gonioscopia en esa región de la fotografía con lámpara de hendidura se observa una lesión elevada de color marrón oscuro en el iris que se extiende hacia el ángulo. **C:** la biomicroscopia ecográfica del segmento anterior de alta frecuencia revela una lesión sólida de forma ovalada de 4.5 (altura apical) × 4.9 × 5.3 mm (dimensiones basales) en el cuerpo ciliar y el iris. De manera incidental se observa un quiste del epitelio pigmentado del iris ecolúcido muy pequeño. **D:** la ecografía modo A de diagnóstico revela una reflectividad interna baja sin vascularidad prominente. (De Evans JA, Clark TJE, Syed NA, Alward WLM, Boldt HC. Melanocytoma of the Iris and Ciliary Body. Disponible en www.EyeRounds.org/cases/232-melanocytoma.htm.)

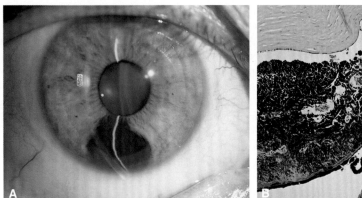
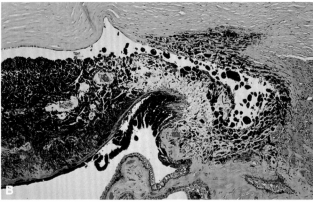

FIGURA 22.14 Melanocitoma inferior del iris. A: la lesión en esta mujer de 40 años de edad estaba produciendo una siembra en el ángulo, acción que causó glaucoma. **B:** microfotografía de la lesión mostrada en A tras extirpación mediante iridociclectomía. Nótese la pigmentación densa en el iris, la malla trabecular y la base del cuerpo ciliar. (Hematoxilina-eosina [H&E] × 10.) (A y B, de Shields JA, Shields CL. *Intraocular Tumors: An Atlas and Textbook*. 3rd ed. Filadelfia, PA: Lippincott Williams & Wilkins; 2015.)

Melanosis

La *melanosis iridis* se caracteriza por elevaciones parecidas a verrugas en la superficie de un iris aterciopelado de pigmentación oscura. Por lo regular es unilateral y en ocasiones sectorial, aunque se ha reportado afectación bilateral.[96] La *melanosis ocular*, también conocida como *melanocitosis ocular*, tiene hiperpigmentación adicional de la epiesclera, la coroides o ambas, y se ha reportado en asociación con glaucoma de ángulo abierto, en el que el mecanismo parece ser una pigmentación intensa de la malla trabecular. La presentación clínica de los pacientes con melanocitosis ocular puede incluir heterocromia del iris, aumento de la pigmentación del fondo de ojo ipsilateral y

decoloración azulada o grisácea en parches de la esclera (**fig. 22-15**).[97] La melanocitosis oculodérmica (nevo de Ota), una condición similar a la melanocitosis ocular en su pigmentación excesiva de la úvea, la esclera y la epiesclera, pero que además afecta la piel periocular, es considerada más adelante en este capítulo.

Adenomas

Los adenomas benignos pueden surgir del epitelio de la úvea anterior, en especial del cuerpo ciliar (adenoma de Fuchs).[98] Ocurren de modo predominante en adultos, aunque se han observado en un niño con vítreo primario hiperplásico asociado.[99] Aunque son comunes en los

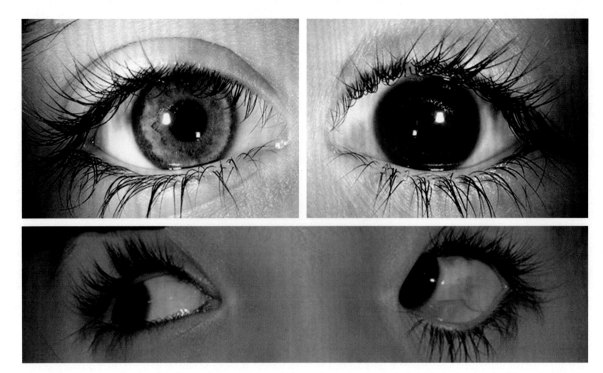

FIGURA 22-15 Melanocitosis ocular (melanosis oculi). Una niña de 4 años de edad con decoloración grisácea irregular de la esclera del ojo izquierdo y heterocromía del iris que ha estado presente desde el nacimiento. (Tomado de EyeRounds.org, The University of Iowa. Colaborador, Jesse Vislisel, MD; fotógrafo, Brice Critser, CRA.)

adultos mayores, los adenomas rara vez se observan en la clínica.[100] Algunos pueden afectar el iris de manera primaria o secundaria y han causado glaucoma por dispersión de pigmento.[101,102] Los adenomas deben distinguirse de los quistes uveales anteriores y los melanomas.[101] Los adenocarcinomas también pueden surgir del epitelio del cuerpo ciliar y pueden causar glaucoma.[103]

Leiomiomas

Estos tumores raros pueden aparecer como un nódulo vascularizado blanco grisáceo de crecimiento lento en la superficie del iris. El glaucoma no es una complicación típica.

FACOMATOSIS

En 1932, Van der Hoeve[104] acuñó el término *facomatosis*, que significa "mancha madre" o marca de nacimiento, para denotar un grupo de trastornos que se caracterizan por *hamartomas*, esto es, tumores congénitos que surgen de tejido que por lo regular se encuentra en el área afectada. Los hamartomas afectan sobre todo al ojo, la piel y el sistema nervioso, aunque otros sistemas pueden estar involucrados en menor grado, incluidos los sistemas pulmonar, cardiovascular, gastrointestinal, renal y esquelético. En algunos casos, las anomalías están presentes al nacer, mientras que otras se manifiestan más tarde en la vida. Las condiciones que componen las facomatosis incluyen síndrome de Sturge-Weber, neurofibromatosis, síndrome de von Hippel-Lindau, nevo de Ota y facomatosis pigmentosa vascular. El siguiente análisis se limita a las facomatosis que con frecuencia o en ocasiones se asocian con glaucoma.

Síndrome de Sturge-Weber

Características generales

El hamartoma que se presenta en el síndrome de Sturge-Weber –la angiomatosis encefalotrigeminal– surge del tejido vascular y produce un hemangioma en vino de Oporto característico de la piel a lo largo de la distribución del trigémino (**fig. 22-16A**) y un angioma leptomeníngeo ipsilateral. Los angiomas están presentes al nacer y suelen ser unilaterales, aunque también se presentan casos bilaterales. En una revisión de 51 pacientes, la afección se identificó antes de los 24 meses de edad en más de la mitad de los casos.[105] El involucro del sistema nervioso con frecuencia causa trastornos convulsivos, defectos motores o sensoriales hemisféricos y deficiencia intelectual. Un hallazgo radiográfico característico son las calcificaciones corticales que se desarrollan después de varios años, y aparecen como densidades dobles o "vías de tren". No hay predilección por raza o sexo, y no se ha establecido ningún patrón hereditario.

Características oculares

El glaucoma se presenta en cerca de la mitad de los ojos en los que la mancha en vino de Oporto afecta las divisiones oftálmica y maxilar del nervio trigémino (**fig. 22-17**). El examen con lámpara de hendidura por lo general revela un plexo vascular epiescleral denso y dilataciones ocasionales ampuliformes de los vasos conjuntivales. Estos hallazgos están del lado de la lesión cutánea. Algunos pacientes también tienen un hemangioma coroideo (**fig. 22-16B**). En el estudio de 51 pacientes antes mencionado, 69% tenía hemangiomas conjuntivales o epiesclerales, 55% tenía hemangiomas coroideos y 71%, glaucoma.[105]

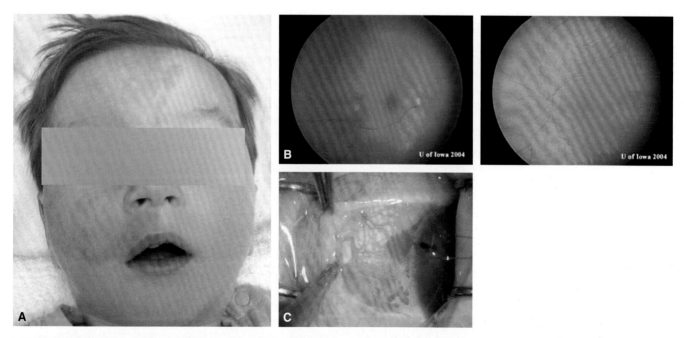

FIGURA 22-16 Síndrome de Sturge-Weber. A: niño de 4 años de edad con mancha en vino de Oporto (hemangioma facial), *nevo flamígeo*, desde el nacimiento en el lado derecho de la cara, que respeta la línea media en la distribución del nervio trigémino. El niño tiene antecedentes de convulsiones y glaucoma, con aumento de la presión intraocular en el ojo derecho. **B:** fotografía de fondo de ojo que muestra hemangioma coroideo, con apariencia de "salsa de tomate", que oscurece los detalles coroideos, en el ojo derecho. **C:** vasos epiesclerales dilatados por aumento de la presión venosa epiescleral. (De Doan A, Kwon YH. Sturge-Weber Syndrome: 4-Year-Old Child With a History of Seizures and Glaucoma. 21 de febrero de 2005. Disponible en www.EyeRounds. org/cases/case13.htm.)

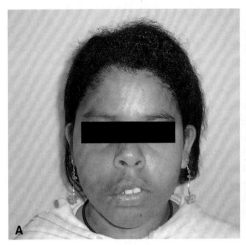 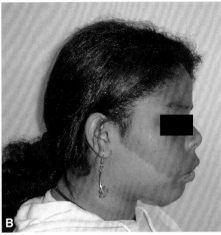

FIGURA 22.17 Síndrome de Sturge-Weber. Paciente de sexo femenino con nevo flamígeo de distribución unilateral frontal (**A**) y maxilar en el lado derecho (**B**). (De Rhee D. *Glaucoma*. Philadelphia, PA: Lippincott Williams & Wilkins; 2018. Cortesía de la Dra. Claudia Pabon Bejarano, São Paulo, Brasil.)

Teorías del mecanismo del glaucoma

La causa del glaucoma en el síndrome de Sturge-Weber ha sido un tema controversial. Weiss[106] describió dos mecanismos, el más común de los cuales ocurre en los lactantes, con una anomalía del desarrollo del ángulo de la cámara anterior similar a la del glaucoma congénito. Un reporte histopatológico describió una anomalía del desarrollo parcial del ángulo de la cámara anterior,[107] y otro estudio reveló neovascularización en la malla trabecular.[108] Cibis y colaboradores[109] encontraron cambios relacionados con el envejecimiento, similares a los observados en el glaucoma crónico de ángulo abierto, en la malla trabecular de tres ojos con síndrome de Sturge-Weber.

El otro mecanismo del glaucoma aparece más tarde en la vida y se asocia con un ángulo abierto de la cámara anterior y pequeñas fístulas arteriovenosas en los vasos epiesclerales. Phelps[110] observó hemangiomas epiesclerales en todos los casos y presión venosa epiescleral elevada, siempre que se pudo estudiar este parámetro, pero no notó alteraciones en el ángulo de la cámara anterior. Pensó que la presión venosa epiescleral elevada era el mecanismo de glaucoma más común en todas las edades de los pacientes con síndrome de Sturge-Weber (**fig. 22-16C**).

Manejo

La terapia médica puede ser suficiente para controlar el glaucoma que ocurre más adelante en la vida, mientras que la forma infantil por lo general requiere intervención quirúrgica.[106] En la mayoría de los casos de glaucoma asociado con presión venosa epiescleral elevada, la terapia médica tiene una eficacia limitada, y esto parece ser cierto para las prostaglandinas.[111] En un reporte el uso de latanoprost se asoció con el desarrollo de un derrame uveal anterior.[112] Se ha reportado éxito con la trabeculectomía en niños y adultos.[113,114] Sin embargo, la cirugía filtrante en estos pacientes se asocia con derrame coroideo intraoperatorio, y en ocasiones con hemorragia expulsiva. En un estudio de 30 pacientes, la goniotomía no se relacionó con estas complicaciones y fue la primera opción de los investigadores en la mayoría de los casos.[114] Debido a que es incierto si el glaucoma es causado por una anomalía en el ángulo de la cámara anterior o una presión venosa epiescleral elevada, una combinación de trabeculotomía-trabeculectomía puede mejorar las posibilidades de éxito al tratar ambas posibles fuentes de PIO elevada,[115,116] aunque no reduce el potencial de complicaciones graves.

Algunos cirujanos prefieren realizar una o más esclerotomías posteriores profilácticas justo antes de la cirugía filtrante, o cualquier otro procedimiento intraocular, para reducir el riesgo de derrame coroideo o retiniano y hemorragia expulsiva. Otro abordaje quirúrgico para reducir la presión en estos pacientes, mientras se minimizan las complicaciones intraoculares, es la implantación de un dispositivo de drenaje para glaucoma con o sin válvula. Una serie de casos reportó buenos resultados después de la implantación en dos etapas de los dispositivos de drenaje para glaucoma de Baerveldt.[117] En esta situación, el implante de Baerveldt se coloca en la ubicación adecuada; el tubo se refleja en una ubicación subconjuntival adyacente y se ancla a la esclera. Luego de 6 semanas se diseca el tubo para liberarlo y se inserta en la cámara anterior. Una última técnica que puede considerarse es un procedimiento ciclodestructivo que evita la cirugía incisional.

Neurofibromatosis tipo 1

Características generales

Las principales lesiones sistémicas en esta afección involucran la piel e incluyen *manchas café con leche*, que son lesiones planas hiperpigmentadas con bordes bien delimitados, y *neurofibromas*, que aparecen como masas pediculadas suaves de color marrón rosado. Las últimas lesiones surgen de las células de Schwann. El involucro del sistema nervioso central es poco común, aunque los neurofibromas pueden desarrollarse a partir de nervios craneales, en especial el nervio auditivo.

Se han distinguido dos clasificaciones de neurofibromatosis con base en un inicio en la presentación clínica (o fenotipo) y luego se reconoció que tenían dos causas genéticas distintas: *neurofibromatosis tipo 1 (NF1)* (antes llamada *neurofibromatosis periférica* o *neurofibromatosis de von Recklinghausen*) y *neurofibromatosis tipo 2 (NF2)* (antes llamada *neurofibromatosis central* y caracterizada por schwannomas auditivos bilaterales).[118,119] Para el oftalmólogo, la NF1 es la más relevante debido a las características oculares asociadas de glioma del nervio óptico y nódulos de Lisch (descritos a continuación) (**fig. 22-18**). Alrededor de 1 de cada 2 500 a 1 de cada 3 500 individuos se ven afectados en todo el mundo, al margen de su origen étnico o raza.[120] NF1 y NF2 se heredan de forma autosómica dominante, con expresividad variable. NF1 es causada por una mutación en el gen de la neurofibromina en el cromosoma 17q11.2.[118] La proteína de la neurofibromina actúa al regular de forma negativa la rasoncoproteína p21. De este modo, las mutaciones de la neurofibromina provocan una pérdida de la función supresora de tumores que conduce a una proliferación de tumores derivados de la cresta neural.

Características oculares

En la forma periférica, los párpados, la conjuntiva, el iris, el cuerpo ciliar y la coroides pueden estar afectados por los neurofibromas. Las lesiones hamartomatosas del iris se denominan *nódulos de Lisch*.[121] Estos suelen ser bilaterales y se caracterizan por elevaciones gelatinosas en forma de domo bien definidas en el estroma del iris que son de color claro a amarillo o marrón (**fig. 22-18**). Un estudio ultraestructural indica que son de origen melanocítico.[122] Los nódulos de Lisch son una característica casi constante de la NF1, y estuvieron presentes en 92% en una serie de 77 pacientes.[123] En otro estudio, que involucró a 64 pacientes, los nódulos se observaron en 95% de los casos, y en todos los pacientes de 16 años de edad o más.[124] En ocasiones se presentan hamartomas coriorretinianos y gliomas del nervio óptico. Un estudio de angiografía con fluoresceína de las lesiones coroideas reveló parches avasculares de hipofluorescencia similares a múltiples nevos coroideos pequeños.[124] La forma central de neurofibromatosis no suele presentar hallazgos oculares además de cataratas subcapsulares posteriores preseniles o nucleares.

La elevación de la PIO es más probable en la neurofibromatosis cuando los párpados están afectados por neurofibromas. Los posibles mecanismos del glaucoma incluyen la infiltración del ángulo con tejido neurofibromatoso, el cierre del ángulo de la cámara anterior causado por el engrosamiento nodular del cuerpo ciliar y la coroides, una membrana fibrovascular que se asemeja al glaucoma neovascular, y la falla del ángulo de la cámara anterior para desarrollarse de forma normal.[125,126]

Manejo

Al tratar el glaucoma, el médico debe intentar utilizar primero las medidas médicas, ya que los abordajes quirúrgicos a menudo no son satisfactorios. Un lactante con glaucoma unilateral se sometió a cinco operaciones sin éxito antes de que se descubriera la neurofibromatosis ocular 2 años después.[127]

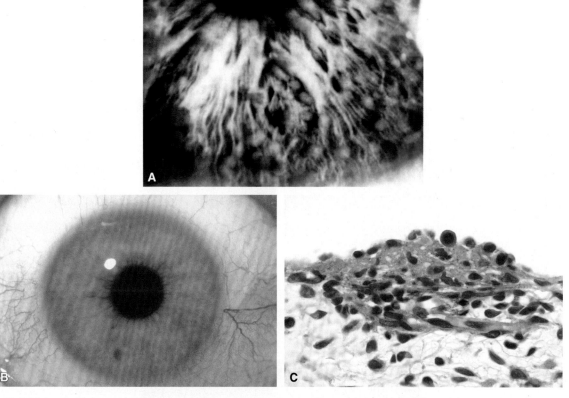

FIGURA 22-18 Nódulos de Lisch en neurofibromatosis tipo 1 (NF1). A: vista con lámpara de hendidura de los nódulos de Lisch en el iris. **B:** múltiples nódulos en forma de domo de color marrón claro en la superficie del iris en otro paciente. Casi todos los adultos con NF1 (antes llamada *neurofibromatosis de von Recklinghausen*) tienen nódulos de Lisch (el inicio clínico suele ser a los 5 años de edad); esta característica es un criterio diagnóstico útil. Los nódulos de Lisch típicos, que no deben confundirse con nevos múltiples, melanoma primario o melanomas metastásicos en el iris, pueden aparecer en pacientes sin ningún hallazgo clínico de neurofibromatosis. **C:** foco de las células pigmentadas de modo parcial que descansa sobre la superficie anterior del iris. Los nódulos de Lisch son hamartomas gliales-melanocíticos. (Hematoxilina-eosina [H&E] × 250.) (A, cortesía de George Rosenwasser, MD. B y C, reimpreso con autorización de Eagle RC. *Eye Pathology*. 3rd ed. Philadelphia, PA: Wolters Kluwer; 2016. B también adaptado en parte con autorización de Shields JA, Shields CL. *Intraocular Tumors: An Atlas and Textbook*. 3rd ed. Philadelphia, PA: Wolters Kluwer; 2015.)

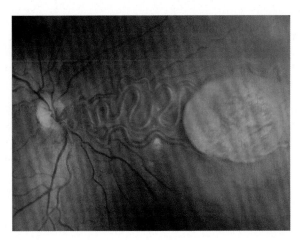

FIGURA 22-19 Hemangioblastoma de retina en el síndrome de von Hippel-Lindau. Los grandes vasos retinianos dilatados alimentan un gran hemangioblastoma endofítico rojizo. Hay una pequeña cantidad de exudado retiniano. (Reimpreso con autorización de Eagle RC. *Eye Pathology*. 3rd ed. Philadelphia, PA: Wolters Kluwer; 2016.)

Enfermedad de von Hippel-Lindau

Esta facomatosis se caracteriza por hemangioblastomas de la retina (**fig. 22-19**) y, en un pequeño porcentaje de casos, del cerebelo. La mayoría de los casos no es familiar. El mecanismo molecular de los hemangioblastomas está relacionado con la inactivación del gen supresor de tumores *VHL*.[128] El glaucoma puede ocurrir como una secuela tardía de la rubeosis iridis o iridociclitis.

Nevo de Ota

El nevo de Ota (es decir, melanocitosis oculodérmica) no está incluido en todas las clasificaciones reportadas de las facomatosis, pero se ajusta a la definición más amplia del grupo de enfermedades.

Características generales

El hamartoma en esta condición representa una acumulación grande anormal de melanocitos en los tejidos oculares, en especial en la epiesclera (**fig. 22-20**), la piel en la distribución del nervio trigémino y, en ocasiones, la mucosa nasal u oral. En un estudio de 194 pacientes, 67 solo tenían afectación dérmica, 12 presentaban afectación ocular primaria y 115, ambas.[129] La condición es casi siempre unilateral, con preponderancia de mujeres y una tendencia hacia razas con pigmentación más oscura.[130] Puede ocurrir degeneración a melanomas malignos en pacientes caucásicos, pero son raros en otros pacientes.[131]

Glaucoma

Se ha observado evidencia de glaucoma crónico en pacientes con nevo de Ota.[132] Se observó una PIO elevada, con o sin daño glaucomatoso, en 10% de los casos en una serie.[126] El ojo afectado por lo regular tiene una pigmentación intensa inusual de la malla trabecular, y estudios histopatológicos han revelado melanocitos en la malla.[133,134]

Manejo

Al igual que con otras formas de glaucoma de ángulo abierto, primero se debe intentar el tratamiento médico. Si esto falla, la trabeculoplastia con láser puede ser efectiva,[97] aunque lo más probable es que se requiera cirugía de filtrado.

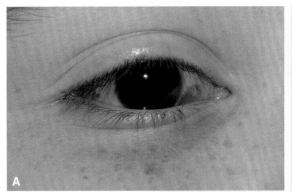
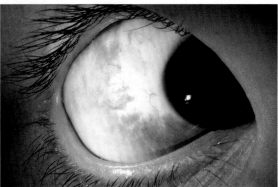
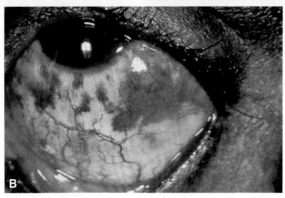

FIGURA 22-20 Melanocitosis oculodérmica (nevo de Ota). A: este paciente muestra una decoloración grisácea de los párpados, la conjuntiva palpebral y la esclera. En algunos pacientes hay cantidades variables de hiperpigmentación del iris y del fondo de ojo. **B:** el ojo de otro paciente con pigmentación anormal de la epiesclera. (A, de EyeRounds.org, The University of Iowa. Colaborador, Jesse Vislisel, MD; fotógrafo, Brice Critser, CRA.)

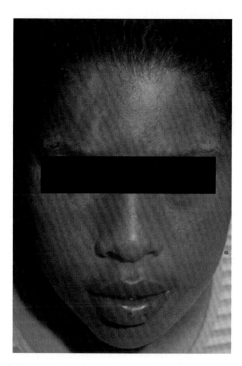

FIGURA 22-21 Facomatosis pigmentovascular. Esta paciente tiene un nevo flamígeo cutáneo y melanocitosis oculodérmica. (De Nelson LB, Olitsky SE. *Harley's Pediatric Ophthalmology*. 6th ed. Philadelphia, PA: Lippincott Williams & Wilkins; 2014.)

Facomatosis pigmentovascular

La facomatosis pigmentovascular representa un síndrome de superposición con malformación vascular oculodérmica combinada (nevo flameus, similar a los síndrome de Klippel-Trenaunay-Weber y de Sturge-Weber) y melanocitosis oculodérmica (**fig. 22-21**).[135] Se ha descrito de modo predominante en pacientes de ascendencia asiática. En una serie de casos que reseña nueve pacientes, todos los ojos que tenían una afectación de 360 grados de la epiesclera por la malformación vascular y la melanocitosis desarrollaron glaucoma congénito.[135] Cuando uno o ambos están presentes con solo involucro parcial, la elevación de la PIO puede desarrollarse más adelante en la vida. La malformación vascular tiene un papel más importante en la predisposición al glaucoma en estos pacientes que en la melanocitosis oculodérmica.

PUNTOS CLAVE

▶ Debe considerarse glaucoma secundario a un tumor intraocular en todos los casos de glaucoma unilateral o muy asimétrico, en particular en el contexto de ciertas características: falta de respuesta al tratamiento reductor de la PIO, seudouveítis crónica que no responde al tratamiento con esteroides, heterocromía del iris, dispersión unilateral de pigmento, desprendimiento de retina seroso con PIO elevada, vasos centinela epiesclerales dilatados u opacidad de medios que impide una buena visión del segmento posterior.

▶ En general, el manejo del glaucoma relacionado con tumores malignos intraoculares involucra el tratamiento del tumor subyacente y el manejo de la PIO con terapia médica, ciclofotocoagulación o ambas. Los procedimientos incisionales para glaucoma, como la trabeculectomía y la cirugía con dispositivo de drenaje para glaucoma, están contraindicados en la mayoría de los casos de tumores intraoculares malignos. En casos refractarios la enucleación puede ser la opción preferida.

▶ Los melanomas malignos primarios de la úvea pueden causar formas de glaucoma de ángulo abierto por extensión o siembra directa de células tumorales, gránulos de pigmento o macrófagos en el ángulo de la cámara anterior. Con menos frecuencia, estos tumores pueden causar glaucoma de ángulo cerrado por un efecto de masa detrás del iris o del cristalino o por neovascularización del iris.

▶ La ecografía y la citología de aspirados de humor acuoso son complementos diagnósticos útiles, y la mayoría de los casos confirmados se trata mediante enucleación. Se debe considerar la ecografía modo B y la biomicroscopia ecográfica en todos los ojos ciegos o dolorosos, en particular cuando la opacidad de medios impide una visión clara del fondo de ojo y la región del cuerpo ciliar.

▶ Las neoplasias malignas sistémicas, incluyendo los carcinomas y melanomas metastásicos, las leucemias y los linfomas, en ocasiones pueden causar glaucoma, por lo general por invasión del ángulo de la cámara anterior.

▶ Los tumores oculares de la infancia que pueden provocar glaucoma incluyen el retinoblastoma y el meduloepitelioma.

▶ Algunas de las facomatosis, sobre todo el síndrome de Sturge-Weber, NF1 y el nevo de Ota, también pueden tener glaucoma asociado.

REFERENCIAS

1. Radcliffe NM, Finger PT. Eye cancer related glaucoma: current concepts. *Surv Ophthalmol*. 2009;54(1):47-73.
2. Shields CL, Shields JA, Shields MB, et al. Prevalence and mechanisms of secondary intraocular pressure elevation in eyes with intraocular tumors. *Ophthalmology*. 1987;94(7):839-846.
3. Yanoff M. Glaucoma mechanisms in ocular malignant melanomas. *Am J Ophthalmol*. 1970;70(6):898-904.
4. Shields MB, Klintworth GK. Anterior uveal melanomas and intraocular pressure. *Ophthalmology*. 1980;87(6):503-517.
5. Skalicky SE, Giblin M, Conway RM. Diffuse iris melanoma: report of a case with review of the literature. *Clin Ophthalmol*. 2007;1(3):339-342.
6. Demirci H, Shields CL, Shields JA, et al. Ring melanoma of the anterior chamber angle: a report of fourteen cases. *Am J Ophthalmol*. 2001;132(3):336-342.
7. Stadigh A, Puska P, Vesti E, Ristimäki A, Turunen JA, Kivelä TT. Ring melanoma of the anterior chamber angle as a mimicker of pigmentary glaucoma. *Surv Ophthalmol*. 2017;62(5):670-676.
8. Omulecki W, Pruszczynski M, Borowski J. Ring melanoma of the iris and ciliary body. *Br J Ophthalmol*. 1985;69(7):514-518.
9. Nguyen QD, Foster CS. Ciliary body melanoma masquerading as chronic uveitis. *Ocul Immunol Inflamm*. 1998;6(4):253-256.
10. Zakka KA, Foos RY, Sulit H. Metastatic tapioca iris melanoma. *Br J Ophthalmol*. 1979;63(11):744-749.
11. Reese AB, Mund ML, Iwamoto T. Tapioca melanoma of the iris. 1: Clinical and light microscopy studies. *Am J Ophthalmol*. 1972;74(5):840-850.
12. Shields MB, Proia AD. Neovascular glaucoma associated with an iris melanoma. A clinicopathologic report. *Arch Ophthalmol*. 1987;105(5):672-674.

13. Hopkins RE, Carriker FR. Malignant melanoma of the ciliary body. *Am J Ophthalmol.* 1958;45(6):835-843.

14. Foos RY, Hull SN, Straatsma BR. Early diagnosis of ciliary body melanomas. *Arch Ophthalmol.* 1969;81(3):336-344.

15. Gupta K, Hoepner JA, Streeten BW. Pseudomelanoma of the iris in herpes simplex keratoiritis. *Ophthalmology.* 1986;93(12):1524-1527.

16. Shields JA, Sanborn GE, Augsburger JJ. The differential diagnosis of malignant melanoma of the iris. A clinical study of 200 patients. *Ophthalmology.* 1983;90(6):716-720.

17. el Baba F, Hagler WS, De la Cruz A, et al. Choroidal melanoma with pigment dispersion in vitreous and melanomalytic glaucoma. *Ophthalmology.* 1988;95(3):370-377.

18. Fraser DJ Jr, Font RL. Ocular inflammation and hemorrhage as initial manifestations of uveal malignant melanoma. Incidence and prognosis. *Arch Ophthalmol.* 1979;97(7):1311-1314.

19. Alward WL, Byrne SF, Hughes JR, et al. Dislocated lens nuclei simulating choroidal melanomas. *Arch Ophthalmol.* 1989;107(10):1463-1464.

20. Pavlin CJ, McWhae JA, McGowan HD, et al. Ultrasound biomicroscopy of anterior segment tumors. *Ophthalmology.* 1992;99(8):1220-1228.

21. Maberly DA, Pavlin CJ, McGowan HD, et al. Ultrasound biomicroscopic imaging of the anterior aspect of peripheral choroidal melanomas. *Am J Ophthalmol.* 1997;123(4):506-514.

22. Marigo FA, Finger PT, McCormick SA, et al. Iris and ciliary body melanomas: ultrasound biomicroscopy with histopathologic correlation. *Arch Ophthalmol.* 2000;118(11):1515-1521.

23. Marigo FA, Esaki K, Finger PT, et al. Differential diagnosis of anterior segment cysts by ultrasound biomicroscopy. *Ophthalmology.* 1999;106(11):2131-2135.

24. Gitter KA, Meyer D, Sarin LK. Ultrasound to evaluate eyes with opaque media. *Am J Ophthalmol.* 1967;64(1):100-113.

25. Christiansen JM, Wetzig PC, Thatcher DB, et al. Diagnosis and management of anterior uveal tumors. *Ophthalmic Surg.* 1979;10(1):81-88.

26. Brovkina AF, Chichua AG. Value of fluorescein iridography in diagnosis of tumours of the iridociliary zone. *Br J Ophthalmol.* 1979;63(3):157-160.

27. Jakobiec FA, Depot MJ, Henkind P, et al. Fluorescein angiographic patterns of iris melanocytic tumors. *Arch Ophthalmol.* 1982;100(8):1288-1299.

28. Char DH, Schwartz A, Miller TR, et al. Ocular metastases from systemic melanoma. *Am J Ophthalmol.* 1980;90(5):702-707.

29. Green WR. Diagnostic cytopathology of ocular fluid specimens. *Ophthalmology.* 1984;91(6):726-749.

30. Midena E, Segato T, Piermarocchi S, et al. Fine needle aspiration biopsy in ophthalmology. *Surv Ophthalmol.* 1985;29(6):410-422.

31. Karcioglu ZA, Caldwell DR. Frozen section diagnosis in ophthalmic surgery. *Surv Ophthalmol.* 1984;28(4):323-332.

32. Barr CC, McLean IW, Zimmerman LE. Uveal melanoma in children and adolescents. *Arch Ophthalmol.* 1981;99(12):2133-2136.

33. Rones B, Zimmerman LE. The prognosis of primary tumors of the iris treated by iridectomy. *Arch Ophthalmol.* 1958;60(2):193-205.

34. Dunphy EB, Dryja TP, Albert DM, et al. Melanocytic tumor of the anterior uvea. *Am J Ophthalmol.* 1978;86(5):680-683.

35. Geisse LJ, Robertson DM. Iris melanomas. *Am J Ophthalmol.* 1985;99(6):638-648.

36. Shields CL, Shields JA, Materin M, et al. Iris melanoma: risk factors for metastasis in 169 consecutive patients. *Ophthalmology.* 2001;108(1):172-178.

37. Territo C, Shields CL, Shields JA, et al. Natural course of melanocytic tumors of the iris. *Ophthalmology.* 1988;95(9):1251-1255.

38. Charteris DG. Progression of an iris melanoma over 41 years. *Br J Ophthalmol.* 1990;74(9):566-567.

39. Memmen JE, McLean IW. The long-term outcome of patients undergoing iridocyclectomy. *Ophthalmology.* 1990;97(4):429-432.

40. Finger PT. Plaque radiation therapy for malignant melanoma of the iris and ciliary body. *Am J Ophthalmol.* 2001;132(3):328-335.

41. Zimmerman LE, McLean IW, Foster WD. Statistical analysis of follow-up data concerning uveal melanomas, and the influence of enucleation. *Ophthalmology.* 1980;87(6):557-564.

42. Kramer KK, La Piana FG, Whitmore PV. Enucleation with stabilization of intraocular pressure in the treatment of uveal melanomas. *Ophthalmic Surg.* 1980;11(1):39-43.

43. Blair CJ, Guerry RK, Stratford TP. Normal intraocular pressure during enucleation for choroidal melanoma. *Arch Ophthalmol.* 1983;101(12):1900-1902.

44. Migdal C. Effect of the method of enucleation on the prognosis of choroidal melanoma. *Br J Ophthalmol.* 1983;67(6):385-388.

45. McGalliard JN, Johnston PB. A study of iris melanoma in Northern Ireland. *Br J Ophthalmol.* 1989;73(8):591-595.

46. Cleasby GW, Van Westenbrugge JA. Treatment of iris melanoma by photocoagulation: a case report. *Ophthalmic Surg.* 1987;18(1):42-44.

47. Grossniklaus HE, Brown RH, Stulting RD, et al. Iris melanoma seeding through a trabeculectomy site. *Arch Ophthalmol.* 1990;108(9):1287-1290.

48. Bloch RS, Gartner S. The incidence of ocular metastatic carcinoma. *Arch Ophthalmol.* 1971;85(6):673-675.

49. Nelson CC, Hertzberg BS, Klintworth GK. A histopathologic study of 716 unselected eyes in patients with cancer at the time of death. *Am J Ophthalmol.* 1983;95(6):788-793.

50. Foulds WS, Lee WR. The significance of glaucoma in the management of melanomas of the anterior segment. *Trans Ophthalmol Soc UK.* 1983;103(pt 1):59-63.

51. Scholz R, Green WR, Baranano EC, et al. Metastatic carcinoma to the iris. Diagnosis by aqueous paracentesis and response to irradiation and chemotherapy. *Ophthalmology.* 1983;90(12):1524-1527.

52. Ferry AP, Font RL. Carcinoma metastatic to the eye and orbit. I: A clinicopathologic study of 227 cases. *Arch Ophthalmol.* 1974;92(4):276-286.

53. Ferry AP, Font RL. Carcinoma metastatic to the eye and orbit. II: A clinicopathological study of 26 patients with carcinoma metastatic to the anterior segment of the eye. *Arch Ophthalmol.* 1975;93(7):472-482.

54. Johnson BL. Bilateral glaucoma caused by nasal carcinoma obstructing schlemm's canal. *Am J Ophthalmol.* 1983;96(4):550-552.

55. Wormald RP, Harper JI. Bilateral black hypopyon in a patient with self-healing cutaneous malignant melanoma. *Br J Ophthalmol.* 1983;67(4):231-235.

56. Abramson A. Anterior chamber activity in children with acute leukemia. *Ann Ophthalmol.* 1980;12:553-556.

57. Ohkoshi K, Tsiaras WG. Prognostic importance of ophthalmic manifestations in childhood leukaemia. *Br J Ophthalmol.* 1992;76(11):651-655.

58. Rennie I. Ophthalmic manifestations of childhood leukaemia. *Br J Ophthalmol.* 1992;76(11):641.

59. Novakovic P, Kellie SJ, Taylor D. Childhood leukaemia: relapse in the anterior segment of the eye. *Br J Ophthalmol.* 1989;73(5):354-359.

60. Leonardy NJ, Rupani M, Dent G, et al. Analysis of 135 autopsy eyes for ocular involvement in leukemia. *Am J Ophthalmol.* 1990;109(4):436-444.

61. Kozlowski IM, Hirose T, Jalkh AE. Massive subretinal hemorrhage with acute angle-closure glaucoma in chronic myelocytic leukemia. *Am J Ophthalmol.* 1987;103(6):837-838.

62. Saga T, Ohno S, Matsuda H, et al. Ocular involvement by a peripheral T-cell lymphoma. *Arch Ophthalmol.* 1984;102(3):399-402.

63. Epstein DL, Grant WM. Secondary open-angle glaucoma in histiocytosis X. *Am J Ophthalmol.* 1977;84(3):332-336.

64. Moore AT, Pritchard J, Taylor DS. Histiocytosis X: an ophthalmological review. *Br J Ophthalmol.* 1985;69(1):7-14.

65. Shakin EP, Augsburger JJ, Eagle RC Jr, et al. Multiple myeloma involving the iris. *Arch Ophthalmol.* 1988;106(4):524-526.

66. Smith DL, Skuta GL, Trobe JD, et al. Angle-closure glaucoma as initial presentation of myelodysplastic syndrome. *Can J Ophthalmol.* 1990;25(6):306-308.

67. Wohlrab TM, Pleyer U, Rohrbach JM, et al. Sudden increase in intraocular pressure as an initial manifestation of myelodysplastic syndrome. *Am J Ophthalmol.* 1995;119(3):370-372.

68. Yoshizumi MO, Thomas JV, Smith TR. Glaucoma-inducing mechanisms in eyes with retinoblastoma. *Arch Ophthalmol.* 1978;96(1):105-110.

69. Ellsworth RM. The practical management of retinoblastoma. *Trans Am Ophthalmol Soc.* 1969;67:462-534.

70. Pe'er J, Neufeld M, Baras M, et al. Rubeosis iridis in retinoblastoma. Histologic findings and the possible role of vascular endothelial growth factor in its induction. *Ophthalmology.* 1997;104(8):1251-1258.

71. Haik BG, Dunleavy SA, Cooke C, et al. Retinoblastoma with anterior chamber extension. *Ophthalmology.* 1987;94(4):367-370.

72. Roberts CW, Iwamoto M, Haik BC. Ultrastructural correlation of specular microscopy in retinoblastoma. *Am J Ophthalmol.* 1986;102(2):182-187.

73. Moazed K, Albert D, Smith TR. Rubeosis iridis in "pseudogliomas". *Surv Ophthalmol.* 1980;25(2):85-90.

74. Shields JA. Ocular toxocariasis. A review. *Surv Ophthalmol.* 1984;28(5):361-381.

75. Spaulding G. Rubeosis iridis in retinoblastoma and pseudoglioma. *Trans Am Ophthalmol Soc.* 1978;76:584-609.

76. Shields CL, Shields JA, Cater J, et al. Plaque radiotherapy for retinoblastoma: long-term tumor control and treatment complications in 208 tumors. *Ophthalmology*. 2001;108(11):2116-2121.

77. Kaliki S, Srinivasan V, Gupta A, Mishra DK, Naik MN. Clinical features predictive of high-risk retinoblastoma in 403 Asian Indian patients: a case-control study. *Ophthalmology*. 2015;122(6):1165-1172.

78. Broughton WL, Zimmerman LE. A clinicopathologic study of 56 cases of intraocular medulloepitheliomas. *Am J Ophthalmol*. 1978;85(3):407-418.

79. Jakobiec FA, Howard GM, Ellsworth RM, et al. Electron microscopic diagnosis of medulloepithelioma. *Am J Ophthalmol*. 1975;79(2):321-329.

80. Wilson ME, McClatchey SK, Zimmerman LE. Rhabdomyosarcoma of the ciliary body. *Ophthalmology*. 1990;97(11):1484-1488.

81. Bruner WE, Stark WJ, Green WR. Presumed juvenile xanthogranuloma of the iris and ciliary body in an adult. *Arch Ophthalmol*. 1982;100(3):457-459.

82. Casteels I, Olver J, Malone M, et al. Early treatment of juvenile xanthogranuloma of the iris with subconjunctival steroids. *Br J Ophthalmol*. 1993;77(1):57-60.

83. Jakobiec FA, Silbert G. Are most iris "melanomas" really nevi? A clinicopathologic study of 189 lesions. *Arch Ophthalmol*. 1981;99(12):2117-2132.

84. Harbour JW, Augsburger JJ, Eagle RC Jr. Initial management and follow-up of melanocytic iris tumors. *Ophthalmology*. 1995;102(12):1987-1993.

85. Nik NA, Hidayat A, Zimmerman LE, et al. Diffuse iris nevus manifested by unilateral open angle glaucoma. *Arch Ophthalmol*. 1981;99(1):125-127.

86. Carlson DW, Alward WL, Folberg R. Aggressive nevus of the iris with secondary glaucoma in a child. *Am J Ophthalmol*. 1995;119(3):367-368.

87. Scheie HG, Yanoff M. Iris nevus (Cogan–Reese) syndrome. A cause of unilateral glaucoma. *Arch Ophthalmol*. 1975;93(10):963-970.

88. Cogan DG, Reese AB. A syndrome of iris nodules, ectopic Descemet's membrane, and unilateral glaucoma. *Doc Ophthalmol*. 1969;26:424-433.

89. Shields JA, Kline MW, Augsburger JJ. Primary iris cysts: a review of the literature and report of 62 cases. *Br J Ophthalmol*. 1984;68(3):152-166.

90. Vela A, Rieser JC, Campbell DG. The heredity and treatment of angle-closure glaucoma secondary to iris and ciliary body cysts. *Ophthalmology*. 1984;91(4):332-337.

91. Alward WL, Ossoinig KC. Pigment dispersion secondary to cysts of the iris pigment epithelium. *Arch Ophthalmol*. 1995;113(12):1574-1575.

92. Albert DL, Brownstein S, Kattleman BS. Mucogenic glaucoma caused by an epithelial cyst of the iris stroma. *Am J Ophthalmol*. 1992;114(2):222-224.

93. Finger PT, McCormick SA, Lombardo J, et al. Epithelial inclusion cyst of the iris. *Arch Ophthalmol*. 1995;113(6):777-780.

94. Nakazawa M, Tamai M. Iris melanocytoma with secondary glaucoma. *Am J Ophthalmol*. 1984;97(6):797-799.

95. Shields JA, Annesley WH Jr, Spaeth GL. Necrotic melanocytoma of iris with secondary glaucoma. *Am J Ophthalmol*. 1977;84(6):826-829.

96. Traboulsi EI, Maumenee IH. Bilateral melanosis of the iris. *Am J Ophthalmol*. 1987;103(1):115-116.

97. Goncalves V, Sandler T, O'Donnell FE Jr. Open angle glaucoma in melanosis oculi: response to laser trabeculoplasty. *Ann Ophthalmol*. 1985;17(1):33-36.

98. Lieb WE, Shields JA, Eagle RC Jr, et al. Cystic adenoma of the pigmented ciliary epithelium. Clinical, pathologic, and immunohistopathologic findings. *Ophthalmology*. 1990;97(11):1489-1493.

99. Doro S, Werblin TP, Haas B, et al. Fetal adenoma of the pigmented ciliary epithelium associated with persistent hyperplastic primary vitreous. *Ophthalmology*. 1986;93(10):1343-1350.

100. Zaidman GW, Johnson BL, Salamon SM, et al. Fuchs' adenoma affecting the peripheral iris. *Arch Ophthalmol*. 1983;101(5):771-773.

101. Shields CL, Shields JA, Cook GR, et al. Differentiation of adenoma of the iris pigment epithelium from iris cyst and melanoma. *Am J Ophthalmol*. 1985;100(5):678-681.

102. Shields JA, Augsburger JJ, Sanborn GE, et al. Adenoma of the iris-pigment epithelium. *Ophthalmology*. 1983;90(6):735-739.

103. Papale JJ, Akiwama K, Hirose T, et al. Adenocarcinoma of the ciliary body pigment epithelium in a child. *Arch Ophthalmol*. 1984;102(1):100-103.

104. Van der Hoeve J. Eye symptoms in phakomatoses. *Trans Ophthalmol Soc UK*. 1932;52:380-401.

105. Sullivan TJ, Clarke MP, Morin JD. The ocular manifestations of the Sturge–Weber syndrome. *J Pediatr Ophthalmol Strabismus*. 1992;29(6):349-356.

106. Weiss DI. Dual origin of glaucoma in encephalotrigeminal haemangiomatosis. *Trans Ophthalmol Soc UK*. 1973;93:477-493.

107. Christensen GR, Records RE. Glaucoma and expulsive hemorrhage mechanisms in the Sturge–Weber syndrome. *Ophthalmology*. 1979;86(7):1360-1366.

108. Mwinula JH, Sagawa T, Tawara A, et al. Anterior chamber angle vascularization in Sturge–Weber syndrome. Report of a case. *Graefes Arch Clin Exp Ophthalmol*. 1994;232(7):387-391.

109. Cibis GW, Tripathi RC, Tripathi BJ. Glaucoma in Sturge–Weber syndrome. *Ophthalmology*. 1984;91(9):1061-1071.

110. Phelps CD. The pathogenesis of glaucoma in Sturge–Weber syndrome. *Ophthalmology*. 1978;85(3):276-286.

111. Altuna JC, Greenfield DS, Wand M, et al. Latanoprost in glaucoma associated with Sturge–Weber syndrome: benefits and side-effects. *J Glaucoma*. 1999;8(3):199-203.

112. Sakai H, Sakima N, Nakamura Y, et al. Ciliochoroidal effusion induced by topical latanoprost in a patient with Sturge–Weber syndrome. *Jpn J Ophthalmol*. 2002;46(5):553-555.

113. Ali MA, Fahmy IA, Spaeth GL. Trabeculectomy for glaucoma associated with Sturge–Weber syndrome. *Ophthalmic Surg*. 1990;21(5):352-355.

114. Iwach AG, Hoskins HD Jr, Hetherington J Jr, et al. Analysis of surgical and medical management of glaucoma in Sturge–Weber syndrome. *Ophthalmology*. 1990;97(7):904-909.

115. Board RJ, Shields MB. Combined trabeculotomy–trabeculectomy for the management of glaucoma associated with Sturge–Weber syndrome. *Ophthalmic Surg*. 1981;12(11):813-817.

116. Agarwal HC, Sandramouli S, Sihota R, et al. Sturge–Weber syndrome: management of glaucoma with combined trabeculotomy–trabeculectomy. *Ophthalmic Surg*. 1993;24(6):399-402.

117. Budenz DL, Sakamoto D, Eliezer R, et al. Two-staged Baerveldt glaucoma implant for childhood glaucoma associated with Sturge–Weber syndrome. *Ophthalmology*. 2000;107(11):2105-2110.

118. Karaconji T, Whist E, Jamieson RV, Flaherty MP, Grigg JRB. Neurofibromatosis type 1: review and update on emerging therapies. *Asia Pac J Ophthalmol (Phila)*. 2018;8(1):62-72.

119. Jia H, El Sayed MME, Smail M, et al. Neurofibromatosis type 2: hearing preservation and rehabilitation. *Neurochirurgie*. 2018;64(5):348-354.

120. Anderson JL, Gutmann DH. Neurofibromatosis type 1. *Handb Clin Neurol*. 2015;132:75-86.

121. Lubs ML, Bauer MS, Formas ME, et al. Lisch nodules in neurofibromatosis type 1. *N Engl J Med*. 1991;324(18):1264-1266.

122. Perry HD, Font RL. Iris nodules in von Recklinghausen's Neurofibromatosis. Electron microscopic confirmation of their melanocytic origin. *Arch Ophthalmol*. 1982;100(10):1635-1640.

123. Lewis RA, Riccardi VM. Von Recklinghausen neurofibromatosis. Incidence of iris hamartomata. *Ophthalmology*. 1981;88(4):348-354.

124. Huson S, Jones D, Beck L. Ophthalmic manifestations of neurofibromatosis. *Br J Ophthalmol*. 1987;71(3):235-238.

125. Grant WM, Walton DS. Distinctive gonioscopic findings in glaucoma due to neurofibromatosis. *Arch Ophthalmol*. 1968;79(2):127-134.

126. Wolter JR, Bulter RG. Pigment spots of the iris and ectropion uveae. *Am J Ophthalmol*. 1963;56:964-973.

127. Brownstein S, Little JM. Ocular neurofibromatosis. *Ophthalmology*. 1983;90(12):1595-1599.

128. Wang Y, Chen DQ, Chen MY, Ji KY, Ma DX, Zhou LF. Endothelial cells by inactivation of VHL gene direct angiogenesis, not vasculogenesis via Twist1 accumulation associated with hemangioblastoma neovascularization. *Sci Rep*. 2017;7(1):5463.

129. Teekhasaenee C, Ritch R, Rutnin U, et al. Ocular findings in oculodermal melanocytosis. *Arch Ophthalmol*. 1990;108(8):1114-1120.

130. Farber M, Schutzer P, Mihm MC Jr. Pigmented lesions of the conjunctiva. *J Am Acad Dermatol*. 1998;38(6 pt 1):971-978.

131. Albert DM, Scheie HG. Nevus of Ota with malignant melanoma of the choroids: report of a case. *Arch Ophthalmol*. 1963;69(6):774-777.

132. Fishman GR, Anderson R. Nevus of Ota. Report of two cases, one with open-angle glaucoma. *Am J Ophthalmol*. 1962;54:453-457.

133. Sugar HS. Glaucoma with trabecular melanocytosis. *Ann Ophthalmol*. 1982;14(4):374-375.

134. Futa R, Shimizu T, Okura F, et al. A case of open-angle glaucoma associated with nevus Ota: electron microscopic study of the anterior chamber angle and iris. *Folia Ophthalmol Jpn*. 1984;35:501.

135. Teekhasaenee C, Ritch R. Glaucoma in phakomatosis pigmentovascularis. *Ophthalmology*. 1997;104(1):150-157.

23

Glaucomas asociados con inflamación ocular

Cualquier parte del ojo puede verse afectada por procesos inflamatorios, incluidos el tracto uveal (uveítis), la córnea (queratitis), la esclera (escleritis) y la epiesclera (epiescleritis). La uveítis es, por mucho, la más común de estas enfermedades y puede tener un curso agudo o crónico. La mayoría de los casos agudos involucra la úvea anterior (es decir, iritis o iridociclitis), mientras que las formas crónicas, que se han definido como persistentes durante 3 meses o más, se han subclasificado en cuatro grupos: uveítis anterior (es decir, iritis o iridociclitis), uveítis intermedia (es decir, pars planitis), uveítis posterior (es decir, coroiditis o coriorretinitis) y uveítis anterior y posterior (es decir, panuveítis).[1] Las frecuencias relativas de estos cuatro tipos de uveítis crónica, con base en una encuesta de 400 pacientes consecutivos de un servicio de uveítis en Israel, fueron 45.8, 15.3, 14.5 y 24.5%, de forma respectiva,[1] similar a los resultados de estudios realizados en Estados Unidos e Inglaterra.[2,3]

La forma de inflamación ocular que produce con mayor frecuencia elevación de la presión intraocular (PIO) es la iridociclitis.[4] Cuando el glaucoma se asocia con otros tipos de inflamación ocular, generalmente hay un involucro secundario del tracto uveal anterior. Por lo tanto, se consideran las formas clínicas de iridociclitis y los mecanismos y el tratamiento de los glaucomas asociados, y luego se revisan las otras formas de inflamación ocular que pueden estar asociadas con el glaucoma. El médico también debe tener en cuenta que el diagnóstico diferencial de un paciente que presenta "uveítis" y glaucoma refractario incluye enfermedad intraocular grave, como infección (p. ej., endoftalmitis), tumor (p. ej., melanoma, linfoma), glaucoma agudo por cierre angular, glaucoma neovascular y reacción secundaria a cuerpo extraño intraocular.

IRIDOCICLITIS

Terminología

Las formas generales de iridociclitis se clasifican sobre todo según la presentación clínica y la duración de la enfermedad activa. Sin embargo, un caso específico de iridociclitis puede manifestar una o todas estas formas clínicas en diferentes momentos durante el curso de la enfermedad.

Iridociclitis aguda

La historia característica de este tipo de iridociclitis es la aparición repentina de dolor ocular leve a moderado, fotofobia y visión borrosa. La exploración física suele revelar rubor ciliar, una ligera constricción de la pupila y grados variables de flare y celularidad en la cámara anterior (**fig. 23-1**). En muchos casos se observan precipitados inflamatorios en el endotelio corneal (precipitados queráticos). La PIO es a menudo más baja que en el otro ojo, aunque algunos pacientes presentan una marcada elevación de la presión, que puede estar asociada con dolor intenso y edema corneal.

Iridociclitis subaguda

Algunos casos de inflamación ocular producen síntomas mínimos o nulos. El diagnóstico se puede realizar durante un examen oftalmológico de rutina o como parte del diagnóstico de una enfermedad sistémica relacionada. Esta forma de iridociclitis puede tener consecuencias graves, ya que las complicaciones, como el glaucoma asociado, pueden pasar desapercibidas hasta que se produce un daño avanzado.

Iridociclitis crónica

La presentación clínica de esta forma de iridociclitis varía de aguda a subaguda, pero se caracteriza por un curso prolongado de meses a años, a menudo con remisiones y exacerbaciones. Las secuelas incluyen la formación de sinequias anteriores periféricas y posteriores, cataratas y queratopatía en banda. Esta forma de iridociclitis es en particular propensa a causar glaucoma. En un estudio de 100 pacientes con uveítis, todos con afectación uveal anterior, el glaucoma estuvo presente en 23 casos, de los cuales 20 representaron uveítis crónica y tres, uveítis aguda.[5]

Formas clínicas de iridociclitis y glaucoma

Uveítis anterior aguda

Esta es la forma más común de inflamación ocular, con una incidencia acumulada a lo largo de la vida de alrededor de 0.2% en la población general.[6] Representa un grupo de afecciones caracterizadas por iridociclitis aguda, aunque se desconoce la patogenia en la mayoría de los casos, excepto por la estrecha asociación en muchos pacientes con el marcador genético antígeno leucocitario humano (HLA)-B27. Los pacientes con uveítis anterior aguda con frecuencia han sido clasificados en poblaciones HLA-B27 positivas y HLA-B27 negativas. La uveítis anterior aguda HLA-B27 positiva parece representar una entidad clínica distinta, y es la causa de alrededor de la mitad de todos los casos en personas de ascendencia europea.[7] En comparación con los pacientes con uveítis anterior aguda negativa para HLA-B27, la forma positiva para HLA-B27 se presenta más en individuos caucásicos, tiene una edad de inicio más joven (mediana de edad en la tercera década de la vida), una ligera preponderancia en hombres, y por lo regular es unilateral o unilateral alternante, aunque se pueden presentar casos bilaterales.[8,9] Los hallazgos oculares pueden ser graves, como fibrina en la cámara anterior, aunque los precipitados queráticos en grasa de carnero no son un hallazgo típico[7]. Las complicaciones oculares, incluidos cataratas, sinequias posteriores, PIO elevada y edema macular quístico, también son más frecuentes que en los casos negativos para HLA-B27,[8,9] aunque el resultado visual a largo plazo no es muy diferente.[8] La fluorofotometría del segmento anterior sugiere que los pacientes positivos para HLA-B27 tienen una inflamación más grave debido a la rotura de la barrera hematoacuosa.[10]

Las complicaciones reumatológicas, incluida la espondilitis anquilosante, se observan en la mitad o dos tercios de los pacientes positivos

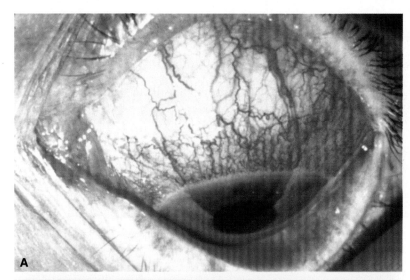

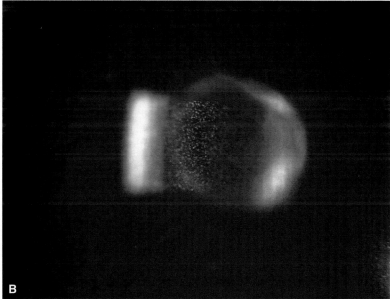

FIGURA 23-1 Iridociclitis aguda. A: vista con lámpara de hendidura de un ojo con iritis aguda que muestra el típico rubor ciliar, vasos conjuntivales adyacentes al limbo. B: vista con lámpara de hendidura de la celularidad y el flare en un paciente con uveítis activa. (A, cortesía de Gary N. Foulks, MD. B, cortesía de Joseph A. Halabis, OD.)

para HLA-B27, son poco frecuentes en la población negativa para HLA-B27.[9] Los pacientes HLA-B27 positivos también tienen una prevalencia más alta de lo normal de familiares de primer grado con uveítis anterior aguda HLA-B27 positiva y espondilitis anquilosante.[9]

Algunos medicamentos tópicos para el glaucoma se han relacionado con uveítis anterior. Estos incluyen metipranolol, brimonidina y latanoprost.[11,12] Sin embargo, estas asociaciones pueden ser específicas de pacientes individuales y su uso no está contraindicado, *a priori*, en pacientes con glaucoma uveítico. Estos medicamentos pueden usarse junto con un control adecuado de la inflamación.

Los pacientes con uveítis anterior aguda suelen responder a un tratamiento antiinflamatorio inespecífico (como se muestra más adelante en este capítulo), aunque es importante descartar una enfermedad ocular o sistémica relacionada, que puede requerir un tratamiento más específico.[13]

Sarcoidosis

Este trastorno inflamatorio multisistémico de origen incierto tiene predilección por los adultos jóvenes y las personas de ascendencia africana. El hallazgo histopatológico típico son los granulomas no caseosos, y la afectación sistémica suele incluir linfadenopatía hiliar pulmonar, linfadenopatía periférica y lesiones cutáneas. En una revisión de 532 casos de sarcoidosis, 202 (38%) tenían afectación ocular,[14] pero en otra encuesta de 159 pacientes con sarcoidosis sistémica, más de la mitad presentó lesiones oculares como manifestación inicial.[15] Los hallazgos oculares incluyen coriorretinitis, periflebitis retiniana e involucro ocasional del nervio óptico, la órbita o las glándulas lagrimales, aunque la anomalía ocular más frecuente es la uveítis anterior.[14,15]

Iridociclitis. En alrededor de 15% de 202 pacientes con sarcoidosis ocular se observó iridociclitis aguda con las características descritas antes de rubor ciliar, flare y celularidad en la cámara anterior, así como precipitados queráticos ocasionales finos o grandes (grasa de carnero).[14] En la fase aguda por lo general la inflamación fue unilateral. La manifestación ocular más común de la sarcoidosis es una uveítis granulomatosa crónica, que se reportó en más de la mitad de los 202 casos.[14] Es más a menudo bilateral, tiene un curso prolongado, y se caracteriza por precipitados queráticos en grasa de carnero, sinequias

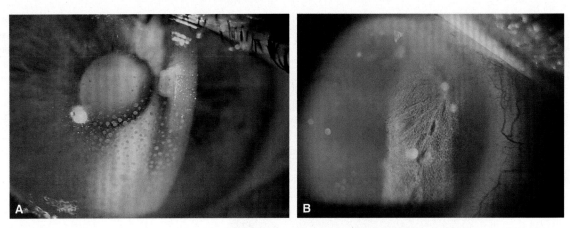

FIGURA 23-2 Uveítis sarcoidea. A: la vista de un ojo con lámpara de hendidura muestra los típicos precipitados queráticos grandes ("grasa de carnero"). **B:** nódulos de Busacca en el iris en un paciente con uveítis sarcoidea. (Cortesía de Joseph A. Halabis, OD.)

y nódulos en el iris (**fig. 23-2**). Los nódulos, que se observaron en 23 (11.4%) de los 202 casos de sarcoidosis ocular,[14] pueden afectar el borde pupilar (nódulos de Koeppe) y el estroma del iris (nódulos de Busacca), así como el ángulo de la cámara anterior y el cuerpo ciliar.[15,16] En una serie de 102 ojos de 52 pacientes con sarcoidosis ocular, 35% de los ojos tenía nódulos en el iris, 49% presentó nódulos en el ángulo y 42%, nódulos ciliares.[16] La gonioscopia también puede revelar precipitados inflamatorios en la malla trabecular y manchas blanquecinas en la banda del cuerpo ciliar, que se hiperfluorescen durante la gonioangiografía con fluoresceína y pueden representar granulomas del cuerpo ciliar.[17,18]

La sarcoidosis ocular crónica se asocia con un peor pronóstico visual que la forma aguda. En una serie de 21 pacientes con uveítis sarcoidea, ocho tuvieron un curso monofásico y un resultado visual favorable, y 13 presentaron un curso recidivante, con pérdida visual grave en cinco ojos.[19] El curso de la enfermedad ocular no siempre es paralelo al de las manifestaciones sistémicas. En una serie de 33 pacientes con sarcoidosis ocular y sistémica, todos tuvieron manifestaciones sistémicas crónicas, definidas como una duración mínima de 5 años, mientras que la uveítis anterior fue crónica en solo 18 pacientes.[20] En otra serie de pacientes con sarcoidosis ocular crónica, cerca de la mitad no presentó manifestaciones sistémicas.[19] La sarcoidosis también puede enmascararse como muchas otras afecciones. En un reporte se encontró que cinco pacientes con signos clínicos compatibles con uveítis heterocrómica de Fuchs (analizada más adelante) tenían sarcoidosis con base en niveles elevados de enzima convertidora de angiotensina en suero o un resultado positivo de la prueba de Kveim.[21]

Glaucoma. Esta complicación de la iridociclitis ocurrió en 22 de los 202 pacientes (10.9%) con sarcoidosis ocular.[14] La uveítis crónica y el glaucoma asociados son signos de mal pronóstico, con 8 de 11 pacientes que experimentaron pérdida visual grave en un estudio.[20] El mecanismo más común del glaucoma relacionado con la iridociclitis de la sarcoidosis es la obstrucción de la malla trabecular por detritos o nódulos inflamatorios.[22] Una forma más crónica de glaucoma puede estar relacionada con infiltración de células inflamatorias alrededor en las paredes internas y externas del canal de Schlemm y con iris bombé o goniosinequias,[22] y se ha descrito una forma subaguda con precipitados en la malla trabecular.[17] También se ha descrito la neovascularización del iris y el ángulo como mecanismo de glaucoma asociado con sarcoidosis.[23]

Artritis reumatoide juvenil

La artritis reumatoide juvenil es un espectro de trastornos artríticos en los niños. Una forma se caracteriza por un inicio monoarticular o pauciarticular (afectación de cuatro articulaciones o menos), predilección por las niñas y manifestaciones sistémicas adicionales mínimas. Otros tipos de artritis reumatoide juvenil tienen inicio poliarticular o afectación sistémica aguda adicional.

Iridociclitis. La prevalencia de iridociclitis en pacientes con la forma monarticular o pauciarticular de artritis reumatoide juvenil ha sido reportada por diversas fuentes en 16, 19 y 29%, de manera respectiva,[16,24] mientras que los otros tipos de artritis reumatoide juvenil rara vez se asocian con esta enfermedad ocular.[25,26] La artritis reumatoide juvenil es, por mucho, el hallazgo sistémico más común en los niños con uveítis anterior relacionada con una enfermedad sistémica específica, y representó 81% de una serie grande.[27] La inflamación ocular puede tener un inicio agudo, con la características típicas de la iridociclitis aguda. Sin embargo, muchos casos son asintomáticos, lo que enfatiza la necesidad de exámenes oculares periódicos de los niños con artritis reumatoide juvenil. El inicio de la artritis suele preceder al de la uveítis, aunque la iridociclitis puede persistir en la vida adulta, mientras que la artritis por lo regular desaparece.[25] Los niños con iridociclitis rara vez tienen una serología positiva para factor reumatoide, pero con frecuencia tienen anticuerpos antinucleares y antígeno HLA-B27, y de forma eventual se descubre que algunos tienen espondilitis anquilosante típica.[25]

Las complicaciones que pueden causar una pérdida visual significativa en niños con iridociclitis y artritis reumatoide juvenil incluyen cataratas, queratopatía en banda y glaucoma. Estas son más frecuentes cuando la uveítis es la manifestación inicial. En una serie, 67% de estos pacientes tuvo un resultado visual deficiente, en comparación con solo 6% de aquellos en los que la artritis precedió a la uveítis. La prevalencia y la gravedad de las complicaciones y la pérdida visual también se correlacionan con el grado y la duración de la inflamación ocular. En un reporte de 60 pacientes se pensó que un algoritmo terapéutico agresivo, en escalada, ahorrador de esteroides (corticoesteroides tópicos y regionales, antiinflamatorios no esteroides [AINE] sistémicos, esteroides sistémicos y quimioterapia inmunosupresora sistémica), controlaba la iridociclitis, al tiempo que reducía la prevalencia de formación de cataratas y patología retiniana.[28] Los casos que requirieron cirugía de cataratas respondieron bien a la facoemulsificación y vitrectomía anterior después de al menos 3 meses de ausencia total de inflamación.[28]

Glaucoma. La prevalencia reportada de glaucoma en niños con artritis reumatoide juvenil e iridociclitis varía de 14 a 27%.[25,29] El glaucoma es una complicación en particular grave, y uno de los ojos en un estudio tuvo una visión de 20/200 o menos. El mecanismo del glaucoma suele ser un bloqueo pupilar, aunque también puede estar relacionado con alteraciones en la malla trabecular al inicio de la enfermedad. Los estudios histopatológicos de dos casos avanzados revelaron sinequias anteriores periféricas y oclusión de la pupila en uno de ellos,[30] y un infiltrado inflamatorio denso compuesto ante todo de células plasmáticas en el iris y el cuerpo ciliar con cierre angular en el otro paciente.[31] El tratamiento suele ser difícil, y muchos ojos responden solo parcialmente a los corticoesteroides. La adición de agentes antiinflamatorios no esteroideos puede ser útil en estos casos.[26] Es posible que se requieran fármacos antiglaucoma para controlar la elevación de la PIO, y en ocasiones se necesita cirugía de glaucoma, aunque los resultados reportados en estos casos son pocos.[25]

Espondilitis anquilosante: enfermedad de Marie-Strumpell. La espondilitis anquilosante es una forma de artritis que suele afectar la columna cervical o lumbosacra, y se asocia con una iridociclitis aguda intermitente en 3.5 a 12.5% de los casos reportados. Un alto porcentaje de estos pacientes tiene el antígeno HLA-B27.[32] La uveítis recurrente puede preceder a los síntomas artríticos, y hay evidencia, basada en la tipificación de HLA y las gammagrafías óseas sensibles, de que la inflamación ocular puede ocurrir en ausencia de síntomas manifiestos o evidencia radiológica de espondilitis.[33] Existe una aparente superposición entre esta condición y la uveítis anterior aguda HLA-B27-positiva y la iridociclitis con artritis reumatoide juvenil.[7] El glaucoma puede resultar de daño trabecular o formación de sinequias.

Pars planitis

La pars planitis es un trastorno inflamatorio ocular prolongado al que también se ha denominado *uveítis intermedia* o *ciclitis crónica*.[1,29] Afecta sobre todo al cuerpo ciliar. Los hallazgos típicos incluyen una apariencia de "banco de nieve" de la base vítrea que recubre la pars plana en la parte inferior, flebitis retiniana y una maculopatía cistoide.[34] En una serie de 100 casos con un seguimiento de 4 a 20 años, la incidencia de glaucoma fue de 8%,[29] mientras que en otro grupo de 58 ojos, 7% tuvo glaucoma.[34] Un estudio clinicopatológico de siete casos de pars planitis reveló glaucoma en cinco, y los posibles mecanismos de elevación de la presión incluyeron sinequias anteriores periféricas, iris bombé y rubeosis iridis.[35] La terapia tópica con corticoesteroides y medicamentos antiglaucoma puede ser eficaz en algunos casos. La disminución de la agudeza visual, que por lo general es causada por maculopatía cistoide, puede requerir el uso prolongado de esteroides orales y perioculares, crioterapia en la zona del banco de nieve y antimetabolitos sistémicos como paso final.[34]

Crisis glaucomatociclítica: síndrome de Posner-Schlossman

En 1948, Posner y Schlossman[36] describieron una enfermedad monocular en adultos jóvenes y de mediana edad, que se caracterizaba por ataques recurrentes de uveítis anterior leve con elevaciones marcadas de la PIO. Muchos pacientes tienen trastornos sistémicos asociados, que incluyen diversas afecciones alérgicas y enfermedades gastrointestinales, sobre todo úlceras pépticas.[37] En una serie de 22 pacientes, el HLA-Bw54 estuvo presente en 41%, lo que sugiere que los factores inmunogenéticos desempeñan un papel importante en la patogenia

de la enfermedad glaucomatociclítica.[38] El posible papel del virus del herpes simple también fue sugerido por un estudio que reveló evidencia de ADN del virus en todas las muestras acuosas de tres pacientes durante los ataques agudos, pero en ninguno de los 10 controles sanos.[39]

Iridociclitis. Los síntomas típicos son molestias oculares leves, visión borrosa y halos, que duran desde varias horas hasta algunas semanas o más, en raras ocasiones, y tienden a repetirse de manera mensual o anual.[36] Los hallazgos físicos son mínimos con ocasional rubor ciliar leve, ligera constricción pupilar y edema epitelial corneal. La hipocromía del iris no es un hallazgo constante, pero se ha reportado hasta en 40% en varias series.[40] También se ha descrito isquemia segmentaria temprana del iris, con congestión tardía y fuga en la angiografía con fluoresceína.[41] La biomicroscopia con lámpara de hendidura revela flare leve ocasional, además de unos cuantos precipitados queráticos finos no pigmentados, y la gonioscopia muestra un ángulo abierto normal con detritos ocasionales y la ausencia característica de sinequias.[36,40] La presentación clínica que sugiere el síndrome de Posner-Schlossman es una PIO muy elevada (p. ej., > 35 mm Hg), la ausencia casi total de hallazgos en el examen con lámpara de hendidura (rara vez precipitados inflamatorios en la malla trabecular) y una ausencia casi total de síntomas, a menos que ya se hayan producido defectos importantes del campo visual. El síndrome de Posner-Schlossman es un diagnóstico de exclusión.

Glaucoma. La PIO suele estar elevada en el rango de 40 a 60 mm Hg y coincide con la duración de la uveítis. La PIO y la facilidad de salida del humor acuoso suelen volver a la normalidad entre los ataques, aunque se han reportado casos graves con daño de la cabeza del nervio óptico y del campo visual.[42] Un estudio encontró que los pacientes con 10 años o más de enfermedad tienen un riesgo 2.8 veces mayor de desarrollar un disco glaucomatoso y daño al campo visual, en comparación con pacientes con menos de 10 años con la enfermedad.[43] El glaucoma puede estar relacionado con cambios inflamatorios en la malla trabecular. La evaluación histológica de una muestra de trabeculectomía obtenida durante un ataque agudo reveló numerosas células mononucleares en la malla.[44] Otras teorías sobre el mecanismo incluyen el aumento de la producción de humor acuoso, tal vez debido a los niveles elevados de prostaglandinas en el acuoso,[45] y una asociación con el glaucoma crónico de ángulo abierto.[41,42] Durante los ataques, la mayoría de los casos se puede controlar con corticoesteroides y agentes antiglaucomatosos que reducen la producción de acuoso.[28,46] Se ha reportado que la apraclonidina es en especial efectiva durante los ataques agudos.[47] Los casos raros y graves pueden requerir cirugía filtrante.[48]

Ciclitis heterocrómica de Fuchs

En 1906, Fuchs[49] describió una enfermedad que se caracterizaba por uveítis anterior leve, heterocromía, cataratas y glaucoma ocasional (**fig. 23-3A**). Deben observarse las similitudes y diferencias entre esta enfermedad y la crisis glaucomatociclítica para evitar confundirlas. La *ciclitis heterocrómica de Fuchs* (también denominada *uveítis* o *iridociclitis*) suele ser unilateral, aunque se ha descrito afectación bilateral hasta en 13% de los casos.[50] La edad típica de aparición es en la tercera o cuarta décadas de la vida, y existe una incidencia equivalente entre hombres y mujeres.[50] Se dice que es la forma de uveítis que se diagnostica de forma errónea con mayor frecuencia,[51] en especial en pacientes de ascendencia africana, en quienes la heterocromía puede ser menos evidente.[52]

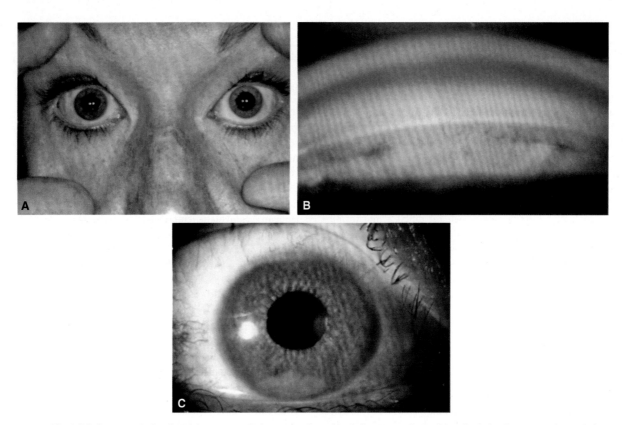

FIGURA 23-3 **Iridociclitis heterocrómica de Fuchs: características seleccionadas. A:** heterocromía. **B:** el ángulo de la cámara anterior está abierto y libre de sinequias de forma característica, aunque se pueden ver vasos finos que se extienden sobre la malla trabecular. Estos vasos pueden asociarse con una membrana inflamatoria sobre el ángulo que puede impedir la salida del humor acuoso. **C:** se observan nódulos de iris en algunos pacientes con iridociclitis heterocrómica de Fuchs.

Se han considerado varias teorías etiológicas; el mecanismo más probable es una verdadera inflamación de origen inmunológico, tal vez relacionada con la depresión de la actividad de las células T supresoras.[53] En la mayoría de los pacientes se ha encontrado inmunidad celular a los antígenos corneales,[54] con autoanticuerpos contra el epitelio corneal en casi 90% de los casos.[55] Se han hallado depósitos en las paredes de los vasos de las muestras de biopsia de iris.[44] La búsqueda de factores genéticos ligados al HLA no es concluyente, aunque la evidencia preliminar sugiere una disminución en la frecuencia de HLA-CW3.[56] Se ha reportado ciclitis heterocrómica de Fuchs en un padre e hijo con retinosis pigmentaria asociada,[57] aunque la discordancia reportada en gemelos monocigóticos sugiere poca o ninguna predisposición genética.[58] Algunos pacientes tienen síndrome de Horner congénito asociado, lo que sugiere la posibilidad de un mecanismo neurogénico en estos casos.[59] Una concordancia clínica entre ciclitis heterocrómica de Fuchs y toxoplasmosis planteó la posibilidad de una relación causal,[60] aunque un estudio de 88 pacientes con ciclitis heterocrómica de Fuchs no reveló asociación con toxoplasmosis mediante pruebas de inmunofluorescencia indirecta de anticuerpos, ensayo de inmunoabsorción ligado a enzimas, o pruebas de inmunidad celular al antígeno del toxoplasma.[61] También se han descrito similitudes clínicas con la sarcoidosis.[21]

Iridociclitis. La uveítis en esta enfermedad es leve, y tiende a seguir un curso muy prolongado, aunque al inicio puede ser intermitente. Por lo general el paciente no se da cuenta de alguna dificultad hasta que se hace evidente la alteración visual, sobre todo por la formación de cataratas. Aunque la hipocromía del iris es más común que en la crisis glaucomatociclítica, esta no es una característica constante y tiende a desarrollarse de modo gradual durante el curso de la enfermedad.[50] En una serie se observó en 92% de 54 pacientes caucásicos y 76% de 13 pacientes de raza negra.[52]

Los signos macroscópicos de inflamación ocular suelen estar ausentes, aunque la biomicroscopia con lámpara de hendidura puede revelar flare y celularidad mínimos en la cámara anterior. Por lo general, se observan precipitados queráticos estrellados finos característicos en la mitad inferior de la córnea, pero también pueden involucrar la mitad superior.[51] El iris a menudo presenta atrofia estromal extensa, y se reporta que la transiluminación del iris demuestra una luz característica, incluso translucidez.[62] Un estudio reveló translucidez no solo del iris sino también de la pared ocular circundante.[63] Los estudios con microscopia electrónica del iris han revelado un número escaso de melanocitos estromales profundos con gránulos de melanina inmaduros, abundantes células plasmáticas, un aumento de mastocitos y degeneración membranosa de las fibras nerviosas.[64]

Los pacientes pueden tener neovascularización del ángulo de la cámara anterior y del iris, así como nódulos en el iris (**fig. 23-3A** y **C**).[56] Los nódulos suelen aparecer a lo largo del borde pupilar, de forma similar a los nódulos de Koeppe de la sarcoidosis, aunque pueden presentarse en toda la superficie del iris.[65] En una serie se observaron nódulos en 20% de los pacientes caucásicos y en 30% de los pacientes de raza negra..[52] El hallazgo de nódulos unilaterales en el iris puede ser en especial útil para hacer el diagnóstico de ciclitis de Fuchs en personas de ascendencia africana, en quienes la heterocromía puede ser menos evidente.[65] La angiografía con fluoresceína del segmento anterior ha mostrado retraso en el llenado, isquemia sectorial, fuga y neovascularización, y la fluorofotometría ha revelado una permeabilidad anormal de la barrera hematoacuosa.[66-68] Un alto porcentaje de pacientes también puede tener cicatrices coriorretinianas, que a menudo son compatibles con toxoplasmosis.[60,69,70]

Catarata. La formación de cataratas es una característica típica de la ciclitis heterocrómica de Fuchs. Al abordar la cirugía de cataratas en estos pacientes se recomienda la terapia intensiva con esteroides perioperatorios y puede ser necesaria la sinequiolisis durante el procedimiento.[71] Las complicaciones posoperatorias de uveítis anterior marcada, hifema, elevación de la PIO y edema macular quístico son más comunes que en la cirugía de catarata de rutina.[71] Sin embargo, la mayoría de los reportes describe buenos resultados visuales con la extracción de cataratas y la implantación de lentes intraoculares en la cámara posterior.[71]

Glaucoma. La elevación de la PIO no es tan común como con la crisis glaucomatociclítica, pero puede ocurrir como una complicación tardía grave. La incidencia reportada varía de 13 a 59%,[7,51,72] y las cifras más altas se observan en series con seguimiento a largo plazo. El glaucoma suele persistir después de que la uveítis ha remitido. El ángulo de la cámara anterior está abierto y característicamente libre de sinequias, aunque a menudo se observan vasos finos, que pueden sangrar y extenderse hacia la malla trabecular.[73] El examen histopatológico de las estructuras del ángulo de la cámara anterior en un caso reveló rubeosis, trabeculitis y una membrana inflamatoria sobre el ángulo,[74] mientras que otro estudio mostró una atrofia extensa del canal de Schlemm y el endotelio trabecular.[75] El glaucoma por lo general no responde a la terapia con esteroides pero requiere un tratamiento médico o quirúrgico estándar.[51,72] En una serie de 30 pacientes, la terapia médica máxima no tuvo éxito en 73%, pero las intervenciones quirúrgicas (en su mayoría trabeculectomía, la mitad con 5-fluorouracilo [5-FU]) tuvieron éxito en 72% de los casos.[72]

Enfermedad de Behçet

La enfermedad de Behçet es una afección multisistémica causada por una vasculitis oclusiva. Se caracteriza por uveítis, lesiones aftosas en la boca y ulceraciones en los genitales.[76] Otros hallazgos sistémicos incluyen eritema nodoso, artropatía, tromboflebitis y una vasculitis necrosante del sistema nervioso central que puede ser fatal. El trastorno ocular más común es la iridociclitis. La enfermedad de Behçet es relativamente frecuente en la cuenca del Mediterráneo, y fue la afección asociada más a menudo con uveítis crónica en un servicio de uveítis en Israel,[1] aunque es mucho menos común en Estados Unidos e Inglaterra.[3,4] La iridociclitis puede estar relacionada con un hipopión estéril. En un estudio de 49 pacientes seguidos durante 10 años, 17 desarrollaron hipopión, que suele aparecer de forma tardía en el curso de la enfermedad, pero fue el hallazgo inicial en tres pacientes.[77] La uveítis posterior y la vasculitis retiniana necrosante también se suelen encontrar en este trastorno.[76,78] En el estudio de 10 años, todos los pacientes desarrollaron afectación anterior y posterior en los primeros 2 años.[77] La uveítis tiende a ocurrir en forma tardía en el curso de la enfermedad y de forma eventual es bilateral. La uveítis anterior puede provocar glaucoma. Al inicio todos los pacientes responden al tratamiento con esteroides, aunque la uveítis en la mayoría de los casos con el tiempo requiere agentes inmunosupresores citotóxicos como el clorambucil.[77] Incluso con esta terapia el pronóstico es malo, con pérdida de agudeza visual útil en 74% de los ojos en el estudio a 10 años.[77]

Síndrome de Reiter

El síndrome de Reiter es una enfermedad multisistémica que se caracteriza por conjuntivitis, uretritis, artritis y lesiones mucocutáneas. Suele afectar a hombres jóvenes, con una alta frecuencia del genotipo HLAB27.[79] En una revisión de 113 pacientes, hubo 98% con manifestaciones reumatológicas, 74% con genitourinarias, 58% con hallazgos oculares y 42% con hallazgos mucocutáneos.[79] Se observó conjuntivitis en todos los pacientes con manifestaciones oculares, y se caracteriza por una reacción papilar con secreción mucopurulenta. La iridociclitis no granulomatosa sin hipopión fue la segunda manifestación ocular más común, y ocurrió en 12% del grupo total, aunque se observó glaucoma en solo uno de los 113 pacientes.

Síndrome de Grant: glaucoma asociado con precipitados sobre la malla trabecular

Chandler y Grant[80] describieron una forma poco común de glaucoma de ángulo abierto en la que la única evidencia de inflamación ocular es la presencia de precipitados en la malla trabecular (**fig. 23-4**). Debido a que la afección suele ser bilateral y por lo regular los ojos están tranquilos, puede confundirse con un glaucoma crónico de ángulo abierto. Sin embargo, un examen gonioscópico cuidadoso revela precipitados grises o un poco amarillos en la malla trabecular, y sinequias anteriores periféricas irregulares, que a menudo se adhieren a los precipitados trabeculares.[17] Se desconoce la causa, aunque algunos pacientes con el tiempo desarrollan sarcoidosis, artritis reumatoide, espondilitis anquilosante, epiescleritis, crisis glaucomatociclítica o uveítis crónica.[17] El glaucoma, que se presume es causado por cambios inflamatorios en la malla trabecular, por lo general desaparece de forma rápida con la terapia tópica con corticoesteroides, aunque pueden requerirse de forma temporal fármacos antiglaucoma que reducen la producción de acuoso para controlar la presión. La afección a menudo recurre y se debe seguir de cerca a los pacientes. Los casos no tratados pueden progresar al cierre sinequial del ángulo.

Hidropesía epidémica

La hidropesía epidémica es una enfermedad tóxica aguda que resulta de la ingestión involuntaria de sanguinarina en el aceite de *Argemone mexicana* como adulterante de los aceites de cocina. Se caracteriza por la aparición explosiva de edema de las piernas, con dolor a la palpación, eritema y erupción sobre las partes edematosas, síntomas gastrointestinales, fiebre de bajo grado e insuficiencia cardiaca congestiva

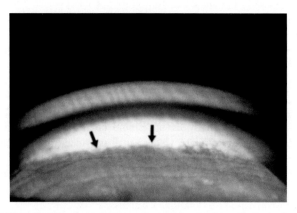

FIGURA 23-4 Síndrome de Grant. Precipitados queráticos (flechas) sobre la malla trabecular. La apariencia típica por gonioscopia es la de precipitados grises o un poco amarillos sobre la malla, con sinequias anteriores periféricas irregulares que a menudo se adhieren a los precipitados (flechas).

que puede ser fatal.[81,82] Las características oculares incluyen glaucoma, dilatación y tortuosidad vascular retiniana, así como hemorragia.[81] El glaucoma es bilateral con ángulos abiertos, facilidad de flujo de salida normal y malla trabecular normal según las pruebas histopatológicas e histoquímicas.[82] Aunque no hay signos de inflamación del segmento anterior, los análisis de humor acuoso revelan elevación de los niveles de prostaglandina E^2, de la actividad de la histamina y de los niveles totales de proteínas, lo que sugiere hipersecreción como mecanismo de elevación de la PIO.[82]

Enfermedades infecciosas

Los siguientes procesos infecciosos pueden causar una iridociclitis con la asociación ocasional de glaucoma.

Rubeola congénita. Este trastorno afecta en forma predominante al corazón, el aparato auditivo y los ojos,[83] aunque casi cualquier órgano puede estar afectado. Los defectos oculares ocurren en 30 a 60% de los casos e incluyen cataratas, microftalmia, retinopatía y glaucoma.[84] Puede haber edema corneal debido a glaucoma coexistente o en ausencia de PIO elevada.[85] Puede haber glaucoma asociado en 2 a 15% de los niños con rubeola congénita.[86] Contrario a reportes iniciales, las cataratas y el glaucoma ocurren juntos con una frecuencia con la que se esperaría que cada uno ocurriese de forma independiente.[86] El glaucoma puede estar asociado con hipoplasia del estroma del iris e hipoperfusión por angiografía del iris.[87] El glaucoma es en particular grave, con ceguera en 8 de 15 niños en un estudio de seguimiento.[88] Los mecanismos del glaucoma incluyen iridociclitis, anomalías del ángulo y glaucoma de ángulo cerrado debido a microftalmia, un cristalino intumescente o bloqueo pupilar después extracción de cataratas. Aunque las anomalías oculares se observan con mayor frecuencia en el periodo neonatal, el glaucoma también puede ocurrir más adelante en la infancia o en adultos jóvenes, por lo general en asociación con microftalmia y cataratas.[89]

Sífilis. La sífilis congénita puede causar iridociclitis con glaucoma en las etapas iniciales o tardías de la enfermedad. (El glaucoma asociado con la queratitis intersticial de la sífilis congénita se analiza más adelante en este capítulo.) La sífilis adquirida en adultos también puede causar iridociclitis y elevación de la PIO.[90] Las lesiones de masa del iris y del cuerpo ciliar también se han asociado con esta afección.[91]

Enfermedad de Hansen. La uveítis es común en la lepra lepromatosa y por lo regular afecta al iris y al cuerpo ciliar.[92] Se han descrito cuatro formas: iridociclitis crónica; iridociclitis plástica aguda; perlas del iris o lepromas miliares, que son patognomónicos de la enfermedad; y lepromas nodulares, caracterizados por masas más grandes y menos discretas en el iris. Las complicaciones de la queratitis y la iridociclitis son las principales causas de ceguera en esta enfermedad.[92] La iridociclitis crónica puede estar asociada con atrofia del iris y pupilas pequeñas que no reaccionan, lo que agrava la discapacidad visual.[93] En un estudio de 100 casos, 19 tenían iridociclitis aguda o crónica, y 12 presentaban evidencia de glaucoma, que solía asociarse con uveítis anterior crónica.[94] En otro estudio de 193 pacientes se encontró glaucoma en 10%, la mitad de los cuales tenían uveítis asociada, aunque todos habían sido tratados de forma previa con dapsona o clofazimina, o ambas.[95]

Los pacientes con enfermedad de Hansen suelen tener una PIO más baja de lo normal y un cambio postural significativo en la PIO al pasar de la posición vertical a la supina. En algunos casos, esto puede asociarse con iridociclitis plástica crónica.[93,96] Sin embargo, estas mismas anomalías de la PIO pueden observarse en pacientes sin evidencia clínica de inflamación uveal anterior, e incluso en contactos domiciliarios de pacientes con enfermedad de Hansen.[97] Se cree que estos hallazgos sugieren una neuropatía autónoma del cuerpo ciliar subclínica temprana, y pueden ser útiles en el diagnóstico temprano de la enfermedad. En los casos de uveítis anterior activa, sin embargo, el mecanismo de la hipotensión puede ser una reducción en la producción de humor acuoso o un aumento del flujo de salida uveoescleral secundario a la inflamación.[93]

Se reporta que la iridociclitis activa responde al tratamiento con dapsona, corticoesteroides y rifampicina. Existe evidencia de que una terapia antimicrobiana y antiinflamatoria eficaz puede minimizar de forma significativa las complicaciones oculares.[98]

Meningococcemia diseminada. Estos pacientes pueden tener iridociclitis o endoftalmitis asociadas con glaucoma agudo,[99,100] al parecer debido a la obstrucción de la cámara anterior por un manto de células.

Fiebre hemorrágica con síndrome renal (nefropatía epidémica). Esta enfermedad es causada por el virus Puumala y se caracteriza por fiebre, calosfríos, malestar general, náusea, vómito y dolor de cabeza, que progresa a dolor de espalda y abdominal, uremia, hematuria, oliguria y proteinuria. Se han descrito tres pacientes con glaucoma de ángulo cerrado transitorio asociado que se pensaba que era causado por la inflamación del cuerpo ciliar.[101] Sin embargo, en un estudio prospectivo de 37 pacientes durante la fase aguda de la enfermedad, la cámara anterior era menos profunda que después de la recuperación clínica, pero la PIO estaba por debajo de la basal, y no hubo casos de ataques agudos de ángulo cerrado.[102]

Síndrome de inmunodeficiencia adquirida. El trastorno viral del síndrome de inmunodeficiencia adquirida (sida) tiene graves defectos de inmunorregulación, que conducen a infecciones oportunistas en potencia mortales, sarcoma de Kaposi o ambos. En estos pacientes se ha reportado glaucoma de ángulo cerrado agudo bilateral, que parece deberse a derrame coroideo con rotación anterior del cuerpo ciliar.[103,104] La ecografía modo B es útil para establecer el diagnóstico al demostrar engrosamiento coroideo difuso con derrame ciliocoroideo.[104,105] Estos casos no responden a los mióticos ni a la iridotomía, aunque la iridoplastia periférica tuvo éxito en un caso.[103] Se ha reportado que el tratamiento con supresores del humor acuoso, cicloplégicos y esteroides tópicos logra la resolución completa del cierre angular.[104]

Listeria monocytogenes. Los pacientes con endoftalmitis por *Listeria monocytogenes* pueden presentar un "hipopión oscuro" y una PIO marcadamente elevada. La apariencia oscura es el resultado de la dispersión del pigmento asociada, y el diagnóstico puede establecerse mediante cultivo y examen histopatológico del líquido ocular.[106]

Teorías de los mecanismos del glaucoma asociado

Los posibles mecanismos por los cuales la iridociclitis puede conducir a una PIO elevada ya se han mencionado con respecto a ciertas formas específicas de iridociclitis y ahora se resumen. En general, la iridociclitis afecta tanto a la producción de humor acuoso como a la resistencia al flujo de salida del acuoso, y el cambio posterior de la PIO representa un equilibrio entre estos dos factores.

Producción de humor acuoso

La inflamación del cuerpo ciliar por lo general conduce a una reducción de la producción de humor acuoso. Si esto supera a un aumento concomitante de la resistencia al flujo de salida, la PIO se reducirá, lo que suele ser el caso en la iridociclitis aguda. La iridociclitis experimental en monos sugiere que la hipotonía puede deberse a la reducción del flujo del humor acuoso y al aumento del flujo de salida uveoescleral.[107] Sin embargo, se sabe que las prostaglandinas, cuya presencia se ha demostrado en el humor acuoso de los ojos con uveítis, causan una PIO elevada sin una reducción en la capacidad de salida,[108] lo que sugiere que en algunos casos de uveítis, como el síndrome de Posner-Schlossman, puede producirse un aumento de la producción de humor acuoso.

Flujo de salida de humor acuoso

Cuando el sistema de flujo de salida acuoso está involucrado en una enfermedad inflamatoria ocular puede haber un aumento de la resistencia al flujo de salida causado por varios mecanismos agudos y crónicos.

Mecanismos agudos de obstrucción

Durante la fase activa de la iridociclitis, varios mecanismos de obstrucción del flujo de salida del humor acuoso pueden provocar un aumento relativamente repentino, pero por lo general reversible, de la PIO. En la mayoría de los casos el ángulo de la cámara anterior está abierto, lo cual es una observación importante para descartar el glaucoma por bloqueo pupilar. La obstrucción de la malla trabecular puede ocurrir de varias formas. Una rotura en la barrera hematoacuosa permite que las células inflamatorias y la fibrina ingresen al humor acuoso y se acumulen en la malla trabecular. Se ha demostrado que los componentes séricos normales reducen el flujo de salida cuando se perfunden en ojos humanos enucleados.[109] Se ha demostrado que las prostaglandinas aumentan el contenido de proteínas en el humor acuoso,[108,110] y se ha sugerido que una acumulación de monofosfato de adenosina cíclico (AMPc) debido a prostaglandinas o ciertos agentes no prostaglandínicos causa el daño de la barrera.[111]

En otros casos, el edema o disfunción de las laminillas o el endotelio trabeculares puede provocar una obstrucción del flujo de salida del humor acuoso. Los precipitados en la malla trabecular, como se mencionó antes, también pueden presentarse en ojos con inflamación ocular y PIO elevada.[17,80] El uso de corticoesteroides para tratar la inflamación puede crear otro mecanismo de elevación de la PIO (glaucoma inducido por esteroides, que se analiza en el siguiente capítulo).

Con mucha menos frecuencia, la inflamación ocular puede conducir a un cierre agudo del ángulo de la cámara anterior por derrame uveal con rotación hacia adelante del cuerpo ciliar. Si hay una uveítis posterior significativa, el cierre del ángulo puede derivar del desplazamiento del diafragma cristalino-iris debido a un desprendimiento de retina exudativo masivo.

Elevación crónica de la presión intraocular

Varias secuelas de la inflamación pueden conducir a mecanismos crónicos de obstrucción. La obstrucción del flujo de salida del humor acuoso puede derivar de la cicatrización y la obliteración de los canales de flujo de salida, o del crecimiento excesivo de una membrana endotelial-cuticular o fibrovascular en el ángulo abierto. Finalmente, las membranas pueden contraerse, lo que da lugar al cierre sinequial del ángulo. Además del efecto de la contracción de la membrana, pueden formarse sinequias anteriores periféricas por las proteínas y las células inflamatorias en el ángulo, que tiran del iris hacia la córnea. Las sinequias posteriores pueden ser secuelas de la uveítis anterior y pueden causar iris bombé con cierre del ángulo de la cámara anterior (**fig. 23-5**).

Manejo

Al tratar un ojo con iridociclitis y glaucoma, el control del componente inflamatorio por sí solo conduce con frecuencia a la normalización de la PIO, y este suele ser el primer abordaje en el plan de tratamiento. Sin embargo, si la magnitud de la elevación de la presión representa una amenaza inmediata para la visión, o la PIO no responde de forma adecuada a la terapia antiinflamatoria, puede estar indicado el tratamiento médico e incluso quirúrgico del glaucoma. Los siguientes principios básicos de tratamiento se aplican a la mayoría de los casos de iridociclitis, así como a otras formas de inflamación ocular, con las excepciones señaladas en las discusiones sobre enfermedades específicas. Se deben considerar las diferencias entre niños y adultos, incluidas las diferencias en el tipo de uveítis, el mayor riesgo de algunas complicaciones oculares, como el glaucoma uveítico, y la presencia de otras complicaciones especiales, como la ambliopía.[112]

Manejo de la inflamación

Corticoesteroides

Este grupo de fármacos constituye la primera línea de defensa en la mayoría de los casos de inflamación ocular. Se prefiere la administración tópica para la enfermedad del segmento anterior; los esteroides que se suelen utilizar incluyen acetato de prednisolona al 1.0% y difluprednato, pero se puede usar la extensa gama de gotas de corticoesteroides tópicos. Es más probable que los agentes antiinflamatorios con mayor potencia clínica, que se relacionan más con la penetración corneal que con la acción en los sitios receptores, provoquen un aumento de la PIO. Algunos ejemplos son el acetato de prednisolona y el difluprednato.

En un modelo de conejo de uveítis anterior, la administración tópica frecuente de acetato de prednisolona al 1.0% provocó una disminución significativa de los niveles de proteínas y leucocitos en la cámara anterior.[113] Al inicio puede ser necesaria la administración del esteroide cada hora, con una reducción gradual de la frecuencia según cede la inflamación. En un modelo de queratitis en conejos, la instilación cada 15 minutos fue incluso más eficaz que el régimen por horas, aunque cinco dosis a intervalos de 1 minuto cada hora fueron equivalentes al efecto logrado por la administración cada 15 minutos.[114] Cuando la respuesta a la administración tópica es insuficiente pueden requerirse inyecciones perioculares (p. ej., fosfato de dexametasona, succinato de prednisolona, acetónido de triamcinolona o acetato de metilprednisolona), corticoesteroide intraocular de acción corta (p. ej., acetónido de triamcinolona), corticoesteroide intraocular de liberación sostenida (p. ej., acetónido de fluocinolona o dexametasona) o un corticoesteroide sistémico (p. ej., prednisona).

Con cualquier forma de administración se deben considerar los diversos efectos secundarios de los corticoesteroides, incluido el glaucoma inducido por esteroides. Los niños con uveítis pueden tener requisitos de dosificación especiales y riesgos asociados con el fármaco, como retraso del crecimiento con corticoesteroides sistémicos.[112]

Agentes antiinflamatorios no esteroides

Cuando el uso de corticoesteroides está contraindicado o es inadecuado, pueden ser útiles otros fármacos antiinflamatorios. Los

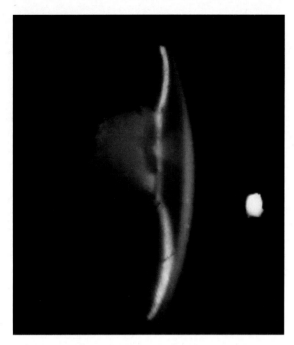

FIGURA 23-5 Glaucoma uveítico. Las sinequias posteriores pueden provocar bloqueo pupilar con iris bombé. (Reimpreso de Nelson L. *Pediatric Ophthalmology.* 2nd ed. Philadelphia, PA: Wolters Kluwer; 2018.)

inhibidores de la prostaglandina sintetasa, como ácido acetilsalicílico, imidazol, indoxil, indometacina y dipiridamol, han sido eficaces en algunos pacientes con uveítis.[115,116] En casos graves pueden estar indicados agentes inmunosupresores, como metotrexato, azatioprina o clorambucilo.[117] En un estudio de 25 pacientes con uveítis crónica grave con mala respuesta o falta de respuesta al tratamiento con corticoesteroides, todos respondieron a la administración diaria a largo plazo de prednisona (10-15 mg) combinada con azatioprina (2.0-2.5 mg) o clorambucilo (6-8 mg). Estos pacientes deben ser monitoreados de cerca para detectar reacciones hematológicas.

Los inhibidores de ciclooxigenasa más recientes, como flurbiprofeno, ketorolaco, suprofeno y diclofenaco, pueden proporcionar efectos antiinflamatorios útiles sin el riesgo de elevación de la PIO inducida por esteroides. Otra clase de agentes antiinflamatorios son los 21-aminoesteroides, que se desarrollaron como captadores de radicales libres y han mostrado ser prometedores en modelos de conejos.[118]

Agentes biológicos

En Estados Unidos el adalimumab, un anticuerpo monoclonal humano anti-factor de necrosis tumoral (TNF)-α, fue aprobado para su uso en adultos y niños de al menos 2 años de edad en 2016 y 2018, de forma respectiva, para la uveítis no infecciosa. El infliximab, otro anticuerpo monoclonal anti-TNF-α, se ha estudiado fuera de etiqueta. En general se ha demostrado que estos agentes disminuyen la frecuencia de los brotes de uveítis y, en algunos casos, reducen la necesidad simultánea de corticoesteroides tópicos o sistémicos.[119,120] Por ejemplo, en una serie retrospectiva de 100 ojos en 69 pacientes, la tasa de brotes de uveítis disminuyó en 93.1% con el uso de anticuerpos monoclonales anti-TNF-α.[121] Estos agentes suelen manejarse en conjunto con especialistas en reumatología o uveítis.

Agentes inmunomoduladores moleculares pequeños no esteroides

Además de los corticoesteroides tópicos y oculares, los AINE y los agentes biológicos, se pueden utilizar agentes inmunomoduladores sistémicos de molécula pequeña, como metotrexato, azatioprina, ciclosporina y micofenolato mofetilo. Desde la introducción de los agentes biológicos anti-TNF-α y los esteroides intraoculares de liberación sostenida, estos agentes inmunomoduladores sistémicos suelen reservarse para más adelante en el protocolo de tratamiento. El uso de inmunosupresores sistémicos se revisa mejor en otro lugar.[122] Estos medicamentos se suelen manejar en conjunto con especialistas en reumatología o uveítis.

Midriáticos

Junto con agentes antiinflamatorios, por lo general está indicado un fármaco midriático-ciclopléjico, como atropina a 1%, homatropina a 1 a 5%, o ciclopentolato a 0.5 a 1%, para evitar la formación de sinequias posteriores y aliviar el malestar causado por el espasmo del músculo ciliar.

Manejo del glaucoma

Manejo médico

Dado que los agonistas colinérgicos suelen estar contraindicados en el ojo inflamado, y las prostaglandinas no son los fármacos de primera línea preferidos, un β bloqueador tópico, un α-agonista o un inhibidor de la anhidrasa carbónica suele ser el fármaco antiglaucoma de primera línea en el tratamiento del glaucoma asociado con inflamación ocular. También se deben considerar los inhibidores de la cinasa Rho. De igual forma puede ser necesario un inhibidor de la anhidrasa carbónica oral y, en ocasiones, se requiere un agente hiperosmótico como medida de urgencia a corto plazo. Se pueden utilizar análogos de prostaglandinas, pero se debe considerar suspender su uso si el inicio de la terapia con prostaglandinas se asocia con un aumento de la inflamación intraocular. En ojos con uveítis anterior fibrinosa aguda y bloqueo pupilar inminente con o sin sinequias anteriores periféricas, puede ser razonable considerar un activador del plasminógeno tisular intracameral (6.25-12.5 μg).[123]

Manejo quirúrgico

Siempre que sea posible se debe evitar la cirugía intraocular en ojos con inflamación activa. Sin embargo, cuando la terapia médica es inadecuada es posible que se requiera cirugía. En estos casos es mejor realizar la menor cantidad de cirugía posible. Una iridectomía con láser es más segura que una iridectomía incisional cuando hay un mecanismo de cierre de ángulo, aunque la fibrina puede tender a cerrar una iridotomía pequeña en un ojo inflamado. La trabeculoplastia con láser no es eficaz en ojos con uveítis y glaucoma de ángulo abierto, y puede provocar un aumento significativo adicional de la PIO y, por lo general, está contraindicada en estos casos. La cirugía filtrante con terapia intensa con esteroides es un abordaje en los casos de uveítis que no se controlan con la terapia médica máxima tolerable. El uso de 5-FU subconjuntival como adyuvante puede mejorar la tasa de éxito en estos casos,[118] y el uso complementario de mitomicina C es tal vez incluso más eficaz que el 5-FU.[124] La cirugía con dispositivo de drenaje para glaucoma puede ser una intervención efectiva en estos casos, en especial cuando es probable que se produzca una inflamación posoperatoria significativa.[125]

La goniotomía puede ser una alternativa segura y eficaz en el glaucoma refractario asociado con la uveítis crónica infantil, aunque los pacientes pueden requerir el uso de medicación para el glaucoma después del procedimiento.[126] Los nuevos procedimientos y dispositivos microinvasores para glaucoma no se han estudiado bien para el glaucoma inflamatorio. De manera anecdótica, los procedimientos que ablacionan la malla trabecular dan como resultado una mayor sensibilidad a los esteroides para la elevación de la PIO, pero esto no se ha comprobado en la literatura. Los dispositivos de derivación de la malla trabecular (p. ej., iStent e Hydrus) están asociados con sinequias anteriores periféricas en ojos no uveíticos; su colocación en ojos con uveítis debe considerarse con cuidado.

La cirugía ciclodestructiva, como la ciclofotocoagulación transescleral con láser de diodo, puede ser otra opción quirúrgica razonable, en especial en ojos afáquicos y seudofáquicos con potencial visual limitado. Sin embargo, estos procedimientos están asociados con una inflamación significativa, incluso en ojos no uveíticos.

OTRAS FORMAS DE INFLAMACIÓN OCULAR

Coroiditis y retinitis

En las siguientes condiciones la inflamación que es principalmente posterior puede causar glaucoma por un efecto inflamatorio anterior asociado, o por el cierre del ángulo por un efecto de masa posterior.

Síndrome de Vogt-Koyanagi-Harada

La enfermedad de Vogt-Koyanagi-Harada es una afección autoinmune sistémica granulomatosa crónica con manifestaciones oftálmicas. El blanco del ataque parecen ser los antígenos asociados con los melanocitos. Los pacientes suelen ser de origen asiático, del Medio Oriente, indio asiático, nativo americano o latino, y reportan síntomas neurológicos, seguidos rápidamente de una disminución de la visión.[127] Los hallazgos sistémicos en este trastorno incluyen alopecia, poliosis, vitiligo y signos auditivos y del sistema nervioso central. Las manifestaciones oculares consisten en uveítis granulomatosa difusa bilateral con desprendimiento de retina exudativo. En dos revisiones de 51 y 42 pacientes, se encontró glaucoma en 20 y 38%, respectivamente.[128,129] En el primero de estos grupos se observó una uveítis anterior leve en todos los pacientes, se desarrollaron sinequias posteriores en 36%, precipitados queráticos en 30% y nódulos en el iris en 8.4%.[128] Los mecanismos del glaucoma pueden incluir un ángulo abierto en asociación con uveítis anterior o cierre del ángulo, que al parecer deriva de la inflamación del cuerpo ciliar causada por coroiditis grave.[129,130] En la serie de 42 pacientes, aquellos con glaucoma tenían ángulo abierto en 56% y ángulo cerrado en 44%.[129] Estas afecciones pueden responder a la terapia con corticoesteroides y medicamentos contra el glaucoma, aunque un alto porcentaje requiere intervención quirúrgica.[129] Las complicaciones que pueden limitar la agudeza visual incluyen cataratas, glaucoma, formación de membranas neovasculares coroideas y fibrosis subretiniana.

Oftalmía simpática

Esta forma de inflamación ocular suele ocurrir semanas o meses después de la penetración traumática o quirúrgica del ojo contralateral. La gravedad de la inflamación está relacionada con el grado de pigmentación ocular, y la coroides se ve afectada de modo predominante con involucro frecuente de la retina suprayacente.[131,132] La afección tiene similitudes clínicas e histopatológicas sorprendentes con el síndrome de Vogt-Koyanagi-Harada, y los dos trastornos pueden compartir un mecanismo inflamatorio inmunopatológico común.[132] En un estudio de 17 casos con un seguimiento promedio de 10.6 años, siete (43%) tenían glaucoma.[131] El mecanismo del glaucoma se desconoce, aunque en un estudio histopatológico de 105 casos un alto porcentaje tenía infiltración de células plasmáticas en el iris y el cuerpo ciliar,[131] lo que sugiere una reacción inmune cerca del área de salida del humor

acuoso. Cualquiera que sea la causa, el glaucoma suele ser difícil de tratar y requiere ajustes frecuentes de corticoesteroides e intervención quirúrgica ocasional.[133]

Otras formas de retinitis o coroiditis

La retinitis de inclusión citomegálica se describió en dos pacientes adultos que se sometieron a un trasplante renal, y ambos desarrollaron glaucoma de ángulo abierto al parecer debido a una uveítis anterior asociada.[134] La forma ocular común de la toxocarosis, caracterizada por retinitis y vitreítis, también puede tener uveítis anterior con sinequias posteriores, iris bombé y glaucoma asociado.[135]

La enfermedad de Whipple puede presentarse como una uveítis posterior con o sin síntomas gastrointestinales, como malabsorción.[136] Cuando se sospecha, el paciente debe derivarse para una posible biopsia yeyunal para buscar la presencia de *Tropheryma whippelii*. El paludismo (relacionado con *Plasmodium vivax*) puede asociarse con panuveítis bilateral aguda y glaucoma secundario.[137] Los indicios clínicos incluyen antecedentes de viaje a un área endémica y múltiples hemorragias retinianas con manchas.

Queratitis

Queratitis intersticial

Como característica de la sífilis congénita, la queratitis intersticial suele aparecer de forma tardía en el curso de la enfermedad y, por lo general, entre los 5 y los 16 años de edad, aunque la queratitis intersticial puede aparecer desde el nacimiento o hasta los 30 años de edad.[138] Los síntomas de presentación de la queratitis intersticial incluyen rubor ciliar marcado, lagrimeo, fotofobia y dolor. Los mecanismos del glaucoma asociados con la queratitis intersticial, además de la iridociclitis concomitante antes mencionada, incluyen formas de ángulo abierto y de ángulo cerrado que suelen aparecer más tarde en la vida.[139]

Con los glaucomas de ángulo abierto, el ojo puede tener pigmentación irregular del ángulo de la cámara anterior, con sinequias anteriores periféricas columnares ocasionales, y un estudio histopatológico reveló endotelio y una membrana de aspecto cristalino sobre el ángulo.[139] Esta afección responde mal al tratamiento médico; sin embargo, puede controlarse con cirugía filtrante. Otro mecanismo del glaucoma de ángulo abierto en adultos es la recurrencia de la iridociclitis en un ojo que tuvo queratitis intersticial previa.[139] Los vasos fantasma residuales en la córnea pueden ayudar a establecer este diagnóstico.

Los ojos con queratitis intersticial en la infancia a menudo tienen segmentos anteriores pequeños y ángulos estrechos, lo que puede conducir a un glaucoma de ángulo cerrado más adelante en la vida. Este suele ser subagudo y responde bien a la iridotomía periférica.[139] En algunos casos, múltiples quistes del iris pueden provocar un cierre del ángulo.

La queratitis intersticial también puede asociarse con vértigo, acúfenos y sordera, lo que se conoce como *síndrome de Cogan*. Una forma atípica puede tener inflamación ocular no corneal,[140] que puede involucrar la úvea anterior con glaucoma asociado.

Queratouveítis por herpes simple

Esta infección viral puede causar conjuntivitis, queratitis y uveítis recurrentes. En un estudio de pacientes con queratouveítis por herpes simple, 28% tenía elevación de la PIO y 10%, daño glaucomatoso.[141] La queratitis en casos con elevación de la PIO asociada suele ser disciforme o estromal, en lugar de una úlcera superficial, y puede estar asociada con precipitados queráticos (**fig. 23-6**).[141] La presión suele

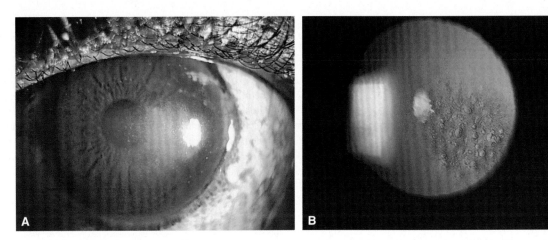

FIGURA 23-6 Queratitis por herpes simple. A: esta vista con lámpara de hendidura de un ojo muestra la apariencia típica de la queratitis disciforme en un paciente con presión intraocular elevada. **B:** en el mismo paciente, la retroiluminación revela precipitados queráticos finos y edema corneal buloso suprayacente. (Cortesía de Joseph A. Halabis, OD.)

permanecer elevada durante varias semanas, y un modelo de conejo sugiere una respuesta bifásica de la PIO en la que la uveítis durante los primeros días representa una infección activa, pero de manera subsecuente se debe a mecanismos inmunitarios.[142] Un análisis del humor acuoso de 33 pacientes con herpes reveló virus del herpes simple en ocho casos, todos con glaucoma asociado.[143] La histopatología de ojos de conejo con queratouveítis herpética experimental mostró células mononucleares en la malla y sinequias anteriores periféricas.[144]

El manejo de esta condición requiere atención a la infección, inflamación y glaucoma, y un régimen sugerido incluye trifluorotimidina tópica, corticoesteroides y cicloplejicos, junto con agentes antiglaucoma que reducen la producción acuosa.[143] Un estudio indicó que la gravedad de la uveítis y el aumento de la PIO en la uveítis secundaria experimental por herpes simple se redujo con dexametasona, 0.1%, administrada dos veces al día, pero no con el uso de ácido acetilsalicílico o ciclofosfamida.[145]

Queratouveítis por herpes zóster

Además de causar las erupciones vesiculares cutáneas características a lo largo de la distribución del trigémino, esta enfermedad viral puede producir queratitis y uveítis. La uveítis anterior suele conducir a glaucoma. Puede ocurrir atrofia sectorial del iris y puede haber precipitados queráticos en grasa de carnero asociados (**fig. 23-7**). En una serie de 86 pacientes con herpes zóster oftálmico, 37 tenían uveítis y 10 de estos presentaban glaucoma asociado.[146] En otro estudio, 5 de 14 pacientes con queratouveítis tuvieron PIO elevadas transitorias.[147] La inflamación intraocular y la atrofia sectorial del iris también pueden ocurrir en ausencia de un componente cutáneo, es decir, *zóster sin herpes*.[148] Se ha demostrado que el aciclovir tópico es superior a los esteroides tópicos en el tratamiento del herpes.[149]

Adenovirus tipo 10

Se ha reportado que el adenovirus tipo 10 causa queratoconjuntivitis con un aumento transitorio de la PIO.[150]

Escleritis

La escleritis es una forma de inflamación ocular en extremo dolorosa y potencialmente desastrosa, que puede involucrar en primer lugar al segmento anterior o posterior del ojo.[151] Las formas anteriores pueden presentarse como escleritis anterior difusa o nodular, caracterizada

por congestión epiescleral y edema escleral. Estos cuadros son dolorosos y a menudo recurrentes, pero relativamente benignos. La escleritis necrosante es una afección más grave, con infiltración granulomatosa extensa de la conjuntiva, epiesclera y esclera, y degradación del colágeno escleral.[152] Suele ser dolorosa y progresiva, aunque una variante, la escleromalacia perforans, que se halla sobre todo en pacientes con artritis reumatoide, no tiene dolor ni enrojecimiento. La angiografía con fluoresceína del segmento anterior ayuda a distinguir las formas más benignas, que tienen vasodilatación y flujo rápido, de los casos necrosantes, que tienen anomalías vasculares importantes y flujo retardado.[153] La escleritis posterior, que es más difícil de diagnosticar, puede presentarse con pars planitis, desprendimiento de retina exudativo, edema de la cabeza del nervio óptico o proptosis.

En dos estudios grandes, la prevalencia de glaucoma fue de 11.6 y 13%,[151,154] y en otra serie la PIO elevada estuvo presente en 18.7% con escleritis reumatoide y 12% con escleritis no reumatoide.[155] Un estudio histopatológico de 92 ojos enucleados reveló evidencia de aumento de la PIO en 49%.[156] En la mayoría de los casos, el glaucoma se asocia con escleritis anterior y los mecanismos de elevación de la presión en estos pacientes incluyen daño a la malla trabecular por iridociclitis, inflamación corneoescleral suprayacente y sinequias anteriores periféricas.[156] Otros mecanismos reportados incluyen glaucoma inducido por esteroides, neovascularización del iris[156] y presión venosa epiescleral elevada

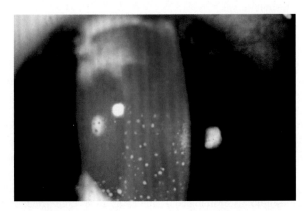

FIGURA 23-7 Uveítis anterior relacionada con herpes zóster. En esta vista con lámpara de hendidura de un ojo, observe los precipitados queráticos en grasa de carnero y la atrofia sectorial del iris.

en un ojo con escleritis difusa anterior en policondritis recidivante.[157] El glaucoma bilateral con elevaciones marcadas de la PIO, al parecer por un mecanismo de ángulo abierto, se ha descrito en un niño de 14 años de edad con escleritis, uveítis anterior fibrinosa y fiebre reumática.[158] El glaucoma asociado con escleritis posterior es mucho menos común, pero pueden presentarse mecanismos de cierre del ángulo por un desplazamiento hacia adelante del diafragma cristalino-iris o una rotación anterior de la cuerpo ciliar en asociación con derrame coroideo.[159]

Por lo general el tratamiento de la escleritis consiste en corticoesteroides y AINE tópicos y sistémicos. Una combinación de prednisona e indometacina por vía oral demostró ser más eficaz que cualquiera de los fármacos usados solos, y permitió dosis más bajas de cada uno (10-60 mg y 50-150 mg al día, respectivamente).[160] Los agentes antiglaucoma se usan según sea necesario, y solo se debe recurrir a la intervención quirúrgica para el glaucoma cuando sea necesario.

Epiescleritis

A diferencia de la escleritis, la epiescleritis produce solo un malestar leve y no suele dar lugar a secuelas graves. Su aspecto característico es la congestión de los vasos epiesclerales en forma difusa, con quemosis y edema palpebral ocasional (epiescleritis simple), o estar localizada con nódulos en el tejido epiescleral (epiescleritis nodular).[151] El glaucoma asociado es poco común en esta condición,[151,155] pero ha sido reportado.[154] En una serie de 127 ojos de 94 pacientes, el glaucoma estuvo presente en 4%.[153] Los presuntos mecanismos del glaucoma de ángulo abierto incluyen la inflamación de las estructuras angulares y el glaucoma inducido por esteroides.[151] También se ha observado glaucoma de ángulo cerrado en asociación con epiescleritis,[155,161] que fue causado por derrame ciliocoroideo en un paciente con nefropatía por inmunoglobulina A.[161] En la mayoría de los casos, la epiescleritis y el glaucoma secundario responden a los corticoesteroides tópicos, aunque puede ser necesaria la iridotomía para el mecanismo de cierre angular.[161]

PUNTOS CLAVE

▶ El tipo de inflamación ocular que se asocia con mayor frecuencia con la elevación de la PIO es la iridociclitis, ya sea en forma primaria o como resultado de una inflamación en otra parte del ojo.

▶ La uveítis anterior puede ser aguda, subaguda o crónica; puede ocurrir como un hallazgo aislado de origen incierto (es decir, uveítis anterior aguda, pars planitis, crisis glaucomatociclíticas y ciclitis heterocrómica de Fuchs) o puede estar asociada con un trastorno inflamatorio sistémico (esto es, sarcoidosis, algunas formas de artritis reumatoide, enfermedad de Behçet y muchas enfermedades infecciosas).

▶ Los mecanismos por los cuales la iridociclitis conduce a la obstrucción del flujo de salida del humor acuoso incluyen formas agudas, por lo general reversibles (p. ej., acumulación de elementos inflamatorios en los espacios intertrabeculares, edema de las laminillas trabeculares o cierre del ángulo debido a la hinchazón del cuerpo ciliar), y formas crónicas (p. ej., formación de cicatrices o crecimiento de una membrana sobre el ángulo de la cámara anterior). La uveítis también puede causar un aumento de la producción de humor acuoso en algunos casos.

▶ También se debe considerar el papel de los esteroides al establecer el mecanismo del glaucoma en un paciente con uveítis.

▶ El tratamiento de la iridociclitis y el glaucoma combinados implica agentes antiinflamatorios esteroideos y no esteroideos, así como fármacos antiglaucoma, con la intervención quirúrgica reservada para los casos de fracaso a la terapia médica.

▶ Otras formas de inflamación ocular que pueden estar asociadas con el glaucoma incluyen coroiditis y retinitis, queratitis, escleritis y epiescleritis.

REFERENCIAS

1. Weiner A, Ben Ezra D. Clinical patterns and associated conditions in chronic uveitis. *Am J Ophthalmol.* 1991;112:151-158.
2. Perkins ES, Folk J. Uveitis in London and Iowa. *Ophthalmologica.* 1984;189:36-40.
3. Henderly DE, Genstler AJ, Smith RE, et al. Changing patterns of uveitis. *Am J Ophthalmol.* 1987;103:131-136.
4. Merayo-Lloves J, Power WJ, Rodriguez A, et al. Secondary glaucoma in patients with uveitis. *Ophthalmologica.* 1999;213:300-304.
5. Panek WC, Holland GN, Lee DA, et al. Glaucoma in patients with uveitis. *Br J Ophthalmol.* 1990;74:223-227.
6. Linssen A, Rothova A, Valkenburg HA, et al. The lifetime cumulative incidence of acute anterior uveitis in a normal population and its relation to ankylosing spondylitis and histocompatibility antigen HLA-B27. *Invest Ophthalmol Vis Sci.* 1991;32:2568-2578.
7. Brewerton DA, Caffrey M, Nicholls A, et al. Acute anterior uveitis and HLA 27. *Lancet.* 1973;2:994-996.
8. Rothova A, van Veenedaal WG, Linssen A, et al. Clinical features of acute uveitis. *Am J Ophthalmol.* 1987;103:137-145.
9. Tay-Kearney ML, Schwam BL, Lowder C, et al. Clinical features and associated systemic diseases of HLA-B27 uveitis. *Am J Ophthalmol.* 1996;121:47-56.
10. Fearnley IR, Spalton DJ, Smith SE. Anterior segment fluorophotometry in acute anterior uveitis. *Arch Ophthalmol.* 1987;105:1550-1555.
11. Patel NP, Patel KH, Moster MR, et al. Metipranolol-associated nongranulomatous anterior uveitis. *Am J Ophthalmol.* 1997;123:843-844.
12. Byles DB, Frith P, Salmon JF. Anterior uveitis as a side effect of topical brimonidine. *Am J Ophthalmol.* 2000;130:287-291.
13. Moorthy RS, Mermoud A, Baerveldt G, et al. Glaucoma associated with uveitis. *Surv Ophthalmol.* 1997;41:361-394.
14. Obenauf CD, Shaw HE, Sydnor CF, et al. Sarcoidosis and its ophthalmic manifestations. *Am J Ophthalmol.* 1978;86:648-655.
15. Ohara K, Okubo A, Sasaki H, et al. Intraocular manifestations of systemic sarcoidosis. *Jpn J Ophthalmol.* 1992;36:452-457.
16. Mizuno K, Takahashi J. Sarcoid cyclitis. *Ophthalmology.* 1986;93:511-517.
17. Roth M, Simmons RJ. Glaucoma associated with precipitates on the trabecular meshwork. *Ophthalmology.* 1979;86:1613-1619.
18. Kimura R. Hyperfluorescent dots in the ciliary body band in patients with granulomatous uveitis. *Br J Ophthalmol.* 1982;66:322-325.
19. Karma A, Huhti E, Poukkula A. Course and outcome of ocular sarcoidosis. *Am J Ophthalmol.* 1988;106:467-472.
20. Jabs DA, Johns CJ. Ocular involvement in chronic sarcoidosis. *Am J Ophthalmol.* 1986;102:297-301.
21. Goble RR, Murray PI. Fuchs' heterochromic uveitis and sarcoidosis. *Br J Ophthalmol.* 1995;79:1021-1023.
22. Iwata K, Nanba K, Sobue K, et al. Ocular sarcoidosis: evaluation of intraocular findings. *Ann NY Acad Sci.* 1976;278:445-454.
23. Mayer J, Brouillette G, Corriveau LA. Sarcoidose et rubeosis iridis. *Can J Ophthalmol.* 1983;18:197-198.
24. Korner-Stiefbold U, Sauvain MJ, Gerber N, et al. Ophthalmological complications in patients with juvenile chronic arthritis (JCA) [in German]. *Klin Monatsbl Augenheilkd.* 1993;202:269-280.
25. Key SN III, Kimura SJ. Iridocyclitis associated with juvenile rheumatoid arthritis. *Am J Ophthalmol.* 1975;80:425-429.

26. Chylack LT Jr, Bienfang DC, Bellows R, et al. Ocular manifestations of juvenile rheumatoid arthritis. *Am J Ophthalmol.* 1975;79:1026-1033.

27. Kanski JJ, Shun-Shin GA. Systemic uveitis syndromes in childhood: an analysis of 340 cases. *Ophthalmology.* 1984;91:1247-1252.

28. Foster CS, Barrett F. Cataract development and cataract surgery in patients with juvenile rheumatoid arthritis-associated iridocyclitis. *Ophthalmology.* 1993;100:809-817.

29. Smith RE, Godfrey WA, Kimura SJ. Complications of chronic cyclitis. *Am J Ophthalmol.* 1976;82:277-282.

30. Sabates R, Smith T, Apple D. Ocular histopathology in juvenile rheumatoid arthritis. *Ann Ophthalmol.* 1979;11:733-737.

31. Merriam JC, Chylack LT, Albert DM. Early-onset pauciarticular juvenile rheumatoid arthritis: a histopathologic study. *Arch Ophthalmol.* 1983;101:1085-1092.

32. Brewerton DA, Hart FD, Nicholls A, et al. Ankylosing spondylitis and HL-A 27. *Lancet.* 1973;1:904-907.

33. Russell AS, Lentle BC, Percy JS, et al. Scintigraphy of sacroiliac joints in acute anterior uveitis: a study of thirty patients. *Ann Intern Med.* 1976;85:606-608.

34. Henderly DE, Genstler AJ, Rao NA, et al. Pars planitis. *Trans Ophthalmol Soc UK.* 1986;105:227-232.

35. Pederson JE, Kenyon KE, Green WR, et al. Pathology of pars planitis. *Am J Ophthalmol.* 1978;86:762-774.

36. Posner A, Schlossman A. Syndrome of unilateral recurrent attacks of glaucoma with cyclitic symptoms. *Arch Ophthalmol.* 1948;39:517-535.

37. Knox DL. Glaucomatocyclitic crises and systemic disease: peptic ulcer, other gastrointestinal disorders, allergy, and stress. *Trans Am Ophthalmol Soc.* 1988;86:473-495.

38. Hirose S, Ohno S, Matsuda H. HLA-Bw54 and glaucomatocyclitic crisis. *Arch Ophthalmol.* 1985;103:1837-1839.

39. Yamamoto S, Pavan-Langston D, Tada R, et al. Possible role of herpes simplex virus in the origin of Posner–Schlossman syndrome. *Am J Ophthalmol.* 1995;119:796-798.

40. Hollwich F. Clinical aspects and therapy of the Posner–Schlossman-syndrome [in German]. *Klin Monatsbl Augenheilkd.* 1978;172:736-744.

41. Raitta C, Vannas A. Glaucomatocyclitic crisis. *Arch Ophthalmol.* 1977;95:608-612.

42. Kass MA, Becker B, Kolker AE. Glaucomatocyclitic crisis and primary open-angle glaucoma. *Am J Ophthalmol.* 1973;75:668-673.

43. Jap A, Sivakumar M, Chee SP. Is Posner–Schlossman syndrome benign? *Ophthalmology.* 2001;108:913-918.

44. La Hey E, Mooy CM, Baarsma GS, et al. Immune deposits in iris biopsy specimens from patients with Fuchs' heterochromic iridocyclitis. *Am J Ophthalmol.* 1992;113:75-80.

45. Nagataki S, Mishima S. Aqueous humor dynamics in glaucomato-cyclitic crisis. *Invest Ophthalmol.* 1976;15:365-370.

46. de Roetth A Jr. Glaucomatocyclitic crisis. *Am J Ophthalmol.* 1970;69:370-371.

47. Hong C, Yung Song KY. Effect of apraclonidine hydrochloride on the attack of Posner-Schlossman syndrome. *Korean J Ophthalmol.* 1993;7:28-33.

48. Harstad HK, Ringvold A. Glaucomatocyclitic crises (Posner–Schlossman syndrome): a case report. *Acta Ophthalmol (Copenh).* 1986;64:146-151.

49. Fuchs E. Uber Komplikationen der Heterochromie. *Z Augenheilkd.* 1906;15:191-212.

50. Franceschetti A. Heterochromic cyclitis (Fuchs' syndrome). *Am J Ophthalmol.* 1955;39:50-58.

51. Liesegang TJ. Clinical features and prognosis in Fuchs' uveitis syndrome. *Arch Ophthalmol.* 1982;100:1622-1626.

52. Tabbut BR, Tessler HH, Williams D. Fuchs' heterochromic iridocyclitis in blacks. *Arch Ophthalmol.* 1988;106:1688-1690.

53. O'Connor GR. Heterochromic iridocyclitis. *Trans Ophthalmol Soc UK.* 1985;104:219-231.

54. van der Gaag R, Broersma L, Rothova A, et al. Immunity to a corneal antigen in Fuchs' heterochromic cyclitis patients. *Invest Ophthalmol Vis Sci.* 1989;30:443-448.

55. La Hey E, Baarsma GS, Rothova A, et al. High incidence of corneal epithelium antibodies in Fuchs' heterochromic cyclitis. *Br J Ophthalmol.* 1988;72:921-925.

56. De Bruyere M, Dernouchamps JP, Sokal G. HLA antigens in Fuchs' heterochromic iridocyclitis. *Am J Ophthalmol.* 1986;102:392-393.

57. van den Born LI, van Schooneveld MJ, de Jong PT, et al. Fuchs' heterochromic uveitis associated with retinitis pigmentosa in a father and son. *Br J Ophthalmol.* 1994;78:504-505.

58. Jones NP, Read AP. Is there a genetic basis for Fuchs' heterochromic uveitis? Discordance in monozygotic twins. *Br J Ophthalmol.* 1992;76:22-24.

59. Regenbogen LS, Naveh-Floman N. Glaucoma in Fuchs' heterochromic cyclitis associated with congenital Horner's syndrome. *Br J Ophthalmol.* 1987;71:844-849.

60. Schwab IR. The epidemiologic association of Fuchs' heterochromic iridocyclitis and ocular toxoplasmosis. *Am J Ophthalmol.* 1991;111:356-362.

61. La Hey E, Rothova A, Baarsma GS, et al. Fuchs' heterochromic iridocyclitis is not associated with ocular toxoplasmosis. *Arch Ophthalmol.* 1992;110:806-811.

62. Saari M, Vuorre I, Nieminen H. Infra-red transillumination stereophotography of the iris in Fuchs's heterochromic cyclitis. *Br J Ophthalmol.* 1978;62:110-115.

63. La Hey E, Ijspeert JK, van den Berg TJ, et al. Quantitative analysis of iris translucency in Fuchs' heterochromic cyclitis. *Invest Ophthalmol Vis Sci.* 1993;34:2931-2942.

64. Melamed S, Lahav M, Sandbank U, et al. Fuchs' heterochromic iridocyclitis: an electron microscopic study of the iris. *Invest Ophthalmol Vis Sci.* 1978;17:1193-1199.

65. Rothova A, La Hey E, Baarsma GS, et al. Iris nodules in Fuchs' heterochromic uveitis. *Am J Ophthalmol.* 1994;18:338-342.

66. Saari M, Vuorre I, Nieminen H. Fuchs' heterochromic cyclitis: a simultaneous bilateral fluorescein angiographic study of the iris. *Br J Ophthalmol.* 1978;62:715-721.

67. Berger BB, Tessler HH, Kottow MH. Anterior segment ischemia in Fuchs' heterochromic cyclitis. *Arch Ophthalmol.* 1980;98:499-501.

68. Johnson D, Liesegang TJ, Brubaker RF. Aqueous humor dynamics in Fuchs' uveitis syndrome. *Am J Ophthalmol.* 1983;95:783-787.

69. Arffa RC, Schlaegel TF. Chorioretinal scars in Fuchs' heterochromic iridocyclitis. *Arch Ophthalmol.* 1984;102:1153-1155.

70. De Abreu MT, Belfort R Jr, Hirata PS. Fuchs' heterochromic cyclitis and ocular toxoplasmosis. *Am J Ophthalmol.* 1982;93:739-744.

71. Daus W, Schmidbauer J, Buschendorff P, et al. Results of extracapsular cataract extraction with intraocular lens implantation in eyes with uveitis and Fuchs' heterochromic iridocyclitis. *Ger J Ophthalmol.* 1992;1:399-402.

72. La Hey E, de Vries J, Langerhorst CT, et al. Treatment and prognosis of secondary glaucoma in Fuchs' heterochromic iridocyclitis. *Am J Ophthalmol.* 1993;116:327-340.

73. Huber A. Das Glaukom bei komplizierter heterochromic Fuchs [in German]. *Ophthalmologica.* 1961;142:66-115.

74. Perry HD, Yanoff M, Scheie HG. Rubeosis in Fuchs heterochromic iridocyclitis. *Arch Ophthalmol.* 1975;93:337-339.

75. Benedikt O, Roll P, Zirm M. The glaucoma in heterochromic cyclitis Fuchs: gonioscopic studies and electron microscopic investigations of the trabecular meshwork [in German]. *Klin Monatsbl Augenheilkd.* 1978;173:523-533.

76. Michelson JB, Chisari FV. Behçet's disease. *Surv Ophthalmol.* 1982;26:190-203.

77. Benezra D, Cohen E. Treatment and visual prognosis in Behçet's disease. *Br J Ophthalmol.* 1986;70:589-592.

78. James DG, Spiteri MA. Behçet's disease. *Ophthalmology.* 1982;89:1279-1284.

79. Lee DA, Barker SM, Su WP, et al. The clinical diagnosis of Reiter's syndrome: ophthalmic and nonophthalmic aspects. *Ophthalmology.* 1986;93:350-356.

80. Chandler PA, Grant WM. *Lectures on Glaucoma.* Philadelphia, PA: Lea & Febiger; 1954:257.

81. Rathore MK. Ophthalmological study of epidemic dropsy. *Br J Ophthalmol.* 1982;66:573-575.

82. Sachdev MS, Sood NN, Verma LK, et al. Pathogenesis of epidemic dropsy glaucoma. *Arch Ophthalmol.* 1988;106:1221-1223.

83. Cooper LZ, Ziring PR, Ockerse AB, et al. Rubella: clinical manifestations and management. *Am J Dis Child.* 1969;118:18-29.

84. Rudolph AJ, Desmond MM. Clinical manifestations of the congenital rubella syndrome. *Int Ophthalmol Clin.* 1972;12:3-19.

85. Deluise VP, Cobo LM, Chandler D. Persistent corneal edema in the congenital rubella syndrome. *Ophthalmology.* 1983;90:835-839.

86. Boniuk M. Glaucoma in the congenital rubella syndrome. *Int Ophthalmol Clin.* 1972;12:121-136.

87. Brooks AMV, Gillies WE. Glaucoma associated with congenital hypoplasia of the iris stroma in rubella. *Glaucoma.* 1989;11:36-41.

88. Wolff SM. The ocular manifestations of congenital rubella. *Trans Am Ophthalmol Soc.* 1972;70:577-614.

89. Boger WP III. Late ocular complications in congenital rubella syndrome. *Ophthalmology.* 1980;87:1244-1252.

90. Schwartz LK, O'Connor GR. Secondary syphilis with iris papules. *Am J Ophthalmol.* 1980;90:380-384.

91. Scully RE, Mark EJ, McNeely BU. Mass in the iris and a skin rash in a young man. *N Engl J Med.* 1984;310:972-981.

92. Joffrion VC, Brand ME. Leprosy of the eye – a general outline. *Lepr Rev.* 1984;55:105-114.

93. Lewallen S, Courtright P, Lee HS. Ocular autonomic dysfunction and intraocular pressure in leprosy. *Br J Ophthalmol.* 1989;73:946-949.

94. Shields JA, Waring GO III, Monte LG. Ocular findings in leprosy. *Am J Ophthalmol.* 1974;77:880-890.

95. Walton RC, Ball SF, Joffrion VC. Glaucoma in Hansen's disease. *Br J Ophthalmol.* 1991;75:270-272.

96. Brandt F, Malla OK, Anten JG. Influence of untreated chronic plastic iridocyclitis on intraocular pressure in leprous patients. *Br J Ophthalmol.* 1981;65:240-242.

97. Hussein N, Chiang T, Ehsan Q, et al. Intraocular pressure decrease in household contacts of patients with Hansen's disease and endemic control subjects. *Am J Ophthalmol.* 1992;114:479-483.

98. Spaide R, Nattis R, Lipka A, et al. Ocular findings in leprosy in the United States. *Am J Ophthalmol.* 1985;100:411-416.

99. DeLuise VP, Stern JT, Paden P. Uveitic glaucoma caused by disseminated meningococcemia. *Am J Ophthalmol.* 1983;95:707-708.

100. Jensen AD, Naidoff MA. Bilateral meningococcal endophthalmitis. *Arch Ophthalmol.* 1973;90:396-398.

101. Saari KM. Acute glaucoma in hemorrhagic fever with renal syndrome (nephropathia epidemica). *Am J Ophthalmol.* 1976;81:455-461.

102. Kontkanen MI, Puustjarvi TJ, Lhdevirta JK. Intraocular pressure changes in nephropathia epidemica. *Ophthalmology.* 1995;102:1813-1817.

103. Koster HR, Liebmann JM, Ritch R, et al. Acute angle-closure glaucoma in a patient with acquired immunodeficiency syndrome successfully treated with argon laser peripheral iridoplasty. *Ophthalmic Surg.* 1990;21:501-502.

104. Nash RW, Lindquist TD. Bilateral angle-closure glaucoma associated with uveal effusion: presenting sign of HIV infection. *Surv Ophthalmol.* 1992;36:255-258.

105. Joshi N, Constable PH, Margolis TP, et al. Bilateral angle closure glaucoma and accelerated cataract formation in a patient with AIDS. *Br J Ophthalmol.* 1994;78:656-657.

106. Eliott D, O'Brien TP, Green WR, et al. Elevated intraocular pressure, pigment dispersion and dark hypopyon in endogenous endophthalmitis from *Listeria* monocytogenes. *Surv Ophthalmol.* 1992;37:117-124.

107. Toris CB, Pederson JE. Aqueous humor dynamics in experimental iridocyclitis. *Invest Ophthalmol Vis Sci.* 1987;28:477-481.

108. Podos SM, Becker B, Kass MA. Prostaglandin synthesis, inhibition, and intraocular pressure. *Invest Ophthalmol.* 1973;12:426-433.

109. Epstein DL, Hashimoto JM, Grant WM. Serum obstruction of aqueous outflow in enucleated eyes. *Am J Ophthalmol.* 1978;86:101-105.

110. Kulkarni PS, Srinivasan BD. The effect of intravitreal and topical prostaglandins on intraocular inflammation. *Invest Ophthalmol Vis Sci.* 1982;23:383-392.

111. Bengtsson E. The effect of theophylline on the breakdown of the blood-aqueous barrier in the rabbit eye. *Invest Ophthalmol Vis Sci.* 1977;16:636-640.

112. Holland GN, Stiehm ER. Special considerations in the evaluation and management of uveitis in children. *Am J Ophthalmol.* 2003;135:867-878.

113. Bolliger GA, Kupferman A, Leibowitz HM. Quantitation of anterior chamber inflammation and its response to therapy. *Arch Ophthalmol.* 1980;98:1110-1114.

114. Leibowitz HM, Kupferman A. Optimal frequency of topical prednisolone administration. *Arch Ophthalmol.* 1979;97:2154-2156.

115. Marsettio M, Siverio CE, Oh JO. Effects of aspirin and dexamethasone on intraocular pressure in primary uveitis produced by herpes simplex virus. *Am J Ophthalmol.* 1976;81:636-641.

116. Kass MA, Palmberg P, Becker B. The ocular anti-inflammatory action of imidazole. *Invest Ophthalmol Vis Sci.* 1977;16:66-69.

117. Andrasch RH, Pirofsky B, Burns RP. Immunosuppressive therapy for severe chronic uveitis. *Arch Ophthalmol.* 1978;96:247-251.

118. Patitsas CJ, Rockwood EJ, Meisler DM, et al. Glaucoma filtering surgery with postoperative 5-fluorouracil in patients with intraocular inflammatory disease. *Ophthalmology.* 1992;99:594-599.

119. Goto H, Zako M, Namba K, et al. Adalimumab in active and inactive, non-infectious uveitis: Global results from the VISUAL I and VISUAL II trials. *Ocul Immunol Inflamm.* 2018;17:1-11.

120. Cecchin V, Zannin ME, Ferrari D, et al. Long-term safety and efficacy of adalimumab and infliximab for uveitis associated with juvenile idiopathic arthritis. *J Rheumatol.* 2018;45:1167-1172.

121. Fabiani C, Vitale A, Rigante D, et al. Efficacy of anti-tumour necrosis factor-α monoclonal antibodies in patients with non-infectious anterior uveitis. *Clin Exp Rheumatol.* 2019;37(2):301-305.

122. Jabs DA. Immunosuppression for the uveitides [review]. *Ophthalmology.* 2018;125:193-202.

123. Skolnick CA, Fiscella RG, Tessler HH, et al. Tissue plasminogen activator to treat impending pupillary block glaucoma in patients with acute fibrinous HLA-B27 positive iridocyclitis. *Am J Ophthalmol.* 2000;129:363-366.

124. Prata JA, Neves RA, Minckler DS, et al. Trabeculectomy with mitomycin C in glaucoma associated with uveitis. *Ophthalmic Surg.* 1994;25:616-620.

125. Hill RA, Nguyen QH, Baerveldt G, et al. Trabeculectomy and Molteno implantation for glaucomas associated with uveitis. *Ophthalmology.* 1993;100:903-908.

126. Freedman SF, Rodriguez-Rosa RE, Rojas MC, et al. Goniotomy for glaucoma secondary to chronic childhood uveitis. *Am J Ophthalmol.* 2002;133:617-621.

127. Read RW. Vogt-Koyanagi-Harada disease. *Ophthalmol Clin North Am.* 2002;15:333-341.

128. Ohno S, Char DH, Kimura SJ, et al. Vogt-Koyanagi-Harada syndrome. *Am J Ophthalmol.* 1977;83:735-740.

129. Forster DJ, Rao NA, Hill RA, et al. Incidence and management of glaucoma in Vogt-160. Koyanagi-Harada syndrome. *Ophthalmology.* 1993;100:613-618.

130. Kimura R, Kasai M, Shoji K, et al. Swollen ciliary processes as an initial symptom in Vogt-Koyanagi-Harada syndrome. *Am J Ophthalmol.* 1983;95:402-403.

131. Lubin JR, Albert DM, Weinstein M. Sixty-five years of sympathetic ophthalmia: a clinicopathologic review of 105 cases (1913–1978). *Ophthalmology.* 1980;87:109-121.

132. Marak GE Jr. Recent advances in sympathetic ophthalmia. *Surv Ophthalmol.* 1979;24:141-156.

133. Makley TA Jr, Azar A. Sympathetic ophthalmia: a long-term follow-up. *Arch Ophthalmol.* 1978;96:257-262.

134. Merritt JC, Callender CO. Adult cytomegalic inclusion retinitis. *Ann Ophthalmol.* 1978;10:1059-1063.

135. Shields JA. Ocular toxocariasis: a review. *Surv Ophthalmol.* 1984;28:361-381.

136. Nishimura JK, Cook BE Jr, Pach JM. Whipple disease presenting as posterior uveitis without prominent gastrointestinal symptoms. *Am J Ophthalmol.* 1998;126:130-132.

137. Biswas J, Fogla R, Srinivasan P, et al. Ocular malaria: a clinical and histopathologic study. *Ophthalmology.* 1996;103:1471-1475.

138. Tavs LE. Syphilis. *Major Probl Clin Pediatr.* 1978;19:222-256.

139. Grant WM. Late glaucoma after interstitial keratitis. *Am J Ophthalmol.* 1975;79:87-91.

140. Cobo LM, Haynes BF. Early corneal findings in Cogan's syndrome. *Ophthalmology.* 1984;91:903-907.

141. Falcon MG, Williams HP. Herpes simplex kerato-uveitis and glaucoma. *Trans Ophthalmol Soc UK.* 1978;98:101-104.

142. Oh JO. Effect of cyclophosphamide on primary herpes simplex uveitis in rabbits. *Invest Ophthalmol Vis Sci.* 1978;17:769-773.

143. Sundmacher R, Neumann-Haefelin D. Herpes simplex virus isolations from the aqueous of patients suffering from focal iritis, endotheliitis, and prolonged disciform keratitis with glaucoma [in German]. *Klin Monatsbl Augenheilkd.* 1979;175:488-501.

144. Townsend WM, Kaufman HE. Pathogenesis of glaucoma and endothelial changes in herpetic kerato-uveitis in rabbits. *Am J Ophthalmol.* 1971;71:904-910.

145. Dennis RF, Oh JO. Aspirin, cyclophosphamide, and dexamethasone effects on experimental secondary herpes simplex uveitis. *Arch Ophthalmol.* 1979;97:2170-2174.

146. Womack LW, Liesegang TJ. Complications of herpes zoster ophthalmicus. *Arch Ophthalmol.* 1983;101:42-45.

147. Reijo A, Antti V, Jukka M. Endothelial cell loss in herpes zoster keratouveitis. *Br J Ophthalmol.* 1983;67:751-754.

148. Nakamura M, Tanabe M, Yamada Y, et al. Zoster sine herpete with bilateral ocular involvement. *Am J Ophthalmol.* 2000;129:809-810.

149. McGill J, Chapman C. A comparison of topical acyclovir with steroids in the treatment of herpes zoster keratouveitis. *Br J Ophthalmol.* 1983;67:746-750.

150. Hara J, Ishibashi T, Fujimoto F, et al. Adenovirus type 10 keratoconjunctivitis with increased intraocular pressure. *Am J Ophthalmol.* 1980;90:481-484.
151. Watson PG, Hayreh SS. Scleritis and episcleritis. *Br J Ophthalmol.* 1976;60:163-191.
152. Young RD, Watson PG. Microscopical studies of necrotising scleritis. II: Collagen degradation in the scleral stroma. *Br J Ophthalmol.* 1984;68:781-789.
153. Watson PG, Bovey E. Anterior segment fluorescein angiography in the diagnosis of scleral inflammation. *Ophthalmology.* 1985;92:1-11.
154. de La Maza MS, Jabbur NS, Foster CS. Severity of scleritis and episcleritis. *Ophthalmology.* 1994;101:389-396.
155. McGavin DD, Williamson J, Forrester JV, et al. Episcleritis and scleritis: a study of their clinical manifestations and association with rheumatoid arthritis. *Br J Ophthalmol.* 1976;60:192-226.
156. Wilhelmus KR, Grierson I, Watson PG. Histopathologic and clinical associations of scleritis and glaucoma. *Am J Ophthalmol.* 1981;91:697-705.
157. Chen CJ, Harisdangkul V, Parker L. Transient glaucoma associated with anterior diffuse scleritis in relapsing polychondritis. *Glaucoma.* 1982;4:109-111.
158. Ortiz JM, Kamerling JM, Fischer D, et al. Scleritis, uveitis, and glaucoma in a patient with rheumatic fever. *Am J Ophthalmol.* 1995;120:538-539.
159. Quinlan MP, Hitchings RA. Angle-closure glaucoma secondary to posterior scleritis. *Br J Ophthalmol.* 1978;62:330-335.
160. Mondino BJ, Phinney RB. Treatment of scleritis with combined oral prednisone and indomethacin therapy. *Am J Ophthalmol.* 1988;106:473-479.
161. Pavlin CJ, Easterbrook M, Harasiewicz K, et al. An ultrasound biomicroscopic analysis of angle-closure glaucoma secondary to ciliochoroidal effusion in IgA nephropathy. *Am J Ophthalmol.* 1993;116:341-345.

Glaucoma inducido por esteroides

24

Un cierto porcentaje de la población general responde a la instilación repetida de corticoesteroides sistémicos u oculares con un aumento variable de la presión intraocular (PIO) (véase capítulo 12). Esto parece haber sido reportado por primera vez por McLean[1] en 1950, después de la administración de corticotropina (hormona adrenocorticotrópica o ACTH) y cortisona por vía sistémica, y luego por François,[2] tras la administración local de cortisona. Esto ocurre con mayor frecuencia en personas con glaucoma crónico de ángulo abierto (GCAA) o antecedentes familiares de la enfermedad. Existen muchas facetas desconocidas de la respuesta de la presión a los esteroides, como la distribución precisa de las personas sensibles a los esteroides en la población general, la reproducibilidad de estas respuestas y las influencias hereditarias. Sin embargo, el hecho crítico es que ciertas personas manifiestan esta respuesta a la terapia con esteroides a largo plazo, ya sea por vía tópica, sistémica, periocular o intraocular, y la elevación de la PIO puede provocar atrofia óptica glaucomatosa y pérdida de la visión. A esta condición se le conoce como *glaucoma inducido por esteroides*. Yamamoto y colaboradores[3] definen una persona sensible a los esteroides como cualquiera con un aumento de la PIO de 5 mm Hg después de la terapia con esteroides, mientras que Heinz y colaboradores[4] sugieren una PIO superior a 24 mm Hg después del tratamiento con esteroides.

CARACTERÍSTICAS CLÍNICAS

La presentación clínica típica del glaucoma inducido por esteroides se asocia con la terapia con esteroides tópicos, perioculares, intraoculares u orales, aunque puede ocurrir con cualquier tipo de administración de esteroides. La elevación de la PIO suele desarrollarse en unas pocas semanas con los corticoesteroides tópicos o intraoculares potentes, o en meses con los esteroides más débiles.[5,6] El cuadro clínico se asemeja al del GCAA, con un ángulo de la cámara anterior abierto y de apariencia normal, y ausencia de síntomas. Con mucha menos frecuencia, la afección puede tener una presentación aguda, y se han observado aumentos de la presión horas después de la administración de esteroides en los ojos con ángulos abiertos.[5,7] Esta reacción se ha observado con la terapia intensiva con esteroides sistémicos, corticoesteroides tópicos potentes y triamcinolona intravítrea en pacientes con seudofaquia.

Se ha reportado una elevación de la PIO en niños con el tratamiento de enfermedades externas con corticoesteroides, y con gotas con corticoesteroides después de la cirugía de estrabismo en niños menores de 10 años de edad.[8-10] Después de la cirugía de estrabismo y el uso de dexametasona tópica, la PIO aumentó en una manera dependiente de la dosis y la edad en los niños chinos; los menores de 6 años tuvieron un riesgo en especial alto.[11] Sin embargo, la terapia con prednisona oral a dosis bajas a largo plazo en niños no se asoció con PIO más altas de lo normal en un estudio.[12] El tratamiento con corticoesteroides inhalados administrado de manera intermitente en niños mayores de 3 a 5 años de edad con asma no ha producido ningún efecto secundario ocular significativo.[13] En general, una quinta parte de los niños tratados con esteroides desarrollan glaucoma inducido por esteroides, que es similar a la proporción en adultos. Sin embargo, la elevación de la presión y el daño derivado en los niños pueden ser más graves, más rápidos y de inicio más temprano que en los adultos.[14]

La PIO puede aumentar en las primeras semanas después de una trabeculectomía a pesar de una buena bula filtrante, tal vez debido a la influencia de la terapia con esteroides tópicos.[15] El glaucoma inducido por esteroides también puede simular el glaucoma de baja tensión cuando la elevación de la presión inducida por esteroides ha dañado la cabeza del nervio óptico y el campo visual en el pasado, pero la PIO volvió de modo subsecuente a la normalidad con el cese del uso de esteroides.[16] El empleo de cirugía microinvasiva para glaucoma (MIGS) no elimina la posibilidad de una respuesta a los esteroides y, de hecho, se ha observado un aumento significativo de la PIO junto con el uso de esteroides después de MIGS.[17]

Desde principios de la década de 1990, con el advenimiento de la cirugía refractiva con láser y el uso concomitante de esteroides posoperatorios, se han reportado casos de elevación grave de la PIO y daño importante del nervio óptico.[18,19] Una explicación a esto puede ser no identificar la PIO elevada debido a errores en la precisión de la tonometría de aplanación inducidos por la cirugía refractiva.[20] Las razones de una lectura de PIO baja falsa tras una cirugía refractiva, que puede enmascarar el glaucoma inducido por esteroides, incluyen adelgazamiento de la córnea central, cambios en la rigidez ocular, edema corneal y acumulación de líquido debajo del colgajo de una queratomileusis *in situ* asistida por láser (LASIK).[21,22] También se ha reportado elevación de la PIO secundaria al uso de esteroides como un mecanismo para el glaucoma después de la queratoplastia endotelial con pelamiento de la membrana de Descemet (DSEK).[23]

TEORÍAS DEL MECANISMO

En general se acepta que la elevación de la PIO debida a la administración de esteroides deriva de la reducción de la capacidad de salida del humor acuoso. Se pueden encontrar referencias detalladas en artículos de revisión de Jones y Rhee[6] y Kersey y Broadway.[24] Se desconoce el mecanismo exacto responsable de la obstrucción del flujo de salida, pero se han reportado las siguientes observaciones y teorías.

Transporte nuclear del receptor de glucocorticoides

Se ha demostrado que los glucocorticoides alteran la morfología de las células de la malla trabecular al provocar un aumento en el tamaño nuclear y el contenido de ADN.[25] Los experimentos con células de la malla trabecular humana cultivadas expuestas a dexametasona han demostrado que la inmunofilina FKBP51 de unión a FK506 media el transporte nuclear del receptor de glucocorticoides (GR) humano GRβ,[26] lo que sugiere un papel en el aumento de la sensibilidad a los glucocorticoides. El GRβ elevado está asociado con la resistencia a los glucocorticoides;[27] por lo tanto, una relación GRβ-GRα más baja puede derivar en una mayor sensibilidad a los glucocorticoides.[28]

Influencia en la matriz extracelular

François postuló que los glucosaminoglucanos en la forma polimerizada se hidratan, lo que produce un "edema biológico" que aumenta la resistencia al flujo de salida acuoso.[29-31] La hialuronidasa en los lisosomas despolimeriza el hialuronato, y los corticoesteroides estabilizan la membrana lisosomal, lo que puede conducir a una acumulación de glucosaminoglucanos polimerizados en la malla trabecular.

Los experimentos con animales, cultivos de tejidos y sobre perfusión de órganos han reportado un aumento constante en la resistencia al flujo de salida acuoso inducida por el uso de corticoesteroides. La elevación de la PIO inducida por dexametasona tópica en conejos se asoció con un aumento del sulfato de condroitina en la vía de salida del humor acuoso, pero una disminución del ácido hialurónico.[32] La dexametasona puede reducir la síntesis de colágeno en explantes de malla trabecular humana normal, y disminuir la actividad extracelular del activador del plasminógeno tisular.[33,34] En células de malla trabecular humana cultivadas, los glucocorticoides aumentaron la expresión de la proteína de la matriz extracelular fibronectina, los glucosaminoglucanos y la elastina, de los cuales se observa un aumento en los depósitos en las vías de salida del acuoso en los pacientes con GCAA.[35,36] El incremento de la PIO deriva en un aumento de la actividad de la metaloproteinasa de la matriz (MMP), que mantiene abiertas las vías de salida.[37] Los ratones knock-out deficientes en MMP9 tuvieron una PIO aumentada, en comparación con sus compañeros de camada de tipo silvestre.[38]

Influencia en la fagocitosis

Las células endoteliales que recubren la malla trabecular tienen propiedades fagocíticas, que pueden ayudar a eliminar los desechos transportados por el humor acuoso antes de que pasen por la región yuxtacanalicular de la malla trabecular y el canal de Schlemm. Se sabe que los corticoesteroides suprimen la actividad fagocítica, lo que permitiría que los desechos en el acuoso se acumulen en la malla trabecular y aumenten la resistencia al flujo de salida del humor acuoso.[39] En apoyo de esto hay experimentos que demuestran la formación de redes de actina entrecruzadas en el citoesqueleto de la malla trabecular después de la exposición a dexametasona.[40] Esta teoría de la actividad fagocítica reducida también es consistente con estudios ultraestructurales, que revelan depósitos marcados de material amorfos y fibrosos o lineal en la malla yuxtacanalicular de los ojos con glaucoma inducido por esteroides.[41,42]

Influencias genéticas

En la actualidad hay varios genes asociados con el GCAA. Las variantes genéticas relacionadas aumentan el riesgo de glaucoma en los portadores y sus familiares (véase capítulo 9). Aunque las variantes pueden incrementar el riesgo de GCAA, ninguna ha sido implicada de forma clara en la respuesta de la PIO inducida por esteroides. Esto incluye variantes funcionales de codificación de proteínas para el GCAA, como miocilina, optineurina e hipertensión ocular inducida por esteroides.[43] Se han utilizado microarreglos y macroarreglos para estudiar la expresión génica diferencial entre células de malla trabecular humana cultivadas, con y sin exposición a dexametasona. La expresión inducida por dexametasona está alterada en múltiples genes que podrían desempeñar un papel en la regulación de la PIO. Además de la miocilina, estos incluyen α_1-anticimotripsina, transcrito 6 derivado de la córnea, prostaglandina D_2 sintasa, decorina, proteína 2 de unión al factor de crecimiento tipo insulina, cadena ligera de ferritina, fibulina-1C y factor derivado del epitelio pigmentario (PEDF).[44-46] Un estudio encontró que el PEDF es un factor potente en la elevación de la PIO en un modelo de ratón.[46] El mecanismo parece ser un aumento de

la función de barrera de la unión celular en modelos de función celular del canal de Schlemm. Queda por determinar cómo estos cambios en la expresión alteran la PIO, o si es que lo hacen. Los estudios de asociación de todo el genoma han arrojado luz sobre GPR158 y HCG22 como posibles blancos farmacológicos para la hipertensión ocular y el glaucoma inducidos por esteroides.[47]

Obstrucción del flujo de salida por partículas de esteroides

En una serie de casos de Singh y colaboradores,[48] tres pacientes experimentaron un rápido aumento de la PIO después de recibir inyecciones intravítreas de triamcinolona para el edema macular diabético. Los tres pacientes tenían seudofaquia y requirieron intervención quirúrgica para controlar su PIO. Un hallazgo peculiar fue la presencia de cristales blancos en el ángulo de un paciente, lo que sugiere obstrucción física directa de la malla trabecular con partículas cristalinas de esteroides. Otro estudio que monitoreó la elevación de la PIO después de la administración de una dosis única de triamcinolona intravítrea, observó que cuatro de seis ojos que requirieron la administración tópica de agentes reductores de la PIO después de la inyección tenían anomalías posinyección en el ángulo inferior, caracterizadas por partículas pigmentadas de material, que no habían estado presentes en el examen inicial.[49]

Modelos animales

Se han reportado modelos animales de glaucoma inducido por esteroides en monos, perros y ovejas. El mecanismo que subyace a la hipertensión ocular inducida por esteroides en estos modelos animales están en investigación intensa. Aunque es de gran interés, se desconoce cómo las vías entre especies pueden afectar el cambio de la PIO.[50-52]

PREVENCIÓN

Para evitar la pérdida de visión por glaucoma inducido por esteroides, los médicos deben estar atentos a su conocimiento de este fenómeno, que por lo general es asintomático hasta etapas tardías, incluso cuando los niveles de PIO son en extremo altos. Los esteroides pueden convertirse de forma inadvertida en medicación a largo plazo después de un tratamiento a corto plazo (p. ej., posoperatorio), usarse en exceso cuando se prescriben como terapia "según sea necesario" (p. ej., en la conjuntivitis alérgica), o emplearse de manera inapropiada o como un remedio casero (p. ej., en la queratoconjuntivitis seca). Los esteroides tópicos se venden sin receta en muchos países, lo que puede resultar en pérdida permanente de la visión en pacientes desprevenidos.

Existen abordajes de sentido común para reducir el costo de esta causa común prevenible de pérdida de la visión. Esto requiere mucha atención al historial del paciente y a la selección y uso de esteroides.

Selección de pacientes

Las personas con GCAA o antecedentes familiares de la enfermedad tienen más probabilidades que otras de ser sensibles a la terapia con esteroides a largo plazo, con un aumento significativo de la PIO. Lo mismo ocurre con los niños pequeños, adultos mayores y personas con miopía, diabetes mellitus o enfermedad del tejido conectivo (en especial artritis reumatoide) (**tabla 24-1**).[53-58] Por lo tanto, todas estas personas que se someten a un tratamiento con esteroides a largo plazo tienen un mayor riesgo de glaucoma inducido por esteroides u otros efectos secundarios relacionados. Sin embargo, debido a que es imposible predecir qué individuos tendrán un aumento de la presión, todos los pacientes deben observarse de cerca. Los médicos deben evitar el uso

TABLA 24-1	Factores asociados con mayor riesgo de sensibilidad a los esteroides

Glaucoma crónico de ángulo abierto

Pariente de primer grado con glaucoma crónico de ángulo abierto

Edad muy joven o adulto mayor

Miopía alta

Sensibilidad previa a los esteroides

Diabetes mellitus tipo 1

Enfermedad del tejido conectivo (p. ej., artritis reumatoide)

Queratoplastia penetrante, en particular en ojos con distrofia endotelial de Fuchs o queratocono

TABLA 24-2	Vías de administración de esteroides que conducen al glaucoma

Ocular

Gotas o ungüentos

Inyección periocular (p. ej., subtenoniana o subconjuntival)

Intravítrea

Sistémica

Oral

Inhalación, a través de la boca o la nariz

Tópica (cremas y ungüentos para la piel)

Inyección (p. ej., epidural o intraarticular)

de esteroides cuando sea suficiente un fármaco no esteroide más seguro. Si se debe usar un agente esteroide, el paciente debe recibir la menor cantidad posible de medicamento durante el menor tiempo necesario. Las prescripciones de esteroides para uso a corto plazo deben indicar de forma específica "sin resurtidos" o limitar la cantidad de resurtidos. Solo en circunstancias especiales se debe proporcionar una receta para el uso de esteroides a largo plazo, y en esta situación se sugiere que no se proporcionen resurtidos por más de 6 meses. Además, se aconseja establecer una PIO basal antes de iniciar la terapia con corticoesteroides y vigilar de cerca al paciente durante la duración de la terapia. En pacientes con sensibilidad desconocida a los esteroides, considere realizar un seguimiento en 1 a 2 semanas, según el estado del nervio óptico.

Selección de fármacos

Cuando se requiere terapia con corticoesteroides para cualquier trastorno, el fármaco óptimo es aquel que puede lograr la respuesta terapéutica deseada por la vía de administración más segura, en la concentración más baja y con la menor cantidad de reacciones adversas potenciales. Con respecto a la respuesta de la PIO, se deben considerar las siguientes observaciones.

Vías de administración

Terapia ocular tópica

El aumento de la PIO después del tratamiento con corticoesteroides ocurre con más frecuencia con la administración tópica que con la sistémica (**tabla 24-2**). El aumento de la PIO puede ocurrir con gotas o ungüentos aplicados de forma directa en el ojo, y con preparaciones de esteroides que se usan para tratar la piel de los párpados (**fig. 24-1**).[59,60] También es importante tener en cuenta que los ojos que han tenido cirugía previa para glaucoma, incluyendo MIGS y trabeculectomía, también pueden ser propensos a la elevación de la PIO relacionada con los esteroides.[61,62]

Terapia periocular

La PIO también puede elevarse en respuesta a la inyección subconjuntival, subtenoniana o retrobulbar de esteroides.[63] La respuesta de los pacientes a la terapia previa con esteroides tópicos no siempre predice su respuesta al uso periocular de corticoesteroides.[64] El uso de esteroides de depósito es en particular peligroso debido a la duración prolongada de la acción, y en ocasiones puede ser necesario extirpar el fármaco restante de forma quirúrgica antes de que se pueda controlar la presión (**figs. 24-2 y 24-3**).[60,64,65] El estudio histopatológico de las muestras extirpadas ha revelado material eosinofílico granular o espumoso en

el tejido conectivo subepitelial.[66] Si se deben usar esteroides de depósito, es importante inyectarlos en un cuadrante inferior y una ubicación anterior, para evitar comprometer los sitios superiores para una posible cirugía filtrante futura y permitir una escisión fácil, si fuese necesario.

Terapia intravítrea

El uso de esteroides intravítreos también puede causar un aumento de la PIO (**fig. 24-4**).[60] La inyección de acetónido de triamcinolona para tratar enfermedades neovasculares o inflamatorias intraoculares aumenta la PIO en varios mm Hg en cerca de la mitad de los pacientes tratados, en 2 a 4 semanas tras el inicio del tratamiento; en algunos casos (p. ej., en ojos que tienen seudofaquia o se han sometido a una vitrectomía) la presión puede aumentar incluso más rápido.[6,67,68] También se ha reportado que la colocación de un implante de esteroide de depósito en el vítreo produce una elevación grave de la PIO en un gran porcentaje de pacientes. Esto se observó en pacientes con implantes de acetónido de fluocinolona por uveítis posterior. El 75% de los ojos requirió algún tipo de tratamiento para reducir la PIO a lo largo del tiempo.[69] Una revisión sistemática y un metaanálisis encontraron que la hipertensión ocular se desarrolló en 32% de los pacientes que recibieron 4 mg de triamcinolona intravítrea, en 66% de las personas con implante de fluocinolona de 0.59 mg, y en 79% de los que recibieron un implante de fluocinolona de 2.1 mg.[70] Los factores de riesgo para hipertensión ocular incluyeron glaucoma preexistente, PIO basal alta, edad joven, uveítis y aumento de la dosis de esteroides. La revisión encontró que la mayoría de los casos de aumento de la PIO se puede controlar por medios médicos; sin embargo, hasta 45% de los pacientes que han recibido un implante de fluocinolona requiere cirugía.

Terapia sistémica

Es menos probable que la administración sistémica de corticoesteroides llegue a inducir glaucoma en comparación con la administración tópica, aunque se han descrito casos.[71] Las elevaciones en la presión en los pacientes sensibles a esteroides que reciben su versión sistémica son alrededor de 60% de la respuesta observada con el uso de esteroides tópicos.[72] Si la presión aumenta, esta respuesta no se correlaciona con la dosis o la duración del tratamiento, pero sí con el grado de respuesta de la presión al uso de esteroides tópicos.[71,73] La elevación de la PIO se ha asociado con el uso de corticoesteroides inhalados y nasales,[74] y se pueden absorber cantidades de corticoesteroides suficientes para afectar la PIO con la aplicación cutánea en áreas alejadas de los ojos.[75,76] También puede ocurrir un aumento significativo de la PIO después de inyecciones epidurales e intraarticulares de esteroides.[77]

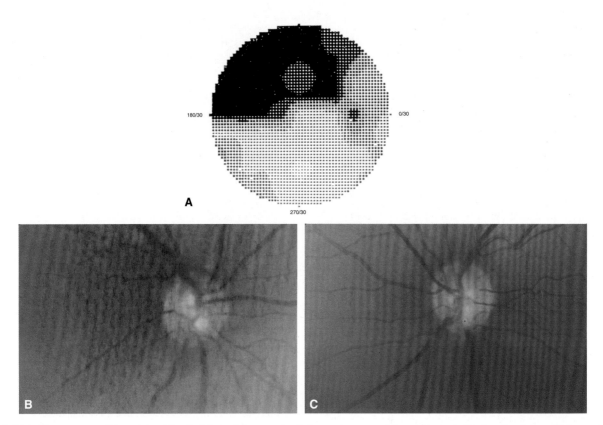

FIGURA 24-1 **Glaucoma sensible a esteroides. A:** defecto del campo visual observado en un médico residente de 28 años de edad con blefaroconjuntivitis atópica que se automedicaba con esteroides tópicos. **B** y **C:** las presiones intraoculares fueron superiores a 40 mm Hg, con acopamiento avanzado del nervio óptico y pérdida del campo visual asociada. Más adelante, el paciente se sometió a una trabeculectomía. (Reimpreso con autorización de Rhee DJ. *Glaucoma.* 3rd ed. Philadelphia, PA: Wolters Kluwer; 2018.)

Efectos inductores de presión relativos de los esteroides tópicos

Aunque es más probable que el uso de corticoesteroides tópicos cause elevación de la PIO en comparación con los esteroides sistémicos, la vía de administración tópica todavía se prefiere en general para las

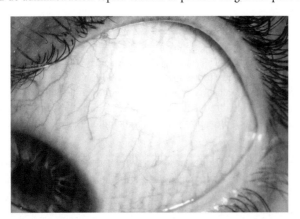

FIGURA 24-2 **Inyección periocular de esteroides en un paciente sensible a los esteroides.** Las inyecciones perioculares de esteroides, útiles en el tratamiento de la uveítis anterior y posterior, pueden inducir una presión intraocular (PIO) muy elevada en pacientes que tienen hipertensión ocular y son sensibles a los esteroides. El depósito de esteroides colocado antes en este paciente de 16 años de edad con presunta sarcoidosis se retiró cuando la terapia médica no logró controlar su PIO elevada. Más adelante las presiones se normalizaron. (Reimpreso con autorización de Rhee DJ. *Glaucoma.* 3rd ed. Philadelphia, PA: Wolters Kluwer; 2018.)

afecciones oculares, a fin de evitar los peligros adicionales asociados con la terapia con corticoesteroides sistémicos. Aunque ningún esteroide tópico está por completo libre de un efecto inductor de presión, se han reportado las siguientes observaciones en relación con las tendencias relativas de estos fármacos para aumentar la PIO.

Corticoesteroides

En general, el efecto inductor de presión de un esteroide tópico es proporcional a su potencia antiinflamatoria (**tabla 24-3**).[14,78-81] La betametasona, la dexametasona y la prednisolona son corticoesteroides potentes de uso común, con una tendencia significativa a producir glaucoma inducido por esteroides. Sin embargo, la potencia inductora de presión está relacionada con la dosis del fármaco utilizado. En un

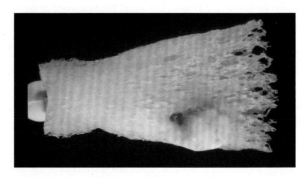

FIGURA 24-3 **Esteroide de depósito.** La escisión de un depósito, que se muestra aquí en una esponja de células Weck, puede ayudar a resolver el glaucoma inducido por esteroides. (Reimpreso con autorización de Rhee DJ. *Glaucoma.* 3rd ed. Philadelphia, PA: Wolters Kluwer; 2018.)

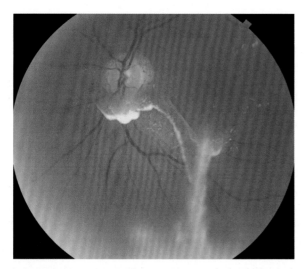

FIGURA 24-4 Glaucoma sensible a esteroides. En esta fotografía de fondo de ojo tomada justo después de una inyección intravítrea de triamcinolona, los cristales de color blanco comienzan a dispersarse en el vítreo de un paciente con edema macular diabético. (Reimpreso con autorización de Rhee DJ. *Glaucoma.* 3rd ed. Philadelphia, PA: Wolters Kluwer; 2018.)

estudio de pacientes con alta respuesta a esteroides tópicos, la betametasona al 0.01%, provocó una elevación de presión mucho menor que la concentración de 0.1%.[82] La formulación puede causar cierta disociación de los efectos antiinflamatorios e inductores de presión. En un estudio, la dexametasona al 0.1% derivó en el mayor aumento de la PIO, seguido por prednisolona al 1% y fluorometolona al 0.1%.[76]

También se ha reportado que la flurandrenolida, un corticoesteroide de uso menos frecuente, causa glaucoma inducido por esteroides.[83] Otro corticoesteroide con alta actividad tópica, el butirato de clobetasona al 0.1%, se ha evaluado en comparación con el fosfato de prednisolona al 0.5% y el fosfato de betametasona al 0.1%.[84] Aunque

los resultados varían un poco según el estudio, el butirato de clobetasona tuvo efectos antiinflamatorios similares o un poco más débiles, pero también fue menos probable que aumentara la PIO.

Los corticoesteroides antiinflamatorios más nuevos, incluidos la rimexolona, el difluprednato y el etabonato de loteprednol, también se han estudiado con respecto a la elevación de la PIO en pacientes después de una cirugía de catarata, y en aquellos con sensibilidad conocida a los esteroides, y hubo menos aumentos significativos desde el punto de vista clínico en la PIO con la rimexolona y el etabonato de loteprednol en comparación con el difluprednato, tal vez debido a diferencias en la farmacocinética ocular entre estos esteroides.[85]

Esteroides no suprarrenales

Se ha demostrado que un grupo de fármacos relacionados en gran medida con la progesterona tiene propiedades antiinflamatorias útiles con efectos inductores de presión mucho menores que la mayoría de los corticoesteroides. La medrisona es valiosa sobre todo en el tratamiento de trastornos extraoculares, ya que tiene una penetración corneal limitada, aunque un estudio encontró que trataba la iritis con eficacia.[86] La mayoría de los reportes describe poca o ninguna elevación de la PIO asociada, aunque se ha observado una ligera respuesta de la presión en algunos pacientes.[82] Se ha demostrado que el antagonista de esteroides mifepristona reduce el efecto hipertensivo de la medrisona en conejos.[87] La fluorometolona al 0.1% es más eficaz que la medrisona en el tratamiento de la inflamación del segmento ocular anterior. Aunque el efecto inductor de presión de la fluorometolona es menor de modo sustancial que el de los corticoesteroides potentes,[80,84,88] se han observado incrementos de presión significativos con el uso de este fármaco.[88] También es menos probable que la fluorometolona al 0.25% acentúe la PIO en pacientes sensibles a los corticoesteroides en comparación con la dexametasona al 0.1%,[89] aunque el aumento de la concentración no parece mejorar de manera significativa el efecto antiinflamatorio del fármaco.[84] Sin embargo, la formulación de la fluorometolona en forma de un derivado de acetato sí pareció incrementar su efectividad, y la volvió tan efectiva como el

TABLA 24-3 Aumento de la PIO con diferentes corticoesteroides tópicos en adultos en estudios seleccionados

Preparación	Elevación de la PIO, estudio, *mm Hg*[a]			
	Razeghinejad y cols.[81] desconocido	Mindel y cols.[80] 6 semanas	Leibowitz y cols.[78] 6 semanas[b]	Bartlett y cols.[79] 6 semanas
Dexametasona, 0.1%	22 ± 2.9	9.1 ± 2.1	11.8 ± 1.8[c]	—
Prednisolona, 1.0%	10 ± 1.7	—	12.1 ± 1.8[c]	Promedio, 9.0
Fluorometolona, 0.1%	6.1 ± 1.4	4.8 ± 1.4	8.4 ± 5.3[d]	—
			3.5 ± 4.5[e]	
Medrisona, 1.0%	1.0 ± 1.3	1.2 ± 0.7	—	—
Rimexolona, 1.0%	—	—	7.5 ± 3.6[d]	—
			6.2 ± 6.2[e]	—
Loteprednol, 0.5%	—	—	—	Promedio, 4.1

PIO, presión intraocular.
[a]La duración de todos los estudios, excepto el de Razeghinejad (duración desconocida), fue de 6 semanas.
[b]La respuesta a los esteroides de cada participante se demostró al inicio con un predesafío con dexametasona o prednisolona.
[c]Aumento promedio de la PIO después de cada predesafío. Después de un periodo de lavado de 1 mes, cada participante recibió rimexolona al 1.0% o fluorometolona al 0.1% durante 6 semanas.
[d]Aumento promedio de la PIO en el grupo predesafío con dexametasona, después de 6 semanas de uso de fluorometolona o rimexolona.
[e]Aumento medio de la PIO en el grupo predesafío con prednisolona, después de 6 semanas de uso de fluorometolona o rimexolona.
Modificado de Nuyen B, Weinreb RN, Robbins SL. Steroid-induced glaucoma in the pediatric population. JAAPOS. 2017;21(1):1-6. Copyright © 2017 American Association for Pediatric Ophthalmology and Strabismus. Con autorización.

acetato de prednisolona al 1.0%, en un estudio.[84] A pesar del mayor margen de seguridad con respecto a la elevación de la PIO, se deben tomar las mismas precauciones con el uso de esteroides no suprarrenales que con los corticoesteroides.

Fármacos antiinflamatorios no esteroides

Los fármacos antiinflamatorios no esteroides (AINE) tópicos, que actúan sobre todo como inhibidores de la ciclooxigenasa, pueden ser eficaces en el tratamiento de la inflamación del segmento ocular anterior, al parecer al reducir la degradación de la barrera hematoacuosa. La experiencia preliminar con oxifenbutazona tópica, flurbiprofeno y diclofenaco indica que estos AINE no provocan un aumento de la PIO.[90-92] Otros fármacos de esta clase disponibles en el comercio incluyen el suprofeno y el ketorolaco. También se ha demostrado que el flurbiprofeno no bloquea la elevación de la presión inducida por los corticoesteroides.[91]

ADMINISTRACIÓN

Suspensión del uso de esteroides

La suspensión de los esteroides es la primera línea de defensa (**fig. 24-5**)[24] y a menudo es todo lo que se requiere. Se dice que la forma crónica se normaliza en 1 a 4 semanas, mientras que la forma aguda suele resolverse a los pocos días de suspender el esteroide.[7] En casos raros, el glaucoma puede persistir a pesar de interrumpir todo el uso de esteroides, como ocurrió en 6 de 210 pacientes (2.8%) en una serie; todos aquellos afectados tenían antecedentes familiares de glaucoma.[5] La duración de

la terapia con esteroides también parece influir en la reversibilidad de la elevación de la PIO. En un estudio de 22 pacientes con glaucoma inducido por esteroides, las presiones se normalizaron en todos los casos en los que se utilizó el fármaco durante menos de 2 meses, mientras que la presión permaneció elevada de forma crónica en todos aquellos que utilizaron el esteroide durante más de 4 años.[93] Si la terapia con corticoesteroides continuada es esencial, puede ser posible controlar la PIO con el uso adicional de medicamentos contra el glaucoma o al cambiar a un esteroide con menor potencial inductor de presión.

Escisión de esteroides de depósito

En todos los pacientes en los que un esteroide de depósito parece ser el responsable del aumento de la PIO, el tratamiento óptimo, si la terapia médica falla, es la extirpación del esteroide de depósito.[64-66] Esto a menudo se realiza como un procedimiento menor y puede reducir de forma drástica la PIO en unos cuantos días. Si el esteroide de depósito no se puede eliminar porque se considera esencial o debido a su localización, tal vez se requiera una cirugía filtrante. En los casos de inyección de triamcinolona intravítrea, la vitrectomía también ha sido útil para reducir la PIO.[6]

Terapia de glaucoma

El tratamiento médico de estos pacientes es en esencia el mismo que para el GCAA. Sin embargo, si hay una inflamación intraocular significativa (con una respuesta concomitante a los esteroides), se sugiere evitar al inicio los agentes colinérgicos y los análogos de prostaglandinas, ya que ambas clases de fármacos pueden ser proinflamatorias. Si se contempla un agente prostaglandínico, se sugiere el bimatoprost, ya que parece

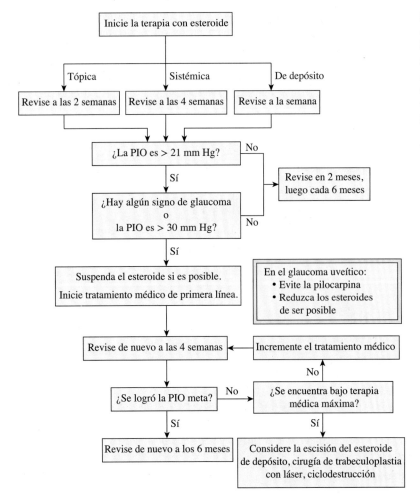

FIGURA 24-5 Principios de manejo de la terapia con esteroides. Abordaje sugerido para monitorear y manejar la presión intraocular después del inicio de la terapia con esteroides. (Modificado con autorización de Nature: Kersey JP, Broadway DC. Corticosteroid-induced glaucoma: a review of the literature. *Eye (Lond)*. 2006;20(4):407-416. https://www.nature.com/articles/6701895#app1. Copyright © 2006 Springer Nature.)

Inicie la terapia con esteroide

Tópica → Revise a las 2 semanas
Sistémica → Revise a las 4 semanas
De depósito → Revise a la semana

¿La PIO es > 21 mm Hg? — No → Revise en 2 meses, luego cada 6 meses

Sí

¿Hay algún signo de glaucoma o la PIO es > 30 mm Hg? — No

Sí

Suspenda el esteroide si es posible. Inicie tratamiento médico de primera línea.

En el glaucoma uveítico:
• Evite la pilocarpina
• Reduzca los esteroides de ser posible

Revise de nuevo a las 4 semanas ← Incremente el tratamiento médico

¿Se logró la PIO meta? — No → ¿Se encuentra bajo terapia médica máxima? — No

Sí → Revise de nuevo a los 6 meses

Sí → Considere la escisión del esteroide de depósito, cirugía de trabeculoplastia con láser, ciclodestrucción funcionar bien sin provocar más brotes de uveítis.[94] Si hay una función endotelial limítrofe en un paciente con una respuesta a los esteroides, sería prudente evitar un inhibidor tópico de la anhidrasa carbónica, ya que esto podría conducir a un edema corneal irreversible.[95] La trabeculoplastia láser selectiva, o los tipos térmicos de trabeculoplastia, como el láser argón o de diodo, pueden ayudar a reducir la PIO de forma temporal, en particular en ojos tratados con triamcinolona intravítrea.[96,97] Otro abordaje es la inyección subtenoniana anterior de acetato de anecortave, que también se ha reportado como efectivo en estos pacientes.[98] Está indicada la trabeculectomía o la implantación de un dispositivo de drenaje para glaucoma cuando el glaucoma no está controlado con la medicación máxima tolerable. Se ha reportado que las trabeculotomías ab interno y ab externo son exitosas para el glaucoma inducido por esteroides.[99-102] La trabeculotomía es efectiva porque la reducción de la PIO se logra mediante el alivio de la resistencia al flujo de salida en la malla trabecular, el sitio principal de resistencia. La ciclofotocoagulación también puede ser útil, sobre todo en ojos con inflamación bien controlada y un bajo potencial de visión (véase capítulo 42).

PUNTOS CLAVE

▶ La elevación de la PIO inducida por esteroides suele ocurrir en las primeras 2 semanas tras el inicio de la terapia con esteroides. Sin embargo, puede haber un aumento sustancial de la PIO en 3 a 5 días en aquellos que son muy sensibles, o después de meses o años con un tratamiento a largo plazo con dosis bajas, como el que a menudo se prescribe para pacientes después de una cirugía de córnea. El grado y la rapidez de la elevación de la PIO están relacionados con la potencia del esteroide y la vía de administración. La elevación de la PIO inducida por esteroides es muy probable para un paciente con sensibilidad conocida a los esteroides en ausencia de cirugía de glaucoma. Los factores de riesgo del glaucoma inducido por esteroides incluyen antecedentes personales o familiares de glaucoma crónico de ángulo abierto, diabetes mellitus tipo 1, miopía y artritis reumatoide.

▶ El mecanismo del glaucoma inducido por esteroides está relacionado con una mayor resistencia al flujo de salida, tal vez a través de una influencia sobre la matriz extracelular o las células endoteliales de la malla trabecular. También es probable que exista susceptibilidad genética.

▶ Se recomienda precaución cuando hay antecedentes de cirugía corneal, en especial cirugía refractiva, ya que la lectura de la PIO puede estar falsamente reducida, lo que dificulta la detección de una elevación de la PIO inducida por esteroides. La biomicroscopia ecográfica o la tomografía de coherencia óptica pueden ser útiles para detectar líquido intraestromal después del LASIK, que puede producir una medición de la PIO baja por artefacto. Debe intentarse prevenir el aumento de la PIO inducido por esteroides mediante el uso juicioso de agentes antiinflamatorios como sustitutos, cuando esté indicado.

▶ Si se presenta un glaucoma inducido por esteroides, interrumpir el tratamiento con esteroides o extirpar el esteroide cuando sea práctico y apropiado. Cuando la PIO del paciente no responde a la interrupción del esteroide y al tratamiento médico del glaucoma, es apropiado el tratamiento quirúrgico del glaucoma, incluidas la trabeculoplastia con láser, la cirugía incisional o la ciclofotocoagulación, según se requiera.

REFERENCIAS

1. McLean J. Use of ACTH and cortisone. *Trans Am Ophthalmol Soc.* 1950;48:293-296.
2. François J. Cortisone et tension oculaire [in French]. *Ann D'Oculist.* 1954;187:805-816.
3. Yamamoto Y, Komatsu T, Koura Y, Nishino K, Fukushima A, Ueno H. Intraocular pressure elevation after intravitreal or posterior sub-Tenon triamcinolone acetonide injection. *Can J Ophthalmol.* 2008;43(1):42-47.
4. Heinz C, Koch JM, Zurek-Imhoff B, Heiligenhaus A. Prevalence of uveitic secondary glaucoma and success of nonsurgical treatment in adults and children in a tertiary referral center. *Ocul Immunol Inflamm.* 2009;17(4):243-248.
5. François J. Corticosteroid glaucoma. *Ann Ophthalmol.* 1977;9(9):1075-1080.
6. Jones R III, Rhee DJ. Corticosteroid-induced ocular hypertension and glaucoma: a brief review and update of the literature [review]. *Curr Opin Ophthalmol.* 2006;17(2):163-167.
7. Weinreb RN, Polansky JR, Kramer SG, Baxter JD. Acute effects of dexamethasone on intraocular pressure in glaucoma. *Invest Ophthalmol Vis Sci.* 1985;26(2):170-175.
8. Gnad HD, Martenet AC. Congenital glaucoma and cortisone [in German]. *Klin Monbl Augenheilkd.* 1973;162(1):86-90.
9. Desnoeck M, Casteels I, Casteels K. Intraocular pressure elevation in a child due to the use of inhalation steroids – a case report. *Bull Soc Belge Ophthalmol.* 2001;280:97-100.
10. Ohji M, Kinoshita S, Ohmi E, Kuwayama Y. Marked intraocular pressure response to instillation of corticosteroids in children. *Am J Ophthalmol.* 1991;112(4):450-454.
11. Lam DS, Fan DS, Ng JS, Yu CB, Wong CY, Cheung AY. Ocular hypertensive and anti-inflammatory responses to different dosages of topical dexamethasone in children: a randomized trial. *Clin Exp Ophthalmol.* 2005;33(3):252-258.
12. Kaye LD, Kalenak JW, Price RL, Cunningham R. Ocular implications of long-term prednisone therapy in children. *J Pediatr Ophthalmol Strabismus.* 1993;30(3):142-144.
13. Emin O, Fatih M, Mustafa O, Nedim S, Osman C. Evaluation impact of long-term usage of inhaled fluticasone propionate on ocular functions in children with asthma. *Steroids.* 2011;76(6):548-552.
14. Nuyen B, Weinreb RN, Robbins SL. Steroid-induced glaucoma in the pediatric population. *J Am Assoc Pediatr Ophthalmol Strabismus.* 2017;21(1):1-6.
15. Wilensky JT, Snyder D, Gieser D. Steroid-induced ocular hypertension in patients with filtering blebs. *Ophthalmology.* 1980;87(3):240-244.
16. Sugar HS. Low tension glaucoma: a practical approach. *Ann Ophthalmol.* 1979;11(8):1155-1171.
17. Belovay GW, Naqi A, Chan BJ, Rateb M, Ahmed II. Using multiple trabecular micro-bypass stents in cataract patients to treat open-angle glaucoma. *J Cataract Refract Surg.* 2012;38(11):1911-1917.
18. Morales J, Good D. Permanent glaucomatous visual loss after photorefractive keratectomy. *J Cataract Refract Surg.* 1998;24(5):715-718.
19. Shaikh NM, Shaikh S, Singh K, Manche E. Progression to end-stage glaucoma after laser in situ keratomileusis. *J Cataract Refract Surg.* 2002;28(2):356-359.
20. Damji KF, Muni RH, Munger RM. Influence of corneal variables on accuracy of intraocular pressure measurement. *J Glaucoma.* 2003;12(1):69-80.
21. Hamilton DR, Manche EE, Rich LF, Maloney RK. Steroid-induced glaucoma after laser in situ keratomileusis associated with interface fluid. *Ophthalmology.* 2002;109(4):659-665.
22. Najman-Vainer J, Smith RJ, Maloney RK. Interface fluid after LASIK: misleading tonometry can lead to end-stage glaucoma. *J Cataract Refract Surg.* 2000;26(4):471.
23. Lee WB, Jacobs DS, Musch DC, Kaufman SC, Reinhart WJ, Shtein RM. Descemet's stripping endothelial keratoplasty: safety and outcomes. *Ophthalmology.* 2009;116(9):1818-1830.
24. Kersey JP, Broadway DC. Corticosteroid-induced glaucoma: a review of the literature. *Eye.* 2005;20(4):407-416.
25. Wordinger RJ, Clark AF. Effects of glucocorticoids on the trabecular meshwork: towards a better understanding of glaucoma. *Prog Retin Eye Res.* 1999;18(5):629-667.
26. Zhang X, Clark AF, Yorio T. FK506-binding protein 51 regulates nuclear transport of the glucocorticoid receptor β and glucocorticoid responsiveness. *Invest Ophthalmol Vis Sci.* 2008;49(3):1037-1047.
27. Lewis-Tuffin LJ, Cidlowski JA. The physiology of human glucocorticoid receptor beta (hGRbeta) and glucocorticoid resistance. *Ann NY Acad Sci.* 2006;1069:1-9.

28. Jain A, Wordinger RJ, Yorio T, Clark AF. Role of the alternatively spliced glucocorticoid receptor isoform GRbeta in steroid responsiveness and glaucoma. *J Ocul Pharmacol Ther.* 2014;30(2-3):121-127.

29. Francois J. Tissue culture of ocular fibroblasts. *Ann Ophthalmol.* 1975;7(12):1551-1554.

30. Francois J. The importance of the mucopolysaccharides in intraocular pressure regulation. *Invest Ophthalmol.* 1975;14(3):173-176.

31. Francois F, Victoria-Troncoso V. Mucopolysaccharides and pathogenesis of cortisone glaucoma [in German]. *Klin Monbl Augenheilkd.* 1974;165(1):5-10.

32. Knepper PA, Collins JA, Frederick R. Effects of dexamethasone, progesterone, and testosterone on IOP and GAGs in the rabbit eye. *Invest Ophthalmol Vis Sci.* 1985;26(8):1093-1100.

33. Hernandez MR, Weinstein BI, Dunn MW, Gordon GG, Southren AL. The effect of dexamethasone on the synthesis of collagen in normal human trabecular meshwork explants. *Invest Ophthalmol Vis Sci.* 1985;26(12):1784-1788.

34. Seftor RE, Stamer WD, Seftor EA, Snyder RW. Dexamethasone decreases tissue plasminogen activator activity in trabecular meshwork organ and cell cultures. *J Glaucoma.* 1994;3(4):323-328.

35. Johnson DH, Bradley JM, Acott TS. The effect of dexamethasone on glycosaminoglycans of human trabecular meshwork in perfusion organ culture. *Invest Ophthalmol Vis Sci.* 1990;31(12):2568-2571.

36. Steely HT, Browder SL, Julian MB, Miggans ST, Wilson KL, Clark AF. The effects of dexamethasone on fibronectin expression in cultured human trabecular meshwork cells. *Invest Ophthalmol Vis Sci.* 1992;33(7):2242-2250.

37. Keller KE, Acott TS. The juxtacanalicular region of ocular trabecular meshwork: a tissue with a unique extracellular matrix and specialized function. *J Ocul Biol.* 2013;1(1):3.

38. Robertson JV, Siwakoti A, West-Mays JA. Altered expression of transforming growth factor beta 1 and matrix metalloproteinase-9 results in elevated intraocular pressure in mice. *Mol Vis.* 2013;19:684-695.

39. Bill A. The drainage of aqueous humor [editorial]. *Invest Ophthalmol.* 1975;14(1):1-3.

40. Clark AF, Wilson K, McCartney MD, Miggans ST, Kunkle M, Howe W. Glucocorticoid-induced formation of cross-linked actin networks in cultured human trabecular meshwork cells. *Invest Ophthalmol Vis Sci.* 1994;35(1):281-294.

41. Rohen JW, Linnér E, Witmer R. Electron microscopic studies on the trabecular meshwork in two cases of corticosteriod-glaucoma. *Exp Eye Res.* 1973;17(1):19-31.

42. Roll P, Benedikt O. Electronmicroscopic studies of the trabecular meshwork in corticosteroid glaucoma [in German]. *Klin Monbl Augenheilkd.* 1979;174(3):421-428.

43. Fingert JH, Clark AF, Craig JE, et al. Evaluation of the myocilin (MYOC) glaucoma gene in monkey and human steroid-induced ocular hypertension. *Invest Ophthalmol Vis Sci.* 2001;42(1):145-152.

44. Fan BJ, Wang DY, Tham CCY, Lam DSC, Pang CP. Gene expression profiles of human trabecular meshwork cells induced by triamcinolone and dexamethasone. *Invest Ophthalmol Vis Sci.* 2008;49(5):1886-1897.

45. Lo WR, Rowlette LL, Caballero M, Yang P, Hernandez MR, Borrás T. Tissue differential microarray analysis of dexamethasone induction reveals potential mechanisms of steroid glaucoma. *Invest Ophthalmol Vis Sci.* 2003;44(2):473-485.

46. Ishibashi T, Takagi Y, Mori K, et al. cDNA microarray analysis of gene expression changes induced by dexamethasone in cultured human trabecular meshwork cells. *Invest Ophthalmol Vis Sci.* 2002;43(12):3691-3697.

47. Fini ME, Schwartz SG, Gao X, et al. Steroid-induced ocular hypertension/glaucoma: focus on pharmacogenomics and implications for precision medicine. *Prog Retin Eye Res.* 2017;56:58-83.

48. Singh IP, Ahmad SI, Yeh D, et al. Early rapid rise in intraocular pressure after intravitreal triamcinolone acetonide injection. *Am J Ophthalmol.* 2004;138(2):286-287.

49. Im L, Allingham RR, Singh I, Stinnett S, Fekrat S. A prospective study of early intraocular pressure changes after a single intravitreal triamcinolone injection. *J Glaucoma.* 2008;17(2):128-132.

50. Clark AF, Steely HT, Dickerson JE Jr, et al. Glucocorticoid induction of the glaucoma gene MYOC in human and monkey trabecular meshwork cells and tissues. *Invest Ophthalmol Vis Sci.* 2001;42(8):1769-1780.

51. Gelatt KN, Mackay EO. The ocular hypertensive effects of topical 0.1% dexamethasone in beagles with inherited glaucoma. *J Ocul Pharmacol Ther.* 1998;14(1):57-66.

52. Gerometta R, Podos SM, Danias J, Candia OA. Steroid-induced ocular hypertension in normal sheep. *Invest Ophthalmol Vis Sci.* 2009;50(2):669-673.

53. Podos SM, Becker B, Ross Morton W. High myopia and primary open-angle glaucoma. *Am J Ophthalmol.* 1966;62(6):1039-1043.

54. Becker B. Diabetes mellitus and primary open-angle glaucoma. *Am J Ophthalmol.* 1971;71(1):1-16.

55. Armaly MF. Effect of corticosteroids on intraocular pressure and fluid dynamics. I: The effect of dexamethasone in the normal eye. *Arch Ophthalmol.* 1963;70(4):482-491.

56. Armaly MF. Effect of corticosteroids on intraocular pressure and fluid dynamics. II: The effect of dexamethasone in the glaucomatous eye. *Arch Ophthalmol.* 1963;70(4):492-499.

57. Gaston H, Absolon MJ, Thurtle OA, Sattar MA. Steroid responsiveness in connective tissue diseases. *Br J Ophthalmol.* 1983;67(7):487-490.

58. Erdurmus M, Cohen EJ, Yildiz EH, et al. Steroid-induced intraocular pressure elevation or glaucoma after penetrating keratoplasty in patients with keratoconus or fuchs dystrophy. *Cornea.* 2009;28(7):759-764.

59. Zugerman C, Saunders D, Levit F. Glaucoma from topically applied steroids. *Arch Dermatol.* 1976;112(9):1326.

60. Rhee DJ. *Glaucoma.* 3rd ed. Philadelphia, PA: Lippincott Williams, & Wilkins; 2019.

61. Ting JLM, Rudnisky CJ, Damji KF. Prospective randomized controlled trial of phaco-trabectome versus phaco-trabeculectomy in patients with open angle glaucoma. *Can J Ophthalmol.* 2018;53(6):588-594.

62. Thomas R, Jay JL. Raised intraocular pressure with topical steroids after trabeculectomy. *Graefes Arch Clin Exp Ophthalmol.* 1988;226(4):337-340.

63. Nozik RA. Periocular injection of steroids. *Trans Am Acad Ophthalmol Otolaryngol.* 1972;76(3):695-705.

64. Herschler J. Increased intraocular pressure induced by repository corticosteroids. *Am J Ophthalmol.* 1976;82(1):90-93.

65. Herschler J. Intractable intraocular hypertension induced by repository triamcinolone acetonide. *Am J Ophthalmol.* 1972;74(3):501-504.

66. Ferry AP, Harris WP, Nelson MH. Histopathologic features of subconjunctivally injected corticosteroids. *Am J Ophthalmol.* 1987;103(5):716-718.

67. Vedantham V. Intraocular pressure rise after intravitreal triamcinolone. *Am J Ophthalmol.* 2005;139(3):575.

68. Breusegem C, Vandewalle E, Van Calster J, Stalmans I, Zeyen T. Predictive value of a topical dexamethasone provocative test before intravitreal triamcinolone acetonide injection. *Invest Ophthalmol Vis Sci.* 2009;50(2):573-576.

69. Bollinger KE, Smith SD. Prevalence and management of elevated intraocular pressure after placement of an intravitreal sustained-release steroid implant. *Curr Opin Ophthalmol.* 2009;20(2):99-103.

70. Kiddee W, Trope GE, Sheng L, et al. Intraocular pressure monitoring post intravitreal steroids: a systematic review. *Surv Ophthalmol.* 2013;58(4):291-310.

71. Godel V, Feiler-Ofry V, Stein R. Systemic steroids and ocular fluid dynamics. I: Analysis of the sample as a whole. Influence of dosage and duration of therapy. *Acta Ophthalmol (Copenh).* 1972;50(5):655-663.

72. Feiler-Ofry V, Godel V, Stein R. Systemic steroids and ocular fluid dynamics. 3: The genetic nature of the ocular response and its different levels. *Acta Ophthalmol (Copenh).* 1972;50(5):699-706.

73. Godel V, Feiler-Ofry V, Stein R. Systemic steroids and ocular fluid dynamics. II: Systemic versus topical steroids. *Acta Ophthalmol (Copenh).* 1972;50(5):664-676.

74. Opatowsky I, Feldman RM, Gross R, Feldman ST. Intraocular pressure elevation associated with inhalation and nasal corticosteroids. *Ophthalmology.* 1995;102(2):177-179.

75. thoe Schwartzenberg GW, Buys YM. Glaucoma secondary to topical use of steroid cream. *Can J Ophthalmol.* 1999;34(4):222-225.

76. Manjiani D, Said S, Kaye AD. Transient glaucoma after an epidural steroid injection: a case report. *Ochsner J.* 2015;15(1):79-82.

77. Taliaferro K, Crawford A, Jabara J, et al. Intraocular pressure increases after intraarticular knee injection with triamcinolone but not hyaluronic acid. *Clin Orthop Relat Res.* 2018;476(7):1420-1425.

78. Leibowitz HM, Bartlett JD, Rich R, McQuirter H, Stewart R, Assil K. Intraocular pressure-raising potential of 1.0% rimexolone in patients responding to corticosteroids. *Arch Ophthalmol.* 1996;114(8):933-937.

79. Bartlett JD, Horwitz B, Laibovitz R, Howes JF. Intraocular pressure response to loteprednol etabonate in known steroid responders. *J Ocul Pharmacol.* 1993;9(2):157-165.

80. Mindel JS, Tavitian HO, Smith H, Walker EC. Comparative ocular pressure elevation by medrysone, fluorometholone, and dexamethasone phosphate. *Arch Ophthalmol.* 1980;98(9):1577-1578.

81. Razeghinejad MR, Katz LJ. Steroid-induced iatrogenic glaucoma. *Ophthalmic Res.* 2012;47(2):66-80.

82. Kitazawa Y. Increased intraocular pressure induced by corticosteroids. *Am J Ophthalmol.* 1976;82(3):492-495.

83. Brubaker RF, Halpin JA. Open-angle glaucoma associated with topical administraion of flurandrenolide to the eye. *Mayo Clin Proc.* 1975;50(6):322-326.

84. Leibowitz HM, Ryan WJ Jr, Kupferman A. Comparative anti-inflammatory efficacy of topical corticosteroids with low glaucoma-inducing potential. *Arch Ophthalmol.* 1992;110(1):118-120.

85. Pleyer U, Ursell PG, Rama P. Intraocular pressure effects of common topical steroids for post-cataract inflammation: are they all the same? *Ophthalmol Therapy.* 2013;2(2):55-72.

86. Bedrossian RH, Eriksen SP. The treatment of ocular inflammation with medrysone. *Arch Ophthalmol.* 1969;81(2):184-191.

87. Green K, Cheeks L, Slagle T, Phillips CI. Interaction between progesterone and mifepristone on intraocular pressure in rabbits. *Curr Eye Res.* 1989;8(3):317-320.

88. Morrison E, Archer DB. Effect of fluorometholone (FML) on the intraocular pressure of corticosteroid responders. *Br J Ophthalmol.* 1984;68(8):581-584.

89. Kass M, Cheetham J, Duzman E, Burke PJ. The ocular hypertensive effect of 0.25% fluorometholone in corticosteroid responders. *Am J Ophthalmol.* 1986;102(2):159-163.

90. Wilhelmi E. Experimental and clinical investigation of a non-hormonal anti-inflammatory eye ointment. *Ophthalmic Res.* 1973;5(5):253-289.

91. Gieser DK, Hodapp E, Goldberg I, Kass MA, Becker B. Flurbiprofen and intraocular pressure. *Ann Ophthalmol.* 1981;13(7):831-833.

92. Strelow SA, Sherwood MB, Broncato LJ, et al. The effect of diclofenac sodium ophthalmic solution on intraocular pressure following cataract extraction. *Ophthalmic Surg.* 1992;23(3):170-175.

93. Espildora J, Vicuna P, Diaz E. Cortisone-induced glaucoma: a report on 44 affected eyes [in French]. *J Fr Ophtalmol.* 1981;4(6-7):503-508.

94. Fortuna E, Cervantes-Castaneda RA, Bhat P, Doctor P, Foster CS. Flare-up rates with bimatoprost therapy in uveitic glaucoma. *Am J Ophthalmol.* 2008;146(6):876-882.

95. Konowal A, Morrison JC, Brown SV, et al. Irreversible corneal decompensation in patients treated with topical dorzolamide. *Am J Ophthalmol.* 1999;127(4):403-406.

96. Ricci F, Missiroli F, Parravano M. Argon laser trabeculoplasty in triamcinolone acetonide induced ocular hypertension refractory to maximal medical treatment. *Eur J Ophthalmol.* 2006;16(5):756-757.

97. Rubin B, Taglienti A, Rothman RF, Marcus CH, Serle JB. The effect of selective laser trabeculoplasty on intraocular pressure in patients with intravitreal steroid-induced elevated intraocular pressure. *J Glaucoma.* 2008;17(4):287-292.

98. Robin AL, Suan EP, Sjaarda RN, Callanan DG, Defaller J. Reduction of intraocular pressure with anecortave acetate in eyes with ocular steroid injection-related glaucoma. *Arch Ophthalmol.* 2009;127(2):173-178.

99. Honjo M, Tanihara H, Inatani M, Honda Y. External trabeculotomy for the treatment of steroid-induced glaucoma. *J Glaucoma.* 2000;9(6):483-485.

100. Iwao K, Inatani M, Tanihara H. Success rates of trabeculotomy for steroid-induced glaucoma: a comparative, multicenter, retrospective cohort study. *Am J Ophthalmol.* 2011;151(6):1047-1056.e1.

101. Ngai P, Kim G, Chak G, Lin K, Maeda M, Mosaed S. Outcome of primary trabeculotomy ab interno (trabectome) surgery in patients with steroid-induced glaucoma. *Medicine (Baltimore).* 2016;95(50):e5383.

102. Dang Y, Kaplowitz K, Parikh HA, et al. Steroid-induced glaucoma treated with trabecular ablation in a matched comparison with primary open-angle glaucoma. *Clin Exp Ophthalmol.* 2016;44(9):783-788.

Glaucomas asociados con hemorragia intraocular

La hemorragia intraocular suele ser ocasionada por un traumatismo o una cirugía. Los hifemas pueden aparecer de modo espontáneo en asociación con varios trastornos oculares, la mayoría de los cuales se describen en otros capítulos. Cualquiera que sea la causa inicial, la hemorragia intraocular con frecuencia conduce a una elevación de la presión intraocular (PIO) cuando los canales de salida del humor acuoso se obstruyen con sangre en diversas formas. En este capítulo se consideran los mecanismos y el tratamiento de los glaucomas inducidos por sangre y algunas causas específicas de hemorragia intraocular que no se tratan en otros capítulos.

GLAUCOMAS ASOCIADOS CON HIFEMA

Traumatismo contuso

Una fuente común de *hifema*, o sangre en la cámara anterior, es un traumatismo cerrado. Esto suele deberse a un desgarro en el iris o en el cuerpo ciliar, que provoca sangrado de las pequeñas ramas del círculo arterial mayor.

Características generales

La edad joven y el sexo masculino parecen ser factores de riesgo para traumatismo ocular cerrado. En una serie grande, 77% de los pacientes con hifema traumático era menor de 30 años de edad.[1] La incidencia máxima se da entre los 10 y los 20 años.[2] La mayoría de los pacientes (80%) con hifema es hombre; esto tal vez se deba a que casi todos los casos se desarrollan después de un traumatismo o una lesión relacionada con el deporte, los cuales son más comunes en los hombres.[2,3] La mayoría de los estudios en países desarrollados indica que el hifema traumático se desarrolla en asociación con actividades de ocio o en el trabajo. Kearns reportó que las lesiones deportivas representaron 39.2% de 314 casos de hifema traumático, mientras que los accidentes laborales fueron responsables de 9.9% de los casos.[4] Los estudios de países en desarrollo revelan diferencias en el lugar donde tuvo lugar el hifema traumático. En una gran serie de 472 pacientes de Nigeria, el hifema que requirió ingreso hospitalario pareció ocurrir sobre todo en el hogar, seguido por la escuela.[5]

El hallazgo clínico inicial puede ser un hifema microscópico, que se caracteriza por eritrocitos que circulan en el humor acuoso. En otros casos, la cantidad de sangre puede ser suficiente para crear un hifema en capas. Estos varían en tamaño, desde una pequeña capa de sangre en el cuadrante inferior de la cámara anterior (más común) hasta un hifema total, en el que toda la cámara anterior está llena de sangre (**fig. 25-1**). En la mayoría de los casos, la sangre se aclara en unos pocos días, ante todo a través de la malla trabecular, y el pronóstico es bueno a menos que el traumatismo asociado haya causado otras lesiones oculares. Sin embargo, pueden ocurrir complicaciones durante el curso posterior a la lesión, a veces con resultados devastadores.

Complicaciones

Hemorragia recurrente

El resangrado suele ocurrir en la primera semana después de la lesión inicial, lo que tal vez esté relacionado con la lisis normal y la retracción del coágulo o coágulos que en un inicio controlaron el sangrado. La frecuencia reportada con la que los ojos vuelven a sangrar después de un hifema traumático oscila entre 4 y 35%.[3,4,6-27] La incidencia de resangrado reportada en estudios escandinavos fue menor de forma sustancial que la de los reportes de Estados Unidos e Inglaterra; algunos estudios encontraron una tasa mucho más alta de resangrado en pacientes afroamericanos.[2,28] Este último hallazgo puede estar relacionado con diferencias en el contenido de melanina del iris.[29] Un estudio en conejos sugirió que la melanina puede retrasar la reabsorción del hifema (quizás debido a macrófagos cargados de melanina que bloquean la malla) y también puede influenciar la tasa de resangrado (por razones que no están claras).[29]

Los estudios varían de forma considerable en relación con los factores de riesgo de hemorragia recurrente. Algunos investigadores no han encontrado factores identificables;[4,22] otros han observado que una mayor frecuencia se asocia con el tamaño del hifema inicial, el grado de reducción de la agudeza visual y la atención médica tardía.[23] El uso de ácido acetilsalicílico puede aumentar la frecuencia de resangrado.[10,15,30]

Aunque los estudios pueden diferir en la frecuencia de resangrado y los factores de riesgo por los cuales se puede predecir esta complicación, casi todas las series reportadas coinciden en que la hemorragia recurrente, en comparación con el hifema inicial, se asocia con muchas más complicaciones y una necesidad más frecuente de intervención quirúrgica.

Glaucoma asociado

Si bien la elevación de la PIO puede ocurrir después del sangrado inicial, es más común tras una hemorragia recurrente y constituye la complicación más grave de un hifema traumático. La incidencia de glaucoma asociado con un hifema traumático está relacionada de forma parcial con el tamaño de la hemorragia. En un estudio de 235 casos, se produjo glaucoma en 13.5% de los ojos en los que el hifema ocupaba menos de la mitad de la cámara anterior, en 27% de los que tenían una hemorragia que afectaba a más de la mitad de la cámara y en 52% de los ojos con hifema total. En otro estudio, además del hifema, los factores que predijeron la elevación crónica de la PIO después de un traumatismo cerrado incluyeron un aumento de la pigmentación del ángulo, una PIO basal más alta, recesión del ángulo, así como desplazamiento del cristalino y catarata.[31] Otros mecanismos que pueden conducir a un glaucoma de aparición tardía después del hifema incluyen sinequias anteriores periféricas, fibrosis de la malla y siderosis de las células endoteliales de la malla trabecular.[32]

Es importante distinguir entre un hifema total con sangre de color rojo brillante y un *hifema en bola ocho*, caracterizado por sangre de

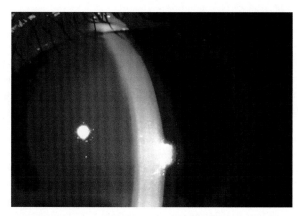

FIGURA 25-1 Hifema total después de una lesión de beisbol. (Reimpreso con autorización de Rhee DJ. *Glaucoma.* 3rd ed. Philadelphia, PA: Wolters Kluwer; 2018.)

color rojo oscuro-negro, ya que este último conlleva un peor pronóstico en relación con el glaucoma asociado. En una serie de 113 casos, la PIO estaba elevada en un tercio de los que tenían resangrado, pero en todos los casos con hifema en bola ocho.

El mecanismo de elevación de la presión está relacionado con la obstrucción de la malla trabecular en la mayoría de los casos de hifema traumático. Aunque los eritrocitos frescos pasan a través del sistema convencional de flujo de salida del humor acuoso con relativa facilidad, parece ser la abrumadora cantidad de células, combinada con plasma, fibrina y detritos, lo que puede llevar a una obstrucción transitoria del flujo de salida del humor acuoso (**fig. 25-2**).[33] En los casos de hifema en bola ocho, es al parecer la formación de un coágulo, en ocasiones con glóbulos rojos degenerados provenientes de una hemorragia vítrea asociada, lo que impide aún más el flujo de salida.

· Las hemoglobinopatías de células falciformes, incluyendo el rasgo de células falciformes, aumentan la incidencia de elevación de la PIO en asociación con hifema.[34-36] Un estudio que comparó hifema traumático en pacientes afroamericanos con rasgo de células falciformes con

pacientes afroamericanos y caucásicos sin anemia falciforme demostró resangrado solo en el primer grupo.[37] La PIO también fue más alta en el grupo con anemia de células falciformes; 92% en este grupo tenía una PIO mayor de 21 mm Hg, en comparación con 10% en los otros grupos. Los eritrocitos en estos trastornos tienen una mayor tendencia a la formación de drepanocitos en el humor acuoso,[34,35] y las células rígidas alargadas pasan con más lentitud a través de la malla trabecular,[38] lo que lleva a una elevación de la PIO incluso con pequeñas cantidades de sangre intracameral.[34,35] Incluso la presión moderadamente elevada puede afectar la cabeza del nervio óptico de manera más dañina en pacientes con anemia de células falciformes que en otros pacientes, tal vez debido a la perfusión vascular reducida.[34,35] Dado que las PIO que por lo regular se considerarían seguras para simplemente observarlas con atención (p. ej., en el rango de 20 a 30 mm Hg) pueden resultar en una pérdida grave de la visión, estos pacientes deben seguirse con diligencia y tratarse de manera más agresiva para mantener la PIO en el rango normal. Otro mecanismo de glaucoma asociado con hemoglobinopatías falciformes es la obstrucción del flujo de salida del humor acuoso por eritrocitos falciformes en el canal de Schlemm, que se ha descrito después de un traumatismo contuso, y en un caso sin traumatismo previo.[36]

La diabetes mellitus puede estar asociada con un retraso en la eliminación de sangre de la cámara anterior, aunque se necesitan más pruebas para respaldar esta hipótesis. Los eritrocitos de pacientes con diabetes tienen menor deformabilidad y mayor adherencia, lo que deriva en un retraso en el tiempo de eliminación de la cámara anterior del conejo, en comparación con los glóbulos rojos de participantes humanos sanos.

Tinción corneal con sangre

La tinción de la córnea con sangre (**fig. 25-3**) suele ser el resultado de un hifema total prolongado que por lo regular, aunque no siempre, está asociado con una PIO elevada.[39] Esta complicación se produjo en 6 de 289 pacientes (2%) con hifema traumático, todos los cuales tuvieron hifema total recurrente.[38] El evento patológico más temprano puede ser la descompensación del endotelio corneal asociada con el paso de hemoglobina y productos de hemoglobina hacia el estroma. En un inicio la córnea puede tener una coloración roja, que en estudios

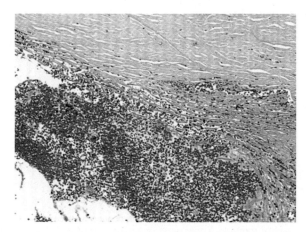

FIGURA 25-2 Malla trabecular obstruida en un hifema. Los glóbulos rojos y sus productos de degeneración obstruyen la malla trabecular en el hifema. (Hematoxilina-eosina [H&E] × 40.) (De Callahan CE, Sassani JW. Pathology of glaucoma. En: Tasman W, Jaeger EA, eds. *Duane's Foundations of Clinical Ophthalmology.* Vol 3. Philadelphia, PA: Lippincott Williams & Wilkins; 2008:chap 19.)

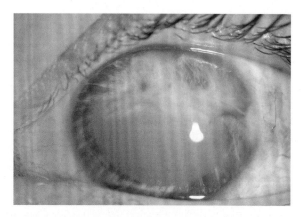

FIGURA 25-3 Tinción corneal con sangre. Tinción de sangre en la córnea unos meses después de una lesión ocular penetrante y un hifema total. La tinción de sangre en la córnea suele comenzar a aclararse desde la periferia, como se ve en este caso. (Reimpreso con autorización de Rhee DJ. *Glaucoma.* 3rd ed. Philadelphia, PA: Wolters Kluwer; 2018.)

en conejos se asocia con partículas extracelulares de hemoglobina y oxihemoglobina. La hemoglobina es al parecer fagocitada por los queratocitos y degradada a hemosiderina.[40] La córnea adquiere una coloración pardusca en esta etapa, que se relaciona con metahemoglobina en el estroma. La eliminación de la tinción de sangre de la córnea comienza en el estroma periférico y posterior, por lo visto debido a la difusión de los productos de degradación de la hemoglobina fuera de la córnea, y puede tardar hasta 3 años en eliminarse por completo.[40,41]

Manejo

Manejo conservador del hifema

Existe un acuerdo general en que el hifema no complicado debe tratarse de forma no quirúrgica, con el objetivo de acelerar la reabsorción del hifema y minimizar el resangrado. Antes se recomendaba el reposo en cama y el uso de parches para los pacientes con hifema. Sin embargo, hay poca evidencia que respalde estos complementos del tratamiento. En la mayoría de los casos, todo lo que se necesita es limitar la deambulación del paciente, evitar el uso de ácido acertilsalicílico y agentes antiinflamatorios no esteroideos, así como usar un escudo tan solo para proteger el ojo lesionado. Rara vez es necesaria la hospitalización a menos que el hifema sea grande, exista un traumatismo ocular asociado, enfermedad de células falciformes o rasgo falciforme presente, o no se pueda confiar en que el paciente mantenga una actividad limitada o que regrese para las consultas de seguimiento recomendadas.

Aceleración de la eliminación del hifema

Se han utilizado varios fármacos para acelerar la reabsorción del hifema, pero ningún agente ha demostrado ser eficaz para hacerlo de forma segura. Los estudios en conejos no han respaldado la eficacia del uso de atropina, pilocarpina o acetazolamida para este propósito,[42-44] aunque el uso de agentes hiperosmóticos puede acelerar la reabsorción de un hifema coagulado.[45] El activador del plasminógeno tisular intracameral, un agente fibrinolítico específico del coágulo, acelera la eliminación del hifema experimental en conejos, aunque también puede aumentar el riesgo de resangrado.[45-47]

Prevención de resangrado

También se han evaluado numerosos fármacos y abordajes en relación con su capacidad para prevenir el resangrado con resultados contradictorios. En una revisión Cochrane de intervenciones médicas vinculadas con hifema traumático, los autores estudiaron intervenciones que incluían agentes antifibrinolíticos, corticoesteroides (sistémicos y tópicos), cicloplejicos, mióticos, ácido acetilsalicílico, estrógenos conjugados, medicina tradicional china, parches monoculares frente a bilaterales, elevación de la cabeza y reposo en cama.[48] Ninguna intervención tuvo un efecto significativo sobre la agudeza visual, ya sea medida a las 2 semanas o menos después del traumatismo, o en periodos más prolongados. Con respecto a los antifibrinolíticos, el ácido aminocaproico tópico redujo el riesgo de hemorragia secundaria (es decir, resangrado) pero resultó en un mayor tiempo para la disolución del coágulo. El uso de ácido aminocaproico se asoció con un aumento de náusea, vómito y otros eventos adversos en comparación con el placebo, y no se hallaron diferencias en el número de eventos adversos con la administración sistémica frente a tópica, o con la dosis estándar frente a una dosis menor. El ácido tranexámico redujo de modo significativo la tasa de hemorragia secundaria, al igual que el ácido aminometilbenzoico oral. La administración de ácido tranexámico oral en varias dosis parece tener pocos o ningún efecto secundario

sistémico. La evidencia para apoyar una reducción asociada del riesgo de complicaciones por hemorragia secundaria (p. ej., tinción corneal con sangre, sinequias anteriores periféricas, PIO elevada y desarrollo de atrofia óptica) con los antifibrinolíticos estuvo limitada por el pequeño número de estos eventos en los estudios que se examinaron. También se ha encontrado que el ácido tranexámico tópico es prometedor en el tratamiento del hifema traumático.[49]

Dado que las complicaciones derivadas de una hemorragia secundaria pueden conducir a un deterioro permanente de la visión, en especial en pacientes con enfermedad o rasgo de células falciformes, sería razonable considerar el uso de antifibrinolíticos (en particular, ácido tranexámico, que tiene menos efectos secundarios que el ácido aminocaproico) para reducir la tasa de hemorragia secundaria en pacientes considerados de alto riesgo de complicaciones relacionadas con resangrado (p. ej., aquellos con enfermedad o rasgo de células falciformes).

El uso de ácido acetilsalicílico puede aumentar las posibilidades de hemorragia recurrente,[10,15] y, por lo tanto, debe evitarse cualquier fármaco que pueda aumentar el riesgo de hemorragia durante la primera semana después del traumatismo o hasta que el hifema haya desaparecido por completo.

Manejo de la elevación de la presión intraocular asociada

En ocasiones se requiere tratamiento médico de la PIO elevada para proteger la cabeza del nervio óptico y mejorar la reabsorción del hifema. La reducción de la PIO se logra mejor con el uso de un supresor del humor acuoso, como un β bloqueador tópico, un α_2-agonista (p. ej., apraclonidina o brimonidina), o un inhibidor de la anhidrasa carbónica (IAC). Si estas medidas no son efectivas, se recomiendan IAC sistémicos; de requerir una mayor reducción de la PIO, se puede administrar isosorbide, glicerina oral o manitol intravenoso. Los análogos de prostaglandina no se utilizan de forma habitual en el hipema traumático, debido a un presunto aumento de la respuesta inflamatoria.[2]

Se debe tener precaución con el uso de IAC sistémicos en pacientes con hemoglobinopatías de células falciformes, ya que pueden inducir la formación de drepanocitos al disminuir el pH y causar hemoconcentración.[50] A pesar de la falta de evidencia de que los IAC tópicos pueden aumentar la formación de drepanocitos en pacientes con anemia de células falciformes, tampoco parece haber apoyo para su uso en este contexto.[51] En un estudio, el uso de oxigenoterapia transcorneal (oxígeno humidificado 1 a 3 L/min) redujo de forma drástica la PIO en pacientes con glaucoma debido a hifema de células falciformes.[52] Otro reporte también mostró una reducción significativa de la PIO pocas horas después del inicio de la oxigenoterapia transcorneal en pacientes con enfermedad de células falciformes. Este estudio también reportó la desaparición total del hifema en 24 horas.[53]

La intervención quirúrgica se vuelve necesaria cuando se presenta una elevación sostenida de la PIO que no se puede controlar por medios médicos y amenaza con dañar el nervio óptico (a través de glaucoma u oclusión vascular) o se asocia con tinción de sangre en la córnea.[19,54-56] Las indicaciones en pacientes sin enfermedad o rasgo de células falciformes incluyen una PIO de 60 mm Hg durante 2 días, 50 mm Hg durante 4 o 5 días, superior a 35 mm Hg durante 7 días, o daño glaucomatoso preexistente del nervio óptico y PIO "inaceptable". Se dice que el cuarto día después de la lesión es el momento óptimo para la remoción del coágulo, ya que para entonces suele haberse retraído de las estructuras adyacentes.[57,58] El retraso de la cirugía indicada más allá de 1 semana parece estar asociado con un riesgo adicional de pérdida de visión y atrofia óptica.[59] Se debe prestar especial atención a los pacientes con enfermedad o rasgo de células falciformes, ya que las cabezas de sus nervios ópticos son en especial vulnerables al daño con elevaciones mínimas a moderadas de la PIO. La indicación quirúrgica para la enfermedad/el rasgo de células falciformes suele ser una PIO promedio de 25 mm Hg durante 24 h o picos repetidos a 30 mm Hg.[56]

El abordaje quirúrgico más utilizado es el lavado de la cámara anterior a través de una paracentesis limbal, con extracción de la porción licuada del hipema que irriga con suavidad la cámara anterior.[60] Esto se puede hacer con una cánula de irrigación Simcoe, una cánula de calibre 27 o 30, o una aguja unida a una jeringa de tuberculina. Aunque el lavado de la cámara anterior solo eliminará las porciones licuadas del coágulo, este suele ser suficiente para normalizar la PIO. Se puede utilizar la viscodisección para separar el hipema adherente del iris subyacente a fin de minimizar cualquier fuerza de cizallamiento sobre el iris.[61,62] Sin embargo, si el hipema está organizado y un lavado simple de la cámara anterior no normaliza la PIO, se recomienda el lavado de la cámara anterior mediante una vitrectomía anterior automatizada a través de una incisión limbal o en córnea clara. El vitrector debe estar en modo irrigación-corte-aspiración para evitar la tracción sobre el coágulo y las estructuras angulares (lo que disminuye el riesgo de resangrado). Se debe tener cuidado para evitar la hipotonía durante la intervención quirúrgica, ya que esto también puede provocar resangrado. Un hipema en bola ocho se puede extirpar con el método convencional de liberación limbal de coágulos.[32] Otras opciones quirúrgicas incluyen agentes fibrinolíticos, como urocinasa y fibrinolisina, para facilitar la lisis del coágulo y la irrigación. En casos raros, si la PIO permanece alta con las intervenciones antes descritas, se ha recomendado una trabeculectomía e iridectomía combinadas con irrigación suave de la cámara anterior.[59,63]

Lesiones penetrantes

La hemorragia intraocular también está relacionada a menudo con lesiones penetrantes, aunque el glaucoma asociado es menos común que en el traumatismo cerrado en el periodo poslesión temprano debido a la herida abierta. Sin embargo, la elevación de la PIO puede seguir al cierre de la herida, en especial si no se presta un cuidado meticuloso a la reconstrucción de la cámara anterior y al tratamiento de la inflamación asociada en el periodo posoperatorio temprano.[64]

Hifemas asociados con cirugía intraocular

El sangrado en el ojo puede ser una complicación grave de cualquier procedimiento intraocular, y puede ocurrir durante la operación o en el posoperatorio temprano o incluso tardío.

Durante la cirugía

Como complicación intraoperatoria, el sangrado suele estar asociado con daño al cuerpo ciliar, como puede ocurrir cuando se realiza un procedimiento filtrante o iridectomía. Por lo general, el sangrado intraoperatorio se puede controlar al colocar una gran burbuja de aire o un agente viscoelástico en la cámara anterior durante unos minutos, lo que eleva la PIO y actúa como taponamiento. Aplicar una presión suave y directa con la punta de una esponja o Gelfoam, o aplicar epinefrina (1:1 000) en el cuerpo ciliar durante 1 a 2 minutos, también pueden ayudar a detener el sangrado del cuerpo ciliar. Por lo general, se evita el cauterio en estos casos, aunque usar una unidad bipolar intraocular puede ser eficaz.

Después de la cirugía

El sangrado en el periodo posoperatorio temprano no suele asociarse con secuelas graves y debe tratarse de forma conservadora con actividad limitada y elevación de la cabeza. Por lo regular, los hifemas pequeños después de la cirugía intraocular desaparecen de forma rápida, aunque el tiempo puede ser bastante más largo en ojos con glaucoma preexistente debido al paso retardado de los eritrocitos a través de la malla trabecular. Cuando un hifema posoperatorio se asocia con PIO elevada o fibrina excesiva, se debe iniciar un tratamiento médico conservador según sea necesario, mediante fármacos que reduzcan la producción de humor acuoso, o hiperosmóticos si se requiere. El uso frecuente de esteroides tópicos puede ayudar a eliminar la fibrina, y si esto no tiene éxito, entonces el uso intracameral de un activador del plasminógeno tisular (6.25 o 12.5 μg) puede ser útil.[65] La intervención quirúrgica se reserva para casos críticos, aunque las indicaciones pueden ser algo más liberales que con un hifema traumático, si es que existe el peligro de romper una herida corneoescleral o causar más atrofia a un nervio óptico que ya ha sido dañado antes por glaucoma.

La hemorragia en el periodo posoperatorio tardío puede ser el resultado de la reapertura de una herida uveal o de la rotura de nuevos vasos que crecen a través de una incisión corneoescleral.[66] También hay un reporte de hemorragia intraocular bilateral por vascularización de heridas de cataratas que ocurrió 2.5 años después de un episodio de vómito. El paciente fue sometido a facoemulsificación a través de una incisión en túnel escleral en el ojo derecho, y trabeculectomía combinada con extracción extracapsular de catarata en el ojo izquierdo. Después de múltiples episodios de hemorragia, el ojo izquierdo fue tratado con fotocoagulación de la herida con láser de argón, lo que detuvo la recurrencia.[67] En un estudio de 58 ojos entre 5 y 10 años después de la extracción de catarata, 12% tenía vasos en la cara interna del sitio de incisión, y casi la mitad de ellos tenía evidencia de hemorragia intraocular leve.[68] Se puede utilizar la terapia con láser de argón directo para tratar dichos vasos cuando es posible visualizarlos de forma gonioscópica,[66] y el uso de láser Nd:YAG transescleral o fotocoagulación con láser de diodo puede ser eficaz si la terapia con láser argón directo no tiene éxito.[69] Por fortuna, el hifema posoperatorio es mucho menos común después de la introducción de la cirugía de pequeña incisión y la cirugía de cataratas en córnea clara.

Hifemas espontáneos

Los hifemas también pueden desarrollarse de modo espontáneo en diversas afecciones, la mayoría de las cuales se considera en otros capítulos. En algunos casos, el hifema puede causar o contribuir a un aumento de la PIO.

Tumores intraoculares

Puede ocurrir un hifema espontáneo en un niño con xantogranuloma o retinoblastoma juvenil, y la hemorragia intraocular puede ser una manifestación de un melanoma maligno ocular u otra neoplasia intraocular (véase capítulo 22).

Neovascularización

En el glaucoma neovascular (que se comenta en el capítulo 20), la ciclitis heterocrómica de Fuchs (capítulo 23) y otras uveítis crónicas se observan nuevos vasos sanguíneos en el segmento ocular anterior, que pueden dar lugar a un hifema espontáneo.

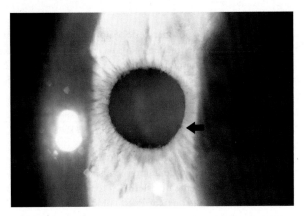

FIGURA 25-4 Mechones vasculares del margen pupilar. Se pueden ver mechones vasculares del margen pupilar donde apunta la punta de la flecha. (Reproducido con autorización de EyeRounds.org, The University of Iowa, de Cunningham CM, Sears NC, Sohn EH. *Vascular Tufts of the Pupillary Margin.* EyeRounds.org. Publicado en diciembre 20, 2017. Disponible en https://EyeRounds.org/cases/265-vascular-tufts-pupillary-margin.htm.)

Mechones vasculares en el margen pupilar

Los mechones vasculares en el margen pupilar, también denominados *mechones neovasculares* o *microhemangiomas del iris*, son otra fuente más de hifema espontáneo. La biomicroscopia con lámpara de hendidura puede revelar múltiples penachos vasculares a lo largo del margen pupilar (**fig. 25-4**), y la angiografía con fluoresceína del iris ha revelado pequeñas áreas de tinción y fuga de las lesiones. Un estudio histopatológico reveló nuevos vasos de paredes delgadas en el margen pupilar del iris con una leve infiltración de células inflamatorias,[70] y otro reporte describió la anomalía vascular como un hamartoma del tipo hemangioma capilar.[71] Aunque es más común en adultos mayores, esta condición ocurre en adultos de todas las edades. La mayoría de los pacientes no tiene enfermedad sistémica, aunque se han reportado asociaciones con diabetes mellitus y distrofia miotónica.[72,73] En algunos de estos casos se producen hifemas espontáneos, que en ocasiones causan elevación transitoria de la PIO.[74,75] Se ha reportado que la fotocoagulación con láser es exitosa para erradicar los penachos vasculares sangrantes.[70,76] Sin embargo, dado que es poco común tener hifemas recurrentes o daño permanente relacionado con la PIO elevada de forma transitoria, es mejor no dar tratamiento hasta que se documente una o más recurrencias de la hemorragia.

Dilatación y sinequias posteriores

Pueden presentarse hifemas espontáneos en personas con sinequias posteriores en las que se utilizan gotas de dilatación. A medida que el iris se separa de las sinequias puede ocurrir una hemorragia (**fig. 25-5**).

GLAUCOMAS ASOCIADOS CON SANGRE OCULAR DEGENERADA

Glaucoma de células fantasma

En 1976, Campbell y colaboradores[77] describieron una forma de glaucoma en la que se desarrollan glóbulos rojos degenerados ("células fantasma") en la cavidad vítrea y más adelante ingresan a la cámara anterior, donde obstruyen de modo temporal el flujo de salida del humor acuoso.

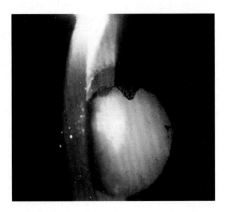

FIGURA 25-5 Hifema espontáneo. El paciente tiene sinequias posteriores y el ojo ha sido dilatado. Nótese la hemorragia en el meridiano de las 12 en punto de la pupila.

Teorías del mecanismo

Al haber entrado en la cavidad vítrea por diversos mecanismos (traumatismo, cirugía o enfermedad de la retina), los eritrocitos frescos se transforman de su típica estructura bicóncava y flexible a estructuras esféricas menos flexibles de color canela o caqui, referidas como *células fantasma.*[77] Desde el punto de vista histológico, estas células tienen paredes delgadas y parecen huecas, excepto por cúmulos de hemoglobina desnaturalizada, llamados *cuerpos de Heinz.* A diferencia de los glóbulos rojos frescos, las células fantasma no pasan con facilidad a través de un filtro Millipore de 5 μm o una malla trabecular humana. Las células fantasma se desarrollan en un plazo de 7 a 10 días, y pueden permanecer en la cavidad vítrea durante muchos meses, hasta que una rotura de la hialoides anterior les permite ingresar a la cámara anterior. Una vez en esta, las células anormales se acumulan en la malla trabecular, donde pueden causar una elevación temporal, pero en ocasiones marcada, de la PIO.

Causas específicas

Varias situaciones pueden provocar glaucoma de células fantasma.

Extracción de cataratas

La extracción de cataratas puede asociarse con glaucoma debido a células fantasma en una de estas tres formas.[78] El primer mecanismo es cuando se produce un hifema grande con hemorragia vítrea en el periodo posoperatorio temprano. A medida que el hifema se aclara, las células fantasma que se desarrollaron en el vítreo avanzan y obstruyen la salida del humor acuoso. El segundo mecanismo es cuando existe una hemorragia vítrea antes de la cirugía de cataratas, y la disrupción de la hialoides anterior debida a la operación permite que las células fantasma entren en la cámara anterior. En el tercer mecanismo se desarrolla una hemorragia vítrea en algún momento después de la extracción de la catarata debido a una enfermedad de la retina, y las células fantasma se desarrollan y emergen a través de defectos hechos de forma previa en la hialoides anterior. El glaucoma de células fantasma también se ha asociado con la implantación de lentes intraoculares, en especial cuando se utilizan lentes de cámara anterior o de fijación al iris.[79]

Vitrectomía

La vitrectomía puede conducir a un glaucoma de células fantasma en ojos con hemorragia vítrea preexistente si la hialoides anterior se rompe y el vítreo y las células no se eliminan por completo.[80]

Hemorragia vítrea sin cirugía

La hemorragia vítrea sin cirugía también puede provocar glaucoma de células fantasma. La hemorragia vítrea puede ser causada por un traumatismo o estar asociada con un trastorno de la retina, como la retinopatía diabética.[81,82] La hemorragia vítrea bilateral y el glaucoma de células fantasma pueden ocurrir después de mordeduras de serpientes venenosas, en especial las de crotálidos, ya que las enzimas proteolíticas pueden alterar la integridad vascular y actúan como factores hemorrágicos.[83] Los casos traumáticos pueden tener hifema asociado, que puede desaparecer antes de que se desarrolle el glaucoma de células fantasma, o persistir y enmascarar el mecanismo real del glaucoma. Se presume que la ruta de las células fantasma a la cámara anterior en estos ojos fáquicos es un defecto en la cara anterior de la hialoides.[81,82]

Inyecciones intravítreas

Se ha reportado glaucoma de células fantasma después de la inyección intravítrea de bevacizumab.[84]

Características clínicas

Según el número de células fantasma en la cámara anterior, la PIO elevada varía de normal a marcada, con dolor y edema corneal.[77] La biomicroscopia con lámpara de hendidura revela células características de color caqui en el humor acuoso y el endotelio corneal (**fig. 25-6A y B**). Si están presentes en grandes cantidades, las células fantasma pueden formar capas en la parte inferior, lo que crea un seudohipopión, que en ocasiones se asocia con una capa de glóbulos rojos más frescos (conocida como *signo de franjas de caramelo*) (**fig. 25-6C y D**). En la gonioscopia, el ángulo de la cámara anterior suele estar abierto y puede parecer normal, o estar cubierto por cantidades escasas o abundantes de células de color caqui.

Diagnóstico diferencial

El glaucoma debido a células fantasma puede confundirse con los glaucomas hemolíticos y hemosideróticos menos comunes. Se debe descartar el glaucoma neovascular y el glaucoma por inflamación. Aunque el diagnóstico se suele establecer con facilidad con base en la historia y las características clínicas, puede confirmarse mediante el examen de un aspirado de humor acuoso, que revela las típicas células fantasma. Este examen puede realizarse con microscopia de contraste de fase o mediante microscopia óptica de rutina en una muestra incluida en parafina teñida con hematoxilina y eosina.[77,85]

Manejo

El glaucoma debido a células fantasma no es una afección permanente, pero puede durar meses antes de que las células anormales al final desaparezcan del ángulo de la cámara anterior. Mientras tanto, la PIO a menudo se puede controlar con medicamentos antiglaucoma estándar. Sin embargo, algunos casos requieren intervención quirúrgica, que por lo general implica la eliminación de las células fantasma de

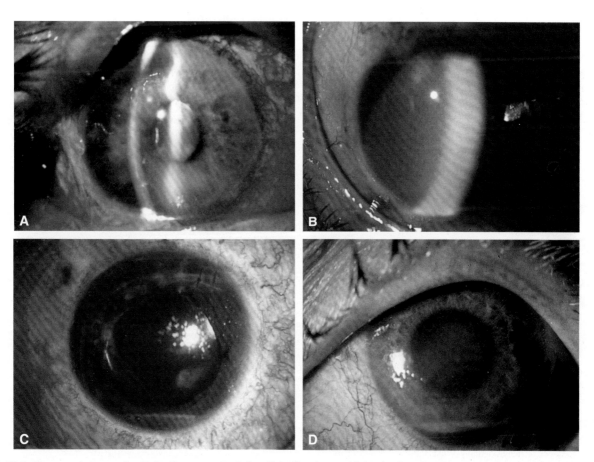

FIGURA 25-6 Ojos con glaucoma de células fantasma. A y B: las células de color caqui llenan la cámara anterior. **C y D:** obsérvense las capas de células fantasma en la parte inferior, que crean un seudohipopión. El ojo en **D** muestra un clásico "signo de franjas de caramelo".

la cámara anterior mediante irrigación, o la eliminación de todas las células fantasma oculares mediante vitrectomía.[77,86] Después de que las células fantasma se eliminan de forma quirúrgica, la PIO vuelve rápidamente a la normalidad en la mayoría de los casos en ausencia de glaucoma preexistente. Existe un reporte de tinción de sangre en la córnea que se resolvió después de una vitrectomía en un glaucoma de células fantasma.[87]

Glaucoma hemolítico

Fenton y Zimmerman[88] describieron una forma de glaucoma asociado con hemorragia intraocular en la que los macrófagos ingieren el contenido de los glóbulos rojos y luego se acumulan en la malla trabecular, donde obstruyen de modo temporal la salida del humor acuoso. En la clínica se observan numerosas células teñidas de rojo que flotan en el humor acuoso, y el ángulo de la cámara anterior suele estar abierto, con un pigmento marrón rojizo que cubre la malla trabecular.[89] El examen citológico del humor acuoso revela macrófagos que contienen pigmento marrón-dorado.[89] Un estudio ultraestructural de siete ojos reveló glóbulos rojos y macrófagos con sangre y pigmento fagocitados en los espacios trabeculares; las células endoteliales de la malla trabecular estaban degeneradas y tenían sangre fagocitada (**fig. 25-7**).[90] La afección es autolimitada y debe tratarse por medios médicos, si es posible. Cuando se requiere una intervención quirúrgica se ha recomendado el lavado de la cámara anterior.[89]

Glaucoma hemosiderótico

En esta rara condición, la hemoglobina de los glóbulos rojos lisados en la cámara anterior es fagocitada por las células endoteliales de la malla trabecular. De manera subsecuente, el hierro en la hemoglobina causa siderosis, que se cree que produce alteraciones tisulares en la malla trabecular, lo que finalmente resulta en la obstrucción del flujo de salida acuoso.[2] Sin embargo, aún no se ha establecido una asociación clara entre la tinción de hierro de la malla trabecular y el deterioro del flujo de salida acuoso.

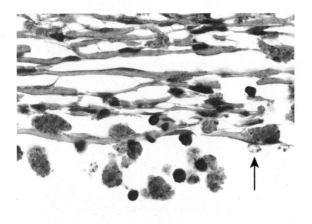

FIGURA 25-7 Glaucoma hemolítico. En este caso de glaucoma hemolítico se observan productos de degradación sanguínea que incluyen macrófagos cargados de hemosiderina y células fantasma de eritrocitos (flecha) en la malla trabecular. (H&E, × 250.) (Reimpreso con autorización de Eagle R. *Eye Pathology.* 3rd ed. Philadelphia, PA: Wolters Kluwer; 2016.)

PUNTOS CLAVE

► Los glóbulos rojos frescos o degenerados en la cámara anterior pueden provocar un aumento de la PIO al obstruir el flujo de salida del humor acuoso a través de la malla trabecular.

► La causa más común de hifema es el traumatismo contuso. El glaucoma puede derivar de la hemorragia inicial, pero más a menudo es causado por un resangrado, y la terapia inicial está dirigida a acelerar la reabsorción del hifema y minimizar el resangrado.

► Cuando ocurre el glaucoma, el tratamiento médico puede controlar la PIO hasta que desaparezca el hifema, aunque algunos casos requieren una intervención quirúrgica, que incluye la extracción de sangre. El hifema en el contexto de las hemoglobinopatías de células falciformes requiere un tratamiento agresivo, ya que incluso la PIO elevada moderada puede producir un daño rápido del nervio óptico.

► Otras causas de hifema incluyen hemorragia espontánea de tumores, neovascularización o, en raras ocasiones, penachos vasculares en el margen pupilar.

► La forma más común de glaucoma asociada con sangre ocular degenerada es el glaucoma de células fantasma, en el que los eritrocitos en degeneración obstruyen el flujo de salida del humor acuoso. Esto puede ocurrir después de una extracción de catarata, vitrectomía o un traumatismo.

► Otras situaciones en las que la sangre degenerada puede provocar glaucoma son el glaucoma hemolítico y el glaucoma hemosiderótico.

REFERENCIAS

1. Pilger IS. Medical treatment of traumatic hyphema. *Surv Ophthalmol.* 1975;20:28-34.
2. Walton W, Von Haghen S, Grigorian R, Zarbin M. Management of traumatic hyphema. *Surv Ophthalmol.* 2002;47:297-334.
3. Kennedy RH, Brubaker RF. Traumatic hyphema in a defined population. *Am J Ophthalmol.* 1988;106:123-130.
4. Kearns P. Traumatic hyphaema: a retrospective study of 314 cases. *Br J Ophthalmol.* 1991;75(3):137-141.
5. Ashaye AO. Traumatic hyphaema: a report of 472 consecutive cases. *BMC Ophthalmol.* 2008;8:24.
6. Milstein BA. Traumatic hyphema: a study of 83 consecutive cases. *South Med J.* 1971;64:1081-1085.
7. Giles CL, Bromley WG. Traumatic hyphema: a retrospective analysis from the University of Michigan Teaching Hospitals. *J Pediatr Ophthalmol.* 1972;9:90.
8. Edwards WC, Layden WE. Traumatic hyphema: a report of 184 consecutive cases. *Am J Ophthalmol.* 1973;75:110-116.
9. Yasuna E. Management of traumatic hyphema. *Arch Ophthalmol.* 1974;91:190-191.
10. Crawford JS, Lewandowski RL, Chan W. The effect of aspirin on rebleeding in traumatic hyphema. *Am J Ophthalmol.* 1975;80:543-545.
11. Fritch CD. Traumatic hyphema. *Ann Ophthalmol.* 1976;8:1223-1225.
12. Crouch ER Jr, Frenkel M. Aminocaproic acid in the treatment of traumatic hyphema. *Am J Ophthalmol.* 1976;81:355-360.
13. Mortensen KK, Sjølie AK. Secondary hemorrhage following traumatic hyphaema: a comparative study of conservative and tranexamic acid treatment. *Acta Ophthalmol.* 1978;56:763-768.
14. Bramsen T. Fibrinolysis and traumatic hyphaema. *Acta Ophthalmol(Copenh).* 1979;57:447-454.
15. Gorn RA. The detrimental effect of aspirin on hyphema rebleed. *Ann Ophthalmol.* 1979;11:351-355.

16. Spoor TC, Hammer M, Belloso H. Traumatic hyphema: failure of steroids to alter its course – a double-blind prospective study. *Arch Ophthalmol.* 1980;98:116-119.
17. Rakusin W. Traumatic hyphema. *Am J Ophthalmol.* 1972;74:284-292.
18. Cassel GH, Jeffers JB, Jaeger EA. Wills Eye Hospital traumatic hyphema study. *Ophthalmic Surg.* 1985;16:441-443.
19. Thomas MA, Parrish RK II, Feuer WJ. Rebleeding after traumatic hyphema. *Arch Ophthalmol.* 1986;104(2):206-210.
20. Agapitos PJ, Noel LP, Clarke WN. Traumatic hyphema in children. *Ophthalmology.* 1987;94:1238-1241.
21. Spoor TC, Kwitko GM, O'Grady JM, et al. Traumatic hyphema in an urban population. *Am J Ophthalmol.* 1990;109:23-27.
22. Ng CS, Strong NP, Sparrow JM, et al. Factors related to the incidence of secondary haemorrhage in 462 patients with traumatic hyphema. *Eye (Lond).* 1992;6(pt 3):308-312.
23. Fong LP. Secondary hemorrhage in traumatic hyphema. *Ophthalmology.* 1994;101:1583-1588.
24. Volpe NJ, Larrison WI, Hersh PS, et al. Secondary hemorrhage in traumatic hyphema. *Am J Ophthalmol.* 1991;112:507-513.
25. Wilson TW, Jeffers JB, Nelson LB. Aminocaproic acid prophylaxis in traumatic hyphema. *Ophthalmic Surg.* 1990;21:807-809.
26. Farber MD, Fiscella R, Goldberg MF. Aminocaproic acid versus prednisone for the treatment of traumatic hyphema: a randomized clinical trial. *Ophthalmology.* 1991;98:279-286.
27. Deans R, Noël LP, Clarke WN. Oral administration of tranexamic acid in the management of traumatic hyphema in children. *Can J Ophthalmol.* 1992;27:181-183.
28. Lai JC, Fekrat S, Barron Y, et al. Traumatic hyphema in children: risk factors for complications. *Arch Ophthalmol.* 2001;119:64-70.
29. Lai WW, Bhavnani VD, Tessler HH, Edward DP. Effect of melanin on traumatic hyphema in rabbits. *Arch Ophthalmol.* 1999;117:789-793.
30. Ganley JP, Geiger JM, Clement JR, et al. Aspirin and recurrent hyphema after blunt ocular trauma. *Am J Ophthalmol.* 1983;96:797-801.
31. Sihota R, Kumar S, Gupta V, et al. Early predictors of traumatic glaucoma after closed globe injury trabecular pigmentation, widened angle recess, and higher baseline intraocular pressure. *Arch Ophthalmol.* 2008;126:921-926.
32. Bansal S, Gunasekeran DV, Ang B, et al. Controversies in the pathophysiology and management of hyphema. *Surv Ophthalmol.* 2016;61(3):297-308.
33. Sternberg P Jr, Tripathi RC, Tripathi BJ, et al. Changes in outflow facility in experimental hyphema. *Invest Ophthalmol Vis Sci.* 1980;19:1388-1390.
34. Goldberg MF. The diagnosis and treatment of secondary glaucoma. after hyphema in sickle cell patients. *Am J Ophthalmol.* 1979;87:43-49.
35. Goldberg MF. Sickled erythrocytes, hyphema, and secondary glaucoma: I. The diagnosis and treatment of sickled erythrocytes in human hyphemas. *Ophthalmic Surg.* 1979;10:17-31.
36. Friedman AH, Halpern BL, Friedberg DN, et al. Transient open-angle glaucoma associated with sickle cell trait: report of 4 cases. *Br J Ophthalmol.* 1979;63:832-836.
37. Nasrullah A, Kerr NC. Sickle cell trait as a risk factor for secondary hemorrhage in children with traumatic hyphema. *Am J Ophthalmol.* 1997;123(6):783-790.
38. Goldberg MF, Tso MO. Sickled erythrocytes, hyphema, and secondary glaucoma. VII: The passage of sickled erythrocytes out of the anterior chamber of the human and monkey eye: light and electron microscopic studies. *Ophthalmic Surg.* 1979;10:89-123.
39. Beyer TL, Hirst LW. Corneal blood staining at low pressures. *Arch Ophthalmol.* 1985;103:654-655.
40. McDonnell PJ, Green WR, Stevens RE, et al. Blood staining of the cornea: light microscopic and ultrastructural features. *Ophthalmology.* 1985;92:1668-1674.
41. Brodrick JD. Corneal blood staining after hyphaema. *Br J Ophthalmol.* 1972;56:589-593.
42. Rose SW, Coupal JJ, Simmons G, et al. Experimental hyphema clearance in rabbits: drug trials with 1% atropine and 2% and 4% pilocarpine. *Arch Ophthalmol.* 1977;95:1442-1444.
43. Masket S, Best M. Therapy in experimental hyphema: II. Acetazolamide. *Arch Ophthalmol.* 1972;87:222-224.
44. Masket S, Best M, Fisher LV, et al. Therapy in experimental hyphema. *Arch Ophthalmol.* 1971;85:329-333.
45. Lambrou FH, Snyder RW, Williams GA. Use of tissue plasminogen activator in experimental hyphema. *Arch Ophthalmol.* 1987;105:995-997.
46. Howard GR, Vukich J, Fiscella RG, et al. Intraocular tissue plasminogen activator in a rabbit model of traumatic hyphema. *Arch Ophthalmol.* 1991;109:272-274.
47. Williams DF, Han DP, Abrams GW. Rebleeding in experimental traumatic hyphema treated with intraocular tissue plasminogen activator. *Arch Ophthalmol.* 1990;108:264-266.
48. Gharaibeh A, Savage HI, Scherer RW, Goldberg MF, Lindsley K. Medical interventions for traumatic hyphema. *Cochrane Database Syst Rev.* 2013;12:CD005431.
49. Jahadi Hosseini SH, Khalili MR, Motallebi M. Comparison between topical and oral tranexamic acid in management of traumatic hyphema. *Iran J Med Sci.* 2014;39(2 suppl):178-183.
50. Wax MB, Ridley ME, Magargal LE. Reversal of retinal and optic disc ischemia in a patient with sickle cell trait and glaucoma secondary to traumatic hyphema. *Ophthalmology.* 1982;89(7):845-851.
51. Kaplowitz K, Nobe M, Abazari A, Honkanen R. Trabeculectomy for traumatic hyphema in sickle cell trait. *Semin Ophthalmol.* 2015;30(4):297-304.
52. Benner JD. Transcorneal oxygen therapy for glaucoma associated with sickle cell hyphema. *Am J Ophthalmol.* 2000;130:514-515.
53. Padrón-Pérez N, Castany-Aregall M, Pueyo A, Carceller A. Transcorneal oxygen therapy in two patients with traumatic hyphema and sickle cell trait. *Clin Exp Ophthalmol.* 2015;43(5):488-490.
54. Read J, Goldberg MF. Comparison of medical treatment for traumatic hyphema. *Trans Am Acad Ophthalmol Otolaryngol.* 1974;78:799-815.
55. Read J. Traumatic hyphema: surgical vs medical management. *Ann Ophthalmol.* 1975;7(5):659-662, 664-666, 668-670.
56. Deutsch TA, Weinreb RN, Goldberg MF. Indications for surgical management of hyphema in patients with sickle cell trait. *Arch Ophthalmol.* 1984;102:566-569.
57. Sears ML. Surgical management of black ball hyphema. *Trans Am Acad Ophthalmol Otolaryngol.* 1970;74:820-825.
58. Wolter JR, Henderson JW, Talley TW. Histopathology of a black ball blood clot removed four days after total traumatic hyphema. *J Pediatr Ophthalmol.* 1971;8:15.
59. Weiss JS, Parrish RK, Anderson DR. Surgical therapy of traumatic hyphema. *Ophthalmic Surg.* 1983;14(4):343-345.
60. Belcher CD III, Brown SV, Simmons RJ. Anterior chamber washout for traumatic hyphema. *Ophthalmic Surg.* 1985;16:475-479.
61. Sholiton DB, Solomon OD. Surgical management of black ball hyphema with sodium hyaluronate. *Ophthalmic Surg.* 1981;12:820-822.
62. Bartholomew RS. Viscoelastic evacuation of traumatic hyphaema. *Br J Ophthalmol.* 1987;71:27-28.
63. Graul TA, Ruttum MS, Lloyd MA, et al. Trabeculectomy for traumatic hyphema with increased intraocular pressure. *Am J Ophthalmol.* 1994;117:155-159.
64. Richardson K. Acute glaucoma after trauma. In: Freeman H, Mac K, eds. *Ocular Trauma.* New York, NY: Appleton-Century-Croft; 1979:161-166.
65. Damji KF, O'Connor M, Hill V. Tissue plasminogen activator for treatment of fibrin in endophthalmitis. *Can J Ophthalmol.* 2001;36:269-271.
66. Bene C, Hutchins R, Kranias G. Cataract wound neovascularization: an often overlooked cause of vitreous hemorrhage. *Ophthalmology.* 1989;96:50-53.
67. Banitt MR, Rand A, Vann RR, Gedde SJ. Bilateral intraocular hemorrhage from vascularization of cataract wounds. *J Cataract Refract Surg.* 2009;35(9):1637-1639.
68. Watzke RC. Intraocular hemorrhage from vascularization of the cataract incision. *Ophthalmology.* 1980;87:19-23.
69. Kramer TR, Brown RH, Lynch MG, et al. Transscleral Nd:YAG photocoagulation for cataract incision vascularization associated with recurrent hyphema. *Am J Ophthalmol.* 1989;107:681-682.
70. Coleman SL, Green WR, Patz A. Vascular tufts of pupillary margin of iris. *Am J Ophthalmol.* 1977;83:881-883.
71. Meades KV, Francis IC, Kappagoda MB, et al. Light microscopic and electron microscopic histopathology of an iris microhaemangioma. *Br J Ophthalmol.* 1986;70:290-294.
72. Mason GI. Iris neovascular tufts: relationship to rubeosis, insulin, and hypotony. *Arch Ophthalmol.* 1979;97:2346-2352.
73. Cobb B, Shilling JS, Chisholm IH. Vascular tufts at the pupillary margin in myotonic dystrophy. *Am J Ophthalmol.* 1970;69:573-582.
74. Perry HD, Mallen FJ, Sussman W. Microhaemangiomas of the iris with spontaneous hyphaema and acute glaucoma. *Br J Ophthalmol.* 1977;61:114-116.
75. Mason GI, Ferry AP. Bilateral spontaneous hyphema arising from iridic microhemangiomas. *Ann Ophthalmol.* 1979;11:87-91.
76. Hagen AP, Williams GA. Argon laser treatment of a bleeding iris vascular tuft. *Am J Ophthalmol.* 1986;101:379-380.
77. Campbell DG, Simmons RJ, Grant WM. Ghost cells as a cause of glaucoma. *Am J Ophthalmol.* 1976;81:441-450.

78. Campbell DG, Essigmann EM. Hemolytic ghost cell glaucoma: further studies. *Arch Ophthalmol.* 1979;97:2141-2146.

79. Summers CG, Lindstrom RL. Ghost cell glaucoma following lens implantation. *J Am Intraocul Implant Soc.* 1983;9:429-433.

80. Campbell DG, Simmons RJ, Tolentino FI, et al. Glaucoma occurring after closed vitrectomy. *Am J Ophthalmol.* 1977;83:63-69.

81. Brooks AM, Gillies WE. Haemolytic glaucoma occurring in phakic eyes. *Br J Ophthalmol.* 1986;70:603-606.

82. Mansour AM, Chess J, Starita R. Nontraumatic ghost cell glaucoma – a case report. *Ophthalmic Surg.* 1986;17:34-36.

83. Rojas L, Ortiz G, Gutierrez M, et al. Ghost cell glaucoma related to snake poisoning. *Arch Ophthalmol.* 2001;119:1212-1213.

84. Liu L, Wu WC, Yeung L, et al. Ghost cell glaucoma after intravitreal bevacizumab for postoperative vitreous hemorrhage following vitrectomy for proliferative diabetic retinopathy. *Ophthalmic Surg Lasers Imaging.* 2010;41(1):72-77.

85. Cameron JD, Havener VR. Histologic confirmation of ghost cell glaucoma by routine light microscopy. *Am J Ophthalmol.* 1983;96:251-252.

86. Singh H, Grand MG. Treatment of blood-induced glaucoma by trans pars plana vitrectomy. *Retina.* 1981;1:255-257.

87. Alamri A, Alkatan H, Aljadaan I. Traumatic ghost cell glaucoma with successful resolution of corneal blood staining following pars plana vitrectomy. *Middle East Afr J Ophthalmol.* 2016;23(3):271-273.

88. Fenton RH, Zimmerman LE. Hemolytic glaucoma: an unusual cause of acute open-angle secondary glaucoma. *Arch Ophthalmol.* 1963;70:236-239.

89. Phelps CD, Watzke RC. Hemolytic glaucoma. *Am J Ophthalmol.* 1975;80:690-695.

90. Grierson I, Lee WR. Further observations on the process of haemophagocytosis in the human outflow system. *Albrecht Von Graefes Arch Klin Exp Ophthalmol.* 1978;208:49-64.

Glaucomas asociados con traumatismo ocular

26

LESIONES POR CONTUSIÓN

Características generales

Las lesiones contusas que involucran al ojo no son raras; por fortuna, muchas pueden prevenirse con el uso de gafas protectoras adecuadas. Una encuesta de datos de notas de alta hospitalarias en Estados Unidos entre 1984 y 1987 revelaron una tasa de 13.2 casos por 100 000 personas para cualquier traumatismo ocular como diagnóstico principal, de los cuales cerca de 40% se codificó como contusión del globo ocular o anexos o fractura orbitaria tipo *blowout*.[1] Los hombres jóvenes parecen ser más propenso a este tipo de traumatismo. En una serie de 205 pacientes con lesiones oculares contusas, 85% era hombre y 75%, menor de 30 años de edad.[2,3] Los accidentes deportivos y domésticos representaron casi dos tercios de estas lesiones, y el resto de causas conocidas se dividió entre lesiones industriales involuntarias y actos dolosos. El boxeo es un deporte de alto riesgo para los traumatismos oculares; en una serie de 74 boxeadores asintomáticos, 66% de los hombres evaluados tenía una o más lesiones oculares.[4] Las lesiones oculares relacionadas con la práctica de *paintball* representan un problema creciente a medida que aumenta la popularidad de dicho deporte.[5] Una fuente cada vez más común de traumatismo ocular grave es el inflado de la bolsa de aire en un accidente automovilístico.[6] Los niños menores de 15 años de edad tienen un alto riesgo de sufrir trauma, en gran parte por lesiones relacionadas con proyectiles y deportes.[7]

Datos del US Eye Injury Registry sobre 6 021 pacientes con contusión ocular cerrada sugieren que la incidencia de glaucoma postraumático a los 6 meses es de 3.4%.[8] El mismo estudio identificó varios factores predictivos independientes asociados con el desarrollo de glaucoma postraumático, incluidos una agudeza visual inicial deficiente, edad avanzada, lesión del cristalino, recesión del ángulo e hifema. Otro estudio comparó 40 ojos consecutivos con trauma ocular cerrado y presión intraocular (PIO) elevada crónica durante un mínimo de 3 meses, donde 52 ojos habían tenido lesión cerrada del globo ocular y sin evidencia de glaucoma. El aumento de la pigmentación en el ángulo, la PIO basal elevada, el hifema, el desplazamiento del cristalino y la recesión angular de más de 180 grados se asociaron con glaucoma crónico tras una lesión cerrada del globo ocular.[9]

Hallazgos clínicos

El segmento anterior es la porción del ojo que se daña con mayor frecuencia en un traumatismo contuso cerrado (**fig. 26-1**), y el hifema es el modo de presentación clínica más frecuente (**fig. 26-2**). Por lo general, el hifema traumático se observa en niños o adultos jóvenes, con una incidencia de cerca de 2 por cada 10 000 niños por año.[2,3] Un signo tardío que es casi patognomónico del hifema son las acumulaciones de pigmento en la malla trabecular (**fig. 26-3A**). (El tratamiento del hifema traumático se analiza en el capítulo 25.) A medida que la

sangre se aclara, se pueden encontrar roturas en varias estructuras del segmento anterior (**figs. 26-3A-D** y **26-4A-D**). La más común de ellas es la recesión del ángulo, que se ve por gonioscopia como un ensanchamiento irregular de la banda del cuerpo ciliar.

Desde el punto de vista histológico, esto representa un desgarro entre los músculos longitudinales y circulares del cuerpo ciliar. La incidencia de la recesión angular después de un traumatismo ocular oscila entre 20 y 94%.[10] Cuando el examen gonioscópico se incluyó en una encuesta poblacional de glaucoma, se encontró algún grado de recesión del ángulo en 14.8% de las personas estudiadas, 5.5% de las cuales tenía glaucoma.[11] Otras lesiones asociadas incluyen *iridodiálisis*, un desgarro en la raíz del iris (**figs. 26-5** y **26-6**), y *ciclodiálisis*, una separación del cuerpo ciliar del espolón escleral (**fig. 26-7**). Otro hallazgo relacionado con traumatismos recurrentes, recesión del ángulo y glaucoma es la *iridosquisis* o separación de las capas del estroma del iris, que difiere de la observada en los adultos mayores porque es más irregular (en parches) e involucra los cuadrantes superior e inferior.[12] Los pacientes con traumatismo ocular cerrado también pueden presentar iritis, cataratas, dislocación del cristalino o traumatismo coriorretiniano.

Se pueden producir lesiones oculares contusas graves en adultos y niños con el inflado de las bolsas de aire.[6] En un reporte de siete niños que sufrieron lesiones con bolsas de aire, las lesiones graves incluyeron edema corneal en un paciente e hifema traumático con glaucoma secundario y cataratas en otro. Por fortuna no hubo secuelas visuales permanentes entre estos niños.[13] Sin embargo, el investigador recomendó que los lactantes y los niños viajen en el asiento trasero de los automóviles para minimizar el riesgo de lesiones. Se debe tener en cuenta la biomicroscopia ecográfica para evaluar los mecanismos de traumatismo (véase capítulo 3). En algunos casos puede haber una hendidura traumática de ciclodiálisis o zónulas débiles que se pueden detectar con relativa facilidad mediante esta tecnología.[14]

Mecanismos del glaucoma

Periodo temprano posterior a la lesión

Un paciente con una lesión ocular contusa reciente puede presentar una PIO un poco reducida. Esto puede deberse a una disminución en la producción de humor acuoso debido a la iritis asociada, o tal vez a un aumento temporal en la facilidad de flujo de salida debido a la rotura de estructuras en el ángulo de la cámara anterior.

Otros pacientes pueden tener una PIO elevada en el periodo poscontusión temprano (**tabla 26-1**). En algunos casos, esto puede ser una elevación transitoria, que dura hasta varias semanas, y ocurre en ausencia de cualquier otro daño evidente en el ojo. Sin embargo, por lo regular hay una iritis traumática, hifema o dislocación del cristalino asociados, cuyos mecanismos se describen en otra parte de este libro de texto (en los caps. 23, 25 y 19, de manera respectiva). Otros

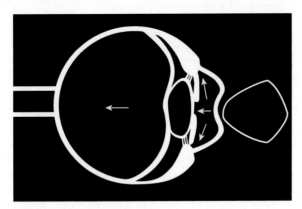

FIGURA 26-1 Traumatismo cerrado por contusión. Diagrama de un traumatismo cerrado en el ojo. Las flechas muestran ondas de contusión en el humor acuoso y el vítreo, con posible daño al ángulo, el cristalino, la retina y el nervio óptico. (Modificado con autorización de Rhee DJ. *Glaucoma*. 3rd ed. Philadelphia, PA: Wolters Kluwer; 2018.)

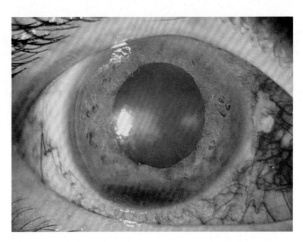

FIGURA 26-2 Hifema traumático. La vista con lámpara de hendidura revela capas de sangre en la cámara anterior. (Cortesía de Joseph A. Halabis, OD.)

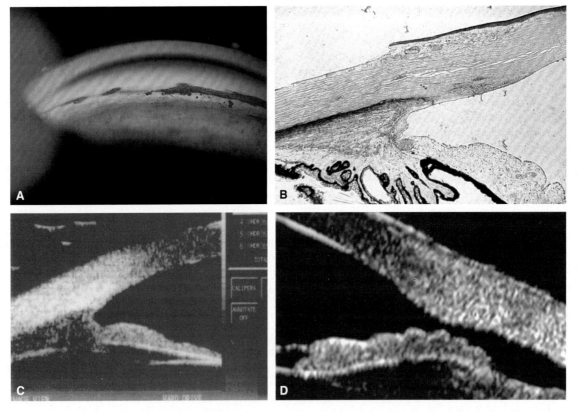

FIGURA 26-3 Traumatismo ocular a las estructuras angulares. A: vista gonioscópica de un ojo con grumos de pigmento (virtualmente patognomónico de hifema traumático previo) y recesión angular, caracterizada por el ensanchamiento irregular de la banda del cuerpo ciliar. **B:** corte histológico a través del ángulo de la cámara anterior de un ojo con recesión angular que muestra el desgarro profundo en la cara del cuerpo ciliar. La malla trabecular, que es considerablemente anterior al cuerpo ciliar con recesión, está hialinizada de forma parcial y cubierta en su cara interna por una proliferación anormal de la membrana de Descemet, otro mecanismo de glaucoma asociado con traumatismo. **C:** biomicroscopia ecográfica que muestra recesión del ángulo. **D:** la biomicroscopia ecográfica revela una hendidura de ciclodiálisis. (A, cortesía de Joseph A. Halabis, OD. B, cortesía de Ramesh C. Tripathi, MD, PhD. D, de Corrêa ZM, Augsburger JJ. Ultrasound biomicroscopy of the anterior ocular segment. En: Tasman W, Jaeger EA, eds. *Duane's Foundations of Clinical Ophthalmology*. Vol 2. Philadelphia, PA: Lippincott Williams & Wilkins; 2008.)

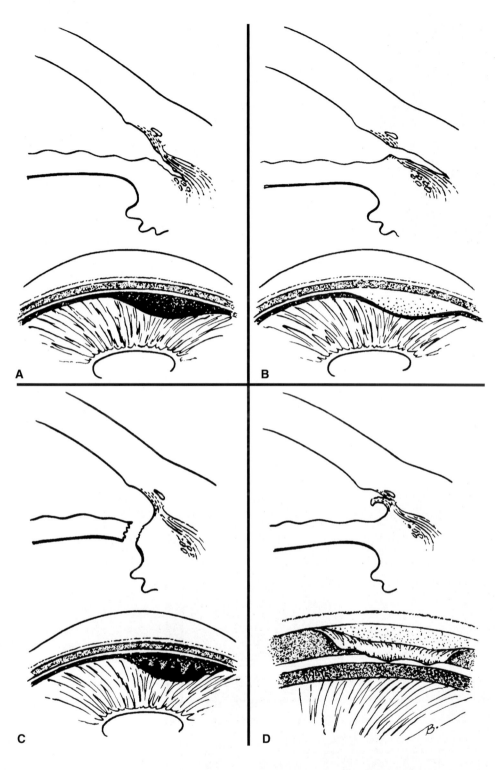

FIGURA 26-4 Formas de lesión del ángulo de la cámara anterior asociadas con un traumatismo contuso. Se muestran los cortes transversales y el aspecto gonioscópico correspondiente. **A:** *recesión angular* (esto es, desgarro entre los músculos longitudinales y circulares del cuerpo ciliar). **B:** *ciclodiálisis* (es decir, separación del cuerpo ciliar del espolón escleral, con ensanchamiento del espacio supracoroideo). **C:** *iridodiálisis* (es decir, desgarro en la raíz del iris). **D:** daño trabecular (esto es, desgarro en la porción anterior de la malla, que crea un colgajo que se articula en el espolón escleral).

mecanismos reportados de PIO elevada asociados con traumatismo ocular cerrado incluyen aplanamiento de la cámara anterior debido a derrame uveal, vítreo que llena una cámara anterior profunda, y síndrome de Schwartz-Matsuo, que puede incluir fluctuaciones en la PIO en asociación con desprendimiento de retina acompañado de desgarros del epitelio no pigmentado del cuerpo ciliar.[15-18] Si se desarrolla hipotonía una vez que desaparece el hifema o la iritis, se debe considerar la disminución de la producción de humor acuoso o una redirección del humor acuoso a través de un desprendimiento de retina o una hendidura de ciclodiálisis.

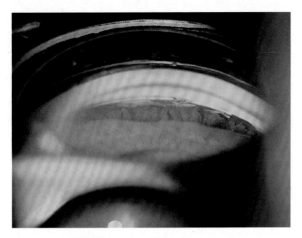

FIGURA 26-5 Iridodiálisis. En esta vista gonioscópica los procesos ciliares del ojo se ven con facilidad a través de la abertura del iris. (Cortesía de Joseph A. Halabis, OD.)

Periodo tardío posterior a la lesión

Aunque la PIO elevada después de un traumatismo ocular cerrado es transitoria en la mayoría de los casos, es importante hacer un seguimiento de estos pacientes de forma indefinida, ya que entre 4 y 9% de aquellos con recesión angular mayor de 180 grados de modo eventual, a menudo muchos años después, desarrollan glaucoma.[3,19,20] Esta condición se ha denominado "glaucoma por recesión angular", aunque

el término es algo inapropiado porque la recesión del ángulo no es la causa real de la obstrucción del flujo de salida del humor acuoso. La correlación clinicopatológica entre el traumatismo ocular contuso y el desarrollo tardío de glaucoma fue reportada por Wolff y Zimmerman,[21] quienes sugirieron que la recesión angular proporcionaba evidencia de lesión previa, pero no era la causa real del glaucoma. Ellos propusieron que el traumatismo inicial a la malla trabecular estimulaba cambios proliferativos o degenerativos en el tejido trabecular, que conducían a la obstrucción del flujo de salida del humor acuoso. Herschler[22] apoyó este concepto mediante la observación de casos clínicos y estudios en animales, que revelaron desgarros en la malla trabecular justo posteriores a la línea de Schwalbe en el periodo postraumático temprano. Esto produjo un colgajo de tejido trabecular, que estaba articulado en el espolón escleral (**fig. 26-4D**). Con el tiempo se produjeron cicatrices, lo que hizo que la lesión trabecular inicial fuera menos aparente, pero condujo a una obstrucción crónica en partes del sistema de salida del humor acuoso.

Además de las alteraciones en la malla trabecular, otro mecanismo de elevación retardada de la PIO es la extensión de una capa endotelial con una membrana tipo Descemet desde la córnea sobre el ángulo de la cámara anterior.[21,23] Otros factores pueden influir en qué ojos con antecedentes de traumatismo contuso desarrollarán glaucoma crónico. Por ejemplo, la mayoría de los ojos que de modo eventual desarrolla glaucoma después de una lesión contusa parece tener una predisposición subyacente a la reducción del flujo de salida del humor acuoso, como lo demuestran las frecuentes alteraciones de la PIO en el ojo contralateral.[22,24] Entre 13 pacientes que desarrollaron glaucoma por

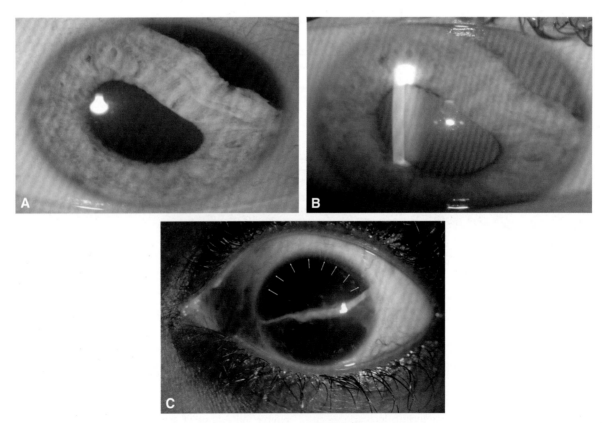

FIGURA 26-6 Lesiones del iris. **A:** un traumatismo contuso puede causar *iridodiálisis* o desgarros en la raíz del iris. **B:** la retroiluminación resalta el área de iridodiálisis en el mismo paciente. **C:** este joven paciente tiene aniridia y afaquia traumáticas como resultado de una lesión penetrante a través de la córnea. Las flechas apuntan al borde del iris restante. (Reimpreso con autorización de Rhee DJ. *Glaucoma*. 3rd ed. Philadelphia, PA: Wolters Kluwer; 2018.)

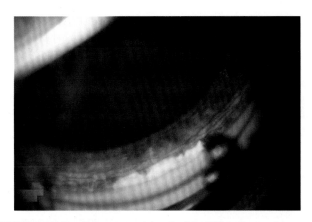

FIGURA 26-7 Hendidura traumática de ciclodiálisis. Este paciente desarrolló una recesión angular y una hendidura de ciclodiálisis después de una lesión relacionada con el raquetbol que involucró un impacto en el ojo. La *hendidura de ciclodiálisis*, o separación del cuerpo ciliar del espolón escleral, aparece como una amplia banda blanca en la unión del cuerpo ciliar y el espolón escleral. (Reproducido con autorización de Eyerounds. org, The University of Iowa. Cortesía del Departamento de Oftalmología y Ciencias Visuales de la University of Iowa).

recesión angular en un promedio de 34 años después del traumatismo, siete tenían pérdida glaucomatosa del campo visual definida o sospechosa en el ojo contralateral.[24] Los adultos mayores también son más susceptibles a la elevación tardía de la presión poscontusión.[20]

Manejo del glaucoma

Si es posible, la PIO elevada en el periodo temprano después de la lesión se controla mejor con medicamentos, sobre todo con fármacos que reducen la producción de humor acuoso, como los β bloqueadores, los inhibidores de la anhidrasa carbónica y los α₂-agonistas. Los trastornos concomitantes, como la inflamación, el hifema y la subluxación del cristalino, también deben tratarse, como se describe en otros capítulos. Los ojos con cámara anterior estrecha y derrame uveal pueden responder a los corticoesteroides y a los cicloplégicos midriáticos.[15]

La elevación crónica de la PIO por daño trabecular no responde bien a la terapia miótica. En un caso reportado con recesión angular asociada, el uso de pilocarpina causó un aumento paradójico de la presión y el de cicloplégicos redujo la tensión.[25] Los investigadores teorizaron que la reducción del flujo de salida convencional, combinada con un desgarro en el cuerpo ciliar, podría haber desplazado el ojo hacia

TABLA 26-1	Etiologías de la elevación temprana de la PIO después de un traumatismo contuso
Hifema	
Inflamación	
Dislocación del cristalino	
Derrame uveal	
Llenado de la cámara anterior con vítreo	
Síndrome de Schwartz-Matsuo	

Nota: el aumento tardío de la PIO puede deberse al daño al ángulo (la recesión angular es un marcador). El ojo contralateral también puede tener un aumento tardío de la PIO y debe seguirse con atención. PIO, presión intraocular.

un mecanismo uveoescleral predominante de flujo de salida del humor acuoso, que se sabe que se ve afectado por los mióticos. Los agentes de prostaglandina pueden ser útiles en algunos casos de traumatismo, pero por lo general se utilizan después de que los signos agudos de inflamación han desaparecido y una prueba con supresores del humor acuoso no ha logrado reducir la PIO de forma adecuada. Se sabe que los fármacos que disminuyen la producción de humor acuoso son eficaces en ojos con cicatrices en la malla trabecular.

La trabeculoplastia con láser no tiene una alta tasa de éxito en esta forma de glaucoma, aunque puede probarse después de que la terapia médica haya fallado, pero antes de intentar la cirugía filtrante. Se ha reportado que un procedimiento alternativo con láser, la trabeculopuntura con láser Nd:YAG (itrio-aluminio-granate dopado con neodimio), en el que se aplica una energía de 1.0 a 2.5 mJ sobre la malla de una manera similar a la trabeculoplastia con láser de argón, ofrece una ventaja significativa sobre la trabeculoplastia en el tratamiento del glaucoma por recesión angular.[26]

Cuando las terapias médicas y con láser han fallado por lo general está indicada una operación incisional filtrante. En un estudio que comparó tres procedimientos (es decir, trabeculectomía sin antimetabolito, trabeculectomía con 5-fluorouracilo o mitomicina C adyuvantes, y la implantación de placa única de Molteno), la trabeculectomía con terapia antimetabolito fue más efectiva, aunque la infección tardía de la bula es una riesgo significativo.[27] En otro estudio que examinó los resultados a largo plazo en 38 pacientes que se sometieron a la implantación de un dispositivo de drenaje de Molteno para el glaucoma traumático, la PIO se controló en 76% de los casos (con el uso coadyuvante de medicamentos) en un seguimiento promedio de hasta 10.9 años.[28] Una alternativa a la cirugía filtrante, en especial en ojos con potencial visual limitado, es la ciclofotocoagulación transescleral o uno de los otros procedimientos ciclodestructivos. En los casos de aniridia traumática, en los que las puntas de los procesos ciliares pueden visualizarse mediante gonioscopia, la ciclofotocoagulación transpupilar con argón es otra opción.[29]

LESIONES PENETRANTES

Características generales

Las lesiones penetrantes del ojo pueden ser el resultado de una fuerza contundente, laceraciones o proyectiles. En un estudio de 453 pacientes, las frecuencias relativas de estas tres fuentes de traumatismo fueron 22, 37 y 41%, de modo respectivo.[30] Al igual que con las lesiones no penetrantes, los hombres jóvenes son más vulnerables a este tipo de lesiones, y muchas de estas podrían prevenirse con el uso de gafas de protección adecuadas. De los pacientes del estudio, 86% era varón y la edad media de todo el grupo fue de 26 años.[30]

La PIO justo después de una lesión penetrante suele reducirse debido a la herida abierta o a la iridociclitis asociada. Sin embargo, después del cierre de la herida corneal o escleral se puede desarrollar glaucoma por cambios en el tejido intraocular inducidos por la lesión penetrante.

En una cohorte de 515 pacientes con una lesión abierta del globo ocular con posibilidad de salvar la visión, los riesgos de Kaplan-Meier a los 12 meses para el desarrollo de elevación traumática de la PIO o glaucoma traumático fueron 32.4 y 11.0%, de forma respectiva.[31] El mismo estudio encontró una asociación (en regresión multivariada) entre el glaucoma traumático y la hemorragia vítrea inicial, lesión en la zona II (laceración en la esclera hasta 5 mm detrás del limbo) y queratoplastia penetrante antes o después de la reparación del globo abierto.

Entre los 3 627 pacientes del US Eye Injury Registry que experimentaron lesiones oculares penetrantes, la incidencia de glaucoma a los 6 meses fue de 2.7%. Los factores asociados con el desarrollo de glaucoma postraumático incluyeron edad avanzada, lesión del cristalino, mala agudeza visual e inflamación intraocular.[32]

Mecanismos del glaucoma

Disrupción del tejido

En el periodo posoperatorio temprano, la PIO puede estar elevada debido a inflamación, hifema o cierre del ángulo por un cristalino roto y edematoso (**tabla 26-2**). A medida que estas condiciones remiten, pueden aparecer mecanismos crónicos de glaucoma. En algunos casos se puede desarrollar una membrana ciclítica debido a material inflamatorio. Esto surge del epitelio ciliar no pigmentado y se organiza en un andamio de cristalino, iris, hialoides anterior o cualquier tejido que pueda quedar después de la lesión.[33] La membrana puede provocar el cierre del ángulo de la cámara anterior por desplazamiento hacia adelante del diafragma cristalino-iris o por reclusión de la pupila con iris bombé subsecuente. Si no se reforma una cámara anterior plana o la inflamación no se trata de forma adecuada, esto puede conducir a una elevación crónica de la presión debido a sinequias anteriores periféricas. Otras causas raras de elevación tardía de la PIO incluyen la oftalmía simpática y el crecimiento epitelial.

En un estudio retrospectivo de 14 años sobre glaucoma después de una lesión abierta del globo ocular, la PIO elevada en el primer mes se debió a partículas del cristalino no removidas (27%), inflamación (15%) e hifema (7%). En 2 a 6 meses, el aumento de la PIO fue secundario al cierre del ángulo por sinequias (22%), seguido de células fantasma (7%). En la etapa tardía (más de 6 meses), las razones para la elevación de la PIO incluyeron partículas del cristalino no removidas (5%), recesión angular (10%) y cierre del ángulo por sinequias (7%).[34]

Cuerpos extraños intraoculares retenidos

Los cuerpos extraños intraoculares retenidos pueden estar asociados con la misma interrupción tisular y glaucoma asociado como se señaló antes. La retención intraocular prolongada de ciertos cuerpos extraños metálicos puede conducir a alteraciones tisulares tardías. El depósito de hierro en el ojo deriva en una siderosis ocular, que incluye heterocromía del iris, midriasis pupilar, formación de cataratas, glaucoma

TABLA 26-2	Mecanismos de la elevación de la PIO después de un traumatismo penetrante
Relacionado con eritrocitos (hifema, hemolítico, célula fantasma)	
Inflamación	
Relacionado con el cristalino: intumescente con cierre angular, partícula del cristalino, facoantigénico	
Cierre angular: sinequias anteriores periféricas, membrana ciclítica (con desplazamiento hacia adelante del diafragma cristalino-iris), oclusión o seclusión pupilar	

Notas: 1. El glaucoma también puede surgir de un cuerpo extraño retenido: hierro, que causa siderosis, o cobre, que provoca calcosis.
2. Las causas raras incluyen oftalmía simpática y crecimiento epitelial descendente.
PIO, presión intraocular.

secundario y degeneración pigmentaria retiniana.[35] El glaucoma puede ser una complicación de casos avanzados, aunque no hay pruebas de que el flujo de salida trabecular se vea alterado por la tinción con hierro de las estructuras trabeculares. Un reporte de biomicroscopia ecográfica de dos pacientes demostró una alta reflectividad anómala en las capas angulares profundas de los ojos con siderosis en comparación con las imágenes normales en los ojos contralaterales.[36] Se consideró que esta reflectividad provenía de partículas metálicas en la malla trabecular o de una reacción fibrótica.

El cobre también se oxida en el ojo y puede provocar calcosis, con daño tisular que es casi tan grave como el que se encuentra con los cuerpos extraños ferrosos. El daño tisular es causado por radicales libres, y depende de la pureza del cobre, que puede causar una inflamación grave.[35] El glaucoma parece ser poco común en estos pacientes, aunque los cambios retinianos pueden conducir a defectos del campo visual que pueden confundirse con los del glaucoma.

Manejo del glaucoma

La mejor manera de evitar la pérdida de visión por glaucoma después de lesiones oculares penetrantes es minimizar el desarrollo de obstrucción crónica del flujo de salida del humor acuoso, al tratar de modo adecuado la lesión inicial. Esto puede incluir la extirpación de porciones de tejido uveal encarcelado, aspiración del cristalino si está roto o edematoso, vitrectomía anterior, eliminación de cuerpos extraños, cierre meticuloso de la herida y reformación de la cámara anterior. En algunos casos es necesario cerrar la herida al inicio y realizar la cirugía intraocular con instrumentos vítreos más adelante. En una serie de 112 de estos pacientes, el resultado visual final fue mejor cuando la vitrectomía se realizó dentro de las 72 horas posteriores a la lesión.[33] La terapia con corticoesteroides para evitar la formación de membranas ciclíticas y cicatrices en el ángulo de la cámara anterior también es importante en el periodo temprano posterior a la lesión, y se necesita terapia con antibióticos como profilaxis contra la endoftalmitis.

Puede requerirse medicación antiglaucoma para el control de las elevaciones transitorias de la presión en el periodo posoperatorio temprano y durante el glaucoma crónico subsecuente, y en ambas situaciones es preferible el uso de medicamentos que reduzcan la producción de humor acuoso. Cuando la terapia médica es insuficiente, en especial en los casos crónicos, está indicada la intervención quirúrgica. Por lo general, la trabeculoplastia con láser no es posible debido a las sinequias anteriores periféricas, en cuyo caso se recomienda la cirugía filtrante. En la siderosis bulbi, la eliminación del cuerpo extraño intraocular mediante técnicas de vitrectomía puede ser beneficiosa en algunos casos.[37]

QUEMADURAS QUÍMICAS Y TÉRMICAS

Quemaduras por álcalis

Las quemaduras por álcalis en el ojo pueden producir un rápido aumento inicial de la PIO. Esto a menudo es seguido por un retorno a la presión normal o subnormal, y luego por una elevación más lenta y sostenida de la presión ocular.[37] Los posibles mecanismos del aumento temprano de la presión incluyen la contracción de la córnea y la esclera y un incremento del flujo sanguíneo uveal.[38,39] La dinámica alterada del flujo sanguíneo puede estar mediada por el uso de prostaglandinas,[39] que también pueden estar asociadas con la elevación tardía de la PIO.[38] De igual manera puede desarrollarse un hipopión, y contribuir al aumento de la presión.

En el tratamiento del glaucoma asociado con una quemadura por álcalis de la córnea, el uso de corticoesteroides tópicos puede ser útil si está presente un componente inflamatorio significativo. Se ha demostrado en conejos que se pueden usar los esteroides tópicos durante la primera semana sin aumentar el riesgo de degradación de la córnea, pero no después.[40] La presencia de prostaglandinas durante la elevación tardía de la presión sugiere que el uso temprano de medicamentos como la indometacina y el imidazol, que inhiben la síntesis de prostaglandinas, puede ser benéfico. En estas circunstancias con frecuencia también es necesario el uso de agentes antiglaucomatosos, en especial aquellos que reducen la producción de humor acuoso. Por lo general, deben evitarse los agonistas colinérgicos y los análogos de prostaglandinas.

Quemaduras por ácido

Se ha demostrado que las quemaduras de la córnea por ácido provocan una respuesta de la PIO en conejos similar a la que se observa con las quemaduras por álcalis.[41] Un aumento rápido de la presión, que dura hasta 3 horas, tal vez se debe a la contracción de las capas oculares externas, y una subsecuente elevación sostenida de la presión se considera que está mediada por la liberación de prostaglandinas.[42] El tratamiento del glaucoma asociado en estos pacientes es similar al de las quemaduras por álcalis.

Quemaduras térmicas

Las quemaduras térmicas de la cara a menudo afectan a los párpados, aunque los globos oculares tienden a salvarse, excepto por la lesión corneal ocasional. Sin embargo, en pacientes con quemaduras graves, en los que la administración de grandes cantidades de líquidos intravenosos para mantener la presión arterial es la medida terapéutica clave, la congestión orbitaria y la hinchazón periorbitaria masiva pueden producir elevaciones marcadas de la PIO.[42] En tres casos reportados, las cantotomías laterales resultaron en un alivio significativo de las altas presiones en potencia dañinas.[42]

DAÑO POR RADIACIÓN

La radioterapia puede provocar glaucoma. El mecanismo no se comprende bien. Los mecanismos incluyen glaucoma neovascular y hemorragia intraocular secundaria a la reducción del tumor o retinopatía inducida por radiación. Un reporte de 650 casos consecutivos de melanoma yuxtapapilar tratados con radioterapia mostró tasas de glaucoma neovascular de 15 y 22% a los 5 y 10 años, de forma respectiva.[43] Para los melanomas yuxtapapilares tratados con radiocirugía estereotáctica, la tasa de glaucoma neovascular a los 3 años fue 42%,[44,45] y estos casos parecen deberse al daño por radiación a la cámara posterior del ojo más que al daño primario por radiación al segmento anterior. En otro estudio que involucró el tratamiento del melanoma uveal, la incidencia de glaucoma secundario fue mayor con radioterapia robótica que con braquiterapia.[46] El mismo estudio encontró que el aumento del grosor del tumor se asoció con un mayor riesgo de glaucoma; y si el grosor del tumor era inferior a 6 mm, la incidencia de glaucoma no difirió entre la braquiterapia y la radioterapia robótica. Las opciones de tratamiento para el manejo del glaucoma neovascular secundario a braquiterapia incluyen terapia médica, fotocoagulación panretiniana, ciclodestrucción, terapia con anti-factor de crecimiento endotelial vascular y, en algunos casos, enucleación.[47]

PUNTOS CLAVE

▶ La forma más común de traumatismo ocular que puede llevar a la elevación de la PIO son las lesiones cerradas o contusas. Estas pueden provocar un aumento temprano de la presión debido a iritis, hifema o dislocación del cristalino, o pueden causar glaucoma de desarrollo tardío debido a la cicatrización de la malla trabecular dañada.

▶ Las lesiones penetrantes también pueden causar una elevación de la presión debido a la interrupción del tejido en el ángulo de la cámara anterior, o en asociación con la retención de cuerpos extraños intraoculares, como el hierro y el cobre.

▶ Las quemaduras químicas por álcalis o ácidos pueden provocar un aumento de la presión, cuyos mecanismos pueden incluir la contracción del colágeno y la liberación de prostaglandinas.

▶ Las quemaduras térmicas y el daño por radiación son otras causas raras de elevación de la PIO.

▶ La protección ocular en los deportes y ocupaciones que involucren daño potencial a los ojos es fundamental para prevenir traumatismos penetrantes o contusos en el globo ocular y glaucoma secundario.

REFERENCIAS

1. Klopfer J, Tielsch JM, Vitale S, et al. Ocular trauma in the United States: eye injuries resulting in hospitalization, 1984 through 1987. *Arch Ophthalmol.* 1992;110:838-842.
2. May DR, Kuhn FP, Morris RE, et al. The epidemiology of serious eye injuries from the United States Eye Injury Registry. *Graefes Arch Clin Exp Ophthalmol.* 2000;238:153-157.
3. Gharaibeh A, Savage HI, Scherer RW, Goldberg MF, Lindsley K. Medical interventions for traumatic hyphema. *Cochrane Database Syst Rev.* 2013; 12:CD005431.
4. Giovinazzo VJ, Yannuzzi LA, Sorenson JA, et al. The ocular complications of boxing. *Ophthalmology.* 1987;94:587-596.
5. Fineman MS. Ocular paintball injuries. *Curr Opin Ophthalmol.* 2001;12:186-190.
6. Lesher MP, Durrie DS, Stiles MC. Corneal edema, hyphema, and angle recession after air bag inflation. *Arch Ophthalmol.* 1993;111:1320-1322.
7. Abbott J, Shah P. The epidemiology and etiology of pediatric ocular trauma. *Surv Ophthalmol.* 2013;58(5):476-485.
8. Girkin CA, McGwin G Jr, Long C, et al. Glaucoma after ocular contusion: a cohort study of the United States Eye Injury Registry. *J Glaucoma.* 2005;14(6):470-473.
9. Kumar SR, Gupta S, Dada V, et al. Early predictors of traumatic glaucoma after closed globe injury: trabecular pigmentation, widened angle recess, and higher baseline intraocular pressure. *Arch Opthalmol.* 2008;126(7):921-926.
10. Kaur S, Kaushik S, Singh Pandav S. Traumatic glaucoma in children. *J Curr Glaucoma Pract.* 2014;8(2):58-62.
11. Salmon JF, Mermoud A, Ivey A, et al. The detection of post-traumatic angle recession by gonioscopy in a population-based glaucoma survey. *Ophthalmology.* 1994;101:1844-1850.
12. Salmon JF. The association of iridoschisis and angle-recession glaucoma. *Am J Ophthalmol.* 1992;114:766-767.
13. Lueder GT. Air bag-associated ocular trauma in children. *Ophthalmology.* 2000;107:1472-1475.
14. Ozdal MP, Mansour M, Deschenes J. Ultrasound biomicroscopic evaluation of the traumatized eyes. *Eye (Lond).* 2003;17(4):467-472.
15. Shah PR, Yohendran J, Hunyor AP, Grigg JR, McCluskey PJ. Uveal effusion: clinical features, management, and visual outcomes in a retrospective case series. *J Glaucoma.* 2016;25(4):329-335.
16. Kutner BN. Acute angle closure glaucoma in nonperforating blunt trauma. *Arch Ophthalmol.* 1988;106(1):19-20.
17. Samples JR, Van Buskirk EM. Open-angle glaucoma associated with vitreous humor filling the anterior chamber. *Am J Ophthalmol.* 1986;102:759-761.

18. Matsuo T, Muraoka N, Shiraga F, et al. Schwartz–Matsuo syndrome in retinal detachment with tears of the nonpigmented epithelium of the ciliary body. *Acta Ophthalmol Scand.* 1998;76:481-485.
19. Kaufman JH, Tolpin DW. Glaucoma after traumatic angle recession: a ten-year prospective study. *Am J Ophthalmol.* 1974;79:648-654.
20. Thiel HJ, Aden G, Pulhorn G. Changes in the chamber angle following ocular contusions. *Klin Monatsbl Augenheilkd.* 1980;177:165-173.
21. Wolff SM, Zimmerman LE. Chronic secondary glaucoma: associated with retrodisplacement of iris root and deepening of the anterior chamber angle secondary to contusion. *Am J Ophthalmol.* 1962;54:547-563.
22. Herschler J. Trabecular damage due to blunt anterior segment injury and its relationship to traumatic glaucoma. *Trans Sect Ophthalmol Am Acad Ophthalmol Otolaryngol.* 1977;83:239-248.
23. Iwamoto T, Witmer R, Landolt E. Light and electron microscopy in absolute glaucoma with pigment dispersion phenomenon and contusion angle deformity. *Am J Ophthalmol.* 1971;72:420-434.
24. Tesluk GC, Spaeth GL. The occurrence of primary open-angle glaucoma in the fellow eye of patients with unilateral angle-cleavage glaucoma. *Ophthalmology.* 1985;92(7):904-911.
25. Bleiman BS, Schwartz AL. Paradoxical intraocular pressure response to pilocarpine: a proposed mechanism and treatment. *Arch Ophthalmol.* 1979;97:1305-1306.
26. Fukuchi T, Iwata K, Sawaguchi S, et al. Nd:YAG laser trabeculopuncture (YLT) for glaucoma with traumatic angle recession. *Graefes Arch Clin Exp Ophthalmol.* 1993;231:571-576.
27. Mermoud A, Salmon JF, Barron A, et al. Surgical management of post-traumatic angle recession glaucoma. *Ophthalmology.* 1993;100:634-642.
28. Fuller JR, Bevin TH, Molteno AC. Long-term follow-up of traumatic glaucoma treated with Molteno implants. *Ophthalmology.* 2001;108:1796-1800.
29. Kim DD, Moster MR. Transpupillary argon laser cyclophotocoagulation in the treatment of traumatic glaucoma. *J Glaucoma.* 1999;8:340-341.
30. deJuan E Jr, Sternberg P Jr, Michels RG. Penetrating ocular injuries: types of injuries and visual results. *Ophthalmology.* 1983;90:1318-1322.
31. Bojikian KD, Stein AL, Slabaugh MA, Chen PP. Incidence and risk factors for traumatic intraocular pressure elevation and traumatic glaucoma after open-globe injury. *Eye.* 2015;29:1579-1584.
32. Girkin CA, McGwin G Jr, Morris R, et al. Glaucoma following penetrating ocular trauma: a cohort study of the United States Eye Injury Registry. *Am J Ophthalmol.* 2005;139(1):100-105.
33. Coleman DJ. Early vitrectomy in the management of the severely traumatized eye. *Am J Ophthalmol.* 1982;93:543-551.
34. Osman EA, Mousa A, Al-Mansouri SM, Al-Mezaine HS. Glaucoma after open-globe injury at a tertiary care university hospital: cumulative causes and management. *J Glaucoma.* 2016;25:e170-e174.
35. Loporchio D, Mukkamala L, Gorukanti K, Zarbin M, Langer P, Bhagat N. Intraocular foreign bodies: a review. *Surv Ophthalmol.* 2016;61:582-596.
36. Sangermani C, Mora P, Mancini C, Vecchi M, Gandolfi SA. Ultrasound biomicroscopy in two cases of ocular siderosis with secondary glaucoma. *Acta Ophthalmol.* 2010;88(1):e1-e2.
37. Ding J, Yoganathan P, Fernando-Sieminski S. Resolution of siderosis glaucoma from chronic intraocular foreign body without glaucoma surgery. *Can J Ophthalmol.* 2015;50(5):e82-e85.
38. Paterson CA, Pfister RR. Intraocular pressure changes after alkali burns. *Arch Ophthalmol.* 1974;91:211-218.
39. Green K, Paterson CA, Siddiqui A. Ocular blood flow after experimental alkali burns and prostaglandin administration. *Arch Ophthalmol.* 1985;103:569-571.
40. Donshik PC, Berman MB, Dohlman CH, et al. Effect of topical corticosteroids on ulceration in alkali-burned corneas. *Arch Ophthalmol.* 1978;96:2117-2120.
41. Paterson CA, Eakins KE, Paterson E, et al. The ocular hypertensive response following experimental acid burns in the rabbit eye. *Invest Ophthalmol Vis Sci.* 1979;18:67-74.
42. Evans LS. Increased intraocular pressure in severely burned patients. *Am J Ophthalmol.* 1991;111:56-58.
43. Sagoo MS, Shields CL, Emrich J, et al. Plaque radiotherapy for juxtapapillary choroidal melanoma: treatment complications and visual outcomes in 650 consecutive cases. *JAMA Ophthalmol.* 2014;132(6):697-702.
44. Krema H, Somani S, Sahgal A, et al. Stereotactic radiotherapy for treatment of juxtapapillary choroidal melanoma. *Br J Ophthalmol.* 2009;93(9):1172-1176.
45. Fernandes BF, Weisbrod D, Yücel YH, et al. Neovascular glaucoma after stereotactic radiotherapy for juxtapapillary choroidal melanoma. *Int J Radiat Oncol Biol Phys.* 2011;80(2):377-384.
46. Siedlecki J, Reiterer V, Leicht S, et al. Incidence of secondary glaucoma after treatment of uveal melanoma with robotic radiosurgery versus brachytherapy. *Acta Ophthalmol.* 2017;95(8):e734-e739.
47. Vásquez LM, Somani S, Altomare F, Simpson ER. Intracameral bevacizumab in the treatment of neovascular glaucoma and exudative retinal detachment after brachytherapy in choroidal melanoma. *Can J Ophthalmol.* 2009;44(1):106-107.

Glaucomas después de cirugía ocular

27

Muchas formas de glaucoma se presentan como complicaciones de varios procedimientos quirúrgicos oculares, incluida la cirugía de glaucoma, la extracción de cataratas y procedimientos relacionados, el trasplante de córnea y la cirugía vitreorretiniana.

GLAUCOMA MALIGNO (BLOQUEO CILIAR)

En 1869, von Graefe[1] describió una rara complicación de ciertos procedimientos oculares que se caracterizaba por un hundimiento o aplanamiento de la cámara anterior y una elevación de la presión intraocular (PIO). Llamó a la afección *glaucoma maligno* debido a la mala respuesta a la terapia convencional. El concepto de glaucoma maligno se ha ampliado para incluir diversas situaciones clínicas, que tienen estos denominadores comunes: hundimiento o aplanamiento de las cámaras anteriores central y periférica, elevación de la PIO, anatomía normal del segmento posterior y alivio frecuente con tratamiento ciclopléjico-midriático.[2] La ausencia de bloqueo pupilar debe ser confirmada por la presencia de una iridotomía permeable, y debe excluirse la patología del segmento posterior (en particular hemorragia supracoroidea) mediante una cuidadosa evaluación del fondo de ojo.[3]

Los estudios sobre el mecanismo del glaucoma maligno (considerados más adelante en este capítulo) llevaron a algunos investigadores a recomendar nuevos términos para este grupo de enfermedades. Con base en la teoría de que la obstrucción del flujo acuoso normal es causada por la aposición de los procesos ciliares contra el ecuador del cristalino o la hialoides anterior, se propuso el nombre de *glaucoma por bloqueo ciliar*.[4,5] El término *dirección acuosa alterada* también se utiliza a menudo para denotar el concepto de derivación posterior del humor acuoso debido al bloqueo ciliar. Para describir el concepto de que un desplazamiento hacia adelante del cristalino empuja al iris periférico hacia el ángulo de la cámara anterior, se ha sugerido el término *cierre del ángulo por bloqueo directo del cristalino*.[6] No existe un acuerdo universal sobre la terminología para este grupo de condiciones; para fines de análisis, en este texto se manejará el término tradicional, glaucoma maligno. Sin embargo, al discutir este término con los pacientes, el médico debe ser consciente de que la expresión maligno puede tener connotaciones no deseadas y, por lo tanto, se aconseja proporcionar un contexto apropiado al usar este término o, bien, utilizar uno alternativo.

Formas clínicas

Aún no se ha establecido si todas las afecciones clínicas llamadas glaucoma maligno deben incluirse dentro de una sola categoría de enfermedad. Sin embargo, los siguientes trastornos se han descrito con ese nombre.

Glaucoma maligno clásico

El glaucoma maligno clásico es el prototipo y la forma más común de este grupo de enfermedades. Por lo general, se presenta en forma posterior a una intervención quirúrgica incisional para el glaucoma de ángulo cerrado, y se ha reportado que complica 0.6 a 4% de estos casos.[2,3,7] Ni el tipo de cirugía ni la PIO justo antes de la intervención quirúrgica parecen estar relacionados con el desarrollo posoperatorio de glaucoma maligno.[3] Sin embargo, el cierre parcial o total del ángulo de la cámara anterior en el momento de la cirugía se asocia con una mayor incidencia de esta complicación.[3] Una crisis aguda de ángulo cerrado puede ser un factor predisponente, ya que cuando ocurre un glaucoma maligno, con frecuencia lo hace en un ojo con cierre angular previo, aunque el ángulo puede haber estado abierto antes de la operación.[7] Por el contrario, la condición rara vez se presenta después de una iridectomía profiláctica cuando el ángulo está abierto en el momento de la cirugía.[8]

La presentación clásica es un trastorno unilateral en el posoperatorio temprano después de la cirugía incisional. Sin embargo, se han reportado casos después de la iridotomía con láser, además de casos bilaterales con procedimientos tanto incisionales como con láser que, aunque los mecanismos reales pueden diferir, se asemejan en la clínica a las formas clásicas de la enfermedad.[8-10] Algunos casos pueden no tener elevación de la PIO;[11] otros pueden ocurrir meses o años después, luego del cese de la terapia ciclopléjica o la institución de gotas mióticas.[2,10]

En seudofaquia

El glaucoma maligno puede estar asociado con la facoemulsificación y la implantación de lentes intraoculares (LIO), al parecer por el movimiento anterior del LIO-diafragma del iris, una mala conductividad vítrea (que limita el flujo acuoso anterior) y la expansión coroidea. La descompresión del globo ocular durante la creación de la incisión, el cierre insuficiente de la herida, así como la entrada y salida de instrumentos del ojo pueden ser causas posibles (**fig. 27-1**).[12] También se ha presentado glaucoma maligno después de la implantación de un LIO en la cámara posterior de un ojo fáquico (es decir, glaucoma maligno inducido por LIO fáquico en la cámara posterior de un paciente con miopía).[13]

En afaquia

Aunque el glaucoma maligno clásico suele ocurrir en ojos fáquicos, puede persistir después de la extracción del cristalino para el tratamiento de la enfermedad o desarrollarse después de la extracción de cataratas en ojos sin glaucoma preexistente. El glaucoma maligno en la afaquia tiene el mismo mecanismo que la seudofaquia. Es importante diferenciar el glaucoma maligno en la afaquia y en sus otras formas del glaucoma por bloqueo pupilar y la hemorragia supracoroidea tardía (que se comenta más adelante en este capítulo).

Inducido por terapia miótica

El inicio del glaucoma maligno clásico puede corresponder a la institución de la terapia con agonistas colinérgicos, lo que sugiere una relación causal.[14] Aunque se desconoce el mecanismo preciso detrás de esta relación, la acción de los mióticos puede producir glaucoma

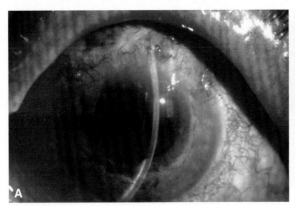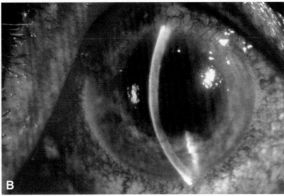

FIGURA 27-1 Bloqueo ciliar tras cirugía de catarata e inserción de lente intraocular en la cámara posterior. A: la cámara central es poco profunda; la cámara periférica es plana. La lente intraocular es empujada hacia adelante y la háptica posterior al iris se indenta contra la superficie del iris. **B:** después de la rotura de la cápsula posterior y la cara hialoidea anterior con láser Nd:YAG, la cámara se profundiza de inmediato; la lente intraocular ya no está presionada contra el iris. (Cortesía de E. Hodapp, MD. De Werner MA, Grajewski AL. Glaucoma in aphakia and pseudophakia. En: Tasman W, Jaeger EA, eds. *Duane's Clinical Ophthalmology.* Vol 3. Philadelphia, PA: Lippincott Williams & Wilkins; 2008:chap 54G.)

maligno por contracción del cuerpo ciliar o desplazamiento asociado hacia adelante del cristalino con disminución de la profundidad de la cámara anterior. Se han descrito cuadros clínicos similares en ojos no operados que reciben terapia miótica y en un ojo tratado con mióticos después de un procedimiento filtrante para el glaucoma de ángulo abierto (GAA).[14]

Asociado con punción de la bula

Se ha reportado glaucoma maligno después de la punción de una bula de trabeculectomía.[15,16] Es posible que la punción de la bula derive en un hundimiento de la cámara anterior que predispone al glaucoma maligno.

Asociado con inflamación e infección

La inflamación y el traumatismo también son factores desencadenantes de glaucoma maligno.[6] Una forma de glaucoma maligno se asocia con endoftalmitis causada por queratitis micótica (queratitis por *Aspergillus* y *Fusarium*), así como por la bacteria atípica *Nocardia asteroides*.[17-19]

Asociado con otros trastornos oculares

La cirugía de desprendimiento de retina causó síndrome de glaucoma maligno en un paciente que desarrolló desprendimientos de coroides después de un procedimiento de cerclaje.[20] Sin embargo, el hundimiento de la cámara anterior en esta situación puede ser secundario a un derrame uveal anterior con rotación hacia adelante del cristalino o del diafragma del iris, lo que produce un glaucoma secundario de ángulo cerrado que se asemeja al glaucoma maligno. Se han reportado varios casos de un síndrome similar al glaucoma maligno después de vitrectomía vía pars plana,[21,22] Nd-YAG y ciclofotocoagulación con láser diodo.[23-25] La condición también se ha notado en niños con retinopatía del prematuro y en un paciente con enfermedad hidrops corneal por queratocono.[26,27]

Glaucoma maligno espontáneo

El glaucoma maligno puede, en raras ocasiones, desarrollarse de forma espontánea en un ojo sin cirugía previa, terapia miótica u otra causa aparente.[28]

Teorías sobre el mecanismo

Existe una falta de acuerdo general sobre la secuencia de eventos responsables del desarrollo del glaucoma maligno, aunque las siguientes son las teorías más populares.

Acumulación posterior de humor acuoso

Shaffer[29] planteó la hipótesis de que una acumulación de humor acuoso detrás de un desprendimiento de vítreo posterior provoca el desplazamiento hacia adelante del diafragma del iris-cristalino o iris-vítreo. El concepto se amplió más adelante para incluir la acumulación de humor acuoso en "bolsillos" en el vítreo. Esta teoría está respaldada por un estudio ecográfico de ojos con glaucoma maligno en afaquia que demuestra zonas libres de eco en el vítreo de las que se supone se aspiró humor acuoso.[30] Los mecanismos que conducen a la derivación posterior del humor acuoso son inciertos, aunque hay evidencia sólida que respalda las siguientes posibilidades.

Bloqueo ciliolenticular (ciliovítreo)

En los casos de glaucoma maligno, las puntas de los procesos ciliares giran hacia adelante y presionan contra el ecuador del cristalino en el ojo fáquico (**fig. 27-2**) o contra la hialoides anterior en la afaquia o seudofaquia (**fig. 27-3**), lo que puede crear obstrucción del flujo del humor acuoso hacia adelante.[4,31] Estudios con biomicroscopia ecográfica han confirmado la rotación anterior de los procesos ciliares;[32,33] dos estudios también mostraron una acumulación poco profunda de líquido supraciliar.[33,34] Este concepto llevó al término propuesto glaucoma por bloqueo ciliar como sustituto del glaucoma maligno.[4]

Obstrucción hialoidea anterior

La hialoides anterior puede contribuir al bloqueo ciliolenticular, y los desgarros en la hialoides cerca de la base del vítreo tal vez permitan la desviación posterior del humor acuoso (**fig. 27-4**).[5] Sin embargo, los desgarros en la hialoides tienen un efecto de válvula unidireccional, ya que el líquido que llega en forma anterior cierra la cara vítrea contra el cuerpo ciliar, lo que evita el flujo hacia adelante.[5] Algunos investigadores han observado el contacto ciliolenticular, pero notaron que los espacios entre los procesos ciliares estaban abiertos, con

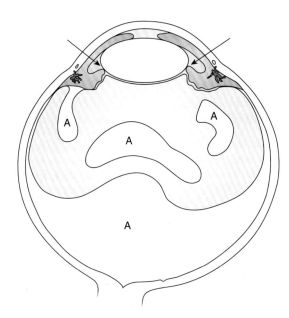 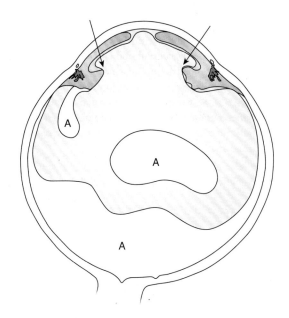

FIGURA 27-2 Bloqueo ciliolenticular como mecanismo de glaucoma maligno. Según este concepto, la aposición de los procesos ciliares hacia el ecuador del cristalino (flechas) provoca una desviación posterior del humor acuoso (*A*), que se acumula dentro y detrás del vítreo con un desplazamiento hacia delante del cristalino-diafragma del iris.

FIGURA 27-3 Bloqueo ciliovítreo como mecanismo de glaucoma maligno en la afaquia. En esta ilustración conceptual, la aposición de los procesos ciliares contra la hialoides anterior (flechas) conduce a la desviación posterior del humor acuoso (*A*), lo que provoca un desplazamiento hacia adelante del vítreo y el iris.

vítreo visible detrás de ellos, lo que sugiere que la obstrucción del flujo acuoso anterior es la cara del vítreo anterior, que se comprime hacia adelante contra los procesos ciliares en las formas fáquica y afáquica del glaucoma maligno.[3]

En estudios de perfusión con ojos de animales y humanos, la resistencia al flujo de un líquido a través del vítreo aumenta de modo significativo con una elevación de la presión en el ojo.[35-37] El incremento de la resistencia podría ser causado por la compresión del vítreo y su desplazamiento contra el cuerpo ciliar, el cristalino y el iris, lo que reduce el área disponible de hialoides anterior a través de la cual el líquido podría fluir.[36,37] Estas observaciones clínicas y de laboratorio apoyan el concepto de que una hialoides anterior intacta puede ser importante para prevenir el movimiento hacia adelante del humor acuoso a medida que viaja en forma anterior.

Laxitud de las zónulas del cristalino

Chandler y Grant[38] postularon que el movimiento hacia adelante del cristalino-diafragma del iris en el glaucoma maligno podría deberse a una flacidez o debilidad anormal de las zónulas del cristalino, así como a la presión del vítreo. Otros también han defendido esta teoría y han sugerido que la laxitud de las zónulas podría ser el resultado de un cierre angular prolongado y grave,[7] o un espasmo del músculo ciliar inducido por cirugía, mióticos, inflamación, traumatismo u otros factores desconocidos.[6] El concepto de que el cristalino empuja de forma subsecuente al iris periférico hacia el ángulo de la cámara anterior condujo al término *cierre del ángulo por bloqueo directo del cristalino*.[6] Parece probable que el glaucoma maligno sea un trastorno multifactorial, en el que uno o más elementos de los mecanismos antes mencionados pueden estar involucrados, según el contexto clínico.

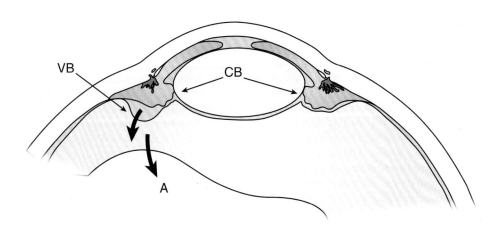

FIGURA 27-4 Posible papel de la hialoides anterior en el bloqueo ciliolenticular. La hialoides anterior puede contribuir al bloqueo ciliolenticular (*CB*), y los desgarros de la hialoides cerca de la base vítrea (*VB*) pueden permitir que el humor acuoso (*A*) se desvíe de modo posterior (flechas).

Expansión coroidea

Quigley y colaboradores propusieron que el evento precipitante que aumenta la presión vítrea es la expansión coroidea,[39] y que el flujo de salida compensatorio inicial del humor acuoso a lo largo del gradiente de presión posteroanterior provoca un hundimiento de la cámara anterior (**fig. 27-5**). Se ha detectado expansión coroidea mediante biomicroscopia ecográfica en ojos con glaucoma maligno, y también se ha reportado que el derrame coroideo secundario a angioedema da lugar a glaucoma maligno.[39]

Diagnóstico diferencial

El diagnóstico de glaucoma maligno requiere la exclusión de las siguientes condiciones.[3,5]

Glaucoma por bloqueo pupilar

Debe descartarse el bloqueo pupilar antes de poder diagnosticar el glaucoma maligno. Durante la biomicroscopia con lámpara de hendidura, la atención debe centrarse en dos preguntas. Primero, ¿la cámara anterior central es moderadamente profunda con arqueamiento del

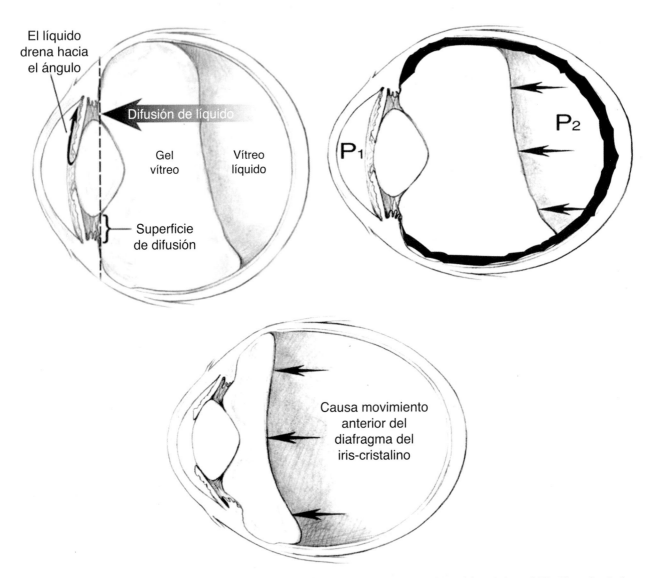

FIGURA 27-5 Expansión coroidea como mecanismo de glaucoma maligno. Descripciones esquemáticas del movimiento del líquido ocular. *Arriba a la izquierda:* se muestra un ojo con desprendimiento del vítreo posterior, lo que indica que por lo regular el líquido se mueve a través del gel vítreo y sale de la cámara anterior a través de la malla trabecular y las vías uveoesclerales. *Arriba a la derecha:* el área sombreada en negro representa la expansión coroidea, que aumenta de inmediato la PIO. A medida que el humor acuoso sale de la cámara anterior, la diferencia de presión desde el compartimento de posterior líquido vítreo (*P2*) hacia la cámara anterior (*P1*) es responsable de un movimiento neto de líquido en forma anterior. Esto estaría asociado con cierto movimiento hacia adelante (hacia la córnea) del cristalino, lo que intensifica la resistencia en el canal iris-cristalino (bloqueo pupilar relativo). De esta manera, la expansión coroidea podría contribuir al cierre del ángulo en ojos predispuestos. *Abajo:* la expansión coroidea conduce a una presión diferencial a través del gel vítreo, como en el dibujo superior derecho. Sin embargo, en un ojo con mala conductividad del líquido vítreo, la diferencia de presión no se equilibra de forma adecuada a medida que el vítreo se comprime y se mueve hacia adelante, lo que hace que el iris y el cristalino aplanen la cámara anterior en el glaucoma maligno típico. (Reimpreso de Quigley HA. Angle-closure glaucoma—simpler answers to complex mechanisms: LXVI Edward Jackson Memorial Lecture. *Am J Ophthalmol.* 2009;148(5):657-669. Copyright © 2009 Elsevier. Con autorización.)

iris periférico hacia el ángulo de la cámara, como se suele observar en el bloqueo pupilar, o está todo el diafragma del iris-cristalino desplazado hacia adelante con marcado hundimiento o pérdida de la parte central de la cámara anterior, lo que es más compatible con glaucoma maligno (**fig. 27-6**)? En segundo lugar, y tal vez de mayor valor diagnóstico: ¿existe una iridectomía permeable? Si la iridectomía es claramente permeable, es poco probable que exista un mecanismo de bloqueo pupilar. Sin embargo, si no se puede confirmar la permeabilidad, no se puede descartar el diagnóstico de bloqueo pupilar y se debe proceder con una iridotomía láser definitiva.

Desprendimientos coroideos

La separación coroidea con líquido seroso es común después de los procedimientos filtrantes para glaucoma, y puede confundirse con glaucoma maligno debido a la cámara anterior plana o poco profunda. Estos ojos por lo regular son hipotónicos. Sin embargo, cuando la cámara anterior es plana, las mediciones de la PIO mediante tonometría de aplanación de Goldmann, neumotonometría o un Tono-Pen suelen ser muy inexactas, tienden a sobreestimar la PIO y, por lo tanto, no se puede confiar en ellas para distinguir entre filtración excesiva y glaucoma maligno.[40] Un hallazgo diagnóstico más útil es un desprendimiento coroideo, que puede verse con facilidad si hay una visibilidad adecuada del segmento posterior –o, como alternativa, la presencia de líquido supracoroideo observado por ecografía.

La mayoría de los desprendimientos coroideos serosos se resuelve de modo espontáneo a medida que aumenta la PIO. Sin embargo, aquellos que son persistentes o masivos con toque central pueden abordarse por medios quirúrgicos al realizar incisiones esclerales en los cuadrantes inferiores. Si se obtiene un líquido característico de

color pajizo del espacio supracoroideo, se confirma el diagnóstico de un desprendimiento coroideo seroso, y el procedimiento se completa al drenar tanto líquido supracoroideo como sea posible y reformar la cámara anterior con aire o solución salina, o ambos.

Se ha reportado una serie de casos de pacientes con desprendimiento anular oculto del cuerpo ciliar que da lugar a un glaucoma de ángulo cerrado que es indistinguible en la clínica del glaucoma maligno.[41] La biomicroscopia ecográfica facilitó el diagnóstico y guio el tratamiento posterior.

Hemorragia supracoroidea tardía

La hemorragia supracoroidea puede ocurrir horas o días después de la cirugía ocular, y crear hundimiento o pérdida de la cámara anterior que se suele asociar con dolor y aumento de la PIO. A menudo está precedida de hipotonía ocular. El ojo suele estar más inflamado que con el desprendimiento coroideo seroso, y la elevación coroidea suele ser de color marrón rojizo oscuro. El abordaje quirúrgico es el mismo que para los desprendimientos coroideos serosos, con drenaje de la sangre del espacio supracoroideo a través de las esclerotomías y reformación de la cámara anterior.

Manejo del glaucoma maligno

Manejo médico

Chandler y Grant reportaron en 1962 que el tratamiento midriático-ciclopléjico era eficaz para el glaucoma maligno y, al año siguiente, Weiss y sus colegas recomendaron el uso de hiperosmóticos para combatir este padecimiento.[38] Los ciclopléjicos, al estimular la contracción del cuerpo ciliar, ayudan a tirar del cristalino hacia atrás apretando las

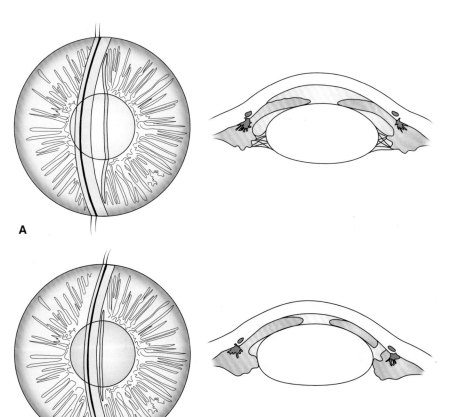

FIGURA 27-6 Distinciones entre glaucoma por bloqueo pupilar y glaucoma maligno.
A: en el glaucoma por bloqueo pupilar hay una profundidad moderada de la cámara anterior central con arqueamiento hacia adelante del iris periférico y ausencia de iridectomía permeable.
B: en el glaucoma maligno todo el diafragma del iris-cristalino se desplaza hacia adelante con una marcada disminución o pérdida de la cámara anterior central, y puede haber una iridectomía periférica permeable.

zónulas, lo que ayuda a romper el bloqueo ciliar, mientras que el beneficio presunto de un agente hiperosmótico es reducir la presión ejercida por el vítreo.[5,38] Estas dos medidas, junto con el uso de supresores del humor acuoso, ayudan a reducir el flujo de humor acuoso que perpetúa el hundimiento de la cámara anterior y el glaucoma maligno resultante. Un esquema médico estándar incluye el uso de atropina tópica dos o tres veces al día, manitol intravenoso, β bloqueadores o α_2-agonistas tópicos (o ambos) e inhibidores de la anhidrasa carbónica tópicos u orales. Una vez que se rompe el ataque, el paciente debe mantenerse en terapia de forma indefinida con atropina para prevenir recurrencias.

Manejo quirúrgico

El tratamiento médico del glaucoma maligno es eficaz en cerca de la mitad de los casos en los primeros 5 días.[2,3] Si la afección persiste más allá de este tiempo, por lo general está indicada la intervención quirúrgica.

Técnicas con láser

El láser de itrio-aluminio-granate dopado con neodimio (Nd:YAG) puede ser eficaz en el tratamiento del glaucoma maligno afáquico y seudofáquico al romper la cara anterior de la hialoides o la cápsula posterior del cristalino y la cara de la hialoides.[42] También se ha reportado que la fotocoagulación con láser de argón de los procesos ciliares que se pueden visualizar a través de una iridectomía, o la ciclofotocoagulación transescleral con láser de diodo, alivian el glaucoma maligno, al parecer al romper el bloqueo ciliolenticular.[43]

Revisión con aguja en la lámpara de hendidura

Cuando la cara anterior de la hialoides es accesible en el segmento anterior y no se tiene acceso a un láser Nd:YAG, es posible realizar una punción transcorneal para romper la cara vítrea anterior y reformar la cámara anterior.[44]

Hialoidectomía iridozonular

La vitrectomía completa con afeitado de la base del vítreo combinada con una zonulectomía e iridectomía ha tenido resultados favorables en múltiples estudios.[12,45] El elemento clave para un resultado exitoso es crear un ojo unicameral con comunicación patente entre la cavidad vítrea y la cámara anterior. La falta de rotura de la hialoides anterior puede derivar en la recurrencia del glaucoma maligno.

Esclerotomía posterior e inyección de aire

Algunos consideran que una incisión en la pars plana con aspiración de vítreo líquido con reformación de la cámara anterior con una burbuja de aire (**fig. 27-7**) es el procedimiento quirúrgico incisional eficaz para el glaucoma maligno clásico.[2,5] Se ha sugerido que la esclerotomía debe colocarse 3 mm por detrás del limbo para romper la hialoides anterior, acción que reduce su contribución al bloqueo.[5] Después de la operación, por lo general los pacientes se mantienen con atropina para evitar la recurrencia.

Extracción del cristalino

Algunos cirujanos prefieren este procedimiento como el recurso quirúrgico incisional de elección.[7] Para que sea eficaz, la extracción del cristalino debe combinarse con una incisión de la hialoides anterior para crear un ojo unicameral.[2,3]

Manejo del ojo contralateral

Cuando ya se ha producido un glaucoma maligno en un ojo, el otro ojo tal vez también desarrollará la afección si se somete a una cirugía intraocular. Por este motivo, lo mejor es realizar una iridotomía

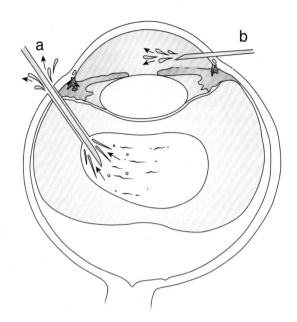

FIGURA 27-7 Esclerotomía posterior e inyección de aire en el tratamiento del glaucoma maligno. Se drena o aspira líquido del vítreo mediante una incisión en la pars plana (a) y se profundiza la cámara anterior con aire (b).

profiláctica con láser, si está indicado. Sin embargo, si hay glaucoma de ángulo cerrado se deben hacer todos los esfuerzos posibles para detener el ataque antes de la cirugía y, si no se puede romper la crisis, se debe emplear una terapia midriático-cicloléjica enérgica después de la iridotomía y continuar de manera indefinida. Se debe advertir al paciente sobre esto cuando se obtenga el consentimiento para la cirugía en el otro ojo. Las medidas profilácticas incluyen el cese de las gotas mióticas (que pueden causar hinchazón del cuerpo ciliar y rotación anterior del diafragma del iris-cristalino), uso prolongado de atropina después de la cirugía de trabeculectomía, y evitar el hundimiento de la cámara anterior durante la cirugía y en el periodo posoperatorio.

GLAUCOMAS EN AFAQUIA O SEUDOFAQUIA

Los términos "glaucoma afáquico" y "glaucoma seudofáquico" se ven de forma ocasional en la literatura. Se mencionan en este texto solo para desalentar su uso, ya que implican que una sola forma de glaucoma está asociada con afaquia o seudofaquia. Existen muchos mecanismos por los cuales la extracción de catarata, con o sin implante de LIO, puede conducir a glaucoma, y es mejor referirse a estos glaucomas en afaquia o en seudofaquia con términos que describen los eventos particulares que conducen a la elevación de la PIO. La PIO puede elevarse de forma transitoria en el periodo posoperatorio temprano, o aumentar de forma crónica en cualquier momento después de la cirugía de catarata.

En afaquia

En los días previos a la implantación de la LIO no era raro un aumento de la PIO durante los primeros días posteriores a la extracción de catarata, aunque la frecuencia de esta complicación variaba según la técnica quirúrgica utilizada para el cierre de la herida.[46] El glaucoma crónico en la afaquia era mucho menos común que el aumento transitorio temprano de la presión. En una serie de 203 extracciones de catarata sin complicaciones, se produjo glaucoma persistente en 3% de los ojos. Sin embargo, estos casos crónicos plantearon una amenaza mucho mayor para la visión y un desafío terapéutico mucho más difícil que los ojos con elevación transitoria de la presión.

En seudofaquia

El advenimiento de la extracción extracapsular de catarata y la implantación de LIO en la cámara posterior por lo general se asoció con una menor incidencia de elevación de la PIO a largo plazo en comparación con las técnicas de catarata anteriores.[47] En una serie de 373 ojos sometidos a cirugía de catarata, los que recibieron extracción intracapsular y lentes de fijación a la cámara anterior (133 ojos) o al iris (31 ojos) tuvieron un aumento tardío de la PIO media de 0.8 mm Hg, mientras que los que se sometieron a cirugía extracapsular con implantes de cámara posterior (209 ojos) tuvieron una reducción media de la PIO de 0.6 mm Hg.[48] En un grupo de pacientes con hipertensión ocular, después de una facoemulsificación sin complicaciones, la disminución promedio de la PIO preoperatoria a posoperatoria fue de 16.5%, y 39.7% de los ojos tuvo una PIO posoperatoria de al menos 20% por debajo de la PIO preoperatoria.[49,50] Sin embargo, una revisión de estudios publicados encontró que 3 a 27% de los pacientes (ante todo con GAA crónico [GCAA]) tendrán picos de PIO después de la cirugía, y que los picos ocurren con mayor frecuencia en pacientes con síndrome de exfoliación (11-35%).[49,50] Después de la cirugía de catarata se ha reportado un aumento de la PIO a largo plazo en 14 a 26% de los pacientes con GCAA.[51] El glaucoma posoperatorio también se presentó en 11.3% de los ojos que recibieron implantes secundarios de cámara anterior.[52] Los pacientes con glaucoma crónico de ángulo cerrado que presentan un índice de campo visual preoperatorio bajo y una PIO posoperatoria alta tienen un mayor riesgo de progresión de la enfermedad, incluso después de una cirugía de catarata sin complicaciones. Con cualquier procedimiento de catarata pueden ocurrir elevaciones posoperatorias tempranas y tardías de la PIO por una amplia variedad de mecanismos.

Mecanismo de elevación de la presión intraocular

Influencia de los dispositivos viscoquirúrgicos oftálmicos

Para proteger las estructuras oculares durante la implantación de la LIO y mantener la cámara anterior durante ciertas etapas de la cirugía de catarata, se han utilizado dispositivos viscoquirúrgicos oftálmicos durante más de 40 años. Estos dispositivos (antes denominados "sustancias viscoelásticas") se suelen clasificar en dos grupos: viscocohesivos (p. ej., hialuronato de sodio) y viscodispersivos (p. ej., condroitín sulfato de sodio a 4%, hialuronidasa de sodio a 3%). Aunque algunos cirujanos no han encontrado aumentos de presión posoperatorios significativos asociados con el uso de hialuronato de sodio,[53] otros han documentado presiones altas en los primeros días después de la cirugía.[54] El hialuronato de sodio inyectado en la cámara anterior de ojos de conejo y mono causó aumentos marcados de la presión,[55] y la inyección en ojos humanos enucleados disminuyó la facilidad de flujo de salida en 65%. Esto no se revirtió con una irrigación vigorosa de la cámara anterior, pero la facilidad se restableció al valor basal mediante irrigación con hialuronidasa. El mecanismo más probable de elevación

de la PIO es la obstrucción temporal de la malla trabecular por el viscoelástico. Los dispositivos viscoquirúrgicos intraoculares oftálmicos dispersivos, cuando se utilizan solos, provocan aumentos de la PIO mucho mayores que cuando se emplean combinados con un dispositivo viscoquirúrgico oftálmico cohesivo. Esto se debe a la dificultad para eliminar estos dispositivos dispersivos del ojo.[55]

El uso de un viscoelástico de hialuronato de sodio modificado (Healon GV), que tiene peso molecular, viscosidad y concentración de hialuronato de sodio mayores en comparación con el hialuronato de sodio original (Healon), se asoció con un curso posoperatorio de la PIO similar al de este último agente.[56] Los pacientes que recibieron una composición aún más viscosa, Healon 5, con propiedades reológicas especiales, tuvieron una PIO más baja en el posoperatorio en comparación con los pacientes que recibieron Viscoat, una combinación de condroitín sulfato y hialuronato de sodio;[57] sin embargo, en otros estudios, el pico de PIO posoperatorio no difirió entre los pacientes que recibieron Healon 5 y los que obtuvieron otros viscoelásticos.[58,59] El uso de metilcelulosa (1-2%) no causó un aumento significativo de la presión posoperatoria en ojos de animales o humanos, y pareció proporcionar una buena protección del endotelio corneal. En ensayos comparativos, la hidroxipropilmetilcelulosa a 2% tuvo el mismo efecto sobre el grosor de la córnea que la solución salina balanceada, sin aumento de la PIO, y la misma elevación temprana leve de la PIO que con el hialuronato de sodio a 1%.[60,61]

Inflamación y hemorragia

La inflamación posoperatoria transitoria ocurre hasta cierto punto después de cada extracción de cataratas. Cuando es excesiva, la obstrucción de la malla trabecular por células inflamatorias y fibrina puede provocar elevaciones de la PIO. La respuesta inflamatoria y el glaucoma asociado pueden ser en particular prominentes cuando se retienen fragmentos del cristalino en el vítreo después de la extracción extracapsular de catarata.

En ocasiones una LIO puede provocar inflamación en el ojo. Esto puede estar asociado con hifema y glaucoma (**fig. 27-8A**), que se ha denominado *síndrome de uveítis, glaucoma y hemorragia (UGH)*. El síndrome de UGH fue en particular común con las lentes soportadas por el iris, al parecer debido al movimiento de la lente contra el iris y la subsecuente reacción celular.[62] Se cree que la inflamación y hemorragia con lentes de cámara anterior son causadas por el contacto de la superficie posterior rugosa del lente con el iris. Esto se ha confirmado en la biomicroscopia ecográfica, que puede ayudar a detectar hápticas mal posicionadas (en especial con lentes de cámara posterior) y utilizarse para planificar una intervención quirúrgica posterior (**fig. 27-8B**).[63] Los lentes de cámara posterior tienen menos probabilidades de inducir uveítis. Sin embargo, la fijación al sulcus de una lente de una pieza, que está diseñada para implantarse en la bolsa capsular, aumenta de manera significativa el riesgo de este síndrome.

Además del hifema asociado con la uveítis, puede observarse sangrado en los compartimentos acuoso o vítreo justo después de la cirugía de catarata, o como una complicación tardía o recurrente. Una fuente de hemorragia tardía son los vasos nuevos en la herida corneoescleral.[64] La implantación del LIO también puede complicarse por hemorragia tardía o recurrente, que se ha reportado con implantes de cámara anterior, cámara posterior y fijación al iris.[65] El sangrado posoperatorio de cualquier origen puede conducir a la elevación de la PIO por los mecanismos discutidos en el capítulo 25, incluido el glaucoma de células fantasma por una hemorragia vítrea.[66]

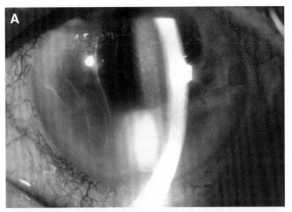

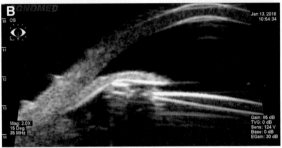

FIGURA 27-8 Síndrome de uveítis-glaucoma-hifema (UGH) causado por lentes intraoculares (LIO) de cámara anterior y posterior. A: en este paciente con una LIO de cámara anterior mal posicionada se observa hifema en capas e inflamación del segmento anterior. **B:** síndrome de UGH inducido por una LIO de cámara posterior. Esta imagen de biomicroscopia ecográfica muestra una LIO de cámara posterior que está inclinada y una de las hápticas topa con la superficie posterior del iris. Esto conduce a inflamación, hemorragia y dispersión del pigmento. Tenga en cuenta que el ángulo está cerrado (tal vez debido a que la LIO empuja contra el iris, así como por inflamación intraocular que crea sinequias anteriores periféricas). (A, cortesía de Russell Van Gelder, MD, PhD. De Garg SJ. *Uveitis*. 2nd ed. Philadelphia, PA: Wolters Kluwer; 2018. B, cortesía de Donna Bong.)

Dispersión de pigmento

El glaucoma pigmentario seudofáquico se asocia con mayor frecuencia con lentes de cámara posterior.[67] La dispersión de pigmento se produce al frotar el epitelio pigmentado del iris contra la óptica y las asas del LIO. Esto conduce a la dispersión de gránulos de pigmento, lo que provoca la obstrucción de la malla trabecular –un proceso similar al glaucoma pigmentario fáquico–. Se ha reportado glaucoma pigmentario agudo con lentes de una pieza en los que una de las hápticas (por lo regular gruesa con un borde cuadrado) se ha dislocado hacia el sulcus. En ocasiones se observan gránulos de pigmento en el endotelio corneal central (lo que se conoce como *huso de Krukenberg*). Pueden visualizarse gránulos de pigmento que circulan en el humor acuoso en la cámara anterior, en especial después de la dilatación pupilar. El hallazgo diagnóstico más útil son los defectos de transiluminación del iris en el lugar de contacto con la lente implantada. La gonioscopia suele revelar una pigmentación intensa de la malla trabecular.

Se ha reportado elevación unilateral de la PIO y síndrome de dispersión pigmentaria bilateral después de la implantación de LIO refractivos fáquicos.[68] Se debe considerar el glaucoma pigmentario adquirido en pacientes con lentes intraoculares fáquicos. Estos pacientes deben ser monitoreados para esta condición. El grado en que el contacto lente-iris libera pigmento puede estar relacionado con el diseño y la calidad de la lente específica.[69] Un estudio patológico

de ojos con fijación asimétrica o en el sulcus de la LIO de una pieza o lente de tres piezas con borde cuadrado mostró más dispersión de pigmento y defectos de transiluminación del iris en relación con las lentes fijas en la bolsa capsular.[69]

Llenado de la cámara anterior con humor vítreo

Grant[70] describió un mecanismo de GAA agudo en el que el humor vítreo llena la cámara anterior después de la cirugía de cataratas. Esto podría tratarse en algunos casos mediante midriasis para minimizar el bloqueo pupilar. Cuando se requiere una intervención quirúrgica, el láser Nd-YAG para romper las fibras vítreas puede ser curativo, pero la mayoría de los casos necesitará una vitrectomía anterior.

Bloqueo pupilar

En afaquia

Esta es una complicación un tanto rara de la extracción intracapsular de catarata. Es más probable que ocurra semanas después de que se haya presentado una cámara anterior plana transitoria secundaria a una fuga de la herida. La afección también puede ser más común después de una cirugía de catarata congénita. Los abordajes modernos de la cirugía de catarata congénita disminuyen esta complicación.

La patogénesis del bloqueo pupilar en la afaquia puede deberse a la adherencia entre el iris y la cara anterior del vítreo, lo que aumenta la resistencia del flujo del humor acuoso hacia la cámara anterior a través de la pupila o la iridectomía. En estos casos el humor acuoso se acumula detrás del iris, lo que provoca un desplazamiento del iris hacia adelante y un estrechamiento del ángulo de la cámara anterior (**fig. 27-9**). El mecanismo puede depender de una hialoides anterior intacta, ya que estudios con fluoresceína han demostrado que el humor acuoso fluirá de manera preferente a través de aberturas espontáneas en la cara vítrea. Esta enfermedad se puede distinguir del

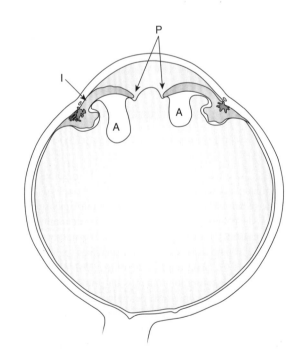

FIGURA 27-9 Bloqueo pupilar en afaquia. Una adherencia entre el iris y la cara anterior del vítreo bloquea el flujo del humor acuoso hacia la cámara anterior a nivel de la pupila (*P*) y el lugar de la iridectomía (*I*). La acumulación posterior de humor acuoso (*A*) provoca el arqueamiento hacia adelante del iris periférico con cierre del ángulo de la cámara anterior.

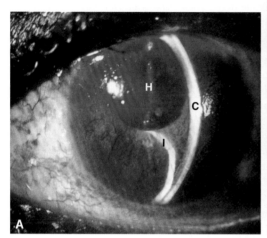

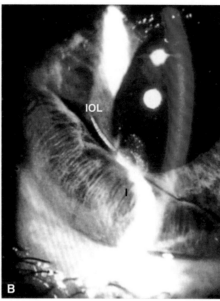

FIGURA 27-10 Bloqueo pupilar en afaquia y seudofaquia. A: vista con lámpara de hendidura de un ojo afáquico con bloqueo pupilar que muestra la cara hialoidea (*H*) bastante atrás de la córnea (*C*) centralmente pero con arqueamiento anterior periférico del iris (*I*) con cierre del ángulo de la cámara anterior. **B:** vista con lámpara de hendidura del bloqueo pupilar en un ojo seudofáquico que muestra una protrusión hacia adelante del iris (*I*) periférico hacia el borde del lente intraocular (*LIO*) de cámara anterior.

glaucoma maligno, mucho menos común en la afaquia, por la cámara anterior central más profunda y el arqueamiento hacia adelante del iris periférico en los ojos con glaucoma afáquico por bloqueo pupilar (**fig. 27-10A**).[71]

En seudofaquia

El glaucoma por bloqueo pupilar en seudofaquia alguna vez se observó con mayor frecuencia con lentes de cámara anterior y con soporte en el iris, aunque existen numerosos reportes donde esta complicación ocurre con lentes de cámara posterior.[72,73] Por lo general, aparece temprano después de la cirugía, pero rara vez puede demorarse meses o años. Muchos casos son asintomáticos y se descubren en el examen posoperatorio de rutina. Algunos incluso pueden tener una PIO normal, aunque por lo general se desarrollan sinequias anteriores periféricas y elevación crónica de la presión si la profundidad de la cámara anterior periférica no se restablece con rapidez. Con los lentes de cámara anterior, el iris protruye hacia adelante a ambos lados del lente (**fig. 27-10B**), mientras que el mecanismo con los lentes de cámara posterior parece ser una inflamación excesiva con sinequias posteriores hacia la LIO o la cápsula anterior del cristalino.[74]

Con las técnicas modernas de cirugía de catarata y la implantación de LIO en la cámara posterior, la incidencia de glaucoma por bloqueo pupilar en la seudofaquia es lo bastante baja como para que la iridectomía periférica ya no sea una parte rutinaria de la cirugía de catarata. Sin embargo, cuando se prevé una inflamación posoperatoria excesiva o cuando se combina con un procedimiento filtrante, la iridectomía todavía es aconsejable en la mayoría de los casos.

Sinequias anteriores periféricas o daño trabecular

En el glaucoma crónico en la afaquia o seudofaquia, en ocasiones hay sinequias anteriores periféricas presentes, al parecer debido a una cámara anterior plana o la presencia de inflamación o detritos en el periodo posoperatorio temprano. Las cámaras anteriores planas después de la cirugía de catarata pueden ser causadas por una fuga de la herida, con hipotonía posterior y desprendimientos coroideos. Para evitar la complicación de la formación de sinequias anteriores periféricas y el glaucoma crónico, debe corregirse una cámara anterior plana con rapidez.

El mecanismo de obstrucción del flujo de salida del humor acuoso en casos de GCAA en la afaquia o seudofaquia es incierto, pero lo más probable es que esté relacionado con alteraciones en la malla trabecular causadas por la cirugía, y posiblemente una reducción preexistente en la facilidad de flujo de salida. En muchos de estos pacientes el GCAA puede haber estado presente, mas no diagnosticado, antes de la operación.

Glaucoma después de una cirugía de catarata congénita

Los niños tienden a tener una mayor incidencia de glaucoma después de la extracción de una catarata que los adultos. Los datos sobre la prevalencia del glaucoma afáquico en la población pediátrica son limitados; sin embargo, la incidencia posoperatoria de glaucoma secundario a los 10 años es de 10 a 25%, y la frecuencia aumenta con la duración del seguimiento. Los resultados del Infant Aphakia Treatment Study mostraron que las nuevas técnicas quirúrgicas no eliminan el desarrollo de glaucoma después de la cirugía de catarata congénita, con o sin implantación de LIO. Más bien, una edad más temprana en el momento de la detección de las cataratas se asoció de forma independiente con el desarrollo de glaucoma. La microcórnea es otro factor de riesgo en el análisis multivariado. Aunque la mayoría de los casos reportados ha involucrado un mecanismo de ángulo abierto, no es raro un mecanismo de bloqueo pupilar en niños con afaquia o seudofaquia. Esta puede ser otra situación en la que esté indicada una iridectomía como parte de la cirugía de cataratas.

Capsulotomía posterior con láser Nd:YAG

Otra causa de elevación de la PIO después de la extracción de cataratas y la implantación de LIO es el uso de láser Nd:YAG para realizar una capsulotomía posterior. El aumento de la presión puede detectarse en las primeras horas, y la PIO suele volver a su nivel basal en alrededor de 1 semana; sin embargo, en algunos ojos la elevación de la PIO puede durar varias semanas, y distintas series grandes han revelado elevaciones de la PIO persistentes o de aparición tardía en 0.8 a 6% de los casos.[75,76] Se han reportado casos en los que la elevación de la PIO inducida por láser provocó una pérdida glaucomatosa progresiva del campo visual o una pérdida transitoria de la percepción de la luz, lo que requirió una paracentesis de emergencia. Los factores de riesgo para elevaciones significativas de la PIO después de la capsulotomía Nd:YAG difieren entre los estudios, pero incluyen glaucoma preexistente o una PIO preoperatoria mayor de 20 mm Hg, capsulotomías grandes, una lente de cámara posterior fijada en el sulcus en lugar de en la bolsa capsular, la ausencia de una lente de cámara posterior, miopía, enfermedad vitreorretiniana, prolapso vítreo hacia la cámara anterior, la cantidad total de energía láser utilizada y el número de disparos.[77] Un estudio retrospectivo encontró una elevación gradual de la PIO o la necesidad de una terapia más agresiva en pacientes con glaucoma después de la capsulotomía con Nd-YAG.[75] También hay un estudio de una serie de pacientes con una bula funcional y PIO controlada después de trabeculectomía y extracción secundaria de catarata, que mostraron pérdida de la integridad de la bula y del control de la PIO luego de la capsulotomía con Nd:YAG por opacidad capsular posterior.

El mecanismo de elevación de la PIO después de la capsulotomía con Nd:YAG no se comprende por completo, aunque algunos estudios han demostrado que está relacionado con un efecto de la función del cuerpo ciliar causado por ondas de choque del láser, un aumento neurohumoral de la PIO, efectos estructurales de la energía láser sobre el hialuronato de sodio en el vítreo, así como bloqueo mecánico de la malla trabecular por detritos (como fragmentos de cápsula posterior rota, material del cristalino o vítreo).[78] La mayoría de los casos tiene un mecanismo de ángulo abierto, y la obstrucción de la malla trabecular puede ser con fibrina y células inflamatorias debido a una rotura en la barrera hematoacuosa o detritos de la cápsula o restos corticales. Otros mecanismos reportados de elevación de la PIO incluyen el bloqueo pupilar debido al movimiento hacia adelante del vítreo, y herniación del vítreo que ocluye una fístula quirúrgica preexistente para glaucoma.[79] Sin tratamiento profiláctico, la PIO aumentará en una quinta parte de los pacientes con glaucoma. Se administra pretratamiento con apraclonidina tópica, timolol, brimonidina o inhibidores tópicos de la anhidrasa carbónica para minimizar el aumento posoperatorio temprano de la PIO.

Manejo

Consideraciones preoperatorias

Al prepararse para una operación de catarata, ciertas consideraciones pueden ayudar a minimizar el riesgo de complicaciones posoperatorias relacionadas con el glaucoma, en particular en ojos con glaucoma preexistente.

Reducción de la presión

Muchos cirujanos optan por reducir el volumen vítreo y la PIO al aplicar presión externa al globo ocular antes de la cirugía para mantener una cámara anterior profunda y minimizar las posibles complicaciones de la pérdida del vítreo y la hemorragia expulsiva. La fuerza externa se puede lograr mediante presión digital, una pelota de goma con una banda elástica alrededor de la cabeza o un globo de goma neumático (es decir, un reductor de PIO de Honan). Cada técnica tiene el riesgo potencial de atrofia óptica u oclusión arterial por la aplicación excesiva o prolongada de presión, y el dispositivo de Honan puede ser el más seguro en este sentido al permitir el monitoreo de la presión en el balón. Aunque la PIO no se correlaciona de forma directa o lineal con la presión en el balón de Honan, los estudios sugieren que es seguro en ojos normotensos, en especial cuando el instrumento se ajusta a 30 mm Hg durante 5 minutos. Sin embargo, el aumento inducido de la PIO está en función de la tensión ocular inicial, y pueden producirse

elevaciones marcadas de la presión en ojos con niveles iniciales superiores a 30 mm Hg, lo que indica la necesidad de extremar precauciones en estos casos. El uso de estos abordajes puede ser innecesario si se utiliza anestesia tópica o subconjuntival. El uso profiláctico de acetazolamida 1 hora antes de la facoemulsificación en pacientes con GCAA previene picos de PIO hasta por 24 horas después de la cirugía.[80]

Selección del lente intraocular

La implantación del LIO en la cámara posterior en asociación con la extracción extracapsular de catarata y la facoemulsificación, aunque no está desprovista de posibles complicaciones relacionadas con el glaucoma, por lo general se asocia con una ligera reducción de la PIO posoperatoria y se tolera bien incluso en ojos con glaucoma preexistente avanzado en los que la PIO se encuentra bajo un control satisfactorio. Sin embargo, los lentes con soporte en el ángulo de la cámara anterior son más problemáticos, y el glaucoma preoperatorio o las anomalías del ángulo de la cámara anterior son contraindicaciones relativas para su uso. En un estudio de 18 ojos normotensos con lentes apoyados en el ángulo, se desarrollaron sinequias alrededor de las hápticas en 12 casos,[72] que pueden conducir a obstrucción del flujo de salida del humor acuoso, en especial en ojos con glaucoma preexistente. En otro estudio, la implantación de lentes de cámara anterior en ojos con sinequias anteriores periféricas preoperatorias se asoció con pérdida de células endoteliales corneales, metaplasia endotelial fibrosa y cicatrización angular.[81] Sin embargo, las LIO con soporte en el iris (garra de iris) parecen tener un buen perfil de seguridad. En un estudio de una LIO fáquica cóncava-convexa fijada en el iris, que se utilizó para la corrección de la miopía, la PIO media permaneció estable después de 10 años.[82]

Consideraciones intraoperatorias

La atención al manejo gentil de los tejidos, la hemostasia y la mínima manipulación intraocular pueden reducir el riesgo de aumento posoperatorio de la PIO asociado con hemorragia o inflamación excesiva o dispersión de pigmentos. El uso prudente de agentes intraoculares, como sustancias viscoelásticas, y una irrigación minuciosa para eliminar el material al final del procedimiento (en especial en ojos con glaucoma preexistente) pueden ayudar a minimizar el riesgo de complicaciones posoperatorias relacionadas con el glaucoma.

Los agentes mióticos, acetilcolina y carbacol, se inyectan en ocasiones en el ojo durante la cirugía de catarata para contraer la pupila. El uso de acetilcolina, en comparación con una solución salina balanceada, se asoció con una PIO más baja a las 3 y 6 horas posoperatorias, pero las PIO no fueron muy diferentes desde el punto de vista estadístico a las 24 horas.[83] La combinación de acetazolamida preoperatoria y acetilcolina intraoperatoria fue más efectiva que cualquiera de los fármacos solos para controlar la elevación de la PIO posoperatoria.[84]

Periodo posoperatorio temprano

La PIO puede aumentar unas pocas horas después de la extracción de catarata de rutina, pero por lo general vuelve a la normalidad en 1 a 3 días. Un aumento moderado de la presión (p. ej., < 30 mm Hg) en un ojo no glaucomatoso con una cámara anterior profunda no suele tener consecuencias y no requiere tratamiento antiglaucomatoso. Sin embargo, las presiones elevadas pueden causar dolor y en ocasiones una dehiscencia de la herida corneoescleral. Los ojos con glaucoma preexistente y atrofia óptica glaucomatosa avanzada pueden tener más daño nervioso, incluso con episodios breves de elevación de la presión. Se ha observado neuropatía óptica isquémica anterior durante estos periodos de PIO elevada en ojos con circulación vulnerable de la cabeza del nervio óptico,[85] y algunos ojos estarán en riesgo de oclusión de la vena central de la retina. Si hay dolor o una amenaza para la cabeza del nervio óptico, la córnea o la incisión de la catarata se deben tomar medidas médicas temporales.

Se ha evaluado la eficacia de varios fármacos para controlar el aumento temprano de la PIO en ojos con ángulos abiertos de la cámara anterior. Aunque los resultados de varios estudios son algo contradictorios, un ensayo aleatorizado mostró que la brinzolamida tópica, la brimonidina a 0.2%, el timolol a 0.5%, la acetilcolina intracameral y 250 mg de acetazolamida administrados justo después de la cirugía de catarata fueron más efectivos para reducir la PIO a las 6 horas y a las 20 a 24 horas después de la cirugía, en comparación con no utilizar ningún medicamento hipotensor ocular.[86] Un ensayo aleatorizado que comparó varias gotas antiglaucoma encontró que el uso de una combinación de timolol a 0.5% y dorzolamida a 2% produjo la mayor reducción de la PIO en las primeras 24 horas después de la cirugía de catarata por facoemulsificación.[87] La acetazolamida también causó una reducción significativa en los picos de PIO cuando se utilizó 1 hora antes o 3 horas después de la facoemulsificación en pacientes con GAA.[80] Los esteroides fueron ineficaces en un estudio,[88] pero pueden ayudar a controlar la presión cuando la inflamación es excesiva. La indometacina y el ácido acetilsalicílico también han reducido el aumento de la presión posoperatoria,[89] al parecer al inhibir la síntesis de prostaglandinas. Cuando la uveítis y el glaucoma se asocian con fragmentos de cristalino retenidos en el vítreo, se reporta que la vitrectomía por pars plana produce buenos resultados.

La uveítis, el glaucoma y el hifema pueden tratarse mediante el uso de midriáticos para minimizar el movimiento del iris contra el lente en casos leves; los agentes antiinflamatorios no esteroideos también pueden ayudar. En casos más graves se deben usar esteroides para la iritis y un inhibidor de la anhidrasa carbónica, un β bloqueador o α$_2$-agonista tópico para el glaucoma. Si la PIO elevada no se controla de forma médica se puede realizar una cirugía de glaucoma. La fotocoagulación con láser de argón puede ser eficaz para controlar la hemorragia en los raros casos en los que el sitio de hemorragia es visible.[90] El hifema y el glaucoma recurrentes suelen ser una indicación para reposicionar o cambiar un LIO. Si esto no resuelve el síndrome de UGH, la explantación del LIO es una opción razonable. Existe un reporte de caso sobre inyecciones seriadas de bevacizumab para el tratamiento del síndrome de UGH en un paciente que no deseaba cambiar el lente.[91] Cuando el glaucoma y el hipema se asocian con hemorragia vítrea, se ha recomendado la vitrectomía vía pars plana.[92] La dispersión del pigmento en la seudofaquia por lo general se puede controlar de forma médica, y se vuelve más fácil de manejar de modo gradual en la mayoría de los casos; rara vez se requiere la extracción del lente implantado.

El bloqueo pupilar en la afaquia puede tratarse al inicio con midriasis para romper el bloqueo, aunque suele ser necesaria una iridotomía. Para que sea eficaz, la iridotomía debe colocarse sobre una bolsa de humor acuoso detrás del iris, en lugar de un área en la que el vítreo se encuentra en amplia aposición contra la superficie posterior del iris. El láser es en particular útil en estos casos, ya que se puede realizar más de una iridotomía hasta encontrar una bolsa acuosa, como lo demuestra una profundización de la cámara anterior periférica. Los abordajes quirúrgicos alternativos sugeridos incluyen separar el iris de las adherencias vítreas mediante iridoplastia con láser, un repositor de iris o vitrectomía vía pars plana.

El bloqueo pupilar en la seudofaquia puede romperse con la terapia midriática al agrandar la pupila más allá de los bordes de una lente de cámara anterior, o lisar las sinequias posteriores hacia una lente de cámara posterior. También puede ser necesario el uso de uno o más

de los siguientes agentes como medida de emergencia: inhibidor de la anhidrasa carbónica, agente hiperosmótico, β bloqueador o α$_2$-agonista. El tratamiento definitivo es una iridotomía con láser lo antes posible.

Posoperatorio tardío

La mayoría de los pacientes con glaucoma crónico con afaquia o seudofaquia al inicio puede tratarse por medios médicos. Por lo general, esto se hace con fármacos que reducen la producción de humor acuoso o aumentan el flujo de salida del acuoso, como los análogos de prostaglandinas, los inhibidores de la anhidrasa carbónica, los β bloqueadores y los α$_2$-agonistas, aunque la terapia miótica también puede ser eficaz. La trabeculoplastia con láser puede ser efectiva en casos seudofáquicos que no tienen sinequias anteriores periféricas extensas.[93] La intervención quirúrgica se reserva para los casos que no están controlados con la terapia médica máxima tolerada o con trabeculoplastia con láser (o ambas). En una serie de trabeculectomías en 82 ojos afáquicos, menos de la mitad tuvo éxito.[94] En pacientes seudofáquicos cuya condición no está controlada de forma médica y que necesitan cirugía incisional, la trabeculectomía y la implantación de un tubo de derivación son las dos opciones quirúrgicas principales.[95] Es importante evaluar la salud y accesibilidad de la conjuntiva superior para ayudar a decidir qué opción es la mejor. Si la conjuntiva es accesible y sana, la trabeculectomía con mitomicina C es una opción razonable. En caso de cicatrices conjuntivales extensas se prefiere un tubo de derivación. En un estudio, la cirugía de derivación con tubo y la trabeculectomía con mitomicina C tuvieron el mismo efecto sobre la reducción de la PIO después de 5 años de seguimiento.[96] También se puede intentar la ciclofotocoagulación transescleral (véase capítulo 42), aunque por lo general debe reservarse para pacientes con potencial visual deficiente o en quienes la cirugía incisional no es posible o se cree que tiene pocas posibilidades de éxito.

Cuando se requiera capsulotomía con Nd:YAG en el posoperatorio tardío, la apraclonidina (1.0 o 0.5% o brimonidina a 0.15 o 0.2%), el timolol o la acetazolamida administrados 1 hora antes o justo después del procedimiento, o ambos, minimizan de forma efectiva el aumento de presión posterior al láser.

GLAUCOMAS ASOCIADOS CON CRECIMIENTO EPITELIAL Y OTRAS PROLIFERACIONES CELULARES

Un grupo de condiciones raras, pero en potencia devastadoras, puede complicar la cirugía de catarata, los procedimientos incisionales de glaucoma, o cualquier otra operación incisional, así como algunas formas de traumatismo. Estas condiciones tienen como denominador común la proliferación de células hacia la cámara anterior.

Crecimiento epitelial

Características clínicas

Con esta condición, también conocida como *crecimiento epitelial descendente*, una membrana epitelial crece hacia adentro del ojo a través de una herida penetrante. Se extiende sobre la superficie posterior de la córnea, lo que causa edema corneal, y crece hacia abajo a través del ángulo de la cámara anterior y hacia el iris, lo que puede conducir a una forma refractaria de glaucoma. Aunque solía ser más común después de cirugías de catarata con grandes incisiones en la córnea o el limbo, la incidencia parece estar disminuyendo de forma significativa con las nuevas técnicas de cirugía de catarata.

Mediante biomicroscopia con lámpara de hendidura, el crecimiento epitelial hacia el interior de la córnea se observa como una fina membrana gris translúcida o transparente con un borde engrosado y festoneado (**fig. 27-11A** y **B**). La membrana sobre el iris es más difícil de ver, pero por lo general causa un aplanamiento del estroma y puede delimitarse por las características quemaduras blancas que resultan de la aplicación de fotocoagulación con láser de argón (**fig. 27-11C**). La gonioscopia a menudo revela sinequias anteriores periféricas. Hay varias formas de diagnosticar esta afección. Las técnicas invasivas incluyen la toma de muestras de tejido o la biopsia. Los métodos no invasivos, como la microscopia especular y el láser de argón, tienen un valor limitado ya que la microscopia especular es inefectiva en el edema corneal y el láser de argón solo es útil para delinear la extensión de las láminas epiteliales si el iris está afectado. La microscopia confocal puede ser una herramienta muy útil para diagnosticar esta condición,[97] y la biomicroscopia ecográfica puede ayudar a rastrear la extensión posterior de la membrana.[98]

Mecanismos de crecimiento interno y glaucoma

En general se considera que una fuga de la herida es el factor inicial que conduce al crecimiento epitelial, y se observa con frecuencia en el momento del diagnóstico. Los estudios ultraestructurales muestran un epitelio bien desarrollado, parecido al de la conjuntiva bulbar, que crece sobre la córnea posterior, el ángulo de la cámara anterior y el iris.[99,100] Los mecanismos que se han propuesto para el glaucoma

asociado con el crecimiento epitelial incluyen el crecimiento del epitelio sobre la malla trabecular, áreas de necrosis en la malla trabecular, sinequias anteriores periféricas, bloqueo pupilar y epitelio descamado o material mucinoso en el sistema de salida del humor acuoso.[101,102]

Manejo

Cuando hay crecimiento epitelial hacia el interior del ojo, el 5-fluorouracilo inyectado por vía intracameral puede ser efectivo de forma notable para erradicar la membrana.[103-105] Si se necesita cirugía de glaucoma, la implantación de un dispositivo de drenaje de Molteno ha proporcionado un tratamiento paliativo eficaz;[106] una derivación de Molteno de doble placa combinada con queratoplastia penetrante proporcionó control de la PIO y restauración de la visión en dos casos.[107] En el pasado se requería una intervención quirúrgica radical. Una técnica consistió en extirpar la fístula y el iris involucrado, y destruir el epitelio sobre la córnea posterior con crioterapia. Las modificaciones posteriores han incluido la escisión en bloque de los tejidos del ángulo de la cámara afectados, la escisión de todos los tejidos involucrados seguida de queratoplastia, y el uso de instrumentos de vitrectomía para extirpar el iris y el vítreo afectados.[104,108-110]

Proliferación fibrosa

Se han descrito dos formas de esta afección: crecimiento fibroso hacia el interior y membranas retrocorneales. El *crecimiento fibroso* es el resultado de un cierre inadecuado de la herida después de una cirugía

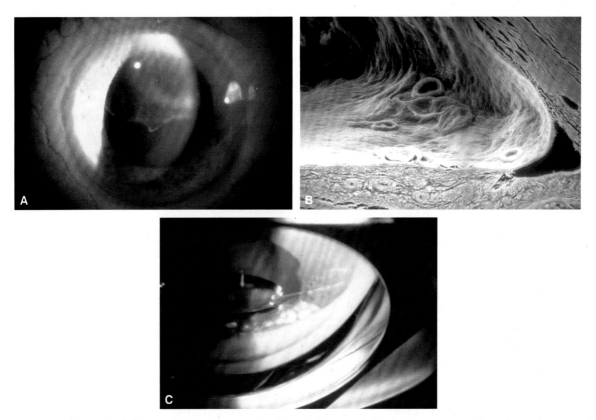

FIGURA 27-11 Crecimiento epitelial descendente. A: aspecto clínico del crecimiento epitelial descendente que surge de una herida de catarata. Observe el avance de la línea epitelial ubicada sobre el endotelio corneal. **B:** dados los episodios recurrentes de inflamación intraocular, la lesión fue extirpada. Puede observarse una lámina epitelial que cubre el ángulo. (SEM × 80.) **C:** imagen gonioscópica de áreas coaguladas blancas de epitelio sobre la superficie del iris después del tratamiento confirmatorio de la superficie con láser de argón. (A y B, reimpreso con autorización de Eagle R. *Eye Pathology.* 3rd ed. Philadelphia, PA: Wolters Kluwer; 2016. C, cortesía de E. Hodapp, MD. From Werner MA, Grajewski AL. Glaucoma in aphakia and pseudophakia. En: Tasman W, Jaeger EA, eds. *Duane's Clinical Ophthalmology.* Vol 3. Philadelphia, PA: Lippincott Williams & Wilkins; 2008:chap 54G.)

intraocular o un traumatismo penetrante. Se ha reportado que ocurre en cerca de un tercio de los ojos enucleados después de extracción de catarata.[111] El sello distintivo de esta forma de proliferación fibrosa es una rotura en el endotelio corneal y la membrana de Descemet, que permite que los fibroblastos ingresen a la cámara anterior desde el tejido conectivo subepitelial o desde el estroma corneal o limbal.[112,113] El tejido fibroso, que a menudo está vascularizado, puede crecer sobre el endotelio corneal, el ángulo de la cámara anterior y el iris, y hacia la cavidad vítrea. En estos casos se observan con frecuencia sinequias anteriores periféricas.[113] En la clínica la afección puede ser difícil de distinguir del crecimiento epitelial hacia adentro, aunque suele ser menos progresiva y destructiva. Cuando hay glaucoma puede ser el resultado de daño causado por la cirugía o un traumatismo, o del efecto directo del tejido fibroso sobre el ángulo de la cámara anterior. Por lo general, el tratamiento se limita a controlar la PIO, de preferencia con medicamentos, aunque puede ser necesaria la cirugía, como la implantación de un tubo de derivación o un procedimiento ciclodestructivo.

Las *membranas retrocorneales* pueden resultar de diversas lesiones inflamatorias o traumáticas de la córnea. Por lo general, la membrana de Descemet está intacta y se cree que el tejido fibroso representa células endoteliales metaplásicas.[114] El glaucoma no se suele asociar, pero puede ser el resultado de la agresión inicial.

Proliferación de melanocitos

La proliferación de melanocitos del iris a través de la malla trabecular y la superficie posterior de la córnea también se ha descrito como un mecanismo de glaucoma después de la extracción de catarata.[115]

GLAUCOMAS ASOCIADOS CON PROCEDIMIENTOS CORNEALES

Queratoplastia penetrante

Incidencia

La queratoplastia penetrante que utiliza técnicas modernas de cierre hermético de la herida se complica por una incidencia significativa de elevación de la PIO en los periodos posoperatorios temprano y tardío, aunque las incidencias reportadas varían de forma considerable. Un estudio reveló una incidencia de 31% de aumentos tempranos de la PIO y una incidencia de 29% de aumentos tardíos (> 3 meses);[116] otra encuesta de gran tamaño reveló una incidencia de 9% de glaucoma posoperatorio inmediato y una incidencia de 18% de glaucoma crónico posqueratoplastia.[117] En un análisis multivariado, los factores que se asociaron de modo significativo con una mayor incidencia de PIO alta después del trasplante de córnea fueron el glaucoma preoperatorio o la PIO > 20 mm Hg, queratoplastia penetrante en lugar de trasplante laminar, estado posoperatorio del cristalino (tasas de riesgo ajustadas frente al ojo fáquico, 1.5 para LIO de cámara posterior, 1.43 para LIO de cámara anterior, 2.83 para ojo afáquico), así como recambio o extracción de LIO durante cirugía.[118]

Los factores asociados con el glaucoma después de la queratoplastia penetrante incluyen edad del receptor mayor de 60 años, afaquia, glaucoma preexistente, diagnóstico preoperatorio de leucoma adherente, queratopatía bullosa, queratitis herpética, traumatismo o queratocono, vitrectomía asociada y reconstrucción del segmento anterior.[116-123] En una serie la presión máxima promedio en la primera semana fue de 24 mm Hg en ojos fáquicos, 40 mm Hg en ojos afáquicos y 50 mm Hg en ojos sometidos a cirugía combinada de extracción de catarata y queratoplastia.[124] La incidencia de glaucoma posqueratoplastia también aumenta después de la queratoplastia penetrante repetida. El glaucoma después de un injerto de córnea es peligroso no solo desde el punto de vista de la atrofia óptica glaucomatosa, sino también por la alta incidencia de fallas asociadas del injerto.

Hallazgos clínicos y mecanismos de glaucoma

Periodo posoperatorio temprano

Los picos de presión intraocular pueden ocurrir justo después del trasplante de córnea por las siguientes razones: glaucoma preexistente, retención de viscoelástico, hifema, inflamación, bloqueo pupilar, mala dirección del humor acuoso o hemorragia supracoroidea.[125] Si la PIO se eleva después de unas pocas semanas sin una etiología obvia se debe considerar la respuesta a los esteroides.[126] Hay dos mecanismos adicionales de glaucoma posoperatorio temprano que pueden ser exclusivos de los ojos que se han sometido a una queratoplastia penetrante, en especial cuando también hay afaquia. El primero es el colapso de la malla trabecular. Esto puede resultar de la pérdida del soporte anterior debido a la incisión en la membrana de Descemet, que puede agravarse en el ojo afáquico por una reducción del soporte posterior debido a la pérdida de tensión zonular. Esta hipótesis está respaldada por la observación de que la sutura completa en un estudio se asoció con una mejor facilidad de flujo de salida en ojos de autopsia, y una PIO posoperatoria temprana más baja, en comparación con la sutura convencional. Sin embargo, algunos cirujanos reportan un menor aumento de la presión posoperatoria con el uso de suturas superficiales, que creen que previene la distorsión del ángulo.[127] El segundo mecanismo es la compresión del ángulo de la cámara anterior. Esto puede deberse a las técnicas convencionales de queratoplastia penetrante, que provocan un aumento temprano de la PIO posoperatoria y un glaucoma crónico subsecuente debido a la formación de sinequias anteriores periféricas.[127,128] (Las técnicas modificadas que pueden ayudar a evitar esta complicación se describen en la sección de "Manejo".)

Posoperatorio tardío

El glaucoma posoperatorio tardío puede tener una variedad de causas, como glaucoma preexistente, inflamación persistente, formación de sinequias anteriores periféricas, glaucoma inducido por esteroides, mala dirección del acuoso, glaucoma de células fantasma, hemorragia supracoroidea y crecimiento epitelial. Se ha descrito un aplanamiento gradual de la cámara anterior varios meses después de la queratoplastia afáquica.[125,129] Este fenómeno parece estar relacionado con una cara vítrea anterior intacta, y se ha sugerido la vitrectomía profiláctica para evitar esta complicación. La elevación de la PIO también puede ocurrir en asociación con el rechazo del injerto, que puede requerir terapia a largo plazo con esteroides y fármacos antiglaucoma.[130] El síndrome de dispersión pigmentaria también puede observarse en ojos seudofáquicos que se han sometido a un trasplante de córnea; en estos pacientes, el síndrome tiene la característica única de una línea endotelial pigmentada inferior, y no debe confundirse con una reacción de aloinjerto.[131] Otro glaucoma de desarrollo tardío ocurre después de la queratoplastia para córneas con opacidad congénita.[132] No está asociado con sinequias anteriores periféricas, y se desconoce el mecanismo.

Manejo

Medidas preventivas

Con base en un modelo matemático, se puede minimizar la compresión del ángulo y mejorar el soporte trabecular con los siguientes factores: un injerto de donante que es más grande que el trépano receptor, puntos de sutura más sueltos o más cortos para minimizar la compresión del tejido, tamaño de trépano más pequeño, una córnea periférica del huésped más delgada y un diámetro corneal más grande.[128,133] Aunque algunos estudios no mostraron protección contra el glaucoma con el injerto de gran tamaño, la mayoría de los estudios indica que el uso de estos injertos se asocia con mayores profundidades de la cámara anterior, una menor incidencia de ángulo cerrado progresivo y presiones posoperatorias mucho más bajas, en comparación con el uso de injertos del mismo tamaño.[134-137] Otra técnica para prevenir el glaucoma de ángulo cerrado posqueratoplastia es la iridoplastia, mediante la colocación de suturas cerca de la porción pupilar de un iris flácido para crear un iris tenso y disminuir el riesgo de sinequias anteriores periféricas.[138] Además, se puede minimizar el glaucoma después de la queratoplastia mediante un cierre meticuloso de la herida y el uso intensivo de esteroides posoperatorios (con precaución en los pacientes que responden a los esteroides).[139]

Tratamiento del glaucoma

Terapia médica. Debe intentarse primero la terapia médica a menos que sea evidente una condición tratable específica, como el bloqueo pupilar. El timolol y la brimonidina son eficaces en el glaucoma posqueratoplastia penetrante. Deben evitarse los mióticos en el posoperatorio temprano debido a la descomposición de la barrera hematoacuosa y al aumento del riesgo de falla del injerto.[140] Los análogos de prostaglandinas tienen el riesgo potencial de inducir edema macular quístico y reactivación de la queratitis por herpes simple;[141] por lo tanto, deben evitarse si hay inflamación activa o antecedentes de queratitis por herpes,[142] o si se considera que el ojo tiene un alto riesgo de edema macular. Los inhibidores de la anhidrasa carbónica, como la dorzolamida, pueden causar descompensación corneal en pacientes que tienen una disfunción endotelial corneal deficiente y están en riesgo de falla del injerto.[143]

Terapia quirúrgica. La terapia quirúrgica está indicada cuando la cabeza del nervio óptico o el injerto están amenazados por una PIO elevada de manera persistente. No se ha encontrado que ninguna operación para glaucoma sea por completo adecuada para controlar la PIO y preservar la transparencia del injerto. La trabeculectomía con mitomicina-C o la inserción de un tubo de derivación puede ser eficaz para reducir la PIO en el glaucoma postrasplante.[127] Un estudio demostró que una válvula de Ahmed disminuye la PIO mucho más que la trabeculectomía, pero con una mayor pérdida de células endoteliales.[144] Colocar el tubo en la pars plana o el sulcus ciliar puede ser útil para disminuir la pérdida de células endoteliales.[127] En otra serie que incluyó 26 ojos con dispositivos de drenaje para glaucoma, la PIO final fue menor de 18 mm Hg en 96% de los ojos, pero la falla del injerto ocurrió en 42%.[145]

Cuando la queratoplastia penetrante se realizó después de una trabeculectomía en una serie, la probabilidad a 5 años de mantener con éxito el control de la PIO y un injerto transparente fue solo de 27%; esto aumentó a 50% en otra serie de trabeculectomía combinada con queratoplastia penetrante.[146] La implantación de un dispositivo de drenaje de Molteno logró un control de la PIO de 21 mm Hg o menos con uno o más procedimientos en una serie de 17 ojos, aunque siete tuvieron rechazo del aloinjerto.[147] La ciclofotocoagulación

transescleral ha remplazado en gran medida a la ciclocrioterapia como el procedimiento ciclodestructivo de elección. Sin embargo, en una serie de 39 pacientes, 77% tuvo una PIO final entre 7 y 21 mm Hg, pero 44% de aquellos con injertos transparentes antes de la ciclofotocoagulación tuvo descompensación del injerto.[148]

Queratoplastia laminar: DSEK y DMEK

Se ha reportado que el glaucoma después de la queratoplastia endotelial con pelamiento de Descemet (DSEK) ocurre en 0 a 15% de los casos mediante dos mecanismos: bloqueo pupilar relacionado con la burbuja de aire o gas en el periodo posoperatorio inmediato, y obstrucción de la malla trabecular derivado del uso prolongado de esteroides.[149] El manejo implica el uso de medicamentos para reducir la PIO y la liberación de aire o gas con una paracentesis, según se considere apropiado. Con la queratoplastia endotelial de membrana de Descemet (DMEK) pueden estar involucrados los mismos mecanismos; en una serie de 200 casos, 4% desarrolló un aumento de la PIO secundario al atrapamiento de burbujas de aire detrás del iris.[150]

Queratoprótesis

Se puede utilizar una queratoprótesis, como la queratoprótesis de Boston o la osteo-odonto-queratoprótesis, para proporcionar una vía ópticamente clara en casos de opacificación y vascularización corneales graves, por ejemplo, después de quemaduras químicas o con trastornos autoinmunitarios, como el síndrome de Stevens-Johnson. El glaucoma preexistente parece ser un factor de riesgo significativo de aumento de la PIO y pérdida visual posoperatoria,[151,152] y como resultado se ha sugerido la implantación de un dispositivo de drenaje para glaucoma en el momento de la cirugía de queratoprótesis (**fig. 27-12**). Está indicado un monitoreo estrecho de los pacientes para detectar el desarrollo o la exacerbación del glaucoma en el periodo posoperatorio, y si el tratamiento médico no controla lo suficiente la PIO, la ciclofotocoagulación con láser de diodo transescleral puede ser una medida coadyuvante útil.[153] La medición de la PIO en estos pacientes aún es problemática.

GLAUCOMAS ASOCIADOS CON PROCEDIMIENTOS VÍTREOS Y RETINIANOS

Vitrectomía vía pars plana

Incidencia

La elevación de la PIO es la complicación mayor más común después de la cirugía del vítreo vía pars plana. Sin embargo, existe controversia sobre si la vitrectomía puede causar GAA. Un estudio retrospectivo en 441 pacientes no mostró diferencias significativas en el desarrollo de glaucoma o hipertensión ocular entre el ojo vitrectomizado y el ojo contralateral de control. Sin embargo, la incidencia reportada de glaucoma en otra revisión sistemática de ojos vitrectomizados frente a no vitrectomizados fue de 7.8 y 4.8%, de forma respectiva, durante 12 meses. El mismo estudio demostró que la hipertensión ocular se presentó en 5.8% de los ojos vitrectomizados frente a 3.1% de los ojos contralaterales no vitrectomizados.[154]

Hallazgos clínicos y mecanismos de glaucoma

Muchos de los factores que conducen a la elevación de la PIO después de la vitrectomía vía pars plana y el manejo de estas afecciones se describen

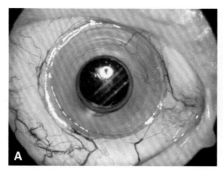
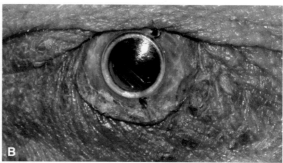

FIGURA 27-12 Vistas con lámpara de hendidura de ojos con queratoprótesis. El glaucoma es un acompañante desafiante en muchos pacientes con estos dispositivos. **A:** queratoprótesis tipo I utilizada en un paciente con conjuntiva intacta y función lagrimal adecuada. Este paciente requirió la colocación de un dispositivo de drenaje por glaucoma no controlado. Nótese el tubo de silicona en el espacio pupilar. **B:** queratoprótesis tipo II utilizada en pacientes con función lagrimal o conjuntiva inadecuada. La queratoprótesis se extiende a través del párpado cerrado. Un tubo de silicona que forma parte de un dispositivo de drenaje acuoso puede verse detrás de la queratoprótesis. (Cortesía de Natalie Afshari, MD.)

en otros capítulos. Estos diversos mecanismos se revisan aquí según el periodo de tiempo en el que ocurren después de la cirugía vítrea.

Primer día

En ocasiones se inyectan aire o gases de acción prolongada, como hexafluoruro de azufre y perfluorocarbonos (perfluoropropano y perfluoroetano), en la cavidad vítrea para taponar la retina. La expansión de estos gases en el posoperatorio temprano puede llevar a una elevación significativa de la PIO (**fig. 27-13**).[155-157] Los perfluorocarbonos son capaces de una mayor expansión y longevidad que el hexafluoruro

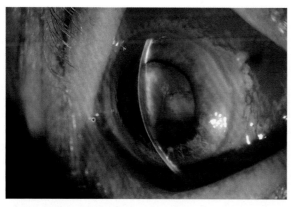

FIGURA 27-13 Cierre del ángulo posoperatorio tras expansión de gas intraocular. Una mujer de 73 años de edad se presentó con dolor ocular y náusea-vómito 1 día después de la vitrectomía vía pars plana por un desprendimiento de retina regmatógeno sin involucro macular que incluyó intercambio gas-líquido con C3F8 a 10% (perfluoropropano). Su PIO era de 50 mm Hg. Como muestra la fotografía, tenía 360 grados de toque iridocorneal. La cámara anterior era en extremo estrecha, y solo estaba presente de forma directa sobre el cristalino. Había un pequeño hifema. La visibilidad de la cámara posterior era mala, pero era evidente una burbuja de gas a 100%. El cierre del ángulo tal vez fue causado por la presión posterior por sobreexpansión del gas intraocular. Se realizaron múltiples punciones vítreas, pero fueron inadecuadas para mantener una presión normal. Se realizó un intercambio aire-fluido, lo que redujo el tamaño de la burbuja de gas a 25%. Se reformó la cámara anterior con solución salina balanceada. La PIO se normalizó; de modo eventual le fue bien. (Reproducido con autorización de EyeRounds.org, The University of Iowa. Colaborador, Justin Risma, MD; fotógrafo, Brice Critser, CRA.)

de azufre.[158] En un estudio de 10 pacientes que recibieron 0.3 mL de perfluoropropano, todos los ojos tuvieron un aumento inmediato de la PIO; en cuatro ojos este incremento fue suficiente para colapsar la arteria central de la retina.[159] Sin embargo, la presión descendió al nivel inicial en 30 a 60 minutos y no volvió a subir durante los 5 días siguientes.

Es importante el monitoreo de la PIO en el periodo posoperatorio temprano cuando se utiliza cualquier gas de acción prolongada, y se debe prestar atención al tonómetro utilizado. La tonometría neumática subestimó la PIO en los ojos de autopsia humanos llenos de gas, mientras que la tonometría de aplanamiento de Perkins dio las lecturas más precisas (con un manómetro de mercurio utilizado como estándar de referencia).[160] En un estudio clínico de 84 ojos llenos de gas, Tono-Pen dio lecturas de presión similares a las obtenidas por tonometría de aplanación de Goldmann, pero la tonometría neumática de nuevo subestimó la PIO.[160]

En ocasiones es necesario eliminar una parte del gas para aliviar las PIO extremadamente altas.[155] Los pacientes con un ojo lleno de gas deben ser advertidos con respecto a los viajes en avión, aunque la expansión de una burbuja de 0.6 mL durante el ascenso por lo general se compensa con una aceleración del flujo de salida del humor acuoso sin un aumento significativo de la PIO.[161,162] En el descenso el ojo puede volverse hipotónico, y deben evitarse los fármacos que reducen la producción de humor acuoso, ya que pueden prolongar la hipotonía y provocar un derrame uveal.[162]

Se puede usar otra clase de agentes, los líquidos perfluorocarbonados más pesados que el agua, para manipular la retina de forma hidrocinética, a fin de retirar las LIO dislocadas y los fragmentos del cristalino, además de servir como taponamiento a corto plazo. Uno de estos, el perfluoroperhidrofenantreno (Vitreon), se asoció con PIO elevada crónica en 11% de los casos.[163] El mecanismo del glaucoma asociado parece ser el cierre del ángulo.[164]

La hemorragia grave de la coroides y del cuerpo ciliar, el equivalente a una hemorragia expulsiva en la cirugía a ojo abierto, también puede causar glaucoma de ángulo cerrado en el posoperatorio inmediato.[156]

Primera semana

Es muy probable que la elevación de la PIO durante este periodo sea causada por hifema, células fantasma o glaucoma hemolítico (véase capítulo 25), material del cristalino retenido con glaucoma facolítico (véase capítulo 19), uveítis (véase capítulo 23) o glaucoma preexistente. Otra causa de elevación de la PIO en el periodo posvitrectomía temprano es el sobrellenado de la cámara anterior (con un ángulo abierto) o el bloqueo pupilar por fibrina.[165] Este último se ha tratado con éxito con láser de argón para perforar la membrana pupilar de fibrina, y por la inyección intracámara de activador del plasminógeno tisular recombinante para disolver el coágulo de fibrina.[166,167]

2 a 4 semanas después de la cirugía

Entre 2 y 4 semanas después de la operación, la causa del glaucoma de nueva aparición suele ser el glaucoma neovascular (que se comenta en el capítulo 20).

El aceite de silicona se usa en ocasiones como taponamiento retiniano en procedimientos vitreorretinianos difíciles inusuales. Las frecuencias reportadas con las que esta técnica se asocia con la elevación de la PIO posoperatoria varían en gran medida, oscilando entre 5 y 50%, y una serie no mostró influencia de la silicona sobre la presión ocular.[165] Esta discrepancia puede estar relacionada con las numerosas variables producidas por la silicona intraocular y con la enfermedad subyacente del ojo, que puede reducir la salida y entrada de humor acuoso, y la PIO derivada representa un equilibrio entre los dos. Sin embargo, la mayoría de los estudios sugiere que un alto porcentaje de pacientes tiene un aumento transitorio posoperatorio de la presión, y una pequeña proporción que mantiene el glaucoma crónico.

Los mecanismos de elevación de la PIO que son atribuibles de forma directa a la silicona incluyen el bloqueo pupilar y el aceite de silicona en la cámara anterior (**fig. 27-14**). Estudios histológicos han mostrado obstrucción de la malla trabecular por diminutas burbujas de silicona, células pigmentadas y macrófagos cargados de silicona.[168] Sin embargo, estos hallazgos no siempre se asocian con glaucoma. En un estudio se desarrolló glaucoma en 10% de los ojos con aceite de silicona emulsificado en la cámara anterior.[169] La ausencia de glaucoma en otros casos puede derivar del efecto reductor de la presión del desprendimiento del cuerpo ciliar por membranas cíclíticas, o desprendimientos totales de retina.[170,171] Se puede formar tejido fibroso alrededor de las vesículas de silicona, cuya retracción puede dar lugar a estos desprendimientos.[171]

La iridectomía puede aliviar el mecanismo de bloqueo pupilar y algunos casos de GCAA al permitir que la silicona retroceda hacia la cavidad vítrea. Debido a que el aceite de silicona se eleva hacia la parte superior del ojo, la iridectomía debe colocarse en la parte inferior, y esto debe ser una parte estándar de todos los procedimientos vitreorretinianos que incluyan el uso de aceite de silicona. Sin embargo, se ha sugerido que la iridectomía debe colocarse de modo periférico y no debe ser mayor de 2 mm, ya que una iridectomía inferior más grande y ubicada de forma más central puede permitir que el aceite de silicona ingrese a la cámara anterior, lo que crea una forma de bloqueo pupilar inverso con una cámara anterior profunda.[172] Cuando la iridectomía no alivia la elevación crónica de la PIO pueden ser adecuados los medicamentos contra el glaucoma, pero otros pacientes pueden requerir una intervención quirúrgica, incluidos la extracción del aceite de silicona, la implantación de un dispositivo de drenaje para glaucoma o un procedimiento ciclodestructivo.[173]

Procedimientos de cerclaje escleral

Se ha reportado que los procedimientos de cerclaje escleral causan un hundimiento transitorio de la cámara anterior con elevación de la PIO en 4 a 7% de los casos. Sin embargo, esto con frecuencia es asintomático y puede pasar desapercibido a menos que se realicen biomicroscopia con lámpara de hendidura y tonometría en el periodo posoperatorio temprano. Los hallazgos de un estudio experimental con monos sugieren que la oclusión de las venas del vórtice por una banda circundante o una indentación escleral sectorial causa congestión y rotación hacia adelante del cuerpo ciliar, con el subsecuente hundimiento del segmento anterior.[174] El mismo estudio mostró que la oclusión de las venas del vórtice también hizo que los procesos ciliares produjeran un humor acuoso rico en proteínas, que podría reducir aún más el flujo de salida. Estos cambios en el periodo posoperatorio temprano rara vez dan lugar a secuelas graves. Muchos ojos tienen una PIO reducida durante meses después de la cirugía de desprendimiento de retina, que es causada por una disminución en la producción de humor acuoso.[175] Sin embargo, pueden desarrollarse sinequias anteriores periféricas con glaucoma crónico subsecuente. El médico debe estar atento a esto, ya que la rigidez escleral reducida en estos pacientes puede dar lecturas de PIO bajas falsas, en especial con tonometría de indentación.[176]

El tratamiento del ángulo cerrado después del cerclaje escleral incluye atropina para aliviar el espasmo del músculo ciliar y corticoesteroides para reducir la inflamación y prevenir la formación de sinequias. Pueden utilizarse los inhibidores de la anhidrasa carbónica, los β bloqueadores y los α_2-agonistas cuando sea necesario para el control temporal de la presión. Cuando se requiere una intervención quirúrgica, el drenaje del líquido supracoroideo suele ser el procedimiento de elección. La iridectomía periférica rara vez tiene valor en estos casos.

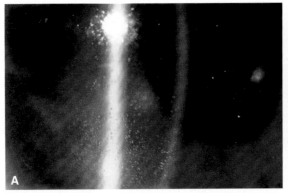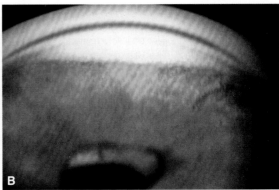

FIGURA 27-14 Bloqueo pupilar por aceite de silicona. A: la PIO se eleva por diminutas burbujas de aceite de silicona en el ángulo de la cámara anterior, que se ve aquí a la izquierda del reflejo corneal y a ambos lados de la línea de iluminación del iris. **B:** vista gonioscópica del cuadrante superior, donde un banco acumulado de burbujas de silicona ha creado un "seudohipopión inverso".

La cirugía de cerclaje escleral también provoca elevaciones marcadas de la PIO intraoperatoria. Un estudio, que utilizó una cánula de infusión vía pars plana unida a un transductor de presión electrónico, documentó presiones de hasta 210 mm Hg durante la depresión escleral y la criopexia, aunque se desconocen las consecuencias a largo plazo de estas elevaciones de la presión.[177] El cerclaje escleral también puede reducir el flujo sanguíneo ocular debido a la disminución de la presión de perfusión oftálmica.[178]

Fotocoagulación retiniana

Después de una fotocoagulación extensa con láser de la retina se puede presentar una elevación de la PIO (**fig. 27-15**).[179,180] En muchos casos el ángulo de la cámara anterior permanece abierto y se desconoce el mecanismo de elevación de la presión en estos ojos. Otros pacientes tienen un ángulo cerrado al inicio o más tarde en el curso de la elevación de la presión. Se cree que el mecanismo de cierre del ángulo es la hinchazón del cuerpo ciliar o un derrame de líquido de la coroides hacia el vítreo con el subsecuente desplazamiento hacia adelante del diafragma del iris-cristalino.[179] La condición es temporal, con presiones normales o un poco reducidas registradas después de 1 mes,[181] aunque un análisis de datos del Diabetic Retinopathy Study no apoyó la creencia de que la fotocoagulación panretiniana podría reducir la PIO.[182] El pretratamiento con apraclonidina redujo la incidencia de elevaciones de la PIO superiores a 6 mm Hg en las primeras 3 horas después de la cirugía con láser en comparación con las gotas de placebo (25 *vs.* 32%, de forma respectiva), aunque la diferencia no fue de importancia estadística significativa.[183] El aumento de presión debe manejarse por medios médicos de la misma manera descrita para el aumento de presión temprano y la cámara anterior estrecha después del cerclaje escleral.

Inyección intravítrea de anti-VEGF

Como cualquier otra inyección intraocular, la inyección intravítrea de anti-factor de crecimiento endotelial vascular (VEGF) puede causar picos temporales de la PIO.[184] Sin embargo, los estudios demostraron que el uso prolongado de estas inyecciones se asocia con un mayor riesgo de elevación sostenida de la PIO. En un estudio en ojos de ratón y células de malla trabecular humana cultivadas, se demostró que el VEGF es un regulador paracrino de la facilidad del flujo de salida convencional. El VEGF-A fue secretado por las células de la malla trabecular en respuesta al estrés mecánico.[185] Se demostró que la interrupción del VEGF en este modelo aumenta la facilidad del flujo de salida. En otro estudio en el que pacientes con degeneración macular relacionada con la edad recibieron inyecciones crónicas de anti-VEGF, la capacidad de salida se redujo de forma significativa en los ojos inyectados con 20 o más inyecciones en comparación con los ojos contralaterales no inyectados. La mayor reducción de la facilidad se observó en pacientes con hipertensión ocular basal.[186] Otras teorías propuestas para este tipo de glaucoma incluyen el efecto farmacológico del bloqueo del VEGF, un mecanismo inflamatorio (trabeculitis, alteración del flujo de salida debido a agregados de proteínas), detritos de gotas de silicona y daño a las vías de salida debido a traumatismo repetido o picos de PIO asociados con el procedimiento de inyección.[187] Los resultados de un metaanálisis mostraron que las inyecciones intravítreas repetidas de anti-VEGF causan un aumento del doble en el riesgo de elevación sostenida de la PIO.[188] En pacientes con glaucoma preexistente, el riesgo es aún mayor.[189] Un estudio mostró que la inyección rápida de más de 0.05 mL en menos de 1 segundo tenía 5.6 veces más probabilidades de causar elevación sostenida de la PIO.[190] La prevalencia de la elevación de la PIO fue mucho mayor cuando el intervalo entre inyecciones fue menor de 8 semanas que cuando fue de 8 semanas o más (17.6 y 6%, de manera respectiva).[191] También se ha demostrado que el riesgo de aumento de la PIO es mayor entre los pacientes que reciben más inyecciones.[192]

Por lo tanto, todos los pacientes que reciben inyecciones intravítreas de anti-VEGF (en especial en forma repetida y con un intervalo entre inyecciones < 8 semanas) deben ser monitoreados para detectar elevación de la PIO. Los pacientes que tienen hipertensión ocular o glaucoma preexistente parecen tener un alto riesgo de elevación sostenida de la PIO. Si los pacientes desarrollan una elevación crónica de la PIO, pueden recibir tratamiento médico y, en ocasiones, necesitar cirugía.[189]

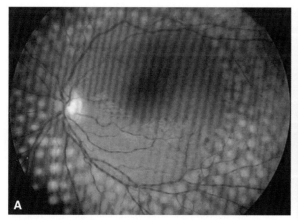 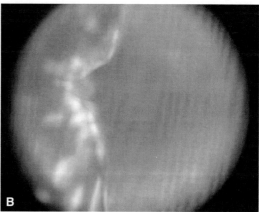

FIGURA 27-15 Fotocoagulación panretiniana con PIO elevada. A: la PIO aumentó en las primeras horas después de la fotocoagulación con láser por retinopatía diabética proliferativa. **B:** el paciente tuvo visión borrosa 4 días después, y se encontró que tenía desprendimientos coroideos periféricos, un ángulo periférico cerrado y una PIO de 35 mm Hg. El uso de ciclopléjicos, corticoesteroides tópicos, maleato de timolol y acetazolamida redujo la presión con rapidez. Los desprendimientos coroideos se resolvieron en 10 días. (De Reiss GR, Sipperley JO. Glaucoma associated with retinal disorders and retinal surgery. En: Tasman W, Jaeger EA, eds. *Duane's Clinical Ophthalmology.* Vol 3. Philadelphia, PA: Lippincott Williams & Wilkins; 2013:chap 54E.)

PUNTOS CLAVE

▶ Glaucoma maligno o por bloqueo ciliar:

- El glaucoma maligno o por bloqueo ciliar ocurre con mayor frecuencia como una complicación de la cirugía incisional del segmento anterior en pacientes con glaucoma de ángulo cerrado o cámaras anteriores poco profundas.

- El mecanismo parece ser una mayor resistencia al flujo de humor acuoso hacia la cámara anterior, lo que conduce a un colapso de la cámara anterior debido al desplazamiento del vítreo hacia adelante.

- La atropina es el pilar de la terapia médica para el glaucoma maligno, aunque cerca de la mitad de los pacientes requiere láser o cirugía incisional para crear un ojo unicameral.

▶ Elevación de la PIO después de la extracción de catarata:

- Las causas del aumento de presión en el periodo posoperatorio temprano incluyen inflamación, hemorragia, dispersión de pigmento, distorsión del ángulo de la cámara anterior, cierre del ángulo, vítreo en la cámara anterior y el uso de viscoelástico.

- El glaucoma crónico después de la cirugía de catarata puede ser resultado de la formación de sinequias anteriores periféricas o daño a la malla trabecular. La implantación de una lente intraocular puede inducir algunos mecanismos adicionales de glaucoma asociados con bloqueo pupilar, inflamación, hemorragia o dispersión de pigmento.

- La capsulotomía con YAG láser también puede conducir a la elevación de la PIO en asociación con la cirugía de catarata.

▶ El crecimiento epitelial hacia el interior y otras proliferaciones celulares en la cámara anterior pueden ser el mecanismo del glaucoma después de procedimientos incisionales que involucran el segmento anterior y algunas formas de traumatismo. Esto se puede tratar con una inyección intracameral de 5-fluorouracilo.

▶ La queratoplastia penetrante puede complicarse con un glaucoma asociado, con el ángulo cerrado como el mecanismo común del glaucoma.

▶ Los procedimientos corneales más nuevos, como la queratoplastia endotelial con pelamiento de Descemet, también pueden asociarse con glaucoma.

▶ Los procedimientos vitreorretinianos, incluidos la vitrectomía, la inyección intravítrea de gas o aceite de silicona, el cerclaje escleral y la fotocoagulación retiniana, también pueden estar relacionados con la elevación posoperatoria de la PIO.

▶ Los pacientes que reciben inyecciones intravítreas repetidas de medicamento anti-VEGF deben ser controlados para detectar un aumento sostenido de la PIO. Aquellos con hipertensión ocular o glaucoma preexistente tienen mayor riesgo de una elevación crónica de la PIO con inyecciones repetidas.

REFERENCIAS

1. von Graefe A. Beitrage zur pathologie und therapie des glaucoms. *Arch Fur Ophthalmol.* 1869;15:108-252.
2. Chandler PA, Simmons RJ, Grant WM. Malignant glaucoma: medical and surgical treatment. *Am J Ophthalmol.* 1968;66:495-502.
3. Kaplowitz K, Yung E, Flynn R, Tsai JC. Current concepts in the treatment of vitreous block, also known as aqueous misdirection. *Surv Ophthalmol.* 2015;60:229-241.
4. Weiss DI, Shaffer RN. Ciliary block (malignant) glaucoma. *Trans Am Acad Ophthalmol Otolaryngol.* 1972;76:450-461.
5. Shaffer RN, Hoskins HD Jr. Ciliary block (malignant) glaucoma. *Ophthalmology.* 1978;85:215-221.
6. Levene R. A new concept of malignant glaucoma. *Arch Ophthalmol.* 1972;87:497-506.
7. Liu X, Li M, Cheng B, et al. Phacoemulsification combined with posterior capsulorhexis and anterior vitrectomy in the management of malignant glaucoma in phakic eyes. *Acta Ophthalmol.* 2013;91:660-665.
8. Cashwell LF, Martin TJ. Malignant glaucoma after laser iridotomy. *Ophthalmology.* 1992;99:651-658.
9. Aminlari A, Sassani JW. Simultaneous bilateral malignant glaucoma following laser iridotomy. *Graefes Arch Clin Exp Ophthalmol.* 1993;231:12-14.
10. Saunders PPR, Douglas GR, Feldman F, Stein RM. Bilateral malignant glaucoma. *Can J Ophthalmol.* 1992;27:19-21.
11. Burgansky-Eliash Z, Ishikawa H, Schuman JS. Hypotonous malignant glaucoma: aqueous misdirection with low intraocular pressure. *Ophthalmic Surg Lasers Imaging.* 2008;39:155-159.
12. Varma DK, Belovay GW, Tam DY, Ahmed II. Malignant glaucoma after cataract surgery. *J Cataract Refract Surg.* 2014;40:1843-1849.
13. Kodjikian L, Gain P, Donate D, et al. Malignant glaucoma induced by a phakic posterior chamber intraocular lens for myopia. *J Cataract Refract Surg.* 2002;28:2217-2221.
14. Loewenstein A, Lazar M. Does YAG laser iridotomy cause malignant glaucoma? *Ophthalmic Surg.* 1994;25:554.
15. Ramanathan US, Kumar V, O'Neill E, Shah P. Aqueous misdirection following needling of trabeculectomy bleb. *Eye.* 2003;17:441-442.
16. Mathur R, Gazzard G, Oen F. Malignant glaucoma following needling of a trabeculectomy bleb. *Eye.* 2002;16:667-668.
17. Lass JH, Thoft RA, Bellows AR, et al. Exogenous nocardia asteroides endophthalmitis associated with malignant glaucoma. *Ann Ophthalmol.* 1981;13:317-321.
18. Jain V, Maiti A, Shome D, Borse N, Natarajan S. Aspergillus-induced malignant glaucoma. *Cornea.* 2007;26:762-763.
19. Kuriakose T, Thomas PA. Keratomycotic malignant glaucoma. *Indian J Ophthalmol.* 1991;39:118-121.
20. Weiss IS, Deiter PD. Malignant glaucoma syndrome following retinal detachment surgery. *Ann Ophthalmol.* 1974;6:1099-1104.
21. Ghoraba HH, Ghali AA, Mansour HO. Aqueous misdirection following pars plana vitrectomy and silicone oil injection. *Clin Ophthalmol.* 2015;9:903-906.
22. Francis BA, Babel D. Malignant glaucoma (aqueous misdirection) after pars plana vitrectomy [Comment in: *Ophthalmology.* 1999;106:1375-1379]. *Ophthalmology.* 2000;107:1220-1222.
23. Azuara-Blanco A, Dua HS. Malignant glaucoma after diode laser cyclophotocoagulation. *Am J Ophthalmol.* 1999;127:467-469.
24. Hardten DR, Brown JD. Malignant glaucoma after Nd:YAG cyclophotocoagulation. *Am J Ophthalmol.* 1991;111:245-247.
25. Wand M, Schuman JS, Puliafito CA. Malignant glaucoma after contact transscleral Nd:YAG laser cyclophotocoagulation. *J Glaucoma.* 1993;2:110-111.
26. Kushner BJ. Ciliary block glaucoma in retinopathy of prematurity. *Arch Ophthalmol.* 1982;100:1078-1079.
27. Jacoby B, Reed JW, Cashwell LF. Malignant glaucoma in a patient with Down's syndrome and corneal hydrops. *Am J Ophthalmol.* 1990;110:434-435.
28. Jarade EF, Dirani A, Jabbour E, Antoun J, Tomey KF. Spontaneous simultaneous bilateral malignant glaucoma of a patient with no antecedent history of medical or surgical eye diseases. *Clin Ophthalmol.* 2014;8:1047-1050.

29. Shaffer RN. The role of vitreous detachment in aphakic and malignant glaucoma. *Trans Am Acad Ophthalmol Otolaryngol.* 1954;58:217-231.

30. Buschmann W, Linnert D. Echography of the vitreous body in case of aphakia and malignant aphakic glaucoma [in German]. *Klin Monatsbl Augenheilkd.* 1976;168:453-461.

31. Lippas J. Mechanics and treatment of malignant glaucoma and the problem of a flat anterior chamber. *Am J Ophthalmol.* 1964;57:620-627.

32. Tello C, Chi T, Shepps G, et al. Ultrasound biomicroscopy in pseudophakic malignant glaucoma. *Ophthalmology.* 1993;100:1330-1334.

33. Trope GE, Pavlin CJ, Bau A, et al. Malignant glaucoma: clinical and ultrasound biomicroscopic features. *Ophthalmology.* 1994;101:1030-1035.

34. Liu L, Wang T, Li Z. Studies of mechanism of malignant glaucoma using ultrasound biomicroscope [in Chinese]. *Zhonghua Yan Ke Za Zhi.* 1998;34:178-182.

35. Fatt I. Hydraulic flow conductivity of the vitreous gel. *Invest Ophthalmol Vis Sci.* 1977;16:555-558.

36. Epstein DL, Hashimoto JM, Anderson PJ, et al. Experimental perfusions through the anterior and vitreous chambers with possible relationships to malignant glaucoma. *Am J Ophthalmol.* 1979;88:1078-1086.

37. Quigley HA. Malignant glaucoma and fluid flow rate. *Am J Ophthalmol.* 1980;89:879-880.

38. Chandler PA, Grant WM. Mydriatic-cycloplegic treatment in malignant glaucoma. *Arch Ophthalmol.* 1962;68:353-359.

39. Quigley HA, Friedman DS, Congdon NG. Possible mechanisms of primary angle-closure and malignant glaucoma. *J Glaucoma.* 2003;12:167-180.

40. Wright MM, Grajewski AL. Measurement of intraocular pressure with a flat anterior chamber. *Ophthalmology.* 1991;98:1854-1857.

41. Liebmann JM, Weinreb RN, Ritch R. Angle-closure glaucoma associated with occult annular ciliary body detachment. *Arch Ophthalmol.* 1998;116:731-735.

42. Epstein DL, Steinert RF, Puliafito CA. Neodymium-YAG laser therapy to the anterior hyaloid in aphakic malignant (ciliovitreal block) glaucoma. *Am J Ophthalmol.* 1984;98:137-143.

43. Stumpf TH, Austin M, Bloom PA, et al. Transscleral cyclodiode laser photocoagulation in the treatment of aqueous misdirection syndrome. *Ophthalmology.* 2008;115:2058-2061.

44. Francis BA, Wong RM, Minckler DS. Slit-lamp neede revision for aqueous misdirection after trabeculectomy. *J Glaucoma.* 2002;11:183-188; author reply 184-185.

45. Debrouwere V, Stalmans P, Van Calster J, Spileers W, Zeyen T, Stalmans I. Outcomes of different management options for malignant glaucoma: a retrospective study. *Graefes Arch Clin Exp Ophthalmol.* 2012;250(1):131-141.

46. Tuberville A, Tomoda T, Nissenkorn I, et al. Postsurgical intraocular pressure elevation. *J Am Intraocul Implant Soc.* 1983;9:309-312.

47. Hansen TE, Naeser K, Nilsen NE. Intraocular pressure 21/2 years after extracapsular cataract extraction and sulcus implantation of posterior chamber intraocular lens. *Acta Ophthalmol.* 1991;69:225-228.

48. Radius RL, Schultz K, Sobocinski K, et al. Pseudophakia and intraocular pressure. *Am J Ophthalmol.* 1984;97:738-742.

49. Chen PP, Lin SC, Junk AK, Radhakrishnan S, Singh K, Chen TC. The effect of phacoemulsification on intraocular pressure in glaucoma patients: a report by the American Academy of Ophthalmology. *Ophthalmology.* 2015;122:1294-1307.

50. Mae SL, Gordon O. Reduction in intraocular pressure after cataract extraction: the Ocular Hypertension Treatment Study. *Ophthalmology.* 2013;120:e29-e30.

51. Shingleton BJ, Pasternack JJ, Hung JW, O'Donoghue MW. Three and five year changes in intraocular pressure after clear corneal phacoemulsification in open angle glaucoma patients, glaucoma suspect, and normal patients. *J Glaucoma.* 2006;15:494-498.

52. Lee CK, Lee NE, Hong S, et al. Risk factors of disease progression after cataract surgery in chronic angle-closure glaucoma patients. *J Glaucoma.* 2016;25:e372-e376.

53. Arshinoff SA. Dispersive-cohesive vicoelastic soft shell technique. *J Cataract Refract Surg.* 1999;25:167-173.

54. Ruusuvaara P, Pajari S, Setala K. Effect of sodium hyaluronate on immediate postoperative intraocular pressure after extracapsular cataract extraction and IOL implantation. *Acta Ophthalmol.* 1990;68:721-727.

55. Rainer G, Stifter E, Luksch A, Menapace R. Comparison of the effect of Viscoat and DuoVisc on postoperative intraocular pressure after small-incision cataract surgery. *Cataract Refract Surg.* 2008;34:253-257.

56. Caporossi A, Baiocchi S, Sforzi C, et al. Healon GV versus Healon in demanding cataract surgery. *J Cataract Refract Surg.* 1995;21:710-713.

57. Schwenn O, Dick HB, Krummenauer F, et al. Healon5 versus Viscoat during cataract surgery: intraocular pressure, laser flare and corneal changes. *Graefes Arch Clin Exp Ophthalmol.* 2000;238:861-867.

58. Arshinoff SA, Albiani DA, Taylor-Laporte J. Intraocular pressure after bilateral cataract surgery using Healon, Healon5, and Healon GV. *J Cataract Refract Surg.* 2002;28:617-625.

59. Holzer MP, Tetz MR, Auffarth GU, et al. Effect of Healon5 and 4 other viscoelastic substances on intraocular pressure and endothelium after cataract surgery. *J Cataract Refract Surg.* 2001;27:213-218.

60. Bigar F, Gloor B, Schimmelpfennig B, et al. Tolerance and safety of intraocular use of 2% hydroxypropylmethylcellulose [in German]. *Klin Monatsbl Augenheilkd.* 1988;193:21-24.

61. Storr-Paulsen A. Analysis of the short-term effect of two viscoelastic agents on the intraocular pressure after extracapsular cataract extraction: sodium hyaluronate 1% vs hydroxypropyl methylcellulose 2%. *Acta Ophthalmol.* 1993;71:173-176.

62. Lima BR, Pichi F, Hayden BC, Lowder CY. Ultrasound biomicroscopy in chronic pseudophakic ocular inflammation associated with misplaced intraocular lens haptics. *Am J Ophthalmol.* 2014;157:813-817.e1.

63. Piette S, Canlas OA, Tran HV, et al. Ultrasound biomicroscopy in uveitis-glaucoma-hyphema syndrome. *Am J Ophthalmol.* 2002;133:839-841.

64. Bene C, Hutchins R, Kranias G. Cataract wound neovascularization: an often overlooked cause of vitreous hemorrhage. *Ophthalmology.* 1989;96:50-53.

65. Johnson SH, Kratz RP, Olson PF. Iris transillumination defect and microhyphema syndrome. *J Am Intraocul Implant Soc.* 1984;10:425-428.

66. Summers CG, Lindstrom RL. Ghost cell glaucoma following lens implantation. *J Am Intraocul Implant Soc.* 1983;9:429-433.

67. Okafor K, Vinod K, Gedde SJ. Update on pigment dispersion syndrome and pigmentary glaucoma. *Curr Opin Ophthalmol.* 2017;28(2):154-160.

68. Brandt JD, Mockovak ME, Chayet A. Pigmentary dispersion syndrome induced by a posterior chamber phakic refractive lens. *Am J Ophthalmol.* 2001;131:260-263.

69. Kirk KR, Werner L, Jaber R, Strenk S, Strenk L, Mamalis N. Pathologic assessment of complications with asymmetric or sulcus fixation of square-edged hydrophobic acrylic intraocular lenses. *Ophthalmology.* 2012;119:907-913.

70. Grant WM. Open-angle glaucoma associated with vitreous filling the anterior chamber. *Trans Am Ophthalmol Soc.* 1963;61:196-218.

71. Boke W, Teichmann KD. Differential diagnosis of postoperative glaucoma following iridectomy and filtering procedures [in German]. *Klin Monatsbl Augenheilkd.* 1980;177:545-550.

72. Van Buskirk EM. Pupillary block after intraocular lens implantation. *Am J Ophthalmol.* 1983;95:55-59.

73. Werner D, Kaback M. Pseudophakic pupillary-block glaucoma. *Br J Ophthalmol.* 1977;61:329-333.

74. Naveh N, Wysenbeek Y, Solomon A, et al. Anterior capsule adherence to iris leading to pseudophakic pupillary block. *Ophthalmic Surg.* 1991;22:350-352.

75. Lin JC, Katz LJ, Spaeth GL, Klancnik JM. Intraocular pressure control after Nd:YAG laser posterior capsulotomy in eyes with glaucoma. *Br J Ophthalmol.* 2008;92:337-339.

76. Ge J, Wand M, Chiang R, Paranhos A, Shields MB. Long-term effect of Nd:YAG laser posterior capsulotomy on intraocular pressure. *Arch Ophthalmol.* 2000;118:1334-1337.

77. Shetty NK, Sridhar S. Study of variation in intraocular pressure spike (IOP) following Nd-YAG laser capsulotomy. *J Clin Diagn Res.* 2016;10:NC09-NC12.

78. Diagourtas A, Petrou P, Georgalas I, et al. Bleb failure and intraocular pressure rise following Nd:YAG laser capsulotomy. *BMC Ophthalmol.* 2017;17:18.

79. Barnes EA, Murdoch IE, Subramaniam S, Cahill A, Kehoe B, Behrend M. Neodymium:yttrium-aluminum-garnet capsulotomy and intraocular pressure in pseudophakic patients with glaucoma. *Ophthalmology.* 2004;111:1393-1397.

80. Hayashi K, Yoshida M, Manabe SI, Yoshimura K. Prophylactic effect of oral acetazolamide against intraocular pressure evaluation after cataract surgery in eyes with glaucoma. *Ophthalmology.* 2017;124:710-718.

81. Rowsey JJ, Gaylor JR. Intraocular lens disasters: peripheral anterior synechia. *Ophthalmology.* 1980;87:646-664.

82. Tahzib NG, Nuijts RM, Wu WY, Budo CJ. Long-term study of Artisan phakic intraocular lens implantation for the correction of moderate to high myopia: ten-year follow-up results. *Ophthalmology.* 2007;114:1133-1142.

83. Hollands RH, Drance SM, Schulzer M. The effect of acetylcholine on early postoperative intraocular pressure. *Am J Ophthalmol.* 1987;103:749-753.

84. West J, Burke J, Cunliffe I, et al. Prevention of acute postoperative pressure rises in glaucoma patients undergoing cataract extraction with posterior chamber lens implant. *Br J Ophthalmol.* 1992;76:534-537.

85. Hayreh SS. Anterior ischemic optic neuropathy: IV. Occurrence after cataract extraction. *Arch Ophthalmol.* 1980;98:1410-1416.

86. Borazan M, Karalezli A, Akman A, et al. Effect of antiglaucoma agents on postoperative intraocular pressure after cataract surgery with Viscoat. *J Cataract Refract Surg.* 2007;33(11):1941-1945.

87. Schwenn O, Xia N, Krummenauer F, et al. Prevention of early postoperative increase in intraocular pressure after phacoemulsification: comparison of different antiglaucoma drugs [in German]. *Ophthalmology.* 2001;98:934-943.

88. Bloomfield S. Failure to prevent enzyme glaucoma: a negative report. *Am J Ophthalmol.* 1968;64:405-406.

89. Rich WJ. Prevention of postoperative ocular hypertension by prostaglandin inhibitors. *Trans Ophthalmol Soc UK.* 1977;97(2):268-271.

90. Pazandak B, Johnson S, Kratz R, Faulkner GD. Recurrent intraocular hemorrhage associated with posterior chamber lens implantation. *J Am Intraocul Implant Soc.* 1983;9(3):327-329.

91. Rech L, Heckler L, Damji KF. Serial intracameral bevacizumab for uveitis-glaucoma-hyphema syndrome: a case report. *Can J Ophthalmol.* 2014;49:e160-e162.

92. Brucker AJ, Michels RG, Green WR. Pars plana vitrectomy in the management of blood-induced glaucoma with vitreous hemorrhage. *Ann Ophthalmol.* 1978;10:1427-1437.

93. McMillan BD, Gross RL. Trabeculectomy first in pseudophakic eyes requiring surgery for medically-uncontrolled glaucoma. *Surv Ophthalmol.* 2017;62(1):104-108.

94. Heuer DK, Gressel MG, Parrish RD II, Anderson DR, Hodapp E, Palmberg PF. Trabeculectomy in aphakic eyes. *Ophthalmology.* 1984;91(9):1045-1051.

95. Gedde SJ, Schiffman JC, Feuer WJ, et al. Treatment outcomes in the Tube Versus Trabeculectomy (TVT) study after five years of follow-up. *Am J Ophthalmol.* 2012;153:789-803.e2.

96. Saheb H, Gedde SJ, Schiffman JC, Feuer WJ. Outcomes of glaucoma reoperations in the Tube Versus Trabeculectomy (TVT) Study. *Am J Ophthalmol.* 2014;157(6):1179-1189.e2.

97. Lenhart PD, Randleman JB, Grossniklaus HE, Stulting RD. Confocal microscopic diagnosis of epithelial downgrowth. *Cornea.* 2008;27:1138-1141.

98. Daneshvar H, Brownstein S, Mintsioulis G, Chialant D, Punja K, Damji KF. Epithelial ingrowth following penetrating keratoplasty: a clinical, ultrasound biomicroscopic and histopathologic correlation. *Can J Ophthalmol.* 2000;35:222-224.

99. Iwamoto T, Srinivasan BD, DeVoe AG. Electron microscopy of epithelial downgrowth. *Ann Ophthalmol.* 1977;9:1095-1110.

100. Zavala EY, Binder PS. The pathologic findings of epithelial ingrowth. *Arch Ophthalmol.* 1980;98:2007-2014.

101. Bernardino VB, Kim JC, Smith TR. Epithelialization of the anterior chamber after cataract extraction. *Arch Ophthalmol.* 1969;82:742-750.

102. Jensen P, Minckler DS, Chandler JW. Epithelial ingrowth. *Arch Ophthalmol.* 1977;95:837-842.

103. Loane ME, Weinreb RN. Glaucoma secondary to epithelial downgrowth and 5-fluorouracil. *Ophthalmic Surg.* 1990;21:704-706.

104. Shaikh AA, Damji KF, Mintsioulis G, et al. Bilateral epithelial downgrowth managed in one eye with intraocular 5-fluorouracil. *Arch Ophthalmol.* 2002;120:1396-1398.

105. Lai MM, Haller JA. Resolution of epithelial ingrowth in a patient treated with 5-fluorouracil. *Am J Ophthalmol.* 2002;133:562-564.

106. Fish LA, Heuer DK, Baerveldt G, et al. Molteno implantation for secondary glaucomas associated with advanced epithelial ingrowth. *Ophthalmology.* 1990;97:557-561.

107. Costa VP, Katz LJ, Cohen EJ, et al. Glaucoma associated with epithelial downgrowth controlled with Molteno tube shunts. *Ophthalmic Surg.* 1992;23:797-800.

108. Naumann GOH, Rummelt V. Block excision of cystic and diffuse epithelial ingrowth of the anterior chamber: report on 32 consecutive patients. *Arch Ophthalmol.* 1992;110:223-227.

109. Friedman AH. Radical anterior segment surgery for epithelial invasion of the anterior chamber: report of three cases. *Trans Am Acad Ophthalmol Otolaryngol.* 1977;83:216-223.

110. Stark WJ, Michels RG, Maumenee AE, et al. Surgical management of epithelial ingrowth. *Am J Ophthalmol.* 1978;85:772-780.

111. Allen JC. Epithelial and stromal ingrowths. *Am J Ophthalmol.* 1968;65:179-182.

112. Swan KC. Fibroblastic ingrowth following cataract extraction. *Arch Ophthalmol.* 1973;89:445-449.

113. Friedman AH, Henkind P. Corneal stromal overgrowth after cataract extraction. *Br J Ophthalmol.* 1970;54:528-534.

114. Michels RG, Kenyon KR, Maumenee AE. Retrocorneal fibrous membrane. *Invest Ophthalmol.* 1972;11:822-831.

115. Ueno H, Green WR, Kenyon KR, et al. Trabecular and retrocorneal proliferation of melanocytes and secondary glaucoma. *Am J Ophthalmol.* 1979;88:592-597.

116. Yildirim N, Gursoy H, Sahin A, Ozer A, Colak E. Glaucoma after penetrating keratoplasty: incidence, risk factors, and management. *J Ophthalmol.* 2011;2011:951294.

117. Foulks GN. Glaucoma associated with penetrating keratoplasty. *Ophthalmology.* 1987;94:871-874.

118. Borderie VM, Loriaut P, Bouheraoua N, Nordmann JP. Incidence of intraocular pressure elevation and glaucoma after lamellar versus full-thickness penetrating keratoplasty. *Ophthalmology.* 2016;123:1428-1434.

119. Olson RF, Kaufman HE. Prognostic factors of intraocular pressure after aphakic keratoplasty. *Am J Ophthalmol.* 1978;86:510-515.

120. Goldberg DB, Schanzlin DJ, Brown SI. Incidence of increased intraocular pressure after keratoplasty. *Am J Ophthalmol.* 1981;92:372-377.

121. Sihota R, Sharma N, Panda A, et al. Post-penetrating keratoplasty glaucoma: risk factors, management and visual outcome. *Aust NZ J Ophthalmol.* 1998;26:305-309.

122. Allouch C, Borderie V, Touzeau O, et al. Incidence and factors influencing glaucoma after penetrating keratoplasty [in French]. *J Fr Ophthalmol.* 2003;26:553-561.

123. Franca ET, Arcieri ES, Arcieri RS, et al. A study of glaucoma after penetrating keratoplasty. *Cornea.* 2003;22:91; author reply 91. *Cornea.* 2002;21:284-288.

124. Irvine AR, Kaufman HE. Intraocular pressure following penetrating keratoplasty. *Am J Ophthalmol.* 1969;68:835-844.

125. Greenlee EC, Young AE, Kwon H. Graft failure: III. Glaucoma escalation after penetrating keratoplasty. *Int Ophthalmol.* 2008;28:191-207.

126. Lass JH, Pavan-Langston D. Timolol therapy in secondary angle-closure glaucoma post penetrating keratoplasty. *Ophthalmology.* 1979;86:51-59.

127. Nissenkorn I, Wood TO. Intraocular pressure following aphakic transplants. *Ann Ophthalmol.* 1983;15:1168-1171.

128. Olson RJ, Kaufman HE. A mathematical description of causative factors and prevention of elevated intraocular pressure after keratoplasty. *Invest Ophthalmol Vis Sci.* 1977;16:1085-1092.

129. Gnad HD. Athalamia as a late complication after keratoplasty on aphakic eyes. *Br J Ophthalmol.* 1980;64:528-530.

130. Polack FM. Graft rejection and glaucoma. *Am J Ophthalmol.* 1986;101:294-297.

131. Insler MS, McShrerry Zatzkis S. Pigment dispersion syndrome in pseudophakic corneal transplants. *Am J Ophthalmol.* 1986;102:762-765.

132. Schanzlin DJ, Goldberg DB, Brown SI. Transplantation of congenitally opaque corneas. *Ophthalmology.* 1980;87:1253-1264.

133. Olson RJ. Aphakic keratoplasty: determining donor tissue size to avoid elevated intraocular pressure. *Arch Ophthalmol.* 1978;96:2274-2276.

134. Heidemann DG, Sugar A, Meyer RF, et al. Oversized donor grafts in penetrating keratoplasty: a randomized trial. *Arch Ophthalmol.* 1985;103:1807-1811.

135. Foulks GN, Perry HD, Dohlman CH. Oversize corneal donor grafts in penetrating keratoplasty. *Ophthalmology.* 1979;86:490-494.

136. Zimmerman T, Olson R, Waltman S, et al. Transplant size and elevated intraocular pressure: postkeratoplasty. *Arch Ophthalmol.* 1978;96:2231-2233.

137. Bourne WM, Davison JA, O'Fallon WM. The effects of oversize donor buttons on postoperative intraocular pressure and corneal curvature in aphakic penetrating keratoplasty. *Ophthalmology.* 1982;89:242-246.

138. Cohen EJ, Kenyon KR, Dohlman CH. Iridoplasty for prevention of post-keratoplasty angle closure and glaucoma. *Ophthalmic Surg.* 1982;13:994-996.

139. Thoft RA, Gordon JM, Dohlman CH. Glaucoma following keratoplasty. *Trans Am Acad Ophthalmol Otolaryngol.* 1974;78:352-364.

140. Mori M, Araie M, Sakurai M, Oshika T. Effects of pilocarpine and tropicamide on blood–aqueous barrier permeability in man. *Invest Ophthalmol Vis Sci.* 1992;33:416-423.

141. Warwar RE, Bullock JD, Ballal D. Cystoid macular edema and anterior uveitis associated with latanoprost use. Experience and incidence in a retrospective review of 94 patients. *Ophthalmology.* 1998;105:263-268.

142. Morales J, Shihab ZM, Brown SM, Hodges MR. Herpes simplex virus dermatitis in patients using latanoprost. *Am J Ophthalmol.* 2001;132:114-116.

143. Domingo Gordo B, Urcelay Segura JL, Conejero Arroyo J, Balado Vazquez P, Rodriguez Austin P. Corneal descompensation in patients with endothelial compromise treated with topical dorzolamide. *Arch Soc Esp Oftalmol.* 2002;77:139-144.

144. Akdemir MO, Acar BT, Kokturk F, Acar S. Clinical outcomes of trabeculectomy vs. Ahmed glaucoma valve implantation in patients with penetrating keratoplasty: trabeculectomy vs. Ahmed glaucoma valve in patients with penetrating keratoplasty. *Int Ophthalmol.* 2016;36:541-546.

145. Sherwood MB, Smith MF, Driebe WT Jr, et al. Drainage tube implants in the treatment of glaucoma following penetrating keratoplasty. *Ophthalmic Surg.* 1993;24:185-189.

146. Kirkness CM, Steele AD, Ficker LA, et al. Coexistent corneal disease and glaucoma managed by either drainage surgery and subsequent keratoplasty or combined drainage surgery and penetrating keratoplasty. *Br J Ophthalmol.* 1992;76:146-152.

147. McDonnell PJ, Robin JB, Schanzlin DJ, et al. Molteno implant for control of glaucoma in eyes after penetrating keratoplasty. *Ophthalmology.* 1988;95:364-369.

148. Threlkeld AB, Shields MB. Noncontact transscleral Nd:YAG cyclophotocoagulation for glaucoma after penetrating keratoplasty. *Am J Ophthalmol.* 1995;120:569-576.

149. Lee WB, Jacobs DS, Musch DC, et al. Descemet's stripping endothelial keratoplasty. Safety and outcomes: a report by the American Academy of Ophthalmology. *Ophthalmology.* 2009;116(9):1818-1830.

150. Dirisamer M, Ham L, Dapena I, et al. Efficacy of Descemet membrane endothelial keratoplasty. *Arch Ophthalmol.* 2011;129:1435-1443.

151. Sayegh RR, Ang LP, Foster CS, et al. The Boston keratoprosthesis in Stevens–Johnson syndrome. *Am J Ophthalmol.* 2008;145(3):438-444.

152. Kumar RS, Tan DT, Por YM, et al. Glaucoma management in patients with osteo-odonto-keratoprosthesis (OOKP): the Singapore OOKP study. *J Glaucoma.* 2009;18(5):354-360.

153. Rivier D, Paula JS, Kim E, et al. Glaucoma and keratoprosthesis surgery: role of adjunctive cyclophotocoagulation. *J Glaucoma.* 2009;18(4):321-324.

154. Miele A, Govetto A, Fumagalli C, et al. Ocular hypertension and glaucoma following vitrectomy: a systematic review. *Retina.* 2018;38:883-890.

155. Faulborn J, Conway BP, Machemer R. Surgical complications of pars plana vitreous surgery. *Ophthalmology.* 1978;85:116-125.

156. Aaberg TM, Van Horn DL. Late complications of pars plana vitreous surgery. *Ophthalmology.* 1978;85:126-140.

157. Ghartey KN, Tolentino FI, Freeman HM, et al. Closed vitreous surgery: XVII. Results and complications of pars plana vitrectomy. *Arch Ophthalmol.* 1980;98:1248-1252.

158. Crittenden JJ, deJuan E Jr, Tiedeman J. Expansion of long-acting gas bubbles for intraocular use: principles and practice. *Arch Ophthalmol.* 1985;103:831-834.

159. Coden DJ, Freeman WR, Weinreb RN. Intraocular pressure response after pneumatic retinopexy. *Ophthalmic Surg.* 1988;19:667-669.

160. Hines MW, Jost BF, Fogelman KL. Oculab Tono-Pen, Goldmann applanation tonometry, and pneumatic tonometry for intraocular pressure assessment in gas-filled eyes. *Am J Ophthalmol.* 1988;106:174-179.

161. Lincoff H, Weinberger D, Reppucci V, et al. Air travel with intraocular gas: I. The mechanisms for compensation. *Arch Ophthalmol.* 1989;107:902-906.

162. Lincoff H, Weinberger D, Stergiu P. Air travel with intraocular gas: II. Clinical considerations. *Arch Ophthalmol.* 1989;107:907-910.

163. Adile SL, Peyman GA, Greve MDJ, et al. Postoperative chronic pressure abnormalities in the vitreon study. *Ophthalmic Surg.* 1994;25:584-589.

164. Foster RE, Smiddy WS, Alfonso EC, et al. Secondary glaucoma associated with retained perfluorophenanthrene. *Am J Ophthalmol.* 1994;118:253-255.

165. Ichhpujani P, Jindal A, Jay Katz L. Silicone oil induced glaucoma: a review. *Graefes Arch Clin Exp Ophthalmol.* 2009;247:1585-1593.

166. Lewis H, Han D, Williams GA. Management of fibrin pupillary-block glaucoma after pars plana vitrectomy with intravitreal gas injection. *Am J Ophthalmol.* 1987;103:180-182.

167. Jaffe GJ, Lewis H, Han DP, et al. Treatment of postvitrectomy fibrin pupillary block with tissue plasminogen activator. *Am J Ophthalmol.* 1989;108:170-175.

168. Ni C, Wang WJ, Albert DM, et al. Intravitreous silicone injection: histopathologic findings in a human eye after 12 years. *Arch Ophthalmol.* 1983;101:1399-1401.

169. Valone J Jr, McCarthy M. Emulsified anterior chamber silicone oil and glaucoma. *Ophthalmology.* 1994;101:1908-1912.

170. Sugar HS, Okamura ID. Ocular findings six years after intravitreal silicone injection. *Arch Ophthalmol.* 1976;94:612-615.

171. Laroche L, Pavlakis C, Saraux H, et al. Ocular findings following intravitreal silicone injection. *Arch Ophthalmol.* 1983;101:1422-1425.

172. Bartov E, Huna R, Ashkenazi I, et al. Identification, prevention, and treatment of silicone oil pupillary block after an inferior iridectomy. *Am J Ophthalmol.* 1991;111:501-504.

173. Nguyen QH, Lloyd MA, Heuer DK, et al. Incidence and management of glaucoma after intravitreal silicone oil injection for complicated retinal detachments. *Ophthalmology.* 1992;99:1520-1526.

174. Hayreh SS, Baines JAB. Occlusion of the vortex veins: an experimental study. *Br J Ophthalmol.* 1973;57:217-238.

175. Araie M, Sugiura Y, Minota K, et al. Effects of the encircling procedure on the aqueous flow rate in retinal detachment eyes: a fluorometric study. *Br J Ophthalmol.* 1987;71:510-515.

176. Johnson MW, Han DP, Hoffman KE. The effect of scleral buckling on ocular rigidity. *Ophthalmology.* 1990;97:190-195.

177. Gardner TW, Quillen DA, Blankenship GW, et al. Intraocular pressure fluctuations during scleral buckling surgery. *Ophthalmology.* 1993;100:1050-1054.

178. Yoshida A, Hirokawa H, Ishiko S, et al. Ocular circulatory changes following scleral buckling procedures. *Br J Ophthalmol.* 1992;76:529-531.

179. Mensher JH. Anterior chamber depth alteration after retinal photocoagulation. *Arch Ophthalmol.* 1977;95:113-116.

180. Blondeau P, Pavan PR, Phelps CD. Acute pressure elevation following panretinal photocoagulation. *Arch Ophthalmol.* 1981;99:1239-1241.

181. Schidte SN. Changes in eye tension after panretinal xenon arc and argon laser photocoagulation in normotensive diabetic eyes. *Acta Ophthalmol.* 1982;60:692-700.

182. Kaufman SC, Ferris FL III, Swartz M, et al. Intraocular pressure following panretinal photocoagulation for diabetic retinopathy: diabetic retinopathy report no. 11. *Arch Ophthalmol.* 1987;105:807-809.

183. Tsai JC, Lee MB, WuDunn D, et al. Incidence of acute intraocular pressure elevation after panretinal photocoagulation. *J Glaucoma.* 1995;4:45-48.

184. Gismondi M, Salati C, Salvetat ML, Zeppieri M, Brusini P. Short-term effect of intravitreal injection of Ranibizumab (Lucentis) on intraocular pressure. *J Glaucoma.* 2009;18:658-661.

185. Reina-torres E, Wen JC, Liu KC, et al. VEGF as a paracrine regulator of conventional outflow facility. *Invest Ophthalmol Vis Sci.* 2017;58:1899-1908.

186. Wen JC, Reina-Torres E, Sherwood JM, et al. Intravitreal anti-VEGF injections reduce aqueous outflow facility in patients with neovascular age-related macular degeneration. *Invest Ophthalmol Vis Sci.* 2017;58:1893-1898.

187. Mathalone N, Arodi-golan A, Sar S, et al. Sustained elevation of intraocular pressure after intravitreal injections of bevacizumab in eyes with neovascular age-related macular degeneration. *Graefes Arch Clin Exp Ophthalmol.* 2012;250:1435-1440.

188. Zhou Y, Zhou M, Xia S, Jing Q, Gao L. Sustained elevation of intraocular pressure associated with intravitreal administration of anti-vascular endothelial growth factor: a systematic review and meta-analysis. *Sci Rep.* 2016;6:39301.

189. Good TJ, Kimura AE, Mandava N, Kahook MY. Sustained elevation of intraocular pressure after intravitreal injections of anti-VEGF agents. *Br J Ophthalmol.* 2011;95:1111-1114.

190. Yannuzzi NA, Patel SN, Bhavsar KV, Sugiguchi F, Freund KB. Predictors of sustained intraocular pressure elevation in eyes receiving intravitreal anti-vascular endothelial growth factor therapy. *Am J Ophthalmol.* 2014;158:319-327.e2.

191. Hoang QV, Mendonca LS, Della Torre KE, Jung JJ, Tsuang AJ, Freund KB. Effect on intraocular pressure in patients receiving unilateral intravitreal anti-vascular endothelial growth factor injections. *Ophthalmology.* 2012;119:321-326.

192. Falavarjani KG, Nguyen QD. Adverse events and complications associated with intravitreal injection of anti-VEGF agents: a review of literature. *Eye (Lond).* 2013;27:787-794.

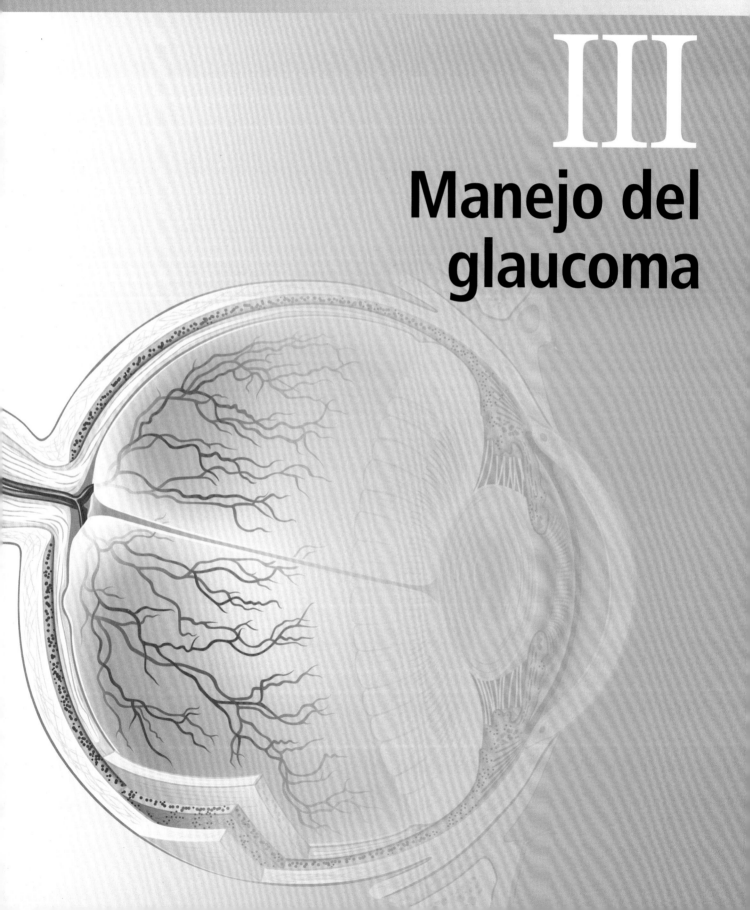

III

Manejo del glaucoma

Principios de terapia médica basados en evidencias

28

Este capítulo cubre el manejo basado en la evidencia del paciente con glaucoma, que debe tener en cuenta los siguientes factores: establecer un diagnóstico clínico preciso; evaluar el estadio de la enfermedad; valorar los factores de riesgo para la progresión de la enfermedad; comprender los determinantes sociales de la salud (p. ej., el acceso del paciente a la atención médica, los recursos socioeconómicos, el acceso a los alimentos, las exposiciones ambientales en el vecindario y en el trabajo, la educación); tener en cuenta el estilo de vida, el estado de salud y la esperanza de vida del paciente; considerar las preferencias del paciente sobre la educación para el glaucoma, el tratamiento a largo plazo y el apego al tratamiento, e implementar una estrategia de tratamiento con base en estos factores. Todos estos influyen en lo agresivo que debe ser el médico para lograr el rango meta de presión intraocular (PIO) a fin de minimizar la progresión de la neuropatía óptica glaucomatosa según los resultados de las medidas de la función del nervio óptico basadas en el campo visual.[1] Asimismo, dados los recursos actuales para obtener información y tecnología a través de internet, la literatura, grupos de apoyo para el glaucoma y otras fuentes, los pacientes están mejor informados hoy (aunque a veces mal informados) sobre el glaucoma y el tratamiento de esta enfermedad crónica. Es fundamental que el paciente forme parte del equipo que se encarga de su atención médica, lo cual incluye la discusión de las opciones de tratamiento, desde intervenciones médicas hasta láser o quirúrgicas.

RECOPILACIÓN DE EVIDENCIA PARA EVALUAR AL PACIENTE

Después de compilar los datos del paciente y establecer el diagnóstico clínico, el médico y el equipo de atención médica deben proceder, tras haber comprendido la evidencia de los resultados de los principales estudios epidemiológicos (véase capítulo 10) y los ensayos clínicos sobre glaucoma, para desarrollar un plan de manejo para el paciente individual. Varios ensayos clínicos sobre glaucoma patrocinados por los National Institutes of Health (NIH) han demostrado que la reducción de la PIO es importante para proteger el nervio óptico susceptible en pacientes con glaucoma (véanse capítulos 11 y 12 y el sitio web de los NIH).[2] Estas recomendaciones clínicas se diseñaron para estudiar los resultados de los ensayos en cohortes de pacientes con diferentes formas y estadios de glaucoma de ángulo abierto (GAA) o hipertensión ocular. Además, dos ensayos clínicos sobre glaucoma reportaron acerca del beneficio de reducir la PIO en pacientes con glaucoma de tensión normal (véase capítulo 12).[3,4] Los resultados de estos estudios se utilizan para recomendar el manejo y el tratamiento para el paciente individual. Los resultados se resumen a continuación.

Laser in Glaucoma and Ocular Hypertension Study

El Laser in Glaucoma and Ocular Hypertension Study (LiGHT) evaluó la seguridad y eficacia de la trabeculoplastia selectiva con láser (TSL) frente a la terapia médica tópica para el glaucoma. Entre los 718 participantes inscritos en seis hospitales del Reino Unido que tenían hipertensión ocular o

GAA recién diagnosticado y sin tratar, 356 pacientes fueron asignados en forma aleatoria a TSL y 362 a medicamentos para el glaucoma.[5] El resultado primario de las medidas de calidad de vida no difirió entre los grupos de tratamiento. Respecto al resultado secundario de la efectividad clínica, los ojos tratados con láser alcanzaron la PIO meta en más visitas de seguimiento (93.0%) en comparación con el grupo con terapia médica (91.3%). Los ahorros de costos a 3 años para cada paciente tratado primero con láser le ahorraron al paciente el equivalente a cinco citas de oftalmología. El estudio LiGHT proporciona evidencia para apoyar la TSL como tratamiento de primera línea para la hipertensión ocular y el GAA.

Ocular Hypertension Treatment Study

El Ocular Hypertension Treatment Study (OHTS) evaluó la seguridad y eficacia de la medicación hipotensora ocular tópica para retrasar o prevenir la aparición de GAA primario o crónico (GCAA) en participantes sin daño glaucomatoso inicial y una PIO entre 24 y 32 mm Hg.[6] Un aspecto importante del diseño de este estudio fue evaluar el riesgo de glaucoma en pacientes caucásicos de ascendencia europea y pacientes negros de ascendencia africana. Los 1 636 participantes fueron asignados de forma aleatoria a observación o tratamiento con una reducción de la PIO meta de 20%.

En la fase 1 del OHTS, los investigadores encontraron que los medicamentos hipotensores oculares tópicos retrasaron la aparición de GCAA en pacientes con PIO elevada, aunque no todos los pacientes con hipertensión ocular requieren tratamiento.[7] En el análisis multivariado, la raza no fue un factor de riesgo significativo, ya que los participantes afroamericanos en el OHTS en general tenían córneas centrales más delgadas y discos ópticos más grandes. Los factores de riesgo clínico que aumentaron el riesgo de glaucoma incluyen edad avanzada, relación copa/disco aumentada, pérdida temprana del campo visual, córnea central delgada y PIO elevada.[8]

En la fase 2 del OHTS, los pacientes que en un principio fueron aleatorizados al grupo de observación se convirtieron en un grupo de tratamiento retrasado, que comenzaron a usar el medicamento alrededor de 7.5 años después. Al utilizar la medida de resultado del análisis longitudinal del campo visual, el tratamiento retrasado no se asoció de forma significativa con la aleatorización,[9] lo que significa que el tratamiento retrasado en la etapa temprana de la enfermedad no afectó de modo negativo la pérdida del campo visual en este seguimiento intermedio. La fase 3 del OHTS está en curso en la actualidad, y proporcionará datos sobre la incidencia a 20 años y la gravedad del glaucoma en los pacientes supervivientes de la fase 1 del OHTS.

European Glaucoma Prevention Study

El European Glaucoma Prevention Study (EGPS) evaluó la seguridad y eficacia de la dorzolamida tópica para retrasar o prevenir la aparición de GCAA en participantes sin daño glaucomatoso inicial y una PIO entre 22 y 29 mm Hg.[10] Los factores de riesgo clínico que aumentaron el riesgo de glaucoma incluyeron edad avanzada, relación copa/disco aumentada, pérdida temprana del campo visual y córnea central delgada.[11] Estos factores de riesgo son similares a los identificados en el OHTS.

Early Manifest Glaucoma Trial

El Early Manifest Glaucoma Trial (EMGT) evaluó el tratamiento frente a la observación sin tratamiento en 255 pacientes con glaucoma temprano, y encontró que la progresión fue menos frecuente y ocurrió más tarde en los pacientes tratados.[12] Los siguientes factores fueron predictores de la progresión del glaucoma: PIO elevada, vejez, bilateralidad, exfoliación, hemorragias discales y córnea central relativamente delgada. Así mismo, la presión de perfusión sistólica más baja, la presión arterial sistólica más baja y los antecedentes de enfermedad cardiovascular surgieron como nuevos predictores, lo que sugiere un papel vascular en la progresión del glaucoma.[13] En una comparación de variables para la progresión de la enfermedad, la detección más temprana de la progresión fue detectada más a menudo mediante los campos visuales que por fotografías monoscópicas del disco óptico.[14]

Collaborative Initial Glaucoma Treatment Study

El Collaborative Initial Glaucoma Treatment Study (CIGTS) evaluó la eficacia y seguridad de la cirugía de trabeculectomía frente al tratamiento médico en 607 pacientes con GAA temprano recién diagnosticado.[15] En el seguimiento de 4 a 5 años, la reducción de la PIO y la pérdida del campo visual fueron similares entre los grupos de tratamiento quirúrgico y médico.[16] En el seguimiento de 9 años en ambos grupos de tratamiento, las medidas de una PIO máxima más elevada, una desviación estándar más grande de PIO y el rango de PIO se asociaron con empeoramiento sustancial de los campos visuales durante el periodo de 3 a 9 años.[17] Dado que estas medidas de la PIO representan un control inadecuado de la PIO, los datos del CIGTS respaldan el uso de un tratamiento más agresivo cuando se produce una elevación o variación de la PIO. Entre los pacientes asignados de modo aleatorio a la cirugía de trabeculectomía en el ojo del estudio, 19% se negó a someterse a una cirugía en el otro ojo.[18] El rechazo a la cirugía del otro ojo se relacionó de forma significativa con la hipotonía del ojo estudiado, mientras que la aceptación de esa cirugía se vinculó con una mayor PIO preoperatoria y lisis de sutura con láser de argón.

Advanced Glaucoma Intervention Study

El Advanced Glaucoma Intervention Study (AGIS) investigó dos secuencias quirúrgicas en pacientes con glaucoma avanzado. Una secuencia comenzó con trabeculoplastia con láser de argón, seguida de trabeculectomía, en caso necesario; el otro comenzó con trabeculectomía y fue seguido por trabeculoplastia con láser de argón si la trabeculectomía fallaba. El estudio proporciona evidencia débil de que una trabeculoplastia inicial con láser de argón retrasa la progresión del glaucoma de manera más efectiva en pacientes de raza negra que en caucásicos.[19] La evaluación retrospectiva de los datos del estudio sugiere que la PIO baja constante con variación mínima se asocia con una progresión reducida de pérdida del campo visual en pacientes con glaucoma avanzado.[20]

ABORDAJE DEL PACIENTE CON GLAUCOMA

Estos ensayos clínicos y otras pruebas de estudios epidemiológicos han permitido comprender mejor el tratamiento de los pacientes con hipertensión ocular y con glaucoma temprano y avanzado. Dados estos factores de riesgo basados en evidencia, es importante considerar que un paciente individual puede no ser comparable con los participantes del estudio, quienes tenían que cumplir con criterios específicos de inclusión y exclusión para ser inscritos en los ensayos clínicos. Por lo tanto, las recomendaciones para tratar a pacientes con diversas formas y estadios de enfermedad del glaucoma deben guiarse por los resultados de estos importantes ensayos clínicos, al tener en cuenta las posibles diferencias entre el paciente individual y el participante promedio del ensayo clínico. Sobre todo, al tratar a un paciente individual, los médicos deben recordar que la PIO es un criterio de valoración clínico sustituto y que el objetivo a largo plazo es preservar la visión y la mejor calidad de vida del paciente. En la perspectiva del glaucoma y el espectro de la visión (**fig. 28-1**), el abordaje evolucionará a lo largo del continuo de la visión a medida que se obtengan nuevos conocimientos para mejorar la calidad de la visión de un paciente con base en estudios epidemiológicos, ensayos clínicos y la experiencia a largo plazo.

El paciente recién diagnosticado

Los pacientes recién diagnosticados pueden o no entender que tienen glaucoma o saber el tipo de glaucoma que tienen, y educar a los pacientes es una parte importante de su tratamiento. A cada uno se le debe realizar (en la medida que los recursos lo permitan) un examen completo y específico para el glaucoma que implique abordar la queja principal; obtener un historial médico y ocular; evaluar la agudeza visual y la refracción; realizar tonometría y paquimetría; llevar a cabo un examen externo con evaluación de la reacción pupilar, biomicroscopia con lámpara de hendidura y gonioscopia; evaluar la retina y la cabeza del nervio óptico con examen directo y documentación fotográfica o imágenes, además de una prueba del campo visual.

Al establecer un nuevo diagnóstico de glaucoma, el médico debe explicar los conceptos básicos del glaucoma al paciente y ayudarlo a comprender que esta afección puede provocar ceguera irreversible, pero que esto se puede prevenir con un diagnóstico temprano y la atención adecuada. También es importante explicar el tipo de glaucoma, y quizás mostrarle al paciente imágenes representativas del disco óptico o la capa de fibras nerviosas y los campos visuales. Vale la pena explicar a los pacientes que, a menos que el glaucoma se diagnostique en una etapa muy avanzada, el pronóstico para retener la visión suele ser excelente, en especial con un buen conocimiento de su enfermedad combinado con el apego al tratamiento recomendado y consultas de seguimiento frecuentes.

Para responder a la pregunta de un paciente "¿Me quedaré ciego a causa del glaucoma?" se deben proporcionar con cuidado los datos basados en la evidencia, como la probabilidad de ceguera relacionada con el glaucoma según estudios epidemiológicos o ensayos clínicos específicos con diferentes poblaciones de pacientes, los tratamientos disponibles en el momento del estudio y las definiciones de resultados. En un estudio de la Clínica Mayo, los pacientes caucásicos con glaucoma tenían alrededor de 25% de probabilidad de ceguera monocular y 9% de probabilidad de ceguera bilateral en 20 años, incluso si el glaucoma permanecía sin control.[21] Entre los 592 participantes del estudio con GAA que vivían en Malmö, Suecia, la incidencia acumulada de ceguera después de 10 años fue de 26.5% en un ojo y de 5.5% en ambos ojos, y a los 20 años fue de 38.1 y 13.5%, de manera respectiva.[21]

Según un análisis que utilizó el modelo de Markov, el riesgo de ceguera unilateral a 15 años en personas con hipertensión ocular es inferior a 10%.[22] En un análisis que incluyó a 382 pacientes japoneses con glaucoma de tensión normal, las probabilidades de ceguera

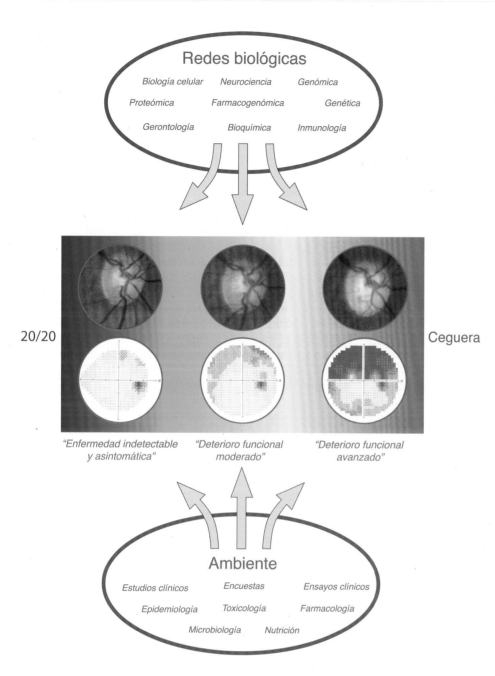

Redes biológicas

Biología celular   Neurociencia   Genómica

Proteómica   Farmacogenómica   Genética

Gerontología   Bioquímica   Inmunología

20/20   Ceguera

"Enfermedad indetectable   "Deterioro funcional   "Deterioro funcional
y asintomática"   moderado"   avanzado"

Ambiente

Estudios clínicos   Encuestas   Ensayos clínicos

Epidemiología   Toxicología   Farmacología

Microbiología   Nutrición

FIGURA 28-1 Un ejemplo de progresión del glaucoma a lo largo del tiempo, a pesar del tratamiento. Existe un amplio espectro de glaucoma, que va desde asintomático hasta enfermedad avanzada con daño del nervio óptico y pérdida del campo visual. Este caso demuestra la progresión del glaucoma con base en las fotografías del disco óptico derecho y los campos visuales derechos durante 18 años, a pesar de los tratamientos médicos y quirúrgicos con reducción de la presión intraocular (PIO) y fluctuación entre 7 y 13 mm Hg. Para un paciente así se necesitan más avances más allá de los factores de riesgo identificados en ensayos clínicos bien diseñados. Estos avances se desarrollarán a partir de las áreas de investigación representadas en las "redes biológicas" y el "ambiente". (Figura adaptada con autorización de Sayoko E. Moroi, MD, PhD; Julia E. Richards, PhD; y Bryn Mawr Communications. Moroi SE, Richards JE. Glaucoma and Genomic Medicine. *Glaucoma Today.* January/February 2008;6(1):16-24.)

unilateral y bilateral, de manera respectiva, fueron de 5.8 y 0.3% a los 10 años, y de 9.9 y 1.4% a los 20 años.[23] Entre 411 pacientes coreanos con glaucoma de tensión normal, el riesgo acumulado de deterioro de la visión en un ojo según los criterios de la Organización Mundial de la Salud fue de 2.8% a los 10 años y 8.7% a los 15 años.[24] Entre 2 402 pacientes de las clínicas de glaucoma de universidades europeas, cerca de 20% tuvo ceguera unilateral o bilateral durante un seguimiento promedio (± desviación estándar) de 7.5 + 5.5 años.[25]

El paciente con diagnóstico establecido

Para el paciente con diagnóstico establecido, los componentes críticos de la continuidad de la atención son evaluar el apego al tratamiento médico del glaucoma, valorar la tolerancia al tratamiento, así como la estabilidad de la cabeza del nervio óptico y la función visual. Si el

paciente ha tenido una intervención quirúrgica, el sitio quirúrgico debe examinarse con cuidado para detectar signos de rotura del tejido o infección. Muchos pacientes están más interesados en sus niveles de PIO, y a menudo recuerdan los números de la consulta anterior. Aunque compartir esta información con el paciente es útil, una discusión del cuadro clínico completo permite que este esté mejor educado, lo que puede derivar en un mejor apego al plan de tratamiento.

EL PLAN DE TRATAMIENTO

En general, el objetivo global del tratamiento de todos los pacientes con glaucoma es preservar la función visual, mientras se mantiene la mejor calidad de vida posible. Este objetivo se puede lograr al prevenir o ralentizar la progresión del daño glaucomatoso al reducir la PIO a un nivel en el que el daño adicional sea mínimo. Aunque no son aceptados de forma universal, existen lineamientos para el tratamiento del glaucoma disponibles publicados por varias sociedades profesionales, por ejemplo, la American Academy of Ophthalmology,[26] el International Council of Ophthalmology,[27] la European Glaucoma Society,[28] la World Glaucoma Association,[29] y la Asia-Pacific Glaucoma Society,[30] con abordajes para el manejo de las diversas formas clínicas de glaucoma o hipertensión ocular. En el tratamiento médico de un paciente con glaucoma, los médicos deben considerar cuándo iniciar el tratamiento, cómo comenzar, cómo seguir al paciente, cuándo cambiar el tratamiento y cuándo pasar a la intervención quirúrgica.

Cuándo tratar

Para evitar tratamientos innecesarios, los médicos deben decidir si el tratamiento está en realidad indicado. Cuando hay una PIO elevada sin daño glaucomatoso (es decir, hipertensión ocular), el médico debe evaluar los factores de riesgo de progresión del glaucoma antes de decidir si tratar o no.[31] Cuando el paciente se presenta con daño glaucomatoso establecido o una PIO alta peligrosa, la indicación para iniciar el tratamiento suele estar clara.

Cómo empezar

Iniciar el tratamiento implica instituir el rango de PIO meta, seleccionar el medicamento o la opción de láser adecuados, educar e instruir al paciente, además de establecer la eficacia y seguridad del tratamiento en las evaluaciones de seguimiento.

Establecer la presión meta

La PIO elevada es el factor de riesgo causal más importante para el desarrollo y la progresión del glaucoma, y es el único para el que se dispone de tratamiento con eficacia probada. Sin embargo, ningún valor de presión único es apropiado para todos los pacientes. Más bien, se debe establecer un rango de PIO meta que disminuya la tasa de progresión del glaucoma. La PIO meta se basa en el estado de la cabeza del nervio óptico, el grado de pérdida del campo visual[32] y otros factores de riesgo de progresión. En la mayoría de los casos se recomienda reducir la PIO entre 20 y 30% respecto al valor basal, aunque también debe considerarse la PIO absoluta. Un rango de PIO meta en la mitad o la parte alta del rango entre los 10 y 20 mm Hg suele ser adecuado para ojos con daño mínimo (p. ej., adelgazamiento temprano del borde neural sin pérdida del campo visual); un rango meta en la parte media baja entre los 10 y 20 mm Hg suele ser recomendable para ojos con daño moderado (p. ej., adelgazamiento focal del borde neurorretiniano con pérdida del campo visual restringido a un hemicampo y no en los 10 grados centrales), y se necesitan dígitos altos de un solo dígito o la parte baja del rango entre los 10 y los 20 mm Hg para ojos con daño avanzado (p. ej., pérdida en ambos hemicampos o en los 10 grados centrales).

Otro factor de riesgo que debe considerarse al establecer la presión meta es el grosor corneal central; las córneas delgadas son un factor de riesgo importante para los pacientes con hipertensión ocular y glaucoma.[8,11] Los factores de riesgo adicionales para GAA obtenidos de los ensayos clínicos y estudios epidemiológicos incluyen edad avanzada, antecedentes familiares de glaucoma, etnia africana, etnia hispana y miopía. La etnia asiática, el sexo femenino y la hipermetropía confieren un mayor riesgo de glaucoma de ángulo cerrado.[33] Evidencia creciente sugiere que los factores vasculares, de forma específica la presión arterial baja y la presión de perfusión ocular baja, pueden contribuir a la patogenia y a un mayor riesgo de glaucoma,[34,35] en especial en el glaucoma de tensión normal[36] (los factores de riesgo de formas específicas de glaucoma se examinan con más detalle en los caps. 12-27).

Selección de la medicación inicial

En Estados Unidos, la terapia médica o la TSL son opciones iniciales razonables para la mayoría de los pacientes adultos con glaucoma recién diagnosticado. El tratamiento de casi todas las formas de glaucoma de ángulo abierto y cerrado incluye el uso de agentes tópicos y en ocasiones orales que reducen la PIO al mejorar el flujo de salida o disminuir la producción de humor acuoso. En la actualidad están disponibles siete clases diferentes de medicamentos para uso tópico para el tratamiento a largo plazo del glaucoma: prostaglandinas y compuestos relacionados, o análogos de prostaglandinas; antagonistas β adrenérgicos o β bloqueadores; agonistas adrenérgicos o α-agonistas; inhibidores de la anhidrasa carbónica (IAC); agonistas colinérgicos, también conocidos como estimuladores colinérgicos o mióticos; donantes de óxido nítrico; e inhibidores de la Rho cinasa (ROCK). Los donantes de óxido nítrico y los inhibidores de ROCK, que son las clases más nuevas de medicamentos, se dirigen a la malla trabecular (véase capítulo 33). En la **fig. 28-2** se proporciona una descripción general de los fármacos tópicos para el glaucoma, y en la **fig. 28-3** se muestran sus mecanismos básicos de acción sobre la dinámica del humor acuoso.

Las excepciones para iniciar la terapia del glaucoma con medicamentos incluyen pacientes con PIO muy alta, que representan una amenaza inmediata para la visión, antecedentes de tratamiento médico sin éxito o con efectos secundarios intolerables, y problemas con el apego al tratamiento. Los glaucomas agudos de ángulo cerrado (véase capítulo 13) y muchas formas de glaucoma infantil (capítulos 14, 15 y 41) se tratan con cirugía inicial o temprana.

Se ha debatido la utilidad de la prueba monocular.[37] La prueba monocular clásica ajusta la PIO en el ojo de prueba con base en el cambio de PIO en el otro ojo no tratado, a lo que se le ha denominado respuesta "ajustada". Se ha cuestionado el valor de esta respuesta ajustada, en comparación con la respuesta "no ajustada"; ambas parecen predecir mal la reducción de la PIO a largo plazo con el uso de un agente de prostaglandina.[38] Varios estudios han producido resultados contradictorios, al menos en parte debido a las diferencias en el diseño del estudio, el fármaco de prueba, el método de análisis y los criterios de elegibilidad para los participantes del estudio, incluidos controles, pacientes con hipertensión ocular o pacientes con GAA en diversas etapas de la enfermedad.

Aunque el ensayo monocular no predice la respuesta de la PIO a largo plazo, todavía es útil evaluar la tolerabilidad o los efectos secundarios del nuevo medicamento con el tratamiento en un solo ojo, y utilizar el ojo contralateral no tratado como control. Además, el oftalmólogo tratante debe tener en cuenta que algunas gotas oculares antiglaucoma pueden producir una pequeña reducción consensual de la PIO en el ojo no tratado.[39]

La dosificación una vez al día tiene los beneficios de un mayor apego al tratamiento y, tal vez, una disminución de los efectos secundarios. Sin embargo, si la medicación una vez al día no es suficiente para alcanzar la PIO meta, el siguiente paso puede ser la revaloración del tratamiento. En general, el objetivo terapéutico es utilizar la menor cantidad de medicación que consiga el efecto terapéutico deseado con la menor cantidad de reacciones adversas y que sea asequible para el paciente.

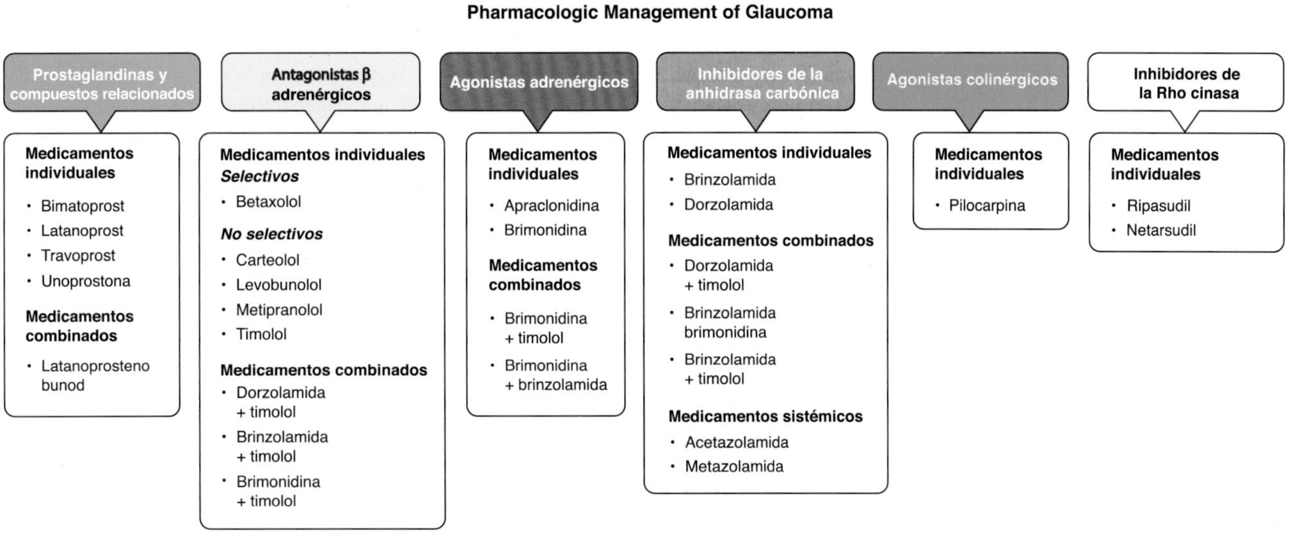

Pharmacologic Management of Glaucoma

Prostaglandinas y compuestos relacionados	Antagonistas β adrenérgicos	Agonistas adrenérgicos	Inhibidores de la anhidrasa carbónica	Agonistas colinérgicos	Inhibidores de la Rho cinasa
Medicamentos individuales • Bimatoprost • Latanoprost • Travoprost • Unoprostona **Medicamentos combinados** • Latanoprosteno bunod	**Medicamentos individuales** *Selectivos* • Betaxolol *No selectivos* • Carteolol • Levobunolol • Metipranolol • Timolol **Medicamentos combinados** • Dorzolamida + timolol • Brinzolamida + timolol • Brimonidina + timolol	**Medicamentos individuales** • Apraclonidina • Brimonidina **Medicamentos combinados** • Brimonidina + timolol • Brimonidina + brinzolamida	**Medicamentos individuales** • Brinzolamida • Dorzolamida **Medicamentos combinados** • Dorzolamida + timolol • Brinzolamida brimonidina • Brinzolamida + timolol **Medicamentos sistémicos** • Acetazolamida • Metazolamida	**Medicamentos individuales** • Pilocarpina	**Medicamentos individuales** • Ripasudil • Netarsudil

FIGURA 28-2 Tratamientos médicos para el glaucoma.

Farmacocinética de los fármacos tópicos

Al utilizar medicamentos tópicos para el glaucoma se debe considerar la farmacocinética básica, que tiene que ver con la absorción, la distribución, el metabolismo y la eliminación del medicamento administrado.[40] La disponibilidad de estos agentes farmacológicos aplicados de forma tópica en el sitio del receptor está influenciada por la cinética del fármaco en el fondo de saco conjuntival, la penetración corneal y transconjuntival-escleral, así como por la distribución y velocidad de eliminación del fármaco en el ojo.

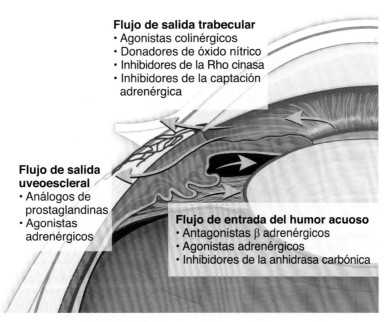

Flujo de salida trabecular
• Agonistas colinérgicos
• Donadores de óxido nítrico
• Inhibidores de la Rho cinasa
• Inhibidores de la captación adrenérgica

Flujo de salida uveoescleral
• Análogos de prostaglandinas
• Agonistas adrenérgicos

Flujo de entrada del humor acuoso
• Antagonistas β adrenérgicos
• Agonistas adrenérgicos
• Inhibidores de la anhidrasa carbónica

FIGURA 28-3 Anatomía anterior del ojo relevante para la terapéutica del glaucoma. En este esquema, que muestra parte del ojo humano, dos flechas indican la vía de entrada del humor acuoso; el humor acuoso es producido por el cuerpo ciliar y secretado por la bicapa epitelial del cuerpo ciliar hacia la cámara posterior. El humor acuoso baña y nutre el cristalino y luego circula hacia la cámara anterior a través de la pupila (indicada por la flecha única que atraviesa el iris). El humor acuoso sale del ojo a través de la malla trabecular y hacia el canal de Schlemm (flujo de salida trabecular) y a través de la base periférica del iris, hacia el cuerpo ciliar y a través de la esclera (flujo de salida uveoescleral). La terapia médica actual para el glaucoma modula la presión intraocular al disminuir el flujo de entrada del humor acuoso (β bloqueadores, agonistas α_2-adrenérgicos e inhibidores de la anhidrasa carbónica), lo que mejora el flujo de salida trabecular (agonistas colinérgicos, inhibidores de la rho cinasa, inhibidores de la captación adrenérgica y donantes de óxido nítrico), o mejora flujo de salida uveoescleral (análogos de las prostaglandinas). (Modificado, con autorización, de Nature: McLaren NC, Moroi SE. Clinical implications of pharmacogenetics for glaucoma therapeutics. *Pharmacogenomics J.* 2003;3:197-201. Copyright © 2003 Nature Publishing Group.)

Cinética de los fármacos en el fondo de saco conjuntival

Después de la instilación tópica, un medicamento se mezcla primero con las lágrimas en el fondo de saco, que por lo regular contiene 7 a 9 μL de líquido y tiene una capacidad máxima de alrededor de 30 μL. El tamaño de la gota de los medicamentos comerciales para el glaucoma varía de 25 a 70 μL, con un promedio de 40 μL.[41] Por lo tanto, el medicamento puede derramarse por los párpados en el momento de la instilación. Un gran porcentaje de lo que queda en el fondo de saco ingresa al sistema de drenaje lagrimal como resultado de la acción de bombeo creada por el parpadeo. La tasa de pérdida del fármaco en las lágrimas es rápida, y el momento pico se produce en los primeros minutos después de la instilación. Esta pérdida de fármaco no solo reduce la cantidad de medicamento disponible para el efecto farmacológico en el ojo, sino que también aumenta el potencial de efectos secundarios sistémicos por absorción en la circulación sistémica a través de la mucosa nasofaríngea. El grado en que esto ocurre puede verse influido por la oclusión nasolagrimal. Por tanto, la biodisponibilidad del fármaco para la penetración corneal y conjuntivo-escleral está influenciada de manera significativa por el grado en que un fármaco satura la película lagrimal y por el tiempo de retención en el fondo de saco.

Penetración corneal y transconjuntival-escleral

Para que el fármaco alcance los blancos intraoculares, el agente debe penetrar la córnea y los tejidos conjuntivales y esclerales anteriores.[40] La córnea puede conceptualizarse como un sándwich lípido-agua-lípido en el que el contenido de lípidos del epitelio y endotelio es alrededor de 100 veces mayor que el del estroma. En consecuencia, el epitelio y el endotelio son atravesados con facilidad por sustancias liposolubles (es decir, compuestos en forma no ionizada o no electrolítica), pero son impermeables a los agentes solubles en agua (es decir, compuestos ionizados o electrolitos). Estas características de permeabilidad crean una barrera selectiva, en el sentido de que solo los fármacos que pueden existir tanto en estado soluble en agua como soluble en lípidos pueden penetrar la córnea intacta. Esto se ha denominado *concepto de solubilidad diferencial*. Con base en estas propiedades biológicas de la córnea, los fármacos tienden a concentrarse en varias capas de la córnea. Parte del fármaco puede degradarse a este nivel, mientras que otra parte se almacena de modo temporal en la córnea. Por tanto, la córnea actúa como depósito y como factor limitante para la transferencia del fármaco al humor acuoso. Otra consideración para el diseño y la administración de fármacos aprovecha las enzimas endógenas en el epitelio corneal, y tal vez también conjuntival, que activan algunos profármacos para el glaucoma,[42] como el bimatoprost, y al parecer otros agentes similares a las prostaglandinas.[43]

Factores intraoculares que influyen en la biodisponibilidad del fármaco

Después de penetrar la córnea, la conjuntiva y la esclera, el fármaco debe distribuirse a las estructuras apropiadas en el segmento anterior del ojo. La biodisponibilidad del fármaco se ve afectada por la unión tisular local, el metabolismo tisular y la difusión hacia el sistema vascular a través del sistema de flujo de salida del humor acuoso. Los estudios *in vitro* con melanina sintética revelaron una tasa de unión de hasta 85% para los β bloqueadores, en comparación con 40% para la pilocarpina, 50% para la epinefrina y casi nada para las prostaglandinas.[44] Estos hallazgos corresponden a los resultados de estudios *in vivo* en los que el timolol y la pilocarpina tuvieron un mayor efecto reductor de la PIO en los conejos albinos que en los pigmentados, mientras que los análogos de las prostaglandinas tuvieron el mismo efecto en ambos grupos de animales.[44] Otros fármacos, incluida la pilocarpina, se metabolizan en los tejidos oculares.[45] Por lo tanto, la pequeña porción de la gota instilada que escapa a la eliminación extraocular o intraocular, la unión al tejido o la inactivación, puede al final alcanzar el blanco apropiado donde ejerce su efecto farmacológico.

Formulación de fármacos tópicos

La farmacocinética de un fármaco está influenciada por el vehículo, el pH, la concentración y los aditivos de la formulación. El vehículo en el que se administra un fármaco afecta la cantidad de fármaco disponible para la penetración ocular, al influir en la tasa de pérdida del fármaco en las lágrimas, la saturación de la película lagrimal precorneal y el tiempo que el fármaco permanece en contacto con la córnea.[40] Para los medicamentos actuales para el glaucoma, los vehículos son polímeros solubles, como metilcelulosa y alcohol polivinílico. Estos prolongan el tiempo de contacto entre el fármaco y la córnea, lo que aumenta la viscosidad de la lágrima, proporciona homogeneidad a la solución (suspensión uniforme de las partículas del fármaco en la solución) y reduce la tensión superficial. Las suspensiones se utilizan para administrar los IAC tópicos, brinzolamida y dorzolamida. Los geles solubles ya no están disponibles, pero se usaron para administrar una dosis de pilocarpina de 24 horas con una sola aplicación nocturna.[46] Los ungüentos no se usan porque interfieren con la visión y por consideraciones estéticas. Aunque ya no está disponible, había un sistema de difusión que liberaba pilocarpina entre dos membranas poliméricas,[47] que administraba el fármaco con una cinética de orden cero y permitía la administración semanal de este inserto.

Los vehículos más nuevos que se están evaluando en una etapa preclínica incluyen nanopartículas y compuestos de termogel que aumentan el tiempo de retención en el fondo de saco hasta 144 horas.[48] El uso de nanopartículas lipídicas para superar las barreras oculares para la administración de medicamentos se ha revisado a fondo.[49,50] La consideración de la seguridad y el destino de estos nanoportadores también son factores críticos en la potencial aplicación de estos vehículos para la administración tópica de fármacos para el glaucoma.[51]

El pH de la solución afecta la estabilidad del fármaco y la comodidad del paciente durante la instilación.[49] Como se mencionó antes, el pH afecta el índice de solubilidad en agua-lípidos (o coeficiente de partición) de un compuesto, lo que influye en la penetración corneal. El diseño de fármacos aplicados de forma tópica debe tener en cuenta tanto la forma ionizada (es decir, más soluble en agua) como la no ionizada (es decir, más soluble en lípidos). Las dos formas del fármaco existen en equilibrio, donde una forma penetra en una capa particular de la córnea y luego repone la otra forma para mantener el equilibrio. La mayoría de los medicamentos para el glaucoma es una base débil que se absorbe a través de la córnea a un pH más alto, mientras que los ácidos débiles se absorben mejor a un pH más bajo.

Los compuestos con un peso molecular superior a 500 g/mol tienen una mala absorción corneal. Sin embargo, este no es un factor importante ya que la mayoría de los fármacos oftálmicos tiene un peso molecular más bajo. Las concentraciones actuales del fármaco para las formulaciones tópicas acuosa y en emulsión son altas, y se estima que solo alrededor de 5% del fármaco es bioactivo, y la parte restante se pierde en la superficie ocular y el drenaje nasolagrimal.[49] A medida que los vehículos de nanopartículas más nuevos se desarrollen, se validen y evalúen en ensayos clínicos, las concentraciones del fármaco disminuirán,[50] lo que reducirá los posibles efectos secundarios sistémicos.

Los pacientes pueden experimentar irritación de la superficie ocular, ojo seco y alergia a los medicamentos para el glaucoma y los aditivos.[52-54] El aditivo principal es el cloruro de benzalconio, que no solo sirve como conservador, al proporcionar actividad bacteriostática, sino que también influye en la penetración corneal al disminuir la tensión superficial de los fármacos no polares, lo que les permite mezclarse más con la película lagrimal, acción que conduce a un aumento en la absorción corneal. Sin embargo, los aditivos no previenen la contaminación bacteriana y los médicos deben educar a los pacientes acerca del manejo adecuado de los dispensadores de gotas para los ojos.

Medicamentos para el glaucoma

Prostaglandinas y compuestos relacionados

Las prostaglandinas y los compuestos relacionados suelen ser la terapia de primera línea para el tratamiento a largo plazo de los pacientes con glaucoma. Aunque las concentraciones altas de análogos de prostaglandinas se asocian con inflamación ocular y PIO elevada, las concentraciones muy bajas reducen de forma efectiva la presión al aumentar el flujo de salida uveoescleral.[55] En Estados Unidos, el primero de estos fármacos en ser liberado al mercado fue el latanoprost, seguido de unoprostona, travoprost y bimatoprost.

Fármacos β bloqueadores

Se tiene una mayor experiencia con los antagonistas β adrenérgicos tópicos, el primero de los cuales fue el maleato de timolol, que fue aprobado para su uso por la Food and Drug Administration (FDA) de Estados Unidos en 1978. Estos medicamentos, que reducen la PIO al disminuir la producción de humor acuoso, están disponibles como agentes no selectivos (es decir, al bloquear los receptores β_1 y β_2) o como agentes selectivos (esto es, al bloquear sobre todo a los receptores β_1). Las concentraciones de β bloqueadores que se utilizan en el tratamiento del glaucoma oscilan entre 0.25 y 1.0%, y suelen instilarse una o dos veces al día. El betaxolol, un bloqueador β_1 selectivo, produce menos efectos secundarios pulmonares y cardiovasculares, pero es menos eficaz para reducir la PIO en comparación con los β bloqueadores no selectivos.

Agonistas adrenérgicos

Los agonistas α_2-adrenérgicos reducen la PIO ante todo al disminuir la producción de humor acuoso y mejorar el flujo de salida uveoescleral.[56] La apraclonidina al 1% se usó por primera vez para prevenir picos de PIO después de los procedimientos con láser del segmento anterior, pero luego se aprobó para el tratamiento del glaucoma crónico. La apraclonidina al 0.5% también se puede utilizar a corto plazo en pacientes con glaucoma que reciben una terapia médica de máxima tolerancia y requieren una reducción adicional de la PIO; sin embargo, su uso a largo plazo está limitado por reacciones alérgicas frecuentes. La brimonidina es más selectiva que la apraclonidina, y puede tener una menor incidencia de reacciones alérgicas oculares. La brimonidina se puede utilizar para prevenir picos de PIO después de la trabeculoplastia con láser de argón. Estos medicamentos no deben usarse en lactantes y niños debido al potencial de depresión respiratoria grave.[57-60] Los compuestos de epinefrina ya no están disponibles para tratar el glaucoma.

Inhibidores de la anhidrasa carbónica

Esta es la única clase de medicamentos sistémicos que se pueden usar por vía tópica y sistémica para el tratamiento del glaucoma. Estos agentes reducen la PIO al disminuir la producción de humor acuoso mediante la inhibición de la enzima anhidrasa carbónica. La acetazolamida es el prototipo de IAC, y puede administrarse por vía oral o intravenosa. La metazolamida es el otro IAC oral. Los IAC tópicos,

dorzolamida al 2% y brinzolamida al 1%, están disponibles para el tratamiento a largo plazo del glaucoma.

Agonistas colinérgicos (mióticos)

La pilocarpina, la terapia más antigua conocida para el glaucoma, se introdujo en la década de 1870. Es un estimulador colinérgico utilizado de forma más común en el tratamiento del GAA. En ocasiones se usa en solución con concentraciones que varían de 0.5 a 4%, por lo regular administrado cuatro veces al día.

Donante de óxido nítrico

La solución oftálmica de latanoprosteno bunod al 0.024%, aprobada por la FDA en 2017, es una terapia de acción dual que trabaja de forma simultánea para aumentar el flujo de salida trabecular y uveoescleral. Una vez que ingresa al ojo, el latanoprosteno bunod actúa a través de dos metabolitos liberados durante su hidrólisis intraocular, lo que produce la liberación de mononitratos de latanoprost y butanodiol. (El mecanismo de acción del latanoprost se mencionó antes en este capítulo.) El mononitrato de butanodiol libera óxido nítrico, que aumenta el flujo de salida trabecular.[61]

Inhibidor de la Rho cinasa

La solución oftálmica de netarsudil al 0.02%, aprobada por la FDA en 2017, es un inhibidor de la ROCK que actúa sobre la ROCK y el transportador de noradrenalina.[62-65] El netarsudil reduce la resistencia al flujo de salida al revertir el daño estructural y funcional a la malla trabecular.[66] Además, el efecto vasodilatador disminuye la presión venosa epiescleral.[67] El netarsudil también tiene una acción dual para disminuir la producción de humor acuoso al inhibir el transportador de noradrenalina.[68] El ripasudil, disponible solo en Japón, actúa solo sobre la inhibición de la ROCK.[69]

Educar e instruir al paciente

El médico es en última instancia responsable de educar al paciente, y también puede participar en la instrucción de los prestadores de atención médica; el médico u otro miembro del equipo de atención médica debe analizar los aspectos básicos de la enfermedad, el pronóstico y el tratamiento. Este esfuerzo es una inversión importante para la relación médico-paciente. Además del médico, también debe emplearse al personal del consultorio, así como recursos educativos en línea, para reforzar y ampliar lo que ha dicho el médico, instruir al paciente sobre la instilación de gotas para los ojos (**fig. 28-4**), determinar el régimen terapéutico y proporcionar el refuerzo necesario sobre estos temas en cada consulta de seguimiento. El personal del consultorio también debe poder responder preguntas sobre el uso de los medicamentos o los posibles efectos secundarios.

Acerca de la enfermedad

Es esencial que los pacientes comprendan su enfermedad y su posible gravedad sin crear una aprensión indebida. A los pacientes se les debe informar que tienen glaucoma, qué es el glaucoma, y el hecho de que puede provocar ceguera total e irreversible, pero que la ceguera se puede prevenir con el tratamiento adecuado. No es raro que los pacientes hayan estado tomando medicamentos para el glaucoma durante años, pero no sepan que tienen glaucoma o que no lo relacionan con la ceguera, mientras que otros pueden vivir con el temor diario de quedarse ciegos de manera inevitable. El tiempo necesario para corregir estos conceptos erróneos es una de las medidas más importantes para prevenir la ceguera y mejorar la calidad de vida de los pacientes.

Dos métodos de instilación de gotas oftálmicas

MÉTODO 1

Paso 1. Lávese las manos.

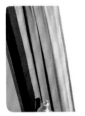

Paso 2. Jale su párpado hacia abajo para crear un "bolsillo".

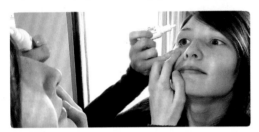

Paso 3. Coloque un dedo sobre su rostro para estabilizar la mano que sostiene el gotero.

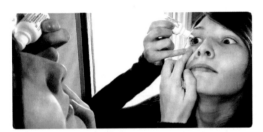

Paso 4. Viéndose en el espejo, apriete el gotero sobre el "bolsillo" en el parpado.

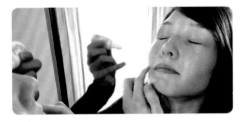

Paso 5. Cierre los ojos durante 1 a 2 minutos.

MÉTODO 2

Paso 1. Lávese las manos.

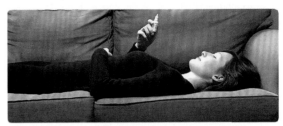

Paso 2. Recuéstese sobre su espalda.

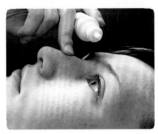 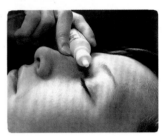

Pasos 3 y 4. Utilice un dedo de la mano que sostiene el gotero para localizar su nariz y estabilizar la mano. Descanse la parte del gotero donde se atornilla la tapa (la parte debajo de la punta del gotero) sobre el puente de la nariz.

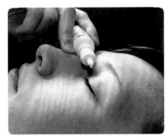 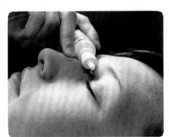

Paso 5. Cierre los ojos y apriete el gotero para dejar caer una gota hacia la comisura del ojo.

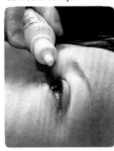 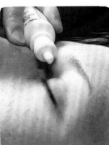 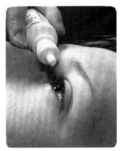

Paso 6. Parpadee hasta que sienta que la gota ha entrado al ojo.

Paso 7. Cierre los ojos durante 1 a 2 minutos.

FIGURA 28-4 Instrucciones para el uso de gotas para los ojos. En esta hoja de instrucciones para pacientes se muestran dos técnicas para instilar medicamentos tópicos para el glaucoma. (Cortesía de Paula Anne Newman-Casey, MD, MS; Copyright de los Regentes de la University of Michigan).

Por qué los medicamentos

El objetivo de la educación centrada en el paciente es comprender que el uso de medicamentos para reducir la PIO ralentizará la pérdida de visión por neuropatía óptica glaucomatosa. Debe quedar claro que este tratamiento no mejorará la agudeza visual del paciente, y que cualquier medicamento tiene efectos secundarios potenciales.

El mal apego a la terapia médica es un problema importante, con estimaciones que oscilan entre 20 y 60% en diversas razas, etnias y culturas.[70-72] El mal apego contribuye a la ceguera relacionada con el glaucoma.[73] Las posibles causas del mal apego suelen estar vinculadas con factores propios del paciente, el régimen de medicación, factores asociados con el proveedor de servicios médicos, o factores ambientales o situacionales.[74] En un análisis que utilizó datos de reclamaciones farmacéuticas de EUA, el mal apego al tratamiento se relacionó con la edad adulta joven y el tipo de medicamento.[75]

¿Qué se puede hacer para mejorar el apego del paciente al tratamiento? Esta pregunta ha recibido gran atención en fechas recientes. Las respuestas van desde tratar de impactar el comportamiento de salud con una comunicación motivacional centrada en el paciente;[63,64] comprender los motivos del mal apego a la terapia, como los síntomas del ojo seco,[76] y establecer sistemas sencillos de recordatorio para tomar los medicamentos.[64,77] Sin embargo, el tratamiento del glaucoma "sin gotas" con formas inyectables de medicamentos de liberación sostenida, como el bimatoprost, pronto puede ser una opción para mejorar el control de la PIO a largo plazo durante tanto como 6 meses.[78]

El régimen terapéutico

Cuando se les indica que utilicen gotas para los ojos más de una vez al día, algunos pacientes pueden no espaciar las dosis a menos que se les indique de manera adecuada. Si aplican más de una gota a la misma hora del día, es posible que las estén instilando tan juntas que se diluyan o se laven entre sí del fondo de saco. Por lo tanto, el médico debe indicar al paciente que espere al menos 5 minutos entre las instilaciones de las gotas para los ojos. Es importante elaborar un programa diario que se adapte a las actividades diarias del paciente, en especial si usa varios medicamentos, y vincule el uso de las gotas para los ojos con funciones diarias específicas, como las comidas. Es aconsejable registrar este programa en un formulario que sea lo bastante grande para que el paciente lo vea y pueda guardarse en un lugar conveniente. También puede ser útil asegurarse de que el paciente pueda distinguir entre medicamentos, por ejemplo, al asociar un medicamento con el color de la tapa del frasco, aunque esto es más difícil hoy en día debido a la falta de colores estandarizados para diferentes clases de medicamentos y pueden ser preferibles otras formas de distinguir las botellas.

Administración de gotas para los ojos

No se debe suponer que un paciente sabe cómo aplicarse de forma correcta las gotas para los ojos. Se ha identificado la instilación incorrecta como un factor importante en el fracaso de la terapia médica. Es una buena práctica observar la técnica de los pacientes e instruirlos sobre métodos efectivos (**fig. 28-4**). Se ha demostrado que la oclusión nasolagrimal, mediante la aplicación de presión sobre el saco nasolagrimal, o el cierre suave del párpado durante 1 a 2 minutos después de la instilación de una gota, reduce de forma significativa la pérdida de fármaco a través de los conductos lagrimales, con una marcada reducción en la absorción sistémica del fármaco y aumento de las concentraciones de la cámara anterior.[79]

Seguimiento

Evaluación de la eficacia

Una vez iniciado el uso de un nuevo colirio, el paciente debe regresar para evaluar la eficacia de la reducción de la PIO, el apego al tratamiento y los efectos secundarios (**fig. 28-5**). A menos que la PIO esté peligrosamente alta, en cuyo caso el paciente debe ser visto de nuevo a los pocos días de la primera consulta, puede ser mejor esperar 1 o 2 meses para tener una mejor idea del beneficio a largo plazo del fármaco y cómo el paciente lo afronta.

Una vez que se ha logrado una reducción de la PIO estable y aceptable, el paciente suele ser revalorado cada 3 a 6 meses, según su situación individual. A lo largo de los años de seguimiento se puede considerar

suspender de modo temporal el uso de un fármaco en un ojo para determinar si aún contribuye a la reducción de la PIO.

Curva diurna

Al establecer la eficacia de un nuevo fármaco, los médicos deben recordar que la PIO fluctúa de modo considerable a lo largo de un ciclo de 24 horas, lo que se conoce como *curva diurna*. El patrón de esta fluctuación difiere entre pacientes individuales. Los estudios han sugerido que las personas sanas y los pacientes con glaucoma pueden experimentar sus PIO más altas por la noche.[80,81] Con el Icare Home (Icare USA) (**fig. 28-6**), que recibió la aprobación de la FDA en 2017 para el control de la PIO en el hogar, habrá oportunidades para recopilar datos de la PIO más allá del horario de atención del médico.[82-84] Los estudios futuros deberán determinar la PIO óptima durante la curva diurna para un individuo, al entender estos nuevos datos de PIO en el contexto de la fluctuación de la PIO, y el papel de estos nuevos datos de la PIO sobre el tratamiento del glaucoma y la progresión de la enfermedad. La prescripción de medicamentos para el glaucoma que pueden reducir al máximo la PIO durante 24 horas e influir de forma mínima en la presión arterial, tiene ventajas prácticas y teóricas para el paciente con glaucoma.

Reforzamiento del paciente

En cada consulta se debe preguntar a los pacientes sobre el apego al tratamiento y sobre cualquier problema que puedan tener con sus medicamentos. Preguntar por su bienestar general es igual de importante, ya que los pacientes a menudo no relacionan cambios en su vida, como la fatiga, con una gota que se ponen en el ojo.

Contacto con el médico familiar

En situaciones de preocupación sobre la salud mental, la salud física o los determinantes sociales del bienestar de un paciente, es valioso ponerse en contacto con el médico de atención primaria del paciente o con sus otros proveedores de atención médica, para comunicar estas inquietudes y evitar posibles interacciones entre los medicamentos para el glaucoma del paciente y los medicamentos para otras afecciones. En las embarazadas también se debe discutir el tema de la seguridad de los medicamentos para el glaucoma para el feto y el bebé durante la lactancia.[85]

CUÁNDO Y CÓMO CAMBIAR O COMBINAR MEDICAMENTOS

Cuando la PIO meta ya no se mantiene con un régimen médico en particular, la pregunta es si remplazar o añadir a los medicamentos actuales o pasar a la cirugía. Un ensayo uniocular inverso, al suspender de modo temporal el uso de una gota para los ojos en un ojo, puede ayudar a indicar si el aumento de la presión se debe a la pérdida de la eficacia del fármaco, al empeoramiento del glaucoma o a otros problemas de salud sistémicos. Si este ensayo indica una eficacia reducida del fármaco como la causa, puede ser apropiado remplazar el fármaco por uno de otra clase, mientras que una indicación de empeoramiento del glaucoma puede sugerir agregar otro fármaco a la terapia existente o tomar la decisión de recomendar una cirugía para glaucoma.

Al evaluar la eficacia de la terapia médica complementaria es probable que el primer medicamento tenga un efecto reductor de la PIO más significativo, en comparación con el efecto de un segundo y tal vez un tercer medicamento adicional. Tener pacientes con glaucoma con más de tres medicamentos tópicos es poco común y de valor cuestionable, aunque hay excepciones. Las consideraciones importantes cuando se usan varios

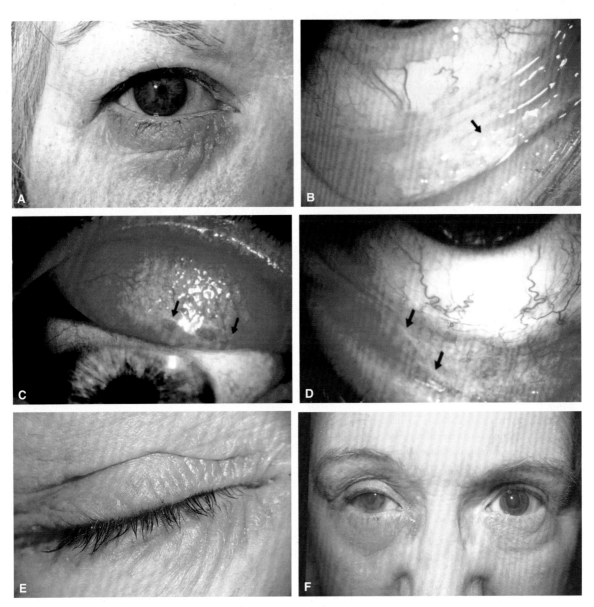

FIGURA 28-5 **Reacciones al uso prolongado de fármacos tópicos. A:** apariencia típica de una dermatitis de contacto de los párpados, que puede ocurrir con cualquier medicamento para el glaucoma. En muchos casos, la reacción está relacionada con un conservador en la fórmula; existen preparaciones sin conservadores disponibles (p. ej., con timolol y pilocarpina). **B:** vista con lámpara de hendidura de una conjuntivitis folicular. Hay folículos palpebrales presentes (flecha). **C y D:** en la mayoría de los casos de penfigoide cicatricial, el paciente usa múltiples medicamentos para el glaucoma; casi todos los medicamentos para el glaucoma han estado implicados en esta reacción adversa. En C, el paciente tiene cicatrices lineales en la conjuntiva superior (flechas); D muestra el acortamiento del fondo de saco conjuntival inferior, con cicatrices lineales (flechas). E: examen externo que muestra eritema y edema por una reacción alérgica a un medicamento ocular tópico. F: dermatitis de contacto que afecta la zona periorbitaria del ojo izquierdo. También hay algo de infección conjuntival. (E y F, cortesía del Dr. Christopher J. Rapuano, MD. Reimpreso con autorización de Rhee DJ. *Glaucoma*. 3rd ed. Philadelphia, PA: Wolters Kluwer; 2018.)

medicamentos son si cada medicamento tiene una contribución significativa a la reducción de la PIO, el impacto de múltiples medicamentos en la calidad de vida, el apego a un régimen de medicación complejo y el costo de los medicamentos. Estos problemas son la razón fundamental de los medicamentos para el glaucoma de combinación fija, por ejemplo, las combinaciones de agentes duales de dorzolamida al 2% y maleato de timolol al 0.5%;[86] brimonidina al 0.2% y timolol al 0.5%,[87] además de brinzolamida al 1% y brimonidina al 0.2%.[88] La combinación fija de prostaglandinas y timolol aún no está disponible en Estados Unidos.

Cuándo suspender el medicamento y pasar a la cirugía

Tal vez el mayor error en el tratamiento de los pacientes con glaucoma es seguir probando varias combinaciones de fármacos cuando no se alcanza la PIO meta en lugar de pasar a una intervención quirúrgica incisional o con láser. Las indicaciones para abandonar la terapia médica incluyen la incapacidad de mantener la PIO meta, el daño glaucomatoso progresivo con la terapia médica máxima y la incapacidad del paciente para tolerar o apegarse al régimen médico.

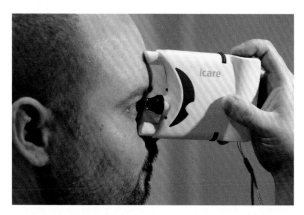

FIGURA 28-6 Icare Home. Este instrumento de tonometría permite al paciente, familiar o proveedor de atención médica obtener mediciones de presión intraocular en el hogar y otros entornos fuera de la clínica. Esta recopilación de datos se conoce como "datos del mundo real".

EL FUTURO DE LA FARMACOGENÉTICA

El desafío de la genómica es determinar si se pueden predecir el riesgo de enfermedad, la progresión de la enfermedad y el resultado del tratamiento a pesar de las intrincadas interacciones biológicas y fisiológicas entre la expresión de genes blanco de los fármacos, las enzimas metabolizadoras de fármacos y los genes de enfermedades. La identificación de marcadores genéticos de variaciones de la respuesta basada en la PIO tiene el potencial de dirigir a los pacientes con enfermedad a un tratamiento más apropiado, como la cirugía, para reducir la PIO de manera

más efectiva, lo que minimiza el daño progresivo del nervio óptico y la pérdida del campo visual.

Las variaciones en la respuesta de la PIO mediada por fármacos se deben a una combinación de factores, incluidos el apego al tratamiento, los mecanismos biológicos relacionados con la dinámica del humor acuoso (véase capítulo 1), las condiciones oculares y sistémicas, y tal vez factores ambientales y genéticos (**fig. 28-7**). Se ha demostrado que ciertos factores ambientales contribuyen a la variación en la respuesta de la PIO a los medicamentos. De manera específica, el uso concomitante de algunos medicamentos sistémicos, como los β bloqueadores sistémicos y los antagonistas de los canales de calcio, puede disminuir la eficacia de los β bloqueadores aplicados de forma tópica.[39,89] El estudio del impacto de la genética sobre la respuesta farmacológica se conoce como *farmacogenética*.[90] Esta intenta determinar si las diferencias en la respuesta al fármaco, que pueden estar relacionadas con la eficacia o la toxicidad, son atribuibles a la diversidad de genes que son transmisibles de una generación a la siguiente.

En el futuro hay aspiraciones de un "panel genético" con marcadores sólidos para enfermedades comunes, como diabetes mellitus, hipertensión, cánceres específicos, degeneración macular, glaucoma y medicamentos recetados con frecuencia. Dichos marcadores genéticos deberán probarse en poblaciones de pacientes estratificadas para determinar su valor predictivo, y luego validarse en cohortes separadas. Un análisis de costo-beneficio con modelos económicos también deberá demostrar los beneficios para la salud y los ahorros de costos a largo plazo para mejorar los resultados del tratamiento y, por lo tanto, disminuir la morbilidad de la enfermedad. La cobertura de las pruebas genéticas se determinará mediante el proceso de evaluación de la tecnología por parte del seguro nacional y los pagadores privados. La aplicación futura de un perfil genético de este tipo podría dar lugar a menos visitas al consultorio para el seguimiento de un cambio de tratamiento médico, mejorando así los resultados del tratamiento.

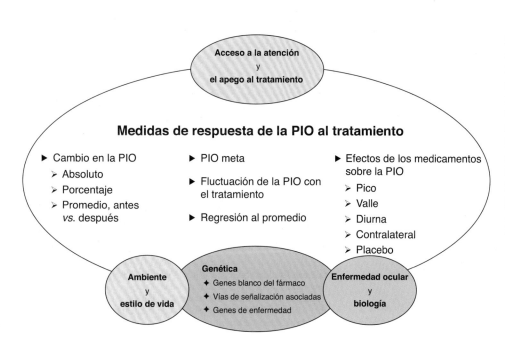

FIGURA 28-7 Factores en la evaluación de la respuesta de la presión intraocular (PIO) a la farmacoterapia para el glaucoma. Resumen de los factores (óvalos pequeños) a considerar para evaluar la eficacia de un fármaco para el glaucoma sobre la respuesta de la PIO (óvalo central grande). (Reimpreso con autorización de Nature: McLaren NC, Moroi SE. Clinical implications of pharmacogenetics for glaucoma therapeutics. *Pharmacogenomics J.* 2003;3:197-201. Copyright © 2003 Nature Publishing Group.)

PUNTOS CLAVE

► Se tiene evidencia sólida para informar a los pacientes con glaucoma recién diagnosticado sobre los factores de riesgo, los resultados esperados y el impacto de esta enfermedad crónica y de varios tratamientos en su calidad de vida.

► La comunicación centrada en el paciente acerca de la enfermedad, el tratamiento, el régimen médico simplificado, los posibles efectos secundarios de los medicamentos y la administración adecuada de gotas para los ojos es esencial para el apego adecuado al tratamiento.

► La elevación relativa de la PIO es el principal factor de riesgo causante del desarrollo y progresión del glaucoma. Debe establecerse una PIO meta con una mínima fluctuación a lo largo de un periodo de 24 horas bajo tratamiento para glaucoma. Es posible que se requiera revalorar esta PIO meta inicial si hay progresión del glaucoma.

► Los objetivos de la terapia deben ser la prevención del daño glaucomatoso progresivo, con la menor cantidad de medicamentos, en la concentración más baja necesaria para lograr la PIO meta, y considerar la calidad de vida del paciente.

► Cuando el tratamiento médico sea ineficaz, primero sustituya (en lugar de agregar) medicamentos.

► Cuando el glaucoma no se controla con medicamentos, el médico no debe dudar en pasar a la intervención quirúrgica.

REFERENCIAS

1. Weinreb RN, Kaufman PL. The glaucoma research community and FDA look to the future: a report from the NEI/FDA CDER Glaucoma Clinical Trial Design and Endpoints Symposium. *Invest Ophthalmol Vis Sci.* 2009;50(4):1497-1505.
2. National Institutes of Health (NIH), U.S. Department of Health and Human Services. *Research Portfolio Online Reporting Tools (RePORT). Glaucoma.* Bethesda, MD: NIH; 2010. Available at www.report.nih.gov. Accessed May 9, 2020.
3. Anderson DR. Collaborative Normal Tension Glaucoma Study [review]. *Curr Opin Ophthalmol.* 2003;14(2):86-90.
4. Krupin T, Liebmann JM, Greenfield DS, Ritch R, Gardiner S; Low-Pressure Glaucoma Study Group. A randomized trial of brimonidine versus timolol in preserving visual function: results from the Low-Pressure Glaucoma Treatment Study. *Am J Ophthalmol.* 2011;151(4):671-681.
5. Gazzard G, Konstantakopoulou E, Garway-Heath D, et al. Selective laser trabeculoplasty versus drops for newly diagnosed ocular hypertension and glaucoma: the LiGHT RCT. *Health Technol Assess.* 2019;23(31):1-102.
6. Gordon MO, Kass MA. The Ocular Hypertension Treatment Study: design and baseline description of the participants. *Arch Ophthalmol.* 1999;117(5):573-583.
7. Kass MA, Heuer DK, Higginbotham EJ, et al. The Ocular Hypertension Treatment Study: a randomized trial determines that topical ocular hypotensive medication delays or prevents the onset of primary open-angle glaucoma. *Arch Ophthalmol.* 2002;120(6):701-713; discussion 829-30.
8. Gordon MO, Beiser JA, Brandt JD, et al. The Ocular Hypertension Treatment Study: baseline factors that predict the onset of primary open-angle glaucoma. *Arch Ophthalmol.* 2002;120(6):714-720; discussion 829-30.
9. Demirel S, De Moraes CG, Gardiner SK, et al. The rate of visual field change in the Ocular Hypertension Treatment Study. *Invest Ophthalmol Vis Sci.* 2012;53(1):224-227.
10. Miglior S, Zeyen T, Pfeiffer N, et al. The European Glaucoma Prevention Study design and baseline description of the participants. *Ophthalmology.* 2002;109(9):1612-1621.

11. European Glaucoma Prevention Study (EGPS) Group; Miglior S, Pfeiffer N, et al. Predictive factors for open-angle glaucoma among patients with ocular hypertension in the European Glaucoma Prevention Study. *Ophthalmology.* 2007;114(1):3-9.
12. Leske MC, Heijl A, Hussein M, et al. Factors for glaucoma progression and the effect of treatment: the Early Manifest Glaucoma Trial. *Arch Ophthalmol.* 2003;121(1):48-56.
13. Leske MC, Heijl A, Hyman L, et al. Predictors of long-term progression in the Early Manifest Glaucoma Trial. *Ophthalmology.* 2007;114(11):1965-1972.
14. Ohnell H, Heijl A, Anderson H, Bengtsson B. Detection of glaucoma progression by perimetry and optic disc photography at different stages of the disease: results from the Early Manifest Glaucoma Trial. *Acta Ophthalmol.* 2017;95(3):281-287.
15. Musch DC, Lichter PR, Guire KE, Standardi CL. The Collaborative Initial Glaucoma Treatment Study: study design, methods, and baseline characteristics of enrolled patients. *Ophthalmology.* 1999;106(4): 653-662.
16. Lichter PR, Musch DC, Gillespie BW, et al. Interim clinical outcomes in the Collaborative Initial Glaucoma Treatment Study comparing initial treatment randomized to medications or surgery. *Ophthalmology.* 2001;108(11):1943-1953.
17. Musch DC, Gillespie BW, Niziol LM, Lichter PR, Varma R; CIGTS Study Group. Intraocular pressure control and long-term visual field loss in the Collaborative Initial Glaucoma Treatment Study. *Ophthalmology.* 2011;118(9):1766-1773.
18. Gupta D, Musch DC, Niziol LM, Chen PP. Refusal of trabeculectomy for the fellow eye in Collaborative Initial Glaucoma Treatment Study (CIGTS) participants. *Am J Ophthalmol.* 2016;166:1-7.
19. AGIS Investigators. The Advanced Glaucoma Intervention Study (AGIS): 9. Comparison of glaucoma outcomes in black and white patients within treatment groups. *Am J Ophthalmol.* 2001;132(3):311-320.
20. The Advanced Glaucoma Intervention Study (AGIS): 7. The relationship between control of intraocular pressure and visual field deterioration. The AGIS Investigators. *Am J Ophthalmol.* 2000;130(4):429-440.
21. Hattenhauer MG, Johnson DH, Ing HH, et al. The probability of blindness from open-angle glaucoma. *Ophthalmology.* 1998;105(11):2099-2104.
22. van Gestel A, Webers CA, Beckers HJ, Peeters A, Severens JL, Schouten JS. Ocular hypertension and the risk of blindness. *J Glaucoma.* 2015;24(1):9-11.
23. Sawada A, Rivera JA, Takagi D, Nishida T, Yamamoto T. Progression to legal blindness in patients with normal tension glaucoma: hospital-based study. *Invest Ophthalmol Vis Sci.* 2015;56(6):3635-3641.
24. Choi YJ, Kim M, Park KH, Kim DM, Kim SH. The risk of newly developed visual impairment in treated normal-tension glaucoma: 10-year follow-up. *Acta Ophthalmol.* 2014;92(8):e644-e649.
25. Rossetti L, Digiuni M, Montesano G, et al. Blindness and glaucoma: a multicenter data review from 7 academic eye clinics. *PLoS One.* 2015;10(8):e0136632.
26. Prum BE Jr, Lim MC, Mansberger SL, et al. Primary open-angle glaucoma suspect Preferred Practice Pattern guidelines. *Ophthalmology.* 2016;123(1):P112-P151.
27. International Council of Ophthalmology (ICO). *ICO Guidelines for Glaucoma Eye Care.* San Francisco, CA: ICO; 2016. Available at http://www.icoph.org/enhancing_eyecare/glaucoma.html. Accessed May 9, 2020.
28. European Glaucoma Society. *Terminology and Guidelines for Glaucoma.* 4th ed. Part 1: Foreword; Introduction; Glossary; Chapter 3: Treatment principles and options. *Br J Ophthalmol.* 2017;101:130-195.
29. Wilson R, Leske C, Lee P, et al., for the World Glaucoma Association. *Screening for Open-Angle Glaucoma.* 2008. Available at https://wga.one/wga/screening-for-open-angle-glaucoma/. Accessed May 10, 2020.
30. Asia Pacific Glaucoma Society. *Asia Pacific Glaucoma Guidelines.* 3rd ed. Amsterdam, the Netherlands: Kugler Publications; 2016.
31. Kymes SM, Kass MA, Anderson DR, Miller JP, Gordon MO; Ocular Hypertension Treatment Study Group. Management of ocular hypertension: a cost-effectiveness approach from the Ocular Hypertension Treatment Study. *Am J Ophthalmol.* 2006;141(6):997-1008.
32. Fellman RL, Mattox CG, Ross KM, Vicchrilli S. Know the new glaucoma staging codes. *EyeNet Mag.* 2011:65-66.
33. Marchini G, Chemello F, Berzaghi D, Zampieri A. New findings in the diagnosis and treatment of primary angle-closure glaucoma. *Prog Brain Res.* 2015;221:191-212.
34. Leske MC, Wu SY, Nemesure B, Hennis A. Incident open-angle glaucoma and ocular perfusion pressure. *Invest Ophthalmol Vis Sci.* 2011;52 (11):7943.

35. Chung HJ, Hwang HB, Lee NY. The association between primary open-angle glaucoma and blood pressure: two aspects of hypertension and hypotension. *Biomed Res Int.* 2015;2015:827516.

36. Lee J, Choi J, Jeong D, Kim S, Kook MS. Relationship between daytime variability of blood pressure or ocular perfusion pressure and glaucomatous visual field progression. *Am J Ophthalmol.* 2015;160(3):522-527.e1.

37. Bhorade AM. The monocular trial controversy: a critical review. *Curr Opin Ophthalmol.* 2009;20(2):104-109.

38. Realini TD. A prospective, randomized, investigator-masked evaluation of the monocular trial in ocular hypertension or open-angle glaucoma. *Ophthalmology.* 2009;116(7):1237-1242.

39. Piltz J, Gross R, Shin DH, et al. Contralateral effect of topical beta-adrenergic antagonists in initial one-eyed trials in the Ocular Hypertension Treatment Study. *Am J Ophthalmol.* 2000;130(4):441-453.

40. Yellepeddi VK, Palakurthi S. Recent advances in topical ocular drug delivery. *J Ocul Pharmacol Ther.* 2016;32(2):67-82.

41. Kumar S, Karki R, Meena M, Prakash T, Rajeswari T, Goli D. Reduction in drop size of ophthalmic topical drop preparations and the impact of treatment. *J Adv Pharm Technol Res.* 2011;2(3):192-194.

42. Taskar P, Tatke A, Majumdar S. Advances in the use of prodrugs for drug delivery to the eye. *Expert Opin Drug Deliv.* 2017;14(1):49-63.

43. Maxey KM, Johnson JL, LaBrecque J. The hydrolysis of bimatoprost in corneal tissue generates a potent prostanoid FP receptor agonist. *Surv Ophthalmol.* 2002;47(suppl 1):S34-S40.

44. Nagata A, Mishima HK, Kiuchi Y, Hirota A, Kurokawa T, Ishibashi S. Binding of antiglaucomatous drugs to synthetic melanin and their hypotensive effects on pigmented and nonpigmented rabbit eyes. *Jpn J Ophthalmol.* 1993;37(1):32-38.

45. Lee VH, Hui HW, Robinson JR. Corneal metabolism of pilocarpine in pigmented rabbits. *Invest Ophthalmol Vis Sci.* 1980;19(2):210-213.

46. March WF, Stewart RM, Mandell AI, Bruce LA. Duration of effect of pilocarpine gel. *Arch Ophthalmol.* 1982;100(8):1270-1271.

47. Dohlman CH, Pavan-Langston D, Rose J. A new ocular insert device for continuous constant-rate delivery of medication to the eye. *Ann Ophthalmol.* 1972;4(10):823-832.

48. Sun J, Lei Y, Dai Z, et al. Sustained release of brimonidine from a new composite drug delivery system for treatment of glaucoma. *ACS Appl Mater Interfaces.* 2017;9(9):7990-7999.

49. Sánchez-López E, Espina M, Doktorovova S, Souto EB, Garcí ML. Lipid nanoparticles (SLN, NLC): overcoming the anatomical and physiological barriers of the eye. Part I: Barriers and determining factors in ocular delivery. *Eur J Pharm Biopharm.* 2017;110:70-75.

50. Sánchez-López E, Espina M, Doktorovova S, Souto EB, García ML. Lipid nanoparticles (SLN, NLC): Overcoming the anatomical and physiological barriers of the eye – Part II – Ocular drug-loaded lipid nanoparticles. *Eur J Pharm Biopharm.* 2017;110:58-69.

51. Joseph RR, Venkatraman SS. Drug delivery to the eye: what benefits do nanocarriers offer? *Nanomedicine (Lond).* 2017;12(6):683-702.

52. Camp A, Wellik SR, Tzu JH, et al. Dry eye specific quality of life in veterans using glaucoma drops. *Cont Lens Anterior Eye.* 2015;38(3):220-225.

53. Cvenkel B, Stunf S, Srebotnik Kirbis I, Strojan Flezar M. Symptoms and signs of ocular surface disease related to topical medication in patients with glaucoma. *Clin Ophthalmol.* 2015;9:625-631.

54. Goldberg I, Graham SL, Crowston JG, d'Mellow G, Australian and New Zealand Glaucoma Interest Group. Clinical audit examining the impact of benzalkonium chloride-free anti-glaucoma medications on patients with symptoms of ocular surface disease. *Clin Exp Ophthalmol.* 2015;43(3):214-220.

55. Toris CB, Camras CB, Yablonski ME, Brubaker RF. Effects of exogenous prostaglandins on aqueous humor dynamics and blood-aqueous barrier function. *Surv Ophthalmol.* 1997;41(suppl 2):S69-S75.

56. Toris CB, Camras CB, Yablonski ME. Acute versus chronic effects of brimonidine on aqueous humor dynamics in ocular hypertensive patients. *Am J Ophthalmol.* 1999;128(1):8-14.

57. Gill K, Bayart C, Desai R, Golden A, Raimer P, Tamburro J. Brimonidine toxicity secondary to topical use for an ulcerated hemangioma. *Pediatr Dermatol.* 2016;33(4):e232-e234.

58. Vanhaesebrouck S, Cossey V, Cosaert K, Allegaert K, Naulaers G. Cardiorespiratory depression and hyperglycemia after unintentional ingestion of brimonidine in a neonate. *Eur J Ophthalmol.* 2009;19(4):694-695.

59. Lai Becker M, Huntington N, Woolf AD. Brimonidine tartrate poisoning in children: frequency, trends, and use of naloxone as an antidote. *Pediatrics.* 2009;123(2):e305-e311.

60. Rangan C, Everson G, Cantrell FL. Central alpha-2 adrenergic eye drops: case series of 3 pediatric systemic poisonings. *Pediatr Emerg Care.* 2008;24(3):167-169.

61. Dismuke WM, Mbadugha CC, Ellis DZ. NO-induced regulation of human trabecular meshwork cell volume and aqueous humor outflow facility involve the BKCa ion channel. *Am J Physiol Cell Physiol.* 2008;294(6):C1378-C1386.

62. Wang SK, Chang RT. An emerging treatment option for glaucoma: Rho kinase inhibitors. *Clin Ophthalmol.* 2014;8:883-890.

63. Wang RF, Williamson JE, Kopczynski C, Serle JB. Effect of 0.04% AR-13324, a ROCK, and norepinephrine transporter inhibitor, on aqueous humor dynamics in normotensive monkey eyes. *J Glaucoma.* 2015;24(1):51-54.

64. Kiel JW, Kopczynski CC. Effect of AR-13324 on episcleral venous pressure in Dutch belted rabbits. *J Ocul Pharmacol Ther.* 2015;31(3):146-151.

65. Ren R, Li G, Le TD, Kopczynski C, Stamer WD, Gong H. Netarsudil increases outflow facility in human eyes through multiple mechanisms. *Invest Ophthalmol Vis Sci.* 2016;57(14):6197-6209.

66. Van de Velde S, De Groef L, Stalmans I, Moons L, Van Hove I. Towards axonal regeneration and neuroprotection in glaucoma: Rho kinase inhibitors as promising therapeutics. *Prog Neurobiol.* 2015;131:105-119.

67. Inazaki H, Kobayashi S, Anzai Y, et al. One-year efficacy of adjunctive use of ripasudil, a Rho-kinase inhibitor, in patients with glaucoma inadequately controlled with maximum medical therapy. *Graefes Arch Clin Exp Ophthalmol.* 2017;255(10):2009-2015.

68. Kim CY, Park KH, Ahn J, et al. Treatment patterns and medication adherence of patients with glaucoma in South Korea. *Br J Ophthalmol.* 2017;101(6):801-807.

69. Osman EA, Alqarni BA, AlHasani SS, Al Harbi SS, Gikandi PW, Mousa A. Compliance of glaucoma patients to ocular hypotensive medications among the Saudi population. *J Ocul Pharmacol Ther.* 2016;32(1):50-54.

70. Rees G, Chong XL, Cheung CY, et al. Beliefs and adherence to glaucoma treatment: a comparison of patients from diverse cultures. *J Glaucoma.* 2014;23(5):293-298.

71. Pleet A, Sulewski M, Salowe RJ, et al. Risk factors associated with progression to blindness from primary open-angle glaucoma in an African-American population. *Ophthalmic Epidemiol.* 2016;23(4):248-256.

72. Tsai JC. A comprehensive perspective on patient adherence to topical glaucoma therapy. *Ophthalmology.* 2009;116(11 suppl):S30-S36.

73. Feehan M, Munger MA, Cooper DK, et al. Adherence to glaucoma medications over 12 months in two US community pharmacy chains. *J Clin Med.* 2016;5(9). pii:E79. Available at www.ncbi.nlm.nih.gov/pmc/articles/PMC5039482.

74. Cook PF, Schmiege SJ, Mansberger SL, et al. Motivational interviewing or reminders for glaucoma medication adherence: results of a multi-site randomised controlled trial. *Psychol Health.* 2017;32(2):145-165.

75. Killeen OJ, MacKenzie C, Heisler M, Resnicow K, Lee PP, Newman-Casey PA. User-centered design of the eyeGuide: a tailored glaucoma behavior change program. *J Glaucoma.* 2016;25(10):815-821.

76. Stringham J, Ashkenazy N, Galor A, Wellik SR. Barriers to glaucoma medication compliance among veterans: dry eye symptoms and anxiety disorders. *Eye Contact Lens.* 2018;44(1):50-54.

77. Waisbourd M, Dhami H, Zhou C, et al. The Wills Eye Glaucoma app: interest of patients and their caregivers in a smartphone-based and tablet-based glaucoma application. *J Glaucoma.* 2016;25(9):e787-e791.

78. Lewis RA, Christie WC, Day DG, et al. Bimatoprost sustained-release implants for glaucoma therapy: 6-month results from a phase I/II clinical trial. *Am J Ophthalmol.* 2017;175:137-147.

79. Ellis PP, Wu PY, Pfoff DS, Bloedow DC, Riegel MR. Effect of nasolacrimal occlusion on timolol concentrations in the aqueous humor of the human eye. *J Pharm Sci.* 1992;81(3):219-220.

80. Larsson LI. Intraocular pressure over 24 hours after repeated administration of latanoprost 0.005% or timolol gel-forming solution 0.5% in patients with ocular hypertension. *Ophthalmology.* 2001;108(8):1439-1444.

81. Bagga H, Liu JH, Weinreb RN. Intraocular pressure measurements throughout the 24 h. *Curr Opin Ophthalmol.* 2009;20(2):79-83.

82. Querat L, Chen E. Monitoring daily intraocular pressure fluctuations with self-tonometry in healthy subjects. *Acta Ophthalmol.* 2017;95(5):525-529.

83. Sood V, Ramanathan US. Self-monitoring of intraocular pressure outside of normal office hours using rebound tonometry: initial clinical experience in patients with normal tension glaucoma. *J Glaucoma.* 2016;25(10):807-811.

84. Dabasia PL, Lawrenson JG, Murdoch IE. Evaluation of a new rebound tonometer for self-measurement of intraocular pressure. *Br J Ophthalmol.* 2016;100(8):1139-1143.

85. Sethi HS, Naik M, Gupta VS. Management of glaucoma in pregnancy: risks or choices, a dilemma? *Int J Ophthalmol.* 2016;9(11):1684-1690.

86. Choudhri S, Wand M, Shields MB. A comparison of dorzolamide-timolol combination versus the concomitant drugs. *Am J Ophthalmol.* 2000;130(6):832-833.
87. Craven ER, Walters TR, Williams R, et al., Combigan Study Group. Brimonidine and timolol fixed-combination therapy versus monotherapy: a 3-month randomized trial in patients with glaucoma or ocular hypertension. *J Ocul Pharmacol Ther.* 2005;21(4):337-348.
88. Realini T, Nguyen QH, Katz G, DuBiner H. Fixed-combination brinzolamide 1%/brimonidine 0.2% vs monotherapy with brinzolamide or brimonidine in patients with open-angle glaucoma or ocular hypertension: results of a pooled analysis of two phase 3 studies. *Eye.* 2013;27(7):841-847.
89. Schuman JS. Effects of systemic beta-blocker therapy on the efficacy and safety of topical brimonidine and timolol. Brimonidine Study Groups 1 and 2. *Ophthalmology.* 2000;107(6):1171-1177.
90. Moroi SE, Raoof DA, Reed DM, Zollner S, Qin Z, Richards JE. Progress toward personalized medicine for glaucoma. *Expert Rev Ophthalmol.* 2009;4(2):145-161.

Análogos de prostaglandinas y compuestos relacionados

29

Las prostaglandinas, los tromboxanos y las prostaciclinas, llamados de manera colectiva *prostanoides*, son una subclase de *eicosanoides*, que son moléculas de señalización producidas por la oxidación del ácido araquidónico u otros ácidos grasos poliinsaturados. Después de que se sintetizan las prostaglandinas, estas son liberadas y transportadas fuera de las células por transportadores.[1] Las prostaglandinas que llegan a la circulación sistémica se inactivan en el pulmón y el hígado.[2] El primer efecto fisiológico observado para las prostaglandinas fue la contracción del útero humano después de la exposición al líquido seminal.[3] La observación ocular inicial de miosis en el gato se observó después de la exposición a extractos de iris.[4] En conejos, la aplicación tópica de 25 a 200 µg de prostaglandinas causó un aumento inicial de la presión intraocular (PIO), seguido de una reducción de la presión durante 15 a 20 horas, mientras que una dosis de 5 µg produjo hipotensión ocular sin un aumento inicial de la presión.[5] Los primeros estudios sobre dosis relativamente grandes de prostaglandinas tópicas revelaron inflamación con hiperemia conjuntival y rotura de la barrera hematoacuosa.[6] Estudios posteriores indicaron que cantidades más pequeñas de prostaglandinas redujeron la PIO, lo que condujo al desarrollo de esta clase de fármacos para el manejo médico del glaucoma.

Se realizaron varias modificaciones químicas importantes para mejorar la biodisponibilidad y convertirlo en un agonista del receptor de FP más selectivo (véase la definición de FP más adelante).[7] La adición de un anillo de fenilo a la cadena omega (p. ej., latanoprost, travoprost y bimatoprost) mejoró la selectividad por el receptor FP. Para mejorar la solubilidad, el grupo carboxilo C-1 se modificó con una etil amida en el caso del bimatoprost o un éster isopropílico para latanoprost, travoprost y la unoprostona. Esta modificación en el grupo carboxilo C-1 crea un profármaco lipofílico, que es hidrolizado por la córnea hacia la forma de fármaco de ácido libre.[8]

MECANISMOS DE ACCIÓN

Las prostaglandinas tienen una respuesta farmacológica mixta debido a la diversidad de receptores. Los receptores de prostaglandinas o prostanoides incluyen cuatro subtipos (EP, FP, IP y TP) de receptores para las prostaglandinas endógenas, PGD_2, PGE_2, $PGF_{2\alpha}$ y PGI_2 o TXA_2, de forma respectiva.[9] Los receptores de prostanoides pertenecen a la familia de los receptores acoplados a proteína G.[10] El receptor prostanoide FP existe en dos formas: tipo A para el receptor de longitud completa y tipo B para la variante de empalme, que está truncada o acortada en comparación con la forma de longitud completa.[11] Ambas formas de receptor FP se acoplan a la fosfolipasa C, que desencadena la liberación del segundo mensajero fosfato de inositol y, más adelante, activa una cascada de transducción molecular que conduce a la reducción de la PIO.

Los receptores de prostanoides están distribuidos en gran medida en los tejidos oculares, lo que explica los diversos efectos biológicos de los prostanoides en el ojo.[12] La expresión y distribución de los receptores de prostanoides en el ojo humano se ha determinado con estudios de unión de receptores de radioligandos y una variedad de métodos moleculares.[13-15] En la mayoría de los estudios en animales y humanos el efecto hipotensor ocular de las prostaglandinas, o lípidos hipotensores, no se explicó por la reducción de la producción de humor acuoso, la reducción de la presión venosa epiescleral o el aumento del flujo de salida acuoso convencional.[16-19] Después de unirse y activar a los receptores FP en el músculo liso ciliar, las prostaglandinas reducen la PIO ante todo al incrementar el flujo de salida uveoscleral (véase capítulo 2), aunque el mecanismo preciso no se comprende por completo. Dos posibles mecanismos que se han estudiado son la relajación del músculo ciliar y la remodelación de la matriz extracelular del músculo ciliar.

En estudios con monos la pilocarpina, que provoca la contracción del músculo ciliar (véase capítulo 33) y se sabe que reduce el flujo de salida uveoscleral, antagonizó la hipotensión ocular inducida por $PGF_{2\alpha}$.[20] Los estudios *in vitro* sobre la respuesta del músculo ciliar a la $PGF_{2\alpha}$ han sido contradictorios. La prostaglandina $F_{2\alpha}$ relajó de forma consistente las tiras de músculo ciliar fresco precontraídas con carbacol en ojos de mono.[21] De manera similar, la contracción trabecular y del músculo ciliar inducida por endotelina fue bloqueada por la unoprostona, un docosanoide, que es un metabolito del ácido docosahexaenoico.[22] Estudios en monos sugieren una acción dual de la $PGF_{2\alpha}$ sobre el músculo ciliar, que implica relajación y estrechamiento de inicio rápido y larga duración de los haces de fibras musculares, y una disolución del tejido conectivo intermuscular de desarrollo lento y de duración más corta.[23] Este y otros estudios han demostrado que los efectos dependen de la especie estudiada y el efecto del envejecimiento.[24] El uso clínico de pilocarpina y latanoprost se analiza en la sección "Interacción con otros medicamentos".

Existe mayor evidencia para apoyar el mecanismo de remodelación de la matriz extracelular del músculo ciliar. En las células de músculo liso cultivadas, la $PGF_{2\alpha}$ activa los receptores FP e inicia una cascada de transducción de señales que conduce a la inducción del factor de transcripción nuclear y c-FOS.[25] El factor de transcripción c-FOS se une a un elemento regulador especial de la transcripción de AP-1 en el promotor de ciertos genes, que conduce a la transcripción de esos genes en particular.[26] Una clase de genes que está regulada por el elemento regulador de la transcripción AP-1 es la familia de las metaloproteinasas de la matriz.[27] Las moléculas específicas de la familia de las metaloproteinasas de la matriz degradan sustratos de matriz extracelular, como ciertos colágenos, fibronectina o laminina. En cultivos de músculo ciliar, ciertos agentes similares a las prostaglandinas aumentan las metaloproteinasas de la matriz.[28,29] El colágeno tipo I, III y IV, la laminina, la fibronectina y los hialuronatos se redujeron en el músculo ciliar humano cultivado tratado con el ácido libre de latanoprost y $PGF_{2\alpha}$.[30] Este incremento mediado por prostaglandinas en ciertas metaloproteinasas de la matriz y el cambio en las moléculas de la matriz extracelular observados *in vitro* en las células cultivadas también se observaron *in vivo*.

En los monos, los métodos inmunohistoquímicos han identificado un aumento de la expresión de ciertas metaloproteinasas de la matriz en el músculo ciliar, la raíz del iris y la esclera.[31] Tanto el colágeno tipo IV como la miocilina (*MYOC*), antes conocida como gen de "respuesta a glucocorticoide inducible por la malla trabecular" (TIGR) (véase capítulo 9), parecen estar colocalizados en el músculo ciliar, y el tratamiento tópico con PGF$_{2\alpha}$-éster isopropílico disminuye la expresión de *MYOC* en ojos de mono.[32] Se han identificado cambios mediados por prostaglandinas en las metaloproteinasas de la matriz extracelular en el músculo ciliar,[33] lo que se correlaciona con la reducción de las moléculas de colágeno dentro de las vías de salida uveoescleral.[34] La evidencia colectiva de los datos apoya el hecho de que las prostaglandinas mejoran el flujo de salida uveoescleral al remodelar la matriz extracelular en la vía de salida uveoescleral, con posibles contribuciones de cierta relajación del músculo ciliar y cambio en la forma celular por alteración del citoesqueleto.

También se han estudiado otros posibles efectos de esta clase de fármacos. La evidencia en relación con el efecto potencial de las prostaglandinas sobre el flujo sanguíneo ocular en los diversos lechos vasculares del segmento anterior, así como la hemodinámica retiniana, coroidea y retrobulbar, no se comprende bien.[35] Se ha sugerido la interacción entre las prostaglandinas y las vías adrenérgicas con base en la observación de que los antagonistas adrenérgicos bloquearon el aumento en la facilidad total del flujo de salida inducido por PGE$_2$.[36] Parece que la clase de prostaglandinas PGE tiene un efecto aditivo en combinación con latanoprost en la reducción de la PIO en ojos glaucomatosos de mono al mejorar el flujo de salida trabecular.[37,38]

AGENTES ESPECÍFICOS

Latanoprost

Aprobado para su uso en 1996, el latanoprost fue la primera prostaglandina práctica en la clínica para el tratamiento del glaucoma. El latanoprost al 0.005%, administrado una vez al día, se ha comparado con el timolol al 0.5%, utilizado dos veces al día, en ensayos de 6 meses que incluyeron a pacientes con hipertensión ocular y glaucoma. Tres estudios incluyeron un total de 829 voluntarios. En uno de estos ensayos, la reducción de la PIO diurna a los 6 meses fue de 27% con timolol, 31% con latanoprost aplicado por la mañana, y 35% con latanoprost utilizado por la noche.[39] En los otros dos ensayos comparativos, el latanoprost se administró por la noche; un estudio reportó reducciones de la PIO diurna a los 6 meses de 32.7 y 33.7% para timolol y latanoprost, de forma respectiva, y el otro reportó reducciones de la PIO a los 6 meses de 4.9 ± 2.9 mm Hg y 6.7 ± 3.4 mm Hg para timolol y latanoprost, de modo respectivo.[40,41] A diferencia del timolol, el latanoprost reduce la PIO tanto durante la noche como durante el día, lo que proporciona una reducción uniforme de la PIO durante todo el día cuando se administra una vez al día, solo o en combinación con timolol.[42]

Se evaluó el efecto de latanoprost después de 2 años de tratamiento en 532 pacientes (496 y 113 fueron tratados durante 6 y 24 meses, de manera respectiva),[43] que continuaron con latanoprost en monoterapia como parte de un ensayo abierto de la fase inicial de 6 meses de un estudio de fase III en Escandinavia y Reino Unido.[39] En general, hubo una reducción de la PIO media similar a los 2 años, con una disminución de 8.9 mm Hg (34%), en comparación con los 6 meses, donde hubo una disminución de 8.2 mm Hg (32%). Del total de 532 pacientes, 20% fue retirado del tratamiento debido a eventos adversos oculares, que incluyen aumento del color del iris o alto riesgo de cambio de color del iris, eventos adversos no oculares o fracaso del tratamiento de la PIO. Para los pacientes con fracaso del tratamiento de la PIO, el control insuficiente de la PIO fue más común en personas con glaucoma de ángulo abierto que en aquellas con hipertensión ocular. Los pacientes que al inicio comenzaron con una PIO basal más alta tuvieron un mayor riesgo de fracaso del tratamiento de la PIO con la monoterapia con latanoprost.

Además de su eficacia para tratar la hipertensión ocular y el glaucoma de ángulo abierto, el latanoprost también se ha examinado en el glaucoma pediátrico. En general, el latanoprost parece ser seguro, pero tiende a ser menos eficaz para reducir la PIO en niños, que tienen diversas formas de glaucoma tratadas con terapias médicas antiglaucoma concomitantes, en comparación con los adultos.[44] Entre las diversas formas de glaucoma en la población pediátrica, al parecer los niños mayores y aquellos con glaucoma de ángulo abierto de inicio juvenil mostraron una mejor respuesta a este fármaco.[45]

Varios estudios prospectivos han examinado la eficacia del latanoprost para disminuir la PIO en pacientes con glaucoma crónico de ángulo cerrado. Se realizó un metaanálisis para evaluar la eficacia de los análogos de prostaglandinas en 1 090 pacientes de nueve ensayos clínicos aleatorizados con glaucoma de ángulo cerrado crónico, tratados con latanoprost, bimatoprost o travoprost en monoterapia.[46] La diferencia en la reducción absoluta de la PIO entre los análogos de prostaglandinas y el timolol varió de 0.4 a 1.6 mm Hg durante la curva diurna, 0.9 a 2.3 mm Hg en el pico, y 1.3 a 2.4 mm Hg en el efecto mínimo. Para el latanoprost la reducción relativa de la PIO fue de 31% durante la curva diurna, 34% en el efecto máximo y 31% en el efecto mínimo. Para el timolol, la reducción relativa de la PIO fue de 23% durante la curva diurna, 24% en el pico y 21% en el mínimo. Según este metaanálisis, el latanoprost es al menos tan eficaz como el timolol para reducir la PIO en ojos con glaucoma crónico de ángulo cerrado.

En otra serie de casos observacional y prospectiva, 137 pacientes asiáticos con glaucoma crónico de ángulo cerrado, que se definió como una malla trabecular no visible durante al menos 180 grados en la gonioscopia, fueron tratados con latanoprost.[47] Después de 12 semanas de tratamiento, el latanoprost redujo la PIO de 25.0 ± 5.5 mm Hg a 17.5 ± 5.0 mm Hg. El cambio porcentual en la PIO no se vio afectado por el grado de estrechamiento del ángulo o la extensión del cierre del ángulo sinequial.

Por último, en 32 pacientes que habían tenido iridectomía periférica previa y PIO inadecuada, la mitad del grupo fue asignado de modo aleatorio a latanoprost y la otra mitad a timolol.[48] El latanoprost redujo la PIO en 8.8 mm Hg (reducción de 34% desde un valor basal promedio de 25.7 mm Hg), en comparación con 5.7 mm Hg para timolol (reducción de 23% desde un valor basal de 25.2 mm Hg). Por lo tanto, cuando la elevación de la PIO persiste después de la iridectomía periférica en pacientes con glaucoma primario de ángulo cerrado, el latanoprost es eficaz para reducir la PIO.

Cabe destacar que la US Food and Drug Administration (FDA) aprobó una forma de latanoprost sin conservadores en 2018. Se encontró que tenía una reducción de la PIO similar a la del latanoprost con conservadores, con una disminución de la hiperemia conjuntival y una mejor tolerabilidad.[49]

Unoprostona

A diferencia del esqueleto molecular de 20 carbonos del ácido araquidónico, la unoprostona, también conocida como *UF-021*, puede considerarse un docosanoide, que es una molécula de 22 carbonos.

La unoprostona se ha utilizado en la clínica en Japón desde 1994 en una formulación al 0.12%. La unoprostona, al 0.15%, estuvo disponible para uso clínico en Estados Unidos en 2000. Los estudios en Japón han demostrado que la unoprostona al 0.12%, administrada dos veces al día, redujo la PIO entre 11 y 23% respecto al valor basal.[50-52]

Los estudios comparativos entre unoprostona y timolol han demostrado que la unoprostona no es tan eficaz como el timolol para disminuir la PIO.[53,54] La eficacia de la unoprostona también se ha comparado con la del latanoprost. En un estudio comparativo de grupos paralelos en un total de 108 pacientes, hubo una reducción media de la PIO de 6.7 mm Hg en el grupo tratado con latanoprost, en comparación con una reducción de 3.3 mm Hg en el grupo tratado con unoprostona.[55] Un estudio reciente demostró que el efecto diferencial de la unoprostona, en comparación con el bimatoprost y el latanoprost, sobre la actividad de ciertos inhibidores tisulares de la metaloproteinasa de la matriz en células de músculo liso del cuerpo ciliar humano cultivadas puede explicar la menor eficacia clínica de la unoprostona en comparación con otros agentes.[56]

Travoprost

El travoprost, también conocido como *AL-6221*, fue aprobado para uso clínico en Estados Unidos en 2001.[57] La efectividad del travoprost se ha comparado con la del timolol y el latanoprost. En un ensayo clínico de 9 meses en el que participaron 573 pacientes con glaucoma de ángulo abierto o hipertensión ocular, el travoprost mostró una disminución de la PIO de 30 a 33% respecto a la basal en comparación con 25 a 29% con timolol a 0.5%, dos veces al día.[58] En un estudio comparativo de 6 meses sobre travoprost y timolol en el que participaron 605 pacientes, la disminución de la PIO con respecto al valor basal varió de −6.5 a −8.0 mm Hg para el travoprost al 0.004%, y −5.2 a −7.0 mm Hg para el timolol.[59] En un ensayo clínico comparativo de 12 meses sobre travoprost, latanoprost y timolol en el que participaron 801 pacientes, el efecto reductor de la PIO del travoprost fue mayor que el del timolol y similar al del latanoprost.[60] En otro ensayo clínico de 426 pacientes con PIO no controlada con monoterapia con timolol, el travoprost condujo a una reducción adicional significativa de la PIO después de 6 meses de tratamiento.[61] También se ha demostrado que travoprost es eficaz para reducir la PIO en pacientes con glaucoma crónico de ángulo cerrado.[46,62]

Se observó que el travoprost es más eficaz para reducir la PIO en comparación con el latanoprost en pacientes de raza negra en comparación con pacientes que no son de raza negra.[60,63] Sin embargo, estudios posteriores no han reproducido esta observación. En un pequeño estudio multicéntrico, aleatorizado y enmascarado para el investigador, se asignó al azar a 83 pacientes con glaucoma de ángulo abierto que se identificaron como caucásicos o de otra raza (es decir, africanos, indios orientales, asiáticos o hispanos) para recibir uno de tres fármacos de prostaglandina-prostamida.[64] Después de 24 semanas de tratamiento, hubo una disminución significativa de la PIO en comparación con el valor basal. En este estudio no hubo diferencias en el efecto del tratamiento entre los tres fármacos o entre los dos grupos étnicos, y no hubo interacción entre la raza y el fármaco. Los resultados de este estudio confirmaron la observación en el Ocular Hypertension Treatment Study, de mayor tamaño.[65] La respuesta de la PIO a los análogos de prostaglandina fue un poco mayor en los participantes autodescritos como afroamericanos en comparación con los caucásicos, pero esta diferencia no fue de importancia estadística significativa. La mayor reducción de la PIO se asoció con una PIO basal más alta y una medición más delgada de la córnea central.

Bimatoprost

El bimatoprost, también conocido como *AGN 192024*, fue aprobado para su uso clínico en Estados Unidos en 2001. Su estructura química difiere de la PGF_{2a} y los demás análogos de prostaglandinas por tener un grupo etilo amida en la posición C-1. Existe una creciente evidencia que respalda la designación de este agente como prostamida, dada la identificación de los productos de oxidación derivados de la ciclooxigenasa-2 (COX-2) de los endocannabinoides y el reciente descubrimiento y desarrollo de los antagonistas de prostamida.[66-68]

El bimatoprost es hidrolizado por la córnea en menor grado que latanoprost, unoprostona y travoprost hacia la forma activa de ácido libre del fármaco.[8] La disminución de la PIO con el bimatoprost (reducción de 30.4% con una dosis una vez al día) es mayor que la del timolol (reducción de 26.2% con dosis dos veces al día).[69] Se han observado resultados de tratamiento similares en otros estudios clínicos que comparan bimatoprost y timolol.[70,71] El bimatoprost se ha comparado con el latanoprost y mostró un efecto similar de reducción de la PIO.[72-74] En un "estudio de cambio" comunitario en el que participaron 1 283 pacientes que fueron cambiados de tratamiento con latanoprost a bimatoprost, hubo una reducción media de la PIO de 3.4 mm Hg después de 2 meses de tratamiento con bimatoprost.[75] Sin embargo, en dicho estudio de "cambio", la reducción de la PIO observada puede reflejar tan solo una regresión a la media con mediciones repetidas de la PIO a lo largo del tiempo.[76]

También se ha demostrado que el bimatoprost reduce la PIO en pacientes con glaucoma crónico de ángulo cerrado. En un metaanálisis de nueve ensayos clínicos aleatorizados que incluyeron un total de 1 090 pacientes, el bimatoprost redujo la curva de la PIO diurna en 26%, la PIO máxima en 28% y la PIO mínima en 27%.[46] El timolol redujo la curva de PIO diurna en 23%, la PIO máxima en 24% y la PIO mínima en 21%. Otros estudios también demostraron que el bimatoprost fue eficaz en comparación con el latanoprost para reducir la PIO en el glaucoma crónico de ángulo cerrado.[77,78]

Existe cierta evidencia que respalda que el bimatoprost tiene actividad agonista del receptor FP y otro posible mecanismo de acción relacionado con el flujo de salida trabecular y una vía de señalización alternativa con base en un ensayo en iris felinos.[68,79,80]

Tafluprost

El tafluprost al 0.015%, un análogo fluorado de la prostaglandina F2a, fue el primer agente hipotensor ocular sin conservadores aprobado por la FDA, que obtuvo el visto bueno en 2012. En un ensayo aleatorizado se encontró que el tafluprost no era inferior al timolol sin conservadores, con un perfil similar de efectos secundarios.[81] En algunos países el tafluprost también está disponible en preparación con conservadores. Un estudio aleatorizado, que comparó tafluprost con conservador con latanoprost con conservador, encontró una reducción de la PIO similar entre los grupos.[82]

Latanoprosteno bunod

El latanoprosteno bunod al 0.024% fue aprobado por la FDA en 2017 para el tratamiento del glaucoma primario de ángulo abierto y la hipertensión ocular. Este nuevo fármaco, compuesto de óxido nítrico más un análogo del receptor de prostaglandina F2a, se convierte en ácido de latanoprost y mononitrato de butanodiol cuando se expone a esterasas en la superficie ocular. La PIO disminuye a través de mecanismos duales: el ácido de prostaglandina mejora el flujo de salida acuoso a través de la vía uveoescleral y el óxido nítrico aumenta el flujo de salida convencional al provocar la relajación de la malla trabecular. Los estudios APOLLO y LUNAR compararon el latanoprosteno bunod, todas las noches antes de acostarse, con timolol al 0.5% dos veces al día.[83,84] Se reportó que latanoprosteno bunod es más eficaz para reducir la PIO a menos de 18 mm Hg y a más de 25% del valor basal a los 3 meses. El estudio VOYAGER mostró que el latanoprosteno bunod al 0.024% logró una mayor reducción de la PIO que el latanoprost al 0.005%, con efectos secundarios comparables.[85]

Netarsudil–latanoprost

El netarsudil al 0.02%, con latanoprost al 0.005% como combinación fija, fue aprobado por la FDA en 2019 para el tratamiento del glaucoma crónico de ángulo abierto y la hipertensión ocular. Además del efecto reductor de la PIO del latanoprost, se cree que el netarsudil, un inhibidor de la Rho cinasa, reduce la PIO al aumentar el flujo de salida trabecular, disminuir la presión venosa epiescleral y reducir la producción de humor acuoso. En el estudio MERCURY se comparó el netarsudil-latanoprost con netarsudil y latanoprost usados solos, y se encontró que la combinación reduce la PIO más que cada fármaco en forma individual a los 3 meses. Sin embargo, los efectos secundarios, sobre todo hiperemia, fueron más altos en el grupo de terapia combinada.[86]

ADMINISTRACIÓN

El latanoprost al 0.005%, el travoprost al 0.004%, el bimatoprost al 0.01%, el tafluprost al 0.015% y el latanoprosteno bunod al 0.024% se administran de manera similar, una gota al día. La dosificación más frecuente de estos agentes en particular derivó en una eficacia reducida del fármaco.[69,87] Por el contrario, la unoprostona al 0.15% se administra dos veces al día.

El régimen de dosificación para esta clase de fármacos es inusual, dado que los datos farmacocinéticos indican una vida media de eliminación plasmática muy corta ($t_{1/2}$ de vida de 9.2 minutos después de la administración intravenosa y 2.3 minutos después de la administración tópica de latanoprost; $t_{1/2}$ de vida de 45 minutos después de la administración intravenosa de bimatoprost).[88-90] Esta molécula se dosifica en lo que parecen ser niveles homeopáticos, pero a esta dosis tiene efectos clínicos profundos sobre la reducción de la PIO en la mayoría de los pacientes. La explicación de este régimen de dosificación y la eficacia no se comprenden por completo con base en el conocimiento actual de la farmacología y el mecanismo de acción de esta clase de fármacos (como se mencionó en la sección anterior).

Se ha planteado el tema del efecto de la temperatura de almacenamiento con estos agentes, ya que un estudio reportó que el latanoprost muestra inestabilidad térmica y con la radiación ultravioleta.[91] Esto plantea cuestiones relacionadas con la estabilidad química de la molécula y con el papel de la composición del sistema de dispensación en la biodisponibilidad del fármaco. No se han reportado estudios comparativos con los demás agentes de esta clase de fármacos. Se ha sugerido que los frascos de latanoprost sin abrir se almacenen en refrigeración. Una vez abierto, latanoprost puede almacenarse a temperatura ambiente (hasta 25 °C o 77 °F) hasta por 6 semanas. Se recomienda almacenar los otros agentes a temperatura ambiente (15-25 °C o 59-77 °F para el bimatoprost; 2-25 °C o 36-77 °F para el travoprost y la unoprostona).

INTERACCIÓN FARMACOLÓGICA

Dada la reducción adicional de la PIO de 13 a 37% mediante la combinación de un fármaco para el flujo de salida uveoescleral junto con el supresor del flujo de entrada del humor acuoso timolol,[92,93] se han estudiado combinaciones fijas de los agentes de prostaglandinas con timolol. En otros países la combinación fija de latanoprost al 0.005% y timolol al 0.5% fue aprobada para su uso clínico en Europa en 2001, y ha demostrado ser eficaz y comparable con cada componente administrado por separado.[94-96] La combinación de travoprost al 0.004% y timolol al 0.5%, y bimatoprost y timolol al 0.5%, también están disponibles en otros países.[97-101] En la actualidad, ninguno de estos agentes está aprobado para su uso en Estados Unidos.

Se ha examinado la combinación de un agente prostaglandínico y un inhibidor de la anhidrasa carbónica (IAC) oral o tópico. En 24 pacientes con glaucoma se alcanzó una PIO media de 19.5 mm Hg durante el tratamiento con acetazolamida (250 mg, dos veces al día), que disminuyó a 16.8 mm Hg, una reducción de la PIO de 15%, después de 15 días de tratamiento combinado con latanoprost (al 0.005% una vez al día) y acetazolamida.[102] También se demostró que los IAC tópicos tienen un efecto reductor de la PIO adicional en combinación con el latanoprost.[103] Se observó un efecto similar con el travoprost.[104,105]

La combinación del agente prostaglandina bimatoprost y el agonista adrenérgico α₂ brimonidina se ha comparado con la de timolol y latanoprost en 28 pacientes.[106] La PIO media al inicio del estudio era de 24.8 mm Hg. Hubo una disminución de 8.5 a 9.0 mm Hg después del tratamiento con bimatoprost combinado con brimonidina, y de 7.5 a 7.7 mm Hg después del tratamiento con latanoprost combinado con timolol. Otro estudio comparó la terapia combinada de brimonidina y latanoprost con la combinación fija de timolol y dorzolamida en pacientes con glaucoma o hipertensión ocular.[107] La combinación de brimonidina y latanoprost se asoció con una reducción media de la PIO de 9.2 mm Hg, en comparación con una disminución de 6.7 mm Hg con la combinación fija de timolol-dorzolamida.

Al inicio, la interacción del latanoprost con agentes mióticos, como la pilocarpina, no estaba clara con base en la observación temprana de que la pilocarpina antagonizaba la hipotensión ocular inducida por PGF₂ₐ en monos.[20] Este hallazgo no fue sorprendente, ya que la pilocarpina contrae el músculo ciliar, lo que puede tanto disminuir el flujo de salida uveoscleral como aumentar la facilidad de flujo de salida trabecular al tirar del espolón escleral (véase capítulo 33). Por el contrario, el latanoprost reduce la PIO al mejorar el flujo de salida uveoescleral, tal vez mediante la relajación del músculo ciliar, pero sobre todo mediante la remodelación de la matriz extracelular (véase "Mecanismos de acción"). Esto es consistente con un estudio de biomicroscopia ecográfica de 36 jóvenes japoneses sanos que mostró que la pilocarpina a 2% aumentó el grosor del cuerpo ciliar en 8.3%, y el latanoprost al 0.005% lo redujo en 3.3%.[108]

Sin embargo, en ensayos clínicos se hizo evidente que la pilocarpina no altera el efecto reductor de la PIO del latanoprost,[109] y se demostró mediante métodos fluorofotométricos, neumotonométricos y venomanométricos que estos fármacos son aditivos.[110] En un estudio de 20 pacientes con hipertensión ocular que fueron tratados al inicio con pilocarpina al 2%, tres veces al día, o latanoprost al 0.005%, dos veces al día, la reducción de la PIO al final de 1 semana fue de 14.3% con pilocarpina sola y 23.4% con latanoprost solo.[111] Cuando se añadió pilocarpina al latanoprost, la reducción adicional de la PIO fue de 7.4%, en comparación con 14.2% cuando se añadió latanoprost a la pilocarpina. En pacientes en tratamiento médico máximo que incluía mióticos, latanoprost tuvo un efecto aditivo, con una reducción adicional de la PIO.[112,113] En general, hay pocos estudios que apoyen el cambio dentro de la clase de agentes prostaglandínicos. Se ha sugerido que la unoprostona puede tener una reducción aditiva de la PIO al latanoprost con base en un estudio de 41 pacientes.[114] Este efecto aditivo no fue apoyado en otro estudio de 52 pacientes en el que la mitad de los pacientes fue tratada al inicio con latanoprost durante 6 semanas seguidas de la adición de unoprostona, y la otra mitad de los pacientes se trató al inicio con unoprostona y luego se agregó latanoprost.[115] La combinación de unoprostona con latanoprost no derivó en una mayor reducción de la PIO en comparación con latanoprost solo. Parece que la unoprostona probablemente no sea muy útil como agente de prostaglandina adyuvante en pacientes que ya toman otro agente de prostaglandina.

Un pequeño número de pacientes no responden al latanoprost,[116,117] lo que también sería de esperar para los demás agentes relacionados con las prostaglandinas. En 15 pacientes que se clasificaron como no respondedores al latanoprost, definido como una reducción de la PIO inferior a 10% después de 6 a 8 semanas de tratamiento con latanoprost al 0.005% una vez al día, el bimatoprost una vez al día fue más eficaz que el latanoprost (promedio, 18.2 *vs.* 24.1 mm Hg, de forma respectiva).[118] No se comprende el mecanismo para explicar la variación en la respuesta de la PIO al latanoprost frente al bimatoprost en el mismo grupo de pacientes.

EFECTOS SECUNDARIOS

Se han reportado varios efectos secundarios para la clase de medicamentos prostaglandínicos para el glaucoma que parecen exclusivos de este grupo de medicamentos, en comparación con los otros tipos de medicamentos para el glaucoma. La mayoría de estos efectos secundarios se ha reportado con el uso de latanoprost, ya que la experiencia clínica ha sido más larga con este agente que con la unoprostona, el bimatoprost o el travoprost. Estos efectos secundarios varían en frecuencia. No todos fueron evidentes en los ensayos clínicos iniciales, lo que ilustra cómo se pueden observar algunos efectos imprevistos en el uso poscomercialización de un medicamento.

Toxicidad conjuntival

En general, según los diversos ensayos clínicos, los agentes relacionados con las prostaglandinas se asociaron con una mayor hiperemia conjuntival en comparación con los ojos tratados con timolol.[39-41,58,69] Las tasas de frecuencia de hiperemia en la etiqueta del producto son de 5 a 15% para el latanopros al 0.005%, 15 a 45% para el bimatoprost al 0.03%, 35 a 50% para el travoprost al 0.004%, y de 10 a 25% para la unoprostona al 0.15%. La enorme variación en la frecuencia de este efecto secundario entre los ensayos clínicos dependió del régimen de dosificación particular utilizado y del método empleado para determinar este hallazgo clínico, que puede ser provocado por el reporte del paciente, por la tasa de interrupción del tratamiento por hiperemia, por clasificación basada en fotografías clínicas, o por la puntuación de gravedad de los investigadores.[119] Varios estudios han comparado los fármacos relacionados con las prostaglandinas entre sí y, en general, todos los agentes relacionados con las prostaglandinas se asociaron con algún grado de hiperemia conjuntival.[73,120]

Se ha examinado el efecto del latanoprost sobre los fibroblastos conjuntivales y la conjuntiva. En conejos tratados con latanoprost tópico hubo una regulación al alza de la metaloproteinasa de matriz tipo 3 en comparación con los ojos de control y los tratados con timolol.[121] El latanoprost aumentó el número de fibroblastos que tiñeron positivo para antígeno nuclear de células proliferantes, un marcador de células proliferantes, en comparación con los ojos de conejo tratados de control.[122] Con 6 meses de tratamiento con latanoprost en los pacientes, el fármaco pareció tener efectos transitorios sobre la densidad de las células caliciformes, y se asoció con una disminución en el tamaño de las células epiteliales conjuntivales, según la tinción de citología de impresión, al comparar el estado antes y después del tratamiento.[123] En ese estudio no se examinó una población de pacientes de control. El efecto de estos agentes sobre la biología y la función conjuntivales no se comprende por completo con respecto al impacto de los medicamentos para el glaucoma sobre los tejidos y sobre el resultado de la cirugía filtrante.

Toxicidad corneal

La principal preocupación por la toxicidad corneal asociada con el tratamiento con prostaglandina es un ojo con antecedentes de queratitis por herpes simple. Hay reportes de casos de reactivación de queratitis por herpes simple en pacientes tratados con latanoprost o bimatoprost.[124,125] En un modelo de conejo, el latanoprost tópico aumentó la gravedad y la recurrencia de la queratitis herpética,[126] y la unoprostona no lo hizo.[127] En un paciente con antecedentes de queratitis herpética sería prudente una clase de fármaco alternativa para el tratamiento farmacológico inicial del glaucoma. Se han reportado lesiones epiteliales superficiales de la córnea después del tratamiento con latanoprost.[40,128] En un ensayo clínico de 1 año que comparó latanoprost, latanoprost-timolol en combinación fija y timolol, los tres tratamientos tuvieron efectos corneales a largo plazo similares con pocos cambios en la densidad de células endoteliales corneales y el grosor corneal.[129]

Inflamación ocular

Los efectos inflamatorios intraoculares de celularidad y flare en la cámara anterior y miosis, que resultan de la administración de grandes dosis de prostaglandinas, no se observaron en ojos de animales o humanos con las dosis asociadas con la respuesta hipotensora ocular.[130-132] Los sistemas de transporte absortivo de los procesos ciliares parecen evitar que las prostaglandinas y otros eicosanoides aplicados de forma tópica causen toxicidad retiniana.[133] Aunque en general esta clase de medicamentos es bien tolerada en un gran número de pacientes, unos cuantos pacientes desarrollaron uveítis anterior mientras se trataban con latanoprost, o edema macular quístico después del tratamiento con latanoprost.[134-138] De manera similar, se han reportado casos de edema macular quístico asociado con el uso de unoprostona, travoprost y bimatoprost.[139] Los datos sobre la asociación de las prostaglandinas con edema macular quístico seudofáquico posoperatorio son contradictorios. Un estudio de casos y controles encontró una relación de importancia estadística significativa entre el edema macular quístico y el uso de bimatoprost y travoprost-travoprost Z, pero no con el uso de latanoprost.[140] Por el contrario, un gran estudio de una base de datos de más de 81 000 ojos no encontró que el uso de análogos de prostaglandinas estuviera asociado con un mayor riesgo de edema macular quístico.[141] Se recomienda el uso cauteloso de esta clase de medicamentos en ojos con factores de riesgo de edema macular quístico.[139,142]

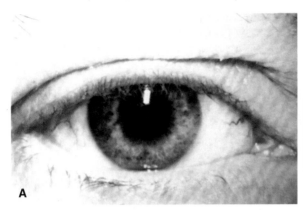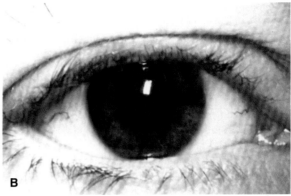

FIGURA 29-1 Efecto de pigmentación del tratamiento con prostaglandina. Apariencia del iris antes (**A**) y después (**B**) de 10 meses de terapia con prostaglandinas. Este efecto secundario del aumento de la pigmentación del iris se produce ante todo en individuos con un color de iris verde-marrón o azul-gris-marrón. (De: Watson P, Stjernschantz J. A six-month, randomized, double-masked study comparing latanoprost with timolol in open-angle glaucoma and ocular hypertension. The Latanoprost Study Group. *Ophthalmology.* 1996;103(1):126-137, con autorización.)

Efectos pigmentarios

El efecto secundario más visible de la clase de fármacos prostaglandinas es un incremento de la pigmentación en la piel periocular y el iris, y alteraciones en las pestañas de los párpados. Se ha reportado un aumento de la pigmentación de la piel periocular con el uso de agentes de prostaglandina.[143] Es importante instruir a los pacientes para que se limpien cualquier exceso de gotas en el área de la piel periocular para minimizar la exposición de dicha área a este efecto, que es reversible al suspender la exposición al fármaco. Se observó oscurecimiento del iris en 10% de los pacientes en un estudio,[39] y también con los otros agentes de prostaglandina.[144] Se reportó que esto ocurre con mayor frecuencia en ojos con iris de coloración mixta verde-marrón o azul-gris-marrón (**fig. 29-1**), pero también se ha reportado en un iris marrón.[39,145] El mecanismo parece ser similar en el iris y los melanocitos epidérmicos, con regulación al alza de la actividad de la tirosinasa en los melanocitos.[146,147] En el modelo de conejo pigmentado de un iris de color más claro por denervación simpática, el tratamiento de este ojo con latanoprost oscureció el iris en el ojo denervado.[148] Tanto los estudios de microscopia óptica como electrónica indican que el contenido de melanina está aumentado en los melanocitos del iris sin que haya proliferación de células.[149-151] Dado que la alteración en el color del iris se relaciona con los melanocitos del estroma del iris, no se espera que esto influya en la dispersión del pigmento o en el glaucoma pigmentario (véase capítulo 18), en los que la liberación de pigmento intraocular se debe a la alteración del epitelio pigmentado en la superficie posterior del iris.

Crecimiento de pestañas

Los reportes de alteraciones asociadas con las prostaglandinas en las pestañas incluyen hipertricosis y aumento de la pigmentación.[152] Su efecto sobre la prominencia de las pestañas se destaca aún más por la aprobación de la FDA del bimatoprost al 0.03% para el tratamiento de la hipotricosis de las pestañas. Para algunos pacientes, este efecto secundario es beneficioso y deseable, en especial en el contexto de la pérdida de cabello inducida por quimioterapia.[153] El mecanismo responsable de este efecto secundario involucra la estimulación de la fase de crecimiento del ciclo del cabello en la papila dérmica.[154]

Otras reacciones asociadas con el latanoprost incluyen dermatitis alérgica de contacto, quiste del iris asociado con latanoprost y dermatitis por herpes simple.[155-157]

Efectos sistémicos

Con respecto a los efectos secundarios sistémicos, la cantidad de prostaglandina que ingresa a la circulación a partir de las dosis bajas de su éster que se requieren para disminuir la PIO es una pequeña fracción de la cantidad de prostaglandinas endógenas que por lo regular se libera de casi todos los tejidos del cuerpo.[130] No se reportaron reacciones sistémicas significativas con latanoprost en ninguno de los ensayos clínicos.[39,40,158] En un estudio cruzado que comparó el efecto del tratamiento de 6 días con latanoprost y placebo, 24 pacientes con asma no presentaron alteraciones en la función respiratoria y síntomas asmáticos.[159] Otro estudio de 141 pacientes con glaucoma recién diagnosticado incluyó exámenes cardiovasculares y respiratorios al inicio del estudio y después de 3 meses de tratamiento con betaxolol, brimonidina, latanoprost o timolol.[160] No hubo cambios de importancia estadística significativa en las mediciones de espirometría en los pacientes tratados, con la excepción del timolol, que se asoció con una disminución en el flujo pico. Parece ser que los agentes prostaglandínicos tienen poco efecto clínico sobre los sistemas cardiaco y respiratorio.

PUNTOS CLAVE

▶ Los agentes de prostaglandinas son muy eficaces para reducir la PIO y se consideran los fármacos de primera línea para la mayoría de las formas de glaucoma.

▶ En niveles altos, estas hormonas locales ubicuas producen inflamación e hipertensión ocular, pero en cantidades más pequeñas reducen la PIO.

▶ El principal mecanismo de reducción de la PIO es la mejora del flujo de salida uveoescleral, sobre todo al alterar la matriz extracelular del músculo ciliar.

▶ Los agentes de prostaglandina se toleran bien y casi no tienen efectos secundarios sistémicos.

REFERENCIAS

1. Itoh S, Lu R, Bao Y, et al. Structural determinants of substrates for the prostaglandin transporter PGT. *Mol Pharmacol.* 1996;50(4):738-742.

2. Ferreira S, Vane JR. Prostaglandins: their disappearance and release into the circulation. *Nature.* 1967;216:868-873.

3. Kurzrok R, Lieb CC. Biochemical studies of human semen: II. The action of semen on the human uterus. *Proc Soc Exp Biol Med.* 1930;28:1056-1057.

4. Ambache N. Irin, a smooth-muscle contracting substance present in rabbit iris. *J Physiol.* 1955;129(3):65-66.

5. Camras C, Bito LZ, Eakins KE. Reduction of intraocular pressure by prostaglandins applied topically to the eyes of conscious rabbits. *Invest Ophthalmol Vis Sci.* 1977;16:1125-1134.

6. Giuffre G. The effects of prostaglandin F2 alpha in the human eye. *Graefes Arch Clin Exp Ophthalmol.* 1985;222(3):139-141.

7. Resul B, Stjernschantz J, Selen G, et al. Structure-activity relationships and receptor profiles of some ocular hypotensive prostanoids. *Surv Ophthalmol.* 1997;41(suppl 2):S47-S52.

8. Maxey KM, Johnson JL, LaBrecque J. The hydrolysis of bimatoprost in corneal tissue generates a potent prostanoid FP receptor agonist. *Surv Ophthalmol.* 2002;47(suppl 1):S34-S40.

9. Coleman RA, Smith WL, Narumiya S. International Union of Pharmacology classification of prostanoid receptors: properties, distribution, and structure of the receptors and their subtypes. *Pharmacol Rev.* 1994;46(2):205-229.

10. Pierce KL, Gil DW, Woodward DF, et al. Cloning of human prostanoid receptors. *Trends Pharmacol Sci.* 1995;16(8):253-256.

11. Pierce KL, Bailey TJ, Hoyer PB, et al. Cloning of a carboxyl-terminal isoform of the prostanoid FP receptor. *J Biol Chem.* 1997;272:883-887.

12. Bito LZ, Stjernschantz J, eds. *The Ocular Effects of Prostaglandins and Other Eicosanoids.* New York, NY: Alan R. Liss; 1989.

13. Matsuo T, Cynader MS. Localisation of prostaglandin F2 alpha and E2 binding sites in the human eye. *Br J Ophthalmol.* 1992;76(4):210-213.

14. Anthony TL, Pierce KL, Stamer WD, et al. Prostaglandin F2 alpha receptors in the human trabecular meshwork. *Invest Ophthalmol Vis Sci.* 1998;39(2):315-321.

15. Kamphuis W, Schneemann A, van Beek LM, et al. Prostanoid receptor gene expression profile in human trabecular meshwork: a quantitative real-time PCR approach. *Invest Ophthalmol Vis Sci.* 2001;42(13):3209-3215.

16. Lee PY, Podos SM, Severin C. Effect of prostaglandin F2 alpha on aqueous humor dynamics of rabbit, cat, and monkey. *Invest Ophthalmol Vis Sci.* 1984;25(9):1087-1093.

17. Crawford K, Kaufman PL, Gabelt BT. Effects of topical PGF2 alpha on aqueous humor dynamics in cynomolgus monkeys. *Curr Eye Res.* 1987;6(8):1035-1044.

18. Toris CB, Camras CB, Yablonski ME. Effects of PhXA41, a new prostaglandin F2 alpha analog, on aqueous humor dynamics in human eyes. *Ophthalmology.* 1993;100(9):1297-1304.

19. Serle JB, Podos SM, Kitazawa Y, et al. A comparative study of latanoprost (Xalatan) and isopropyl unoprostone (Rescula) in normal and glaucomatous monkey eyes. *Jpn J Ophthalmol.* 1998;42(2):95-100.

20. Crawford K, Kaufman PL. Pilocarpine antagonizes prostaglandin F2 alpha-induced ocular hypotension in monkeys. Evidence for enhancement of uveoscleral outflow by prostaglandin F2 alpha. *Arch Ophthalmol.* 1987;105(8):1112-1116.

21. Poyer JF, Millar C, Kaufman PL. Prostaglandin F2 alpha effects on isolated rhesus monkey ciliary muscle. *Invest Ophthalmol Vis Sci.* 1995;36(12):2461-2465.

22. Thieme H, Stumpff F, Ottlecz A, et al. Mechanisms of action of unoprostone on trabecular meshwork contractility. *Invest Ophthalmol Vis Sci.* 2001;42(13):3193-3201.

23. Crawford KS, Kaufman PL. Dose-related effects of prostaglandin F2 alpha isopropylester on intraocular pressure, refraction, and pupil diameter in monkeys. *Invest Ophthalmol Vis Sci.* 1991;32(3):510-519.

24. Gabelt BT, Gottanka J, Lutjen-Drecoll E, et al. Aqueous humor dynamics and trabecular meshwork and anterior ciliary muscle morphologic changes with age in rhesus monkeys. *Invest Ophthalmol Vis Sci.* 2003;44(5):2118-2125.

25. Lindsey JD, To HD, Weinreb RN. Induction of c-fos by prostaglandin F2 alpha in human ciliary smooth muscle cells. *Invest Ophthalmol Vis Sci.* 1994;35(1):242-250.

26. Karin M, Liu Z, Zandi E. AP-1 function and regulation. *Curr Opin Cell Biol.* 1997;9(2):240-246.

27. Woessner JF Jr. Matrix metalloproteinases and their inhibitors in connective tissue remodeling. *FASEB J.* 1991;5(8):2145-2154.

28. Weinreb RN, Kashiwagi K, Kashiwagi F, et al. Prostaglandins increase matrix metalloproteinase release from human ciliary smooth muscle cells. *Invest Ophthalmol Vis Sci.* 1997;38(13):2772-2780.

29. Kashiwagi K, Jin M, Suzuki M, et al. Isopropyl unoprostone increases the activities of matrix metalloproteinases in cultured monkey ciliary muscle cells. *J Glaucoma.* 2001;10(4):271-276.

30. Ocklind A. Effect of latanoprost on the extracellular matrix of the ciliary muscle. A study on cultured cells and tissue sections. *Exp Eye Res.* 1998;67(2):179-191.

31. Gaton DD, Sagara T, Lindsey JD, et al. Increased matrix metalloproteinases 1, 2, and 3 in the monkey uveoscleral outflow pathway after topical prostaglandin F(2 alpha)-isopropyl ester treatment. *Arch Ophthalmol.* 2001;119(8):1165-1170.

32. Lindsey JD, Gaton DD, Sagara T, et al. Reduced TIGR/myocilin protein in the monkey ciliary muscle after topical prostaglandin F(2alpha) treatment. *Invest Ophthalmol Vis Sci.* 2001;42(8):1781-1786.

33. Weinreb RN, Lindsey JD. Metalloproteinase gene transcription in human ciliary muscle cells with latanoprost. *Invest Ophthalmol Vis Sci.* 2002;43(3):716-722.

34. Sagara T, Gaton DD, Lindsey JD, et al. Topical prostaglandin F2alpha treatment reduces collagen types I, III, and IV in the monkey uveoscleral outflow pathway. *Arch Ophthalmol.* 1999;117(6):794-801.

35. Costa VP, Harris A, Stefansson E, et al. The effects of antiglaucoma and systemic medications on ocular blood flow. *Prog Retin Eye Res.* 2003;22(6):769-805.

36. Green K, Kim K. Interaction of adrenergic antagonists with prostaglandin E2 and tetrahydrocannabinol in the eye. *Invest Ophthalmol.* 1976;15(2):102-111.

37. Wang RF, Podos SM, Serle JB, et al. Effect of latanoprost or 8-iso prostaglandin E2 alone and in combination on intraocular pressure in glaucomatous monkey eyes. *Arch Ophthalmol.* 2000;118(1):74-77.

38. Dijkstra BG, Schneemann A, Hoyng PF. Flow after prostaglandin E1 is mediated by receptor-coupled adenylyl cyclase in human anterior segments. *Invest Ophthalmol Vis Sci.* 1999;40(11):2622-2626.

39. Alm A, Stjernschantz J. Effects on intraocular pressure and side effects of 0.005% latanoprost applied once daily, evening or morning. A comparison with timolol. Scandinavian Latanoprost Study Group. *Ophthalmology.* 1995;102(12):1743-1752.

40. Watson P, Stjernschantz J. A six-month, randomized, double-masked study comparing latanoprost with timolol in open-angle glaucoma and ocular hypertension. The Latanoprost Study Group. *Ophthalmology.* 1996;103(1):126-137.

41. Camras CB. Comparison of latanoprost and timolol in patients with ocular hypertension and glaucoma: a six-month masked, multicenter trial in the United States. The United States Latanoprost Study Group. *Ophthalmology.* 1996;103(1):138-147.

42. Racz P, Ruzsonyi MR, Nagy ZT, et al. Around-the-clock intraocular pressure reduction with once-daily application of latanoprost by itself or in combination with timolol. *Arch Ophthalmol.* 1996;114(3):268-273.

43. Hedman K, Watson PG, Alm A. The effect of latanoprost on intraocular pressure during 2 years of treatment. *Surv Ophthalmol.* 2002;47(suppl 1):S65-S76.

44. Coppens G, Stalmans I, Zeyen T, et al. The safety and efficacy of glaucoma medication in the pediatric population. *J Pediatr Ophthalmol Strabismus.* 2009;46(1):12-18.

45. Enyedi LB, Freedman SF. Latanoprost for the treatment of pediatric glaucoma. *Surv Ophthalmol.* 2002;47(suppl 1):S129-S132.

46. Cheng JW, Cai JP, Li Y, et al. A meta-analysis of topical prostaglandin analogs in the treatment of chronic angle-closure glaucoma. *J Glaucoma.* 2009;18(9):652-657.

47. Aung T, Chan YH, Chew PT. Degree of angle closure and the intraocular pressure-lowering effect of latanoprost in subjects with chronic angle-closure glaucoma. *Ophthalmology.* 2005;112(2):267-271.

48. Chew PT, Hung PT, Aung T. Efficacy of latanoprost in reducing intraocular pressure in patients with primary angle-closure glaucoma. *Surv Ophthalmol.* 2002;47(suppl 1):S125-S128.

49. Misiuk-Hojlo M, Pomorska M, Mulak M, et al. The RELIEF study: tolerability and efficacy of preservative-free latanoprost in the treatment of glaucoma or ocular hypertension. *Eur J Ophthalmol.* 2019;29(2):210-215.

50. Yamamoto T, Kitazawa Y, Azuma I, et al. Clinical evaluation of UF-021 (Rescula; isopropyl unoprostone). *Surv Ophthalmol.* 1997;41(suppl 2):S99-S103.

51. Azuma I, Masuda K, Kitazawa Y, et al. Double-masked comparative study of UF-021 and timolol ophthalmic solutions in patients with primary open-angle glaucoma or ocular hypertension. *Jpn J Ophthalmol.* 1993;37(4):514-525.

52. Takase M, Murao M, Koyano S, et al. Ocular effects of topical instillation of UF-021 ophthalmic solution in healthy volunteers [in Japanese]. *Nippon Ganka Gakkai Zasshi.* 1992;96(10):1261-1267.

53. Nordmann JP, Mertz B, Yannoulis NC, et al. A double-masked randomized comparison of the efficacy and safety of unoprostone with timolol and betaxolol in patients with primary open-angle glaucoma including exfoliation glaucoma or ocular hypertension. 6 month data. *Am J Ophthalmol.* 2002;133(1):1-10.

54. Stewart WC, Stewart JA, Kapik BM. The effects of unoprostone isopropyl 0.12% and timolol maleate 0.5% on diurnal intraocular pressure. *J Glaucoma.* 1998;7(6):388-394.

55. Susanna RJ, Giampani JJ, Borges AS, et al. A double-masked, randomized clinical trial comparing latanoprost with unoprostone in patients with open-angle glaucoma or ocular hypertension. *Ophthalmology.* 2001;108(2):259-263.

56. Ooi YH, Oh DJ, Rhee DJ. Effect of bimatoprost, latanoprost, and unoprostone on matrix metalloproteinases and their inhibitors in human ciliary body smooth muscle cells. *Invest Ophthalmol Vis Sci.* 2009;50(11):5259-5265.

57. Hellberg MR, McLaughlin MA, Sharif NA, et al. Identification and characterization of the ocular hypotensive efficacy of travoprost, a potent and selective FP prostaglandin receptor agonist, and AL-6598, a DP prostaglandin receptor agonist. *Surv Ophthalmol.* 2002;47(suppl 1):S13-S33.

58. Goldberg I, Cunha-Vaz J, Jakobsen JE, et al. Comparison of topical travoprost eye drops given once daily and timolol 0.5% given twice daily in patients with open-angle glaucoma or ocular hypertension. *J Glaucoma.* 2001;10(5):414-422.

59. Fellman RL, Sullivan EK, Ratliff M, et al. Comparison of travoprost 0.0015% and 0.004% with timolol 0.5% in patients with elevated intraocular pressure: a 6-month, masked, multicenter trial. *Ophthalmology.* 2002;109(5):998-1008.

60. Netland PA, Landry T, Sullivan EK, et al. Travoprost compared with latanoprost and timolol in patients with open-angle glaucoma or ocular hypertension. *Am J Ophthalmol.* 2001;132(4):472-484.

61. Orengo-Nania S, Landry T, Von Tress M, et al. Evaluation of travoprost as adjunctive therapy in patients with uncontrolled intraocular pressure while using timolol 0.5%. *Am J Ophthalmol.* 2001;132(6):860-868.

62. Chen MJ, Chen YC, Chou CK, et al. Comparison of the effects of latanoprost and travoprost on intraocular pressure in chronic angle-closure glaucoma. *J Ocul Pharmacol Ther.* 2006;22(6):449-454.

63. Netland PA, Robertson SM, Sullivan EK, et al. Response to travoprost in black and nonblack patients with open-angle glaucoma or ocular hypertension. *Adv Ther.* 2003;20(3):149-163.

64. Birt CM, Buys YM, Ahmed II, Trope GE. Prostaglandin efficacy and safety study undertaken by race (the PRESSURE study). *J Glaucoma.* 2010;19(7):460-467.

65. Mansberger SL, Hughes BA, Gordon MO, et al. Comparison of initial intraocular pressure response with topical beta-adrenergic antagonists and prostaglandin analogues in African American and white individuals in the Ocular Hypertension Treatment Study. *Arch Ophthalmol.* 2007;125(4):454-459.

66. Porter AC, Felder CC. The endocannabinoid nervous system: unique opportunities for therapeutic intervention. *Pharmacol Ther.* 2001;90(1):45-60.

67. Yu M, Ives D, Ramesha CS. Synthesis of prostaglandin E2 ethanolamide from anandamide by cyclooxygenase-2. *J Biol Chem.* 1997;272(34):21181-21186.

68. Woodward DF, Liang Y, Krauss AH. Prostamides (prostaglandin-ethanolamides) and their pharmacology. *Br J Pharmacol.* 2008;153(3):410-419.

69. Brandt JD, VanDenburgh AM, Chen K, et al. Comparison of once- or twice-daily bimatoprost with twice-daily timolol in patients with elevated IOP: a 3-month clinical trial. *Ophthalmology.* 2001;108(6):1023-1031.

70. Higginbotham EJ, Schuman JS, Goldberg I, et al. One-year, randomized study comparing bimatoprost and timolol in glaucoma and ocular hypertension. *Arch Ophthalmol.* 2002;120(10):1286-1293.

71. Laibovitz RA, VanDenburgh AM, Felix C, et al. Comparison of the ocular hypotensive lipid AGN 192024 with timolol: dosing, efficacy, and safety evaluation of a novel compound for glaucoma management. *Arch Ophthalmol.* 2001;119(7):994-1000.

72. DuBiner H, Cooke D, Dirks M, et al. Efficacy and safety of bimatoprost in patients with elevated intraocular pressure: a 30-day comparison with latanoprost. *Surv Ophthalmol.* 2001;45(suppl 4):S353-S360.

73. Gandolfi S, Simmons ST, Sturm R, et al; Bimatoprost Study Group. Three-month comparison of bimatoprost and latanoprost in patients with glaucoma and ocular hypertension. *Adv Ther.* 2001;18(3):110-121.

74. Noecker RS, Dirks MS, Choplin NT, et al. A six-month randomized clinical trial comparing the intraocular pressure-lowering efficacy of bimatoprost and latanoprost in patients with ocular hypertension or glaucoma. *Am J Ophthalmol.* 2003;135(1):55-63.

75. Bournias TE, Lee D, Gross R, et al. Ocular hypotensive efficacy of bimatoprost when used as a replacement for latanoprost in the treatment of glaucoma and ocular hypertension. *J Ocul Pharmacol Ther.* 2003;19(3):193-203.

76. Bhorade AM, Gordon MO, Wilson B, et al. Variability of intraocular pressure measurements in observation participants in the Ocular Hypertension Treatment Study. *Ophthalmology.* 2009;116(4):717-724.

77. How AC, Kumar RS, Chen YM, et al. A randomised crossover study comparing bimatoprost and latanoprost in subjects with primary angle closure glaucoma. *Br J Ophthalmol.* 2009;93(6):782-786.

78. Chen MJ, Chen YC, Chou CK, et al. Comparison of the effects of latanoprost and bimatoprost on intraocular pressure in chronic angle-closure glaucoma. *J Ocul Pharmacol Ther.* 2007;23(6):559-566.

79. Wan Z, Woodward DF, Cornell CL, et al. Bimatoprost, prostamide activity, and conventional drainage. *Invest Ophthalmol Vis Sci.* 2007;48(9):4107-4115.

80. Brubaker RF, Schoff EO, Nau CB, et al. Effects of AGN 192024, a new ocular hypotensive agent, on aqueous dynamics. *Am J Ophthalmol.* 2001;131(1):19-24.

81. Chabi A, Varma R, Tsai JC, et al. Randomized clinical trial of the efficacy and safety of preservative-free tafluprost and timolol in patients with open-angle glaucoma or ocular hypertension. *Am J Ophthalmol.* 2012;153(6):1187-1196.

82. Uusitalo H, Pillunat LE, Ropo A, et al. Efficacy and safety of tafluprost 0.0015% versus latanoprost 0.005% eye drops in open-angle glaucoma and ocular hypertension: 24-month results of a randomized, double-masked phase III study. *Acta Ophthalmol.* 2010;88(1):12-19.

83. Weinreb RN, Scassellati Sforzolini B, Wittitow J, et al. Latanoprostene bunod 0.024% versus timolol maleate 0.5% in subjects with open-angle glaucoma or ocular hypertension: the APOLLO study. *Ophthalmology.* 2016;123(5):965-973.

84. Medeiros FA, Martin KR, Peace J, et al. Comparison of latanoprostene bunod 0.024% and timolol maleate 0.5% in open-angle glaucoma or ocular hypertension: the LUNAR study. *Am J Ophthalmol.* 2016;168:250-259.

85. Weinreb RN, Ong T, Scassellati Sforzolini B. A randomized, controlled comparison of latanoprostene bunod and latanoprost 0.005% in the treatment of ocular hypertension and open angle glaucoma: the VOYAGER study. *Br J Ophthalmol.* 2015;99(6):738-745.

86. Asrani S, Robin AL, Serle JB, et al. Netarsudil/latanoprost fixed-dose combination for elevated intraocular pressure: 3-month data from a randomized phase 3 trial. *Am J Ophthalmol.* 2019;207:248-257.

87. Nagasubramanian S, Sheth GP, Hitchings RA, et al. Intraocular pressure-reducing effect of PhXA41 in ocular hypertension. Comparison of dose regimens. *Ophthalmology.* 1993;100(9):1305-1311.

88. Stjernschantz J, Selen G, Sjoquist B, et al. Preclinical pharmacology of latanoprost, a phenyl-substituted PGF2 alpha analogue. *Adv Prostaglandin Thromboxane Leukot Res.* 1995;23:513-518.

89. Woodward DF, Krauss AH, Chen J, et al. The pharmacology of bimatoprost (Lumigan). *Surv Ophthalmol.* 2001;45(suppl 4):S337-S345.

90. Sjoquist B, Stjernschantz J. Ocular and systemic pharmacokinetics of latanoprost in humans. *Surv Ophthalmol.* 2002;47(suppl 1):S6-S12.

91. Morgan PV, Proniuk S, Blanchard J, et al. Effect of temperature and light on the stability of latanoprost and its clinical relevance. *J Glaucoma.* 2001;10(5):401-405.

92. Villumsen J, Alm A. The effect of adding prostaglandin F2 alpha-isopropylester to timolol in patients with open angle glaucoma. *Arch Ophthalmol.* 1990;108(8):1102-1105.

93. Higginbotham EJ, Diestelhorst M, Pfeiffer N, et al. The efficacy and safety of unfixed and fixed combinations of latanoprost and other antiglaucoma medications. *Surv Ophthalmol.* 2002;47(suppl 1):S133-S140.

94. Polo V, Larrosa JM, Ferreras A, et al. Effect on diurnal intraocular pressure of the fixed combination of latanoprost 0.005% and timolol 0.5% administered in the evening in glaucoma. *Ann Ophthalmol (Skokie).* 2008;40(3-4):157-162.

95. Centofanti M, Oddone F, Vetrugno M, et al. Efficacy of the fixed combinations of bimatoprost or latanoprost plus timolol in patients uncontrolled with prostaglandin monotherapy: a multicenter, randomized, investigator-masked, clinical study. *Eur J Ophthalmol.* 2009;19(1):66-71.

96. Calissendorff B, Sjoquist B, Hogberg G, et al. Bioavailability in the human eye of a fixed combination of latanoprost and timolol compared to monotherapy. *J Ocul Pharmacol Ther.* 2002;18(2):127-131.

97. Rossi GC, Pasinetti GM, Bracchino M, et al. Switching from concomitant latanoprost 0.005% and timolol 0.5% to a fixed combination of travoprost 0.004%/timolol 0.5% in patients with primary open-angle glaucoma and ocular hypertension: a 6-month, multicenter, cohort study. *Expert Opin Pharmacother.* 2009;10(11):1705-1711.

98. Konstas AG, Mikropoulos D, Haidich AB, et al. Twenty-four-hour intraocular pressure control with the travoprost/timolol maleate fixed combination compared with travoprost when both are dosed in the evening in primary open-angle glaucoma. *Br J Ophthalmol.* 2009;93(4):481-485.

99. Gross RL, Sullivan EK, Wells DT, et al. Pooled results of two randomized clinical trials comparing the efficacy and safety of travoprost 0.004%/timolol 0.5% in fixed combination versus concomitant travoprost 0.004% and timolol 0.5%. *Clin Ophthalmol.* 2007;1(3):317-322.

100. Martinez A, Sanchez M. Efficacy and safety of bimatoprost/timolol fixed combination in the treatment of glaucoma or ocular hypertension. *Expert Opin Pharmacother.* 2008;9(1):137-143.

101. Brandt JD, Cantor LB, Katz LJ, et al. Bimatoprost/timolol fixed combination: a 3-month double-masked, randomized parallel comparison to its individual components in patients with glaucoma or ocular hypertension. *J Glaucoma.* 2008;17(3):211-216.

102. Rulo AH, Greve EL, Hoyng PF. Additive ocular hypotensive effect of latanoprost and acetazolamide. A short-term study in patients with elevated intraocular pressure. *Ophthalmology.* 1997;104(9):1503-1507.

103. Kimal Arici M, Topalkara A, Guler C. Additive effect of latanoprost and dorzolamide in patients with elevated intraocular pressure. *Int Ophthalmol.* 1998;22(1):37-42.

104. Boyer S, Gay D. Additive effect of dorzolamide hydrochloride to patients taking travoprost: a retrospective study. *Optometry.* 2008;79(9):501-504.

105. Reis R, Queiroz CF, Santos LC, et al. A randomized, investigator-masked, 4-week study comparing timolol maleate 0.5%, brinzolamide 1%, and brimonidine tartrate 0.2% as adjunctive therapies to travoprost 0.004% in adults with primary open-angle glaucoma or ocular hypertension. *Clin Ther.* 2006;28(4):552-559.

106. Netland PA, Michael M, Rosner SA, et al. Brimonidine Purite and bimatoprost compared with timolol and latanoprost in patients with glaucoma and ocular hypertension. *Adv Ther.* 2003;20(1):20-30.

107. Zabriskie N, Netland PA. Comparison of brimonidine/latanoprost and timolol/dorzolamide: two randomized, double-masked, parallel clinical trials. *Adv Ther.* 2003;20(2):92-100.

108. Mishima HK, Shoge K, Takamatsu M, et al. Ultrasound biomicroscopic study of ciliary body thickness after topical application of pharmacologic agents. *Am J Ophthalmol.* 1996;121(3):319-321.

109. Toris CB, Alm A, Camras CB. Latanoprost and cholinergic agonists in combination. *Surv Ophthalmol.* 2002;47(suppl 1):S141-S147.

110. Toris CB, Zhan GL, Zhao J, et al. Potential mechanism for the additivity of pilocarpine and latanoprost. *Am J Ophthalmol.* 2001;131(6):722-728.

111. Fristrom B, Nilsson SE. Interaction of PhXA41, a new prostaglandin analogue, with pilocarpine. A study on patients with elevated intraocular pressure. *Arch Ophthalmol.* 1993;111(5):662-665.

112. Patelska B, Greenfield DS, Liebmann JM, et al. Latanoprost for uncontrolled glaucoma in a compassionate case protocol. *Am J Ophthalmol.* 1997;124(3):279-286.

113. Shin DH, McCracken MS, Bendel RE, et al. The additive effect of latanoprost to maximum-tolerated medications with low-dose, high-dose, or no pilocarpine therapy. *Ophthalmology.* 1999;106(2):386-390.

114. Stewart WC, Sharpe ED, Stewart JA, et al. Additive efficacy of unoprostone isopropyl 0.12% (Rescula) to latanoprost 0.005%. *Am J Ophthalmol.* 2001;131(3):339-344.

115. Saito M, Takano R, Shirato S. Effects of latanoprost and unoprostone when used alone or in combination for open-angle glaucoma. *Am J Ophthalmol.* 2001;132(4):485-489.

116. Camras CB, Hedman K. Rate of response to latanoprost or timolol in patients with ocular hypertension or glaucoma. *J Glaucoma.* 2003;12(6):466-469.

117. Scherer WJ. A retrospective review of non-responders to latanoprost. *J Ocul Pharmacol Ther.* 2002;18(3):287-291.

118. Gandolfi SA, Cimino L. Effect of bimatoprost on patients with primary open-angle glaucoma or ocular hypertension who are nonresponders to latanoprost. *Ophthalmology.* 2003;110(3):609-614.

119. Feldman RM. Conjunctival hyperemia and the use of topical prostaglandins in glaucoma and ocular hypertension. *J Ocul Pharmacol Ther.* 2003;19(1):23-35.

120. Parrish RK, Palmberg P, Sheu WP. A comparison of latanoprost, bimatoprost, and travoprost in patients with elevated intraocular pressure: a 12-week, randomized, masked-evaluator multicenter study. *Am J Ophthalmol.* 2003;135(5):688-703.

121. Mietz H, Schlotzer-Schrehardt U, Strassfeld C, et al. Effect of latanoprost and timolol on the histopathology of the rabbit conjunctiva. *Invest Ophthalmol Vis Sci.* 2001;42(3):679-687.

122. Lark KK, Pasha AS, Yan X, et al. The effect of latanoprost and brimonidine on rabbit subconjunctival fibroblasts. *J Glaucoma.* 1999;8(1):72-76.

123. Moreno M, Villena A, Cabarga C, et al. Impression cytology of the conjunctival epithelium after antiglaucomatous treatment with latanoprost. *Eur J Ophthalmol.* 2003;13(6):553-559.

124. Wand M, Gilbert CM, Liesegang TJ. Latanoprost and herpes simplex keratitis. *Am J Ophthalmol.* 1999;127(5):602-604.

125. Kroll DM, Schuman JS. Reactivation of herpes simplex virus keratitis after initiating bimatoprost treatment for glaucoma. *Am J Ophthalmol.* 2002;133(3):401-403.

126. Kaufman HE, Varnell ED, Thompson HW. Latanoprost increases the severity and recurrence of herpetic keratitis in the rabbit. *Am J Ophthalmol.* 1999;127(5):531-536.

127. Kaufman HE, Varnell ED, Toshida H, et al. Effects of topical unoprostone and latanoprost on acute and recurrent herpetic keratitis in the rabbit. *Am J Ophthalmol.* 2001;131(5):643-646.

128. Sudesh S, Cohen EJ, Rapuano CJ, et al. Corneal toxicity associated with latanoprost. *Arch Ophthalmol.* 1999;117(4):539-540.

129. Lass JH, Eriksson GL, Osterling L, et al. Comparison of the corneal effects of latanoprost, fixed combination latanoprost-timolol, and timolol: a double-masked, randomized, one-year study. *Ophthalmology.* 2001;108(2):264-271.

130. Bito LZ, Draga A, Blanco J, et al. Long-term maintenance of reduced intraocular pressure by daily or twice daily topical application of prostaglandins to cat or rhesus monkey eyes. *Invest Ophthalmol Vis Sci.* 1983;24(3):312-319.

131. Camras CB, Friedman AH, Rodrigues MM, et al. Multiple dosing of prostaglandin F2 alpha or epinephrine on cynomolgus monkey eyes. III: Histopathology. *Invest Ophthalmol Vis Sci.* 1988;29(9):1428-1436.

132. Villumsen J, Alm A, Soderstrom M. Prostaglandin F2 alpha-isopropylester eye drops: effect on intraocular pressure in open-angle glaucoma. *Br J Ophthalmol.* 1989;73(12):975-979.

133. Bito LZ. Prostaglandins and other eicosanoids: their ocular transport, pharmacokinetics, and therapeutic effects [review]. *Trans Ophthalmol Soc UK.* 1986;105(pt 2):162-170.

134. Fechtner RD, Khouri AS, Zimmerman TJ, et al. Anterior uveitis associated with latanoprost. *Am J Ophthalmol.* 1998;126(1):37-41.

135. Warwar RE, Bullock JD, Ballal D. Cystoid macular edema and anterior uveitis associated with latanoprost use. Experience and incidence in a retrospective review of 94 patients. *Ophthalmology.* 1998;105(2):263-268.

136. Ayyala RS, Cruz DA, Margo CE, et al. Cystoid macular edema associated with latanoprost in aphakic and pseudophakic eyes. *Am J Ophthalmol.* 1998;126(4):602-604.

137. Miyake K, Ota I, Maekubo K, et al. Latanoprost accelerates disruption of the blood-aqueous barrier and the incidence of angiographic cystoid macular edema in early postoperative pseudophakias. *Arch Ophthalmol.* 1999;117(1):34-40.

138. Moroi SE, Gottfredsdottir MS, Schteingart MT, et al. Cystoid macular edema associated with latanoprost therapy in a case series of patients with glaucoma and ocular hypertension. *Ophthalmology.* 1999;106(5):1024-1029.

139. Wand M, Shields BM. Cystoid macular edema in the era of ocular hypotensive lipids. *Am J Ophthalmol.* 2002;133(3):393-397.

140. Wendel C, Zakrzewski H, Carleton B, et al. Association of postoperative topical prostaglandin analog or beta-blocker use and incidence of pseudophakic cystoid macular edema. *J Glaucoma.* 2018;27(5):402-406.

141. Chu CJ, Johnston RL, Buscombe C, et al. Risk factors and incidence of macular edema after cataract surgery: a database study of 81,984 eyes. *Ophthalmology.* 2016;123(2):316-323.

142. Miyake K, Ibaraki N. Prostaglandins and cystoid macular edema. *Surv Ophthalmol.* 2002;47(suppl 1):S203-S218.

143. Kook MS, Lee K. Increased eyelid pigmentation associated with use of latanoprost. *Am J Ophthalmol.* 2000;129(6):804-806.

144. Yamamoto T, Kitazawa Y. Iris-color change developed after topical isopropyl unoprostone treatment. *J Glaucoma.* 1997;6(6):430-432.

145. Chiba T, Kashiwagi K, Kogure S, et al. Iridial pigmentation induced by latanoprost ophthalmic solution in Japanese glaucoma patients. *J Glaucoma.* 2001;10(5):406-410.

146. Lindsey JD, Jones HL, Hewitt EG, et al. Induction of tyrosinase gene transcription in human iris organ cultures exposed to latanoprost. *Arch Ophthalmol.* 2001;119(6):853-860.

147. Kashiwagi K, Tsukamoto K, Suzuki M, et al. Effects of isopropyl unoprostone and latanoprost on melanogenesis in mouse epidermal melanocytes. *J Glaucoma.* 2002;11(1):57-64.

148. Zhan GL, Toris CB, Camras CB, et al. Prostaglandin-induced iris color darkening. An experimental model. *Arch Ophthalmol.* 1998;116(8):1065-1068.

149. Tsai JC, Sivak-Callcott JA, Haik BG, et al. Latanoprost-induced iris heterochromia and open-angle glaucoma: a clinicopathologic report. *J Glaucoma.* 2001;10(5):411-413.

150. Grierson I, Lee WR, Albert DM. The fine structure of an iridectomy specimen from a patient with latanoprost-induced eye color change. *Arch Ophthalmol.* 1999;117(3):394-396.

151. Pfeiffer N, Grierson I, Goldsmith H, et al. Histological effects in the iris after 3 months of latanoprost therapy: the Mainz 1 study. *Arch Ophthalmol.* 2001;119(2):191-196.

152. Johnstone MA, Albert DM. Prostaglandin-induced hair growth. *Surv Ophthalmol.* 2002;47(suppl 1):S185-S202.

153. Moroi SE. Eyelash preservation during chemotherapy and topical prostaglandin therapy. *Arch Int Med.* 2010;170(14):1269-1270.

154. Malkinson FD, Geng L, Hanson WR. Prostaglandins protect against murine hair injury produced by ionizing radiation or doxorubicin. *J Invest Dermatol.* 1993;101(1 suppl):135S-137S.

155. Jerstad KM, Warshaw E. Allergic contact dermatitis to latanoprost. *Am J Contact Dermat.* 2002;13(1):39-41.

156. Krohn J, Hove VK. Iris cyst associated with topical administration of latanoprost. *Am J Ophthalmol.* 1999;127(1):91-93.

157. Morales J, Shihab ZM, Brown SM, et al. Herpes simplex virus dermatitis in patients using latanoprost. *Am J Ophthalmol.* 2001;132(1):114-116.

158. Camras CB, Alm A, Watson P, et al. Latanoprost, a prostaglandin analog, for glaucoma therapy. Efficacy and safety after 1 year of treatment in 198 patients. Latanoprost Study Groups. *Ophthalmology.* 1996;103(11):1916-1924.

159. Hedner J, Everts B, Moller CS. Latanoprost and respiratory function in asthmatic patients: randomized, double-masked, placebo-controlled crossover evaluation. *Arch Ophthalmol.* 1999;117(10):1305-1309.

160. Waldock A, Snape J, Graham CM. Effects of glaucoma medications on the cardiorespiratory and intraocular pressure status of newly diagnosed glaucoma patients. *Br J Ophthalmol.* 2000;84(7):710-713.

Antagonistas del receptor β adrenérgico

30

Los receptores adrenérgicos son un blanco fisiológico importante y, dentro del ojo, estos receptores tienen un papel importante en la regulación de la dinámica del humor acuoso (véase capítulo 1). Después del desarrollo de los antagonistas de los receptores β adrenérgicos sistémicos, por lo regular conocidos como β bloqueadores, para aplicaciones cardiovasculares, más adelante se desarrollaron formulaciones tópicas de β bloqueadores para reducir la presión intraocular (PIO) en el tratamiento del glaucoma. El primer β bloqueador disponible comercialmente fue el propranolol, que se introdujo en 1967 para tratar las arritmias cardiacas, angina de pecho e hipertensión sistémica. Se encontró que este medicamento reduce la PIO cuando se administra por vía oral, tópica o intravenosa.[1-3] Sin embargo, muchos de estos compuestos causaron reacciones adversas, como anestesia corneal debida a la actividad estabilizadora de la membrana, problemas relacionados con el ojo seco, fibrosis subconjuntival, úlceras corneales y erupción cutánea.[2,4] Con mayor desarrollo e investigación se identificaron varios β bloqueadores sin estas reacciones adversas, y se introdujeron en el uso clínico. Se han desarrollado y aprobado varios medicamentos de combinación fija, que ayudan a los pacientes a simplificar su régimen de medicación.

ANTAGONISTAS DE LOS RECEPTORES β ADRENÉRGICOS

Mecanismos de acción

Los mecanismos precisos por los que el sistema simpático en los procesos ciliares actúa sobre la dinámica del humor acuoso son complejos y no se comprenden por completo (véase capítulo 1). Por ejemplo, los pacientes que tienen denervación simpática por síndrome de Horner posganglionar no presentan alteración del flujo de humor acuoso ni de la PIO.[5] Otro ejemplo clínico incluye pacientes que se han sometido a adrenalectomías bilaterales con pérdida de catecolaminas circulantes, y aún así conservaron el ritmo circadiano del flujo de humor acuoso y el efecto diurno del timolol sobre el flujo.[6] Otra observación interesante es que el timolol no es efectivo durante la noche, tiempo durante el cual el flujo acuoso suele ser menos de la mitad de la tasa de flujo diurno.[7] Estas observaciones clínicas en ciertas enfermedades, que se sabe afectan al sistema nervioso simpático y las condiciones fisiológicas normales, demuestran la complejidad de la regulación de la PIO.

Sin embargo, la farmacología de los receptores β adrenérgicos ha sido bien establecida en los tejidos involucrados en la regulación de la PIO. El subtipo β_2 se ha identificado en los procesos ciliares.[8-11] La influencia del timolol en la formación del humor acuoso puede estar relacionada con la inhibición de la síntesis de monofosfato cíclico de adenosina (AMPc) estimulada por catecolaminas, que se ha demostrado en estudios con conejos.[12,13] Además, se ha mostrado la presencia del subtipo β_2 en la malla trabecular humana.[14,15]

El flujo de humor acuoso es el principal mecanismo por el cual los β bloqueadores reducen la PIO. Se ha demostrado que el timolol tiene su principal efecto reductor de la PIO al reducir la producción de humor acuoso según estudios que utilizan métodos tonográficos y fluorofotométricos.[16] Este mismo estudio no mostró un efecto del timolol sobre la facilidad del flujo de salida.[16] Sin embargo, un estudio prospectivo reciente de gran tamaño con 113 participantes sanos expuso que un tratamiento de 1 semana con timolol al 0.5%, dos veces al día, redujo la PIO y disminuyó la facilidad de flujo de salida medido por neumatonografía de 2 minutos.[17] Este efecto sobre la facilidad de salida puede estar relacionado con la reducción del flujo de humor acuoso. Este hallazgo más reciente apoya inquietudes anteriores en relación con el posible efecto a largo plazo de la terapia con timolol en la red trabecular en primates que reveló degeneración de las células trabeculares, destrucción parcial de los haces, rarefacción de la malla y desconexión de las laminillas trabeculares de las fibras musculares ciliares.[18]

El efecto potencial de los β bloqueadores sobre el flujo sanguíneo ocular es complejo e involucra los diversos lechos vasculares, incluidos los vasos ciliares, retinianos, coroideos y retrobulbares ubicados dentro de sus respectivos tejidos.[19] Hay efectos contradictorios de los β bloqueadores tópicos sobre la presión de perfusión ciliar sistólica.[20] Se ha demostrado que el carteolol y el levobunolol aumentan el flujo sanguíneo pulsátil ocular.[21,22] Otro estudio mostró que el carteolol, en comparación con el placebo, no tuvo un efecto significativo sobre la circulación retiniana humana en relación con cambios en el diámetro de los vasos, la velocidad máxima de los eritrocitos y la tasa de flujo sanguíneo volumétrico.[18] En un estudio de pacientes con glaucoma de tensión normal, la imagen Doppler color de los vasos orbitarios mostró un aumento de la velocidad telediastólica y una disminución del índice de resistencia con el betaxolol, pero no con el timolol.[23] El levobunolol, betaxolol y carteolol no influyeron en la hemodinámica perimacular según lo determinado por simulación entóptica de campo azul en voluntarios sanos, lo que los investigadores pensaron que sugería una autorregulación normal.[24] No está claro si los β bloqueadores influyen en la clínica en el flujo sanguíneo ocular y si existe una diferencia significativa entre los agentes no selectivos y cardioselectivos.

Agentes específicos

El primer β bloqueador tópico disponible para el tratamiento del glaucoma fue el timolol. Los β bloqueadores disponibles comercialmente se analizan en el siguiente texto y se resumen en la **tabla 30-1**. Más adelante se desarrollaron otros β bloqueadores y, aunque son comparables con el timolol, varían según la potencia relativa de bloqueo beta, la selectividad por un receptor β específico y otras características (**tabla 30-2**).[25] Los siguientes β bloqueadores ya no están disponibles y por lo tanto no se discuten a continuación: D-timolol, atenolol, metoprolol, pindolol, nadolol y befunolol.

Timolol

Aprobado por la US Food and Drug Administration (FDA) en 1978, el timolol es un antagonista adrenérgico β_1 y β_2 no selectivo. Se encontró que el timolol carece de los efectos adversos relacionados con la

TABLA 30-1	β bloqueadores tópicos disponibles comercialmente	
Preparación genérica y nombres comerciales	**Concentraciones, %**	
Maleato de timolol[a]		
Timoptic	0.25, 0.5	
Timoptic Ocumeter Plus	0.25, 0.5	
Timoptic XE	0.5	
Timoptic XE Ocumeter Plus	0.25, 0.5	
Timoptic Ocudose	0.25, 0.5	
Timolol GFS	0.25, 0.5	
Istalol	0.5	
Hemihidrato de timolol[a]		
Betimol	0.25, 0.5	
Betaxolol HCl		
Betoptic S[b]	0.25, 0.5	
Levobunolol HCl[a]		
Betagan	0.25, 0.5	
Carteolol HCl[a]		
Ocupress	1.0	
Metipranolol HCl[a]		
OptiPranolol	0.3	
Timolol	0.5	
Con dorzolamida: Cosopt[c]; Cosopt PF[c]	0.2	
Con tartrato de brimonidina: Combigan[c]	0.2	

[a]*Puede haber otros productos genéricos disponibles para timolol y levobunolol.*
[b]*Suspensión.*
[c]*Combinación fija.*

anestesia corneal y la fibrosis subconjuntival en comparación con los β bloqueadores anteriores.[26] Los estudios con conejos revelaron un efecto de reducción de la PIO tanto en el ojo tratado como en el otro ojo no tratado.[27,28] Los estudios en primates han demostrado un efecto tópico del timolol sobre el flujo acuoso en el ojo contralateral no tratado, cuyo grado está relacionado con la dosis.[29] El efecto contralateral de los β bloqueadores también se ha demostrado en pacientes con glaucoma de ángulo abierto y pacientes con hipertensión ocular.[30, 31] La observación de la reducción de la PIO en el ojo contralateral no tratado sugiere que el fármaco se absorbe y ejerce su efecto a través de la circulación sistémica (*véase* "Efectos secundarios").

Las dosis únicas de timolol en individuos normotensos y en pacientes con glaucoma crónico de ángulo abierto (GCAA) redujeron la PIO.[31,32] Los ensayos a corto plazo con dosis múltiples con pacientes con glaucoma de ángulo abierto demostraron una reducción sostenida de la PIO.[33-36] En comparación con la pilocarpina, el timolol tuvo un efecto reductor de la PIO equivalente o un poco mayor.[37-40] En un estudio comparativo de timolol dos veces al día en comparación con pilocarpina cuatro veces al día, más pacientes que recibieron pilocarpina interrumpieron el estudio debido a un control inadecuado de la PIO, y aquellos que recibieron pilocarpina tuvieron un deterioro del campo visual mucho mayor.[41] En otro estudio comparativo, el yoduro de ecotiofato fue más efectivo que el timolol en el tratamiento del glaucoma en ojos con afaquia.[42]

Con la disponibilidad de timolol en solución formadora de gel, varios estudios clínicos han demostrado equivalencia en la reducción de la PIO para el timolol en gel dosificado una vez al día y la solución de timolol dos veces al día.[43,44] No se han reportado estudios similares que comparen la dosificación una vez al día de timolol en gel y timolol en solución. Este tema del diseño de estudios clínicos para comparar la eficacia de los β bloqueadores es relevante en la clínica, ya que la instilación de levobolol una vez al día proporcionó un control de la PIO similar al uso dos veces al día del mismo fármaco.[45,46]

Betaxolol

A diferencia del timolol y los otros β bloqueadores, el hidrocloruro de betaxolol es un antagonista β_1 adrenérgico cardioselectivo. Fue aprobado por la FDA para su uso como solución al 0.5% en 1985, y una suspensión al 0.25% en 1989. Aunque este fármaco es más selectivo en los receptores β_1, los estudios de ocupación del receptor del humor acuoso humano de ojos tratados con betaxolol sugieren un papel de bloqueo del receptor β_2.[47] El mecanismo de acción parece ser el mismo que el del timolol.[48]

En comparación con timolol a dosis de 0.25 y 0.5%, la magnitud de la reducción de la PIO en la mayoría de los estudios es un poco menor con el betaxolol, y puede haber una mayor necesidad de tratamiento adyuvante que con el timolol.[49,50] En un estudio de 153 pacientes con

TABLA 30-2	Propiedades farmacológicas de los β bloqueadores oculares				
Fármaco	**Potencia β bloqueadora relativa**	**Actividad agonista parcial (ASI)**	**Selectividad β1**	**Efecto anestésico sérico local**	**Vida media, *h***
Timolol	510	0	0	±	35
Betaxolol	110	0	±	0	1220
Levobunolol	50	0	0	0	6
Metipranolol	1.8	0	0	±	2
Carteolol	1	+	0	0	37

ASI, actividad simpaticomimética intrínseca; +, actividad presente; ±, efecto débil; 0, sin efecto.
Datos de Lee PS, Chruscicki DA. Pharmacology of ocular β-adrenoreceptor antagonists. En: Tasman W, Jaeger EA, eds. Duane's Foundations of Clinical Ophthalmology. *Vol 3. Philadelphia, PA: Lippincott, Williams & Wilkins; 2008.*

glaucoma cuyas PIO se controlaron con timolol, 50% de los pacientes que fueron cambiados a betaxolol de forma enmascarada y aleatoria tuvieron un aumento significativo de la PIO.[51]

Varios estudios clínicos han comparado la eficacia reductora de la PIO del betaxolol y los agonistas α-adrenérgicos. En un ensayo aleatorizado enmascarado de 4 meses que comparó el tratamiento dos veces al día con betaxolol al 0.25% con brimonidina al 0.2% en 188 pacientes con glaucoma o hipertensión ocular, las reducciones de la PIO medidas cerca del efecto máximo de estos fármacos mostraron disminuciones promedio de 5.9 mm Hg para la brimonidina y 3.8 mm Hg para el betaxolol.[52]

Levobunolol

El levobunolol (1-bunolol), un análogo del propranolol, es otro antagonista adrenérgico β_1 y β_2 no selectivo aprobado para su uso en 1996. En estudios a corto plazo, el inicio de un efecto hipotensor ocular ocurrió dentro de la primera hora después de la instilación, alcanzó su punto máximo a las 3 horas, y duró hasta 24 horas.[53] En los frascos comerciales, una gota del levobunolol original es más grande de manera significativa que la del timolol, que resulta del sistema de dispensación y el aumento de la viscosidad del levobunolol.[54] Sin embargo, el tamaño de la gota no parece influir en la eficacia o seguridad del fármaco.[55] El levobunolol es eficaz con la administración una vez al día en un alto porcentaje de pacientes,[56] y la instilación una vez al día de la concentración al 0.5% proporciona un control de la PIO similar al uso dos veces al día del mismo fármaco, y la concentración de 0.25%, una vez al día, proporciona un control adecuado en muchos casos.[45]

En estudios clínicos comparativos a corto y largo plazo, el levobunolol en diversas concentraciones fue equivalente al timolol con respecto a la eficacia hipotensora ocular y los efectos secundarios cuando los dos fármacos se administraron dos veces al día.[57,58] También se demostró que es equivalente al β bloqueador no selectivo metipranolol, pero tuvo una eficacia reductora de la presión mucho mayor que el betaxolol en un estudio de 3 meses.[59,60]

Carteolol

El carteolol, al 1%, es un antagonista β adrenérgico no selectivo con actividad simpaticomimética intrínseca aprobado para su uso en 1980. Esta última característica produce una respuesta agonista adrenérgica temprana y transitoria que no se encuentra en los otros β bloqueadores tópicos. En comparación con timolol, la eficacia hipotensora ocular y la duración de la acción fueron comparables en la mayoría de los estudios.[61,62] Sin embargo, se ha demostrado que el carteolol causa menos irritación ocular que el timolol.[63]

Los estudios con β bloqueadores sistémicos indican que la actividad simpatomimética intrínseca no interfiere con los beneficios terapéuticos de los β bloqueadores.[64] En la mayoría de los estudios que comparan carteolol y timolol, no hubo diferencias significativas en los efectos sobre el pulso o la presión arterial.[63,65] Aunque la actividad simpaticomimética intrínseca del carteolol no parece proteger contra los efectos cardiovasculares, como la reducción del pulso y la presión arterial, existe evidencia de que puede disminuir los riesgos cardiovasculares asociados con las anomalías del colesterol. Un ensayo comparativo de carteolol al 1% y timolol al 0.5% en 58 hombres adultos sanos normolipidémicos confirmó los hallazgos anteriores con respecto al timolol, y mostró un efecto mucho menor del carteolol sobre las lipoproteínas de alta densidad de colesterol (HDL).[66] La terapia con carteolol se asoció con una disminución de 3.3% en el nivel de HDL y un aumento de 4% en la relación colesterol total-HDL,

en comparación con 8 y 10%, de manera respectiva, con el timolol. Aunque las implicaciones de estos hallazgos no están claras para las poblaciones con glaucoma, subrayan la importancia de recomendar la oclusión nasolagrimal para minimizar la absorción sistémica de los β bloqueantes tópicos.

El carteolol o timolol en combinación con pilocarpina fue un poco menos eficaz que cuando los dos fármacos se administraron por separado.[67]

Metipranolol

Aprobado por la FDA en 1989, el metipranolol es un β bloqueador no selectivo que se ha demostrado, en un ensayo controlado con placebo, que reduce de manera significativa la PIO al disminuir la tasa de flujo acuoso sin efecto sobre el flujo de salida.[68] Los estudios comparativos han demostrado que es comparable con el timolol y el levobunolol en cuanto a eficacia y seguridad. El metipranolol está disponible comercialmente en una concentración de 0.3% (**tabla 30-1**).[69]

Medicamentos para el glaucoma de combinación fija con timolol

Los medicamentos tópicos de combinación fija ofrecen varias ventajas sobre los medicamentos que se usan por separado, que incluyen conveniencia para el paciente, mejor apego al tratamiento, menor exposición a conservadores y ahorros potenciales en los costos.[70] Los siguientes medicamentos de combinación fija con timolol están disponibles en el mercado. Estados Unidos: dorzolamida 2%, con timolol 0.5% (véase capítulo 32) y brimonidina al 2%, con timolol al 0.5% (véase capítulo 31). La dorzolamida de combinación fija 2%, con timolol al 0.5%, está disponible en una formulación sin conservadores, que puede ser beneficiosa para el paciente que presenta reacción adversa al cloruro de benzalconio. Hay otros medicamentos de combinación fija disponibles fuera de Estados Unidos: latanoprost al 0.005%, con timolol al 0.5%; y brinzolamida al 1%, con timolol al 0.5%.

Administración

Concentraciones

Los β bloqueadores disponibles comercialmente están formulados en diversas concentraciones (**tabla 30-1**). La experiencia inicial con pacientes con GCAA indicó que el efecto reductor máximo de la PIO del maleato de timolol se logra con la concentración de 0.5%.[26,32,35,41] Sin embargo, la eficacia hipotensora ocular con las concentraciones entre 0.25 y 0.5% ha demostrado ser igual durante al menos 1 año de terapia.[71] Los estudios de dosis-respuesta de la formación de humor acuoso en primates mostraron que una dosis de timolol tan pequeña como 2.5 µg puede suprimir el flujo acuoso en 20%, lo que sugiere que las dosis clínicas estándar pueden ser mayores de lo necesario.[72] Sin embargo, los individuos con iris más oscuros parecen requerir concentraciones más altas de timolol.[73] En un estudio el timolol tuvo un efecto hipotensor ocular significativo 1 hora después de la instilación en pacientes con iris azul, pero ningún efecto en los pacientes con ojos marrones, lo que tal vez se relaciona con la unión inespecífica del fármaco al pigmento.[74]

Frecuencia

Se ha demostrado una buena penetración corneal del timolol en ojos de conejos y humanos, con concentraciones máximas en el humor acuoso en ojos humanos en las primeras 1 a 2 h.[75,76] El efecto de reducción de la PIO alcanza su punto máximo alrededor de 2 h después de la administración y dura al menos 24 h.[26,32,77] La frecuencia óptima de administración en la mayoría de los casos es dos veces al día, aunque se ha demostrado que el tratamiento una vez al día es adecuado en muchos casos.[78,79] Se ha demostrado que el timolol tiene un efecto insignificante sobre la formación de humor acuoso durante el periodo nocturno.[7] Este estudio proporciona la justificación para aconsejar a los pacientes que utilicen timolol una vez al día por la mañana. Sin embargo, un estudio no mostró diferencias significativas si el timolol al 0.5% se administraba por la mañana o por la noche;[80] por lo tanto, en un esfuerzo por mejorar el apego al tratamiento es importante involucrar a los pacientes en su régimen de dosificación. Se encontró que el timolol en un vehículo en gel tiene una eficacia de 1 a 2 mm Hg mayor que la solución durante las 24 horas posteriores a la instilación.[61]

Cuando se interrumpe el uso de timolol después de una terapia prolongada, el flujo del humor acuoso no aumenta de forma significativa hasta el cuarto día, y el efecto de la PIO todavía puede verse 14 días después.[62] Esto puede reflejar la concentración del fármaco en los tejidos melanóticos y su lenta liberación. En conejos que recibieron timolol tópico durante 42 días, el fármaco todavía estaba presente en los tejidos oculares pigmentados 42 días después de haber suspendido el fármaco.[81]

Eficacia a largo plazo

Numerosos estudios a largo plazo han confirmado la eficacia continua de la terapia con timolol a largo plazo para muchos pacientes.[67,82-86] Sin embargo, en un número significativo de casos, la respuesta de la presión al timolol disminuirá con la administración prolongada. Esto ocurre en dos fases, que Boger[87] llamó "escape a corto plazo" y "deriva a largo plazo".

Escape a corto plazo

Muchos pacientes experimentarán una reducción dramática de la PIO con el inicio de la terapia con timolol. Sin embargo, la presión por lo general se eleva durante los siguientes días y se estabiliza en un nivel de mantenimiento.[37,88-90] La respuesta de la PIO en 1 hora al timolol no predice qué pacientes tendrán una pérdida significativa de capacidad de respuesta 3 a 4 semanas después.[90] Se ha demostrado que el número de receptores beta en los tejidos oculares aumenta durante los primeros días de la terapia con timolol,[91] lo que puede explicar este fenómeno de escape. En cualquier caso, es una buena práctica clínica esperar alrededor de 1 mes después de iniciar el tratamiento con timolol para determinar la eficacia del tratamiento.

Deriva a largo plazo

Cuando la PIO se estabiliza después del inicio de la terapia con timolol, el control se puede mantener en la mayoría de los casos. Sin embargo, algunos pacientes tienen una disminución lenta en la respuesta de presión al timolol, por lo general a partir de 3 meses a 1 año después de comenzar el tratamiento.[67,83-86,92-94] Los estudios fluorofotométricos indican que el flujo del humor acuoso es mayor en casi todos los pacientes después de 1 año de tratamiento con timolol en comparación con el valor 1 semana después de iniciar el tratamiento.[95] Algunos pacientes recuperan la capacidad de respuesta al timolol después de un periodo de lavado.

Interacciones medicamentosas

En el caso del timolol, el efecto combinado de timolol y un miótico es, para la mayoría de los pacientes, mucho mayor que el efecto de cualquiera de los medicamentos solos.[96-99] Aunque ya no está disponible en Estados Unidos, una formulación combinada de timolol al 0.5% y pilocarpina al 2 a 4% (TP2 y TP4), administrada dos veces al día, proporcionó una reducción de la PIO similar a la del timolol y la pilocarpina cuando se administraron por separado.[100]

Otra cuestión clínica importante es la eficacia y seguridad de los β bloqueadores tópicos combinados y los β bloqueadores orales. Los β bloqueadores orales se suelen utilizar para el tratamiento de diversos trastornos cardiovasculares, y han mejorado el resultado de los pacientes con insuficiencia cardiaca congestiva.[101,102] Estos β bloqueadores sistémicos también pueden afectar la PIO, y el uso concomitante de un tratamiento sistémico y tópico puede reducir la eficacia reductora de la PIO del β bloqueador tópico.[103-105] En general, el timolol tópico puede producir una reducción adicional de la PIO sin alterar el pulso o la presión arterial en pacientes tratados de forma previa con timolol oral, propranolol, alprenolol o metoprolol.[103,104,106]

Efectos secundarios

Toxicidad ocular

Las reacciones oculares adversas suelen ser bajas con el tratamiento con β bloqueadores tópicos. Esta clase de fármaco no afecta el tamaño pupilar ni la acomodación.[107] La película lagrimal puede alterarse en pacientes que tienen un flujo lagrimal basal bajo.[108-110] Se ha demostrado que la terapia a largo plazo con timolol afecta la capa mucosa de la película lagrimal.[111]

Sin embargo, ha habido reportes de reacciones alérgicas y tóxicas. En ocasiones puede haber ardor e hiperemia conjuntival, y a menudo se asocian con queratopatía puntiforme superficial y anestesia corneal.[80,112-115] Una reacción ocular grave está relacionada con el penfigoide cicatricial ocular, que se ha reportado que ocurre en pacientes que reciben timolol tópico.[116,117] En la mayoría de estos casos los pacientes también recibían medicamentos adicionales para el glaucoma, aunque algunos estaban recibiendo solo timolol cuando se diagnosticó el penfigoide. Los estudios de cultivo de tejidos con fibroblastos de Tenon humanos sugieren que los β bloqueadores no estimulan la proliferación celular de forma directa, pero pueden hacerlo por inflamación crónica causada por los efectos irritantes de los medicamentos antiglaucoma o los conservadores.[118] La exposición de la conjuntiva a estos medicamentos influye en el éxito de la cirugía filtrante para glaucoma. También se ha demostrado que los medicamentos antiglaucoma o sus conservadores cambian la apariencia del tejido y aumentan la presencia de células inflamatorias.[119]

La mayoría de las investigaciones en humanos y animales no ha mostrado toxicidad del tratamiento tópico con timolol sobre el endotelio corneal.[120-123] Un pequeño subgrupo de pacientes tratados con timolol puede tener una sensibilidad corneal disminuida notable.[80,115] Se reportaron erosiones epiteliales corneales en dos pacientes que usaban lentes de contacto permeables al gas poco después de comenzar la terapia tópica con timolol, y la combinación de timolol y una lente de contacto en conejos causó alteraciones marcadas en el epitelio y endotelio corneal.[124] Se describieron ocho pacientes en los que la combinación de defectos epiteliales y el tratamiento tópico con esteroides y β bloqueadores provocó la precipitación de depósitos de fosfato de calcio en el estroma superficial.[125]

Un efecto ocular en potencia grave que ha sido objeto de considerable investigación es la influencia de los β bloqueadores sobre el flujo sanguíneo ocular.[126] Si el fármaco reduce la perfusión vascular de la cabeza del nervio óptico, esto puede anular el beneficio de la PIO reducida. Existe evidencia contradictoria sobre este asunto. La ecografía Doppler de alta resolución sugirió que timolol mejora la velocidad de flujo de la arteria central de la retina en individuos sanos y diabéticos.[127,128] En el lecho vascular coroideo, el timolol no tiene un efecto significativo en personas sanas.[129] En un estudio en pacientes con glaucoma de tensión normal, la hemodinámica retiniana no se vio afectada por timolol.[130] Por tanto, la comprensión de los efectos del timolol sobre la hemodinámica ocular debe evaluarse en el contexto del tejido blanco perfundido por un lecho vascular específico.

La reacción ocular más problemática reportada con el metipranolol es una uveítis anterior granulomatosa, caracterizada por precipitados queráticos en grasa de carnero, flare y células, y elevación de la PIO. En Reino Unido se describieron 15 casos en un reporte, con referencia a 51 casos más de otras partes del país.[131] Siete pacientes, que se volvieron a retar con metipranolol, desarrollaron una reacción adversa en 14 días,[132] y el fármaco se retiró del uso clínico en Reino Unido. Un estudio retrospectivo de 1 306 pacientes tratados con metipranolol en Alemania reveló un bajo riesgo de uveítis asociada con el medicamento, y se asumió que el problema estaba relacionado con la formulación única utilizada en Reino Unido.[133] Sin embargo, se han reportado tres casos en Estados Unidos,[134,135] uno de los cuales se repitió cuando se volvió a retar de forma inadvertida.[135]

Para el betaxolol se notificó un caso en el que el edema macular cistoide afáquico se asoció con el tratamiento,[136] y se han descrito tres casos de cambios pigmentarios cutáneos perioculares, que volvieron a la normalidad tras la suspensión del tratamiento con betaxolol tópico.[137]

Toxicidad sistémica

Después del uso generalizado y prolongado de los β bloqueadores tópicos en el tratamiento del glaucoma, se hizo evidente que el uso tópico de esta clase de fármacos puede causar efectos secundarios sistémicos adversos.[138] Se ha reportado toxicidad sistémica con más frecuencia que las reacciones oculares, y en potencia constituye el efecto adverso más significativo de la terapia con β bloqueadores tópicos.[139]

Absorción sistémica

Los niveles plasmáticos medibles de timolol están presentes tras los primeros 8 minutos o menos después de la aplicación tópica.[140] Al comparar las concentraciones plasmáticas de timolol derivadas de la absorción sistémica de una solución formadora de gel una vez al día en comparación con la solución dos veces al día en un estudio de diseño cruzado, pareció haber niveles plasmáticos un poco más bajos detectados cuando seis participantes masculinos sanos recibieron la solución formadora de gel una vez al día en lugar de la solución dos veces al día.[141] Los efectos cardiovasculares de estos regímenes de dosificación en 43 pacientes mostraron una disminución semejante en la frecuencia cardiaca promedio en 24 horas, en comparación con el placebo.[142] Dadas las inquietudes en relación con la absorción sistémica de las formulaciones en gel y en solución de timolol, el papel de la oclusión de los puntos lagrimales después de la instilación del fármaco (véase capítulo 28) es importante, ya que hay evidencia de que esta acción reduce de forma significativa los niveles plasmáticos de timolol,[143] lo que puede ayudar a minimizar los efectos secundarios sistémicos. En un estudio se demostró que la instilación del fármaco a las 12 pm optimiza la relación entre la absorción ocular y sistémica, tal vez vinculada con la absorción del fármaco en el ojo y el torrente sanguíneo.[144]

Se ha reportado una diferencia en las concentraciones plasmáticas al comparar el betaxolol tópico al 0.5% con el timolol al 0.25%, que se administraron antes de la cirugía de catarata. Las concentraciones plasmáticas de betaxolol fueron más bajas que las de timolol, mientras que los niveles acuosos fueron dos veces más altos para el betaxolol que para el timolol.[145] En un estudio relacionado, estos mismos investigadores

determinaron que los niveles plasmáticos más altos de timolol absorbido en comparación con betaxolol podrían unirse de modo funcional con los receptores adrenérgicos β_1 y β_2 con base en métodos de unión de radioligandos.[47] En otro estudio, el timolol y el carteolol (también un β bloqueador no selectivo) bloquearon los efectos β_1 y β_2 del isoproterenol, pero el betaxolol tuvo una influencia mínima sobre el efecto de cualquiera de los receptores.[146] Los últimos investigadores sugieren que la baja tasa de difusión sistémica con betaxolol puede relacionarse con las altas propiedades lipofílicas y de unión a proteínas, que favorecen un alto nivel de difusión local y una fijación a proteínas lagrimales antes de que el fármaco llegue a la circulación general, donde se une a las proteínas plasmáticas, lo que deja solo una pequeña cantidad para circular de forma libre.[146]

Efectos cardiovasculares

El bloqueo de los receptores adrenérgicos β_1 ralentiza la frecuencia del pulso y debilita la contractilidad del miocardio. En la mayoría de los pacientes sanos estos efectos no tienen consecuencias, pero los individuos sanos pueden estar en riesgo en determinadas circunstancias, como el estrés de la cirugía o el ejercicio intenso.[144,147,148] La terapia tópica con timolol se ha asociado con bradicardia grave, arritmias, insuficiencia cardiaca y síncope.[112,149] La bradicardia inducida puede ser más pronunciada cuando el timolol se usa de forma concomitante con otros medicamentos, como la quinidina o el antagonista del calcio verapamilo.[150,151] El betaxolol tópico también se ha asociado con efectos secundarios cardiovasculares similares, como arritmia, bradicardia, paro sinusal y descompensación de la insuficiencia cardiaca congestiva.[152-154] Es prudente seleccionar otra clase de fármaco para el glaucoma debido a la posibilidad de complicaciones graves en pacientes con afecciones cardiacas preexistentes, como bradicardia sinusal, bloqueo cardiaco mayor que el de primer grado e insuficiencia cardiaca congestiva. Los β bloqueadores orales tienen un papel en el tratamiento de los pacientes con insuficiencia cardiaca congestiva.[101,102,155] Con base en un metaanálisis reciente, los β bloqueadores tópicos no parecen estar asociados con un exceso en la mortalidad cardiovascular.[156] La obtención de una historia clínica precisa y la evaluación de la frecuencia y el ritmo del pulso antes de iniciar un β bloqueador tópico debe identificar a la mayoría de los pacientes con contraindicaciones cardiovasculares potenciales.[139] También debe considerarse la comunicación con el médico de atención primaria del paciente acerca de los posibles efectos secundarios sistémicos de la terapia médica antiglaucoma tópica.

Efectos respiratorios

El bloqueo de los receptores β_2 adrenérgicos produce la contracción del músculo liso bronquial, lo que puede causar broncoespasmo y obstrucción de las vías respiratorias, en especial en asmáticos o en cualquier paciente con broncoespasmo que requiera xantinas o esteroides inhalados.[112,157,158] La incidencia relativa de exacerbaciones moderadas del asma aumentó de forma significativa en los primeros 30 días de uso de β bloqueadores tópicos no selectivos.[159] La disnea y los episodios de apnea pueden ser más comunes en los niños pequeños, y las madres en lactancia deben tomar precauciones, ya que se encontraron altos niveles de timolol en la leche de una madre que recibió timolol tópico.[160]

Efectos sobre el sistema nervioso central

Pueden presentarse efectos sobre el sistema nervioso central con la terapia con timolol, e incluyen depresión, ansiedad, confusión, disartria, alucinaciones, aturdimiento, somnolencia, debilidad, fatiga, sedante, comportamiento disociativo, desorientación y labilidad emocional.[112,161] También se han reportado efectos secundarios similares en asociación con la terapia con betaxolol.[162]

Efecto sobre los niveles de colesterol

Se sabe que los β bloqueadores orales alteran de modo negativo los perfiles de lípidos plasmáticos, y se ha demostrado que el timolol tópico al 0.5%, dos veces al día durante 2 meses, sin oclusión nasolagrimal, reduce las concentraciones de colesterol HDL en plasma, lo que aumenta el riesgo de enfermedad de las arterias coronarias.[163] Otro estudio no encontró efectos adversos significativos del timolol tópico sobre los niveles de lipoproteínas séricas,[164] aunque el tamaño de la muestra fue pequeño en una población heterogénea de pacientes sin controles. El tema de los β bloqueadores sobre el colesterol se analiza con más detalle en este capítulo, bajo la discusión del carteolol.

Otras reacciones sistémicas

Otras reacciones sistémicas que se han reportado en asociación con el tratamiento con timolol incluyen malestar gastrointestinal (náusea, diarrea y dolor cólico), trastornos dermatológicos (erupción maculopapular, alopecia y urticaria) e impotencia sexual.[80,112,165,166] Debido a que estas observaciones se realizaron en una población con predominancia de pacientes ancianos, es difícil confirmar una relación de causa y efecto en todos los casos. Sin embargo, la exacerbación de la miastenia grave y la respuesta alterada a los episodios hipoglucémicos en pacientes con diabetes son de mayor preocupación con el tratamiento con timolol, ya que pueden enmascarar los síntomas del ataque.[167,168]

PUNTOS CLAVE

▶ Los β bloqueantes tópicos reducen de forma significativa la PIO al disminuir el flujo del humor acuoso.

▶ Dada la disponibilidad de formulaciones genéricas, esta clase de medicamentos ofrece medicamentos antiglaucomas económicos y efectivos.

▶ Existen varios medicamentos de combinación fija con timolol que tienen ventajas potenciales para el paciente en cuanto a la reducción eficaz de la PIO.

▶ Están indicadas la instrucción adecuada para la oclusión nasolagrimal y la vigilancia cuidadosa de los efectos secundarios pulmonares y cardiacos en potencia graves asociados con los β bloqueadores, a fin de minimizar las reacciones sistémicas con esta clase de fármacos.

REFERENCIAS

1. Pandolfi M, Ohrstrom A. Treatment of ocular hypertension with oral beta-adrenergic blocking agents. *Acta Ophthalmol (Copenh)*. 1974;52(4):464-467.
2. Musini A, Fabbri B, Bergamaschi M, Mandelli V, Shanks RG. Comparison of the effect of propranolol, lignocaine, and other drugs on normal and raised intraocular pressure in man. *Am J Ophthalmol*. 1971;72(4):773-781.
3. Takats I, Szilvassy I, Kerek A. Intraocular pressure and circulation of aqueous humour in rabbit eyes following intravenous administration of propranolol (Inderal). *Graefe's archive Clin Exp Ophthalmol*. 1972;185(4):331-342.
4. Rahi AH, Chapman CM, Garner A, Wright P. Pathology of practolol-induced ocular toxicity. *Br J Ophthalmol*. 1976;60(5):312-323.
5. Wentworth WO, Brubaker RF. Aqueous humor dynamics in a series of patients with third neuron Horner's syndrome. *Am J Ophthalmol*. 1981;92(3):407-415.
6. Maus TL, Young WF Jr, Brubaker RF. Aqueous flow in humans after adrenalectomy. *Invest Ophthalmol Vis Sci*. 1994;35(8):3325-3331.
7. Topper JE, Brubaker RF. Effects of timolol, epinephrine, and acetazolamide on aqueous flow during sleep. *Invest Ophthalmol Vis Sci*. 1985;26(10):1315-1319.
8. Nathanson JA. Human ciliary process adrenergic receptor: pharmacological characterization. *Invest Ophthalmol Vis Sci*. 1981;21(6):798-804.
9. Trope GE, Clark B. Beta adrenergic receptors in pigmented ciliary processes. *Br J Ophthalmol*. 1982;66(12):788-792.
10. Wax MB, Molinoff PB. Distribution and properties of beta-adrenergic receptors in human iris-ciliary body. *Invest Ophthalmol Vis Sci*. 1987;28(3):420-430.
11. Bromberg BB, Gregory DS, Sears ML. Beta-adrenergic receptors in ciliary processes of the rabbit. *Invest Ophthalmol Vis Sci*. 1980;19(2):203-207.
12. Bartels SP, Roth HO, Jumblatt MM, Neufeld AH. Pharmacological effects of topical timolol in the rabbit eye. *Invest Ophthalmol Vis Sci*. 1980;19(10):1189-1197.
13. Nathanson JA. Adrenergic regulation of intraocular pressure: identification of beta 2-adrenergic-stimulated adenylate cyclase in ciliary process epithelium. *Proc Natl Acad Sci USA*. 1980;77(12):7420-7424.
14. Wax MB, Molinoff PB, Alvarado J, Polansky J. Characterization of beta-adrenergic receptors in cultured human trabecular cells and in human trabecular meshwork. *Invest Ophthalmol Vis Sci*. 1989;30(1):51-57.
15. Jampel HD, Lynch MG, Brown RH, Kuhar MJ, De Souza EB. Beta-adrenergic receptors in human trabecular meshwork. Identification and autoradiographic localization. *Invest Ophthalmol Vis Sci*. 1987;28(5):772-779.
16. Coakes RL, Brubaker RF. The mechanism of timolol in lowering intraocular pressure: in the normal eye. *Arch Ophthalmol*. 1978;96(11):2045-2048.
17. Kazemi A, McLaren JW, Trese MGJ, et al. Effect of timolol on aqueous humor outflow facility in healthy human eyes. *Am J Ophthalmol*. 2019;202:126-132.
18. Grunwald JE, Delehanty J. Effect of topical carteolol on the normal human retinal circulation. *Invest Ophthalmol Vis Sci*. 1992;33(6):1853-1856.
19. Costa VP, Harris A, Stefansson E, et al. The effects of antiglaucoma and systemic medications on ocular blood flow. *Prog Retin Eye Res*. 2003;22(6):769-805.
20. Pillunat L, Stodtmeister R. Effect of different antiglaucomatous drugs on ocular perfusion pressures. *J Ocul Pharmacol*. 1988;4(3):231-242.
21. Yamazaki S, Baba H, Tokoro T. Effects of timolol and carteolol on ocular pulsatile blood flow. *Nippon Ganka Gakkai Zasshi*. 1992;96(8):973-977.
22. Bosem ME, Lusky M, Weinreb RN. Short-term effects of levobunolol on ocular pulsatile flow. *Am J Ophthalmol*. 1992;114(3):280-286.
23. Harris A, Spaeth GL, Sergott RC, Katz LJ, Cantor LB, Martin BJ. Retrobulbar arterial hemodynamic effects of betaxolol and timolol in normal-tension glaucoma. *Am J Ophthalmol*. 1995;120(2):168-175.
24. Harris A, Shoemaker JA, Burgoyne J, Weinland M, Cantor LB. Acute effect of topical (beta-adrenergic antagonists on normal perimacular hemodynamics. *J Glaucoma*. 1995;4(1):36-40.
25. Lee PS, Chruscicki DA. *Pharmacology of Ocular β-adrenoreceptor Antagonists*. Philadelphia, PA: Harper & Row; 1992.
26. Katz I, Hubbard W, Getson A, Gould A. Intraocular pressure decrease in normal volunteers following timolol ophthalmic solution. *Invest Ophthalmol Vis Sci*. 1976;15(6):489-492.
27. Vareilles P, Silverstone D, Plazonnet B, Le Douarec J-C, Sears ML, Stone CA. Comparison of the effects of timolol and other adrenergic agents on intraocular pressure in the rabbit. *Invest Ophthalmol Vis Sci*. 1977;16(11):987-996.
28. Radius RL, Diamond GR, Pollack IP, Langham ME. Timolol. A new drug for management of chronic simple glaucoma. *Arch Ophthalmol*. 1978;96(6):1003-1008.
29. Bartels SP. Aqueous humor flow measured with fluorophotometry in timolol-treated primates. *Invest Ophthalmol Vis Sci*. 1988;29(10):1498-1504.
30. Spinelli D, Montanari P, Vigasio F, Cormanni V. Effects of timolol maleate on untreated contralateral eyes (author's transl). *J Fr Ophtalmol*. 1982;5(3):153-158.
31. Piltz J, Gross R, Shin DH, et al. Contralateral effect of topical beta-adrenergic antagonists in initial one-eyed trials in the ocular hypertension treatment study. *Am J Ophthalmol*. 2000;130(4):441-453.
32. Zimmerman TJ, Kaufman HE. Timolol. A beta-adrenergic blocking agent for the treatment of glaucoma. *Arch Ophthalmol*. 1977;95(4):601-604.
33. Ritch R, Hargett N, Podos S, Kass MA, Becker B. Retail cost of antiglaucoma drugs in two cities. *Am J Ophthalmol*. 1978;86(1):1-7.
34. Moss AP, Ritch R, Hargett NA, Kohn AN, Smith H Jr, Podos SM. A comparison of the effects of timolol and epinephrine on intraocular pressure. *Am J Ophthalmol*. 1978;86(4):489-495.

35. Zimmerman TJ, Kass MA, Yablonski ME, Becker B. Timolol maleate: efficacy and safety. *Arch Ophthalmol.* 1979;97(4):656-658.

36. LeBlanc R, Krip G. Timolol: Canadian multicenter study. *Ophthalmology.* 1981;88(3):244-248.

37. Boger WP III, Steinert RF, Puliafito CA, Pavan-Langston D. Clinical trial comparing timolol ophthalmic solution to pilocarpine in open-angle glaucoma. *Am J Ophthalmol.* 1978;86(1):8-18.

38. Hass I, Drance SM. Comparison between pilocarpine and timolol on diurnal pressures in open-angle glaucoma. *Arch Ophthalmol.* 1980;98(3):480-481.

39. Merte HJ, Merkle W. Experiences in a double-blind study with different concentrations of timolol and pilocarpine (author's transl). *Klin Monbl Augenheilkd.* 1980;177(4):443-450.

40. Calissendorff B, Maren N, Wettrell K, Ostberg A. Timolol versus pilocarpine separately or combined with acetazolamide-effects on intraocular pressure. *Acta Ophthalmol (Copenh).* 1980;58(4):624-631.

41. Vogel R, Crick RP, Mills KB, et al. Effect of timolol versus pilocarpine on visual field progression in patients with primary open-angle glaucoma. *Ophthalmology.* 1992;99(10):1505-1511.

42. Christakis C, Mangouritsas N. Comparative studies of the pressure-lowering effect of timolol and phospholine iodide (author's transl). *Klin Monbl Augenheilkd.* 1981;179(3):197-200.

43. Schenker H, Maloney S, Liss C, Gormley G, Hartenbaum D. Patient preference, efficacy, and compliance with timolol maleate ophthalmic gel-forming solution versus timolol maleate ophthalmic solution in patients with ocular hypertension or open-angle glaucoma. *Clin Ther.* 1999;21(1):138-147.

44. Konstas AG, Mantziris DA, Maltezos A, Cate EA, Stewart WC. Comparison of 24 hour control with Timoptic 0.5% and Timoptic-XE 0.5% in exfoliation and primary open-angle glaucoma. *Acta Ophthalmol Scand.* 1999;77(5):541-543.

45. Derick RJ, Robin AL, Tielsch J, et al. Once-daily versus twice-daily levobunolol (0.5%) therapy. A crossover study. *Ophthalmology.* 1992;99(3):424-429.

46. Wandel T, Fishman D, Novack GD, Kelley E, Chen KK. Ocular hypotensive efficacy of 0.25% levobunolol instilled once daily. *Ophthalmology.* 1988;95(2):252-255.

47. Vuori ML, Ali-Melkkila T, Kaila T, Iisalo E, Saari KM. Beta 1- and beta 2-antagonist activity of topically applied betaxolol and timolol in the systemic circulation. *Acta Ophthalmol (Copenh).* 1993;71(5):682-685.

48. Reiss GR, Brubaker RF. The mechanism of betaxolol, a new ocular hypotensive agent. *Ophthalmology.* 1983;90(11):1369-1372.

49. Berry DP Jr, Van Buskirk EM, Shields MB. Betaxolol and timolol. A comparison of efficacy and side effects. *Arch Ophthalmol.* 1984;102(1):42-45.

50. Allen RC, Hertzmark E, Walker AM, Epstein DL. A double-masked comparison of betaxolol vs timolol in the treatment of open-angle glaucoma. *Am J Ophthalmol.* 1986;101(5):535-541.

51. Vogel R, Tipping R, Kulaga SF, Clineschmidt CM. Changing therapy from timolol to betaxolol. Effect on intraocular pressure in selected patients with glaucoma. Timolol-Betaxolol Study Group. *Arch Ophthalmol.* 1989;107(9):1303-1307.

52. Javitt J, Goldberg I. Comparison of the clinical success rates and quality of life effects of brimonidine tartrate 0.2% and betaxolol 0.25% suspension in patients with open-angle glaucoma and ocular hypertension. Brimonidine Outcomes Study Group II. *J Glaucoma.* 2000;9(5):398-408.

53. Duzman E, Ober M, Scharrer A, Leopold IH. A clinical evaluation of the effects of topically applied levobunolol and timolol on increased intraocular pressure. *Am J Ophthalmol.* 1982;94(3):318-327.

54. Schwartz JS, Christensen RE, Lee DA. Comparison of timolol maleate and levobunolol: doses and volume per bottle. *Arch Ophthalmol.* 1989;107(1):17.

55. Charap AD, Shin DH, Petursson G, et al. Effect of varying drop size on the efficacy and safety of a topical beta blocker. *Ann Ophthalmol.* 1989;21(9):351-357.

56. Rakofsky SI, Melamed S, Cohen JS, et al. A comparison of the ocular hypotensive efficacy of once-daily and twice-daily levobunolol treatment. *Ophthalmology.* 1989;96(1):8-11.

57. Long D, Zimmerman T, Spaeth G, Novack G, Burke PJ, Duzman E. Minimum concentration of levobunolol required to control intraocular pressure in patients with primary open-angle glaucoma or ocular hypertension. *Am J Ophthalmol.* 1985;99(1):18-22.

58. The Levobunolol Study Group Levobunolol. A four-year study of efficacy and safety in glaucoma treatment. *Ophthalmology.* 1989;96(5):642-645.

59. Krieglstein GK, Kontic D. Nadolol and labetalol: comparative efficacy of two beta-blocking agents in glaucoma. *Albrecht von Graefes Archiv Klin Exp Ophthalmol.* 1981;216(4):313-317.

60. Long DA, Johns GE, Mullen RS, et al. Levobunolol and betaxolol. A double-masked controlled comparison of efficacy and safety in patients with elevated intraocular pressure. *Ophthalmology.* 1988;95(6):735-741.

61. Laurence J, Holder D, Vogel R, et al. A double-masked, placebo-controlled evaluation of timolol in a gel vehicle. *J Glaucoma.* 1993;2(3):177-182.

62. Schlecht LP, Brubaker RF. The effects of withdrawal of timolol in chronically treated glaucoma patients. *Ophthalmology.* 1988;95(9):1212-1216.

63. Negishi C. Ocular effects of beta-blocking agent carteolol on healthy volunteers and glaucoma patients. *Jpn J Ophthalmol.* 1981;25(4):464-476.

64. Frishman W. The significance of intrinsic sympathomimetic activity in beta-adrenoreceptor blocking agents. *Cardiovasc Rev Rep.* 1982;3:503-512.

65. Scoville B, Mueller B, White BG, Krieglstein GK. A double-masked comparison of carteolol and timolol in ocular hypertension. *Am J Ophthalmol.* 1988;105(2):150-154.

66. Freedman SF, Freedman NJ, Shields MB, et al. Effects of ocular carteolol and timolol on plasma high-density lipoprotein cholesterol level. *Am J Ophthalmol.* 1993;116(5):600-611.

67. Merte HJ, Merkle W. Results of long-term treatment of glaucoma with timolol ophthalmic solution (author's transl). *Klin Monbl Augenheilkd.* 1980;177(5):562-571.

68. Serle JB, Lustgarten JS, Podos SM. A clinical trial of metipranolol, a non-cardioselective beta-adrenergic antagonist, in ocular hypertension. *Am J Ophthalmol.* 1991;112(3):302-307.

69. Kruse W. Metipranolol--a new beta-blocker. *Klin Monbl Augenheilkd.* 1983;182(6):582-584.

70. Higginbotham EJ. Considerations in glaucoma therapy: fixed combinations versus their component medications [review]. *Clin Ophthalmology.* 2010;4:1-9.

71. DuBiner HB, Hill R, Kaufman H, et al. Timolol hemihydrate vs timolol maleate to treat ocular hypertension and open-angle glaucoma. *Am J Ophthalmol.* 1996;121(5):522-528.

72. Robinson JC, Kaufman PL. Dose-dependent suppression of aqueous humor formation by timolol in the cynomolgus monkey. *J Glaucoma.* 1993;2(4):251-256.

73. Katz IM, Berger ET. Effects of iris pigmentation on response of ocular pressure to timolol. *Surv Ophthalmol.* 1979;23(6):395-398.

74. Salminen L, Imre G, Huupponen R. The effect of ocular pigmentation on intraocular pressure response to timolol. *Acta Ophthalmologica Suppl.* 1985;173:15-18.

75. Schmitt CJ, Lotti VJ, LeDouarec JC. Penetration of timolol into the rabbit eye. Measurements after ocular instillation and intravenous injection. *Arch Ophthalmol.* 1980;98(3):547-551.

76. Phillips CI, Bartholomew RS, Kazi G, Schmitt CJ, Vogel R. Penetration of timolol eye drops into human aqueous humour. *Br J Ophthalmol.* 1981;65(9):593-595.

77. Zimmerman TJ, Kaufman HE. Timolol, dose response and duration of action. *Arch Ophthalmol.* 1977;95(4):605-607.

78. Soll DB. Evaluation of timolol in chronic open-angle glaucoma. Once a day vs twice a day. *Arch Ophthalmol.* 1980;98(12):2178-2181.

79. Yalon M, Urinowsky E, Rothkoff L, Treister G, Blumenthal M. Frequency of timolol administration. *Am J Ophthalmol.* 1981;92(4):526-529.

80. Van Buskirk EM. Corneal anesthesia after timolol maleate therapy. *Am J Ophthalmol.* 1979;88(4):739-743.

81. Trope GE, Menon IA, Liu GS, Thibodeau JR, Becker MA, Persad SD. Ocular timolol levels after drug withdrawal: an experimental model. *Can J Ophthalmol.* 1994;29(5):217-219.

82. Krieglstein GK. A follow-up study on the intraocular pressure response of timolol eye drops (author's transl). *Klin Monbl Augenheilkd.* 1979;175(5):627-633.

83. Airaksinen PJ, Valle O, Takki KK, Klemetti A. Timolol treatment of chronic open-angle glaucoma and ocular hypertension. A 2.5-year multicenter study. *Graefe's Arch Clin Exp Ophthalmol.* 1982;219(2):68-71.

84. Blika S, Saunte E. Timolol maleate in the treatment of glaucoma simplex and glaucoma capsulare. A three-year follow up study. *Acta Ophthalmol (Copenh).* 1982;60(6):967-976.

85. Maclure GM. Chronic open angle glaucoma treated with Timolol. A four year study. *Trans Ophthalmol Soc UK.* 1983;103(pt 1):78-83.

86. LeBlanc RP, Saheb NE, Krip G. Timolol: long-term Canadian multicentre study. *Can J Ophthalmol.* 1985;20(4):128-130.

87. Boger WP III. Shortterm "escape" and longterm "drift." the dissipation effects of the beta adrenergic blocking agents. *Surv Ophthalmol.* 1983;28(suppl):235-242.

88. Boger WP III, Puliafito CA, Steinert RF, Langston DP. Long-term experience with timolol ophthalmic solution in patients with open-angle glaucoma. *Ophthalmology.* 1978;85(3):259-267.

89. Oksala A, Salminen L. Tachyphylaxis in timolol therapy for chronic glaucoma (author's transl). *Klin Monbl Augenheilkd*. 1980;177(4):451-454.

90. Krupin T, Singer PR, Perlmutter J, Kolker AE, Becker B. One-hour intraocular pressure response to timolol. Lack of correlation with long-term response. *Arch Ophthalmol*. 1981;99(5):840-841.

91. Neufeld AH, Zawistowski KA, Page ED, Bromberg BB. Influences on the density of beta-adrenergic receptors in the cornea and iris – ciliary body of the rabbit. *Invest Ophthalmol Vis Sci*. 1978;17(11):1069-1075.

92. Steinert RF, Thomas JV, Boger WP III. Long-term drift and continued efficacy after multiyear timolol therapy. *Arch Ophthalmol*. 1981;99(1):100-103.

93. Lin L-L, Galin MA, Obstbaum SA, Katz I. Longterm timolol therapy. *Surv Ophthalmol*. 1979;23(6):377-380.

94. Plane C, Boulmier A. Long-term treatment of chronic glaucoma with timolol drops: results after four years (author's transl). *J Fr Ophtalmol*. 1981;4(11):751-756.

95. Brubaker RF, Nagataki S, Bourne WM. Effect of chronically administered timolol on aqueous humor flow in patients with glaucoma. *Ophthalmology*. 1982;89(3):280-283.

96. Keates EU. Evaluation of timolol maleate combination therapy in chronic open-angle glaucoma. *Am J Ophthalmol*. 1979;88(3 pt 2):565-571.

97. Smith RJ, Nagasubramanian S, Watkins R, Poinoosawmy D. Addition of timolol maleate to routine medical therapy: a clinical trial. *Br J Ophthalmol*. 1980;64(10):779-781.

98. Nielsen NV, Eriksen JS. Timolol in maintenance treatment of ocular hypertension and glaucoma. *Acta Ophthalmol (Copenh)*. 1979;57(6):1070-1077.

99. Kass MA. Efficacy of combining timolol with other antiglaucoma medications. *Surv Ophthalmol*. 1983;28(suppl):274-279.

100. Soderstrom MB, Wallin O, Granstrom PA, Thorburn W. Timolol-pilocarpine combined vs timolol and pilocarpine given separately. *Am J Ophthalmol*. 1989;107(5):465-470.

101. Krum H, Roecker EB, Mohacsi P, et al. Effects of initiating carvedilol in patients with severe chronic heart failure: results from the COPERNICUS Study. *J Am Med Assoc*. 2003;289(6):712-718.

102. Post SR, Hammond HK, Insel PA. Beta-adrenergic receptors and receptor signaling in heart failure. *Annu Rev Pharmacol Toxicol*. 1999;39:343-360.

103. Blondeau P, Cote M, Tetrault L. Effect of timolol eye drops in subjects receiving systemic propranolol therapy. *Can J Ophthalmol*. 1983;18(1):18-21.

104. Gross FJ, Schuman JS. Reduced ocular hypotensive effect ot topical [beta]-blockers in glaucoma patients receiving oral [beta]-blockers. *J Glaucoma*. 1992;1(3):174-177.

105. Schuman JS. Effects of systemic beta-blocker therapy on the efficacy and safety of topical brimonidine and timolol. Brimonidine Study Groups 1 and 2. *Ophthalmology*. 2000;107(6):1171-1177.

106. Batchelor ED, O'Day DM, Shand DG, Wood AJ. Interaction of topical and oral timolol in glaucoma. *Ophthalmology*. 1979;86(1):60-65.

107. Johnson SH, Brubaker RF, Trautman JC. Absence of an effect of timolol on the pupil. *Invest Ophthalmol Vis Sci*. 1978;17(9):924-926.

108. Nielsen NV, Eriksen JS. Timolol transitory manifestations of dry eyes in long term treatment. *Acta Ophthalmol (Copenh)*. 1979;57(3):418-424.

109. Coakes RL, Mackie IA, Seal DV. Effects of long-term treatment with timolol on lacrimal gland function. *Br J Ophthalmol*. 1981;65(9):603-605.

110. Kuppens EV, Stolwijk TR, de Keizer RJ, van Best JA. Basal tear turnover and topical timolol in glaucoma patients and healthy controls by fluorophotometry. *Invest Ophthalmol Vis Sci*. 1992;33(12):3442-3448.

111. Herreras JM, Pastor JC, Calonge M, Asensio VM. Ocular surface alteration after long-term treatment with an antiglaucomatous drug. *Ophthalmology*. 1992;99(7):1082-1088.

112. McMahon CD, Shaffer RN, Hoskins HD Jr, Hetherington J Jr. Adverse effects experienced by patients taking timolol. *Am J Ophthalmol*. 1979;88(4):736-738.

113. Wilson RP, Spaeth GL, Poryzees E. The place of timolol in the practice of ophthalmology. *Ophthalmology*. 1980;87(5):451-454.

114. Van Buskirk EM. Adverse reactions from timolol administration. *Ophthalmology*. 1980;87(5):447-450.

115. Weissman SS, Asbell PA. Effects of topical timolol (0.5%) and betaxolol (0.5%) on corneal sensitivity. *Br J Ophthalmol*. 1990;74(7):409-412.

116. Tauber J, Melamed S, Foster CS. Glaucoma in patients with ocular cicatricial pemphigoid. *Ophthalmology*. 1989;96(1):33-37.

117. Fiore PM, Jacobs IH, Goldberg DB. Drug-induced pemphigoid. A spectrum of diseases. *Arch Ophthalmol*. 1987;105(12):1660-1663.

118. Williams DE, Nguyen KD, Shapourifar-Tehrani S, Kitada S, Lee DA. Effects of timolol, betaxolol, and levobunolol on human tenon's fibroblasts in tissue culture. *Invest Ophthalmol Vis Sci*. 1992;33(7):2233-2241.

119. Broadway DC, Grierson I, Sturmer J, Hitchings RA. Reversal of topical antiglaucoma medication effects on the conjunctiva. *Arch Ophthalmol*. 1996;114(3):262-267.

120. Brubaker RF, Coakes RL, Bourne WM. Effect of timolol on the permeability of corneal endothelium. *Ophthalmology*. 1979;86(1):108-111.

121. Staatz WD, Radius RL, Van Horn DL, Schultz RO. Effects of timolol on bovine corneal endothelial cultures. *Arch Ophthalmol*. 1981;99(4):660-663.

122. Alanko HI, Airaksinen PJ. Effects of topical timolol on corneal endothelial cell morphology in vivo. *Am J Ophthalmol*. 1983;96(5):615-621.

123. Lass JH, Eriksson GL, Osterling L, Simpson CV. Comparison of the corneal effects of latanoprost, fixed combination latanoprost-timolol, and timolol: a double-masked, randomized, one-year study. *Ophthalmology*. 2001;108(2):264-271.

124. Arthur BW, Hay GJ, Wasan SM, Willis WE. Ultrastructural effects of topical timolol on the rabbit cornea. Outcome alone and in conjunction with a gas permeable contact lens. *Arch Ophthalmol*. 1983;101(10):1607-1610.

125. Huige WM, Beekhuis WH, Rijneveld WJ, Schrage N, Remeijer L. Unusual deposits in the superficial corneal stroma following combined use of topical corticosteroid and beta-blocking medication. *Doc Ophthalmol*. 1991;78(3-4):169-175.

126. Harris A, Jonescu-Cuypers CP. The impact of glaucoma medication on parameters of ocular perfusion. *Curr Opin Ophthalmol*. 2001;12(2):131-137.

127. Steigerwalt RD Jr, Belcaro G, Cesarone MR, Laurora G, De Sanctis MT, Milazzo M. Doppler ultrasonography of the central retinal artery in normals treated with topical timolol. *Eye (Lond)*. 1993;7(pt 3):403-406.

128. Steigerwalt RD Jr, Belcaro G, Cesarone MR, et al. Doppler ultrasonography of the central retinal artery in patients with diabetes and vascular disease treated with topical timolol. *Eye (Lond)*. 1995;9(pt 4):495-501.

129. Grajewski AL, Ferrari-Dileo G, Feuer WJ, Anderson DR. Beta-adrenergic responsiveness of choroidal vasculature. *Ophthalmology*. 1991;98(6):989-995.

130. Truckenbrodt C, Klein S, Vilser W. Does timolol modify retinal hemodynamics in patients with normal pressure glaucoma? *Ophthalmologe*. 1992;89(6):452-454.

131. Akingbehin T, Villada JR. Metipranolol-associated granulomatous anterior uveitis. *Br J Ophthalmol*. 1991;75(9):519-523.

132. Akingbehin T, Villada JR, Walley T. Metipranolol-induced adverse reactions: I. The rechallenge study. *Eye (Lond)*. 1992;6(pt 3):277-279.

133. Kessler C, Christ T. Incidence of uveitis in glaucoma patients using metipranolol. *J Glaucoma*. 1993;2(3):166-170.

134. Schultz JS, Hoenig JA, Charles H. Possible bilateral anterior uveitis secondary to metipranolol (optipranolol) therapy. *Arch Ophthalmol*. 1993;111(12):1606-1607.

135. Melles RB, Wong IG. Metipranolol-associated granulomatous iritis. *Am J Ophthalmol*. 1994;118(6):712-715.

136. Hesse RJ, Swan JL II. Aphakic cystoid macular edema secondary to betaxolol therapy. *Ophthalmic Surg*. 1988;19(8):562-564.

137. Arnoult L, Bowman ZL, Kimbrough RL, Stewart RH. Periocular cutaneous pigmentary changes associated with topical betaxolol. *J Glaucoma*. 1995;4(4):263-267.

138. Vogel R, Strahlman E, Rittenhouse KD. Adverse events associated with commonly used glaucoma drugs. *Int Ophthalmol Clin*. 1999;39(2):107-124.

139. Lama PJ. Systemic adverse effects of beta-adrenergic blockers: an evidence-based assessment. *Am J Ophthalmol*. 2002;134(5):749-760.

140. Kaila T, Salminen L, Huupponen R. Systemic absorption of topically applied ocular timolol. *J Ocul Pharmacol*. 1985;1(1):79-83.

141. Shedden AH, Laurence J, Barrish A, Olah TV. Plasma timolol concentrations of timolol maleate: timolol gel-forming solution (TIMOPTIC-XE) once daily versus timolol maleate ophthalmic solution twice daily. *Doc Ophthalmol*. 2001;103(1):73-79.

142. Dickstein K, Hapnes R, Aarsland T. Comparison of aqueous and gellan ophthalmic timolol with placebo on the 24-hour heart rate response in patients on treatment for glaucoma. *Am J Ophthalmol*. 2001;132(5):626-632.

143. Passo MS, Palmer EA, Van Buskirk EM. Plasma timolol in glaucoma patients. *Ophthalmology*. 1984;91(11):1361-1363.

144. Doyle WJ, Weber PA, Meeks RH. Effect of topical timolol maleate on exercise performance. *Arch Ophthalmol*. 1984;102(10):1517-1518.

145. Vuori ML, Ali-Melkkila T, Kaila T, Iisalo E, Saari KM. Plasma and aqueous humour concentrations and systemic effects of topical betaxolol and timolol in man. *Acta Ophthalmol (Copenh)*. 1993;71(2):201-206.
146. Le Jeunne C, Munera Y, Hugues FC. Systemic effects of three beta-blocker eyedrops: comparison in healthy volunteers of beta 1- and beta 2-adrenoreceptor inhibition. *Clin Pharmacol Ther*. 1990;47(5):578-583.
147. Caprioli J, Sears ML. Caution on the preoperative use of topical timolol. *Am J Ophthalmol*. 1983;95(4):561-562.
148. Leier CV, Baker ND, Weber PA. Cardiovascular effects of ophthalmic timolol. *Ann Intern Med*. 1986;104(2):197-199.
149. Nelson WL, Fraunfelder FT, Sills JM, Arrowsmith JB, Kuritsky JN. Adverse respiratory and cardiovascular events attributed to timolol ophthalmic solution, 1978-1985. *Am J Ophthalmol*. 1986;102(5):606-611.
150. Dinai Y, Sharir M, Naveh N, Halkin H. Bradycardia induced by interaction between quinidine and ophthalmic timolol. *Ann Intern Med*. 1985;103(6 pt 1):890-891.
151. Pringle SD, MacEwen CJ. Severe bradycardia due to interaction of timolol eye drops and verapamil. *Br Med J (Clin Res Ed)*. 1987;294(6565):155-156.
152. Nelson WL, Kuritsky JN. Early postmarketing surveillance of betaxolol hydrochloride, September 1985-September 1986. *Am J Ophthalmol*. 1987;103(4):592.
153. Zabel RW, MacDonald IM. Sinus arrest associated with betaxolol ophthalmic drops. *Am J Ophthalmol*. 1987;104(4):431.
154. Ball S. Congestive heart failure from betaxolol. Case report. *Arch Ophthalmol*. 1987;105(3):320.
155. Pinski SL. Continuing progress in the treatment of severe congestive heart failure. *J Am Med Assoc*. 2003;289(6):754-756.
156. Pinnock C, Yip JL, Khawaja AP, et al. Topical beta-blockers and cardiovascular mortality: systematic review and meta-analysis with data from the EPIC-Norfolk Cohort Study. *Ophthalmic Epidemiol*. 2016;23(5):277-284.
157. Jones FL Jr, Ekberg NL. Exacerbation of asthma by timolol. *N Engl J Med*. 1979;301(5):270.
158. Avorn J, Glynn RJ, Gurwitz JH, et al. Adverse pulmonary effects of topical Beta blockers used in the treatment of glaucoma. *J Glaucoma*. 1993;2(3):158-165.
159. Morales DR, Dreischulte T, Lipworth BJ, Donnan PT, Jackson C, Guthrie B. Respiratory effect of beta-blocker eye drops in asthma: population-based study and meta-analysis of clinical trials. *Br J Clin Pharmacol*. 2016;82(3):814-822.
160. Lustgarten JS, Podos SM. Topical timolol and the nursing mother. *Arch Ophthalmol*. 1983;101(9):1381-1382.
161. Coyle J. Timoptic and depression. *J Ocul Ther Surg*. 1983;2(6):311.
162. Orlando RG. Clinical depression associated with betaxolol. *Am J Ophthalmol*. 1986;102(2):275.
163. Coleman AL, Diehl DL, Jampel HD, Bachorik PS, Quigley HA. Topical timolol decreases plasma high-density lipoprotein cholesterol level. *Arch Ophthalmol*. 1990;108(9):1260-1263.
164. West J, Longstaff S. Topical timolol and serum lipoproteins. *Br J Ophthalmol*. 1990;74(11):663-664.
165. Fraunfelder FT. Interim report: National Registry of possible drug-induced ocular side effects. *Ophthalmology*. 1980;87(2):87-90.
166. Fraunfelder FT, Meyer SM, Menacker SJ. Alopecia possibly secondary to topical ophthalmic beta-blockers. *J Am Med Assoc*. 1990;263(11):1493-1494.
167. Shaivitz SA. Timolol and myasthenia gravis. *J Am Med Assoc*. 1979;242(15):1611-1612.
168. Velde TM, Kaiser FE. Ophthalmic timolol treatment causing altered hypoglycemic response in a diabetic patient. *Arch Intern Med*. 1983;143(8):1627.

Agonistas adrenérgicos

31

Al igual que los receptores adrenérgicos β, los α son parte del sistema nervioso simpático, que tiene una participación importante en la regulación de parte de la dinámica del humor acuoso (véase capítulo 1). El perfeccionamiento de los agonistas adrenérgicos para tratar el glaucoma se basó en la observación de que un preparado tópico del antihipertensivo, clonidina, disminuía la presión intraocular (PIO).[1] La utilidad clínica de la clonidina como hipotensor ocular se vio limitada por el hecho de que penetra la barrera hematoencefálica y en ocasiones produce crisis significativas de hipotensión sistémica, incluso con su administración tópica. Las investigaciones adicionales llevaron a la aprobación de varios agonistas adrenérgicos α₂ para usarse en el tratamiento del glaucoma. Los agonistas de receptores adrenérgicos α y β no selectivos, epinefrina y el profármaco dipivefrina, ya no están disponibles en Estados Unidos, pero se incluyen en resumen en este capítulo por motivos históricos.

MECANISMOS DE ACCIÓN

El mecanismo de acción por el que la apraclonidina, la clonidina y el tartrato de brimonidina disminuyen la PIO es la disminución de la producción del humor acuoso.[2] Estos fármacos tienen poco efecto, si acaso, sobre la permeabilidad de la barrera hematoacuosa.[3] En un estudio clínico se sugirió, además, que la apraclonidina puede aumentar la facilidad para el flujo de salida y disminuir la presión venosa epiescleral.[4] Dada la presencia de receptores adrenérgicos α₂A en las células de la malla trabecular humana en cultivo,[5] estos fármacos pueden ejercer algún efecto sobre la facilidad de flujo de salida. Por el contrario, la brimonidina no parece tener efecto sobre el flujo de salida convencional del humor acuoso o la presión venosa epiescleral, pero aumenta el flujo de salida uveoescleral.[6]

Otro probable mecanismo puede involucrar un aumento de la cifra de prostaglandinas. No obstante, en estudios de voluntarios sanos y pacientes con hipertensión ocular o glaucoma, el pretratamiento con flurbiprofeno no tuvo influencia sobre el efecto de disminución de la PIO de la apraclonidina.[7,8]

La adrenalina y la noradrenalina, ambas neurotransmisores, estimulan a los receptores adrenérgicos y median las acciones simpáticas fisiológicas sobre la dinámica del humor acuoso. Los primeros estudios de la epinefrina y el profármaco, dipivefrina, mostraron sus múltiples efectos sobre la dinámica del humor acuoso. Los de la epinefrina se han descrito en tres fases. En la temprana, minutos después de su instilación, el flujo de ingreso del humor acuoso disminuye, tal vez por el efecto α adrenérgico de vasoconstricción, que aminora el ultrafiltrado de plasma hacia el estroma de los procesos ciliares,[9] un efecto adrenérgico α sobre la producción del humor acuoso que, sin embargo, es transitorio y no de magnitud suficiente para influir de manera significativa en la PIO. La fase media se superpone con la primera y se cree que es una facilitación temprana del efecto adrenérgico α de magnitud moderada sobre la facilidad del flujo de salida real. Estudios de fluorofotometría y tonografía en ojos humanos saludables[10,11] y aquellos con hipertensión sugieren que la disminución de la PIO durante al menos las primeras horas después de la instilación tópica de epinefrina se relaciona con una mejor facilidad del flujo de salida.[12] Se piensa que la fase tardía se presenta semanas a meses después de la administración continua de epinefrina, cuyo mecanismo se cree relacionado con el metabolismo de los glucosaminoglucanos en la malla trabecular.[13]

FÁRMACOS ESPECÍFICOS

Apraclonidina

La apraclonidina es un derivado paraamínico de la clonidina, un potente agonista adrenérgico α₂ que se usa en la clínica como antihipertensivo sistémico. El clorhidrato de apraclonidina tópico está disponible en una concentración al 1% para el tratamiento del aumento de la PIO a corto plazo, en especial después de operaciones con láser del segmento anterior, y en un preparado al 0.5% para el tratamiento a largo plazo del glaucoma. En un estudio de 90 días de comparación de apraclonidina al 0.25 o 0.5%, tres veces al día, y timolol al 0.5%, dos veces al día, la primera al 0.5% disminuyó más la PIO que al 0.25%, pero no se visualizó diferencia significativa entre la apraclonidina y el timolol al 0.5%.[14]

Brimonidina

El tartrato de brimonidina al 0.2% ha resultado similar al timolol al 0.5% y mejor que el betaxolol al 0.25%, en cuanto a su eficacia para disminuir la PIO.[15] Igual que la apraclonidina, la brimonidina es útil para disminuir el aumento de PIO posterior a operaciones del segmento anterior con láser. En dos estudios multicéntricos con grupo control, al que se administró un vehículo, de 480 pacientes sometidos a trabeculoplastia con láser de argón de 360%, la brimonidina al 0.5% brindó una disminución eficaz de la presión posoperatoria, ya sea que se administrase antes, después, o antes y después de la operación.[16] La brimonidina al 0.2% es tan eficaz como la apraclonidina al 0.5% para prevenir el aumento posoperatorio de la PIO en las intervenciones quirúrgicas del segmento anterior con láser.[17]

Además de disminuir la PIO, la brimonidina puede prevenir el daño del nervio óptico por un mecanismo de neuroprotección. La brimonidina disminuyó la pérdida de células ganglionares retinianas en un modelo de ratas y ratones de lesión del nervio óptico por aplastamiento,[18] hallazgo que se ha visto respaldado por estudios posteriores de revisión del efecto de la brimonidina sobre la muerte de las células ganglionares retinianas en modelos de isquemia de retina y de glaucoma inducido por láser.[19] Sin embargo, estos modelos de lesión del nervio óptico no son comparables de manera directa con el glaucoma que se presenta en los humanos. La brimonidina puede actuar para mantener la salud del nervio óptico, al margen de su capacidad para disminuir la PIO. En un estudio de comparación del efecto del timolol frente al de brimonidina en pacientes con glaucoma de baja presión, se encontraron efectos similares de disminución de la PIO;

sin embargo, menos usuarios de brimonidina que pacientes tratados con timolol presentaron progreso funcional de los campos visuales.[20] Sigue sin definirse si la brimonidina provee neuroprotección en los humanos con glaucoma.

La brimonidina también puede tener efectos sobre la temperatura corneal.[21] Cuando se hicieron determinaciones después de la administración de latanoprost y brimonidina, solo esta última modificó de manera significativa la temperatura corneal central. El efecto de enfriamiento de la brimonidina puede deberse a la disminución de la circulación sanguínea en el cuerpo ciliar y el iris, y hasta cierto grado, a una reducción del riego sanguíneo en el fondo del ojo.

Dipivefrina y epinefrina

La dipivefrina, un profármaco de la epinefrina, es un simpaticomimético de acción directa que estimula a ambos receptores adrenérgicos, α y β. En la actualidad no se dispone de dipivefrina o epinefrina en Estados Unidos. La dipivefrina, o dipivalilepinefrina, es una modificación de la epinefrina en la que se añaden dos grupos de ácido piválico al fármaco original. Es mucho más lipofílica que la epinefrina, lo que aumenta su penetración corneal 17 veces.[22] La dipivefrina se hidroliza a epinefrina después de su absorción en el ojo, con la mayor parte de la hidrólisis presentándose en la córnea.[23] Los estudios clínicos indican que el efecto de disminución de la presión intraocular de la dipivefrina al 0.1% es similar a la del betaxolol al 0.5%.[24]

ADMINISTRACIÓN

Está indicada la apraclonidina al 1% para usarse a corto plazo, por lo general para prevenir y tratar la elevación de la PIO después de procedimientos quirúrgicos con láser. En un estudio doble ciego, aleatorizado, de 90 días, de pacientes con glaucoma crónico de ángulo abierto, la apraclonidina al 0.25 y 0.5% cada 8 horas disminuyó la PIO hasta por un promedio de 3.6 y 5.4 mm Hg, de forma respectiva, en comparación con 5.0 mm Hg con timolol al 0.5% cada 12 h.[14] La apraclonidina también tuvo un efecto similar al de los antagonistas adrenérgicos β sobre el flujo del humor acuoso diurno, con una disminución promedio de 30%.[23] Sin embargo, a diferencia del timolol que no modifica el flujo del humor acuoso durante el sueño, la apraclonidina causó una disminución de 27% de su velocidad nocturna espontánea.[25]

La brimonidina es un fármaco eficaz para el tratamiento a largo plazo del glaucoma. Se recomienda que se administre brimonidina al 0.2% cada 8 horas para alcanzar su efecto óptimo de disminución de la PIO, que es similar al del maleato de timolol al 0.5% y mejor que el del betaxolol al 0.25%, cuando se administran cada 12 h.[26] La brimonidina al 0.2% tuvo un efecto sobre la PIO similar al de la dorzolamida al 2%, cuando se administró cada 8 horas.[27] En comparación con el latanoprost administrado una vez al día, la brimonidina cada 12 h tuvo un efecto similar de disminución de la PIO en el punto máximo, pero no lo hizo de manera tan eficaz en forma constante.[28] Dados los efectos aditivos de brimonidina y timolol al 0.5%, se perfeccionó la combinación fija de estos dos medicamentos y mostró ser un poco más eficaz que la monoterapia.[29] También se desarrolló la combinación fija de brimonidina al 0.2% con brinzolamida al 1%, que tuvo un efecto mayor de disminución de la PIO que cualquiera de los dos fármacos solos.[30]

La dipivefrina está disponible como solución al 0.1% y, al igual que su predecesora, la epinefrina, se administra cada 12 h para obtener el máximo efecto.

INTERACCIONES FARMACOLÓGICAS

Se diseñó un estudio de 4 meses ($n = 120$) de comparación de la eficacia de brimonidina, dorzolamida y brinzolamida para disminuir la PIO, cuando se usaron como tratamiento adyuvante de un análogo de prostaglandinas de administración diaria: bimatoprost, latanoprost o travoprost.[31] Se asignaron los ojos del estudio para tratamiento adyuvante cada 8 horas con tartrato de brimonidina al 0.15% ($n = 41$); clorhidrato de dorzolamida al 2% ($n = 40$), o brinzolamida al 1% ($n = 39$). A los 4 meses de tratamiento adyuvante la PIO media era menor y el cambio medio respecto de la PIO basal fue mayor en el grupo de brimonidina que en los de dorzolamida o brinzolamida a las 10 a. m. y 4 p. m. La disminución media de la PIO respecto de la basal a las 10 a. m. y 4 p. m. fue de 4.8 mm Hg (21%) y 3.8 mm Hg (19%) con brimonidina, 3.4 mm Hg (16%) y 2.8 mm Hg (14%) con dorzolamida, y 3.4 mm Hg (16%) y 2.6 mm Hg (13%) con brinzolamida. La adición de brimonidina a un preparado prostaglandínico aportó una disminución mayor de la PIO que la de dorzolamida o brinzolamida.

En un análisis de datos acumulados se comparó la eficacia de disminución de la PIO y la tolerabilidad ocular de la combinación fija de brimonidina al 0.2% con timolol al 0.5% y dorzolamida al 2% con timolol al 0.5%. Los pacientes con glaucoma o hipertensión ocular se habían asignado a uno de los dos fármacos de combinación fija usados como monoterapia, o como adyuvantes del tratamiento con una prostaglandina. A los 3 meses, la disminución media (± desviación estándar) de la PIO respecto de la basal con la monoterapia de combinación fija fue de 7.7 ± 4.2 mm Hg (32.3%) para la de brimonidina-timolol, frente a 6.7 ± 5.0 mm Hg (26.1%) para la de dorzolamida-timolol. La disminución media de la PIO por el tratamiento basal con prostaglandina y el adyuvante de la combinación fija fue 6.9 ± 4.8 mm Hg (29.3%) para brimonidina-timolol y de 5.2 ± 3.7 mm Hg (23.5%) para dorzolamida-timolol ($P = .2$). A los 3 meses, la combinación fija de brimonidina-timolol aportó el mismo efecto de disminución de la PIO o mayor, en comparación con la combinación fija de dorzolamida-timolol.[32]

La brimonidina es, en general, un aditivo para otros fármacos usados contra el glaucoma, con excepción de la apraclonidina, que es similar de forma tanto química como funcional. La brimonidina disminuyó más la PIO, en un 17 a 19%, cuando se administró a participantes sanos que recibieron maleato de timolol al 0.5%.[33] Como se mencionó anteriormente, este efecto aditivo llevó al perfeccionamiento y la salida al mercado de la brimonidina en combinación fija al 0.2% con timolol al 0.5% y la brimonidina al 0.2% en combinación fija con brinzolamida al 1%.

La interacción de epinefrina y dipivefrina con los bloqueadores adrenérgicos β es menos clara, ya que la primera estimula y los bloqueadores β inhiben a los receptores adrenérgicos β. Cuando se agregó tratamiento con epinefrina ocular a quienes ya recibían timolol, por lo general la disminución adicional de la PIO fue pequeña o nula.[34] El tratamiento continuo con dipivefrina en combinación con timolol históricamente aportó solo una disminución de 1 a 3 mm Hg adicionales de la PIO en la mayoría de los pacientes, respecto de la que se alcanzó con el timolol solo.[35]

EFECTOS SECUNDARIOS

Toxicidad ocular

El efecto secundario ocular más significativo con la apraclonidina es una conjuntivitis folicular, con o sin dermatitis por contacto. De 64 pacientes bajo tratamiento prolongado con la concentración de 1%, 48% desarrolló una reacción alérgica.[36] Se reportaron efectos secundarios oculares similares, incluidas la hiperemia y la conjuntivitis folicular, con la brimonidina (**fig. 31-1**). La tasa de alergia ocular con la brimonidina es bastante menor que la encontrada con la apraclonidina, pero puede ser mayor que la de otros medicamentos utilizados para la disminución de la PIO. En el Low-Pressure Glaucoma Study (LoGTS), más pacientes tratados con brimonidina interrumpieron su participación en el estudio que los que recibieron timolol, por los efectos adversos relacionados con el fármaco.[20] En otro estudio de comparación de la brimonidina y timolol se reportó que el grupo con la primera tuvo más alergias oculares, sequedad de boca y folículos conjuntivales.[37]

Si bien las dosis mayores de brimonidina pueden causar hiperemia, la dosis baja, al 0.025%, puede ser eficaz para disminuir el eritema ocular por la inducción de contracción del músculo liso que lleva a la vasoconstricción y restricción del flujo sanguíneo a los vasos conjuntivales.[38] Debido a este efecto, la brimonidina se ha usado también para blanquear la conjuntiva y controlar la hemorragia durante las operaciones oculares, además de prevenir aquella relacionada con las inyecciones intravítreas.

Otros efectos secundarios que se han reportado con la apraclonidina y la brimonidina incluyen retracción del párpado, midriasis y blanqueo conjuntival,[39] que se deben a reactividad cruzada con los receptores adrenérgicos α₁ en el músculo de Müller, el esfínter del iris y el músculo liso arterial, de forma respectiva.

Los efectos secundarios oculares de la dipivefrina pueden incluir los descritos antes, pero además hay otros que son exclusivos de este profármaco de la epinefrina. Después de un efecto inicial de vasoconstricción, ocurre hiperemia reactiva con la epinefrina y, en menor grado, con la dipivefrina. La oxidación y polimerización de la epinefrina convierten el fármaco en un adrenocromo, pigmento de la familia de la melanina que suele aparecer en forma de depósitos oscuros en varias estructuras oculares (**fig. 31-2**). Otro efecto secundario bien reconocido de la epinefrina es el edema macular cistoide, que se observó en algunos ojos afáquicos a los que se aplicó epinefrina tópica.

Toxicidad sistémica

Los efectos secundarios sistémicos de la apraclonidina y la brimonidina tópicas son similares, ya que ambas actúan en los mismos receptores. Los efectos sistémicos de la brimonidina de aplicación tópica incluyen sequedad bucal, sedación, mareo, cefalea y fatiga,[40] que pueden ser más frecuentes en el adulto mayor y en el muy joven. Debido a los riesgos de depresión pronunciada del sistema nervioso central, no deberá usarse brimonidina en los niños menores de 5 años de edad.[41]

Puesto que la dipivefrina es un profármaco de la epinefrina, ocurren menos reacciones adversas simpáticas, que incluyen elevación de la presión arterial, taquicardia, arritmias, cefaleas, temblores, nerviosismo y ansiedad. Puesto que la dipivefrina no se convierte en

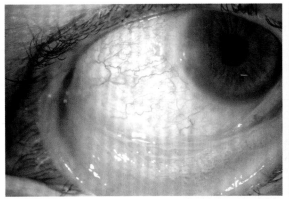
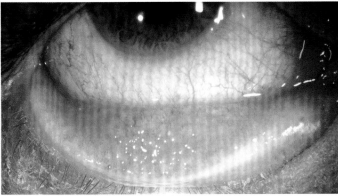
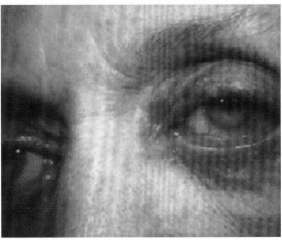

FIGURA 31-1. Reacciones alérgicas al uso de brimonidina, con inyección ciliar y folículos. La reacción alérgica típica a la brimonidina es una conjuntivitis folicular, que se presenta meses a años después de su uso a largo plazo. (Imagen arriba a la izquierda, reimpresa con autorización de Rapuano C. *Cornea*. 3rd ed. Philadelphia, PA: Wolters Kluwer; 2018. A la derecha, reproducida con autorización de EyeRounds.org, The University of Iowa, from Flanary WE, Myers (Provencher) LA, Alward WLM. *Medical management of glaucoma: A primer.* EyeRounds.org. Enviada por correo en septiembre 1º del 2015; disponible en www.EyeRounds.org/ tutorials/glaucoma-medical-treatment. La de abajo, reimpresa con autorización de Rhee DJ. *Glaucoma*. 3rd ed. Philadelphia, PA: Wolters Kluwer; 2018).

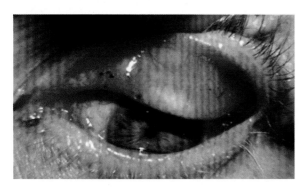

FIGURA 31-2. Depósitos conjuntivales pardos. Esta afección ocurrió por el uso de gotas de epinefrina. (Reproducida con autorización de EyeRounds.org, the University of Iowa).

epinefrina activa hasta que ingresa al ojo, causa menos efectos sistémicos que las formas estándar de esta última.

INDICACIONES

Entre los estimuladores adrenérgicos, la apraclonidina y la brimonidina son agonistas adrenérgicos α_2 útiles para impedir las elevaciones de la presión intraocular a corto plazo, en especial en asociación con ciertos procedimientos quirúrgicos con láser, así como en el tratamiento a largo plazo del glaucoma. Puesto que la brimonidina está disponible hoy en varios preparados genéricos, es asequible. La principal utilidad de la apraclonidina es disminuir al mínimo la elevación a corto plazo de la PIO después de operaciones con láser y de la facoemulsificación y la implantación de lente intraocular.[42] La apraclonidina al 0.5% se puede usar para el tratamiento a largo plazo del glaucoma, pero el beneficio obtenido se ve limitado por la elevada incidencia de reacciones alérgicas.[36] La brimonidina es una opción eficaz como fármaco de segunda línea para el tratamiento del glaucoma en los adultos pero debe usarse con precaución, si acaso, en los niños pequeños.

PUNTOS CLAVE

► Los agonistas adrenérgicos α_2 incluyen apraclonidina y brimonidina, útiles para disminuir las elevaciones agudas de la presión intraocular después de operaciones con láser.

► Estos fármacos se consideran de segunda línea para el tratamiento a largo plazo del glaucoma de ángulo abierto crónico en adultos.

► Dada la capacidad de estos fármacos de atravesar la barrera hematoencefálica en los niños pequeños y lactantes, no deben utilizarse en estos paciente, ya que existen reportes de que provocan apnea e hipotensión sistémica.

REFERENCIAS

1. Krieglstein GK, Langham ME, Leydhecker W. The peripheral and central neural actions of clonidine in normal and glaucomatous eyes. *Invest Ophthalmol Vis Sci.* 1978;17(2):149-158.
2. Lee DA, Topper JE, Brubaker RF. Effect of clonidine on aqueous humor flow in normal human eyes. *Exp Eye Res.* 1984;38(3):239-246.
3. Gharagozloo NZ, Relf SJ, Brubaker RF. Aqueous flow is reduced by the alpha-adrenergic agonist, apraclonidine hydrochloride (ALO 2145). *Ophthalmology.* 1988;95(9):1217-1220.
4. Toris CB, Tafoya ME, Camras CB, et al. Effects of apraclonidine on aqueous humor dynamics in human eyes. *Ophthalmology.* 1995;102(3):456-461.
5. Stamer WD, Huang Y, Seftor RE, et al. Cultured human trabecular meshwork cells express functional alpha 2A adrenergic receptors. *Invest Ophthalmol Vis Sci.* 1996;37(12):2426-2433.
6. Toris CB, Gleason ML, Camras CB, et al. Effects of brimonidine on aqueous humor dynamics in human eyes. *Arch Ophthalmol.* 1995;113(12):1514-1517.
7. Sulewski ME, Robin AL, Cummings HL, et al. Effects of topical flurbiprofen on the intraocular pressure lowering effects of apraclonidine and timolol. *Arch Ophthalmol.* 1991;109(6):807-809.
8. McCannel C, Koskela T, Brubaker RF. Topical flurbiprofen pretreatment does not block apraclonidine's effect on aqueous flow in humans. *Arch Ophthalmol.* 1991;109(6):810-811.
9. Van Buskirk EM. The ciliary vasculature and its perturbation with drugs and surgery. *Trans Am Ophthalmol Soc.* 1988;86:794-841.
10. Townsend DJ, Brubaker RF. Immediate effect of epinephrine on aqueous formation in the normal human eye as measured by fluorophotometry. *Invest Ophthalmol Vis Sci.* 1980;19(3):256-266.
11. Nagataki S, Brubaker RF. Early effect of epinephrine on aqueous formation in the normal human eye. *Ophthalmology.* 1981;88(3):278-282.
12. Schenker HI, Yablonski ME, Podos SM, et al. Fluorophotometric study of epinephrine and timolol in human subjects. *Arch Ophthalmol.* 1981;99(7):1212-1216.
13. Sears ML. The mechanism of action of adrenergic drugs in glaucoma. *Invest Ophthalmol.* 1966;5:115-119.
14. Stewart WC, Laibovitz R, Horwitz B, et al. A 90-day study of the efficacy and side effects of 0.25% and 0.5% apraclonidine vs 0.5% timolol. Apraclonidine Primary Therapy Study Group. *Arch Ophthalmol.* 1996;114(8):938-942.
15. Javitt J, Goldberg I. Comparison of the clinical success rates and quality of life effects of brimonidine tartrate 0.2% and betaxolol 0.25% suspension in patients with open-angle glaucoma and ocular hypertension. Brimonidine Outcomes Study Group II. *J Glaucoma.* 2000;9(5):398-408.
16. Barnebey HS, Robin AL, Zimmerman TJ, et al. The efficacy of brimonidine in decreasing elevations in intraocular pressure after laser trabeculoplasty. *Ophthalmology.* 1993;100(7):1083-1088.
17. Chen TC, Ang RT, Grosskreutz CL, et al. Brimonidine 0.2% versus apraclonidine 0.5% for prevention of intraocular pressure elevations after anterior segment laser surgery. *Ophthalmology.* 2001;108(6):1033-1038.
18. Yoles E, Wheeler LA, Schwartz M. Alpha2-adrenoreceptor agonists are neuroprotective in a rat model of optic nerve degeneration. *Invest Ophthalmol Vis Sci.* 1999;40(1):65-73.
19. Wheeler L, WoldeMussie E, Lai R. Role of alpha-2 agonists in neuroprotection. *Surv Ophthalmol.* 2003;48(Suppl 1):S47-S51.
20. Krupin T, Liebmann JM, Greenfield DS, Ritch R, Gardiner S; Low-Pressure Glaucoma Study Group. A randomized trial of brimonidine versus timolol in preserving visual function: results from the Low-Pressure Glaucoma Treatment Study. *Am J Ophthalmol.* 2011;151(4):671-681.
21. Konieczka K, Koch S, Hauenstein D, et al. Effects of the glaucoma drugs latanoprost and brimonidine on corneal temperature. *Transl Vis Sci Technol.* 2019;8(3):47.
22. Goldberg I, Kolker AE, Kass MA, et al. Dipivefrin: current concepts. *Aust J Ophthalmol.* 1980;8(2):147-150.
23. Mindel JS, Cohen G, Barker LA, et al. Enzymatic and nonenzymatic hydrolysis of D,L-dipivefrin. *Arch Ophthalmol.* 1984;102(3):457-460.
24. Albracht DC, LeBlanc RP, Cruz AM, et al. A double-masked comparison of betaxolol and dipivefrin for the treatment of increased intraocular pressure. *Am J Ophthalmol.* 1993;116(3):307-313.
25. Koskela T, Brubaker RF. Apraclonidine and timolol. Combined effects in previously untreated normal subjects. *Arch Ophthalmol.* 1991;109(6):804-806.
26. David R. Brimonidine (Alphagan): a clinical profile four years after launch. *Eur J Ophthalmol.* 2001;11(Suppl 2):S72-S77.
27. Stewart WC, Sharpe ED, Harbin TSJ, et al. Brimonidine 0.2% versus dorzolamide 2% each given three times daily to reduce intraocular pressure. *Am J Ophthalmol.* 2000;129(6):723-727.
28. Simmons ST, Earl ML; Alphagan/Xalatan Study Group. Three-month comparison of brimonidine and latanoprost as adjunctive therapy in glaucoma and ocular hypertension patients uncontrolled on beta-blockers: tolerance and peak intraocular pressure lowering. *Ophthalmology.* 2002;109(2):307-314.

29. Sherwood MB, Craven ER, Chou C, et al. Twice-daily 0.2% brimonidine-0.5% timolol fixed-combination therapy vs monotherapy with timolol or brimonidine in patients with glaucoma or ocular hypertension: a 12-month randomized trial. *Arch Ophthalmol.* 2006;124(9):1230-1238.

30. Aung T, Laganovska G, Hernandez Paredes TJ, Branch JD, Tsorbatzoglou A, Goldberg I. Twice-daily brinzolamide/brimonidine fixed combination versus brinzolamide or brimonidine in open-angle glaucoma or ocular hypertension. *Ophthalmology.* 2014;121(12):2348-2355.

31. Bournias TE, Lai J. Brimonidine tartrate 0.15%, dorzolamide hydrochloride 2%, and brinzolamide 1% compared as adjunctive therapy to prostaglandin analogs. *Ophthalmology.* 2009;116(9):1719-1724.

32. Nixon DR, Yan DB, Chartrand JP, et al. Three-month, randomized, parallel-group comparison of brimonidine-timolol versus dorzolamide-timolol fixed-combination therapy. *Curr Med Res Opin.* 2009;25(7):1645-1653.

33. Maus TL, Nau C, Brubaker RF. Comparison of the early effects of brimonidine and apraclonidine as topical ocular hypotensive agents. *Arch Ophthalmol.* 1999;117(5):586-591.

34. Ohrstrom A, Pandolfi M. Regulation of intraocular pressure and pupil size by beta-blockers and epinephrine. *Arch Ophthalmol.* 1980;98(12):2182-2184.

35. Tsoy EA, Meekins BB, Shields MB. Comparison of two treatment schedules for combined timolol and dipivefrin therapy. *Am J Ophthalmol.* 1986;102(3):320-324.

36. Butler P, Mannschreck M, Lin S, et al. Clinical experience with the long-term use of 1% apraclonidine. Incidence of allergic reactions. *Arch Ophthalmol.* 1995;113(3):293-296.

37. Schuman JS. Clinical experience with brimonidine 0.2% and timolol 0.5% in glaucoma and ocular hypertension. *Surv Ophthalmol.* 1996;41(Suppl 1):S27-S37.

38. Torkildsen GL, Sanfilippo CM, DeCory HH, Gomes PJ. Evaluation of efficacy and safety of brimonidine tartrate ophthalmic solution, 0.025%, for treatment of ocular redness. *Curr Eye Res.* 2018;43(1):43-51.

39. Jampel HD, Robin AL, Quigley HA, et al. Apraclonidine. A one-week dose-response study. *Arch Ophthalmol.* 1988;106(8):1069-1073.

40. Novack GD, O'Donnell MJ, Molloy DW. New glaucoma medications in the geriatric population: efficacy and safety. *J Am Geriatr Soc.* 2002;50(5):956-962.

41. Enyedi LB, Freedman SF. Safety and efficacy of brimonidine in children with glaucoma. *J AAPOS.* 2001;5(5):281-284.

42. Brown RH, Stewart RH, Lynch MG, et al. ALO 2145 reduces the intraocular pressure elevation after anterior segment laser surgery. *Ophthalmology.* 1988;95(3):378-384.

Inhibidores de la anhidrasa carbónica e hiperosmóticos

32

Los preparados tópicos de inhibidores de la anhidrasa carbónica (IAC) dorzolamida y brinzolamida y las combinaciones fijas de dorzolamida-timolol y brinzolamida-brimonidina se usan en el tratamiento a largo plazo del glaucoma. En 1954 la acetazolamida se presentó como fármaco hipotensor ocular, y después se hizo lo propio con la metazolamida. La diclorfenamida, disponible en Canadá, y la etoxizolamida ya no se encuentran en Estados Unidos. En general, los preparados de IAC orales no tienen gran utilidad para el tratamiento a largo plazo del glaucoma.

Los IAC pertenecen a la clase farmacológica de las sulfonamidas, y comparten el mismo mecanismo de acción básico de disminución de la presión intraocular (PIO) por disminución del flujo del humor acuoso, mediante la inhibición de la anhidrasa carbónica (AC). Los efectos secundarios de los compuestos orales difieren en esencia solo en el grado, y son mucho menores con los preparados tópicos.

Los fármacos hiperosmóticos son compuestos que se administran por vía sistémica (oral o intravenosa) en circunstancias de urgencia a corto plazo con PIO marcadamente elevada, como el glaucoma agudo de ángulo cerrado.

MECANISMOS DE ACCIÓN

Inhibidores de la anhidrasa carbónica

Los IAC antagonizan a la enzima anhidrasa carbónica (AC), que se encarga de la hidratación catalítica del CO_2 y la deshidratación del H_2CO_3:

$$CO_2 + H_2O \overset{CA}{\rightleftarrows} H_2CO_3 \rightleftarrows HCO_3^- + H^+$$

Los efectos fisiológicos de los IAC tienen relación con el transporte iónico, la acidosis metabólica, el flujo sanguíneo y el transporte de fluidos. Los primeros dos tienen relación estrecha. La acetazolamida crea un ambiente ácido local que inhibe el flujo neto de cloro a través del epitelio ciliar,[1] pero no se han definido los principales iones que afectan los IAC en el ojo humano. Se sabe que la acidosis metabólica disminuye la PIO y puede ser otro mecanismo de acción de los IAC orales.[2] Sin embargo, el efecto hipotensor ocular de estos fármacos no depende de modificaciones del pH sanguíneo o del humor acuoso.[3] La acetazolamida disminuye la formación de humor acuoso en el ojo humano en casi 30%, en comparación con solo 18% por la dorzolamida tópica.[4]

Hay 14 genes de AC que codifican las isoenzimas de AC, con distribuciones celulares y tisulares y efectos fisiológicos diversos.[5,6] Se identificaron en el ojo cuatro de las isoenzimas de AC, de I a IV (también conocidas como AC1 a AC4).[7] El principal objetivo terapéutico de los IAC en los procesos ciliares, es la isoforma AC II citosólica (antes llamada tipo C). En los pacientes con deficiencia de CA II la acetazolamida no disminuye la PIO, lo que sugiere que esta isoenzima es inhibida por el fármaco.[8]

El flujo sanguíneo ocular es complejo e involucra a diversos lechos vasculares, incluidos los retinianos, coroideos y retrobulbares, localizados en sus tejidos respectivos.[9] En voluntarios sanos, la acetazolamida dilata los vasos retinianos, aumenta el flujo sanguíneo de la cabeza del nervio óptico y disminuye el retiniano parapapilar;[10] sin embargo, no se conocen por completo los efectos reguladores en estos diferentes lechos vasculares. Según un metaanálisis de 13 informes, los IAC tópicos aumentan la velocidad del flujo sanguíneo ocular en la circulación retiniana, el centro de la retina y las arterias ciliares cortas posteriores, pero no en la arteria oftálmica.[11]

El otro efecto clínico de la AC tiene relación con el movimiento de líquido de la retina a la coroides.[12] Se mostró que la acetazolamida aumenta la velocidad de absorción del líquido subretiniano en el desprendimiento experimental de la retina, y aumentó la adhesión entre la retina y el epitelio pigmentado.[13] En un metaanálisis de 11 estudios para un total combinado de 194 pacientes con retinosis pigmentaria, el tratamiento con IAC (59 pacientes con la forma oral y 135 con la tópica) disminuyó de forma significativa el grosor central de la mácula en la tomografía de coherencia óptica.[14]

Fármacos hiperosmóticos

El mecanismo de acción más aceptado de los fármacos hiperosmóticos para disminuir la PIO es la reducción del volumen del humor vítreo por un cambio en el gradiente osmótico entre la sangre y los tejidos oculares. Este concepto es respaldado por estudios en conejos, que mostraron disminución del peso del cuerpo vítreo de casi 3 a 4% después de la administración de manitol.[15] Con el transcurso del tiempo una cantidad variable del fármaco hiperosmótico ingresa al ojo, según el tamaño de sus moléculas y de la permeabilidad de la barrera hematoocular. Conforme se elimina el compuesto de la circulación sistémica, puede ocurrir reversión del gradiente osmótico en algunos casos, resultando en un incremento transitorio de la PIO.

ADMINISTRACIÓN

Preparados tópicos de los inhibidores de la anhidrasa carbónica

Dorzolamida

Aprobada en Estados Unidos en 1994, la dorzolamida al 2% disminuye la PIO por decremento del flujo del humor acuoso mediante la inhibición de la AC II en el cuerpo ciliar.[16] Tras 2 h de su dosificación, la dorzolamida disminuye la PIO en 14.7 a 27% y, a las 8 h, en 12.9 a 17.5%.[17,18] Si bien los insertos del empaque de los IAC tópicos sugieren su administración cada 8 horas, en la práctica clínica la mayoría de los médicos empieza con una dosis cada 12 h, suficiente en la mayoría de los pacientes y relacionada con un mejor apego al tratamiento.

En un estudio de 1 año, de comparación del timolol al 0.5% y el betaxolol al 0.5%, ambos administrados una vez al día, el porcentaje medio de disminución de la PIO con dorzolamida fue de 23%, en comparación con 25 y 21% de timolol y betaxolol, de forma respectiva.[19] En los estudios del tratamiento adyuvante, la dorzolamida cada 12 h provocó una disminución adicional de la PIO en los pacientes que recibían timolol al 0.5% cada 12 h.[20] Cuando se agregó dorzolamida cada 8 h al latanoprost una vez al día, la PIO disminuyó 20% más, en comparación con 12.3% con timolol y 9.3% con brimonidina, usados como coadyuvantes.[21]

En general, en los niños los IAC tópicos se usan como fármacos de segunda línea. En los menores de 6 años de edad, la dorzolamida es eficaz y bien tolerada.[22] En una revisión de los estudios publicados, el tratamiento aditivo de la dorzolamida cada 12 h al timolol, una vez al día, es el más eficaz y mejor tolerado, en comparación con agonistas α_2 y análogos de prostaglandinas.[23] De acuerdo con los resultados a 1 año del Glaucoma Italian Pediatric Study, la dorzolamida cada 12 h en combinación con latanoprost disminuyó de modo eficaz la PIO en los pacientes con respuesta parcial a la intervención quirúrgica.[22,24]

Dorzolamida-timolol

Aprobada en Estados Unidos en 1998, la combinación fija de dorzolamida al 2% y timolol al 0.5% se administra cada 12 h. El uso de dorzolamida con timolol provee un efecto aditivo, que suprime de manera adicional el flujo del humor acuoso; el timolol solo redujo el flujo diurno en 33%, en tanto la combinación de los dos supresores lo hizo en 44%.[25,26] El efecto de disminución de la PIO de la combinación fija es similar al de los mismos fármacos usados por separado.[27] En un estudio aleatorio de valoración de la eficacia en 24 h, la combinación dorzolamida-timolol mostró mayor disminución de la PIO que el timolol durante el día, no así por la noche.[28] En los pacientes con glaucoma de ángulo abierto, la disminución de la PIO en 24 h fue mayor con la combinación brimonidina-timolol que con la de dorzolamida-timolol.[29]

Brinzolamida

Aprobada en Estados Unidos en 1998, la brinzolamida disminuye la PIO por inhibición de la isoenzima II de la AC en el cuerpo ciliar.[30] En el Brinzolamide Dose-Response Study Group se reportó que la brinzolamida causaba una disminución de la PIO relacionada con la dosis, cuando se administró cada 12 h, con el preparado al 1% en la parte más alta de la curva de dosis-respuesta.[31] La disminución de la PIO varió de 3.3 a 5.3 mm Hg en el punto de máximo efecto 2 h después de la dosis. La PIO fue menor por 2.8 a 4.9 mm de Hg respecto del efecto mínimo 12 h después de la dosificación. La solución al 1% es la única preparación disponible en Estados Unidos. Aunque en la etiqueta del fármaco para este y otros IAC tópicos no combinados se recomienda administrarlos cada 8 horas, la mayoría de los médicos suele iniciarlos cada 12 h, lo que por lo regular provee dosis y resultados suficientes con un mejor cumplimiento terapéutico.

La brinzolamida y la dorzolamida, ambas con administración cada 8 h, muestran una disminución porcentual similar de la PIO, de 19.1 y 20.1%, de forma respectiva.[32] En un estudio adyuvante, cuando se agregó a pacientes con glaucoma de ángulo abierto o hipertensión ocular que recibían timolol al 0.5% cada 12 h, la brinzolamida cada 8 horas derivó en una disminución adicional de la PIO de hasta 4.1 mm Hg, que fue mayor que con el placebo.[33] Al comparar la aditividad de la dorzolamida cada 12 h o la brinzolamida con timolol al 0.5%, se mostró equivalencia en la disminución de la PIO de ambos esquemas de dosis.[34] En una revisión sistemática pequeña se mostró que la brinzolamida añadida al latanoprost disminuía la PIO en un 10% adicional, en comparación con este último en monoterapia.[35]

En muchos países está disponible una combinación fija de brinzolamida al 1% y timolol al 0.5%, pero no en Estados Unidos.

Brinzolamida-brimonidina

Aprobada en Estados Unidos en 2013, la combinación fija de brinzolamida al 1%, y brimonidina al 0.2%, tiene una administración recomendada de dos veces al día. La eficacia y seguridad de la brinzolamida-brimonidina frente a la monoterapia con brinzolamida o brimonidina en pacientes con glaucoma crónico de ángulo abierto o hipertensión ocular, fue comparada en un ensayo acumulativo de dos estudios clínicos aleatorizados de fase 3.[36,37] Los aspectos demográficos y las características basales fueron similares entre los grupos de tratamiento, con una PIO con rango basal de 23 a 27 mm Hg. La PIO media se midió a las 8:00 a. m., 10:00 a. m., 3:00 p. m. y 5:00 p. m. a las 2 y 3 semanas, y a los 3 meses. El rango de disminución de la PIO en los puntos temporales y las consultas fue de 5.8 a 8.9 mm Hg (22.5-34.5%) en el grupo de brinzolamida-brimonidina, 4.2 a 5.9 mm Hg (17.0-23.0%) en el de brinzolamida y 3.3 a 6.9 mm Hg (13.4-26.9%) en el de brimonidina. En los pacientes con glaucoma de ángulo abierto la combinación brinzolamida-brimonidina disminuyó de forma significativa la PIO matutina en comparación con dorzolamida-timolol (8.4 vs 7 mm Hg, de manera respectiva), pero no se observó una diferencia importante en la PIO vespertina (7.9 y 8.6 mm Hg, de modo respectivo).[36]

La combinación brinzolamida-brimonidina está contraindicada en lactantes y niños menores de 2 años de edad, por los efectos secundarios sistémicos relacionados con la brimonidina.

Inhibidores de la anhidrasa carbónica orales

Para alcanzar el efecto terapéutico de disminuir la producción del humor acuoso se necesita inhibir más de 90% de la actividad de la AC.[38] Por ese motivo el fármaco debe usarse en dosis adecuadas. Debido a que la cantidad libre del fármaco determina su efecto, es importante comprender la unión a proteínas (es decir, cuánto se capta en las proteínas séricas y en las células sanguíneas). La acetazolamida se une en gran medida a las proteínas, en comparación con la metazolamida, lo que explica por qué se requieren dosis más altas de la primera para lograr su efecto terapéutico, en comparación con la última. Los fármacos no se metabolizan en forma extensa y se excretan principalmente en la orina.

La dosis oral usual de acetazolamida en adultos es de comprimidos de 250 mg cada 6 h o cápsulas de 500 mg de liberación sostenida cada 12 h. Para los niños la dosis recomendada de acetazolamida es de 8 a 30 mg/kg de peso corporal cada 6 a 8 h. En forma de comprimido, el efecto hipotensor ocular alcanza su máximo en 2 h y dura hasta 6 h, en tanto el de cápsula alcanza su máximo en 8 h y persiste más de 12 h. Para una acción más rápida se puede administrar la acetazolamida por vía intravenosa, con un efecto máximo en 15 minutos y duración de hasta 4 h. Una vía útil para las urgencias, como el glaucoma de ángulo cerrado agudo, es la intravenosa a dosis de 500 mg de acetazolamida si el paciente no puede tolerar la administración de dos comprimidos de 250 mg por vía oral.

Un esquema oral alternativo con metazolamida se inicia con 25 mg cada 12 h, y se aumenta a 50 mg cada 12 h y hasta 100 mg cada 8 h.[39,40] La ventaja de la metazolamida es que se puede usar en dosis más pequeñas, que causan menos efectos secundarios debido a que el fármaco tiene una vida media plasmática más prolongada que la acetazolamida y una tasa menor de unión a proteínas, lo que permite que su forma libre se distribuya en los tejidos y tenga más actividad para disminuir la producción del humor acuoso con respecto al peso corporal.[40] Sin embargo, la cápsula de 500 mg de liberación sostenida de acetazolamida tuvo un efecto hipotensor ocular mayor y fue mejor tolerada que la metazolamida.[41,42]

Fármacos hiperosmóticos

La administración sistémica de un fármaco hiperosmótico se usa en ocasiones como método de urgencia para disminuir la PIO, o en el preoperatorio para llevar al mínimo el efecto de "presión posterior" del humor vítreo en posición supina. El efecto hipotensor ocular ocurre en los 10 minutos que siguen a su administración, alcanza el máximo en 30 y dura casi 5 horas.[43]

El manitol se administra por vía intravenosa con un equipo de filtro durante 30 a 60 minutos, a dosis de 0.25 a 2 g/kg de peso corporal de una solución al 15 a 25%. Si hay presencia de cristales en la solución al 25%, el frasco ámpula deberá calentarse hasta entre 60 y 80 °C para disolverlos, y enfriar la solución hasta la temperatura corporal antes de inyectarla. No obstante, las dosis menores son igual de eficaces. En un estudio de pacientes en espera de una operación de cataratas, 100 mL de manitol al 20%, que corresponde a 20 g, administrados durante 20 minutos, tuvieron la misma magnitud de disminución de la PIO y profundidad de la cámara anterior que 200 mL, aunque esta última dosis logró un efecto más rápido y sostenido de hipotensión ocular,[43] con inicio de acción en 20 a 60 minutos y duración de 2 a 6 horas. Puede estar indicado el manitol cuando se cree que la glicerina es insuficiente o esta no se tolera. El fármaco se distribuye en el compartimento de líquido extracelular y tiene mala penetración ocular.[43]

Ya no se dispone comercialmente de glicerina para administración oral en Estados Unidos. Sin embargo, cuando está disponible a través de farmacias donde se preparan recetas o en otros países, la glicerina se dosifica por vía oral a razón de 1 a 1.5 g/kg de peso corporal. El efecto hipotensor ocular se presenta 10 minutos después de su administración, alcanza el máximo en 30 y dura casi 5 horas.[44,45]

EFECTOS SECUNDARIOS

Inhibidores de la anhidrasa carbónica tópicos

Las reacciones adversas oculares experimentadas más a menudo con los IAC tópicos son irritación justo después de la instilación, visión borrosa transitoria y reacciones de hipersensibilidad ocasionales.[46] El menor pH de la dorzolamida en comparación con brinzolamida contribuye a un malestar ocular relativamente más intenso.[30] Se ha reportado dermatitis periorbitaria con el uso tópico de IAC, pero tener en mente la sensibilidad al cloruro de benzalconio también es un aspecto importante.[47] En los pacientes con glaucoma de ángulo abierto o hipertensión ocular, el grosor medio de la córnea aumentó después del tratamiento con dorzolamida, pero fue insignificante en la clínica.[17,48] En teoría, puede haber efectos potencialmente graves sobre la córnea, ya que las isoenzimas I y II de AC se expresan en el endotelio y participan en el mantenimiento de su transparencia.[49] En ojos de pacientes sanos, la inhibición de la AC puede no tener algún efecto importante en la

córnea en la clínica.[50] Sin embargo, en los individuos susceptibles se ha vinculado al uso de dorzolamida tópica con un edema significativo de la córnea.[51]

Con la combinación fija de brinzolamida al 1% y brimonidina al 0.2%, se presentaron sucesos adversos en 20% de los pacientes, sobre todo de naturaleza ocular. En comparación con la brimonidina, los pacientes que recibieron brinzolamida experimentaron más visión borrosa (hasta 6.5%) y disgeusia (sabor amargo) (hasta 8.3%). En comparación con pacientes de los grupos de brinzolamida, el de brimonidina experimentó más hiperemia ocular (hasta 3.3%), boca seca (hasta 3%) y alergia ocular (hasta 2.5%). Solo un paciente de cada 20 que recibió brinzolamida experimentó un evento adverso grave (dolor de tórax), que se resolvió al suspender el medicamento.[36]

Existe cierto grado de absorción sistémica con el uso tópico de IAC.[17] No obstante, la principal ventaja de los IAC tópicos es la disminución notoria de los efectos secundarios sistémicos, en comparación con los fármacos orales. Se reportó el efecto secundario menor transitorio de sabor amargo después de la administración de brinzolamida tópica y dorzolamida.[32] Sin embargo, pueden presentarse reacciones sistémicas graves en algunos pacientes; existen reportes de trombocitopenia y eritema multiforme con el tratamiento de dorzolamida tópica.[52,53] De acuerdo con informes de casos, el uso de dorzolamida se ha vinculado con cálculos renales, y el de IAC tópicos con la necrólisis epidérmica tóxica.[54,55]

Otra preocupación es la duda en la prescripción de IAC cuando un paciente reporta "alergia a las sulfas". Una revisión reciente de las pruebas aclara las estructuras químicas del fármaco y los mitos de la reactividad cruzada.[56] El uso del individuo lego del término "sulfa" ha incluido a las sulfonamidas y otros fármacos con elementos azufrados. La base química de una sulfonamida es la cadena lateral de arilamina de un antibiótico con un anillo aromático heterocíclico. La combinación bien conocida del antibiótico oral sulfametoxazol-trimetoprim corresponde a una sulfonamida. En contraste, muchos fármacos tienen una fracción de sulfuro químicamente distinta de la cadena lateral arilamina de los antibióticos de tipo sulfonamida. El diurético bien conocido furosemida tiene una fracción de sulfuro, y muchos otros fármacos de uso común también dicen contener sulfato, como el sulfato de gentamicina. Se calcula que las reacciones reales de hipersensibilidad a las sulfonamidas son de 0.09%.[57,58] Por lo tanto, el temor de prescribir IAC tópicos u orales en pacientes con "alergia a las sulfas" por autoinforme es exagerado, dada la cantidad de evidencia. Sin embargo, sí existe una reacción real de hipersensibilidad a una sulfonamida (la de tipo 1 es mediada por IgE con anafilaxia, la de tipo 2 de citotoxicidad mediada por anticuerpos con hemocitopenias y las de tipos 3 y 4 mediadas de forma inmunitaria por complejos antígeno-anticuerpo o la tardía por linfocitos T, que pudiese llevar al síndrome de Stevens-Johnson o la necrólisis epidérmica), entonces están contraindicados los IAC.

Inhibidores de la anhidrasa carbónica orales

Son frecuentes los efectos secundarios sistémicos de los IAC orales, y a menudo se requiere modificar el tratamiento médico.[59] Las parestesias de dedos de manos y pies y periorales son efectos secundarios comunes que se cree son causados por depleción de potasio. El aumento de la frecuencia urinaria por la acción de los diuréticos se presenta en casi todos los pacientes inicialmente, pero no modifica la PIO.[60]

Los desequilibrios de electrolitos séricos pueden crear problemas más debilitantes. Se presenta hipopotasiemia significativa cuando se administra tratamiento oral con IAC de forma concomitante con diuréticos clorotiacídicos, digital, corticoesteroides u hormona corticotropina, o en los pacientes con cirrosis hepática.[61] Están indicados los complementos de potasio solo cuando se demuestra una hipopotasiemia significativa.[62] La acidosis metabólica vinculada con el consumo de bicarbonato se presenta con las dosis más altas de IAC, que, por lo tanto, deben evitarse en los pacientes con insuficiencia hepática, renal, corticosuprarrenal, acidosis hiperclorémica, disminución de la concentración de sodio o potasio u obstrucción pulmonar graves.[63] Un complejo sintomático de malestar general, fatiga, disminución de peso, depresión, anorexia y disminución de la libido es frecuente en los pacientes que reciben tratamiento con un IAC oral y se ha correlacionado con el grado de acidosis metabólica.[64,65] El ácido acetilsalicílico en dosis alta combinado con un IAC puede causar un desequilibrio acidobásico grave e intoxicación por salicilatos.[66]

También son frecuentes los síntomas gastrointestinales, como el malestar abdominal vago; un sabor metálico peculiar, experimentado en particular con la ingestión de bebidas carbonatadas; náusea y diarrea. Estas manifestaciones no parecen estar relacionadas con cambio químico sérico alguno y se desconoce su causa. Tomar el medicamento con alimentos puede ayudar a disminuir las manifestaciones.[64] Un efecto secundario menos común, pero más debilitante, es el de formación de cálculos renales, que se presenta con mayor frecuencia en los pacientes que reciben acetazolamida, pero también con la metazolamida.[67,68]

Las siguientes reacciones adversas relacionadas con las sulfonamidas constituyen las más graves del tratamiento con IAC. Las discrasias sanguíneas son raras, pero se han reportado trombocitopenia, agranulocitosis, anemia aplásica y neutropenia, con la acetazolamida o la metazolamida.[69] Se ha sugerido que el mecanismo de esta reacción rara, pero grave, está relacionado con la aparición de mecanismos de mediación inmune. Estas discrasias sanguíneas no pueden predecirse por la vigilancia de las cifras de células hemáticas y, con excepción de la anemia aplásica, las otras discrasias sanguíneas son reversibles al cesar la administración del fármaco. Por el contrario, la anemia aplásica por lo general tiene un inicio tardío e insidioso y con frecuencia es fatal. La mayoría de los casos se presenta en menos de 6 meses tras el inicio del tratamiento y algunos pacientes se recuperaron tras suspender el uso del fármaco. Debido a que la vigilancia de las cifras de células sanguíneas no es una forma costo-efectiva para vigilar estas discrasias sanguíneas raras asociadas con los IAC, se debe obtener una historia clínica del paciente cada cierto tiempo para vigilar manifestaciones hematológicas potencialmente importantes, que rara vez pudiesen desarrollarse después de iniciar el tratamiento con IAC. Otros efectos secundarios relacionados con las sulfonamidas incluyen los tipos de exantemas maculopapular y urticariforme del síndrome de Stevens-Johnson.[70,71]

El uso de IAC orales puede provocar una miopía transitoria idiosincrática debido a una reacción relacionada con las sulfonamidas, donde el edema del cuerpo ciliar causa un movimiento anterógrado del cristalino-diafragma del iris.[72] En un reporte de un caso se describió a una paciente con configuración de iris en meseta que desarrolló crisis de ángulo cerrado agudo por derrames ciclocoroideos bilaterales después de tomar acetazolamida, que se resolvió en 2 semanas, después de interrumpir el IAC oral y con tratamiento médico.[73] En cuanto a las categorías de riesgo para el embarazo de los fármacos antes usadas por la US Food and Drug Administration, los IAC se clasificaron como categoría C,[74] en la que se señalaba lo siguiente: "los estudios de reproducción en animales mostraron un efecto adverso sobre el feto, o no hay tales estudios y tampoco otros bien controlados en humanos". El tratamiento del glaucoma durante el embarazo y la lactancia debe coordinarse con el obstetra, el pediatra o el proveedor de atención primaria de la paciente.

Agentes hiperosmóticos

Los efectos hiperosmóticos son frecuentes y pueden ser graves o incluso fatales, pero son peores con el manitol intravenoso.[39] Estos incluyen diuresis, cefalea, acidemia, reacciones anafilácticas, dolor dorsal, sobrecarga cardiovascular derivada del aumento transitorio del volumen sanguíneo, calosfríos y fiebre, confusión y desorientación, diarrea, cefalea, hemorragia intracraneal, edema pulmonar e insuficiencia renal.[21,55] Se reportó la muerte de un paciente que desarrolló edema pulmonar, acidemia y anuria después del tratamiento con manitol y se recomienda tener precaución especial en aquellos con deterioro de la función cardiovascular o renal.[55] Si la diuresis se convierte en una preocupación durante la intervención quirúrgica, puede requerirse una sonda a permanencia. Se mostró que el manitol aumenta el flare en el humor acuoso en los humanos,[59] lo que puede tener implicación en relación con una mayor inflamación posoperatoria.

La náusea y el vómito son frecuentes, en especial con el uso de glicerina oral, al parecer por el sabor dulce intenso, que es transitorio y no tiene consecuencias, pero puede constituir un problema si ocurre vómito durante la intervención quirúrgica o conduce a la pérdida del medicamento o su aspiración. La náusea puede disminuirse al mínimo al administrar el medicamento con hielo y un sabor ácido. La glicerina se fragmenta, lo que causa menos diuresis, y es más segura que el manitol, con base en los efectos secundarios antes descritos; sin embargo, su contenido calórico, 4.32 kcal/g,[20] y la deshidratación pueden causar problemas con su administración repetida en los pacientes con diabetes mellitus.[60]

PUNTOS CLAVE

► Los inhibidores de la anhidrasa carbónica (IAC) tópicos son útiles para el tratamiento a largo plazo del glaucoma, pero menos potentes que las formas sistémicas y tienen la ventaja de causar menos efectos secundarios generales.

► Los IAC orales, si bien son eficaces, causan numerosos efectos secundarios, que limitan su uso en la mayoría de los casos a un tratamiento de corto plazo.

► En los pacientes con endotelio corneal deteriorado debe tenerse cuidado con el uso de los IAC tópicos, porque pueden empeorar el edema de córnea.

► Los fármacos hiperosmóticos tienen utilidad limitada, pero específica, en el tratamiento de disminución aguda de la PIO a corto plazo en situaciones de urgencia.

► Se usan fármacos hiperosmóticos para disminuir el volumen del humor vítreo, que reduce la "presión posterior", antes de algunas operaciones quirúrgicas intraoculares, como las de cataratas en ojos de alto riesgo con nanoftalmia o un trasplante de córnea.

REFERENCIAS

1. To CH, Do CW, Zamudio AC, Candia OA. Model of ionic transport for bovine ciliary epithelium: effects of acetazolamide and HCO. *Am J Physiol Cell Physiol*. 2001;280(6):C1521-C1530.
2. Bietti G, Virno M, Pecori-Giraldi J. Acetazolamide, metabolic acidosis, and intraocular pressure. *Am J Ophthalmol*. 1975;80(3 pt 1):360-369.
3. Mehra K. Relationship of pH of aqueous and blood with acetazolamide. *Ann Ophthalmol*. 1979;11(1):63-64.
4. Maus TL, Larsson LI, McLaren JW, Brubaker RF. Comparison of dorzolamide and acetazolamide as suppressors of aqueous humor flow in humans. *Arch Ophthalmol*. 1997;115(1):45-49.
5. Hewett-Emmett D. Evolution and distribution of the carbonic anhydrase gene families. *EXS*. 2000;90:29-76.
6. Supuran CT. Carbonic anhydrases – an overview. *Curr Pharm Des*. 2008;14(7):603-614.
7. Wistrand PJ. Carbonic anhydrase inhibition in ophthalmology: carbonic anhydrases in cornea, lens, retina and lacrimal gland. *EXS*. 2000;90:413-424.
8. Krupin T, Sly WS, Whyte MP, Dodgson SJ. Failure of acetazolamide to decrease intraocular pressure in patients with carbonic anhydrase II deficiency. *Am J Ophthalmol*. 1985;99(4):396-399.
9. Costa VP, Harris A, Stefansson E, et al. The effects of antiglaucoma and systemic medications on ocular blood flow. *Prog Retin Eye Res*. 2003;22(6):769-805.
10. Haustein M, Spoerl E, Boehm AG. The effect of acetazolamide on different ocular vascular beds. *Graefes Arch Clin Exp Ophthalmol*. 2013;251(5):1389-1398.
11. Siesky B, Harris A, Brizendine E, et al. Literature review and meta-analysis of topical carbonic anhydrase inhibitors and ocular blood flow. *Surv Ophthalmol*. 2009;54(1):33-46.
12. Moldow B, Sander B, Larsen M, Lund-Andersen H. Effects of acetazolamide on passive and active transport of fluorescein across the normal BRB. *Invest Ophthalmol Vis Sci*. 1999;40(8):1770-1775.
13. Marmor MF, Maack T. Enhancement of retinal adhesion and subretinal fluid resorption by acetazolamide. *Invest Ophthalmol Vis Sci*. 1982;23(1):121-124.
14. Huang Q, Chen R, Lin X, Xiang Z. Efficacy of carbonic anhydrase inhibitors in management of cystoid macular edema in retinitis pigmentosa: a meta-analysis. *PLoS One*. 2017;12(10):e0186180.
15. Robbins R, Galin MA. Effect of osmotic agents on the vitreous body. *Arch Ophthalmol*. 1969;82(5):694-699.
16. Wang RF, Serle JB, Podos SM, Sugrue MF. MK-507 (L-671,152), a topically active carbonic anhydrase inhibitor, reduces aqueous humor production in monkeys. *Arch Ophthalmol*. 1991;109(9):1297-1299.
17. Wilkerson M, Cyrlin M, Lippa EA, et al. Four-week safety and efficacy study of dorzolamide, a novel, active topical carbonic anhydrase inhibitor. *Arch Ophthalmol*. 1993;111(10):1343-1350.
18. Strahlman E, Tipping R, Vogel R. A six-week dose-response study of the ocular hypotensive effect of dorzolamide with a one-year extension. Dorzolamide dose-response study group. *Am J Ophthalmol*. 1996;122(2):183-194.
19. Strahlman E, Tipping R, Vogel R. A double-masked, randomized 1-year study comparing dorzolamide (trusopt), timolol, and betaxolol. International dorzolamide study group. *Arch Ophthalmol*. 1995;113(8):1009-1016.
20. Martínez A, Sánchez M. Effects of dorzolamide 2% added to timolol maleate 0.5% on intraocular pressure, retrobulbar blood flow, and the progression of visual field damage in patients with primary open-angle glaucoma: a single-center, 4-year, open-label study. *Clin Ther*. 2008;30(6):1120-1134.
21. O'Connor DJ, Martone JF, Mead A. Additive intraocular pressure lowering effect of various medications with latanoprost. *Am J Ophthalmol*. 2002;133(6):836-837.
22. Ott EZ, Mills MD, Arango S, Getson AJ, Assaid CA, Adamsons IA. A randomized trial assessing dorzolamide in patients with glaucoma who are younger than 6 years. *Arch Ophthalmol*. 2005;123(9):1177-1186.
23. Petounis A, Mylopoulos N, Kandarakis A, Andreanos D, Dimitrakoulias N. Comparison of the additive intraocular pressure-lowering effect of latanoprost and dorzolamide when added to timolol in patients with open-angle glaucoma or ocular hypertension: a randomized, open-label, multicenter study in Greece. *J Glaucoma*. 2001;10(4):316-324.
24. Quaranta L, Biagioli E, Riva I, et al. The Glaucoma Italian Pediatric Study (GIPSy): 1-year results. *J Glaucoma*. 2017;26(11):987-994.
25. Dailey RA, Brubaker RF, Bourne WM. The effects of timolol maleate and acetazolamide on the rate of aqueous formation in normal human subjects. *Am J Ophthalmol*. 1982;93(2):232-237.
26. Wayman LL, Larsson LI, Maus TL, Brubaker RF. Additive effect of dorzolamide on aqueous humor flow in patients receiving long-term treatment with timolol. *Arch Ophthalmol*. 1998;116(11):1438-1440.
27. Hutzelmann J, Owens S, Shedden A, Adamsons I, Vargas E. Comparison of the safety and efficacy of the fixed combination of dorzolamide/timolol and the concomitant administration of dorzolamide and timolol: a clinical equivalence study. International clinical equivalence study group. *Br J Ophthalmol*. 1998;82(11):1249-1253.
28. Feldman RM, Stewart RH, Stewart WC, Jia G, Smugar SS, Galet VA. 24-hour control of intraocular pressure with 2% dorzolamide/0.5% timolol fixed-combination ophthalmic solution in open-angle glaucoma. *Curr Med Res Opin*. 2008;24(8):2403-2412.
29. Konstas A, Quaranta L, Yan D, et al. Twenty-four hour efficacy with the dorzolamide/timolol-fixed combination compared with the brimonidine/timolol-fixed combination in primary open-angle glaucoma. *Eye*. 2012;26(1):80-87.
30. DeSantis L. Preclinical overview of brinzolamide. *Surv Ophthalmol*. 2000;44(suppl 2):S119-S129.
31. Silver LH. Dose-response evaluation of the ocular hypotensive effect of brinzolamide ophthalmic suspension (Azopt). Brinzolamide Dose-Response Study Group. *Surv Ophthalmol*. 2000;44(suppl 2):S147-S153.
32. Sall K. The efficacy and safety of brinzolamide 1% ophthalmic suspension (Azopt) as a primary therapy in patients with open-angle glaucoma or ocular hypertension. Brinzolamide primary therapy study group. *Surv Ophthalmol*. 2000;44(suppl 2):S155-S162.
33. Shin D. Adjunctive therapy with brinzolamide 1% ophthalmic suspension (Azopt) in patients with open-angle glaucoma or ocular hypertension maintained on timolol therapy. *Surv Ophthalmol*. 2000;44(suppl 2):S163-S168.
34. Michaud JE, Friren B. Comparison of topical brinzolamide 1% and dorzolamide 2% eye drops given twice daily in addition to timolol 0.5% in patients with primary open-angle glaucoma or ocular hypertension. *Am J Ophthalmol*. 2001;132(2):235-243.
35. Cheng J-W, Li Y, Wei R-L. Systematic review of intraocular pressure-lowering effects of adjunctive medications added to latanoprost. *Ophthalmic Res*. 2009;42(2):99-105.
36. Realini T, Nguyen Q, Katz G, Dubiner H. Fixed-combination brinzolamide 1%/brimonidine 0.2% vs monotherapy with brinzolamide or brimonidine in patients with open-angle glaucoma or ocular hypertension: results of a pooled analysis of two phase 3 studies. *Eye*. 2013;27(7):841-847.
37. Kozobolis V, Panos GD, Konstantinidis A, Labiris G. Comparison of dorzolamide/timolol vs brinzolamide/brimonidine fixed combination therapy in the management of primary open-angle glaucoma. *Eur J Ophthalmol*. 2017;27(2):160-163.
38. Friedenwald JS. Current studies on acetazolamide (Diamox) and aqueous humor flow. *Am J Ophthalmol*. 1955;40(5 pt 2):139-147.
39. Havener W. *Ocular Pharmacology*. 5th ed. St. Louis, MO: CV Mosby; 1983.
40. Maren TH, Haywood JR, Chapman SK, Zimmerman TJ. The pharmacology of methazolamide in relation to the treatment of glaucoma. *Invest Ophthalmol Vis Sci*. 1977;16(8):730-742.
41. Dahlen K, Epstein DL, Grant WM, Hutchinson BT, Prien EL Jr, Krall JM. A repeated dose-response study of methazolamide in glaucoma. *Arch Ophthalmol*. 1978;96(12):2214-2218.
42. Lichter PR, Newman LP, Wheeler NC, Beall OV. Patient tolerance to carbonic anhydrase inhibitors. *Am J Ophthalmol*. 1978;85(4):495-502.
43. O'Keeffe M, Nabil M. The use of mannitol in intraocular surgery. *Ophthalmic Surg*. 1983;14(1):55-56.
44. Virno M, Cantore P, Bietti C, Bucci MG. Oral glycerol in ophthalmology. A valuable new method for the reduction of intraocular pressure. *Am J Ophthalmol*. 1963;55(6):1133-1142.
45. Frank MS, Nahata MC, Hilty MD. Glycerol: a review of its pharmacology, pharmacokinetics, adverse reactions, and clinical use. *Pharmacotherapy*. 1981;1(2):147-160.
46. Barnebey H, Kwok SY. Patients' acceptance of a switch from dorzolamide to brinzolamide for the treatment of glaucoma in a clinical practice setting. *Clin Ther*. 2000;22(10):1204-1212.
47. Delaney YM, Salmon JF, Mossa F, Gee B, Beehne K, Powell S. Periorbital dermatitis as a side effect of topical dorzolamide. *Br J Ophthalmol*. 2002;86(4):378-380.
48. Inoue K, Okugawa K, Oshika T, Amano S. Influence of dorzolamide on corneal endothelium. *Jpn J Ophthalmol*. 2003;47(2):129-133.

49. Srinivas SP, Ong A, Zhai CB, Bonanno JA. Inhibition of carbonic anhydrase activity in cultured bovine corneal endothelial cells by dorzolamide. *Invest Ophthalmol Vis Sci.* 2002;43(10):3273-3278.

50. Egan CA, Hodge DO, McLaren JW, Bourne WM. Effect of dorzolamide on corneal endothelial function in normal human eyes. *Invest Ophthalmol Vis Sci.* 1998;39(1):23-29.

51. Konowal A, Morrison JC, Brown SV, et al. Irreversible corneal decompensation in patients treated with topical dorzolamide. *Am J Ophthalmol.* 1999;127(4):403-406.

52. Martin XD, Danese M. Dorzolamide-induced immune thrombocytopenia: a case report and literature review. *J Glaucoma.* 2001;10(2):133-135.

53. Munshi V, Ahluwalia H. Erythema multiforme after use of topical dorzolamide. *J Ocul Pharmacol Ther.* 2008;24(1):91-93.

54. Carlsen J, Durcan J, Zabriskie N, Swartz M, Crandall A. Nephrolithiasis with dorzolamide. *ArchOphthalmol.* 1999;117(8):1087-1088.

55. Chun JS, Yun SJ, Lee JB, Kim SJ, Won YH, Lee SC. Toxic epidermal necrolysis induced by the topical carbonic anhydrase inhibitors brinzolamide and dorzolamide. *Ann Dermatol.* 2008;20(4):260-262.

56. Shah TJ, Moshirfar M, Hoopes PC Sr. "Doctor, I have a sulfa allergy": clarifying the myths of cross-reactivity. *Ophthalmol Ther.* 2018;7(2):211-215.

57. Ponka D. Approach to managing patients with sulfa allergy: use of antibiotic and nonantibiotic sulfonamides. *Can Fam Physician.* 2006;52(11):1434-1438.

58. Wulf NR, Matuszewski KA. Sulfonamide cross-reactivity: is there evidence to support broad cross-allergenicity? *Am J Health Syst Pharm.* 2013;70(17):1483-1494.

59. Lichter PR. Reducing side effects of carbonic anhydrase inhibitors. *Ophthalmology.* 1981;88(3):266-269.

60. Becker B. The mechanism of the fall in intraocular pressure induced by the carbonic anhydrase inhibitor, Diamox. *Am J Ophthalmol.* 1955;39(2 pt 2):177-184.

61. Spaeth GL. Potassium, acetazolamide, and intraocular pressure. *Arch Ophthalmol.* 1967;78(5):578-582.

62. Critchlow AS, Freeborn SN, Roddie RA. Potassium supplements during treatment of glaucoma with acetazolamide. *Br Med J (Clin Res Ed).* 1984;289(6436):21.

63. Block ER, Rostand RA. Carbonic anhydrase inhibition in glaucoma: Hazard or benefit for the chronic lunger? *Surv Ophthalmol.* 1978;23(3):169-172.

64. Epstein DL, Grant WM. Carbonic anhydrase inhibitor side effects. Serum chemical analysis. *Arch Ophthalmol.* 1977;95(8):1378-1382.

65. Wallace TR, Fraunfelder FT, Petursson GJ, Epstein DL. Decreased libido – a side effect of carbonic anhydrase inhibitor. *Ann Ophthalmol.* 1979;11(10):1563-1566.

66. Anderson CJ, Kaufman PL, Sturm RJ. Toxicity of combined therapy with carbonic anhydrase inhibitors and aspirin. *Am J Ophthalmol.* 1978;86(4):516-519.

67. Kass MA, Kolker AE, Gordon M, et al. Acetazolamide and urolithiasis. *Ophthalmology.* 1981;88(3):261-265.

68. Ellis PP. Urinary calculi with methazolamide therapy. *Doc Ophthalmol.* 1973;34(1):137-142.

69. Fraunfelder FT, Meyer SM, Bagby GC Jr, Dreis MW. Hematologic reactions to carbonic anhydrase inhibitors. *Am J Ophthalmol.* 1985;100(1):79-81.

70. Gandham SB, Spaeth GL, Di Leonardo M, Costa VP. Methazolamide-induced skin eruptions. *Arch Ophthalmol.* 1993;111(3):370-372.

71. Flach AJ, Smith RE, Fraunfelder FT. Stevens–Johnson syndrome associated with methazolamide treatment reported in two Japanese-American women. *Ophthalmology.* 1995;102(11):1677-1680.

72. Grant WM. Antiglaucoma drugs. Problems with carbonic anhydrase inhibitors. In: Leopold IH, ed. *Symposium on Ocular Therapy.* St. Louis, MO: Mosby; 1973:19-38.

73. Man X, Costa R, Ayres BM, Moroi SE. Acetazolamide-induced bilateral ciliochoroidal effusion syndrome in plateau iris configuration. *Am J Ophthalmol Case Rep.* 2016;3:14-17.

74. Pernia S, DeMaagd G. The new pregnancy and lactation labeling rule. *P T.* 2016;41(11):713-715.

Fármacos para el flujo de salida trabecular

33

Hoy se cuenta con tres clases de fármacos que actúan sobre la malla trabecular para disminuir la presión intraocular (PIO). Introducidos en la década de 1870, los estimulantes colinérgicos se consideran de interés histórico, pero aún tienen utilidad en el tratamiento del glaucoma, simulan los efectos de la acetilcolina y se conocen como *agonistas colinérgicos, parasimpaticomiméticos o mióticos,* debido a su efecto sobre la pupila. De los inhibidores de la acetilcolinesterasa que tienen disponibilidad limitada, se describe solo al yoduro de ecotiofato.

Dos clases nuevas de fármacos disminuyen la PIO a través de la malla trabecular, así como otras vías del flujo de salida. En primer lugar, los inhibidores de la proteína cinasa asociada a Rho (ROCK), ripasudil y netarsudil, en un inicio se aprobaron para su uso clínico en Japón en 2014 y en Estados Unidos en 2017, de manera respectiva. Adicionalmente, en 2017 se aprobó en Estados Unidos un donador de óxido nítrico (NO) combinado con latanoprost. En esta combinación, la prostaglandina disminuye la PIO por la vía uveoescleral y el donador de NO lo hace a través de la vía de la malla trabecular. En 2019 se aprobó en Estados Unidos una combinación de dosis fija de latanoprost y netarsudil. Estas nuevas clases de fármacos representan la aplicación exitosa de la investigación de la biología celular de la malla trabecular a la farmacología del glaucoma.

MECANISMOS DE ACCIÓN

Estimuladores colinérgicos

Los estimuladores colinérgicos están indicados en todas las formas de hipertensión ocular y glaucoma de ángulo abierto, donde el sistema de flujo de salida del humor acuoso está intacto desde el punto de vista funcional. Además, esta clase de fármacos se usa para el tratamiento de crisis de cierre agudo del ángulo y comparten un mecanismo de acción común al estimular a los receptores colinérgicos muscarínicos. Entre sus cinco subtipos, el M3 es el predominante, y se expresa en las células musculares ciliares humanas y el esfínter del iris.[1,2] El efecto miótico es producido por estimulación de los receptores muscarínicos M3 del músculo esfínter del iris. Este efecto "constriñe" al iris y ayuda a abrir el ángulo de la cámara anterior, lo que hace a la pilocarpina un adyuvante útil en el tratamiento a corto plazo de las crisis de cierre del ángulo derivadas de un bloqueo pupilar relativo (véase capítulo 13). Estos fármacos disminuyen la PIO por aumento de la facilidad del flujo de salida del humor acuoso (véase la ecuación de Goldman modificada en el capítulo 2) por contracción del musculo ciliar, que altera la configuración de la malla trabecular y el canal de Schlemm (**fig. 33-1**).

Este mecanismo tiene el respaldo de estudios en primates y humanos. La desinserción del músculo ciliar del espolón escleral en los monos elimina el efecto de la pilocarpina sobre la PIO y facilita el flujo de salida.[3] Los estudios histopatológicos de ojos humanos tratados con pilocarpina antes de su enucleación por melanoma maligno mostraron una tracción interna posterior sobre el espolón escleral, con ensanchamiento del espacio trabecular; distensión de la malla endotelial; aumento de las vacuolas gigantes, así como poros más grandes y frecuentes en el endotelio interno del canal de Schlemm.[4] Los estudios en primates sugieren que el aumento en las vacuolas gigantes es resultado del mayor flujo del humor acuoso a través del sistema de salida, más que de una acción directa de la pilocarpina sobre el endotelio del canal de Schlemm.[5] Con el uso de tecnología de imagenología por tomografía por coherencia óptica de mayor profundidad para estudios *in vivo* en los humanos, la pilocarpina expande el canal de Schlemm en los ojos saludables normales y aquellos con glaucoma.[6]

Se han estudiado otros efectos dinámicos en el humor acuoso. Los estudios de fluorofotometría en humanos muestran estimulación mínima de la formación del humor acuoso con la pilocarpina,[7] que disminuye el flujo de salida no convencional o uveoescleral,[8] lo que puede tener importancia clínica ante un flujo de salida convencional o trabecular disminuido de forma notoria. Conforme estos ojos se vuelven cada vez más dependientes del drenaje uveoesclerótico, la pilocarpina puede causar un aumento paradójico de la PIO,[9] y no parece modificar la presión venosa epiescleral.[10]

Donadores de óxido nítrico

El óxido nítrico es una molécula señalización ubicua, con una vida media muy corta, de unos cuantos segundos, e importante participación en procesos fisiológicos normales y patológicos.[11] El óxido nítrico se produce *in vivo* en el cuerpo humano a partir de la L-arginina por tres formas genéticas de la enzima sintetasa de NO (NOS). Sus dos formas fisiológicas son la NOS endotelial (eNOS) o del gen *NOS3* y la NOS neuronal (nNOS) o del gen *NOS1*, que sintetizan NO para la señalización paracrina y autocrina. Bajo condiciones patológicas, como inflamación e isquemia, se produce NO por una NOS inducible (iNOS o del gen *NOS2*).

El reconocimiento de la participación clave del NO en la vasodilatación llevó a investigar su utilidad potencial sobre la regulación de la PIO. Tanto la *NOS1* como la *NOS3* se expresan en la malla trabecular, el cuerpo ciliar y el canal de Schlemm.[12-14] El conocimiento combinado de los marcadores de NOS en los tejidos del segmento anterior y la utilidad establecida del NO sobre la dilatación mediada por el endotelio vascular llevó al ingenioso diseño de químico médico de una prostaglandina donadora de NO. La Food and Drug Administration (FDA) aprobó el latanoprosteno bunod al 0.024% en 2017, que las esterasas fragmentan hasta ácido de latanoprost y mononitrato de butandiol, y el cual es posteriormente metabolizado hasta 1,4-butandiol y NO.

Inhibidores de la Rho cinasa

La vía de señalización de la ROCK incluye a una familia de la superfamilia Ras de proteínas pequeñas de unión al trifosfato de guanosina (GTP), que fosforila a varias proteínas intracelulares.[15] Los elementos de actina del citoesqueleto son el blanco de esta fosforilación, con

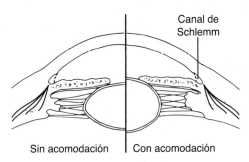

Canal de
Schlemm

Sin acomodación | Con acomodación

FIGURA 33-1. Mecanismo esquemático de la contracción del músculo ciliar sobre la anatomía del segmento anterior. Después de la aplicación de un medicamento colinérgico tópico, las fibras del músculo ciliar se contraen, lo que lleva a la tracción del espolón escleral y la modificación del flujo de salida del humor acuoso a través de la malla trabecular y el canal de Schlemm. También se media un efecto acomodativo por disminución del diámetro concéntrico del cuerpo ciliar, con "redondeo" del cristalino y un ligero decremento de la profundidad de la cámara anterior.

efectos de regulación corriente abajo de la función celular sobre la contracción de la actomiosina, la adhesión celular, la rigidez y morfología celulares, y la organización de la matriz extracelular. Se han investigado en gran medida estas funciones de la biología celular para determinar cómo esta vía participa en la de la malla trabecular, el flujo de salida del humor acuoso y la PIO.[16] Las implicaciones de la vía de señalización de la ROCK para la regulación de la PIO fueron identificadas con base en observaciones clínicas de que el uso de las estatinas para tratar la enfermedad cardiovascular por disminución del colesterol también tenía otros efectos benéficos para la salud, independientes de dicha disminución y con amplios efectos funcionales relacionados con funciones antioxidantes e inmunorreguladoras, y tal vez antitrombóticas.[17]

Tanto la RhoA GTPasa como las isoformas y ROCK1 y ROCK2 se expresan en la malla trabecular y otros tejidos de la vía de salida.[15] La inhibición de esta vía suprime la contracción de la malla trabecular disminuyendo las fibras de estrés de la actina, adhesiones focales e interacciones entre las células. La relajación de la malla trabecular se vinculó con un aumento de las vacuolas gigantes en la pared interna del canal de Schlemm, ensanchamiento del canal y el lavado de material extracelular.[18,19] Estos efectos biológicos tisulares son la base de la disminución de la PIO por los inhibidores de la ROCK.

En 2014, el inhibidor de la ROCK ripasudil al 0.4%, también conocido como *K-115*, se aprobó en Japón.[20] La US FDA aprobó en 2017 el inhibidor de la ROCK netarsudil al 0.02%, también conocido como *AR-13324*. El netarsudil tiene una doble acción, como inhibidor de la ROCK y como transportador de noradrenalina.[21] En 2019 la FDA aprobó la combinación de dosis fija de latanoprost al 0.005% y netarsudil al 0.02%.

En 11 voluntarios sanos, el netarsudil al 0.02% con dosis una vez al día durante 7 días por la mañana aumentó la facilidad del flujo de salida de 0.27 ± 0.10 a 0.33 ± 0.22 μL/min/mm Hg en los ojos tratados.[22] No hubo cambios significativos en la facilidad del flujo de salida en los ojos contralaterales a los que se aplicó un vehículo.

ADMINISTRACIÓN

Estimuladores colinérgicos

La solución de pilocarpina se aplica en forma tópica y es, en gran parte, degradada en la córnea,[23] con menos de 3% ingresando a la cámara anterior. El efecto de disminución de la PIO tiene relación con la dosis,

hasta la de pilocarpina al 4%.[24,25] Con base en los estudios de farmacocinética en animales y farmacodinámica en los humanos,[24,26] la pilocarpina se administra cada 6 h. Sin embargo, en un estudio se informó que la pilocarpina al 2% administrada cada 12 h y seguida por la oclusión nasolagrimal proporcionaba una respuesta máxima en la PIO.[27]

El carbacol, disponible en Canadá, tiene un efecto parasimpaticomimético doble, directo por estimulación de los receptores muscarínicos e indirecto por inhibición de la acetilcolinesterasa. Tiene una mala penetración en la córnea y requiere un adyuvante, como el cloruro de benzalconio, para alcanzar niveles terapéuticos.[28] El carbacol al 1.5% suele usarse cada 8 h y tiene un efecto potente y eficaz, como el de la pilocarpina al 2% cada 6 h.[28,29]

Incluso de uso menos frecuente es el inhibidor de la acetilcolinesterasa, y solo el yoduro de ecotiofato al 0.125% (phospholine iodide®) se encuentra disponible hoy en Estados Unidos, con la ventaja de una duración de acción prolongada y un efecto máximo en 4 a 6 h, con un efecto residual sustancial presente pasadas 24 h, lo que permite usarlo con un esquema de cada 12 horas.

Además de la tópica, otra vía de administración de los estimuladores colinérgicos es la de inyección intracameral. Tanto el carbacol como la acetilcolina están disponibles para inyección intracameral durante la intervención quirúrgica para producir miosis. En las operaciones de cataratas se mostró que el carbacol intracameral brindaba una mejor regulación de la PIO en el periodo posoperatorio temprano, en comparación con la acetilcolina intracameral o el placebo, utilizando solución salina balanceada.[30]

Donadores de óxido nítrico

La solución de latanoprosteno bunod al 0.024% es una solución de aplicación tópica una vez al día por la tarde, que después se metaboliza rápidamente hasta ácido latanoprost y NO. La disminución de la PIO inicia 1 a 3 h después de su aplicación tópica, con un efecto máximo pasadas 11 a 13 horas.

En un estudio clínico aleatorizado cruzado, de 4 semanas, fase 2, de 21 pacientes con hipertensión ocular o glaucoma de ángulo abierto crónico, se comparó la eficacia en 24 h del latanoprosteno bunod una vez al día por la tarde con la del timolol cada 12 h.[31] El primero disminuyó la PIO diurna y nocturna respecto de la basal, en tanto el timolol únicamente redujo la presión diurna. En los estudios clínicos de fase 3 hubo 811 pacientes con glaucoma de ángulo abierto o hipertensión ocular tratados con latanoprosteno bunod al 0.024% una vez al día por la tarde y 271 que recibieron timolol al 0.5% cada 12 h. En el análisis acumulado durante los periodos de extensión de seguridad abiertos, la disminución diurna media de la PIO respecto de la basal con el latanoprosteno bunod fue de 8.6 mm Hg a los 6 meses, 8.5 mm Hg a los 9 y 8.8 mm Hg a los 12 meses. Estas disminuciones de la PIO no fueron inferiores a las alcanzadas con el timolol, con cifras diurnas medias de 8.5 mm Hg a los 6 meses, 8.7 mm Hg a los 9 meses y 8.7 mm Hg a los 12 meses.

Inhibidores de la Rho cinasa

Los inhibidores de la ROCK en un inicio se aprobaron en Japón como ripasudil en 2014 y como netarsudil en Estados Unidos en 2017. En Estados Unidos se aprobó una dosis fija combinada de latanoprost y netarsudil en 2019.

El ripasudil al 0.4% es una solución de aplicación tópica dos veces al día,[20] que se absorbe de forma rápida en los tejidos oculares y alcanza la disminución máxima de la PIO 1 a 2 h después. La reducción máxima de la PIO fue de 6.4 mm Hg durante el día y 7.3 mm Hg por la noche.[32]

El netarsudil al 0.02% es una solución de aplicación tópica una vez al día por la tarde. Se hicieron dos estudios clínicos de fase 3, ROCKET-1 y ROCKET-2,[21] en los que se distribuyó en forma aleatoria a un total de 756 pacientes: 251 para recibir netarsudil en dosis única diaria por la tarde (ROCKET-1) y 254 para recibirlo cada 12 h (ROCKET-2). Los 251 pacientes restantes se asignaron de manera aleatoria para recibir timolol al 0.5% en dos dosis diarias, como prueba de comparación de su no inferioridad. A los 3 meses, el netarsudil de dosis única por la tarde y dosis dos veces al día disminuyó la PIO, en comparación con la cifra basal, y no fue inferior al timolol. Se aprobó una combinación de dosis fija de netarsudil al 0.02% y latanoprost al 0.005% para su dosificación una vez al día.[33]

INTERACCIONES FARMACOLÓGICAS

Estimulantes colinérgicos

Puesto que los fármacos que causan miosis comparten un mecanismo de acción similar, no muestran efecto aditivo de disminución de la PIO en su clase.[34] En general, con otras clases de fármacos de diferente mecanismo de acción se obtiene un efecto aditivo utilizando la combinación de pilocarpina y los α_2-agonistas, apraclonidina y brimonidina (véase capítulo 31). En términos de los antagonistas β adrenérgicos, se dispone de dos combinaciones de dosis fija de timolol y pilocarpina en algunas partes del mundo.[35] En los conejos, las cifras de pilocarpina al 2% y timolol al 0.5% en el humor acuoso no difirieron, al margen de que se administrasen solos o en combinación de dosis fija.[36] Si bien la pilocarpina disminuye y las prostaglandinas aumentan el flujo de salida uveoesclerótico, los prostaglandínicos tienen un efecto aditivo de disminución de la PIO cuando se usan junto con la pilocarpina (véase capítulo 29). También se puede emplear con eficacia la pilocarpina en combinación con los inhibidores de la anhidrasa carbónica (véase capítulo 22).

Donadores de óxido nítrico

Pocos estudios han reportado una capacidad aditiva del latanoprosteno bunod con otros medicamentos contra el glaucoma. En general, debido a que otras clases de fármacos tienen mecanismos de acción diversos, sería de esperar un efecto aditivo de disminución de la PIO.

Inhibidores de la Rho cinasa

En estudios clínicos en fase 3 realizados en Japón, el ripasudil se mostró una disminución aditiva de la PIO de 3.2 mm Hg cuando se administró junto con latanoprost, y una de 2.9 mm Hg después de que se administró con timolol.[37]

En un estudio se reportaron tanto datos clínicos como de cultivo de tejidos que sugirieron que la pilocarpina pudiese interferir con la disminución de la PIO mediada con el ripasudil.[38] Se propone que hay efectos antagonistas entre los efectos contráctiles mediados por el inhibidor de la ROCK en las células de la malla trabecular y los efectos indirectos de la pilocarpina sobre la malla por contracción de los músculos del cuerpo ciliar.

EFECTOS SECUNDARIOS

Estimulantes colinérgicos

Son raros los efectos sistémicos de la pilocarpina de aplicación tópica, pero similares a los de la muscarina, con estimulación de glándulas,

contracción de músculo liso, y los cardiacos y cognitivos centrales.[39] Las manifestaciones incluyen diaforesis, salivación, lagrimeo y secreción bronquial. La contracción del músculo liso puede causar náusea, vómito, diarrea, broncoespasmo, dolor abdominal y efectos genitourinarios. Hay reportes de bloqueo auriculoventricular de tercer grado y disfunción cognitiva en los pacientes con la enfermedad Alzheimer después de la administración tópica de pilocarpina.[40] El antídoto para la toxicidad sistémica de la pilocarpina es la atropina.

Los efectos secundarios oculares son frecuentes con la pilocarpina y pueden interferir con la calidad de vida y el apego al tratamiento.[41] El espasmo del músculo ciliar causa dolor de las cejas, que suele ceder conforme continúa el tratamiento. Se produce miopía transitoria por un engrosamiento axial y el desplazamiento hacia adelante del cristalino (**fig. 33-1**) que se inicia casi 15 minutos después de la dosis, alcanza su máximo en 45 a 60 minutos y dura 1.5 a 2 h.[42] La miosis puede nublar la vista y alterar los campos visuales,[43] como se describió en el capítulo 6, en especial en presencia de cataratas.

El desprendimiento de retina con el uso de mióticos ha sido motivo de sospecha, si bien no se pudo establecer una relación definitiva de causa y efecto.[44,45] Los desprendimientos son, por lo general, regmatógenos, y se presume que la contracción del cuerpo ciliar ejerce una tracción vitreorretiniana que causa desgarros de la retina. El grado de riesgo parece relacionado con la alteración patológica retiniana previa.[44,45] También se reportó una hemorragia vítrea sin orificio o desprendimiento retiniano detectables en un paciente 1 día después de iniciar el tratamiento con pilocarpina.[46] Cuando se inicia el tratamiento con cualquier miótico es una buena práctica revisar los antecedentes del paciente en cuanto al riesgo aumentado de desprendimiento de retina, y hacer una exploración periférica del fondo de ojo. También se ha reportado la aparición de orificios maculares semanas después de comenzar el tratamiento con pilocarpina al 2%.[47,48]

Se sugirió un efecto de opacificación del cristalino de la pilocarpina en el seguimiento de pacientes que recibían tratamiento miótico uniocular a largo plazo.[49]

Se han reportado diversos efectos corneales. Se creyó que el tratamiento con pilocarpina estaba asociado con el rechazo del injerto de córnea en tres pacientes, que los autores sugirieron podría relacionarse con la inflamación intraocular.[50] Se mostró en la clínica un aumento de la permeabilidad de la barrera hematoacuosa a las proteínas del plasma, con un medidor láser de flare-celularidad y fluorofotometría, después de la instilación de pilocarpina.[51] En la mayoría de los pacientes esto pudiese no ser significativo en la clínica, si bien puede aumentar la inflamación posoperatoria y constituye una contraindicación relativa en presencia de uveítis y neovascularización del segmento anterior.

Se ha reportado penfigoide cicatricial en pacientes bajo tratamiento tópico a largo plazo por glaucoma,[52,53] pero la relación de causa-efecto de esta asociación es incierta. De 111 pacientes con penfigoide cicatricial, 29 (26%) presentaba glaucoma, tratado con gotas múltiples, incluidas las de pilocarpina.[52] En un estudio de 179 pacientes con glaucoma y 420 controles se sugirió que el tratamiento del glaucoma a largo plazo (por 3 años o más) se asocia con un acortamiento significativo del fondo de saco conjuntival inferior.[54]

También pueden presentarse hipersensibilidad y reacciones tóxicas por el uso de la pilocarpina o el conservador del preparado. Por lo general, las reacciones alérgicas afectan a los párpados, a menudo con una reacción papilar gigante en la conjuntiva tarsal superior, en tanto las reacciones tóxicas producen una respuesta folicular en la conjuntiva.[55]

Donadores de óxido nítrico

Los efectos secundarios sistémicos del latanoprosteno bunod reportados en estudios clínicos incluyen cefalea en menos de 2% de los pacientes durante su uso,[56] con una cifra similar que reportó cefalea cuando se usó el medicamento de comparación, el timolol. No se consideró que estas cefaleas estuvieran relacionadas con el uso de medicamento de estudio alguno. Un paciente reportó disgeusia mientras usaba latanoprosteno bunod y ese efecto secundario se consideró relacionado de manera definitiva con el medicamento de estudio.

El principal efecto secundario ocular se asoció con un aumento de la hiperemia conjuntival respecto de la basal, con un cambio de 32.6% en los pacientes en forma basal al 49.0% en la semana 2 del tratamiento con latanoprosteno bunod, porcentaje que se mantuvo en 44.2 a 48.7% durante el estudio. En el grupo tratado con timolol, 34.3% de los pacientes presentaba hiperemia conjuntival en forma basal, que aumentó un poco durante el estudio, de 35.8 a 38.9%.

Los otros dos efectos secundarios oculares fueron similares a los reportados con las prostaglandinas, con pigmentación de los párpados y el iris, y crecimiento de las pestañas (véase capítulo 29), efectos secundarios que se compararon en todos los estudios clínicos de fase 1 a 3.[57]

Inhibidores de la Rho cinasa

En una comparación de la dosificación de una vez por la tarde y cada 12 h, el netarsudil causó mayores efectos secundarios que el timolol.[21] Los eventos adversos fueron mayores con la dosificación de cada 12 h de netarsudil que con la de una sola dosis diaria. Se presentó hiperemia conjuntival en hasta 58.9% de los pacientes con netarsudil, en comparación con 10.8% de aquellos con timolol. La hemorragia subconjuntival con netarsudil fue tan alta como 17.0%, en comparación con 0% para el timolol. La frecuencia de córnea verticilada fue tan alta como 14.6%, en comparación con 0.4% para el timolol. Debido a estos efectos adversos aumentados con la dosificación cada 12 h, se aprobó el netarsudil al 0.02% para su aplicación tópica una vez al día por la tarde.

PUNTOS CLAVE

▶ Aunque no es de uso frecuente, la pilocarpina todavía es útil para disminuir la PIO de los pacientes con glaucoma de ángulo abierto, al aumentar el flujo de salida del humor acuoso, y de aquellos con glaucoma de ángulo cerrado por alivio del bloqueo pupilar.

▶ Los fármacos mióticos comparten efectos secundarios comunes que incluyen dolor de cejas y miopía inducida por espasmo del músculo ciliar, nublado de la vista por la miosis en presencia de cataratas y un mayor riesgo de desprendimiento de retina.

▶ Una combinación de un donador de NO con una prostaglandina, latanoprosteno bunod, disminuye la PIO en los pacientes con hipertensión ocular o glaucoma de ángulo abierto. La molécula de NO aumenta el flujo de salida acuoso a través de la malla trabecular, y el latanoprost aumenta el flujo de salida uveoescleral.

▶ Los inhibidores de la ROCK –ripasudil al 0.4% en dosis cada 12 h y netarsudil al 0.02% una vez al día– disminuyen la PIO en los pacientes con hipertensión ocular o glaucoma de ángulo abierto. Estos inhibidores de la ROCK reducen la PIO por aumento de la facilidad del flujo de salida del humor acuoso.

REFERENCIAS

1. Burger WA, Sexton PM, Christopoulos A, Thal DM. Toward an understanding of the structural basis of allostery in muscarinic acetylcholine receptors. *J Gen Physiol.* 2018;150(10):1360-1372.
2. Mitchelson F. Muscarinic receptor agonists and antagonists: effects on ocular function. *Handb Exp Pharmacol.* 2012;208:263-298.
3. Kaufman PL, Bárány EH. Loss of acute pilocarpine effect on outflow facility following surgical disinsertion and retrodisplacement of the ciliary muscle from the scleral spur in the cynomolgus monkey. *Invest Ophthalmol.* 1976;15(10):793-807.
4. Grierson I, Lee WR, Abraham S. Effects of pilocarpine on the morphology of the human outflow apparatus. *Br J Ophthalmol.* 1978;62(5):302-313.
5. Grierson I, Lee WR, Abraham S. The effects of topical pilocarpine on the morphology of the outflow apparatus of the baboon (*Papio cynocephalus*). *Invest Ophthalmol Vis Sci.* 1979;18(4):346-355.
6. Skaat A, Rosman MS, Chien JL, et al. Effect of pilocarpine hydrochloride on the Schlemm canal in healthy eyes and eyes with open-angle glaucoma. *JAMA Ophthalmol.* 2016;134(9):976-981.
7. Nagataki S, Brubaker RF. Effect of pilocarpine on aqueous humor formation in human beings. *Arch Ophthalmol.* 1982;100(5):818-821.
8. Bill A, Phillips CI. Uveoscleral drainage of aqueous humour in human eyes. *Exp Eye Res.* 1971;12(3):275-281.
9. Bleiman BS, Schwartz AL. Paradoxical intraocular pressure response to pilocarpine. A proposed mechanism and treatment. *Arch Ophthalmol.* 1979;97(7):1305-1306.
10. Gaasterland D, Kupfer C, Ross K. Studies of aqueous humor dynamics in man: IV. Effects of pilocarpine upon measurements in young normal volunteers. *Invest Ophthalmol.* 1975;14(11):848-853.
11. Garhöfer G, Schmetterer L. Nitric oxide: a drug target for glaucoma revisited [review]. *Drug Discov Today.* 2019;24(8):1614-1620.
12. Ashpole NE, Overby DR, Ethier CR, Stamer WD. Shear stress-triggered nitric oxide release from Schlemm's canal cells. *Invest Ophthalmol Vis Sci.* 2014;55(12):8067-8076.
13. Dismuke WM, Liang J, Overby DR, Stamer WD. Concentration-related effects of nitric oxide and endothelin-1 on human trabecular meshwork cell contractility. *Exp Eye Res.* 2014;120:28-35.
14. Krauss AH, Impagnatiello F, Toris CB, et al. Ocular hypotensive activity of BOL-303259-X, a nitric oxide donating prostaglandin F2alpha agonist, in preclinical models. *Exp Eye Res.* 2011;93(3):250-255.
15. Rao PV, Pattabiraman PP, Kopczynski C. Role of the Rho GTPase/Rho kinase signaling pathway in pathogenesis and treatment of glaucoma: bench to bedside research [review]. *Exp Eye Res.* 2017;158:23-32.
16. Song J, Deng PF, Stinnett SS, Epstein DL, Rao PV. Effects of cholesterol-lowering statins on the aqueous humor outflow pathway. *Invest Ophthalmol Vis Sci.* 2005;46(7):2424-2432.
17. Orsi FA, Cannegieter SC, Lijfering WM. Statin therapy to revert hypercoagulability and prevent venous thromboembolism: a narrative review. *Semin Thromb Hemost.* 2019;45(8):825-833.
18. Gong H, Yang CY. Morphological and hydrodynamic correlations with increasing outflow facility by Rho-kinase inhibitor Y-27632. *J Ocul Pharmacol Ther.* 2014;30(2-3):143-153.
19. Li G, Mukherjee D, Navarro I, et al. Visualization of conventional outflow tissue responses to netarsudil in living mouse eyes. *Eur J Pharmacol.* 2016;787:20-31.
20. Inoue T, Tanihara H. Ripasudil hydrochloride hydrate: targeting Rho kinase in the treatment of glaucoma [review]. *Expert Opin Pharmacother.* 2017;18(15):1669-1673.
21. Serle JB, Katz LJ, McLaurin E, et al; ROCKET-1 and ROCKET-2 Study Groups. Two phase 3 clinical trials comparing the safety and efficacy of netarsudil to timolol in patients with elevated intraocular pressure: Rho Kinase Elevated IOP Treatment Trial 1 and 2 (ROCKET-1 and ROCKET-2). *Am J Ophthalmol.* 2018;186:116-127.
22. Kazemi A, McLaren JW, Kopczynski CC, Heah TG, Novack GD, Sit AJ. The effects of netarsudil ophthalmic solution on aqueous humor dynamics in a randomized study in humans. *J Ocul Pharmacol Ther.* 2018;34(5):380-386.
23. Krohn DL, Breitfeller JM. Transcorneal flux of topical pilocarpine to the human aqueous. *Am J Ophthalmol.* 1979;87(1):50-56.
24. Drance SM, Nash PA. The dose response of human intraocular pressure to pilocarpine. *Can J Ophthalmol.* 1971;6(1):9-13.
25. Drance SM, Bensted M, Schulzer M. Pilocarpine and intraocular pressure. Duration of effectiveness of 4 percent and 8 percent pilocarpine instillation. *Arch Ophthalmol.* 1974;91(2):104-106.

26. Asseff CF, Weisman RL, Podos SM, Becker B. Ocular penetration of pilocarpine in primates. *Am J Ophthalmol.* 1973;75(2):212-215.
27. Zimmerman TJ, Sharir M, Nardin GF, Fuqua M. Therapeutic index of pilocarpine, carbachol, and timolol with nasolacrimal occlusion. *Am J Ophthalmol.* 1992;114(1):1-7.
28. Smolen VF, Clevenger JM, Williams EJ, Bergdolt MW. Biophasic availability of ophthalmic carbachol: I. Mechanisms of cationic polymer- and surfactant-promoted miotic activity. *J Pharm Sci.* 1973;62(6):958-961.
29. Wolter-Czerwińska H, Nowak A. Comparison of pilocarpine and carbacholine following administration of the drug. *Klin Oczna.* 1973;43(7):785-788.
30. Hollands RH, Drance SM, House PH, Schulzer M. Control of intraocular pressure after cataract extraction. *Can J Ophthalmol.* 1990;25(3):128-132.
31. Hoy SM. Latanoprostene bunod ophthalmic solution 0.024%: a review in open-angle glaucoma and ocular hypertension [review]. *Drugs.* 2018;78(7):773-780.
32. Tanihara H, Inoue T, Yamamoto T, et al; K-115 Clinical Study Group. Intra-ocular pressure-lowering effects of a Rho kinase inhibitor, ripasudil (K-115), over 24 hours in primary open-angle glaucoma and ocular hypertension: a randomized, open-label, crossover study. *Acta Ophthalmol.* 2015;93(4):e254-e260.
33. Asrani S, Robin AL, Serle JB, et al; Mercury-1 Study Group. Netarsudil/latanoprost fixed-dose combination for elevated intraocular pressure: 3-month data from a randomized phase 3 trial. *Am J Ophthalmol.* 2019;207:248-257.
34. Kini MM, Dahl AA, Roberts CR, Lehwalder LW, Grant WM. Echothiophate, pilocarpine, and open-angle glaucoma. *Arch Ophthalmol.* 1973;89(3):190-192.
35. Uusitalo RJ, Palkama A. Efficacy and safety of timolol/pilocarpine combination drops in glaucoma patients. *Acta Ophthalmol (Copenh).* 1994;72(4):496-504.
36. Ellis PP, Wu PY, Riegel M. Aqueous humor pilocarpine and timolol levels after instillation of the single drug or in combination. *Invest Ophthalmol Vis Sci.* 1991;32(3):520-522.
37. Tanihara H, Inoue T, Yamamoto T, et al. Additive intraocular pressure-lowering effects of the Rho kinase inhibitor ripasudil (K-115) combined with timolol or latanoprost: a report of 2 randomized clinical trials. *JAMA Ophthalmol.* 2015;133(7):755-761.
38. Yamagishi-Kimura R, Honjo M, Komizo T, et al. Interaction between pilocarpine and ripasudil on intraocular pressure, pupil diameter, and the aqueous-outflow pathway. *Invest Ophthalmol Vis Sci.* 2018;59(5):1844-1854.
39. Greco JJ, Kelman CD. Systemic pilocarpine toxicity in the treatment of angle closure glaucoma. *Ann Ophthalmol.* 1973;5(1):57-59.
40. Reyes PF, Dwyer BA, Schwartzman RJ, Sacchetti T. Mental status changes induced by eye drops in dementia of the Alzheimer type. *J Neurol Neurosurg Psychiatry.* 1987;50(1):113-115.
41. Granstrom PA, Norell S. Visual ability and drug regimen: relation to compliance with glaucoma therapy. *Acta Ophthalmol (Copenh).* 1983;61(2):206-219.
42. Abramson DH, Franzen LA, Coleman DJ. Pilocarpine in the presbyope. Demonstration of an effect on the anterior chamber and lens thickness. *Arch Ophthalmol.* 1973;89(2):100-102.
43. Webster AR, Luff AJ, Canning CR, Elkington AR. The effect of pilocarpine on the glaucomatous visual field. *Br J Ophthalmol.* 1993;77(11):721-725.
44. Pape LG, Forbes M. Retinal detachment and miotic therapy. *Am J Ophthalmol.* 1978;85(4):558-566.
45. Beasley H, Fraunfelder FT. Retinal detachments and topical ocular miotics. *Ophthalmology.* 1979;86(1):95-98.
46. Schuman JS, Hersh P, Kylstra J. Vitreous hemorrhage associated with pilocarpine. *Am J Ophthalmol.* 1989;108(3):333-334.
47. Garlikov RS, Chenoweth RG. Macular hole following topical pilocarpine. *Ann Ophthalmol.* 1975;7(10):1313-1316.
48. Benedict WL, Shami M. Impending macular hole associated with topical pilocarpine. *Am J Ophthalmol.* 1992;114(6):765-766.
49. Levene RZ. Uniocular miotic therapy. *Trans Sect Ophthalmol Am Acad Ophthalmol Otolaryngol.* 1975;79(2):OP376-OP380.
50. Massry GG, Assil KK. Pilocarpine-associated allograft rejection in post-keratoplasty patients. *Cornea.* 1995;14(2):202-205.
51. Mori M, Araie M, Sakurai M, Oshika T. Effects of pilocarpine and tropicamide on blood-aqueous barrier permeability in man. *Invest Ophthalmol Vis Sci.* 1992;33(2):416-423.
52. Tauber J, Melamed S, Foster CS. Glaucoma in patients with ocular cicatricial pemphigoid. *Ophthalmology.* 1989;96(1):33-37.
53. Fiore PM, Jacobs IH, Goldberg DB. Drug-induced pemphigoid. A spectrum of diseases. *Arch Ophthalmol.* 1987;105(12):1660-1663.
54. Schwab IR, Linberg JV, Gioia VM, Benson WH, Chao GM. Foreshortening of the inferior conjunctival fornix associated with chronic glaucoma medications. *Ophthalmology.* 1992;99(2):197-202.
55. Jackson WB. Differentiating conjunctivitis of diverse origins. *Surv Ophthalmol.* 1993;38(suppl 2):91-104.
56. Weinreb RN, Liebmann JM, Martin KR, Kaufman PL, Vittitow JL. Latanoprostene bunod 0.024% in subjects with open-angle glaucoma or ocular hypertension: pooled phase 3 study findings. *J Glaucoma.* 2018;27(1):7-15.
57. Addis VM, Miller-Ellis E. Latanoprostene bunod ophthalmic solution 0.024% in the treatment of open-angle glaucoma: design, development, and place in therapy [review]. *Clin Ophthalmol.* 2018;12:2649-2657.

Neuroprotección y otros tratamientos de investigación contra el glaucoma

34

El principal propósito del tratamiento del glaucoma es detener la pérdida de células ganglionares retinianas o rescatarlas cuando están lesionadas, o la generación de nuevas células funcionales para sustituir a las perdidas. Las clases de fármacos que se describieron en los capítulos previos se usan para disminuir la presión intraocular (PIO), que se cree constituye el factor de riesgo más importante conocido de la neuropatía óptica glaucomatosa. Aunque disminuir la PIO a menudo resulta eficaz, en muchos casos alcanzar una cifra apropiada para un paciente individual quizás no detenga su avance. Durante las últimas décadas los conocimientos de la función neuronal han aumentado mucho y junto con ellos el concepto terapéutico más amplio de "neuroprotección". Desde el punto de vista médico, esta noción incluye muchas clases de agentes cuya principal función es proteger a las células ganglionares de la retina mediante diversos abordajes además de regular la PIO. En este capítulo se cubren los siguientes temas: fármacos de investigación contra el glaucoma, inmunorregulación, tratamientos de genéticos y celulares, y administración de fármacos.

FÁRMACOS DE INVESTIGACIÓN CONTRA EL GLAUCOMA

A finales de la década de 1970 se introdujo la neuroprotección como el concepto de que las neuronas circundantes son vulnerables a la degeneración neuronal secundaria adyacente al área de un accidente vascular isquémico.[1] Aunque la evidencia clínica y experimental demostró el concepto de la intervención farmacológica para la protección del tejido cerebral ante eventos isquémicos, el uso de antagonistas de los canales del calcio y fármacos que disminuyen el impacto de los aminoácidos excitatorios en el evento vascular cerebral agudo no se ha evaluado de manera sistemática en estudios clínicos.[2,3]

Se ha validado la disminución de la PIO en estudios clínicos como un abordaje de neuroprotección en los pacientes con glaucoma para hacer más lento el avance de la neuropatía óptica glaucomatosa (véase capítulo 28). También se han descrito antes los tratamientos no basados en la PIO, como la difenilhidantoína.[4] En la actualidad, ningún tratamiento del glaucoma aprobado por la US Food and Drug Administration (FDA) se basa en algo diferente a la PIO (o neuroprotección), en parte porque las variables de eficacia antes se basaban en la disminución de la presión. Sin embargo, se inició un diálogo interdisciplinario para establecer guías basadas en evidencia para evaluar variables de estudios clínicos para intervenciones terapéuticas no basadas en la PIO.[5]

En esta sección la discusión se centra en los fármacos basados y no en la PIO que se están investigando en los estudios clínicos registrados (clinicaltrials.gov/ct2/home), con excepción de los canabinoides, e incluyen anecortavo, canabinoides, reguladores de citoesqueleto celular, vías de señalización celular, memantina, inhibidores de la sintetasa de óxido nítrico (NOS), prostanoides e inhibidores de la Rho cinasa.

Anecortave

El anecortave, un esteroide angiostático sin actividad glucocorticoide, ha sido evaluado por su potencial terapéutico en el glaucoma y la degeneración macular relacionada con la edad.[6-8] Si bien hubo un efecto promisorio sobre la PIO por la inyección yuxtaescleral anterior del acetato de anecortavo de depósito en estudios clínicos fase II y fase III temprana,[6-9] ya no se usa para las indicaciones de tratamiento del glaucoma.

Canabinoides

La utilidad de la marihuana para fines médicos todavía es controvertida y compleja. En Estados Unidos es una sustancia controlada de clase I e ilegal de acuerdo con la ley federal. Hay respaldo público creciente para su uso medicinal; en el 2019, en 33 estados de la Unión Americana se legalizó la marihuana para uso médico y en 11 para el recreativo.[10] La marihuana, que contiene más de 460 sustancias químicas activas y 60 canabinoides únicos, tiene el uso propuesto para tratar la náusea y el vómito intensos por la quimioterapia, la disminución de peso relacionada con enfermedades debilitantes como la infección del virus de inmunodeficiencia humana (VIH) y el cáncer, la espasticidad secundaria a las enfermedades neurológicas, los síndromes dolorosos y el glaucoma.[11] Además, hay compuestos lipídicos bioactivos endógenos, llamados endocanabinoides, que han sido involucrados en funciones fisiológicas tanto en los sistemas nerviosos central y periférico como en los órganos periféricos.[12] La farmacología de los canabinoides (CB) incluye a sus receptores tipos 1 y 2 o CB1 y CB2, de forma respectiva, los transportadores y las enzimas que degradan dichas moléculas.[13] El receptor CB1 está presente en el cuerpo ciliar de las ratas y los humanos.[14,15]

La evidencia para el uso de marihuana se basa en la observación de que fumarla disminuye la PIO.[16] Su principal ingrediente activo, el tetrahidrocanabinol (THC), disminuyó de forma eficaz la PIO en los humanos cuando se administró por vía oral o intravenosa, pero su aplicación tópica no pareció tener efecto.[17-19] No obstante, en un modelo de glaucoma en monos la aplicación tópica de WIN 55212-2, un agonista selectivo de canabinoides en el receptor de CB tipo 1 (CB1), disminuyó la PIO por reducción del flujo del humor acuoso,[20] la marihuana también ha demostrado reducir el flujo de humor acuoso en humanos.[21] En un modelo de rata de glaucoma, las inyecciones semanales de THC disminuyeron la PIO en el ojo con cauterización de vasos epiesclerales, pero no en el contralateral sin tratamiento, y atenuaron la pérdida de las células ganglionares.[22]

Los efectos secundarios sistémicos agudos incluyen taquicardia, hipotensión y euforia. Los efectos adversos a largo plazo incluyen fibrosis muscular y alteración de la conducta y el desempeño neurológico.[11] Los efectos secundarios oculares vinculados con la inhalación de marihuana incluyen hiperemia conjuntival, una ligera miosis y disminución de la producción de lágrimas.[23] La reacción adversa más preocupante es la hipotensión sistémica, que pudiera estar asociada con una menor perfusión de la cabeza del nervio óptico y ser lesiva para la protección contra la atrofia óptica glaucomatosa progresiva.[24] Estos efectos secundarios de los canabinoides hasta ahora estudiados en humanos limitan en gran medida su utilidad para el tratamiento del glaucoma.

Reguladores celulares del citoesqueleto

El ácido etacrínico es un fármaco prototipo de esta clase. Se trata de un diurético reactivo de tipo sulfhidrilo que ha mostrado cambiar de forma notoria la actina, la actinina α, la vinculina y la vimentina, en células cultivadas de malla trabecular,[25] que se cree modifican la forma de la malla trabecular como principal mecanismo para disminuir la PIO. En monos la inyección intracameral de este fármaco aumentó el flujo de salida del humor acuoso[26] y disminuyó la PIO, pero también produjo edema corneal.[27] No obstante, en estudios clínicos de humanos, si bien hubo disminución de la PIO, también hubo preocupación por la toxicidad corneal y de la malla trabecular,[28-30] limitaciones que impidieron la aplicación clínica del ácido etacrínico para el tratamiento del glaucoma.

Las latrunculinas son parte de una familia de toxinas naturales producidas por una esponja marina del género *Latrunculia* y se han investigado para su uso terapéutico potencial debido a que destruyen el citoesqueleto de actina.[31] La aplicación tópica de la latrunculina B disminuye la PIO en los monos por aumento de la facilidad del flujo de salida del humor acuoso sin afectar de manera adversa la córnea.[32] Las características histopatológicas del ojo de mono tratado mostraron los siguientes cambios: pérdida de la integridad de los microfilamentos en las células de la malla trabecular en los haces de colágeno; cambios en las proyecciones citoplásmicas; reorganización de los filamentos intermedios de las células de la pared interna del canal de Schlemm, y "abombamiento" masivo de la región yuxtacanalicular.[33] No hubo otros efectos aparentes en la malla trabecular y el endotelio corneal no cambió. En un estudio clínico aleatorizado, controlado con placebo, de fase 1 multicéntrico, doble ciego, realizado en pacientes con hipertensión ocular y glaucoma de ángulo abierto crónico, se mostró que la latrunculina B (INS115644) disminuye la PIO.[34]

Otras vías de señalización celular

En esta amplia categoría, en la actualidad se está llevando a cabo en en Japón un estudio clínico del antagonista del receptor II de angiotensina olmesartán (DE-092) para determinar su seguridad y eficacia para disminuir la PIO. Hay componentes de sistema renina-angiotensina que se expresan en el ojo,[35] de ahí los estudios de la eficacia de tales fármacos para disminuir la PIO.

Otro fármaco en estudio clínico en Japón es la lomerizina (DE-090), un antagonista de los canales del calcio aprobado en la actualidad para tratar la migraña. Ha habido interés desde hace tiempo en relación con el uso potencial de los antagonistas de los canales del calcio para tratar el glaucoma, con base en su papel fisiológico en la fisiología cardiovascular.[36] Varios estudios más antiguos mostraron un efecto favorable de los antagonistas de los canales del calcio, en la medida que hubo mejoría leve o falta de progresión en el daño a los campos visuales durante varias consultas de seguimiento en pacientes con glaucoma de presión normal, en comparación con grupos similares que no recibieron tales medicamentos.[37,38] En un estudio aleatorizado reciente del tratamiento con nilvadipina (2 mg cada 12 h) frente a placebo, los pacientes con glaucoma de presión normal tratados con nilvadipina mostraron ligero enlentecimiento en

la progresión del daño al campo visual, en comparación con los que recibieron placebo durante 3 años.[39] Es interesante que la circulación coroidea posterior aumentase en los pacientes tratados, lo que respalda el potencial de mejorar la perfusión vascular de la cabeza del nervio óptico. Además, no se observaron cambios significativos respecto de la basal o diferencia de la presión arterial o la frecuencia del pulso. No obstante, en la actualidad el nivel de evidencia, así como el potencial de efectos secundarios sistémicos graves de los bloqueadores de los canales de calcio, no respaldan el uso de esta clase de fármacos para el tratamiento rutinario del glaucoma.

Las neurotrofinas son péptidos que juegan un papel importante en el desarrollo y mantenimiento de varias poblaciones neuronales.[40] En la retina humana del adulto hay células progenitoras neuronales en las cuales se puede inducir la diferenciación hacia fenotipos neuronales con un factor de crecimiento de fibroblastos básico.[41] En modelos de glaucoma, la obstrucción del transporte retrógrado de las neurotrofinas en la cabeza del nervio óptico causa privación del soporte neurotrófico a las células ganglionares de la retina y contribuye a su apoptosis.[42] Hubo un reporte reciente de los efectos benéficos de las gotas oculares del factor de crecimiento de nervios, con reducción en la muerte de células ganglionares de la retina en un modelo de rata de glaucoma, después del tratamiento durante 7 semanas, y "mejoría" de larga duración en las pruebas psicofuncionales y electrofuncionales en humanos con glaucoma tratados durante 3 meses.[43] Los resultados de este estudio deben interpretarse con precaución, porque el número de participantes fue pequeño y se hicieron pruebas de seguimiento solo 6 meses después de las pruebas basales. Otros estudios clínicos han mostrado que el desempeño de los campos visuales puede fluctuar de forma considerable y las ubicaciones de las pruebas individuales muestran variaciones de sensibilidad a corto y largo plazo.[44] Se tiene un entusiasmo adicional reservado con base en un estudio previo que mostró que el factor de crecimiento de nervios no era eficaz para retrasar la muerte de las células ganglionares de la retina, porque el efecto protector es mediado a través de solo uno de los receptores, el TrkA prosupervivencia, y no por el receptor p75 proapoptótico.[45] En otras enfermedades retinianas, el factor de crecimiento de nervios no fue muy eficaz, en comparación con el factor neurotrófico ciliar, factor neurotrófico derivado del cerebro, factor neurotrófico derivado de células de la glía y otros en desarrollo, para el tratamiento con proteínas reguladas por genes o de transferencia génica.[46]

Memantina

La memantina es un antagonista del receptor del *N*-metil-D-aspartato (NMDA),[47] que se usa para tratar la enfermedad de Parkinson, la demencia vascular y la enfermedad de Alzheimer.[48] El receptor de NMDA es un canal iónico que se activa una vez que el glutamato y su coagonista, glicina, se unen al complejo del receptor y permiten que el calcio extracelular ingrese a las células. Bajo condiciones fisiológicas normales, el receptor del NMDA tiene participación importante en los procesos neurofisiológicos, como la memoria. Sin embargo, la activación excesiva de la cascada de señalización del NMDA lleva a una "excitotoxicidad", en la que el calcio intracelular sobrecarga las neuronas y produce su apoptosis, que también se conoce como "muerte celular programada". Las consecuencias celulares de este exceso de calcio incluyen la activación de las vías de destrucción en las mitocondrias, la estimulación de la producción de óxido nítrico por activación de NOS dependiente de calcio (*véase* la siguiente sección), y la estimulación de ciertas proteína cinasas activadas por mitógenos.

El concepto de la citotoxicidad en relación con el glaucoma se basó en la observación de que las inyecciones subcutáneas de glutamato causaban daño interno a la retina.[48] Sin embargo, hay controversia respecto a la presencia de glutamato en el humor vítreo como índice de su concentración excesiva en modelos animales[50,51] y en pacientes de glaucoma.[52,53] Después de concluir los estudios clínicos de fase III en Estados Unidos, la memantina cumplió con las variables de eficacia para tratar el glaucoma.[54]

Óxido nítrico

El óxido nítrico es una molécula gaseosa que actúa como segundo mensajero, altamente reactiva, de vida media corta y que atraviesa con facilidad la membrana plasmática.[55] Su expresión es regulada por tres formas diferentes de sintetasas de óxido nítrico (NOS), la endotelial (eNOS), la neuronal (nNOS) y la inducible (iNOS). Se han analizado y revisado la expresión y distribución de las diversas isoformas de NOS en el ojo.[56] No se conoce del todo la función ocular completa del óxido nítrico, pero parece tener un papel fisiológico en la dinámica del humor acuoso, el flujo sanguíneo, la función retiniana y la del nervio óptico.[57,58] En un modelo experimental de rata, de glaucoma con PIO alta durante 6 meses, los nervios ópticos mostraron manifestaciones compatibles con daño, caracterizadas por palidez, acopamiento y pérdida de células ganglionares.[59] Después de 6 meses de tratamiento con aminoguanidina, un inhibidor selectivo de la iNOS, los nervios ópticos parecieron normales y había menos pérdida de células ganglionares, a pesar de la PIO elevada. Este estudio fue el primero en mostrar que el exceso de óxido nítrico generado por la iNOS en los astrocitos y la microglía del nervio óptico se relacionaba con daño al nervio. Sin embargo, estos estudios preclínicos no llevaron al desarrollo de inhibidores selectivos de la iNOS como un abordaje neuroprotector en el tratamiento del glaucoma.[60] Los mismos investigadores también mostraron que la regulación al alza y la activación del receptor del factor de crecimiento epidérmico constituyen una vía de regulación común, que activa a los astrocitos en reposo hacia astrocitos reactivos en respuesta a las lesiones neuronales en el nervio óptico.[61] Ellos sugirieron que tener como blanco estos receptores mediante el uso de un inhibidor de la tirosina cinasa pudiese constituir un abordaje alternativo para el tratamiento de las neurodegeneraciones que afectan a los astrocitos reactivos.

Prostanoides

Se encuentran en estudio clínico dos integrantes de esta clase de fármacos. El tafluprost (DE-085), un agonista derivado de la prostaglandina F$_{2\alpha}$ sintético, libre por completo de conservadores, se autorizó para uso clínico en el tratamiento del glaucoma en Japón, Europa y Estados Unidos.[62,63] En un estudio aleatorizado, doble ciego, de grupos paralelos, fase III, de 12 semanas, se administró tafluprost al 0.0015% una vez al día ($n = 96$) o un vehículo ($n = 89$) como tratamiento adyuvante del timolol al 0.5% dos veces al día durante 6 semanas, después de lo cual todos los pacientes recibieron tafluprost durante otras 6 semanas. Se midió la presión intraocular a las 08:00, 10:00 y 16:00 horas, en forma basal y en las semanas 2, 4, 6 y 12.[64] En la semana 6 el cambio respecto de la basal en la PIO diurna varió de −5.49 a −5.82 mm Hg y la diferencia global del tratamiento entre tafluprost y vehículo fue de −1.49 mm Hg (intervalo de confianza de 95% superior −0.66; P < .001, en la población de intención de tratamiento, mediciones repetidas del modelo de análisis de covarianza). En la semana 12 el cambio respecto de la basal varió de −6.22 a −6.79 mm Hg en el grupo de tafluprost.

Los pacientes que se cambiaron de vehículo a tafluprost alcanzaron un decremento similar en la PIO al de aquellos que lo recibieron durante todo el estudio (deferencia del grupo a las 12 semanas, −0.09 mm Hg; P = 0.8).

Otro fármaco de reciente aprobación por la FDA es el latanoprosteno bunod, un análogo de prostaglandina donador de óxido nítrico. En el estudio clínico APOLLO, aleatorizado de fase III, controlado, multicéntrico y doble ciego, el latanoprosteno bunod al 0.024% produjo una disminución mucho mayor de la PIO en todos los puntos temporales en comparación con el timolol al 0.5%. Además, los pacientes tratados con latanoprosteno bunod tuvieron mucha más probabilidad de alcanzar al menos una disminución de 25% en la PIO y mantener una cifra media de 18 mm Hg o menos durante el tratamiento.[65] El estudio LUNAR fue un ensayo controlado, alearorizado, de no inferioridad, que encontró de manera similar que el latanoprosteno bunod no era inferior al timolol.[66] También se mostró que el latanoprosteno bunod tenía un excelente perfil de seguridad a largo plazo y de eficacia de disminución de la PIO en el estudio JUPITER, que incluyó a pacientes japoneses con glaucoma de ángulo abierto o hipertensión ocular durante 1 año.[67]

Inhibidores de la Rho cinasa

Hay dos tipos de Rho cinasas, ROCK1 y ROCK2, que son cinasas de serina-treonina, efectoras corriente abajo de la GTPasa de Rho,[68] que regulan la contracción del músculo liso en una forma independiente del calcio. Al hacer blanco en la actividad de ROCK en la vía de salida del humor acuoso con inhibidores selectivos, se aumenta su drenaje por la malla trabecular, lo que lleva a un decremento de la PIO. Varios inhibidores de ROCK (SNJ-1656, AR-12286, AR-133424, K-115, INS117548, DE-104 y RKI 983) se encuentran actualmente en estudios clínicos o en estudios que concluyeron de manera reciente. Dirigirse a la vía Rho GTPasa-ROCK con inhibidores selectivos representa un abordaje terapéutico nuevo, que pretende disminuir la PIO. La FDA aprobó el netarsudil (AR-13324) en el 2017. Los estudios ROCKET-1 y ROCKET-2 fueron estudios doble ciego, multicéntricos, aleatorizados, de grupos paralelos, controlados, donde se comparó el tratamiento con netarsudil al 0.02% con el de maleato de timolol al 0.5% durante un periodo de 3 meses en pacientes con glaucoma de ángulo abierto crónico o hipertensión ocular.[69] En ambos grupos, el netarsudil no fue inferior al timolol y el evento adverso más frecuente fue la hiperemia conjuntival, que experimentaron 50 a 59% de los participantes. En fechas más recientes, en un estudio clínico de fase III, doble ciego de 3 meses, aleatorizado, se mostró que la combinación de dosis fija de netarsudil y latanoprost brindó disminuciones significativamente mayores en la PIO, en comparación con el netarsudil o latanoprost por sí solos, en todos los puntos temporales.[70]

Además de su impacto en la PIO, la señalización de la Rho cinasa también puede tener un papel neuroprotector importante a nivel de las células ganglionares retinianas y sus axones. Se ha demostrado que la AR-13324 mejora la regeneración axonal y aumenta la supervivencia de las células ganglionares retinianas en modelos de lesión por aplastamiento del nervio óptico de roedores.[71] Se mostró una capacidad similar del Y-39983 para mejorar la regeneración de los axones de nervios ópticos de gato con aplastamiento *in vivo*.[72] Se requieren estudios clínicos futuros en humanos para determinar si los inhibidores de la Rho cinasa proporcionan proveen un beneficio terapéutico de neuroprotección en el tratamiento del glaucoma, además de su impacto en la disminución de la PIO.

INMUNORREGULACIÓN

En general, nuestra apreciación de las complejidades del sistema inmunitario con respecto al detrimento en la patogenia de algunas enfermedades neurológicas, como la esclerosis múltiple, y también como abordaje terapéutico potencial para tratar o modificar la enfermedad está mejorando.[73] El inmunorregulador interferón β disminuye las recaídas de la enfermedad, pero hay variaciones claras en la respuesta a ese tratamiento.[74] Se están estudiando varios abordajes de vacunación con uso de linfocitos T y basados en el ADN.[75,76]

Hay algunas pruebas clínicas que sugieren que el sistema inmunitario puede participar en el glaucoma. En un grupo de 67 pacientes con glaucoma de presión normal, 30% informó una enfermedad inmunitaria relacionada, en comparación con solo 8% en un grupo control.[77] En otros estudios clínicos experimentales se mostró la presencia de autoanticuerpos séricos con reacción cruzada con glucosaminoglucanos, proteínas de choque térmico y rodopsina en los pacientes con glaucoma, que pudiesen aumentar la susceptibilidad del nervio óptico al daño.[78-80] Se propuso que pequeñas moléculas químicas o epítopos, que pueden incluir varios aminoácidos, polisacáridos o lípidos modificados, son similares desde el punto de vista biológico entre los organismos y entes infecciosos. Estos epítopos compartidos pueden originar una reactividad cruzada inmunitaria llamada "similitud molecular",[81] que causa enfermedad, como la uveítis autoinmunitaria experimental.[82]

Se propuso que el sistema inmunitario tiene participación clave en la capacidad del nervio óptico y la retina de soportar el glaucoma.[83] El mecanismo implica el reclutamiento tanto de células inmunitarias innatas como adaptativas, que juntas crean un nicho protector para detener la progresión del daño. Si la respuesta inmunitaria espontánea fuese insuficiente, entonces podría desarrollarse una inmunización de refuerzo con el antígeno apropiado en un momento específico, y con una dosis óptima predeterminada, como vacunación terapéutica para el glaucoma. Un estudio reciente de un modelo de rata de aumento agudo de la PIO, proporcionó la prueba de concepto de que hay una ventana trapéutica para la protección contra la muerte de las células ganglionares retinianas mediante la vacunación con acetato de glatirámero (Cop-1), y se comparó con la brimonidina o MK-801, que es antagonista del receptor de NMDA.[84] Después de un aumento transitorio agudo de la PIO por la inyección de solución salina normal al 0.9% en la cámara anterior durante 1 hora, se valoró la supervivencia de las células ganglionares 1 y 2 semanas después, y se mostró un decremento de 23% a la semana y uno de 7% adicional después de la segunda. La vacunación con Cop-1 en el día de la lesión evitó 50% de la pérdida de células ganglionares retinianas inducida por la PIO. Se logró una neuroprotección similar con la inyección intraperitoneal diaria de brimonidina, no así con la de MK-801.

TRATAMIENTOS BASADOS EN GENES Y CÉLULAS

Hay resultados tempranos promisorios del uso de la inyección subretiniana de un virus asociado al adenovirus para sustituir al gen defectuoso en un estudio de 12 pacientes de 8 a 44 años de edad con amaurosis congénita de Leber, relacionada con el gen *RPE65*.[85] A los 2 años de seguimiento todos mostraron mejoría sostenida de parámetros subjetivos y objetivos de la visión (es decir, adaptometría a la oscuridad, pupilometría, electrorretinografía, nistagmo y conducta ambulatoria), con la máxima mejoría encontrada en los niños, todos con ganancia en la visión ambulatoria. Con la comprensión presente de la base genética del glaucoma no hay genotipo-fenotipo del padecimiento que sea comparable con los de la amaurosis congénita del Leber.

Por lo tanto, como una alternativa de "restitución de un gen defectuoso" se está considerando dirigirse hacia el tejido, como la malla trabecular, para mejorar la función.[86,87] Otro abordaje es el tratamiento basado en células, como las inyecciones de linfocitos T para proteger al nervio óptico, o mediante células madre, con el propósito de remplazar células de la malla trabecular y ganglionares defectuosas.[88-91]

ADMINISTRACIÓN DE FÁRMACOS

Otro abordaje para tratar los desafíos en el cumplimiento de las dosificaciones múltiples de medicamentos para el glaucoma durante el día es el de su administración.[92] En fechas recientes se estudió la ministración de un preparado de micomicina C con un dispositivo de drenaje del glaucoma como medio para mejorar el resultado quirúrgico o disminuir la cicatrización.[93] También se investiga el uso de este implante de drenaje como reservorio farmacológico, que se puede rellenar, según sea necesario, para proveer una liberación fija y sostenida del medicamento para el glaucoma al interior del ojo.[94]

En la actualidad otra alternativa en estudio clínico implica el uso de tapones nasolagrimales impregnados de medicamentos contra el glaucoma. Por ejemplo, en un estudio clínico fase II B, aleatorizado, controlado con placebo se mostró una disminución clínica significativa en la PIO después de 90 días con un tapón para punto lagrimal de travoprost (OTX-TP Ocular Therapeutix. Inc).[95] En un estudio de un solo grupo más pequeño de participantes asiáticos se encontró que el tapón disminuía la PIO en 24% a los 10 días, pero que su retención fue solo de 42% a los 30 días, con una disminución global de la PIO de 16%, seguramente debido a la pérdida del tapón en un porcentaje sustancial de los ojos tratados.[96] También se han evaluado lentes de contacto liberadores de latanoprost en estudios preclínicos de monos[97] y pueden constituir otra vía para la administración continua de fármacos.

En un estudio de fase 2 se evaluaron los anillos oculares impregnados de bimatoprost (ForSight VISION5), pero no se pudo mostrar no inferioridad en comparación con el timolol al 0.05% seguramente debido al tamaño pequeño de la muestra y tal vez una disminución de la eficacia relacionada con la desensibilización.[98] En un estudio subsecuente de un solo grupo, abierto, se sugirió que hay beneficios a largo plazo de disminución de la PIO (3.4-5.1 mm Hg) por hasta 13 meses después de su inserción[99] y en la actualidad se estudia un dispositivo para administrar una combinación fija de bimatoprost-timolol (identificador clinicaltrials.gov, NCT02742649).

Además, se han desarrollado implantes de liberación sostenida para inyección en la cámara anterior. En la actualidad está en estudio clínico fase I/II un implante de bimatoprost de liberación sostenida (SR) (Allergan), con buena eficacia y seguridad en el punto temporal de 6 meses, en comparación con el bimatoprost tópico en el ojo contralateral.[100] Este implante de bimatoprost (Durysta) fue aprobado por la FDA en marzo 5 de 2020. Otro implante de travoprost intracameral de liberación sostenida (iDose, Glukos Corp.) se encuentra en estudio clínico fase II (identificador clinicaltrials.gov, NCT02754596). Otras vertientes futuras para la investigación incluyen inyecciones subconjuntivales de micropartículas de polímeros[101] y la administración de microesferas supraciliares,[102] ambas aún en estudios preclínicos de animales. Se requieren estudios clínicos humanos a gran escala no solo para mostrar su eficacia y seguridad a largo plazo, sino también para valorar la aceptación de los dispositivos intraoculares y perioculares por los pacientes. Queda por definir si tales sistemas nuevos de administración de fármacos abordan de forma adecuada los aspectos relacionados con el cumplimiento.

PUNTOS CLAVE

▶ Es considerable la carga de la prueba de los dispositivos de neuroprotección potencial, dadas las diferencias reproducibles y mensurables en los puntos clínicos terminales –esto es, campos visuales y disco óptico– que deben mostrarse para los pacientes tratados en comparación con aquellos asignados de manera aleatoria para recibir un placebo.

▶ Las nuevas clases de fármacos, como las de inhibidores de la cinasa de Rho y donadores de óxido nítrico, son promisorias para brindar un mecanismo de acción diferente de disminución de la PIO.

▶ Tal vez en el futuro los tratamientos con fármacos combinados no solo intentarán la disminución de la PIO, sino que también protegerán de manera directa al nervio óptico de los mecanismos de la neuropatía óptica glaucomatosa independientes de la presión.

▶ Están bajo estudio nuevos abordajes de administración de fármacos, incluidos el uso de tapones impregnados en los puntos lagrimales, anillos de silicona y lentes de contacto, así como dispositivos de inyección intracameral y micropartículas subconjuntivales y supraciliares.

REFERENCIAS

1. Astrup J, Symon L, Branston NM. Cortical evoked potential and extracellular K+ and H+ at critical levels of brain ischemia. *Stroke.* 1977;8(1):51-57.
2. Fieschi C, Argentino C, Toni D. Calcium antagonists in ischemic stroke. *J Cardiovasc Pharmacol.* 1988;12(suppl 6):S83-S85.
3. Andine P, Lehmann A, Ellrén K, et al. The excitatory amino acid antagonist kynurenic acid administered after hypoxic-ischemia in neonatal rats offers neuroprotection. *Neurosci Lett.* 1988;90(1-2):208-212.
4. Becker B, Stamper RL, Asseff C, Podos SM. Effect of diphenylhydantoin on glaucomatous field loss: a preliminary report. *Trans Am Acad Ophthalmol Otolaryngol.* 1972;76(2):412-422.
5. Weinreb RN, Kaufman PL. The glaucoma research community and FDA look to the future: a report from the NEI/FDA CDER Glaucoma Clinical Trial Design and Endpoints Symposium. *Invest Ophthalmol Vis Sci.* 2009;50(4):1497-1505.
6. Robin AL, Clark AF, Covert DW, et al. Anterior juxtascleral delivery of anecortave acetate in eyes with primary open-angle glaucoma: a pilot investigation. *Am J Ophthalmol.* 2009;147(1):45-50.e2.
7. Prata TS, Tavares IM, Mello PA, Tamura C, Lima VC, Belfort R. Hypotensive effect of juxtascleral administration of anecortave acetate in different types of glaucoma. *J Glaucoma.* 2010;19(7):488-492.
8. Clark AF. Mechanism of action of the angiostatic cortisene anecortave acetate. *Surv Ophthalmol.* 2007;52(suppl 1):S26-S34.
9. Robin AL, Suan EP, Sjaarda RN, Callanan DG, Defaller J; Alcon Anecortave Acetate for IOP Research Team. Reduction of intraocular pressure with anecortave acetate in eyes with ocular steroid injection-related glaucoma. *Arch Ophthalmol.* 2009;127(2):173-178.
10. ProCon.org. *Legal Medical Marijuana States and DC: Laws, Fees, and Possession Limits.* https://medicalmarijuana.procon.org/view.resource.php?resourceID=000881. Accessed July 24, 2019.
11. Seamon MJ, Fass JA, Maniscalco-Feichtl M, Abu-Shraie NA. Medical marijuana and the developing role of the pharmacist. *Am J Health Syst Pharm.* 2007;64(10):1037-1044.
12. Pacher P, Batkai S, Kunos G. The endocannabinoid system as an emerging target of pharmacotherapy. *Pharmacol Rev.* 2006;58(3):389-462.
13. Karanian DA, Bahr BA. Cannabinoid drugs and enhancement of endocannabinoid responses: strategies for a wide array of disease states. *Curr Mol Med.* 2006;6(6):677-684.
14. Porcella A, Casellas P, Gessa GL, Pani L. Cannabinoid receptor CB1 mRNA is highly expressed in the rat ciliary body: implications for

15. Straiker AJ, Maguire G, Mackie K, Lindsey J. Localization of cannabinoid CB1 receptors in the human anterior eye and retina. *Invest Ophthalmol Vis Sci.* 1999;40(10):2442-2448.
16. Hepler RS, Frank IR. Marihuana smoking and intraocular pressure. *J Am Med Assoc.* 1971;217(10):1392.
17. Tiedeman JS, Shields MB, Weber PA, et al. Effect of synthetic cannabinoids on elevated intraocular pressure. *Ophthalmology.* 1981;88(3):270-277.
18. Purnell WD, Gregg JM. Delta(9)-tetrahydrocannabinol, euphoria and intraocular pressure in man. *Ann Ophthalmol.* 1975;7(7):921-923.
19. Jay WM, Green K. Multiple-drop study of topically applied 1% delta 9-tetrahydrocannabinol in human eyes. *Arch Ophthalmol.* 1983;101(4):591-593.
20. Chien FY, Wang RF, Mittag TW, Podos SM. Effect of WIN 55212-2, a cannabinoid receptor agonist, on aqueous humor dynamics in monkeys. *Arch Ophthalmol.* 2003;121(1):87-90.
21. Zhan GL, Camras CB, Palmberg PF, Toris CB. Effects of marijuana on aqueous humor dynamics in a glaucoma patient. *J Glaucoma.* 2005;14(2):175-177.
22. Crandall J, Matragoon S, Khalifa YM, et al. Neuroprotective and intraocular pressure-lowering effects of (−)Delta9-tetrahydrocannabinol in a rat model of glaucoma. *Ophthalmic Res.* 2007;39(2):69-75.
23. Green K. Marihuana and the eye. *Invest Ophthalmol.* 1975;14(4):261-263.
24. Gaasterland DE. Efficacy in glaucoma treatment – the potential of marijuana. *Ann Ophthalmol.* 1980;12(4):448-450.
25. Erickson-Lamy K, Schroeder A, Epstein DL. Ethacrynic acid induces reversible shape and cytoskeletal changes in cultured cells. *Invest Ophthalmol Vis Sci.* 1992;33(9):2631-2840.
26. Epstein DL, Freddo TF, Bassett-Chu S, Chung M, Karageuzian L. Influence of ethacrynic acid on outflow facility in the monkey and calf eye. *Invest Ophthalmol Vis Sci.* 1987;28(12):2067-2075.
27. Tingey DP, Ozment RR, Schroeder A, Epstein DL. The effect of intracameral ethacrynic acid on the intraocular pressure of living monkeys. *Am J Ophthalmol.* 1992;113(6):706-711.
28. Melamed S, Kotas-Neumann R, Barak A, Epstein DL. The effect of intracamerally injected ethacrynic acid on intraocular pressure in patients with glaucoma. *Am J Ophthalmol.* 1992;113(5):508-512.
29. Tingey DP, Schroeder A, Epstein MP, Epstein DL. Effects of topical ethacrynic acid adducts on intraocular pressure in rabbits and monkeys. *Arch Ophthalmol.* 1992;110(5):699-702.
30. Johnson DH, Tschumper RC. Ethacrynic acid: outflow effects and toxicity in human trabecular meshwork in perfusion organ culture. *Curr Eye Res.* 1993;12(5):385-396.
31. Allingham JS, Klenchin VA, Rayment I. Actin-targeting natural products: structures, properties and mechanisms of action. *Cell Mol Life Sci.* 2006;63(18):2119-2134.
32. Okka M, Tian B, Kaufman PL. Effects of latrunculin B on outflow facility, intraocular pressure, corneal thickness, and miotic and accommodative responses to pilocarpine in monkeys. *Trans Am Ophthalmol Soc.* 2004;102:251-257; discussion 257-259.
33. Sabanay I, Tian B, Gabelt BT, Geiger B, Kaufman PL. Latrunculin B effects on trabecular meshwork and corneal endothelial morphology in monkeys. *Exp Eye Res.* 2006;82(2):236-246.
34. Rasmussen CA, Kaufman PL, Ritch R, Haque R, Brazzell RK, Vittitow JL. Latrunculin B reduces intraocular pressure in human ocular hypertension and primary open-angle glaucoma. *Transl Vis Sci Technol.* 2014;3(5):1.
35. Vaajanen A, Luhtala S, Oksala O, Vapaatalo H. Does the renin-angiotensin system also regulate intra-ocular pressure? *Ann Med.* 2008;40(6):418-427.
36. Belardetti F, Zamponi GW. Linking calcium-channel isoforms to potential therapies. *Curr Opin Investig Drugs.* 2008;9(7):707-715.
37. Netland PA, Chaturvedi N, Dreyer EB. Calcium channel blockers in the management of low-tension and open-angle glaucoma. *Am J Ophthalmol.* 1993;115(5):608-613.
38. Tomita G, Niwa Y, Shinohara H, Hayashi N, Yamamoto T, Kitazawa Y. Changes in optic nerve head blood flow and retrobular hemodynamics following calcium-channel blocker treatment of normal-tension glaucoma. *Int Ophthalmol.* 1999;23(1):3-10.
39. Koseki N, Araie M, Tomidokoro A, et al. A placebo-controlled 3-year study of a calcium blocker on visual field and ocular circulation in glaucoma with low-normal pressure. *Ophthalmology.* 2008;115(11):2049-2057.

40. Hagg T. From neurotransmitters to neurotrophic factors to neurogenesis. *Neuroscientist.* 2009;15(1):20-27.

41. Mayer EJ, Carter DA, Ren Y, et al. Neural progenitor cells from postmortem adult human retina. *Br J Ophthalmol.* 2005;89(1):102-106.

42. Johnson EC, Guo Y, Cepurna WO, Morrison JC. Neurotrophin roles in retinal ganglion cell survival: lessons from rat glaucoma models. *Exp Eye Res.* 2009;88(4):808-815.

43. Lambiase A, Aloe L, Centofanti M, et al. Experimental and clinical evidence of neuroprotection by nerve growth factor eye drops: implications for glaucoma. *Proc Natl Acad Sci USA.* 2009;106(32):13469-13474.

44. Spry PG, Johnson CA. Identification of progressive glaucomatous visual field loss. *Surv Ophthalmol.* 2002;47(2):158-713.

45. Shi Z, Birman E, Saragovi HU. Neurotrophic rationale in glaucoma: a TrkA agonist, but not NGF or a p75 antagonist, protects retinal ganglion cells in vivo. *Dev Neurobiol.* 2007;67(7):884-894.

46. Thanos C, Emerich D. Delivery of neurotrophic factors and therapeutic proteins for retinal diseases. *Expert Opin Biol Ther.* 2005;5(11):1443-1152.

47. Rammes G, Danysz W, Parsons CG. Pharmacodynamics of memantine: an update. *Curr Neuropharmacol.* 2008;6(1):55-78.

48. Kavirajan H. Memantine: a comprehensive review of safety and efficacy. *Expert Opin Drug Saf.* 2009;8(1):89-109.

49. Lucas DR, Newhouse JP. The toxic effect of sodium L-glutamate on the inner layers of the retina. *AMA Arch Opthalmol.* 1957;58(2):193-201.

50. Brooks DE, Garcia GA, Dreyer EB, Zurakowski D, Franco-Bourland RE. Vitreous body glutamate concentration in dogs with glaucoma. *Am J Vet Res.* 1997;58(8):864-867.

51. Carter-Dawson L, Crawford ML, Harwerth RS, et al. Vitreal glutamate concentration in monkeys with experimental glaucoma. *Invest Ophthalmol Vis Sci.* 2002;43(8):2633-2637.

52. Dreyer EB, Zurakowski D, Schumer RA, Podos SM, Lipton SA. Elevated glutamate levels in the vitreous body of humans and monkeys with glaucoma. *Arch Ophthalmol.* 1996;114(3):299-305.

53. Honkanen RA, Baruah S, Zimmerman MB, et al. Vitreous amino acid concentrations in patients with glaucoma undergoing vitrectomy. *Arch Ophthalmol.* 2003;121(2):183-188.

54. Danesh-Meyer HV, Levin LA. Neuroprotection: extrapolating from neurologic diseases to the eye. *Am J Ophthalmol.* 2009;148(2):186-191.e2.

55. Bryan NS, Bian K, Murad F. Discovery of the nitric oxide signaling pathway and targets for drug development. *Front Biosci (Landmark Ed).* 2009;14:1-18.

56. Chiou GC. Review: effects of nitric oxide on eye diseases and their treatment. *J Ocul Pharmacol Ther.* 2001;17(2):189-198.

57. Carreiro S, Anderson S, Gukasyan HJ, Krauss A, Prasanna G. Correlation of in vitro and in vivo kinetics of nitric oxide donors in ocular tissues. *J Ocul Pharmacol Ther.* 2009;25(2):105-112.

58. Garcia-Campos J, Villena A, Díaz F, Vidal L, Moreno M, Pérez de Vargas I. Morphological and functional changes in experimental ocular hypertension and role of neuroprotective drugs. *Histol Histopathol.* 2007;22(12):1399-1411.

59. Neufeld AH, Sawada A, Becker B. Inhibition of nitric-oxide synthase 2 by aminoguanidine provides neuroprotection of retinal ganglion cells in a rat model of chronic glaucoma. *Proc Natl Acad Sci USA.* 1999;96(17):9944-9948.

60. Neufeld AH, Das S, Vora S, et al. A prodrug of a selective inhibitor of inducible nitric oxide synthase is neuroprotective in the rat model of glaucoma. *J Glaucoma.* 2002;11(3):221-225.

61. Liu B, Chen H, Johns TG, Neufeld AH. Epidermal growth factor receptor activation: an upstream signal for transition of quiescent astrocytes into reactive astrocytes after neural injury. *J Neurosci.* 2006;26(28):7532-7540.

62. Hamacher T, Airaksinen J, Saarela V, Liinamaa MJ, Richter U, Ropo A. Efficacy and safety levels of preserved and preservative-free tafluprost are equivalent in patients with glaucoma or ocular hypertension: results from a pharmacodynamics analysis. *Acta Ophthalmol Suppl (Oxf).* 2008;242:14-19.

63. Uusitalo H, Kaarniranta K, Ropo A. Pharmacokinetics, efficacy and safety profiles of preserved and preservative-free tafluprost in healthy volunteers. *Acta Ophthalmol Suppl (Oxf).* 2008;242:7-13.

64. Egorov E, Ropo A. Adjunctive use of tafluprost with timolol provides additive effects for reduction of intraocular pressure in patients with glaucoma. *Eur J Ophthalmol.* 2009;19(2):214-222.

65. Weinreb RN, Scassellati Sforzolini B, Vittitow J, Liebmann J. Latanoprostene bunod 0.024% versus timolol maleate 0.5% in subjects with open-angle glaucoma or ocular hypertension: the APOLLO study. *Ophthalmology.* 2016;123(5):965-973.

66. Liu JHK, Slight JR, Vittitow JL, Scassellati Sforzolini B, Weinreb RN. Efficacy of latanoprostene bunod 0.024% compared with timolol 0.5% in lowering intraocular pressure over 24 hours. *Am J Ophthalmol.* 2016;169:249-257.

67. Kawase K, Vittitow JL, Weinreb RN, Araie M; JUPITER Study Group. Long-term safety and efficacy of latanoprostene bunod 0.024% in Japanese subjects with open-angle glaucoma or ocular hypertension: the JUPITER study. *Adv Ther.* 2016;33(9):1612-1627.

68. Rao VP, Epstein DL. Rho GTPase/Rho kinase inhibition as a novel target for the treatment of glaucoma. *BioDrugs.* 2007;21(3):167-177.

69. Serle JB, Katz LJ, McLaurin E, et al; ROCKET-1 and ROCKET-2 Study Groups. Two phase 3 clinical trials comparing the safety and efficacy of netarsudil to timolol in patients with elevated intraocular pressure: Rho Kinase Elevated IOP Treatment Trial 1 and 2 (ROCKET-1 and ROCKET-2). *Am J Ophthalmol.* 2018;186:116-127.

70. Asrani S, Robin AL, Serle JB, et al; Mercury-1 Study Group. Netarsudil/latanoprost fixed-dose combination for elevated intraocular pressure: 3-month data from a randomized phase 3 trial. *Am J Ophthalmol.* 2019;207:248-257.

71. Shaw PX, Sang A, Wang Y, et al. Topical administration of Rock/Net inhibitor promotes retinal ganglion cell survival and axon regeneration after optic nerve injury. *Exp Eye Res.* 2017;158:33-42.

72. Sagawa H, Terasaki H, Nakamura M, et al. A novel ROCK inhibitor, Y-39983, promotes regeneration of crushed axons of retinal ganglion cells into the optic nerve of adult cats. *Exp Neurol.* 2007;205(1):230-240.

73. Weiner HL. The challenge of multiple sclerosis: how do we cure a chronic heterogeneous disease? *Ann Neurol.* 2009;65(3):239-348.

74. Bertolotto A, Gilli F. Interferon-beta responders and non-responders. A biological approach. *Neurol Sci.* 2008;29(suppl 2):S216-S217.

75. Vandenbark AA, Abulafia-Lapid R. Autologous T-cell vaccination for multiple sclerosis: a perspective on progress. *BioDrugs.* 2008;22(4):265-273.

76. Stuve O, Cravens PD, Eagar TN. DNA-based vaccines: the future of multiple sclerosis therapy? *Expert Rev Neurother.* 2008;8(3):351-360.

77. Cartwright MJ, Grajewski AL, Friedberg ML, Anderson DR, Richards DW. Immune-related disease and normal-tension glaucoma. A case-control study. *Arch Ophthalmol.* 1992;110(4):500-502.

78. Tezel G, Edward DP, Wax MB. Serum autoantibodies to optic nerve head glycosaminoglycans in patients with glaucoma. *Arch Ophthalmol.* 1999;117(7):917-924.

79. Tezel G, Seigel GM, Wax MB. Autoantibodies to small heat shock proteins in glaucoma. *Invest Ophthalmol Vis Sci.* 1998;39(12):2277-2287.

80. Wax MB, Tezel G, Saito I, et al. Anti-Ro/SS-A positivity and heat shock protein antibodies in patients with normal-pressure glaucoma. *Am J Ophthalmol.* 1998;125(2):145-157.

81. Elde NC, Malik HS. The evolutionary conundrum of pathogen mimicry. *Nat Rev Microbiol.* 2009;7(11):787-797.

82. Caspi R. Autoimmunity in the immune privileged eye: pathogenic and regulatory T cells. *Immunol Res.* 2008;42(1-3):41-50.

83. Schwartz M, London A. Erratum to: Immune maintenance in glaucoma: boosting the body's own neuroprotective potential. *J Ocul Biol Dis Infor.* 2009;2(3):104-108.

84. Ben Simon GJ, Bakalash S, Aloni E, Rosner M. A rat model for acute rise in intraocular pressure: immune modulation as a therapeutic strategy. *Am J Ophthalmol.* 2006;141(6):1105-1111.

85. Maguire AM, High KA, Auricchio A, et al. Age-dependent effects of RPE65 gene therapy for Leber's congenital amaurosis: a phase 1 dose-escalation trial. *Lancet.* 2009;374(9701):1597-1605.

86. Barraza RA, Rasmussen CA, Loewen N, et al. Prolonged transgene expression with lentiviral vectors in the aqueous humor outflow pathway of nonhuman primates. *Hum Gene Ther.* 2009;20(3):191-200.

87. Liu X, Rasmussen CA, Gabelt BT, Brandt CR, Kaufman PL. Gene therapy targeting glaucoma: where are we? *Surv Ophthalmol.* 2009;54(4):472-486.

88. Bakalash S, Shlomo GB, Aloni E, et al. T-cell-based vaccination for morphological and functional neuroprotection in a rat model of chronically elevated intraocular pressure. *J Mol Med (Berl).* 2005;83(11):904-916.

89. Kelley MJ, Rose AY, Keller KE, Hessle H, Samples JR, Acott TS. Stem cells in the trabecular meshwork: present and future promises. *Exp Eye Res.* 2009;88(4):747-751.

90. Qiu F, Jiang H, Xiang M. A comprehensive negative regulatory program controlled by Brn3b to ensure ganglion cell specification from multipotential retinal precursors. *J Neurosci.* 2008;28(13):3392-3403.

91. Ohta K, Ito A, Tanaka H. Neuronal stem/progenitor cells in the vertebrate eye. *Dev Growth Differ.* 2008;50(4):253-259.

92. Tsai JC. A comprehensive perspective on patient adherence to topical glaucoma therapy. *Ophthalmology.* 2009;116(11 suppl):S30-S36.

93. Sahiner N, Kravitz DJ, Qadir R, et al. Creation of a drug-coated glaucoma drainage device using polymer technology: in vitro and in vivo studies. *Arch Ophthalmol.* 2009;127(4):448-453.

94. Lo R, Li PY, Saati S, Agrawal RN, Humayun MS, Meng E. A passive MEMS drug delivery pump for treatment of ocular diseases. *Biomed Microdevices.* 2009;11(5):959-970.

95. Ocular Therapeutix, Inc. *Ocular Therapeutix™ Reports on Topline Results of Phase 2b Glaucoma Clinical Trial* [press release]. May 20, 2019. http://https://www.businesswire.com/news/home/20190520005742/en/Ocular-Therapeutix%E2%84%A2-Announces-Topline-Results-Phase-3 investors.ocutx.com/phoenix.zhtml?c=253650&p=irol-newsArticle&ID=2100516. Accessed November 19, 2019.

96. Perera SA, Ting DS, Nongpiur ME, et al. Feasibility study of sustained-release travoprost punctum plug for intraocular pressure reduction in an Asian population. *Clin Ophthalmol.* 2016;10:757-764.

97. Ciolino JB, Ross AE, Tulsan R, et al. Latanoprost-eluting contact lenses in glaucomatous monkeys. *Ophthalmology.* 2016;123(10):2085-2092.

98. Brandt JD, Sall K, DuBiner H, et al; Collaborators. Six-month intraocular pressure reduction with a topical bimatoprost ocular insert: results of a phase II randomized controlled study. *Ophthalmology.* 2016;123(8):1685-1694.

99. Brandt JD, DuBiner H, Benza R, et al. Reduction in IOP from a sustainedrelease bimatoprost ocular insert: mid-term results of an open-label extension study (OLE study). *Paper Presented at: The American Glaucoma Society 26th Annual Meeting*; March 03-06, 2016; Fort Lauderdale, FL.

100. Craven ER, Lewis R, Christie W, et al. Interim six-month results from a phase 1/2 clinical trial of bimatoprost sustained-release implant: IOP lowering, safety, and patient-reported outcomes. *Paper Presented at: The American Glaucoma Society 26th Annual Meeting*; March 03-06, 2016; Fort Lauderdale, FL.

101. Fu J, Sun F, Liu W, et al. Subconjunctival delivery of dorzolamide-loaded poly(ether-anhydride) microparticles produces sustained lowering of intraocular pressure in rabbits. *Mol Pharm.* 2016;13(9):2987-2995.

102. Chiang B, Kim YC, Doty AC, Grossniklaus HE, Schwendeman SP, Prausnitz MR. Sustained reduction of intraocular pressure by supraciliary delivery of brimonidine-loaded poly(lactic acid) microspheres for the treatment of glaucoma. *J Control Release.* 2016;228:48-57.

Principios anatómicos de la cirugía del glaucoma

35

Todos los procedimientos quirúrgicos incisionales y con láser están diseñados para disminuir la presión intraocular (PIO) en los pacientes con glaucoma, por aumento de la velocidad del flujo de salida del humor acuoso o disminución de su producción. La anatomía relevante son las estructuras oculares anteriores relacionadas con el flujo de salida del humor acuoso y las porciones del cuerpo ciliar vinculadas con su ingreso. Para realizar cualquiera de las operaciones que constituyen el armamentario de la cirugía del glaucoma de manera apropiada, el cirujano debe conocer los aspectos tanto internos como externos de estas estructuras. En este capítulo se consideran las porciones de la anatomía ocular que se relacionan con la cirugía del glaucoma.

REPASO DE LA ANATOMÍA

Las estructuras involucradas en la dinámica del humor acuoso, esto es, su producción y flujo de salida, están en proximidad inmediata unas con otras en la periferia del segmento ocular anterior. La interrelación entre estas estructuras se aborda en el capítulo 1, con la estructuración gradual de un modelo esquemático que se puede resumir como sigue.

En la unión entre la córnea y la esclera se encuentra la zona transicional de tejido conectivo conocida como *limbo*. En la cara interna del limbo, extendiéndose en los 360 grados, se encuentra una depresión denominada *surco escleral*, cuyo borde anterior desciende de modo gradual hacia la córnea periférica, en tanto el posterior contiene una extensión de tejido conectivo llamada *espolón escleral*, que pudiera pensarse como un punto de división entre las estructuras para el flujo de salida del humor acuoso en la parte anterior y las de su producción en la posterior. La malla trabecular se adosa de forma parcial a la cara anterior del espolón escleral y se extiende hacia adelante para unirse con la pared anterior descendente del surco escleral, lo que así forma el canal de Schlemm. La masa de humor acuoso de la cámara anterior fluye a través de la malla trabecular hacia el canal de Schlemm, desde donde abandona el ojo a través de conductos colectores intraesclerales que drenan hacia las venas acuosas, así como las epiesclerales.

El cuerpo ciliar se inserta en la porción posterior del espolón escleral, en realidad su único punto de anclaje firme; las superficies restantes entre la esclera y el cuerpo ciliar crean un espacio potencial conocido como *espacio supraciliar*. Los procesos ciliares, sitio real de la producción del humor acuoso, ocupan la porción más interna y anterior del cuerpo ciliar. El iris se inserta en el cuerpo ciliar apenas delante de los procesos ciliares y, en consecuencia, una iridectomía periférica, como se hace en las cirugías filtrantes para glaucoma (p. ej., trabeculectomía), a menudo permite la visualización de dos a cuatro procesos ciliares. La inserción del iris suele ser tal que una porción anterior del cuerpo ciliar se mantiene visible por gonioscopia entre la raíz del iris y el espolón escleral, a lo que se conoce como *banda del cuerpo ciliar* y constituye la entrada física a la vía de salida de flujo uveoescleral. El resto de la malla trabecular –es decir, la porción no insertada en el espolón escleral– se une a esta banda y a la porción periférica del iris.

ANATOMÍA INTERNA

Cuerpo ciliar

La mayor parte del cuerpo ciliar se localiza detrás del iris (**fig. 35-1**) y no se puede visualizar en forma directa, excepto en circunstancias inusuales, como ante una retracción marcada del iris o la ausencia de porciones del iris. Los 2 a 3 mm anteriores del cuerpo ciliar, la *pars plicata,* son más gruesos que la porción posterior y contienen las crestas radiales de los procesos ciliares, que son el sitio de producción del humor acuoso y el blanco de los procedimientos ciclodestructivos. En aquellas circunstancias inusuales en las que se puede tener una visualización directa (p. ej., por uso de cicloscopia o en ojos con aniridia traumática o congénita mediante gonioscopia), puede ser posible el tratamiento directo con ciclofotocoagulación transpupilar con láser o la visualización endoscópica. Cuando la visualización directa no es posible se puede usar una vía indirecta transescleral para la ciclodestrucción, que requiere usar puntos de referencia externos (que se analizan más adelante en este capítulo). Los 4 mm posteriores del cuerpo ciliar corresponden a la *pars plana,* más delgada, que debe también abordarse mediante puntos de referencia externos.

Estructuras visualizadas por gonioscopia

Se pueden visualizar las siguientes estructuras en la cámara anterior por gonioscopia, que están involucradas en varios procedimientos quirúrgicos incisionales y con láser para tratar el glaucoma.

Iris

El iris es la estructura más posterior del ángulo de la cámara anterior. Es útil recordar que la porción periférica del iris es más delgada que la central, lo que la hace, entre otros motivos, el sitio preferido para la iridotomía con láser. Otras consideraciones anatómicas relacionadas con sitios óptimos de iridotomía con láser son las criptas del iris o áreas delgadas del estroma, que pueden ser más fáciles de penetrar. Además, las zonas de mayor pigmentación, como las pecas del iris, mejoran la absorción de la energía láser en ojos con pigmentación leve cuando se usa láser de argón. En general, se prefiere hacer la iridotomía de manera que se vea cubierta por completo por el párpado superior o descubierta por el párpado superior o inferior (p. ej., de modo temporal) para minimizar el efecto colateral del destello intermitente.[1] Sin embargo, las iridotomías periféricas pueden dar como resultado un destello sintomático en cualquier posición.[2]

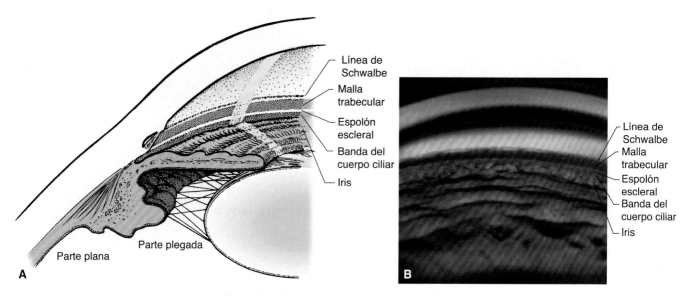

FIGURA 35-1. Anatomía interna. A: el cuerpo ciliar está localizado apenas detrás del iris y se divide en la parte plegada y la plana. Las estructuras internas restantes se pueden visualizar por gonioscopia e incluyen el iris, la banda del cuerpo ciliar, el espolón escleral, la malla trabecular y la línea de Schwalbe. **B:** vista gonioscópica de un ángulo intensamente pigmentado que muestra el iris, la banda del cuerpo ciliar, el espolón escleral, la malla trabecular y la línea de Schwalbe.

Banda de cuerpo ciliar

La banda del cuerpo ciliar está localizada apenas delante de la raíz del iris; suele presentar un aspecto gris oscuro o pardo en la gonioscopia y su ancho varía de forma considerable de un paciente a otro. Los ojos afectados por miopía a menudo presentan una banda ancha; aquellos con hipermetropía, una estrecha. Los cirujanos deben evitar confundir la banda del cuerpo ciliar pigmentada con la malla trabecular en los pacientes con una malla ligeramente pigmentada, en especial cuando interpretan la profundidad del ángulo de la cámara anterior, algo en particular importante cuando se realiza trabeculoplastia con láser u otros procedimientos en el ángulo. El cuerpo ciliar contiene muchas terminaciones nerviosas y es sensible a la aplicación errónea de energía láser o la correcta aplicación de derivaciones supracoroideas.

Espolón escleral

El espolón escleral se visualiza por gonioscopia como una línea blanca apenas anterior a la banda del cuerpo ciliar. En algunos pacientes la visualización del espolón se puede dificultar por grados variables de inserción alta de los procesos del iris (las zonas variables de inserción alta del iris pueden también representar sinequias periféricas anteriores) o una dispersión intensa del pigmento. En las etapas tempranas del glaucoma neovascular se pueden visualizar nuevos vasos que se extienden a través del espolón escleral desde el iris y el cuerpo ciliar hacia la malla trabecular, que se pueden obliterar con aplicaciones de láser en un procedimiento llamado goniofotocoagulación, que rara vez se usa hoy en día.

La identificación apropiada del espolón escleral por gonioscopia es crítica para el cirujano del glaucoma moderno. Las operaciones basadas en el canal de Schlemm, como la trabeculotomía transluminal asistida por gonioscopia (GATT, por sus siglas en inglés), o aquellas en las que se usa el sistema Trabectome® (Neomedix Corporation, Tustin, CA), o el de Kahook Dual Blade® (hoja doble de Kahook; New World Medical, Rancho Cucamonga, CA), el iStent® (endoprótesis i; Glaukos Corp, Laguna Hills,

CA) o la microendoprótesis Hydrus® (Ivantis, Inc, Irvine, CA), involucran a la malla trabecular por arriba del espolón escleral, en tanto las operaciones que implican derivaciones supracoroideas, como la microendoprótesis CyPass® (Alcon, Fort Worth, TX), por ejemplo, requieren su colocación entre la banda del cuerpo ciliar y el espolón escleral.

Malla trabecular

Apenas por delante del espolón escleral se encuentra la porción funcional de la malla trabecular, adyacente al canal de Schlemm, a través del cual drena el humor acuoso. Esta porción de la malla es señalada en la gonioscopia por la presencia de cantidades variables de pigmento. Puesto que este pigmento al parecer es llevado hacia la malla desde el tejido de la úvea por el flujo del humor acuoso, por lo general es claro en los individuos jóvenes y varía de modo considerable en etapas posteriores de la vida, según la cantidad de liberación de pigmento intraocular. En algunos pacientes, en especial en estados patológicos como el síndrome de dispersión de pigmento y el de exfoliación, la malla se pigmenta de forma intensa. Es interesante resaltar que cuando la malla contiene parches de pigmento irregulares (jaspeados), las zonas pigmentadas intensas a menudo marcan la localización de los conductos colectores.[3] En otros individuos la malla puede estar tan ligeramente pigmentada que es difícil de ver, lo que puede llevar al diagnóstico incorrecto de un ángulo de la cámara anterior estrecho o incluso cerrado. En algunos casos el reflujo de sangre hacia el canal de Schlemm o los procesos del iris que suelen extenderse hacia la malla pueden ayudar a identificar esta estructura.

Es la porción pigmentada de la malla trabecular a la que se debe aplicar la energía láser en la trabeculoplastia con el láser de argón, que aplica energía en un punto focal de 50 μm de diámetro. Sin embargo, hay otra porción menos pigmentada de la malla apenas delante de la porción funcional pigmentada. Cuando se hace la trabeculoplastia con láser de argón, la superposición del haz láser entre las porciones pigmentada y no pigmentada de la malla –esto es, a lo largo del borde anterior de la porción pigmentada– puede ayudar a disminuir las complicaciones de un aumento transitorio de la PIO en el posoperatorio y la formación de sinequias periféricas anteriores. En la trabeculoplastia selectiva con láser se aplica la energía en un punto focal de 400 μm de diámetro; con este procedimiento es preferible centrar el punto del láser sobre toda la malla trabecular.

Cuando se hace trabeculectomía interna o GATT, el espolón escleral y la malla trabecular deben identificarse de forma clara para al inicio penetrar a través de esta última hacia el canal de Schlemm. Si se penetra debajo o detrás del espolón escleral la sonda ingresará al espacio supracoroideo, aumentando considerablemente el riesgo de complicaciones. De manera similar, la colocación de una derivación del canal –por ejemplo, con las endoprótesis iStent° o microendoprótesis Hydrus°– al interior de la cara del cuerpo ciliar en lugar de la malla trabecular, puede causar una hendidura de ciclodiálisis inadvertida.

Línea de Schwalbe

La línea de Schwalbe es la estructura más anterior del ángulo de la cámara anterior y representa la unión entre la porción no pigmentada de la malla trabecular y la córnea periférica. En la mayoría de los individuos una porción de esta unión está representada por un pequeña cresta, punto de referencia importante cuando se hace una goniotomía, porque la incisión interna en esa operación se hace apenas posterior a la línea de Schwalbe. Puede ser difícil visualizar la estructura por gonioscopia, a menos que haya un grado moderado de dispersión de pigmento, en cuyo caso se puede acumular en el lado anterior de la cresta, en especial en la parte inferior. Debe tenerse cuidado de evitar confundir esta línea pigmentada con la malla

trabecular cuando se hace la trabeculoplastia láser. En otros casos en los que la pigmentación es mínima se puede establecer la localización de la línea de Schwalbe por gonioscopia para ayudar a determinar la profundidad de la porción periférica de la cámara anterior. Se puede visualizar un haz fino de luz de la lámpara de hendidura, que se refleja de las caras anterior y posterior de la porción periférica de la córnea. Conforme la porción clara de la córnea periférica se acerca a la línea de Schwalbe, es sustituida en la parte externa por tejido opaco del limbo, que hace que los dos haces converjan en la línea de Schwalbe, lo que provee una forma útil para determinar la localización de esta estructura.

ANATOMÍA EXTERNA

Limbo anterior

En la cara externa del ojo, el límite anterior del limbo se define por la terminación de la membrana de Bowman, que es alrededor de 0.5 mm anterior a la inserción de la conjuntiva (**fig. 35-2**), a lo que se ha referido como la *unión corneolímbica* o el *limbo aparente* o *anterior*. Es importante señalar que la conjuntiva se inserta en una ubicación más anterior en los cuadrantes superior e inferior. En consecuencia, el limbo es más ancho en dichos cuadrantes, con variación entre 1 y 1.5 mm, y disminuye de modo gradual de grosor hasta el ancho más estrecho en los cuadrantes nasal y temporal, donde su rango es entre 0.3 y 0.5 milímetros.[4] Durante la realización de una cirugía filtrante para glaucoma algunos cirujanos eligen sacar ventaja de las zonas más amplias del limbo, al colocar el sitio quirúrgico en el meridiano de

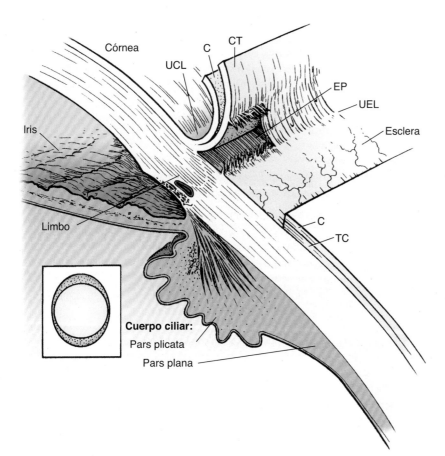

FIGURA 35-2 Anatomía externa. En la cara externa el limbo está limitado en la parte posterior por la unión esclerolímbica (*UEL*) y en la anterior por la unión corneolímbica (*UCL*). El ancho del limbo varía de un máximo en la parte superior a un mínimo a los lados (recuadro), por la inserción relativa de la conjuntiva (*C*). La cápsula de Tenon (*CT*) está firmemente unida al tejido conectivo límbico cerca de 0.5 mm detrás de la inserción conjuntival, lo que crea un espacio potencial (*EP*). Los procedimientos ciclodestructivos deben aplicarse sobre la pars plicata, por lo general 1.0 a 1.5 mm detrás de la unión corneolímbica, mientras que una esclerotomía posterior se realiza a través de la pars plana, casi 3 a 4 mm detrás de la unión corneolímbica.

las 12. Cuando se hace una intervención quirúrgica que involucra al cuerpo ciliar, como un procedimiento ciclodestructivo externo o una incisión en la pars plana, el cirujano debe recordar que estas estructuras son un poco más posteriores en relación con el limbo aparente, en los cuadrantes superior e inferior.

Conjuntiva y cápsula de Tenon

La conjuntiva y la cápsula de Tenon cubren al limbo. Dicha cápsula está adherida con firmeza al tejido conectivo del limbo, casi 0.5 a 1.0 mm detrás de la inserción de la conjuntiva, lo que crea un espacio potencial entre la conjuntiva anterior y el tejido de la cápsula de Tenon, así como el conectivo del limbo. Si el cirujano desea obtener una máxima exposición del limbo cuando prepara un colgajo conjuntival base limbo es necesario que diseque esta adherencia entre la cápsula de Tenon y el tejido del limbo. Sin embargo, tal técnica puede resultar en una bula filtrante muy delgada cuando se usan antimetabolitos adyuvantes en la cirugía filtrante. Las adherencias entre la conjuntiva y la cápsula de Tenon son moderadamente firmes, de manera que se requiere una disección cortante entre estas dos estructuras cuando se prepara el colgajo conjuntival. Las adherencias entre la cápsula de Tenon, el limbo subyacente y la esclera en la parte posterior son menos firmes y a menudo se pueden separar por disección roma. Con las técnicas actuales de trabeculectomía es posible la disección anterior adecuada bajo un colgajo de esclera de grosor parcial sin disecar la inserción de la cápsula de Tenon. También es preferible, en especial cuando se realiza cirugía filtrante con un antimetabolito adyuvante, dejar intacta la adherencia para evitar crear una bula filtrante muy delgada en el limbo.

Cuando se prepara un colgajo conjuntival base fórnix, el cirujano requerirá cortar a través de las inserciones conjuntival y de la cápsula de Tenon en el limbo, y después disecar en forma posterior mientras se mantiene bajo la cápsula de Tenon, lo que permite identificar un plano limpio justo por encima de la esclera blanca brillante, donde se pueden aplicar el cauterio y los antimetabolitos. También permite la disección de un colgajo escleral y su resutura, sin que se interponga la cápsula de Tenon, a menudo flexible.

Limbo posterior

Cuando se han reflejado la conjuntiva y la cápsula de Tenon, se puede visualizar el límite posterior del limbo, al que se ha hecho referencia como *unión esclerolímbica* o *limbo quirúrgico* o *posterior*, que se identifica como la unión de la esclera blanca opaca en la parte posterior y el limbo translúcido azul grisáceo en la parte anterior. Este límite del limbo es más útil que el del limbo anterior en las operaciones para el glaucoma, porque ayuda a identificar la localización de las estructuras más profundas del ángulo de la cámara anterior. El espolón escleral, por ejemplo, se localiza apenas posterior a la unión esclerolímbica y el canal de Schlemm y, por lo tanto, debe encontrarse por delante de este punto de referencia. Al realizar la trabeculotomía externa, una incisión radial a través de la unión esclerolímbica debería revelar el canal de Schlemm en la porción posterior de la zona gris. Cuando se hace una trabeculectomía, una incisión circunferencial por debajo del colgajo de esclera de grosor parcial en la unión corneolímbica, esto permite ingresar a la cámara anterior apenas enfrente de la malla trabecular. Extendiendo la disección en forma posterior con incisiones radiales hacia la unión esclerolímbica, se crea un colgajo de tejido límbico profundo que se puede reflejar para exponer las estructuras del ángulo de la cámara anterior y entonces extirparse junto con el espolón escleral. Si por error esta incisión se lleva a cabo más posterior, se puede dañar el cuerpo ciliar, resultando en una hemorragia brusca. Una fístula que es demasiado posterior también conlleva el riesgo de ser obstruida por el tejido de la úvea, de ahí la importancia de identificar los puntos de referencia externos de forma correcta durante la cirugía filtrante para glaucoma.

La vasculatura del limbo se deriva sobre todo de las arterias ciliares anteriores,[5] que ingresan al cuerpo ciliar detrás del espolón escleral en localizaciones que corresponden a las posiciones de los tendones de los músculos rectos. En las operaciones deben evitarse estos vasos cuando sea posible, para minimizar la hemorragia excesiva. Debido a que, por lo general, el cuerpo ciliar no suele visualizarse internamente, se deben utilizar puntos de referencia externos cuando se hacen procedimientos quirúrgicos relacionados con estas estructuras. Al realizar procedimientos ciclodestructivos, que involucran la pars plicata, alguna vez se sugirió que el elemento destructivo, por ejemplo, una criosonda, se ubicase 2 a 3 mm detrás de la unión corneolímbica, lo que permite la variación antes descrita de este punto de referencia.[4] Sin embargo, en la mayoría de los ojos usar esta localización derivaría en una entrada al ojo posterior a la pars plicata. Esto podría no ser importante en los procedimientos de ciclodestrucción anteriores, en los que la zona de destrucción del tejido era bastante amplia. No obstante, con la ciclofotocoagulación láser transescleral la zona de destrucción tisular es más precisa y la colocación del haz láser 1.5 mm detrás de la unión corneolímbica superior e inferior y 1.0 mm en ubicación temporal y nasal tiene una mayor probabilidad de alcanzar la pars plicata. Algunas sondas como la G (Iridex Corporation, Mountain View, CA) están diseñadas con una placa que se coloca en el limbo, y se aplica la energía en dirección posterior, aproximándose a la ubicación correcta. Cuando se hace una incisión en la pars plana, como en la esclerotomía posterior por un glaucoma maligno, o cuando se drena un desprendimiento o hemorragia supracoroidea, la incisión debe hacerse 3 (en ojos afáquicos o seudoafáquicos) a 4 mm (en ojos fáquicos) detrás de la unión corneolímbica.

PUNTOS CLAVE

▶ Los procedimientos quirúrgicos incisionales y con láser para el glaucoma se dirigen a las estructuras anatómicas asociadas con el ingreso del humor acuoso –por ejemplo, el cuerpo ciliar– y su salida, que incluye al iris y la malla trabecular, así como las vías de salida relacionadas.

▶ Para una intervención quirúrgica exitosa del glaucoma es necesario conocer esas estructuras por visualización interna directa a través de lámpara de hendidura y gonioscopia, así como por su relación con los aspectos externos del tejido conectivo límbico, la conjuntiva suprayacente y la cápsula de Tenon. Para las operaciones incisionales y con láser internas es crítica la identificación del espolón escleral.

REFERENCIAS

1. Spaeth GL, Idowu O, Seligsohn A, et al. The effects of iridotomy size and position on symptoms following laser peripheral iridotomy. *J Glaucoma.* 2005;14(5):364-367.
2. Vera V, Naqi A, Belovay GW, Varma DK, Ahmed II. Dysphotopsia after temporal versus superior laser peripheral iridotomy: a prospective randomized paired eye trial. *Am J Ophthalmol.* 2014;157(5):929-935.
3. Hann CR, Fautsch MP. Preferential fluid flow in the human trabecular meshwork near collector channels. *Invest Ophthalmol Vis Sci.* 2009;50(4):1692-1697.
4. Sugar HS. Surgical anatomy of glaucoma. *Surv Ophthalmol.* 1968;13:143-151.
5. Van Buskirk EM. The anatomy of the limbus. *Eye (Lond).* 1989;3(pt 2):101-108.

Principios de la cirugía con láser para el glaucoma

36

La introducción del tratamiento con láser, esto es, la amplificación de luz por emisión estimulada de radiación, constituyó un avance significativo del tratamiento quirúrgico del glaucoma en la segunda mitad del siglo XX. Sin embargo, el concepto de usar la energía luminosa para alterar la estructura de los tejidos intraoculares en realidad precedió al desarrollo de la tecnología láser. Meyer-Schwicherath,[1] iniciando a finales de la década de 1940, fueron los pioneros en este campo de la cirugía ocular, con la utilización primero de luz solar enfocada, y después, de un fotocoagulador de arco de xenón. Si bien esta última técnica fue útil para ciertas afecciones retinianas, nunca logró aceptación clínica para el tratamiento del glaucoma.

En 1960, Maiman[2] describió el primer láser para cirugía ocular, que utilizaba un cristal de rubí estimulado por una lámpara de destello para emitir luz láser roja, con una longitud de onda de 694 nm. No obstante, fue el desarrollo del láser de argón de onda continua, cerca del final de la década de 1960, el que llevó a la virtual explosión de las aplicaciones del láser para enfermedades oculares. Desde el primer reporte del uso de láser de argón para enfermedades oculares a finales de la década de 1960 se han utilizado numerosas longitudes de onda provenientes de diferentes fuentes de emisión de energía. Los láseres se usan hoy para tratar diversas formas de glaucoma y se convirtieron en la modalidad más utilizada en la cirugía de glaucoma.[3-6]

En este capítulo se revisan de modo breve la física y los aspectos biológicos del tratamiento con láser. La aplicación de sus principios al tratamiento de formas específicas de glaucoma se incluye en los capítulos subsiguientes.

PRINCIPIOS BÁSICOS DE LOS LÁSERES

Cuando la luz incide sobre una superficie metálica en el vacío puede liberar electrones de dicha superficie, que pueden detectarse como una corriente que fluye en el vacío hacia un electrodo. Solo ciertas longitudes de onda pueden causar la fotoemisión de electrones. En 1917, Albert Einstein escribió "Zur Quantentheorie der Strahlung" ("Sobre la teoría cuántica de la radiación"), donde especuló que la luz constaba de fotones, cada uno con cantidades de energía proporcionales a su longitud de onda. Para que se libere un electrón de una superficie metálica, necesitaría un fotón con suficiente energía para superar la energía que lo une al metal. Su teoría formó la base de la tecnología láser.

Cuando los átomos absorben energía, proceso llamado *bombeo*, se "excitan" desde un nivel de energía menor a uno mayor. Cuando se excita una sustancia con energía (p. ej., gas, líquido o material semiconductor), esta emite luz en todas las direcciones. Las fuentes de energía usadas para excitar en el medio de emisión láser suelen incluir electricidad desde una fuente de poder o lámparas de destello, o la energía de otro láser. Si hay más átomos en estado excitado que en el no excitado, se dice que hay una *inversión de su población*. Bajo tales circunstancias, los fotones con energía equivalente a la diferencia entre los dos niveles de excitación tienen una mayor probabilidad de estimular a los átomos para que retrocedan a su nivel de energía menor al emitir fotones, un proceso llamado *emisión estimulada*. Los fotones emitidos estimulan la emisión de más fotones, lo que origina una reacción en cadena.

Si este sistema se incluye entre dos espejos, los fotones chocan en avance y retroceso, lo que crea múltiples emisiones estimuladas de luz o su amplificación. Los espejos forman una cavidad óptica, que además de amplificar la luz crea un haz paralelo y actúa como un resonador para limitar el número de longitudes de onda. Cuando la amplificación de la luz es suficiente se permite a algunos fotones dejar la cavidad en forma de haz láser a través de un espejo parcialmente permeable (**fig. 36-1**).

El haz láser se puede administrar como onda continua o en un modo pulsátil. En la última circunstancia la energía se concentra y emite en un periodo muy breve, lo que puede hacerse en una de dos formas. Con una técnica llamada *conmutación Q* no se permite que la luz avance y retroceda dentro de la cavidad hasta que se alcance una inversión máxima de la poblacion. Esto se logra mediante una persiana electrónica o una dealineación de los espejos. Cuando se abre la persiana o se alinean los espejos, se da una estimulación de la emisión y amplificación de la luz de forma súbita y la energía se libera en un pulso de unos cuantos a decenas de nanosegundos. En la otra forma de emisión pulsátil, llamada *bloqueo de modo*, la energía también se libera después de alcanzar una inversión máxima de la población, pero se sincroniza en diferentes modos de luz, lo que crea picos que se emiten en decenas de nanosegundos, como una cadena de pulsos, cada uno con una duración de unas cuantas decenas de picosegundos. Para proveer alguna apreciación de la brevedad de estas exposiciones, se ha señalado que el cociente entre la duración de un pulso láser de conmutación Q y una exposición convencional a un láser de argón de onda continua es casi igual que el cociente entre la exposición al argón y la vida de un humano.[6]

Propiedades de la energía láser

La luz emitida por láser difiere de la luz "blanca" normal en varias formas.

Coherencia

A diferencia de los fotones que se emiten en forma aleatoria en un foco, el efecto del resonador de la cavidad láser hace que los fotones se sincronicen o sean coherentes, esto es, que estén en fase entre sí en cuanto a tiempo y espacio.

Colimación (direccionalidad)

Puesto que ocurre amplificación de la luz solo para fotones que se alinean con los espejos, se produce un haz casi paralelo, en el que todas las ondas viajan en la misma dirección, en contraposición al haz divergente de una lámpara incandescente. Aunque ocurre divergencia limitada en todos los haces de láser, es lo suficientemente mínima para que se pueda crear un punto focal pequeño cuando se emite luz a través de un sistema óptico.

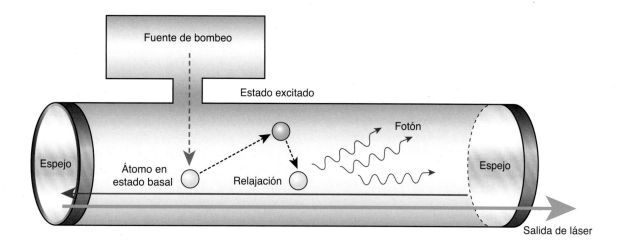

FIGURA 36-1 Esquema de un sistema láser. El material se coloca dentro de un tubo entre dos espejos. Cuando se bombea una fuente de energía al interior del tubo, los átomos en el material se excitan a un nivel de energía mayor, estado en el que tienen una probabilidad más alta de estimularse por fotones que la de retroceder al nivel de energía menor con emisión de fotones. Los fotones emitidos rebotan entre los espejos, lo que estimula a otros átomos excitados, hasta que se logra una amplificación suficiente de la luz, en cuyo momento se le permite abandonar la cavidad como haz de láser.

Monocromía

Debido a que los fotones se emiten por liberación de energía entre dos niveles definidos del átomo, la luz derivada tiene solo una longitud de onda definida. En contraste, la luz blanca ordinaria es una combinación de muchas longitudes de onda diferentes.

Intensidad alta

La amplificación luminosa de un láser puede producir un haz con intensidad mucho mayor que la de la luz solar.

Interacciones tisulares inducidas por los láseres

Los efectos tisulares producidos por la cirugía láser son de tres tipos: térmicos, ionizantes y fotoquímicos.[7]

Efectos térmicos

En esta situación, la absorción de energía de láser por el tejido blanco produce temperaturas lo bastante altas para inducir cambios químicos que causan una inflamación local y cicatrización (fotocoagulación), o que evaporan los fluidos intracelulares y extracelulares, creando una incisión en el tejido (fotoevaporación). Los factores que influyen en el efecto térmico del láser incluyen la longitud de onda de la luz incidente, la duración de la exposición y la cantidad de energía luminosa por superficie de exposición. La melanina, el pigmento de la mayoría de los tejidos blanco en la cirugía con láser del glaucoma, tiene una absorción máxima en la porción azul-verde del espectro visible. Por lo tanto, los láseres con longitudes de onda entre los 400 y 600 nm son los más útiles para estos procedimientos, y el láser de argón es el fotocoagulador prototipo.

El calor generado por la absorción de energía láser es disipado por los tejidos circundantes. Un tiempo de exposición corto y un nivel de energía alto, así como una superficie grande, disminuyen la conducción del calor, lo que hace que la temperatura del tejido alcance el punto de ebullición crítico, produciendo burbujas de gas con disrupción del tejido y fotovaporización mediante una microexplosión, reacción que se puede usar para crear orificios en los tejidos oculares, como en la iridotomía con láser. A niveles de energía menores, la fotocoagulación puede producir contracción del colágeno, que es el mecanismo de la pupiloplastia e iridoplastia, y tal vez de la trabeculoplastia con láser.

Efectos ionizantes

Si se enfoca una energía de láser intensa a una superficie muy pequeña durante un periodo muy corto, ocurre una reacción que es independiente de la absorción por el pigmento y se denomina *fotodisrupción*. Se crea un campo eléctrico instantáneo que desprende electrones de los átomos blanco y produce un estado gaseoso llamado *plasma*.[6] Conforme los átomos ionizados del plasma se recombinan con electrones libres, se emiten fotones con un amplio rango de energías y se produce una chispa de luz blanca incoherente. Las ondas de choque y presión asociadas crean un daño mecánico adicional a los tejidos blanco, resultando en una reacción que puede alterar las estructuras pigmentadas y no pigmentadas. Los efectos térmicos también participan en el mecanismo de la fotodisrupción.[8]

El láser Nd:YAG (itrio aluminio granate dopado con neodimio) es el láser de fotodisrupción de uso más frecuente. El pulso puede ser conmutación Q o de bloqueo de modo; ambos han mostrado producir el mismo tamaño de rotura en membranas de polietileno.[8] Su principal uso clínico ha sido para la disrupción, o el corte, de estructuras del segmento anterior relativamente transparentes, sobre todo la cápsula posterior del cristalino. En la cirugía del glaucoma, la principal aplicación del láser de Nd:YAG con conmutación Q es para crear iridotomías. También se pueden usar láseres Nd:YAG en un modo de onda térmica pulsátil u onda continua para la ciclofotocoagulación transescleral.

Efectos fotoquímicos

El tejido blanco en este efecto inducido por láser es volatilizado (evaporado) por radiación ultravioleta de pulso corto (fotoablación). Algunos tejidos, como los tumores, se pueden fotosensibilizar con hematoporfirina u otras sustancias y destruirse de forma selectiva por energía láser de una longitud de onda específica (tratamiento fotodinámico o fotorradioterapia).

Sistemas de aplicación de láser

En la mayoría de las unidades de láser se utiliza un biomicroscopio de lámpara de hendidura, en el que un sistema de fibra óptica o de espejos en un brazo articulado dirige el haz láser desde un tubo a través de la lámpara de hendidura y al interior del ojo del paciente. Por lo regular se usan varios tipos de lentes de contacto durante la cirugía con láser aplicado por lámpara de hendidura. Algunos contienen espejos que dirigen el haz láser hacia el ángulo de la cámara anterior, y otros incorporan lentes convexas para concentrar la energía luminosa en el iris. Otros sistemas de aplicación de láser usan sondas de contacto acopladas a la fibra óptica, lo que permite dirigir la energía láser a los tejidos oculares por la colocación externa de una sonda sobre el ojo o al apuntar de forma directa con la punta de la sonda a las estructuras oculares internas. Mediante una cámara de fibra óptica y la administración por fibra óptica también es posible aplicar energía láser (por diodo) de forma endoscópica.

Para los láseres en el espectro visual se puede usar un haz de energía láser atenuada para permitir el posicionamiento y el enfoque del haz del láser sobre el tejido blanco. Para los láseres con longitudes de onda fuera del espectro visual, se usa un láser adicional como el de helio-neón, o uno de diodo semiconductor, con longitudes de onda de 633 y 640 nm, respectivamente, como haz para apuntar. Se utiliza un pedal o un gatillo digital para liberar la energía láser completa, que produce cambios en los tejidos. Las variables en las unidades de regulación de la mayoría de los sistemas láser incluyen el tamaño del punto de incidencia (por lo general, expresado en micras), la duración de la exposición (en décimas de segundo, milisegundos, microsegundos o nanosegundos) y la energía (en julios o milijulios) o potencia (vatios [W] o milivatios). La energía en julios equivale a la potencia en vatios multiplicada por la duración en segundos.

Láseres específicos para la cirugía del glaucoma

Los láseres difieren ante todo según el medio en que los átomos se encuentran y producen la emisión estimulada de fotones. Los láseres de uso más frecuente para la cirugía del glaucoma son los de argón, Nd:YAG y de diodo semiconductor, si bien también se ha reportado experiencia con muchos otros tipos de láser.

Láseres de argón

El medio en estos instrumentos es el gas argón, que se bombea por descarga eléctrica. Las longitudes de onda son las de las porciones azul (488 nm) y verde (514 nm) del espectro visible, óptimas para la absorción por la melanina. La mayoría de los láseres de argón funciona en el modo de onda continua y tiene niveles de máxima potencia de 2 a 6 W. También hay unidades disponibles que producen pulsos de aproximadamente 100 μs con potencia de 20 a 50 W. Estos últimos instrumentos alcanzan la potencia máxima solo según sea necesario, lo que disminuye la producción de calor y mejora la eficacia energética.

Láseres de Nd:YAG

En estos instrumentos los átomos de neodimio se embeben en un cristal de itrio-aluminio-granate y se bombean con una lámpara de destello de xenón. La longitud de onda del láser está cerca del rango del infrarrojo (1 064 nm), aunque puede convertirse en un emisor de luz visible por duplicación de la frecuencia o un emisor ultravioleta por su triplicación.[7] Los láseres Nd:YAG se pueden accionar en el modo de onda continua para proveer un efecto de fotocoagulación, pero casi siempre se utilizan con administración pulsátil, mediante conmutación Q o bloqueo de modo, para permitir la fotodisrupción.

El láser selectivo utiliza un espectro de la longitud de onda que es selectivamente absorbido por el pigmento en el tejido. El láser destruye la melanina en los tejidos (p. ej., malla trabecular), en tanto disminuye al mínimo la lesión térmica de las estructuras circundantes. El mecanismo se basa en el principio de la fototermólisis selectiva,[9] desarrollada en el Laboratorio Wellman por Parrish y Anderson a principios de la década de 1980, principio que se usa en la trabeculoplastia selectiva con láser.[10]

Láseres de diodo semiconductores

Se usan dos diodos de emisión de luz en este sistema para producir una longitud de onda cercana al espectro infrarrojo (800 a 820 nm). La construcción de estado sólido permite un tamaño compacto, con alta durabilidad y mantenimiento escaso. La longitud de onda, entre las de los láseres de argón y Nd:YAG, provee mejor penetración de la esclera que el láser de argón y mejor absorción por la melanina que el de Nd:YAG, lo que lo hace útil para la ciclofotocoagulación transescleral.[11] En la ciclofotocoagulación endoscópica se usa un láser de diodo pulsado de onda continua de 810 nm y se describió por primera vez en 1992.[12] Los láseres de diodo también pueden funcionar en el rango rojo del espectro visible (640 nm), en cuyo caso se usan como haz para apuntar.

En la ciclofotocoagulación transescleral por micropulsos, de la que se reportaron resultados por primera vez en el 2010, se utilizan descargas de energía de duración corta repetitivas (microsegundos) de manera que la temperatura en el tejido no pigmentado del cuerpo ciliar tenga menos probabilidad de alcanzar el umbral de coagulación.[13,14]

Otros láseres

Hoy en día están siendo desarrollados y evaluados otros láseres para la cirugía ocular, entre ellos los de colorante, en los que se utiliza una solución de tinciones orgánicas como la rodamina, y pueden producir longitudes de onda monocromáticas con potencias de salida un tanto altas a través de un gran rango del espectro visible, lo que permite la selección de una longitud de onda que sería la de absorción más alta por el tejido blanco, disminuyendo así la transmisión de energía láser a través de los medios oculares.[15] Los láseres de dióxido de carbono en el espectro infrarrojo (10 600 nm) se han utilizado en el modo de onda continua para cortar tejidos por evaporación con muy poca necrosis coagulativa, en tanto los láseres excimer en el rango ultravioleta (193 a 248 nm) están siendo evaluados en el modo pulsátil para cortar tejidos sin necrosis visible.[16] El láser de rubí en el espectro visible (694 nm) puede producir fotoablación con pulsos de alta energía, y se puede usar láser de kriptón en la longitud de onda amarillo-rojo para la fotocoagulación. El láser de helio-neón en la longitud de onda roja es, como se señaló antes, utilizado como haz para apuntar en muchos sistemas láser que funcionan bajo longitudes de onda no visibles.[7]

Seguridad de la energía láser

Aunque las propiedades de la energía láser hacen a estos sistemas ideales para la manipulación quirúrgica de los tejidos, también conllevan riesgos graves, que incluyen choque eléctrico, quemaduras directas, explosiones e incendios. Tal vez el riesgo mas común y grave para la salud, sin embargo, es la exposición accidental de la retina, ya sea directa o por reflexión de la luz láser.

Se acepta, en general, la siguiente clasificación de los láseres respecto de los riesgos.[17] Clase I: sin emisión de intensidades peligrosas; clase II: láseres de luz visible seguros para la visualización momentánea, pero que no deben usarse de manera continua; un ejemplo es el haz para apuntar de los láseres oftálmicos, o los señaladores láser; clase III: inseguros incluso para la visualización momentánea, que requieren regulaciones del procedimiento y equipo de seguridad; y clase IV: que también conllevan un riesgo significativo de incendio y para la piel; la mayoría de los láseres terapéuticos que se usan en la cirugía ocular pertenecen a esta clase.

Durante la cirugía láser del glaucoma, el paciente tiene el máximo riesgo de lesión por exposición accidental de la retina o el cristalino. Se ha valorado el riesgo para el endotelio corneal con microscopia especular 1 año después de la trabeculoplastía o iridotomía con láser; algunos investigadores encontraron un aumento significativo del tamaño celular y pérdida de células endoteliales,[18,19] pero otros no encontraron cambios característicos.[20,21]

En teoría el cirujano está protegido durante cada exposición a la energía láser terapéutica en la mayoría de los sistemas de aplicación con lámpara de hendidura mediante un filtro interconstruido. No obstante, hay algunas pruebas de alteraciones sutiles, pero definitivas, en la visión de color de los cirujanos oftalmológicos que utilizan láser, expuestos de modo crónico a la luz azul del láser de argón.[22,23] Debido que no hay ventaja clínica aparente por las longitudes onda azul-verde en la cirugía oftálmica, se recomienda usar solo la verde, cuando sea posible.

Además del paciente y el cirujano, los individuos en máximo riesgo de quemaduras en la retina son los integrantes del personal en la sala de aplicación de láser durante el tratamiento, cuyos ojos se pueden exponer a la luz láser reflejada. En un estudio de láseres de argón y diversas lentes de contacto se indicó que puede haber riesgo de un espectador al lado de la lámpara de hendidura que se expone a reflejos no atenuados de retorno del haz terapéutico a 1 m de la lente de contacto.[24] Para minimizar este riesgo solo deben usarse lentes de contacto con cubierta antirreflejante; el personal auxiliar debe usar gafas de protección o dirigir la vista fuera del haz láser cuando esté en uso, y se limitará el acceso a la sala de aplicación del láser solo a los individuos necesarios durante el procedimiento.

PUNTOS CLAVE

▶ Los láseres funcionan con el principio de que los átomos excitados se pueden estimular para emitir fotones, con el resultado de una luz notoriamente amplificada que posee propiedades únicas de coherencia, colimación, monocromía y alta intensidad.

▶ La naturaleza de esta luz permite la alteración precisa de los tejidos por efectos térmicos (fotocoagulación y fotoevaporación), iónicos (fotodisrupción) y fotoquímicos (fotoablación y terapia fotodinámica o fotorradioterapia).

▶ Las interacciones tisulares, especialmente en la fotocoagulación y fotodisrupción, se usan en una amplia variedad de procedimientos quirúrgicos para tratar el glaucoma.

REFERENCIAS

1. Meyer-Schwickerath G. *Light Coagulation* [Drance SM, trans.]. St. Louis, MO: CV Mosby; 1960.
2. Maiman TH. Stimulated optical radiation in ruby. *Nature.* 1960;187:493-494.
3. Peyman GA, Raichand M, Zeimer RC. Ocular effects of various laser wavelengths. *Surv Ophthalmol.* 1984;28:391-404. [Review].
4. Belcher CD III. *Photocoagulation for Glaucoma and Anterior Segment Disease.* Baltimore, MD: Williams & Wilkins; 1984.
5. Schwartz L, Spaeth G. *Laser Therapy of the Anterior Segment: A Practical Approach.* Thorofare, NJ: Slack; 1984.
6. Mainster MA, Sliney DH, Belcher CD III, et al. Laser photodisruptors: damage mechanisms, instrument design and safety. *Ophthalmology.* 1983;90:973-991.
7. Council on Scientific Affairs: Lasers in medicine and surgery. *JAMA.* 1986;256:900-907.
8. Vogel A, Hentschel W, Holzfuss J, et al. Cavitation bubble dynamics and acoustic transient generation in ocular surgery with pulsed neodymium: YAG lasers. *Ophthalmology.* 1986;93:1259-1269.
9. Anderson RR, Parrish JA. Selective photothermolysis: precise microsurgery by selective absorption of pulsed radiation. *Science.* 1983;220:524-527.
10. Latina MA, Park C. Selective targeting of trabecular meshwork cells: in vitro studies of pulsed and CW laser interactions. *Exp Eye Res.* 1995;60:359-371.
11. Schuman JS, Jacobson JJ, Puliafito CA, et al. Experimental use of semi-conductor diode laser in contact transscleral cyclophotocoagulation in rabbits. *Arch Ophthalmol.* 1990;108:1152-1157.
12. Uram M. Ophthalmic laser microendoscope ciliary process ablation in the management of neovascular glaucoma. *Ophthalmology.* 1992;99:1823-1828.
13. Aquino MC, Barton K, Tan AM, et al. Micropulse versus continuous wave transscleral diode cyclophotocoagulation in refractory glaucoma: a randomized exploratory study. *Clin Exp Ophthalmol.* 2015;43:40-46.
14. Tan AM, Chockalingam M, Aquino MC, Lim ZI, See JL, Chew PT. Micropulse transscleral diode laser cyclophotocoagulation in the treatment of refractory glaucoma. *Clin Exp Ophthalmol.* 2010;38:366-372.
15. L'Esperance FA Jr. Clinical photocoagulation with the organic dye laser: a preliminary communication. *Arch Ophthalmol.* 1985;103:1312-1316.
16. Gibson KF, Kernohan WG. Lasers in medicine – a review. *J Med Eng Technol.* 1993;17:51-57.
17. Sliney DH, Wolbarsht ML. *Safety with Lasers and Other Optical Sources: A Comprehensive Handbook.* New York: Plenum Press; 1980.
18. Hong C, Kitazawa Y, Tanishima T. Influence of argon laser treatment of glaucoma on corneal endothelium. *Jpn J Ophthalmol.* 1983;27:567-574.
19. Wu SC, Jeng S, Huang SC, et al. Corneal endothelial damage after neo-dymium:YAG laser iridotomy. *Ophthalmic Surg Lasers.* 2000;31:411-416.
20. Thoming C, Van Buskirk EM, Samples JR. The corneal endothelium after laser therapy for glaucoma. *Am J Ophthalmol.* 1987;103:518-522.
21. Schwenn O, Sell F, Pfeiffer N, et al. Prophylactic Nd:YAG-laser iridotomy versus surgical iridectomy: a randomized, prospective study. *Ger J Ophthalmol.* 1995;4:374-379.
22. Arden GB, Berninger T, Hogg CR, et al. A survey of color discrimination in German ophthalmologists: changes associated with the use of lasers and operating microscopes. *Ophthalmology.* 1991;98:567-575.
23. Berninger TA, Canning CR, Gunduz K, et al. Using argon laser blue light reduces ophthalmologists' color contrast sensitivity: argon blue and surgeons' vision. *Arch Ophthalmol.* 1989;107:1453-1458.
24. Sliney DH, Mainster MA. Potential laser hazards to the clinician during photocoagulation. *Am J Ophthalmol.* 1987;103:758-760.

37

Cirugía del ángulo de la cámara anterior y el iris

En este capítulo se incluyen las operaciones incisionales y con láser diseñadas para disminuir la presión intraocular (PIO) por aumento del flujo de salida del humor acuoso mediante el tratamiento de estructuras específicas del ángulo de la cámara anterior y el iris. (Los procedimientos filtrantes y la cirugía con dispositivos de drenaje para glaucoma que involucran no solo al ángulo de la cámara anterior sino también a tejidos del limbo y oculares externos se tratan en los capítulos 39 y 40, de forma respectiva; las operaciones pediátricas se tratan en el capítulo 41).

TRABECULOPLASTIA CON LÁSER

Antecedentes históricos

En 1961, Zweng y Flocks[1] presentaron el concepto de la aplicación de energía luminosa al ángulo de la cámara anterior del ojo para el tratamiento del glaucoma. Mediante el fotocoagulador de arco de xenón de Meyer-Schwickerath (descrito más adelante en este capítulo) coagularon de forma selectiva los ángulos de filtración de gatos, perros y monos y reportaron una disminución subsiguiente de la PIO. El estudio histopatológico del tejido tratado reveló fragmentación de las láminas de la malla trabecular, atrofia del músculo ciliar y destrucción de los procesos ciliares. Sin embargo, se dijo poco más acerca de la técnica hasta más de una década más tarde, cuando varios investigadores revivieron el concepto con el uso de la energía luminosa del láser. Transcurriría todavía otra década de trabajo de investigación antes de que la operación alcanzase amplia popularidad clínica.

A principios de la década de 1970 empezaron a aparecer reportes en varias partes del mundo, de máxima notoriedad los de Krasnov en Rusia, Hager en Alemania, Demailly y colaboradores en Francia, y Worthen y Wickham en Estados Unidos, acerca de los intentos por mejorar el flujo de salida del humor acuoso al crear orificios en la malla trabecular con energía láser.[2-5] Aunque se lograron las perforaciones trabeculares, en un momento dado en la mayoría de los casos se cerraron por fibrosis, y por lo general la disminución de la PIO fue temporal. La utilidad del tratamiento con láser de la malla trabecular fue objeto de interrogantes adicionales cuando en 1975 Gaasterland y Kupfer[6] reportaron que se podía producir un glaucoma experimental al aplicar energía láser de argón a la malla trabecular en monos rhesus. Sin embargo, en el siguiente año Ticho y Zauberman[7] notaron que algunos pacientes presentaban una disminución de la PIO a largo plazo a pesar de la falta de aberturas trabeculares permanentes, lo que llevó al nuevo concepto del tratamiento de la malla trabecular con láser de grados de energía menores para fotocoagular, más que penetrar, porciones de la malla.

En 1979, Wise y Witter[8] describieron el primer protocolo exitoso que se conoció como *trabeculoplastia con* láser, cuyo trabajo preliminar se corroboró en 1981.[9] En los años subsiguientes se estudiaron muchas fuentes energéticas diferentes con producción de diversas longitudes de onda de la luz láser, como la de criptón (roja [647.1 nm] o amarilla [568.2 nm]), Nd:YAG (de itrio aluminio granate dopado con neodimio) (de onda continua [1 064 nm] y conmutación Q de frecuencia doble [532 nm]) y de diodo (840 nm) para la trabeculoplastia con láser.[10-14] En el momento de esta publicación el único otro láser que ha alcanzado popularidad es el de Nd:YAG de doble frecuencia, que se usa en una operación conocida como *trabeculoplastia selectiva con láser* (TSL).

Teorías del mecanismo

Trabeculoplastia con láser de argón

Los estudios de tonografía indican que la trabeculoplastia con láser de argón (TLA) disminuye la PIO al mejorar la facilidad del flujo de salida sin mostrar influencia significativa en la producción del humor acuoso o los estudios de fluorofotometría.[15-17] Aunque se observó escape de fluoresceína hacia la cámara anterior durante la primera semana siguiente a la trabeculoplastia, que sugería una rotura de la barrera hematoacuosa, al mes desapareció, y no parece constituir un factor en el efecto a largo plazo de esta operación.[18]

El mecanismo de la mejor facilidad del flujo de salida del humor acuoso por la TLA es incierto. En un principio Wise y Witter[8] postularon que la energía térmica producida por la absorción de la luz láser por el pigmento causaba encogimiento del colágeno en las láminas de la malla trabecular. Ellos creían que el acortamiento subsiguiente de la malla tratada podría agrandar los espacios existentes entre los dos sitios de tratamiento o expandir el canal de Schlemm por tracción de la malla en forma central. Los estudios de laboratorio han proporcionado respaldo parcial a esta teoría, pero también sugirieron mecanismos de acción alternativos o adicionales.

Las valoraciones por microscopia de luz y electrónica e inmunohistoquímica de la malla trabecular de ojos humanos normales y con glaucoma horas a semanas después de TLA revelaron disrupción de los haces trabeculares, material fibrinoso y necrosis de células ocasional, seguidos por encogimiento de los componentes del colágeno de la malla y acumulación de fibronectina en los conductos de drenaje del humor acuoso.[19,20] Las células endoteliales supervivientes cerca de las lesiones por láser mostraron actividad fagocítica y migratoria. Los especímenes obtenidos varios meses después del tratamiento presentaban oclusión parcial o total de los espacios intertrabeculares por una capa monocelular,[19] observaciones que se consideró respaldaban las teorías del encogimiento del colágeno inducido por el calor en las láminas de la malla trabecular, con su posible estiramiento entre dos sitios de tratamiento y la unión de haces trabeculares mediada por fibronectina, respaldando el tensamiento adhesivo de los componentes trabeculares.

En los estudios en monos se han tenido observaciones similares a las de humanos, con algún discernimiento adicional del mecanismo de la TLA. En las primeras horas hay disrupción trabecular y necrosis coagulativa con acumulación de detritos en la región yuxtacanalicular.

Como en los ojos humanos, se notó que las células endoteliales trabeculares supervivientes tenían mayor actividad fagocítica, con eliminación de los detritos celulares y aumento de la división celular.[21] Pasado el primer mes, las regiones tratadas se encuentran planas con haces colapsados y cubiertas por una capa endotelial,[22] lo que es más probable que ocurra cuando la energía láser se aplica a la porción anterior de la malla trabecular.[23] La perfusión con ferritina muestra ausencia de flujo a través de la malla tratada, con su desviación a través de la malla adyacente no sometida a la aplicación de láser, que se altera de forma estructural para compensar la sobrecarga de flujo.[24] También se sugirió que la degeneración del colágeno y la pérdida de células trabeculares concomitantes pudiesen ensanchar los espacios intertrabeculares, con un mejor flujo de salida.[25] Sin embargo, los estudios por microscopia de luz y electrónica de la malla trabecular y la pared interna del canal de Schlemm 3 a 17 meses después de una trabeculoplastia de 360 grados en monos revelaron que no había diferencia significativa respecto de los ojos sin tratamiento.[26] No se ha definido si el ojo humano tiene una capacidad de reparación similar, pero este y otros estudios sugieren que deben intervenir mecanismos alternativos o adicionales a los de la teoría mecánica para el beneficio a largo plazo de la trabeculoplastia con láser.

Los estudios de ojos humanos de necropsia tratados con TLA revelaron una disminución significativa de la densidad de células trabeculares y un aumento de la incorporación de sulfato radiactivo a la matriz extracelular.[27] También se reportaron estos últimos hallazgos en el tejido trabecular humano tratado con TLA antes de la trabeculectomía y estudiado después con leucina radiactiva, y en los ojos de gato que se analizaron *in vivo* con timidina radiactiva después de la trabeculoplastia.[28] Los estudios con un sistema de cultivo corneoescleral humano indican que la TLA causa una división celular endotelial trabecular temprana en la parte anterior de la malla, con migración de las nuevas células en las siguientes semanas para repoblar los sitios quemados.[29]

Se postuló que la TLA elimina algunas células trabeculares, lo que puede estimular a las restantes para producir una composición diferente de la matriz extracelular, con mejores propiedades para el flujo de salida.[27,28] Esta hipótesis se respalda más por la demostración de la inducción de las metaloproteinasas de la matriz en respuesta a la trabeculoplastia con láser.[30,31] Estas enzimas normalmente degradan la la matriz extracelular para mantener un recambio normal de la malla trabecular.[32] Se ha mostrado en cultivos del segmento anterior humano perfundido que la manipulación de la actividad de estas enzimas aumenta la facilidad del flujo de salida al aumentar las metaloproteinasas de la matriz. La valoración de dos miembros de esta familia, estromelisina y gelatinasa B, después de TLA en cultivos del segmento anterior también respalda la hipótesis de que el recambio de la matriz extracelular es importante para la regulación del flujo de salida del humor acuoso. Se mostró un aumento en la expresión de estromelisina en la región yuxtacanalicular de la malla en respuesta a la trabeculoplastia con láser,[30] que sería de esperar degradase los proteoglucanos trabeculares, una fuente probable de resistencia al flujo de salida en la malla yuxtacanalicular. Si el menor recambio de la matriz extracelular yuxtacanalicular es responsable de la disminución del flujo de salida del humor acuoso, un aumento en la estromelisina en esta región específica de la malla aumentaría el flujo de salida.[30]

Se han diseñado estudios adicionales para identificar factores que medien la respuesta de las metaloproteinasas de la matriz a la TLA. La expresión de las metaloproteinasas de la matriz aumentó por la adición de interleucina 1α recombinante a los cultivos del segmento anterior humano y el factor α de necrosis tumoral en la malla trabecular porcina.[33] La expresión de la estromelisina se bloqueó de modo parcial con antagonistas del receptor de interleucina 1 o anticuerpos antagonistas del factor α de necrosis tumoral.[31]

Si bien el mecanismo preciso de la TLA solo se conoce de modo parcial, una lesión mecánica inicial parece desencadenar la activación de vías de señal únicas, resultando en una respuesta celular y el remodelado tisular que llevan a un mejor flujo de salida.[34]

Trabeculoplastia selectiva con láser

En 1995, Latina y Park[35] reportaron que la energía de un láser de Nd:YAG con conmutación Q de doble frecuencia se absorbería de manera preferencial por las células de la malla trabecular pigmentadas en cultivo, en un procedimiento llamado *trabeculoplastia selectiva con láser (TSL)*.[36,37] La energía láser tiene como blanco, de manera selectiva, a las células de la malla trabecular pigmentadas, sin causar daño estructural a las no pigmentadas. En un estudio experimental de la malla trabecular de ojos humanos de necropsia después de TSL se reveló que no había daño coagulativo o rotura de los haces trabeculares corneoesclerales o de la úvea.[20] La única prueba de interacción láser-tejidos con la TSL fue el agrietamiento de gránulos de pigmento intracitoplásmicos y la destrucción de las células endoteliales trabeculares, que sugiere que pudiera ser un procedimiento en potencia repetible.[20] La valoración de la malla trabecular después de la TLA reveló la formación de un cráter en la malla uveal en la unión de las porciones pigmentada y no pigmentada de la malla trabecular, con daño coagulativo en la base y en el borde de los cráteres, destrucción de los haces de colágeno, exudado fibrinoso, lisis de células endoteliales, así como detritos nucleares y citoplasmáticos.[20] Sin embargo, en otro estudio el daño mecánico observado después de TLA y TSL de baja potencia fue similar, pues ambos láseres produjeron disrupción de los haces trabeculares, detritos celulares y fragmentación del endotelio. La similitud de los cambios producidos por ambos láseres en la malla trabecular explica sus respuestas similares de disminución de la PIO. El tratamiento selectivo de trabeculoplastia láser mostró un aumento de la metaloproteinasa 3 de la matriz en las células endoteliales de la malla trabecular en cultivo.[38]

Se valoró el impacto de la TSL de 360 grados sobre los radicales libres de oxígeno y las enzimas antioxidantes del humor acuoso en conejos. Las concentraciones del peróxido de lípidos en el humor acuoso de los ojos tratados fueron mucho mayores que las de los ojos sin tratamiento hasta el séptimo día.[39] La concentración de la transferasa de glutatión S disminuyó de forma significativa entre las 12 h y los 7 días siguientes a la trabeculoplastia, lo que sugiere que se formaron radicales libres de oxígeno en la malla trabecular pigmentada durante la TSL y pueden ser causa de las complicaciones inflamatorias del procedimiento.[40] Los estudios de la dinámica del humor acuoso en los pacientes verificaron que la TSL aumenta el drenaje del humor acuoso.[41]

Técnicas básicas

Instrumentos

La unidad láser original para la trabeculoplastia es el láser de argón de onda continua. Por lo general, se ha utilizado en el espectro de longitud de onda biocromático azul-verde (454.5-528.7 nm). No se notaron diferencias en la evolución de la PIO posoperatoria o la incidencia

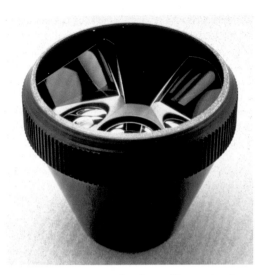

FIGURA 37-1 Lente de tres espejos tipo Goldmann. Esta lente modificada con cubierta antirreflejante es un gonioprisma, de uso frecuente para visualizar el ángulo de la cámara anterior y realizar la trabeculoplastia con láser.

de complicaciones, en comparación con el uso de la luz láser monocromática verde (514.5 nm).[42] No obstante, como se mencionó en el capítulo anterior, la luz de argón exclusivamente verde puede ser más segura para el cirujano con respecto a su influencia sobre la visión de color. El láser de Nd:YAG con conmutación Q tiene solo un parámetro de longitud de onda de 532 nm.

Se usa una lente de contacto con un espejo (gonioprisma) para la visualización del ángulo de la cámara anterior en la trabeculoplastia. Como con todas las lentes de contacto para la aplicación de láser, esta debe tener una cubierta antirreflejante en la cara frontal. Se puede usar una lente de tres espejos tipo Goldmann estándar, en la que un espejo está inclinado 59 grados para la gonioscopia, o utilizar una lente de gonioscopia de un solo espejo (**fig. 37-1**). Ambas, sin embargo, tienen la ligera desventaja de requerir la rotación de la lente para visualizar todos los cuadrantes del ángulo de la cámara anterior, que se puede eliminar con el uso de la lente de gonioscopia de cuatro espejos de Thorpe, en la que todos están inclinados a 62 grados, o la lente de trabeculoplastia con láser de Ritch, en la que dos de los espejos están inclinados a 59 grados para ver los cuadrantes inferiores y otros dos a 64 grados, para visualizar el ángulo superior.[43] Esta última, una lente de botón planoconvexa de 17 dioptrías (D) sobre dos espejos, brinda un aumento de 1.4×, disminuye el tamaño del punto de incidencia láser de 50 a 35 μm, y puede ser de particular utilidad debido a que el punto 50 μm en la mayoría de los láseres de argón produce una quemadura que rebasa 70 μm.[44] También se desarrolló una lente gonioscópica de doble espejo para facilitar la visualización del ángulo de la cámara anterior.[45] La lente Latina se diseñó de forma específica para la TSL y cuenta con un solo espejo en un ángulo de 63 grados; tiene un aumento de 1.0×, para mantener el diámetro del punto de incidencia en 400 μm.

Consideraciones gonioscópicas

La trabeculoplastia con láser exitosa requiere la identificación y el tratamiento precisos de la malla trabecular, por lo que el cirujano debe tener un conocimiento detallado de la anatomía del ángulo de la cámara anterior y sus múltiples variaciones. Los aspectos básicos de este tema se describen en los capítulos 3 y 35; aquí se incluyen las características adicionales pertinentes a la trabeculoplastia con láser.

Dos variaciones del ángulo de la cámara anterior que pudieran interferir con una aplicación precisa del láser a la malla trabecular son (1) el grado de pigmentación y (2) el ancho del ángulo de la cámara. Con respecto a la pigmentación, algunos ángulos están pigmentados de forma tan difusa, desde la banda del cuerpo ciliar hasta la línea de Schwalbe, que ocultan la localización exacta de la malla. Esto suele ser en extremo notorio en los cuadrantes inferiores, y una inspección cuidadosa de todos los cuadrantes antes de iniciar el tratamiento por lo general revela la posición funcional de la malla en algunas zonas, que pueden entonces usarse como guía para localizar la malla en el resto del ángulo. En el extremo opuesto, la malla trabecular en algunos ángulos está tan poco pigmentada que es difícil visualizarla. En algunos casos los procesos del iris, que suelen extenderse hacia la malla, pueden constituir un índice útil. La identificación de la banda del cuerpo ciliar o la línea de Schwalbe también ayuda a determinar la posición relativa de la malla.

Un ángulo estrecho de la cámara anterior puede llevar a la aplicación inadecuada de las quemaduras láser o impedir realizar la trabeculoplastia. Si el iris periférico obstaculiza la visualización de la malla, una línea de Schwalbe con pigmentación intensa se puede confundir con ella. La rotación de la lente de contacto en relación con el ojo al pedir al paciente ver en dirección del espejo que se está utilizando a menudo provee una vista más profunda del ángulo, lo que mejora la visualización de la malla. No obstante, debe tenerse cuidado con esta maniobra para no distorsionar las dimensiones y la forma del haz para apuntar. Si la posición de la lente de contacto no es suficiente para exponer la malla, se puede profundizar el ángulo de la cámara al aplicar quemaduras láser de baja energía a la periferia del iris, técnica llamada *iridoplastia* o *gonioplastia* (que se describen más adelante en este capítulo). Si el ángulo es aún muy estrecho debe hacerse una iridotomía con láser (también descrita más adelante) y se realizará la trabeculoplastia en una fecha posterior.

Protocolo original

El protocolo original de Wise y Witter[8] continúa como el abordaje estándar de la TLA contra el que se valoraron las variaciones en la técnica. Un aumento de 25× en el sistema de administración de la lámpara de hendidura suele proveer un equilibrio óptimo entre detalle y campo de visión. Los ajustes del láser de argón de una duración de exposición de 0.1 segundos y un diámetro de 50 μm del haz permanecieron constantes a través de la mayoría de las variaciones del protocolo. En un estudio se compararon las duraciones de 0.2 y 0.1 segundos, sin encontrar ventaja de la primera.[46] Los grados de potencia de más frecuente uso varían entre 700 y 1 500 mW con un promedio de 1 000 mW. En una encuesta de la American Society of Cataract and Refractive Surgery se indicó, en 1999, que la mayoría de los oftalmólogos generales utiliza una duración de 0.1 segundos y un tamaño del punto de incidencia de 50 μm; 39% de los participantes usó una potencia inicial entre 501 y 799 mW y 41% una de 800 a 1 000 mW.[47] En un estudio se valoraron potencias que iban de 100 a 1 000 mW y se encontró que aquella de más de 500 mW brindó las máximas tasas de éxito.[48]

La potencia debe ajustarse para producir una mancha de despigmentación o una burbuja de gas pequeña en el sitio de tratamiento (**fig. 37-2**), respuesta que está influenciada por la cantidad de pigmento en la malla trabecular. Cuando está pigmentada de manera intensa puede ser suficiente un grado de potencia menor, en tanto que la ligeramente pigmentada requiere potencias más altas. En un estudio retrospectivo, la disminución de la PIO fue mayor en ojos

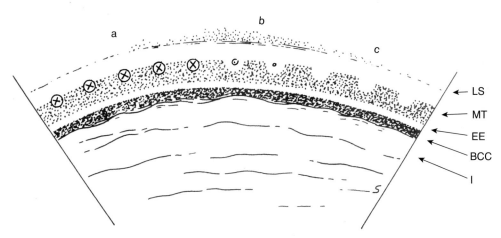

FIGURA 37-2 Ubicación de las quemaduras con láser. Se hacen quemaduras (a) a lo largo de la porción anterior de la malla trabecular (*MT*). El resultado visual deseado es de despigmentación del sitio del tratamiento (b y c) o una pequeña burbuja de gas (b). BCC, banda del cuerpo ciliar; I, iris; LS, línea de Schwalbe; EE, espolón escleral.

con TLA como tratamiento primario y no estuvo influenciado por el nivel de potencia.[49] La respuesta inicial de la PIO a la TLA en los pacientes con glaucoma asociado con el síndrome de exfoliación fue mayor que en aquellos con glaucoma crónico de ángulo abierto (GCAA),[50] aunque la evolución a largo plazo fue similar.[51] Una PIO preoperatoria mayor de 31 mm Hg, un defecto de campo visual y la ligera pigmentación de la malla trabecular se consideraron predictivos del fracaso de la TLA.

En un principio se aplicaron quemaduras en la TLA sobre o justo posteriores a la banda pigmentada de la malla trabecular, con alrededor de 100 aplicaciones espaciadas de manera uniforme en los 360 grados.[8] Sin embargo, las complicaciones vinculadas con este protocolo básico llevaron a variaciones en la técnica. Consideraremos primero las complicaciones y cómo se tratan, y después las variaciones en la técnica que se usaron para minimizarlas.

En la TSL se aplica un total de alrededor de 50 a 70 puntos adyacentes no superpuestos sobre 180 grados de la malla trabecular, con potencias que van de 0.5 a 1.2 mJ por pulso, ajustadas para prevenir la formación de burbujas. Por lo general, la potencia se ajusta hasta la aparición de pequeñas burbujas de aire, que se liberan del sitio de la quemadura láser, llamadas *burbujas de champaña*. Después de visualizarlas se disminuye un poco la potencia para eliminar su aparición.

Protocolos alternativos con el láser de argón

El parámetro evaluado en mayor medida ha sido el número total de aplicaciones láser y la cantidad de malla trabecular tratada. La aplicación de 25 quemaduras a 90% de la malla es menos eficaz que la de protocolos con mayores dimensiones terapéuticas.[52] Sin embargo, la aplicación de 50 quemaduras a 180 o 360 grados de la malla tiene un efecto similar sobre la disminución de la PIO que el tratamiento con 100 quemaduras a 360 grados.[52,53] En uno de tales estudios, los ojos que recibieron 50 aplicaciones en 180 o 360 grados tuvieron menor probabilidad de requerir una cirugía filtrante subsiguiente que los que recibieron 100 en 360 grados.[54] En un protocolo de dos etapas, en el que el tratamiento de toda la circunferencia de 360 grados se dividió en dos sesiones con 1 mes de intervalo, se obtuvo la misma disminución de la PIO que el tratamiento completo en una sesión. Con la técnica de dos etapas, la mayor parte de la disminución de la presión se logra en la primera etapa del tratamiento, aunque algunos pacientes pueden presentar beneficio mínimo de la primera y, sin embargo, una disminución sustancial de la presión después de la segunda etapa.[55] La principal ventaja del menor número de aplicaciones de láser durante una sola sesión es una disminución en el aumento transitorio de la

PIO en el periodo posoperatorio inmediato.[52,53,55,56] Sin embargo, en un estudio la frecuencia y magnitud del aumento de la PIO después de la aplicación de láser fueron iguales en los grupos que recibieron tratamiento de 360 grados en una o dos etapas.[57] El resultado a largo plazo no parece estar influenciado por qué cuadrantes se traten primero. En un estudio se asignó de manera aleatoria a los pacientes para tratar al inicio las mitades inferior o superior y no se encontró diferencia significativa entre los dos grupos.[54]

Otra variación del protocolo básico que parece minimizar la complicación de un aumento temprano de PIO postratamiento es la aplicación del láser a lo largo de la porción anterior de la malla pigmentada (**fig. 37-3**).[52,53] Una colocación anterior de las quemaduras láser también reduce la complicación de sinequias anteriores periféricas,[39] sin embargo, podría aumentar la complicación potencial de proliferación celular desde el endotelio corneal sobre la malla trabecular.[23]

Complicaciones y tratamiento posoperatorio

La elevación transitoria de la PIO en el periodo posoperatorio inmediato es la complicación temprana más grave de la TLA.[56,58,59] En la mayoría de los casos, el aumento de presión es leve y dura menos de 24 h, sin causar problemas a largo plazo. Sin embargo, en algunos pacientes la elevación es notoria y sostenida y puede llevar a una pérdida adicional de la visión, en especial en ojos con pérdida avanzada de los campos visuales antes de la trabeculoplastia. El aumento de la PIO ocurre dentro de las 2 h siguientes al tratamiento en la mayoría

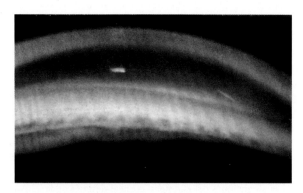

FIGURA 37-3 Trabeculoplastia con láser de argón. En esta vista gonioscópica del ojo de un paciente después de la operación, nótense las lesiones típicas blanqueadas de la malla trabecular pigmentada, que pueden persistir durante varios días.

de los casos, si bien algunos ojos tal vez no presenten aumento hasta 4 a 7 h después.[58] Por lo tanto, el tratamiento posoperatorio debe incluir una revisión de la presión en las primeras horas. Los pacientes que tienen un incremento de presión posoperatorio temprano significativo o daño glaucomatoso avanzado pueden requerir la revisión de la PIO al día siguiente. Sin embargo, es raro un aumento de presión en el primer día posoperatorio, con solo 4.2% de los pacientes con uno mayor de 3 mm Hg en un estudio, y se considerará razonable citar a la mayoría de los pacientes 1 a 3 semanas después de la operación.[60] Con la TSL, alrededor de 25% de los pacientes presentó una elevación transitoria de 5 a 6 mm Hg de la PIO,[36,61,62] y en un estudio algunos pacientes tuvieron un aumento mayor de 10 mm Hg.[63]

Los estudios de histopatología sugieren que el mecanismo del incremento de la presión intraocular después de la TLA es una reacción inflamatoria con material fibrinoso y detritos tisulares en la malla.[19,64] Los estudios de laboratorio en ojos de bovino indican que la malla trabecular puede contraerse en respuesta a la endotelina-1, que pudiera constituir el mecanismo de la elevación inmediata de la PIO postrabeculoplastia,[65] hipótesis respaldada por el hallazgo de una mayor concentración de endotelina-1 en el humor acuoso de ojos de conejo después de la TLA.[50,66]

La principal característica del paciente vinculada con el aumento de presión es la pigmentación de la malla.[59] Dos pacientes con síndrome de exfoliación presentaron un aumento retardado de la PIO en el primer mes posterior a la aplicación de láser, relacionado con precipitados inflamatorios en la malla trabecular.[67] Debe también señalarse que los pacientes con inflamación ocular activa están en alto riesgo de un aumento notorio de la PIO después de la TLA y en ellos está contraindicada la operación.

La iritis es una frecuente complicación temprana postrabeculoplastia. En un estudio con un medidor láser de flare y celularidad, 49% de 71 ojos mostró inflamación significativa, que tuvo un pico a los 2 días después del tratamiento.[68] La inflamación fue mucho más frecuente en los pacientes con síndrome de exfoliación o glaucoma pigmentario que en aquellos con GCAA. La iritis posoperatoria suele ser leve y transitoria, fácil de aliviar con un ciclo posoperatorio corto de corticoesteroides tópicos. Un protocolo usual para el tratamiento posoperatorio de la TLA incluye prednisolona al 1%, fluorometolona al 0.1%, o su equivalente, cada 6 h durante 5 días. Se mostró que el tratamiento previo con esteroides tópicos o antiinflamatorios no esteroideos disminuyó la inflamación postrabeculoplastia, pero no tuvo efecto sobre la elevación posoperatoria de la PIO.[69-73] No hay consenso definitivo sobre el esquema antiinflamatorio después de la TSL. Se estudiaron varios protocolos, que van desde el uso tópico de acetato de prednisolona al 1% hasta el de un fármaco antiinflamatorio no esteroide, o el de ningún antiinflamatorio. En estudios aleatorizados controlados, el uso de corticoesteroides tópicos, fármacos antiinflamatorios no esteroides o placebo no tuvo efecto sobre el resultado de la PIO; la única diferencia fue que la comodidad del paciente era mayor cuando recibía acetato de prednisolona ocular en lugar de placebo.[74,75] Se observó una mayor reacción de la cámara anterior después de la TSL que de la TLA en un estudio.[76]

La formación de sinequias periféricas anteriores también es una complicación frecuente de la trabeculoplastia,[39] por lo general pequeñas y fijas, correspondientes a la localización de las aplicaciones de láser. Las alteraciones del endotelio corneal después de la TLA pueden incluir un aumento significativo de las dimensiones celulares,[77] aunque otro estudio no mostró cambios estadísticos significativos.[78] La formación de sinequias anteriores periféricas después de la TSL

es rara. Ha habido casos raros de edema e irregularidad de la córnea después de una TSL.[79]

La complicación tardía más grave postrabeculoplastia es en la actualidad más teórica que real. Los estudios histopatológicos, antes descritos, muestran cambios en la malla trabecular que incluyen una capa endotelial sobre la cara interna (**fig. 37-4**), que en un momento dado pudiera llevar a un aumento de la resistencia al flujo de salida del humor acuoso.[19,22,23] En un estudio retrospectivo se valoraron los especímenes de TLA tratados con uno o más procedimientos antes de la trabeculectomía y se encontró que presentaban una mayor incidencia de formación de membranas en el ángulo de la cámara. La mitad de los especímenes tenía una membrana celular y colagenosa que cubría toda la malla trabecular, más frecuente en los ojos con un mayor número de procedimientos de TLA.[80] No se ha demostrado que estos cambios estructurales en un momento dado dificulten el alivio del glaucoma, a pesar de más de 30 años de experiencia. Sin embargo, hay un límite a la cantidad de tratamientos con láser que un ojo puede tolerar y el éxito es limitado por el tiempo en casi todos los pacientes, como se menciona más adelante en este capítulo. También ha habido preocupación de que la trabeculoplastia con láser pudiese interferir con la tasa de éxito de las cirugías filtrantes subsiguientes, con una mayor tasa de encapsulación en ojos con el antecedente de TLA,[81] aunque esto no pareció ser el caso en otro estudio.[82]

Regulación farmacológica de la presión aumentada

La aplicación tópica del agonista adrenérgico α_2 apraclonidina al 1%, 1 h antes y justo después de la trabeculoplastia con láser, mostró un efecto notorio de minimización del aumento posoperatorio de la presión intraocular.[83] En comparación con ojos tratados con pilocarpina al 4%, timolol al 0.5%, dipivefrina al 0.1% o acetazolamida 250 mg, cada uno administrado 1 h antes y justo después de la trabeculoplastia, solo los ojos tratados con apraclonidina al 3% mostraron aumento de la PIO mayor de 5 mm Hg, en contraste con 33, 32, 38 y 39%, de forma respectiva, con los otros tratamientos.[84] Una sola gota de apraclonidina 15 minutos antes o justo después del tratamiento con láser es tan eficaz como dos dosis, y la apraclonidina al 0.5% es tan eficaz como al 1%.[85,86] Esto se ha convertido ahora en un estándar en la trabeculoplastia con láser para la mayoría de los cirujanos. Es tan notorio el beneficio de la apraclonidina, que el tratamiento en dos sesiones de

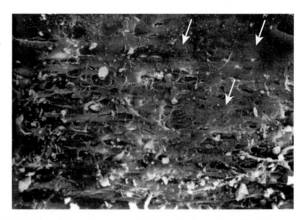

FIGURA 37-4 Trabeculoplastia fallida con láser de argón. Vista de microscopia electrónica de barrido de un espécimen de trabeculectomía ocular que muestra proliferación endotelial sobre porciones de los espacios intertrabeculares (flechas).

180 grados cada una pudiera ya no necesitarse para evitar el aumento transitorio de la PIO. En un estudio, la trabeculoplastia de 360 grados con apraclonidina perioperatoria tuvo la misma evolución posoperatoria temprana de la PIO que la de 180 grados sin apraclonidina.[87] Sin embargo, se recomienda tener precaución en los pacientes tratados con agonistas adrenérgicos a largo plazo, en quienes puede ser menos eficaz la apraclonidina.

El agonista adrenérgico selectivo brimonidina al 0.5% mostró aliviar con eficacia el aumento de presión después de la aplicación de láser cuando se administró antes o después de la cirugía.[88] La brimonidina al 0.2% también mostró ser tan eficaz como la apraclonidina al 1.0% para prevenir los ascensos máximos de la PIO después de la TLA.[89]

La pilocarpina al 4% sola, justo después de la TLA, también mostró eficacia para minimizar la elevación de la PIO.[90] En un estudio aleatorizado la apraclonidina al 1% no fue eficaz para prevenir los picos de PIO en pacientes con su uso a largo plazo.[91] La pilocarpina al 4% fue solo un poco menos eficaz en los pacientes bajo tratamiento a largo plazo con este fármaco y fue al menos tan eficaz como la apraclonidina al 1% para la profilaxis de los picos de PIO después de la TLA. En otro estudio se encontró que al añadir pilocarpina al tratamiento con apraclonidina disminuía más la incidencia del aumento de presión intraocular posoperatorio.[92] Por lo tanto, puede considerarse a la pilocarpina como ideal para la prevención de los picos de PIO postrabeculoplastia, en especial en los pacientes tratados con apraclonidina o tal vez con otros agonistas adrenérgicos.[91]

Se mostró además que la acetazolamida disminuye el aumento de PIO después de TLA en un estudio,[93] aunque como se señaló antes, es menos eficaz que la apraclonidina.[84] Como se indicó antes, los corticoesteroides o los inhibidores de la sintetasa de prostaglandinas indometacina o flurbiprofeno no tuvieron influencia significativa sobre la PIO posoperatoria.[69-71,94,95] En un estudio se mostró que los pacientes que recibían indometacina tópica presentaron cifras de presión más altas después de 1 mes que los que recibieron placebo.[94] Los inhibidores de la sintetasa de prostaglandinas tampoco parecen tener influencia sobre la iritis posoperatoria.[71,96]

Resultados

Regulación a corto plazo de la presión intraocular

La mayoría de los reportes muestra que se logra la disminución útil de la PIO en alrededor de 85% de los ojos tratados con TLA,[8,9,97] y algunos pueden presentar un descenso de la presión en las primeras horas que siguen al tratamiento, si bien se requieren días o semanas para alcanzar la respuesta completa a las TLA y TSL, con una rara disminución adicional de la PIO pasado 1 mes. La magnitud de la disminución final de la presión es en promedio de 6 a 9 mm Hg, que suele ser insuficiente para permitir la suspensión de todo el tratamiento médico, si bien en ocasiones este puede disminuirse o eliminarse.[98] En un estudio se sugirió que la pilocarpina pudiera perder su eficacia después de la TLA[99] y puede ser recomendable revalorar la eficacia de cualquier tratamiento miótico aproximadamente 1 mes después del procedimiento. Sin embargo, en un estudio posterior no se mostró diferencia entre el efecto de disminución de la PIO de la pilocarpina al 1% antes y después de la TLA.[100]

La disminución de la PIO varió de 3 a 18 mm Hg después de la TSL.[61] Seis meses después de una TSL de 180 grados, la disminución media de la PIO fue de 4.4 mm Hg, con una tasa de éxito de 64.6%. Una PIO preoperatoria elevada fue la determinante significativa del éxito, en tanto que la edad, el sexo, el antecedente de TLA y la pigmentación de la malla trabecular no tuvieron relación significativa con este.[62] Cuando la malla trabecular se trató en 360 grados con TSL, la PIO disminuyó en todos los ojos en casi 40% a las 6 semanas.[63] En un estudio prospectivo se trataron 50 ojos con TSL, con una disminución media de la PIO de casi 5 mm Hg a los 1, 3, 6 y 12 meses.[101] En otro estudio clínico de 10 ojos tratados con TSL, la PIO disminuyó solo ligeramente menos en el glaucoma exfoliativo que en el GCAA.[102] En un estudio aleatorizado, los pacientes con fracaso previo de la TLA tuvieron una reducción mejor de la PIO con el láser selectivo que con la repetición del láser de argón.[76] La disminución de la presión intraocular en los primeros 6 meses siguientes a la TSL fue similar a la de la TLA y parece descender durante el primer año de seguimiento.[103]

Factores que afectan la respuesta de la PIO

Muchos factores influyen en la respuesta de la PIO a la TLA. Los ojos con una PIO mayor pretratamiento tienden a presentar un mayor decremento,[104] pero cuando la cifra pretratamiento es > 30 mm Hg se vincula con una mayor frecuencia de fracaso,[105,106] en tanto los ojos con presiones más cercanas a la PIO objetivo pueden alcanzar una disminución útil de la presión después de la trabeculoplastia.[107]

Otro factor significativo que influye en la respuesta de la PIO a la TLA es el tipo de glaucoma. Se obtiene una respuesta en particular favorable para el GCAA, el síndrome de exfoliación y el glaucoma pigmentario.[97,104,105,108-110] El éxito en las últimas dos afecciones casi siempre tiene relación con la influencia favorable de una mayor pigmentación de la malla trabecular.[111] En el glaucoma pigmentario los pacientes más jóvenes parecen tener una disminución más sostenida de la presión que los de mayor edad con la misma afección.[110] Algunos médicos han notado que los pacientes con una malla trabecular pigmentada intensa tienen mayor riesgo de un pico de PIO inmediato después de la TSL.[112] En estos ojos, en general, se recomienda disminuir la potencia usada.

Otras formas de glaucoma que responden a la TLA, si bien menos que los antes señalados, incluyen el glaucoma de ángulo abierto (GAA) en presencia de afaquia o seudofaquia, y el de ángulo cerrado después de una iridotomía.[108,113] Si bien los pacientes con múltiples operaciones oculares previas en general no tienen un buen resultado con la TLA,[109] aquellos con solo una trabeculectomía fallida pueden alcanzar una disminución útil de la presión después de la operación con láser.[114] Otras formas de glaucoma que no responden bien a la TLA incluyen al asociado con uveítis, el glaucoma con recesión angular y el congénito o juvenil.[108,109]

Algunos investigadores creen que la edad joven tiene un efecto desfavorable sobre los resultados de la TLA,[97,106,115] aunque en ciertos estudios se mostró que la edad no tenía efecto sobre la TLA o TSL.[105,116] Como se señaló antes, los pacientes jóvenes con glaucoma pigmentario parecen evolucionar mejor que los de mayor edad con la misma afección. La trabeculoplastia láser selectiva es igual de eficaz en ojos fáquicos o seudofáquicos.[117]

La raza puede influir en los resultados de la trabeculoplastia con láser.[118] En el Advanced Glaucoma Intervention Study (AGIS) se asignó a los pacientes de modo aleatorio para una secuencia de TLA-trabeculectomía-trabeculectomía o trabeculectomía-TLA-trabeculectomía. En el primer reporte de este estudio clínico aleatorizado se recomendó el uso inicial de la TLA para todos los pacientes de ascendencia africana.[119] Sin embargo, en un reporte posterior del AGIS se incluyó solo una leve sugerencia de que la trabeculoplastia inicial retrasa el avance de glaucoma con más eficacia en los pacientes de ascendencia africana que en aquellos de ascendencia europea.[120]

Regulación de la presión intraocular a largo plazo

Una interrogante importante acerca de los resultados de la trabeculoplastia con láser es qué tanto durará la disminución de la PIO. Si bien un alto porcentaje de pacientes muestra una reducción inicial favorable de la PIO, la mayoría pierde el efecto de modo gradual.[121,122] El fracaso es más frecuente en el primer año, con tasas reportadas de 19 a 23%, y más adelante con una frecuencia de 5 a 9% anual.[123] Como resultado, casi la mitad de los pacientes presentará pérdida del beneficio de la trabeculoplastia inicial a los 5 años y 66% a los 10 años después de la operación.[122]

Trabeculoplastia repetida

Si nunca se alcanza una disminución exitosa de la PIO después de la TLA de 360 grados, en general no se considera indicado un mayor tratamiento con láser de argón. Cuando una buena respuesta inicial al tratamiento que duró casi 1 año o más era seguida por un regreso a presiones altas, alguna vez fue práctica común la trabeculoplastia repetida. Sin embargo, la mayoría de los estudios mostró una tasa de éxito mucho menor con la TLA repetida que con el tratamiento inicial, en el rango de 33 a 50%.[124] En un estudio a largo plazo, las tasas de éxito de la TLA repetida fueron de 35% a los 6 meses, 21% a los 12 meses, 11% a los 24 meses y 5% a los 48 meses.[124] Si bien en un estudio se sugirió que se podía repetir la TLA con buenos resultados,[125] la mayoría de los cirujanos ya no lo recomienda. Algunos estudios notaron una mayor incidencia del aumento transitorio de la PIO después de repetir la TLA,[124] y si se pretende repetir el procedimiento, tal vez sea mejor realizarla en dos etapas de 180 grados cada una.

La trabeculoplastia láser selectiva causó una disminución más significativa de la PIO en los pacientes con fracaso previo de la TLA, en comparación con una TLA repetida, en un estudio aleatorizado.[104] La TSL repetida puede ser tan eficaz como la inicial[75,126,127] y ambas constituyen una práctica aceptada. Debido a la mayor conservación de la malla trabecular con la TSL, se sugirió que quizás sea menos probable que interfiera con una intervención quirúrgica incisional futura.[128]

Indicaciones

La trabeculoplastia láser puede estar indicada en el tratamiento de aquellas formas de GAA en las que se reportaron respuestas favorables, incluidos GCAA, glaucoma exfoliativo o pigmentario y el GAA en afaquia o seudofaquia. El efecto de disminución de la PIO fue más pronunciado en ojos con seudofaquia que en los afáquicos y en aquellos a los que se realizó intervención quirúrgica extracapsular más que intracapsular.[129] La trabeculoplastia con láser de argón también se prefirió a la ciclocrioterapia para el tratamiento inicial de los pacientes con glaucoma no controlado después de una queratoplastia penetrante.[130]

Durante la primera década de experiencia con la TLA, la operación se usó como complemento del tratamiento médico máximo tolerable y los estudios mostraron su eficacia al respecto.[131] La justificación para este abordaje se basó no solo en el riesgo de complicaciones posoperatorias tempranas, en especial el aumento transitorio de la presión, sino también en la preocupación de que los pacientes puedan en un momento dado ser más difíciles de tratar por trabeculoplastia láser que si se hubieran dejado solo con tratamiento médico. Los estudios histopatológicos que mostraron proliferación de una capa celular sobre la malla trabecular dieron lugar a considerar seriamente esta complicación teórica.[19,22,23] No obstante, los estudios a corto y largo plazo de la TLA para el GAA sugieren que el procedimiento puede ser seguro y eficaz como esquema inicial para tratar el glaucoma.[131-134]

En un estudio clínico multicéntrico (Glaucoma Laser Trial), 271 pacientes con GAA de reciente diagnóstico se asignaron de manera aleatoria para la TLA inicial en un ojo y la administración de timolol al 0.5% en el otro, con el mismo esquema de aumento gradual del tratamiento médico, según se requiriese. Durante los primeros 2 años de seguimiento el ojo tratado con láser tuvo una PIO media un poco menor, por 1 a 2 mm Hg, aunque más de la mitad de los pacientes en un momento dado requirió la adición de uno o más medicamentos. En un estudio de seguimiento de 203 de esos pacientes con una duración media de 7 años, los ojos tratados al inicio con trabeculoplastia láser presentaron una disminución 1.2 mm Hg mayor en la PIO, con 0.6 dB de mayor mejoría en los campos visuales y ligeramente menos deterioro de la cabeza del nervio óptico.[134] Si bien estos datos sugieren que el tratamiento inicial con TLA es al menos tan eficaz como el correspondiente con los medicamentos tópicos disponibles en el momento del estudio, aún se usa con mayor frecuencia el tratamiento médico en Estados Unidos, en particular con los nuevos medicamentos tópicos más eficaces para disminuir la PIO.

En estudios a plazo más corto de comparación de la TSL con una prostaglandina tópica, el latanoprost, se encontró que los dos fueron igual de eficaces durante 1 año.[135,136] En estudios aleatorizados, controlados, de comparación del tratamiento de 180 grados de la malla trabecular con TLA frente a TSL no mostraron diferencia en relación a la eficacia para la disminución de la PIO hasta por 5 años.[137,138] Sin embargo, la mayoría de los médicos trata la malla trabecular con TSL de 360 grados en un solo tiempo quirúrgico. Algunos reportes en las publicaciones respaldan una mayor eficacia de la operación de 360 grados que la de 180.[135,139]

IRIDOTOMÍA LÁSER

Antecedentes

En 1956, Meyer-Schwickerath reportó por primera vez el uso de energía luminosa para crear un orificio en el iris. Con el fotocoagulador de arco de xenón, él y y otros encontraron que se podía hacer una iridotomía periférica, pero la cantidad de calor requerida dañaba la córnea y el cristalino.[140] Con la introducción de los láseres en la década de 1960 continuó la investigación de esta modalidad terapéutica, sobre todo con los láseres de rubí.[141-144] No obstante, al igual que la trabeculoplastia con láser, la iridotomía con láser se convirtió en práctica clínica después del advenimiento de la tecnología del láser de argón en la década de 1970, a mediados del cual aparecieron varios reportes de iridotomía por este medio en las publicaciones,[145,146] y para final de la década esa técnica de iridotomía había sustituido a la iridectomía incisional como procedimiento quirúrgico de elección para tratar los glaucomas de ángulo cerrado. Durante la década de 1980, el estudio de las técnicas de iridotomía con láser continuó y llevó al uso popular del láser de Nd:YAG para esta operación.

Técnicas

El principio básico de la iridotomía con láser es crear un orificio en la periferia del iris con un láser de argón o de Nd:YAG, que permite equilibrar la presión entre las cámaras anterior y posterior, hacer más profunda la cámara anterior y abrir su ángulo.

Instrumentos

Se pueden usar varios tipos de láseres y técnicas quirúrgicas diferentes para hacer una iridotomía. La unidad de uso más frecuente en los primeros días de la cirugía con láser fue el láser de argón de onda continua.[145-152] Otros láseres también mostraron eficacia para crear iridotomías, como el de argón pulsado y el de criptón.[148,153] No obstante, el láser Nd:YAG pulsado ganó después popularidad y es de uso más frecuente para las iridotomías en la actualidad.[123,154-160] Un equipo de láser Nd:YAG portátil es eficaz para usarse en zonas geográficas remotas.[161] Se han evaluado también otros láseres para hacer iridotomías. Más adelante en este capítulo se describen tales unidades y los méritos relativos de los láseres de argón frente al de Nd:YAG para las iridotomías.

Una lente de contacto es útil para hacer una iridotomía láser, porque mantiene separados los párpados, minimiza las quemaduras epiteliales de la córnea al actuar como receptáculo de calor y provee cierta regulación de los movimientos oculares. Además, las lentes de contacto con superficie convexa se diseñaron para aumentar la potencia sobre el iris.[162,163] La de uso más frecuente es la lente de iridotomía de Abraham, con un botón plano convexo 66 D unido a la superficie frontal del lente de contacto (**fig. 37-5**). Esta lente duplica el diámetro del haz láser a nivel de la córnea, mientras lo reduce casi a la mitad del tamaño original en el iris, lo que disminuye la intensidad de potencia en la córnea a 25% de la original y aumenta en el iris por un factor de 4. Otra lente de contacto, la de iridotomía-esfinterotomía de Wise, tiene un botón óptico de 103 D descentrado a 2.5 mm, lo que disminuye de modo adicional el punto focal en el iris y aumenta la densidad de la energía.[163] Estos principios tienen su máxima aplicación con el láser de argón, aunque las mismas lentes de contacto también son útiles con el láser Nd:YAG.

Con todos los láseres y lentes de contacto debe usarse un gran aumento (p. ej., 40×) en el sistema de administración por lámpara de hendidura.

Medicación preoperatoria

Se puede instilar pilocarpina tópica antes del procedimiento, lo que ayuda a adelgazar y distender al máximo el iris periférico. Si el paciente acude con una crisis aguda de glaucoma de ángulo cerrado, es mejor controlar el ataque por medios médicos, de ser posible, y mantener al paciente bajo tratamiento médico para permitir el aclaramiento de cualquier edema de la córnea y facilitar la constricción de la pupila. Si persiste una iritis significativa después de interrumpir la crisis, se recomienda utilizar esteroides tópicos durante 24 a 48 h, antes de proceder a la operación con láser. Sin embargo, si la crisis no responde al tratamiento médico, la iridotomía con láser (o iridoplastia o pupiloplastia, como se detalla más adelante en este capítulo) puede ser eficaz para controlar el ataque.[164]

En casi todos los casos solo se requiere anestesia tópica, como la de proparacaína al 0.5%. Solo rara vez es necesaria una inyección retrobulbar en un paciente con nistagmo o que no coopera. Se convirtió en práctica estándar entre los cirujanos usar también apraclonidina y brimonidina tópicas, para disminuir el riesgo de un incremento posoperatorio de la PIO.[165] En los estudios originales, la apraclonidina al 1% se instiló 45 a 60 minutos antes y justo después del procedimiento,[166] aunque una sola gota posoperatoria de apraclonidina al 0.5% mostró ser tan eficaz como la de concentración al 1% para prevenir la elevación de la PIO.

Selección del sitio de tratamiento

Se puede incidir en cualquier cuadrante para la iridotomía láser. Algunos autores prefieren hacerlo entre los meridianos de las 11 y la 1, en tanto otros lo prefieren más cerca del eje horizontal, evitando directamente los meridianos de las 3 y las 9 para evitar la iridotomía en una localización donde el borde del párpado la divide, lo que puede derivar en síntomas ópticos monoculares, como imágenes fantasma transitorias, visión borrosa, sombras, halos, destellos, creciente o una línea horizontal (es decir, disfotopsias).[167] En un estudio aleatorizado se encontró que la colocación temporal de la iridotomía periférica con láser da como resultado una menor tasa de disfotopsias (6.5 vs. 2.4%, en localización superior vs. temporal), si bien los pacientes con la técnica temporal experimentaron mayor dolor.[168] Cuando se hace iridotomía láser suele evitarse el meridiano de las 12, porque se pueden colectar burbujas de gas en esa zona e interferir con la conclusión del procedimiento. Una excepción a la selección de un cuadrante superior del iris es la del paciente con aceite de silicona en el ojo afáquico, en cuyo caso debe hacerse la iridotomía en la porción inferior para evitar el bloqueo por el aceite, que asciende a la parte alta del ojo.

Cualquiera que sea el cuadrante usado, siempre se colocará la lámpara de hendidura de modo que el láser se dirija lejos de la mácula. La iridotomía suele hacerse entre los tercios medio y periférico del iris. Sin embargo, cuando esto no es posible debido a la opacidad periférica de la córnea o su proximidad estrecha con la periferia del iris, se puede usar una localización más central, en tanto sea periférica respecto del músculo esfínter.

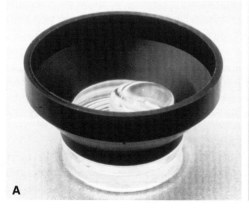
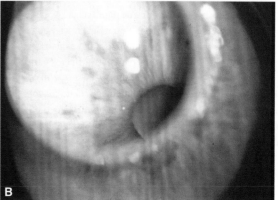

FIGURA 37-5 Lente de iridotomía de Abraham. A: lente de contacto de Abraham con un botón plano convexo unido a su cara frontal para la iridotomía con láser. **B:** vista con lámpara de hendidura de un iris magnificada con la lente de iridotomía de Abraham.

Varias características del iris pueden facilitar la realización de la iridotomía. Suele ser más fácil de penetrar una zona delgada o una cripta grande del iris. En los ojos con pigmento claro, una zona local de aumento de la pigmentación, como una peca, puede mejorar la absorción de la energía del láser de argón. Además, la disposición radial de las bandas blancas de colágeno en el estroma puede ser muy difícil de penetrar, en especial con el láser de argón, y es de utilidad la selección de un sitio de tratamiento donde dos bandas estén más separadas.[169] Las bandas de colágeno pueden también contener vasos radiales, que deben evitarse en la iridotomía con láser Nd:YAG.

Técnicas con láser de argón de onda continua

Se han recomendado varias técnicas para las iridotomías con el láser de argón de onda continua. La *técnica de giba* implica crear primero una elevación localizada en el iris con una quemadura de gran diámetro y baja energía, y después penetrarla con quemaduras pequeñas intensas.[170] En la *técnica de parche de tambor* se hacen quemaduras de diámetro grande y baja energía alrededor del sitio de tratamiento pretendido para poner al iris en tensión y se penetra entonces la zona con quemaduras pequeñas de alta energía.[149,171] En una tercera técnica, y tal vez la de uso más frecuente, se procede de forma directa a hacer quemaduras penetrantes,[149,151,152] y se puede modificar con quemaduras múltiples de corta duración.[172] Sin embargo, ninguno de estos abordajes es ideal para todas las circunstancias, y lo mejor es ajustar la técnica de la iridotomía principalmente según el color del iris. Para los iris de cualquier color, primero se seleccionan los parámetros del láser argón para el estroma del iris, y luego se ajustan para el epitelio pigmentado.

Iris pardo medio

Este es el iris más fácil de penetrar con el láser de argón de onda continua y el siguiente método representa una técnica para este tipo de pacientes. Los protocolos para iris de otros colores son una modificación de esta técnica básica.

Al inicio se usan ajustes del láser de argón de 0.1 a 0.2 segundos de duración, 50 µm del punto de incidencia y 700 a 1 500 mW (promedio 1 000 mW) para crear un cráter en el estroma del iris. Las primeras aplicaciones pueden producir burbujas de gas que suelen flotar alejándose del sitio de tratamiento (**fig. 37-6**). Si las burbujas no se desplazan, estas se pueden mover atravesándolas con la siguiente aplicación de láser o al colocar el haz adyacente a la burbuja. Se usa un grupo de varias quemaduras contiguas para producir un cráter del estroma de casi 500 µm de diámetro. Se colocan entonces aplicaciones adicionales en el lecho del cráter hasta que se alcanza la capa de epitelio pigmentado, lo que se evidencia por una nube de pigmento.

Cuando se ha eliminado la mayoría del estroma del cráter y solo permanece el epitelio pigmentado, debe disminuirse la intensidad del láser para eliminar todo el tejido restante. Los parámetros típicos para esta etapa son 100 µm y 500 a 700 mW o 50 µm y 200 a 600 mW, con una duración de 0.1 a 0.2 segundos. Las quemaduras de mayor intensidad en esta etapa del tratamiento pueden desprender al epitelio pigmentado adyacente, lo que crea un "fenómeno de cascada" que causa mayor obstrucción de la iridotomía. Se pueden usar estos mismos parámetros para iris de otros colores, porque la capa de pigmento epitelial es similar en todos los ojos.

Esta técnica en dos etapas de la iridotomía con láser de argón en el iris pardo medio suele requerir 30 a 60 aplicaciones para crear una iridotomía permeable.

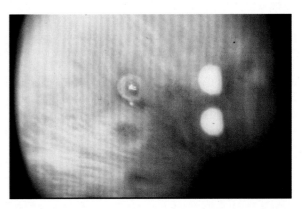

FIGURA 37-6. Burbujas de gas que se forman durante la iridectomía con láser de argón. Se usó un láser de argón para crear un cráter en el estroma de este iris pardo medio. Se pueden formar burbujas con las primeras aplicaciones, que suelen flotar alejándose del sitio de tratamiento, pero también pueden desprenderse con aplicaciones posteriores de láser, de ser necesario.

Iris pardo oscuro

Es más difícil hacer una iridotomía láser en estos ojos, en particular por el estroma denso. Los parámetros iniciales estándar (como se describió antes) a menudo producen carbonización negra en el cráter del estroma, que lo hace más resistente a una mayor penetración. Una forma de minimizar esta complicación y lograr una iridotomía permeable en el iris pardo oscuro es usar quemaduras múltiples de corta duración, la llamada *técnica de picado*.[170,173] La característica importante de esta modificación es el tiempo corto de exposición, de 0.02 a 0.05 segundos, con ajustes estándar de 50 µm y de 700 a 1 500 mW, abordaje con el que se "eliminan" minúsculos fragmentos del estroma, lo que a menudo requiere 200 a 300 aplicaciones para penetrarlo. Una vez que se alcanza la capa epitelial de pigmento deben cambiarse los parámetros a una menor intensidad, como se describe para el iris pardo medio, para concluir el procedimiento.

Iris azul

Estos ojos también pueden ser difíciles para la iridotomía láser de argón, porque el estroma con escaso pigmento no absorbe la luz lo suficiente para producir una quemadura a través de esta porción del iris. El pigmento cercano al sitio de tratamiento puede desplazarse, lo que deja un estroma intacto que es impermeable al flujo del humor acuoso. Algunos cirujanos prefieren un abordaje de dos etapas, en el que se usan primero parámetros de 500 µm y 200 a 300 mW para crear una zona bronceada local de mayor densidad del estroma, seguida por quemaduras de penetración de 50 µm, 500 a 700 mW y 0.1 segundos para producir un orificio de todo el espesor en el estroma.[174] Otros han sugerido un abordaje directo con parámetros de 50 µm, 1 000 a 1 500 mW y una duración prolongada, de 0.5 segundos, que por lo general produce un orificio por quemadura a través del estroma con dos a tres aplicaciones.[169,173] Con cualquier técnica, los parámetros deben cambiarse entonces a los descritos para el iris pardo medio, para penetrar y retirar el epitelio pigmentado residual del sitio de la iridotomía.

Técnicas con láser de Nd:YAG

Como se señaló antes, el láser de Nd:YAG es la tecnología más frecuentemente utilizada para la iridotomía láser. Los niveles en extremo elevados de energía y los tiempos de exposición cortos de este láser alteran de manera electromecánica los tejidos, al margen de su absorción por el pigmento y el efecto térmico. Como resultado, es en particular útil para hacer iridotomías en los ojos azules claros, pero es eficaz en todo tipo de ojos. La técnica suele involucrar la perforación simultánea, con niveles de energía en el rango de 5 a 15 mJ del estroma del iris y el epitelio pigmentado.[123,154-160] La duración del pulso es fija para cada instrumento, en el rango de 12 ns, pero el número de pulsos por quemadura se puede ajustar en la mayoría de las unidades, y los cirujanos prefieren uno a tres pulsos por quemadura. El tamaño del punto de incidencia también es fijo, aunque algunas unidades permiten la opción de elegir entre múltiples puntos focales y uno solo, donde los primeros crean una lesión más grande. Debido a que la longitud de onda del láser de Nd:YAG está fuera del espectro visible, se utiliza un haz láser de helio-neón o diodo, por lo general, para enfocarse sobre el iris. Con instrumentos que permiten una separación seleccionada entre los puntos focales de los dos haces láser, el ajuste debe ser tal que coincidan cuando se hace una iridotomía.

En la técnica estándar se utilizan los mismos criterios que para la iridotomía láser de argón en la selección del tamaño del iris, si bien a menudo es posible hacerla de forma más periférica con el láser Nd:YAG, lo que es deseable entre otros motivos, para evitar lesionar el cristalino. Cuando se selecciona el sitio de tratamiento debe prestarse atención a evitar cualquier vaso aparente del iris, porque es más probable que sangre con el láser de Nd:YAG que con el de argón. Aunque a menudo se puede crear una iriditomía permeable con una sola aplicación de láser, a veces se requieren más. Sin embargo, la iridotomía puede ser más pequeña que la producida con un láser de argón (**fig. 37-7 A y B**). Hay reportes de casos de glaucoma agudo de ángulo cerrado en ojos con iridotomías con láser de Nd:YAG permeables, pero pequeñas, y se ha sugerido que deben ser de al menos 150 a 200 μm de diámetro.[175] La iridotomía puede cambiar en forma y posición, y en ocasiones en su área de superficie, después de la dilatación,[176] y es una buena práctica hacerla lo bastante grande al inicio, pero también verificarla después de la dilatación. Si hay dudas acerca del tamaño de la iridotomía durante el procedimiento y es difícil agrandarla, se aconseja hacer más de una.

Se han descrito diversas variaciones en la técnica. En una se usa tanto el láser de argón como el de Nd:YAG, mediante la creación primero de un cráter en el estroma mediante quemaduras con el láser de argón de corta duración, y después, la penetración del iris con aplicaciones de un solo pulso de baja energía del láser de Nd:YAG,[177-179] que tiene la ventaja de minimizar la hemorragia, ya que primero coagula los vasos del iris. Es en especial útil en ojos con un estroma del iris oscuro grueso, donde la energía del láser de Nd:YAG puede causar destrucción intensa y dispersión del tejido del estroma antes de penetrar el iris. Otra técnica implica aplicaciones de baja energía (1.0 a 1.7 mJ) en línea a través de las fibras radiales del iris, para crear una iridotomía de tamaño mayor, más regulable, que se pensó era más segura que un abordaje similar con el láser de argón o la técnica estándar de Nd:YAG, de mayor energía.[180] También se han creado iridotomías de modo experimental con la aplicación transescleral de quemaduras con láser de Nd:YAG de mayor duración a través de un sistema de fibra óptica.[181]

Técnicas con otros láseres

Láser de argón pulsado

Este instrumento emite energía láser en una serie de pulsos muy cortos, más que en onda continua, lo que evapora el tejido que lo absorbe, con mínima pérdida de calor y destrucción de la zona circundante, características que le proveen cierta ventaja sobre los láseres de argón de onda continua para las iridotomías, ya que se usa más energía para penetrar el iris, con menor distorsión y destrucción de los tejidos circundantes.[153]

La técnica básica es similar a la de la iridotomía con láser de argón de onda continua. Sin embargo, los parámetros difieren de manera considerable de los de la unidad de láser de argón pulsado. Se usa el modo de perforación y un ajuste de potencia de 20 a 25 W. Los parámetros usuales son 50 μm, 0.2 segundos y 300 pulsos/segundo, de acuerdo con la respuesta del tejido (se fija el pulso individual de 128 μs). Con estos parámetros, el número de exposiciones para alcanzar una iridotomía varía de 2 a 250, según el tipo de iris.[153]

Láser de fluoruro de itrio y litio dopado con neodimio

Este láser de 1 053 nm crea iridotomías de dimensiones y forma precisas con mínimo daño térmico al tejido circundante, por el grado de baja energía por pulso, una duración breve en picosegundos y una elevada tasa de repetición. Los parámetros óptimos establecidos en una serie de ojos de cadáver incluyeron un patrón de corte rectangular de 0.3 × 0.3 mm, una profundidad de 500 μm, una separación del punto de incidencia de 50 μm, y 200 a 400 pulsos/segundo.[182]

Láser con diodo semiconductor

Como se señaló en el capítulo 36, el láser con diodo semiconductor tiene varias ventajas distintivas sobre otros, incluyendo sus dimensiones portátiles, una construcción de estado sólido que le provee durabilidad y requerimientos relativamente bajos de mantenimiento, así como la

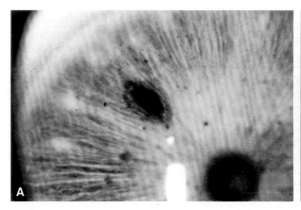
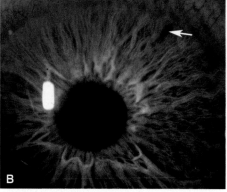

FIGURA 37-7 Iridotomía permeable. A: iridotomía con láser de argón que muestra permeabilidad por la visualización de la cápsula anterior del cristalino. **B:** aspecto usual de la iridotomía periférica creada con el láser de Nd:YAG (itrio aluminio granate dopado con neodimio). La punta de la flecha señala la iridotomía.

necesidad de solo una toma de corriente estándar, sin enfriamiento por agua. Con una longitud de onda de cerca de 805 nm y función en el modo de onda continua, el mecanismo de la iridotomía es similar al del láser de argón, esto es, absorción por melanina, con fotocoagulación resultante, más que la rotura electromecánica con los láseres de Nd:YAG y Nd:YLF. En estudios de conejos y estudios clínicos preliminares, los parámetros y los resultados clínicos e histopatológicos fueron similares a los señalados en este capítulo para el láser de argón.[183]

Otros láseres

Como se señaló antes, el láser de criptón se mostró eficaz para crear iridotomías. También se encontró en estudios de monos que el láser de rubí con conmutación Q era adecuado para hacer iridotomías,[184] y en la clínica se han usado láseres de pigmento para crear iridotomías con un solo pulso.[185] El láser Nd:YAG de frecuencia doble de onda continua con una longitud de onda de 532 nm, impulsado por un láser de diodo, permitió crear con éxito iridotomías permeables en ojos de conejo, con zonas de daño térmico comparables con las del láser de argón.[186]

Resultados de las iridotomías con láser de Nd: YAG y argón

Cuando se hace una iridotomía con láser por un glaucoma agudo de ángulo cerrado, la PIO disminuye y se mantiene estable sin requerimiento de cirugía adicional en casi 66% de los pacientes caucásicos y la mitad de los asiáticos.[152,187-189] La diferencia se puede explicar por mecanismos diferentes al bloqueo pupilar, como los cambios en las características morfológicas del ángulo, una mayor duración y la gravedad de la crisis.[188,190] Después de una crisis aguda de ángulo cerrado se recomienda en gran medida hacer una iridotomía periférica profiláctica con láser en el ojo contralateral, debido a que su riesgo de una crisis aguda de ángulo cerrado sin tratamiento es de 50% en 6 meses y 75 a 80% en 1 año.[191-193]

En un glaucoma crónico de ángulo cerrado, a pesar del ensanchamiento del ángulo en 73 a 97% de los ojos,[189,194] aquellos con daño del disco óptico o de los campos visuales requieren una cirugía filtrante en casi 50% de los pacientes, a pesar de la presencia de una iridotomía permeable.[195] Los resultados parecen similares entre pacientes caucásicos y asiáticos.[195] El efecto de la iridotomía en un ojo es predictiva del correspondiente en el contralateral.[194]

La iridotomía láser profiláctica impidió la elevación de la PIO en 88.8% de los ojos contralaterales de pacientes con glaucoma agudo de ángulo cerrado en 4 años de seguimiento y se recomienda para los ojos contralaterales de los pacientes con cierre angular agudo.[195,196] Sin embargo, debido a que algunos ojos contralaterales pueden experimentar elevación de la PIO en 6 a 12 meses, a pesar de la presencia de una iridotomía permeable, se recomienda su seguimiento estrecho.[188,197]

Comparación de las iridotomías con láser de Nd:YAG y argón

Los estudios histopatológicos mostraron que las iridotomías con un láser de argón conllevan un edema temprano y destrucción tisular más extensos en los bordes que las realizadas con láser de Nd:YAG, estas últimas más circunscritas, con alteraciones tisulares limitadas en los bordes.[123,153,160,198] Sin embargo el análisis de cuadro fijo de la cinematografía de alta velocidad en ojos de buey mostró partículas que viajaban más de 8 mm desde el sitio de tratamiento con el láser de Nd:YAG a

velocidades mayores de 20 km/h,[159] y las ondas de choque afectaron la malla trabecular y el endotelio corneal de ojos de mono cuando la aplicación del láser de Nd:YAG se encontraba a 0.8 mm o menos del limbo.[199]

Se compararon las iridotomías con láser de Nd:YAG y argón en ojos humanos de necropsia mediante un sistema de videograbación de alto aumento, que permitió la observación instantánea del iris posterior durante las operaciones con láser.[200] En la iridotomía con láser de argón se formó un montículo gradual hasta el epitelio pigmentado del iris con cada aplicación sucesiva de energía, antes de la penetración final. En contraste, la iridotomía con láser de Nd:YAG causó una disrupción completa y dispersión del epitelio pigmentado con un solo pulso de energía, observaciones que pueden explicar la tendencia de las iridotomías con láser de argón a obstruirse con el epitelio pigmentado, lo que rara vez se observa en las iridotomías con láser de Nd:YAG.

En comparaciones clínicas de los dos abordajes quirúrgicos, las iridotomías con láser de Nd:YAG tuvieron la desventaja frecuente de hemorragia, aunque esta suele detenerse en forma espontánea y por aplicación de presión sobre el ojo con la lente de contacto, y rara vez conduce a complicaciones significativas.[156,157,201] Las desventajas de la iridotomía con láser de argón, por otro lado, incluyen más iritis, distorsión pupilar y el cierre tardío. Cuando no se pueda crear una iridotomía con el láser de argón, se logrará una iridotomía permeable en todos los ojos con sesiones únicas con láser de Nd:YAG.[202] En general, las iridotomías con láser de Nd:YAG requieren muchas menos aplicaciones totales, con una disminución notoria del aporte total de energía en comparación con las iridotomías con láser de argón.

Prevención y tratamiento de las complicaciones

Como con la trabeculoplastia láser, un aumento transitorio de la PIO y una uveítis anterior leve son complicaciones posoperatorias tempranas frecuentes. Otras complicaciones potenciales incluyen el cierre de la iridotomía, el daño corneal, el hifema, la formación de cataratas, las quemaduras retinianas, el glaucoma maligno y la visión borrosa monocular.

Aumento transitorio de la presión intraocular

Esta es una de las complicaciones graves más frecuentes en el periodo temprano después de la iridotomía con láser de Nd:YAG o argón,[203,204] y ha sido reportada en 24% de los ojos sometidos a iridotomía con Nd:YAG.[189] El aumento de la PIO es causado por una menor facilidad del flujo de salida y un decremento real de la producción de humor acuoso.[205] Se observó una respuesta bifásica de la PIO en conejos, con incremento inicial de 0.5 a 2 h de duración, seguido por una disminución prolongada que duró 6 a 24 h. Los estudios en conejos también sugirieron que esta respuesta de presión tiene relación con la secreción de prostaglandinas y sustancias similares a prostaglandinas hacia el humor acuoso, con rotura de la barrera hematoacuosa y acumulación de plasma sanguíneo y fibrina en el ángulo de la cámara anterior.[206-208] En un estudio histopatológico de monos se reveló la acumulación rápida de detritos particulados en el ángulo,[209] que pudieran también contribuir a la elevación transitoria de la PIO.

En la clínica se detectó el riesgo de aumento transitorio de la PIO en un estudio, en relación con la energía total aplicada, pero no con la presencia de glaucoma crónico de ángulo cerrado,[204] en tanto en otro estudio no se encontró correlación con la energía láser total pero sí que la facilidad del flujo de salida preoperatoria tenía relación directa con la máxima elevación posoperatoria de la PIO.[205] Como se señaló antes, una gota de apraclonidina al 0.5 a 1% 1 h antes o justo después de la operación con láser tuvo un efecto intenso de minimizar esta complicación.[166]

El tratamiento previo con latanoprost se relacionó con un incremento de la PIO en las primeras 2 h posteriores a la iridotomía,[210] tal vez debido al breve intervalo temporal entre la instilación del fármaco y el tratamiento con láser, que impide que el medicamento alcance su efecto máximo y limita su eficacia como profiláctico en la cirugía láser del segmento anterior.[210]

Uveítis anterior

Ocurre cierto grado de iritis transitoria después de la iridotomía con láser en todos ojos, lo que se relaciona con una rotura de la barrera hematoacuosa en estudios de animales.[206-208] Son suficientes los esteroides tópicos durante los primeros 3 a 5 días posoperatorios para aliviar esta complicación leve en la mayoría de los casos. Sin embargo, en circunstancias poco comunes un ojo puede mostrar inflamación notoria, a veces días o semanas después de la operación, con hipopión asociado.[211] Se reportó endoftalmitis granulomatosa después de la iridotomía con láser relacionada con varios desgarros grandes de la cápsula anterior del cristalino de un ojo ciego con una catarata madura.[211] También se describió el caso de una iritis prolongada con edema macular cistoide transitorio[212] y hay reportes de dos casos en los que la inflamación posoperatoria y el tratamiento a largo plazo con mióticos se consideraron causa de la oclusión de la pupila, con una seudomembrana pigmentada.[213]

Cierre de la iridotomía

La iridotomía puede cerrarse durante las primeras semanas, en especial cuando se realiza con láser de argón debido a la acumulación de gránulos de pigmento y detritos. Por lo tanto, puede ser aconsejable continuar el uso de pilocarpina durante las 4 a 6 semanas posoperatorias. Si la iridotomía se mantiene permeable suele ser seguro interrumpir la administración del miótico después de este tiempo, a menos que se necesite para regular una elevación crónica de la presión intraocular. Algunos autores sugirieron que se usara una prueba de provocación con midriático después de interrumpir el uso del miótico para confirmar la confiabilidad funcional de la iridotomía.[152] Es raro el cierre tardío en las iridotomías con láser de Nd:YAG. En un grupo de 200 casos, los dos cierres tardíos ocurrieron en ojos con uveítis crónica previa.[214]

Como se señaló antes, aún no se determina el diámetro mínimo de una iridotomía con láser necesario para prevenir crisis adicionales de glaucoma de ángulo cerrado y tal vez difiera de un paciente a otro. Se reportaron casos en los que el cierre del ángulo recurrió a pesar de iridotomías permeables, pero pequeñas, como se señaló antes, y se recomendó un diámetro mínimo de 150 a 200 μm.[175,215] En algunos ojos después de una cirugía con láser de argón, la iridotomía aumenta de dimensión de forma espontánea durante meses o años,[216] aunque no debe confiarse en esto en situaciones limítrofes, en cuyo caso la abertura deberá agrandarse más.

La permeabilidad de la iridotomía se confirma mejor por visualización de la cápsula anterior del cristalino o la cara anterior del vítreo a través de la abertura (**fig. 37-7A**). También se puede usar transiluminación, aunque esto en ocasiones confunde, en especial con un iris azul en el que el epitelio pigmentado desprendido puede producir un defecto de transiluminación, a pesar de un estroma suprayacente intacto que es impermeable al flujo del humor acuoso.

Daño corneal

No son raras las quemaduras epiteliales y endoteliales focales de la córnea cuando se usan cantidades más altas de energía láser, aunque suelen sanar de forma rápida sin secuelas aparentes. En ojos de mono, la iridotomía con láser no se asoció con un daño significativo de las células endoteliales.[217] En varios estudios clínicos la paquimetría no reveló diferencia significativa en el grosor de la córnea, antes y después de la iridotomía láser.[218,219] Los estudios de microscopia especular han sido menos concluyentes, sin embargo, con algunos que no muestran diferencia significativa en la cifra de células endoteliales,[218] en tanto otros revelaron una pérdida de células endoteliales o un aumento en su tamaño.[77,219,220] Se ha reportado descompensación corneal generalizada en varias series, y casi todas ellas involucraron una iridotomía con láser de argón,[220,221] esta complicación a menudo inicia con edema focal de la córnea suprayacente al sitio de iridotomía, seguido por descompensación corneal generalizada, que pudiera no presentarse hasta meses o años después de la cirugía con láser. En estos casos con frecuencia se requiere una queratoplastia penetrante, cuyo estudio de histopatología suele revelar anomalías características de la distrofia corneal endotelial de Fuchs. Los factores que pueden predisponer a esta complicación incluyen crisis de glaucoma de ángulo cerrado con elevaciones de presión e inflamación, córnea *guttata*, diabetes y energía láser total alta.[221] También se ha reportado desprendimiento de la membrana de Descemet en la iridotomía con láser.[222]

Hifema

Como se señaló antes, es frecuente una pequeña cantidad de sangrado en el sitio de iridotomía después de la aplicación de láser Nd:YAG, pero rara vez es grave.[154-158] Por lo general, la hemorragia persistente del sitio de tratamiento se puede detener mediante la aplicación de presión al ojo con la lente de contacto durante unos cuantos segundos a 1 minuto. Los hifemas son raros después de las iridotomías con láser de argón, pero pueden presentarse,[223,224] en especial en ojos con rubeosis del iris o uveítis.

Formación de cataratas

Son frecuentes las opacidades focales anteriores del cristalino después de una iridotomía con energía láser de argón.[156,158,225] La mayoría no son progresivas, aunque hay reportes de disminución de la agudeza visual con progreso de la catarata.[225] La tasa de progresión es similar a la que sigue a una iridectomía quirúrgica incisional,[152] y no se ha establecido una relación clara de causa y efecto entre el abordaje quirúrgico y las cataratas. Los cambios del cristalino son mucho menos frecuentes en las iridotomías con láser de Nd:YAG,[156-158] aunque hay reportes de daño capsular con formación rara de catarata.[226-228] En dos estudios de conejos no se observó daño del cristalino en la iridotomía con láser de argón o Nd:YAG, incluso cuando se hicieron aplicaciones adicionales a través de iridotomías permeables.[229,230] Sin embargo, un estudio en monos sugirió un umbral para el daño del cristalino en la iridotomía con láser de Nd:YAG, sin que haya daño a 6 mJ o menos y uno a dos pulsos por disparo, pero sí daño local con mayores energías o tres pulsos por disparo.[231] En una serie observacional de pacientes, los ojos contralaterales de aquellos a los que se hizo una iridotomía periférica profiláctica con láser, que presentaban una crisis de glaucoma de ángulo cerrado agudo, experimentaron aceleración del desarrollo de la catarata, en especial subcapsular posterior.[232]

Lesiones de la retina

La mayoría de los estudios de la función visual no mostró efecto adverso de la iridotomía con láser de argón,[233] y al parecer ocurre lo mismo en la iridotomía con Nd:YAG. No obstante, un estudio reveló evidencia angiográfica con fluoresceína y de perimetría estática, de daño retiniano focal en el cuadrante de tratamiento 6 meses después de la iridotomía con láser de argón.[234] El daño a la retina se minimiza al procurar dirigir siempre el haz láser hacia su parte periférica. No hacerlo puede causar quemaduras graves de la retina y una pérdida aguda permanente de la visión por fotocoagulación inadvertida de la fóvea durante la iridotomía con láser de argón, según reportes.[235] También se han reportado lesiones maculares por una iridotomía con láser Nd:YAG.[236] La agudeza visual final en estos casos depende de la distancia entre la lesión y la fóvea.[236] El riesgo también disminuye, aunque no se elimina, con el uso de la lente de Abraham.[237] También se reportó un caso de desprendimientos de retina no regmatógeno y coroideo seroso bilateral temporal después de la iridotomía con láser de Nd:YAG.[238]

Glaucoma maligno

También se han reportado casos de glaucoma maligno después de la iridotomía con láser por glaucoma de ángulo cerrado agudo o crónico,[239] uno de ellos bilateral simultáneo, 4 semanas después de la operación.[240]

Visión borrosa monocular

Si la iridotomía no se cubre por completo por el párpado superior, el paciente puede reportar visión borrosa monocular, diplopía o "imágenes fantasma". La diplopía y las imágenes fantasma pueden presentarse cuando el párpado superior y la película lagrimal asociada dividen la trayectoria de luz a través de la iridotomía permeable. En algunos pacientes puede ocurrir diplopía, que a menudo se alivia cuando se levanta el párpado alejándolo del ojo, a pesar de una iridotomía que está bien cubierta por el párpado. Esto puede ser resultado de un efecto de prisma similar al del menisco lagrimal en el borde del párpado superior. Si los anteojos entintados o para el sol no alivian los síntomas puede ser útil usar una lente de contacto cosmética en casos inusualmente sintomáticos. Algunos investigadores reportan que se presenta diplopía con menos frecuencia cuando la iridotomía se ubica en el eje horizontal (posiciones 3 o 9 del cuadrante).[241]

IRIDOPLASTIA PERIFÉRICA CON LÁSER (GONIOPLASTIA)

Hay ocasiones en que la iridotomía permeable fracasa en el alivio del cierre del ángulo, como en un ojo microftálmico o nanoftálmico, el edema (p. ej., derrame uveal inducido por sulfonamidas), la rotación anterógrada del cuerpo ciliar (es decir, síndrome de iris en meseta) o la presencia de sinequias anteriores periféricas. En cada una de esas circunstancias el ángulo de la cámara anterior puede abrirse al aplicar quemaduras de contracción con láser de argón de baja energía en la periferia del iris, procedimiento que se conoce como *iridoplastia periférica con láser*, *gonioplastia* o *retracción periférica del iris*.

Mecanismos de acción

El mecanismo de acción es un tensamiento periférico del iris que hace tracción posterior desde la malla trabecular. El estudio histopatológico de los ojos tratados con iridoplastia periférica reveló la formación de surcos por contracción, proliferación de células similares a fibroblastos, depósito de colágeno en la superficie del iris, desnaturalización del colágeno del estroma y necrosis coagulativa de los vasos sanguíneos en sus dos tercios anteriores,[242] datos que se cree sugieren que el

mecanismo inmediato de la iridoplastia periférica es un encogimiento del colágeno por calor, en tanto los efectos a largo plazo pueden relacionarse con la contracción de una membrana fibroblástica. La observación de necrosis coagulativa de los vasos sanguíneos del iris también provee una nota de precaución de que el sobretratamiento puede causar necrosis del iris.

Técnicas

Los parámetros de láser de argón sugeridos para la iridoplastia periférica varían de modo considerable, entre 50 y 500 µm para las dimensiones del punto de incidencia, duración de 0.5 segundos y potencia de 150 a 1 000 mW.[165,243,244] No obstante, en general es preferible una aplicación de láser a una superficie relativamente grande, de larga duración y baja potencia, y los parámetros iniciales razonables son 200 µm, 0.2 s y 400 mW. Deberán aumentarse la potencia o duración si no se produce contracción, pero disminuirse si la aplicación de láser causa la liberación de pigmento. El número recomendado de aplicaciones también varía, suelen ser de 10 a 15 quemaduras en el iris periférico en cada cuadrante, y se pueden colocar aplicaciones adicionales en una hilera adyacente a la de las primeras, si es necesario (**fig. 37-8**). Se recomienda no tratar más de 180 grados de un ángulo en una sola sesión. También se ha reportado la gonioplastia con láser de diodo para el tratamiento del glaucoma de ángulo cerrado crónico y agudo.[245]

La técnica de aplicación de quemaduras láser usada con más frecuencia es con la goniolente de Goldmann de tres o un solo espejo, que hace que el haz láser alcance el iris de manera tangencial. Con esta técnica es importante asegurarse de que una porción del haz láser no incida sobre las estructuras expuestas del ángulo. Una alternativa es aplicar las quemaduras láser de forma directa a través de la córnea periférica, lo que suele hacerse de la mejor forma a través de la superficie plana de la lente de contacto láser (p. ej., la periférica de Abraham). Cuando se usa esta técnica el tamaño del punto de incidencia debe ser mayor y la potencia menor que con el abordaje tangencial, porque el abordaje directo crea quemaduras más pequeñas con mayor energía por unidad de superficie.

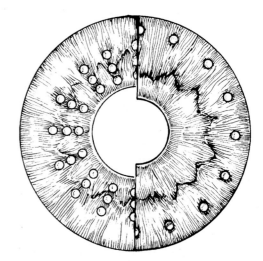

FIGURA 37-8 Iridoplastia periférica (*derecha*) y pupiloplastia (*izquierda*) con láser. En la iridoplastia periférica con láser se hace más profundo el ángulo de la cámara anterior, con quemaduras de contracción de baja energía en la periferia del iris, en tanto en la pupiloplastia se dilata la pupila con quemaduras de contracción de baja energía a la parte más central del iris.

Indicaciones

Como se señaló antes, la iridoplastia periférica puede ser útil para abrir un ángulo de la cámara anterior funcionalmente cerrado, como en el glaucoma con bloqueo pupilar, cuando el edema de la córnea impide la aplicación adecuada de energía láser para hacer una iridotomía.[165,246] En otros casos, una iridotomía permeable puede fracasar en la resolución del cierre del ángulo por "amontonamiento" del ángulo, como puede suceder en los ojos pequeños, nanoftálmicos o microftálmicos; un ojo con un iris en meseta; quistes del iris; o rotación anterógrada del cuerpo ciliar por diversos mecanismos, incluida la cirugía por desprendimiento de retina.[247,248] Para la rotación anterior del cuerpo ciliar que ocurre con el síndrome de iris en meseta, la extracción del cristalino se combina con una cicloplastia endoscópica.[249,250] La iridoplastia periférica con láser tuvo éxito en la apertura del ángulo de la cámara anterior en muchos de esos casos. Otro motivo para el fracaso de una iridotomía permeable es la presencia de sinequias anteriores periféricas extensas. La gonioplastia puede abrir el ángulo en algunos de estos casos si se aplica energía láser a la base de las sinequias.[243,244] La tasa de éxito es mayor si la duración del cierre de la sinequia es breve. Se sugirió que debe hacerse gonioscopia justo después de una iridotomía para el glaucoma con bloqueo pupilar o ante cualquier cierre por sinequias.[243] Sin embargo, también se reportó éxito después de varios años del cierre de las sinequias.[244] Otra indicación reportada de la gonioplastia es para abrir zonas de cierre persistente o recurrente por sinequias después de una goniosinequiólisis incisional. Además, la iridoplastia periférica se puede usar para intensificar el ángulo de la cámara anterior con el fin de facilitar la trabeculoplastia láser.

Complicaciones

La iridoplastia periférica se puede complicar por elevación adicional de la PIO, que suele ser transitoria, pero pudiera ser crónica si las estructuras del flujo de salida se afectan más por las aplicaciones de láser. Una iritis leve transitoria es un hallazgo consistente y debe tratarse con esteroides tópicos durante varios días. Otras complicaciones potenciales incluyen quemaduras del endotelio corneal, distorsión de la pupila y atrofia focal del iris.

PUPILOPLASTIA CON LÁSER

La pupiloplastia con láser es una técnica por la que se puede dilatar de forma parcial la pupila al aplicar quemaduras de contracción cerca de la porción pupilar del iris. Los parámetros sugeridos del láser de argón 200 a 500 µm, 0.2 a 0.5 segundos y 200 a 500 mW.[165] Se aplican varias hileras de energía láser a la porción del esfínter del iris, con inicio en el borde pupilar y dirección periférica. Una técnica es la de uso de un punto de incidencia más pequeño cerca del borde pupilar, y después agrandarlo para las quemaduras más periféricas. La contracción del estroma con cada aplicación fija la pupila en dirección del sitio de tratamiento. Se pueden aplicar hileras radiales de quemaduras de contracción en los 360 grados para crear una dilatación pupilar simétrica, o en un cuadrante para crear una dilatación focal (**fig. 37-8**).

Una indicación de la pupiloplastia con láser es otra alternativa terapéutica para el bloqueo pupilar cuando no es posible una iridotomía con láser, como ante una córnea opaca. Es en especial útil una técnica para tratar el glaucoma con bloqueo pupilar en presencia de afaquia o seudofaquia.[251,252] Mediante la aplicación máxima a la pupila en un cuadrante se puede retraer el iris, alejándolo de la zona de contacto con el humor vítreo y más allá de un punto de aposición con el implante de lente intraocular, lo que así restablece la comunicación entre las cámaras anterior y posterior. Esto suele funcionar solo cuando la cantidad de contacto cristalino-iris es mínima, porque el grado de retracción pupilar es pequeño. Cuando la pupiloplastia no es eficaz en estos casos, la terapia combinada con iridiplastia periférica puede ser efectiva.[165]

Se puede utilizar también la pupiloplastia para dilatar una pupila con constricción crónica, aunque el grado de dilatación suele ser pequeño y a menudo temporal. El procedimiento en esta circunstancia se puede complicar por un aumento significativo de la PIO. La iritis transitoria es también una complicación consistente y debe tratarse con esteroides tópicos durante varios días.

ESFINTEROTOMÍA DEL IRIS

Se describió una técnica en la que la pupila se puede agrandar, cambiar de forma o reposicionar mediante un corte lineal a través el iris con un láser de argón con parámetros de 0.01 a 0.05 segundos, 50 µm y 1.5 W, lo que permite que la tensión intrínseca del iris abra la línea de corte.[253] Se puede "crear" una pupila por la abertura de las membranas pupilares con el láser Nd:YAG.[254]

IRIDECTOMÍA INCISIONAL

iridotomía con láser *versus* iridectomía incisional

La iridectomía quirúrgica incisional es una de las operaciones más seguras y eficaces para tratar el glaucoma. Sin embargo, para que la iridotomía con láser la sustituya como procedimiento ideal se tienen que mostrar ventajas significativas. Los estudios de seguimiento a largo plazo mostraron que las iridotomías con láser son similares en términos de eficacia y seguridad a las de las operaciones incisionales.[152,187,255] Sin embargo, en el tratamiento del glaucoma de ángulo cerrado agudo es más probable que se requiera una cirugía filtrante después de una iridotomía láser que después de una iridectomía periférica incisional, en particular después de una duración más prolongada de la crisis de cierre del ángulo.[256]

La iridotomía con láser se convirtió en el procedimiento ideal para la mayoría de los casos del glaucoma de ángulo cerrado. No obstante, hay circunstancias en las que aún se requiere el abordaje incisional. Algunos pacientes pueden sentarse frente a la lámpara de hendidura o no cooperan lo suficiente para el tratamiento con láser. En otras ocasiones la córnea puede estar tan opaca o el iris tan cerca de la córnea como para impedir una iridotomía con láser. También está el raro caso en el que no se puede lograr una iridotomía permeable con láser o en que la abertura se cierra de manera repetida en el posoperatorio, esto último es en particular frecuente en los ojos con uveítis notoria. Por esos motivos, el cirujano debe conocer el procedimiento de iridectomía incisional honrado por el transcurso del tiempo.

Técnicas

Iridectomía periférica

Técnica básica

En la técnica descrita por Chandler[257] se prepara un colgajo conjuntival pequeño en uno de los cuadrantes superiores, ya sea base limbo o base fórnix. Se hace una incisión circunferencial de 3 a 4 mm hacia la cámara anterior, iniciando casi 1 a 1.5 mm detrás de la unión corneolímbica (**fig. 37-9**).

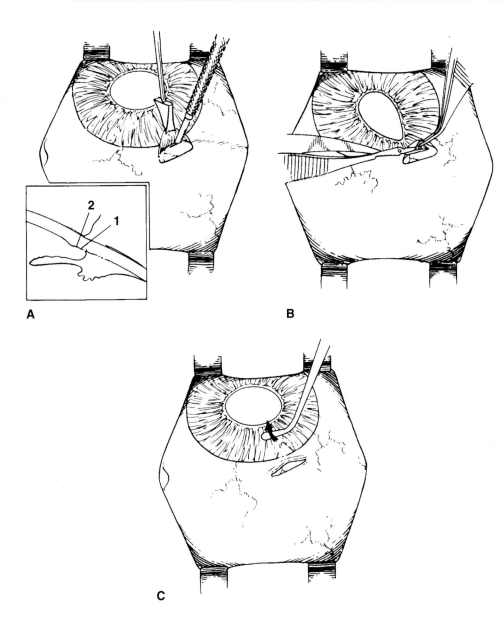

A

B

C

FIGURA 37-9 Iridectomía periférica.
A: se puede hacer una incisión hacia la cámara anterior (*1*) detrás de la unión corneolímbica o (*2*) en la córnea periférica (nótese la inclinación de cada incisión). **B:** se toma el iris periférico con pinzas y se extirpa con tijeras de iris. **C:** el resto del iris se coloca de nuevo en su sitio mediante una acción de movimientos muy suaves a través de la córnea (flecha).

Si el iris se prolapsa, este se eleva con pinzas de iris y se hace exéresis de una pequeña fracción con tijeras de iris, que se mantienen paralelas al limbo. Si el iris no se desplaza de modo espontáneo a través de la abertura del limbo, una ligera presión sobre el borde posterior de la incisión puede causar su prolapso. Los factores que pueden prevenir el prolapso del iris periférico a través de la incisión del limbo incluyen la ejecución inapropiada de la incisión, un ojo hipotónico, sinequias periféricas anteriores, un orificio en otro sitio del iris y los procesos ciliares y del iris (uniones entre el iris periférico posterior y el cuerpo ciliar).

Cuando no se puede lograr el prolapso del iris, se le sujeta con pinzas y se jala a través de la incisión para realizar la iridectomía. Después se recoloca al iris mediante un acción de movimientos suaves a través de la córnea en una dirección contraria a la incisión mediante un instrumento romo, como un gancho de músculo.

En el cierre de la herida se puede colocar una sola sutura a través del limbo y la conjuntiva si se usó un colgajo base fórnix. Con un colgajo base limbo, el solo cierre de la conjuntiva puede ser suficiente para lograr su aposición espontánea si la incisión del limbo tenía una inclinación leve.

Modificaciones

Algunos cirujanos prefieren hacer la incisión hacia la cámara anterior, a través de la córnea clara adyacente a la unión corneolímbica.[258] La principal ventaja es que la conjuntiva no dañada se mantiene viable para una futura cirugía filtrante, de ser necesaria. La incisión suele hacerse perpendicular al limbo, hasta alcanzar la periferia del iris y, en general, se requiere su cierre por sutura. Sin embargo, algunos cirujanos consideran que no es indispensable la sutura, en especial si la incisión tiene bisel posterior.

Otra modificación de la iridectomía periférica es la transfixión, en la que se ingresa a la cámara anterior en el limbo con un bisturí angosto, que después se hace pasar a través del segmento anterior del ojo, perforando primero el iris periférico y después el iris cercano al músculo esfínter. Este abordaje ha sido favorecido por algunos cirujanos para el tratamiento del iris bombé en un ojo inflamado, con la esperanza de que disminuya el riesgo de hemorragia. Sin embargo, en un estudio se mostró que la iridectomía periférica convencional no conlleva una mayor incidencia de hemorragia.[259]

Un procedimiento llamado *iridectomía por vacío de pigmento* se describió para el implante de una lente refractiva fáquica, en la que la capa de estroma se retira inicialmente por exéresis quirúrgica y la capa de pigmento por aspiración suave por vacío con una cánula de calibre 25, para asegurar una iridectomía basal apropiada.[260]

De forma similar de la técnica de Chandler, podría hacerse una iridectomía quirúrgica bajo un colgajo escleral de grosor parcial, algo similar a la trabeculectomía, con la excepción de que no se crea una ostomía interna con el cierre hermético del colgajo, técnica que da mayor seguridad de un cierre hermético (**fig. 37-10**).

Iridectomía sectorial

La iridectomía por sectores puede tener ventajas sobre la periférica en algunas circunstancias, que incluyen la necesidad de agrandar la abertura óptica, disminuir al mínimo las sinequias posteriores totales y proveer una mejor visualización del fondo cuando se sospecha una afección de la retina. En la técnica descrita por King y Wadsworth,[261] se requiere una incisión mayor del limbo que aquella para la iridectomía periférica, de manera que se pueda tomar el iris con una distancia de 1 a 2 mm del borde pupilar y sacarse bien fuera de la herida. Después, se hace un corte radial a través del iris en un lado de la porción expuesta, se desgarra en su raíz y se hace una segunda incisión en el otro lado del tejido expuesto, lo que crea una iridectomía basal real. Un abordaje

alternativo es el de tomar el iris medio periférico, extraerlo hasta que se exponga el borde de la pupila y extirpar el tejido con un solo corte.

Prevención y tratamiento de las complicaciones

Complicaciones transoperatorias

Hemorragia

Los bordes cortados del iris no suelen sangrar; sin embargo, puede presentarse hemorragia, en especial si hay inflamación o neovascularización, y para minimizarla en estas circunstancias se sugirió el uso de cauterización bipolar de la superficie antes del corte de iridectomía.[262] Es en especial probable una hemorragia brusca si de modo inadvertido se corta el cuerpo ciliar, que al igual que la hemorragia del iris se puede detener al colocar una gran burbuja de aire en la cámara anterior durante varios minutos.

Iridectomía incompleta

Es posible cortar solo el estroma del iris y dejar intacto el epitelio pigmentado, lo que impide el éxito de la operación. Esta complicación debe evitarse en el momento de la intervención quirúrgica al revisar el especimen de iridectomía en busca del epitelio pigmentado oscuro y al

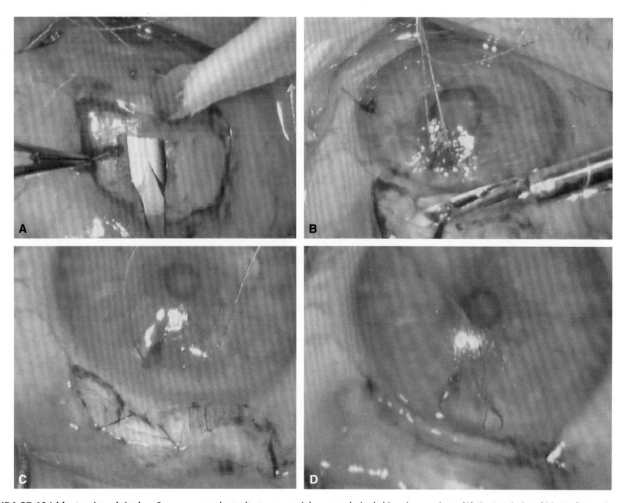

FIGURA 37-10 Iridectomía quirúrgica. Se crea un conducto de grosor parcial con una hoja de bisturí en creciente (**A**). Se exterioriza el iris mediante pinzas pequeñas con dientes (p. ej., de Castroviejo de 0.12); nótese que se cortaron los lados del conducto para crear un colgajo de esclerótica de grosor parcial (**B**). Después de volver a colocar el iris en el ojo mediante inyección suave de líquido, se cierra el colgajo de la esclerótica (**C**) y la conjuntiva (**D**) de manera hermética.

notar transiluminación a través de la iridectomía cuando hay duda en cuanto a la permeabilidad. Si la complicación se descubre en el posoperatorio, es mejor tratarla penetrando la capa epitelial con el láser de argón.[263] Los parámetros de baja energía de 300 a 400 mW con un tamaño del punto focal de 100 μm y una duración de 0.1 segundos de exposición son suficientes en la mayoría de los casos, y el epitelio pigmentado suele eliminarse con unas cuantas aplicaciones.

Lesión del cristalino

La lesión o la destrucción de las zónulas del cristalino, con posible dislocación y pérdida del humor vítreo, deben evitarse mediante una manipulación quirúrgica suave. También se ha reportado la hemorragia intralenticular como rara complicación de la iridectomía.[264]

Complicaciones posoperatorias

Aumento de la presión intraocular

Si la cámara anterior central es plana y la PIO está elevada, debe sospecharse un glaucoma maligno (bloqueo ciliar), complicación rara de la que solo se encontró un caso en un grupo de 155 ojos.[265] Sin embargo las consecuencias pueden ser devastadoras. (El tratamiento de este problema se describe en el capítulo 27). Una iridectomía incompleta es otra causa de presión elevada y cámara anterior plana, con la característica distintiva respecto del glaucoma maligno de que es de profundidad más central en la cámara anterior, con una configuración de iris bombé. Esta complicación se puede tratar (como se describió antes) al concluir la iridotomía con láser de argón. Una cámara anterior formada y una iridectomía permeable con elevación de la presión intraocular sugiere una probable obstrucción crónica de la malla trabecular, que debe tratarse al inicio con medicamentos de disminución de la PIO, aunque quizás se requiera trabeculoplastia con láser o un procedimiento filtrante si el tratamiento médico es insuficiente.

Hifema

Los hifemas deben tratarse de manera conservadora con elevación de la cabeza y limitación de la actividad.

Formación de cataratas

La frecuencia con la que las iridectomías periféricas llevan a la formación de cataratas es algo controvertida. Sin embargo, en varios estudios se reportó que ocurre algún grado de opacidad del cristalino en hasta la mitad de los pacientes con una crisis de glaucoma de ángulo cerrado agudo y en 33% de los ojos con tratamiento profiláctico.[266,267] El mecanismo de esta complicación es incierto, aunque su frecuencia varía con la edad.

Endoftalmitis

Como en cualquier procedimiento quirúrgico intraocular, la infección es una complicación potencial.

DISPOSITIVOS DE DERIVACIÓN DE LA MALLA TRABECULAR

Son implantes diseñados para derivar el líquido de la cámara anterior de forma directa al conducto de Schlemm, con lo que se evita la resistencia de la malla trabecular. En el momento de la publicación de esta obra, los dispositivos iStent, iStent Inject e Hydrus tienen aprobación o están indicados solo en combinación con la extracción de cataratas y se cubren con más detalle en el capítulo 43.

TRABECULOTOMÍA

El principio básico de esta operación es la creación de una abertura en la malla trabecular para establecer comunicación directa entre la cámara anterior y el canal de Schlemm. En general se realiza con técnicas quirúrgicas incisionales, aunque también se valoran hoy en día aquellas con láser. (La trabeculotomía en los niños se describe con detalle en el capítulo 41.)

CIRUGÍA BASADA EN EL CANAL

Durante mucho tiempo ha habido interés por mejorar el drenaje del humor acuoso, de manera que no sea necesaria la formación de una bula subconjuntival. En el momento de la publicación de esta obra se consideran dos procedimientos en Estados Unidos: la canaloplastia utiliza un abordaje externo, mientras que la ablación térmica de la malla trabecular utilizando un Trabectomo tiene un abordaje interno. Muchos otros procedimientos quirúrgicos presentados son de un interés en gran parte histórico, pero muestran que los conceptos fundamentales de la canaloplastia y el uso de Trabectome se han investigado durante varias décadas.

Trabeculotomía incisional

En 1960, Burian[268] y Smith[269] describieron de manera independiente técnicas de incisión de la malla trabecular desde un abordaje externo, operación modificada por Harms y Dannheim,[270] quienes reportaron su éxito en adultos, así como en niños, aunque la principal aplicación de la trabeculotomía ha sido para tratar los glaucomas infantiles[271] (descritos con detalle en el capítulo 41).

Técnica básica

La siguiente técnica, descrita por McPherson,[272] abarca aspectos de los procedimientos desarrollados por Allen y Burian,[273] Harms y Dannheim.[270] Se prepara un colgajo de conjuntiva y se diseca uno de esclera de grosor parcial. A continuación, se hace una incisión radial a través de la unión esclerolímbica hasta que se ingresa al canal de Schlemm. Se introduce un brazo de un trabeculotomo de McPherson o Harms en el canal de Schlemm y se usa el otro paralelo como guía (**fig. 37-11**). Se rota entonces el trabeculotomo de manera que el brazo dentro del canal desgarre la malla trabecular en la cámara anterior. Se hace entonces el mismo procedimiento en el otro lado de la incisión radial. Los colgajos de esclera y conjuntiva se cierran de la misma forma que para los procedimientos filtrantes.

También se puede introducir un trabeculotomo en el canal de Schlemm a través de un conducto colector externo para su mejor localización.[274] Se describió un trabeculotomo modificado que corresponde a los diámetros corneales de 10, 12 y 14 mm de la córnea.[275]

Variaciones

Trabeculotomía con sutura

En esta técnica, originalmente descrita por Smith,[210] se introduce una sutura de *nylon* o Prolene en el canal de Schlemm por 360 grados, o entre incisiones con intervalo de 180 grados, y se tensan los extremos expuestos, lo que hace que la sutura atraviese la malla trabecular hacia la cámara anterior.[276] Una trabeculotomía con sutura se puede transformar en una trabeculotomía tradicional en cualquier momento.[277]

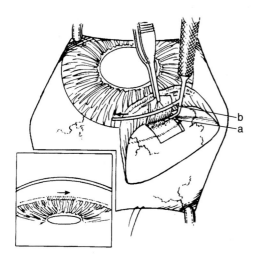

FIGURA 37-11 Trabeculotomía. Se introduce el brazo interno de un trabeculotomo (*a*) en el canal de Schlemm y se usa el brazo externo paralelo (*b*) como guía; el recuadro muestra el aspecto gonioscópico del brazo interno a su paso por el conducto (flecha).

Trabeculotomía combinada con trabeculectomía

Si no se puede localizar el canal de Schlemm con certeza, se puede cambiar de operación a una trabeculectomía, al retirar un bloque de tejido límbico profundo detrás del colgajo escleral. Además, los dos procedimientos se pueden combinar realizando primero una trabeculotomía y la creación posterior de una fístula detrás del colgajo escleral. En algunos circunstancias, como en el síndrome de Sturge-Weber, en el que el mecanismo exacto del glaucoma es incierto (véase capítulo 22), la operación combinada puede ofrecer la mejor probabilidad de éxito.[278,279] Se reportó la combinación de trabeculotomía-trabeculectomía bilateral y trabeculotomía con esclerectomía profunda.[280,281] La trabeculotomía-trabeculectomía combinada puede ser en particular útil en los ojos con opacificación de la córnea.[282]

Cirugía combinada de trabeculotomía-catarata

Se puede combinar la cirugía de catarata con la trabeculotomía en los pacientes con glaucoma y catarata concomitantes, para disminuir la probabilidad de una cámara anterior plana.[283,284] Sin embargo, en el glaucoma de baja tensión la combinación tal vez no sea siempre suficiente para disminuir la PIO.[285] También parece más probable que la cirugía combinada de trabeculotomía-catarata disminuya la PIO en los pacientes de 70 años de edad o mayores.[286] Aunque rara vez se presenta hipotonía, el hifema a menudo lo hace; se observó en 20% de los ojos en un estudio retrospectivo.[285] Sin embargo, la combinación de facoemulsificación y trabeculotomía parece disminuir la frecuencia de hifema, en comparación con la trabeculotomía sola.[287] Se han reportado picos de la PIO de más de 30 mm Hg, probablemente relacionados con hifema, en 10 a 25% de los ojos.[285-287] La facoemulsificación y la trabeculotomía combinadas en ojos con síndrome de exfoliación obtuvieron resultados similares.[288]

La trabeculotomía combinada con viscocanalostomía y facoemulsificación lograron presiones posoperatorias similares. Los ojos en el grupo de viscocanalostomía tuvieron mejor agudeza visual posoperatoria, pero la incidencia de reacción posoperatoria de fibrina y perforación de la membrana de Descemet fue menos frecuente después de la trabeculotomía.[289]

Trabeculotomía y sinusotomía combinadas

Se sugirió la combinación de trabeculotomía y sinusotomía (operación para exteriorizar el canal de Schlemm) para lograr una PIO menor que después de la trabeculotomía sola. En un estudio, la PIO media fue de 15.6 mm Hg después de la operación combinada y 17.8 mm Hg después de la trabeculotomía sola, al final del primer año posoperatorio.[290] Sin embargo, en otro estudio la sinusotomía no tuvo utilidad importante para regular la PIO en la combinación de trabeculotomía y sinusotomía en los pacientes con glaucoma juvenil, en comparación con la trabeculotomía sola.[291] Los ojos tratados con trabeculectomía no penetrante, con sinusotomía y trabeculotomía, tuvieron una PIO significativamente menor que aquellos tratados con trabeculectomía no penetrante con sinusotomía, pero sin trabeculotomía.[292]

Goniotrabeculotomía interna

En la goniotrabeculotomía interna se crea una incisión quirúrgica del ángulo iridocorneal para establecer comunicación directa entre el humor acuoso de la cámara anterior y el canal de Schlemm.[293] En un estudio aleatorizado se comparó esta operación con la trabeculectomía con mitomicina C adyuvante en los adultos con GAA. Al final del seguimiento, más de 80% de los pacientes de cada grupo tuvo una PIO de 14 mm Hg o menor, aunque se presentaron menos complicaciones posoperatorias en el grupo de goniotrabeculotomía.[294]

Variaciones diversas

Se ha usado el electrocauterio en las trabeculotomías modificadas aislando de todos los lados de la sonda, excepto el expuesto a la malla trabecular.[295-297] Con la abertura por quemadura en la malla se cree que se evita el cierre fibrótico de los bordes lesionados. En otros tipos experimentales de trabeculotomía se usaron las venas acuosas para localizar el canal de Schlemm, al introducir una sonda por una vena grande y al interior del canal al forzar aire al interior de una vena, causando múltiples roturas en la malla.[298] También se desarrolló el trabeculectomo, un instrumento que extrae una banda de malla trabecular conforme se tracciona por el ángulo de la cámara anterior mediante una sonda en el canal de Schlemm.[299] Puede además retirarse un segmento de la malla trabecular y la pared interna del canal de Schlemm por abordaje interno mediante pinzas de retina, para crear una comunicación directa entre la cámara anterior y el canal de Schlemm.[300] El láser excimer de 308 nm puede usarse también para la destrucción de la malla trabecular, lo que produce solo una muy pequeña cantidad de daño térmico colateral en los límites de la zona de ablación.[301]

Complicaciones

Si el canal de Schlemm no se identifica de modo apropiado se puede crear un vía falsa hacia la cámara anterior o el espacio supraciliar, con el resultado de una ciclodiálisis y posible hifema. Si no se puede identificar el canal de Schlemm, el procedimiento quizás se deba cambiar a una trabeculectomía. Cuando la sonda se gira al interior de la cámara anterior, esta puede desgarrar la membrana de Descemet si está muy adelante o dañar al iris o el cristalino si está muy atrás. Como con todas las operaciones intraoculares para el glaucoma, la hemorragia posoperatoria y la infección son complicaciones potenciales.

Trabeculectomía interna: Trabectome®

La *trabeculectomía interna* se refiere a la exéresis del tejido de la malla trabecular desde un abordaje interno. Se han descrito diferentes técnicas, como la trabeculopunción, la goniofotoablación, la ablación trabecular con láser y el goniolegrado. Todos estos procedimientos, incluido el uso de Trabectome˙, son variaciones de la *goniotomía*, que es una incisión (sin exéresis) de la malla trabecular que permite la comunicación directa entre la cámara anterior y el canal de Schlemm.

Mediante un abordaje temporal de la córnea clara se inserta una sonda a través de la malla trabecular y al interior del canal de Schlemm. Se usa ablación térmica para retirar la malla trabecular nasal y la pared interna del canal de Schlemm por entre 60 y 140 grados (**fig. 37-12**). Los estudios *in vitro* mostraron que Trabectome˙ causaba menos lesión del tejido adyacente que un bisturí de goniotomía,[302] procedimiento que se hace a través de una incisión en la córnea clara mediante una lente quirúrgica de gonioscopia. La pieza de mano del Trabectome˙ contiene funciones de irrigación y aspiración para retirar detritos quirúrgicos y mantener la cámara anterior formada sin necesidad de un dispositivo oftálmico viscoquirúrgico. Ocurre reflujo sanguíneo al final del procedimiento en esencia en todos los casos. La irrigación después del procedimiento en la zona tratada puede mostrar la presencia de una onda de fluido venoso epiescleral, que se considera índice de pronóstico positivo.[303]

Los resultados clínicos iniciales se publicaron en 2005.[304] En un estudio subvencionado por la industria en México se hizo trabeculotomía con Trabectome˙ en 37 ojos sin intervención quirúrgica previa con un GAA no controlado. La PIO después de la eliminación del medicamento fue de 28.2 ± 4.4 mm Hg antes del procedimiento y 16.3 ± 2.0 mm Hg a los 12 meses.[304] A la fecha, los datos publicados provienen de pequeños grupos de casos, como operación independiente o combinada con la extracción de catarata. En una serie comparativa de casos con una buena retención de las muestras en 26 años entre Trabectome˙ y trabeculectomía, las tasas de éxito fueron de 22.4 y 76.1%, de forma respectiva. La PIO disminuyó de 28.3 ± 8.6 mm Hg a 15.9 ± 4.5 mm Hg en el grupo de Trabectome˙ y de 26.3 ± 10.9 mm Hg a 10.2 ± 4.1 mm Hg en el de trabeculectomía. Con la excepción de un hifema transitorio, que ocurrió en todos los pacientes con Trabectome, las tasas de complicaciones fueron más altas en el grupo de trabeculectomía.[305]

Cuando la trabeculectomía interna se combinó con la intervención quirúrgica de catarata, la PIO disminuyó una media de 20.0 ± 6.3 mm Hg a 15.5 ± 2.9 mm Hg al año, con un decremento concomitante en el número de medicamentos usados contra el glaucoma de 2.7 a 1.4.[306] Una serie de pacientes posterior con GAA a quienes se hizo trabeculotomía con Trabectome˙, con o sin extracción de catarata,

tuvo resultados similares a los de Jea y colaboradores y Francis y asociados.[307] Los resultados de refracción de los pacientes sometidos a la cirugía combinada son similares a los de solo aquella por catarata; sin embargo, la operación combinada puede conllevar un riesgo mayor de edema macular cistoide.[308] Los eventos adversos reportados con mayor frecuencia han sido hifema transitorio posoperatorio (59 a 100%) y sinequias periféricas anteriores.[305, 306] También hay reportes de hifema de inicio tardío.[309]

Después de la operación fallida de extracción de catarata-Trabectome˙ es mejor proceder con la trabeculectomía, que tiene resultados similares a los de la trabeculectomía primaria;[310] la TSL después del fracaso de la extracción de catarata-Trabectome tiene malos resultados.[311]

Canaloplastia

Mediante un abordaje transconjuntival externo se hace un corte en el canal de Schlemm para destechar la pared externa y se usa un microcatéter flexible (p. ej., iTrack) para inyectarle en forma circunferencial un producto viscoelástico para dilatarlo (**fig. 37-13A** y **B**). Se anuda una sutura de Prolene de 10-0 o 9-0 bajo tensión dentro del canal de Schlemm. Se retira el colgajo interno de esclera y a continuación se cierra el colgajo externo. Debido a que la malla trabecular y la membrana de Descemet quedan intactos, este no es un procedimiento que se considere penetrante.

Se desconoce el mecanismo exacto de la disminución de la PIO, pero se cree que la combinación de dilatación y distensión crónica de la malla trabecular inducida por la sutura de Prolene aumenta el flujo de salida del humor acuoso. Además, su trasudación a través del espacio de Descemet hacia el lago intraescleral puede crear una bula intraescleral con difusión de líquido a través de la esclera o hacia la úvea y el espacio supracoroideo. Los resultados de la canaloplastia dependen de modo parcial del grado de resistencia al flujo de salida dentro del canal de Schlemm o de las venas epiesclerales.[312] Los resultados clínicos iniciales se publicaron por primera vez en el 2007.[313] A la fecha, los datos publicados provienen de series de casos consecutivos como procedimiento independiente o combinado con la extracción de catarata. Como procedimiento aislado, la canaloplastia disminuyó la PIO de alrededor de 23.2 ± 4.0 a 16.3 ± 3.7 mm Hg y el número de medicamentos usados contra el glaucoma, de 2.0 ± 0.8 a 0.6 ± 0.8, a los 24 meses de seguimiento.[314] Cuando se combinó con la extracción de cataratas por facoemulsificación, la PIO disminuyó de 24 a 14 mm Hg

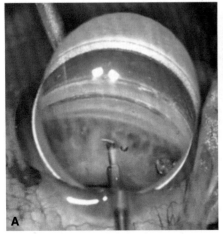
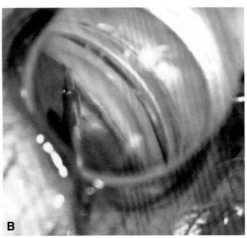

FIGURA 37-12 Imágenes transoperatorias de la intervención con Trabectome®. Se presenta una vista directa del ángulo con una lente Swan-Ganz modificada y la punta del dispositivo (**A**). La punta del dispositivo se inserta en el canal de Schlemm y se usa energía térmica para destruir la malla trabecular. La pared posterior del canal de Schlemm se puede observar a la derecha de la sonda (**B**).

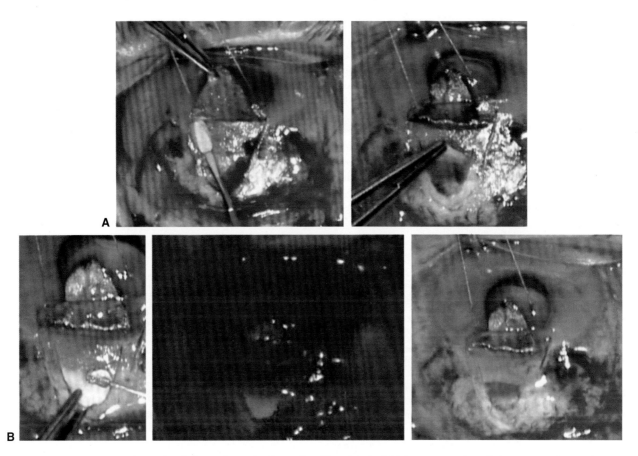

FIGURA 37-13 Imágenes transoperatorias de la conductoplastia. A: disección quirúrgica inicial que muestra los colgajos externo e interno de corneoesclerótica. Debajo el colgajo interno se encuentra la pared interna del canal de Schlemm y el espacio de la cápsula de Descemet expuestos (*izquierda*). **B:** se puede observar la punta del catéter intracanalicular (*izquierda*) que tiene una luz roja fibroóptica, a través de la esclerótica, a su paso por el canal de Schlemm cuando las luces de microscopia se atenúan (*centro*). Aspecto de un espacio la cápsula de Descemet después de la amputación del colgajo corneoesclerótico interno que crea un espacio intraesclerótico para el drenaje del humor acuoso (*derecha*).

al año, con un decremento del uso de 1.3 medicamentos antiglaucoma.[315] Pueden ocurrir elevaciones transitorias de la PIO y desprendimiento de la membrana de Descemet, pero las complicaciones que ponen en riesgo la visión a largo plazo son raras.

En fechas más recientes, muchos cirujanos prefieren la técnica de canaloplastia interna (ABiC). Mediante un abordaje en la córnea clara (superior o temporal) se puede incidir la malla trabecular con un bisturí (p. ej., hoja microvitreorretiniana [MVR]) o una aguja, y se puede usar el mismo microcatéter flexible para la viscodilatación. Con este abordaje no se utiliza sutura de tensión dentro del canal de Schlemm, pero también se conserva la conjuntiva para procedimientos futuros. En una serie de casos, la PIO y el número de medicamentos usados, de forma respectiva, disminuyeron de 20.4 ± 4.7 mm Hg y 2.8 ± 0.9 basales a 13.3 ± 1.9 mm Hg y 1.1 ± 1.1 a los 12 meses de la operación.[316] El abordaje interno puede también usarse con un dispositivo no iluminado que despliega un microcatéter y se utiliza para la viscodilatación del canal de Schlemm o para hacer una trabeculotomía (es decir, TRAB 360).

Trabeculotomía con láser (trabeculopunción)

Los primeros esfuerzos por tratar el glaucoma mediante la aplicación de energía láser a la malla trabecular pretendían crear orificios a través de la malla trabecular al interior del canal de Schlemm,[2-5,7] abordaje que

perdió popularidad por fracasos iniciales y el entusiasmo subsiguiente por la trabeculoplastia con láser, aunque los avances en la tecnología de los láseres pulsados han llevado a la revaloración de la trabeculotomía o la trabeculopunción con láser.

En estudios de laboratorio en monos, el láser de rubí con conmutación Q no produjo penetración persistente del canal de Schlemm.[317] Con láseres de Nd:YAG con conmutación Q se crearon orificios en la malla trabecular, pero se sellaron rápido por proliferación del endotelio corneal y del tejido cicatricial.[318,319] Los estudios de laboratorio con tejido ocular humano mostraron que los láseres pulsados de Nd:YAG con grados de energía entre 3 y 6 mJ pueden producir lesiones bien definidas en el canal de Schlemm, con mínimo daño a las estructuras adyacentes.[320] En ojos humanos de necropsia, los grados de energía de 30 mJ produjeron aberturas de casi 100 µm de diámetro en la malla trabecular.[321] Se usó una técnica similar en cuatro ojos humanos tratados en las 18 h siguientes a la enucleación, que produjeron cráteres irregulares de 150 a 300 µm en la malla, con denudación de las células endoteliales y depósito de detritos en los tejidos trabeculares y corneales adyacentes.[322]

La experiencia clínica inicial con la trabeculotomía con láser ha brindado resultados diversos. En una serie de ocho ojos de seis pacientes con glaucoma juvenil se logró controlar la presión en seis ojos (75%), con un seguimiento promedio de 6 meses.[323] La técnica de máxima eficacia en este estudio fue hacer dos trabeculotomías confluentes de un uso horario de extensión. La trabeculopunción con láser Nd:YAG puede ser de utilidad en los pacientes con glaucoma por recesión angular. En un grupo se calculó en 90% la probabilidad de éxito al año, en comparación con 27% con la TLA.[324] Sin embargo, en otro estudio la tasa de éxito en una media de 12 meses fue de solo 42% con la trabeculopunción con láser de Nd:YAG.[325]

La ablación trabecular con el láser de YAG dopado con erbio (Er:YAG) enfocado en una sola fibra óptica cristal de zafiro mostró aumentar el flujo de salida en ojos de cadáver humano. No obstante, el daño térmico inducido por el láser Er:YAG pulsado parece menor que el de otras modalidades de láser y el análisis histopatológico reveló la presencia de daño térmico con todos los grados de energía.[326]

Trabeculodiálisis

En esta técnica se raspa la malla trabecular desde el surco escleral con el lado plano de la hoja de goniotomía, lo que puede ser en especial útil en el glaucoma asociado a inflamación, al parecer porque el tejido trabecular es friable y fácil de retirar de esta forma en tales casos.[327] En un estudio histopatológico se mostró que esta operación funciona por el establecimiento de comunicación entre la cámara anterior y el canal de Schlemm.[327]

Trabeculotomía interna

Mediante un abordaje interno se incide la malla trabecular con un microcatéter de fibra óptica iluminado o una sutura introducida por un sistema de aplicación para hacer trabeculotomía transluminal asistida por gonioscopia (GATT, por sus siglas en inglés) o TRAB 360, de forma respectiva. En una serie de casos de GATT en ojos con GAA hubo casi 40% de disminución de la PIO y, en promedio, la interrupción de un medicamento hipotensor ocular a los 12 meses.[328] La complicación más frecuente de la GATT fue el hifema posoperatorio, que se presentó en 36% de los casos.[329]

Comparación de goniotomía y trabeculotomía

Las técnicas, las complicaciones y los resultados de la goniotomía, que se limita sobre todo al tratamiento de glaucomas infantiles, se describen en el capítulo 41. No obstante, a continuación se hace una comparación de trabeculotomía y goniotomía.

Resultados

El éxito reportado con la trabeculotomía y la goniotomía es similar y va de alrededor de 70 a 90%, si bien podrían requerirse menos procedimientos repetidos con la trabeculotomía que con la goniotomía.[330-333] Los dos abordajes quirúrgicos parecen proveer buenos resultados equivalentes en manos de cirujanos con experiencia.[334]

Glaucoma en jóvenes y adultos

Aunque la trabeculotomía y la goniotomía se usan sobre todo para los glaucomas infantiles, se reportó cierto éxito en pacientes jóvenes y adultos. En una serie de 16 ojos de 11 pacientes con glaucoma juvenil y edad de 10 a 45 años, la trabeculotomía mantuvo una PIO de 21 mm Hg o menor en 88% durante un seguimiento promedio de 7 años.[335] En un estudio retrospectivo de pacientes adultos, la probabilidad de éxito final a los 5 años después de la trabeculotomía fue de 56% para el GAA y 73.5% para el síndrome de exfoliación.[336] En adultos con GAA asignados de manera aleatoria para trabeculotomía o trabeculectomía

con mitomicina C adyuvante, la probabilidad de éxito al año fue de 86 y 84%, de manera respectiva, y la única diferencia significativa fue de complicaciones menos frecuentes en el primer grupo.[337] El estudio retrospectivo de 29 ojos anirídicos con glaucoma mostró que en 10 de los 12 que se sometieron a trabeculotomía como cirugía inicial se mantuvo la buena agudeza visual y la regulación de la PIO durante 9.5 años de seguimiento.[338] Los resultados quirúrgicos de la trabeculotomía externa para el glaucoma inducido por esteroides persisten durante un tiempo prolongado.[339]

OTROS PROCEDIMIENTOS EN EL ÁNGULO DE LA CÁMARA ANTERIOR

Ciclodiálisis

Heine[340] describió la ciclodiálisis como operación para tratar el glaucoma en 1905 y se usó como alternativa de las cirugías filtrantes, en especial en ojos afáquicos o en combinación con la extracción de catarata. El procedimiento perdió popularidad en años recientes debido a sus resultados impredecibles y la disponibilidad actual de mejores técnicas quirúrgicas.

Teorías del mecanismo

La ciclodiálisis implica separar el cuerpo ciliar del espolón escleral, lo que crea una comunicación directa entre el cámara anterior y el espacio supracoroideo. Un aumento en el flujo de salida uveoescleral dependiente de la presión y la menor producción del humor acuoso por alteración en la anatomía del cuerpo ciliar pueden participar en un procedimiento de ciclodiálisis exitoso.[341-344]

Técnicas

Se hace una incisión a través de la conjuntiva y la cápsula de Tenon, a una distancia aproximada de 8 mm de la unión corneolímbica, por lo general en un cuadrante superior entre las inserciones de dos músculos rectos. A continuación, se hace una incisión de 3 a 4 mm de todo el grosor de la esclera de 4 a 6 mm de distancia del limbo anatómico y paralela al limbo. Se inserta una espátula de ciclodiálisis a través de la incisión escleral hacia el interior del espacio supraciliar y se hace avanzar hasta que la punta ingresa a la cámara anterior. Se hacen a continuación movimientos de la punta de la espátula para separar casi un tercio del cuerpo ciliar del espolón escleral. Una vez retirada la espátula, solo se cierra la conjuntiva.[340,345]

Se han insertado implantes de diversos materiales en la hendidura de la ciclodiálisis para mantenerla abierta.[346] Se recomendó la inyección de aire o hialuronato de sodio a la cámara anterior como medio para mantener la hendidura abierta durante el periodo posoperatorio temprano[347] y se describió una técnica llamada *iridociclorretracción* en la que se pliegan pedículos de la esclera hacia adelante al interior de una hendidura de ciclodiálisis para el mismo propósito.[348]

Complicaciones

La hemorragia es una complicación frecuente durante la ciclodiálisis. La colocación inapropiada de la espátula puede causar varias complicaciones como el pelamiento de la membrana de Descemet, daño de la córnea, desgarro del cuerpo ciliar o el iris, lesión del cristalino y posible pérdida del humor vítreo. En cualquier momento después de la intervención quirúrgica puede ocurrir un incremento súbito y notorio de la PIO, que se cree se debe al cierre de la hendidura de ciclodiálisis.

La hipotonía es una complicación frecuente de la ciclodiálisis, cuyo interés clínico principal en años recientes se ha centrado en las técnicas para tratar la ciclodiálisis inadvertida que pudiera derivar de una lesión o un traumatismo quirúrgico con hipotonía subsiguiente. La ciclodiatermia o ciclocrioterapia penetrante para "encapsular" la hendidura puede corregir el problema, pero los resultados son muy impredecibles. La aplicación de energía láser de argón a la hendidura de ciclodiálisis la cierra de forma exitosa en algunos casos, según reportes.[349,350] Los parámetros del láser exitosos incluyen 0.1 a 0.2 segundos, 50 a 100 μm y 300 a 700 mW. En casos en especial difíciles se han usado potencias de 2 a 3 W,[350] técnica que suele requerir anestesia retrobulbar, en tanto suele ser suficiente la tópica para los ajustes de potencia menores. Se aplican quemaduras láser contiguas a todas las superficies expuestas de esclera y úvea de la hendidura, hasta alrededor de 50 quemaduras. También se describió el cierre exitoso de una hendidura de ciclodiálisis con suturas, y puede ser el procedimiento ideal cuando fracasa el tratamiento con láser de argón.[351]

Microendoprótesis CyPass®

En resumen, en el 2017 se puso a la disposición un dispositivo supraciliar que desviaba el humor acuoso de la cámara anterior al espacio supracoroideo y recibió aprobación para utilizarse en las operaciones de catarata. A través de una incisión en la córnea clara y con la ayuda de una lente de gonioscopia quirúrgica para visualizar el ángulo, se usa el inyector de alambre guía para colocar la microendoprótesis CyPass en el espacio supracoroideo (**fig. 37-14**). En un estudio clínico aleatorizado (es decir, el COMPASS) de pacientes con GCAA leve a moderado, se comparó la intervención quirúrgica sola para catarata (131 ojos) con aquella aunada a la microendoprótesis CyPass (374 ojos), con obtención de una disminución mayor de 20% de la PIO respecto de la basal en 60% de los controles y 77% de los pacientes con la operación combinada a los 2 años. También a los 2 años, 85% de los pacientes con el procedimiento combinado y 59% de los controles no necesitaban usar medicamentos.[352] Los sucesos adversos por la microendoprótesis CyPass fueron mayores que los reportados con otros dispositivos para la cirugía del glaucoma microinvasiva (MIGS, por sus siglas en inglés).[352] La microendoprótesis CyPass se retiró del mercado en el 2018 por preocupaciones de seguridad respecto del endotelio corneal.

Goniosinequiólisis

Campbell y Vela[353] reportaron un procedimiento para el glaucoma de ángulo cerrado con sinequias, técnica que involucra la profundización de la cámara anterior con hialuronato de sodio y la separación de las sinequias respecto de la malla trabecular con una espátula de irrigación de ciclodiálisis, bajo visualización gonioscópica directa. La operación también se ha hecho durante la queratoplastia penetrante con el uso de un espejo dental para visualizar el ángulo de la cámara anterior.[354]

Se cree de utilidad principal el procedimiento en pacientes sin sinequias durante un periodo prolongado. En un estudio de 15 pacientes con glaucoma de ángulo cerrado por sinequias, la goniosinequiólisis sola o en combinación con otros procedimientos quirúrgicos se asoció con una disminución de 40 a 14 mm Hg de la PIO media.[355] Se consideró a la goniosinequiólisis combinada con iridoplastia periférica con láser y facoemulsificación como un tratamiento eficaz del glaucoma de ángulo cerrado crónico por sinequias y de la catarata.[356] En una serie de 70 ojos con glaucoma de ángulo cerrado sin respuesta a la iridectomía incisional o con láser, la goniosinequiólisis mantuvo una PIO menor de 20 mm Hg en 87% de los afáquicos, pero solo en 42% de los fáquicos.[357] Se reportó también que la goniosinequiólisis exitosa se alcanzó en cinco de siete pacientes con láser de Nd:YAG con conmutación Q.[358] Se encontró de utilidad la biomicroscopia ultrasonográfica para mostrar el restablecimiento exitoso del ángulo de la cámara anterior después de la goniosinequiólisis.[359]

Goniofotocoagulación

Simmons y colaboradores[360] describieron una forma de tratamiento con láser para usarse en las etapas tempranas del glaucoma neovascular de ángulo abierto. El propósito del procedimiento es eliminar los vasos nuevos en el ángulo de la cámara anterior por fotocoagulación láser directa. La técnica implica la aplicación de energía láser de argón a los vasos que atraviesan el espolón escleral para emitir ramas sobre la malla trabecular. Los parámetros láser acostumbrados son de 0.2 segundos, 150 μm y una potencia suficiente para blanquear y constreñir los vasos (por lo general, 100-800 mW).[360]

Aunque esta técnica rara vez se usa hoy, se consideró eficaz en la etapa de rubeosis para prevenir el progreso de la neovascularización

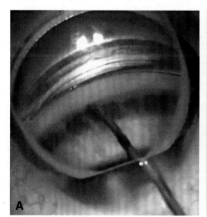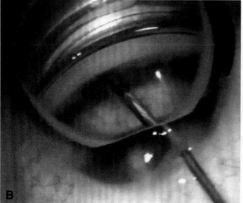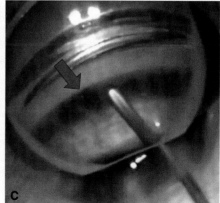

FIGURA 37-14 Inserción de la microendoprótesis CyPass. A: se coloca la microendoprótesis CyPass montada en el alambre guía apenas detrás del espolón esclerótico para ingresar a la parte anterior del cuerpo ciliar. **B:** se hace avanzar el CyPass hasta encontrar resistencia suave, se retira el alambre guía y se introduce con suavidad el dispositivo en la posición apropiada con solo uno o ningún anillo de retención visible. **C:** se muestra un dispositivo colocado de forma apropiada con un anillo de retención y se impulsa la punta hasta la línea de Schwalbe (flecha).

del ángulo, con cierre subsiguiente y glaucoma irrefrenable.[361] Se ha usado junto con la fotocoagulación panretiniana, en especial cuando esta última no tuvo éxito o cuando fue imposible o no aconsejable el tratamiento retiniano. Sin embargo, en la etapa más avanzada de ángulo abierto florido del glaucoma neovascular no debe usarse la goniofotocoagulación, porque puede causar hemorragia o cierre acelerado del ángulo de la cámara anterior.

Aspiración trabecular

Se describió un dispositivo de irrigación-aspiración para el retiro del material pigmentado y de exfoliación de la malla trabecular en ojos con glaucoma asociado con el síndrome de exfoliación.[362-364] Su uso ya se ha reportado anteriormente, en combinación con y después de, la extracción de catarata, así como un procedimiento quirúrgico primario,[364,365] con disminución significativa resultante de la PIO en todos los grupos. La trabeculoplastia con láser argón antes de la aspiración trabecular disminuye el efecto de disminución de la PIO del procedimiento.[362]

En un estudio clínico, los ojos con el síndrome de dispersión de pigmento respondieron mejor a la aspiración trabecular que aquellos con glaucoma pigmentario, si bien dicha aspiración no pudo lograr una regulación de la presión a largo plazo en ninguno de los dos grupos.[366] Se asignaron de manera aleatoria los pacientes con glaucoma exfoliativo objeto de facoemulsificación para la aspiración trabecular o la trabeculectomía, y la tasa de éxito fue menor en el primer grupo.[364] La aspiración trabecular causa solo una disminución breve de la PIO en los pacientes con glaucoma exfoliativo, limitada a unas cuantas semanas en la mayoría. Este efecto se atribuyó a una producción y liberación continuas de material de exfoliación,[362] por lo que la aspiración trabecular no parece ser una solución a largo plazo en el tratamiento del glaucoma exfoliativo.

PUNTOS CLAVE

▶ La trabeculoplastia con láser implica la aplicación de quemaduras de fotocoagulación con espaciamiento uniforme en toda o parte de la malla trabecular.

- Esto por lo general disminuye la PIO, al mejorar el flujo de salida del humor acuoso por mecanismos que aún no se comprenden por completo.

- La complicación más grave es un aumento temprano y transitorio de la presión intraocular, que se puede minimizar con medicamentos tópicos.

- Muchos pacientes pierden el efecto de hipotensión ocular con el tiempo y la trabeculoplastia repetida es menos eficaz que la inicial.

- Una modificación, la trabeculoplastia selectiva con láser, puede, con mayor experiencia, contar con algunas ventajas respecto de la trabeculoplastia tradicional.

▶ Las iridotomías con láser se han convertido en el procedimiento ideal de tratamiento quirúrgico de los glaucomas de ángulo cerrado y se pueden lograr con láseres de onda continua o pulsada.

- Las técnicas varían con el tipo de láser y el color del iris.

- Las complicaciones incluyen elevación transitoria de la PIO; uveítis; y quemaduras de la córnea, el cristalino o la retina.

- En algunas circunstancias las iridotomías con láser son imposibles de lograr, en cuyo caso aún se requieren iridectomías incisionales.

- Se puede usar también la energía láser para tratar ciertos tipos de glaucoma de ángulo cerrado, por aplanamiento mecánico del iris periférico (iridoplastia o gonioplastia) o dilatación de la pupila (pupiloplastia).

▶ La ciclodiálisis, que implica la separación del cuerpo ciliar respecto del espolón esclerótico, alguna vez se usó para tratar el glaucoma, pero su interés clínico principal hoy es en el tratamiento de la ciclodiálisis inadvertida con hipotonía.

▶ Otros procedimientos quirúrgicos en el ángulo de la cámara anterior incluyen la goniosinequiólisis para el glaucoma de ángulo cerrado por sinequias, la goniofotocoagulación para el glaucoma neovascular y la aspiración trabecular para el síndrome de exfoliación.

REFERENCIAS

1. Zweng HC, Flocks M. Experimental photocoagulation of the anterior chamber angle. A preliminary report. *Am J Ophthalmol.* 1961;52:163-165.
2. Krasnov MM. Laser puncture of the anterior chamber angle in glaucoma (a preliminary report) [in Russian]. *Vestn Oftalmol.* 1972;3:27-31.
3. Hager H. Special microsurgical interventions: 2. First experiences with the argon laser apparatus 800 [in German]. *Klin Monatsbl Augenheilkd.* 1973;162(4):437-450.
4. Demailly P, Haut J, Bonnet-Boutier M, Valtot F. Trabeculotomy with argon laser (preliminary note) [in French]. *Bull Soc Ophtalmol Fr.* 1973;73(2):259-264.
5. Worthen DM, Wickham MG. Argon laser trabeculotomy. *Trans Am Acad Ophthalmol Otolaryngol.* 1974;78(2):OP371-OP375.
6. Gaasterland D, Kupfer C. Experimental glaucoma in the rhesus monkey. *Invest Ophthalmol.* 1974;13(6):455-457.
7. Ticho U, Zauberman H. Argon laser application to the angle structures in the glaucomas. *Arch Ophthalmol.* 1976;94(1):61-64.
8. Wise JB, Witter SL. Argon laser therapy for open-angle glaucoma. A pilot study. *Arch Ophthalmol.* 1979;97(2):319-322.
9. Wilensky JT, Jampol LM. Laser therapy for open angle glaucoma. *Ophthalmology.* 1981;88(3):213-217.
10. Spurny RC, Lederer CM Jr. Krypton laser trabeculoplasty. A clinical report. *Arch Ophthalmol.* 1984;102(11):1626-1628.
11. McMillan TA, Stewart WC, Legler UF, Powers T, Nutaitis MJ, Apple DJ. Comparison of diode and argon laser trabeculoplasty in cadaver eyes. *Invest Ophthalmol Vis Sci.* 1994;35(2):706-710.
12. McHugh D, Marshall J, Ffytche TJ, Hamilton PA, Raven A. Ultrastructural changes of human trabecular meshwork after photocoagulation with a diode laser. *Invest Ophthalmol Vis Sci.* 1992;33(9):2664-2671.
13. Moriarty AP, McHugh JD, Ffytche TJ, Marshall J, Hamilton AM. Long-term follow-up of diode laser trabeculoplasty for primary open-angle glaucoma and ocular hypertension. *Ophthalmology.* 1993;100(11):1614-1618.
14. Brancato R, Carassa R, Trabucchi G. Diode laser compared with argon laser for trabeculoplasty. *Am J Ophthalmol.* 1991;112(1):50-55.
15. Brubaker RF, Liesegang TJ. Effect of trabecular photocoagulation on the aqueous humor dynamics of the human eye. *Am J Ophthalmol.* 1983;96(2):139-147.
16. Araie M, Yamamoto T, Shirato S, Kitazawa Y. Effects of laser trabeculoplasty on the human aqueous humor dynamics: a fluorophotometric study. *Ann Ophthalmol.* 1984;16(6):540-542, 544.
17. Yablonski ME, Cook DJ, Gray J. A fluorophotometric study of the effect of argon laser trabeculoplasty on aqueous humor dynamics. *Am J Ophthalmol.* 1985;99(5):579-582.

18. Feller DB, Weinreb RN. Breakdown and reestablishment of blood-aqueous barrier with laser trabeculoplasty. *Arch Ophthalmol.* 1984;102(4):537-538.

19. Rodrigues MM, Spaeth GL, Donohoo P. Electron microscopy of argon laser therapy in phakic open-angle glaucoma. *Ophthalmology.* 1982;89(3):198-210.

20. Kramer TR, Noecker RJ. Comparison of the morphologic changes after selective laser trabeculoplasty and argon laser trabeculoplasty in human eye bank eyes. *Ophthalmology.* 2001;108(4):773-779.

21. Dueker DK, Norberg M, Johnson DH, Tschumper RC, Feeney-Burns L. Stimulation of cell division by argon and Nd:YAG laser trabeculoplasty in cynomolgus monkeys. *Invest Ophthalmol Vis Sci.* 1990;31(1):115-124.

22. Melamed S, Pei J, Epstein DL. Delayed response to argon laser trabeculoplasty in monkeys. Morphological and morphometric analysis. *Arch Ophthalmol.* 1986;104(7):1078-1083.

23. van der Zypen E, Fankhauser F. Ultrastructural changes of the trabecular meshwork of the monkey (*Macaca speciosa*) following irradiation with argon laser light. *Graefes Arch Clin Exp Ophthalmol.* 1984;221(6):249-261.

24. Melamed S, Epstein DL. Alterations of aqueous humour outflow following argon laser trabeculoplasty in monkeys. *Br J Ophthalmol.* 1987;71(10):776-781.

25. van der Zypen E, Fankhauser F, England C, Kwasniewska S. Morphology of the trabecular meshwork within monkey (*Macaca speciosa*) eyes after irradiation with the free-running Nd:YAG laser. *Ophthalmology.* 1987;94(2):171-179.

26. Kee C, Pickett JP, Dueker DK, Kaufman PL. Argon laser trabeculoplasty and pilocarpine effects on outflow facility in the cynomolgus monkey. *J Glaucoma.* 1995;4(5):334-343.

27. Van Buskirk EM, Pond V, Rosenquist RC, Acott TS. Argon laser trabeculoplasty. Studies of mechanism of action. *Ophthalmology.* 1984;91(9):1005-1010.

28. Kimpel MW, Johnson DH. Factors influencing in vivo trabecular cell replication as determined by 3H-thymidine labelling; an autoradiographic study in cats. *Curr Eye Res.* 1992;11(4):297-306.

29. Bylsma SS, Samples JR, Acott TS, Van Buskirk EM. Trabecular cell division after argon laser trabeculoplasty. *Arch Ophthalmol.* 1988;106(4):544-547.

30. Parshley DE, Bradley JM, Fisk A, et al. Laser trabeculoplasty induces stromelysin expression by trabecular juxtacanalicular cells. *Invest Ophthalmol Vis Sci.* 1996;37(5):795-804.

31. Bradley JM, Anderssohn AM, Colvis CM, et al. Mediation of laser trabeculoplasty-induced matrix metalloproteinase expression by IL-1beta and TNFalpha. *Invest Ophthalmol Vis Sci.* 2000;41(2):422-430.

32. Alexander JP, Samples JR, Van Buskirk EM, Acott TS. Expression of matrix metalloproteinases and inhibitor by human trabecular meshwork. *Invest Ophthalmol Vis Sci.* 1991;32(1):172-180.

33. Alexander JP, Acott TS. Involvement of the Erk-MAP kinase pathway in TNFalpha regulation of trabecular matrix metalloproteinases and TIMPs. *Invest Ophthalmol Vis Sci.* 2003;44(1):164-169.

34. Van Buskirk EM. Pathophysiology of laser trabeculoplasty. *Surv Ophthalmol.* 1989;33(4):264-272.

35. Latina MA, Park C. Selective targeting of trabecular meshwork cells: in vitro studies of pulsed and CW laser interactions. *Exp Eye Res.* 1995;60(4):359-371.

36. Latina MA, Sibayan SA, Shin DH, et al. Q-switched 532-nm Nd:YAG laser trabeculoplasty (selective laser trabeculoplasty): a multicenter, pilot, clinical study. *Ophthalmology.* 1998;105(11):2082-2088; discussion 2089-2090.

37. Sanfilippo P. A review of argon and selective laser trabeculoplasty as primary treatments of open-angle glaucoma. *Clin Exp Optom.* 1999;82(6):225-229.

38. Lee JY, Kagan DB, Roumeliotis G, Liu H, Hutnik CM. Secretion of matrix metalloproteinase-3 by co-cultured pigmented and non-pigmented human trabecular meshwork cells following selective laser trabeculoplasty. *Clin Exp Ophthalmol.* 2016;44(1):33-42.

39. Rouhiainen HJ, Terasvirta ME, Tuovinen EJ. Peripheral anterior synechiae formation after trabeculoplasty. *Arch Ophthalmol.* 1988;106(2):189-191.

40. Guzey M, Vural H, Satici A, Karadede S, Dogan Z. Increase of free oxygen radicals in aqueous humour induced by selective Nd:YAG laser trabeculoplasty in the rabbit. *Eur J Ophthalmol.* 2001;11(1):47-52.

41. Gulati V, Fan S, Gardner BJ, et al. Mechanism of action of selective laser trabeculoplasty and predictors of response. *Invest Ophthalmol Vis Sci.* 2017;58(3):1462-1468.

42. Smith J. Argon laser trabeculoplasty: comparison of bichromatic and monochromatic wavelengths. *Ophthalmology.* 1984;91(4):355-360.

43. Ritch R. A new lens for argon laser trabeculoplasty. *Ophthalmic Surg.* 1985;16(5):331-332.

44. Wise JB. Errors in laser spot size in laser trabeculoplasty. *Ophthalmology.* 1984;91(2):186-190.

45. Iwasaki N, Takagi T, Lewis JM, Ohji M, Tano Y. The double-mirror gonioscopic lens for surgery of the anterior chamber angle. *Arch Ophthalmol.* 1997;115(10):1333-1335.

46. Blondeau P, Roberge JF, Asselin Y. Long-term results of low power, long duration laser trabeculoplasty. *Am J Ophthalmol.* 1987;104(4):339-342.

47. Brown RH, Shingleton BJ, Johnstone M, Crandall A, Robin A. Glaucoma laser treatment parameters and practices of ASCRS members – 1999 survey. American Society of Cataract and Refractive Surgery. *J Cataract Refract Surg.* 2000;26(5):755-765.

48. Rouhiainen H, Terasvirta M. The laser power needed for optimum results in argon laser trabeculoplasty. *Acta Ophthalmol.* 1986;64(3):254-257.

49. Rouhiainen H, Leino M, Terasvirta M. The effect of some treatment variables on long-term results of argon laser trabeculoplasty. *Ophthalmologica.* 1995;209(1):21-24.

50. Guzey M, Vural H, Satici A. Endothelin-1 increase in aqueous humour caused by frequency-doubled Nd:YAG laser trabeculoplasty in rabbits. *Eye (Lond).* 2001;15(6):781-785.

51. Threlkeld AB, Hertzmark E, Sturm RT, Epstein DL, Allingham RR. Comparative study of the efficacy of argon laser trabeculoplasty for exfoliation and primary open-angle glaucoma. *J Glaucoma.* 1996;5(5):311-316.

52. Schwartz LW, Spaeth GL, Traverso C, Greenidge KC. Variation of techniques on the results of argon laser trabeculoplasty. *Ophthalmology.* 1983;90(7):781-784.

53. Lustgarten J, Podos SM, Ritch R, et al. Laser trabeculoplasty. A prospective study of treatment variables. *Arch Ophthalmol.* 1984;102(4):517-519.

54. Grayson D, Chi T, Liebmann J, Ritch R. Initial argon laser trabeculoplasty to the inferior vs superior half of trabecular meshwork. *Arch Ophthalmol.* 1994;112(4):446-447.

55. Klein HZ, Shields MB, Ernest JT. Two-stage argon laser trabeculoplasty in open-angle glaucoma. *Am J Ophthalmol.* 1985;99(4):392-395.

56. Weinreb RN, Ruderman J, Juster R, Zweig K. Immediate intraocular pressure response to argon laser trabeculoplasty. *Am J Ophthalmol.* 1983;95(3):279-286.

57. Elsas T, Johnsen H, Brevik TA. The immediate pressure response to primary laser trabeculoplasty – a comparison of one- and two-stage treatment. *Acta Ophthalmol (Copenh).* 1989;67(6):664-668.

58. Krupin T, Kolker AE, Kass MA, Becker B. Intraocular pressure the day of argon laser trabeculoplasty in primary open-angle glaucoma. *Ophthalmology.* 1984;91(4):361-365.

59. The Glaucoma Laser Trial Research Group. The Glaucoma Laser Trial. I. Acute effects of argon laser trabeculoplasty on intraocular pressure. *Arch Ophthalmol.* 1989;107(8):1135-1142.

60. Mittra RA, Allingham RR, Shields MB. Follow-up of argon laser trabeculoplasty: is a day-one postoperative IOP check necessary? *Ophthalmic Surg Lasers.* 1995;26(5):410-413.

61. Kajiya S, Hayakawa K, Sawaguchi S. Clinical results of selective laser trabeculoplasty. *Jpn J Ophthalmol.* 2000;44(5):574-575.

62. Kano K, Kuwayama Y, Mizoue S, et al. Clinical results of selective laser trabeculoplasty [in Japanese]. *Nippon Ganka Gakkai Zasshi.* 1999;103(8):612-616.

63. Lanzetta P, Menchini U, Virgili G. Immediate intraocular pressure response to selective laser trabeculoplasty. *Br J Ophthalmol.* 1999;83(1):29-32.

64. Koss MC, March WF, Nordquist RE, Gherezghiher T. Acute intraocular pressure elevation produced by argon laser trabeculoplasty in the cynomolgus monkey. *Arch Ophthalmol.* 1984;102(11):1699-1703.

65. Hollo G. Membrane formation in the chamber angle after failure of argon laser trabeculoplasty. *Br J Ophthalmol.* 2000;84(6):673-674.

66. Hollo G, Lakatos P, Vargha P. Immediate increase in aqueous humour endothelin 1 concentration and intra-ocular pressure after argon laser trabeculoplasty in the rabbit. *Ophthalmologica.* 2000;214(4):292-295.

67. Fiore PM, Melamed S, Epstein DL. Trabecular precipitates and elevated intraocular pressure following argon laser trabeculoplasty. *Ophthalmic Surg.* 1989;20(10):697-701.

68. Mermoud A, Pittet N, Herbort CP. Inflammation patterns after laser trabeculoplasty measured with the laser flare meter. *Arch Ophthalmol.* 1992;110(3):368-370.

69. Ruderman JM, Zweig KO, Wilensky JT, Weinreb RN. Effects of corticosteroid pretreatment on argon laser trabeculoplasty. *Am J Ophthalmol.* 1983;96(1):84-89.

70. Weinreb RN, Robin AL, Baerveldt G, Drake MV, Bluementhal M, Wilensky J. Flurbiprofen pretreatment in argon laser trabeculoplasty for primary open-angle glaucoma. *Arch Ophthalmol.* 1984;102(11):1629-1632.

71. Pappas HR, Berry DP, Partamian L, Hertzmark E, Epstein DL. Topical indomethacin therapy before argon laser trabeculoplasty. *Am J Ophthalmol.* 1985;99(5):571-575.

72. Herbort CP, Mermoud A, Schnyder C, Pittet N. Anti-inflammatory effect of diclofenac drops after argon laser trabeculoplasty. *Arch Ophthalmol.* 1993;111(4):481-483.

73. Kim YY, Glover BK, Shin DH, Lee D, Frenkel RE, Abreu MM. Effect of topical anti-inflammatory treatment on the long-term outcome of laser trabeculoplasty. Fluorometholone-Laser Trabeculoplasty Study Group. *Am J Ophthalmol.* 1998;126(5):721-723.

74. Jinapriya D, D'Souza M, Hollands H, et al. Anti-inflammatory therapy after selective laser trabeculoplasty. A randomized, double-masked, placebo-controlled clinical trial. *Ophthalmology.* 2014;121(12):2356-2361.

75. Realini T, Charlton J, Hettlinger M. The impact of anti-inflammatory therapy on intraocular pressure reduction following selective laser trabeculoplasty. *Ophthalmic Surg Lasers Imaging.* 2010;41(1):100-103.

76. Damji KF, Shah KC, Rock WJ, Bains HS, Hodge WG. Selective laser trabeculoplasty v argon laser trabeculoplasty: a prospective randomised clinical trial. *Br J Ophthalmol.* 1999;83(6):718-722.

77. Hong C, Kitazawa Y, Tanishima T. Influence of argon laser treatment of glaucoma on corneal endothelium. *Jpn J Ophthalmol.* 1983;27(4):567-574.

78. Traverso C, Cohen EJ, Groden LR, Cassel GH, Laibson PR, Spaeth GL. Central corneal endothelial cell density after argon laser trabeculoplasty. *Arch Ophthalmol.* 1984;102(9):1322-1324.

79. Wood SD, Elam A, Moroi S. Rare corneal complication following selective laser trabeculoplasty. *Am J Ophthalmol Case Rep.* 2018;10:28-31.

80. Koller T, Sturmer J, Reme C, et al. Membrane formation in the chamber angle after failure of argon laser trabeculoplasty: analysis of risk factors. *Br J Ophthalmol.* 2000;84(1):48-53.

81. Schwartz AL, Van Veldhuisen PC, Gaasterland DE, et al. The Advanced Glaucoma Intervention Study (AGIS): 5. Encapsulated bleb after initial trabeculectomy. *Am J Ophthalmol.* 1999;127(1):8-19.

82. Schoenleber DB, Bellows AR, Hutchinson BT. Failed laser trabeculoplasty requiring surgery in open-angle glaucoma. *Ophthalmic Surg.* 1987;18(11):796-799.

83. Robin AL, Pollack IP, House B, Enger C. Effects of ALO 2145 on intraocular pressure following argon laser trabeculoplasty. *Arch Ophthalmol.* 1987;105(5):646-650.

84. Robin AL. Argon laser trabeculoplasty medical therapy to prevent the intraocular pressure rise associated with argon laser trabeculoplasty. *Ophthalmic Surg.* 1991;22(1):31-37.

85. Birt CM, Shin DH, Reed SY, McCarty B, Kim C, Frenkel RE. One vs. two doses of 1.0% apraclonidine for prophylaxis of intraocular pressure spike after argon laser trabeculoplasty. *Can J Ophthalmol.* 1995;30(5):266-269.

86. Threlkeld AB, Assalian AA, Allingham RR, Sheilds MB. Apraclonidine 0.5% versus 1% for controlling intraocular pressure elevation after argon laser trabeculoplasty. *Ophthalmic Surg Lasers.* 1996;27(8):657-660.

87. Allf BE, Shields MB. Early intraocular pressure response to laser trabeculoplasty 180 degrees without apraclonidine versus 360 degrees with apraclonidine. *Ophthalmic Surg.* 1991;22(9):539-542.

88. David R, Spaeth GL, Clevenger CE, et al. Brimonidine in the prevention of intraocular pressure elevation following argon laser trabeculoplasty. *Arch Ophthalmol.* 1993;111(10):1387-1390.

89. Barnes SD, Campagna JA, Dirks MS, et al. Control of intraocular pressure elevations after argon laser trabeculoplasty: comparison of brimonidine 0.2% to apraclonidine 1.0%. *Ophthalmology.* 1999;106(10):2033-2037.

90. Ofner S, Samples JR, van Buskirk EM. Pilocarpine and the increase in intraocular pressure after trabeculoplasty. *Am J Ophthalmol.* 1984;97(5):647-649.

91. Ren J, Shin DH, Chung HS, et al. Efficacy of apraclonidine 1% versus pilocarpine 4% for prophylaxis of intraocular pressure spike after argon laser trabeculoplasty. *Ophthalmology.* 1999;106(6):1135-1139.

92. Dapling RB, Cunliffe IA, Longstaff S. Influence of apraclonidine and pilocarpine alone and in combination on post laser trabeculoplasty pressure rise. *Br J Ophthalmol.* 1994;78(1):30-32.

93. Metcalfe TW, Etchells DE. Prevention of the immediate intraocular pressure rise following argon laser trabeculoplasty. *Br J Ophthalmol.* 1989;73(8):612-616.

94. Gelfand YA, Wolpert M. Effects of topical indomethacin pretreatment on argon laser trabeculoplasty: a randomised, double-masked study on black South Africans. *Br J Ophthalmol.* 1985;69(9):668-672.

95. Tuulonen A. The effect of topical indomethacin on acute pressure elevation of laser trabeculoplasty in capsular glaucoma. *Acta Ophthalmol.* 1985;63(2):245-249.

96. Hotchkiss ML, Robin AL, Pollack IP, Quigley HA. Nonsteroidal anti-inflammatory agents after argon laser trabeculoplasty. A trial with flurbiprofen and indomethacin. *Ophthalmology.* 1984;91(8):969-976.

97. Forbes M, Bansal RK. Argon laser goniophotocoagulation of the trabecular meshwork in open-angle glaucoma. *Trans Am Ophthalmol Soc.* 1981;79:257-275.

98. Pollack IP, Robin AL, Sax H. The effect of argon laser trabeculoplasty on the medical control of primary open-angle glaucoma. *Ophthalmology.* 1983;90(7):785-789.

99. Quaranta L, Ripandelli G, Manni GL, et al. Hypotensive effect of pilocarpine after argon laser trabeculoplasty. *J Glaucoma.* 1992;1(4):233-236.

100. Teus MA, Castejon MA, Calvo MA, Fagúndez MA. Ocular hypotensive effect of pilocarpine before and after argon laser trabeculoplasty. *Acta Ophthalmol Scand.* 1997;75(5):503-505.

101. Gracner T. Intraocular pressure response to selective laser trabeculoplasty in the treatment of primary open-angle glaucoma. *Ophthalmologica.* 2001;215(4):267-270.

102. Gracner T. Intraocular pressure response of capsular glaucoma and primary open-angle glaucoma to selective Nd:YAG laser trabeculoplasty: a prospective, comparative clinical trial. *Eur J Ophthalmol.* 2002;12(4):287-292.

103. Cvenkel B. One-year follow-up of selective laser trabeculoplasty in open-angle glaucoma. *Ophthalmologica.* 2004;218(1):20-25.

104. Brooks AM, Gillies WE. Do any factors predict a favourable response to laser trabeculoplasty? *Aust J Ophthalmol.* 1984;12(2):149-153.

105. Tuulonen A, Airaksinen PJ, Kuulasmaa K. Factors influencing the outcome of laser trabeculoplasty. *Am J Ophthalmol.* 1985;99(4):388-391.

106. The AGIS Investigators. The Advanced Glaucoma Intervention Study (AGIS): 11. Risk factors for failure of trabeculectomy and argon laser trabeculoplasty. *Am J Ophthalmol.* 2002;134(4):481-498.

107. Sharpe ED, Simmons RJ. Argon laser trabeculoplasty as a means of decreasing intraocular pressure from "normal" levels in glaucomatous eyes. *Am J Ophthalmol.* 1985;99(6):704-707.

108. Robin AL, Pollack IP. Argon laser trabeculoplasty in secondary forms of open-angle glaucoma. *Arch Ophthalmol.* 1983;101(3):382-384.

109. Lieberman MF, Hoskins HD Jr, Hetherington J Jr. Laser trabeculoplasty and the glaucomas. *Ophthalmology.* 1983;90(7):790-795.

110. Ritch R, Liebmann J, Robin A, et al. Argon laser trabeculoplasty in pigmentary glaucoma. *Ophthalmology.* 1993;100(6):909-913.

111. Rouhiainen HJ, Terasvirta ME, Tuovinen EJ. The effect of some treatment variables on the results of trabeculoplasty. *Arch Ophthalmol.* 1988;106(5):611-613.

112. Harasymowycz PJ, Papamatheakis DG, Latina M, et al. Selective laser trabeculoplasty (SLT) complicated by intraocular pressure elevation in eyes with heavily pigmented trabecular meshworks. *Am J Ophthalmol.* 2005;139(6):1110-1113.

113. Dreyer EB, Gorla M. Laser trabeculoplasty in the pseudophakic patient. *J Glaucoma.* 1993;2(4):313-315.

114. Fellman RL, Starita RJ, Spaeth GL, et al. Argon laser trabeculoplasty following failed trabeculectomy. *Ophthalmic Surg.* 1984;15(3):195-198.

115. Safran MJ, Robin AL, Pollack IP. Argon laser trabeculoplasty in younger patients with primary open-angle glaucoma. *Am J Ophthalmol.* 1984;97(3):292-295.

116. Liu Y, Birt CM. Argon versus selective laser trabeculoplasty in younger patients: 2-year results. *J Glaucoma.* 2012;21(2):112-115.

117. De Keyser M, De Belder M, De Groot V. Selective laser trabeculoplasty in pseudophakic and phakic eyes: a prospective study. *Int J Ophthalmol.* 2017;10(4):593-598.

118. Krupin T, Patkin R, Kurata FK, et al. Argon laser trabeculoplasty in black and white patients with primary open-angle glaucoma. *Ophthalmology.* 1986;93(6):811-816.

119. The AGIS Investigators. The Advanced Glaucoma Intervention Study (AGIS): 4. Comparison of treatment outcomes within race. Seven-year results. *Ophthalmology.* 1998;105(7):1146-1164.

120. The AGIS Investigators. The Advanced Glaucoma Intervention Study (AGIS): 9. Comparison of glaucoma outcomes in black and white patients within treatment groups. *Am J Ophthalmol.* 2001;132(3):311-320.

121. Ticho U, Nesher R. Laser trabeculoplasty in glaucoma. Ten-year evaluation. *Arch Ophthalmol.* 1989;107(6):844-846.

122. Shingleton BJ, Richter CU, Dharma SK, et al. Long-term efficacy of argon laser trabeculoplasty. A 10-year follow-up study. *Ophthalmology.* 1993;100(9):1324-1329.

123. Rodrigues MM, Spaeth GL, Moster M, Thomas G, Hackett J. Histopathology of neodymium:YAG laser iridectomy in humans. *Ophthalmology.* 1985;92(12):1696-1700.

124. Feldman RM, Katz LJ, Spaeth GL, Crapotta JA, Fahmy IA, Ali MA. Long-term efficacy of repeat argon laser trabeculoplasty. *Ophthalmology.* 1991;98(7):1061-1065.

125. Garcia GS, Garcia DS. Is it useful to repeating trabeculoplasty? [in Spanish]. *Arch Soc Esp Oftalmol.* 2000;75(12):803-806.

126. Hong BK, Winer JC, Martone JF, Wand M, Altman B, Sheilds B. Repeat selective laser trabeculoplasty. *J Glaucoma.* 2009;18(3):180-183.

127. Birt CM. Selective laser trabeculoplasty retreatment after prior argon laser trabeculoplasty: 1-year results. *Can J Ophthalmol.* 2007;42(5): 715-719.

128. Latina MA, Tumbocon JA. Selective laser trabeculoplasty: a new treatment option for open angle glaucoma. *Curr Opin Ophthalmol.* 2002;13(2):94-96.

129. Schwartz AL, Wilson MC, Schwartz LW. Efficacy of argon laser trabeculoplasty in aphakic and pseudophakic eyes. *Ophthalmic Surg Lasers.* 1997;28(3):215-218.

130. Van Meter WS, Allen RC, Waring GO III, et al. Laser trabeculoplasty for glaucoma in aphakic and pseudophakic eyes after penetrating keratoplasty. *Arch Ophthalmol.* 1988;106(2):185-188.

131. Sherwood MB, Lattimer J, Hitchings RA. Laser trabeculoplasty as supplementary treatment for primary open angle glaucoma. *Br J Ophthalmol.* 1987;71(3):188-191.

132. Rosenthal AR, Chaudhuri PR, Chiapella AP. Laser trabeculoplasty primary therapy in open-angle glaucoma. A preliminary report. *Arch Ophthalmol.* 1984;102(5):699-701.

133. Tuulonen A, Koponen J, Alanko HI, Airaksinen PJ. Laser trabeculoplasty versus medication treatment as primary therapy for glaucoma. *Acta Ophthalmol (Copenh).* 1989;67(3):275-280.

134. The Glaucoma Laser Trial Research Group. The Glaucoma Laser Trial (GLT) and Glaucoma Laser Trial Follow-up Study: 7. Results. *Am J Ophthalmol.* 1995;120(6):718-731.

135. Nagar M, Ogunyomade A, O'Brart DP, Howes F, Marshall J. A randomised, prospective study comparing selective laser trabeculoplasty with latanoprost for the control of intraocular pressure in ocular hypertension and open angle glaucoma. *Br J Ophthalmol.* 2005;89(11):1413-1417.

136. Katz LJ, Steinmann WC, Kabir A, et al. Selective laser trabeculoplasty versus medical therapy as initial treatment of glaucoma: a prospective, randomized trial. *J Glaucoma.* 2012;21(7):460-468.

137. Damji KF, Bovell AM, Hodge WG, et al. Selective laser trabeculoplasty versus argon laser trabeculoplasty: results from a 1-year randomised clinical trial. *Br J Ophthalmol.* 2006;90(12):1490-1494.

138. Juzych MS, Chopra V, Banitt MR, et al. Comparison of long-term outcomes of selective laser trabeculoplasty versus argon laser trabeculoplasty in open-angle glaucoma. *Ophthalmology.* 2004;111(10):1853-1859.

139. Prasad N, Murthy S, Dagianis JJ, Latina MA. A comparison of the intervisit intraocular pressure fluctuation after 180 and 360 degrees of selective laser trabeculoplasty (SLT) as a primary therapy in primary open angle glaucoma and ocular hypertension. *J Glaucoma.* 2009;18(2):157-160.

140. Hogan MJ, Schwartz A. Experimental photocoagulation of the iris of Guinea pigs: a pilot study. *Am J Ophthalmol.* 1960;49:629-630.

141. Flocks M, Zweng HC. Laser coagulation of ocular tissues. *Arch Ophthalmol.* 1964;72:604-611.

142. Snyder WB. Laser coagulation of the anterior segment: 1. Experimental laser iridotomy. *Arch Ophthalmol.* 1967;77(1):93-98.

143. Hallman DL, Perkins ES, Watts GK, Wheeler CB. Laser irradiation of the anterior segment of the eye – rabbit eyes. *Exp Eye Res.* 1968;7(4):481-486.

144. Hallman VL, Perkins ES, Watts GK, et al. Laser irradiation of the anterior segment of the eye. II: Monkey eyes. *Exp Eye Res.* 1969;8(1):1-4.

145. Khuri CH. Argon laser iridectomies. *Am J Ophthalmol.* 1973;76(4):490-493.

146. Anderson DR, Forster RK, Lewis ML. Laser iridotomy for aphakic pupillary block. *Arch Ophthalmol.* 1975;93(5):343-346.

147. Pollack IP, Patz A. Argon laser iridotomy: an experimental and clinical study. *Ophthalmic Surg.* 1976;7(1):22-30.

148. Pollack IP. Use of argon laser energy to produce iridotomies. *Trans Am Ophthalmol Soc.* 1979;77:674-706.

149. Podos SM, Kels BD, Moss AP, Ritch R, Anders MD. Continuous wave argon laser iridectomy in angle-closure glaucoma. *Trans Am Ophthalmol Soc.* 1979;77:51-62.

150. Yassur Y, Melamed S, Cohen S, Ben-Sira I. Laser iridotomy in closed-angle glaucoma. *Arch Ophthalmol.* 1979;97(10):1920-1921.

151. Pollack IP. Use of argon laser energy to produce iridotomies. *Ophthalmic Surg.* 1980;11(8):506-515.

152. Quigley HA. Long-term follow-up of laser iridotomy. *Ophthalmology.* 1981;88(3):218-224.

153. Schwartz LW, Rodrigues MM, Spaeth GL, Streeten B, Douglas C. Argon laser iridotomy in the treatment of patients with primary angle-closure or pupillary block glaucoma: a clinicopathologic study. *Ophthalmology.* 1978;85(3):294-309.

154. Latina MA, Puliafito CA, Steinert RR, Epstein DL. Experimental iridotomy with the Q-switched neodymium-YAG laser. *Arch Ophthalmol.* 1984;102(8):1211-1213.

155. Klapper RM. Q-switched neodymium:YAG laser iridotomy. *Ophthalmology.* 1984;91(9):1017-1021.

156. Robin AL, Pollack IP. A comparison of neodymium: YAG and argon laser iridotomies. *Ophthalmology.* 1984;91(9):1011-1016.

157. McAllister JA, Schwartz LW, Moster M, Spaeth GL. Laser peripheral iridectomy comparing Q-switched neodymium YAG with argon. *Trans Ophthalmol Soc UK.* 1985;104(1):67-69.

158. Pollack IP, Robin AL, Dragon DM, et al. Use of the neodymium:YAG laser to create iridotomies in monkeys and humans. *Trans Am Ophthalmol Soc.* 1984;82:307-328.

159. Vernon SA, Cheng H. Freeze frame analysis on high speed cinematography of Nd/YAG laser explosions in ocular tissues. *Br J Ophthalmol.* 1986;70(5):321-325.

160. Goldberg MF, Tso MO, Mirolovich M. Histopathological characteristics of neodymium-YAG laser iridotomy in the human eye. *Br J Ophthalmol.* 1987;71(8):623-628.

161. Robin AL, Arkell S, Gilbert SM, Goossens AA, Werner RP, Korshin OM. Q-switched neodymium-YAG laser iridotomy. A field trial with a portable laser system. *Arch Ophthalmol.* 1986;104(4):526-530.

162. Abraham RK. Protocol for single-session argon laser iridectomy for angle-closure glaucoma. *Int Ophthalmol Clin.* 1981;21(1):145-166.

163. Wise JB, Munnerlyn CR, Erickson PJ. A high-efficiency laser iridotomy-sphincterotomy lens. *Am J Ophthalmol.* 1986;101(5):546-553.

164. Ritch R. Argon laser treatment for medically unresponsive attacks of angle-closure glaucoma. *Am J Ophthalmol.* 1982;94(2):197-204.

165. Lewis R, Perkins TW, Gangnon R, Kaufman PL, Heatley GA. The rarity of clinically significant rise in intraocular pressure after laser peripheral iridotomy with apraclonidine. *Ophthalmology.* 1998;105(12):2256-2259.

166. Krupin T, Stank T, Feitl ME. Apraclonidine pretreatment decreases the acute intraocular pressure rise after laser trabeculoplasty or iridotomy. *J Glaucoma.* 1992;1(2):79-86.

167. Murphy PH, Trope GE. Monocular blurring. A complication of YAG laser iridotomy. *Ophthalmology.* 1991;98(10):1539-1542.

168. Vera V, Naqui A, Belovay GW, Varma DK, Ahmed II. Dysphotopsia after temporal versus superior laser peripheral iridotomy: a prospective randomized paired eye trial. *Am J Ophthalmol.* 2014;157(5):929-935.

169. Hoskins HD, Migliazzo CV. Laser iridectomy – a technique for blue irises. *Ophthalmic Surg.* 1984;15(6):488-490.

170. Abraham RK. Procedure for outpatient argon laser iridectomies for angle-closure glaucoma. *Int Ophthalmol Clin.* 1976;16(4):1-14.

171. Harrad RA, Stannard KP, Shilling JS. Argon laser iridotomy. *Br J Ophthalmol.* 1985;69(5):368-372.

172. Mandelkorn RM, Mendelsohn AD, Olander KW, Zimmerman TJ. Short exposure times in argon laser iridotomy. *Ophthalmic Surg.* 1981;12(11):805-809.

173. Kolker AE. Techniques of argon laser iridectomy. *Trans Am Ophthalmol Soc.* 1984;82:302-306.

174. Stetz D, Smith H Jr, Ritch R. A simplified technique for laser iridectomy in blue irides. *Am J Ophthalmol.* 1983;96(2):249-251.

175. Fleck BW. How large must an iridotomy be? *Br J Ophthalmol.* 1990;74(10):583-588.

176. Fleck BW, Fairley E, Wright E. A photometric study of the effect of pupil dilatation on Nd:YAG laser iridotomy area. *Br J Ophthalmol.* 1992;76(11):678-680.

177. Damerow A, Utermann D. Combined thermal-photodisruptive iridotomy using the argon and neodymium:YAG laser [in German]. *Klin Monatsbl Augenheilkd.* 1989;195(2):61-67.

178. Goins K, Schmeisser E, Smith T. Argon laser pretreatment in Nd:YAG iridotomy. *Ophthalmic Surg.* 1990;21(7):497-500.

179. Ho T, Fan R. Sequential argon-YAG laser iridotomies in dark irides. *Br J Ophthalmol.* 1992;76(6):329-331.

180. Wise JB. Low-energy linear-incision neodymium:YAG laser iridotomy versus linear-incision argon laser iridotomy. A prospective clinical investigation. *Ophthalmology.* 1987;94(12):1531-1537.

181. Rol P, Kwasniewska S, van der Zypen E, Fankhauser F. Transscleral iridotomy using a neodymium:YAG laser operated both with standard equipment and an optical fiber system – a preliminary report: Part I – optical system and biomicroscopic results. *Ophthalmic Surg.* 1987;18(3):176-182.

182. Oram O, Gross RL, Severin TD, Orengo-Nania S, Feldman RM. Picosecond neodymium:yttrium lithium fluoride (Nd:YLF) laser peripheral iridotomy. *Am J Ophthalmol.* 1995;119(4):408-414.

183. Emoto I, Okisaka S, Nakajima A. Diode laser iridotomy in rabbit and human eyes. *Am J Ophthalmol.* 1992;113(3):321-327.

184. Bonney CH, Gaasterland DE. Low-energy, Q-switched ruby laser iridotomies in *Macaca mulatta*. *Invest Ophthalmol Vis Sci.* 1979;18(3):278-287.

185. Bass MS, Cleary CV, Perkins ES, Wheeler CB. Single treatment laser iridotomy. *Br J Ophthalmol.* 1979;63(1):29-30.

186. Abreu MM, Sierra RA, Netland PA. Diode laser-pumped, frequency-doubled neodymium:YAG laser peripheral iridotomy. *Ophthalmic Surg Lasers.* 1997;28(4):305-310.

187. Robin AL, Pollack IP. Argon laser peripheral iridotomies in the treatment of primary angle closure glaucoma. Long-term follow-up. *Arch Ophthalmol.* 1982;100(6):919-923.

188. Aung T, Ang LP, Chan SP, Chew PT. Acute primary angle-closure: long-term intraocular pressure outcome in Asian eyes. *Am J Ophthalmol.* 2001;131(1):7-12.

189. Hsiao CH, Hsu CT, Shen SC, Chen HS. Mid-term follow-up of Nd:YAG laser iridotomy in Asian eyes. *Ophthalmic Surg Lasers Imaging.* 2003;34(4):291-298.

190. Gazzard G, Friedman DS, Devereux JG, Chew P, Seah SK. A prospective ultrasound biomicroscopy evaluation of changes in anterior segment morphology after laser iridotomy in Asian eyes. *Ophthalmology.* 2003;110(3):630-638.

191. Lowe RF. Acute angle-closure glaucoma: the second eye: an analysis of 200 cases. *Br J Ophthalmol.* 1962;46(11):641-650.

192. Benedikt O. Preventative iridectomy in the partner eye following angle block glaucoma. *Klin Monatsbl Augenheilkd.* 1970;156(1):80-96.

193. Edwards RS. Behavior of the fellow eye in acute angle-closure glaucoma. *Br J Ophthalmol.* 1982;66(9):576-579.

194. Thomas R, Arun T, Muliyil J, George R. Outcome of laser peripheral iridotomy in chronic primary angle closure glaucoma. *Ophthalmic Surg Lasers.* 1999;30(7):547-553.

195. Rosman M, Aung T, Ang LP, Chew PT, Liebmann JM, Ritch R. Chronic angle-closure with glaucomatous damage: long-term clinical course in a North American population and comparison with an Asian population. *Ophthalmology.* 2002;109(12):2227-2231.

196. Saw SM, Gazzard G, Friedman DS. Interventions for angle-closure glaucoma: an evidence-based update. *Ophthalmology.* 2003;110(10):1869-1878; quiz 1878-1879, 1930.

197. Ang LP, Aung T, Chew PT. Acute primary angle closure in an Asian population: long-term outcome of the fellow eye after prophylactic laser peripheral iridotomy. *Ophthalmology.* 2000;107(11):2092-2096.

198. Rodrigues MM, Streeten B, Spaeth GL, et al. Argon laser iridotomy on primary angle closure or pupillary block glaucoma. *Arch Ophthalmol.* 1978;96(12):2222-2230.

199. Richardson TM, Brown SV, Thomas JV, Simmons RJ. Shock-wave effect on anterior segment structures following experimental neodymium:YAG laser iridectomy. *Ophthalmology.* 1985;92(10):1387-1395.

200. Prum BE Jr, Shields SR, Shields MB, Hickingbotham D, Chandler DB. In vitro videographic comparison of argon and Nd:YAG laser iridotomy. *Am J Ophthalmol.* 1991;111(5):589-594.

201. Del Priore LV, Robin AL, Pollack IP. Neodymium:YAG and argon laser iridotomy. Long-term follow-up in a prospective, randomized clinical trial. *Ophthalmology.* 1988;95(9):1207-1211.

202. Robin AL, Pollack IP. Q-switched neodymium-YAG laser iridotomy in patients in whom the argon laser fails. *Arch Ophthalmol.* 1986;104(4):531-535.

203. Krupin T, Stone RA, Cohen BH, Kolker AE, Kass E. Acute intraocular pressure response to argon laser iridotomy. *Ophthalmology.* 1985;92(7):922-926.

204. Taniguchi T, Rho SH, Gotoh Y, et al. Intraocular pressure rise following Q-switched neodymium:YAG laser iridectomy. *Ophthalmol Laser Ther.* 1987;2:99.

205. Wetzel W. Ocular aqueous humor dynamics after photodisruptive laser surgery procedures. *Ophthalmic Surg.* 1994;25(5):298-302.

206. Joo CK, Kim JH. Prostaglandin E in rabbit aqueous humor after Nd-YAG laser photodisruption of iris and the effect of topical indomethacin pretreatment. *Invest Ophthalmol Vis Sci.* 1992;33(5):1685-1689.

207. Sanders DR, Joondeph B, Hutchins R, Schwartz D, Yeh T, Peyman GA. Studies on the blood-aqueous barrier after argon laser photocoagulation of the iris. *Ophthalmology.* 1983;90(2):169-174.

208. Schrems W, van Dorp HP, Wendel M, Krieglstein GK. The effect of YAG laser iridotomy on the blood aqueous barrier in the rabbit. *Graefes Arch Clin Exp Ophthalmol.* 1984;221(4):179-181.

209. Robin AL, Pollack IP, Quigley HA, D'Anna S, Addicks EM. Histologic studies of angle structures after laser iridotomy in primates. *Arch Ophthalmol.* 1982;100(10):1665-1670.

210. Liu CJ, Cheng CY, Chiang SC, et al. Use of latanoprost to reduce acute intraocular pressure rise following neodymium:YAG laser iridotomy. *Acta Ophthalmol Scand.* 2002;80(3):282-286.

211. Margo CE, Lessner A, Goldey SH, Sherwood M. Lens-induced endophthalmitis after Nd:YAG laser iridotomy. *Am J Ophthalmol.* 1992;113(1):97-98.

212. Choplin NT, Bene CH. Cystoid macular edema following laser iridotomy. *Ann Ophthalmol.* 1983;15(2):172-173.

213. Geyer O, Mayron Y, Rothkoff L, Lazar M. Pigmented pupillary pseudomembranes as a complication of argon laser iridotomy. *Ophthalmic Surg.* 1991;22(3):162-164.

214. Schwartz LW, Moster MR, Spaeth GL, Wilson RP, Poryzees E. Neodymium-YAG laser iridectomies in glaucoma associated with closed or occludable angles. *Am J Ophthalmol.* 1986;102(1):41-44.

215. Brainard JO, Landers JH, Shock JP. Recurrent angle closure glaucoma following a patent 75-micron laser iridotomy: a case report. *Ophthalmic Surg.* 1982;13(12):1030-1032.

216. Sachs SW, Schwartz B. Enlargement of laser iridotomies over time. *Br J Ophthalmol.* 1984;68(8):570-573.

217. Hirst LW, Robin AL, Sherman S, Green WR, D'Anna S, Dunkelberger G. Corneal endothelial changes after argon-laser iridotomy and panretinal photocoagulation. *Am J Ophthalmol.* 1982;93(4):473-481.

218. Smith J, Whitted P. Corneal endothelial changes after argon laser iridotomy. *Am J Ophthalmol.* 1984;98(2):153-156.

219. Panek WC, Lee DA, Christensen RE. The effects of Nd:YAG laser iridotomy on the corneal endothelium. *Am J Ophthalmol.* 1991;111(4):505-507.

220. Wu SC, Jeng S, Huang SC, Lin SM. Corneal endothelial damage after neodymium:YAG laser iridotomy. *Ophthalmic Surg Lasers.* 2000;31(5):411-416.

221. Schwartz AL, Martin NF, Weber PA. Corneal decompensation after argon laser iridectomy. *Arch Ophthalmol.* 1988;106(11):1572-1574.

222. Liu DT, Lai JS, Lam DS. Descemet membrane detachment after sequential argon-neodymium:YAG laser peripheral iridotomy. *Am J Ophthalmol.* 2002;134(4):621-622.

223. Hodes BL, Bentivegna JF, Weyer NJ. Hyphema complicating laser iridotomy. *Arch Ophthalmol.* 1982;100(6):924-925.

224. Rubin L, Arnett J, Ritch R. Delayed hyphema after argon laser iridectomy. *Ophthalmic Surg.* 1984;15(10):852-853.

225. Yamamoto T, Shirato S, Kitazawa Y. Treatment of primary angle-closure glaucoma by argon laser iridotomy: a long-term follow-up. *Jpn J Ophthalmol.* 1985;29(1):1-12.

226. Welch DB, Apple DJ, Mendelsohn AD, Reidy JJ, Chalkley TH, Wilensky JT. Lens injury following iridotomy with a Q-switched neodymium-YAG laser. *Arch Ophthalmol.* 1986;104(1):123-125.

227. Wollensak G, Eberwein P, Funk J. Perforation rosette of the lens after Nd:YAG laser iridotomy. *Am J Ophthalmol.* 1997;123(4):555-557.

228. Berger CM, Lee DA, Christensen RE. Anterior lens capsule perforation and zonular rupture after Nd:YAG laser iridotomy. *Am J Ophthalmol.* 1989;107(6):674-675.

229. Seedor JA, Greenidge KC, Dunn MW. Neodymium:YAG laser iridectomy and acute cataract formation in the rabbit. *Ophthalmic Surg.* 1986;17(8):478-482.

230. Higginbotham EJ, Ogura Y. Lens clarity after argon and neodymium-YAG laser iridotomy in the rabbit. *Arch Ophthalmol.* 1987;105(4):540-541.

231. Gaasterland DE, Rodrigues MM, Thomas G. Threshold for lens damage during Q-switched Nd:YAG laser iridectomy. A study of rhesus monkey eyes. *Ophthalmology.* 1985;92(11):1616-1623.

232. Lim LS, Husain R, Gazzard G, Seah SK, Aung T. Cataract progression after prophylactic laser peripheral iridotomy. Potential implications for the prevention of glaucoma blindness. *Ophthalmology.* 2005;112(8):1355-1359.

233. Anderson DR, Knighton RW, Feuer WJ. Evaluation of phototoxic retinal damage after argon laser iridotomy. *Am J Ophthalmol.* 1989;107(4):398-402.

234. Karmon G, Savir H. Retinal damage after argon laser iridotomy. *Am J Ophthalmol.* 1986;101(5):554-560.

235. Berger BB. Foveal photocoagulation from laser iridotomy. *Ophthalmology.* 1984;91(9):1029-1033.

236. Thach AB, Lopez PF, Snady-McCoy LC, Golub BM, Frambach DA. Accidental Nd:YAG laser injuries to the macula. *Am J Ophthalmol.* 1995;119(6):767-773.

237. Bongard B, Pederson JE. Retinal burns from experimental laser iridotomy. *Ophthalmic Surg.* 1985;16(1):42-44.

238. Karjalainen K, Laatikainen L, Raitta C. Bilateral nonrhegmatogenous retinal detachment following neodymium-YAG laser iridotomies. *Arch Ophthalmol.* 1986;104(8):1134.

239. Cashwell LF, Martin TJ. Malignant glaucoma after laser iridotomy. *Ophthalmology.* 1992;99(5):651-658.

240. Aminlari A, Sassani JW. Simultaneous bilateral malignant glaucoma following laser iridotomy. *Graefes Arch Clin Exp Ophthalmol.* 1993;231(1):12-14.

241. Kiage D, Damji KF. Laser surgery for glaucoma. *Tech Ophthalmol.* 2008;6(3):76-82.

242. Sassani JW, Ritch R, McCormick S, et al. Histopathology of argon laser peripheral iridoplasty. *Ophthalmic Surg.* 1993;24(11):740-745.

243. Weiss HS, Shingleton BJ, Goode SM, Bellows AR, Richter CU. Argon laser gonioplasty in the treatment of angle-closure glaucoma. *Am J Ophthalmol.* 1992;114(1):14-18.

244. Wand M. Argon laser gonioplasty for synechial angle closure. *Arch Ophthalmol.* 1992;110(3):363-367.

245. Lai JS, Tham CC, Chua JK, Lam DS. Immediate diode laser peripheral iridoplasty as treatment of acute attack of primary angle closure glaucoma: a preliminary study. *J Glaucoma.* 2001;10(2):89-94.

246. Lam DS, Lai JS, Tham CC, Chua JK, Poon AS. Argon laser peripheral iridoplasty versus conventional systemic medical therapy in treatment of acute primary angle-closure glaucoma: a prospective, randomized, controlled trial. *Ophthalmology.* 2002;109(9):1591-1596.

247. Kimbrough RL, Trempe CS, Brockhurst RJ, Simmons RJ. Angle-closure glaucoma in nanophthalmos. *Am J Ophthalmol.* 1979;88(3 pt 2):572-579.

248. Burton TC, Folk JC. Laser iris retraction for angle-closure glaucoma after retinal detachment surgery. *Ophthalmology.* 1988;95(6):742-748.

249. Francis BA, Pouw A, Jenkins D, et al. Endoscopic cycloplasty (ECPL) and lens extraction in the treatment of severe plateau iris syndrome. *J Glaucoma.* 2016;25:e128-e133.

250. Hollander DA, Pennesi ME, Alvarado JA. Management of plateau iris syndrome with cataract extraction and endoscopic cyclophotocoagulation. *Exp Eye Res.* 2017;158:190-194.

251. Patti JC, Cinotti AA. Iris photocoagulation therapy of aphakic pupillary block. *Arch Ophthalmol.* 1975;93(5):347-348.

252. Theodossiadis GP. Pupilloplasty in aphakic and pseudophakic pupillary block glaucoma. *Trans Ophthalmol Soc UK.* 1985;104(2):137-141.

253. Wise JB. Iris sphincterotomy, iridotomy, and synechiotomy by linear incision with the argon laser. *Ophthalmology.* 1985;92(5):641-645.

254. Vangelova A. ND YAG laser impact for creating a pupil [in Bulgarian]. *Khirurgiia (Sofiia).* 2001;57(1-2):59-61.

255. Salmon JF. Long-term intraocular pressure control after Nd-YAG laser iridotomy in chronic angle-closure glaucoma. *J Glaucoma.* 1993;2(4):291-296.

256. Buckley SA, Reeves B, Burdon M, et al. Acute angle closure glaucoma: relative failure of YAG iridotomy in affected eyes and factors influencing outcome. *Br J Ophthalmol.* 1994;78(7):529-533.

257. Chandler PA. Peripheral iridectomy. *Arch Ophthalmol.* 1964;72:804-807.

258. Freeman LB, Ridgway AE. Peripheral iridectomy via a corneal section: a follow-up study. *Ophthalmic Surg.* 1979;10(5):53-57.

259. Curran RE. Surgical management of iria bombé. *Arch Ophthalmol.* 1973;90(6):464-465.

260. Hoffer KJ. Pigment vacuum iridectomy for phakic refractive lens implantation. *J Cataract Refract Surg.* 2001;27(8):1166-1168.

261. King JH, Wadsworth JA. *An Atlas of Ophthalmic Surgery.* Philadelphia, PA: J.B. Lippincott & Co; 1970.

262. Kass MA, Hersh SB, Albert DM. Experimental iridectomy with bipolar microcautery. *Am J Ophthalmol.* 1976;81(4):451-454.

263. Tessler HH, Peyman GA, Huamonte F, Menachof I. Argon laser iridotomy in incomplete peripheral iridectomy. *Am J Ophthalmol.* 1975;79(6):1051-1052.

264. Feibel RM, Bigger JF, Smith ME. Intralenticular hemorrhage following iridectomy. *Arch Ophthalmol.* 1972;87(1):36-38.

265. Go FJ, Kitazawa Y. Complications of peripheral iridectomy in primary angle-closure glaucoma. *Jpn J Ophthalmol.* 1981;25:222.

266. Floman N, Berson D, Landau L. Peripheral iridectomy in closed angle glaucoma – late complications. *Br J Ophthalmol.* 1977;61(2):101-104.

267. Krupin T, Mitchell KB, Johnson MF, Becker B. The long-term effects of iridectomy for primary acute angle-closure glaucoma. *Am J Ophthalmol.* 1978;86(4):506-509.

268. Burian HM. A case of Marfan's syndrome with bilateral glaucoma. With description of a new type of operation for developmental glaucoma (trabeculotomy ab externo). *Am J Ophthalmol.* 1960;50:1187-1192.

269. Smith R. A new technique for opening the canal of Schlemm. Preliminary report. *Br J Ophthalmol.* 1960;44:370-373.

270. Harms H, Dannheim R. Trabeculotomy results and problems. In: MacKensen G, ed. *Microsurgery in Glaucoma.* Basel, Switzerland: S. Karger; 1970:121.

271. Meyer G, Schwenn O, Pfeiffer N, Grehn F. Trabeculotomy in congenital glaucoma. *Graefes Arch Clin Exp Ophthalmol.* 2000;238(3):207-213.

272. McPherson SD Jr. Results of external trabeculotomy. *Am J Ophthalmol.* 1973;76(6):918-920.

273. Allen L, Burian HM. Trabeculotomy ab externo. A new glaucoma operation: technique and results of experimental surgery. *Am J Ophthalmol.* 1962;53:19-26.

274. Kong L, Yang S, Kong Z. Treatment of congenital glaucoma with trabeculotomy [in Chinese]. *Zhonghua Yan Ke Za Zhi.* 1997;33(3):169-172.

275. Filous A, Brunova B. Results of the modified trabeculotomy in the treatment of primary congenital glaucoma. *J AAPOS.* 2002;6(3):182-186.

276. Beck AD, Lynch MG. 360 degrees trabeculotomy for primary congenital glaucoma. *Arch Ophthalmol.* 1995;113(9):1200-1202.

277. Gloor BR. Risks of 360 degree suture trabeculotomy [in German]. *Ophthalmologe.* 1998;95(2):100-103.

278. Mandal AK. Primary combined trabeculotomy-trabeculectomy for early-onset glaucoma in Sturge-Weber syndrome. *Ophthalmology.* 1999;106(8):1621-1627.

279. Mandal AK, Naduvilath TJ, Jayagandan A. Surgical results of combined trabeculotomy-trabeculectomy for developmental glaucoma. *Ophthalmology.* 1998;105(6):974-982.

280. Mandal AK, Bhatia PG, Gothwal VK, et al. Safety and efficacy of simultaneous bilateral primary combined trabeculotomy-trabeculectomy for developmental glaucoma. *Indian J Ophthalmol.* 2002;50(1):13-19.

281. Luke C, Dietlein TS, Jacobi PC, Konen W, Krieglstein GK. Combined deep sclerectomy and trabeculotomy in congenital glaucoma with complications [in German]. *Ophthalmologe.* 2003;100(3):230-233.

282. Mullaney PB, Selleck C, Al-Awad A, Al-Mesfer S, Zwaan J. Combined trabeculotomy and trabeculectomy as an initial procedure in uncomplicated congenital glaucoma. *Arch Ophthalmol.* 1999;117(4):457-460.

283. Kubota T, Touguri I, Onizuka N, Matsuura T. Phacoemulsification and intraocular lens implantation combined with trabeculotomy for open-angle glaucoma and coexisting cataract. *Ophthalmologica.* 2003;217(3):204-207.

284. Tanito M, Ohira A, Chihara E. Surgical outcome of combined trabeculotomy and cataract surgery. *J Glaucoma.* 2001;10(4):302-308.

285. Hoffmann E, Schwenn O, Karallus M, Krummenauer F, Grehn F, Pfeiffer N. Long-term results of cataract surgery combined with trabeculotomy. *Graefes Arch Clin Exp Ophthalmol.* 2002;240(1):2-6.

286. Tanito M, Ohira A, Chihara E. Factors leading to reduced intraocular pressure after combined trabeculotomy and cataract surgery. *J Glaucoma.* 2002;11(1):3-9.

287. Inatani M, Tanihara H, Muto T, et al. Transient intraocular pressure elevation after trabeculotomy and its occurrence with phacoemulsification and intraocular lens implantation. *Jpn J Ophthalmol.* 2001;45(3):288-292.

288. Honjo M, Tanihara H, Inatani M, et al. Phacoemulsification, intraocular lens implantation, and trabeculotomy to treat exfoliation syndrome. *J Cataract Refract Surg.* 1998;24(6):781-786.

289. Tanito M, Park M, Nishikawa M, Ohira A, Chihara E. Comparison of surgical outcomes of combined viscocanalostomy and cataract surgery with combined trabeculotomy and cataract surgery. *Am J Ophthalmol.* 2002;134(4):513-520.

290. Mizoguchi T, Nagata M, Matsumura M, Kuroda S, Terauchi H, Tanihara H. Surgical effects of combined trabeculotomy and sinusotomy compared to trabeculotomy alone. *Acta Ophthalmol Scand.* 2000;78(2):191-195.

291. Kubota T, Takada Y, Inomata H. Surgical outcomes of trabeculotomy combined with sinusotomy for juvenile glaucoma. *Jpn J Ophthalmol.* 2001;45(5):499-502.

292. Ogawa T, Dake Y, Saitoh AK, et al. Improved nonpenetrating trabeculectomy with trabeculotomy. *J Glaucoma.* 2001;10(5):429-435.

293. Bietti GB, Quaranta CA. Indications for and results of irido-corneal angle incision. (Goniotomy, goniotrabeculotomy or trabeculectomy). *Trans Ophthalmol Soc NZ.* 1968;20(suppl):20.

294. Quaranta L, Hitchings RA, Quaranta CA. Ab-interno goniotrabeculotomy versus mitomycin C trabeculectomy for adult open-angle glaucoma: a 2-year randomized clinical trial. *Ophthalmology.* 1999;106(7):1357-1362.

295. Moses RA. Electrocautery puncture of the trabecular meshwork in enucleated human eyes. *Am J Ophthalmol.* 1971;72(6):1094-1096.

296. Maselli E, Sirellini M, Pruneri F, Galantino G. Diathermo – trabeculotomy ab externo. A new technique for opening the canal of Schlemm. *Br J Ophthalmol.* 1975;59(9):516-517.

297. Maselli E, Galantino G, Pruneri F, Sirellini M. Diathermo-trabeculotomy ab externo: indications and long-term results. *Br J Ophthalmol.* 1977;61(11):675-676.

298. Jocson VL. Air trabeculotomy. *Am J Ophthalmol.* 1975;79(1):107-111.

299. Skjaerpe F. Selective trabeculectomy. A report of a new surgical method for open angle glaucoma. *Acta Ophthalmol.* 1983;61(4):714-727.

300. Ferrari E, Bandello F, Ortolani F, et al. Ab-interno trabeculocanalectomy: surgical approach and histological examination. *Eur J Ophthalmol.* 2002;12(5):401-405.

301. Walker R, Specht H. Theoretical and physical aspects of excimer laser trabeculotomy (ELT) ab interno with the AIDA laser with a wave length of 308 mm [in German]. *Biomed Tech (Berl).* 2002;47(5):106-110.

302. Francis BA, See RF, Rao NA, Minckler DS, Baerveldt G. Ab interno trabeculectomy: development of a novel device (Trabectome) and surgery for open-angle glaucoma. *J Glaucoma.* 2006;15(1):68-73.

303. Fellman RL, Feuer WJ, Grover DS. Episcleral venous fluid wave correlates with Trabectome outcomes: intraoperative evaluation of the trabecular outflow pathway. *Ophthalmology.* 2015;122(12):2385-2391.e1.

304. Minckler DS, Baerveldt G, Alfaro MR, et al Clinical results with the Trabectome for treatment of open-angle glaucoma. *Ophthalmology.* 2005;112(6):962-967. Erratum in: *Ophthalmology.* 2005;112(9):1540.

305. Jea SY, Francis BA, Vakili G, Filippopoulos T, Rhee DJ. Ab interno trabeculectomy versus trabeculectomy for open-angle glaucoma. *Ophthalmology.* 2012;119:36-42.

306. Francis BA, Minckler D, Dustin L, et al. Combined cataract extraction and trabeculotomy by the internal approach for coexisting cataract and open-angle glaucoma: initial results. *J Cataract Refract Surg.* 2008;34(7):1096-1103.

307. Ahuja Y, Ma Khin Pyi S, Malihi M, Hodge DO, Sit AJ. Clinical results of ab interno trabeculotomy using the trabectome for open-angle glaucoma: the Mayo Clinic series in Rochester, Minnesota. *Am J Ophthalmol.* 2013;156(5):927-935.e922.

308. Luebke J, Boehringer D, Neuburger M, et al. Refractive and visual outcomes after combined cataract and trabectome surgery: a report on the possible influences of combining cataract and trabectome surgery on refractive and visual outcomes. *Graefes Arch Clin Exp Ophthalmol.* 2015;253(3):419-423.

309. Ahuja Y, Ma Khin Pyi S, Malihi M, Sit AJ. Delayed-onset symptomatic hyphema after ab interno trabeculotomy surgery. *Am J Ophthalmol.* 2012;154(3):476-480.e2.

310. Jea SY, Mosaed S, Vold SD, Rhee DJ. Effect of a failed trabectome on subsequent trabeculectomy. *J Glaucoma.* 2012;21(2):71-75.

311. Töteberg-Harms M, Rhee DJ. Selective laser trabeculoplasty following failed combined phacoemulsification cataract extraction and ab interno trabeculectomy. *Am J Ophthalmol.* 2013;156(5):936-940.e2.

312. Grieshaber MC, Pienaar A, Olivier J, Stegmann R. Clinical evaluation of the aqueous outflow system in primary open-angle glaucoma for canaloplasty. *Invest Ophthalmol Vis Sci.* 2010;51(3):1498-1504.

313. Lewis RA, von Wolff K, Tetz M, et al. Canaloplasty: circumferential viscodilation and tensioning of Schlemm's canal using a flexible microcatheter for the treatment of open-angle glaucoma in adults: interim clinical study analysis. *J Cataract Refract Surg.* 2007;33(7):1217-1226.

314. Lewis RA, von Wolff K, Tetz M, et al. Canaloplasty: circumferential viscodilation and tensioning of Schlemm canal using a flexible microcatheter for the treatment of open-angle glaucoma in adults: two-year interim clinical study results. *J Cataract Refract Surg.* 2009;35(5):814-884.

315. Shingleton B, Tetz M, Korber N. Circumferential viscodilation and tensioning of Schlemm canal (canaloplasty) with temporal clear corneal phacoemulsification cataract surgery for open-angle glaucoma and visually significant cataract: one-year results. *J Cataract Refract Surg.* 2008;34(3):433-440.

316. Gallardo MJ, Supnet RA, Ahmed II. Viscodilation of Schlemm's canal for the reduction of IOP via an ab-interno approach. *Clin Ophthalmol.* 2018;12:2149-2155.

317. Gaasterland DE, Bonney CH III, Rodrigues MM, et al. Long-term effects of Q-switched ruby laser on monkey anterior chamber angle. *Invest Ophthalmol Vis Sci.* 1985;26(2):129-135.

318. van der Zypen E, Fankhauser F. The ultrastructural features of laser trabeculopuncture and cyclodialysis. Problems related to successful treatment of chronic simple glaucoma. *Ophthalmologica.* 1979;179(4):189-200.

319. Melamed S, Pei J, Puliafito CA, et al. Q-switched neodymium-YAG laser trabeculopuncture in monkeys. *Arch Ophthalmol.* 1985;103(1):129-133.

320. Dutton GN, Allan D, Cameron SA. Pulsed neodymium-YAG laser trabeculotomy: energy requirements and replicability. *Br J Ophthalmol.* 1989;73(3):177-181.

321. Venkatesh S, Lee WR, Guthrie S, et al. An in-vitro morphological study of Q-switched neodymium/YAG laser trabeculotomy. *Br J Ophthalmol.* 1986;70(2):89-96.

322. Lee WR, Dutton GN, Cameron SA. Short-pulsed neodymium-YAG laser trabeculotomy. An in vivo morphological study in the human eye. *Invest Ophthalmol Vis Sci.* 1988;29(11):1698-1707.

323. Melamed S, Latina MA, Epstein DL. Neodymium:YAG laser trabeculopuncture in juvenile open-angle glaucoma. *Ophthalmology.* 1987;94(2):163-170.

324. Fukuchi T, Iwata K, Sawaguchi S, Nakayama T, Watanabe J. Nd:YAG laser trabeculopuncture (YLT) for glaucoma with traumatic angle recession. *Graefes Arch Clin Exp Ophthalmol.* 1993;231(10):571-576.

325. Melamed S, Ashkenazi I, Gutman I, Blumenthal M. Nd:YAG laser trabeculopuncture in angle-recession glaucoma. *Ophthalmic Surg.* 1992;23(1):31-35.

326. McHam ML, Eisenberg DL, Schuman JS, Wang N. Erbium:YAG laser trabecular ablation with a sapphire optical fiber. *Exp Eye Res.* 1997;65(2):151-155.

327. Herschler J, Davis EB. Modified goniotomy for inflammatory glaucoma. Histologic evidence for the mechanism of pressure reduction. *Arch Ophthalmol.* 1980;98(4):684-687.

328. Grover DS, Godfrey DG, Smith O, Feuer WJ, Montes de Oca I, Fellman RL. Gonioscopy-assisted transluminal trabeculotomy, ab interno trabeculotomy: technique report and preliminary results. *Ophthalmology.* 2014;121(4):855-861.

329. Grover DS, Smith O, Fellman RL, et al. Gonioscopy assisted transluminal trabeculotomy: an ab interno circumferential trabeculotomy for the treatment of primary congenital glaucoma and juvenile open angle glaucoma. *Br J Ophthalmol.* 2015;99(8):1092-1096.

330. McPherson SD Jr, McFarland D. External trabeculotomy for developmental glaucoma. *Ophthalmology.* 1980;87(4):302-305.

331. Quigley HA. Childhood glaucoma: results with trabeculotomy and study of reversible cupping. *Ophthalmology.* 1982;89(3):219-226.

332. McPherson SD Jr, Berry DP. Goniotomy vs external trabeculotomy for developmental glaucoma. *Am J Ophthalmol.* 1983;95(4):427-431.

333. Olsen KE, Huang AS, Wright MM. The efficacy of goniotomy/trabeculotomy in early-onset glaucoma associated with the Sturge-Weber syndrome. *J AAPOS.* 1998;2(6):365-368.

334. Anderson DR. Trabeculotomy compared to goniotomy for glaucoma in children. *Ophthalmology.* 1983;90(7):805-806.

335. Kjer B, Kessing SV. Trabeculotomy in juvenile primary open-angle glaucoma. *Ophthalmic Surg.* 1993;24(10):663-668.

336. Tanihara H, Negi A, Akimoto M, et al. Surgical effects of trabeculotomy ab externo on adult eyes with primary open angle glaucoma and exfoliation syndrome. *Arch Ophthalmol.* 1993;111(12):1653-1661.

337. Chihara E, Nishida A, Kodo M, et al. Trabeculotomy ab externo: an alternative treatment in adult patients with primary open-angle glaucoma. *Ophthalmic Surg.* 1993;24(11):735-739.

338. Adachi M, Dickens CJ, Hetherington J Jr, et al. Clinical experience of trabeculotomy for the surgical treatment of aniridic glaucoma. *Ophthalmology.* 1997;104(12):2121-2125.

339. Honjo M, Tanihara H, Inatani M, Honda Y. External trabeculotomy for the treatment of steroid-induced glaucoma. *J Glaucoma.* 2000;9(6):483-485.

340. Heine L. Die Cyklodialyse, eine neue Glaucomoperation. *Deutsche Med Wehnschr.* 1905;31:825.

341. Bill A. The routes for bulk drainage of aqueous humour in rabbits with and without cyclodialysis. *Doc Ophthalmol.* 1966;20:157-169.

342. Toris CB, Pederson JE. Effect of intraocular pressure on uveoscleral outflow following cyclodialysis in the monkey eye. *Invest Ophthalmol Vis Sci.* 1985;26(12):1745-1749.

343. Barkan O. Cyclodialysis: its mode of action. Histologic observations in a case of glaucoma in which both eyes were successfully treated by cyclodialysis. *Arch Ophthal.* 1950;43(5):793-803.
344. Chandler PA, Maumenee AE. A major cause of hypotony. *Am J Ophthalmol.* 1961;52:609-618.
345. Ascher KW. Some details of the technique of cyclodialysis. *Am J Ophthalmol.* 1960;50:1207-1215.
346. Portney GL. Silicone elastomer implantation cyclodialysis. A negative report. *Arch Ophthalmol.* 1973;89(1):10-12.
347. Haisten MW, Guyton JS. Cyclodialysis with air injection; technique and results in ninety-four consecutive operations. *Arch Ophthalmol.* 1958;59(4):507-514.
348. Nesterov AP, Kolesnikova LN. Filtering iridocycloretraction in chronic closed-angle glaucoma. *Am J Ophthalmol.* 1985;99(3):340-342.
349. Partamian LG. Treatment of a cyclodialysis cleft with argon laser photocoagulation in a patient with a shallow anterior chamber. *Am J Ophthalmol.* 1985;99(1):5-7.
350. Ormerod LD, Baerveldt G, Sunalp MA, et al. Management of the hypotonous cyclodialysis cleft. *Ophthalmology.* 1991;98(9):1384-1393.
351. Tate GW Jr, Lynn JR. A new technique for the surgical repair of cyclodialysis induced hypotony. *Ann Ophthalmol.* 1978;10(9):1261-1268.
352. Vold S, Ahmed II, Craven ER, et al. Two-year COMPASS Trial results: supraciliary microstenting with phacoemulsification in patients with open-angle glaucoma and cataracts. *Ophthalmology.* 2016;123(10):2103-2112.
353. Campbell DG, Vela A. Modern goniosynechialysis for the treatment of synechial angle-closure glaucoma. *Ophthalmology.* 1984;91(9):1052-1060.
354. Weiss JS, Waring GO III. Dental mirror for goniosynechialysis during penetrating keratoplasty. *Am J Ophthalmol.* 1985;100(2):331-332.
355. Shingleton BJ, Chang MA, Bellows AR, Thomas JV. Surgical goniosynechialysis for angle-closure glaucoma. *Ophthalmology.* 1990;97(5):551-556.
356. Teekhasaenee C, Ritch R. Combined phacoemulsification and goniosynechialysis for uncontrolled chronic angle-closure glaucoma after acute angle-closure glaucoma. *Ophthalmology.* 1999;106(4):669-674; discussion 674-675.
357. Tanihara H, Nishiwaki K, Nagata M. Surgical results and complications of goniosynechialysis. *Graefes Arch Clin Exp Ophthalmol.* 1992;230(4):309-313.
358. Senn P, Kopp B. Nd:YAG laser synechiolysis in glaucoma due to iridocorneal angle synechiae [in German]. *Klin Monatsbl Augenheilkd.* 1990;196(4):210-213.
359. Canlas OA, Ishikawa H, Liebmann JM, Tello C, Ritch R. Ultrasound biomicroscopy before and after goniosynechialysis. *Am J Ophthalmol.* 2001;132(4):570-571.
360. Simmons RJ, Deppermann SR, Dueker DK. The role of goniophotocoagulation in neovascularization of the anterior chamber angle. *Ophthalmology.* 1980;87(1):79-82.
361. Lee PF. Goniophotocoagulation in the management of rubeosis iridis. *Lasers Surg Med.* 1981;1(3):215-220.
362. Jacobi PC, Dietlein TS, Krieglstein GK. Bimanual trabecular aspiration in exfoliation glaucoma: an alternative in nonfiltering glaucoma surgery. *Ophthalmology.* 1998;105(5):886-894.
363. Georgopoulos GT, Chalkiadakis J, Livir-Rallatos G, Theodossiadis PG, Theodossiadis GP. Combined clear cornea phacoemulsification and trabecular aspiration in the treatment of pseudoexfoliative glaucoma associated with cataract. *Graefes Arch Clin Exp Ophthalmol.* 2000;238(10):816-821.
364. Jacobi PC, Dietlein TS, Krieglstein GK. Comparative study of trabecular aspiration vs trabeculectomy in glaucoma triple procedure to treat exfoliation glaucoma. *Arch Ophthalmol.* 1999;117(10):1311-1318.
365. Jacobi PC, Krieglstein GK. Trabecular aspiration. A new mode to treat exfoliation glaucoma. *Invest Ophthalmol Vis Sci.* 1995;36(11):2270-2276.
366. Jacobi PC, Dietlein TS, Krieglstein GK. Effect of trabecular aspiration on intraocular pressure in pigment dispersion syndrome and pigmentary glaucoma. *Ophthalmology.* 2000;107(3):417-421.

38

Principios de la cirugía incisional

Cada vez es más artificial una división entre la cirugía con láser para el glaucoma y las operaciones más tradicionales para la afección. Originalmente, se denominaba a esta última categoría de intervenciones quirúrgicas como "cirugía convencional", si bien las técnicas con láser ahora se han convertido en las formas más convencionales de cirugía para glaucoma, lo que lleva a la necesidad de reconsiderar la terminología. "Cirugía invasiva" no es una alternativa satisfactoria, porque la invasión del ojo con un haz láser puede causar tanta alteración tisular como hacerla con un bisturí. La denominación "cirugía incisional", como se usa en este texto, tampoco es por completo satisfactoria, debido a que algunos de los procedimientos con láser más recientes incluyen técnicas de incisión. El hecho es que conforme la tecnología láser continúe su expansión, llegará el día cuando toda operación de glaucoma la incluya. Por tales motivos, en los capítulos siguientes se combinan los procedimientos incisionales y con láser bajo las categorías quirúrgicas generales, y este capítulo, si bien corresponde sobre todo a técnicas incisionales, en realidad se refiere a ambas disciplinas de la cirugía del glaucoma.

CICATRIZACIÓN DE HERIDAS

La incisión de cualquier tejido es seguida por un proceso complejo que intenta sanar la herida. El deseo en la mayoría de las operaciones quirúrgicas es lograr una cicatrización sólida y completa de la herida. Sin embargo, para el cirujano de glaucoma que realiza un procedimiento filtrante la cicatrización excesiva puede ser lesiva y llevar al fracaso de la operación. En este capítulo se consideran los aspectos generales de la cicatrización de las heridas. (Los aspectos específicos relacionados con la cirugía filtrante y las medidas para prevenir la cicatrización excesiva se incluyen en el capítulo 29.)

Se considera que la cicatrización de las heridas en tejidos vascularizados, por lo general, se presenta en tres fases: inflamación, proliferación y remodelación. No obstante, puede ser útil pensar en este proceso complejo, y solo comprendido de modo parcial, en cuatro fases superpuestas: una fase de coagulación, una fase proliferativa, una fase de granulación y una fase de colágeno.

Fase de coagulación

Casi de inmediato después de la incisión en un tejido, los vasos sanguíneos se constriñen y dejan escapar células sanguíneas, plaquetas y proteínas plasmáticas, que incluyen fibrinógeno, fibronectina y plasminógeno. Además, la rotura de un vaso sanguíneo estimula la agregación plaquetaria y la activación de diversos factores de crecimiento tisular, que son quimiotácticos de células inflamatorias, y estimulan a la cascada intrínseca de la coagulación.[1-4] Como resultado, tales elementos sanguíneos se coagulan para formar una matriz parecida a un gel de fibrina-fibronectina.[1,5]

Fase proliferativa

Las células inflamatorias, que incluyen monocitos y macrófagos, junto con fibroblastos y nuevos capilares, emigran al interior del coágulo unos cuantos días después de la intervención quirúrgica. En un modelo de conejo de cirugía filtrante se visualizaron fibroblastos que emigraron fuera del tejido epiescleral, el epimisio del recto superior y el tejido conectivo subconjuntival,[6] y en un modelo de mono estos estaban proliferando a lo largo de las paredes de la fístula limbal para el día 6.[7] Mediante la incorporación de la timidina tritiada como marcador de la división celular para estudiar la evolución temporal de la proliferación celular después de las cirugías filtrantes en monos, la incorporación se detectó tan temprano como a las 24 h de posoperatorio, con un máximo en 5 días, y regresó a la cifra basal para el día 11.[8] Durante esta fase también ocurre la *angiogénesis*, o proliferación de vasos sanguíneos nuevos.[9]

Fase de granulación

Conforme el coágulo de fibrina-fibronectina es fragmentado por las células inflamatorias, los fibroblastos empiezan a sintetizar fibronectina, colágenos intersticiales y glucosaminoglucanos para formar un tejido conectivo fibrovascular joven o *tejido de granulación*.[5] En el modelo de conejo se visualizó tejido de granulación en la fístula para el tercer día,[6] en tanto en el modelo de mono revestía la fístula al menos en el día 10.[7]

Fase de colágeno

Los fibroblastos sintetizan el procolágeno[10] y después lo secretan a los espacios extracelulares, donde presenta una transformación bioquímica en tropocolágeno. Alrededor de 2 semanas después de la operación, las moléculas de tropocolágeno se agregan para formar fibrillas solubles inmaduras de colágeno, y en los siguientes meses se entrecruzan para formar el colágeno maduro. La cantidad de colágeno en la herida es resultado de su síntesis y degradación. El proceso de degradación es regulado por una familia de enzimas proteolíticas llamadas *metaloproteinasas de la matriz*,[11-15] que si bien se han encontrado en tejidos subconjuntivales sanos y el humor acuoso,[16-18] sus cifras elevadas se han vinculado con una cicatrización más intensiva en el ojo.[19] En un momento dado, los vasos sanguíneos presentan resorción parcial, y los fibroblastos en su mayor parte desaparecen, tal vez por apoptosis,[20] lo que deja una cicatriz de colágeno con fibroblastos y vasos sanguíneos dispersos.[5]

La cicatrización de heridas en los tejidos no vascularizados –por ejemplo, en la malla trabecular– se comprende poco. Los resultados clínicos de los procedimientos y dispositivos de derivación de la malla trabecular infieren una cicatrización de heridas a largo plazo, pero se sabe poco del proceso de cicatrización fisiológica en estos tejidos.

ANESTESIA

Aunque la mayoría de las operaciones con láser solo requiere anestesia tópica, la cirugía incisional y algunas operaciones del glaucoma con láser requieren anestesia local. La anestesia general suele reservarse para niños o adultos en quienes la cooperación u otras consideraciones no permiten realizar la intervención quirúrgica bajo anestesia local.

Anestesia local

Inyección retrobulbar

Los anestésicos inyectables de uso frecuente incluyen lidocaína, bupivacaína y mepivacaína, y cuando se compararon con base en la acinesia palpebral que inducen, se encontró que estos tres fármacos eran similares con respecto al inicio (menos de 6 minutos) y la intensidad de la anestesia, en tanto la bupivacaína tuvo la duración más prolongada de efecto (hasta 6 h, en comparación con 90 minutos de la mepivacaína y 15 a 30 minutos de la lidocaína).[21] En una valoración de los fármacos combinados, la bupivacaína al 0.5%, la lidocaína al 2% y la epinefrina a la concentración de 1:100 000 fueron más eficaces para producir acinesia palpebral y del globo ocular que la bupivacaína sola o los dos anestésicos sin epinefrina.[22] La bupivacaína sola fue más lenta para la producción de anestesia, pero más eficaz para la acinesia que los dos anestésicos combinados sin epinefrina. Las tres combinaciones fueron similares con respecto a la frecuencia del dolor durante una operación de 30 minutos y la necesidad de analgesia durante 6 h después de la operación.

La epinefrina puede aumentar el efecto de los anestésicos locales, al parecer al reducir la diseminación sistémica desde el sitio de inyección por su acción vasoconstrictora. Sin embargo, también puede imponer un riesgo adicional de glaucoma por la disminución de la perfusión vascular de una cabeza del nervio óptico ya comprometida. Otro complemento de la anestesia local que parece seguro y eficaz es la hialuronidasa, que sirve para mejorar la diseminación en los tejidos locales desde el sitio de inyección al degradar sustancias fundamentales del tejido conectivo. Sin embargo, en años recientes se ha dificultado obtener la hialuronidasa comercialmente.

Aunque por lo regular la anestesia retrobulbar y orbicular se administraban por inyecciones separadas, se mostró que la inyección retrobulbar sola provee acinesia facial adecuada, debido al menor estímulo de contracción del músculo orbicular en la vasta mayoría de los casos.[23] Para la inyección retrobulbar, una aguja de Atkinson tiene las ventajas de ser corta y roma, características que evitan la hemorragia retrobulbar.[24] Una inyección de 3 a 5 mL de una mezcla 50:50 de bupivacaína al 0.75% y lidocaína al 2 a 4% con hialuronidasa, cuando está disponible, suele proveer anestesia y acinesia adecuadas. Las complicaciones de la anestesia retrobulbar pueden incluir hemorragia retrobulbar, lesión de músculos extraoculares, perforación del globo ocular y lesión del nervio óptico. La compresión firme del globo ocular durante 30 segundos después de la inyección también puede ayudar a minimizar la hemorragia retrobulbar por el taponamiento de cualquier vaso sanguíneo pequeño.

Otros tipos de anestesia local

Algunos cirujanos prefieren evitar los riesgos vinculados con la anestesia retrobulbar mediante el uso de la peribulbar (inyección transconjuntival cerca del ecuador del globo ocular sin ingreso al cono muscular), subtenoniana (de colocación más anterior, cerca del sitio quirúrgico), subconjuntival o tópica.[25-29] Los tres últimos métodos pueden ser los más seguros de estos abordajes en los pacientes con glaucoma, porque las inyecciones retro y peribulbares pueden causar

elevación significativa de la presión intraocular (PIO).[30,31] En un estudio de 104 ojos, con y sin glaucoma, objeto de anestesia retrobulbar o peribulbar para una operación quirúrgica intraocular, los 40 ojos con glaucoma presentaron aumentos más altos y persistentes de la PIO.[30] Tras 1 minuto de la inyección, la PIO era 10 mm Hg o más superior a la basal en 35% de los ojos con glaucoma, y 20 mm Hg o más en 10%. La elevación media de la PIO después de 5 minutos fue mayor con la anestesia retrobulbar, si bien la compresión ocular la disminuyó de manera significativa a los 5 minutos.

Una técnica reportada de anestesia subtenoniana implica la inyección de lidocaína al 2% sobre los músculos rectos superior, medial y lateral, junto con un bloqueo palpebral y un sedante estándar.[32] En un estudio aleatorizado de comparación de este esquema con la anestesia retrobulbar, la anestesia subtenoniana requirió un volumen más pequeño de anestésico local, así como menos anestesia adicional y analgesia posoperatoria.[32] La anestesia subconjuntival mediante una inyección de 1 a 2 mL de una mezcla 1:1 de mepivacaína al 2% y bupivacaína al 0.75%, en el cuadrante superotemporal, mostró ser una alternativa eficaz de la anestesia peribulbar para la trabeculectomía.[33]

La anestesia tópica parece proveer condiciones óptimas para el cirujano y grados similares de comodidad para el paciente, en comparación con la anestesia retrobulbar;[28,29] sin embargo, en otro estudio los pacientes que experimentaron ambos, anestesia tópica y bloqueo retrobulbar, prefirieron la anestesia retrobulbar.[34] Las técnicas se pueden combinar iniciando la incisión conjuntival bajo anestesia tópica, seguida de su administración subtenoniana o incluso retrobulbar, siguiendo el plano posterior de la esclera con una cánula de irrigación roma. Para muchas operaciones quirúrgicas internas, como la derivación o exéresis del canal (con Trabectome, Kahook Dual Blade, iStent o Hydrus) y las derivaciones supracoroideas (con CyPass), la anestesia tópica a menudo es suficiente. Se debe considerar la anestesia peribulbar o retrobulbar para operaciones que requieren un tiempo más prolongado o mayor manipulación de tejidos. También deben tenerse en mente la ansiedad del paciente y su capacidad para cooperar. Tal vez debido a las mayores expectativas o la menor ansiedad, casi la mitad de los pacientes con intervención quirúrgica de cataratas bajo anestesia tópica suele reportar mayor sensibilidad y malestar en el segundo ojo, a pesar de las condiciones quirúrgicas y de anestesia similares.[35-36]

Adyuvantes de la anestesia local

Aunque no suele usarse anestesia general en la cirugía del glaucoma, se recomienda utilizar la ayuda de un anestesiólogo de manera sistemática para vigilar los signos vitales del paciente y proveer medicamentos adyuvantes, que pudieran incluir analgésicos de acción corta, como el propofol y el citrato de fentanilo, y depresores de acción corta en el sistema nervioso central, como el midazolam HCl, para sedación. La adición de fentanilo al midazolam también mostró ventaja.[37] El remifentanilo es otro opioide de acción ultracorta relativamente nuevo que se puede ajustar con rapidez e individualizar para diversos tipos de intervención quirúrgica. Aunque es caro y deben considerarse la depresión respiratoria y la náusea posoperatorias, los estudios mostraron que la depresión respiratoria con el remifentanilo es leve y la sedación para bloqueo retrobulbar pareció ser superior a aquella con propofol.[36] Una combinación de remifentanilo y propofol brindó alivio excelente del dolor y la ansiedad, con mínimos efectos adversos.[38,39]

Además, los anestésicos barbitúricos de acción ultracorta, como el metohexital sódico, se pueden administrar por vía intravenosa para proveer unos cuantos minutos de sueño mientras se administra la inyección retrobulbar.

TÉCNICAS E INSTRUMENTOS BÁSICOS

Separación del párpado

Es crítica la buena exposición del campo quirúrgico para una operación exitosa del glaucoma, que inicia con la selección de un espéculo palpebral apropiado. Se dispone de instrumentos con una amplia gama de diseños, cada uno con ciertas ventajas y desventajas. Sin embargo, un espéculo deseable es aquel que no solo separa los párpados, sino que también los eleva al alejarlos del globo ocular y permite al cirujano ajustar su grado de separación. Puede también hacerse una cantotomía lateral para mejorar la exposición en ojos seleccionados.

Suturas para tracción

Debido a que casi toda operación por glaucoma se hace en los cuadrantes superiores, el siguiente paso para una buena exposición es rotar el ojo hacia abajo, lo que suele lograrse con una sutura de tracción (o brida). Una técnica común es la sutura de tracción del recto superior, en la que se hace pasar un hilo de seda 4-0 a través de la conjuntiva por debajo de los músculos, y después se se fija al campo quirúrgico con una pinza (**fig. 38-1**). Las complicaciones potenciales con este abordaje incluyen hemorragia subconjuntival, defectos conjuntivales, perforación de la esclera, malestar del paciente y ptosis posoperatoria.

Una sutura de tracción corneal, con seda o poliglactina 7-0 (p. ej., Vicryl) montada en una aguja cortante (p. ej., S-29 para las de seda) que se hace pasar a través de cerca de tres cuartos del grosor de la córnea periférica superior y se fija al campo quirurgico sobre el carrillo (**fig. 38-2**), provee buena exposición y elimina las complicaciones antes mencionadas.[40,41] Sin embargo, puede distorsionar la córnea y la cámara anterior cuando el ojo es blando.

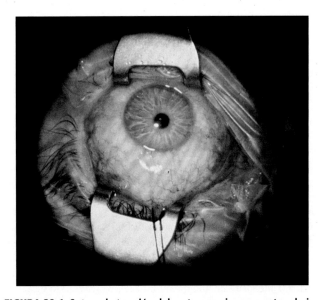

FIGURA 38-1 Sutura de tracción del recto superior para rotar el ojo hacia abajo. El ojo se rota hacia abajo por tracción de la sutura del recto superior y se fija al campo quirúrgico.

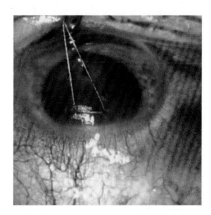

FIGURA 38-2 Sutura de tracción corneal para rotar el ojo hacia abajo. Se rota el ojo hacia abajo por una sutura de tracción corneal que se fija al campo quirúrgico sobre el carrillo.

Hemostasia

Como se señaló antes en este capítulo, la hemorragia es el primer paso en el proceso de cicatrización de heridas, que puede llevar a una cicatrización excesiva perjudicial, en especial en las cirugías filtrantes para el glaucoma. Por lo tanto, es deseable, en todos los procedimientos quirúrgicos, minimizar la hemorragia. Es útil dejar de usar anticoagulantes, como el ácido acetilsalicílico, fármacos antiinflamatorios no esteroides y warfarina sódica, antes de la operación, de ser posible. Durante la intervención quirúrgica el cirujano debe tratar de evitar los vasos grandes, como las arterias ciliares anteriores cerca de la inserción de los músculos rectos. Cuando ocurre hemorragia, esta debe irrigarse de forma continua lejos del sitio quirúrgico con una corriente suave de solución salina balanceada. En un momento dado, los vasos sangrantes pequeños pueden cerrarse de manera espontánea, aunque la mayoría requiere cauterización. Una unidad ideal de cauterización para la cirugía del glaucoma es un instrumento bipolar de diámetro pequeño, aplanado y romo (**fig. 38-3**),[42] que provee cauterización adecuada de los vasos epiesclerales sangrantes sin carbonización tisular excesiva o contracción de tejidos y se puede usar con grados menores de energía para cauterizar una hemorragia intraocular, como aquella del cuerpo ciliar o el iris.

Manejo de los tejidos

Casi todas las operaciones de glaucoma transesclerales se hacen en los tejidos extraoculares del segmento ocular anterior. Es indispensable el manejo suave de estos tejidos para evitar desgarros de la conjuntiva o cortar más tejido del necesario, lo que también aumenta el riesgo de cicatrización excesiva. Cuando sea posible, es mejor sujetar la cápsula de Tenon y evitar el contacto directo del instrumento con la conjuntiva. Si se requiere tomar la conjuntiva, esto se debe hacer con una pinza de punta lisa (sin dientes) para evitar perforar o desgarrar la conjuntiva. Cuando se diseca la conjuntiva es mejor utilizar un instrumento romo, si es posible, y cortar el tejido con tijeras o un bisturí solo cuando sea necesario. (En los siguientes capítulos se incluyen los detalles acerca de los instrumentos específicos para los diversos procedimientos quirúrgicos.)

Sutura

Para minimizar la reacción inflamatoria excesiva y subsiguiente cicatrización, elíjanse materiales de sutura con la menor tendencia a inducir una reacción de los tejidos. Para la sutura corneoescleral puede ser

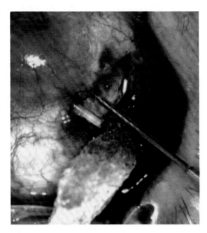

FIGURA 38-3 Cauterización de la esclera. Se usa un instrumento plano bipolar de punta roma.

eficaz el *nylon* 9-0 o 10.0 montado en una aguja de cortante fina; sin embargo, a menudo es necesario el retiro manual de las suturas de *nylon* no absorbibles en el periodo posoperatorio. Sin embargo, para la conjuntiva las suturas de ácido poliglicólico o poliglactina generan una reacción casi tan pequeña como la producida por el *nylon* y tienen la ventaja de ser biodegradables. También es importante usar una aguja que no desgarre o deje un orificio grande en la conjuntiva. Para el cierre de los tejidos conjuntivales son útiles las agujas planas finas, no cortantes o vasculares.

PUNTOS CLAVE

▶ El proceso de cicatrización de la herida después de la incisión de un tejido incluye la coagulación, la proliferación celular, la formación de tejido de granulación, así como la síntesis y maduración de colágeno.

▶ La mayoría de las operaciones incisionales para el glaucoma se hace bajo anestesia local, con fármacos como lidocaína y bupivacaína.

▶ Suele evitarse la epinefrina, como complemento, por el riesgo de la cabeza del nervio óptico, aunque la hialuronidasa puede ser útil como factor de diseminación tisular.

▶ Las técnicas y los instrumentos básicos para la cirugía incisional del glaucoma incluyen una buena exposición quirúrgica con un espéculo palpebral apropiado, suturas de tracción, hemostasia adecuada, manejo suave de los tejidos y la sutura, así como agujas apropiadas para el cierre de la herida.

REFERENCIAS

1. Chang L, Crowston JG, Cordeiro MF, et al. The role of the immune system in conjunctival wound healing after glaucoma surgery [review]. *Surv Ophthalmol.* 2000;45:49-68.
2. Bennett NT, Schultz GS. Growth factors and wound healing: biochemical properties of growth factors and their receptors [review]. *Am J Surg.* 1993;165:728-737.
3. Postlethwaite AE, Smith GN, Mainardi CL, et al. Lymphocyte modulation of fibroblast function in vitro: stimulation and inhibition of collagen production by different effector molecules. *J Immunol.* 1984;132:2470-2477.
4. Kaplan AP. Hageman factor-dependent pathways: mechanism of initiation and bradykinin formation. *Fed Proc.* 1983;42:3123-3127.
5. Skuta GL, Parrish RK. Wound healing in glaucoma filtering surgery [review]. *Surv Ophthalmol.* 1987;32:149-170.
6. Miller MH, Grierson I, Unger WI, et al. Wound healing in an animal model of glaucoma fistulizing surgery in the rabbit. *Ophthalmic Surg.* 1989;20:350-357.
7. Desjardins DC, Parrish RK, Folberg R, et al. Wound healing after filtering surgery in owl monkeys. *Arch Ophthalmol.* 1986;104:1835-1839.
8. Jampel HD, McGuigan LJ, Dunkelberger GR, et al. Cellular proliferation after experimental glaucoma filtration surgery. *Arch Ophthalmol.* 1988;106:89-94.
9. Li J, Zhang YP, Kirsner RS. Angiogenesis in wound repair: angiogenic growth factors and the extracellular matrix. *Microsc Res Tech.* 2003;60:107-114.
10. Lorena D, Uchio K, Costa AM, et al. Normal scarring: importance of myofibroblasts. *Wound Repair Regen.* 2002;10:86-92.
11. Parsons SL, Watson SA, Brown PD, et al. Matrix metalloproteinases. *Br J Surg.* 1997;84:160-166.
12. Daniels JT, Occleston NL, Crowston JG, et al. Understanding and controlling the scarring response: the contribution of histology and microscopy [review]. *Microsc Res Tech.* 1998;42:317-333.
13. Porter RA, Brown RA, Eastwood M, et al. Ultrastructural changes during contraction of collagen lattices by ocular fibroblasts. *Wound Repair Regen.* 1998;6:157-166.
14. Agren MS, Jorgensen LN, Andersen M, et al. Matrix metalloproteinase 9 level predicts optimal collagen deposition during early wound repair in humans. *Br J Surg.* 1998;85:68-71.
15. Khaw PT, Chang L, Wong TT, et al. Modulation of wound healing after glaucoma surgery [review]. *Curr Opin Ophthalmol.* 2001;12:143-148.
16. Kawashima Y, Saika S, Yamanaka O, et al. Immunolocalization of matrix metalloproteinases and tissue inhibitors of metalloproteinases in human subconjunctival tissues. *Curr Eye Res.* 1998;17:445-451.
17. Ando H, Twining SS, Yue BY, et al.. MMPs and proteinase inhibitors in the human aqueous humor. *Invest Ophthalmol Vis Sci.* 1993;34:3541-3548.
18. Huang SH, Adamis AP, Wiederschain DG, et al. Matrix metalloproteinases and their inhibitors in aqueous humor. *Exp Eye Res.* 1996;62:481-490.
19. Wong TT, Mead AL, Khaw PT. Matrix metalloproteinase inhibition modulates postoperative scarring after experimental glaucoma filtration surgery. *Invest Ophthalmol Vis Sci.* 2003;44:1097-1103.
20. Desmouliere A, Redard M, Darby I, et al. Apoptosis mediates the decrease in cellularity during the transition between granulation tissue and scar. *Am J Pathol.* 1995;146:56-66.
21. Parrish RK, Spaeth GL, Poryzees EM, et al. Evaluation of local anesthesia agents using a new force-sensitive lid speculum. *Ophthalmic Surg.* 1983;14:575-578.
22. Vettese T, Breslin CW. Retrobulbar anesthesia for cataract surgery: comparison of bupivacaine and bupivacaine/lidocaine combinations. *Can J Ophthalmol.* 1985;20:131-134.
23. Martin SR, Baker SS, Muenzler WS. Retrobulbar anesthesia and orbicularis akinesia. *Ophthalmic Surg.* 1986;17:232-233.
24. Atkinson WS. Retrobulbar injection of anesthetic within the muscle cone (cone injection). *Arch Ophthalmol.* 1936;16:494-503.
25. Hansen EA, Mein CE, Mazzoli R. Ocular anesthesia for cataract surgery: a direct sub-Tenon's approach. *Ophthalmic Surg.* 1990;21:696-699.
26. Ritch R, Liebmann JM. Sub-Tenon's anesthesia for trabeculectomy. *Ophthalmic Surg.* 1992;23:502-504.
27. Smith R. Cataract extraction without retrobulbar anaesthetic injection. *Br J Ophthalmol.* 1990;74:205-207.
28. Zabriskie NA, Ahmed II, Crandall AS, et al. A comparison of topical and retrobulbar anesthesia for trabeculectomy. *J Glaucoma.* 2002;11:306-314.
29. Ahmed II, Zabriskie NA, Crandall AS, et al. Topical versus retrobulbar anesthesia for combined phacotrabeculectomy: prospective randomized study. *J Cataract Refract Surg.* 2002;28:631-638.
30. O'Donoghue E, Batterbury M, Lavy T. Effect on intraocular pressure of local anaesthesia in eyes undergoing intraocular surgery. *Br J Ophthalmol.* 1994;78:605-607.
31. Bowman R, Liu C, Sarkies N. Intraocular pressure changes after peribulbar injections with and without ocular compression. *Br J Ophthalmol.* 1996;80:394-397.
32. Buys YM, Trope GE. Prospective study of sub-Tenon's versus retrobulbar anesthesia for inpatient and day-surgery trabeculectomy. *Ophthalmology.* 1993;100:1585-1589.
33. Azuara-Blanco A, Moster MR, Marr BP. Subconjunctival versus peribulbar anesthesia in trabeculectomy: a prospective, randomized study. *Ophthalmic Surg Lasers.* 1997;28:896-899.

34. Boezaart A, Berry R, Nell M. Topical anesthesia versus retrobulbar block for cataract surgery: the patients' perspective. *J Clin Anesth*. 2000;12:58-60.

35. Adatia FA, Munro M, Jivraj I, Ajani A, Braga-Mele R. Documenting the subjective patient experience of the first versus second cataract surgery. *J Cataract Refract Surg*. 2015;41:116-121.

36. Ursea R, Feng MT, Zhou M, Lien V, Loeb R. Pain perception in sequential cataract surgery: comparison of first and second procedures. *J Cataract Refract Surg*. 2011;37:1009-1014.

37. McHardy FE, Fortier J, Chung F, et al. A comparison of midazolam, alfentanil and propofol for sedation in outpatient intraocular surgery. *Can J Anaesth*. 2000;47:211-214.

38. Holas A, Krafft P, Marcovic M, et al. Remifentanil, propofol or both for conscious sedation during eye surgery under regional anaesthesia. *Eur J Anaesthesiol*. 1999;16:741-748.

39. Rewari V, Madan R, Kaul HL, et al. Remifentanil and propofol sedation for retrobulbar nerve block. *Anaesth Intensive Care*. 2002;30:433-437.

40. Conklin JD, Goins KM, Smith TJ. Corneal traction suture in trabeculectomy [letter]. *Ophthalmic Surg*. 1991;22:494.

41. Cohen SW. Corneal traction suture. *Ophthalmic Surg*. 1988;19:371. [letter].

42. Shields MB. Evaluation of a tapered, blunt, bipolar cautery tip for trabeculectomy. *Ophthalmic Surg*. 1994;25:54-56.

Cirugía filtrante

39

La intervención quirúrgica incisional de uso más frecuente para tratar las formas crónicas del glaucoma, en especial en adultos, se conoce como *procedimiento filtrante*. Si bien se han descrito diversas variantes de este procedimiento quirúrgico, todas las operaciones filtrantes comparten mecanismos básicos de acción y principios quirúrgicos generales. Se tratan en primer término estos aspectos y después se describen las técnicas específicas de filtrado y sus complicaciones potenciales.

MECANISMOS DE ACCIÓN

Fístula de drenaje

El mecanismo básico de todas las operaciones filtrantes es la creación de una abertura o *fístula* en el limbo, que permite la comunicación directa entre la cámara anterior y el espacio subconjuntival, con evitación de la malla trabecular, el canal de Schlemm y los conductos colectores. Desde los espacios subconjuntivales, el humor acuoso es absorbido por los tejidos circundantes o atraviesa el epitelio conjuntival y se drena junto con la lágrima a través del conducto nasolagrimal.

Bula filtrante

La mayoría de las operaciones filtrantes del glaucoma exitosas, aunque no todas, se caracteriza por una elevación de la conjuntiva en el sitio quirúrgico, conocida con frecuencia como *bula filtrante*. El aspecto clínico y la función de estas bulas varían de modo considerable con respecto a extensión, elevación y vascularidad.[1,2] Aquellas con más frecuencia asociadas con una buena regulación de la presión intraocular (PIO) tienen menor vascularidad, con numerosos microquistes en el epitelio, y son bajas y difusas, o más circunscritas y elevadas (**fig. 39-1**).[3]

El aspecto histopatológico de las bulas filtrantes funcionales y fallidas consta de epitelio normal sin uniones de tipo circular entre las células, que limitarían el flujo del líquido.[3] El tejido conectivo subepitelial puede contener fibrocitos activados viables,[4] y el aspecto histopatológico en este ámbito se correlaciona mejor con el estado de la bula que con el epitelio, porque las bulas funcionales tienen tejidos en disposición laxa con espacios histopatológicos claros, en tanto las fallidas presentan tejido conectivo colagenoso denso.[3] Se encontró un cambio en la morfología y un decremento en el número de células epiteliales y caliciformes en el epitelio conjuntival suprayacente a bulas quísticas delgadas.[5]

Vías de drenaje del humor acuoso

Los estudios sugirieron que el humor acuoso en la bula filtrante suele pasar a través de la conjuntiva y se mezcla con la película lagrimal, o se absorbe por el tejido vascular o perivascular conjuntival.[6,7] Menos a menudo, un procedimiento filtrante puede asociarse con la regulación de la PIO, en ausencia de una bula filtrante aparente, lo que es más

frecuente cuando la fístula es cubierta por un colgajo de esclera de grosor parcial (trabeculectomía), y los mecanismos de drenaje del humor acuoso sugeridos en estos casos incluyen el flujo a través de vasos linfáticos cerca de los bordes cicatriciales de la región quirúrgica, venas acuosas recientemente incorporadas o normales.[7] La conservación de la vía de drenaje del humor acuso bajo el colgajo escleral, como se observa por biomicroscopia ecográfica, parece relacionarse con el desarrollo de una bula filtrante después de la trabeculectomía.[8]

TÉCNICAS BÁSICAS DE LA CIRUGÍA FILTRANTE

Los diversos tipos de cirugía filtrante difieren, sobre todo, según el método usado para crear la fístula de drenaje. Los otros aspectos de la cirugía son básicamente los mismos que para todos los procedimientos filtrantes y se describen primero antes de hacer lo propio con las técnicas específicas de fistulización.

Suturas de tracción

Es crítica la buena exposición quirúrgica para el resultado exitoso de un procedimiento filtrante, que en la mayoría de los casos requiere suturas de tracción. Las dos técnicas más frecuentes son la sutura de tracción del recto superior (**fig. 39-2**) y la sutura de tracción en la córnea clara (**fig. 39-3**). Con la primera técnica, el globo ocular se gira hacia abajo y se sujeta el músculo recto superior con pinzas, a través de la conjuntiva, 10 a 15 mm detrás del limbo. Se hace pasar entonces una sutura de seda 4-0 a través de la conjuntiva y alrededor del músculo detrás de las puntas de la pinza, y se adosa la sutura al extremo del campo quirúrgico. Con la técnica de córnea clara se hace pasar una sutura de poliglactina o seda 7-0 hasta una profundidad corneal de casi tres cuartos del grosor, 1 mm para el limbo, con un ancho del punto de 4 a 5 mm, y después se adosa al campo quirúrgico sobre el carrillo. La sutura del recto tiene las desventajas potenciales de una hemorragia subconjuntival o un orificio en la conjuntiva, que podría fugar en el posoperatorio. Se prefiere la sutura corneal por la mayoría de los cirujanos, pero puede distorsionar la córnea y la cámara anterior durante la operación. Cuando se cierra el colgajo de la trabeculectomía, es ideal liberar la tensión sobre la sutura de tracción corneal, para hacer la valoración más precisa de la tensión en las suturas que cierran el colgajo de esclera de grosor parcial, que es sitio clave de resistencia anatómica. Se han sugerido suturas adicionales de tracción en la cápsula de Tenon para ayudar a la visualización y el acceso quirúrgico durante los procedimientos filtrantes.[9]

Incisión punzante en el limbo (sitio de paracentesis)

Algunos cirujanos hacen una *paracentesis*, que consta de una incisión autosellante al interior de la cámara anterior en el limbo, por lo general de ubicación temporal en el meridiano horizontal o en el cuadrante temporal inferior, como vía para inyección de líquido al final del

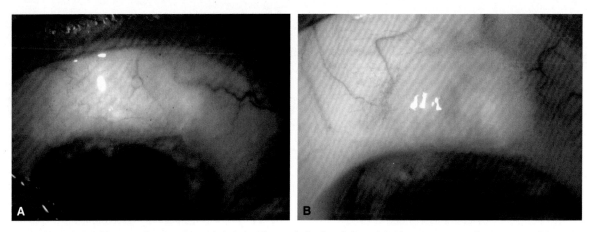

FIGURA 39-1 **Tipos de bulas filtrantes funcionales. A:** bula baja difusa. **B:** bula elevada bien definida. Nótese que ambas son avasculares.

procedimiento. Esto se puede hacer con un bisturí de punta o una hoja del número 75, antes de ingresar a la cámara anterior bajo el colgajo escleral. Si se van a usar fármacos contra la fibrosis (que se describen más adelante en este capítulo), puede ser mejor esperar hasta después de ese paso de la operación, para evitar una vía de ingreso potencial del fármaco hacia la cámara anterior, ya que este es tóxico para las estructuras intraoculares.

Preparación del colgajo conjuntival

La preparación del colgajo conjuntival es un paso crítico en todas las operaciones filtrantes, en las que la causa más frecuente de fracaso es la cicatrización de la bula filtrante en el orificio externo. Aunque las técnicas difieren entre los cirujanos, es indispensable el detalle meticuloso, con daño mínimo de tejidos y hemorragia.

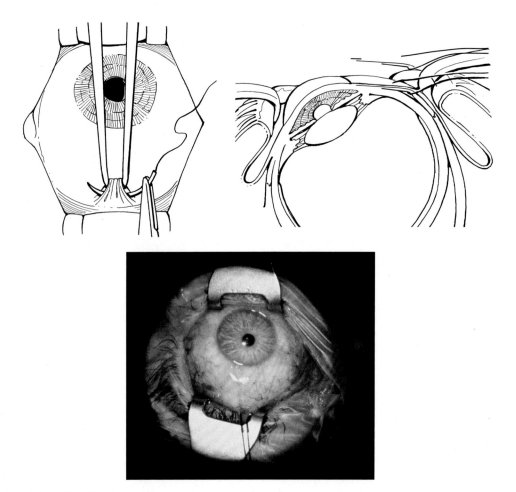

FIGURA 39-2 Sutura de tracción del recto superior.

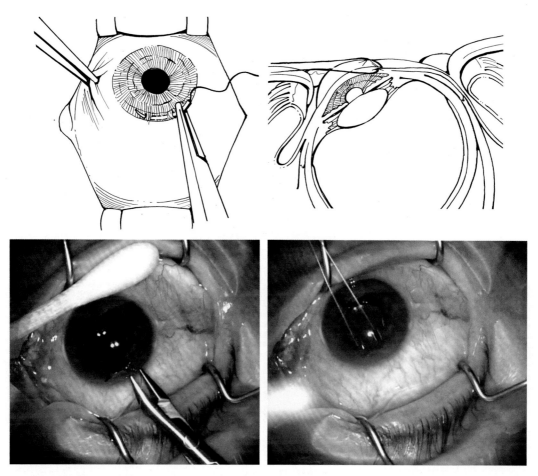

FIGURA 39-3 Sutura de tracción corneal.

Posición del colgajo

Algunos cirujanos prefieren hacer el colgajo en el meridiano de las 12 para sacar ventaja de un limbo más amplio en esa zona. Otros prefieren uno de los cuadrantes superiores, dejando el cuadrante adyacente disponible para una intervención quirúrgica futura, si se requiere. El cuadrante inferior se usaba en el pasado cuando la intervención quirúrgica ocular previa derivaba en cicatrización de la conjuntiva en los cuadrantes superiores;[10] sin embargo, esto conlleva un mayor riesgo de endoftalmitis y debe evitarse.[11]

Colgajo con base en el limbo versus en el fondo de saco

Por lo general, los colgajos conjuntivales para las operaciones filtrantes del glaucoma son de base limbo, esto es, con la incisión inicial en el fondo de saco (**fig. 39-4**). En la actualidad, muchos cirujanos están en favor de un colgajo base fórnix (**fig. 39-5**), en particular en relación con una trabeculectomía.[12] En varios estudios se comparó a los colgajos conjuntivales base limbo y base fórnix, en asociación con la trabeculectomía, y se reportaron tasas de éxito similares,[13] ya sea usados en combinación con operación de cataratas, o como un procedimiento separado.[14] Un equipo de investigación encontró una PIO posoperatoria un poco mejor con el colgajo base limbo,[15] en tanto otros lograron una mejor regulación de la presión y bulas más difusas con el colgajo base fórnix.[12] En un estudio retrospectivo se encontraron bulas quísticas con fuga solo en los ojos con colgajos base limbo.

Los cirujanos difieren en este aspecto de la cirugía filtrante, pues algunos prefieren la exposición quirúrgica relativamente fácil y mejor del colgajo base fórnix y otros el cierre más ajustado de la herida que se puede lograr con los colgajos base limbo. Una circunstancia en la que el colgajo conjuntival base fórnix es en especial útil es cuando se usó antes un colgajo, como en la cirugía de catarata extracapsular o de cerclaje escleral, que dejan una banda de tejido cicatricial en el limbo. En esos casos es difícil disecar lo suficiente un colgajo base limbo en la parte anterior sin crear orificios en la conjuntiva. Una alternativa preferible es la exéresis de la banda de tejido cicatricial y el borde de tracción de un nuevo colgajo conjuntival hacia abajo hasta la periferia de la córnea.

Manejo de la cápsula de Tenon

Existe cierta controversia en cuanto a la utilidad de retirar toda o parte de la cápsula de Tenon, principal fuente de fibroblastos en la zona del colgajo conjuntival. Dos estudios no revelaron diferencia en la regulación posoperatoria de la PIO entre ojos con exéresis del tejido capsular y aquellos en los que se dejó intacto de modo parcial o total.[16] Por ese motivo, muchos cirujanos conservan de manera sistemática la cápsula de Tenon por disección entre esta y la epiesclera al preparar el colgajo conjuntival, lo que pudiese ser en especial importante cuando se usan fármacos adyuvantes contra la fibrosis, para evitar bulas filtrantes excesivamente delgadas o con fuga durante la evolución posoperatoria tardía. El espacio subtenoniano también parece ser el mejor plano de corte para el drenaje del humor acuoso,

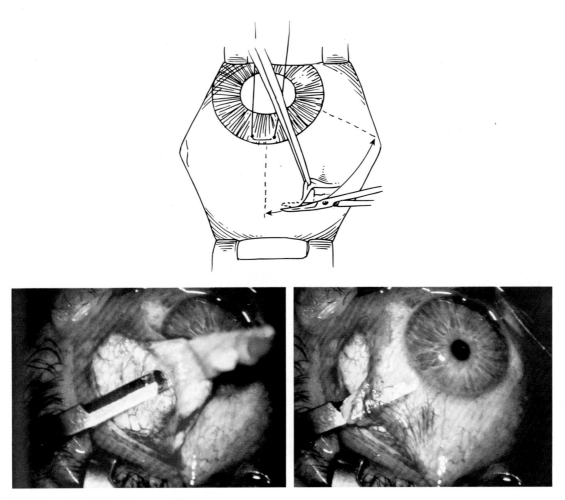

FIGURA 39-4 Colgajo conjuntival con base en el limbo.

porque hay menos cicatrización y, de manera subsecuente, una menor resistencia al flujo.[17] Se han descrito técnicas modificadas base fórnix, como una trabeculectomía con incisión pequeña y la microtrabeculectomía,[405] mediante una peritomía conjuntival de 2.5 a 3 mm a 2 mm de distancia de la zona del limbo y evitando la cápsula de Tenon. Otros cirujanos extirpan cantidades variables de la cápsula de Tenon cuando esta parece ser más gruesa de lo normal, como en los pacientes jóvenes, lo que se puede lograr por disección entre la conjuntiva y la cápsula de Tenon, y después retirando la cápsula de la epiesclera. Un abordaje alternativo es la disección de la cápsula de Tenon desde la epiesclera subyacente, obtener una tira de la cápsula de la conjuntiva con tracción suave, y después exéresis de la porción expuesta del tejido capsular.

Con todas las técnicas se usa disección roma, cuando es posible, para evitar la hemorragia, y la disección cortante solo cuando se requiere. Es indispensable el manejo suave de la conjuntiva en todo momento, y se prefieren las pinzas de conjuntiva sin dientes para evitar su desgarro o aplastamiento. En la parte de fistulización de la operación es importante mantener húmedo el colgajo conjuntival y reducir la manipulación de los tejidos. Con un colgajo base limbo, esto se puede lograr de forma conveniente por reflejo del colgajo sobre la córnea con una esponja quirúrgica (**fig. 39-6**) o pinzas sin dientes.

Cuando se manipula el colgajo de conjuntiva-cápsula de Tenon es mejor sujetar esta última y evitar tocar la conjuntiva.

Uso de fármacos viscoelásticos

La inyección de un fármaco viscoelástico (p. ej., hialuronato de sodio) en la cámara anterior al concluir el procedimiento filtrante no disminuyó la incidencia de cámaras anteriores planas en el posoperatorio en la mayor parte de los estudios.[18,19] Sin embargo, la inyección del fármaco a través de una incisión de paracentesis al inicio de la operación de trabeculectomía se asoció con una menor incidencia de esta complicación,[20] al parecer al evitar la hipotonía transoperatoria y el derrame supracoroideo subsiguiente, que pudiese iniciar la serie de sucesos que llevan a una cámara anterior poco profunda. Otros han respaldado este dato y han señalado que la técnica también tiende a reducir la hemorragia transoperatoria,[21] pero no el hifema o la pérdida de las células endoteliales de la córnea posoperatorios.[22] Las complicaciones de las sustancias viscoelásticas intracamarales incluyen el prolapso del iris durante la intervención y una mayor PIO posoperatoria temprana, para lo que se recomienda el uso preoperatorio de pilocarpina al 2% y un cierre del colgajo escleral menos ajustado.[20] La inyección de productos viscoelásticos densos, como el Healon o

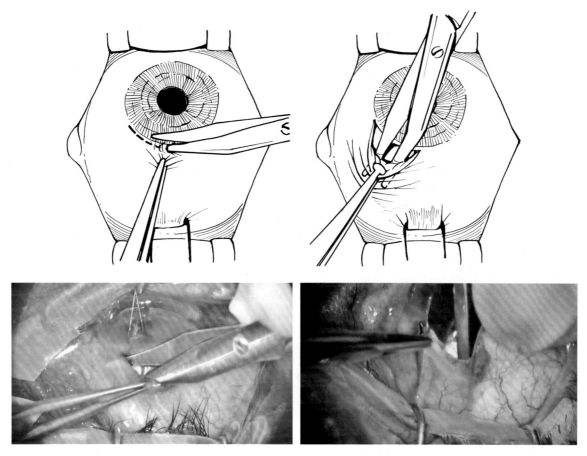

FIGURA 39-5 Colgajo conjuntival con base en el fondo de saco.

el Healon 5, en la cámara anterior se puede usar como solución temporal de las cámaras anteriores planas en el posoperatorio.[23] Muchos cirujanos no utilizan productos viscoelásticos intracamarales para la trabeculectomía.

Iridectomía periférica

Una iridectomía periférica es parte sistemática de todos los procedimientos quirúrgicos estándar de filtrado y suele hacerse después de que se preparó una fístula.[24] Sin embargo, si el iris se proyecta hacia la herida, en general es mejor hacer la iridectomía y después concluir la fístula. La iridectomía debe extenderse más allá de los bordes de la esclerectomía para evitar la obstrucción de la fístula por el iris periférico. La técnica de la iridectomía periférica incisional se describe en el capítulo 37.

Las complicaciones de la iridectomía quirúrgica misma pueden incluir inflamación, hifema e iridodiálisis. Es preferible no hacer la incisión del iris muy cerca de su raíz, por la preocupación de incluir el cuerpo ciliar e inducir una hemorragia significativa. Algunos cirujanos omiten la iridectomía periférica en los pacientes con seudofaquia o cuando se hace una trabeculectomía combinada con la operación de catarata mediante una incisión pequeña en la córnea transparente, algo en especial válido en casos donde hay una cámara anterior profunda y el riesgo de la encarcelación del iris en la esclerectomía es bajo.

En un estudio los pacientes con y sin iridectomía periférica tuvieron una visión posoperatoria y una regulación de la PIO similares.[25]

Cierre del colgajo conjuntival

El cierre hermético del colgajo conjuntival también es un aspecto crítico de cualquier procedimiento de filtrado porque una herida con fuga puede llevar a una bula o cámara anterior plana persistente, o ambas, lo que quizás haga fracasar al desarrollo apropiado de la bula filtrante. Es deseable una sutura de material absorbible delgado, como el ácido poliglicólico o poliglactina 10-0, en una aguja plana vascular, porque minimiza la fuga en los sitios de sutura y la reacción tisular excesiva. Para el cierre del colgajo con base en el limbo, una sutura continua con puntos cercanos provee el cierre más hermético. Cuando se conserva la cápsula de Tenon, el cierre continuo doble, primero del tejido de la cápsula de Tenon y después de la conjuntiva, aumenta las probabilidades de un cierre hermético (**fig. 39-7**).[26] Como alternativa, se pueden usar varios puntos separados que cierran la cápsula de Tenon para aproximar los bordes de la herida antes del cierre con sutura continua, algo en especial importante cuando se utilizan productos contra la fibrosis como adyuvantes.

Se puede también usar una sutura continua a lo largo del limbo para colgajos con base en el fondo de saco, en particular cuando se retiene un pequeño borde de conjuntiva adyacente al limbo. Se han

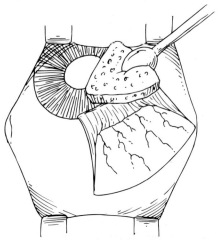

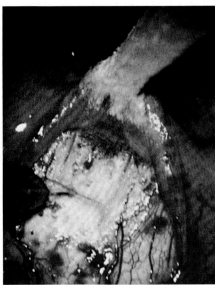

FIGURA 39-6 Retracción del colgajo conjuntival sobre la córnea con una esponja Weck Cel®.

descrito varias técnicas para colocar puntos de colchonero continuos en el limbo, que proveen un cierre hermético de la herida y es en especial útil cuando se usan productos contra la fibrosis como adyuvantes.[27] En otras circunstancias, los cirujanos consideran adecuado usar un solo punto de sutura en uno o ambos extremos del colgajo conjuntival (**fig. 39-7**),[28] que distiende la conjuntiva con firmeza sobre la córnea periférica.

Si al principio se hace paracentesis, se puede inyectar solución salina balanceada o un producto viscoelástico, mediante una cánula en una jeringuilla, al interior de la cámara anterior a través de la incisión, en dos etapas durante la conclusión del procedimiento, la primera después de suturar el colgajo de esclera en una trabeculectomía para asegurar el flujo apropiado alrededor del colgajo. Debe profundizarse la cámara anterior y el ojo tornarse ligeramente firme antes de que el líquido empiece a pasar alrededor de los bordes del colgajo. Si el flujo es demasiado brusco y la cámara se colapsa, se agregarán más puntos de sutura. Por el contrario, tal vez sea necesario soltar la sutura si el ojo se mantiene demasiado firme. La segunda etapa de inyección de líquido es después del cierre del colgajo conjuntival, que debe hacer más profunda la cámara anterior y crear una elevación sostenida de la bula, que así demuestra la permeabilidad de la fístula y la hermeticidad

del cierre de la incisión conjuntival. Algunos cirujanos revisan el cierre conjuntival en busca de fuga de la bula, al cubrir su superficie con fluoresceína al final del procedimiento.

TRATAMIENTO POSOPERATORIO

Se pueden usar midriáticos-ciclopléjicos tópicos durante las primeras 2 a 3 semanas para mantener la profundidad de la cámara anterior, en particular en pacientes con ojos fáquicos o con hipotonía posoperatoria. Algunos autores consideran que estos fármacos también pueden disminuir la inflamación posoperatoria.[29] Se usan antibióticos tópicos de manera sistemática durante 7 a 10 días. El uso de corticoesteroides tópicos reduce la cicatrización conjuntival y se relaciona con mayores tasas de éxito de la trabeculectomía, por lo general durante 4 a 6 semanas, si bien algunos cirujanos los utilizan de manera indefinida a dosis baja. (El efecto del uso posoperatorio de corticoesteroides se trata con mayor detalle más adelante en este capítulo.)

TÉCNICAS DE FISTULIZACIÓN

Hay dos tipos básicos de fístulas: (1) aquellas que se extienden en todo el grosor del tejido del limbo y (2) las que se cubren con un colgajo de esclera de grosor parcial. Durante la primera mitad del siglo XX la primera técnica se usó de manera exclusiva. El concepto de una fístula cubierta (trabeculectomía) empezó a ganar popularidad en el decenio de 1970. Con el advenimiento de fármacos adyuvantes contra la fibrosis y la lisis de la sutura con láser (en fechas más recientes, con suturas resellables en lugar de láser), los procedimientos de grosor completo perdieron adeptos, en comparación con las operaciones de trabeculectomía convencional, y hoy son ante todo de interés histórico.

Fístulas de grosor parcial (trabeculectomía)

Los procedimientos de filtrado estándar de grosor completo a menudo se complicaron por un paso excesivo del humor acuoso, que llevó a la elevada incidencia de cámaras anteriores planas de forma prolongada, relacionadas con descompensación corneal, formación de sinequias y cataratas. Además, las bulas filtrantes con frecuencia se adelgazaban y eran susceptibles a la rotura, lo que originaba el riesgo de endoftalmitis. Una forma de minimizar estas complicaciones es colocar un colgajo de esclera de grosor parcial sobre la fístula, concepto sugerido por Sugar[30] en 1961, pero popularizado desde un reporte de Cairns en 1968.[31] Ambos autores se refirieron a la técnica como *trabeculectomía*, y hoy todavía es la de uso más frecuente para las operaciones filtrantes.

Teorías del mecanismo

En un principio se pensó que el humor acuoso podía fluir hacia los extremos de la herida del canal de Schlemm.[31] Estudios subsiguientes, sin embargo, mostraron cierre fibrótico del canal en sus extremos cortados, en ojos de monos y humanos,[32] y la presencia del canal de Schlemm en el especimen de "trabeculectomía" no se correlacionó con el resultado del procedimiento.[33] Además, los casos de máximo éxito tuvieron una bula filtrante y la cantidad del humor acuoso teñido con fluoresceína en la zona se correlacionó con el éxito del procedimiento,[34] lo que sugiere que el filtrado externo es el principal modo de disminución de la PIO. Las capas externas del limbo y la esclera anterior no difieren desde el punto de vista ultraestructural de las capas

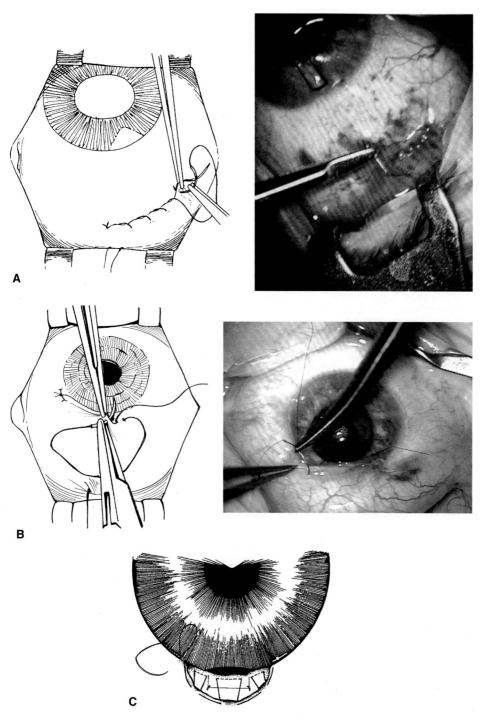

A

B

C

FIGURA 39-7 Cierre del colgajo conjuntival. A: cierre del colgajo con base en el limbo mediante sutura continua. **B:** cierre del colgajo basado en el fondo de saco. **C:** técnica de Wise para el cierre del colgajo con base en el fondo de saco. (Ilustraciones en A y B, de Shields MB. Trabeculectomy vs. full-thickness filtering operation for control of glaucoma. *Ophthalmic Surg.* 1980;11:498-505. Fotografía transoperatoria en B, tomada de Rhee DJ. *Glaucoma.* Philadelphia, PA: Lippincott Williams & Wilkins, 2018. Esquema C, tomado de Ng PW, Yeung BY, Yick DW, et al. Fornix-based trabeculectomy with Wise's suture technique in Chinese patients. *Ophthalmology.* 2000;107:2310-2313.)

más internas en una forma que pudiera predisponer al aumento de paso del humor acuoso.[35] Los estudios de perfusión de ojos humanos de necropsia, en los que se creó una trabeculectomía y se sellaron los bordes del colgajo de esclera con un adhesivo, mostraron un flujo significativo a través del colgajo de esclera.[36] Los estudios angiográficos con fluoresceína de ojos con trabeculectomías exitosas mostraron que la principal vía de filtrado externo se encontraba alrededor de los bordes del colgajo de esclera.[37] Pudiera ser que el filtrado externo ocurra alrededor o a través del colgajo de esclera, según qué tan apretado se suture o del grosor del colgajo de esclera. El uso de antimetabolitos a

menudo lleva a alteraciones del colgajo de esclera, que van desde su fusión completa hasta un decremento mínimo de su integridad. Otros adyuvantes para la resistencia al flujo de salida son la superficie de la bula disponible para difusión y la calidad de la conjuntiva que cubre la bula (es decir, delgada y avascular, o más gruesa con solo disminución de la vascularidad) (**fig. 39-8**). Otros posibles mecanismos de disminución de la PIO por trabeculectomía incluyen la ciclodiálisis, si la fístula se extiende detrás del espolón escleral o el flujo de salida del humor acuoso a través de venas acuosas de reciente desarrollo, vasos linfáticos o las venas acuosas normales.[38]

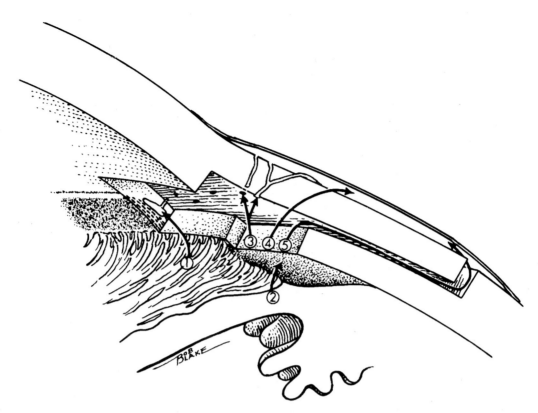

FIGURA 39-8 **Posibles vías de flujo del humor acuoso asociadas con una trabeculectomía.** 1, flujo del humor acuoso hacia los extremos de corte del canal de Schlemm (raro); 2, ciclodiálisis (si se diseca el tejido detrás del espolón escleral); 3, filtrado a través de conductos de salida en el colgajo de esclera; 4, filtrado a través de la sustancia del tejido conectivo del colgajo de esclera; 5, filtrado alrededor de los bordes del colgajo de esclera.

Técnica básica de trabeculectomía

Con la técnica de trabeculectomía (**fig. 39-9**), los bordes del colgajo de esclera, adyacentes a la unión corneolímbica, se delinean primero con cauterización ligera, y después se hacen incisiones de grosor parcial de la esclera. La técnica original descrita por Cairns incluía un cuadrado de 5 × 5 mm, pero se han descrito numerosas variaciones en el tamaño y forma del colgajo de esclera, como se describe más adelante en esta sección. Después se diseca hacia adelante un colgajo laminar, articulado en el limbo, hasta al menos 1 mm de la zona azul-gris de la córnea periférica que se expone. Es difícil determinar con precisión el grosor relativo del colgajo de esclera, pero en general debe ser de la mitad a dos terceras partes de su grosor.

La fístula se inicia ingresando primero a la cámara anterior con un bisturí apenas detrás de la articulación del colgajo de esclera, y después ampliando la incisión con el bisturí o con tijeras hasta alrededor de 0.5 mm de los bordes del colgajo de esclera. A continuación se extienden las incisiones radiales hacia atrás en cada extremo de la incisión inicial por 1 mm; el colgajo resultante de tejido límbico profundo se refleja hasta que se pueden visualizar las estructuras del ángulo; se extirpa el tejido con tijeras a lo largo del espolón escleral. Hoy la mayoría de los cirujanos prefiere usar un sacabocados escleral (descrito más adelante) (**fig. 39-10**).

Después de hacer una iridectomía periférica se aproxima el colgajo de esclera con suturas de *nylon* 10-0. Algunos cirujanos prefieren unir el colgajo de esclera de forma laxa con dos suturas en las esquinas posteriores para promover el filtrado alrededor de sus bordes. Otros

prefieren un cierre más apretado en las esquinas posteriores y, a veces, el uso de suturas adicionales para evitar las complicaciones de hipotonía y una cámara anterior plana. Sin embargo, los cierres apretado y laxo no difieren en gran medida a los 3 meses posoperatorios, según un estudio.[39] Es óptimo el cierre que logra una resistencia leve a moderada al flujo del humor acuoso, que mantiene así la profundidad de la cámara anterior. Es en especial importante cuando se usan productos contra la fibrosis adyuvantes, porque esos ojos son mucho más susceptibles al filtrado excesivo y la hipotonía.

La mayoría de los cirujanos prefiere lograr un cierre de la herida de esclera más ajustado, con el plan de lisar las suturas (es decir, lisis de sutura con láser) en el posoperatorio con los láseres de argón o de diodo, de ser necesario, mediante lentes de diseño especial.[40] Una alternativa de la lisis de sutura con láser es el uso de suturas resellables, que se pueden retirar, según se requiera, en la lámpara de hendidura. Se han descrito varias técnicas eficaces para las suturas resellables,[41] una de las cuales se muestra en la **fig. 39-11**. Como se señaló antes, el colgajo de esclera se puede evaluar en cuanto a la resistencia adecuada al flujo, antes de cerrar el colgajo conjuntival, mediante la inyección de solución salina balanceada a la cámara anterior a través de una paracentesis.

Modificaciones en la técnica

Las variaciones numerosas de la operación filtrante cubierta que se han reportado implican sobre todo modificaciones en el colgajo de esclera o en la técnica de fistulización.

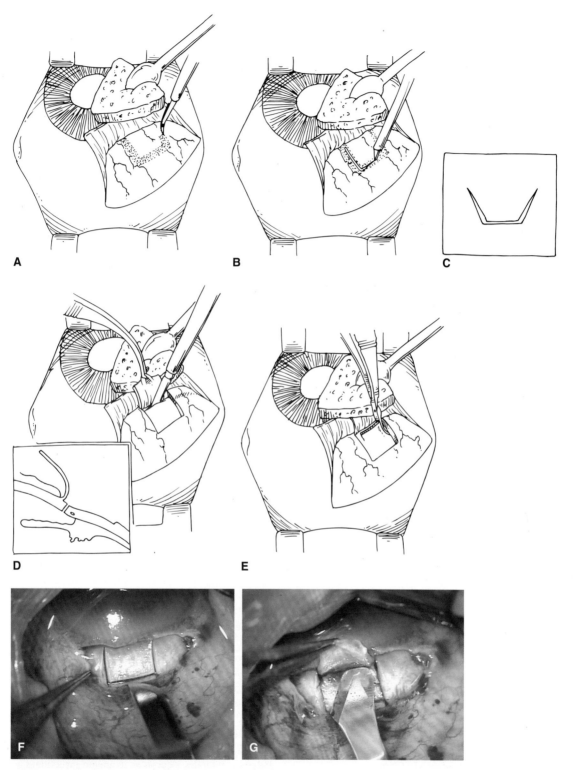

FIGURA 39-9 Pasos seleccionados en la ejecución de una trabeculectomía. A: cauterización de la zona que se pretende para los bordes del colgajo de esclera. **B:** bordes del colgajo de esclera marcados por incisiones de grosor parcial. **C:** colgajo escleral trapezoidal como técnica alternativa. **D:** ingreso a la cámara anterior apenas detrás de la articulación del colgajo de esclera. **E:** conclusión de los bordes anterior y lateral de la incisión profunda del limbo con tijeras. **F y G:** desarrollo de una trabeculectomía de esclera con grosor parcial de 50 a 66% con un colgajo conjuntival con base en el fondo de saco. (Porciones de las ilustraciones modificadas de Shields MB. Trabeculectomy vs. Full-thickness filtering operation for control of glaucoma. *Ophthalmic Surg*. 1980;11:498-505. F y G, tomadas de Rhee DJ. *Glaucoma*. Philadelphia, PA: Lippincott Williams & Wilkins, 2018.)

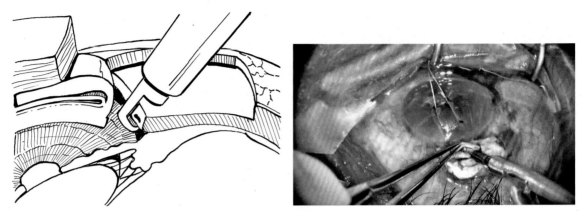

FIGURA 39-10 Colgajo de tejido límbico profundo extirpado con un sacabocados de Kelly.

Variaciones en el colgajo de esclera

Más que un colgajo cuadrado, algunos cirujanos prefieren hacer uno de forma triangular, semicircular o trapezoidal.[42,43] No hay ventaja aparente de una forma sobre otra con respecto al éxito a largo plazo. Algunos cirujanos intentan influir en el grado de filtrado posoperatorio al modificar el colgajo de esclera, y se ha sugerido, por ejemplo, que el grosor del colgajo se correlaciona con la PIO final, porque cuando es delgado provee mayor filtrado y menor presión.[44] Otras variaciones en la técnica incluyeron intentos por aumentar el filtrado alrededor del colgajo al aplicar una cauterización ligera a los bordes laterales, con omisión de todas las suturas para el colgajo de esclera, o exéresis de los 2 mm distales.[37,45] Sin embargo, estas técnicas son previas a la era de los productos contra la fibrosis, y deben evitarse cuando se utiliza tal terapéutica adyuvante. Se sugirió la colocación de la membrana amniótica bajo el colgajo escleral y su sutura con *nylon* 10-0 para la prevención de adherencias posoperatorias de la conjuntiva y la esclera en los pacientes con riesgo elevado de fracaso.[46] Otra variación implica la técnica del canal escleral, como se ha usado en la facoemulsificación.[47] Los lados del canal se inciden entonces con tijeras para crear el colgajo.

Variaciones en la técnica de fistulización

Watson[48] modificó la técnica básica de Cairns iniciando la disección del bloque de tejido en la parte posterior sobre el cuerpo ciliar, separándolo de la estructura subyacente, y resecándolo en la línea de Schwalbe. Otras técnicas para crear la fístula detrás de un colgajo de esclera incluyen trepanaciones, esclerectomías, esclerostomías térmicas y esclerostomías con un láser de dióxido de carbono.[43,49-53] La mayoría de los cirujanos usa un sacabocados de Kelly en la membrana de Descemet (**fig. 39-10**) o uno de Crozafon-De Laage para la exéresis de cortes de tejido del limbo desde el labio posterior de la incisión inicial, detrás del colgajo de esclera.[54]

Modificaciones del glaucoma neovascular

Como se describió en el capítulo 20, la cirugía intraocular en ojos con glaucoma neovascular a menudo se complica por hifema transoperatorio. Incluso con la remisión de la neovascularización después del tratamiento contra el factor de crecimiento endotelial vascular (anti-VEGF) o la fotocoagulación panretiniana, hasta los nuevos vasos inactivos son proclives a la hemorragia. Una variación de la trabeculectomía desde antes de la época del tratamiento anti-VEGF para reducir este riesgo incluye la exéresis de un gran segmento trabecular, una ciclodiatermia parcial no penetrante en el lecho escleral y la ablación parcial de vasos anormales del iris con una iridectomía de un sector amplio.[55] La cirugía con dispositivos de drenaje para el glaucoma y ciclofotocoagulación con láser de diodo también son posibles recursos terapéuticos ideales para el glaucoma neovascular[56] y se tratan en otros capítulos.

Sin embargo, el abordaje óptimo para la cirugía filtrante en ojos con glaucoma neovascular es precederla, cuando sea posible, con una inyección intravítrea de un producto anti-VEGF o la fotocoagulación panretiniana, o ambas, lo que a menudo disminuye la neovascularización, y aminora así la probabilidad o el grado de hifema posoperatorio, al margen del tratamiento quirúrgico.

Antes de la era anti-VEGF, la trabeculectomía por glaucoma neovascular conllevaba un mayor riesgo de fracaso; por lo tanto, se recomendó el uso de mitomicina C (MMC) y 5-fluorouracilo (5-FU) en esos ojos. En un estudio se clasificó a 66% de los ojos después de la fotocoagulación panretiniana, seguida por trabeculectomía con MMC, como un éxito quirúrgico después de 2 años de seguimiento.[57] En otro estudio no se encontraron esas diferencias en la concentración o el tiempo de aplicación de la MMC que afectasen la PIO posoperatoria o las tasas de complicaciones.[58] La tasa de operaciones exitosas fue de 71% al mes y disminuyó a 29% pasado 1 año. La revisión posoperatoria con aguja, en conjunción con MMC transoperatoria y la inyección de 5-FU dentro de la bula, en el posoperatorio, se encontró eficaz y salvó de una intervención quirúrgica adicional a algunos pacientes con procesos intratables.[59] Se ha sugerido que la regresión de la rubeosis, que a veces ocurre después de la trabeculectomía con MMC, es un efecto farmacológico secundario de la MMC, y no necesariamente el efecto de disminución de la PIO por sí sola.[60]

Con el anti-VEGF, en un estudio preliminar de la trabeculectomía 1 mes después de usar bevacizumab intravítreo hubo como resultado un decremento de la neovascularización del segmento anterior y menos complicaciones.[61] Incluso si se usa un producto anti-VEGF, sus efectos son temporales y quizás se requieran inyecciones adicionales o la fotocoagulación panretiniana para la regulación a largo plazo de la neovascularización. En un estudio retrospectivo de casos y controles, con un grupo control, de comparación de 52 ojos con glaucoma neovascular que se sometieron a trabeculectomía primaria con MMC, 20 de los cuales recibieron bevacizumab intravítreo preoperatorio, se logró el éxito (definido como una PIO < 21 mm Hg y ninguna complicación devastadora) en 75% de los ojos que recibieron la inyección de bevacizumab frente a 50% en el grupo control a los 6 meses.[62] En un estudio retrospectivo de seguimiento a largo plazo de 61 ojos con glaucoma neo-

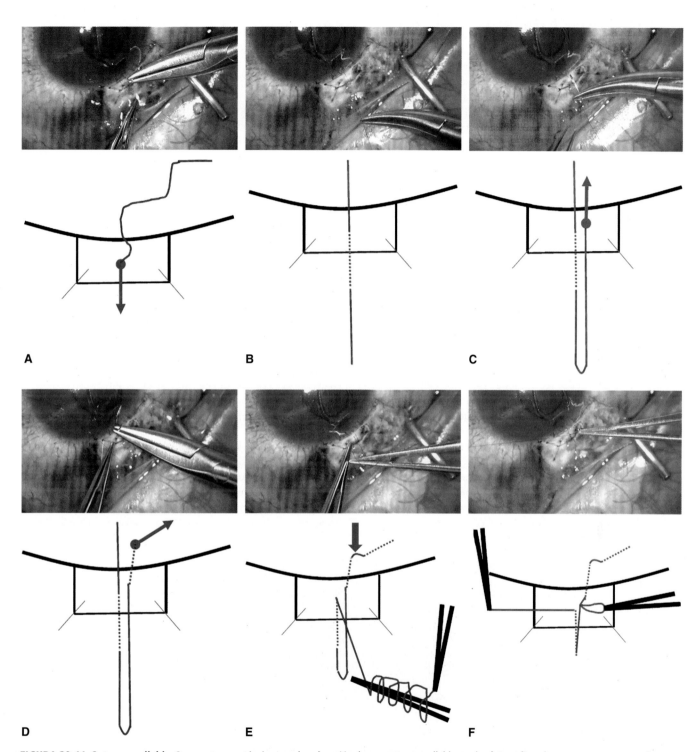

FIGURA 39-11 Sutura resellable. Se muestra una técnica para la colocación de una sutura resellable con las fotografías y los esquemas correspondientes (en los que el color rojo señala la sutura y el azul, la ubicación de la aguja). **A** y **B:** después de que el cirujano coloca dos suturas en *nylon* 10-0 no resellable en las esquinas posteriores del colgajo de esclera, se aplica una tercera sutura a través de la mitad del borde posterior del colgajo. **C:** se hace un paso en retroceso con la aguja a través del borde anterior del colgajo de esclera y hacia afuera a través de la córnea periférica. **D:** se hace un segundo paso a través de la córnea periférica para ocultar la sutura. **E** y **F:** la sutura resellable se anuda por sujeción del extremo de la sutura en la esclera y su enrollado cuatro veces alrededor del asa, lo que permite que esta permanezca plana encima. El extremo corneal expuesto de la sutura se recorta con la córnea. Cuando se requiere en el posoperatorio, se puede sellar la sutura resellable por la lámpara de hendidura al liberar el extremo oculto de la córnea y hacer tracción lenta, desanudar el nudo y retirar la sutura.

vascular, en los que se usó bevacizumab intravítreo en el preoperatorio, se tuvo éxito (PIO ≤ 21 mm Hg, una disminución ≥ 20% respecto de la cifra basal, sin medicamentos adicionales o intervención quirúrgica por glaucoma, y tampoco complicaciones devastadoras) en 57, 74 y 51% de los ojos al año, a los 3 años y a los 5 años, de forma respectiva. En este estudio la operación de trabeculectomía con bevacizumab intravítreo pudiera haberse combinado con la fotocoagulación panretiniana, la vitrectomía vía pars plana o la operación de catarata, lo que permitió múltiples variables de confusión potenciales; se administró bevacizumab intravítreo en forma subsecuente, según fuese necesario.[63]

Modificaciones por una intervención quirúrgica intraocular previa

El colgajo conjuntival base fórnix, como se describió antes,[12] es útil en particular en ojos que se sometieron antes a cirugía intraocular que incluyó la conjuntiva –por ejemplo, cuando se usó un colgajo conjuntival base fórnix durante una operación de catarata–. La conjuntiva en estos casos suele quedar fuertemente cicatrizada hasta la epiesclera, cerca del limbo, lo que hace difícil la preparación de un colgajo base limbo. Cuando se usa un colgajo base fórnix tal vez sea mejor suturar los bordes laterales del colgajo de esclera para promover el drenaje posterior. Puede también requerirse una vitrectomía anterior si el vítreo laxo se encuentra en la cámara anterior o se presenta en el sitio de la iridectomía. Alguna vez se recomendó la trabeculectomía no penetrante para tratar el glaucoma en presencia de afaquia.[64] Sin embargo, los resultados tempranos del estudio Tube Versus Trabeculectomy (TVT) indicaron que el implante de dispositivos de drenaje para el glaucoma logra una mejora alternativa para tales pacientes.[65]

En ojos afáquicos y seudofáquicos de niños después de la operación de catarata congénita, la trabeculectomía tuvo éxito en solo 33%, al margen de que se usara MMC durante la operación.[66] El implante de dispositivos de drenaje para el glaucoma es tal vez una mejor opción de tratamiento quirúrgico de estos difíciles casos.

Dispositivos adyuvantes

La miniderivación Ex-PRESS para el glaucoma (**fig. 39-12**) es un dispositivo de acero inoxidable desarrollado originalmente para su implante subconjuntival a través del limbo, para proporcionar una comunicación directa entre la cámara anterior y el espacio subconjuntival, que simula una operación de grosor completo y depende de la resistencia intrínseca del dispositivo. Aunque exitoso para disminuir la PIO, este procedimiento con tal dispositivo conllevó tasas de complicación altas y, como resultado, los cirujanos empezaron a implantar el dispositivo de derivación detrás de un colgajo de esclera de grosor parcial (**fig. 39-13**).[67,68] La técnica de implantación y las indicaciones de uso son similares a las de la trabeculectomía (es decir, un procedimiento de filtrado cubierto), junto con la ausencia de una iridectomía.

En una serie retrospectiva de casos de comparación con la trabeculectomía, el implante de miniderivaciones para el glaucoma Ex-PRESS logró una regulación similar de la PIO, pero conllevó una mayor tasa de hipotonía posoperatoria temprana.[69] Al año, en un estudio aleatorizado, controlado, de 64 ojos, de comparación de la trabeculectomía sola o junto con el dispositivo Ex-PRESS, no se encontró diferencia en la PIO en puntos temporales, tiempo quirúrgico, número de medicamentos para tratar el glaucoma, agudeza visual, grosor central de la córnea, cifras de células endoteliales, complicaciones, intervenciones o morfología de las bulas.[70] En un estudio multicéntrico aleatorizado, controlado, de 120 ojos, de comparación de Ex-PRESS con la trabeculectomía, se encontró que la PIO y las tasas de éxito no diferían a los 2 años; sin embargo, en el periodo posoperatorio inmediato la agudeza visual regresó a la basal al mes en el grupo de Ex-PRESS, en comparación con 3 meses en el grupo de trabeculectomía. Es digno de mención que el punto temporal de 3 meses correspondió al siguiente periodo de exploración, por lo que se desconoce si la agudeza visual en el grupo de trabeculectomía retornó a la basal 1 semana o 2 meses después que en el grupo de Ex-PRESS.[71] En ese estudio también se encontró un menor número total de complicaciones posoperatorias;

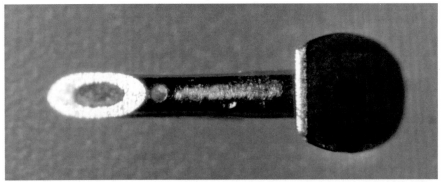
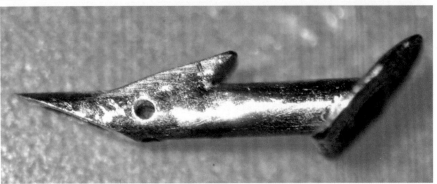

FIGURA 39-12 Implantes de miniderivaciones Ex-PRESS para el glaucoma. Se muestra el modelo R-50 (longitud real de alrededor de 400 μm).

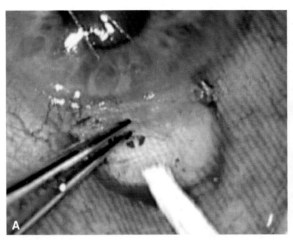 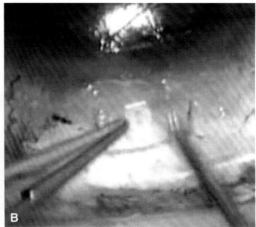

FIGURA 39-13 Implantes de miniderivaciones Ex-PRESS para el glaucoma. A: visualización directa de una miniderivación bien asentada debajo de un colgajo de esclera. **B:** una miniderivación bien asentada visualizada a través de un colgajo de esclera translúcido.

en un análisis más profundo, la única complicación posoperatoria que llevó a esta conclusión fue la del hifema, de resolución espontánea.[71] Con base en la PIO y los resultados de éxito, el hifema no tuvo efecto sobre el resultado. De forma anecdótica, muchos cirujanos consideran que una trabeculectomía con el implante Ex-PRESS es técnicamente menos retadora y más estandarizada.

Abordaje interno con un dispositivo

El dispositivo Xen, un tubo de gelatina usado con un abordaje interno (**figs. 39-14** y **39-15**), es un medio para crear una comunicación directa entre la cámara anterior y el espacio subconjuntival. En el sentido más estricto, el Xen es un *seton* –material exógeno usado para derivar líquido– pero no una derivación tubular moderna, debido a que no tiene placa de reservorio. Dado que el Xen se comporta en gran medida como una trabeculectomía, se incluye en esta sección.

En una serie de casos de 65 ojos con procedimientos filtrantes o ciclofotocoagulación previos sin éxito, el Xen con MMC subconjuntival tuvo una tasa de éxito de 75% (es decir, alcanzó > 20% de disminución de la PIO respecto de la basal con el mismo número de medicamentos o menos) después de 1 año. De aquellos en quienes el procedimiento tuvo éxito, la PIO disminuyó por casi 9 mm Hg y hubo una reducción concomitante de 1.8 medicamentos a los 12 meses.[72] Aunque los eventos adversos visualmente significativos fueron bajos en cuanto a número y transitorios, casi 25% de los ojos experimentó hipotonía transitoria (no asociada con derrames coroideos, hemorragia supracoroidea o maculopatía), y casi 90% de los ojos presentó hipotonía que se resolvió al mes.[72] Se hizo aplicación de aguja en la bula de 32% de los ojos.[72] En dos estudios de casos y controles con 6 y 12 meses de seguimiento, la operación concomitante de catarata no pareció afectar de forma significativa la tasa de éxito; cerca de 1 año después, 37% de los pacientes requirió revisión con aguja.[73,74] La trabeculectomía después de un procedimiento fallido con Xen, si bien exitosa, conllevó al reporte de una mayor tasa de hipotonía en un grupo de casos.[75] El Xen se trata también con algún detalle en el capítulo 43.

Cicatrización de la herida

La causa más frecuente de fracaso de las cirugías filtrantes para el glaucoma es la cicatrización de la bula.[76] La cantidad aumentada de colágeno en las bulas fallidas sugiere la proliferación de fibroblastos, con producción asociada de colágeno y glucosaminoglucanos, que es importante

en respuesta a las cirugías filtrantes.[3] Sin embargo, como se describe en el capítulo 38, la cicatrización de la herida es un proceso complejo con varias fases, y es probable que el fracaso de la bula en la cirugía filtrante involucre muchos de esos factores y ciertas características únicas del ojo con glaucoma. Están en proceso de desarrollo nuevos productos antifibróticos y sistemas de administración de fármacos en un esfuerzo por mejorar su eficacia y seguridad.

Influencia del humor acuoso sobre la cicatrización de heridas

Por lo regular, el humor acuoso se enlentece o fracasa en apoyar la proliferación de fibroblastos conjuntivales en cultivos de tejido.[77] Una posible explicación es que el humor acuoso contiene uno o más factores de inhibición para la proliferación de los fibroblastos. Los estudios en cultivo celular mostraron que la alta concentración de ácido ascórbico que suele estar presente en el humor acuoso es citotóxica para los fibroblastos humanos de la cápsula de Tenon en división, lo que pudiera contribuir al desarrollo de una bula filtrante exitosa.[78] El humor acuoso también contiene una amplia variedad de factores de crecimiento que mantienen la función normal de los tejidos oculares sanos y tiene participación significativa en los estados anormales y la cicatrización de las heridas.[79] El factor de transformación del crecimiento β (TGF-β), un regulador potente de la reparación de tejidos, se encuentra en el humor acuoso humano y tiene participación en el proceso de cicatrización después de las operaciones filtrantes por glaucoma.[80] En forma contraria a la influencia del humor acuoso primario, aquel obtenido poco después de la intervención quirúrgica intraocular o mezclado con un extracto de embrión desecado a 20% promueve la proliferación de los fibroblastos.[77] El humor acuoso secundario también ha mostrado estimular la proliferación de células endoteliales corneales cultivadas.[81] Además, el humor acuoso tiene actividad quimioatrayente de fibroblastos oculares, y es mucho mayor en aquellos con intervención quirúrgica previa para el glaucoma fallida.[82] Por lo tanto, los componentes normales del humor acuoso y sus alteraciones en algunos pacientes con glaucoma tal vez influyan en el éxito y fracaso de la bula filtrante.

Otros factores que afectan la cicatrización de las heridas

En numerosos estudios se sugiere que la edad joven y la ascendencia africana influyen de manera adversa en el resultado de las operaciones filtrantes por glaucoma, cuya explicación no es clara. Los estudios

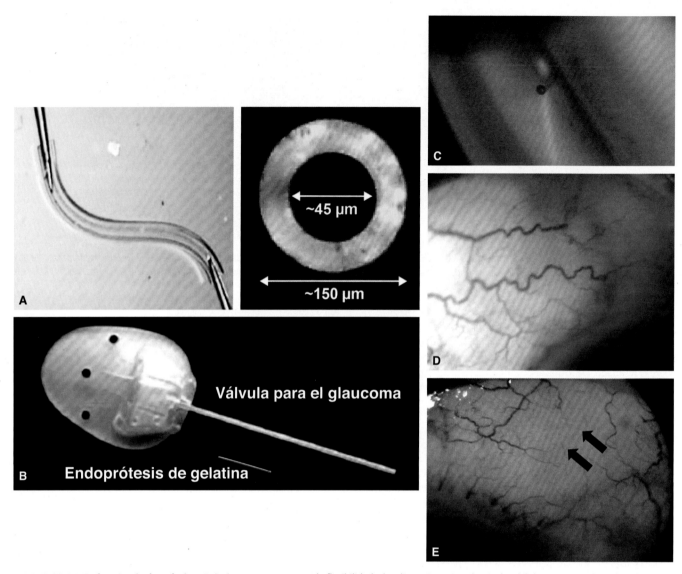

FIGURA 39-14 Endoprótesis de gelatina. A: imágenes que muestran la flexibilidad y las dimensiones intraluminales del dispositivo. **B:** la endoprótesis de gelatina, que se muestra aquí junto a una válvula para el glaucoma para comparar las dimensiones, tiene 6 mm de longitud. **C:** el canal que crea la endoprótesis desde la cámara anterior hasta el espacio subconjuntival, como se ve por gonioscopia. **D:** fotografía con lámpara de hendidura de una bula difusa baja en el ojo de un paciente 1 mes después de la intervención quirúrgica. **E:** fotografía por lámpara de hendidura de la endoprótesis (véanse las flechas) y bula difusa baja 1 mes después de la intervención quirúrgica de un paciente que recibió inyección de mitomicina C en el preoperatorio. (Modificado de Grover DS, Flynn WJ, Bashford KP, et al. Performance and safety of a new ab interno gelatin stent in refractory glaucoma at 12 months. *Am J Ophthalmol.* 2017;183:25-36. C y E Cortesía de Davinder S. Grover, MD, MPH. D Cortesía de Joseph F. Panarelli, MD.)

histopatológicos de especímenes de conjuntiva obtenidos antes de la trabeculectomía en pacientes con glaucoma de ángulo abierto crónico no mostraron influencia significativa de la edad o el grupo étnico sobre los factores conjuntivales que pudieran relacionarse con el resultado quirúrgico.[83,84] Otra influencia significativa puede ser la del tratamiento médico tópico a largo plazo para el glaucoma antes de la trabeculectomía. En algunos estudios se identificó que el tratamiento tópico a largo plazo combinado era un factor de riesgo del fracaso de la trabeculectomía, si bien en un estudio de comparación de las tasas de éxito antes y después de la introducción de los bloqueadores β tópicos se encontró que su uso preoperatorio no tenía influencia sobre el resultado de la intervención quirúrgica.[85] Los estudios histopatológicos de la conjuntiva de pacientes después del tratamiento médico tópico a largo plazo para el glaucoma revelaron un grado significativo de inflamación subclínica,[86] aunque un estudio solo pudo correlacionar el número de células caliciformes con los resultados exitosos.[87] La citología de impresión conjuntival correlacionó grados significativos de metaplasia con el número de medicamentos usados para el glaucoma.[88] No obstante, en un estudio clínico se señaló que interrumpir el tratamiento adrenérgico tópico y añadir corticoesteroides tópicos 1 mes antes de la cirugía se relacionó con un menor número de fibroblastos conjuntivales y células inflamatorias, así como con una mejor tasa de éxito de la trabeculectomía.[89] En otro estudio se sugirió que un elevado número de células caliciformes de la conjuntiva pudiera ser factor de predicción de menor PIO después de la trabeculectomía sin usar antimetabolitos.[90] El número de fibroblastos y células inflamatorias de la conjuntiva aumenta después de una operación ocular y la afecta, lo que tal vez causa un mayor riesgo de fracaso de la trabeculectomía.[91]

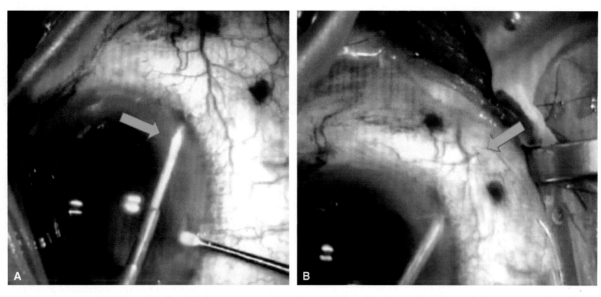

FIGURA 39-15 Imágenes quirúrgicas del abordaje interno para el implante del Xen. A: bajo una vista directa al microscopio en el quirófano, el trócar agudo (flecha) alcanza la malla trabecular y se dirige entre las marcas 3 mm detrás del limbo. **B:** la aguja emerge a través de esclera debajo de la conjuntiva y es elevada sin puncionarla (flecha); se despliega entonces el Xen en su colocación ideal que lo deja recto, de 2 a 3 mm dentro de la cámara anterior en el extremo proximal, y subconjuntival, recto y casi radial en el extremo distal.

Sustancias contra la fibrosis

Corticoesteroides

Se ha prestado atención considerable a las medidas que pueden prevenir el fracaso de la bula, sobre todo el uso de medicamentos, por regulación del proceso de cicatrización de la herida. Los primeros en usarse en la clínica fueron los corticoesteroides. Los estudios en cultivo tisular de fibroblastos de la cápsula de Tenon humana mostraron que los corticoesteroides y los antiinflamatorios no esteroides inhiben la adhesión y proliferación de las células.[92,93] Las investigaciones clínicas confirmaron la eficacia de los corticoesteroides tópicos, si bien no se logró beneficio adicional con su variante sistémica.[94] También se sugirió que la triamcinolona subconjuntival antes de una operación filtrante puede mejorar la tasa de éxito.[95] A pesar del beneficio de los corticoesteroides, la incidencia de fracaso de la bula todavía es alta en ciertos tipos de glaucoma (p. ej., en presencia de afaquia o seudofaquia y glaucoma neovascular), lo que llevó a la búsqueda de sustancias adicionales para modificar la cicatrización de la herida.

El corticoesteroide tópico más utilizado es el acetato de prednisolona; su frecuencia de administración varía de cada 6 h a cada hora, y su uso más frecuente se asocia con un mayor número de factores de riesgo de fracaso de la bula. Los resultados con el uso de difluprednato para tratar la inflamación de la cámara anterior por uveítis anterior endógena y el posoperatorio de la cirugía de catarata sugieren que puede ser de potencia equivalente al acetato de prednisolona con la mitad de frecuencia –por ejemplo, el difluprednato cada 12 h equivale a la prednisolona cada 6 horas.[96,97]

5-fluorouracilo

El 5-fluorouracilo fue el primer fármaco en estudiarse en gran medida como adyuvante de los corticoesteroides para regular la cicatrización de la herida después de la trabeculectomía. Este antimetabolito análogo de pirimidina, que bloquea la síntesis de ADN por inhibición de la síntesis de timidilato, ha mostrado inhibir la proliferación de fibroblastos en cultivos celulares.[98] La inyección subconjuntival de 5-FU después de una operación filtrante mejoró de forma significativa la formación de la bula en monos y la tasa de éxito en los casos clínicos difíciles.[99-101] En un posterior estudio clínico aleatorizado multicéntrico de 213 pacientes con glaucoma en presencia de afaquia o seudofaquia, o el antecedente de una operación filtrante fallida en un ojo fáquico, se confirmó la capacidad del 5-FU para mejorar la tasa de éxito de la cirugía filtrante en estos casos de alto riesgo.[102,103] Sin embargo, el protocolo requería inyecciones subconjuntivales cada 12 h de 5 mg de 5-FU durante 7 días, y después a diario durante 7 días más. Además, las complicaciones graves incluyeron fuga de la herida de la conjuntiva y defectos epiteliales de la córnea en el periodo posoperatorio temprano, con un mayor riesgo de fuga de la bula de inicio tardío.[102,103] Por lo tanto, se han buscado dosis eficaces menores, sistemas de administración alternativos y otros fármacos.

Se reportó éxito con las inyecciones diarias de 5 mg de 5-FU durante 7 a 14 días,[104] lo que tal vez represente el rango más eficaz de dosis en uso actual. En un estudio de pacientes con glaucoma crónico de ángulo abierto, glaucoma "secundario", o refractario, la dosis total promedio de 5-FU fue de 36.5, 36.0 y 49.5 mg, de forma respectiva, y la probabilidad de regulación de la PIO por debajo de 16 mm Hg durante el seguimiento de 5 años fue de 77.9, 66.8 y 26.9%, de modo respectivo. El uso adyuvante de 5-FU aumenta la tasa de éxitos de la trabeculectomía en ojos a los que se hace la operación filtrante inicial en pacientes menores de 40 años de edad, lactantes, y los que requieren PIO en extremo baja.[104-109] No obstante, la tasa de complicaciones es mayor que en la trabeculectomía sin 5-FU, y se recomienda tener precaución, en especial en la operación inicial.[103] Hay un alto riesgo de fracaso en los pacientes con glaucoma neovascular.[110] Se cree que el tratamiento es de máxima eficacia si se inicia de manera profiláctica en el primer día posoperatorio, aunque se ha reportado éxito con el uso iniciado entre los 3 y 15 días de posoperatorio, cuando se notan los signos de inminencia del fracaso de la bula.[111] En varios estudios clínicos se mostró que el 5-FU también es de beneficio cuando se usa en el transoperatorio, por lo general con una esponja quirúrgica humedecida con 25 a 50 mg/mL del fármaco y aplicada en el sitio quirúrgico durante 5 minutos.[112,113] El tipo de esponja también puede afectar la concentración tisular intraocular del 5-FU administrado.[114]

Mitomicina C

Chen reportó el uso de mitomicina C (MMC)[115] en 1983, para aumentar la eficacia de disminución de la PIO de la trabeculectomía, cuando se aplica en el transoperatorio de ojos con alto riesgo de fracaso quirúrgico. La mitomicina C es un antibiótico antineoplásico aislado del *Streptomyces caespitosus*. Los estudios en cultivo de tejidos de fibroblastos de cápsula de Tenon humano revelaron una inhibición casi completa de la proliferación de los fibroblastos,[116] cuyo grado se correlacionó con el resultado de la operación filtrante.[117] Cuando se comparó con el del 5-FU, el efecto de la MMC sobre la proliferación de los fibroblastos de conejo fue mucho más prolongado.[118] El 5-FU fue tóxico para los fibroblastos de ratón en cultivo, pero respetó las células endoteliales vasculares bovinas, en tanto la MMC fue citotóxica para ambos tipos celulares.[119] La aplicación transoperatoria de MMC en conejos prolongó de modo significativo la duración de la bula después de la cirugía filtrante para el glaucoma.[120] Estudios clínicos subsiguientes respaldaron el beneficio del uso de MMC como adyuvante de la trabeculectomía,[121] y las comparaciones aleatorias con el uso posoperatorio de 5-FU subconjuntival, en general, mostraron que el uso transoperatorio de MMC tenía una eficacia superior de disminución de la PIO después de la trabeculectomía.[122-124]

Se mostró que la mitomicina C aumenta la tasa de éxitos de la trabeculectomía por glaucoma refractario en los pacientes de raza negra, en el glaucoma asociado a uveítis, el glaucoma congénito y del desarrollo, el glaucoma de tensión normal y en las trabeculectomías primarias sin complicación.[125-131] En un estudio retrospectivo se mostró que la trabeculectomía primaria con MMC mantenía una PIO de 15 mm Hg o menos en más de 80% de los pacientes después de 1 año y en 60% pasados 6 años, lo que sugiere que el uso de MMC puede justificarse en las trabeculectomías primarias de pacientes con glaucoma grave.[132] Sin embargo, debe tenerse cuidado con el uso adyuvante de la MMC, en especial en casos primarios no complicados, debido a la incidencia significativa de complicaciones graves.

Aunque el uso adyuvante de MMC tiene menos probabilidad de causar las complicaciones posoperatorias comunes con 5-FU, como la toxicidad epitelial corneal y la fuga de la herida,[122,123] también se asocia con otras que pueden ser todavía más graves, la más significativa de ellas, la *maculopatía por hipotonía*, en la que la disminución prolongada de la PIO se relaciona con edema del disco, tortuosidad vascular y pliegues coriorretinianos en la zona de la mácula, que en potencia provocan una disminución notoria de la agudeza visual (**fig. 39-16**).[133] La principal causa de hipotonía es el filtrado excesivo, y los estudios histopatológicos de las bulas extirpadas por sobrefiltrado revelaron un epitelio irregular y un subepitelio acelular en gran parte de tejido conectivo en disposición laxa.[134] Sin embargo, otro mecanismo de la hipotonía puede ser la hiposecreción del humor acuoso, donde un ojo humano enucleado mostró rotura del epitelio del cuerpo ciliar debajo del sitio de aplicación de la MMC. Otras complicaciones potenciales, según sugieren estudios de animales, incluyen la reacción de la cámara anterior y la toxicidad endotelial corneal si el MMC ingresa al interior del ojo.[135] El tratamiento de estas complicaciones se describe más adelante en este capítulo. Las siguientes modificaciones de la técnica pueden reducir las complicaciones.

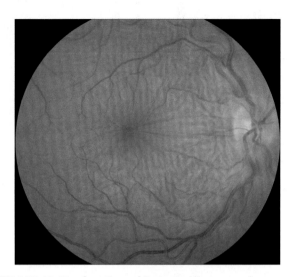

FIGURA 39-16 Maculopatía por hipotonía. Pliegues maculares horizontales y oblicuos en un paciente con maculopatía por hipotonía después de una cirugía filtrante para el glaucoma. (Tomada de Fineman M. *Retina*. Philadelphia, PA: Lippincott Williams & Wilkins, 2018.)

En protocolos anteriores se aplicaba una esponja humedecida en 0.5 mg/mL de MMC a los tejidos subconjuntivales durante 5 minutos. Los intentos subsiguientes de reducir el riesgo de hipotonía incluyeron concentraciones disminuidas y tiempos de exposición menores.[134] También se sugirió que el ajuste del tiempo de exposición según el riesgo de cada paciente de fibrosis excesiva puede aumentar el equilibrio entre la regulación exitosa del PIO y la incidencia de complicaciones.[134] En algunos estudios retrospectivos se sugirió que 0.2 mg/mL de MMC aplicados durante 2 minutos pueden ser tan eficaces como las dosis mayores, pero se asociaron con menos complicaciones.[136] Sin embargo, aún no se establece el protocolo óptimo.

Se han recomendado diversas esponjas como vehículo para la MMC incluidas Merocel* y diversas esponjas microquirúrgicas, y tal vez modificar el tamaño o la forma influya en el efecto del antibiótico.[137] En un estudio se sugirió que colocar la esponja detrás del colgajo de esclera, más que sobre la epiesclera intacta, pudiera mejorar la tasa de éxitos sin incrementar las complicaciones.[132,138] En conejos, la irrigación de los tejidos oculares con solución salina balanceada después de retirar la esponja disminuyó de modo sustancial la difusión intraocular de la MMC.[139]

En un modelo experimental, la irrigación disminuyó la concentración de MMC solo en la mitad externa de la esclera, sin cambio en las concentraciones intraesclerales profundas,[140] lo que sugiere que una aplicación de MMC a menor dosis sin irrigación pudiese ser un esquema racional.[141] La aplicación transoperatoria de MMC sin tocar la conjuntiva o la cápsula de Tenon fue ineficaz para inhibir el desarrollo de bulas avasculares delgadas en los ojos sometidos a trabeculectomía primaria.[142]

Otros productos contra la fibrosis

Son productos alternativos que se han valorado como fármacos contra la proliferación el arabinósido de citosina, la bleomicina, la rapamicina, la doxorrubicina, la daunorrubicina, la 5 fluorouridina, el 5'-monofosfato, el 5-fluororotato, la heparina, el paclitaxel, la citocalasina-B, la colchicina, las inmunotoxinas y el interferón α-2b.[143-145] En un estudio prospectivo se valoró la suramina, una sustancia que inhibe la actividad de los factores de crecimiento en conejos y humanos.[146]

El uso de suramina tuvo menos complicaciones, en comparación con la MMC, con tasas de éxito similares, lo que sugiere que puede convertirse en una alternativa del tratamiento con antimetabolitos en las cirugías para el glaucoma.[146] La irradiación β también inhibió la proliferación de fibroblastos en cultivo de tejidos y retrasó la cicatrización de heridas en conejos.[147] En un estudio clínico preliminar, la irradiación β no mejoró los resultados de las trabeculectomías,[148] aunque en un estudio de pacientes de 18 años de edad o menores con glaucoma congénito se sugirió un efecto benéfico sobre el pronóstico de la trabeculectomía.[149] Se sugirieron el trasplante de membrana amniótica o el perfluoropropano gaseoso (C3F8) subconjuntival como alternativas más seguras de la MMC.[150,151]

Además de los fármacos que influyen en la proliferación de los fibroblastos, se han valorado productos que alteran otras fases del proceso de cicatrización de las heridas. Aquellos que han resultado promisorios en los estudios *in vitro* e *in vivo* incluyen al activador de plasminógeno tisular, que causa fibrinólisis localizada; el interferón γ y los ionóforos del calcio, que inhiben la biosíntesis de colágeno; y el β-aminopropionitrilo y la D-penicilamina, que inhiben los enlaces cruzados de colágeno.[152-155]

La inyección perioperatoria de bevacizumab también mostró ser promisoria para disminuir la cicatrización y vascularidad conjuntivales.[157] El bevacizumab puede inhibir de forma directa VEGF, TGFβ1 y TGFβ2 en los fibroblastos conjuntivales de rata.[157] No obstante, en un metaanálisis de estudios aleatorizados, controlados publicado entre 2011 y 2014, de comparación de la inyección intravítrea de bevacizumab bajo una variedad de circunstancias (intravítrea sola o junto con MMC tópico *vs.* MMC tópico o placebo), se encontró que esta mejora el éxito de la trabeculectomía, en comparación con un placebo, y es equivalente a la MMC tópica para la PIO, las tasas de éxito y las complicaciones.[158] Cuando se agrega a la MMC tópica, el bevacizumab intravítreo no tiene beneficio adicional.[158] Los resultados de dos estudios aleatorizados, controlados subsiguientes de comparación del bevacizumab intravítreo y la MMC también señalaron que los dos eran similares con respecto a PIO, las tasas de éxito y las complicaciones.[159,160] El bevacizumab intravítreo tuvo una mayor tasa de bulas enquistadas en comparación con la MMC.[158] El bevacizumab tópico, además de los corticoesteroides tópicos, no aportó beneficio más allá de los esteroides tópicos después de la trabeculectomía con MMC.[161] Parece no haber beneficio de la adición de bevacizumab intravítreo a la trabeculectomía con 5-FU.[162]

Un potente estimulante de la cicatrización, el TGF-β, se identificó como componente importante de la cicatrización de las heridas, en particular en la respuesta conjuntival. Este se ha ubicado en el humor acuoso humano y parece participar en el proceso de cicatrización después de las operaciones filtrantes para el glaucoma.[80] La inhibición del TGF-β parece ser un abordaje más fisiológico para la regulación de la cicatrización de las heridas.[163,164]

Aunque la administración subconjuntival de un anticuerpo contra el TGF-β2 en el periodo posoperatorio mejoró el resultado de la operación para el glaucoma en un modelo animal y pareció más eficaz que el 5-FU, sin algunos de sus efectos secundarios,[165] en un estudio aleatorizado, controlado, de CAT-152, un anticuerpo monoclonal contra el TGF-β2, no fue más eficaz que el placebo y requirió inyecciones subconjuntivales frecuentes en el periodo posoperatorio.[166] El ácido *N*-3',4'-dimetoxicinamoil-antranílico (Tranilast), un fármaco con propiedades antiqueloides y anticicatrización, inhibe la secreción de TGF-β1 y, por lo tanto, puede ser promisorio para prevenir la cicatrización patológica después de las operaciones filtrantes por glaucoma.[167] En el futuro tal vez se administren combinaciones de fármacos de acuerdo con las diversas fases del proceso de cicatrización de heridas para prevenir el fracaso de la bula.

Alternativas no fibróticas

Se reportó un implante de matriz de colágeno biodegradable (Ologen) como adyuvante de la trabeculectomía en una amplia variedad de escenarios clínicos –por ejemplo, junto con la trabeculectomía primaria, además del dispositivo Ex-PRESS, en ojos con glaucoma de ángulo abierto juvenil o cierre crónico del ángulo. En algunos estudios prospectivos pequeños y de comparación a corto plazo se indicó equivalencia entre Ologen y los antimetabolitos. En un estudio de casos y controles se encontró que Ologen es equivalente al 5-FU en la trabeculectomía primaria para el glaucoma de ángulo abierto crónico.[168] En un estudio prospectivo aleatorizado de 40 ojos no se encontró diferencia entre Ologen y 0.2 mg/mL de MMC durante 2 minutos, en cuanto a PIO y tasas de éxito pasados 5 años.[169] En un estudio prospectivo aleatorizado separado de comparación de Ologen y MMC en 63 ojos, se encontró que el primero lograba una PIO y tasas de éxito mejores.[170] En un estudio de casos y controles de comparación de medidas adyuvantes con el implante del dispositivo Ex-PRESS se encontró que el uso de MMC y Ologen con 5-FU se asoció con tasas similares de PIO y éxito, y ambos tuvieron mejores resultados en comparación con el Ologen solo.[171]

Fístulas de grosor completo previas

Esclerectomía

El tipo original de fístula del limbo, que se ha sustituido en gran parte por la trabeculectomía con o sin el uso adyuvante de productos contra la fibrosis, implica la creación de una abertura directa a través del grosor completo del tejido. Se puede crear la fístula con diversas técnicas. En 1906, LaGrange[172] describió una en la que se hizo una incisión del grosor completo del limbo, y después se extirpó un fragmento de tejido del labio anterior de la herida para crear una fístula. Holth[173] modificó esta operación 3 años después mediante la realización de la esclerectomía con un sacabocados. Sin embargo, la técnica de esclerectomía que adquirió mayor popularidad a mitad del siglo XX fue la del labio posterior descrita por Iliff y Haas.[174]

Perforación

En 1909, Elliot[175] y Fergus[176] describieron una operación filtrante para el glaucoma en la que se creaba una fístula con una pequeña perforación apenas detrás de la unión corneolímbica. Elliot[177] modificó después la técnica al dividir la córnea periférica y colocar el orificio en ubicación más anterior (*perforación esclerocorneal*), modificación que, no obstante, produjo una bula filtrante más delgada, con probabilidad aumentada de infección tardía, y Sugar[178] recomendó regresar a la operación original, con ubicación más posterior del orificio, a lo que llamó *perforación limboescleral* (**fig. 39-17**).[179]

Esclerostomía térmica (operación de Scheie)

En 1924, Preziosi[180] describió una técnica filtrante en la que se creaba una fístula limbal ingresando al ángulo de la cámara anterior con un electrocauterio. Scheie[181] reseñó después una operación en la que también se

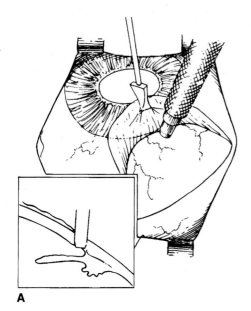

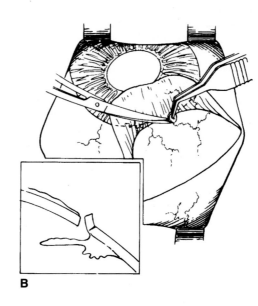

FIGURA 39-17 Perforación limboescleral. A: botón de perforación extirpado de forma parcial por elevación anterior. **B:** conclusión de la exéresis por corte de la unión posterior con tijeras.

A

B

usaba el cauterio, pero difería de la descrita por Preziosi porque se hizo primero la incisión superficial del limbo, y después se usó el cauterio para retraer los bordes de la herida y crear así una fístula.

La técnica de esclerostomía térmica (**fig. 39-18**) implica el uso del cauterio ligero a la esclera en una zona de 1 × 5 mm detrás de la unión corneolímbica. A continuación, se hace una incisión de 5 mm superficial en el limbo a través de la zona cauterizada, perpendicular a la superficie escleral, y se aplica el cauterio a los labios de la incisión hasta que sus bordes se separan por al menos 1 mm.

La fuga de humor acuoso a través de la incisión en el limbo puede interferir con la aplicación del cauterio, que pudiera evitarse de modo parcial por detención de la incisión inicial superficial apenas antes de ingresar a la cámara anterior, la aplicación del cauterio, y después la conclusión de la incisión.[182] Además, el cauterio bipolar se puede usar con eficacia en un campo húmedo. Otra modificación es la de colocar una sutura temporal a través de la fístula para evitar una cámara anterior plana temprana.[183]

Iridencleisis

Esta operación difiere de las otras formas de cirugía filtrante de grosor completo porque se encarcela una cuña de iris dentro de la incisión del limbo para mantener un canal permeable para el flujo de salida del humor acuoso.[184] Alguna vez una operación popular, perdió apoyo en parte por la sospecha de la mayor incidencia asociada de oftalmía simpática que con otros procedimientos de filtrado. Aunque dicho temor no se corroboró, la operación nunca recuperó su popularidad.

Técnicas de la esclerostomía con láser y otras

Esclerostomía externa con láser

La energía del láser también se ha usado para crear la fístula, que en la mayor parte de los casos es de grosor completo. Se puede hacer por un abordaje externo o interno. El láser de argón se estudió para el primer abordaje,[185] aunque el de holmio, también conocido como *THC:YAG* (tulio, holmio e itrio dopado con cromo cristal de aluminio

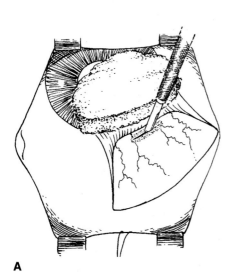

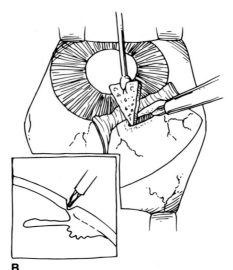

FIGURA 39-18 Esclerostomía térmica. A: se hace la incisión en el limbo (de inicio puede ser de grosor parcial o completo). **B:** aplicación del cauterio a los labios de la incisión para separar los bordes. Después, se extiende una incisión de grosor parcial hacia la cámara anterior, y se aplica el cauterio en la profundidad de la herida.

A

B

y granate), ha sido objeto de la valoración más extensa para la esclerostomía con láser externa.[186-190] El láser actúa en la región cercana al infrarrojo, con una longitud de onda de 2 100 nanómetros. Una salida en ángulo recto del láser, desde la punta de la sonda de fibra óptica, permite el avance subconjuntival de la sonda desde una incisión conjuntival pequeña hasta el limbo, donde se crea la fístula.

Los estudios en conejos respaldaron la viabilidad del procedimiento con láser de holmio,[186,187] y los estudios clínicos preliminares aportaron resultados alentadores a corto plazo.[188] Sin embargo, un seguimiento más prolongado reveló probabilidades calculadas de éxito de casi 65% al año, 57% a los 30 meses, 44% a los 2 años y 36% a los 4 años.[189] No obstante, la mayor incidencia de hipotonía (por la naturaleza de grosor completo de la fístula), desprendimiento de coroides y encarcelamiento del iris, junto con una tasa progresiva de fracaso, hacen a este procedimiento menos eficaz que la trabeculectomía para regular la presión intraocular a largo plazo.[190]

Otros láseres que se han valorado para la esclerostomía externa incluyen al de Nd:YAG de pulsos gigantes (hasta 200 vatios de potencia máxima con pulsos de 20 o 40 ms) (granate itrio y aluminio dopado con neodimio), el de Nd:YLF (fluoruro de litio itrio) de 1 053 nm durante un picosegundo, un láser con diodo semiconductor, y uno de 193 nm excímero.[191-196] Las esclerostomías creadas con el láser de diodo se han asociado con daño por coagulación térmica y la fragmentación del colágeno de la esclera. El láser pulsado también se ha relacionado con daños térmico y mecánico. Un sistema de onda continua de láser de diodo infrarrojo medio parece ser superior a los pulsados. Los láseres excímero también se han usado en una trabeculectomía modificada para retirar de forma precisa el tejido escleral que cubra al canal de Schlemm, lo que deja una malla trabecular intacta y permite una operación filtrante no penetrante modificada para la trabeculodisección bajo un colgajo de esclera a través del canal de Schlemm y la malla trabecular yuxtacanalicular.[197,198] Se abandonó el uso de láseres desde un abordaje externo para la esclerostomía.

Esclerostomía interna con láser

Además de crear fístulas de grosor completo con energía láser desde el abordaje externo, se han valorado láseres y otros instrumentos para hacer esclerostomías internas (es decir, de la cámara anterior al espacio subconjuntival). La principal ventaja teórica de esta técnica es que no requiere disección de la conjuntiva, que se eleva antes de hacer la esclerostomía con una inyección de líquido sobre el sitio quirúrgico, lo que así disminuye el riesgo de cicatrización y fracaso de la bula. El primer intento de esclerostomía con láser interna se hizo con un láser de Nd:YAG con conmutación Q enfocado en el ángulo de la cámara anterior a través de un gonioprisma especial,[199] que mostró ser eficaz para crearla, pero requirió cifras muy altas de energía. Las modificaciones subsiguientes incluyeron teñir la esclera con azul de metileno por iontoforesis y usar un láser de pigmento pulsado con longitud de onda de 660 nm, que se absorbe en forma máxima por el azul de metileno.[200] En un estudio prospectivo de conejos, la esclerostomía interna realizada con un láser de colorante pulsado pareció tener una eficacia de disminución de la PIO similar a la esclerectomía del labio posterior.[201]

Otros intentos de esclerostomía láser interna han usado sondas con contacto, cuya punta se introduce en la cámara anterior a través de una incisión en el limbo de 180 grados desde el sitio quirúrgico. La punta se hace pasar a través de la cámara anterior hacia la malla trabecular, donde se crea la esclerostomía (**fig. 39-19**), técnica que se

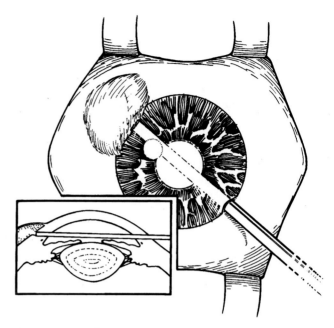

FIGURA 39-19 Esclerostomía interna. La punta de una sonda fibroóptica láser o un perforador automático se inserta en la cámara anterior a través de una incisión punzante y se usa para crear una fístula de grosor completo entre la conjuntiva elevada, de 180 grados, respecto del sitio de ingreso.

ha valorado con láseres Nd:YAG de onda continua; láser azul verde de argón de alta energía; y láseres excimer, de erbio, diodo y Nd:YLF.[202] Se sugirió usar un endoscopio intraocular con un láser de erbio:YAG para la localización precisa de la esclerostomía y disminución de la cicatrización en el sitio de filtrado.[203] Los estudios en conejo con los láseres de Nd:YAG, holmio y erbio indican que el aumento de la longitud de onda se asocia con un menor daño térmico alrededor de la esclerostomía, lo que en teoría disminuiría la cicatrización subconjuntival y el fracaso del filtrado.[204] La trabeculectomía interna con láser excimer en ojos de conejo produjo aberturas permanentes en el canal de Schlemm a través de la malla trabecular, con disminución de la resistencia al flujo de salida.[205] En ojos humanos con glaucoma, las aberturas creadas en la malla trabecular con un láser excimer permiten una comunicación abierta entre la cámara anterior y el canal de Schlemm. El traumatismo mínimo ocular con este procedimiento hace posible otros tipos de intervención quirúrgica para el glaucoma, de ser necesarias, en el futuro.[206]

A pesar del interés general y las potenciales ventajas de estos abordajes, no obtuvieron el apoyo de los cirujanos especialistas en el glaucoma, lo que en gran parte puede deberse a que la mayoría de estas operaciones es un procedimiento de grosor completo, con los riesgos concomitantes de hipotonía, cámaras anteriores poco profundas y derrames coroideos.

Otras técnicas de esclerostomía interna

Las esclerostomías internas también han tenido éxito cuando se realizan con un perforador automático, cauterio bipolar y sondas de diatermia.[207,208] Tal vez en el futuro se valoren otros instrumentos y técnicas, ya que este abordaje promisorio de las operaciones filtrante para el glaucoma continúa en evolución. Las técnicas de esclerostomía interna no se han aceptado en gran medida a la fecha y hoy compiten con la trabeculectomía y la trabeculotomía internas y las derivaciones trabeculares.

OPERACIONES NO PENETRANTES

Krasnov[209] describió un procedimiento llamado *sinusotomía*, en el que se extirpa una tira de esclera para exponer una porción del canal de Schlemm. No se sabe si el beneficio de esta operación es por alivio de la obstrucción de los conductos de salida de la esclera o del colapso del canal de Schlemm, o si solo se trata de otra técnica de filtrado.[210]

Una técnica llamada *trabeculectomía no penetrante* lleva la disección subescleral del tejido profundo del limbo hasta el canal de Schlemm, pero deja intacta la malla trabecular,[64] lo que se pensó era una ventaja especial en ojos con afaquia y se reportó que tuvo menos complicaciones posoperatorias que la trabeculectomía estándar en el ojo fáquico.[211] La técnica se modificó por uso posoperatorio de láser Nd:YAG para perforar la malla en el sitio quirúrgico.[212] En reportes subsiguientes se sugirió que la operación no penetrante tenía ventajas sobre la trabeculectomía convencional por no ingresar a la cámara anterior; evitar la iridectomía; y limitar la hipotonía posoperatoria temprana, las cámaras anteriores poco profundas, el hifema y los derrames coroideos.

La cirugía no penetrante de descripción más reciente hoy se divide en dos técnicas: la primera, llamada *esclerectomía profunda*, se basa en la descripción original de Krasnov,[209] modificada después por Kozlov. Se crea una ventana en la membrana de Descemet, que permite que el humor acuoso escape de la cámara anterior y drene por vía subconjuntival, formando una bula filtrante bajo. Se recomendó la adición de un implante de colágeno en el lecho de esclera para ayudar a mantener el drenaje.[213] En un grupo de casos a largo plazo con esclerectomía profunda, que se realizó sobre todo en Europa, se tuvo un éxito calificado (definido como una PIO < 21 mm Hg con o sin medicamentos) de alrededor de 80% después de 10 años, con mantenimiento de una PIO de 11 a 14 mm Hg en los pacientes.[214] En una revisión sistemática y un metaanálisis de 18 artículos de comparación de la esclerectomía profunda con la trabeculectomía, se encontró que a los 6 meses los pacientes sometidos a trabeculectomía con MMC tenían una PIO menor, por casi 2 mm Hg, con tasas de éxito similares. Sin embargo, los pacientes con trabeculectomía presentaron mayores tasas de hipotonía, derrames coroideos, cámara anterior plana y catarata.[215]

La segunda técnica, llamada *viscocanalostomía*, también requiere la disección profunda de la esclera y una ventana filtrante. No obstante, el flujo de salida parece depender de la permeabilidad de los canales de salida del humor acuoso hipotéticamente logradas por identificación y dilatación del canal de Schlemm mediante un producto viscoelástico de alta densidad. El colgajo superficial de esclera se sutura de forma ajustada con reducción del flujo de salida del humor acuoso subconjuntival y la formación de una bula.[216] Sin embargo, el drenaje subconjuntival parece ser un componente importante de estas operaciones, ya que se han reportado bulas rara vez visibles después de la esclerectomía profunda y, en muchos casos, de la viscocanalostomía.[217] El mecanismo de acción parece ser una permeabilidad creciente de la pared interna del canal de Schlemm y la formación de un lago intraescleral.[218]

En un estudio de fase I se usó un láser excimer de barrido y fotopulido de 193 nm para lograr la disección profunda requerida para ser una "trabeculodisección no penetrante" bajo un colgajo de esclera a través del canal de Schlemm y la malla trabecular yuxtacanalicular. El colgajo de esclera se cerró de forma laxa y se usó MMC en el transoperatorio. Se logró una buena bula filtrante con disminución sustancial de la PIO.[198] En otro estudio se mostró que un láser de excímero puede ser una modificación eficaz de la operación filtrante no penetrante y más fácil de realizar.[219] Aunque las operaciones no penetrantes pueden conllevar menos complicaciones, parecen ser menos eficaces para lograr cifras bajas de PIO cuando se comparan con la trabeculectomía convencional. En estudios aleatorizados, controlados de comparación de la viscocanalostomía y la trabeculectomía no se encontraron diferencias; sin embargo, los estudios a la fecha solo han tenido muestras pequeñas, lo que pone en duda la aplicabilidad general de este resultado.[220]

Se ha aconsejado una modificación de las antiguas operaciones no penetrantes: la *canaloplastía*, en la que se expone el canal de Schlemm y se hace una vasodilatación similar a las antes descritas. Se usa un microcatéter para canular el canal de Schlemm en su circunferencia. Se coloca una sutura de tensión no absorbible en su interior, con estiramiento y mejoría de la salida del humor acuoso a través del sistema venoso epiescleral. En un estudio multicéntrico se reportó disminución de la PIO respecto de la basal, de 23.6 a entre 12 y 15 mm Hg, y una reducción subsecuente de 34% en el número de medicamentos en los pacientes sometidos a canaloplastía sola pasados 3 años.[221] Las tasas de éxito fueron todavía mayores si de forma concomitante se hacía una operación de catarata.[221] En estudios independientes se tuvieron resultados similares, también con 3 años de seguimiento.[222] En un estudio de 1 año de casos y controles, de comparación de la canaloplastía y la trabeculectomía, se obtuvieron resultados similares de la PIO sin diferencia en el número de medicamentos, pero complicaciones más graves (es decir, amenaza potencial de la visión) con la trabeculectomía.[223]

La canaloplastía es un medio eficaz para disminuir la PIO, con características favorables de seguridad, en comparación con la trabeculectomía. Como anécdota, en una minoría significativa de ojos el catéter no puede movilizarse 360 grados. También de forma anecdótica, la canaloplastía es bastante más difícil de lograr desde el punto de vista técnico que la trabeculectomía. En el momento de la publicación de esta obra rara vez se realiza la canaloplastía.

PREVENCIÓN Y TRATAMIENTO DE LAS COMPLICACIONES

Las complicaciones siguientes se pueden presentar con cualquier procedimiento de filtrado, si bien algunas operaciones y técnicas parecen proveer ciertas ventajas sobre otras. Primero consideraremos las complicaciones en general, y después compararemos los méritos de los diversos procedimientos de filtrado. Es útil pensar en estas complicaciones en tres fases: transoperatoria, posoperatoria temprana y tardía.

Complicaciones transoperatorias

Desgarro o formación de un ojal en un colgajo conjuntival

La conjuntiva puede romperse o cortarse de manera inadvertida durante la preparación o el cierre del colgajo. Se reportó un ojal en 3% de los colgajos conjuntivales base fórnix en un grupo,[224] complicación que se puede reducir por el manejo suave de los tejidos, como se detalló antes en este capítulo. Cuando se presenta esta complicación puede ser posible cerrar el defecto conjuntival de la cápsula de Tenon con puntos de sutura de colchonero de *nylon* 10-0 con una aguja no cortante redonda aplanada.[225] Cuando se usan suturas de ácido poliglicólico o poliglactina 10-0 tienen la ventaja de ser absorbibles. Ante orificios pequeños, el tejido se puede conjuntar a manera de bolsa con suturas en ocho o de colchonero, en tanto un desgarro grande requerirá una sutura continua. También se pueden usar adhesivos tisulares o cauterización bipolar ligera para cerrar pequeños orificios,[226] pero se trata de métodos menos confiables que la sutura. Las fugas pequeñas pueden cerrarse de manera espontánea o con la aplicación de grandes lentes de contacto con vendaje.

Hemorragia

La extravasación sanguínea epiescleral es en particular frecuente en los pacientes que han estado bajo tratamiento médico contra el glaucoma a largo plazo. Esta se puede tratar por irrigación o cauterización ligera y debe controlarse antes de entrar a la cámara anterior. Una vez dentro del ojo, el corte inadvertido del cuerpo ciliar puede causar hemorragia brusca, cuya cauterización es difícil, si bien suelen ser eficaces las unidades bipolares intraoculares con ajustes bajos. Un tratamiento alternativo implica la presión suave sostenida sobre la fístula con una esponja o una gran burbuja de aire en la cámara anterior. Una hemorragia coroidea o expulsiva es una complicación en particular devastadora, que suele resultar de la disminución súbita de la PIO con rotura de un gran vaso coroideo. Los factores de riesgo de hemorragia supracoroidea transoperatoria incluyen una presión intraocular preoperatoria alta, la ateroesclerosis generalizada y la elevación del pulso transoperatoria.[227] El paso más importante en el tratamiento de estos pacientes es el cierre inmediato de la fístula. Algunos cirujanos han hecho la recomendación anecdótica de recurrir a una incisión escleral en el cuadrante temporal inferior para permitir que la sangre drene desde este sitio hasta que se detenga de forma espontánea, si bien no se ha corroborado la utilidad de este abordaje.

Derrame coroideo

Esta complicación puede ocurrir en el transoperatorio durante la cirugía filtrante para el glaucoma, en especial en ojos con vasos epiesclerales prominentes, como en los pacientes con el síndrome de Sturge-Weber, nanoftalmía, o cualquier afección asociada con aumento de la presión venosa epiescleral.[228] El líquido supracoroideo en los pacientes con el síndrome de Sturge-Weber contiene poca proteína (18% de la concentración plasmática), lo que sugiere que una diferencial de presión lleva líquido y pequeñas moléculas de los capilares coroideos hacia los espacios extravasculares,[229] complicación que suele reconocerse por un estrechamiento súbito de la cámara anterior durante la operación o por la rotación de los procesos ciliares a través de la iridectomía y al interior de la fístula quirúrgica. Cuando es grave se puede tratar mediante una incisión escleral de 3 a 5 mm detrás del limbo para liberar el líquido supracoroideo.[228] Debe considerarse la realización de esclerotomías posteriores antes o después de la trabeculectomía para los pacientes quirúrgicos en quienes es probable que esta complicación ocurra, como en aquellos con nanoftalmía o el síndrome de Sturge-Weber.

Otras complicaciones transoperatorias

Puede ocurrir pérdida del vítreo durante la creación de una fístula o una iridectomía, por la rotura de las zónulas del cristalino y la membrana hialoidea, que suele deberse a una manipulación excesiva. Deberá retirarse con cuidado el vítreo del sitio quirúrgico con esponjas y tijeras, o cuando la visualización lo permita, con un instrumento de vitrectomía. La lesión del cristalino puede mantenerse limitada al sitio quirúrgico si es pequeña, en tanto las lesiones más grandes causan

extensión gradual amplia o la formación aguda de una catarata, en ocasiones con inflamación grave.[230] También se ha reportado desgarro de la membrana de Descemet durante la operación del glaucoma con edema subsecuente de la córnea.[231] El colgajo de esclera puede desprenderse de manera inadvertida de su articulación con el limbo, en cuyo caso se puede reinsertar con puntos de colchonero de *nylon* 10-0, o si el colgajo es demasiado delgado, sustituirse con esclera de donador o un injerto pericárdico (Tutoplast).[232] Como alternativa se puede elegir un nuevo sitio para el colgajo de esclera.

Complicaciones posoperatorias tempranas

Durante los primeros días o semanas después de una operación filtrante, las complicaciones más frecuentes son PIO muy baja (*hipotonía*) o muy alta. En cualquier caso, la cámara anterior puede ser de superficial a plana o profunda. Los médicos deben saber los mecanismos que pueden llevar a las cuatro categorías resultantes de complicaciones y cómo se pueden tratar.

Hipotonía y cámara anterior plana

Una PIO baja, a menudo no detectable, no es rara durante el periodo posoperatorio temprano, y suele asociarse con una cámara anterior poco profunda, que quizás alcance el máximo en el día 2 o 3 posoperatorio, para profundizarse de modo gradual en las siguientes 2 semanas.[233] Es importante distinguir entre una cámara anterior poco profunda con contacto iridocorneal y una plana con contacto de córnea-cristalino, debido a que el tratamiento y el pronóstico difieren de manera significativa.[234] En la primera circunstancia, por lo general la córnea es transparente y el estroma del iris no se ha aplanado por el contacto suave con la córnea (**fig. 39-20**). En la mayoría de estos ojos la cámara anterior se hace más profunda de forma espontánea con el tiempo y no requiere tratamiento especial, más allá de los cuidados posoperatorios usuales; como anécdota, algunos cirujanos consideran que regular la frecuencia de uso de las gotas de corticoesteroides tópicos puede permitir una mayor cicatrización para elevar un poco la PIO. La cámara anterior estrecha por un tiempo prolongado puede asociarse con una disminución de la cifra de células endoteliales de la córnea y la formación de sinequias periféricas anteriores.[235,236] Sin embargo, estas secuelas no suelen influir en el resultado a largo plazo y deben sopesarse con el riesgo de interferir con la función de la bula por una intervención prematura. Si la cámara estrecha persiste después

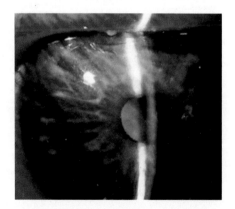

FIGURA 39-20 Cámara anterior estrecha en el periodo posoperatorio temprano después de la trabeculectomía. Vista con lámpara de hendidura que muestra contacto iridocorneal, con separación entre la córnea y el cristalino.

de 1 o 2 semanas, suelen estar indicadas las medidas para cambiar su forma. Ante una cámara anterior realmente plana, en la que la córnea está inflamada, por lo general derivada del contacto directo de cristalino-córnea, y el estroma del está iris aplanado, se requiere tratamiento posoperatorio inmediato para evitar un mal resultado.

Como en todos los casos, la mejor manera de tratar una complicación potencial es tomar los pasos para evitarla. El cierre cuidadoso del colgajo de esclera para disminuir la probabilidad de sobrefiltrado posoperatorio y el cierre meticuloso de la conjuntiva (como se describió antes) son dos de tales pasos para evitar una cámara anterior plana. Otras medidas (también mencionadas antes) son la inyección de un material viscoelástico en la cámara anterior o el uso de una combinación de material gaseoso de acción prolongada y material viscoelástico.[23,237] En la mayoría de los estudios se mostró que estas medidas no disminuyen la incidencia de cámaras anteriores planas cuando la inyección se hace al final del procedimiento de filtrado,[18] si bien la profundización de la cámara anterior con hialuronato de sodio al inicio de la operación y mantener su profundidad durante esta pueden derivar en una cámara más profunda en el posoperatorio.[20]

Cuando ocurren hipotonía y una cámara anterior plana, el primer paso es determinar la causa y después tomar los pasos de corrección apropiados. Tales causas y su tratamiento se consideran aquí.

Defecto conjuntival

Si hay un orificio obvio en el colgajo de conjuntiva o fuga en el borde de la herida, puede ser posible lograr su cierre espontáneo con un parche a presión (**fig. 39-21**). Se puede colocar un algodón fusiforme sobre el párpado en la zona de la fístula y sostenerse en su lugar con cojinetes de gasa para que actúen como taponamiento. Si se usa este tipo de apósito

de compresión, deberá indicarse al paciente ver directo hacia el frente, porque el fenómeno de Bell del sueño puede colocar al taponamiento sobre el centro de la córnea. La exploración 1 o 2 h después (el parche de presión suele dejarse desde la mañana hasta la tarde) a menudo revela el cierre del defecto y la recuperación de la forma de la cámara anterior. Sin embargo, si persiste la fuga puede ser eficaz una lente de contacto blanda terapéutica de un diámetro mayor (17-22 mm). Si el parche con lente de contacto no es exitoso se ha descrito la reparación de la fuga con un adhesivo de tejido de cianoacrilato o una goma de fibrina autóloga.[238] Si la fuga es pequeña quizás sean eficaces los corticoesteroides tópicos, con disminución gradual con el transcurso del tiempo para permitir una mayor fibrosis. Otros pacientes pueden requerir la sutura del defecto, o cuando este es grande, obtener un nuevo colgajo conjuntival de tejido detrás del defecto o autoinjertos conjuntivales libres. Se han usado inyecciones de un concentrado de fibrinógeno autólogo en el interior de la bula para tratar la hipotonía persistente después de la trabeculectomía aumentada con MMC, con mejoría del edema de la mácula y la agudeza visual, y la conservación de una trabeculectomía funcional.[239]

Filtrado excesivo

En otros casos puede no haber un defecto conjuntival o fuga de la herida aparente, pero quizás sí un sobrefiltrado, como resultado del cierre laxo del colgajo de esclera o una bula filtrante excepcionalmente grande. A este respecto, las trabeculectomías ofrecen una ventaja significativa sobre los procedimientos de filtrado de grosor completo o aquellos sin colgajo de esclera de grosor parcial, ya que el colgajo protector de esclera disminuye la probabilidad de un filtrado excesivo. No obstante, con el advenimiento del tratamiento adyuvante con

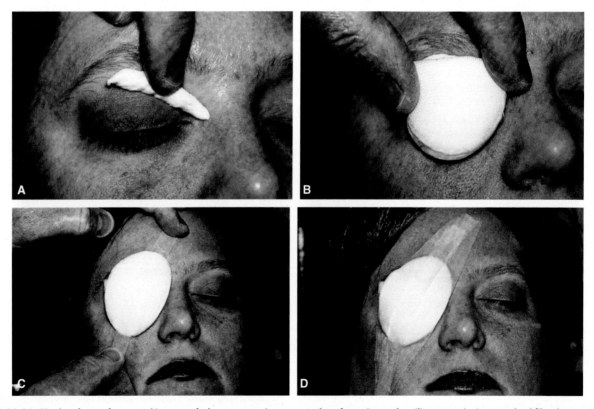

FIGURA 39-21 Técnica de parche a presión para el ojo con una cámara anterior plana. Se puede utilizar esta técnica cuando el filtrado excesivo en el periodo posoperatorio temprano causó una cámara anterior plana. **A:** paquete de algodón fusiforme colocado sobre el párpado superior en la localización correspondiente a la fístula quirúrgica. **B:** cojinete ocular plegado colocado apenas debajo de la ceja. **C:** segundo apósito ocular abierto colocado. **D:** se aplican tiras múltiples de cinta adhesiva con tensión moderada.

antimetabolitos, hay una tendencia al aumento del flujo del humor acuoso alrededor del colgajo de esclera y en la bula conjuntival, y el sobrefiltrado se ha convertido en una complicación posoperatoria temprana más frecuente. Los antimetabolitos, en y por sí mismos, no causan hipotonía, pero permiten que persista por inhibición de la respuesta natural de fibrosis, que así disminuye la resistencia al flujo del humor acuoso hasta un grado insuficiente para producir una PIO más fisiológica. Para reducir este riesgo, algunos cirujanos eligen aumentar el aspecto de protección de una trabeculectomía mediante puntos de sutura múltiples de *nylon* para crear un cierre más ajustado del colgajo de esclera. Las suturas pueden cortarse de manera selectiva en el posoperatorio con láser cuando el filtrado es inadecuado. Otros cirujanos prefieren asegurar el colgajo de esclera con suturas resellables, que se pueden retirar en el posoperatorio, según se requiera.[41]

Si el periodo posoperatorio temprano se complica por un filtrado excesivo asociado con una bula sin alteraciones, una cámara anterior plana y una descompensación corneal, el primer paso es disminuir la frecuencia de la administración de corticoesteroides tópicos en el posoperatorio. Se puede usar un parche ocular firme con una lente de contacto terapéutica u otro dispositivo de taponamiento. Si no se puede mantener la profundidad de la cámara después de varios días, y en especial si hay descompensación corneal, suele estar indicada la intervención quirúrgica. En general, es necesario profundizar la cámara anterior con una sustancia viscoelástica y, si se considera apropiado, puntos de sutura adicionales al colgajo de esclera (a través de su visualización directa o un abordaje transconjuntival). También se han usado aire, perfluoropropano y hexafluoruro de azufre.[240] Sin embargo, el aire y los gases son más tóxicos que la solución salina balanceada o los productos viscoelásticos y pueden causar la formación de catarata.[240] No obstante, en un estudio de conejos se sugirió que el perfluoropropano al 15% o el hexafluoruro de azufre al 50% no son más tóxicos que el aire y pueden ser de beneficio relativamente seguro para recuperar de manera persistente cámaras anteriores planas.

Desprendimientos serosos de la coroides

La sola profundización de la cámara anterior puede ser insuficiente si también hay desprendimientos grandes de la coroides. Por lo general, se acumula líquido en el espacio supracoroideo de los ojos con hipotonía que se cree contribuye al mecanismo de desprendimiento de la coroides, aunque también parecen importantes factores adicionales, como la inflamación y la congestión venosa.[241] El líquido en los desprendimientos es rico en proteínas (67% de la concentración plasmática), lo que sugiere que una diferencia de presión hace que el líquido con moléculas de proteína de dimensiones pequeñas y medias pase a través de los capilares coroideos hacia los espacios extravasculares.[214,242] El desprendimiento de la coroides al parecer prolonga la hipotonía por disminución de la producción del humor acuoso por el cuerpo ciliar, separado de su inserción normal, y tal vez por aumento del flujo de salida uveoescleral.

La mayoría de los desprendimientos coroideos serosos se resuelve de modo espontáneo cuando la PIO se eleva en los primeros días o semanas posoperatorios. Por lo general, los derrames coroidales se resuelven después de que la PIO se eleva por encima de 7 a 9 mm Hg. Si están limitados en tamaño y duración, no interfieren con el resultado a largo plazo de la trabeculectomía y solo suele ser necesario drenarlos cuando se asocian con una cámara anterior plana persistente; cuando se sospecha una hemorragia coroidea o cuando hay compromiso del nervio óptico (edema), la córnea (pliegues) o los pliegues maculares (maculopatía por hipotonía, véase más adelante). La técnica implica

drenar el líquido supracoroideo a través de una o más esclerotomías en los cuadrantes inferiores y la profundización de la cámara anterior con una solución salina balanceada o material viscoelástico.

Con mucho menor frecuencia puede ocurrir un desprendimiento de retina seroso después de la operación filtrante para el glaucoma, al parecer por un mecanismo similar al de los desprendimientos de coroides.[243] En la mayoría de los casos también se resuelve de forma espontánea, aunque el paciente tal vez no recupere la agudeza visual preoperatoria completa.

Hipotonía y cámara anterior profunda

Una PIO menor de lo normal en la primera semana o 2 después de la trabeculectomía no suele constituir una complicación, en tanto no haya problemas relacionados, como fuga por la herida, inflamación excesiva, cámara anterior plana o una anomalía del polo posterior. No obstante, si la hipotonía persiste puede llevar a una de las más graves complicaciones, conocida como *maculopatía por hipotonía*. Los datos usuales del fondo de ojo incluyen estrías maculares finas que se irradian desde la fóvea, a menudo con pliegues coroideos más extensos y vasos retinianos tortuosos y, en ocasiones, edema del disco, pero sin datos de fuga vascular. La agudeza visual puede disminuir de forma notoria. La maculopatía no se presenta en todos los pacientes con PIO subnormal; son factores de riesgo de esta complicación la edad joven, la miopía y el uso preoperatorio de inhibidores de la anhidrasa carbónica.[244] La hipotonía puede ocurrir con cualquier técnica quirúrgica de filtrado.

El mejor abordaje es el de prevención, por reducción del uso de antimetabolitos y el uso de un cierre hermético de la herida. Cuando se presenta la complicación es difícil de tratar. Las medidas estándar, como parches de presión o la aplicación de ácido tricloroacético o crioterapia a la bula, rara vez son eficaces, en especial cuando se usaron antimetabolitos. Las lentes de contacto con vendaje de tamaño excesivo han sido útiles para el tratamiento de la hipotonía temprana.[245] Se ha reportado cierto éxito con la inyección de sangre autóloga en la bula o alrededor, o una combinación de inyección de sangre autóloga en la bula o alrededor, o su combinación con suturas de compresión (**fig. 39-22**).[246-248] Sin embargo, en algunos estudios no se encontraron resultados favorables de la inyección de sangre autóloga[249,250] y se reportaron complicaciones, que incluyeron una PIO aumentada notoria, tinción sanguínea de la córnea, pérdida visual, hifema tardío y sangre intravítrea.[251]

Cuando estas medidas no logran tratar la maculopatía por hipotonía, está indicada la revisión quirúrgica con abordajes que incluyen suturas de compresión, restructura del colgajo de esclera e injerto con parche de esclera de donador o pericardio preservado.[153-255] Otra técnica eficaz es la exéresis de la bula filtrante, socavar la conjuntiva adyacente y llevarla hasta el limbo para crear una nueva bula filtrante.[134] En fechas más recientes se describió un abordaje de colocación de suturas transconjuntivales a través del colgajo de esclera.[256,257] No se sabe qué tanto tiempo un ojo puede tolerar la maculopatía por hipotonía antes de que la pérdida visual sea irreversible, pero se ha reportado el retorno de la visión adecuada cuando el sobrefiltrado se revierte en los 6 meses siguientes al inicio de la complicación.

Presión intraocular elevada y cámara anterior plana

Una PIO elevada con una cámara anterior plana en el periodo posoperatorio temprano sugiere uno de tres mecanismos: (1) síndrome de dirección errónea del humor acuoso (también conocido como *glaucoma maligno* o *de bloqueo ciliar*), (2) iridectomía incompleta con bloqueo

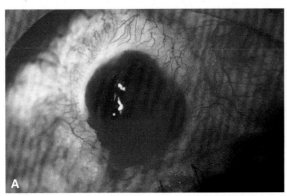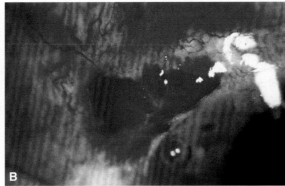

FIGURA 39-22 Inyección de sangre autóloga para tratar una fuga o una bula con sobrefiltrado. Se obtiene sangre de una vena del brazo del paciente. Después de sustituir la aguja con una de calibre 30, se hace pasar debajo de la conjuntiva, adyacente a la bula, y después a su interior. Se llena la bula con sangre, como se muestra en **A** (una bula quística de pared delgada) y **B** (donde se observa la sangre tanto dentro como alrededor). Una complicación del procedimiento es el paso de la sangre a la cámara anterior, que se puede reducir al inyectarle un material viscoelástico. **A:** aspecto de la sangre dentro de una bula quística de pared delgada. **B:** sangre dentro y alrededor de una bula.

pupilar, o (3) hemorragia supracoroidea tardía. Aunque el diagnóstico y tratamiento de estas afecciones se describen en el capítulo 27, hay unos cuantos detalles adicionales acerca de la hemorragia tardía.

Hemorragias supracoroideas tardías

Por lo general, los pacientes con hemorragias supracoroideas tardías después de una operación filtrante acuden durante los primeros días del posoperatorio con dolor intenso, náusea ocasional y una disminución notoria de la visión. Por lo regular, la PIO está elevada, la cámara anterior es estrecha o plana y hay grandes desprendimientos coroideos, a menudo con aposición central. En las publicaciones más antiguas se reportaba la hemorragia supracoroidea con mayor frecuencia, si bien rara, en comparación con los estudios más recientes. En algunos estudios retrospectivos se reportó hemorragia en casi 2% de la mayoría de los grupos grandes.[258] En un estudio retrospectivo grande se mostró una incidencia un poco mayor (2.9%) de hemorragias supracoroideas tardías con todos los procedimientos de filtrado, pero la incidencia relativa varió según el tipo de procedimiento.[259] Sin embargo, en un estudio prospectivo de valoración ecográfica de 158 pacientes después de una operación filtrante, se detectó hemorragia supracoroidea tardía en 11 pacientes (7%), lo que sugiere que la mayoría de los casos no se detecta en la clínica.[260] En un estudio se reportó hemorragia supracoroidea en 1.5% de las trabeculectomías sin antimetabolito, 2.4% de aquellas con antimetabolito, 2.8% de los implantes de dispositivos de drenaje con válvula y 7.1% de aquellos sin válvula para el glaucoma.[259] Además, la incidencia aumenta de manera considerable ante ciertos factores de riesgo, en especial la presencia de afaquia o vitrectomía previa.[260] En un grupo de 305 operaciones filtrantes, la incidencia total de hemorragia supracoroidea tardías fue de 1.6%, pero aumentó a 13% en ojos afáquicos y 33% en aquellos afáquicos con vitrectomía.[260] En el estudio TVT ocurrió hemorragia supracoroidea en casi 3% del grupo con trabeculectomía.[65]

La ecografía de alta frecuencia en ojos con hemorragia supracoroidea puede mostrar elevada reflectividad en el espacio interior de un desprendimiento coroideo, con los procesos ciliares y el iris desplazados hacia delante por el desprendimiento del cuerpo ciliar y la presión anterógrada del vítreo anterior.[261] No todos los pacientes requieren corrección quirúrgica, y en aquellos que sí, es mejor esperar hasta que se presente la lisis de la sangre coagulada. En un grupo

vigilado por ecografía, la media de tiempo para la lisis del coágulo fue de 14 días, y la duración media de la aposición retiniana central, de 15 días.[262] El resultado visual de los pacientes con hemorragias supracoroideas tardías es malo y es peor con el desprendimiento de retina asociado y la hemorragia supracoroidea de 360 grados.[259] Estos últimos datos constituyen indicaciones de intervención quirúrgica, junto con los desprendimientos coroideos en beso, la incarceración del vítreo y las adherencias vitreorretinianas.[263] La intervención quirúrgica suele limitarse al drenaje de la hemorragia a través de esclerostomías anteriores, y la vitrectomía se reserva para la incarceración del vítreo o las adherencias vitreorretinianas.[263] En la mayoría de los casos, el drenaje de la sangre de la coroides debe esperar 7 a 10 días para la licuefacción del coágulo.

También se ha reportado hemorragia supracoroidea diferida después de la viscocanalostomía, lo que sugiere que el riesgo de hemorragia supracoroidea tal vez no se elimine por completo incluso en las operaciones no penetrantes para tratar el glaucoma.[264] Se ha reportado hemorragia supracoroidea después del implante de Xen y de la trabeculectomía aumentada con Ex-PRESS.[265,266]

Presión intraocular elevada y cámara anterior profunda

Una PIO elevada con una cámara anterior profunda indica un filtrado inadecuado, a menudo debido a un colgajo de esclera apretado o la obstrucción de la fístula por el iris, los procesos ciliares, el cristalino, sangre, o el humor vítreo. El colgajo hermético se trata por lisis de la sutura con láser. La creación de una fístula adecuada y la iridectomía pueden prevenir las causas más frecuentes de obstrucción. Cuando se enfrentan una presión alta y una cámara anterior profunda, debe primero valorarse la probabilidad de obstrucción de la fístula por gonioscopia. Si hay iris o procesos ciliares que obstruyen la fístula, tal vez sea posible retraer el tejido con la aplicación de láser de argón de baja energía o la disrupción con láser de Nd:YAG. Si la obstrucción interna no se puede eliminar por el tratamiento con láser, suele ser necesario revisar el filtro.

Cuando se cree que la fístula está obstruida por tejido cicatricial en los bordes del colgajo escleral, pero aún hay una bula filtrante, puede ser útil su revisión interna. En el quirófano se hace una incisión a través de la córnea periférica de 90 a 180 grados de distancia de la fístula. Se puede inyectar material viscoelástico para mantener una cámara anterior profunda. Se hace pasar una espátula de ciclodiálisis a través de la incisión y al interior de la fístula para elevar el colgajo de esclera y lisar las adherencias en los bordes con una acción de barrido. Tal vez deba usarse 5 fluorouracilo en el posoperatorio para disminuir la cicatrización subsiguiente de la fístula. Si no se encuentra obstrucción de la fístula, entonces debe prestarse atención al fracaso de la bula, que (como se describió antes) es la causa más frecuente de falla en las operaciones filtrantes para el glaucoma.[76] Debe hacerse la diferenciación entre una bula en proceso de fracasar y una encapsulada.

También puede ser de utilidad la revisión de la bula mediante aguja o con un abordaje externo con la lámpara de hendidura o en el quirófano.[267,268] Se han usado 5 fluorouracilo y MMC como adyuvantes para aumentar el éxito,[267] con los que es importante evitar la exposición intraocular, ya que tienen toxicidad significativa para los tejidos. También se ha intentado usar bevacizumab. En un estudio aleatorizado, controlado, el 5-FU fue superior al bevacizumab subconjuntival.[269] En otro estudio del mismo tipo, el bevacizumab intraocular fue equivalente a la MMC conjuntival para el éxito de la aplicación de aguja.[270] Cuando ya se usó MMC subconjuntival, el bevacizumab por la misma vía no mejora el resultado de la PIO.[271]

Tratamiento de la bula en proceso de fracasar

Por lo general, la bula filtrante en estos casos es de baja a plana y está muy vascularizada, sin microquistes (**fig. 39-23**). El riesgo de fracaso es alto, a menos que se tomen medidas agresivas de inmediato. Debe aumentarse el tratamiento con corticoesteroides, por lo general constituido por acetato de prednisolona al 1% cada 1 a 2 h, en ocasiones con adición de esteroides subconjuntivales. Deben lisarse las suturas del colgajo de esclera o retirarse en el caso de ser resellables. Se puede inyectar activador del plasminógeno tisular por vía subconjuntival o en el interior de la cámara cuando hay presencia de sangre o fibrina en la vía de salida del humor acuoso.[272] Como se señaló antes, el 5-FU subconjuntival puede también ser eficaz, incluso si se inicia varios días después de la operación.[111]

Se puede usar la aplicación intermitente de compresión digital para expandir el espacio subconjuntival al forzar el humor acuoso a su interior, que se logra al aplicar presión constante con el dedo índice a la esclera inferior a través del párpado inferior durante casi 15 segundos. La aplicación de presión con el dedo índice o un hisopo con punta de

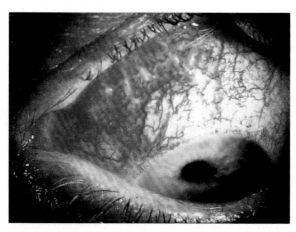

FIGURA 39-23 Bula filtrante en proceso de fracasar. Su aspecto usual implica una conjuntiva de baja a plana, muy vascularizada.

algodón (p. ej., Q-tip) a través del párpado superior detrás de la bula, con el paciente dirigiendo la vista hacia abajo, permite la visualización de esta durante el procedimiento. Si la compresión digital disminuye la presión y expande la bula, se puede instruir a ciertos pacientes confiables para realizar la compresión digital a través del párpado inferior en casa varias veces al día. Una modificación de la compresión digital, después de la trabeculectomía, implica la presión con un aplicador humedecido en solución anestésica al lado del borde del colgajo escleral.[273] Si la PIO no se puede disminuir por compresión digital, el siguiente paso suele ser lisis de la sutura con láser o el retiro de una resellable,[274,275] que por la disminución aguda de la PIO puede asociarse con complicaciones comunes de la cirugía del glaucoma, incluidos la hipotonía, la cámara anterior plana, la fuga de humor acuoso al exterior, el glaucoma maligno, la incarceración del iris y las bulas con filtrado excesivo.[40,276] La mayoría de estas complicaciones se resuelve con el tratamiento apropiado (antes descrito).[40]

El láser de argón es el de uso más frecuente para la lisis de la sutura, con parámetros comunes de 50 μm, duración de 0.1 segundos y potencia de 250 a 1 000 mW. Otros láseres también pueden ser eficaces, incluidos los de criptón y de diodo, y se ha desarrollado un sujetador de la lente para realizar la lisis de la sutura con láser de diodo en los niños bajo anestesia.[274,277] La lisis de las suturas se lleva a cabo a través de la conjuntiva, comprimida con una esquina de la goniolente de cuatro espejos o una lente de Hoskins de diseño especial o de Ritch, para mejorar la visualización de las suturas del colgajo de esclera. Después de que se lisó una sutura, deberá revalorarse el estado del ojo y determinarse la PIO de nuevo, con y sin compresión digital. Si se formó nuevamente la bula, y la PIO disminuyó, se puede revisar al paciente al día siguiente. Si no se percibe efecto en 1 h, puede considerarse la lisis o el retiro de una segunda sutura. El tiempo más prolongado desde la operación hasta la lisis de la sutura con láser se asocia con un menor efecto de disminución de la PIO. En general, la lisis de la sutura con láser se hace de la mejor forma dentro de las primeras 3 semanas siguientes a la operación; más adelante, la respuesta suele ser inadecuada.

Si la lisis o liberación de la sutura resulta ineficaz, o si parece que un coágulo de sangre o fibrina obstruye la fístula, puede ser de beneficio el uso del activador de plasminógeno tisular intracameral. La dosis intracameral recomendada es de 6 a 12.5 μg. Se puede usar una dosis subconjuntival del activador del plasminógeno tisular para liberar un colgajo de esclera cerrado por la presencia de sangre y fibrina en el periodo posoperatorio temprano.[278]

Cuando estas medidas no tienen éxito, deberá reiniciarse el uso de medicamentos para el glaucoma. La revisión de una bula vascularizada plana tiene poca probabilidad de éxito, pero se puede intentar. En la mayoría de los casos, en un momento dado será necesario repetir el procedimiento de filtrado con MMC o 5-FU adyuvantes, o se requerirá el implante de un dispositivo de drenaje para el glaucoma.

Bula filtrante encapsulada

Este tipo de bulas, que también se han llamado *quistes de la cápsula de Tenon* o *fase de bula alta*, se caracterizan por una bula muy elevada, con techo liso y grandes vasos, pero espacios avasculares interpuestos y ningún microquiste (**fig. 39-24**). Es común observar una esclerostomía permeable por gonioscopia. El movimiento de la conjuntiva revela un segundo conjunto estacionario de vasos detrás de la conjuntiva, que se encuentra en la capa de tejido fibroso que reviste a la bula. Es importante distinguir este tipo de bula de la típica en proceso de fracasar, como se señaló antes. Ambas se asocian con una PIO elevada y una

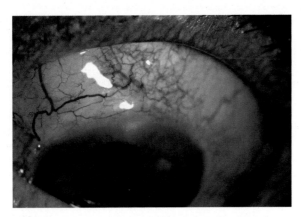

FIGURA 39-24 Bula encapsulada. Aspecto típico de una bula encapsulada, caracterizado por conjuntiva alta de techo liso con grandes vasos, pero espacios avasculares interpuestos y ningún microquiste.

cámara anterior profunda en el periodo posoperatorio temprano, pero su pronóstico y tratamiento difieren de manera considerable.

Las bulas encapsuladas son frecuentes, con una amplia variabilidad de prevalencia en los ojos, según reportes, de 3.6 a 28%, incluido alrededor de 6% en el grupo de trabeculectomía del estudio TVT.[271,279,280] Por lo general, estas bulas se desarrollan en los primeros 2 meses que siguen a la intervención quirúrgica. El tratamiento tópico a largo plazo del glaucoma puede ser un factor de riesgo de fracaso de la trabeculectomía, y se ha asociado con una mayor inflamación de la conjuntiva y de la cápsula de Tenon después de la operación filtrante.[281] Los reportes son controvertidos en cuanto a la influencia de la trabeculoplastia con láser de argón.[282] En el Advanced Glaucoma Intervention Study (AGIS) se encontraron bulas encapsuladas en 18.5% de los ojos después de una trabeculoplastia con láser de argón fallida y en 14.5% de aquellos con una operación previa con láser, pero la diferencia no fue de importancia estadística significativa. Se han reportado mayores frecuencias de bulas encapsuladas en hombres y en pacientes sometidos solo a trabeculectomía, frente a los de trabeculectomía combinada con la operación de catarata.[283] El 5-FU adyuvante puede disminuir la incidencia de bulas encapsuladas.[284] Se sugirió que el uso de MMC la aumentaba, con base en una incidencia de 29% en un grupo, aunque en otros estudios no se confirmó tal hallazgo.[283,285] La encapsulación parece desarrollarse más a menudo (33-44%) en los ojos con glaucoma congénito y juvenil.[280]

En el tratamiento de la bula encapsulada, el médico debe estar al tanto de que la mayoría comienza a funcionar bien en unos cuantos meses. Se acepta, en general, que el principal recurso de tratamiento es reiniciar el uso de medicamentos para el glaucoma hasta que se presente la mejoría.[286] No obstante, las opiniones difieren en cuanto a si se deben usar esteroides o compresión digital. En un estudio se sugirió que el tratamiento prolongado con esteroides puede en realidad aumentar la incidencia de bulas encapsuladas,[287] y la compresión digital puede disminuir más el flujo del humor acuoso por la bula encapsulada al oprimir la capa subconjuntival de tejido. Algunos cirujanos prefieren el uso temprano de aguja (descrito más adelante) en la bula encapsulada. Sin embargo, debido a que es más invasivo y puede relacionarse con complicaciones graves, la mayoría considera que el tratamiento médico por compresión digital debe usarse como esquema inicial en los ojos con bulas encapsuladas.[288]

Las bulas que no responden al tratamiento médico conservador se pueden restablecer de forma quirúrgica y una de las técnicas se

denomina de *uso de aguja*, en la que se hace pasar una aguja de calibre 25 a 30 detrás de la conjuntiva a 5 a 10 mm de la bula, para levantar la conjuntiva abombada, y después se introduce en la bula para puncionar e incidir el tejido epiescleral fibroso.[289] Una modificación eficaz es la inyección de 5 mg de 5-FU (0.5 mL de una solución de 10 mg/mL o 0.1 mL de una de 50 mg/mL) debajo de la conjuntiva en el momento de aplicación de la aguja,[290] pero deben evitarse dosis mayores porque pueden causar toxicidad endotelial de la córnea.[291] La inyección subconjuntival de MMC en el momento de la inserción de la aguja también se ha recomendado.[292] Una técnica más involucrada, pero tal vez también más definitiva, es la disección de la conjuntiva respecto del tejido fibroso, con su exéresis completa y la resutura de la conjuntiva.[293]

Otras complicaciones posoperatorias tempranas

Uveítis e hifema

Se observa uveítis anterior hasta cierto grado en el periodo posoperatorio temprano de todos los pacientes y se trata de manera sistemática con corticoesteroides tópicos y un midriático-cicloplégico. Cuando la inflamación es excesiva (presencia de más de 3+ de células y flare, o iritis fibrinoide) suele ser suficiente aumentar la administración de esteroides a cada 1 o 2 h; solo rara vez se requiere un tratamiento antiinflamatorio más intenso. El hifema es menos frecuente y suele tratarse de manera conservadora con elevación de la cabeza y actividad limitada. La incidencia de hifema posoperatorio parece disminuir por la esclerostomía delante del espolón escleral.[294] Algunos cirujanos hacen la esclerostomía en la córnea transparente, delante de la línea de Schwalbe, lo que en esencia elimina la hemorragia de los tejidos del ángulo, aunque todavía hay riesgo de hemorragia del iris por una iridectomía.

Dellen

El dellen adyacente a bulas filtrantes grandes puede ocurrir en el periodo posoperatorio temprano o tardío. La mayoría sana sin complicaciones con la restitución de película lagrimal o lentes de contacto terapéuticos. Las úlceras corneales pueden complicar la formación de dellen si no se tratan de manera adecuada.[295] La formación persistente de dellen o la molestia por bulas sobresalientes pueden requerir la revisión quirúrgica.

Pérdida de la visión central

La pérdida de visión central (*síndrome de "extinción"*) puede ocurrir después de una operación filtrante para el glaucoma. La mayoría de los estudios mostró que esto es raro;[296,297] en un estudio se presentó en 4 de 508 ojos (0.8 %).[296] Los factores de riesgo incluyeron edad avanzada, división macular preoperatoria en el campo visual e hipotonía. Aunque una pequeña isla central o división de la fijación no se considera una contraindicación de la operación filtrante para el glaucoma, estos pacientes parecen tener mayor riesgo de pérdida posoperatoria de la visión central.[296-298] Se les debe informar el riesgo y hacer esfuerzos por reducir los extremos de PIO posoperatorios.

Retinopatía de descompresión ocular

La *retinopatía de descompresión ocular* es una denominación que se usó para describir ojos de pacientes que desarrollaron hemorragias intrarretinianas justo después de una trabeculectomía.[299,300] Una PIO preoperatoria en especial alta, con descompresión súbita y alteración en la configuración de la lámina cribosa, puede llevar a la obstrucción de la vena retiniana y causar esta complicación, que se presenta más a menudo en los niños.

Complicaciones posoperatorias tardías

Fracaso tardío del filtrado

La complicación tardía más frecuente de cualquier operación filtrante es el fracaso para mantener una PIO baja en cualquier momento, lo que puede ocurrir de meses a años después del éxito inicial. Es difícil predecir con base en el aspecto de la bula qué ojos al final experimentarán su fracaso, aunque la inflamación persistente, junto con factores preoperatorios y posoperatorios que predisponen a una respuesta inflamatoria, parece tener una participación importante.

El mecanismo del fracaso tardío de una bula puede ser el cierre de la fístula, aunque es más frecuente que esté relacionado con la fibrosis del colgajo de esclera o la cicatrización de su porción conjuntival. En un estudio histopatológico de bulas con fracaso se reveló una respuesta inflamatoria intensa, con abundantes fibroblastos y depósito de nuevo colágeno en los primeros meses después de la operación.[301] En ojos con fracaso en el periodo posoperatorio más avanzado se observa una cápsula hipocelular de tejido fibroso revestida por una capa gruesa de fibrina, detrás de una conjuntiva y una cápsula de Tenon relativamente normales.

Estos pacientes rara vez responden a la compresión digital o la farmacoterapia para suprimir la inflamación o la fibrosis. Cuando no se puede regular la presión intraocular de forma médica y la bula parece encapsulada, quizás sea posible revisarla por medios quirúrgicos con las técnicas antes descritas.

Cuando la valoración clínica sugiere que el procedimiento fracasó por el cierre de la fístula por tejido membranoso, quizás sea posible restablecer su permeabilidad por incisión del tejido con un bisturí o una aguja a través de un abordaje externo o interno. También puede ser posible retirar el elemento obstructivo mediante cirugía con láser. Se ha reportado que el tratamiento con láser de argón era eficaz para este propósito cuando la membrana estaba pigmentada, en tanto se ha usado el tratamiento con láser de Nd:YAG pulsado con éxito para eliminar el tejido no pigmentado de la fístula, relajar o penetrar el colgajo de esclera a través de la fístula.[302,303] Sin embargo, estas técnicas no suelen ser exitosas en ojos con bulas filtrantes bien establecidas antes, en las que la falla se ha presentado de manera abrupta y aún están moderadamente elevadas.

Cuando las medidas antes mencionadas no son eficaces para restablecer el filtrado en un procedimiento fallido, suele ser necesario revisar la bula con técnica incisional, repetir la operación en otro cuadrante superior con uso de MMC o 5-FU adyuvantes, o considerar una intervención quirúrgica con un dispositivo de drenaje para el glaucoma. Las pruebas del estudio TVT indican que un dispositivo de drenaje común para el glaucoma puede ser la mejor opción después de una trabeculectomía fallida.[304] La revisión suele ser más exitosa con las bulas encapsuladas, más que con aquellas planas y cicatrizadas hasta la epiesclera subyacente.[305]

Una bula filtrante con fuga

La pared de una bula que se adelgazó demasiado se puede romper, lo que lleva a la pérdida de la cámara anterior y una posible endoftalmitis (**fig. 39-25**). Las bulas con una gran zona avascular tienen mayor riesgo de fuga.[306] La tos intensa, por ejemplo, es una causa potencial fuga tardía por la bula postrabeculectomía.[307] Se considera que las bulas quísticas focales pequeñas bajo tensión tienen un mayor riesgo de fuga.

Las fugas de la bula parecen ocurrir más a menudo después de operaciones de grosor completo o cuando se usan antimetabolitos.[308]

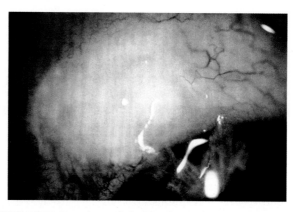

FIGURA 39-25 Fuga de una bula filtrante. La afección se asocia con una cámara anterior de poco profunda a plana y una presión intraocular baja. Esta fotografía con lámpara de hendidura muestra un ojo con una bula filtrante de pared delgada avascular, que se encontró presentaba fuga cerca del limbo.

Se presentó rezumo transconjuntival y fuga puntiforme al menos 3 meses después de una trabeculectomía con uso de 5-FU o MMC en 11.9 y 2.0%, de forma respectiva, de los pacientes de un grupo.[309] El rezumo fue mucho más frecuente después de usar 5-FU que MMC, y la fuga puntiforme se asoció con una mayor zona avascular. Los defectos suelen ser pequeños y la prueba de Seidel a menudo es útil para confirmar la fuga (**fig. 39-26**). Si la fuga es mínima tal vez sea suficiente usar supresores del humor acuoso y observación. En algunos casos, el defecto se cerrará detrás de una lente de contacto terapéutica,[310] que se puede dejar en su lugar durante algunas semanas. Se recomienda la cobertura con un antibiótico tópico durante el tratamiento por fuga de la bula.

Algunas fugas pueden sellarse con goma de cianoacrilato o fibrina autóloga.[311] Cuando tales medidas fracasan, se puede requerir la revisión quirúrgica de la bula afectada.[312] Los resultados de un análisis retrospectivo de los pacientes con fuga tardía de la bula sugieren que su revisión se relaciona con resultados más exitosos y menos infecciones graves intraoculares que aquellos con tratamiento más conservador.[313] Las técnicas de revisión de la bula incluyen su resección y la creación de un nuevo colgajo conjuntival detrás del defecto, o un

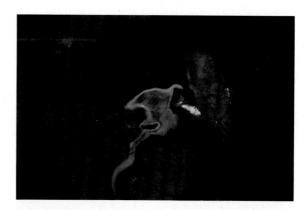

FIGURA 39-26 Prueba de Seidel. Se puede documentar con claridad la fuga de la bula filtrante mediante la prueba de Seidel, en la que se aplica fluoresceína a la zona en cuestión y se observa con la lámpara de hendidura y una luz azul cobalto. Se observará el humor acuoso como líquido amarillo brillante que fluye desde el sitio de fuga.

colgajo conjuntival rotativo para cubrirlo.[313,314] Cuando hay conjuntiva insuficiente para un colgajo se pueden obtener injertos de conjuntiva autólogos del fondo de saco y colocarse sobre las bulas desepitelizadas con fuga.[315]

En un análisis retrospectivo de diversas técnicas quirúrgicas para la revisión de una bula se mostró una elevada tasa de éxito con pocas complicaciones posoperatorias, y se sugirió que elegir diferentes técnicas para circunstancias clínicas específicas puede aumentar el éxito de una revisión quirúrgica de la bula.[316] El estudio histopatológico de 10 bulas filtrantes con fuga reveló un trayecto epitelial que iba de su superficie a la epiesclera en ocho casos, y se sugirió que se extirpase antes de obtener el nuevo colgajo, para prevenir la proliferación epitelial descendente.[317] Se ha visto que los injertos en parche de esclera de grosor parcial y de cápsula de Tenon autólogos son adecuados, seguros y eficaces para cerrar las fístulas con drenaje excesivo.[318] La exéresis de la bula y la reparación del defecto de esclera, con un injerto de grosor total de esclera seguido por la cobertura con el avance de un colgajo conjuntival o por un autoinjerto libre de conjuntiva, también han sido útiles para el tratamiento de fugas asociadas con defectos de grosor completo de la esclera.[319]

Se consideró al trasplante de membrana amniótica como sustituto de la conjuntiva en la revisión de bulas filtrantes para el glaucoma.[320] Aunque en un estudio clínico aleatorizado prospectivo no se pudo respaldar la utilidad del trasplante de membrana amniótica, la simplicidad de la técnica puede hacerla útil en ciertas circunstancias clínicas.[321,322]

Infecciones relacionadas con la bula

Es rara la infección después de una operación filtrante para el glaucoma en el periodo posoperatorio temprano, pero tiende a presentarse meses o años después. Por lo general, se inicia con una infección de la bula (blebitis), que se muestra blanca y rodeada por una inyección conjuntival intensa (**fig. 39-27**). Suele haber grados variables de reacción de la cámara anterior, pero el vítreo es transparente.[323] La endoftalmitis relacionada con la bula se caracteriza por la adición de afección del vítreo. Las dos formas de infección asociada con la bula son distintas en la clínica, con cuadros clínicos, pronósticos y resultados diversos. Aunque la *blebitis* se considera una forma limitada de infección relacionada con la bula, en la que la inflamación se limita a esta y la conjuntiva circundante, con o sin células en la cámara anterior, la *endoftalmitis relacionada con la bula* es la forma de infección

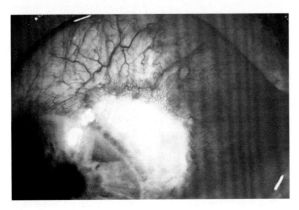

FIGURA 39-27 Infección temprana de una bula. En esta vista, de lámpara de hendidura, un ojo tiene el aspecto característico de la blebitis, con inyección conjuntival intensa alrededor de una bula blanca.

agresiva con empeoramiento rápido de la visión, eritema y dolor, además de inyección conjuntival difusa. Cuando se asocian con endoftalmitis, las bulas suelen tener un aspecto blanco "lechoso", con o sin defectos epiteliales; por lo general se observa hipopión o fibrina en la cámara anterior y se presenta vitritis (**fig. 39-28**).[324]

En estudios prospectivos, la tasa de infecciones relacionadas con la bula (incluidas blebitis y endoftalmitis) se reportó de manera acumulativa en casi 5% de los pacientes del grupo de trabeculectomía del estudio de TVT y 0.9 a 1.9% en el Fluorouracil Filtering Surgery Study.[73,325] Se reportaron infecciones relacionadas con la bula en la trabeculectomía con la derivación Ex-PRESS y el implante Xen, así como aquella con el implante Ologen.[326-328] Los procedimientos no penetrantes pueden ser mucho más seguros. En dos estudios retrospectivos a largo plazo no se encontraron infecciones relacionadas con la bula con la viscocanalostomía o esclerectomía profunda.[214,329]

Blebitis

Incidencia

En una revisión de expedientes médicos de 632 pacientes de Gifu-shi, Japón, durante 1985-1995 se señaló que la incidencia de infección relacionada con la bula de inicio tardío después de la trabeculectomía con tratamiento antiproliferativo fue similar a aquella de la operación sin antimetabolitos: 1.1 a 1.3%.[330] Se ha reportado que la infección relacionada con la bula se desarrolló en un promedio de 3.1 años después de la trabeculectomía.[330] En una revisión de las trabeculectomías realizadas en 334 pacientes de Olmsted County, Minnesota, de 1985 al 2010, la probabilidad acumulativa de blebitis fue de 2%, con una media de seguimiento de 7.7 años.[331] En una revisión retrospectiva de un solo sitio, de 1 423 pacientes, también se encontró un riesgo de 2%, con un seguimiento promedio de 5.4 años.[332] En el Collaborative Initial Glaucoma Treatment Study (CIGTS) prospectivo, el riesgo de blebitis fue de 1.5%, con un seguimiento promedio de 7.2 años.[333]

Factores de riesgo

Las fugas tempranas, crónicas, e intermitentes de la bula constituyen factores de riesgo de la infección relacionada.[333,334] El aumento de la longitud axial, la conjuntivitis, la infección de vías respiratorias altas, la temporada invernal, el uso transoperatorio de MMC y el empleo de antibióticos después del periodo posoperatorio también se han asociado con un mayor riesgo de infección relacionada con la bula.[334,335] De igual manera se han identificado la blefaritis crónica y la presencia de tapones de puntos lagrimales.[332] La revisión quirúrgica de la bula, cuando existen factores de riesgo, tiene un efecto protector contra el desarrollo de infecciones relacionadas.[332]

Tratamiento

La blebitis, por lo general, responde bien a la antibioticoterapia tópica intensiva, con regreso de la agudeza visual y la PIO a las cifras previas a la infección.[336] La mayoría de los pacientes con blebitis se trata de modo ambulatorio. Con el tratamiento intensivo inmediato en esta etapa, el pronóstico de la recuperación visual es mucho mejor que para la endoftalmitis fulminante. No se recomienda el uso profiláctico de antibióticos en los pacientes con operaciones de filtrado. En una encuesta de los miembros de la American Glaucoma Society publicada en el 2001 se mostró que los métodos de tratamiento de la blebitis continúan difiriendo entre los especialistas. Más de 66% no pide a sus pacientes mantener antibióticos tópicos en sus casas para los síntomas tempranos de blebitis, sino que prefieren explorar a aquellos con síntomas de blebitis en la hora siguiente al inicio de los

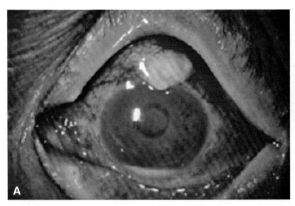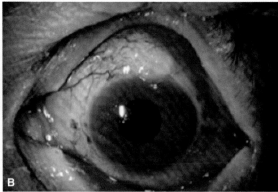

FIGURA 39-28 **Endoftalmitis relacionada con la bula.** La infección del ojo de este paciente se desarrolló 2 años después de la operación filtrante para el glaucoma. **A:** purulencia notoria de la bula, hipopión y fibrina en la pupila. La agudeza visual disminuyó hasta la del movimiento de la mano. Se le trató con una punción intravítrea e inyección de antibióticos. **B:** se aislaron estafilococos coagulasa negativos del vítreo. La agudeza visual final fue de 20/400, porque la recuperación se vio limitada por la enfermedad glaucomatosa avanzada (Tomada de Scott IU, Flynn HW Jr, Han DP. Endophthalmitis: categories, management, and prevention. En: Tasman W, Jaeger EA, eds. *Duane's Clinical Ophthalmology.* 6th ed. Philadelphia, PA: Lippincott Williams & Wilkins, 2011.)

síntomas o tan pronto como sea posible. La mayoría de los especialistas en el glaucoma prescribe una fluoroquinolona tópica, sola o combinada con uno o dos otros antibióticos, como esquema terapéutico empírico para la blebitis aislada. Por lo general, 21% elige una combinación de fármacos tópicos fortificados, con un aminoglucósido, vancomicina o cefalosporina. Solo una minoría de los pacientes usa antibióticos orales en casos de blebitis y casi 66%, corticoesteroides tópicos, en conjunción con la antibioticoterapia. La mayoría de los especialistas en glaucoma hace una revisión quirúrgica de la bula con fuga persistente.[337] Las fluoroquinolonas orales tienen buena penetración del vítreo y se pueden considerar en el tratamiento de la blebitis o la endoftalmitis.[338]

Pronóstico

Con el tratamiento intensivo la blebitis tiene un mucho mejor pronóstico para la recuperación visual que la endoftalmitis.[323] En un estudio retrospectivo la mayoría de los pacientes que presentó blebitis conservó su agudeza visual previa.[324]

Endoftalmitis relacionada con la bula

La endoftalmitis relacionada con la bula suele asociarse con una bula filtrante de pared delgada. La endoftalmitis relacionada con la bula es una forma virulenta de infección relacionada con la bula y mal pronóstico visual a pesar del tratamiento intensivo inmediato con antibióticos tópicos, sistémicos e intravítreos, combinado con la vitrectomía central.

Endoftalmitis posoperatoria temprana

La diferenciación de la endoftalmitis temprana (aproximadamente en los primeros 3 meses) y la tardía se basa no solo en el momento de inicio, sino también en la patogenia. En un análisis retrospectivo de 1 100 trabeculectomías consecutivas se reveló una incidencia menor de 0.1% de endoftalmitis temprana y 0.2% de la tardía.[339] La incidencia reportada de endoftalmitis temprana en 7 a 10 años fue de 0.05 a 0.09% para la cirugía intraocular total, con mayores tasas, de 0.12 a 0.2% para las operaciones para el glaucoma y 0.11% para la combinación de cirugía para el glaucoma y catarata. Sin embargo, los resultados de agudeza visual fueron mejores para la cirugía por glaucoma que para la de otros

tipos.[340] Otro análisis retrospectivo de un gran centro de oftalmología de referencia mostró que se aisló *Staphylococcus epidermidis* del cultivo de humor vítreo en la endoftalmitis temprana, en 4 de 6 casos, en tanto en la endoftalmitis tardía se aisló este microorganismo en solo 1 de 27 casos.[336]

Incidencia

La incidencia de endoftalmitis en un estudio fue la misma con esclerostomía térmica y trabeculectomía.[341] A mayor duración del seguimiento, más alta la prevalencia. En una revisión retrospectiva de la trabeculectomía primaria con MMC y lisis de la sutura posterior con láser, ocurrió fuga de la bula en 14.6% de los ojos, blebitis en 5.7% y endoftalmitis en 0.8% durante el seguimiento de 1 a 3 años.[342] La incidencia de endoftalmitis por año fue de 1.3% después de la trabeculectomía con MMC en otra revisión retrospectiva. En un análisis retrospectivo de las trabeculectomías realizadas con el uso adyuvante de MMC, 2.1% de los pacientes desarrolló endoftalmitis relacionada con la bula en un promedio de 18 meses después de la operación. La incidencia de endoftalmitis relacionada con la bula fue mucho mayor después de la trabeculectomía inferior que de la superior. La incidencia acumulativa fue de 13% para las bulas inferiores del limbo y 1.6% para las superiores. Los microorganismos aislados con más frecuencia fueron *Streptococcus sanguis* y *Haemophilus influenzae*. La tasa de incidencia de endoftalmitis relacionada con la bula es mayor con antimetabolitos adyuvantes que la reportada en ojos sometidos a operaciones filtrantes sin productos contra la fibrosis (0.2 a 1.5%).[343,344] La probabilidad a los 5 años de desarrollar fuga de la bula, blebitis o endoftalmitis, fue de 17.9, 6.3 y 7.5%, de manera respectiva. La fuga aislada de la bula parece ser una afección relativamente benigna, en la que 75% se resolvió con métodos de consultorio.[343] En una revisión retrospectiva de las trabeculectomías con uso adyuvante de MMC, la incidencia total de endoftalmitis relacionada con la bula fue de 2.6%.[345] En una revisión retrospectiva de Olmsted County, Minnesota, la incidencia fue de 5% (con una media de seguimiento de 7.7 años).[331] En el estudio prospectivo CIGTS se reportó un riesgo de endoftalmitis de 1.1% (con una media de seguimiento de 7.2 años).[333]

Factores de riesgo

El uso creciente de antimetabolitos adyuvantes en la trabeculectomía causó una mayor preocupación por el riesgo de endoftalmitis relacionada con la bula,[346] aunque los reportes muestran que el uso de productos contra la fibrosis no siempre se asoció con un riesgo mayor.[330] Otros factores de riesgo de infecciones relacionadas con la bula incluyen la bula inferior o de localización nasal, la bula alta o la presencia de blefaritis, la fuga de inicio tardío, la diabetes mellitus, el uso a largo plazo de antibióticos y la trabeculectomía sola frente a una operación combinada.[347] Las operaciones para el glaucoma que proveen la PIO más baja son a menudo aquellas que predisponen a las infecciones relacionadas con la bula.[348] El uso de lentes de contacto puede aumentar el riesgo de infección relacionada con la bula.[335] El riesgo de endoftalmitis en los ojos con bulas filtrantes hace indispensable el tratamiento intensivo ante cualquier dato de infección externa, como una conjuntivitis.

Microorganismos causales

Los microorganismos causales más frecuentes de la endoftalmitis relacionada con la bula de inicio tardío son especies de *Streptococcus* y *Staphylococcus*, así como *H. influenzae*.[344,347-349] Las especies de estafilococos pueden asociarse con mejores resultados visuales.[349] La infección puede progresar con rapidez en unos cuantos días, y a pesar de su tratamiento exitoso, los resultados visuales suelen ser malos. Se ha reportado la presencia de especies de *Moraxella*, hongos filamentosos del género *Acremonium*, *Neisseria meningitidis*, *Pseudomonas aeruginosa* y *Aspergillus niger* como causa de endoftalmitis de inicio tardío en los pacientes con bulas filtrantes.[350-352]

Características clinicopatológicas

Las características histopatológicas comunes de los ojos enucleados por endoftalmitis incluyen la inflamación que afecta al segmento anterior, el cristalino y la coroides, con un ojo que mostró datos de uveítis granulomatosa focal. En un estudio de casos y controles, los ojos con endoftalmitis presentaban hipopión, células en la cavidad vítrea anterior o un resultado positivo de la biopsia de vítreo. El riesgo de endoftalmitis aumenta si la vitrectomía se hace junto con una operación para el glaucoma.[353] En un número significativo de pacientes se documentaron signos y síntomas prodrómicos por los oftalmólogos, días o semanas antes del diagnóstico de blebitis o endoftalmitis.[324]

Tratamiento

Como se señaló antes, la mayoría de estos casos es causada por microorganismos agresivos, como bacilos gramnegativos y estreptococos, que requieren tratamiento rápido e intensivo. Cuando hay afección del vítreo, o se sospecha, es un abordaje recomendado establecer el diagnóstico con aspirados del humor acuoso y del vítreo, y después iniciar el tratamiento con antibióticos parenterales y perioculares de amplio espectro en dosis alta, como la gentamicina y la cefazolina, así como los intravítreos, como la vancomicina o la gentamicina, con ajuste del tratamiento, de ser necesario, según el cultivo y los resultados de los estudios de sensibilidad.[354] En el Endophthalmitis Vitrectomy Study, que incluyó la endoftalmitis después de la operación de cataratas o el implante intraocular de lente secundario, una vitrectomía (más que punción o biopsia del vítreo) fue de beneficio solo en ojos con una visión inicial de percepción de luz, y el uso de antibióticos sistémicos no aportó alguna utilidad.[355] También debe usarse el tratamiento con corticoesteroides después de establecer la antibioticoterapia. Sin embargo, los resultados del Endophthalmitis

Vitrectomy Study no pueden simplemente aplicarse a la endoftalmitis postrabeculectomía, debido a la diferencia de la patogenia y los tipos de microorganismos causales.[336]

Pronóstico

A pesar del tratamiento exitoso de la infección, los resultados visuales suelen ser malos. Los pacientes con endoftalmitis después de trabeculectomía evolucionan mal, incluso con intervenciones médica y quirúrgica intensivas.

Cataratas

Los pacientes sometidos a cirugía para tratar el glaucoma tienen mayor riesgo de desarrollo y avance de la catarata, que se reporta que ocurre en casi 33% de los ojos después de operaciones filtrantes.[356] Es incierto el mecanismo de esta complicación, pero los posibles factores incluyen edad, duración del tratamiento miótico, manipulación quirúrgica, iritis posoperatoria, cámara anterior plana durante un tiempo prolongado y cambios nutricionales.[356-358]

En el AGIS, una trabeculectomía aumentó el riesgo de catarata por 78%, en comparación con los pacientes sin trabeculectomía. El riesgo disminuyó a 47% cuando la operación por glaucoma no tuvo complicaciones, y casi se duplicó ante complicaciones como inflamación notoria y una cámara anterior plana.[359] En el CIGTS se requirió extracción de catarata más a menudo que en el grupo con medicamento.[360] En el grupo de trabeculectomía del estudio TVT se hizo la operación de catarata en 43% de los ojos fáquicos.[73]

Bulas filtrantes sobresalientes

En algunos casos una bula grande se puede extender de modo gradual hacia abajo sobre la córnea, tal vez por el efecto de los movimientos palpebrales (**fig. 39-29**). Estas bulas pueden ser molestas para el paciente, en especial cuando rebasan la córnea. En algunos casos, esto se puede aminorar mediante la aplicación del láser de argón a la bula,[361] en tanto otros pacientes requieren la corrección quirúrgica incisional por elevación de la bula respecto de la córnea, con una espátula de iris, su exéresis cerca del limbo y la sutura de los bordes libres.[362] La exéresis del exceso de bula cerca del limbo no conduce a fuga de la bula y, en general, tampoco requiere sutura.[363] También se ha reportado que la criopexia en la ventana de la bula es un tratamiento eficaz en pacientes seleccionados con grandes bulas sintomáticas sobresalientes.[364]

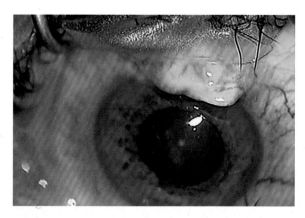

FIGURA 39-29 Bula filtrante sobresaliente que se extiende sobre la córnea. Esta es una complicación tardía de las operaciones filtrantes para el glaucoma.

Hifema espontáneo

Puede ocurrir un hifema espontáneo semanas a años después de una operación filtrante.[365] La hemorragia puede provenir de uno de los extremos cortados del canal de Schlemm o de vasos anormales cerca de la porción interna de la fístula.[366] La fotocoagulación con láser de argón puede ser eficaz si se puede visualizar la fuente de la hemorragia.

Hipotonía y desprendimiento ciliocoroideo

La hipotonía y los desprendimientos ciliocoroideos pueden presentarse en cualquier momento después de una operación filtrante. Algunos pueden ser crónicos y recurrentes, y a menudo hay inflamación presente.[367] Otros factores de riesgo aparentes incluyen fármacos que pueden incitar la inflamación del ojo y los supresores del humor acuoso.[367] El tratamiento en estos casos implica interrumpir el fármaco causal e iniciar un tratamiento antiinflamatorio intensivo. Las cataratas son frecuentes con esta afección, y su extracción puede asociarse con la resolución de los desprendimientos de la coroides.[367] El desgarro del epitelio pigmentado de la retina puede ser una secuela de la hipotonía y el desprendimiento coroideo o retiniano seroso, después de una operación para tratar el glaucoma.[368]

Cambios corneales

Los pacientes con glaucoma parecen tener una cifra disminuida de células endoteliales en la córnea, en particular cuando hay exfoliación o cuando toman tres o más medicamentos para el glaucoma.[369] Se mostró que la cifra de células endoteliales de la córnea disminuye más después de las operaciones filtrantes para el glaucoma, lo que tiene influencia del contacto iridocorneal posoperatorio temprano, pero no del uso de MMC adyuvante.[370,371] Sin embargo, se ha reportado daño endotelial grave después de la trabeculectomía con MMC en dos ojos con córnea guttata previa.[372] La operación de trabeculectomía también puede alterar la topografía de la córnea, aunque puede ser indetectable sin un análisis topográfico y, por lo general, no persiste.[373] La deficiencia de citoblastos del limbo también puede ocurrir en pacientes que reciben 5-FU después de la trabeculectomía, que se puede tratar con el trasplante de membrana amniótica. Sin embargo, para la deficiencia total de citoblastos del limbo se sugirió su trasplante como alternativa para restablecer la superficie corneal.[374]

Cambios palpebrales

Se describió la retracción del párpado superior después de una operación filtrante por glaucoma en dos pacientes y se pensó que era resultado del efecto adrenérgico del humor acuoso sobre el músculo de Müller.[375] También se ha reportado ptosis después de la trabeculectomía en 6 a 12% de los pacientes y no se afectó de modo significativo por la operación combinada de catarata, el tipo de colgajo conjuntival, o el antecedente de cirugía ocular.[376] La ptosis puede relacionarse con el traumatismo quirúrgico del músculo elevador y los tejidos adyacentes.

Oftalmía simpática

La oftalmía simpática después de una operación para tratar el glaucoma es una complicación rara. Los estudios sugieren que no tiene relación con el tipo de operación, sino más bien con la afección preoperatoria ocular, ya que se presenta más a menudo cuando se opera un ojo doloroso ciego, o después de un traumatismo de la úvea.[377]

RESULTADOS DE LAS OPERACIONES FILTRANTES

Trabeculectomía *versus* operaciones de grosor completo

Como se señaló antes, la mayoría de los cirujanos prefiere alguna forma de trabeculectomía, más que una operación de grosor completo. Los estudios donde se comparó de forma específica a las trabeculectomías y las operaciones de grosor completo mostraron que ambos tipos de operación conllevan una regulación similar del glaucoma.[378] Algunos cirujanos sugirieron una regulación ligeramente mejor de la PIO con los procedimientos de grosor completo.[37,379,380] Aunque esos estudios se hicieron antes del advenimiento del tratamiento adyuvante con antimetabolitos, en general los resultados de la PIO fueron similares a los que se habían descrito antes para diversos procedimientos de grosor completo, con disminución variable en la incidencia de complicaciones.[381]

Resultados a largo plazo de la trabeculectomía

En varios estudios de finales del decenio de 1970 y en el de 1980 se reportaron resultados después de varias formas de trabeculectomía. Los estudios más recientes, con hasta 12 años de seguimiento, mostraron una declinación gradual en la probabilidad de regulación exitosa de la PIO con el transcurso del tiempo, si bien las cifras reales varían de modo considerable.[382] En un estudio de 75 pacientes con seguimiento por hasta 6 a 12 años, la regulación de la PIO hasta 21 mm Hg o menos se logró en 90% a los 5 años y en la consulta final, en tanto en otro estudio, de 43 ojos con glaucoma de ángulo abierto crónico, 67% mantuvo una PIO menor de 21 mm Hg durante el seguimiento de 7 a 10 años. Todavía en un tercer estudio, donde el éxito se definió como una PIO de 20 mm Hg o menos y una reducción mínima de 20%, se reveló una probabilidad de éxito después de una sola operación en 48 y 40% a los 3 y 5 años, de forma respectiva.[382]

De mayor importancia son los resultados de los campos visuales. En un estudio de 54 pacientes se reveló pérdida adicional del campo visual en 28% durante los primeros 5 años, en tanto en otro estudio de 239 pacientes con seguimiento por hasta 10 años se reveló un daño glaucomatoso progresivo en 25, 30, 43 y 58% al año, 2 años, 5 y 10 años, de forma respectiva.[383,384] En consonancia con reportes previos, la incidencia reportada de la formación de cataratas varió de 22 a 78%.[359,382] Por motivos no definidos, cuando se hicieron trabeculectomías primarias en ambos ojos se presentaron bulas encapsuladas e hipotonía con una frecuencia un poco mayor en el segundo ojo operado, a pesar de una evolución clínica similar.[385]

Trabeculectomía frente a operaciones no penetrantes

Las operaciones no penetrantes pueden disminuir la tasa de complicaciones, pero no suelen alcanzar PIO tan bajas como con la trabeculectomía. En un estudio aleatorizado de comparación de la viscocanalostomía y la trabeculectomía sin uso transoperatorio de antimetabolitos, la trabeculectomía aportó solo una regulación un poco mejor de la PIO después de 2 años.[220] En otros estudios también se encontró que la trabeculectomía es más eficaz que la viscocanalostomía para disminuir la PIO, en tanto esta última conlleva una menor incidencia de complicaciones.[386] La trabeculectomía también disminuye más la PIO que la esclerotomía profunda no penetrante, aunque de nuevo, la tasa de complicaciones parece ser menor con esta última técnica.[387] La esclerectomía profunda puede combinarse con facoemulsificación, que logra una disminución de la PIO similar a la alcanzada con facoemulsificación combinada con trabeculectomía, pero con menores tasas de complicaciones.[388,389]

La esclerectomía profunda con implante de colágeno aportó resultados de presión intraocular similares a los de la trabeculectomía, pero con una menor tasa de complicaciones posoperatorias tempranas.[390] En un estudio se mostró que cuando una esclerectomía profunda se complica por perforación de la malla trabecular-membrana de Descemet, la tasa de éxito a largo plazo es similar a la de la trabeculectomía, pero la probabilidad de complicaciones posoperatorias inmediatas, como hipotonía e hifema, aumenta.[391]

Resultados en poblaciones de alto riesgo

Con la mayoría de las operaciones filtrantes se cree que la regulación del glaucoma, en general, es peor en los pacientes de raza negra que en los caucásicos, aunque esto no se ha demostrado en todos los estudios. Las tasas de éxito en pacientes de raza negra han sido en su mayor parte del mismo rango que aquellas de pacientes caucásicos con la trabeculectomía, si bien en algunos grupos la trabeculectomía estándar tuvo éxito en menos de 75% de los pacientes negros.[81,392,393] La diferencia en los resultados, si en realidad existe, se puede explicar por un aumento de macrófagos y fibroblastos, y una disminución de mastocitos y células caliciformes en la conjuntiva en el momento de la operación filtrante, en comparación con los pacientes caucásicos.[393] Algunos cirujanos han notado una mejor regulación de la presión intraocular en los pacientes de raza negra que cuando la técnica de trabeculectomía se modifica para aumentar el filtrado alrededor del colgajo de esclera.[81,394] En los estudios comparativos de trabeculectomías y operaciones filtrantes de grosor completo en individuos de raza negra se tienen resultados controvertidos.[395]

Por lo general los niños, en comparación con los adultos, presentan peores resultados con las operaciones filtrantes, incluidas las trabeculectomías.[396,397] En un estudio, la trabeculectomía no fue mejor que otras operaciones para los glaucomas pediátricos avanzados,[398] aunque los resultados tal vez sean diferentes con la adición de antimetabolitos adyuvantes. Los pacientes de 15 a 40 años presentan resultados similares a los de mayor edad,[399] a menos que haya factores de riesgo adicionales presentes.[400] En un análisis retrospectivo de pacientes con trabeculectomía primaria se encontró que los niños con glaucoma infantil primario tuvieron mejor resultado que aquellos con glaucoma de desarrollo secundario, y que los resultados visuales dependen de la regulación temprana y sostenida de la PIO y el tratamiento intensivo de la ambliopía.[401]

En los pacientes pediátricos con glaucoma después de la operación de catarata, la trabeculectomía reguló la PIO en solo un poco más de 33% de los ojos afáquicos pasados 3 años, al margen del uso de MMC.[66] En una revisión retrospectiva se reveló que con las trabeculectomías en niños con afaquia, aniridia, disgenesia del segmento anterior y otros glaucomas "secundarios" se logró la regulación de la PIO y estabilización de la agudeza visual y del aspecto del disco óptico en 51% de los ojos.[402]

La afaquia es otro factor que modifica de manera adversa todos los tipos de operaciones filtrantes, incluidas las trabeculectomías.[403] Los pacientes con glaucoma de ángulo abierto crónico avanzado también presentan peores resultados que la población general con glaucoma, con alrededor de 33% que requiere una segunda operación en 3 años.[404] No obstante, en todos estos tipos de casos de alto riesgo el uso del tratamiento con antimetabolitos adyuvantes parece, en general, mejorar el resultado quirúrgico.

PUNTOS CLAVE

► Las operaciones filtrantes para el glaucoma disminuyen la PIO al crear una fístula del limbo a través de la cual el humor acuoso drena hacia el espacio subconjuntival, y después este se filtra a través de la conjuntiva hacia la lámina lagrimal o es absorbido por los tejidos circundantes.

► Las técnicas estándar de filtrado usan principios comunes acerca de la preparación del colgajo conjuntival y la iridectomía. Estas difieren sobre todo según el método de creación de la fístula con los procedimientos antiguos de uso de una fístula de grosor completo, y la técnica usada con más frecuencia hoy es la de incorporación de una fístula cubierta debajo de un colgajo de esclera de grosor parcial (*trabeculectomía*).

► Se ha prestado atención considerable a la regulación farmacológica de la cicatrización de las heridas para reducir el fracaso de la bula.

► Se pueden encontrar complicaciones durante las operaciones filtrantes (p. ej., desgarro del colgajo conjuntival, hemorragia y derrame coroideo) y en el periodo posoperatorio temprano (p. ej., hipotonía, elevación de la presión, uveítis y hemorragia) o la evolución posoperatoria tardía (p. ej., fracaso de la bula, fuga de la bula, endoftalmitis y cataratas).

REFERENCIAS

1. Picht G, Grehn F. Classification of filtering blebs in trabeculectomy: biomicroscopy and functionality. *Curr Opin Ophthalmol.* 1998;9(2):2-8.
2. Cantor LB, Mantravadi A, WuDunn D, et al. Morphologic classification of filtering blebs after glaucoma filtration surgery: the Indiana Bleb Appearance Grading Scale. *J Glaucoma.* 2003;12(3):266-271.
3. Addicks EM, Quigley HA, Green WR, et al. Histologic characteristics of filtering blebs in glaucomatous eyes. *Arch Ophthalmol.* 1983;101(5):795-798.
4. Hutchinson AK, Grossniklaus HE, Brown RH, et al. Clinicopathologic features of excised mitomycin filtering blebs. *Arch Ophthalmol.* 1994;112(1):74-79.
5. Kim JW. Conjunctival impression cytology of the filtering bleb. *Korean J Ophthalmol.* 1997;11(1):25-31.
6. Powers TP, Stewart WC, Stroman GA. Ultrastructural features of filtration blebs with different clinical appearances. *Ophthalmic Surg Lasers.* 1996;27(9):790-794.
7. Teng CC, Chi HH, Katzin HM. Histology and mechanism of filtering operations. *Am J Ophthalmol.* 1959;47(1 pt 1):16-33.
8. Jinza K, Saika S, Kin K, et al. Relationship between formation of a filtering bleb and an intrascleral aqueous drainage route after trabeculectomy: evaluation using ultrasound biomicroscopy. *Ophthalmic Res.* 2000;32(5):240-243.
9. Hill RA. Tenon's traction sutures: an aid for trabeculectomy and aqueous drainage device implantation. *J Glaucoma.* 2002;11(6):529-530.
10. Vesti E, Raitta C. Trabeculectomy at the inferior limbus. *Acta Ophthalmol.* 1992;70(2):220-224.
11. Caronia RM, Liebmann JM, Friedman R, et al. Trabeculectomy at the inferior limbus. *Arch Ophthalmol.* 1996;114(4):387-391.
12. Brincker P, Kessing SV. Limbus-based versus fornix-based conjunctival flap in glaucoma filtering surgery. *Acta Ophthalmol.* 1992;70(5):641-644.
13. Al-Haddad CE, Abdulaal M, Al-Moujahed A, Ervin AM, Ismail K. Fornix-based versus limbal-based conjunctival trabeculectomy flaps for glaucoma: Findings From a Cochrane systematic review. *Am J Ophthalmol.* 2017;174:33-41.
14. Berestka JS, Brown SV. Limbus- versus fornix-based conjunctival flaps in combined phacoemulsification and mitomycin C trabeculectomy surgery. *Ophthalmology.* 1997;104(2):187-196.

15. Reichert R, Stewart W, Shields MB. Limbus-based versus fornix-based conjunctival flaps in trabeculectomy. *Ophthalmic Surg.* 1987;18(9):672-676.

16. Miller KN, Blasini M, Shields MB, et al. A comparison of total and partial tenonectomy with trabeculectomy. *Am J Ophthalmol.* 1991;111(3):323-326.

17. Zigiotti GL, Savini G, De Caro R, et al. The features of Tenon's capsule at the limbus. *Ital J Anat Embryol.* 1997;102(1):5-11.

18. Hung SO. Role of sodium hyaluronate (Healonid) in triangular flap trabeculectomy. *Br J Ophthalmol.* 1985;69(1):46-50.

19. Vesti E, Raitta C. A review of the outcome of trabeculectomy in open-angle glaucoma. *Ophthalmic Surg Lasers.* 1997;28(2):128-132.

20. Wand M. Intraoperative intracameral viscoelastic agent in the prevention of postfiltration flat anterior chamber. *J Glaucoma.* 1994;3(2):101-105.

21. Raitta C, Vesti E. The effect of sodium hyaluronate on the outcome of trabeculectomy. *Ophthalmic Surg.* 1991;22(3):145-149.

22. Raitta C, Lehto I, Puska P, et al. A randomized, prospective study on the use of sodium hyaluronate (Healon) in trabeculectomy. *Ophthalmic Surg.* 1994;25(8):536-539.

23. Hoffman RS, Fine IH, Packer M. Stabilization of flat anterior chamber after trabeculectomy with Healon5. *J Cataract Refract Surg.* 2002;28(4):712-714.

24. Freedman J. Iridectomy technique in trabeculectomy. *Ophthalmic Surg.* 1978;9(2):45-47.

25. Manners TD, Mireskandari K. Phacotrabeculectomy without peripheral iridectomy. *Ophthalmic Surg Lasers.* 1999;30(8):631-635.

26. Parrish RK II, Schiffman JC, Feuer WJ, et al; Fluorouracil Filtering Surgery Study Group. Prognosis and risk factors for early postoperative wound leaks after trabeculectomy with and without 5-fluorouracil. *Am J Ophthalmol.* 2001;132(5):633-640.

27. Wise JB. Mitomycin-compatible suture technique for fornix-based conjunctival flaps in glaucoma filtration surgery. *Arch Ophthalmol.* 1993;111(7):992-997.

28. Ng PW, Yeung BY, Yick DW, et al. Fornix-based trabeculectomy using the 'anchoring' corneal suture technique. *Clin Exp Ophthalmol.* 2003;31(2):133-137.

29. Orengo-Nania S, El-Harazi SM, Oram O, et al. Effects of atropine on anterior chamber depth and anterior chamber inflammation after primary trabeculectomy. *J Glaucoma.* 2000;9(4):303-310.

30. Sugar HS. Experimental trabeculectomy in glaucoma. *Am J Ophthalmol.* 1961;51:623-627.

31. Cairns JE. Trabeculectomy. Preliminary report of a new method. *Am J Ophthalmol.* 1968;66(4):673-679.

32. Spencer WH. Symposium: microsurgery of the outflow channels. Histologic evaluation of microsurgical glaucoma techniques. *Trans Am Acad Ophthalmol Otolaryngol.* 1972;76(2):389-397.

33. Taylor HR. A histologic survey of trabeculectomy. *Am J Ophthalmol.* 1976;82(5):733-735.

34. Linnér E. Aqueous outflow pathways following trabeculectomy [in German]. *Klin Monatsbl Augenheilkd.* 1989;195(11):291-293.

35. Shields MB, Shelburne JD, Bell SW. The ultrastructure of human limbal collagen. *Invest Ophthalmol Vis Sci.* 1977;16(9):864-866.

36. Shields MB, Bradbury MJ, Shelburne JD, et al. The permeability of the outer layers of limbus and anterior sclera. *Invest Ophthalmol Vis Sci.* 1977;16(9):866-869.

37. Shields MB. Trabeculectomy vs full-thickness filtering operation for control of glaucoma. *Ophthalmic Surg.* 1980;11(8):498-505.

38. Benedikt O. Demonstration of aqueous outflow patterns of normal and glaucomatous human eyes through the injection of fluorescein solution in the anterior chamber [in German]. *Albrecht Von Graefes Arch Klin Exp Ophthalmol.* 1976;199(1):45-67.

39. Bluestein EC, Stewart WC. Tight versus loose scleral flap closure in trabeculectomy surgery. *Doc Ophthalmol.* 1993;84(4):379-385.

40. Macken P, Buys Y, Trope GE. Glaucoma laser suture lysis. *Br J Ophthalmol.* 1996;80(5):398-401.

41. Johnstone MA, Wellington DP, Ziel CJ. A releasable scleral-flap tamponade suture for guarded filtration surgery. *Arch Ophthalmol.* 1993;111(3):398-403.

42. Clemente P. Goniotrepanation with triangular scleral flap [in German]. *Klin Monatsbl Augenheilkd.* 1980;177(4):455-458.

43. Dellaporta A. Experiences with trepano-trabeculectomy. *Trans Sect Ophthalmol Am Acad Ophthalmol Otolaryngol.* 1975;79(2):OP362-OP371.

44. David R, Sachs U. Quantitative trabeculectomy. *Br J Ophthalmol.* 1981;65(7):457-459.

45. Welsh NH. Trabeculectomy with fistula formation in the African. *Br J Ophthalmol.* 1972;56(1):32-36.

46. Fujishima H, Shimazaki J, Shinozaki N, et al. Trabeculectomy with the use of amniotic membrane for uncontrollable glaucoma. *Ophthalmic Surg Lasers.* 1998;29(5):428-431.

47. Schumer RA, Odrich SA. A scleral tunnel incision for trabeculectomy. *Am J Ophthalmol.* 1995;120(4):528-530.

48. Watson PG, Barnett F. Effectiveness of trabeculectomy in glaucoma. *Am J Ophthalmol.* 1975;79(5):831-845.

49. Hollwich F, Fronimopoulos J, Junemann G, et al. Indication, technique and results of goniotrephining with scleral flap in primary chronic glaucoma [in German]. *Klin Monatsbl Augenheilkd.* 1973;163(5):513-517.

50. Papst W, Brunke R. Goniotrepanation as a second fistulizing procedure [in German]. *Klin Monatsbl Augenheilkd.* 1980;176(6):915-921.

51. Smith BF, Schuster H, Seidenberg B. Subscleral sclerectomy: a double-flap operation for glaucoma. *Am J Ophthalmol.* 1971;71(4):884-888.

52. Schimek RA, Williamson WR. Trabeculectomy with cautery. *Ophthalmic Surg.* 1977;8(1):35-39.

53. Beckman H, Fuller TA. Carbon dioxide laser scleral dissection and filtering procedure for glaucoma. *Am J Ophthalmol.* 1979;88(1):73-77.

54. Suzuki R. Trabeculectomy with a Kelly Descemet membrane punch. *Ophthalmologica.* 1997;211(2):93-94.

55. Lee PF, Shihab ZM, Fu YA. Modified trabeculectomy: a new procedure for neovascular glaucoma. *Ophthalmic Surg.* 1980;11(3):181-185.

56. Sivak-Callcott JA, O'Day DM, Gass JD, et al. Evidence-based recommendations for the diagnosis and treatment of neovascular glaucoma. *Ophthalmology.* 2001;108(10):1767-1776.

57. Mandal AK, Majji AB, Mandal SP, et al. Mitomycin-C-augmented trabeculectomy for neovascular glaucoma. A preliminary report. *Indian J Ophthalmol.* 2002;50(4):287-293.

58. Hyung SM, Kim SK. Mid-term effects of trabeculectomy with mitomycin C in neovascular glaucoma patients. *Korean J Ophthalmol.* 2001;15(2):98-106.

59. Ophir A, Porges Y. Needling with intra-bleb 5 fluorouracil for intractable neovascular glaucoma. *Ophthalmic Surg Lasers.* 2000;31(1):38-42.

60. Gaspar AZ, Flammer J, Hendrickson P. Regression of rubeosis iridis after trabeculectomy combined with mitomycin-C. *Ophthalmic Surg Lasers.* 1996;27(8):709-712.

61. Kitnarong N, Chindasub P, Metheetrairut A. Surgical outcome of intravitreal bevacizumab and filtration surgery in neovascular glaucoma. *Adv Ther.* 2008;25(5):438-443.

62. Saito Y, Higashide T, Takeda H, Ohkubo S, Sugiyama K. Beneficial effects of preoperative intravitreal bevacizumab on trabeculectomy outcomes in neovascular glaucoma. *Acta Ophthalmol.* 2010;88:96-102.

63. Higashide T, Ohkubo S, Sugiyama K. Long-term outcomes and prognostic factors of trabeculectomy following intraocular bevacizumab injection for neovascular glaucoma. *PLoS One.* 2015;10:e0135766.

64. Zimmerman TJ, Kooner KS, Ford VJ, et al. Effectiveness of nonpenetrating trabeculectomy in aphakic patients with glaucoma. *Ophthalmic Surg.* 1984;15(1):44-50.

65. Gedde SJ, Herndon LW, Brandt JD, et al; Tube Versus Trabeculectomy Study Group. Postoperative complications in the Tube Versus Trabeculectomy (TVT) study during five years of follow-up. *Am J Ophthalmol.* 2012;153:804-881.

66. Mandal AK, Bagga H, Nutheti R, et al. Trabeculectomy with or without mitomycin-C for paediatric glaucoma in aphakia and pseudophakia following congenital cataract surgery. *Eye.* 2003;17(1):53-62.

67. Dahan E, Carmichael TR. Implantation of a miniature glaucoma device under a scleral flap. *J Glaucoma.* 2005;14(2):98-102.

68. Wamsley S, Moster MR, Rai S, et al. Results of the use of the Ex-PRESS miniature glaucoma implant in technically challenging, advanced glaucoma cases: a clinical pilot study. *Am J Ophthalmol.* 2004;138(6):1049-1051.

69. Maris PJ Jr, Ishida K, Netland PA. Comparison of trabeculectomy with Ex-PRESS miniature glaucoma device implanted under scleral flap. *J Glaucoma.* 2007;16(1):14-19.

70. Wagschal LD, Trope GE, Jinapriya D, Jin YP, Buys YM. Prospective randomized study comparing Ex-PRESS to trabeculectomy: 1-year results. *J Glaucoma.* 2015;24:624-629.

71. Netland PA, Sarkisian SR, Moster MR, et al. Randomized, prospective, comparative trial of Ex-PRESS glaucoma filtration device versus trabeculectomy (XVT study). *Am J Ophthalmol.* 2014;157:433-440.

72. Grover DS, Flynn WJ, Bashford KP, et al. Performance and safety of a new ab interno gelatin stent in refractory glaucoma at 12 months. *Am J Ophthalmol.* 2017;183:25-36.

73. Hohberger B, Welge-Luben UH, Lammer R. MIGS: therapeutic success of combined Xen gel stent implantation with cataract surgery. *Graefes Arch Clin Exp Ophthalmol.* 2018;256:621-625.

74. Mansouri K, Guidotti J, Rao HL, et al. Prospective evaluation of standalone XEN gel implant and combined phacoemulsification-XEN gel implant surgery: 1-year results. *J Glaucoma.* 2018;27:140-147.

75. Gizzi C, Mohamed-Noriega J, Elkarmouty A, Scott A. Trabeculectomy following failed ab interno gelatin microstent: case series. *J Glaucoma.* 2018;27:e168-e173.

76. Maumenee AE. External filtering operations for glaucoma: the mechanism of function and failure. *Trans Am Ophthalmol Soc.* 1960;58:319-328.

77. Radius RL, Herschler J, Claflin A, et al. Aqueous humor changes after experimental filtering surgery. *Am J Ophthalmol.* 1980;89(2):250-254.

78. Jampel HD. Ascorbic acid is cytotoxic to dividing human Tenon's capsule fibroblasts. A possible contributing factor in glaucoma filtration surgery success. *Arch Ophthalmol.* 1990;108(9):1323-1325.

79. Tripathi RC, Borisuth NSC, Tripathi BJ. Growth factors in the aqueous humor and their therapeutic implications in glaucoma and anterior segment disorders of the human eye. *Drug Dev Res.* 1991;22(1):1-23.

80. Jampel HD, Roche N, Stark WJ, et al. Transforming growth factor-beta in human aqueous humor. *Curr Eye Res.* 1990;9(10):963-969.

81. Ledbetter SR, Hatchell DL, O'Brien WJ. Secondary aqueous humor stimulates the proliferation of cultured bovine corneal endothelial cells. *Invest Ophthalmol Vis Sci.* 1983;24(5):557-562.

82. Joseph JP, Grierson I, Hitchings RA. Chemotactic activity of aqueous humor. A cause of failure of trabeculectomies? *Arch Ophthalmol.* 1989;107(1):69-74.

83. Gwynn DR, Stewart WC, Hennis HL, et al. The influence of age upon inflammatory cell counts and structure of conjunctiva in chronic open-angle glaucoma. *Acta Ophthalmol.* 1993;71(5):691-695.

84. McMillan TA, Stewart WC, Hennis HL, et al. Histologic differences in the conjunctiva of black and white glaucoma patients. *Ophthalmic Surg.* 1992;23(11):762-765.

85. Johnson DH, Yoshikawa K, Brubaker RF, et al. The effect of long-term medical therapy on the outcome of filtration surgery. *Am J Ophthalmol.* 1994;117(2):139-148.

86. Broadway DC, Grierson I, O'Brien C, et al. Adverse effects of topical antiglaucoma medication. I: The conjunctival cell profile. *Arch Ophthalmol.* 1994;112(11):1437-1445.

87. Gwynn DR, Stewart WC, Pitts RA, et al. Conjunctival structure and cell counts and the results of filtering surgery. *Am J Ophthalmol.* 1993;116(4):464-468.

88. Brandt JD, Wittpenn JR, Katz LJ, et al. Conjunctival impression cytology in patients with glaucoma using long-term topical medication. *Am J Ophthalmol.* 1991;112(3):297-301.

89. Broadway DC, Grierson I, Sturmer J, et al. Reversal of topical antiglaucoma medication effects on the conjunctiva. *Arch Ophthalmol.* 1996;114(3):262-267.

90. Arici MK, Demircan S, Topalkara A, et al. Effect of conjunctival structure and inflammatory cell counts on intraocular pressure after trabeculectomy. *Ophthalmologica.* 1999;213(6):371-375.

91. Broadway DC, Grierson I, Hitchings RA. Local effects of previous conjunctival incisional surgery and the subsequent outcome of filtration surgery. *Am J Ophthalmol.* 1998;125(6):805-818.

92. Nguyen KD, Lee DA. Effect of steroids and nonsteroidal antiinflammatory agents on human ocular fibroblast. *Invest Ophthalmol Vis Sci.* 1992;33(9):2693-2701.

93. Sun R, Gimbel HV, Liu S, et al. Effect of diclofenac sodium and dexamethasone on cultured human Tenon's capsule fibroblasts. *Ophthalmic Surg Lasers.* 1999;30(5):382-388.

94. Araujo SV, Spaeth GL, Roth SM, et al. A ten-year follow-up on a prospective, randomized trial of postoperative corticosteroids after trabeculectomy. *Ophthalmology.* 1995;102(12):1753-1759.

95. Giangiacomo J, Dueker DK, Adelstein E. The effect of preoperative subconjunctival triamcinolone administration on glaucoma filtration. I: Trabeculectomy following subconjunctival triamcinolone. *Arch Ophthalmol.* 1986;104(6):838-841.

96. Sheppard JD, Foster CS, Toyos MM, et al. Difluprednate 0.05% versus prednisolone acetate 1% for endogenous anterior uveitis: pooled efficacy analysis of two phase 3 studies. *Ocul Immunol Inflamm.* 2017;20:1-13.

97. Donnenfeld ED, Holland EJ, Solomon KD, et al. A multicenter randomized controlled fellow eye trial of pulse-dosed difluprednate 0.05% versus prednisolone acetate 1% in cataract surgery. *Am J Ophthalmol.* 2011;152:609-617.

98. Khaw PT, Ward S, Porter A, et al. The long-term effects of 5-fluorouracil and sodium butyrate on human Tenon's fibroblasts. *Invest Ophthalmol Vis Sci.* 1992;33(6):2043-2052.

99. Gressel MG, Parrish RK II, Folberg R. 5-Fluorouracil and glaucoma filtering surgery. I: An animal model. *Ophthalmology.* 1984;91(4):378-383.

100. Heuer DK, Parrish RK II, Gressel MG, et al. 5-Fluorouracil and glaucoma filtering surgery. II: A pilot study. *Ophthalmology.* 1984;91(4):384-394.

101. Heuer DK, Parrish RK II, Gressel MG, et al. 5-Fluorouracil and glaucoma filtering surgery. III: Intermediate follow-up of a pilot study. *Ophthalmology.* 1986;93(12):1537-1546.

102. The Fluorouracil Filtering Surgery Study Group. Fluorouracil Filtering Surgery Study one-year follow-up. *Am J Ophthalmol.* 1989;108(6):625-635.

103. The Fluorouracil Filtering Surgery Study Group. Three-year follow-up of the Fluorouracil Filtering Surgery Study. *Am J Ophthalmol.* 1993;115(1):82-92.

104. Ruderman JM, Welch DB, Smith MF, et al. A randomized study of 5-fluorouracil and filtration surgery. *Am J Ophthalmol.* 1987;104(3):218-224.

105. Goldenfeld M, Krupin T, Ruderman JM, et al. 5-Fluorouracil in initial trabeculectomy. A prospective, randomized, multicenter study. *Ophthalmology.* 1994;101(6):1024-1029.

106. Whiteside-Michel J, Liebmann JM, Ritch R. Initial 5-fluorouracil trabeculectomy in young patients. *Ophthalmology.* 1992;99(1):7-13.

107. Bansal RK, Gupta A. 5-Fluorouracil in trabeculectomy for patients under the age of 40 years. *Ophthalmic Surg.* 1992;23(4):278-280.

108. Zalish M, Leiba H, Oliver M. Subconjunctival injection of 5-fluorouracil following trabeculectomy for congenital and infantile glaucoma. *Ophthalmic Surg.* 1992;23(3):203-205.

109. Wilson RP, Steinmann WC. Use of trabeculectomy with postoperative 5-fluorouracil in patients requiring extremely low intraocular pressure levels to limit further glaucoma progression. *Ophthalmology.* 1991;98(7):1047-1052.

110. Tsai JC, Feuer WJ, Parrish RK II, et al. 5-Fluorouracil filtering surgery and neovascular glaucoma. Long-term follow-up of the original pilot study. *Ophthalmology.* 1995;102(6):887-892.

111. Krug JH Jr, Melamed S. Adjunctive use of delayed and adjustable low-dose 5-fluorouracil in refractory glaucoma. *Am J Ophthalmol.* 1990;109(4):412-418.

112. Smith MF, Sherwood MB, Doyle JW, et al. Results of intraoperative 5-fluorouracil supplementation on trabeculectomy for open-angle glaucoma. *Am J Ophthalmol.* 1992;114(6):737-741.

113. Egbert PR, Williams AS, Singh K, et al. A prospective trial of intraoperative fluorouracil during trabeculectomy in a black population. *Am J Ophthalmol.* 1993;116(5):612-616.

114. Wilkins MR, Occleston NL, Kotecha A, et al. Sponge delivery variables and tissue levels of 5-fluorouracil. *Br J Ophthalmol.* 2000;84(1):92-97.

115. Chen CW. Enhanced intraocular pressure controlling effectiveness of trabeculectomy by local application of mitomycin-C. *Trans Asia Pac Acad Ophthalmol.* 1983;9:172-177.

116. Jampel HD. Effect of brief exposure to mitomycin C on viability and proliferation of cultured human Tenon's capsule fibroblasts. *Ophthalmology.* 1992;99(9):1471-1476.

117. Madhavan HN, Rao SB, Vijaya L, et al. In vitro sensitivity of human Tenon's capsule fibroblasts to mitomycin C and its correlation with outcome of glaucoma filtration surgery. *Ophthalmic Surg.* 1995;26(1):61-67.

118. Khaw PT, Doyle JW, Sherwood MB, et al. Prolonged localized tissue effects from 5-minute exposures to fluorouracil and mitomycin C. *Arch Ophthalmol.* 1993;111(2):263-267.

119. Smith S, D'Amore PA, Dreyer EB. Comparative toxicity of mitomycin C and 5-fluorouracil in vitro. *Am J Ophthalmol.* 1994;118(3):332-337.

120. Bergstrom TJ, Wilkinson WS, Skuta GL, et al. The effects of subconjunctival mitomycin-C on glaucoma filtration surgery in rabbits. *Arch Ophthalmol.* 1991;109(12):1725-1730.

121. Palmer SS. Mitomycin as adjunct chemotherapy with trabeculectomy. *Ophthalmology.* 1991;98(3):317-321.

122. Katz GJ, Higginbotham EJ, Lichter PR, et al. Mitomycin C versus 5-fluorouracil in high-risk glaucoma filtering surgery: extended follow-up. *Ophthalmology.* 1995;102(9):1263-1269.

123. Lamping KA, Belkin JK. 5-Fluorouracil and mitomycin C in pseudophakic patients. *Ophthalmology.* 1995;102(1):70-75.

124. Palanca-Capistrano AM, Hall J, Cantor LB, et al. Long-term outcomes of intraoperative 5-fluorouracil versus intraoperative mitomycin C in primary trabeculectomy surgery. *Ophthalmology.* 2009;116(2):185-190.

125. Mermoud A, Salmon JF, Murray AD. Trabeculectomy with mitomycin C for refractory glaucoma in blacks. *Am J Ophthalmol.* 1993;116(1):72-78.

126. Prata JA Jr, Neves RA, Minckler DS, et al. Trabeculectomy with mitomycin C in glaucoma associated with uveitis. *Ophthalmic Surg.* 1994;25(9):616-620.

127. Susanna R Jr, Oltrogge EW, Carani JC, et al. Mitomycin as adjunct chemotherapy with trabeculectomy in congenital and developmental glaucomas. *J Glaucoma.* 1995;4(3):151-157.

128. Yamamoto T, Ichien M, Suemori-Matsushita H, et al. Trabeculectomy for normal-tension glaucoma [in Japanese]. *Nippon Ganka Gakkai Zasshi.* 1994;98(6):579-583.

129. Costa VP, Moster MR, Wilson RP, et al. Effects of topical mitomycin C on primary trabeculectomies and combined procedures. *Br J Ophthalmol.* 1993;77(11):693-697.

130. Mirza GE, Karakucuk S, Dogan H, et al. Filtering surgery with mitomycin-C in uncomplicated (primary open angle) glaucoma. *Acta Ophthalmol.* 1994;72(2):155-161.

131. Kupin TH, Juzych MS, Shin DH, et al. Adjunctive mitomycin C in primary trabeculectomy in phakic eyes. *Am J Ophthalmol.* 1995;119(1):30-39.

132. Beckers HJ, Kinders KC, Webers CA. Five-year results of trabeculectomy with mitomycin C. *Graefes Arch Clin Exp Ophthalmol.* 2003;241(2):106-110.

133. Costa VP, Wilson RP, Moster MR, et al. Hypotony maculopathy following the use of topical mitomycin C in glaucoma filtration surgery. *Ophthalmic Surg.* 1993;24(6):389-394.

134. Shields MB, Scroggs MW, Sloop CM, et al. Clinical and histopathologic observations concerning hypotony after trabeculectomy with adjunctive mitomycin C. *Am J Ophthalmol.* 1993;116(6):673-683.

135. Derick RJ, Pasquale L, Quigley HA, et al. Potential toxicity of mitomycin C. *Arch Ophthalmol.* 1991;109(12):1635.

136. Casson R, Rahman R, Salmon JF. Long term results and complications of trabeculectomy augmented with low dose mitomycin C in patients at risk for filtration failure. *Br J Ophthalmol.* 2001;85(6):686-688.

137. Bank A, Allingham RR. Application of mitomycin C during filtering surgery. *Am J Ophthalmol.* 1993;116(3):377-379.

138. Prata JA Jr, Minckler DS, Baerveldt G, et al. Site of mitomycin-C application during trabeculectomy. *J Glaucoma.* 1994;3(4):296-301.

139. Prata JA Jr, Minckler DS, Koda RT. Effects of external irrigation on mitomycin-C concentration in rabbit aqueous and vitreous humor. *J Glaucoma.* 1995;4(1):32-35.

140. Vass C, Georgopoulos M, El Menyawi I, et al. Intrascleral concentration vs depth profile of mitomycin-C after episcleral application: impact of irrigation. *Exp Eye Res.* 2000;70(2):139-143.

141. Georgopoulos M, Vass C, Vatanparast Z. Impact of irrigation in a new model for in vitro diffusion of mitomycin-C after episcleral application. *Curr Eye Res.* 2002;25(4):221-225.

142. Susanna R Jr, Costa VP, Malta RF, et al. Intraoperative mitomycin-C without conjunctival and Tenon's capsule touch in primary trabeculectomy. *Ophthalmology.* 2001;108(6):1039-1042.

143. Wilkerson M, Fulcher S, Shields MB, et al. Inhibition of human subconjunctival fibroblast proliferation by immunotoxin. *Invest Ophthalmol Vis Sci.* 1992;33(7):2293-2298.

144. Gillies M, Su T, Sarossy M, et al. Interferon-alpha 2b inhibits proliferation of human Tenon's capsule fibroblasts. *Graefes Arch Clin Exp Ophthalmol.* 1993;231(2):118-121.

145. Gillies MC, Brooks AM, Young S, et al. A randomized phase II trial of interferon-alpha2b versus 5-fluorouracil after trabeculectomy. *Aust NZ J Ophthalmol.* 1999;27(1):37-44.

146. Mietz H, Krieglstein GK. Suramin to enhance glaucoma filtering procedures: a clinical comparison with mitomycin. *Ophthalmic Surg Lasers.* 2001;32(5):358-369.

147. Khaw PT, Ward S, Grierson I, et al. Effect of beta radiation on proliferating human Tenon's capsule fibroblasts. *Br J Ophthalmol.* 1991;75(10):580-583.

148. Miller MH, Joseph NH, Wishart PK, et al. Lack of beneficial effect of intensive topical steroids and beta irradiation of eyes undergoing repeat trabeculectomy. *Ophthalmic Surg.* 1987;18(7):508-512.

149. Miller MH, Rice NS. Trabeculectomy combined with beta irradiation for congenital glaucoma. *Br J Ophthalmol.* 1991;75(10):584-590.

150. Demir T, Turgut B, Akyol N, et al. Effects of amniotic membrane transplantation and mitomycin C on wound healing in experimental glaucoma surgery. *Ophthalmologica.* 2002;216(6):438-442.

151. Wong HT, Seah SK. Augmentation of filtering blebs with perfluoropropane gas bubble: an experimental and pilot clinical study. *Ophthalmology.* 1999;106(3):545-549.

152. Ozment RR, Laiw ZC, Latina MA. The use of tissue plasminogen activator in experimental filtration surgery. *Ophthalmic Surg.* 1992;23(1):22-30.

153. Latina MA, Belmonte SJ, Park C, et al. Gamma-interferon effects on human fibroblasts from Tenon's capsule. *Invest Ophthalmol Vis Sci.* 1991;32(10):2806-2815.

154. Assil KK, Saperstein D, Weinreb RN, et al. Inhibition of collagen synthesis in human episcleral fibroblasts by calcium ionophore a23187. *J Glaucoma.* 1995;4(1):41-44.

155. McGuigan LJ, Mason RP, Sanchez R, et al. D-penicillamine and beta-aminopropionitrile effects on experimental filtering surgery. *Invest Ophthalmol Vis Sci.* 1987;28(10):1625-1629.

156. Grewal DS, Jain R, Kumar H, et al. Evaluation of subconjunctival bevacizumab as an adjunct to trabeculectomy a pilot study. *Ophthalmology.* 2008;115(12):2141-2145.e2.

157. Cheng G, Ziang H, Yang G, Ma J, Zhao J. Direct effects of bevacizumab on rat conjunctival fibroblasts. *Cell Biochem Biophys.* 2015;73:45-50.

158. Liu X, Du L, Li N. The effects of bevacizumab in augmenting trabeculectomy for glaucoma. A systematic review and meta-analysis of randomized controlled trials. *Medicine.* 2016;95:e3223.

159. Vahedian Z, Mafi M, Fakhraie G, et al. Short-term results of trabeculectomy using adjunctive intracameral bevacizumab versus mitomycin C: a randomized controlled trial. *J Glaucoma.* 2017;26:829-834.

160. Kaushik J, Parihar JK, Jain VK, et al. Eficacy of bevacizumab compared to mitomycin C modulated trabeculectomy in primary open angle glaucoma: a one-year prospective randomized controlled study. *Curr Eye Res.* 2017;42:217-224.

161. Zarei R, Masoumpour M, Hoghimi S, Fakhreai G, Eslami Y, Mohammadi M. Evaluation of topical bevacizumab as an adjunct to mitomycin C augmented trabeculectomy. *J Curr Ophthalmol.* 2016;29:85-91.

162. Suh W, Kee C. The effect of bevacizumab on the outcome of trabeculectomy with 5-fluorouracil. *J Ocul Pharmacol Ther.* 2013;29:646-651.

163. Cordeiro MF, Reichel MB, Gay JA, et al. Transforming growth factor-beta1, -beta2, and -beta3 in vivo: effects on normal and mitomycin C-modulated conjunctival scarring. *Invest Ophthalmol Vis Sci.* 1999;40(9):1975-1982.

164. Cordeiro MF. Role of transforming growth factor beta in conjunctival scarring. *Clin Sci.* 2003;104(2):181-187.

165. Mead AL, Wong TT, Cordeiro MF, et al. Evaluation of anti-TGF-beta2 antibody as a new postoperative anti-scarring agent in glaucoma surgery. *Invest Ophthalmol Vis Sci.* 2003;44(8):3394-3401.

166. Khaw P, Grehn F, Hollo G, et al. A phase III study of subconjunctival human antitransforming growth factor beta (2) monoclonal antibody (CAT-152) to prevent scarring after first-time trabeculectomy. *Ophthalmology.* 2007;114(10):1822-1830.

167. Oshima T, Kurosaka D, Kato K, et al. Tranilast inhibits cell proliferation and collagen synthesis by rabbit corneal and Tenon's capsule fibroblasts. *Curr Eye Res.* 2000;20(4):283-286.

168. Shihadeh W, Massad I, Khader Y, Al-Rawi A, Alshalakhti T. Comparison of the outcomes of trabeculectomy with 5-fluorouracil versus ologen implant in primary open-angle glaucoma. *Opthalmic Res.* 2017;58:94-98.

169. Cillino S, Casuccio A, Di Pace F, Cagini C, Ferraro LL, Cillino G. Biodegradable collagen matrix implant versus mitomycin-C in trabeculectomy: five-year follow up. *BMC Ophthalmol.* 2016;16:24.

170. Yuan F, Li L, Chen X, Yan X, Wang L. Biodegradable 3D porous collagen matrix (ologen) compared with mitomycin C for treatment of primary open-angle glaucoma: results at 5 years. *J Ophthalmol.* 2015;2015:637537.

171. Menda SA, Lowry EA, Porco TC, Stamper RL, Rubin MR, Han Y. Ex-PRESS outcomes using mitomycin-C, ologen alone, ologen with 5-fluorouracil. *Int Ophhtalmol.* 2015;35:357-363.

172. LaGrange F. Iridectomie et sclerectomie combinees dans le traitement du glaucome chronique. Procede nouveau pour l'etablissement de la cicatrice filtrante [in French]. *Arch d'Opht.* 1906;26:481.

173. Holth S. Sclerectomie avec la pince emporte-piece dans le glaucome, de preference apres incision a la pique [in French]. *Ann d'Ocul.* 1909;142:1.

174. Iliff CE, Haas JS. Posterior lip sclerectomy. *Am J Ophthalmol.* 1962;54:688-693.

175. Elliot RH. A preliminary note on a new operative procedure for the establishment of a filtering cicatrix in the treatment of glaucoma. *Ophthalmoscope.* 1909;7:804-806.

176. Fergus F. Treatment of glaucoma by trephining. *Br Med J.* 1909;2:983-984.

177. Elliot RH. *Sclero-Corneal Trephining in the Operative Treatment of Glaucoma.* London: George Pulman and Sons; 1913.

178. Sugar HS. Limboscleral trephination. *Am J Ophthalmol.* 1961;52:29-36.

179. Sugar HS. Limbal trepanation: fourteen years' experience. *Ann Ophthalmol.* 1975;7(10):1399-1404.

180. Preziosi CL. The electro-cautery in the treatment of glaucoma. *Br J Ophthalmol.* 1924;8(9):414-417.

181. Scheie HG. Retraction of scleral wound edges as a fistulizing procedure for glaucoma. *Trans Am Acad Ophthalmol Otolaryngol.* 1958;62(6):803-811.

182. Viswanathan B, Brown IA. Peripheral iridectomy with scleral cautery for glaucoma. *Arch Ophthalmol.* 1975;93(1):34-35.

183. Shaffer RN, Hetherington J Jr, Hoskins HD Jr. Guarded thermal sclerostomy. *Am J Ophthalmol.* 1971;72(4):769-772.

184. Gess LA, Koeth E, Gralle I. Trabeculectomy with iridencleisis. *Br J Ophthalmol.* 1985;69(12):881-885.

185. Litwin RL. Successful argon laser sclerostomy for glaucoma. *Ophthalmic Surg.* 1979;10(7):22-24.

186. Hoskins HD Jr, Iwach AG, Drake MV, et al. Subconjunctival THC:YAG laser limbal sclerostomy ab externo in the rabbit. *Ophthalmic Surg.* 1990;21(8):589-592.

187. Onda E, Jikihara S, Kitazawa Y, et al. Determination of an appropriate laser setting for THC:YAG laser sclerostomy ab externo in rabbits. *Ophthalmic Surg.* 1992;23(3):198-202.

188. Hoskins HD Jr, Iwach AG, Vassiliadis A, et al. Subconjunctival THC:YAG laser thermal sclerostomy. *Ophthalmology.* 1991;98(9):1394-1399.

189. Iwach AG, Hoskins HD Jr, Mora JS, et al. Update on the subconjunctival THC:YAG (holmium) laser sclerostomy ab externo clinical trial: a 4-year report. *Ophthalmic Surg Lasers.* 1996;27(10):823-831.

190. Jacobi PC, Dietlein TS, Krieglstein GK. Prospective study of ab externo erbium:YAG laser sclerostomy in humans. *Am J Ophthalmol.* 1997;123(4):478-486.

191. Barak A, Rosner M, Solomon A, et al. Use of the giant-pulse Nd:YAG laser for abexterno sclerostomy in rabbits and humans. *Ophthalmic Surg.* 1995;26(1):68-72.

192. Cooper HM, Schuman JS, Puliafito CA, et al. Picosecond neodymium: yttrium lithium fluoride laser sclerectomy. *Am J Ophthalmol.* 1993;115(2):221-224.

193. Park SB, Kim JC, Aquavella JV. Nd:YLF laser sclerostomy. *Ophthalmic Surg.* 1993;24(2):118-120.

194. Karp CL, Higginbotham EJ, Griffin EO. Adjunctive use of transconjunctival mitomycin-C in ab externo diode laser sclerostomy surgery in rabbits. *Ophthalmic Surg.* 1994;25(1):22-27.

195. Allan BD, van Saarloos PP, Cooper RL, et al. 193-nm excimer laser sclerostomy using a modified open mask delivery system in rhesus monkeys with experimental glaucoma. *Graefes Arch Clin Exp Ophthalmol.* 1993;231(11):662-666.

196. Allan BD, van Saarloos PP, Cooper RL, et al. 193 nm excimer laser sclerostomy in pseudophakic patients with advanced open angle glaucoma. *Br J Ophthalmol.* 1994;78(3):199-205.

197. Brooks AM, Samuel M, Carroll N, et al. Excimer laser filtration surgery. *Am J Ophthalmol.* 1995;119(1):40-47.

198. O'Donnell FE Jr, Santos BA, Overby J. Laser trabeculodissection with a photopolishing scanning excimer laser. *Ophthalmic Surg Lasers.* 2000;31(6):508-511.

199. March WF, Gherezghiher T, Koss MC, et al. Histologic study of a neodymium-YAG laser sclerostomy. *Arch Ophthalmol.* 1985;103(6):860-863.

200. Latina MA, Melamed S, March WF, et al. Gonioscopic ab interno laser sclerostomy. A pilot study in glaucoma patients. *Ophthalmology.* 1992;99(11):1736-1744.

201. Rabowsky JH, Dukes AJ, Lee DA. Gonioscopic laser sclerostomy versus filtration surgery in a rabbit model. *Eye.* 1997;11(6):830-837.

202. Berlin MS, Rajacich G, Duffy M, et al. Excimer laser photoablation in glaucoma filtering surgery. *Am J Ophthalmol.* 1987;103(5):713-714.

203. Mizota A, Takasoh M, Kobayashi K, et al. Internal sclerostomy with the Er:YAG laser using a gradient-index (GRIN) endoscope. *Ophthalmic Surg Lasers.* 2002;33(3):214-220.

204. Hill RA, Ozler SA, Baerveldt G, et al. Ab-interno neodymium:YAG versus erbium:YAG laser sclerostomies in a rabbit model. *Ophthalmic Surg.* 1992;23(3):192-197.

205. Huang S, Yu M, Feng G, et al. Histopathological study of trabeculum after excimer laser trabeculectomy ab interno. *Yan Ke Xue Bao.* 2001;17(1):11-15.

206. Vogel M, Lauritzen K. Selective excimer laser ablation of the trabecular meshwork. Clinical results [in German]. *Ophthalmologe.* 1997;94(9):665-667.

207. Brown RH, Lynch MG, Denham DB, et al. Internal sclerectomy with an automated trephine for advanced glaucoma. *Ophthalmology.* 1988;95(6):728-734.

208. Brown SV, Higginbotham EJ, Griffin EO, et al. Ab-interno sclerostomy using a goniodiathermy instrument. *Ophthalmic Surg.* 1994;25(2):112-116.

209. Krasnov MM. Externalization of Schlemm's canal (sinusotomy) in glaucoma. *Br J Ophthalmol.* 1968;52(2):157-161.

210. Ellingsen BA, Grant WM. Trabeculotomy and sinusotomy in enucleated human eyes. *Invest Ophthalmol.* 1972;11(1):21-28.

211. Zimmerman TJ, Kooner KS, Ford VJ, et al. Trabeculectomy vs. nonpenetrating trabeculectomy: a retrospective study of two procedures in phakic patients with glaucoma. *Ophthalmic Surg.* 1984;15(9):734-740.

212. Hara T. Deep sclerectomy with Nd:YAG laser trabeculotomy ab interno: two-stage procedure. *Ophthalmic Surg.* 1988;19(2):101-106.

213. Chiou AG, Mermoud A, Underdahl JP, et al. An ultrasound biomicroscopic study of eyes after deep sclerectomy with collagen implant. *Ophthalmology.* 1998;105(4):746-750.

214. Bissig A, Rivier D, Zaninetti M, Shaarawy T, Mermoud A, Roy S. Ten years follow-up after deep sclerectomy with collagen implant. *J Glaucoma.* 2008;17:680-686.

215. Ruli E, Biagioli E, Riva I, et al. Efficacy and safety of trabeculectomy vs nonpenetrating surgical procedures. A systematic review and meta-analysis. *JAMA Ophthalmol.* 2013;131:1573-1582.

216. Stegmann R, Pienaar A, Miller D. Viscocanalostomy for open-angle glaucoma in black African patients. *J Cataract Refract Surg.* 1999;25(3):316-322.

217. Khaw PT, Wells AP, Lim KS. Surgery for glaucoma. *Br J Ophthalmol.* 2003;87(4):517.

218. Carassa RG, Bettin P, Fiori M, et al. Viscocanalostomy: a pilot study. *Eur J Ophthalmol.* 1998;8(2):57-61.

219. Maldonado-Bas A, Maldonado-Junyent A. Filtering glaucoma surgery using an excimer laser. *J Cataract Refract Surg.* 2001;27(9):1402-1409.

220. Carassa RG, Bettin P, Fiori M, et al. Viscocanalostomy versus trabeculectomy in white adults affected by open-angle glaucoma: a 2-year randomized, controlled trial. *Ophthalmology.* 2003;110(5):882-887.

221. Lewis RA, Wolff K, Tetz M, et al. Canaloplasty: three-year results of circumfrential viscodilation and tensioning of Schlemm canal using a microcatheter to treat open-angle glaucoma. *J Cataract Refract Surg.* 2011;37:682-690.

222. Grieshaber MC, Pienaar A, Olivier J, Stegmann R. Canaloplasty for primary open-angle glaucoma: long-term outcome. *Br J Ophthalmol.* 2010;94:1478-1482.

223. Ayyala RS, Choudhry AL, Okogbaa CB, Zurakowski D. Comparison of surgical outcomes between canaloplasty and trabeculectomy at 12 months' follow-up. *Ophthalmology.* 2011;118:2427-2433.

224. Levkovitch-Verbin H, Goldenfeld M, Melamed S. Fornix-based trabeculectomy with mitomycin-C. *Ophthalmic Surg Lasers.* 1997;28(10):818-822.

225. Brown SV. Management of a partial-thickness scleral-flap buttonhole during trabeculectomy. *Ophthalmic Surg.* 1994;25(10):732-733.

226. Awan KJ, Spaeth PG. Use of isobutyl-2-cyanoacrylate tissue adhesive in the repair of conjunctival fistula in filtering procedures for glaucoma. *Ann Ophthalmol.* 1974;6(8):851-853.

227. The Fluorouracil Filtering Surgery Study Group. Risk factors for suprachoroidal hemorrhage after filtering surgery. *Am J Ophthalmol.* 1992;113(5):501-507.

228. Bellows AR, Chylack LT Jr, Epstein DL, et al. Choroidal effusion during glaucoma surgery in patients with prominent episcleral vessels. *Arch Ophthalmol.* 1979;97(3):493-497.

229. Bellows AR, Chylack LT Jr, Hutchinson BT. Choroidal detachment. Clinical manifestation, therapy and mechanism of formation. *Ophthalmology.* 1981;88(11):1107-1115.

230. Swan KC, Lindgren TW. Unintentional lens injury in glaucoma surgery. *Trans Am Ophthalmol Soc.* 1980;78:55-69.

231. Kozart DM, Eagle RC Jr. Stripping of Descemet's membrane after glaucoma surgery. *Ophthalmic Surg.* 1981;12(6):420-423.

232. Riley SF, Lima FL, Smith TJ, et al. Using donor sclera to create a flap in glaucoma filtering procedures. *Ophthalmic Surg.* 1994;25(2):117-118.

233. Kao SF, Lichter PR, Musch DC. Anterior chamber depth following filtration surgery. *Ophthalmic Surg.* 1989;20(5):332-336.

234. Stewart WC, Shields MB. Management of anterior chamber depth after trabeculectomy. *Am J Ophthalmol.* 1988;106(1):41-44.

235. Fiore PM, Richter CU, Arzeno G, et al. The effect of anterior chamber depth on endothelial cell count after filtration surgery. *Arch Ophthalmol.* 1989;107(11):1609-1611.

236. Phillips CI, Clark CV, Levy AM. Posterior synechiae after glaucoma operations: aggravation by shallow anterior chamber and pilocarpine. *Br J Ophthalmol.* 1987;71(6):428-432.

237. Kurtz S, Leibovitch I. Combined perfluoropropane gas and viscoelastic material injection for anterior chamber reformation following trabeculectomy. *Br J Ophthalmol.* 2002;86(11):1225-1227.

238. Asrani SG, Wilensky JT. Management of bleb leaks after glaucoma filtering surgery. Use of autologous fibrin tissue glue as an alternative. *Ophthalmology.* 1996;103(2):294-298.

239. Yieh FS, Lu DW, Wang HL, et al. The use of autologous fibrinogen concentrate in treating ocular hypotony after glaucoma filtration surgery. *J Ocul Pharmacol Ther.* 2001;17(5):443-448.

240. Franks WA, Hitchings RA. Intraocular gas injection in the treatment of cornea-lens touch and choroidal effusion following fistulizing surgery. *Ophthalmic Surg.* 1990;21(12):831-834.

241. Brubaker RF, Pederson JE. Ciliochoroidal detachment. *Surv Ophthalmol.* 1983;27(5):281-289.

242. Chylack LT Jr, Bellows AR. Molecular sieving in suprachoroidal fluid formation in man. *Invest Ophthalmol Vis Sci.* 1978;17(5):420-427.

243. Lavin M, Franks W, Hitchings RA. Serous retinal detachment following glaucoma filtering surgery. *Arch Ophthalmol.* 1990;108(11): 1553-1555.

244. Stamper RL, McMenemy MG, Lieberman MF. Hypotonous maculopathy after trabeculectomy with subconjunctival 5-fluorouracil. *Am J Ophthalmol.* 1992;114(5):544-553.

245. Smith MF, Doyle JW. Use of oversized bandage soft contact lenses in the management of early hypotony following filtration surgery. *Ophthalmic Surg Lasers.* 1996;27(6):417-421.

246. Okada K, Tsukamoto H, Masumoto M, et al. Autologous blood injection for marked overfiltration early after trabeculectomy with mitomycin C. *Acta Ophthalmol Scand.* 2001;79(3):305-308.

247. Haynes WL, Alward WL. Combination of autologous blood injection and bleb compression sutures to treat hypotony maculopathy. *J Glaucoma.* 1999;8(6):384-387.

248. Morgan JE, Diamond JP, Cook SD. Remodelling the filtration bleb. *Br J Ophthalmol.* 2002;86(8):872-875.

249. Choudhri SA, Herndon LW, Damji KF, et al. Efficacy of autologous blood injection for treating overfiltering or leaking blebs after glaucoma surgery. *Am J Ophthalmol.* 1997;123(4):554-555.

250. Burnstein A, WuDunn D, Ishii Y, et al. Autologous blood injection for late-onset filtering bleb leak. *Am J Ophthalmol.* 2001;132(1):36-40.

251. Siegfried CJ, Grewal RK, Karalekas D, et al. Marked intraocular pressure rise complicating intrableb autologous blood injection. *Arch Ophthalmol.* 1996;114(4):492-493.

252. Ayyala RS, Urban RC Jr, Krishnamurthy MS, et al. Corneal blood staining following autologous blood injection for hypotony maculopathy. *Ophthalmic Surg Lasers.* 1997;28(10):866-868.

253. Chen PP, Takahashi Y, Leen MM, et al. The effects of compression sutures on filtering blebs in rabbit eyes. *Ophthalmic Surg Lasers.* 1999;30(3):216-220.

254. Haynes WL, Alward WL. Rapid visual recovery and long-term intraocular pressure control after donor scleral patch grafting for trabeculectomy-induced hypotony maculopathy. *J Glaucoma.* 1995;4(3): 200-201.

255. Clune MJ, Shin DH, Olivier MM, et al. Partial-thickness scleral-patch graft in revision of trabeculectomy. *Am J Ophthalmol.* 1993;115(6):818-820.

256. Maruyama K, Shirato S. Efficacy and safety of transconjunctival scleral flap resuturing for hypotony after glaucoma filtering surgery. *Graefes Arch Clin Exp Ophthalmol.* 2008;246(12):1751-1756.

257. Eha J, Hoffmann EM, Wahl J, Pfeiffer N. Flap suture – a simple technique for the revision of hypotony maculopathy following trabeculectomy. *Graefes Arch Clin Exp Ophthalmol.* 2008;246:869-874.

258. Chu TG, Green RL. Suprachoroidal hemorrhage. *Surv Ophthalmol.* 1999;43(6):471-486.

259. Tuli SS, WuDunn D, Ciulla TA, et al. Delayed suprachoroidal hemorrhage after glaucoma filtration procedures. *Ophthalmology.* 2001;108(10):1808-1811.

260. Rockwood EJ, Kalenak JW, Plotnik JL, et al. Prospective ultrasonographic evaluation of intraoperative and delayed postoperative suprachoroidal hemorrhage from glaucoma filtering surgery. *J Glaucoma.* 1995;4(1):16-24.

261. Okamoto F, Yamamoto N, Iguchi A, et al. High-frequency ultrasonographic imaging in suprachoroidal hemorrhage after filtering surgery. *Ophthalmic Surg Lasers.* 2003;34(3):259-262.

262. Chu TG, Cano MR, Green RL, et al. Massive suprachoroidal hemorrhage with central retinal apposition. A clinical and echographic study. *Arch Ophthalmol.* 1991;109(11):1575-1581.

263. Le Mer Y, Renard Y, Allagui M. Secondary management of suprachoroidal hemorrhages. *Graefes Arch Clin Exp Ophthalmol.* 1993;231(6):351-353.

264. Cheema RA, Choong YF, Algawi KD. Delayed suprachoroidal hemorrhage following viscocanalostomy. *Ophthalmic Surg Lasers Imaging.* 2003;34(3):209-211.

265. Prokosch-Willing V, Vossmerbaeumer U, Hoffman E, Pfeiffer N. Suprachoroidal bleeding after XEN gel implantation. *J Glaucoma.* 2017;26:e261-e263.

266. Dreyer EB, Dreyer RE. Two cases of suprachoroidal hemorrhage after implantation of an Ex-PRESS miniature glaucoma device and an intraocular lens. *Case Rep Ophthalmol Med.* 2014;2014:294921.

267. Mercieca K, Drury B, Bhargava A, Fenerty C. Trabeculectomy bleb needling and antimetabolite administration practices in the UK: a glaucoma specialist national survey. *Br J Ophthalmol.* 2017. 102:1244-1247.

268. Pathak-Ray V, Choudhari N. Rescue of failing or failed trabeculectomy blebs with slit-lamp needling and adjunctive mitomycin C in Indian eyes. *Indian J Ophthalmol.* 2018;66:71-76.

269. Simsek T, Cankaya AB, Elgin U. Comparison of needle revision with subconjunctival bevacizumab and 5-fluorouracil injection of failed trabeculectomy blebs. *J Ocul Pharmacol Ther.* 2012;28:542-546.

270. Franco L, Rassi B, Avila MP, Magacho L. Propsective study comparing mitomycin C or bevacizumab as adjuvant in trabeculectomy revision by needling. *Eur J Ophthalmol.* 2016;26:221-225.

271. Tai TY, Moster MR, Pro MJ, Myers JS, Katz LJ. Needle bleb revision with bevacizumab and mitomycin C compared with mitomycin C alone. *J Glaucoma.* 2015;24:311-315.

272. Smith MF, Doyle JW. Use of tissue plasminogen activator to revive blebs following intraocular surgery. *Arch Ophthalmol.* 2001;119(6):809-812.

273. Traverso CE, Greenidge KC, Spaeth GL, et al. Focal pressure: a new method to encourage filtration after trabeculectomy. *Ophthalmic Surg.* 1984;15(1):62-65.

274. Beck AD, Lynch MG, Noe R, et al. The use of a new laser lens holder for performing suture lysis in children. *Arch Ophthalmol.* 1995;113(2):140-141.

275. Morinelli EN, Sidoti PA, Heuer DK, et al. Laser suture lysis after mitomycin C trabeculectomy. *Ophthalmology.* 1996;103(2):306-314.

276. Bardak Y, Cuypers MH, Tilanus MA, et al. Ocular hypotony after laser suture lysis following trabeculectomy with mitomycin C. *Int Ophthalmol.* 1997;21(6):325-330.

277. Mudgil AV, To KW, Balachandran RM, et al. Relative efficacy of the argon green, argon blue-green, and krypton red lasers for 10-0 nylon subconjunctival laser suture lysis. *Ophthalmic Surg Lasers.* 1999;30(7):560-564.

278. Piltz JR, Starita RJ. The use of subconjunctivally administered tissue plasminogen activator after trabeculectomy. *Ophthalmic Surg.* 1994;25(1):51-53.

279. Sherwood MB, Spaeth GL, Simmons ST, et al. Cysts of Tenon's capsule following filtration surgery. Medical management. *Arch Ophthalmol.* 1987;105(11):1517-1521.

280. Richter CU, Shingleton BJ, Bellows AR, et al. The development of encapsulated filtering blebs. *Ophthalmology.* 1988;95(9):1163-1168.

281. Sherwood MB, Grierson I, Millar L, et al. Long-term morphologic effects of antiglaucoma drugs on the conjunctiva and Tenon's capsule in glaucomatous patients. *Ophthalmology.* 1989;96(3):327-335.

282. Schoenleber DB, Bellows AR, Hutchinson BT. Failed laser trabeculoplasty requiring surgery in open-angle glaucoma. *Ophthalmic Surg.* 1987;18(11):796-799.

283. Campagna JA, Munden PM, Alward WL. Tenon's cyst formation after trabeculectomy with mitomycin C. *Ophthalmic Surg.* 1995;26(1): 57-60.

284. Oh Y, Katz LJ, Spaeth GL, et al. Risk factors for the development of encapsulated filtering blebs. The role of surgical glove powder and 5-fluorouracil. *Ophthalmology.* 1994;101(4):629-634.

285. Azuara-Blanco A, Bond JB, Wilson RP, et al. Encapsulated filtering blebs after trabeculectomy with mitomycin-C. *Ophthalmic Surg Lasers.* 1997;28(10):805-809.

286. Shingleton BJ, Richter CU, Bellows AR, et al. Management of encapsulated filtration blebs. *Ophthalmology.* 1990;97(1):63-68.

287. Loftfield K, Ball SF. Filtering bleb encapsulation increased by steroid injection. *Ophthalmic Surg.* 1990;21(4):282-287.

288. Costa VP, Correa MM, Kara-Jose N. Needling versus medical treatment in encapsulated blebs. A randomized, prospective study. *Ophthalmology.* 1997;104(8):1215-1220.

289. Pederson JE, Smith SG. Surgical management of encapsulated filtering blebs. *Ophthalmology.* 1985;92(7):955-958.

290. Ewing RH, Stamper RL. Needle revision with and without 5-fluorouracil for the treatment of failed filtering blebs. *Am J Ophthalmol.* 1990;110(3):254-259.

291. Mazey BJ, Siegel MJ, Siegel LI, et al. Corneal endothelial toxic effect secondary to fluorouracil needle bleb revision. *Arch Ophthalmol.* 1994;112(11):1411.

292. Iwach AG, Delgado MF, Novack GD, et al. Transconjunctival mitomycin-C in needle revisions of failing filtering blebs. *Ophthalmology.* 2003;110(4):734-742.

293. Van Buskirk EM. Cysts of Tenon's capsule following filtration surgery. *Am J Ophthalmol.* 1982;94(4):522-527.

294. Konstas AG, Jay JL. Modification of trabeculectomy to avoid postoperative hyphema. The 'guarded anterior fistula' operation. *Br J Ophthalmol.* 1992;76(6):353-357.

295. Soong HK, Quigley HA. Dellen associated with filtering blebs. *Arch Ophthalmol.* 1983;101(3):385-387.

296. Costa VP, Smith M, Spaeth GL, et al. Loss of visual acuity after trabeculectomy. *Ophthalmology.* 1993;100(5):599-612.

297. Martinez JA, Brown RH, Lynch MG, et al. Risk of postoperative visual loss in advanced glaucoma. *Am J Ophthalmol.* 1993;115(3):332-337.

298. Aggarwal SP, Hendeles S. Risk of sudden visual loss following trabeculectomy in advanced primary open-angle glaucoma. *Br J Ophthalmol.* 1986;70(2):97-99.

299. Fechtner RD, Minckler D, Weinreb RN, et al. Complications of glaucoma surgery. Ocular decompression retinopathy. *Arch Ophthalmol.* 1992;110(7):965-968.

300. Dudley DF, Leen MM, Kinyoun JL, et al. Retinal hemorrhages associated with ocular decompression after glaucoma surgery. *Ophthalmic Surg Lasers.* 1996;27(2):147-150.

301. Hitchings RA, Grierson I. Clinico pathological correlation in eyes with failed fistulizing surgery. *Trans Ophthalmol Soc UK.* 1983;103(pt 1):84-88.

302. Van Buskirk EM. Reopening filtration fistulas with the argon laser. *Am J Ophthalmol.* 1982;94(1):1-3.

303. Oh Y, Katz LJ. Indications and technique for reopening closed filtering blebs using the Nd:YAG laser – a review and case series. *Ophthalmic Surg.* 1993;24(9):617-622.

304. Gedde SJ, Schiffman JC, Feuer WJ, et al. Treatment outcomes in the Tube Versus Trabeculectomy (TVT) study after five years of follow-up. *Am J Ophthalmol.* 2012;153:789-803.

305. Durcan FJ, Cioffi GA, Van Buskirk EM. Same-site revision of failed filtering blebs. *J Glaucoma.* 1992;1(1):2-6.

306. Hu CY, Matsuo H, Tomita G, et al. Clinical characteristics and leakage of functioning blebs after trabeculectomy with mitomycin-C in primary glaucoma patients. *Ophthalmology.* 2003;110(2):345-352.

307. Shaikh A, Ahmado A, James B. Severe cough: a cause of late bleb leak. *J Glaucoma.* 2003;12(2):181-183.

308. Loane ME, Galanopoulos A. The surgical management of leaking filtering blebs. *Curr Opin Ophthalmol.* 1999;10(2):121-125.

309. Matsuo H, Tomidokoro A, Suzuki Y, et al. Late-onset transconjunctival oozing and point leak of aqueous humor from filtering bleb after trabeculectomy. *Am J Ophthalmol.* 2002;133(4):456-462.

310. Blok MD, Kok JH, van Mil C, et al. Use of the megasoft bandage lens for treatment of complications after trabeculectomy. *Am J Ophthalmol.* 1990;110(3):264-268.

311. Gammon RR, Prum BE Jr, Avery N, et al. Rapid preparation of small-volume autologous fibrinogen concentrate and its same day use in bleb leaks after glaucoma filtration surgery. *Ophthalmic Surg Lasers.* 1998;29(12):1010-1012.

312. Myers JS, Yang CB, Herndon LW, et al. Excisional bleb revision to correct overfiltration or leakage. *J Glaucoma.* 2000;9(2):169-173.

313. Burnstein AL, WuDunn D, Knotts SL, et al. Conjunctival advancement versus nonincisional treatment for late-onset glaucoma filtering bleb leaks. *Ophthalmology.* 2002;109(1):71-75.

314. Hamard P, Tazartes M, Ayed T, et al. Prognostic outcome of leaking filtering blebs reconstruction with rotational conjunctival flaps [in French]. *J Fr Ophthalmol.* 2001;24(5):482-490.

315. Miyazawa D, Kondo T. Free conjunctival autograft harvested from the fornix for repair of leaking blebs. *Br J Ophthalmol.* 2000;84(4):440-441.

316. Wadhwani RA, Bellows AR, Hutchinson BT. Surgical repair of leaking filtering blebs. *Ophthalmology.* 2000;107(9):1681-1687.

317. Sinnreich Z, Barishak R, Stein R. Leaking filtering blebs. *Am J Ophthalmol.* 1978;86(3):345-349.

318. Morris DA, Ramocki JM, Shin DH, et al. Use of autologous Tenon's capsule and scleral patch grafts for repair of excessively draining fistulas with leaking filtering blebs. *J Glaucoma.* 1998;7(6):417-419.

319. Kosmin AS, Wishart PK. A full-thickness scleral graft for the surgical management of a late filtration bleb leak. *Ophthalmic Surg Lasers.* 1997;28(6):461-468.

320. Kee C, Hwang JM. Amniotic membrane graft for late-onset glaucoma filtering leaks. *Am J Ophthalmol.* 2002;133(6):834-835.

321. Budenz DL, Barton K, Tseng SC. Amniotic membrane transplantation for repair of leaking glaucoma filtering blebs. *Am J Ophthalmol.* 2000;130(5):580-588.

322. Lin HY, Wu KY. Tentative surgical repair of leaking filtering bleb with amniotic membrane transplantation – a case report. *Kaohsiung J Med Sci.* 2001;17(9):495-498.

323. Brown RH, Yang LH, Walker SD, et al. Treatment of bleb infection after glaucoma surgery. *Arch Ophthalmol.* 1994;112(1):57-61.

324. Poulsen EJ, Allingham RR. Characteristics and risk factors of infections after glaucoma filtering surgery. *J Glaucoma.* 2000;9(6):438-443.

325. Fluorouracil Filtering Surgery Study Group. Fluorouracil Filtering Surgery Study one-year follow-up. *Am J Ophthalmol.* 2018;186:xxxiii-xlii. doi:10.1016/j.ajo.2017.12.021.

326. Yarovoy D, Radhakrishnan S, Pickering TD, Iwach AG. Blebitis after Ex-PRESS glaucoma filtration device implantation – a case series. *J Glaucoma.* 2016;25:422-425.

327. Kerr NM, Wang J, Sandhu A, Harasymowycz PJ, Barton K. Ab interno gel implant-associated bleb-related infection. *Am J Ophthalmol.* 2018;189:96-101.

328. Gupta S, Wadhwani M, Sehgal V, Sharma S, Dada T. Blebitis with scleral abscess in a case of operated trabeculectomy with mitomycin C and a subconjunctival ologen implant. *Eye (Lond).* 2014;28:354.

329. Grieshaber MC, Peckar C, Pienaar A, Koerber N, Stegmann R. Long-term results of up to 12 years of over 700 cases of viscocanalostomy for open-angle glaucoma. *Acta Ophthalmologica.* 2015;93: 362-367.

330. Mochizuki K, Jikihara S, Ando Y, et al. Incidence of delayed onset infection after trabeculectomy with adjunctive mitomycin C or 5-fluorouracil treatment. *Br J Ophthalmol.* 1997;81(10):877-883.

331. Olayanju JA, Hassan MB, Hodge DO, Khanna CL. Trabeculectomy-related complications in Olmsted County, Minnesota, 1985 through 2010. *JAMA Ophthalmol.* 2015;133:574-580.

332. Kim EA, Law SK, Coleman AL, et al. Long-term bleb-related infections after trabeculectomy: incidence, risk factors, and influence of bleb revision. *Am J Ophthalmol.* 2015;159:1082-1091.

333. Zahid S, Musch DC, Niziol LM, Lichter PR; CIGSTS Study Group. Risk of endophthalmitis and other long-term complications of trabeculectomy in the Collaborative Initial Glaucoma Treatment Study (CIGTS). *Am J Ophthalmol.* 2013;155:674-680.

334. Ashkenazi I, Melamed S, Avni I, et al. Risk factors associated with late infection of filtering blebs and endophthalmitis. *Ophthalmic Surg.* 1991;22(10):570-574.

335. Jampel HD, Quigley HA, Kerrigan-Baumrind LA, et al. Risk factors for late-onset infection following glaucoma filtration surgery. *Arch Ophthalmol.* 2001;119(7):1001-1008.

336. Ciulla TA, Beck AD, Topping TM, et al. Blebitis, early endophthalmitis, and late endophthalmitis after glaucoma-filtering surgery. *Ophthalmology.* 1997;104(6):986-995.

337. Reynolds AC, Skuta GL, Monlux R, et al. Management of blebitis by members of the American Glaucoma Society: a survey. *J Glaucoma.* 2001;10(4):340-347.

338. Fiscella RG, Nguyen TK, Cwik MJ, et al. Aqueous and vitreous penetration of levofloxacin after oral administration. *Ophthalmology.* 1999;106(12):2286-2290.

339. Katz LJ, Cantor LB, Spaeth GL. Complications of surgery in glaucoma. Early and late bacterial endophthalmitis following glaucoma filtering surgery. *Ophthalmology.* 1985;92(7):959-963.

340. Eifrig CW, Flynn HW Jr, Scott IU, et al. Acute-onset postoperative endophthalmitis: review of incidence and visual outcomes (1995–2001). *Ophthalmic Surg Lasers.* 2002;33(5):373-378.

341. Freedman J, Gupta M, Bunke A. Endophthalmitis after trabeculectomy. *Arch Ophthalmol.* 1978;96(6):1017-1018.

342. Bindlish R, Condon GP, Schlosser JD, et al. Efficacy and safety of mitomycin-C in primary trabeculectomy: five-year follow-up. *Ophthalmology.* 2002;109(7):1336-1341.

343. DeBry PW, Perkins TW, Heatley G, et al. Incidence of late-onset bleb-related complications following trabeculectomy with mitomycin. *Arch Ophthalmol.* 2002;120(3):297-300.

344. Greenfield DS, Suner IJ, Miller MP, et al. Endophthalmitis after filtering surgery with mitomycin. *Arch Ophthalmol.* 1996;114(8):943-949.

345. Higginbotham EJ, Stevens RK, Musch DC, et al. Bleb-related endophthalmitis after trabeculectomy with mitomycin C. *Ophthalmology.* 1996;103(4):650-656.

346. Ticho U, Ophir A. Late complications after glaucoma filtering surgery with adjunctive 5-fluorouracil. *Am J Ophthalmol.* 1993;115(4):506-510.

347. Lehmann OJ, Bunce C, Matheson MM, et al. Risk factors for development of post-trabeculectomy endophthalmitis. *Br J Ophthalmol.* 2000;84(12):1349-1353.

348. Mac I, Soltau JB. Glaucoma-filtering bleb infections. *Curr Opin Ophthalmol.* 2003;14(2):91-94.

349. Waheed S, Ritterband DC, Greenfield DS, et al. New patterns of infecting organisms in late bleb-related endophthalmitis: a ten year review. *Eye.* 1998;12(6):910-915.

350. Laukeland H, Bergh K, Bevanger L. Posttrabeculectomy endophthalmitis caused by *Moraxella nonliquefaciens. J Clin Microbiol.* 2002;40(7):2668-2770.

351. Wang MX, Shen DJ, Liu JC, et al. Recurrent fungal keratitis and endophthalmitis. *Cornea.* 2000;19(4):558-560.

352. Eifrig CW, Scott IU, Flynn HW Jr, et al. Endophthalmitis caused by *Pseudomonas aeruginosa. Ophthalmology.* 2003;110(9):1714-1717.

353. Coleman AL, Yu F, Greenland S. Factors associated with elevated complication rates after partial-thickness or full-thickness glaucoma surgical procedures in the United States during 1994. *Ophthalmology.* 1998;105(7):1165-1169.

354. Stern GA, Engel HM, Driebe WT Jr. The treatment of postoperative endophthalmitis. Results of differing approaches to treatment. *Ophthalmology.* 1989;96(1):62-67.

355. Endophthalmitis Vitrectomy Study Group. Results of the Endophthalmitis Vitrectomy Study. A randomized trial of immediate vitrectomy and of intravenous antibiotics for the treatment of postoperative bacterial endophthalmitis. *Arch Ophthalmol.* 1995;113(12):1479-1496.

356. Sugar HS. Postoperative cataract in successfully filtering glaucomatous eyes. *Am J Ophthalmol.* 1970;69(5):740-746.

357. Chauvaud D, Clay-Fressinet C, Pouliquen Y, et al. Opacification of the crystalline lens after trabeculectomy. Study of 95 cases [in French]. *Arch Ophthalmol (Paris).* 1976;36(5):379-386.

358. Vesti E. Development of cataract after trabeculectomy. *Acta Ophthalmol.* 1993;71(6):777-781.

359. The AGIS Investigators. The Advanced Glaucoma Intervention Study: 8. Risk of cataract formation after trabeculectomy. *Arch Ophthalmol.* 2001;119(12):1771-1779.

360. Musch DC, Gillespie BW, Niziol LM, et al. Cataract extraction in the Collaborative Initial Glaucoma Treatment Study: incidence, risk factors, and the effect of cataract progression and extraction on clinical and quality-of-life outcomes. *Arch Ophthalmol.* 2006;124(12):1694-1700.

361. Fink AJ, Boys-Smith JW, Brear R. Management of large filtering blebs with the argon laser. *Am J Ophthalmol.* 1986;101(6):695-699.

362. Scheie HG, Guehl JJ III. Surgical management of overhanging blebs after filtering procedures. *Arch Ophthalmol.* 1979;97(2):325-326.

363. La Borwit SE, Quigley HA, Jampel HD. Bleb reduction and bleb repair after trabeculectomy. *Ophthalmology.* 2000;107(4):712-718.

364. El-Harazi SM, Fellman RL, Feldman RM, et al. Bleb window cryopexy for the management of oversized, misplaced blebs. *J Glaucoma.* 2001;10(1):47-50.

365. Harris LS, Galin MA. Delayed spontaneous hyphema following successful sclerotomy with cautery in three patients. *Am J Ophthalmol.* 1971;72(2):458-459.

366. Wilensky JT. Late hyphema after filtering surgery for glaucoma. *Ophthalmic Surg.* 1983;14(3):227-228.

367. Berke SJ, Bellows AR, Shingleton BJ, et al. Chronic and recurrent choroidal detachment after glaucoma filtering surgery. *Ophthalmology.* 1987;94(2):154-162.

368. Laatikainen L, Syrdalen P. Tearing of retinal pigment epithelium after glaucoma surgery. *Graefes Arch Clin Exp Ophthalmol.* 1987;225(4):308-310.

369. Inoue K, Okugawa K, Oshika T, et al. Morphological study of corneal endothelium and corneal thickness in exfoliation syndrome. *Jpn J Ophthalmol.* 2003;47(3):235-239.

370. Smith DL, Skuta GL, Lindenmuth KA, et al. The effect of glaucoma filtering surgery on corneal endothelial cell density. *Ophthalmic Surg.* 1991;22(5):251-255.

371. Pastor SA, Williams R, Hetherington J, et al. Corneal endothelial cell loss following trabeculectomy with mitomycin C. *J Glaucoma.* 1993;2(2):112-113.

372. Fukuchi T, Hayakawa Y, Hara H, et al. Corneal endothelial damage after trabeculectomy with mitomycin C in two patients with glaucoma with cornea guttata. *Cornea.* 2002;21(3):300-304.

373. Rosen WJ, Mannis MJ, Brandt JD. The effect of trabeculectomy on corneal topography. *Ophthalmic Surg.* 1992;23(6):395-398.

374. Pires RT, Chokshi A, Tseng SC. Amniotic membrane transplantation or conjunctival limbal autograft for limbal stem cell deficiency induced by 5-fluorouracil in glaucoma surgeries. *Cornea.* 2000;19(3):284-287.

375. Putterman AM, Urist MJ. Upper eyelid retraction after glaucoma filtering procedures. *Ann Ophthalmol.* 1975;7(2):263-266.

376. Song MS, Shin DH, Spoor TC. Incidence of ptosis following trabeculectomy: a comparative study. *Korean J Ophthalmol.* 1996;10(2):97-103.

377. Shammas HF, Zubyk NA, Stanfield TF. Sympathetic uveitis following glaucoma surgery. *Arch Ophthalmol.* 1977;95(4):638-641.

378. Lewis RA, Phelps CD. Trabeculectomy v thermosclerostomy. A five-year follow-up. *Arch Ophthalmol.* 1984;102(4):533-536.

379. Watkins PH Jr, Brubaker RF. Comparison of partial-thickness and full-thickness filtration procedures in open-angle glaucoma. *Am J Ophthalmol.* 1978;86(6):756-761.

380. Blondeau P, Phelps CD. Trabeculectomy vs thermosclerostomy. A randomized prospective clinical trial. *Arch Ophthalmol.* 1981;99(5):810-816.

381. Mills KB. Trabeculectomy: a retrospective long-term follow-up of 444 cases. *Br J Ophthalmol.* 1981;65(11):790-795.

382. Nouri-Mahdavi K, Brigatti L, Weitzman M, et al. Outcomes of trabeculectomy for primary open-angle glaucoma. *Ophthalmology.* 1995;102(12):1760-1769.

383. Popovic V, Sjostrand J. Long-term outcome following trabeculectomy: II visual field survival. *Acta Ophthalmol.* 1991;69(3):305-309.

384. Tornqvist G, Drolsum LK. Trabeculectomies. A long-term study. *Acta Ophthalmol.* 1991;69(4):450-454.

385. Mietz H, Jacobi PC, Welsandt G, et al. Trabeculectomies in fellow eyes have an increased risk of tenon's capsule cysts. *Ophthalmology.* 2002;109(5):992-997.

386. Jonescu-Cuypers C, Jacobi P, Konen W, et al. Primary viscocanalostomy versus trabeculectomy in white patients with open-angle glaucoma: a randomized clinical trial. *Ophthalmology.* 2001;108(2):254-258.

387. Chiselita D. Non-penetrating deep sclerectomy versus trabeculectomy in primary open-angle glaucoma surgery. *Eye.* 2001;15(pt 2):197-201.

388. Di Staso S, Taverniti L, Genitti G, et al. Combined phacoemulsification and deep sclerectomy vs phacoemulsification and trabeculectomy. *Acta Ophthalmol Scand Suppl.* 2000;78(232):59-60.

389. Gianoli F, Schnyder CC, Bovey E, et al. Combined surgery for cataract and glaucoma: phacoemulsification and deep sclerectomy compared with phacoemulsification and trabeculectomy. *J Cataract Refract Surg.* 1999;25(3):340-346.

390. Ambresin A, Shaarawy T, Mermoud A. Deep sclerectomy with collagen implant in one eye compared with trabeculectomy in the other eye of the same patient. *J Glaucoma.* 2002;11(3):214-220.

391. Sanchez E, Schnyder CC, Mermoud A. Comparative results of deep sclerectomy transformed to trabeculectomy and classical trabeculectomy [in French]. *Klin Monatsbl Augenheilkd.* 1997;210(5):261-264.

392. Stewart WC, Reid KK, Pitts RA. The results of trabeculectomy surgery in African-American versus white glaucoma patients. *J Glaucoma.* 1993;2(4):236-240.

393. Broadway D, Grierson I, Hitchings R. Racial differences in the results of glaucoma filtration surgery: are racial differences in the conjunctival cell profile important? *Br J Ophthalmol.* 1994;78(6):466-475.

394. Thommy CP, Bhar IS. Trabeculectomy in Nigerian patients with open-angle glaucoma. *Br J Ophthalmol.* 1979;63(9):636-642.

395. Bakker NJ, Manku SI. Trabeculectomy versus Scheie's operation: a comparative retrospective study in open-angle glaucoma in Kenyans. *Br J Ophthalmol.* 1979;63(9):643-645.

396. Cadera W, Pachtman MA, Cantor LB, et al. Filtering surgery in childhood glaucoma. *Ophthalmic Surg.* 1984;15(4):319-322.

397. Gressel MG, Heuer DK, Parrish RK II. Trabeculectomy in young patients. *Ophthalmology.* 1984;91(10):1242-1246.

398. Beauchamp GR, Parks MM. Filtering surgery in children: barriers to success. *Ophthalmology.* 1979;86(1):170-180.

399. Costa VP, Katz LJ, Spaeth GL, et al. Primary trabeculectomy in young adults. *Ophthalmology.* 1993;100(7):1071-1076.

400. Sturmer J, Broadway DC, Hitchings RA. Young patient trabeculectomy. Assessment of risk factors for failure. *Ophthalmology.* 1993;100(6):928-939.

401. O'Reilly J, Lanigan B, O'Keefe M. Long-term visual results following primary trabeculectomy for infantile glaucoma. *Acta Ophthalmol Scand.* 2001;79(5):472-475.

402. Wallace DK, Plager DA, Snyder SK, et al. Surgical results of secondary glaucomas in childhood. *Ophthalmology.* 1998;105(1):101-111.

403. Heuer DK, Gressel MG, Parrish RK II, et al. Trabeculectomy in aphakic eyes. *Ophthalmology.* 1984;91(9):1045-1051.

404. Salmon JF. The role of trabeculectomy in the treatment of advanced chronic angle-closure glaucoma. *J Glaucoma.* 1993;2(4):285-290.

405. Das JC, Sharma P, Chaudhuri Z, et al. Small incision trabeculectomy: experiences with this new procedure for glaucoma surgery in Indian eyes. *Acta Ophthalmol Scand.* 2001;79(4):394-398.

Cirugía de glaucoma con dispositivo de drenaje

40

En un intento por mantener la permeabilidad de una fístula de drenaje en las cirugías filtrantes para el glaucoma, se ha implantado una amplia variedad de materiales extraños en el ojo con extensión desde la cámara anterior hasta el espacio subconjuntival, alguna vez conocidos como "setones", porque constaban de estructuras sólidas como cordones, alambres o hilos, que se colocaban en una herida para formar un drenaje y permitir que el humor acuoso corriese por la superficie del material insertado. Estos procedimientos fueron uniformemente infructuosos para mantener una fístula permeable. En la mayoría de estos dispositivos se usan tubos que drenan el humor acuoso fuera del ojo hacia reservorios externos y han sido de beneficio clínico. En este capítulo se revisan los dispositivos de implante para drenaje de uso más frecuente, las técnicas quirúrgicas para instalarlos, las complicaciones y su tratamiento, así como los meritos y las indicaciones comparativas de este grupo de procedimientos quirúrgicos para el glaucoma.

FISIOLOGÍA DE LOS IMPLANTES PARA DRENAJE

Los dispositivos de implante para drenaje más actuales (**fig. 40-1**) tienen el mismo diseño básico que, por lo general, consta de un tubo de silicón que se extiende desde la cámara anterior (o en algunos casos desde la cavidad vítrea) hasta una placa, un disco o un elemento circundante bajo la conjuntiva y la cápsula de Tenon. El borde de la placa externa tiene una cresta a través de la cual se inserta el extremo distal del tubo en su superficie superior. Dicha cresta disminuye el riesgo de obstrucción de la abertura posterior del tubo por el tejido circundante y la cápsula fibrosa. Las láminas de los dispositivos de drenaje para el glaucoma tienen superficies grandes y promueven la formación de una bula filtrante posterior, cerca del ecuador ocular.

El mecanismo por el que los dispositivos de implante para drenaje regulan la presión intraocular (PIO) se relaciona con una cápsula fibrosa que forma una bula filtrante alrededor de la porción externa del dispositivo de drenaje y, hasta cierto grado, la superficie de su placa. La morfología de esta bula filtrante difiere de la de las bulas observadas después de la trabeculectomía.

Después de la inserción del dispositivo de drenaje se forma una cápsula colagenosa delgada, rodeada por una reacción granulomatosa al mes. La reacción granulomatosa se resuelve pasados 4 meses, el grosor de la cápsula se mantiene bastante estable y el estroma de colágeno se vuelve menos compacto. La cápsula fibrosa madura con el transcurso del tiempo y se hace más delgada en ojos de conejo pasados 6 meses.[1] Aunque la histopatología de la bula en el modelo de conejo es similar a la de los humanos y otros primates, el desarrollo en un momento dado de un revestimiento interno de fibroblastos difiere del de los humanos, porque el revestimiento interno se conserva solo como una malla de fibras similares a las de colágeno en algunas zonas de su pared interna.[1,2] Aunque la bula filtrante alrededor del implante está revestida por una capa gruesa de tejido conectivo, los espacios microquísticos en su interior, según se visualizan por microscopia de luz y electrónica, pueden servir como conductos para el drenaje del humor acuoso.[2] Los estudios de ojos de mono con implantes de Molteno de una sola placa indican que la cápsula actúa por un mecanismo pasivo de desviación del flujo del humor acuoso hacia los tejidos circundantes de la órbita.[3] Todas las superficies de la cápsula fibrosa contribuyen al filtrado, lo que es consistente con estudios ecográficos de ojos humanos que revelan la formación de una bula a ambos lados de la placa en casos exitosos.[4] El estudio histopatológico de ojos humanos enucleados 2 a 6 años después de la operación de implante del dispositivo de Molteno revelaron tubos permeables, sin reacción apreciable de la cámara anterior y una reacción inflamatoria mínima en las capas externas de la pared de la bula.[5]

La medición de la resistencia al flujo con placas de Baerveldt modificadas en conejos mostró una relación directa entre la superficie de los implantes y la capacidad filtrante de su cápsula circundante.[6] Al mismo tiempo, la disminución del diámetro de la bula aminora la tensión superficial sobre ella, la fibrosis capsular y el grosor, lo que aumenta la eficacia de la superficie de filtrado.[7] Con base en la valoración por resonancia magnética hay una relación inversa entre la PIO y el volumen de la bula filtrante; una posición más anterior de la placa reservorio y un volumen menor de la cavidad orbitaria se asocian con una PIO más alta.[8]

Los dispositivos de drenaje con tubos abiertos tienen una alta probabilidad de complicarse con hipotonía posoperatoria temprana, por lo que requieren su cierre temporal con una ligadura o endoprótesis. La gran mayoría de los ojos con un dispositivo de drenaje para el glaucoma desarrolla una PIO elevada en las semanas a meses posteriores al implante, como resultado de la formación de una cápsula alrededor de la placa, lo que con frecuencia se denomina *fase hipertensiva*.[9,10]

La bula filtrante puede fallar después de la operación, por un mayor grosor de la cápsula fibrosa alrededor del implante de drenaje. El desplazamiento de la placa de drenaje sobre la superficie escleral puede ser un mecanismo de fracaso del implante para el glaucoma, que resulta de la estimulación de la respuesta de bajo grado de cicatrización de la herida, el aumento de la formación de cicatriz de colágeno y el incremento del grosor de la cápsula fibrosa.[10] Hay cierta evidencia de que con los implantes de Molteno la exposición tardía al humor acuoso y la PIO de abertura alta se asocian con la cápsula fibrovascular más delgada alrededor de la placa.[11] Histopatológicamente, la cara externa de la bula provee fibroblastos metabólicamente activos, frescos, y hay macrófagos provenientes de los vasos sanguíneos; la superficie interna de la bula se caracteriza por su degeneración y apoptosis.[12]

DISEÑOS DE LOS IMPLANTES

El desempeño de los dispositivos de drenaje similares puede variar de forma significativa según los estándares de su fabricación, lo que da lugar a una amplia variedad de resultados clínicos e indica la

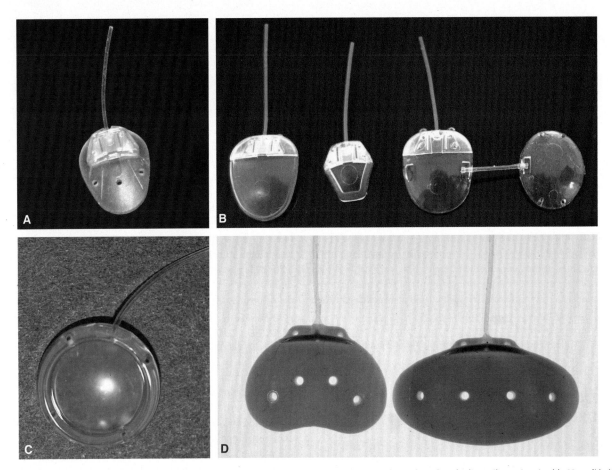

FIGURA 40-1 Ejemplos de dispositivos de drenaje para el glaucoma. **A:** Ahmed FP-7 (silicón). **B:** Ahmed S2 (polipropileno; *izquierda*), S3 pediátrico (polipropileno; en ubicación *media*) y B1 (polipropileno–de doble placa; *derecha*). **C:** Molteno de una sola placa. **D:** Baerveldt de 250 mm² (*izquierda*) y 350 mm² (*derecha*).

importante necesidad de aumentar los procedimientos de control de calidad correspondientes.[13] Los dispositivos para drenaje para el glaucoma también difieren según su tamaño, forma y los materiales de construcción del componente externo y el tubo. Las porciones externas de los dispositivos para drenaje en el glaucoma se fabrican con materiales que impiden la adherencia de fibroblastos, y muchos de ellos pueden influir en el grado de inflamación de los tejidos circundantes. El polipropileno, usado en algunos implantes de Ahmed y Molteno, puede producir más inflamación que la silicón de los de Baerveldt, Krupin y Ahmed. Las placas flexibles causan menos inflamación en el espacio subconjuntival de los ojos de conejo que las rígidas.[14]

Se estudiaron materiales alternativos, como la hidroxilapatita y el politetrafluoroetileno expandido,[15,16] que aumentan la vascularización de la cápsula fibrosa alrededor de la placa para investigar la ventaja teórica de aumentar la eficacia, disminuir el tamaño de la cápsula e incrementar la vida media funcional del implante.[15] El implante de hidroxiapatita, que ya no está disponible, mostró eficacia para disminuir la PIO, pero no aportó ventajas significativas sobre los modelos actuales.

Sin embargo, una de las diferencias de diseño más fundamentales es si el dispositivo cuenta con un tubo de drenaje abierto sin obstrucción o uno que contiene una válvula de regulación de la presión. Los implantes de Baerveldt, Molteno y Schocket son ejemplos de los de tubo abierto. Los de Ahmed y Krupin están diseñados para contar con un mecanismo valvular de restricción del flujo.

Dispositivos de drenaje de tubo abierto

Implante de Baerveldt

La característica distintiva de la serie de implantes populares de drenaje sin válvula de Baerveldt (Abbott Medical Optics) es la gran superficie de sus placas, diseñada de manera que se pueda implantar con facilidad a través de una incisión conjuntival de un cuadrante. Por lo general, la placa se ubica bajo las inserciones de los músculos rectos, casi siempre en el cuadrante superotemporal (**fig. 40-2**). La placa del dispositivo de Baerveldt tiene fenestraciones que permiten la proliferación de tejido fibroso que sirve para disminuir la altura de la bula, lo que reduce el riesgo de diplopía y ayuda a asegurar el implante.[17] La formación de una cápsula fibrosa, hacia cuyo interior puede drenar el fluido y desde la que este se puede absorber por los tejidos circundantes, ocurre después de las primeras 3 a 6 semanas posoperatorias.

Se acopla un tubo de silicón a una placa de silicón blanda impregnada con bario con una superficie de 250 mm² (20 × 13 mm) o 350 mm² (32 × 14 mm).[18] En un estudio prospectivo de 18 meses, el implante de 350 mm² tuvo una tasa de éxito similar, pero un menor riesgo de complicaciones que el modelo de 500 mm²,[17] que ya no está disponible. En un estudio retrospectivo, el implante de 350 mm² mantuvo la PIO por debajo de 21 mm Hg en 87% de los ojos receptores, en comparación con 70% con el de 500 mm², pasados 3 años.[19]

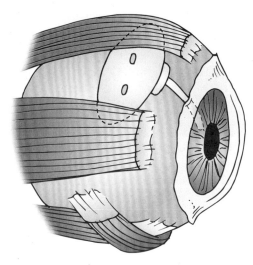

FIGURA 40-2 Implante de Baerveldt. El dispositivo se coloca bajo los músculos rectos superior y temporal.

La tasa de éxitos declinó a 79% en el grupo de 350 mm² y 66% en el de 500 mm² después de 5 años. La tasa de complicaciones fue similar entre los dos grupos, pero se presentaron un poco más a menudo en el de 500 mm²,[19] datos que indican que no hay ventaja más allá de las dimensiones de 350 mm². Los estudios retrospectivos están limitados por sesgos de selección y quizás no permitan detectar diferencias pequeñas o leves.

Se llevó a cabo el estudio Tube Versus Trabeculectomy (TVT), multicéntrico, con grupo control para valorar si el implante de un dispositivo de drenaje de Baerveldt o la trabeculectomía sería mejor en ojos con fracaso previo de la trabeculectomía o una operación de cataratas. Después de 5 años de seguimiento, el grupo con derivación por tubo presentó un porcentaje más alto de pacientes con PIO regulada. Los grupos de estudio para Baerveldt y trabeculectomía tuvieron PIO similares en la parte baja del rango de 10 a 20 mm Hg.[20,21] La operación de derivación con tubo se asoció con un mayor uso de medicamentos durante los primeros 2 años, pero después fue similar entre los grupos.[20,21] La prevalencia total de complicaciones tempranas y tardías y la del retiro posterior de catarata en ojos fáquicos fueron similares en ambos grupos.[22,23] El grupo de derivación por tubo presentó una mayor alteración de la movilidad ocular,[24] y los ojos del grupo de trabeculectomía conllevaron mayores tasas de reintervención quirúrgica.[22] En ambos grupos se reportaron calificaciones similares de calidad de vida, de acuerdo con el cuestionario de 25 reactivos National Eye Institute Visual Function (NEI VFQ-25).[25]

En el estudio Primary Tube Versus Trabeculectomy (PTVT) multicéntrico, aleatorizado, controlado, se comparó el implante de un dispositivo de drenaje de Baerveldt con la trabeculectomía como procedimiento transescleral inicial en conjuntivas sin alteración previa. Después de 1 año de seguimiento, los ojos con trabeculectomía presentaron una tasa de éxito quirúrgico mayor. El grupo de trabeculectomía tuvo una PIO y un uso de medicamentos menores,[26] en tanto el de derivación por tubo mostró una tasa menor de complicaciones graves.[26] Aunque en el estudio PTVT se intentó valorar las dos intervenciones quirúrgicas principales de su época, a menudo los abordajes microinvasivo o interno de desarrollo más reciente y los dispositivos sin acceso directo al espacio subconjuntival suelen ser los principales procedimientos quirúrgicos incisionales que usan algunos cirujanos.

Los datos tempranos del PTVT respaldan el uso de la trabeculectomía con un antimetabolito como principal procedimiento de incisión transescleral.

En un estudio retrospectivo de casos y controles en un grupo de pacientes consecutivos, los implantes de Baerveldt de 350 mm² disminuyeron la PIO en un grado similar a los de Molteno de doble placa o Ahmed (que se describen más adelante) en los pacientes con glaucoma complicado no controlado.[27-29]

Implante de Molteno

Este es el prototipo del dispositivo de implante para drenaje y ha tenido la experiencia clínica más prolongada y extensa desde que Molteno lo presentó en 1969.[30] El diseño original consta de una sola placa de acrílico delgado con diámetro de 13 mm y 135 mm² de superficie. Un tubo de silicón con diámetro externo de 0.62 mm e interno de 0.30 mm se acopla a la cara superior de la placa con un borde engrosado que está perforado para permitir su sutura a la esclera.

En modificaciones subsiguientes se abordaron diversos problemas encontrados con el diseño original. Las tasas de éxito con un dispositivo de Molteno de una sola placa (**fig. 40-1C**) para glaucomas con mal pronóstico quirúrgico (en ojos afáquicos o seudofáquicos, fracaso previo de filtros, glaucoma neovascular o pacientes menores de 3 años de edad) variaron de 25 a 46% en un estudio, pero aumentaron hasta 40 a 71% con el implante de una segunda placa.[31] En el implante de Molteno de doble placa se combinan dos placas, una que se acopla al tubo de silicón en la cámara anterior, en tanto un segundo tubo conecta las dos placas, lo que da más de 270 mm² de superficie.[32] En un estudio aleatorizado de comparación de los implantes de una y dos placas, los últimos aportaron una mejor regulación de la PIO, que se asoció con un mayor riesgo de complicaciones, la mayoría relacionadas con hipotonía.[33] Otra modificación que aborda el problema de la hipotonía es la de implante de cámara doble y placa única en el que una "cresta de presión" con forma de V en la cara superior de la placa incluye una superficie de 10.5 mm² alrededor de la abertura del tubo de silicón.[34] Según el concepto, la cresta de presión y la cápsula de Tenon suprayacente regulan el flujo del humor acuoso hacia la cavidad principal de la bula durante el periodo posoperatorio temprano, lo que así reduce el filtrado excesivo y la hipotonía. La validez de este concepto fue respaldada por un estudio de 40 pacientes consecutivos,[35] pero el efecto de la cresta resultó impredecible en uno posterior.[36] Un implante de tercera generación, llamado Molteno 3, presenta una estructura con forma de cuenco sobre la placa del implante, inmediatamente en la apertura del tubo diseñada para actuar como válvula biológica que limita la superficie disponible de filtrado durante momentos de baja producción del humor acuoso. Los datos retrospectivos respecto del dispositivo Molteno 3, disponible con tamaños de placa de 175 y 230 mm², mostraron eficacia para disminuir la PIO de manera similar al de dos placas.[37,38]

Técnica de derivación con tubo de Schocket

Schocket y colaboradores[39] desarrollaron una técnica en la que se extiende un tubo de silicón o silastic desde la cámara anterior hasta una banda circundante de silicón de 360 grados, como la usada en la reparación del desprendimiento de retina (**fig. 40-3**), que actúa para obtener un reservorio de drenaje del humor acuoso. Las modificaciones incluyeron la inserción de un tubo en una banda que se extiende solo 90 grados debajo de dos músculos rectos o en la banda circundante previa en ojos con glaucoma después de una operación de cerclaje escleral.[40] Desde el punto de vista histórico también se usó

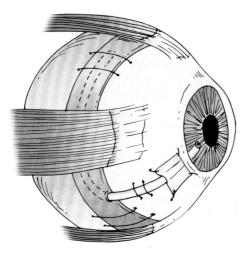

FIGURA 40-3 Dispositivo de drenaje de Schocket para el glaucoma.

un implante con válvula de Krupin-Denver largo (descrito más adelante en la sección de "implantes de Krupin") en combinación con una banda escleral de 180 grados.[41] Los implantes de Krupin y Krupin-Denver ya no están disponibles comercialmente, pero hay pacientes vivos a los que se los colocó.

En dos estudios aleatorizados se compararon las derivaciones con tubo de Schocket y los implantes de Molteno de placa doble. Aunque la derivación de Schocket suele proveer una superficie más grande de reservorio que los de Molteno, estos últimos conllevaron una menor PIO final en ambos estudios.[42,43]

Dispositivos de drenaje con flujo restringido

Se ofrece poca resistencia al flujo de salida del humor acuoso hasta que la placa se encapsula. La incorporación de un mecanismo de válvula en los implantes parece disminuir la hipotonía posoperatoria temprana, al proveer resistencia al flujo y, por lo tanto, regular la presión dentro un rango deseado.

Válvula de Ahmed para el glaucoma

El implante de válvula de Ahmed (New World Medical) es uno de los implantes de flujo restringido más comúnmente utilizados para el tratamiento de glaucomas difíciles. En el diseño de este implante de drenaje con válvula se conecta un tubo de silicón con una válvula del mismo material que se sujeta dentro de un cuerpo de polipropileno[44] (**fig. 40-4**). El cuerpo de los modelos S2 y FP-7 tiene una superficie de 184 mm^2 (16 × 13 mm) y un grosor de 1.9 mm; la placa reservorio del modelo S2 está hecha de polimetilmetacrilato, en tanto la del modelo FP-7 es de silicón. En una comparación retrospectiva pequeña se sugirió que el modelo FP-7 puede disminuir más la PIO a 1 año en comparación con el modelo S2.[45] El mecanismo de válvula consta de dos membranas de elastómero de silicón delgadas, de 8 mm de longitud y 7 mm de ancho, que permiten la regulación unidireccional del flujo con el propósito de mantener la PIO entre 8 y 10 mm Hg en el periodo posoperatorio temprano. Se puede conectar una segunda placa de reservorio e implantarse en un segundo cuadrante ocular, para aumentar la superficie por 180 mm^2. Estas placas, que pertenecen al modelo de silicón FX1 y el de propileno B1, están fabricadas para conectarse con la placa valvulada FP-7 o

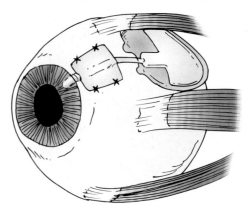

FIGURA 40-4 Dispositivo de drenaje de Ahmed para el glaucoma.

S2 correspondiente. Además, está disponible un implante con válvula más pequeña, de 96 mm^2, a menudo recomendada para uso pediátrico y hecha de silicón (FP-8) o polipropileno (S3).

La sección transversal de entrada de la cámara es más ancha que la de salida, lo que ofrece un diferencial teórico de poca presión entre la cámara anterior y el espacio subconjuntival, que se supone permite a la válvula mantenerse abierta incluso cuando solo hay una pequeña diferencia de presión. Sin embargo, no se ha aportado prueba definitiva al respecto y la aplicación de la ecuación de Bernoulli (la velocidad del flujo de un fluido es inversamente proporcional a su presión) a los parámetros dentro del rango fisiológico de la PIO muestra que el efecto Bernoulli es casi inexistente en la cámara de la válvula de Ahmed para el glaucoma y la válvula ocular de Krupin (descrita más adelante). Los cálculos indican que no hay descenso significativo de presión entre las "válvulas" y que el sitio crítico de disminución de la presión está alrededor de la cápsula de los implantes para el glaucoma.[46]

En un estudio se evaluó la obstrucción al flujo de humor acuoso con el implante de Ahmed. Las obstrucciones se separaron en las relacionadas con el tubo y aquellas en la cápsula o la válvula. El implante de Ahmed, como otros, tiene una fase de hipertensión transitoria, de poca permeabilidad de la cápsula y que se presenta entre las 4 y 8 semanas de posoperatorio. Los autores también introdujeron el concepto de la "zona sin contacto" sobre la válvula del glaucoma de Ahmed, que es el área del implante que cubre la cámara con hojas de silicón. Si se sujeta el implante con pinzas en su línea central, se puede separar la cubierta de su válvula. La presión externa sobre la cámara de la válvula puede causar un defecto en su cierre, con hipotonía posoperatoria temprana subsiguiente y crecimiento de una membrana fibrovascular entre las hojas,[47] lo que puede llevar al fracaso de la válvula por la adhesión de sus membranas.[48]

En una revisión retrospectiva, el implante de Molteno de doble placa con mitomicina C (MMC) tuvo más probabilidades que el dispositivo de drenaje de Ahmed con MMC para dar lugar a una PIO menor de 15 mm Hg.[49] Las tasas de éxito al año fueron de 80% para el implante de Molteno, 39% para la válvula ocular de Krupin con disco y 35% para el dispositivo de drenaje de Ahmed. Sin embargo, este último tuvo menos probabilidad de causar complicaciones que requirieran otra intervención quirúrgica.[49]

Se hicieron dos estudios multicéntricos aleatorizados, controlados, casi al mismo tiempo, para comparar los dos dispositivos de drenaje de uso más frecuente para el glaucoma, los implantes de

Ahmed y Baerveldt, el Ahmed Baerveldt Comparison (ABC) Study y el Ahmed Versus Baerveldt (AVB) Study.[50, 51] En ambos estudios los ojos que recibieron un implante de Baerveldt mostraron una PIO menor con menos uso de medicamentos por los pacientes y mayores tasas de hipotonía y sus complicaciones.[50-52] En el grupo de AVB se encontró una mayor tasa de fracasos en los que recibieron el implante de Ahmed, pero los investigadores del ABC encontraron tasas de fracaso similares entre los dos grupos quirúrgicos.[50,51] Los resultados de un análisis acumulado de los estudios ABC y AVB indican que los implantes de Baerveldt tuvieron una tasa de fracaso menor (definida como PIO fuera del rango objetivo de 6-18 mm Hg), menor PIO (13.2 ± 4.7 mm Hg *vs.* 15.8 ± 5.8 mm Hg en los que recibieron el implante de Ahmed) y los pacientes usaron menos medicamentos (1.5 ± 1.4 *vs.* 1.9 ± 1.5 con el implante de Ahmed). La tasa de fracaso a los 5 años fue de 49% en el grupo de Ahmed y 37% en el de Baerveldt.[53] Hubo una mayor tasa de fracaso por hipotonía en el grupo de Baerveldt (4.5 *vs.* 0.4% en el grupo de Ahmed).[53]

Implantes de Krupin

Actualmente, los implantes de Krupin o los tubos de drenaje de Krupin-Denver ya no se encuentran disponibles en el mercado, pero hay pacientes que aún viven y recibieron uno de ellos. En 1976 Krupin y colaboradores introdujeron el concepto de una válvula unidireccional que se abre ante una PIO predeterminada para evitar las complicaciones posoperatorias tempranas de drenaje excesivo e hipotonía.[54] La válvula original de Krupin-Denver incluía un tubo interno Supramid pegado a un tubo de silastic externo.[54] El efecto de válvula se creaba al hacer hendiduras en el extremo externo cerrado del tubo de silastic, diseñadas para abrirse ante 9 y 11 mm Hg de la PIO. El tubo era corto, con extensión subconjuntival de solo unos cuantos milímetros sin placa externa. Si bien la experiencia preliminar fue alentadora,[55] la fibrosis eventualmente cerró la porción subconjuntival del tubo con válvula,[56] lo que llevó al fracaso en la mayoría de los pacientes.

En una técnica subsiguiente, un tubo de drenaje largo de Krupin-Denver con el mismo diseño de válvula unidireccional se unió a un exoplante escleral tipo Schocket de 180 grados, como se describió antes,[37,41] lo que llevó al desarrollo de la válvula ocular de Krupin con disco, que es el diseño de uso actual. Un tubo de silastic está unido a un disco oval de silastic, ajustado a la curvatura del globo ocular, de 13 × 18 mm, con paredes laterales de 1.75 mm de altura.[57] La válvula en el extremo distal del tubo tiene el mismo diseño que en los implantes previos de Krupin y se calibra por manometría a presiones entre 10 y 12 mm Hg para abrir. En el diseño más reciente del implante de Krupin la válvula yace dentro del borde de la placa en su inserción y, como tal, está expuesto de forma directa a los tejidos subconjuntivales.[58] En una revisión de 113 pacientes con la válvula ocular de Krupin e implantes de disco, se identificó a ocho con disfunción primaria de la válvula que requirió su revisión quirúrgica, que incluyó manipulación, sustitución y amputación de la válvula. Se detectó hipotonía posoperatoria transitoria en tres pacientes e hipotonía crónica con pérdida de la percepción de luz en un individuo. Se revisó una válvula extraída y se encontró que presentaba hojas con fusión parcial, tal vez relacionadas con el proceso de esterilización y el almacenamiento prolongado antes de su implante.[58]

Otros dispositivos de drenaje transescleral

El dispositivo de drenaje del glaucoma Ex-PRESS difiere de forma considerable de los antes mencionados. Los otros tienen un diseño básico de tubo de silicón que se conecta con un espacio intraocular, casi siempre la cámara anterior, con una placa reservorio de localización subconjuntival, mientras que esta placa reservorio permite el desarrollo de un espacio potencial delimitado y la formación de una cápsula fibrosa para crear resistencia al flujo de salida. El dispositivo Ex-PRESS no cuenta con una placa reservorio, se implanta a través de un colgajo de trabeculectomía tradicional y está sujeto a todas las consideraciones de una trabeculectomía (véase capítulo 39).

El implante Xen, un dispositivo recientemente introducido en el mercado que usa abordaje interno, no presenta reservorio externo y, por lo tanto, se describe en el capítulo 39 como alternativa de la trabeculectomía.

COMPARACIÓN *IN VITRO* DE LOS DISPOSITIVOS

Se compararon los implantes de Krupin, Baerveldt, Ahmed y OptiMed a velocidades de flujo fisiológicas *in vitro* e *in vivo* en conejos.[59] El implante OptiMed ya no se encuentra disponible en el mercado. Con todos los dispositivos, las presiones de abertura fueron mayores *in vivo* que *in vitro* debido a la resistencia inducida por los tejidos alrededor del exoplante. Las presiones con todos los dispositivos disminuyeron hasta 0 mm Hg después de la disrupción de la incisión conjuntival. En el aire, los implantes de Krupin y Ahmed tuvieron presiones de abertura de 7.2 y 9.2 mm Hg y de cierre de 3.9 y 5.2 mm Hg, de forma respectiva. El implante OptiMed tuvo las cifras de resistencia más altas con PIO de 19.6 mm Hg, en comparación con 7.5 mm Hg con el implante de Ahmed *in vivo*. La resistencia fue similar para los dispositivos de Baerveldt, Krupin y Molteno de doble cámara implantados *in vivo*. Tanto las válvulas de Ahmed como la de Krupin funcionaron como dispositivos de restricción del flujo, más que como válvulas reales en los estudios de la velocidad del flujo, pero no se cerraron después de la perfusión inicial con fluido. Los dispositivos de Ahmed y Krupin no presentaron presiones de abertura o cierre demostrables en solución salina balanceada. En otro estudio comparativo, los implantes de Joseph (ya no disponibles en el mercado) brindaron PIO un poco menores y mostraron tasas menores significativas de fracaso que los dispositivos de Schocket, aunque los implantes de Molteno aportaron las presiones más bajas a los 12 meses en los ojos con regulación exitosa de la PIO.[60]

Se compararon las respuestas de resistencia y presión de los dispositivos de drenaje OptiMed, Krupin y Ahmed con una cánula de calibre 30 como resistor simple, para determinar si los dispositivos actuaban como válvulas reales. La resistencia se mantuvo relativamente constante con los implantes de Krupin y OptiMed, en tanto la de Ahmed ofreció una resistencia variable dentro de un rango entre 12 y 15 mm Hg de velocidades de flujo y presión. El dispositivo de Ahmed actuó como válvula, que reguló de cerca la presión dentro de un rango deseado, por resistencia decreciente o creciente en función del flujo.[61]

TÉCNICAS QUIRÚRGICAS

Principios básicos

Aunque se requieren ciertas variaciones en las técnicas quirúrgicas para la inserción de los implantes de diferente diseño, en general se aplican principios quirúrgicos básicos a todos los dispositivos de drenaje para el glaucoma. La exposición quirúrgica adecuada depende de la colocación apropiada de una sutura de tracción. Se coloca una sutura de tracción de poliglactina 6-0 (Vicryl) o seda con una aguja

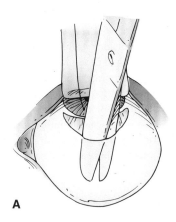 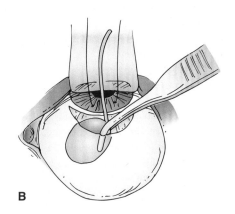 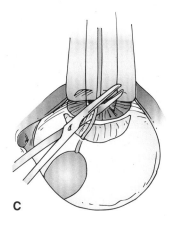

A   **B**   **C**

FIGURA 40-5 **Técnicas quirúrgicas. A:** creación de un espacio subconjuntival en el cuadrante superotemporal. **B:** inserción de la placa en el espacio subconjuntival. **C:** corte del tubo a una longitud apropiada.

espatulada a través de la córnea superficial cerca del limbo superior y se fija al campo quirúrgico bajo el ojo. Se crea un colgajo conjuntival-cápsula de Tenon, base fórnix, por lo general en el cuadrante superotemporal, para exponer el lecho escleral (**fig. 40-5A**). Se eleva un poco el colgajo para permitir la disección roma entre la cápsula de Tenon y la epiesclera con tijeras romas de Westcott. Las incisiones de relajación radial en uno o ambos lados del colgajo subconjuntival pueden mejorar la exposición quirúrgica. Se usa entonces un gancho de músculo para aislar los dos músculos rectos a cada lado del sitio quirúrgico. Siempre que sea posible, se evitará el cuadrante superonasal, en especial con los diseños de placas más grandes, para disminuir el riesgo de estrabismo (descrito más adelante).[62] El dispositivo de drenaje de Ahmed, cuando se coloca en el cuadrante superonasal, ha mostrado también quedar a 1 mm del nervio óptico.[63]

Con los implantes de válvula de Ahmed, debe irrigarse solución salina balanceada a través del tubo con una cánula calibre 27 o 30, antes de su inserción en la cámara anterior para asegurar que la válvula se abra de forma apropiada. La placa externa se acomoda en forma posterior en el espacio subtenoniano (**fig. 40-5B**) y se sutura a la esclera con suturas no absorbibles de Prolene o *nylon* 9-0, a través de los orificios de posicionamiento de la placa, con el borde anterior de 8 a 10 mm detrás del limbo. Se requieren variaciones de esta técnica para los diferentes diseños de placa. Los implantes con placas de mayores dimensiones circunferenciales, como el de Baerveldt, deben plegarse bajo los músculos rectos adyacentes, en tanto las de diseño tipo Schocket requieren la disección de uno o más cuadrantes adicionales, según la extensión de la banda circular. En el caso del dispositivo de Ahmed, que tiene dimensiones anteroposteriores más grandes, no se recomienda extender el borde anterior de la placa más de 8 mm detrás del limbo. Sin embargo, se pide que las placas reservorio se ubiquen al menos 5 a 6 mm detrás del limbo para prevenir la erosión conjuntival sobre la placa (**fig. 40-6**).

Con los dispositivos sin válvula se puede lograr la restricción del flujo del humor acuoso para evitar una hipotonía posoperatoria temprana grave mediante la técnica de implantación en dos etapas, en la que se coloca la placa externa en el espacio subconjuntival sin insertar el tubo en la cámara anterior. Después de 6 a 8 semanas, el tubo se inserta una vez que se formó una cápsula fibrosa alrededor de la placa externa.[64-66] Una técnica más popular es la de oclusión del tubo por una ligadura 6-0, 7-0 u 8-0 de Vicryl, antes de insertarlo en la cámara

anterior. La inyección de solución salina balanceada con una cánula de calibre 30 al interior del tubo ayuda a confirmar que está por completo ocluido, procedimiento que impide cualquier drenaje de humor acuoso hasta 4 a 6 semanas después de la operación, cuando la sutura de Vicryl se disuelve y permite el drenaje hacia la cápsula preformada, técnica que brinda la ventaja sobre la técnica de dos etapas de evitar la segunda operación.[67] Se han usado diversas ligaduras y endoprótesis para reducir la hipotonía posoperatoria (como se describe más adelante en la sección de "Complicaciones: prevención y tratamiento").

A continuación se corta el tubo y se bisela hacia arriba para permitir su extensión de 2 a 3 mm al interior de la cámara anterior (**fig. 40-5C**). Antes de insertar el tubo en la cámara anterior, se cauteriza la zona del limbo para prevenir una hemorragia. Puede hacerse una paracentesis inferotemporal para permitir la colocación de una pequeña cantidad de material viscoelástico en la cámara anterior. Lo mejor es mantener la cámara anterior a una profundidad normal y evitar desplazar el iris hacia atrás, para valorar la posición real del tubo de implante en la cámara anterior.

Se ingresa entonces a la cámara anterior a través de la zona cauterizada del limbo con una aguja de calibre 23 o 22, paralela al plano

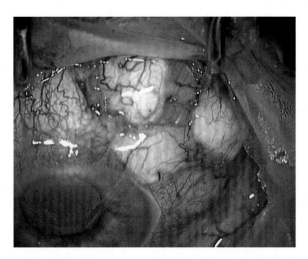

FIGURA 40-6 **Placa expuesta del dispositivo de drenaje de Ahmed para el glaucoma.** El dispositivo se colocó muy cerca del limbo.

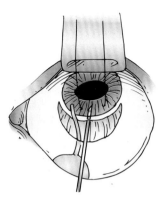

FIGURA 40-7 Creación de un túnel escleral. Ingreso a la cámara anterior a través de la zona del limbo con una aguja de calibre 23 o 22 paralela al plano del iris.

del iris (**fig. 40-7**). La aguja crea un sello hermético que impide la fuga alrededor del tubo y así aminora el riesgo de hipotonía posoperatoria.[68] El ángulo con el que la aguja ingresa a la cámara anterior es crítico, porque es importante que el tubo que pasará a través de este trayecto de la aguja se ubique entre la córnea y el iris sin tocar la córnea.

Se inserta entonces el tubo en la cámara anterior a través del trayecto de la aguja; hay pinzas de inserción del tubo de diseño especial, pero en general son innecesarias (**fig. 40-8**). Se puede asegurar el tubo a la esclera mediante sutura no absorbible, como Prolene o *nylon* 9-0, pero este paso también es opcional. El contacto del tubo con el iris no parece causar problema clínico alguno notable, aunque se ha reportado la oclusión del tubo por el iris y una distorsión de la pupila.[69] Tal vez se requiera profundizar la cámara anterior con solución salina balanceada o un material viscoelástico a través de paracentesis, y se revisa el tubo en cuanto a la posición apropiada en la cámara anterior.

El tubo en ocasiones erosiona la esclera y la conjuntiva suprayacentes en el limbo, y para evitar esta potencial complicación la mayoría de los cirujanos sutura un rectángulo de tejido de donador conservado de alrededor 5 × 7 mm sobre el tubo en el limbo (**fig. 40-9**).[70] Para

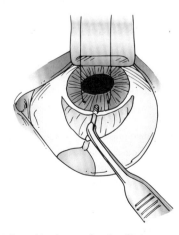

FIGURA 40-8 Colocación de un tubo de silicón a través del túnel escleral. Inserción del tubo a la cámara anterior a través del trayecto de la aguja con pinzas especialmente diseñadas para el efecto o sin dientes.

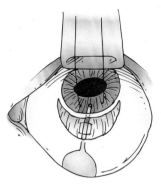

FIGURA 40-9 Sutura de esclera donada u otro material de parche. El material se sutura sobre la zona del tubo en el limbo.

este propósito, se cuenta con disponibilidad comercial de pericardio procesado (Tutoplast), esclera, duramadre y fascia lata de donador. En estudios retrospectivos un grupo encontró ventaja de la córnea conservada en glicerol respecto del pericardio, en tanto otro no detectó ventaja alguna entre esclera, duramadre o pericardio de donador.[71,72] También es posible usar esclera autóloga o colocar el tubo bajo un colgajo de esclera de grosor parcial, similar al de la de trabeculectomía.

Se sutura entonces la conjuntiva en su posición original con Vicryl. Se inyectan esteroides y antibióticos subconjuntivales al concluir el procedimiento en un cuadrante alejado del sitio quirúrgico. El tratamiento posoperatorio básico es el mismo que el descrito en el capítulo 39 para las operaciones de filtrado con preparados de esteroides tópicos, antibióticos, midriáticos y cicloplejicos durante las primeras semanas.

Modificaciones de la técnica básica

A veces la conjuntiva presenta cicatrización en el limbo, lo que hace imposible su disección sin destruir gran parte del tejido, en cuyo caso la incisión inicial en la conjuntiva puede hacerse a cerca de 8 mm del limbo para crear un colgajo conjuntival con base limbo. Otra opción es usar el cuadrante inferotemporal o uno superonasal.

Diversas ligaduras oclusivas incluyen una sutura de colocación posterior, una sutura resellable y una ligadura en el tubo de la cámara anterior. Se puede aplicar una sutura de nailon de 5-0 al interior del tubo en la placa y asegurarse con uno o dos puntos de material absorbible alrededor.[73] El extremo expuesto de la sutura de *nylon* se coloca bajo la conjuntiva cerca del limbo para su posterior retiro. Las endoprótesis biodegradables, como los tapones lagrimales de colágeno o la sutura de catgut crómico de 4-0, también se han valorado, pero resultaron menos satisfactorias porque no siempre se disuelven.[74] Las técnicas de oclusión interna y externa se pueden combinar. Por ejemplo, se coloca una sutura de oclusión interna de *nylon* 5-0 o Supramid 3-0 junto con una externa de Vicryl alrededor del tubo. La endoprótesis interna se tracciona entonces sin dificultad a través de la lámpara de hendidura.

El uso de un injerto de córnea transparente sujeto con *nylon* 8-0, en lugar de injerto de pericardio o esclera para cubrir la porción externa del tubo, permite la visualización del tubo con la sutura para su lisis posoperatoria con láser.[75] Como alternativa del uso de tejido conservado, se describió un injerto en parche de esclera de grosor parcial autólogo de la esclera adyacente al tubo. No se reportaron complicaciones en el estudio, pero el riesgo de perforación del

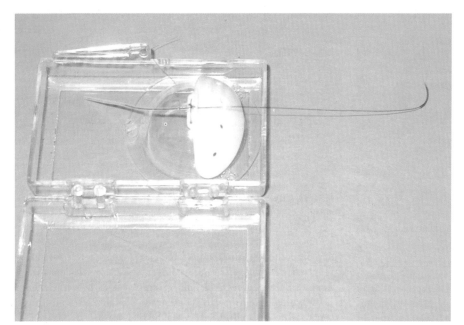

FIGURA 40-10 Implante de Baerveldt de 350 mm². En este ejemplo se coloca una sutura de nailon de 5-0 a la endoprótesis y se anuda una de poliglactina 7-0 alrededor del tubo de silicón, lo que lo constriñe de manera oclusiva alrededor de la sutura de la endoprótesis. La aguja de la sutura de nailon 5-0 permite su exteriorización fácil y colocación bajo la conjuntiva bulbar.

globo existe durante la disección del colgajo y pudiera no ser una buena opción en ojos con miopía o escleritis importantes.[76] Algunos cirujanos combinan la oclusión de la endoprótesis (**fig. 40-10**) con hendiduras longitudinales en el tubo para brindar una regulación temprana de la PIO,[77] y en un estudio de laboratorio se señaló que una válvula de 2.0 mm parece proveer una presión de alrededor de 10 mm Hg de abertura.[78] Mediante un implante de Baerveldt de 350 mm², los investigadores estudiaron la utilidad de las fenestraciones en el tubo y los antimetabolitos para la regulación de la PIO en el periodo posoperatorio temprano. Se colocó una sutura oclusiva de Vicryl 7-0 apenas delante de la placa, seguida por una penetración continua del tubo con una hoja estándar de 15 grados en orientación longitudinal, apenas anterior a la ligadura. La PIO estaba elevada en el día 21 por bloqueo fibrótico de las fenestraciones, antes de que se disolviera la ligadura, pero se reguló bien con medicamentos contra el glaucoma o lisis de la sutura oclusiva de Vicryl 7-0 con láser. El uso de antimetabolitos no mejoró los resultados.[79]

Otra complicación potencial, como con todos los procedimientos de filtrado, es el fracaso por fibrosis excesiva. En un estudio de conejos de comparación del uso transoperatorio de 0.5 mg/mL de MMC durante 5 minutos con el implante de Baerveldt de 200 mm², los ojos tratados con MMC presentaron PIO menores y mayores tasas de perfusión a las 2, 4 y 6 semanas.[80] En dos estudios retrospectivos el implante de dispositivos de drenaje de Ahmed para el glaucoma, combinado con el uso de MMC, se logró una PIO posoperatoria más baja con menos medicamentos para el glaucoma por el paciente y tasas de complicación similares, en comparación con el implante de Ahmed sin antimetabolitos.[81,82] No obstante, en tres estudios retrospectivos de los implantes de Baerveldt y Molteno no se mostró beneficio del uso transoperatorio de MMC.[79,83] Además, estudios aleatorizados, controlados, de los implantes de Baerveldt y Ahmed no encontraron beneficio del uso de MMC transoperatorio.[79,84] En la actualidad la preponderancia de la evidencia indica que el uso de antimetabolitos, en conjunción con la cirugía con dispositivos de drenaje para el glaucoma, confiere poco beneficio.

Situaciones especiales

Inserción en la pars plana

En ojos afáquicos (o tal vez seudofáquicos) sometidos a vitrectomía se puede insertar el tubo a través de una incisión en la *pars plana* hacia la cavidad del vítreo. Suelen usarse derivaciones con tubo en la *pars plana* cuando la colocación del tubo en la cámara anterior es imposible o indeseable, o si hay la necesidad concomitante de vitrectomía vía *pars plana*. Se diseñó un codo de Hoffman para la inserción en la parte plana y se mostraron resultados excelentes con el implante de Baerveldt después de la vitrectomía vía *pars plana* y el recambio de fluido-gas. En un estudio se reportó una PIO posoperatoria media de 14 mm Hg con un uso promedio de 0.6 medicamentos para el glaucoma por el paciente.[85] La inserción en la *pars plana* tiene la ventaja de mantener el tubo lejos de la córnea (en especial, después de una queratoplastia penetrante [QPP]) y el iris, y de disminuir el riesgo de proliferación descendente del epitelio, algo en especial importante en ojos con injertos de córnea. La recolocación del dispositivo de drenaje para el glaucoma de la cámara anterior a la cavidad del vítreo después de la vitrectomía vía *pars plana* para complicaciones del segmento anterior, como la descompensación corneal o una erosión recurrente del tubo, es otra opción.[86] Algunos cirujanos comentan que no es necesario un codo de Hoffman para la inserción en la *pars plana* si la incisión es más posterior, lo que tiene la ventaja de colocarla alejada del faldón vítreo con menor riesgo de oclusión. Se puede insertar entonces el tubo a través de una incisión en la *pars plana*. Al mantenerse alejado del faldón vítreo, el tubo es menos proclive a la oclusión (**fig. 40-11**). Se requiere una vitrectomía completa con atención cuidadosa para rasurar el faldón del vítreo para la inserción del tubo en la *pars plana* y el ojo debe ser seudofáquico o afáquico.

Cerclaje escleral preexistente

El tratamiento de un desprendimiento de retina puede asociarse con el glaucoma posoperatorio. La presencia de un cerclaje escleral constituye un reto especial en casos en los que no se puede regular la PIO

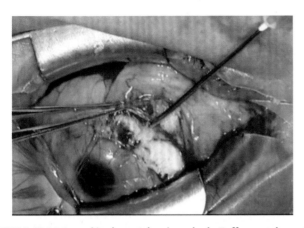

FIGURA 40-11 Inserción de un tubo sin codo de Hoffman en la parte plana. Se inserta una aguja de calibre 23 a través de la esclera, dirigida al centro de la cavidad vítrea 6 mm detrás del limbo. La porción intraocular del tubo debe medir alrededor de 4 mm y cortarse en forma biselada, como en la inserción en la cámara anterior.

con medicamentos. La cicatrización conjuntival causada por las operaciones de retina puede disminuir de forma significativa el éxito de la trabeculectomía, incluso con el uso de antimetabolitos. Se pueden hacer operaciones de ciclodestrucción, pero estas son impredecibles y pueden provocar complicaciones significativas. Los dispositivos de drenaje para el glaucoma constituyen una opción útil para regular la PIO en tales ojos, si bien la presencia de un cerclaje escleral dificulta la colocación de la placa.

Una vez que se ha mantenido un cerclaje escleral en el ojo durante más de 3 meses, se puede insertar un tubo de silicón en la cámara anterior con el extremo distal dentro de una cápsula fibrosa del cerclaje escleral preexistente, que sirve como reservorio externo para el drenaje del humor acuoso. Puesto que el cerclaje ya está encapsulado, no es necesaria la ligadura del tubo para restringir el flujo. En un estudio la PIO se reguló con éxito en 85% de los pacientes.[40]

Si se colocó el cerclaje escleral en una fecha más reciente que hace 3 meses y no se ha formado aún la cápsula fibrosa, se puede usar un implante de Baerveldt más pequeño y, en ocasiones, es necesario recortar sus "alas" para ubicar la placa bajo la banda escleral (**fig. 40-12**). Es de esperar entonces que la cápsula fibrosa prolifere alrededor del cerclaje y el implante de Baerveldt.[87]

Se ha descrito la inserción exitosa de un dispositivo de drenaje de Baerveldt detrás o sobre un cerclaje escleral previo, o en el segmento sin hardware retiniano. La exéresis de la cápsula que cubre a la banda permite su encapsulación continua y que la placa de Baerveldt alcance una mayor disminución de la PIO. Después de 1 año se logró regular la PIO sin medicamentos en 78% de los pacientes con placas de 350 mm², pero solo en 29% de aquellos con las de 250 mm².[88]

Injerto de córnea previo

El glaucoma después de una QPP aún es un aspecto de difícil tratamiento. La queratoplastia penetrante a menudo produce daño adicional al ángulo e induce la formación de sinequias anteriores periféricas, con mayor impedimento del flujo de salida del humor acuoso. La regulación del glaucoma después de la QPP se complica por la necesidad de conservar la transparencia del injerto para la función visual. Cuando el tratamiento médico fracasa, si el ángulo está abierto y macroscópicamente normal, puede ser una opción la trabeculoplastia con láser de argón. Si está indicada una intervención adicional, se recomienda un dispositivo de drenaje para el glaucoma en ojos con buen potencial visual. Para aquellos en los que el potencial visual es malo (o quienes no pueden someterse a una operación incisional), tal vez sea una mejor opción la ciclofotocoagulación transescleral.[89]

No obstante, la colocación de dispositivos de drenaje para el glaucoma en la cámara anterior se puede complicar por el contacto tubo-córnea y la descompensación endotelial, en particular después del trasplante de córnea. Solo 70 y 55% de los injertos de córnea permanecían vivos a los 2 y 3 años, de manera respectiva, después de la inserción de dispositivos de drenaje para el glaucoma en la cámara anterior.[90] Una revisión retrospectiva del implante de un dispositivo de drenaje para el glaucoma de Ahmed y la QPP simultáneos, mostró 92 y 50% de éxito del injerto y 92 y 86% de la regulación de PIO al año y a los 3 años, de forma respectiva.[91]

La inserción en la *pars plana* es una opción razonable para los pacientes que se sometieron a QPP o en quienes se prevé que será necesaria una QPP, a pesar de la necesidad de una vitrectomía completa vía *pars plana*, abordaje que evita las complicaciones relacionadas con la colocación de un tubo en el limbo y ofrece mejor supervivencia del injerto de córnea, pero la incidencia de complicaciones del segmento posterior puede ser mayor.[92]

El implante del tubo a través del surco ciliar es otra alternativa en lugar de su colocación en el ángulo anterior de la cámara en ojos seudofáquicos

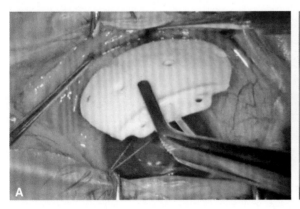
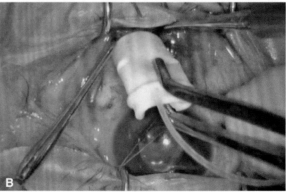

FIGURA 40-12 Ajuste del tamaño de la placa. A: ejemplo de un dispositivo de Baerveldt con sus "alas" recortadas. Debido a que su placa está hecha de silicón blanda y plegable, se puede cortar hasta un tamaño menor con tijeras para insertarse en una zona restringida. **B:** inserción del implante de Baerveldt con las alas recortadas enrolladas hacia abajo, para permitir su más fácil introducción en una zona restringida.

o afáquicos con glaucoma refractario y un alto riesgo de descompensación corneal, o en aquellos con una cámara anterior poco profunda o cierre del ángulo por sinequias extensas. La colocación del tubo bajo el iris puede ser en particular ventajosa en presencia de una lente intraocular en la cámara anterior, debido a que no la alteraría. Este procedimiento está contraindicado en ojos fáquicos, por la posible lesión del cristalino.[93]

Los ojos con queratoplastia endotelial con pelamiento de Descemet (DSEK) no tienen mayor riesgo de fracaso del implante que aquellos con QPP de grosor completo; sin embargo, cuando se presenta lo hace más rápido con los injertos de la DSEK.[94]

COMPLICACIONES: PREVENCIÓN Y TRATAMIENTO

Hipotonía

Hasta que se desarrolla la cápsula fibrosa alrededor de la placa externa para regular el flujo del humor acuoso, los dispositivos de drenaje abiertos sin válvula, como se señaló antes, proveen muy poca resistencia al flujo y la hipotonía es una complicación grave durante la evolución posoperatoria temprana. La mejor forma de prevenir esta complicación potencial es por obstrucción temporal de la luz del tubo. Se han descrito muchas técnicas para lograr este propósito y las básicas incluyen la ligadura del tubo por sutura, como se describió antes; la oclusión temporal de la luz del tubo con una endoprótesis; el implante en dos etapas; o el uso de un implante con válvula. Se encontró hipotonía posoperatoria temprana en menos de 10% de los pacientes después de la operación con el dispositivo de drenaje de Ahmed para el glaucoma en dos series de casos multicéntricas.[9] Si ocurre hipotonía posoperatoria temprana en combinación con una cámara anterior plana, puede ser de utilidad la inyección de un material viscoelástico denso en la cámara anterior y la observación estrecha del paciente en las primeras 24 h. Si la cámara plana y la hipotonía recurren, se recomienda entonces el retiro del tubo de la cámara anterior para prevenir la descompensación corneal, junto con un plan de restitución del tubo en la cámara anterior en los siguientes días.

La hipotonía tardía por el implante de un dispositivo de drenaje para el glaucoma suele tratarse con oclusión permanente del tubo proximal o el retiro del tubo de la cámara anterior, lo que elimina de modo

permanente el efecto de todo el implante. La ligadura permanente del tubo a la placa distal de un implante de doble placa de Molteno tiene la ventaja de disminuir, aunque no eliminar por completo, el efecto del implante.[95]

Aumento de la presión intraocular

Los procedimientos quirúrgicos con dispositivos de drenaje para el glaucoma también pueden complicarse por aumento de la PIO en los periodos posoperatorios temprano o tardío. Antes de que se disuelva la ligadura alrededor de un tubo del implante sin válvula puede ocurrir una elevación transitoria de la PIO, que se previene al combinar una trabeculectomía sin MMC con el dispositivo de drenaje, o se puede tratar con medicamentos. En los primeros 7 a 10 días posoperatorios puede presentarse una fase de hipotensión con PIO baja, edema conjuntival y corneal, además de congestión de los vasos sanguíneos conjuntivales en los tejidos que cubren la placa del implante, lo que pudiera ser seguido por una segunda fase hipertensiva, que se caracteriza por el aumento de la PIO relacionado con la formación de la cápsula. En esta fase el edema desaparece y se desarrolla tejido fibroso en las capas más profundas de la bula. Durante las primeras 1 a 4 semanas de esta fase la pared de la bula se congestiona y causa la elevación de la PIO. La congestión y la inflamación ceden más adelante, con disminución de la PIO y su estabilización en los siguientes 3 a 6 meses. La fase de hipertensión presagia un mal pronóstico para la regulación de la PIO.[9]

La PIO elevada en el periodo posoperatorio temprano puede deberse a la obstrucción del tubo por fibrina, sangre, iris, membranas vítreas o aceite de silicón (**fig. 40-13**),[96] lo que se observó en 11% de los ojos después del implante de un dispositivo de drenaje de Ahmed para el glaucoma, con los tejidos de iris y membranas fibrosas como los causales más comunes del bloqueo (30.8% cada uno), seguidos por una membrana neovascular, una banda fibrinosa y una membrana endotelial iridocorneal. Se ha recomendado la iridectomía en el sitio del orificio del tubo para prevenir que el tejido del iris lo tapone,[97] pero hacerlo requiere una incisión más grande. La membranectomía con láser NY:YAG (de itrio aluminio y granate dopado con neodimio) fue efectiva para reabrir los tubos de glaucoma bloqueados y mantener la permeabilidad con el transcurso del tiempo en 84.6% de los ojos en un estudio retrospectivo, pero hubo recurrencia del bloqueo en 53.8% de los ojos en las primeras 11 semanas. Las complicaciones posteriores

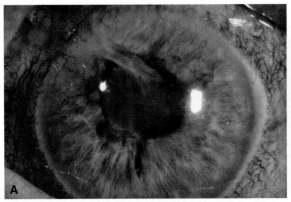
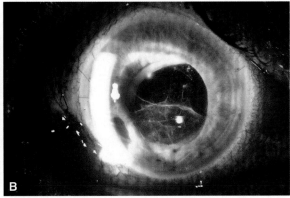

FIGURA 40-13 Fibrina posoperatoria después del implante de un dispositivo de drenaje para el glaucoma. A: se ocluye un dispositivo de drenaje para el glaucoma con fibrina en un paciente con glaucoma neovascular. **B:** en una mujer de 45 años de edad sometida a intervención quirúrgica por glaucoma no regulado, se visualiza una reacción fibrinosa densa a la inflamación intraocular significativa en el primer día posoperatorio. (A, tomada de Junk AK, Katz LJ. Tube shunts for refractory glaucomas. En: Tasman W, Jaeger EA, eds. *Duane's Clinical Ophthalmology.* Vol 6. Philadelphia, PA: Lippincott Williams & Wilkins; 2007. B, Tomada de EyeRounds.org, The University of Iowa. Colaborador, William Flanary, MD; fotógrafo, Brice Critser, CRA.)

a la operación con láser incluyeron reacción moderada de la cámara anterior, hifema, edema corneal, picos de presión y una cámara anterior poco profunda.[98] Hay reportes de la oclusión distal del tubo por tejido fibroso después de la colocación de dispositivos de drenaje para el glaucoma en la cápsula fibrosa alrededor de un cerclaje previo.[40,60]

Las técnicas reportadas para abrir el tubo ocluido incluyen la irrigación del tubo con solución salina balanceada, mediante una cánula de calibre 30 a través de una incisión de paracentesis; el uso de láser de Nd:YAG o de fluoruro de litio itrio dopado con neodimio para abrir los tubos ocluidos, así como la inyección intracameral de activador del plasminógeno tisular (0.1 mL o 5-13 μg) para disolver un coágulo de fibrina.[9,99,100]

El aumento temprano de la PIO, a menudo llamado *fase hipertensiva,* constituye un reto terapéutico. Suele presentarse 3 a 5 semanas después de una operación con el dispositivo de Ahmed. En un estudio aleatorizado prospectivo con grupo control, que comparó el uso de corticoesteroides en el posoperatorio (dexametasona) con fármacos antiinflamatorios no esteroideos (AINE) para valorar la posible utilidad de los esteroides para tratar la elevación de PIO posoperatoria, se encontró una PIO mayor a las 4 semanas y una tasa mucho más alta de retracción conjuntival en el grupo de AINE (62 *vs.* 13%), que en el de dexametasona, después de la inserción de una válvula de Ahmed.[101] En un estudio prospectivo aleatorizado, controlado, el uso de supresores del humor acuoso iniciados en el periodo posoperatorio temprano, cuando la PIO aumentó por arriba de 10 mm Hg, derivó en una menor incidencia de picos de PIO después de la colocación de una válvula de Ahmed; en este grupo, la fase hipertensiva se presentó en 40% de los casos.[102] Los ojos que pasan por una fase de hipertensión tienen mucha más probabilidad de experimentar fracaso con una PIO más alta.[102-104] La administración de triamcinolona bajo la cápsula de Tenon derivó en tasas menores de la fase hipertensiva, pero no modificó la PIO final y se asoció con complicaciones más graves en dos estudios aleatorizados, prospectivos, controlados,[105,106] En el estudio AVB, el parámetro de resultados de la *encapsulación de la bula,* análogo al de la fase hipertensiva, fue menor en el grupo con el dispositivo de Ahmed, en comparación con los estudios antes mencionados, pero ocurrió con menos frecuencia en el de Baerveldt, de 11% frente a 4%, de forma respectiva.[51]

El aumento tardío de la PIO, en especial cuando la porción intracular del tubo parece permeable, suele deberse a una cápsula fibrosa en exceso gruesa. La revisión con aguja puede mejorar la función del implante para drenaje encapsulado. Tiene más éxito cuando el dispositivo presenta una superficie mayor, aunque hay riesgo de complicaciones graves, incluida la endoftalmitis.[107]

Cuando el uso de aguja no tiene éxito después de unos cuantos intentos, puede ser útil una porción de la bula encapsulada bajo la conjuntiva. En un estudio retrospectivo de valoración de 95 ojos (de 79 pacientes consecutivos) sometidos a implante de un dispositivo de Molteno en una sola etapa, 14 ojos (de 12 pacientes) desarrollaron una recurrencia de la bula encapsulada. Con una media de seguimiento de 30 meses, la PIO media después de la exéresis de la cápsula fue mucho menor que la preoperatoria, alcanzando una tasa de éxito de 75%.[108] El tratamiento con corticoesteroides tópicos puede causar elevación de la PIO, a pesar de la presencia de un dispositivo de drenaje para el glaucoma funcional.[109]

Migración, expulsión y erosión

Puede ocurrir migración del tubo después de procedimientos con un dispositivo de drenaje para el glaucoma.[110] Si el tubo no está asegurado

de forma adecuada a la esclera, puede emigrar hacia atrás, fuera de la cámara anterior, lo que requeriría recolocarlo y asegurarlo a la esclera con puntos de sutura de Prolene 9-0 adicionales. Puede presentarse un desplazamiento anterior del tubo por la dislocación de la placa externa.

En los pacientes pediátricos se puede retraer el tubo fuera de la cámara anterior, o incluso erosionar y atravesar la córnea.[111] La expulsión del implante fue el motivo más frecuente de repetición de la intervención quirúrgica en los pacientes de un estudio en niños a quienes se aplicó un dispositivo de drenaje de Ahmed para el glaucoma.[112] Esto puede ocurrir conforme el ojo crece, lo que requiere cambiar la posición del tubo respecto del sitio original.[113] También se puede necesitar recolocar el tubo cuando es bloqueado por la córnea, el iris o el vítreo,[68] y si es muy corto para el efecto, se puede usar un tubo de extensión o una manga de silastic.[114] Para tal propósito es posible usar un angiocatéter de calibre 22 y un fragmento de tubo lagrimal pediátrico con diámetro interno de 0.3 mm y extremo de 0.64 mm.[115]

La avulsión de un implante después de un traumatismo contuso puede forzar el tubo contra la córnea, causar degradación corneal y requerir la extracción del implante y tal vez un injerto de córnea. La colocación de un tubo conector de un implante de Molteno de doble placa bajo el músculo recto superior pudiera disminuir el riesgo de avulsión de la derivación después de un traumatismo.[116]

La erosión del tubo de silicón a través de la conjuntiva suprayacente es una complicación reconocida del implante de un dispositivo de drenaje para el glaucoma (**fig. 40-14**). Un colgajo de esclera de grosor parcial no impide la erosión del tubo, y (como se describió antes) el sitio de tubo y fístula debe cubrirse con la esclera conservada, la duramadre, la fascia lata o el pericardio. En los implantes de Ahmed y Baerveldt se usa el mismo tubo de silicón. La edad joven y el glaucoma de tipo inflamatorio se asociaron con un mayor riesgo de erosión del tubo.[117] Sin embargo, ocurrieron adelgazamiento del injerto de pericardio, fusión y erosión conjuntival, a pesar del uso de un injerto en parche.[118]

Si un injerto de esclera es demasiado grueso, puede elevar lo suficiente la conjuntiva del limbo para producir la formación de dellen. Por el contrario, un injerto en parche de esclera predispone al tubo a la erosión. Además, hay reportes de reacciones inmunitarias que causan fusión de la esclera.[119] Usar esclera conservada también tiene las desventajas de depender de las provisiones del banco de ojos, lo que impide su uso en casos de urgencia, con un posible mayor costo y preocupaciones en cuanto a la transmisión de enfermedades infecciosas a pesar del tamizaje de los donadores.[120] Los estudios con uso de reacción en cadena de polimerasa han mostrado evidencia de la presencia del genoma de virus de la inmunodeficiencia humana (VIH)

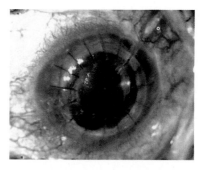

FIGURA 40-14 Tubo de silicón expuesto detrás del limbo. Este paciente tiene un dispositivo de Baerveldt de implante para el glaucoma. Se le había sometido antes a una queratoplastia penetrante y el implante de un dispositivo de drenaje para el glaucoma para tratar la atrofia esencial del iris.

en la esclera obtenida de donadores seropositivos para VIH-1, a pesar del tratamiento con calor, alcohol o formalina, pero no después de la irradiación.

El pericardio de cadáver conservado en solvente (Tutoplast) ofrece varias ventajas, que incluyen disponibilidad, menor costo, uniformidad de tamaño y calidad de tejido, además de una mejor esterilidad. Un proceso de deshidratación priva al injerto de estímulos antigénicos, pero preserva la fortaleza y flexibilidad inherentes de los tejidos.[121] La esterilización de los tejidos se hace a través del tratamiento con solventes orgánicos, seguido por irradiación de dosis baja, que inactiva bacterias, hongos y virus, incluidos el VIH y el de la enfermedad de Creutzfeldt-Jakob.[122]

Los parches de politetrafluoroetileno delgados (0.25 mm) fueron bien tolerados en ojos de conejo y pueden ser una alternativa a la esclera de donador para el refuerzo de la operación de drenaje para el glaucoma.[123] Si la placa del implante se desplaza hacia la inserción del músculo recto medial puede ocurrir miositis, que se ha reportado que se resuelve tras el retiro del implante.[124]

Endoftalmitis

Como se mencionó antes, puede ocurrir endoftalmitis después de la revisión con aguja del implante.[107] Se reportó endoftalmitis recurrente por *Propionibacterium acnes* después de la revisión quirúrgica de un dispositivo de drenaje de Molteno, con base en un cultivo positivo del aspirado con aguja de la cámara anterior. La respuesta a inyecciones intraoculares repetidas de vancomicina fue mala y se requirió el retiro del dispositivo para alcanzar la resolución completa de la infección. La reinserción del dispositivo de drenaje en la cámara anterior originó la recurrencia de la infección.[125]

Puede ser necesario el retiro del dispositivo de drenaje para el glaucoma en casos de endoftalmitis, para eliminar el cuerpo extraño contaminado. La endoftalmitis posoperatoria temprana después de la colocación de un dispositivo de drenaje para el glaucoma puede tratarse con éxito mediante el retiro inmediato del implante y el tratamiento quirúrgico de la infección, con la colocación subsiguiente de un nuevo dispositivo.[126]

También puede ocurrir endoftalmitis en el periodo posoperatorio tardío. La exposición del tubo parece ser un factor de riesgo importante de esta infección. La revisión quirúrgica, con un injerto en parche en todos los casos en que se expone un tubo, está indicada para prevenir esta complicación en potencia devastadora.[127] También se ha descrito una endoftalmitis estéril casi 1 mes después de interrumpir el tratamiento posoperatorio con corticoesteroides.[128]

Pérdida visual

En una serie de 41 pacientes después del implante del dispositivo de Molteno, la incidencia de menor agudeza visual fue de 22%, con hipotonía y cámara anterior poco profunda como los sucesos asociados con más frecuencia.[129] Otros mecanismos reportados de la pérdida visual incluyeron desprendimiento de retina, hemorragia del vítreo, edema macular cistoide y fototoxicidad retiniana inducida por el microscopio quirúrgico,[129-131] complicaciones que a menudo ocurrieron a pesar de la regulación exitosa de la PIO.

Descompensación corneal y fracaso del injerto

Las causas de descompensación corneal y fracaso del injerto en ojos con dispositivos de drenaje para el glaucoma no están definidas por completo, pero se pueden relacionar con el reflujo retrógrado desde el reservorio encapsulado hacia la cámara anterior. Los recuentos de células endoteliales de la córnea seriados en 19 pacientes después del implante del dispositivo de Molteno sin complicaciones revelaron una ligera pérdida celular progresiva clínicamente insignificante.[132] El contacto tubo-córnea es otra causa de descompensación corneal. En un estudio del implante del dispositivo de drenaje de Ahmed para el glaucoma en pacientes pediátricos ocurrió contacto córnea-tubo en 18.5%.[133] Cuando se detecta el contacto de tubo y córnea puede ser necesario el retiro del primero de la cámara anterior, su acortamiento y reinserción subsiguiente. Debido a que esta técnica requiere revisión extensa con posibles complicaciones, se describió una más simple para recortar el tubo de silicón *in situ*.[134]

En una revisión retrospectiva se desarrolló edema de córnea, en promedio, después de 21 meses en 50% de pacientes con implante del dispositivo de drenaje de Molteno y en 6.7% después de múltiples operaciones oculares, incluida una trabeculectomía, pero no después de esta última sola.[135] En otro estudio, cuando las complicaciones corneales que se consideraron no relacionadas con el implante se excluyeron de la definición de fracaso en un grupo de pacientes con dispositivos de drenaje de Ahmed y una media de seguimiento de 30.5 meses, solo 21.5% de los ojos experimentó fracaso y las probabilidades acumulativas de éxito a 1, 2, 3 y 4 años fueron de 87, 82, 76 y 76%, de forma respectiva. No obstante, cuando se incluyeron en la definición de fracaso la descompensación de la córnea y el fracaso del injerto de córnea, 43% de los ojos se consideró con fracaso, lo que disminuyó las probabilidades de éxito acumulativas a 1, 2, 3 y 4 años hasta 76, 68, 54 y 45%, de manera respectiva. Estos problemas corneales pueden ser secundarios a una afección ocular subyacente o al dispositivo de drenaje mismo.[136] Se sugirió que la cubierta de polímero de fosforilcolina de los dispositivos de drenaje para el glaucoma disminuía la tasa de fracaso endotelial de la córnea.[137]

En un estudio comparativo se mostró que aunque el implante de un dispositivo de drenaje adicional para el glaucoma brindaba mejor regulación de la PIO que la recolocación del tubo, la complicación más frecuente de este abordaje fue el edema corneal.[138] En otro estudio se mostró que la recolocación del dispositivo después de su fracaso inicial conllevaba una elevada morbilidad corneal, que alcanzaba una tasa de descompensación de la córnea de 36%.[139] Sin embargo, se logró una PIO menor de 21 mm Hg o su disminución de 20% después de la operación con un segundo tubo en 86.4% de los pacientes con seguimiento de 3 años.

Diplopía y alteración de la movilidad ocular

Como se señaló antes, los dispositivos con placas más grandes, en especial cuando son implantados en el cuadrante superonasal, pueden interrumpir la función de los músculos extraoculares y causar estrabismo y diplopía.[58] Los patrones característicos son de exotropía, hipertropía o limitación de las rotaciones oculares,[140] si bien también se describió un síndrome similar al del tendón oblicuo superior de Brown.[62,141] Aunque la complicación suele asociarse con placas mayores, como la del dispositivo de drenaje de Baerveldt de 350 mm^2 y la de la válvula ocular de Krupin con disco,[140] también podría presentarse con placas de menores dimensiones, como las del implante de Molteno de una o dos placas, en especial en los niños. Las medidas correctivas pueden requerir retiro del dispositivo, su sustitución por uno con una placa más pequeña o su transferencia al cuadrante superotemporal, que suele aliviar la diplopía.

En un estudio, la alteración de la movilidad posoperatoria, incluidos el síndrome de Brown adquirido, la parálisis del oblicuo superior y la parálisis del recto lateral, se presentó en 11 de 24 ojos (24%) más de 6 meses después del implante de un dispositivo de drenaje de Molteno de doble placa, si bien tal vez esto se resuelve de manera espontánea con el transcurso del tiempo.[141] El tratamiento quirúrgico puede requerir varias intervenciones, pero quizás sea útil.[142] En los estudios AVB y ABC la prevalencia acumulativa de diplopía fue de 2 a 3% de los ojos, sin diferencia entre los implantes de los dispositivos de Ahmed y Baerveldt.[50,52]

Otras complicaciones

El crecimiento epitelial descendente es un riesgo raro, pero potencial, en especial cuando los tubos se insertan en el limbo. Puede causar fracaso de la función del implante; descompensación corneal; y cuando se asocia con la formación de un quiste real de Tenon, deformidad estética significativa y alteración de la movilidad.[143]

Se describió la invasión epitelial de la cápsula fibrosa con fuga persistente del humor acuoso en cuatro pacientes durante el periodo posoperatorio temprano de un implante del dispositivo de drenaje de Baerveldt.[144] Todos los casos reportados de crecimiento epitelial interno se presentaron en ojos operados antes. En casos avanzados de crecimiento descendente epitelial relacionado con el glaucoma secundario, puede estar indicada la combinación de un dispositivo de drenaje del glaucoma y la QPP para mantener la visión útil.[145]

Se reportó hipopión estéril después del retiro de suturas de catgut crómico 4-0 de endoprótesis.[146]

Se reportó drenaje de aceite de silicona desde la cavidad vítrea hacia el espacio subconjuntival a través de un dispositivo de drenaje de Molteno, en un ojo con un implante de Molteno en la cámara anterior, extracción del cristalino, vitrectomía e inyección intravítrea de aceite de silicón.[147] Esta complicación puede presentarse con cualquier dispositivo implantado en los cuadrantes superiores (**fig. 40-15**). Por lo tanto, un dispositivo de drenaje para el glaucoma puede ser inapropiado en los ojos con aceite de silicón intravítreo.

Algunos pacientes desarrollan una pupila irregular años después del implante de un dispositivo de drenaje de silicón, porque la raíz del iris se adhiere al tubo. Sin embargo, es más importante alejar la porción intraocular del tubo de silicón de la córnea para reducir su pérdida endotelial, porque el contacto con la raíz del estroma del iris, por lo general, no causa problemas significativos.

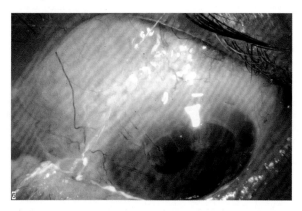

FIGURA 40-15 Extravasación de aceite de silicón subconjuntival a través de un implante. Se pueden visualizar las burbujas de aceite de silicón en la subconjuntiva.

Puede ocurrir perforación del globo ocular mientras se sutura la placa a la esclera, lo que provoca desprendimiento de retina o hemorragia del vítreo. El riesgo es mayor en presencia de buftalmos, o con mayor miopía y esclera delgada. La implantación bajo el broche de esclera puede complicarse por la perforación de la esclera en el sitio de ectasia grave subyacente.[144]

Las complicaciones retinianas con los dispositivos de drenaje para el glaucoma incluyen desprendimiento de retina, hemorragia supracoroidea, derrames coroideos y hemorragias del vítreo. Los factores de riesgo más frecuentes de la hemorragia supracoroidea (**fig. 40-16**) son edad avanzada, derrames coroideos posoperatorios, PIO baja justo después de la abertura del tubo, hipertensión o ateroesclerosis.[148] La ligadura completa de la parte proximal del tubo de diseño abierto con sutura Vicryl de 7-0 junto con la prueba de hermeticidad antes de colocar el tubo en la cámara anterior pueden disminuir la tasa de complicaciones retinianas.[68] En un estudio con dispositivos de Baerveldt, la media de inicio de una complicación retiniana posoperatoria fue de 12.5 días, con 10 pacientes (83%) que experimentaron complicaciones en 35 días. Por lo general, los derrames serosos coroideos se resolvieron de forma espontánea. Las complicaciones retinianas graves se distribuyeron de manera homogénea entre pacientes con válvulas oculares de Krupin con discos y dispositivos de Molteno y Baerveldt.[149]

RESULTADOS E INDICACIONES

Resultados a largo plazo por tipo de dispositivo

Se cuenta con resultados de estudios de los dispositivos de drenaje de uso más frecuente para el glaucoma. Los siguientes datos se derivaron de algunos estudios de seguimiento a largo plazo (con una media usual ≥ 12 meses) de las poblaciones totales de estudio, en las que el éxito se definió, por lo general, como un límite inferior bajo de 5 a 6 mm Hg y uno terminal alto de 21 a 22 mm Hg, con o sin uso de medicamentos. Se dispone de datos sólidos de estudios prospectivos multicéntricos, como TVT, PTVT, ABC y AVB, y del Otago Glaucoma Surgery Outcome Study de los dispositivos de Baerveldt, Ahmed y las válvulas de Molteno. También se presentan aquí los de los implantes de Schocket, ya que tales procedimientos aún se hacen, si bien rara vez, en pacientes con cerclajes esclerales preexistentes.

Implante de Molteno

En estudios con implantes de Molteno, las tasas de éxito fueron de 73 a 74%, con una media de seguimiento mínima de 18 meses y 57% con una de 43 a 44 meses.[150] Se reportó una tasa de éxito de 76% en ojos con glaucoma uveítico y un seguimiento durante 5 a 10 años.[151] En un estudio de 82 pacientes de raza negra tratados con implantes de Molteno y seguimiento durante una media de 30 meses, se reportaron tasas de éxito similares, de 72%.[152] El análisis de supervivencia en un estudio retrospectivo mostró que el fracaso era más frecuente en el primer año posoperatorio, y que las variables asociadas con un riesgo mayor significativo de fracaso fueron la seudofaquia y el glaucoma neovascular. La PIO posoperatoria tendía a ser mayor después del implante de dispositivos de dos placas que de una. Los resultados con dispositivos de Molteno no difirieron de manera significativa con base en edad, sexo, raza o QPP u operación conjuntival previas.[150]

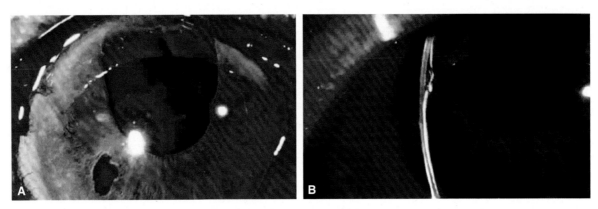

FIGURA 40-16 **Vistas con lámpara de hendidura de complicaciones de derivación-tubo. A:** hemorragia supracoroidea masiva después del implante de un dispositivo de drenaje para el glaucoma. Se puede visualizar el tubo con una sutura intraluminal colocada en la cámara anterior. **B:** la iluminación con un haz de hendidura revela una cámara anterior plana. (Tomada de Azuara-Blanco A, Katz LJ. Prevention and management of complications of glaucoma surgery. En: Tasman W, Jaeger EA, eds. *Duane's Clinical Ophthalmology.* Vol 6. Philadelphia, PA: Lippincott Williams & Wilkins; 2007).

Dispositivos tipo Schocket

Con los dispositivos de drenaje tipo Schocket las tasas reportadas de éxito fueron de 91% con una media de seguimiento de 10 meses, y 81% con una de 17.5 meses,[153] pero descendió a 30% a los 36 meses en un estudio con uso de tablas vitales.[154]

Implantes de Baerveldt y Ahmed

El éxito reportado en estudios de grupos de casos con implantes de Baerveldt fue de 93 y 88% para los de 350 y 500 mm², de manera respectiva, pasados 18 meses,[17] si bien en otros estudios se reportó 71 a 72% de éxito por un mínimo de 6 meses, con una media de 13.6 meses y un seguimiento de 2 años.[155] Los estudios del dispositivo de drenaje de Ahmed revelaron tasas de éxito de 77 a 87% al año de seguimiento y de 75% a los 2 años.[9,44] La agudeza visual mejoró o se mantuvo dentro de una línea de la cartilla de Snellen respecto al valor preoperatorio en 62 a 78% en los diversos estudios; el porcentaje relativo de los tipos de glaucoma en cada estudio, sin duda, influyó en los resultados visuales observados.

En el contexto de la colocación de una derivación-tubo después de una operación ocular, en los estudios ABC y AVB (descritos antes) se reportó una tasa de fracaso a los 5 años de 49% en el grupo de Ahmed y de 37% en los de Baerveldt, con una PIO media final (± deviación estándar) de 15.8 ± 5.2 mm Hg en el grupo de Ahmed y 13.2 ± 4.7 mm Hg en los de Baerveldt. La cifra media de uso de medicamentos en el posoperatorio fue de 1.9 ± 1.5 y 1.5 ± 1.4 en los grupos de Ahmed y Baerveldt, de manera respectiva. Sin embargo, el fracaso por hipotonía se presentó en 0.4% de los pacientes del grupo de Ahmed, en comparación con 4.5% en el de Baerveldt.[53] En el grupo de tubo (Baerveldt) del estudio TVT, la tasa de fracasos fue de 29.8% a los 5 años.[20]

Válvula de Krupin

Los estudios con la válvula ocular y disco de Krupin revelaron tasas de éxito a 6 y 12 meses de 84 y 66%, de modo respectivo,[156] en tanto en otro grupo se encontró una de 80% después de un seguimiento promedio de 25 meses.[48]

Resultados en poblaciones pediátricas

Las tendencias del éxito pueden ser algo menores en las poblaciones pediátricas. Se reportaron probabilidades acumulativas de éxito de 77.9% a los 12 meses y 60.6% a los 24 meses[157] del implante del dispositivo de drenaje de Ahmed en los niños, similares a las de otros implantes usados en la población pediátrica.[112] En otro estudio se mostró que 6 meses después de la cirugía con un dispositivo de drenaje para tratamiento del glaucoma pediátrico, se reguló la PIO en 72.2% con o sin uso de medicamentos para el glaucoma, que disminuyó a 44.4% después de 2 o más años.[158] Aunque 38.9% se mantuvo dentro de una línea de la cartilla de Snellen respecto al valor preoperatorio o mejoró, 27.8% perdió la percepción de luz. La mayoría de los niños requirió cirugías adicionales para regular la PIO o resolver las complicaciones relacionadas con el dispositivo de drenaje. Datos recientes en grupos de casos con válvulas de Ahmed colocadas después de múltiples operaciones previas mostraron una tasa de éxito (definida como PIO < 22 mm Hg) de 82%, con una cifra promedio un poco mayor de 4 años (52 meses) de seguimiento.[159] En otro grupo de casos con la derivación de Ahmed para el glaucoma congénito primario se mostraron tasas de éxito (es decir, una PIO de 6-21 mm Hg) de 97% al año, 85% en el 2.º año y 56% en el 5.º año; las complicaciones en este grupo incluyeron contacto tubo-córnea, catarata, extrusión del dispositivo y desprendimiento de retina.[160] La tasa de éxito limitada en muchos estudios, la relativamente elevada tasa de complicaciones y la frecuente necesidad de una intervención quirúrgica posterior sugieren tener precaución acerca del pronóstico de las operaciones de dispositivos de drenaje para el glaucoma en los niños.

En un pequeño grupo de casos que comparó una segunda derivación frente a la ciclofotocoagulación con diodo, de ojos con una derivación fallida previa, no se encontraron diferencia; los casos que incluyeron una derivación por un segundo tubo tuvieron tasas de éxito de 75 y 63% (definidas como PIO < 22 mm Hg) a 1 y 2 años, de manera respectiva, y 67% que se sometió a la ciclofotocoagulación experimentó el éxito en ambos puntos temporales.[161] El tratamiento de los glaucomas congénitos e infantiles se describe con mayor detalle en el capítulo 41.

Indicaciones

Por lo común, las operaciones con dispositivos de drenaje para el glaucoma se reservan para pacientes en los que la trabeculectomía con antimetabolitos adyuvantes fracasó o se cree tiene muy poca probabilidad de éxito, y en quienes hay aún un potencial razonable para la vista. En el estudio de *Tube Versus Trabeculectomy* se mostró una ventaja del implante de un dispositivo de drenaje en comparación con la trabeculectomía repetida. Los datos de 1 año del estudio de PTVT respaldan el uso de la trabeculectomía como cirugía subconjuntival transescleral inicial, si la conjuntiva no se había intervenido antes por medios quirúrgicos. Otras indicaciones comunes incluyen pacientes jóvenes; glaucoma neovascular o glaucoma asociado a uveítis, la cicatrización conjuntival importante, el glaucoma pediátrico refractario o aquel en ojos con afaquia o seudofaquia; y otras operaciones previas, como las vitreorretinianas y la QPP. Las tasas de éxito varían con las diversas características de los pacientes y sus afecciones subyacentes.

Pacientes jóvenes

Como se señaló antes, las operaciones con dispositivos de drenaje para el glaucoma en la población pediátrica (de 1 mes a 13 años de edad), como con cualquier intervención quirúrgica o para el glaucoma infantil, son más problemáticas que en los adultos. No obstante, se reportan tasas de éxito de 55 a 95%, sin ventaja definitiva entre los implantes de Molteno, Baerveldt y Ahmed.[111,162,163]

El implante de un dispositivo para drenaje puede ser en especial útil en los niños con artritis reumatoide juvenil y glaucoma uveítico, así como glaucoma asociado con síndrome de Sturge-Weber.[65,69,164] En esta última circunstancia, una ventaja de los dispositivos de drenaje para el glaucoma sobre la trabeculectomía con antimetabolitos es el menor riesgo de hemorragia expulsiva, asociado con la disminución notoria de la PIO. Los dispositivos de drenaje para el glaucoma también han mostrado éxito después de la cicloablación en los niños.[133] Las complicaciones del implante de un dispositivo de drenaje en los niños incluyen la posición inapropiada del tubo, una cámara anterior plana, la obstrucción del tubo por iris o vítreo, cataratas, el contacto córnea-tubo, el desprendimiento de la coroides, el edema y la abrasión corneales.[69]

Glaucoma neovascular

La cirugía con dispositivos de drenaje para el glaucoma ha tenido éxito en algunos ojos con glaucoma neovascular,[165] si bien disminuye con el tiempo. En un estudio, la tasa de éxito con los implantes de Molteno fue de 62.1% al año, con disminución a 10.3% a los 5 años.[166] El éxito reportado con los implantes de Baerveldt y Ahmed ha sido de 60 a 80%, con disminución con el transcurso del tiempo y una tasa de éxitos, en general, menor que con otras formas de glaucoma.[167] Se reportan mejores resultados en ojos con glaucoma neovascular mediante la cirugía con un dispositivo de drenaje que con la ciclofotocoagulación sin contacto.[168,169] En la comparación prospectiva del implante para drenaje de Ahmed y la ciclofotocoagulación con contacto por diodo y endoscópica, no se encontró diferencia significativa en las tasas de éxito a los 24 meses.[170] Sin embargo, todos estos estudios se hicieron principalmente en la era previa al tratamiento antifactor de crecimiento endotelial vascular (anti-VEGF) cuando la hemorragia posoperatoria y la PIO muy alta de abertura eran mucho más frecuentes. Después de la introducción del tratamiento anti-VEGF, la incidencia de glaucoma neovascular descendió de 13 a 6.6 en 10 000 en el hospital King Khaled Eye Specialist.[171] Los ojos pueden a menudo estabilizarse lo suficiente con el tratamiento anti-VEGF para hacer de la trabeculectomía una opción quirúrgica ideal razonable (esto se cubre con mayor detalle en el capítulo 39). En una revisión sistemática de las publicaciones se encontró que, en comparación con el implante de la válvula de Ahmed solo, cuando

este se combinó con la inyección intravítrea de bevacizumab en los pacientes con glaucoma neovascular tuvo una mayor tasa de éxito para la regulación de la PIO y menor incidencia de las complicaciones relacionadas con hemorragia, como hifema, hemorragia vítrea y supracoroidea, así como hipotonía, cámara anterior plana, derrames coroideos y descompensación corneal.[172]

Glaucoma uveítico

Los dispositivos de drenaje de Ahmed mostraron ser una alternativa segura de la trabeculectomía en los pacientes de alto riesgo con glaucoma uveítico no controlado, que habían tenido operaciones oculares previas múltiples.[173] El éxito puede mejorar por la inmunoterapia preoperatoria y la posoperatoria a largo plazo. Las complicaciones más frecuentes son: una bula encapsulada (**fig. 40-17**),[96] hipotonía transitoria e hifema. La hipotonía puede presentarse menos a menudo en los pacientes con uveítis con el uso de dispositivos con válvula, en comparación con los que no la tienen.

Cicatrización conjuntival intensa y antecedente de cirugías oculares

Una trabeculectomía fallida, en especial cuando la conjuntiva se cicatriza en ambos cuadrantes superiores, es una indicación de una operación con dispositivo de drenaje para el glaucoma. Además, otros tipos de cirugías oculares pueden causar tal cicatrización conjuntival, que un implante tendrá mejor posibilidad de éxito que la trabeculectomía. Los dispositivos de drenaje de Molteno y Baerveldt han resultado eficaces para los glaucomas asociados con afaquia o seudofaquia.[174] El primero también se ha utilizado con cierto éxito en ojos con proliferación epitelial descendente.[175] Los dispositivos de Molteno y Schocket han utilizado en asociación con la vitrectomía vía *pars plana* en ojos con afecciones vitreorretinianas o después de la QPP.[176] Los dispositivos de Molteno y Ahmed también se han empleado con éxito en ojos con el tratamiento previo de ciclodestrucción.[133]

Aniridia

El tratamiento médico y quirúrgico tal vez no siempre sea eficaz para regular la PIO en presencia de aniridia. Los dispositivos de drenaje de Molteno y de Ahmed se han usado en estos pacientes.[177] En una

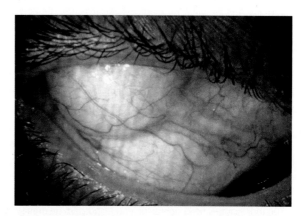

FIGURA 40-17 Encapsulamiento de la bula de un dispositivo de drenaje para el glaucoma. En este paciente el encapsulamiento de la bula produjo aumento de la presión intraocular en el periodo posoperatorio tardío. (Tomada de Junk AK, Katz LJ. Tube shunts for refractory glaucomas. En: Tasman W, Jaeger EA, eds. *Duane's Clinical Ophthalmology.* Vol 6. Philadelphia, PA: Lippincott Williams & Wilkins; 2007).

revisión retrospectiva, el implante de un dispositivo de drenaje para el glaucoma en los pacientes con aniridia tuvo una tasa de éxito de 88% después de 1 año,[178] con disminución de la PIO de 35 a 15 mm Hg y la mayoría de los ojos presentó mejoría o ausencia de cambio de la agudeza visual.

Comparación con operaciones alternativas

En los pacientes con glaucomas asociados con un alto riesgo de fracaso quirúrgico, el cirujano suele tener que elegir entre una operación de filtrado con antimetabolitos adyuvantes, un dispositivo de drenaje para el glaucoma o la ciclodestrucción. Además del estudio TVT, se reportaron resultados similares con el implante de un dispositivo de Molteno de una placa y la trabeculectomía sin uso de antimetabolitos adyuvantes,[179] o la trabeculectomía con uso posoperatorio de 5-fluorouracilo,[180] en tanto la trabeculectomía con uso de MMC transoperatoria brindó una disminución mucho mayor de la PIO.[181] En cada uno de estos estudios, los tipos de complicación difirieron entre los dos procedimientos (como se señaló antes), pero tendieron a ser más frecuentes con las operaciones de dispositivos de drenaje para el glaucoma. Sin embargo, una comparación aleatoria de los dispositivos de drenaje de Ahmed y la trabeculectomía con MMC no señaló diferencia en la tasa de complicaciones, aunque la PIO se reguló mejor en el grupo de trabeculectomía durante el primer año;[182] pasados 3 años, los resultados fueron similares en ambos grupos.[183]

Los dispositivos de drenaje para el glaucoma proveen mejor regulación de la PIO en ojos con glaucoma avanzado no controlado que la ciclofotocoagulación, pero con mayor frecuencia requieren operaciones repetidas y conllevan una mayor tasa de complicaciones, incluida la pérdida visual.[184] Los dos procedimientos fueron similares en un grupo de ojos con QPP, aunque se presentó la tendencia hacia el mayor fracaso del injerto, la hipotonía y la pérdida visual con las operaciones con láser.[185]

PUNTOS CLAVE

▶ Los dispositivos de drenaje para el glaucoma tuvieron éxito en la regulación de la PIO desde que se desarrollaron tubos que drenan al interior de reservorios subconjuntivales creados por placas externas.

▶ Los diseños de los implantes difieren según el tamaño y la forma de la placa externa y si el tubo es abierto (los de Molteno, Schocket y Baerveldt) o con válvula (de Krupin y Ahmed).

▶ La técnica quirúrgica básica implica el implante de un extremo del tubo en la cámara anterior y el otro adosado a la placa cerca al ecuador. Se desarrolla una cápsula fibrosa alrededor de la placa que regula el flujo del humor acuoso.

▶ Las complicaciones incluyen hipotonía, aumento de la PIO, alteración de la movilidad ocular y pérdida de la agudeza visual.

▶ Son indicaciones de la operación con dispositivo de drenaje para el glaucoma el fracaso previo de filtros, la edad joven, el glaucoma neovascular y el glaucoma asociado a uveítis, así como aquellos después de la extracción de cataratas u otros tipos de cirugía ocular.

REFERENCIAS

1. Lloyd MA, Baerveldt G, Nguyen QH, Minckler DS. Long-term histologic studies of the Baerveldt implant in a rabbit model. *J Glaucoma*. 1996;5(5):334-339.
2. Philipp W, Klima G, Miller K. Clinicopathological findings 11 months after implantation of a functioning aqueous-drainage silicone implant. *Graefes Arch Clin Exp Ophthalmol*. 1990;228(5):481-486.
3. Wilcox MJ, Minckler DS, Ogden TE. Pathophysiology of artificial aqueous drainage in primate eyes with Molteno implants. *J Glaucoma*. 1994;3(2):140-151.
4. Lloyd MA, Minckler DS, Heuer DK, Baerveldt G, Green RL. Echographic evaluation of glaucoma shunts. *Ophthalmology*. 1993;100(6):919-927.
5. Rubin B, Chan CC, Burnier M, Munion L, Freedman J. Histopathologic study of the Molteno glaucoma implant in three patients. *Am J Ophthalmol*. 1990;110(4):371-379.
6. Prata JA Jr, Santos RC, LaBree L, Minckler DS. Surface area of glaucoma implants and perfusion flow rates in rabbit eyes. *J Glaucoma*. 1995;4(4):274-280.
7. Wilcox MJ, Barad JP, Wilcox CC, Peebles EL, Minckler DS. Performance of a new, low-volume, high-surface area aqueous shunt in normal rabbit eyes. *J Glaucoma*. 2000;9(1):74-82.
8. Detorakis ET, Maris T, Papdaki E, Tsilimbaris MK, Karantanas AH, Pallikaris IG. Evaluation of the position and function of aqueous drainage implants with magnetic resonance imaging. *J Glaucoma*. 2009;18:453-459.
9. Ayyala RS, Zurakowski D, Smith JA, et al. A clinical study of the Ahmed glaucoma valve implant in advanced glaucoma. *Ophthalmology*. 1998;105(10):1968-1976.
10. Jacob JT, Burgoyne CF, McKinnon SJ, Tanji TM, LaFleur PK, Duzman E. Biocompatibility response to modified Baerveldt glaucoma drains. *J Biomed Mater Res*. 1998;43(2):99-107.
11. Molteno AC, Fucik M, Dempster AG, Bevin TM. Otago Glaucoma Surgery Outcome Study: factors controlling capsule fibrosis around Molteno implants with histopathological correlation. *Ophthalmology*. 2003;110:2198-2206.
12. Molteno AC, Thompson AM, Bevin TH, Dempster AG. Otago glaucoma surgery outcome study: tissue matrix breakdown by apoptotic cells in capsules surrounding Molteno implants. *Invest Ophthalmol Vis Sci*. 2009;50:1187-1197.
13. Porter JM, Krawczyk CH, Carey RF. In vitro flow testing of glaucoma drainage devices. *Ophthalmology*. 1997;104(10):1701-1707.
14. Ayyala RS, Michelini-Norris B, Flores A, Haller E, Margo CE. Comparison of different biomaterials for glaucoma drainage devices: part 2. *Arch Ophthalmol*. 2000;118(8):1081-1084.
15. Pandya AD, Rich C, Eifrig DE, Hanker J, Peiffer RL. Experimental evaluation of a hydroxylapatite reservoir tube shunt in rabbits. *Ophthalmic Surg Lasers*. 1996;27(4):308-314.
16. Kim C, Kim Y, Choi S, Lee S, Ahn B. Clinical experience of e-PTFE membrane implant surgery for refractory glaucoma. *Br J Ophthalmol*. 2003;87(1):63-70.
17. Lloyd MA, Baerveldt G, Fellenbaum PS, et al. Intermediate-term results of a randomized clinical trial of the 350- versus the 500-mm² Baerveldt implant. *Ophthalmology*. 1994;101(8):1456-1463; discussion 1463-1464.
18. Lloyd MA, Baerveldt G, Heuer DK, Minckler DS, Martone JF. Initial clinical experience with the Baerveldt implant in complicated glaucomas. *Ophthalmology*. 1994;101(4):640-650.
19. Britt MT, LaBree LD, Lloyd MA, et al. Randomized clinical trial of the 350-mm2 versus the 500-mm2 Baerveldt implant: longer term results: is bigger better? *Ophthalmology*. 1999;106(12):2312-2318.
20. Gedde SJ, Schiffman JC, Feuer WJ, et al. Treatment outcomes in the Tube Versus Trabeculectomy (TVT) study after five years of follow-up. *Am J Ophthalmol*. 2012;153:789-803.e2.
21. Gedde SJ, Singh K, Schiffman JC, Feuer WJ. The Tube Versus Trabeculectomy Study: interpretation of results and application to clinical practice. *Curr Opin Ophthalmol*. 2012;23:118-126.
22. Saheb H, Gedde SJ, Schiffman JC, Feuer WJ; Tube Versus Trabeculectomy Study Group. Outcomes of glaucoma reoperations in the Tube Versus Trabeculectomy (TVT) study. *Am J Ophthalmol*. 2014;157:1179-1189.
23. Gedde SJ, Herndon LW, Brandt JD, et al. Postoperative complications in the Tube Versus Trabeculectomy (TVT) study during five years of follow-up. *Am J Ophthalmol*. 2012;153:804-814.
24. Rauscher FM, Gedde SJ, Schiffman JC, et al. Motility disturbances in the Tube Versus Trabeculectomy study during the first year of follow-up. *Am J Ophthalmol*. 2009;147(3):458-466.

25. Kotecha A, Feuer WJ, Barton K, Gedde SJ; Tube Versus Trabeculectomy Study Group. Quality of life in the Tube Versus Trabeculectomy study. *Am J Ophthalmol.* 2017;176:228-235.
26. Gedde SJ, Feuer WJ, Shi W, et al. Treatment outcomes in the primary Tube Versus Trabeculectomy study after 1 year of follow-up. *Ophthalmology.* 2018;125(5):650-663.
27. Smith MF, Doyle JW, Sherwood MB. Comparison of the Baerveldt glaucoma implant with the double-plate Molteno drainage implant. *Arch Ophthalmol.* 1995;113(4):444-447.
28. Syed HM, Law SK, Nam SH, et al. Baerveldt-350 implant versus Ahmed valve for refractory glaucoma: a case-controlled comparison. *J Glaucoma.* 2004;13(1):38-45.
29. Tsai JC, Johnson CC, Kammer JA, et al. The Ahmed shunt versus the Baerveldt shunt for refractory glaucoma II: longer-term outcomes from a single surgeon. *Ophthalmology.* 2006;113(6):913-917.
30. Molteno AC. New implant for drainage in glaucoma. Clinical trial. *Br J Ophthalmol.* 1969;53(9):606-615.
31. Lloyd MA, Sedlak T, Heuer DK, et al. Clinical experience with the single-plate Molteno implant in complicated glaucomas. Update of a pilot study. *Ophthalmology.* 1992;99(5):679-687.
32. Molteno AC. The optimal design of drainage implants for glaucoma. *Trans Ophthalmol Soc NZ.* 1981;33:39-41.
33. Heuer DK, Lloyd MA, Abrams DA, et al. Which is better? One or two? A randomized clinical trial of single-plate versus double-plate Molteno implantation for glaucomas in aphakia and pseudophakia. *Ophthalmology.* 1992;99(10):1512-1519.
34. Molteno AC. The dual chamber single plate implant – its use in neovascular glaucoma. *Aust NZ J Ophthalmol.* 1990;18(4):431-436.
35. Freedman J. Clinical experience with the Molteno dual-chamber single-plate implant. *Ophthalmic Surg.* 1992;23(4):238-241.
36. Gerber SL, Cantor LB, Sponsel WE. A comparison of postoperative complications from pressure-ridge Molteno implants versus Molteno implants with suture ligation. *Ophthalmic Surg Lasers.* 1997;28(11):905-910.
37. Freedman J, Bhandari R. Supra-tenon capsule placement of original Molteno vs Molteno 3 tube implants in black patients with refractory glaucoma: a single-surgeon experience. *Arch Ophthalmol.* 2011;129:993-997.
38. Thompson AM, Molteno AC, Bevin TH, Herbison P. Otago glaucoma surgery outcome study: comparative results for the 175-mm2 Molteno 3 and double-plate molteno implants. *JAMA Ophthalmol.* 2013;131:155-159.
39. Schocket SS, Nirankari VS, Lakhanpal V, Richards RD, Lerner BC. Anterior chamber tube shunt to an encircling band in the treatment of neovascular glaucoma and other refractory glaucomas. A long-term study. *Ophthalmology.* 1985;92(4):553-562.
40. Sidoti PA, Minckler DS, Baerveldt G, Lee PP, Heuer DK. Aqueous tube shunt to a preexisting episcleral encircling element in the treatment of complicated glaucomas. *Ophthalmology.* 1994;101(6):1036-1043.
41. Krupin T, Ritch R, Camras CB, et al. A long Krupin-Denver valve implant attached to a 180 degrees scleral explant for glaucoma surgery. *Ophthalmology.* 1988;95(9):1174-1180.
42. Smith MF, Sherwood MB, McGorray SP. Comparison of the double-plate Molteno drainage implant with the Schocket procedure. *Arch Ophthalmol.* 1992;110(9):1246-1250.
43. Wilson RP, Cantor L, Katz LJ, et al. Aqueous shunts. Molteno versus Schocket. *Ophthalmology.* 1992;99(5):672-676; discussion 676-678.
44. Coleman AL, Hill R, Wilson MR, et al. Initial clinical experience with the Ahmed glaucoma valve implant. *Am J Ophthalmol.* 1995;120(1):23-31.
45. Hinkle DM, Zurakowski D, Ayyala RS. A comparison of the polypropylene plate Ahmed glaucoma valve to the silicone plate Ahmed glaucoma flexible valve. *Eur J Ophthalmol.* 2007;17(5):696-701.
46. Lee VW. Glaucoma "valves" – truth versus myth. *Ophthalmology.* 1998;105(4):567-568.
47. Hill RA, Pirouzian A, Liaw L. Pathophysiology of and prophylaxis against late Ahmed glaucoma valve occlusion. *Am J Ophthalmol.* 2000;129(5):608-612.
48. Feldman RM, El-Harazi SM, Villanueva G. Valve membrane adhesion as a cause of Ahmed glaucoma valve failure. *J Glaucoma.* 1997;6(1):10-12.
49. Taglia DP, Perkins TW, Gangnon R, Heatley GA, Kaufman PL. Comparison of the Ahmed glaucoma valve, the Krupin eye valve with disk, and the double-plate Molteno implant. *J Glaucoma.* 2002;11(4):347-353.
50. Christakis PG, Kalenak JW, Tsai JC, et al. The Ahmed Versus Baerveldt study: five-year treatment outcomes. *Ophthalmology.* 2016;123:2093-2102.

51. Budenz DL, Barton K, Gedde SJ, et al; Ahmed Baerveldt Comparison Study Group. Five-year treatment outcomes in the Ahmed Baerveldt Comparison study. *Ophthalmology.* 2015;122:308-316.
52. Budez DL, Feuer WJ, Barton K, et al; Ahmed Baerveldt Comparison Study Group. Postoperative complicationsin the Ahmed Baerveldt Comparison Study during five years of follow-up. *Am J Ophthalmol.* 2016;163:75-82.
53. Christakis PG, Zhang D, Budenz DL, et al; ABC-AVB Study Groups. Five-year pooled data analysis of the Ahmed Baerveldt Comparison Study and the Ahmed Versus Baerveldt Study. *Am J Ophthalmol.* 2017;176:118-126.
54. Krupin T, Podos SM, Becker B, et al. Valve implants in filtering surgery. *Am J Ophthalmol.* 1976;81(2):232-235.
55. Krupin T, Kaufman P, Mandell AI, et al. Long-term results of valve implants in filtering surgery for eyes with neovascular glaucoma. *Am J Ophthalmol.* 1983;95(6):775-782.
56. Folberg R, Hargett NA, Weaver JE, et al. Filtering valve implant for neovascular glaucoma in proliferative diabetic retinopathy. *Ophthalmology.* 1982;89(3):286-289.
57. The Krupin Eye Valve Filtering Surgery Study Group. Krupin eye valve with disk for filtration surgery. *Ophthalmology.* 1994;101(4):651-658.
58. Burchfield JC, Kass MA, Wax MB. Primary valve malfunction of the Krupin eye valve with disk. *J Glaucoma.* 1997;6(3):152-156.
59. Prata JA Jr, Mermoud A, LaBree L, et al. In vitro and in vivo flow characteristics of glaucoma drainage implants. *Ophthalmology.* 1995;102(6):894-904.
60. Lavin MJ, Franks WA, Wormald RP, et al. Clinical risk factors for failure in glaucoma tube surgery. A comparison of three tube designs. *Arch Ophthalmol.* 1992;110(4):480-485.
61. Francis BA, Cortes A, Chen J, et al. Characteristics of glaucoma drainage implants during dynamic and steady-state flow conditions. *Ophthalmology.* 1998;105(9):1708-1714.
62. Prata JA Jr, Minckler DS, Green RL. Pseudo-Brown's syndrome as a complication of glaucoma drainage implant surgery. *Ophthalmic Surg.* 1993;24(9):608-611.
63. Leen MM, Witkop GS, George DP. Anatomic considerations in the implantation of the Ahmed glaucoma valve. *Arch Ophthalmol.* 1996;114(2):223-224.
64. Billson F, Thomas R, Aylward W. The use of two-stage Molteno implants in developmental glaucoma. *J Pediatr Ophthalmol Strabismus.* 1989;26(1):3-8.
65. Budenz DL, Sakamoto D, Eliezer R, et al. Two-staged Baerveldt glaucoma implant for childhood glaucoma associated with Sturge–Weber syndrome. *Ophthalmology.* 2000;107(11):2105-2110.
66. Molteno AC, Van Biljon G, Ancker E. Two-stage insertion of glaucoma drainage implants. *Trans Ophthalmol Soc NZ.* 1979;31:17-26.
67. Molteno AC, Polkinghorne PJ, Bowbyes JA. The vicryl tie technique for inserting a draining implant in the treatment of secondary glaucoma. *Aust NZ J Ophthalmol.* 1986;14(4):343-354.
68. Nguyen QH, Budenz DL, Parrish RK II. Complications of Baerveldt glaucoma drainage implants. *Arch Ophthalmol.* 1998;116(5):571-575.
69. Valimaki J, Airaksinen PJ, Tuulonen A. Molteno implantation for secondary glaucoma in juvenile rheumatoid arthritis. *Arch Ophthalmol.* 1997;115(10):1253-1256.
70. Krebs DB, Liebmann JM, Ritch R, et al. Late infectious endophthalmitis from exposed glaucoma setons. *Arch Ophthalmol.* 1992;110(2):174-175.
71. Wigton E, Swanner CJ, Jointer W, et al. Outcome of shunt tube coverage with glycerol preserved cornea versus pericardium. *J Glaucoma.* 2014;23:258-261.
72. Smith MF, Doyle JW, Ticrney JW Jr. A comparison of glaucoma drainage implant tube coverage. *J Glaucoma.* 2002;11:143-147.
73. Susanna R Jr. Modifications of the Molteno implant and implant procedure. *Ophthalmic Surg.* 1991;22(10):611-613.
74. Stewart W, Feldman RM, Gross RL. Collagen plug occlusion of Molteno tube shunts. *Ophthalmic Surg.* 1993;24(1):47-48.
75. Rojanapongpun P, Ritch R. Clear corneal graft overlying the seton tube to facilitate laser suture lysis. *Am J Ophthalmol.* 1996;122(3):424-425.
76. Aslanides IM, Spaeth GL, Schmidt CM, et al. Autologous patch graft in tube shunt surgery. *J Glaucoma.* 1999;8(5):306-309.
77. Sherwood MB, Smith MF. Prevention of early hypotony associated with Molteno implants by a new occluding stent technique. *Ophthalmology.* 1993;100(1):85-90.
78. Brooks SE, Dacey MP, Lee MB, Baerveldt G. Modification of the glaucoma drainage implant to prevent early postoperative hypertension and hypotony: a laboratory study. *Ophthalmic Surg.* 1994;25(5):311-316.

79. Trible JR, Brown DB. Occlusive ligature and standardized fenestration of a Baerveldt tube with and without antimetabolites for early postoperative intraocular pressure control. *Ophthalmology*. 1998;105(12): 2243-2250.

80. Prata JA Jr, Minckler DS, Mermoud A, Baerveldt G. Effects of intraoperative mitomycin-C on the function of Baerveldt glaucoma drainage implants in rabbits. *J Glaucoma*. 1996;5(1):29-38.

81. Kook MS, Yoon J, Kim J, et al. Clinical results of Ahmed glaucoma valve implantation in refractory glaucoma with adjunctive mitomycin C. *Ophthalmic Surg Lasers*. 2000;31(2):100-106.

82. Cui QN, Hsia YC, Lin SC, et al. Effect of mitomycin c and 5-fluoruracil adjuvant therapy on the outcomes of Ahmed glaucoma valve implantation. *Clin Exp Ophthalmol*. 2017;45:128-134.

83. Irak I, Moster MR, Fontanarosa J. Intermediate-term results of Baerveldt tube shunt surgery with mitomycin C use. *Ophthalmic Surg Lasers Imaging*. 2004;35(3):189-196.

84. Yazdani S, Mahboobipour H, Pakravan M, Doozandeh A, Ghahari E. Adjunctive mitomycin C or amniotic membrane transplantation for the Ahmed glaucoma valve implantation: a randomized clinical trial. *J Glaucoma*. 2016;25:415-421.

85. Luttrull JK, Avery RL, Baerveldt G, Easley KA. Initial experience with pneumatically stented Baerveldt implant modified for pars plana insertion for complicated glaucoma. *Ophthalmology*. 2000;107(1):143-149; discussion 149-150.

86. Joos KM, Lavina AM, Tawansy KA, Agarwal A. Posterior repositioning of glaucoma implants for anterior segment complications. *Ophthalmology*. 2001;108(2):279-284.

87. Smith MF, Doyle JW, Fanous MM. Modified aqueous drainage implants in the treatment of complicated glaucomas in eyes with pre-existing episcleral bands. *Ophthalmology*. 1998;105(12):2237-2242.

88. Scott IU, Gedde SJ, Budenz DL, et al. Baerveldt drainage implants in eyes with a preexisting scleral buckle. *Arch Ophthalmol*. 2000;118(11):1509-1513.

89. Doyle JW, Smith MF. Glaucoma after penetrating keratoplasty. *Semin Ophthalmol*. 1994;9(4):254-257.

90. Kwon YH, Taylor JM, Hong S, et al. Long-term results of eyes with penetrating keratoplasty and glaucoma drainage tube implant. *Ophthalmology*. 2001;108(2):272-278.

91. Al-Torbak A. Graft survival and glaucoma outcome after simultaneous penetrating keratoplasty and Ahmed glaucoma valve implant. *Cornea*. 2003;22(3):194-197.

92. Sidoti PA, Mosny AY, Ritterband DC, et al. Pars plana tube insertion of glaucoma drainage implants and penetrating keratoplasty in patients with coexisting glaucoma and corneal disease. *Ophthalmology*. 2001;108(6):1050-1058.

93. Rumelt S, Rehany U. Implantation of glaucoma drainage implant tube into the ciliary sulcus in patients with corneal transplants. *Arch Ophthalmol*. 1998;116(5):685-687.

94. Iverson SM, Spierer O, Papachristou GC, et al. Comparison of graft survival following penetraint keratoplasty and Descemet's stripping endothelial keratoplasty in eyes with a glaucoma drainage device. *Int Ophthalmol*. 2018;38(1):223-231.

95. Taglia DP, Perkins TW. Permanent ligation of double-plate Molteno implant distal tube to control late hypotony. *Arch Ophthalmol*. 1999;117(9):1244-1245.

96. Junk AK, Katz LJ. Tube shunts for refractory glaucomas. In: Tasman W, Jaeger EA, eds. *Duane's Clinical Ophthalmology*. Vol 6. Philadelphia, PA: Lippincott Williams & Wilkins; 2007:chap 17.

97. Molteno AC, Van Rooyen MM, Bartholomew RS. Implants for draining neovascular glaucoma. *Br J Ophthalmol*. 1977;61(2):120-125.

98. Singh K, Eid TE, Katz LJ, et al. Evaluation of Nd:YAG laser membranectomy in blocked tubes after glaucoma tube-shunt surgery. *Am J Ophthalmol*. 1997;124(6):781-786.

99. Oram O, Gross RL, Severin TD, et al. Opening an occluded Molteno tube with the picosecond neodymium-yttrium lithium fluoride laser. *Arch Ophthalmol*. 1994;112(8):1023.

100. Sidoti PA, Morinelli EN, Heuer DK, et al. Tissue plasminogen activator and glaucoma drainage implants. *J Glaucoma*. 1995;4(4):258-262.

101. Yuen D, Buys Y, Jin YP, Alasbali T, Smith M, Trope GE. Corticosteroids versus NSAIDs on intraocular pressure and the hypertensive phase after Ahmed glaucoma valve surgery. *J Glaucoma*. 2011;20:439-444.

102. Law SK, Kornmann HL, Giaconi JA, Kwong A, Tran E, Caprioli J. Early aqueous suppressant therapy on hypertensive phase following glaucoma drainage device procedure: a randomized prospective trial. *J Glaucoma*. 2016;25:248-257.

103. Won HJ, Sung KR. Hypertensive phase following silicone plate Ahmed glaucoma valve implantation. *J Glaucoma*. 2016;25:e313-e317.

104. Nouri-Hahdavi K, Caprioli J. Evaluation of the hypertensive phase after insertion of the Ahmed glaucoma valve. *Am J Ophthalmol*. 2003;136:1001-1008.

105. Turalba AV, Pasquale LR. Hypertensive phase and early complications after Ahmed glaucoma valve implantation with intraoperative subtenon triamcinolone acetonide. *Clin Ophthalmol*. 2014;8:1311-1316.

106. Yazdani S, Doozandeh A, Pakravan M, Ownagh V, Yaneri M. Adjunctive triamcinolone acetonide for Ahmed glaucoma valve implantation: a randomized clinical trial. *Eur J Ophthalmol*. 2017;27:411-416.

107. Chen PP, Palmberg PF. Needling revision of glaucoma drainage device filtering blebs. *Ophthalmology*. 1997;104(6):1004-1010.

108. Valimaki J, Tuulonen A, Airaksinen PJ. Capsule excision after failed Molteno surgery. *Ophthalmic Surg Lasers*. 1997;28(5):382-386.

109. Mermoud A, Salmon JF. Corticosteroid-induced ocular hypertension in draining Molteno single-plate implants. *J Glaucoma*. 1993;2(1):32-36.

110. Cantor LB. Tube migration after glaucoma shunt procedure. *Am J Ophthalmol*. 1989;108(3):334-335.

111. Netland PA, Walton DS. Glaucoma drainage implants in pediatric patients. *Ophthalmic Surg*. 1993;24(11):723-729.

112. Coleman AL, Smyth RJ, Wilson MR, et al. Initial clinical experience with the Ahmed glaucoma valve implant in pediatric patients. *Arch Ophthalmol*. 1997;115(2):186-191.

113. Billson F, Thomas R, Grigg J. Resiting Molteno implant tubes. *Ophthalmic Surg Lasers*. 1996;27(9):801-803.

114. Kooner KS. Repair of Molteno implant during surgery. *Am J Ophthalmol*. 1994;117(5):673.

115. Smith MF, Doyle JW. Results of another modality for extending glaucoma drainage tubes. *J Glaucoma*. 1999;8(5):310-314.

116. Liu SM, Su J, Hemady RK. Corneal melting after avulsion of a Molteno shunt plate. *J Glaucoma*. 1997;6(6):357-358.

117. Chaku M, Netland PA, Ishida K, Rhee DJ. Risk factors for exposure as a late complication of glaucoma drainage implant surgery. *Clin Ophthalmol*. 2016;10:547-553.

118. Lama PJ, Fechtner RD. Tube erosion following insertion of a glaucoma drainage device with a pericardial patch graft. *Arch Ophthalmol*. 1999;117(9):1243-1244.

119. Brandt JD. Patch grafts of dehydrated cadaveric dura mater for tube-shunt glaucoma surgery. *Arch Ophthalmol*. 1993;111(10):1436-1439.

120. Tanji TM, Lundy DC, Minckler DS, Heuer DK, Varma R. Fascia lata patch graft in glaucoma tube surgery. *Ophthalmology*. 1996;103(8):1309-1312.

121. Hinton R, Jinnah RH, Johnson C, et al. A biomechanical analysis of solvent-dehydrated and freeze-dried human fascia lata allografts. A preliminary report. *Am J Sports Med*. 1992;20(5):607-612.

122. Simonds RJ, Holmberg SD, Hurwitz RL, et al. Transmission of human immunodeficiency virus type 1 from a seronegative organ and tissue donor. *N Engl J Med*. 1992;326(11):726-732.

123. Jacob T, LaCour OJ, Burgoyne CF, et al. Expanded polytetrafluoroethylene reinforcement material in glaucoma drain surgery. *J Glaucoma*. 2001;10(2):115-120.

124. Oh KT, Alward WL, Kardon RH. Myositis associated with a Baerveldt glaucoma implant. *Am J Ophthalmol*. 1999;128(3):375-376.

125. Fanous MM, Cohn RA. Propionibacterium endophthalmitis following Molteno tube repositioning. *J Glaucoma*. 1997;6(4):201-202.

126. Perkins TW. Endophthalmitis after placement of a Molteno implant. *Ophthalmic Surg*. 1990;21(10):733-734.

127. Gedde SJ, Scott IU, Tabandeh H, et al. Late endophthalmitis associated with glaucoma drainage implants. *Ophthalmology*. 2001;108(7):1323-1327.

128. Heher KL, Lim JI, Haller JA, et al. Late-onset sterile endophthalmitis after Molteno tube implantation. *Am J Ophthalmol*. 1992;114(6):771-772.

129. Melamed S, Cahane M, Gutman I, et al. Postoperative complications after Molteno implant surgery. *Am J Ophthalmol*. 1991;111(3):319-322.

130. Lotufo DG. Postoperative complications and visual loss following Molteno implantation. *Ophthalmic Surg*. 1991;22(11):650-656.

131. Kramer T, Brown R, Lynch M, et al. Molteno implants and operating microscope-induced retinal phototoxicity. A clinicopathologic report. *Arch Ophthalmol*. 1991;109(3):379-383.

132. McDermott ML, Swendris RP, Shin DH, et al. Corneal endothelial cell counts after Molteno implantation. *Am J Ophthalmol*. 1993;115(1):93-96.

133. Englert JA, Freedman SF, Cox TA. The Ahmed valve in refractory pediatric glaucoma. *Am J Ophthalmol*. 1999;127(1):34-42.

134. Asrani S, Herndon L, Allingham RR. A newer technique for glaucoma tube trimming. *Arch Ophthalmol*. 2003;121(9):1324-1326.

135. Zalloum JN, Ahuja RM, Shin D, et al. Assessment of corneal decompensation in eyes having undergone molteno shunt procedures compared to eyes having undergone trabeculectomy. *CLAO J.* 1999;25(1):57-60.

136. Topouzis F, Coleman AL, Choplin N, et al. Follow-up of the original cohort with the Ahmed glaucoma valve implant. *Am J Ophthalmol.* 1999;128(2):198-204.

137. Lim KS. Corneal endothelial cell damage from glaucoma drainage device materials. *Cornea.* 2003;22(4):352-354.

138. Shah AA, WuDunn D, Cantor LB. Shunt revision versus additional tube shunt implantation after failed tube shunt surgery in refractory glaucoma. *Am J Ophthalmol.* 2000;129(4):455-460.

139. Burgoyne JK, WuDunn D, Lakhani V, et al. Outcomes of sequential tube shunts in complicated glaucoma. *Ophthalmology.* 2000;107(2):309-314.

140. Smith SL, Starita RJ, Fellman RL, et al. Early clinical experience with the Baerveldt 350-mm² glaucoma implant and associated extraocular muscle imbalance. *Ophthalmology.* 1993;100(6):914-918.

141. Dobler-Dixon AA, Cantor LB, Sondhi N, et al. Prospective evaluation of extraocular motility following double-plate Molteno implantation. *Arch Ophthalmol.* 1999;117(9):1155-1160.

142. Roizen A, Ela-Dalman N, Velez FG, et al. Surgical treatment of strabismus secondary to glaucoma drainage device. *Arch Ophthalmol.* 2008;126(4):480-486.

143. Rhee DJ, Casuso LA, Rosa RH Jr, et al. Motility disturbance due to true Tenon cyst in a child with a Baerveldt glaucoma drainage implant. *Arch Ophthalmol.* 2001;119(3):440-442.

144. Sidoti PA, Minckler DS, Baerveldt G, et al. Epithelial ingrowth and glaucoma drainage implants. *Ophthalmology.* 1994;101(5):872-875.

145. Costa VP, Katz LJ, Cohen EJ, et al. Glaucoma associated with epithelial downgrowth controlled with Molteno tube shunts. *Ophthalmic Surg.* 1992;23(12):797-800.

146. Ball SF, Loftfield K, Scharfenberg J. Molteno rip-cord suture hypopyon. *Ophthalmic Surg.* 1990;21(6):407-411; discussion 411-412.

147. Hyung SM, Min JP. Subconjunctival silicone oil drainage through the Molteno implant. *Korean J Ophthalmol.* 1998;12(1):73-75.

148. Azuara-Blanco A, Katz LJ. Prevention and management of complications of glaucoma surgery. In: Tasman W, Jaeger EA, eds. *Duane's Clinical Ophthalmology.* Vol 6. Philadelphia, PA: Lippincott Williams & Wilkins; 2007:chap 24.

149. Law SK, Kalenak JW, Connor TB Jr, et al. Retinal complications after aqueous shunt surgical procedures for glaucoma. *Arch Ophthalmol.* 1996;114(12):1473-1480.

150. Broadway DC, Iester M, Schulzer M, et al. Survival analysis for success of Molteno tube implants. *Br J Ophthalmol.* 2001;85(6):689-695.

151. Molteno AC, Sayawat N, Herbison P. Otago glaucoma surgery outcome study: long-term results of uveitis with secondary glaucoma drained by Molteno implants. *Ophthalmology.* 2001;108(3):605-613.

152. Freedman J, Rubin B. Molteno implants as a treatment for refractory glaucoma in black patients. *Arch Ophthalmol.* 1991;109(10):1417-1420.

153. Spiegel D, Shrader RR, Wilson RP. Anterior chamber tube shunt to an encircling band (Schocket procedure) in the treatment of refractory glaucoma. *Ophthalmic Surg.* 1992;23(12):804-807.

154. Watanabe J, Sawaguchi S, Iwata K. Long-term results of anterior chamber tube shunt to an encircling band in the treatment of refractory glaucomas. *Acta Ophthalmol.* 1992;70(6):766-771.

155. Krishna R, Godfrey DG, Budenz DL, et al. Intermediate-term outcomes of 350-mm² Baerveldt glaucoma implants. *Ophthalmology.* 2001;108(3):621-626.

156. Fellenbaum PS, Almeida AR, Minckler DS, et al. Krupin disk implantation for complicated glaucomas. *Ophthalmology.* 1994;101(7):1178-1182.

157. Andreanos D, Papaconstantinou D, Georgopoulos G, et al. Ahmed valve in high-risk glaucoma surgery [in French]. *J Fr Ophtalmol.* 2001;24(1):60-63.

158. Eid TE, Katz LJ, Spaeth GL, et al. Long-term effects of tube-shunt procedures on management of refractory childhood glaucoma. *Ophthalmology.* 1997;104(6):1011-1016.

159. Al-Haddad C, Al-Salem K, Ismail K, Noureddin B. Long-term outcomes of Ahmed tube implantation in pediatric glaucoma after multiple surgeries. *Int Ophthalmol.* 2017;38(6):2649-2652.

160. Razeghinejad MR, Kaffashan S, Nowroozzaheh MH. Results of Ahmed glaucoma valve implantation in primary congenital glaucoma. *J AAPOS.* 2014;18:590-595.

161. Sood S, Beck AD. Cyclophotocoagulation versus sequential tube shunt as a secondary intervention following primary tube shunt failure in pediatric patients. *J AAPOS.* 2009;13:379-383.

162. Fellenbaum PS, Sidoti PA, Heuer DK, et al. Experience with the Baerveldt implant in young patients with complicated glaucomas. *J Glaucoma.* 1995;4(2):91-97.

163. Nesher R, Sherwood MB, Kass MA, et al. Molteno implants in children. *J Glaucoma.* 1992;1(4):228-232.

164. Hamush NG, Coleman AL, Wilson MR. Ahmed glaucoma valve implant for management of glaucoma in Sturge–Weber syndrome. *Am J Ophthalmol.* 1999;128(6):758-760.

165. Ancker E, Molteno AC. Molteno drainage implant for neovascular glaucoma. *Trans Ophthalmol Soc UK.* 1982;102(pt 1):122-124.

166. Mermoud A, Salmon JF, Alexander P, et al. Molteno tube implantation for neovascular glaucoma. Long-term results and factors influencing the outcome. *Ophthalmology.* 1993;100(6):897-902.

167. Sidoti PA, Dunphy TR, Baerveldt G, et al. Experience with the Baerveldt glaucoma implant in treating neovascular glaucoma. *Ophthalmology.* 1995;102(7):1107-1118.

168. Chalam KV, Gandham S, Gupta S, et al. Pars plana modified Baerveldt implant versus neodymium:YAG cyclophotocoagulation in the management of neovascular glaucoma. *Ophthalmic Surg Lasers.* 2002;33(5):383-393.

169. Eid TE, Katz LJ, Spaeth GL, et al. Tube-shunt surgery versus neodymium:YAG cyclophotocoagulation in the management of neovascular glaucoma. *Ophthalmology.* 1997;104(10):1692-1700.

170. Yildirim N, Yalvac IS, Sahin A, et al. A comparative study between diode laser cyclophotocoagulation and the Ahmed glaucoma valve implant in neovascular glaucoma: a long-term follow-up. *J Glaucoma.* 2009;18(3):192-196.

171. Al-Bahlal A, Khandekar R, Al Rubaie K, Alzahim T, Edward DP, Kozak I. Changing epidemiology of neovascular glaucoma from 2002 to 2012 at King Khaled Eye Specialist Hospital, Saudi Arabia. *Indian J Ophthalmol.* 2007;65:969-973.

172. Hwang HB, Han JW, Yim HB, Lee NY. Beneficial effects of adjuvant intravitreal bevacizumab injection on the outcomes of Ahmed glaucoma valve implantation in patients with neovascular glaucoma: systematic literature review. *J Ocul Pharmacol Ther.* 2015;31:198-203.

173. Da Mata A, Burk SE, Netland PA, et al. Management of uveitic glaucoma with Ahmed glaucoma valve implantation. *Ophthalmology.* 1999;106(11):2168-2172.

174. Varma R, Heuer DK, Lundy DC, et al. Pars plana Baerveldt tube insertion with vitrectomy in glaucomas associated with pseudophakia and aphakia. *Am J Ophthalmol.* 1995;119(4):401-407.

175. Fish LA, Heuer DK, Baerveldt G, et al. Molteno implantation for secondary glaucomas associated with advanced epithelial ingrowth. *Ophthalmology.* 1990;97(5):557-561.

176. Gandham SB, Costa VP, Katz LJ, et al. Aqueous tube-shunt implantation and pars plana vitrectomy in eyes with refractory glaucoma. *Am J Ophthalmol.* 1993;116(2):189-195.

177. Wiggins RE Jr, Tomey KF. The results of glaucoma surgery in aniridia. *Arch Ophthalmol.* 1992;110(4):503-505.

178. Arroyave CP, Scott IU, Gedde SJ, et al. Use of glaucoma drainage devices in the management of glaucoma associated with aniridia. *Am J Ophthalmol.* 2003;135(2):155-159.

179. Hill RA, Nguyen QH, Baerveldt G, et al. Trabeculectomy and Molteno implantation for glaucomas associated with uveitis. *Ophthalmology.* 1993;100(6):903-908.

180. Bluestein EC, Stewart WC. Trabeculectomy with 5-fluorouracil vs single-plate Molteno implantation. *Ophthalmic Surg.* 1993;24(10):669-673.

181. Sayyad FE, Helal M, Elsherif Z, et al. Molteno implant versus trabeculectomy with adjunctive introperative mitomycin-C in high-risk glaucoma patients. *J Glaucoma.* 1995;4(2):80-85.

182. Wilson MR, Mendis U, Smith SD, et al. Ahmed glaucoma valve implant vs trabeculectomy in the surgical treatment of glaucoma: a randomized clinical trial. *Am J Ophthalmol.* 2000;130(3):267-273.

183. Wilson MR, Mendis U, Paliwal A, et al. Long-term follow-up of primary glaucoma surgery with Ahmed glaucoma valve implant versus trabeculectomy. *Am J Ophthalmol.* 2003;136(3):464-470.

184. Noureddin BN, Wilson-Holt N, Lavin M, et al. Advanced uncontrolled glaucoma. Nd:YAG cyclophotocoagulation or tube surgery. *Ophthalmology.* 1992;99(3):430-436.

185. Ayyala RS, Pieroth L, Vinals AF, et al. Comparison of mitomycin C trabeculectomy, glaucoma drainage device implantation, and laser neodymium:YAG cyclophotocoagulation in the management of intractable glaucoma after penetrating keratoplasty. *Ophthalmology.* 1998;105(8):1550-1556.

Tratamientos médicos y quirúrgicos para los glaucomas infantiles

41

El tratamiento exitoso del glaucoma infantil presenta muchos retos, el primero es regular la presión intraocular (PIO), pero no es el único. Las estrategias terapéuticas óptimas en los niños con glaucoma a menudo difieren mucho de aquellas de los adultos. Los factores que influyen en las decisiones acerca del tratamiento incluyen los relacionados no solo con el tipo y gravedad del glaucoma, sino también con la edad y las necesidades de un niño particular.

TRATAMIENTO MÉDICO

Aunque la intervención quirúrgica es el tratamiento definitivo del glaucoma congénito primario (GCP) y los glaucomas de ángulo cerrado (p. ej., secundario a la retinopatía cicatricial de la prematuridad), los medicamentos son el recurso terapéutico inicial, y a menudo principal, para el glaucoma juvenil de ángulo abierto (GJAA) y otros glaucomas secundarios (como aquellos que ocurren en forma secundaria a uveítis o después de la extracción de catarata en la infancia). Los medicamentos también tienen una participación auxiliar importante, incluso en casos de GCP, en los que pueden ayudar a limpiar la córnea en el preoperatorio para facilitar la goniotomía, y a regular la PIO en el posoperatorio hasta que se determine el éxito de la intervención quirúrgica. También está indicado el tratamiento médico en aquellos casos difíciles en los que la cirugía conlleva riesgos particulares o no ha controlado el glaucoma completamente.[1] Además de la disminución inadecuada de la PIO, múltiples factores contribuyen al fracaso de tratamiento médico a largo plazo en los glaucomas infantiles: las dificultades con el cumplimiento a largo plazo, la valoración adecuada de los efectos secundarios inducidos por los fármacos, y los potenciales efectos sistémicos adversos del tratamiento prolongado, entre otros.

Hoy se dispone de muchos medicamentos para disminuir la PIO en los pacientes con glaucoma. En la US Food and Drug Administration (FDA) en un inicio se aprobaron todos para usarse sin requerir datos sobre su seguridad y eficacia en los pacientes pediátricos. Algunos medicamentos para el glaucoma han sido estudiados para su seguridad en la infancia, tanto en Estados Unidos como en Europa.[2,3] Por ejemplo, en un estudio aleatorizado de 3 meses con doble ciego, se compararon dorzolamida al 2% cada 8 h con timolol al 0.25 o 0.5% una vez al día, en pacientes con glaucoma menores de 6 años de edad, y se encontró que ambos tratamientos eran relativamente seguros y eficaces.[4] En un estudio de diseño similar de niños menores de 6 años de edad con glaucoma se comparó la brinzolamida al 1% con el levobetaxolol al 0.5% cada 12 h; se mostró que ambos fármacos eran bien tolerados y eficaces para disminuir la PIO.[5] En fecha más reciente, se comparó de modo favorable el latanoprost con respecto al timolol como monoterapia en los pacientes pediátricos con glaucoma de un estudio a corto plazo, y se mostró que se eliminaba con rapidez de la circulación sistémica en los niños, con alcance de mayores concentraciones en aquellos de menor peso.[6]

No obstante, muchos de los fármacos de uso común para el glaucoma conllevan aún a una nota precautoria de "no se ha establecido su seguridad y eficacia en los pacientes pediátricos". Además en ciertos fármacos, como la brimonidina, se incluyen notas precautorias acerca de efectos secundarios sistémicos en lactantes y niños pequeños. En fechas más recientes se mostró que la dorzolamida tópica contribuye a la acidosis metabólica en el neonato.[7] Puesto que las gotas oculares no se disminuyeron para su uso pediátrico, y como el volumen plasmático de un niño pequeño es mucho menor que el de su contraparte adulto promedio, las concentraciones sanguíneas de los fármacos para tratar el glaucoma pueden alcanzar cifras altas en niños pequeños a las dosis recomendadas para usarse en adultos.[8] Incluso los medicamentos tópicos para el glaucoma deben usarse con precaución en los niños, en particular aquellos muy pequeños o con consideraciones especiales, como parto prematuro, asma u otros problemas cardiacos o pulmonares.

En la **tabla 41-1** se aporta información acerca del uso sugerido de diversos fármacos para tratar el glaucoma de manera específica en lactantes y niños. (En otra sección de este libro de texto se aporta información detallada sobre el uso y los mecanismos de estos medicamentos.)

Inhibidores de la anhidrasa carbónica

Los inhibidores orales de la anhidrasa carbónica (IAC), sobre todo la acetazolamida, disminuyeron con eficacia la PIO elevada en lactantes y niños con glaucoma primario infantil (y de otros tipos), a menudo por casi 20 a 35% durante decenios. Cuando se administra por vía oral con alimentos o leche, 2, 3 o 4 veces al día (dosis total diaria de 10-20 mg/kg), la acetazolamida es bastante bien tolerada.[1] Debe interrogarse a los cuidadores de manera específica acerca de la presencia de diarrea, grados de energía disminuidos y pérdida de apetito en los niños con este tratamiento, porque dichos efectos requieren un ajuste de la dosis o la interrupción de su uso. También hay reportes de acidosis metabólica en los lactantes,[9] en quienes se manifiesta con respiración rápida y puede aliviarse un poco con una solución oral de citrato de sodio-ácido cítrico (1 mEq/kg/día).[10] Las precauciones para la prescripción por la FDA señalan un riesgo de retraso del crecimiento con la administración crónica de IAC orales, dada la acidosis metabólica crónica; sin embargo, las publicaciones acerca de este tema en la población pediátrica con glaucoma parecen estar ausentes, con solo un estudio publicado en el año 2010, en el que no se notó retraso significativo del crecimiento en un periodo promedio de 1.5 años.[11]

El IAC tópico dorzolamida ofrece una alternativa viable a la acetazolamida para muchos pacientes. En un estudio cruzado pequeño, 11 niños cuyo glaucoma se reguló con bloqueadores β tópicos y acetazolamida oral se cambiaron de esta a la dorzolamida tópica al 2% cada 8 h, con una disminución media de la PIO de casi 25%, en comparación con 35% con acetazolamida.[12] Aunque ocurrieron efectos secundarios sistémicos, por lo regular en los pacientes que recibían la acetazolamida no se notaron efectos adversos con la dorzolamida tópica en este estudio. Se ha reportado que adición de acetazolamida oral a la dorzolamida tópica causa una mayor disminución de la PIO

TABLA 41-1	Medicaciones en niños con glaucoma	
Tipo	Indicaciones	Contraindicaciones/efectos
Bloqueadores β		
No selectivos (p. ej., timolol, levobetaxolol) Selectivos (p. ej., betaxolol)	Tratamiento ideal para muchos niños, y de segunda línea para los de mayor edad Los fármacos no selectivos son más eficaces que los selectivos, pero estos últimos son un tanto más seguros en los niños con asma	Efectos sistémicos: broncoespasmo, bradicardia Evítese en lactantes prematuros o pequeños y en niños con antecedente de hiperreactividad bronquial Iniciar con la dosis al 0.25% en los niños más pequeños
Inhibidores de la anhidrasa carbónica		
Tópicos (dorzolamida, brinzolamida), con dosificación cada 6 u 8 h Oral (acetazolamida), 10-20 mg/kg/día, divididos en 2 a 4 dosis diarias	Primera o segunda línea en niños pequeños; se añaden bien a otras clases El tratamiento tópico es mejor tolerado pero no tan eficaz; se pueden usar ambos si es necesario	Tópico sistémicamente seguro Tal vez se desee evitarlo o usarlo como última opción en los niños con córneas comprometidas, en especial ante su trasplante La dorzolamida causa prurito Puede ocurrir acidosis metabólica con el tratamiento oral
Mióticos		
Yoduro de ecotiofato Pilocarpina	Rara vez se usa ecotiofato, a veces en presencia de afaquia; pilocarpina después de la cirugía del ángulo y a veces con GJAA; disminución menos eficaz de la GCP	Efectos sistémicos (ecotiofato): a veces diarrea, advertir acerca del uso de la succinilcolina con ecotiofato; (ambos) cefalea; pueden inducir una desviación miópica; posible efecto proinflamatorio (ecotiofato)
Agonistas adrenérgicos		
Compuestos de epinefrina	Rara vez se usa, eficacia limitada	Efectos sistémicos: hipertensión, taquicardia en los niños pequeños
Agonistas α₂		
Apraclonidina al 0.5% Brimonidina (usar la concentración más baja, p. ej., tartrato de brimonidina [Alphagan P] al 0.10%, en los niños más pequeños)	Ayuda durante/después de una cirugía del ángulo; útil a corto plazo en lactantes y después del trasplante de córnea Usar solo en niños mayores; tratamiento de segunda o tercera línea con GJAA, GDCC, niños de mayor edad con otros tipos de glaucoma	Segura por vía sistémica; su efecto puede desvanecerse; rara vez ocurre alergia local u ojo rojo No se use en lactantes/niños pequeños < 18 kg (aprox.) porque puede causar bradicardia, hipotensión, hipotermia, hipotonía y apnea, en especial si se usa con bloqueadores β
Prostaglandinas y fármacos similares		
Latanoprost, travoprost, bimatoprost, tafluprost (sin conservadores)	De primera, segunda o tercera líneas con GJAA; usualmente de segunda o tercera línea (después de bloqueadores β e IAC tópicos) en otros	Su uso sistémico en los niños es seguro; dará como resultado pestañas largas (tener cuidado con el uso unilateral); es frecuente el eritema (en especial con el bimatoprost); precaución con el glaucoma uveítico

GCP, glaucoma congénito primario; GDCC, glaucoma después de cirugía de catarata; GJAA, glaucoma juvenil de ángulo abierto; IAC, inhibidor de la anhidrasa carbónica.

que con cualquier fármaco usado solo.[13] Aunque es más segura que una dosis oral completa de acetazolamida, la dorzolamida aún debe usarse con precaución porque han habido reportes de casos de neonatos, a las 31 y 35 semanas de edad gestacional calculada, que desarrollaron acidosis metabólica atribuida al uso de dorzolamida tópica.[7,14]

Otro IAC tópico, la brinzolamida, también ha sido bien tolerado por los niños, con disminución de la PIO similar a la obtenida con el uso de dorzolamida (S.F. Freedman, datos no publicados). En un estudio de tratamiento con brinzolamida y levobunolol de niños menores de 6 años de edad con glaucoma, ambos fármacos fueron bien tolerados, pero la brinzolamida fue más eficaz en aquellos con glaucoma asociado con una anomalía sistémica u ocular que en los de GCP.[5] Son útiles los IAC para tratar el glaucoma infantil y pueden constituir un método de primera y segunda línea apropiado, de manera respectiva, cuando el uso de bloqueador β está contraindicado o tiene eficacia inadecuada (**tabla 41-1**; véase también la siguiente sección). (La combinación de un IAC tópico [dorzolamida] con un bloqueador β, timolol, se trata con más detalle en la sección de bloqueadores β.)

Mióticos

El uso de fármacos mióticos ha sido sustituido en gran parte por nuevos medicamentos. Los estimulantes colinérgicos, a menudo llamados "mióticos", tienen utilidad limitada en el tratamiento del glaucoma infantil. Los ojos con GCP a menudo muestran poca reducción de la PIO con los mióticos, tal vez por la inserción anormal del músculo ciliar en la malla trabecular.[15] Sin embargo, a menudo se usa la pilocarpina para alcanzar y mantener la miosis antes y después de la goniotomía o trabeculotomía para tratar el glaucoma congénito.[16] Los mióticos más fuertes, como el yoduro de ecotiofato (yoduro de fosfocolina), también se han administrado a lactantes, en especial aquellos con glaucoma después de la operación de catarata (GDCC), con menor irritación ocular que la observada en los adultos.[16] El tratamiento con yoduro de ecotiofato en ocasiones se ha acompañado de diarrea y requiere cuidado extremo con el uso concomitante de succinilcolina para la anestesia general; este fármaco tópico ya no se encuentra con facilidad en el mercado en Estados Unidos. Los niños de mayor edad, cuando son fáquicos, a menudo experimentan visión borrosa importante por los mióticos, atribuible a la miopía inducida por la acomodación.

Antagonistas del receptor adrenérgico β (bloqueadores β)

Desde la introducción del timolol en 1978, han estado disponibles los bloqueadores β tópicos para el tratamiento del glaucoma. En varios estudios se revisó la actividad del timolol para tratar los glaucomas infantiles no regulados.[8,17-19] En un estudio de 67 pacientes (100 ojos) con glaucomas infantiles, que empezaron el tratamiento tópico con timolol antes de los 18 años de edad, 30 (40 ojos) experimentaron una disminución media de la PIO de 21.3% y no requirieron mayor tratamiento médico o intervención quirúrgica durante un periodo de seguimiento de 2.5 años.[19] La mayoría de los pacientes cuyo glaucoma se estabilizó con timolol lo usó a 0.25% dos veces al día, y todos aquellos con reacciones adversas (10%) utilizaron aquel al 0.5%. La incidencia de efectos secundarios sistémicos reportada en este estudio varió de 0 a 18%.[8,17-19]

Los efectos adversos sistémicos más graves en los niños que recibían tratamiento tópico con timolol incluyeron crisis agudas de asma, bradicardia y apnea (esta última en los neonatos).[8,20] La concentración plasmática de timolol cuantificada en los niños que lo usaban al 0.25% (de 3.5 ng/mL en uno de 5 años de edad a 34 ng/mL en uno de 3 semanas de edad) rebasó por mucho la de adultos con uso de timolol al 0.5% (rango de 0.3-2.5 ng/mL).[4] El uso de la oclusión de puntos lagrimales en adultos disminuyó más la concentración media de timolol plasmático en 1 h por 40% (de 1.3 a 0.9 ng/mL). La concentración plasmática alta de timolol en los niños se puede explicar por su volumen de distribución, que es mucho más pequeño que el de los adultos.

Cuando se usa timolol en los niños pequeños, el tratamiento siempre debe iniciarse con gotas al 0.25% (o incluso a concentraciones menores, disponibles en países fuera de Estados Unidos), con exclusión de aquellos con antecedente de asma o bradicardia. Deben usarse los bloqueadores β tópicos con extrema precaución en los neonatos, con particular atención a la probabilidad de apnea. Puede ser razonable tenerlos en observación por efectos sistémicos adversos durante 1 a 2 h en el consultorio después de administrarles la dosis inicial de un bloqueador β y antes de prescribirlo para uso externo.[18] La oclusión de los puntos lagrimales, cuando sea factible, debe hacerse por los padres u otros cuidadores.[18] Hay evidencia anecdótica de que el uso de una solución de timolol que forma gel una vez al día puede derivar en menores cifras plasmáticas del fármaco, en comparación con la misma concentración de la solución usada cada 12 horas.

Hay poca información disponible del uso de bloqueadores β tópicos diferentes al timolol para el tratamiento del glaucoma infantil. En una comparación aleatorizada a corto plazo con doble ciego de levobetaxolol y brinzolamida en niños menores de 6 años de edad se mostró que ambos fármacos eran bien tolerados y disminuyeron la PIO. En niños que no habían recibido medicamentos antes, el levobetaxolol fue más eficaz para el GCP que para el glaucoma en pacientes con anomalías oculares o sistémicas asociadas.[5] Con base en la experiencia en adultos, el betaxolol como bloqueador β-1 relativamente selectivo puede tener menos probabilidad de precipitar crisis de asma aguda (que se pueden presentar con tos) que los bloqueadores β no selectivos. El resto de los β bloqueadores no selectivos deben abordarse en forma similar al timolol, respecto de sus riesgos y probable eficacia. Como en los adultos, los bloqueadores β usados en los niños con glaucoma a menudo tienen un efecto terapéutico aditivo al de los IAC orales y tópicos.[1]

Dos preparados combinados que incluyen timolol al 0.5% están disponibles en la actualidad en el mercado en Estados Unidos. El primero, de combinación de timolol al 0.5% y dorzolamida al 2.0% (también disponible en fórmula sin conservadores), usado cada 12 h, es un producto de disminución de la PIO más potente en los niños de mayor edad, pero debe evitarse en los lactantes, por su concentración relativamente alta de timolol. En un nuevo preparado potente se combina timolol al 0.5% y brimonidina al 0.2%, que se debe usar con precaución en los niños, y nunca en aquellos con contraindicación para cualquiera de sus ingredientes aislados (véase sección "Agonistas adrenérgicos"; **tabla 41-1**). Fuera de Estados Unidos el timolol está disponible en combinación con travoprost, bimatoprost y latanoprost.

Los bloqueadores β tópicos, a pesar de su contraindicación en algunos casos, tienen utilidad importante para tratar a los niños con glaucoma y son fármacos ideales para muchos de ellos (**tabla 41-1**).

Agonistas adrenérgicos

Los compuestos de epinefrina se han usado en lactantes y niños con glaucoma,[21] pero hay pocos datos publicados que sugieran esquemas de dosis óptima o la magnitud de la disminución de la presión ocular por esperar. Estos fármacos, además, están relegados a una importancia secundaria por su potencial de toxicidad sistémica (p. ej., taquiarritmias e hipertensión) y sus efectos secundarios oculares (p. ej., irritación, hiperemia reactiva y depósitos de adrenocromo), junto con su eficacia limitada. La epinefrina oftálmica ya no está disponible en el mercado y se puede obtener solo en una farmacia de especialidad donde se preparen medicamentos.

Los dos agonistas adrenérgicos α2 disponibles en el mercado, apraclonidina y brimonidina, tienen utilidad válida para el tratamiento del glaucoma infantil, aunque ninguna cuenta con la aprobación de la FDA para tal uso. La apraclonidina al 0.5% puede ser útil y es bien tolerada en el contexto de la cirugía del ángulo para reducir el hifema transoperatorio (véase más adelante en la sección "Goniotomía") y puede tener utilidad a corto plazo para tratar lactantes que no toleran los bloqueadores β o que se sometieron a trasplante de córnea reciente (y en quienes, por lo tanto, se desea evitar los IAC tópicos). Wright y Freedman encontraron una incidencia de 8% de efectos secundarios en 75 lactantes y niños que recibieron apraclonidina al 0.5%, y se reportó letargo en tres niños menores de 5 meses de edad.[22]

La brimonidina (disponible al 0.2% y en tartrato al 0.10 y 0.15%) puede ser útil para disminuir la PIO en los niños mayores, pero se debe usar con precaución extrema en los menores. Su uso debe evitarse por completo en lactantes y en niños pequeños y de bajo peso, por su propensión a causar efectos sistémicos graves. La administración tópica de brimonidina ha causado bradicardia, hipotensión, hipotermia, hipotonía y apnea en los lactantes, así como somnolencia importante en niños pequeños, en especial cuando se combina con bloqueadores β tópicos.[23-25]

La brimonidina rara vez es un fármaco ideal apropiado para los niños, excepto en aquellos mayores seleccionados con intolerancia a los bloqueadores β y IAC. No obstante, puede ser un tratamiento adyuvante útil en aquellos pacientes que necesitan disminución adicional de la PIO (**tabla 41-1**). La combinación de brimonidina al 0.2% y timolol al 0.5% es potente (véanse líneas previas en la sección "Antagonistas adrenérgicos β") y no debe usarse en los niños con contraindicación para cualquiera de sus componentes.

Prostaglandinas

Los fármacos prostaglandínicos pueden ser de utilidad en algunos casos seleccionados de glaucoma infantil, si bien los datos publicados son limitados y ninguno ha recibido aprobación por la FDA para uso en pediatría. El latanoprost fue de utilidad en casos seleccionados de glaucoma infantil, en particular en pacientes con GJAA y algunos con GDCC y glaucoma asociado a mancha en vino de Oporto, aunque en un estudio más reciente se mostró que de todos los glaucomas diferentes al GCP, el asociado a mancha en vino de Oporto tuvo la respuesta más baja; no se reportaron efectos sistémicos secundarios graves.[2,26,27] Hay reportes de que el travoprost es bien tolerado y eficaz para la disminución de la PIO en pacientes pediátricos seleccionados con glaucoma.[28] Los fármacos prostaglandínicos inducen crecimiento de las pestañas en los pacientes pediátricos (**fig. 41-1**);[26,29] también se han visto eritema superficial, pigmentación de la piel periocular y oscurecimiento del iris (S.F. Freedman, datos no publicados).[26] Se recomienda precaución con estos fármacos en los niños con uveítis o con afaquia o seudofaquia (aunque no hay a la fecha reportes de edema macular cistoide en pacientes pediátricos).

Se ha reportado periorbitopatía asociada en prostaglandinas en adultos,[30-33] y se han reportado casos infantiles anecdóticos (S.F. Freedman, observación personal). Los fármacos prostaglandínicos no parecen apropiados como ideales para tratar a los niños, excepto tal vez en casos seleccionados de GJAA con riesgo especial por el uso de bloqueadores β. Estos fármacos pueden tener una participación adyuvante importante cuando la regulación de la PIO es inadecuada a pesar del uso de otros medicamentos ya descritos (**tabla 41-1**).

Clases más recientes de medicamentos para tratar el glaucoma

En el 2018 se presentaron dos nuevas clases de medicamentos tópicos para tratar el glaucoma: netarsudil al 0.02%, una Rho cinasa y el inhibidor del transporte de norepinefrina, que se creyó aumentaba el flujo de salida de la malla trabecular, y el latanoprosteno bunod al 0.024%, un análogo de prostaglandinas donador de óxido nítrico que aumenta el flujo de salida de la malla trabecular y uveoescleral. Aunque los estudios parecen ser promisorios para el tratamiento del glaucoma de ángulo abierto y la hipertensión ocular en los adultos, se carece de datos en la población pediátrica con glaucoma.[34,35] (Estos medicamentos se describen en los capítulos 28 y 33.)

Medicamentos tópicos sin conservadores

Se dispone de varios medicamentos tópicos para tratar el glaucoma, sin conservadores, y pueden ser objeto de una consideración especial en casos con problemas de la superficie ocular por alergia o afecciones asociadas (p. ej., queratopatía asociada con aniridia). Ejemplos de las formulaciones disponibles incluyen timolol (al 0.5 y 0.25%); dorzolamida-timolol; y tafluprost, una prostaglandina nueva. En general, estos son bien tolerados para tratar el glaucoma infantil, pero se carece de datos publicados que incluyan niños.

TRATAMIENTO QUIRÚRGICO

Hay varios procedimientos quirúrgicos disponibles para tratar a los niños con glaucoma (**tabla 41-2**). Aunque la intervención apropiada en algunos casos tiene clara y amplia aceptación (p. ej., cirugía del ángulo para el GCP [véase "cirugía del ángulo" más adelante]), el algoritmo quirúrgico óptimo es, en muchos casos, motivo de controversia, incluso entre los expertos que atienden a estos niños.[36] Uno de los motivos de tal heterogeneidad en el tratamiento quirúrgico, sin duda, tiene relación con los retos de hacer la operación en los niños con glaucoma refractario. Incluso la anestesia misma conlleva riesgos significativos, en especial en los neonatos. Muchos factores hacen que el ojo del lactante se comporte de manera diferente (por lo general, en una forma más desafiante) respecto al ojo de adulto durante la operación por glaucoma –una fisura palpebral más pequeña, una esclera y tejidos del limbo menos rígidos y a menudo adelgazados (en especial en la buftalmia), la opacidad de la córnea y estrechez de la cámara anterior, son unos cuantos. En el posoperatorio puede constituir un reto proteger el ojo operado de forma adecuada de lesiones accidentales, vigilar posibles complicaciones quirúrgicas y la respuesta a la operación, así como asegurar el cumplimiento con los esquemas de medicamentos y las restricciones de la actividad física recomendadas.

A menudo puede ser útil desarrollar expectativas apropiadas de parte de la familia antes de la operación; por lo tanto, a sus miembros se les debe informar en el preoperatorio de las múltiples consultas y anestesias adicionales que se pueden requerir en el posoperatorio, así como la probabilidad de necesitar más intervenciones quirúrgicas para regular el glaucoma. A menudo, la primera exploración bajo anestesia puede de inmediato ser seguida por el primer procedimiento quirúrgico indicado.

Cirugía del ángulo

La introducción de la cirugía del ángulo (primero la goniotomía y después la trabeculotomía externa) mejoró de forma notoria el pronóstico antes malo para los niños con GCP. Ambas, goniotomía y trabeculotomía, tienen sus firmes partidarios, pero ninguna ha comprobado de manera definitiva ser mejor que la otra para tratar la GCP (véase también la sección "Goniotomía frente a trabeculotomía"). Estas operaciones también son útiles en otros casos seleccionados de glaucoma infantil (véase más adelante y la **tabla 41-3**).

Con el propósito de incidir la malla trabecular de la úvea bajo visualización directa, la goniotomía es el procedimiento quirúrgico ideal en muchos casos de GCP. La trabeculotomía externa, una operación alternativa, es en especial útil cuando la opacidad corneal impide una visualización óptima de las estructuras del ángulo por gonioscopia y cuando se desea la canulación completa del canal de Schlemm en un contexto anestésico.

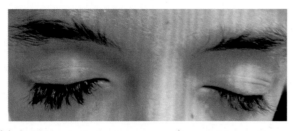

FIGURA 41-1 Pestañas largas y gruesas después del tratamiento con latanoprost. El paciente, un niño de 11 años de edad, usó latanoprost como tratamiento del glaucoma leve después de una operación de catarata.

Goniotomía

En 1893 el oftalmólogo italiano Carlo de Vincentiis describió una nueva operación que pretendía abrir el canal de Schlemm mediante la incisión de los tejidos del ángulo (sin visualizarlo).[37] Debido a la elevada tasa de complicaciones y los malos resultados en los adultos con glaucoma crónico de ángulo abierto al inicio, la operación se abandonó. Con la ventaja de la gonioscopia clínica, Otto Barkan modificó la técnica como una operación para GCP en 1938 y la nombró "goniotomía" (del griego *gonio*, "ángulo" y *tomein*, "corte", de doblado),[38] que mejoró de forma espectacular el diagnóstico antes sombrío del GCP.[39] La técnica para la goniotomía en esencia permaneció sin cambios durante más de 50 años, testimonio de la eficacia y el amplio uso de esta operación corta y elegante con conservación de la conjuntiva como intervención inicial para tratar el GCP.[1]

Aunque el propósito de la goniotomía es abrir una vía para la salida del humor acuoso de la cámara anterior hacia el canal de Schlemm, por el retiro del tejido que lo obstruye, sigue sin definirse el mecanismo preciso por el que se obtiene la disminución de la presión. No obstante, la goniotomía exitosa parece disminuir la PIO al mejorar la facilidad del flujo de salida del humor acuoso y goza del máximo éxito en el tratamiento del GCP entre los 3 y 12 meses de edad,[1] pero también puede usarse en el GJAA y algunos glaucomas secundarios, incluidos los de inicio infantil asociados con el síndrome de Sturge-Weber, la neurofibromatosis y el síndrome de Lowe (**tabla 41-3**).[1,40] La goniotomía tiene una tasa de éxito bastante buena para tratar el glaucoma que complica también la uveítis anterior crónica.[41-43] Se recomendó la goniotomía como operación profiláctica en la aniridia congénita, antes de que se desarrolle el glaucoma,[44] pero su uso en este contexto es un reto técnico particular y no ha ganado amplia aceptación (**tabla 41-3**).[36]

De manera ideal deben usarse medicamentos preoperatorios durante varios días antes de la goniotomía planeada, para reducir la PIO y despejar la córnea. Los medicamentos de uso común incluyen la dorzolamida tópica, junto con el uso juicioso de un bloqueador β tópico en casos seleccionados; la suspensión de acetazolamida oral puede causar alcalosis respiratoria. La pilocarpina al 1 o 2% debe aplicarse en el ojo justo antes de que el niño pase al quirófano, para promover la miosis y, por lo tanto, ayudar a proteger el cristalino de lesiones durante la cirugía. El cloruro de acetilcolina al 1:100 puede inyectarse en la cámara anterior, de ser necesario, para promover una mayor miosis. Se aplica también apraclonidina al 0.5% al ojo justo antes de la operación y puede ayudar a disminuir la hemorragia transoperatoria.

Técnica básica

La goniotomía se hace con una goniolente quirúrgica y un bisturí o aguja específicos para el procedimiento (**tabla 41-4; fig. 41-2**).[45-47] Hay varios tipos disponibles de goniolentes, además del de cúpula redonda de Barkan, incluida la modificación de Lister que incluye irrigación; la lente de Swan-Jacobs que incorpora un mango; y las quirúrgicas de Hill y de Khaw. Estas dos últimas permiten al cirujano sujetar el lente para fijar el globo.

Un bisturí de Swan (o aguja-bisturí) permite ingresar con facilidad a la cámara anterior y cortar en cualquier dirección. Como alternativa, se puede usar una aguja de calibre 25 acoplada a una jeringa que contiene un material viscoelástico, en lugar de bisturí, lo que permite hacer más profunda la cámara anterior antes de la incisión y mantenerla así al retirar el instrumento.[48] Se recomienda usar solo el material viscoelástico suficiente para asegurar la cámara al retirar la aguja, porque cuando es excesivo puede intensificar en gran medida el edema de la córnea por aumento de la PIO, lo que dificulta para el cirujano la visibilidad de las estructuras del ángulo.

Para hacer la goniotomía con seguridad y eficacia, la transparencia corneal debe ser suficiente para permitir una vista adecuada de las estructuras del ángulo; para este propósito el uso preoperatorio de medicamentos para el glaucoma y la aplicación rápida de cloruro de sodio al 5% en gotas a la córnea bajo anestesia pueden mejorar la visión del ángulo en casos limítrofes. Aunque se ha descrito el raspado del epitelio corneal para facilitar la vista del ángulo para goniotomía, el edema del estroma a menudo persiste después del retiro del epitelio; en este contexto puede preferirse la trabeculotomía (véase "Trabeculotomía"). De manera alternativa, se ha usado la visualización endoscópica para la goniotomía en el contexto de una opacificación corneal.

Las operaciones de goniotomía se pueden hacer con una lupa binocular, aunque el microscopio quirúrgico provee mejor visualización (y permite al ayudante ver el ángulo).[49] El cirujano suele sentarse frente a la porción del ángulo que va a operar (es decir, al lado temporal para una goniotomía nasal), con la cabeza del paciente un poco rotada alejándose del cirujano. Se pueden colocar pinzas de Moody y otras de fijación en los músculos rectos superior e inferior, cuando se planea una goniotomía nasal o temporal. De forma alternativa, se sujeta el globo ocular de manera adecuada al aplicar pinzas de fijación más cerca del limbo, en el punto de la inserción de la cápsula de Tenon, con menor probabilidad de empeorar el edema de córnea. Se puede colocar material viscoelástico en la parte central de la córnea apenas antes de colocar la goniolente quirúrgica y puede ser útil para prevenir la formación de burbujas de aire entre esta y la córnea. La lente de goniotomía se puede fijar con pinzas finas sin dientes en los orificios de posicionamiento, o se puede modificar al incluir un mango.

El bisturí o la aguja de goniotomía ingresan a la cámara anterior a través de la córnea clara periférica, a 1 mm del limbo opuesta al punto medio de la goniotomía pretendida en un plano paralelo al iris. La aguja o bisturí se guía sobre el tejido del iris (no la pupila) para abordar la malla trabecular en su tercio anterior, apenas detrás de la línea de Schwalbe (**fig. 41-2A**). Se hace entonces una incisión circunferencial entre los meridianos de las 4 y las 5 (**fig. 41-2B**) y se retira con cuidado y rápido la aguja o el bisturí del ojo, sobre el tejido del iris en todo momento. La incisión debe ser superficial sin percibir una sensación de aspereza o frote. Una hendidura más profunda con exposición de un tejido más blanco puede visualizarse en la trayectoria de la incisión,

TABLA 41-2   Indicaciones de intervención quirúrgica en los glaucomas infantiles

I. **Cirugía del ángulo**

  A. Goniotomía (se puede repetir ≥ 1 ocasión)

    1. Glaucoma congénito primario

    2. Glaucoma juvenil de ángulo abierto (considérese también, en su lugar, la trabeculotomía)

    3. Glaucomas secundarios seleccionados

      a. Después de una operación de catarata (si hay ángulo abierto de 57% e inicio temprano)

      b. Glaucoma asociado con uveítis anterior crónica (en especial la idiopática juvenil con/sin artritis, fáquico y con un ángulo en su mayor parte abierto)

      c. Síndrome de Axenfeld-Rieger

      d. Síndrome de Lowe

      e. Neurofibromatosis

      f. Síndrome de Sturge-Weber (de inicio temprano con ángulo inmaduro)

      g. Otros tipos posiblemente seleccionados

      h. Síndrome de rubeola materna[a]

    4. Posible tratamiento en presencia de aniridia con cierre progresivo del ángulo[b]

  B. Trabeculotomía (puede repetirse una vez, a menos que sea de 360 grados)

    1. Igual que la goniotomía, pero se prefiere en presencia de opacificación de la córnea

    2. Realizada por algunos cirujanos después del fracaso de dos goniotomías

    3. Se puede combinar con la trabeculectomía (véase IIIA, más adelante)

    4. Estándar con trabeculotomo frente a modificación de 360 grados

II. **Iridectomía periférica (glaucoma con bloqueo pupilar secundario)**

III. **Cirugía filtrante**

  A. Trabeculotomía-trabeculectomía combinadas

    1. Cuando la trabeculotomía no se puede concluir (fracaso de la canulación del canal de Schlemm)

    2. Ante el antecedente de fracaso de la cirugía del ángulo (≤ 2 goniotomías o trabeculotomías)

  B. Trabeculectomía (por lo general con mitomicina C transoperatoria)

    1. Cualquier glaucoma en un ojo con potencial visual razonable y una conjuntiva superior sin cicatrización, después de que fracasó una operación del ángulo con seguimiento de cerca (no suele sugerirse para lactantes y ojos afáquicos)

    2. Poca probabilidad de éxito con la cirugía del ángulo (en ocasiones favorecería la IIIA, ver más arriba)

  C. Retiro de catarata combinado con trabeculectomía (no suele recomendarse)

IV. **Cirugía con un dispositivo de drenaje para el glaucoma**

  A. Lactantes y ojos afáquicos después del fracaso de la cirugía del ángulo, o si hay poca probabilidad de su éxito

  B. Trabeculectomía fallida con mitomicina C transoperatoria y potencial visual razonable

  C. Alto riesgo de complicaciones con la cirugía filtrante (p. ej., síndrome de Sturge-Weber)

  D. Alto riesgo de fracaso con la trabeculectomía por cicatrización (p. ej., después de múltiples operaciones conjuntivales)

  E. Considerar la recesión simultánea del recto externo ipsilateral (p. ej., paciente con exotropía o colocación planeada de una prótesis de Baerveldt)

  F. Operación combinada de retiro de catarata-DDG (solo en casos raros [p. ej., catarata y glaucoma refractario en los niños de mayor edad con glaucoma uveítico o traumático y ojo silencioso; casos especiales con opacidad de la córnea que requieren lensectomía/vitrectomía, para la colocación de un DDG])

V. **Procedimientos ciclodestructivos**

  A. Ciclofotocoagulación transescleral (con láser de diodo)

    1. Fracaso de la cirugía del ángulo (o su imposibilidad) y mínimo potencial visual

    2. Trabeculectomía fallida y/u operación de DDG con mala visión central

    3. PIO demasiado alta después de una operación de DDG con encapsulamiento, pero sin bloqueo

    4. Anatomía que impide la trabeculectomía o la operación de DDG (p. ej., desorganización del segmento anterior después de un traumatismo, esclerocórnea)

    5. En pacientes graves o cuando no se puede asegurar el seguimiento y cuidado posoperatorio, o cuando la anestesia general con intubación implica un riesgo para la vida

    6. Alto riesgo de complicaciones con la cirugía intraocular (p. ej., síndrome de Sturge-Weber)

  B. Ciclofotocoagulación endoscópica (con láser diodo)

    1. Se puede tener en mente para cualquier ojo en el que sería razonable la crioablación transescleral, al considerar que la anatomía permita un abordaje por el limbo o la parte plana a los procesos ciliares (mejor en ojos afáquicos/seudofáquicos)

    2. Puede ser apropiada después del fracaso de la ciclofotocoagulación transescleral para disminuir la PIO

    3. Puede ser apropiada en pacientes que requieren cicloablación, en quienes el riesgo de inflamación es alto

TABLA 41-2	**Indicaciones de intervención quirúrgica en los glaucomas infantiles** (*continuación*)	
C. Ciclocrioterapia		2. Repítase el tratamiento en cuadrantes seleccionados con ciclocrioterapia previa
	1. Por lo general no indicada, excepto cuando las consideraciones anatómicas dificultan la ciclofotocoagulación con láser transescleral o endoscópica, o con poca probabilidad de éxito	

DDG, dispositivo de drenaje para el glaucoma; PIO, presión intraocular.
[a]*Rara fuera de países desarrollados.*
[b]*Debe hacerse solo por cirujanos experimentados en la goniotomía, dado un cristalino sin protección.*

con ensanchamiento del ángulo y un movimiento posterior del iris periférico en algunos casos. El ayudante puede auxiliar al cirujano para ampliar el ángulo disponible para la goniotomía por rotación del ojo en sentido de las manecillas del reloj o el contrario, a solicitud del cirujano. Después del retiro de la aguja (o el bisturí), a menudo egresa sangre de la incisión del ángulo, que se detiene cuando se rellena la cámara con solución salina balanceada; la colocación de una burbuja de aire estéril puede ayudar a valorar la cámara anterior a la mañana siguiente. Un solo punto de sutura 10-0 de poliglactina 910 (Vicryl®). asegura la herida de la córnea.[50]

Una modificación de la técnica descrita antes permite realizar la goniotomía nasal y temporal en una sola sesión quirúrgica en el mismo ojo. Con esta técnica se hace la goniotomía temporal primero y se inyecta material viscoelástico en la cámara anterior para ayudar a prevenir una hemorragia inmediata. A continuación, el cirujano se desplaza hacia el ángulo temporal opuesto; se dirige la cabeza del paciente hacia el sitio opuesto y se hace una incisión de entrada ligeramente mayor, con una hoja microvitreorretiniana (MVR) en lugar de una aguja calibre 25, seguida por la adición de más material viscoelástico para de nuevo obtener la profundidad y presión fisiológica de la cámara anterior. Se

hace entonces la goniotomía nasal con una aguja calibre 25, como se señaló antes, después de lo cual se retira el material viscoelástico del ojo y se sustituye con solución salina balanceada y una burbuja de aire filtrado. El segundo sitio de ingreso puede entonces cerrarse con una sutura adicional de 10-0 (Vicryl®). Se recomiendan los antibióticos subconjuntivales y la inyección de esteroides de acción corta.

El tratamiento posoperatorio incluye el uso de antibióticos tópicos, esteroides y mióticos (no obstante, estos últimos se omiten con frecuencia en casos de glaucoma uveítico). La cabeza del niño debe mantenerse elevada (un asiento de automóvil para los lactantes es útil para el efecto) y cubrir el ojo durante una o dos noches hasta que el hifema se haya estabilizado. Si se requieren goniotomías bilaterales, estas se pueden hacer con una sola sesión de anestesia, en tanto todos los instrumentos se esterilicen o sustituyan; todos los apósitos, batas y guantes se remplazan y de nuevo se prepara y cubre en forma estéril el ojo contralateral, después del primer procedimiento.[51]

Por lo regular ocurren hifemas leves a moderados después de la goniotomía, pero casi siempre desaparecen con rapidez en algunos días, sin secuelas. Otras complicaciones tras la goniotomía son raras e incluyen iridodiálisis, ciclodiálisis, la aparición de pequeñas sinequias anteriores

TABLA 41-3	**Cirugía del ángulo –resultados beneficiosos esperados de la regulación de la presión intraocular**
Indicación para operación del ángulo	**Resultado (% con beneficio)**
Glaucoma congénito primario	Muy favorable (> 75%)
Glaucoma con síndrome de Rubinstein-Taybi, rubeola	
Glaucoma secundario a la uveítis anterior crónica	
Glaucoma inducido por esteroides	
Glaucoma con síndrome de Axenfeld-Rieger	Probablemente favorable (< 50%)
Glaucoma con síndrome de Lowe	
Glaucoma congénito de tipo neonatal	
Glaucoma juvenil de ángulo abierto	
Glaucoma de inicio temprano después de una operación de catarata	
Glaucoma de inicio temprano con síndrome de Sturge-Weber	
Glaucoma congénito anirídico[a]	
Glaucoma de inicio tardío con síndrome de Sturge-Weber	Desfavorable (< 25%)
Glaucoma secundario a neurofibromatosis	
Glaucoma anirídico adquirido	
Glaucoma con ectropión de la úvea	
Niño mayor con glaucoma de ángulo abierto después del retiro de catarata	

[a]*Prevención. Véase* **tabla 41-2.**

TABLA 41-4	**Recomendaciones específicas para los procedimientos quirúrgicos infantiles de uso frecuente en el glaucoma**

Goniotomía

1. Asegurar una vista adecuada del ángulo: si hay edema de córnea, utilizar supresores del humor acuoso antes de la operación y cloruro de sodio tópico al 5% justo antes de esta; colocar la lente de goniotomía sobre el montículo de material viscoelástico, dirigir el microscopio a cerca de 45 grados de la vertical, y la cabeza del niño hacia el lado quirúrgico.

2. Estabilizar y rotar el globo ocular: use pinzas de fijación sobre la inserción de la cápsula de Tenon (por lo general en los meridianos de las 6 y las 12); utilizar un espéculo delgado, intentar la rotación del globo antes de ingresar.

3. Optimizar la herida de entrada: ingresar al ojo solo una vez con una aguja de calibre 25 de 4 cm, con entrada a la córnea periférica en forma paralela al iris; pasar con cuidado la aguja sobre el iris para abordar la MT anterior; se puede hacer paracentesis y usar material viscoelástico si se planean goniotomías nasal y temporal concomitantes, pero entonces el material viscoelástico debe retirarse de modo meticuloso después de concluir la incisión del segundo ángulo.

4. Hacer una incisión eficaz de la MT: hágase superficial y al interior de la MT en su parte anterior, pasando primero en una dirección y después la otra; el ayudante rota el globo ocular mientras la aguja no se acople a la malla.

5. Evitar lesionar el cristalino: constreñir la pupila con pilocarpina al 1 o 2% antes de la operación; visualizar la punta de la aguja en todo momento y mantenerla en un plano paralelo al iris para todos los movimientos.

6. Reducir la hemorragia: usar apraclonidina al 0.5% en gotas antes de la incisión; incidir solo la MT; retirar la aguja con cuidado sobre el iris mientras un asistente "libera" cualquier pinza de tracción o cierre en ese momento; prepárese para empujar hacia el sitio de ingreso con pinzas, para minimizar el colapso de la cámara, rellenar con solución salina balanceada y una burbuja de aire filtrado; suturar con material absorbible 10-0 para cerrar el sitio de entrada con seguridad.

Trabeculotomía

1. Optimizar la localización: a menos que se combine con trabeculectomía, hacer la incisión temporal o nasal y apenas debajo de la horizontal para facilitar el colgajo de esclera y conservar la conjuntiva superior para una posible operación con láser.

2. Optimizar la incisión y el colgajo de esclera: colgajo de conjuntiva base fórnix colgajo escleral triangular base limbo (lo bastante grueso para facilitar su cierre hermético); la incisión radial superficial en un lado de la base del colgajo (para permitir un segundo corte, si es necesario).

3. Maximizar las probabilidades de encontrar el canal de Schlemm: hacer la incisión radial en forma gradual buscando las fibras transversas del canal en la unión esclerolímbica; estar pendiente del reflujo de humor acuoso-sangre.

4. Reducir la probabilidad de una vía falsa: confirmar la localización en el canal de Schlemm al hacer pasar una sutura de polipropileno 6-0 con aguja roma al interior del canal, ya sea para la técnica con sutura de 360 grados o para verificar que se mantenga paralela al limbo (no en la cámara anterior o el espacio supracoroideo); con el gonioprisma de cuatro espejos a veces se puede visualizar la sutura dentro del canal; colocar y girar el trabeculotomo de metal (si se usa) con suavidad y bajo visión directa, para evitar el desgarro del iris o de la membrana de Descemet.

5. Asegurar la herida y reducir la hemorragia: llenar la cámara con material viscoelástico antes de hacer tracción con la sutura, o un microcatéter iluminado para la técnica de 360 grados y, a menudo, después del primer paso del trabeculotomo, antes del segundo en dirección opuesta; cerrar el colgajo de esclera de manera hermética y la conjuntiva con sutura de ácido poliglucólico 10-0.

Trabeculectomía (por lo general, con mitomicina C)

1. Optimizar la estabilización y exposición: colocar una sutura de ácido poliglucólico 7-0 en la periferia de la córnea en dos lugares opuestos al de la operación pretendida (p. ej., casi a las 10:30 y 2:30 del cuadrante para el sitio superior), para evitar la sutura en la parte superior de la córnea, donde se puede obstruir la visibilidad.

2. Optimizar la incisión y la morfología de una futura bula: el colgajo conjuntival base fórnix para la mayoría de los casos, excepto cuando la córnea está afectada, se espera un limbo superior delgado o hay alto riesgo de una cámara plana (p. ej., aniridia). Considerar el uso del *Moorfields Safer Surgery System*.[46]

3. Uso de un antimetabolito: suele estar indicada la MMC (excepto en niños mayores, en quienes se puede usar 5-FU en el trans y posoperatorio); aplicar a una zona amplia de esclera y de cápsula Tenon sin corte, pero mantenerse lejos de los bordes de conjuntiva y de la córnea. La concentración suele ser de 0.2-0.4 mg/mL, que se aplica durante 2-5 minutos con irrigación copiosa posterior.

4. Preparación del colgajo de esclera, la esclerotomía y la iridectomía: cortar un colgajo lo bastante grueso con articulación en el limbo, cuadrado (de casi 4 × 4 mm); ingresar bajo el colgajo hacia la córnea con una hoja superfilosa (después de la paracentesis en otro sitio); aplicar el sacabocados grande (1 × 2 mm) en el espacio anterior; no se extienda la apertura a los bordes del colgajo escleral; hacer la iridectomía; evitar los procesos ciliares, si se visualizan. Se recomienda en gran medida un instrumento para mantener la cámara anterior, después de concluir la exposición a la MMC.

5. Cierre del colgajo de esclera: con suturas de *nylon* 10-0 en las esquinas posteriores del colgajo de esclera; y dos suturas resellables anteriores bajo la córnea transparente (si es factible), ajustadas de acuerdo con el flujo adecuado; se recomiendan nudos ocultos.

6. Cierre de la conjuntiva y prevención de hipotonía (varios métodos disponibles): ácido poliglucólico 8-0 en aguja vascular para cerrar "las alas" de la incisión base fórnix, con dos puntos de colchonero horizontales de ácido poliglucólico 10-0 *vs.* cierre continuo de la córnea a la falda conjuntiva de limbo; misma sutura para cerrar las capas tanto de conjuntiva como de la membrana de Tenon de forma separada, de una incisión con base en el limbo; evitar cubrir la porción corneal resellable de las suturas del colgajo de esclera; llenar la cámara y la bula en primer término con solución salina balanceada, y después, con la de Healon, si se dejó "con fuga"; diferir la paracentesis para su rellenado en el consultorio en los niños mayores.

| TABLA 41-4 | Recomendaciones específicas para los procedimientos quirúrgicos infantiles de uso frecuente en el glaucoma *(continúa)* |

Cirugía con un dispositivo de drenaje para el glaucoma (pasos específicos para niños)

1. Selección de la incisión: es mejor hacerla en el fondo de saco, a menos que lo impida la cicatrización o una anatomía anormal; incisión alar en el limbo, si es necesaria, como alternativa.

2. Elegir el implante y su localización: ajustar el tamaño del dispositivo al del ojo (p. ej., Ahmed S2 o FP7 requiere una longitud axial ≥ 21 mm, o debe recortarse detrás de la placa o colocarse más cerca del limbo; implante con válvula si se requiere disminución inmediata de la PIO; de otra manera, usar el de Baerveldt de 250 mm^2 en la mayoría de los casos; la del cuadrante superotemporal suele ser la mejor localización; suturar la placa a 7-8 mm de distancia del limbo con *nylon* 8-0. El cuadrante nasal inferior es un buen segundo sitio. Tener cuidado con las modificaciones necesarias para los ojos pequeños y el cuadrante nasal inferior.[46,a]

3. Considerar la recesión del recto lateral para la exotropía detectada en el momento de la colocación de un DDG; evita la necesidad de disección posterior cerca de la bula.

4. Optimizar la posición y colocación del tubo: insertar al interior en la cámara en la mayoría de los casos, paralelo al iris y tan atrás como sea práctico, para evitar la exposición y el contacto con la córnea, casi paralelo al limbo superior más que en dirección de la pupila central; usar una aguja de calibre 30 "exploradora" sobre el material viscoelástico antes de ingresar con una de calibre 23 para insertar el tubo; considerar la colocación del tubo en la cámara posterior (sobre una lente intraocular) o en la *pars plana* en casos seleccionados (se necesita vitrectomía total para el ingreso a la parte plana).

5. Cierre de la herida y prevención de la hipotonía: se liga el tubo por completo (con Vicryl 6-0) si el DDG carece de válvula; cierre hermético (continuo con Vicryl 8-0 montada en aguja vascular para ambas, la cápsula de Tenon y la conjuntiva, si la incisión se hizo en el fondo de saco *vs.* cierre con Vicryl 8-0 en forma continua para cada ala con una "capucha" en la córnea y puntos de colchonero centrales de ácido poliglucólico 10-0 si la incisión se hizo en el limbo); se llena la cámara con material viscoelástico, a menos que el tubo ligado esté cerrado; hacer hendiduras de ventilación opcionales en el tubo para la DDG sin válvula (con una aguja y *nylon* 9-0).

6. Profilaxis contra la bula encapsulada/fase de alta presión: mantener el tratamiento antiinflamatorio durante varios meses (esteroides tópicos, y después considerar fármacos no esteroides) y usar supresores del humor acuoso de manera liberal para mantener la PIO baja.

Crioablación

1. Tipo óptimo de ablación: láser transescleral *vs.* endoscópico inicialmente *vs.* crioterapia en raras ocasiones.

2. Tratar de evitar la hipotonía: limitar el tratamiento con láser transescleral y endoscópico a tres cuadrantes *vs.* dos cuadrantes con ciclocrioterapia.

3. Reducir el exceso de inflamación: usar un tratamiento antiinflamatorio adecuado y considerar los esteroides por vía oral en un periodo corto con disminución gradual.

4. Reducir el riesgo de ptisis: mantener registros cuidadosos de los tratamientos previos, evitar el tratamiento acumulado de 360 grados.

5. Discutir a fondo las limitaciones del tratamiento con los padres: lograr una compresión mutua de los riesgos y las alternativas.

DDG, dispositivo de drenaje para el glaucoma; FU, fluorouracilo; LIO, lente intraocular; MMC, mitomicina C; MT, malla trabecular; PIO, presión intraocular.
[a]People.duke.edul~freed003/GDDCalculator.
Modificado de Freedman SF, Johnston SC. Glaucoma in infancy and early childhood. En: Wilson ME, Saunders RA, Trivedi RH, eds. Pediatric Ophthalmology: Current Thought and a Practical Guide. Berlin: Springer-Verlag; 2009.

periféricas en el ángulo incidido, ectopia de la pupila, daño del cristalino y desprendimiento de retina en los ojos con miopía importante.[51]

Los resultados de la goniotomía deben valorarse cada 1 a 2 semanas en el periodo posoperatorio inmediato, que a menudo se hacen evidentes para las 3 a 6 semanas. La gonioscopia después de una goniotomía exitosa con frecuencia revela un ángulo más amplio en el sitio de incisión previo, con mejor visibilidad de la banda ciliar y el espolón escleral (**fig. 41-3**). En ocasiones se pueden desarrollar sinequias anteriores periféricas dispersas en el lecho de la goniotomía e incluso ocultar de manera parcial la visibilidad del ángulo incidido. Puesto que la incisión se hace a las 4 a 5 del cuadrante en el tejido del ángulo con una sola goniotomía, las operaciones repetidas en porciones no tratadas del ángulo pueden aumentar la regulación de la presión en casos seleccionados. La goniotomía puede fallar en la regulación de GCP en algunos casos por colocación y profundidad de la incisión en el ángulo inapropiadas o la obliteración de la incisión por sinequias periféricas. En alrededor de 10% de los casos, si los dos primeros procedimientos produjeron una disminución sustancial de la PIO pero esta aún es inadecuada, una tercera goniotomía puede ayudar a disminuir más la PIO.[1]

El éxito de la goniotomía para regular el glaucoma varía con la causa. Los mejores resultados, 80 o más de 90% de éxito después de uno o dos procedimientos, se logran en lactantes con GCP que se presentan entre los 3 meses y el año de edad.[1,52] Otros autores reportan menores tasas de éxito cercanas a 70% después de uno a dos procedimientos.[53] En un estudio de siete lactantes tratados con dos goniotomías simultáneas en un ojo y una goniotomía única en el contralateral no se encontraron diferencias significativas en los resultados.[54] Las tasas de éxito con la goniotomía (y la cirugía del ángulo en general) son mucho menores en casos de GCP que se presenta al nacer o después de los 12 meses de edad (el éxito en estos grupos suele ser de casi 30-50%).[1,52]

Cirugía del ángulo con láser

La trabeculoplastia con láser de argón es ineficaz para tratar los glaucomas infantiles y su realización en los jóvenes no es factible.[55] La trabeculoplastia con láser selectiva (*véase* también capítulo 37) no se recomienda para el glaucoma infantil porque en gran parte es ineficaz y puede aumentar de manera aguda la PIO (S.F. Freedman, datos no publicados).

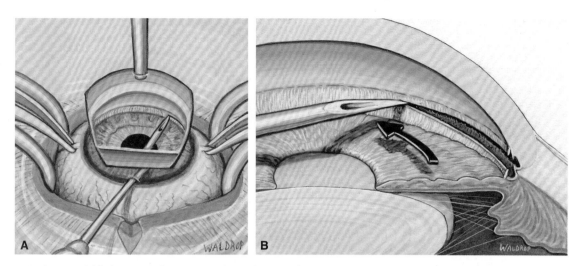

FIGURA 41-2 Goniotomía del lado temporal. Se muestra el procedimiento con una lente de goniotomía de Barkan y una aguja calibre 25 como instrumento de corte. **A:** incisión en la malla trabecular anterior que muestra el inicio de derecha a izquierda. **B:** localización y profundidad correctas de la incisión de goniotomía. (Tomada de Buckley EG, Freedman SF, Shields MB. *Atlas of Ophthalmic Surgery Vol 3: Strabismus and Glaucoma Surgery.* St. Louis: Mosby Yearbook, Inc.; 1995, con autorización).

Trabeculotomía ab externo

La técnica quirúrgica para la trabeculotomía ab externo, que se lleva a cabo canulando el canal de Schlemm desde un abordaje externo, y después desgarrando a través de la malla trabecular hacia la cámara anterior, crea una comunicación directa entre esta última y el canal de Schlemm. Burian y Smith describieron de manera independiente la trabeculotomía externa en 1960 como operación alternativa a la goniotomía.[56] Harms, Dannheim y McPherson modificaron después la técnica inicial.[1]

Se han reportado tasas variables de éxito, de 73 a 100%, con esta operación para el GCP.[1] En un grupo de 140 ojos (89 niños) con glaucoma del desarrollo tratado por trabeculotomía quirúrgica, el éxito total fue de 89% después de un seguimiento promedio de 9.5 años.[57] Aunque la cicatrización conjuntival y la mayor duración de la operación son desventajas sobresalientes de la trabeculotomía (en comparación con la goniotomía), el procedimiento no se ve limitado por una córnea edematosa o cicatrizada. (A continuación se hace una comparación adicional de estos dos procedimientos en el ángulo).

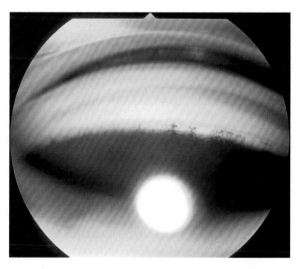

FIGURA 41-3 Hendidura en el ángulo después de goniotomía. Esto derivó en un ángulo más amplio en la mitad derecha de la vista gonioscópica en un lactante con glaucoma congénito primario.

Técnica básica

En la técnica quirúrgica descrita por McPherson[57] se crea un colgajo base limbo y un colgajo escleral triangular o rectangular de espesor parcial, similar al de una trabeculectomía estándar (véase capítulo 39). La mayoría de los cirujanos prefiere hacer una trabeculotomía bajo una pequeña peritomía conjuntival base fórnix. El uso preoperatorio de pilocarpina ayuda a inducir la miosis y el de apraclonidina tópica puede disminuir la hemorragia transoperatoria. Se sugiere un abordaje inferotemporal para la trabeculotomía (a menos que se planee una trabeculectomía combinada) para conservar los cuadrantes superiores para una posible cirugía filtrante posterior u otro tipo de cirugía.

Se realiza una incisión superficial radial en el lecho del colgajo de esclera a través de la unión esclerolímbica. (En un procedimiento alternativo se crea un segundo colgajo de esclera más pequeño y profundo que destecha el canal de Schlemm para su penetración). La incisión superficial se profundiza de modo gradual bajo gran aumento hasta que se identifica el canal de Schlemm, apenas anterior a las fibras circunferenciales del espolón escleral (cerca de la cara posterior de la "zona gris" del limbo). Con frecuencia refluye una pequeña cantidad de sangre o humor acuoso a través de los bordes cortados del canal de Schlemm y su pared interna parece ligeramente pigmentada. En este punto (o antes si se prefiere, o si se ingresa de forma inadvertida a la cámara anterior antes de identificar el canal de Schlemm) debe hacerse una paracentesis con inyección de una pequeña cantidad de material viscoelástico en la cámara anterior. Para confirmar la identificación del canal se aplica una sutura de calibre 6-0 (se recomienda la de polipropileno, con punta roma de cauterio), que debe pasar fácilmente a ambos lados de la incisión radial. Si encuentra resistencia, tal vez sea necesario cambiar la posición de la sutura, hacer más profunda la incisión radial, o hacer una segunda incisión radial paralela detrás del mismo colgajo de esclera, para ayudar a encontrar el canal de Schlemm (la presencia de la sutura en el canal de Schlemm a veces se confirma por gonioscopia mediante una lente Zeiss de cuatro espejos).

Una vez localizado el canal, se hace pasar el brazo interno del trabeculotomo con suavidad a su interior (hacia el lado derecho primero, si los cirujanos son diestros) tanto como sea posible sin encontrar resistencia excesiva y con el brazo externo paralelo como guía (**fig. 41-4A**). El brazo interno se gira entonces con suavidad hacia la

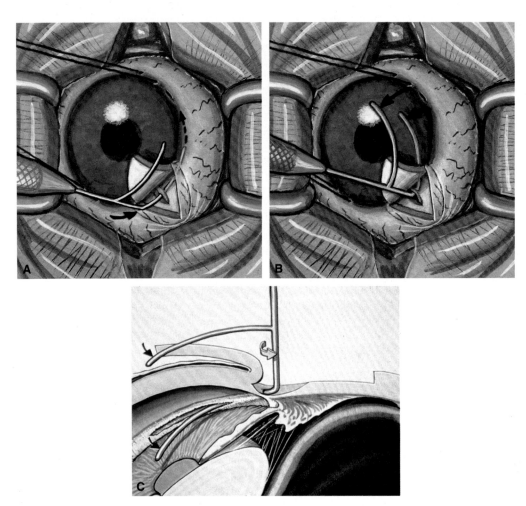

FIGURA 41-4 Trabeculectomía con colgajo de esclera de espesor parcial con base en el fondo de saco conjuntival. Se muestra el abordaje inferotemporal preferido, con una sutura de tracción en el limbo para ayudar a mantener el ojo en aducción. **A:** colocación del trabeculotomo en el extremo cortado del canal de Schlemm, a la derecha. **B:** rotación del trabeculotomo al interior de la cámara anterior con paso a través de la malla trabecular interpuesta. **C:** vista del brazo interno del trabeculotomo a su paso por la malla trabecular, conforme se rota hacia la cámara anterior. (C, tomada de Buckley EG, Freedman SF, Shields MB. *Atlas of Ophthalmic Surgery Vol 3: Strabismus and Glaucoma Surgery.* St. Louis: Mosby Yearbook, Inc.; 1995, con autorización).

cámara anterior, con cuidado de evitar el ingreso a la córnea periférica o detrás del plano del iris (**fig. 41-4B**). La rotación del trabeculotomo a la cámara anterior diseca a través de la malla trabecular interpuesta y requiere poca fuerza (**fig. 41-4B** y **C**). La rotación debe detenerse una vez que es visible cerca de 75 a 80% del brazo interno del trabeculotomo en la cámara anterior. La cámara anterior puede estrecharse ligeramente, y puede manar sangre de la malla trabecular cortada y el canal de Schlemm conforme se retira el trabeculotomo del ojo a través de su vía de ingreso. En forma similar, el trabeculotomo debe colocarse en el lado izquierdo de la incisión radial y repetir el procedimiento en ese lado. Dejar una porción de malla trabecular intacta bajo de la incisión radial al interior del canal de Schlemm ayuda a prevenir el prolapso del iris hacia la herida quirúrgica.

Se sutura entonces el colgajo de esclera con Vicryl 10-0. Si se usó un colgajo conjuntival base limbo, se puede cerrar con sutura continua de Vicryl 8-0, como en la trabeculectomía estándar. Como alternativa, a menudo son suficientes las suturas aladas de Vicryl 10-0 para el cierre hermético de un colgajo conjuntival base fórnix. Se pueden administrar antibióticos y esteroides de acción corta subconjuntivales al final de la operación.

En el posoperatorio se trata a los pacientes con antibióticos y esteroides tópicos, junto con pilocarpina a dosis baja, durante varias semanas, como en la goniotomía. Aunque ocurre hifema, por lo general después de la trabeculotomía, las bulas filtrantes inadvertidas, el desprendimiento de coroides, la iridotomía, el daño del cristalino, la creación de una falsa vía al interior de la cámara anterior o el espacio supracoroideo y la infección son complicaciones más raras.[58]

Una modificación propuesta de la trabeculotomía implica usar una sutura de polipropileno (calibre 6-0 con punta roma de cauterio) para hacerla de 180 o 360 grados en una operación con una o dos incisiones externas al interior del canal de Schlemm.[59] Los resultados de la trabeculotomía de 360 grados son similares a los reportados para las operaciones más convencionales de trabeculotomía (que suelen afectar de 100 a 120 grados del ángulo, descritas antes) (**fig. 41-5**).

También se ha descrito la trabeculotomía de 360 grados con un microcatéter iluminado (iTrack 250 microcatheter, iScience Interventional, Menlo Park, California), que en un inicio se desarrolló para usarse en la canaloplastía (**fig. 41-6**) (véase capítulo 37), operación en la que se hace pasar el catéter al interior de un extremo cortado del canal de Schlemm (a menudo agrandado ligeramente por un corte

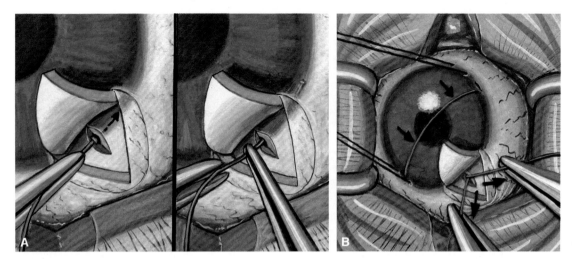

FIGURA 41-5 Trabeculotomía (modificación a 360 grados con sutura de polipropileno). Modificación de la cirugía de trabeculotomía (**fig. 41-4**) en la que se penetra toda la circunferencia del canal de Schlemm con una sutura de polipropileno de 6-0 (roma con punta pequeña fungiforme, y uso de un cauterio desechable) (**A**), y después se hace tracción de ambos extremos de la sutura (**B**) con una trabeculotomía de 360 grados resultante.

radial pequeño con tijeras de Vannas), y su punta iluminada permite la fácil vigilancia de la trayectoria por la circunferencia del canal de Schlemm (**fig. 41-7**). Puede también visualizarse el catéter si parece abandonar el canal a través de un conducto colector o si al inicio se pasa al interior de la cámara anterior o el espacio supracoroideo. En ocasiones, el catéter que ingresa al canal colector de Schlemm se puede redirigir, aunque, por lo general, la mejor opción para concluir el procedimiento es por el retiro, y después la sustitución del catéter, a través del extremo cortado opuesto del canal de Schlemm en dirección contraria. Se pueden también inyectar pequeñas cantidades de material viscoelástico a través de la punta del catéter conforme se hace avanzar. Los estudios publicados sugieren que una trabeculotomía de 360 grados con el catéter iluminado es un procedimiento muy eficaz para tratar el GCP y puede ser útil para casos seleccionados de GJAA y GDCC.[60-62]

Deben determinarse los efectos de la trabeculotomía casi 1 mes después de la operación que (a menos que se haga con sutura de 360 grados) se puede repetir en una porción diferente del ángulo, si se notó un efecto inadecuado después del primer procedimiento.

Trabeculotomía-trabeculectomía combinadas

Si no se ha penetrado con éxito el canal de Schlemm o si antes fracasaron los procedimientos de trabeculotomía similares en la regulación de la PIO, se puede combinar la trabeculotomía con una trabeculectomía para el retiro de un bloque de grosor completo del tejido del limbo en el lecho del colgajo de esclera, seguido por iridectomía periférica, como en la trabeculectomía estándar. Algunos cirujanos recomiendan combinar la trabeculotomía con la trabeculectomía como primera operación para tratar el glaucoma congénito,[63,64] en tanto otros señalan que este procedimiento funciona mejor que la operación de ángulo sola para el GCP con un cuadro clínico más grave.[65] En un estudio aleatorizado se encontraron tasas de éxito similares a 3 años, de 86%, para la trabeculotomía simple y la trabeculotomía-trabeculectomía combinadas con mitomicina C en el tratamiento del GCP.[66]

Para esta operación combinada, el cirujano elige un sitio de incisión conjuntival según su técnica de trabeculectomía preferida (véase el texto siguiente) y puede aplicar un antimetabolito, como la mitomicina C, a la esclera en el sitio pretendido de formación del colgajo, antes de su disección (como se describió para la trabeculectomía del adulto). Si se aplica después mitomicina C se recomienda asegurar un cierre hermético de las capas conjuntival y de la cápsula de Tenon, con una aguja vascular y sutura absorbible, como en la trabeculectomía (véase capítulo 39). Los cuidados posoperatorios deben ser como los de la trabeculectomía pediátrica en este caso (véase sección "Trabeculectomía"). El mecanismo de regulación de la presión a largo plazo en la trabeculotomía-trabeculectomía combinada (mejor flujo de salida a través de la vía trabecular-del canal de Schlemm, más que filtrado a través del sitio de la trabeculectomía) ha sido motivo de controversia, sin acuerdo definitivo a este momento. En un estudio reciente se comparó la operación de trabeculotomía-trabeculectomía combinada con la colocación de la válvula de Ahmed, después del fracaso de la cirugía del ángulo, y se mostraron tasas de éxito similares a corto plazo en ambas, de disminución de PIO, aunque con la válvula se obtiene una mejor persistencia a largo plazo.[67]

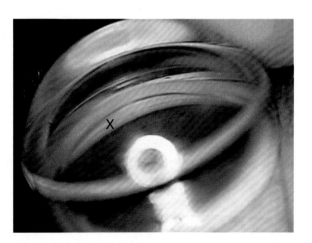

FIGURA 41-6 Hendidura en el ángulo creada por la trabeculotomía de 360 grados con la sonda de canal de Schlemm endoscópica iScience. El paciente es un niño de 5 años de edad con seudofaquia y glaucoma, después de una operación de catarata. Se marca con una "X" la hendidura blanca, que transcurre por toda la circunferencia en el ángulo.

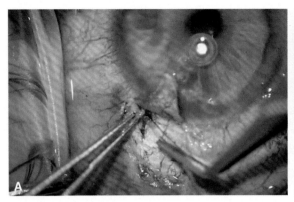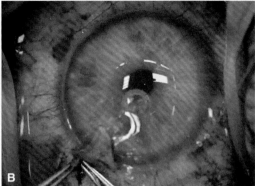

FIGURA 41-7 **Trabeculotomía de 360 grados con la sonda endoscópica del canal de Schlemm iScience.** Este es un paciente de 16 años de edad con glaucoma juvenil de ángulo abierto. **A:** se hizo una incisión superficial radial dentro del lecho de un colgajo de esclera triangular de grosor parcial en el limbo inferotemporal, con localización del canal de Schlemm. Se colocó el catéter endoscópico sobre una sutura de polipropileno 6-0 dentro del canal. **B:** la punta iluminada del catéter se puede ver a cerca de 180 grados del sitio de entrada inicial en el canal de Schlemm.

Cuando es incierto el mecanismo exacto del glaucoma, como en el inicio temprano del síndrome de Sturge-Weber (véase capítulo 22), el procedimiento combinado de trabeculotomía-trabeculectomía puede ofrecer una mayor tasa de éxito que cualquiera por separado,[68] aunque los riesgos asociados con la cirugía intraocular ante un hemangioma coroideo hacen que algunos cirujanos prefieran la cirugía de ángulo simple.

Goniotomía frente a trabeculotomía

Cada uno de estos procedimientos tiene defensores incondicionales que destacan las ventajas de una técnica sobre la otra.[69,70] Las tasas de éxito reportadas han sido altas similares con ambos procedimientos en casos favorables de glaucoma (p. ej., ojos con GCP sin operación previa, de inicio posnatal en el primer año de la vida) y el GCP con un cuadro clínico leve.[65,69,71] En un estudio retrospectivo de comparación por Mendicino y colaboradores, la tasa de éxito de la trabeculotomía y sutura de 360 grados fue mayor que con la goniotomía para tratar el GCP.[71]

Si la córnea es transparente, la goniotomía tiene ciertas ventajas sobre la trabeculotomía: no hay cicatrización conjuntival, pero sí precisión anatómica, menos traumatismo de los tejidos adyacentes y tiempo quirúrgico más corto. Las tasas de éxito reportadas con la goniotomía van de menos de 80% hasta alrededor de 90%, si bien la operación se debe repetir en casi la mitad de los casos.[1,71] Se pueden hacer las goniotomías nasal y temporal en la misma sesión quirúrgica (S.F. Freedman, observación personal).

Las tasas de éxito reportadas con la trabeculotomía son básicamente las mismas que con la goniotomía, si bien se pueden requerir menos procedimientos repetidos, en especial si la modificación de la sutura de la trabeculotomía facilita la abertura del canal de Schlemm por 360 grados en una sesión quirúrgica.[72] Por otro lado, el cirujano experimentado en la microcirugía del glaucoma del adulto puede encontrar la trabeculotomía como procedimiento más familiar que la goniotomía; sin embargo, no depende de una córnea transparente y se puede cambiar directo a trabeculectomía si no se encuentra el canal de Schlemm, o si se penetra de manera inadecuada.[69]

Otras operaciones del ángulo también se usan en el glaucoma del adulto

Con un interés creciente en la aplicación de la cirugía del ángulo en el glaucoma del adulto, no se puede soslayar la pregunta de si alguna de estas técnicas es o no adecuada o incluso recomendada para tratar el glaucoma infantil. Se describió una plétora de las llamadas operaciones de glaucoma microinvasivas (o con invasión mínima) (MIGS) (véase capítulo 37), pero está fuera del alcance de este capítulo considerarlas con detalle alguno. Es suficiente decir que las pruebas tempranas sugieren que la operación del ángulo por casi cualquier técnica funcionará en los niños, para quienes la cirugía tradicional del ángulo tiene buen pronóstico.

Los dispositivos Trabectome e iStent (Glaukos) tal vez tienen poca utilidad en el tratamiento del glaucoma infantil (S.F. Freedman observación personal), en tanto la trabeculotomía transluminal asistida por gonioscopia (GATT),[73] el dispositivo Trab360 (Sight Sciences) y la hoja doble de Kahook (New World Medical) pueden muy bien tener un lugar seleccionado en el tratamiento del glaucoma infantil. No obstante, se recomienda precaución con la selección de casos, porque los procedimientos estándar pueden ser más conocidos y, por lo tanto, más exitosos.

Iridectomía periférica

En los niños se pueden presentar varias formas de glaucoma por bloqueo pupilar. Si bien raro, este padecimiento después de una operación de catarata puede responder a la iridectomía periférica (con o sin vitrectomía o sinequiálisis).[74,75] El glaucoma asociado con la retinopatía cicatricial avanzada de la premadurez puede, de manera similar, mejorar con la iridectomía sola o acoplada con el retiro del cristalino.[76] En estos casos, la iridectomía periférica debe proceder en esencia como se describe para los adultos (véase capítulo 37).

Cirugía de filtrado: trabeculectomía

La cirugía de filtrado suele realizarse cuando la goniotomía o la trabeculotomía fracasan, o –como en el caso de algunas formas primarias y muchas secundarias de glaucoma infantil– si es poco probable que tengan éxito. Esta operación no debe tomarse a la ligera en el niño, porque si el procedimiento tiene éxito para crear un nuevo conducto para el flujo de salida del humor acuoso, esto disminuye de forma permanente o elimina el flujo a través del sistema de drenaje natural del niño (aunque esté funcionando inadecuadamente).

Muchos procedimientos quirúrgicos como estos se han intentado durante el transcurso de los años para tratar a los niños con glaucoma, e incluyen iridencleisis, esclerotomía térmica (operación de Scheie) y trabeculectomía estándar.[1] Por lo regular, las tasas de éxito fueron malas (en el rango de 50%, a veces con múltiples operaciones), los resultados visuales fueron limitados y las tasas de complicaciones –que pudieran incluir pérdida del vítreo, colapso de la esclera, ectasia, desprendimiento de retina y endoftalmitis– no fueron significativas (alrededor 20%).[77] El mal resultado de la trabeculectomía es, casi siempre, multifactorial, con factores contribuyentes que incluyen una baja rigidez esclera, una respuesta de cicatrización exuberante y el crecimiento de los ojos con glaucoma, con adelgazamiento y distorsión de su anatomía interna. Se añaden a estas consideraciones fisiológicas los retos del tratamiento posoperatorio en los niños; los riesgos a largo plazo de infección y lesión ocular, y la posible pérdida visual por causas no glaucomatosas, como la ambliopía.

No obstante, en fechas más recientes varios cirujanos reportaron tasas de éxito mucho mayores con la trabeculectomía primaria, con técnicas más recientes en los niños con glaucoma en ambos casos, congénitos y refractarios.[67,78,79] Papadopoulos y su grupo, por ejemplo, reportaron una tasa de éxito de 67% a los 5 años, y bulas no quísticas, con el sistema quirúrgico más seguro de Moorfields, de trabeculectomía con base en el fondo de saco aumentada con mitomicina C en los niños menores de 2 años de edad para el momento de la operación.[79]

Modulación de la herida

Se ha usado con éxito la modulación de la herida como adyuvante de las cirugías filtrantes en el glaucoma infantil, incluyendo la aplicación de radiación β transoperatoria al sitio quirúrgico por Miller y Rice en Gran Bretaña,[78] así como el uso intra y posoperatorio subconjuntival de 5-fluorouracilo (5-FU).[80,81]

Como en la trabeculectomía del adulto (véase capítulo 39), el uso transoperatorio de mitomicina C mejoró el éxito de la trabeculectomía en el glaucoma infantil, al parecer al limitar la cicatrización posoperatoria por fibroblastos de la cápsula de Tenon y la esclera. Sin embargo, este mayor "éxito" conlleva el riesgo preocupante de la infección tardía de la bula (véase más adelante). Las tasas de éxito varían desde tan altas como 95% hasta cifras mucho menores, algunas por debajo de 50%.[79,82-87] La tasa de éxito reportada con la trabeculectomía reforzada con mitomicina C en los niños varía por numerosos motivos, que incluyen diferencias en los métodos de definición y reporte de éxito, la duración del seguimiento, la composición de la muestra y, tal vez, la técnica quirúrgica y el tratamiento posoperatorio. Por ejemplo, Mandal reportó un éxito de 95% en el último seguimiento con esta operación en un grupo sobre todo de pacientes de edad avanzada con ojos fáquicos, con un seguimiento relativamente breve;[88] el éxito subsiguiente reportado por el mismo cirujano decreció hasta 65% a los 18 meses, en esta ocasión llevando a cabo análisis de tabla vital de Kaplan-Meier.[87] En un estudio retrospectivo de 114 niños con glaucoma congénito o de su desarrollo, con una media de edad un poco menor de 6 años, Giampani y colaboradores reportaron el éxito a 5 años de la trabeculectomía reforzada con mitomicina C, de 51%, con presencia de endoftalmitis en ocho ojos (5%).[89,90]

El éxito de la trabeculectomía reforzada con mitomicina C en los niños es mucho mayor en aquellos de edad más avanzada y fáquicos. Por lo tanto, varios autores encontraron de manera independiente que la edad joven y la afaquia se relacionaron con peores resultados.[82] Se incluyo la aplicación de mitomicina C en concentraciones que van de 0.2 a 0.5 mg/mL durante 2 a 5 minutos,[82,84,86] con una variedad de técnicas y una diversidad de etapas de la operación (tanto antes como después de la creación del colgajo de esclera). Para ayudar a ajustar la velocidad de filtrado posoperatoria, los cirujanos han usado todo, desde la lisis de la sutura con láser en posición supina, hasta las suturas absorbibles (p. ej., ácido poliglicólico 10-0) o resellables (véase capítulo 39) en el colgajo de la trabeculectomía.[79,91,92]

La respuesta de los niños muy jóvenes a la trabeculectomía reforzada con mitomicina C es en extremo variable con algunos pacientes que presentan cicatrización rápida a pesar del tratamiento contra la fibrosis y otros que desarrollan hipotonía con grandes bulas filtrantes avasculares e incluso ectasia escleral. Además de la lisis de la sutura con láser en el posoperatorio y el uso de suturas resellables en el colgajo de esclera, se puede utilizar 5-FU subconjuntival en el posoperatorio después de la trabeculectomía con mitomicina C para retrasar más la cicatrización y favorecer el filtrado; este tratamiento adicional contra la fibrosis no incrementa el éxito de la trabeculectomía aumentada con mitomicina C, en comparación con otros grupos de casos similares publicados.[83,84]

Los lactantes y niños están sujetos a complicaciones similares a las de los adultos después de las operaciones de filtrado. Se han reportado hipotonía, cámara anterior plana, desprendimiento de coroides, hemorragias retinianas y preretinianas por descompresión y opacificación del cristalino en los pacientes pediátricos.[83,84] Sin embargo, más importantes aún han sido los casos de infección relacionada con la bula, a menudo asociados con bulas delgadas avasculares y con fuga (**fig. 41-8**) y que incluyen casos de endoftalmitis y pérdida visual devastadora en el ojo operado.[82,85,90,95] De ahí que deban vigilarse con mucho cuidado, para detectar fuga o infección, a los niños pequeños con bulas filtrantes.

Una consideración adicional acerca de la exposición del ojo infantil a la mitomicina C se relaciona con el riesgo carcinogénico potencial a largo plazo del uso de este potente fármaco alquilante (visto en roedores después de la aplicación sistémica de mitomicina C).[94] Puesto que no se saben las secuelas oculares a largo plazo de la aplicación tópica de mitomicina C a la esclera y la cápsula Tenon de los niños pequeños con glaucoma, se recomienda precaución al repetir filtros de mitomicina C en ellos. Se deben sopesar los riesgos potenciales a largo plazo del uso de mitomicina C con aquellos de otras operaciones alternativas (descritas más adelante).

En fechas recientes algunos cirujanos que realizan trabeculectomía recomendaron el uso de una incisión conjuntival base fórnix en los adultos (capítulo 39) y niños al notar una menor avascularidad de las bulas derivadas y su tendencia a ser de base más amplia que con las incisiones en el limbo (**fig. 41-9**).[45,79] Las diferencias a largo plazo del éxito de la trabeculectomía con aumento por mitomicina C y el uso de la incisión con base en el fondo de saco, más que en el limbo, para los casos pediátricos refractarios esperan la prueba del tiempo.

Se justifica aquí una breve mención de las modificaciones de la trabeculectomía utilizadas con frecuencia en las operaciones para tratar el glaucoma de los adultos, pero tal vez con limitada aplicabilidad en la cirugía filtrante en niños; estas incluyen el uso de la miniderivación Ex-Press para el glaucoma (Alcon Laboratories, Fort Worth, TX), la esclerectomía profunda y sus símiles.[95-97]

Los cuidados postrabeculectomía del paciente pediátrico incluyen el seguimiento cuidadoso a largo plazo y la disminución gradual de los esteroides tópicos, al tener en mente el uso de supresores del humor acuoso tópicos en casos en que la bula es relativamente delgada y parece estar creciendo de modo gradual con el transcurso del tiempo. La conciencia diligente de los padres respecto del riesgo de toda la vida de infección o fuga de la bula es imperativa, motivo por el cual suele desalentarse el uso de lentes de contacto en los ojos con bulas de trabeculectomía funcionales.

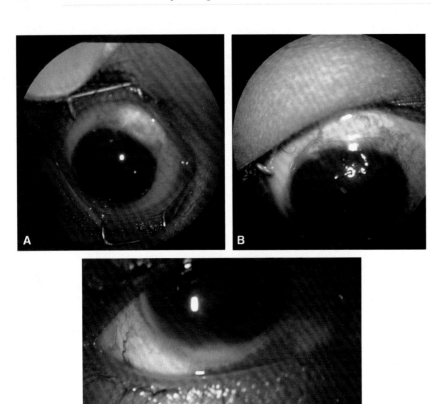

FIGURA 41-8 Infección en una bula filtrante avascular de larga duración con fuga intermitente.
A: bula filtrante avascular delgada 5 años después de la trabeculectomía aumentada con mitomicina C en un niño con glaucoma congénito (primario). El ojo presentaba hipotonía y una cámara anterior plana de forma intermitente, después de traumatismos al parecer mínimos. **B:** prueba de Seidel enérgicamente positiva asociada con la fuga de una bula filtrante y la cámara anterior plana antes descrita (**A**). **C:** hipopión y placa de fibrina en la cápsula del cristalino, asociados con endoftalmitis por una bula filtrante infectada, 1 año despues de la fuga, que se muestra en (**B**). El niño presentaba una infección de vías respiratorias altas al mismo tiempo; la infección ocular respondió a los antibióticos tópicos e intravítreos vigorosos y después se retiró la bula y se colocó un implante de Baerveldt, con conservación de la visión previa a la infección y un cristalino transparente.

Cirugía con dispositivo de drenaje para tratar el glaucoma

La trabeculectomía, a pesar de las recientes modificaciones y el uso de fármacos antiproliferativos, todavía fracasa en la regulación de la PIO (o no es aplicable) en algunos casos de glaucoma pediátrico refractario. Las opciones quirúrgicas restantes incluyen las ciclodestructivas y las de dispositivos para drenaje (del humor acuoso). Dada la baja tasa de éxito de la trabeculectomía en los lactantes y en ojos afáquicos,[82,84] además del riesgo de por vida de fuga e infección de una bula en ojos con filtrado exitoso después una trabeculectomía, la cirugía con dispositivos de drenaje para tratar el glaucoma puede ser una opción razonable antes de la trabeculectomía en pacientes seleccionados (**fig. 41-10**).[98] Los dispositivos para drenaje del glaucoma también han mostrado utilidad en el tratamiento del glaucoma relacionado con uveítis después del fracaso de la cirugía del ángulo.[99,100] Aunque el implante de Molteno se ha usado en los niños durante casi dos decenios, la experiencia con otros, incluidos los de Baerveldt y Ahmed para el drenaje, ha aumentado. Las tasas reportadas de éxito y complicaciones varían en gran medida.[101-110]

En numerosos estudios se ha reportado el éxito de la cirugía con el dispositivo de drenaje de Molteno (Molteno Ophthalmic, Ltd.) para tratar el glaucoma infantil.[106,107,109,111-113] Con una operación de implante de Molteno de una sola placa en dos etapas, Molteno y colaboradores reportaron una tasa de 95% de éxito (definida como una PIO < 20 mm Hg) con una baja tasa de complicaciones (10%) en pacientes con glaucomas infantiles avanzados[107] que habían recibido corticoesteroides sistémicos, ácido flufenámico y colchicina. Más adelante, Billson y colaboradores reportaron una tasa de éxito de 78% (PIO < 21 mm Hg) con el dispositivo de doble placa de Molteno de una operación en dos etapas de 23 ojos de 18 pacientes (rango de edad de 6 meses a 46 años)

con diversos glaucomas infantiles; no se observó beneficio añadido con los fármacos sistémicos contra la fibrosis.[106] No obstante, en varios estudios exclusivos de niños pequeños hubo tasas menores de éxito respecto de la regulación de la presión. En múltiples estudios se mostró una tasa de éxito de 56 a 68% después de la colocación de un dispositivo de Molteno de una o dos placas en los niños menores de 13 años de edad; sin embargo, la mayoría requirió el uso concomitante de medicamentos contra el glaucoma.[106,108,109] En todos esos grupos se usaron los dispositivos de drenaje de Molteno con ligadura u otro bloqueo parcial reversible del tubo conector para el implante en una sola etapa.

Las complicaciones vistas con el implante del dispositivo de drenaje de Molteno en los niños incluyeron no solo aquellas después de la trabeculectomía (antes descrita), sino también las específicas de la cirugía con dispositivos de drenaje para el glaucoma. Las más comunes entre las últimas en muchos grupos fueron: el contacto entre tubo y el endotelio corneal (contacto tubo-córnea), la erosión externa del tubo a través de la conjuntiva, su migración y la formación de catarata o su avance; con menos frecuencia se reportaron alteraciones de la movilidad, así como endoftalmitis, aunque por fortuna solo en raras ocasiones.[106]

El dispositivo de drenaje para el glaucoma de Baerveldt (Abbott Laboratories) también ha sido utilizado para el glaucoma pediátrico refractario con tasas de éxito reportadas bastante altas.[102,105,114] Las tasas de éxito del implante de dispositivos de drenaje de Baerveldt van de 80 a 95% a los 12 meses, con disminución hasta casi 50% para los 48 meses y menor de 50% a los 60 meses. En un grupo retrospectivo que incluyó implantes de dispositivos de drenaje de Ahmed y Baerveldt se reportaron tasas de éxito a los 10 años de 55% en los pacientes con GDCC y 42% en aquellos con glaucoma congénito (**fig. 41-11**).[104] Las tasas de éxito en grupos publicados variaron según el tipo de diagnóstico del

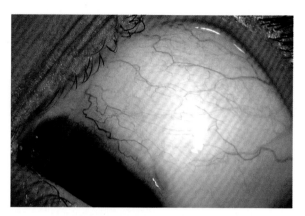

FIGURA 41-9 Bula filtrante avascular parcial después de la trabeculectomía con mitomicina C. La paciente fue una niña de 8 años de edad con glaucoma congénito de etapa terminal detectado de manera tardía. La cirugía del ángulo y los medicamentos aliviaron la PIO durante 6 años. La presión en el momento de la fotografía era menor de 10 mm Hg sin uso de medicamentos contra el glaucoma.

glaucoma pediátrico (la mayoría de los grupos incluyó casos primarios y secundarios), el tamaño del implante (en su mayor parte con los de 250 o 350 mm²) y la localización del tubo (en la cámara anterior frente a la parte plana). Las complicaciones del implante del dispositivo de drenaje para el glaucoma de Baerveldt han sido similares a las reportadas con el de Molteno, donde todos los cirujanos usan la ligadura del tubo con una sutura absorbible o una técnica en dos etapas para evitar la hipotonía extrema en el periodo posoperatorio temprano.[112] Existen reportes de hemorragia coroidea, desprendimiento de retina y ptisis, con alta incidencia en los pacientes con ojos afáquicos.[104,105] Al igual que con otros dispositivos para drenaje del glaucoma en los niños, son complicaciones adicionales los problemas relacionados con el tubo, el daño de la córnea, uveítis, ectopia de pupila, catarata y alteraciones de la movilidad.[104,105] El implante de Baerveldt debe ajustarse a las dimensiones del ojo del niño al utilizar el de 250 o 350 mm²; el borde posterior de la placa de silicón se puede recortar en ojos muy cortos que

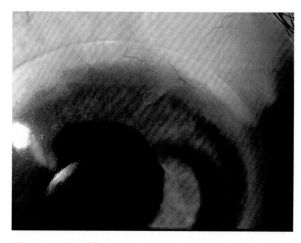

FIGURA 41-10 Ojo afáquico con un dispositivo de drenaje para tratar el glaucoma bien ubicado. Se implantó un dispositivo de drenaje de Ahmed en el ojo afáquico de este niño de 15 años de edad con uveítis relacionada con artritis idiopática juvenil, catarata secundaria y glaucoma. Se visualiza el tubo en la cámara anterior y el paciente puede continuar con el uso de lentes de contacto.

reciben el implante de Baerveldt o cualquier otro de drenaje para tratar el glaucoma (véase el final de esta sección para más información).

El dispositivo de drenaje de Ahmed (New World Medical) para tratar el glaucoma, con su diseño similar a una válvula de regulación de flujo, ha sido promisorio para regular el glaucoma infantil refractario; las tasas de éxito y complicaciones fueron similares a las reportadas para el dispositivo de drenaje Baerveldt, aunque no se han hecho estudios aleatorizados a la fecha en la población pediátrica.[101,103-105] En el 2012, en un estudio retrospectivo de comparación de resultados de la cirugía de implante de Ahmed frente a de Baerveldt, pareció mostrarse una mejor regulación de la PIO a largo plazo en los grupos con el último (85.2 vs. 54.5% durante 7.5 años).[115] Las tasas de éxito después del implante del dispositivo de drenaje de Ahmed varían en gran medida entre los estudios, tal vez como resultado de diferencias en los grupos de pacientes (p. ej., edad y diagnóstico). Por ejemplo, Chen y colaboradores reportaron tasas de éxito de 85 y 42% a los 12 y 48 meses, de manera respectiva, en un grupo retrospectivo constituido sobre todo por pacientes con GDCC y glaucoma congénito.[102] Al-Mobarak y colaboradores reportaron un éxito a los 2 años de 63% en los niños menores de 2 años de edad, la mayoría con glaucoma congénito.[100]

Con respecto al tipo de implante de Ahmed (silicón frente a polipropileno), en un estudio por Khan y Al-Mobarak se compararon la placa de Ahmed S2 (de polipropileno) con el modelo más reciente, FP7 (de silicón) en niños menores de 2 años de edad para el momento de la intervención quirúrgica y se observó más éxito en el último grupo, constituido sobre todo por pacientes con GCP.[116] En fechas más recientes, Razeghinejad y colaboradores revisaron en forma prospectiva los resultados, sobre todo de los implantes Ahmed FP7 (aunque un pequeño número recibió S2, S3 y FP8 también, fue una muestra muy pequeña para determinar significación estadística entre los tipos), y notaron una tasa de éxito de 56.3% a los 5 años, pero comentaron que la mayoría de los pacientes continuó con la necesidad de tratamiento médico.[117]

Las complicaciones después de la cirugía con el dispositivo de drenaje de Ahmed incluyen todas las reportadas con el de Baerveldt,[100,102,105,117] con la probabilidad adicional de proliferación fibrosa al interior de la cámara de la válvula, como mecanismo no posible con los dispositivos de Baerveldt y Molteno, sin válvula.[118,119] El más reciente FP7 con placa de silicón no está exento de este problema en los pacientes pediátricos (S.F. Freedman, datos no publicados). Se reportó también endoftalmitis después del implante de Ahmed en el ojo de un niño.[117] La cirugía con dispositivo de drenaje para el glaucoma puede aliviar con éxito el problema en los niños, aunque puede requerir continuar el uso de medicamentos en el posoperatorio. Las complicaciones más frecuentes incluyen las relacionadas con la hipotonía en el periodo posoperatorio inmediato (en especial, en ojos afáquicos grandes); con la longitud, posición o bloqueo del tubo y sus secuelas en el segmento anterior del ojo a mediano plazo (**fig. 41-12**); y con la encapsulación de la bula y el fracaso de la regulación de la presión a largo plazo. También se han reportado alteraciones de la movilidad (**fig. 41-13**), la exposición, la infección, el desprendimiento de retina y la ptisis, con el implante de cada tipo de dispositivo de drenaje para el glaucoma en los niños (véase el texto precedente).

En los niños muy pequeños con glaucoma refractario (menores de 2 años de edad para el momento de la operación) la PIO pareció mejor regulada con el implante de un dispositivo de drenaje que con la trabeculectomía y la mitomicina C.[120,121] En un estudio aleatorizado, comparativo, de la trabeculectomía reforzada con mitomicina C y la cirugía con dispositivo de drenaje de Ahmed para tratar el glaucoma

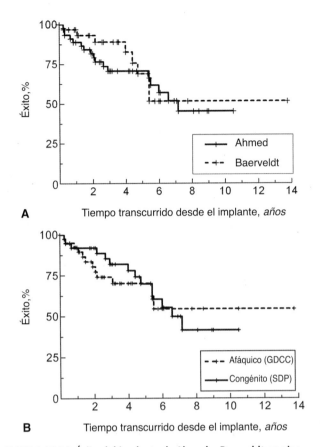

A   Tiempo transcurrido desde el implante, *años*

B   Tiempo transcurrido desde el implante, *años*

FIGURA 41-11 Éxito del implante de Ahmed o Baerveldt en ojos afáquicos con glaucoma (después de la operación de catarata) o glaucoma primario (congénito). En este análisis de Kaplan-Meier, el éxito, definido como la regulación de la PIO sin complicaciones graves o cirugía adicional para el glaucoma, fue mayor de 75% a los pasados 2 años del implante, y de 60% a los 5 años, pero disminuyó a menos de 50% a los 10 años para ambos grupos de dispositivos (**A**). Las curvas de supervivencia no difieren de manera significativa por el tipo de dispositivo (Ahmed frente a Baerveldt) (**A**) o el diagnóstico del glaucoma (congénito frente a afáquico) (**B**). GDCC, glaucoma después de la cirugía de catarata; GCP, glaucoma congénito primario. (Modificada de O'Malley Schotthoefer E, Yanovitch TL, Freedman SF. Aqueous drainage device surgery in refractory Pediatric glaucomas: I. Long-term outcomes. *J AAPOS*. 2008;12(1):33-39).

después de una cirugía de catarata, se dieron resultados bastante deficientes, pero similares de manera estadística (40 *vs.* 67%, de forma respectiva, con seguimiento menor de 1 año).[122] Ningún estudio aleatorizado ha comparado el uso de la mitomicina con su falta de uso en la operación con dispositivo de drenaje para tratar el glaucoma infantil; en un estudio se sugirió que el uso de mitomicina C en realidad disminuía la tasa de éxito del implante del dispositivo de Ahmed en los niños menores de 2 años de edad, tal vez por fibrosis excesiva de la cápsula.[123]

Mahdy y colaboradores investigaron la adición de fármacos contra el factor de crecimiento endotelial vascular (bevacizumab) en conjunción con mitomicina C durante ambos procedimientos, de trabeculectomía e implante de la válvula de Ahmed, con buenos resultados observados para la bula y la función de la válvula a largo plazo.[124,125] Se justifica su mayor estudio.

La técnica quirúrgica básica para el implante de un dispositivo de drenaje para tratar el glaucoma en los niños es similar a la de adultos

(véase capítulo 40). La colocación de un dispositivo de drenaje para el glaucoma suele preferirse en el cuadrante superotemporal, aunque se pueden usar otros en casos seleccionados. Los implantes pueden hacerse con una incisión conjuntival base limbo o base fórnix. La colocación de la placa del dispositivo suele ser más fácil con una incisión en el fondo de saco (base limbo); esta técnica parece preferirse siempre que la conjuntiva sea móvil, porque aumenta la comodidad del paciente y disminuye el riesgo de retracción conjuntival en el posoperatorio. Puede también constituir una ventaja el evitar las incisiones en el limbo en los niños con un estado corneal delicado. Los tubos de dispositivo para el drenaje del glaucoma se han colocado bajo colgajos de esclera de grosor parcial (como con la trabeculectomía); como alternativa, muchos cirujanos prefieren la esclera de donador de grosor completo, o un material similar, como el pericardio o la córnea (esta última en especial para colocación nasal inferior), para cubrir el tubo.

Aunque están disponibles varios diseños y métodos diferentes de implante para tratar el glaucoma, la experiencia en las publicaciones sugiere que los de Molteno, Baerveldt y Ahmed permiten regular la PIO en los niños con glaucoma refractario (en especial aquellos con cicatrización extensa o en quienes fracasó la trabeculectomía). El dispositivo óptimo de drenaje para tratar el glaucoma elegido para el ojo de un niño determinado depende de varios factores, incluidos la urgencia de disminución de la PIO, el tamaño y los antecedentes quirúrgicos del ojo, y el grado de daño del nervio óptico presente. En ningún estudio aleatorizado conocido se ha comparado la seguridad y eficacia de un estilo de dispositivo con los de otros en pacientes con glaucoma pediátrico. En un estudio retrospectivo, por El Gendy y Song en el 2012, se intentó comparar la eficacia a largo plazo del dispositivo de Ahmed (modelo S2) con la de Baerveldt (BG 101-350) en el glaucoma pediátrico; sin embargo, debido a las limitaciones no se pudo concluir que un modelo fuese superior a otro, solo se notó que el Baerveldt es al menos tan eficaz como el de Ahmed en ese grupo.[115]

El dispositivo de drenaje para el glaucoma de Ahmed puede ser preferible cuando se requiere la disminución inmediata de la PIO, como cuando persiste el edema de córnea y el ojo del lactante se está expandiendo de forma rápida tras el fracaso de la cirugía del ángulo (o no se puede realizar); además, se recomienda este implante cuando hay riesgo sustancial de hipotonía posoperatoria, como en casos del glaucoma relacionados con uveítis o después de la cicloablación. De manera similar, algunos cirujanos preferirían el dispositivo de Baerveldt más grande en los ojos bastante más grandes de los niños de mayor edad, en aquellos que pueden tolerar la disminución tardía de la PIO (es decir, córnea transparente y daño leve a moderado), y en aquellos con riesgo de hemorragia coroidea u otras complicaciones graves asociadas con la hipotonía posoperatoria súbita (p. ej., pacientes con el síndrome de Sturge-Weber) (**fig. 41-14**).

Cuando se usa un dispositivo sin válvula como el de Molteno o Baerveldt, se recomienda ligar el tubo con una sutura 6-0 de poliglactina 910 para el implante en una etapa,[126] con cuidado de no cubrirla con la esclera u otro material de injerto en parche. Por lo general, la ligadura puede retirarse 5 a 6 semanas después de la operación, lo que da tiempo suficiente para la formación de una cápsula sobre la placa liberada. La técnica de sutura "de corte" se reserva para los niños cooperadores de mayor edad e implica la colocación de una sutura de *nylon* 6-0 dentro de la ligadura de poliglactina 910 en la vía del tubo del dispositivo de drenaje para el glaucoma con la punta cerca del limbo, que se puede exponer con una pequeña incisión conjuntival en fecha posterior (> 5-6 semanas) para permitir un filtrado temprano

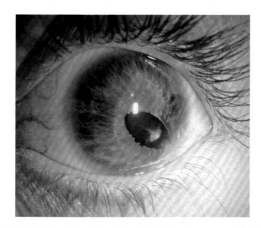

FIGURA 41-12 Cicatrización endotelial de la córnea en relación con el dispositivo de drenaje y catarata focal. Este niño de 6 años de edad nació con un glaucoma asociado con síndrome de Axenfeld-Rieger y fue objeto de implante de un dispositivo de drenaje de Ahmed pediátrico inferior a los 3 meses de edad. Nótese la pupila desplazada hacia abajo y la catarata focal, así como un embriotoxon posterior prominente. La presión se reguló con timolol, con la mejor visión corregida de 20/60 en este ojo. El tubo se acortó en la cámara anterior con el transcurso del tiempo, pero el sistema aún es funcional.

e instantáneo antes de concluir el retiro de la ligadura de poliglactina 910. También se pueden hacer hendiduras de ventilación en el tubo proximal a esta última al utilizar la misma aguja de la sutura de *nylon* 9-0 (con aguja espatulada) para asegurar el tubo a la esclera del paciente.

Por lo general, el dispositivo de drenaje de Ahmed para el glaucoma no requiere ligadura. La incisión en el fondo de saco (base limbo) es una técnica conocida, excepto en casos con cicatrización y movilización inadecuada de la cápsula de Tenon y la conjuntiva cerca del limbo, en el cuadrante elegido para el implante. El tubo del dispositivo se asegura a la esclera con puntos de sutura en ocho de *nylon* 9-0 bajo un injerto en parche de esclera de grosor completo de donador. Si bien el tubo debe colocarse en la cámara anterior en los ojos fáquicos, se puede hacer en la cámara posterior (surco) o en la pars plana en ojos afáquicos o seudofáquicos, si bien se recomienda la vitrectomía completa (por un cirujano especializado en vitreorretina) para la mayoría de estos últimos casos. Es mejor colocar el tubo en ubicación paralela al iris y apenas arriba de este en los ojos fáquicos, por su tendencia a rotar hacia delante con el transcurso del tiempo en los niños muy pequeños. El uso de una aguja calibre 23 para ingresar al ojo minimiza la fuga de líquido alrededor del tubo en el periodo posoperatorio temprano. El cierre de la heridas en dos planos con Vicryl 8-0 y una

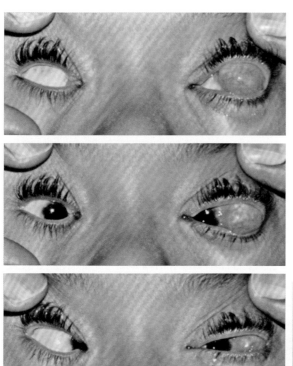

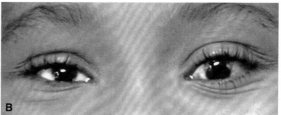

FIGURA 41-13 Estrabismo restrictivo y formación de bula con el dispositivo de Ahmed. Un niño de 6 años de edad con microcórnea y glaucoma después de una operación de catarata presentó estrabismo restrictivo secundario a la formación de una bula enorme alrededor del dispositivo de drenaje de Ahmed pediátrico, que se desplazó hacia adelante en el ojo izquierdo. **A:** antes de la operación. Nótese la esotropía en la mirada primaria (*imagen intermedia*) y la incapacidad del ojo izquierdo para la abducción, incluso hasta la línea media (*imagen inferior*), en tanto el paciente puede aún hacer su aducción (*imagen superior*). **B:** después de la operación. El retiro del dispositivo de drenaje del glaucoma y la cápsula con endociclocoagulación concomitante con diodo mejoró el estrabismo y mantuvo la regulación de la PIO.

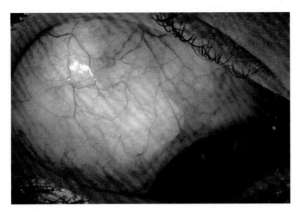

FIGURA 41-14 Uso del dispositivo de drenaje de Baerveldt para el glaucoma. Se muestra el cuadrante superotemporal de un paciente de 13 años de edad con glaucoma asociado con el síndrome de Sturge-Weber, tratado con el implante de un dispositivo para drenaje del glaucoma de Baerveldt 5 años antes. Nótese el injerto en parche de esclera visible, la elevación sobre la placa y el patrón vascular prominente consistente con los vasos epiesclerales de su padecimiento.

aguja vascular ayuda a asegurar su hermeticidad y minimiza el riesgo de exposición del tubo. Los ojos pequeños se pueden beneficiar de la modificación de la placa del dispositivo de drenaje, ya sea recortando su parte posterior para acortarla, o colocarla más cerca del limbo que a la distancia usual de 8 mm.[46]

Cirugía combinada de catarata y filtrado

En tanto la operación para el retiro de catarata en el contexto del glaucoma grave o no controlado es bastante frecuente en los adultos, es rara una situación análoga en los niños. Aquellos que acuden con GCP suelen presentar cristalinos transparentes y quienes sufren cataratas congénitas suelen tener una PIO normal antes de su operación. El glaucoma surge con mayor frecuencia en los niños pequeños con cataratas, poco tiempo después de que se ha completado la cirugía de catarata. Los niños pueden presentarse con glaucoma y catarata concomitantes en varios contextos inusuales: (1) con glaucoma primario y catarata asociada (es decir, síndrome de Lowe), (2) con uveítis crónica y glaucoma secundario y catarata concomitantes (como ocurre en la artritis idiopática juvenil), y (3) en otros casos inusuales de glaucoma secundario y catarata (p. ej., la postraumática o inducida por esteroides).

Se recomienda mucha precaución en cuanto a la cirugía combinada de catarata y glaucoma en los niños. Si se combina la trabeculectomía con el retiro de catarata hay un riesgo significativo de hipotonía posoperatoria y disfunción del cuerpo ciliar, secundario a desprendimiento de la coroides, y la cicatrización y falla posterior de la bula (S.F. Freedman, datos no publicados). En general, en los pacientes con catarata y glaucoma sin uveítis se prefiere controlar primero el glaucoma, y después realizar la operación de catarata. En el caso de un niño de mayor edad con catarata, glaucoma y un ojo silencioso, se puede considerar la extracción extracapsular de la catarata, con conservación de la cápsula posterior y el implante concomitante de un dispositivo de drenaje para el glaucoma.[127] En los pacientes con glaucoma uveítico y catarata, en general, se prefiere realizar la goniotomía (como operación ideal inicial para el glaucoma) antes de la operación de catarata. Si la cirugía del ángulo fracasó y se requiere una operación adicional

para el glaucoma, se puede realizar primero el implante de un dispositivo de drenaje, en especial si el glaucoma es grave o el nervio óptico está significativamente dañado. Como alternativa, se puede hacer primero el retiro de la catarata seguido por el implante del dispositivo de drenaje como procedimiento de segunda etapa.[99,100] Las excepciones incluyen los casos refractarios con opacidad corneal y glaucoma no controlado, en cuyo caso se puede considerar la combinación de lensectomía-vitrectomía (por un cirujano especializado en retina, con o sin guía endoscópica) con la colocación de un dispositivo de drenaje para el glaucoma.

Cirugía de ciclodestrucción

Los procedimientos quirúrgicos antes descritos comparten el propósito de aumentar el flujo de salida del humor acuoso del ojo a través de estructuras del ángulo o de una fístula o un tubo colocado en la cámara anterior (o en la posterior). Por contraste, los procedimientos de ciclodestrucción disminuyen la tasa de producción del humor acuoso al lesionar los procesos ciliares; los resultados a menudo son impredecibles y las complicaciones frecuentes. Al igual que con el glaucoma refractario en los adultos, la ciclodestrucción, no obstante, constituye un método válido para intentar controlar el glaucoma que de otra forma pone en riesgo la vista, una vez que se han agotado los medios quirúrgicos o se comprobó que estos eran inadecuados para el efecto.

Ciclocrioterapia

La ciclocrioterapia (congelamiento de los procesos ciliares desde un abordaje externo) se ha utilizado en glaucomas difíciles en los niños durante muchos años y se aplica con una técnica similar a la usada en los adultos (véase capítulo 42). Las tasas de éxito reportadas con la ciclocrioterapia en el glaucoma infantil (regulación de la PIO sin pérdida visual grave o tisis) ha sido bastante malas, y al Faran y colaboradores reportaron una tasa de éxito de 30% después de uno o más tratamientos en un grupo grande de niños con glaucoma congénito avanzado.[127] Wagle y colaboradores reportaron una tasa de éxito similar, de 44% después de un seguimiento promedio de 5 años, si bien se requirieron muchas repeticiones del tratamiento. Las complicaciones devastadoras en este estudio fueron más probables en los pacientes con glaucoma anirídico que en aquellos con el no anirídico.[128]

En los niños debe aplicarse la crioterapia a un máximo de 180 grados de la circunferencia ocular en una sesión, mediante el uso de seis o siete congelamientos (45-60 segundos cada uno a –80 °C) con colocación del borde anterior de la criosonda de 2.5 mm de diámetro entre 1 y 1.5 mm del limbo (en ausencia de buftalmía). Debe evitarse la colocación de la sonda de forma directa sobre los meridianos de las 3 y las 9 para reducir el daño a los vasos ciliares posteriores largos. La transiluminación puede ser útil cuando el tamaño y la anatomía inusual del ojo dificultan localizar la parte plegada.[129] En los tratamientos repetidos debe dejarse sin tocar al menos un cuadrante del cuerpo ciliar, porque no se dispone del tratamiento de rescate para la hipotonía posoperatoria crónica o tisis.

Además de las limitadas tasas de éxito, los riesgos de la ciclocrioterapia son similares en los adultos y los niños (capítulo 42) e incluyen no solo hipotonía y ptisis, sino también uveítis, formación de catarata y pérdida visual acompañante. Esta técnica puede ser razonable en ojos con un potencial visual muy limitado y una anatomía desafiante; sin embargo, debe considerarse alguna técnica alternativa.

Ciclofotocoagulación transescleral

Se puede hacer ciclofotocoagulación transescleral con láser Nd:YAG (itrio-aluminio-granate dopado con neodimio) en los adultos con glaucoma refractario, con resultados al menos comparables con los de la crioterapia.[130] La experiencia limitada con la ciclofotocoagulación transescleral de contacto con láser Nd:YAG en los niños pequeños con glaucoma avanzado no controlado sugiere una disminución eficaz de la presión en casi 40% después de un solo tratamiento de 360 grados.[131] Las ventajas de esta técnica láser sobre la ciclocrioterapia en los adultos (y tal vez también en los niños) incluyen la menor gravedad o incidencia del aumento transitorio de la PIO, una respuesta uveítica menos exuberante y menor dolor en el posoperatorio después de la aplicación de láser. No obstante, los riesgos de complicaciones graves persisten con ambas técnicas.[132]

También ha realizado la ciclofotocoagulación transescleral en niños con láser de diodo y la sonda G de Iris Medical (Iridex, Toronto, ON, Canadá), con una tasa reportada de éxito de 30 a 75% después de uno o más tratamientos, y un seguimiento bastante corto.[133] Una técnica recomendada implica 16 a 18 aplicaciones (de 2 segundos cada una) en tres cuadrantes con la sonda G de iris, con ajustes de potencia variables (la mayoría de 1 500-2 000 mW).[134] Las tasas de éxito reportadas con esta técnica han sido similares a las de una segunda operación con dispositivo de drenaje en niños con glaucoma no controlado después del implante inicial de un dispositivo de drenaje.[135,136] Esta técnica parece preferible a la del láser Nd:YAG transescleral de contacto (descrita antes), está fácilmente disponible en el quirófano y se aplica con el niño en posición supina.

Ciclofotocoagulación endoscópica

La ciclofotocoagulación endoscópica con láser de diodo se ha aplicado en niños con glaucoma refractario, con resultados modestos.[137-140] Los investigadores usaron el sistema de microendoscopia, que incorpora la fibra óptica para una pantalla de video, la endofotocoagulación con láser de diodo, y la iluminación, todo dentro de una sonda de calibre 20 (Microprobe, Endo Optiks). En niños afáquicos o seudofáquicos con glaucoma, el éxito acumulado de todos los procedimientos en el último seguimiento fue de 53% en esta serie de 34 ojos, después de un promedio de 1.5 sesiones terapéuticas realizadas a través de un abordaje por el limbo o la pars plana, con un seguimiento medio de 44 meses.[141] Se reportaron desprendimiento de retina, hipotonía y la pérdida visual en este grupo, que incluyó ojos afáquicos y fáquicos.[138,140] En un pequeño grupo de niños afáquicos con glaucoma refractario y opacificación corneal se reportó una baja tasa de éxito con la cicloablación con láser de diodo endoscópica.[137]

En fecha más reciente, en un estudio que comparó la ciclofotocoagulación transescleral con diodo y la ciclofotocoagulación endoscópica en múltiples pacientes pediátricos con glaucoma, se tuvieron tasas de éxito comparables, con disminución de la PIO de 28.6% en comparación con 33.2%; sin embargo, se requirieron 2.3 *versus* 3.2 tratamientos, en promedio, para lograr una tasa de éxito de 46% a los 5 años.[136]

La cicloablación, a pesar de su éxito limitado y complicaciones significativas, tiene utilidad para el tratamiento del glaucoma pediátrico refractario. Su lugar en la estrategia quirúrgica depende de varios factores, que incluyen la anatomía del ojo y las intervenciones quirúrgicas fallidas previas, la gravedad del glaucoma y la edad del niño.[133,134,137,138,140] Puede tener una un papel apropiado como adyuvante

de la operación previa con dispositivo de drenaje para el glaucoma, después de que esta reguló de manera incompleta la PIO.[133-135,137-140]

SEGUIMIENTO DE LOS NIÑOS CON GLAUCOMA

Incluso los niños con glaucoma bien controlado después del tratamiento quirúrgico (con o sin esquema médico adyuvante) requieren seguimiento durante toda la vida. Puede ocurrir pérdida del control de la PIO meses o incluso décadas después del control exitoso con la intervención quirúrgica, y los niños de mayor edad o adultos jóvenes quizás cursen asintomáticos. Además, los niños pequeños con glaucoma a menudo enfrentan dificultades que ponen en riesgo la visión, como la cicatrización de la córnea, la anisometropía y la ambliopía resultantes, incluso después de lograr el control de la PIO. Los niños con glaucoma que se controla sin el uso de medicamentos deben seguirse durante al menos cada 6 meses, y los niños pequeños y aquellos cuya PIO se controló durante menos de 2 años tal vez deban ser valorados al menos cada 3 a 4 meses. Durante las exploraciones en el consultorio las variables que se correlacionan con un control adecuado de la PIO incluyen: (1) función visual, error de refracción y aspecto del nervio óptico estables; (2) córneas sin edema y de dimensiones estables; y (3) niños sin epífora, fotofobia excesiva y blefaroespasmo. Por contraste, incluso si la PIO es menor de 20 mm Hg, el deterioro de la visión; la miopía progresiva; el acopamiento progresivo del nervio óptico o los aumentos en las dimensiones corneales, el edema corneal o síntomas oculares, sugieren que el control del glaucoma puede ser inadecuado a largo plazo.

PUNTOS CLAVE

▶ Los medicamentos pueden ser muy útiles para tratar los glaucomas pediátricos, pero deben administrarse con precaución respecto de la susceptibilidad especial de los niños a sus efectos secundarios sistémicos. Se requiere especial cuidado cuando se prescriben bloqueadores β y brimonidina a los niños pequeños.

▶ Muchos glaucomas infantiles requieren intervención quirúrgica. En tanto la cirugía del ángulo suele ser la ideal para los glaucomas congénitos primarios, muchos juveniles de ángulo abierto y los seleccionados de ángulo abierto secundarios, además de casos más refractarios, pueden requerir cirugía de filtrado, implante de un dispositivo de drenaje para el glaucoma o incluso operaciones de ciclodestrucción. El éxito de la cirugía del glaucoma en los niños depende de muchos factores, su regulación no es rara y requiere una combinación de tratamientos quirúrgico y médico continuos.

REFERENCIAS

1. deLuise VP, Anderson DR. Primary infantile glaucoma (congenital glaucoma). *Surv Ophthalmol.* 1983;28(1):1-19.
2. Maeda-Chubachi T, Chi-Burris K, Simons B, et al; A6111137 Study Group. Impact of age, diagnosis, and history of glaucoma surgery on outcomes in pediatric patients treated with latanoprost. *J Glaucoma.* 2013;22(8):614-619.

3. Maeda-Chubachi T, Chi-Burris K, Simons BD, et al; A6111137 Study Group. Comparison of latanoprost and timolol in pediatric glaucoma: a phase 3, 12-week, randomized, double-masked multicenter study. *Ophthalmology*. 2011;118(10):2014-2021.

4. Ott EZ, Mills MD, Arango S, et al. A randomized trial assessing dorzolamide in patients with glaucoma who are younger than 6 years. *Arch Ophthalmol*. 2005;123(9):1177-1186.

5. Whitson JT, Roarty JD, Vijaya L, et al. Efficacy of brinzolamide and levobetaxolol in pediatric glaucomas: a randomized clinical trial. *J AAPOS*. 2008;12(3):239-246.

6. Raber S, Courtney R, Maeda-Chubachi T, Simons BD, Freedman SF, Wirostko B. Latanoprost systemic exposure in pediatric and adult patients with glaucoma: a phase 1, open-label study. *Ophthalmology*. 2011;118(10):2022-2027.

7. Capino AC, Dannaway DC, Miller JL. Metabolic acidosis with ophthalmic dorzolamide in a neonate. *J Pediatr Pharmacol Ther*. 2016;21(3):256-259.

8. Passo MS, Palmer EA, Van Buskirk EM. Plasma timolol in glaucoma patients. *Ophthalmology*. 1984;91(11):1361-1363.

9. Dickens CJ, Hoskins HD. Diagnosis and treatment of congenital glaucoma. In: Ritch R, Shields MB, Krupin T, eds. *The Glaucomas*. Vol 2. St. Louis, MO: CV Mosby; 1989:773-785.

10. Walton DS. Primary congenital open-angle glaucoma. In: Epstein DL, ed. *Chandler and Grant's Glaucoma*. 3rd ed. Philadelphia, PA: Lea & Febiger; 1986.

11. Sharan S, Dupuis A, Hébert D, Levin AV. The effect of oral acetazolamide on weight gain in children. *Can J Ophthalmol*. 2010;45(1):41-45.

12. Portellos M, Buckley EG, Freedman SF. Topical versus oral carbonic anhydrase inhibitor therapy for pediatric glaucoma. *J AAPOS*. 1998;2(1):43-47.

13. Sabri K, Levin AV. The additive effect of topical dorzolamide and systemic acetazolamide in pediatric glaucoma. *J AAPOS*. 2006;10(5):464-468.

14. Morris S, Geh V, Nischal KK, Sahi S, Ahmed MA. Topical dorzolamide and metabolic acidosis in a neonate. *Br J Ophthalmol*. 2003;87(1):1052-1053.

15. Walton DS. Primary congenital open angle glaucoma: a study of the anterior segment abnormalities. *Trans Am Ophthalmol Soc*. 1979;77:746-768.

16. Chandler PA, Grant WM. *Glaucoma*. 2nd ed. Philadelphia, PA: Lea & Febiger; 1979.

17. Boger WP III, Walton DS. Timolol in uncontrolled childhood glaucomas. *Ophthalmology*. 1981;88(3):253-258.

18. Zimmerman TJ, Kooner KS, Morgan KS. Safety and efficacy of timolol in pediatric glaucoma. *Surv Ophthalmol*. 1983;28(suppl 1):262-264.

19. Hoskins HD Jr, Hetherington J Jr, Magee SD, et al. Clinical experience with timolol in childhood glaucoma. *Arch Ophthalmol*. 1985;103(8):1163-1165.

20. Olson RJ, Bromberg BB, Zimmerman TJ. Apneic spells associated with timolol therapy in a neonate. *Am J Ophthalmol*. 1979;88(1):120-122.

21. Shields MB. *Textbook of Glaucoma*. 3rd ed. Baltimore, MD: Williams & Wilkins; 1992.

22. Wright TM, Freedman SF. Exposure to topical apraclonidine in children with glaucoma. *J Glaucoma*. 2009;18(5):395-398.

23. Carlsen JO, Zabriskie NA, Kwon YH, et al. Apparent central nervous system depression in infants after the use of topical brimonidine. *Am J Ophthalmol*. 1999;128(2):255-256.

24. Enyedi LB, Freedman SF. Safety and efficacy of brimonidine in children with glaucoma. *J AAPOS*. 2001;5(5):281-284.

25. Mungan NK, Wilson TW, Nischal KK, et al. Hypotension and bradycardia in infants after the use of topical brimonidine and beta-blockers. *J AAPOS*. 2003;7(1):69-70.

26. Enyedi LB, Freedman SF. Latanoprost for the treatment of pediatric glaucoma. *Surv Ophthalmol*. 2002;47(suppl 1):S129-S132.

27. Yang CB, Freedman SF, Myers JS, et al. Use of latanoprost in the treatment of glaucoma associated with Sturge–Weber syndrome. *Am J Ophthalmol*. 1998;126(4):600-602.

28. Yanovitch TL, Enyedi LB, Schotthoeffer EO, et al. Travoprost in children: adverse effects and intraocular pressure response. *J AAPOS*. 2009;13(1):91-93.

29. Elgin U, Batman A, Berker N, et al. The comparison of eyelash lengthening effect of latanoprost therapy in adults and children. *Eur J Ophthalmol*. 2006;16(2):247-249.

30. Shrirao N, Khurana M, Mukherjee B. Prostaglandin-associated periorbitopathy. *Indian J Ophthalmol*. 2016;64(6):459.

31. Rabinowitz MP, Katz LJ, Moster MR, et al. Unilateral prostaglandin-associated periorbitopathy: a syndrome involving upper eyelid retraction distinguishable from the aging sunken eyelid. *Ophthalmic Plast Reconstr Surg*. 2015;31(5):373-378.

32. Nakakura S, Yamamoto M, Terao E, et al. Prostaglandin-associated periorbitopathy in latanoprost users. *Clin Opthalmol*. 2015;9:51-56.

33. Kucukevcilioglu M, Bayer A, Uysal Y, Altinsoy HI. Prostaglandin associated periorbitopathy in patients using bimatoprost, latanoprost and travoprost. *Clin Exp Ophthalmol*. 2014;42(2):126-131.

34. Serle JB, Katz LJ, McLaurin E, et al. Two phase 3 clinical trials comparing the safety and efficacy of netarsudil to timolol in patients with elevated intraocular pressure: Rho Kinase Elevated IOP Treatment Trial 1 and 2 (ROCKET-1 and ROCKET-2). *Am J Ophthalmol*. 2018;186:116-127.

35. Weinreb RN, Ong T, Scassellati Sforzolini B, et al. A Radomised controlled comparison of latanoprostene bunod and latanoprost 0.005% in the treatment of ocular hypertension and open angle glaucoma: the VOYAGER study. *Br J Ophthalmol*. 2015;99(6):738-745.

36. Weinreb RN; World Glaucoma Association. *Childhood Glaucoma: The 9th Consensus Report of the World Glaucoma Association*. Amsterdam: Kugler Publications; 2013.

37. de Vincentiis C. Incisions del angolo irideo nel glaucoma [article in Italian]. *Ann Ottalmol*. 1893;22:540-542.

38. Barkan O. Technique of goniotomy. *Arch Ophthalmol*. 1938;19:217-221.

39. Barkan O. Goniotomy for the relief of congenital glaucoma. *Br J Ophthalmol*. 1948;32(9):701-728.

40. Yeung HH, Walton DS. Goniotomy for juvenile open-angle glaucoma. *J Glaucoma*. 2010;19(1):1-4.

41. Kanski JJ, McAllister JA. Trabeculodialysis for inflammatory glaucoma in children and young adults. *Ophthalmology*. 1985;92(7):927-930.

42. Freedman SF, Rodriguez-Rosa RE, Rojas MC, et al. Goniotomy for glaucoma secondary to chronic childhood uveitis. *Am J Ophthalmol*. 2002;133(5):617-621.

43. Bohnsack BL, Freedman SF. Surgical outcomes in childhood uveitic glaucoma. *Am J Ophthalmol*. 2013;155(1):134-142.

44. Chen TC, Walton DS. Goniosurgery for prevention of aniridic glaucoma. *Trans Am Ophthalmol Soc*. 1998;96:155-165; discussion 165-169.

45. Khaw PT, Chiang M, Shah P, Sii F, Lockwood A, Khalili A. Enhanced trabeculectomy: the Moorfields Safer Surgery System. *Dev Ophthalmol*. 2012;50:1-28.

46. Margeta MA, Kuo AN, Proia AD, Freedman SF. Staying away from the optic nerve: a formula for modifying glaucoma drainage device surgery in pediatric and other small eyes. *J AAPOS*. 2017;21(1):39-43.e31.

47. Freedman SF, Johnston SC. Glaucoma in infancy and early childhood. In: Wilson ME, Saunders RA, Trivedi RH, eds. *Pediatric Ophthalmology: Current Thought and a Practical Guide*. Berlin: Springer-Verlag; 2009.

48. Joos KM, Alward WL, Folberg R. Experimental endoscopic goniotomy. A potential treatment for primary infantile glaucoma. *Ophthalmology*. 1993;100(7):1066-1070.

49. Buckley EG, Freedman SF, Shields MB. *Atlas of ophthalmic surgery*. In: *Strabismus and Glaucoma Surgery*. Vol 3. St. Louis, MO: Mosby–Year Book; 1995.

50. Litinsky SM, Shaffer RN, Hetherington J, et al. Operative complications of goniotomy. *Trans Sect Ophthalmol Am Acad Ophthalmol Otolaryngol*. 1977;83(1):78-79.

51. Shaffer RN. Prognosis of goniotomy in primary infantile glaucoma (trabeculodysgenesis). *Trans Am Ophthalmol Soc*. 1982;80:321-325.

52. Taylor RH, Ainsworth JR, Evans AR, et al. The epidemiology of pediatric glaucoma: the Toronto experience. *J AAPOS*. 1999;3(5):308-315.

53. Catalano RA, King RA, Calhoun JH, et al. One versus two simultaneous goniotomies as the initial surgical procedure for primary infantile glaucoma. *J Pediatr Ophthalmol Strabismus*. 1989;26(1):9-13.

54. Scheie HG. Goniopuncture – a new filtering operation for glaucoma; preliminary report. *Arch Ophthalmol*. 1950;44(6):761-782.

55. Wilensky JT, Weinreb RN. Early and late failures of argon laser trabeculoplasty. *Arch Ophthalmol*. 1983;101(6):895-897.

56. Ikeda H, Ishigooka H, Muto T, et al. Long-term outcome of trabeculotomy for the treatment of developmental glaucoma. *Arch Ophthalmol*. 2004;122(8):1122-1128.

57. McPherson SD Jr. Results of external trabeculotomy. *Am J Ophthalmol*. 1973;76(6):918-920.

58. Beck AD, Lynch MG. 360 degrees trabeculotomy for primary congenital glaucoma. *Arch Ophthalmol*. 1995;113(9):1200-1202.

59. Mandal AK, Matalia JH, Nutheti R, et al. Combined trabeculotomy and trabeculectomy in advanced primary developmental glaucoma with corneal diameter of 14 mm or more. *Eye (Lond)*. 2006;20(2):135-143.

60. Girkin CA, Rhodes L, McGwin G, Marchase N, Cogen MS. Goniotomy versus circumferential trabeculotomy with an illuminated microcatheter in congenital glaucoma. *J AAPOS*. 2012;16(5):424-427.

61. Sarkisian SR Jr. An illuminated microcatheter for 360-degree trabeculotomy [corrected] in congenital glaucoma: a retrospective case series. *J AAPOS*. 2010;14(5):412-416.

62. Lim ME, Dao JB, Freedman SF. 360-degree trabeculotomy for medically refractory glaucoma following cataract surgery and juvenile open-angle glaucoma. *Am J Ophthalmol*. 2017;175:1-7.

63. Mullaney PB, Selleck C, Al-Awad A, et al. Combined trabeculotomy and trabeculectomy as an initial procedure in uncomplicated congenital glaucoma. *Arch Ophthalmol*. 1999;117(4):457-460.

64. Al-Hazmi A, Awad A, Zwaan J, et al. Correlation between surgical success rate and severity of congenital glaucoma. *Br J Ophthalmol*. 2005;89(4):449-453.

65. Mandal AK. Primary combined trabeculotomy-trabeculectomy for early-onset glaucoma in Sturge–Weber syndrome. *Ophthalmology*. 1999;106(8):1621-1627.

66. Khalil DH, Abdelhakim MA. Primary trabeculotomy compared to combined trabeculectomy-trabeculotomy in congenital glaucoma: 3-year study. *Acta Ophthalmol*. 2016;94(7):e550-e554.

67. Helmy H. Combined trabeculotomy-trabeculectomy versus Ahmed valve implantation for refractory primary congenital glaucoma in Egyptian patients: a long-term follow-up. *Electron Physician*. 2016;8(2):1884-1891.

68. Luntz MH. The advantages of trabeculotomy over goniotomy. *J Pediatr Ophthalmol Strabismus*. 1984;21(4):150-153.

69. McPherson SD Jr, Berry DP. Goniotomy vs external trabeculotomy for developmental glaucoma. *Am J Ophthalmol*. 1983;95(4):427-431.

70. Broughton WL, Parks MM. An analysis of treatment of congenital glaucoma by goniotomy. *Am J Ophthalmol*. 1981;91(5):566-572.

71. Mendicino ME, Lynch MG, Drack A, et al. Long-term surgical and visual outcomes in primary congenital glaucoma: 360 degrees trabeculotomy versus goniotomy. *J AAPOS*. 2000;4(4):205-210.

72. Eustis HS Jr, Walton RC, Ball SF. Pupillary block glaucoma following pediatric cataract extraction. *Ophthalmic Surg*. 1990;21(6):413-415.

73. Grover DS, Smith O, Fellman RL, et al. Gonioscopy assisted transluminal trabeculotomy: an ab interno circumferential trabeculotomy for the treatment of primary congenital glaucoma and juvenile open angle glaucoma. *Br J Ophthalmol*. 2015;99(8):1092-1096.

74. Peyman GA, Sanders DR, Minatoya H. Pars plana vitrectomy in the management of pupillary block glaucoma following irrigation and aspiration. *Br J Ophthalmol*. 1978;62(5):336-339.

75. Michael AJ, Pesin SR, Katz LJ, et al. Management of late-onset angle-closure glaucoma associated with retinopathy of prematurity. *Ophthalmology*. 1991;98(7):1093-1098.

76. Cadera W, Pachtman MA, Cantor LB, et al. Filtering surgery in childhood glaucoma. *Ophthalmic Surg*. 1984;15(4):319-322.

77. Rodrigues AM, Junior AP, Montezano FT, et al. Comparison between results of trabeculectomy in primary congenital glaucoma with and without the use of mitomycin C. *J Glaucoma*. 2004;13(3):228-232.

78. Miller MH, Rice NS. Trabeculectomy combined with beta irradiation for congenital glaucoma. *Br J Ophthalmol*. 1991;75(10):584-590.

79. Jayaram H, Scawn R, Pooley F, et al. Long-term outcomes of trabeculectomy augmented with mitomycin C undertaken within the first 2 years of life. *Ophthalmology*. 2015;122(11):2216-2222.

80. Zalish M, Leiba H, Oliver M. Subconjunctival injection of 5-fluorouracil following trabeculectomy for congenital and infantile glaucoma. *Ophthalmic Surg*. 1992;23(3):203-205.

81. Kitazawa Y, Kawase K, Matsushita H, et al. Trabeculectomy with mitomycin. A comparative study with fluorouracil. *Arch Ophthalmol*. 1991;109(12):1693-1698.

82. Freedman SF, McCormick K, Cox TA. Mitomycin C-augmented trabeculectomy with postoperative wound modulation in pediatric glaucoma. *J AAPOS*. 1999;3(2):117-124.

83. Ehrlich R, Snir M, Lusky M, et al. Augmented trabeculectomy in paediatric glaucoma. *Br J Ophthalmol*. 2005;89(2):165-168.

84. Sidoti PA, Belmonte SJ, Liebmann JM, et al. Trabeculectomy with mitomycin-C in the treatment of pediatric glaucomas. *Ophthalmology*. 2000;107(3):422-429.

85. Susanna R Jr, Oltrogge EW, Carani JC, et al. Mitomycin as adjunct chemotherapy with trabeculectomy in congenital and developmental glaucomas. *J Glaucoma*. 1995;4(3):151-157.

86. Beck AD, Freedman SF. Trabeculectomy with mitomycin-C in pediatric glaucomas. *Ophthalmology*. 2001;108(5):835-837.

87. Mandal AK, Prasad K, Naduvilath TJ. Surgical results and complications of mitomycin C-augmented trabeculectomy in refractory developmental glaucoma. *Ophthalmic Surg Lasers*. 1999;30(6):473-480.

88. Mandal AK, Walton DS, John T, et al. Mitomycin C-augmented trabeculectomy in refractory congenital glaucoma. *Ophthalmology*. 1997;104(6):996-1001.

89. Giampani J Jr, Borges-Giampani AS, Carani JC, et al. Efficacy and safety of trabeculectomy with mitomycin C for childhood glaucoma: a study of results with long-term follow-up. *Clinics (Sao Paulo)*. 2008;63(4):421-426.

90. Noe RL, Lynch MG, Beck D. Glaucoma filtering surgery with mitomycin-C in children. *Invest Ophthalmol Vis Sci*. 1994;35(suppl):1431.

91. Sidoti PA, Lopez PF, Michon J, et al. Delayed-onset pneumococcal endophthalmitis after mitomycin-C trabeculectomy: association with cryptic nasolacrimal obstruction. *J Glaucoma*. 1995;4(1):11-15.

92. Low S, Hamada S, Nischal KK. Antimetabolite and releasable suture augmented filtration surgery in refractory pediatric glaucomas. *J AAPOS*. 2008;12(2):166-172.

93. Waheed S, Ritterband DC, Greenfield DS, et al. Bleb-related ocular infection in children after trabeculectomy with mitomycin C. *Ophthalmology*. 1997;104(12):2117-2120.

94. Wells AP, Cordeiro MF, Bunce C, et al. Cystic bleb formation and related complications in limbus- versus fornix-based conjunctival flaps in pediatric and young adult trabeculectomy with mitomycin C. *Ophthalmology*. 2003;110(11):2192-2197.

95. Choy BN, Wong MO, Chan JC, Lai CH, Lai JS. ExPRESS mini-shunt as a treatment alternative for medically uncontrolled steroid-induced glaucoma in a pediatric patient. *Case Rep Ophthalmol*. 2016;7(3):270-276.

96. Bayoumi NH. Deep sclerectomy in pediatric glaucoma filtering surgery. *Eye (Lond)*. 2012;26(12):1548-1553.

97. Feusier M, Roy S, Mermoud A. Deep sclerectomy combined with trabeculectomy in pediatric glaucoma. *Ophthalmology*. 2009;116(1):30-38.

98. Kafkala C, Hynes A, Choi J, et al. Ahmed valve implantation for uncontrolled pediatric uveitic glaucoma. *J AAPOS*. 2005;9(4):336-340.

99. Hill RA, Nguyen QH, Baerveldt G, et al. Trabeculectomy and Molteno implantation for glaucomas associated with uveitis. *Ophthalmology*. 1993;100(6):903-908.

100. Al-Mobarak F, Khan AO. Complications and 2-year valve survival following Ahmed valve implantation during the first 2 years of life. *Br J Ophthalmol*. 2009;93(6):795-798.

101. Banitt MR, Sidoti PA, Gentile RC, et al. Pars plana Baerveldt implantation for refractory childhood glaucomas. *J Glaucoma*. 2009;18(5):412-417.

102. Chen TC, Bhatia LS, Walton DS. Ahmed valve surgery for refractory pediatric glaucoma: a report of 52 eyes. *J Pediatr Ophthalmol Strabismus*. 2005;42(5):274-283.

103. O'Malley Schotthoefer E, Yanovitch TL, Freedman SF. Aqueous drainage device surgery in refractory pediatric glaucoma: II. Ocular motility consequences. *J AAPOS*. 2008;12(1):40-45.

104. O'Malley Schotthoefer E, Yanovitch TL, Freedman SF. Aqueous drainage device surgery in refractory pediatric glaucomas: I. Long-term outcomes. *J AAPOS*. 2008;12(1):33-39.

105. Ou Y, Yu F, Law SK, et al. Outcomes of Ahmed glaucoma valve implantation in children with primary congenital glaucoma. *Arch Ophthalmol*. 2009;127(11):1436-1441.

106. Billson F, Thomas R, Aylward W. The use of two-stage Molteno implants in developmental glaucoma. *J Pediatr Ophthalmol Strabismus*. 1989;26(1):3-8.

107. Lloyd MA, Sedlak T, Heuer DK, et al. Clinical experience with the single-plate Molteno implant in complicated glaucomas. Update of a pilot study. *Ophthalmology*. 1992;99(5):679-687.

108. Hill RA, Heuer DK, Baerveldt G, et al. Molteno implantation for glaucoma in young patients. *Ophthalmology*. 1991;98(7):1042-1046.

109. Christmann LM, Wilson ME. Motility disturbances after Molteno implants. *J Pediatr Ophthalmol Strabismus*. 1992;29(1):44-48.

110. Ah-Chan JJ, Molteno AC, Bevin TH, et al. Otago Glaucoma Surgery Outcome Study: follow-up of young patients who underwent Molteno implant surgery. *Ophthalmology*. 2005;112(12):2137-2142.

111. Airaksinen PJ, Aisala P, Tuulonen A. Molteno implant surgery in uncontrolled glaucoma. *Acta Ophthalmol*. 1990;68(6):690-694.

112. Wellemeyer ML, Price FW Jr. Molteno implants in patients with previous cyclocryotherapy. *Ophthalmic Surg*. 1993;24(6):395-398.

113. Trigler L, Proia AD, Freedman SF. Fibrovascular ingrowth as a cause of failure in children. *Am J Ophthalmol*. 2006;141(2):388-389.

114. Tai AX, Song JC. Surgical outcomes of Baerveldt implants in pediatric glaucoma patients. *J AAPOS*. 2014;18(6):550-553.

115. El Gendy NM, Song JC. Long term comparison between single stage Baerveldt and Ahmed glaucoma implants in pediatric glaucoma. *Saudi J Ophthalmol.* 2012;26(3):323-326.

116. Khan AO, Al-Mobarak F. Comparison of polypropylene and silicone Ahmed valve survival 2 years following implantation in the first 2 years of life. *Br J Ophthalmol.* 2009;93(6):791-794.

117. Razeghinejad MR, Kaffashan S, Nowroozzadeh MH. Results of Ahmed glaucoma valve implantation in primary congenital glaucoma. *J AAPOS.* 2014;18(6):590-595.

118. Al-Torbaq AA, Edward DP. Delayed endophthalmitis in a child following an Ahmed glaucoma valve implant. *J AAPOS.* 2002;6(2):123-125.

119. Tung I, Marcus I, Thiamthat W, Freedman SF. Second glaucoma drainage devices in refractory pediatric glaucoma: failure by fibrovascular ingrowth. *Am J Ophthalmol.* 2014;158(1):113-117.

120. Beck AD, Freedman S, Kammer J, et al. Aqueous shunt devices compared with trabeculectomy with mitomycin-C for children in the first two years of life. *Am J Ophthalmol.* 2003;136(6):994-1000.

121. Pakravan M, Homayoon N, Shahin Y, et al. Trabeculectomy with mitomycin C versus Ahmed glaucoma implant with mitomycin C for treatment of pediatric aphakic glaucoma. *J Glaucoma.* 2007;16(7):631-636.

122. Al-Mobarak F, Khan AO. Two-year survival of Ahmed valve implantation in the first 2 years of life with and without intraoperative mitomycin-C. *Ophthalmology.* 2009;116(10):1862-1865.

123. Molteno AC, Polkinghorne PJ, Bowbyes JA. The Vicryl tie technique for inserting a draining implant in the treatment of secondary glaucoma. *Aust NZ J Ophthalmol.* 1986;14(4):343-354.

124. Mahdy RA. Adjunctive use of bevacizumab versus mitomycin C with Ahmed valve implantation in treatment of pediatric glaucoma. *J Glaucoma.* 2011;20(7):458-463.

125. Mahdy RA, Al-Mosallamy SM, Al-Aswad MA, Bor'i A, El-Haig WM. Evaluation the adjunctive use of combined bevacizumab and mitomycinc to trabeculectomy in management of recurrent pediatric glaucoma. *Eye (Lond).* 2016;30(1):53-58.

126. Tesser R, Hess DB, Freedman SF. Combined intraocular lens implantation and glaucoma implant (tube shunt) surgery in pediatric patients: a case series. *J AAPOS.* 2005;9(4):330-335.

127. al Faran MF, Tomey KF, al Mutlaq FA. Cyclocryotherapy in selected cases of congenital glaucoma. *Ophthalmic Surg.* 1990;21(11):794-798.

128. Wagle NS, Freedman SF, Buckley EG, et al. Long-term outcome of cyclocryotherapy for refractory pediatric glaucoma. *Ophthalmology.* 1998;105(10):1921-1926.

129. Bellows AR, Grant WM. Cyclocryotherapy in advanced inadequately controlled glaucoma. *Am J Ophthalmol.* 1973;75(4):679-684.

130. Phelan MJ, Higginbotham EJ. Contact transscleral Nd:YAG laser cyclophotocoagulation for the treatment of refractory pediatric glaucoma. *Ophthalmic Surg Lasers.* 1995;26(5):401-403.

131. Shields MB, Shields SE. Noncontact transscleral Nd:YAG cyclophotocoagulation: a long-term follow-up of 500 patients. *Trans Am Ophthalmol Soc.* 1994;92:271-283; discussion 283-7.

132. Autrata R, Rehurek J. Long-term results of transscleral cyclophotocoagulation in refractory pediatric glaucoma patients. *Ophthalmologica.* 2003;217(6):393-400.

133. Bock CJ, Freedman SF, Buckley EG, et al. Transscleral diode laser cyclophotocoagulation for refractory pediatric glaucomas. *J Pediatr Ophthalmol Strabismus.* 1997;34(4):235-239.

134. Izgi B, Demirci H, Demirci FY, et al. Diode laser cyclophotocoagulation in refractory glaucoma: comparison between pediatric and adult glaucomas. *Ophthalmic Surg Lasers.* 2001;32(2):100-107.

135. Al-Haddad CE, Freedman SF. Endoscopic laser cyclophotocoagulation in pediatric glaucoma with corneal opacities. *J AAPOS.* 2007;11(1):23-28.

136. Kraus CL, Tychsen L, Lueder GT, Culican SM. Comparison of the effectiveness and safety of transscleral cyclophotocoagulation and endoscopic cyclophotocoagulation in pediatric glaucoma. *J Pediatr Ophthalmol Strabismus.* 2014;51(2):120-127.

137. Carter BC, Plager DA, Neely DE. Endoscopic diode laser cyclophotocoagulation in management aphakic and pseudophakic glaucoma in children. *J AAPOS.* 2007;11(1):34-40.

138. Plager DA, Neely DE. Intermediate-term results of endoscopic diode laser cyclophotocoagulation for pediatric glaucoma. *J AAPOS.* 1999;3(3):131-137.

139. Neely DE, Plager DA. Endocyclophotocoagulation for management of difficult pediatric glaucomas. *J AAPOS.* 2001;5(4):221-229.

140. Uram M. Ophthalmic laser microendoscope endophotocoagulation. *Ophthalmology.* 1992;99(12):1829-1832.

141. Schuman JS, Bellows AR, Shingleton BJ, et al. Contact transscleral Nd:YAG laser cyclophotocoagulation. Midterm results. *Ophthalmology.* 1992;99(7):1089-1094.

Cirugía ciclodestructiva

42

Las intervenciones quirúrgicas descritas en los capítulos precedentes disminuyen la presión intraocular (PIO) al mejorar la velocidad del flujo de salida del humor acuoso, algo que de forma clara se prefiere desde un punto de vista fisiológico, porque puede continuar su producción sin alteraciones y cumplir sus diversas funciones, que incluyen la nutrición de los tejidos intraoculares. Sin embargo, un abordaje alternativo de disminución de la PIO es aminorar la velocidad de producción del humor acuoso, por eliminación parcial de la función de los procesos ciliares. En el pasado estas técnicas rara vez fueron las ideales, porque sus resultados han sido difíciles de predecir y la tasa de complicaciones es alta. Las operaciones ciclodestructiva usuales a menudo causaban daño extenso de las estructuras oculares adyacentes y tuvieron la influencia de una respuesta inflamatoria pronunciada. Los abordajes más recientes con ciclofotocoagulación transescleral, ciclofotocoagulación transescleral con láser de diodo en micropulsos y ciclofotocoagulación endoscópica (ECP, por sus siglas en inglés) con láser de diodo parecen relacionados con una eficacia razonable y menos complicaciones que pongan en riesgo la visión, y pueden considerarse antes en el paradigma terapéutico y, en algunos casos, incluso en ojos con función y potencial visuales buenos.

REPASO DE LOS PROCEDIMIENTOS DE CICLODESTRUCCIÓN

Las operaciones ciclodestructivas difieren según la fuente de energía y la vía por la que alcanza los procesos ciliares. En las décadas de 1930 y 1940 se valoraron varias fuentes de energía, como diatermia, irradiación beta y electrólisis, aunque solo la ciclodiatermia obtuvo aceptación clínica. La crioterapia se introdujo en la década de 1950 y se convirtió en el procedimiento de ciclodestrucción de uso más frecuente. Sin embargo, la experiencia subsiguiente con la ciclofotocoagulación láser mostró ventajas claras respecto de otras técnicas y se ha convertido en la operación ciclodestructiva preferida. Otras técnicas ciclodestructivas incluyen la ecografía terapéutica y la ciclodestrucción por microondas. Cada una de estas formas de energía se puede aplicar por vía transescleral, en la que el elemento destructivo pasa a través de la conjuntiva, la esclera y el músculo ciliar antes de llegar a los procesos ciliares. Las operaciones ciclodestructivas transesclerales tienen la ventaja de carecer de incisión y ser relativamente rápidas y fáciles. Sin embargo, sus desventajas significativas incluyen la imposibilidad de visualizar los procesos tratados, y la de dañar a los tejidos adyacentes, lo que lleva a resultados impredecibles y complicaciones frecuentes. Con el advenimiento de la energía láser como elemento de ciclodestrucción, hoy son posibles vías de aplicación alternativas, que incluyen los abordajes transpupilar y endoscópico.

CICLODESTRUCCIÓN CON LÁSER

Ciclofotocoagulación transescleral y endoscópica

En 1961, Weekers y colaboradores[1] utilizaron la luz como elemento de ciclodestrucción mediante la aplicación transescleral de fotocoagulación con arco de xenón sobre el cuerpo ciliar. Sin embargo, como con otras operaciones que utilizan energía luminosa, la introducción del láser en un momento dado llevó a su aplicación clínica para la ciclofotocoagulación. En 1969 Vucicevic y colaboradores[2] reportaron usar el láser de rubí para realizar la ciclofotocoagulación en conejos, con un producto citoquímico adyuvante para aumentar la absorción del láser por el cuerpo ciliar. Posteriormente hubo reportes de la ciclofotocoagulación láser transescleral,[3-5] y en 1984 Beckman y Waeltermann[6] reportaron los resultados de su experiencia de 10 años con 241 ojos tratados por ciclofotocoagulación transescleral con láser de rubí. Su tasa total de regulación de la PIO fue de 62%; las tasas fueron de 86% en ojos afáquicos con glaucoma y 53% en aquellos con glaucoma neovascular. Ocurrió hipotonía crónica en 41 ojos, con ptisis en 17 casos, si bien la mayoría conservó su grado de visión preoperatorio. Sin embargo, no fue sino hasta la disponibilidad de láseres de diseño especial, de itrio-aluminio-granate dopado con neodimio (Nd:YAG), y posteriormente los láseres de diodo semiconductor, que se despertó un amplio interés por la ciclofotocoagulación transescleral.

Se ha usado el láser de diodo de onda continua con buenos resultados durante más de 2 décadas, en un inicio para tratar glaucomas refractarios en ojos con mal potencial de visión. Sin embargo, los estudios más recientes sugieren que puede ser útil para pacientes seleccionados con visión razonable. Grueb y colaboradores[7] compararon la ciclofotocoagulación transescleral con diodo como tratamiento primario, *versus* tratamiento secundario, en pacientes con glaucoma crónico de ángulo abierto y el exfoliativo, y encontraron mayor éxito para obtener una PIO menor de 21 mm Hg en los ojos objeto del tratamiento primario. Rotchford y colaboradores[8] hicieron un estudio del uso de la ciclofotocoagulación transescleral con diodo en pacientes con agudeza visual de 20/60 o mejor, y encontraron que, a los 5 años, 73.5% tenía una PIO menor de 16 mm Hg y 30.6% perdió dos o más líneas de agudeza en la cartilla de Snellen, un porcentaje de pérdida visual similar al que otros reportaron después de la trabeculectomía o la intervención quirúrgica con tubo.

No obstante, ha habido investigación de fuentes alternativas de energía dirigidas al cuerpo ciliar con menos efectos deletéreos. Se ha investigado y utilizado la aplicación de láseres con tecnología de micropulsos en la retina desde principios de la década de 1990.[9] Para el glaucoma también se utilizó la trabeculoplastia con láser micropulsátil de diodo, y mostró daño de tejidos y cicatrización menores.[10]

Múltiples estudios han tenido resultados promisorios respecto de la tecnología de micropulsos para tratar a los pacientes con glaucoma. En uno se hizo ciclofotocoagulación transescleral con micropulsos en 19 pacientes con glaucoma avanzado. La tasa general de éxito de una PIO entre 6 y 21 mm Hg o su reducción en 20% fue de 73.7%; esta aumentó a 89.5% con un segundo tratamiento posterior.[11] Los investigadores en otro estudio valoraron la ciclofotocoagulación transescleral en micropulsos en 38 pacientes con glaucoma avanzado y reportaron resultados con tasas de éxito similares, con PIO de 6 a 21 mm Hg y su disminución en un 30%, con un seguimiento promedio de 16.2 ± 4.5 meses. Ningún paciente presentó hipotonía o pérdida de la mejor agudeza visual corregida.[12] En un estudio de comparación de la ciclofotocoagulación transescleral con diodo en micropulsos y de onda continua en pacientes con glaucoma refractario, se tuvo una eficacia similar de disminución de la PIO.[13] Sin embargo, la ciclofotocoagulación transescleral en micropulsos con diodo tuvo resultados más predecibles de la PIO y menos complicaciones oculares. El excelente perfil de seguridad de la ciclofotocoagulación con láser de diodo de micropulso transescleral fue demostrado en un estudio de 48 ojos con glaucoma refractario y un buen potencial visual,[14] donde se logró una disminución de 29.8% en la PIO sin casos de hipotonía, edema macular, pérdida visual o tisis bulbar, significativos desde el punto de vista de la visión.

Por desgracia, debido a lo reciente del despliegue de la ciclofotocoagulación transescleral con diodo en micropulsos, aún tiene que determinarse su eficacia a largo plazo. Además, en la actualidad se carece de estratificación de los diferentes tipos de glaucoma y falta de claridad en relación a los parámetros de láser óptimos. La gravedad y el tipo de glaucoma pueden influir en la eficacia de la ciclofotocoagulación y en la determinación de qué modalidad sería apropiada, lo que requiere mayor estudio.

Instrumentos

Láseres de Nd:YAG

Los láseres de Nd:YAG con longitud de onda de 1 064 nm han resultado útiles para la ciclofotocoagulación transescleral, porque atraviesan la esclera, con una absorción y dispersión relativamente bajas. Se pueden aplicar con un modo térmico libre de pulsos o de onda continua a través de un sistema de lámpara de hendidura sin contacto, o un sistema de fibra óptica con una sonda de contacto. No obstante, estas unidades no parecen estar disponibles en el mercado para la ciclofotocoagulación transescleral. (Los lectores que deseen más información pueden consultar la quinta edición de este libro de texto).

Láseres de diodo semiconductor

Aunque los láseres de diodo semiconductor con un rango de longitudes de onda entre 750 y 850 nm no atraviesan la escleral con tanta

eficacia como los de Nd:YAG, tienen la ventaja de una mayor absorción por la melanina de la úvea. Otra ventaja es su construcción de estado sólido con dimensiones compactas, requerimientos bajos de mantenimiento y sin requerimiento especial de toma de corriente o enfriamiento por agua.

El Oculight SLx® (Iris Medical Instruments) es un láser de diodo de contacto, de onda continua y longitud de 210 nm, potencia máxima de 2.5 a 3.0 W y una duración máxima de 9.9 segundos (**fig. 42-1**).[15-17] La sonda (sonda G), consiste en una fibra óptica de cuarzo de 600 μm que protruye 0.7 mm de la pieza de mano, fabricada para centrar la fibra óptica 1.2 mm detrás del limbo quirúrgico y paralela al eje visual.[17] El dorso de la sonda G aleja el párpado del sitio quirúrgico y sus lados se pueden usar para ayudar a espaciar las aplicaciones de láser (**fig. 42-2**).

También se perfeccionó un microendoscopio de láser oftálmico (Endo Optiks, Inc.), que aloja fibra óptica para una pantalla de video, el láser de diodo para endofotocoagulación y la iluminación en una sonda de calibre 20 (**fig. 42-3**).[18] El láser de diodo tiene una potencia de 1.2 W y se enfoca visualmente mediante un haz dirigido de 670 nm (2.0 mW). La distancia focal óptima para el láser es de 0.75 mm desde la punta de la sonda. La profundidad de enfoque mientras se visualiza es de 0 a 20 mm y la lente de la cámara tiene un campo de visión de 70 grados.

Ciclofotocoagulación transescleral por micropulsos

El sistema láser de diodo de micropulsos (MP-TSCPC; IRIDEZ IQ810 Laser Systems) fragmenta la energía en una serie de micropulsos con segmentos de intervalo ajustables de "encendido" y "apagado" que pueden durar de 30 a 300 y 1 700 a 2 000 μs, de manera respectiva.

Láseres de criptón

La ciclofotocoagulación transescleral retiniana también se ha hecho con láser de criptón, que se aplica mediante una sonda con contacto. La longitud de onda más corta deriva en una peor transmisión en la esclera, pero con mejor absorción por el pigmento de la úvea que el láser de Nd:YAG y las lesiones histopatológicas en conejos fueron similares con ambos.[19] Se reportaron resultados clínicos exitosos con 4 a 5 J de energía, exposiciones de 10 segundos y la compresión firme con la sonda.[20,21]

Teorías del mecanismo

No se conoce del todo el mecanismo por el que la ciclofotocoagulación transescleral disminuye la PIO. La teoría prevaleciente es que reduce la producción del humor acuoso por daño de la *pars plicata*, si bien no se ha definido si esto se debe a destrucción directa del epitelio ciliar

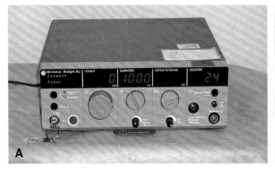
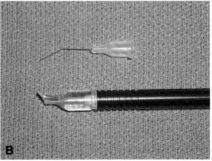

FIGURA 42-1 Instrumentos de ciclofotocoagulación con diodo transescleral. A: aparato de láser diodo semiconductor para la ciclofotocoagulación transescleral. **B:** pieza de mano de la sonda G para la ciclofotocoagulación con diodo transescleral. (Reimpresa con autorización de Lin SC. Endoscopic and transscleral cyclophotocoagulation for the treatment of refractory glaucoma. *J Glaucoma*. 2008;17(3):238-247.)

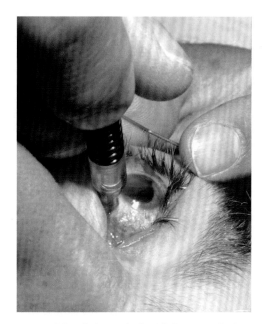

FIGURA 42-2 Posición de la sonda de ciclofotocoagulación con diodo transescleral. Uso de la sonda G para ubicar la fibra óptica a 1.2 mm de distancia del limbo quirúrgico y espaciar las aplicaciones de láser adyacentes.

o una menor perfusión vascular. Otros investigadores sugieren que el principal mecanismo puede ser un aumento del flujo de salida a través de un efecto sobre la *pars plana*.

Pruebas de una menor producción de humor acuoso

Los estudios en conejos mostraron que la aplicación transescleral de la energía del láser de Nd:YAG causa necrosis coagulativa del epitelio ciliar, que incluye la destrucción de los vasos ciliares en la zona suprayacente.[22] Los estudios de ojos humanos de necropsia revelaron cambios estructurales del cuerpo ciliar, similares a los observados en conejos. El aspecto

macroscópico de las lesiones creadas por el láser de Nd:YAG libre, sin contacto, fue de una elevación blanca del epitelio ciliar.[23] La correlación histopatológica fue de una elevación a manera de bulas de las capas epiteliales respecto del estroma adyacente, con destrucción notoria sobre todo del epitelio pigmentado, pero cambios mínimos en el músculo ciliar y la esclera en la trayectoria del haz láser (**fig. 42-4**).[24,25] En contraste, el aspecto histopatológico de las lesiones creadas por el láser de Nd:YAG de onda continua con contacto fue de un efecto coagulativo más pequeño sobre el epitelio, con menor elevación similar a una bula.[25,26] En un estudio se mostró un efecto térmico de mayor espesor, que incluyó la esclera,[25] mientras que otro no mostró alteración escleral.[26] Un estudio por videografía de ojos humanos de necropsia también mostró que la duración más corta de la exposición al láser de Nd:YAG causó mayor destrucción tisular, en tanto las más prolongadas de onda continua produjeron una lesión más similar al encogimiento por coagulación.[27]

Las observaciones histopatológicas tanto con microscopia de luz como con microscopio electrónico de barrido, revelaron que los tejidos tratados por ciclofotocoagulación transescleral con diodo muestran destrucción pronunciada de los tejidos del músculo y el estroma del cuerpo ciliar, los procesos ciliares, y el epitelio ciliar pigmentado y no pigmentado. No obstante, el tejido tratado por ECP muestra solo una contracción pronunciada de los procesos ciliares, con rotura del epitelio del cuerpo ciliar y conservación del músculo del cuerpo ciliar, con menor desorganización de la arquitectura (**fig. 42-5**).[28] En un estudio de los efectos vasculares de la ciclofotocoagulación transescleral, en comparación con ECP en conejos, se mostró disminución inmediata e importante del flujo sanguíneo o su inexistencia en las zonas de tratamiento después de ambos tipos de procedimiento.[29] Sin embargo, pasadas 1 semana a 1 mes los procesos tratados por vía transescleral se mantuvieron sin perfusión, en tanto los de ECP mostraron cierta reperfusión, que aumentó con el transcurso del tiempo. Los autores concluyeron que la mala perfusión crónica del cuerpo ciliar después de la ciclofotocoagulación transescleral con diodo puede contribuir de modo parcial a su eficacia y las complicaciones significativas, incluidas hipotonía y ptisis. La reperfusión tardía de esta región después de la

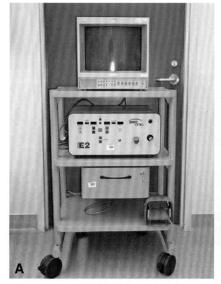

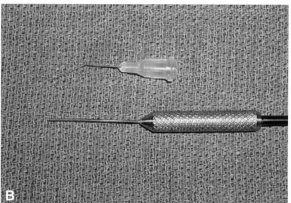

FIGURA 42-3 Equipo de ciclofotocoagulación endoscópica con láser diodo (ECP). A: una unidad de ECP, que incluye láser, pantalla y pedal. **B:** una sonda de ECP (calibre 20). Se muestra arriba una punta de cánula de calibre 27 para la comparación de las dimensiones. (Reimpresa con autorización de Lin SC. Endoscopic and transscleral cyclophotocoagulation for the treatment of refractory glaucoma. *J Glaucoma.* 2008;17(3):238-247.)

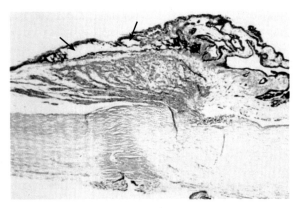

FIGURA 42-4 Imagen histopatológica después de la ciclofotocoagulación con láser de Nd:YAG. Vista por microscopia de luz de un ojo humano de necropsia tratado por ciclofotocoagulación transescleral con láser de Nd:YAG térmico pulsado, que muestra la elevación a manera de bula del epitelio ciliar fragmentado (flechas), con daño mínimo del músculo ciliar y la esclera. Se creó un defecto en la superficie de la esclera mediante una aguja con tinta de la India para marcar el centro de la marca del láser después de su aplicación.

ECP puede arrojar cierta luz en relación a la diferencia en eficacia y las tasas de complicaciones en comparación con las de la ciclofotocoagulación transescleral con diodo.

Con la ciclofotocoagulación transescleral con láser micropulsado de diodo se tiene la teoría de que las quemaduras a intervalos múltiples permiten la acumulación de energía calórica que causa desnaturalización de las proteínas en las células. El blanco es el epitelio pigmentado del cuerpo ciliar, en tanto los tejidos no pigmentados se enfrían durante la relajación térmica de las fases. Los tejidos adyacentes no pigmentados evitan su disrupción al mantenerse debajo de sus umbrales de coagulación a través de la técnica de micropulsos.

Pruebas del aumento del flujo de salida acuoso

Aunque los estudios antes mencionados confirman que la ciclofotocoagulación transescleral puede destruir tejidos de la *pars plicata*, seguramente por efecto directo sobre el epitelio ciliar, esto no demuestra que la destrucción directa de la *pars plicata* sea un elemento indispensable en el mecanicismo de disminución de la PIO. Otros estudios han mostrado que las lesiones de ubicación más posterior sobre la *pars plicata*, o incluso sobre la retina periférica, también disminuyen la PIO.[30-33] La explicación de esta observación pudiese ser una disminución de la producción del humor acuoso causada por una respuesta inflamatoria,[30] aunque es poco probable que esto fuera un efecto sostenido. Una explicación alternativa es el aumento del flujo de salida del humor acuoso, ya sea por filtrado transescleral o por el flujo de salida uveoescleral.[31-35] En un estudio en monos de ciclofotocoagulación con láser de Nd:YAG de onda continua y con contacto, en el que los ojos derechos se trataron sobre la *pars plicata*, 1 mm detrás del limbo, y los izquierdos sobre la *pars plana*, 3 mm detrás del limbo, se presentó disminución de la PIO en ambos, pero regresó a la basal cerca de 8 semanas después en el primer grupo, en tanto en el último se mantuvo durante el periodo de observación de 6 meses.[34] El estudio de histopatología de los ojos izquierdos sugirió un mayor flujo de salida uveoescleral, al mostrar elementos marcadores en espacios extracelulares crecidos del estroma del cuerpo ciliar, desde la cámara anterior hasta el espacio supracoroideo. En un estudio clínico similar en el que se hicieron aplicaciones láser de1.5 o de 3.0 a 4.0 mm detrás de limbo, el último grupo tuvo un mayor porcentaje de ojos con disminución de la PIO sostenida, si bien también recibieron más del doble de aplicaciones de láser.[35] En otro estudio clínico con ciclofotocoagulación con láser de Nd:YAG sin contacto, donde los parámetros de tratamiento se mantuvieron constantes, excepto para la aplicación de láser 1.5 o 3.0 mm detrás del limbo, el primer grupo tuvo una PIO mucho menor y requirió menos tratamientos repetidos durante el seguimiento de 6 meses.[36]

En resumen, el mecanismo más probable de disminución de la PIO por ciclofotocoagulación transescleral es de disminución de la producción del humor acuso por destrucción del epitelio ciliar. Sin embargo, no se han descartado posibilidades alternativas, incluidos un menor flujo de ingreso por disrupción vascular ciliar o inflamación crónica, o un flujo de salida aumentado por el flujo de salida *pars plana*-transescleral o el uveoescleral. La ciclofotocoagulación transescleral con diodo en micropulsos y la ECP han mostrado ser en particular promisorias para aumentar el flujo de salida uveoescleral.[34,37-39]

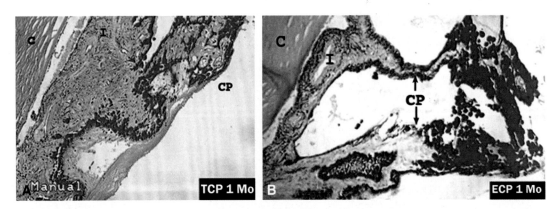

FIGURA 42-5 Histopatología de los procesos ciliares de conejo después de una cirugía ciclodestructiva. A: 1 mes después de la ciclofotocoagulación transescleral de diodo de contacto (TCP), nótese la necrosis coagulativa del tejido ciliar con la formación de una membrana ciclítica (×40). **B:** 1 mes después de la ciclofotocoagulación endoscópica con láser de diodo (ECP) se muestra la destrucción de la arquitectura ciliar, pero a la izquierda se visualiza un proceso relativamente normal, con un vaso permeable (×40). C, córnea; PC, procesos ciliares; I, iris. (Reimpresa con autorización de Lin SC. Endoscopic and transscleral cyclophotocoagulation for the treatment of refractory glaucoma. *J Glaucoma*. 2008;17(3):238-247.)

Técnicas

Tratamientos preoperatorio y posoperatorio

A diferencia de la mayoría de otros procedimientos quirúrgicos con láser para tratar el glaucoma, el dolor transoperatorio asociado con la ciclofotocoagulación transescleral es tal, que a menudo se requiere anestesia retrobulbar, si bien algunos cirujanos la han omitido o cambiado a una subtenoniana anterior o posterior. Además, a diferencia de la mayoría de los otros procedimientos quirúrgicos con láser y de ciclodestrucción transescleral, la PIO posoperatoria no es un problema frecuente y suelen ser innecesarias las medidas preoperatorias y posoperatorias especiales, como las de uso de apraclonidina tópica. Para la ECP se puede seleccionar la anestesia peribulbar, tópica o intracameral.

La inflamación posoperatoria puede ser un problema significativo y se requieren medidas profilácticas especiales. Un abordaje es el de inyección subconjuntival de un esteroide de acción corta al final del procedimiento y la prescripción de atropina y esteroides tópicos durante alrededor de 10 días.[40] Se continúa uso de medicamentos para el glaucoma que se estaban empleando antes de la cirugía, excepto el de mióticos y análogos de prostaglandinas, hasta que la disminución de la PIO permita interrumpirlos. Por lo general, el dolor posoperatorio es leve y es suficiente un analgésico débil para aliviarlo. La PIO suele revisarse unas cuantas horas después de la operación, al día siguiente, y posteriormente según se requiera.

Ajustes y protocolos de láser

Se han utilizado estudios histopatológicos de ojos humanos, como se describió antes, para establecer protocolos para estudios clínicos. Sin embargo, los parámetros preferidos difieren entre los cirujanos y aún no se establecen los protocolos óptimos.

Láseres de Nd:YAG de modo térmico y onda continua sin contacto. Estos instrumentos ya no están disponibles, pero parecen tener un mecanismo de acción similar al de los láseres de modo térmico con contacto.

Diodo semiconductor de onda continua. Con el Oculight SLx*, la placa base de la sonda G se coloca sobre la conjuntiva, con el lado corto adyacente al limbo, lo que posiciona la punta de la fibra óptica 1.2 mm detrás del limbo. Los parámetros iniciales son de 1 750 mW y 2 segundos.[17] Si se escucha un ruido de estallido con la aplicación

inicial, se disminuye la potencia en intervalos de 250 mW hasta que ya no se escuche. Si no se escucha este sonido con la aplicación inicial, se aumenta la potencia en los mismos intervalos hasta que se presente, y después, se reduce en un intervalo. Los estudios videográficos de ojos humanos de necropsia mostraron que este indicador audible representa una destrucción tisular excesiva, en tanto se cree que un ajuste de potencia un tanto menor corresponde a un daño tisular óptimo.[41] Algunos cirujanos prefieren las quemaduras de menor potencia y mayor duración, como la de 1 250 mW y 4 segundos en los ojos con pigmentación intensa, y 1 500 mW por 3.5 segundos en los de pigmentación leve.[42] Las aplicaciones láser se espacian de manera circunferencial, al colocar el costado de la placa basal de la sonda G adyacente a la marca de indentación de la colocación previa de la fibra óptica. En el protocolo original se aplicaban 17 a 19 aplicaciones en 270 grados,[17] aunque 24 en 360 grados pueden proveer una disminución más eficaz de la PIO. Algunos autores sugieren evitar los meridianos de las 3 y las 9, porque quizás disminuyan la probabilidad de ocluir el vaso ciliar posterior largo y, por lo tanto, se reduce la posibilidad de isquemia del segmento anterior; sin embargo, este vaso se ramifica bastante detrás del limbo, por lo que quizás esta práctica no sea necesaria. El procedimiento se puede hacer con el paciente en posición supina o reclinado en una silla de exploración, o ante una lámpara de hendidura estándar.

La sonda G usada para la ciclofotocoagulación con diodo transescleral se puede reutilizar varias veces sin pérdida de potencia, incluso si en cada ocasión se limpia con alcohol.[43] Se requiere más investigación, sin embargo, para determinar los mejores métodos de esterilización de esta sonda.

La ciclofotocoagulación transescleral con diodo en micropulsos (**fig. 42-6**) se lleva a cabo bajo anestesia local o sedación, y los parámetros del láser, por lo general, son de 2 000 mW, con un ciclo activo de 31.33%, un tiempo de micropulsos "encendido" de 0.5 ms y uno de "apagado" de 1.1 ms.[11] Se aplica el láser sobre casi 330 grados durante 100 a 240 segundos.

Experiencia clínica

Indicaciones y resultados generales

La ciclofotocoagulación transescleral, como otros procedimientos de ciclodestrucción, por lo general se reserva para los pacientes con

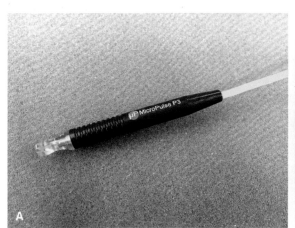
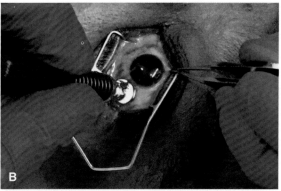

FIGURA 42-6 Ciclofotocoagulación transescleral por micropulsos. A: sonda Micropulse P3® (MP3, Iridex) usada para aplicar láser en micropulsos. **B:** la sonda se coloca en ubicación perpendicular a la superficie del ojo, 2 mm detrás del limbo; se aplica el láser con un movimiento de barrido, evitando las posiciones de las 3 y 9 del cuadrante. (Reimpresa con autorización de Rhee DJ. *Glaucoma*. 3rd. Philadelphia, PA: Wolters Kluwer; 2018.)

formas refractarias de glaucoma, como el glaucoma afáquico o seudofáquico avanzados, el glaucoma neovascular, el glaucoma crónico de ángulo cerrado, el glaucoma inflamatorio y el glaucoma asociado con tumores, así como en pacientes con múltiples procedimientos filtrantes fallidos o quienes se han sometido a queratoplastia penetrante.[44,45] Se ha valorado también como tratamiento quirúrgico primario en los países en desarrollo, donde no está disponible el tratamiento convencional del glaucoma, o en ojos con un razonable potencial visual para pacientes seleccionados.[7,8,46]

Por lo general, se alcanza una disminución máxima de la presión intraocular en 1 mes y suele ser deseable esperar al menos este periodo antes de repetir el tratamiento. Los resultados difieren algo según el tipo de glaucoma. En general, los pacientes con ojos afáquicos o seudofáquicos tienen resultados más favorables, y aquellos con glaucoma neovascular tienden a evolucionar menos bien. Los pacientes con glaucoma después de una queratoplastia penetrante presentan una buena respuesta de la PIO a la ciclofotocoagulación con láser Nd:YAG, aunque en algunos casos el fracaso del injerto es un problema.[47,48] El éxito a largo plazo de la ciclofotocoagulación con láser de Nd:YAG parece ser de casi 50% a los 10 años, con la mayoría de los fracasos (40%) en el primero que sigue al tratamiento.[49]

Se ha mostrado también que la ciclofotocoagulación transescleral con láseres de diodo y Nd:YAG con contacto es benéfica en los niños con glaucoma refractario.[50,51] Los pacientes con aceite de silicón, uveítis o glaucoma neovascular graves, y los niños con glaucoma en un ojo afáquico, parecen no evolucionar tan bien en términos de la disminución de la PIO como aquellos con otras indicaciones; además, presentan un mayor riesgo de complicaciones graves, como inflamación o desprendimiento de coroides.[52]

Tanto la ciclofotocoagulación transescleral con diodo en micropulsos como la ECP, parecen asociadas con un menor riesgo de hipotonía, ptisis y pérdida grave de la visión. Por lo tanto, se pueden usar en ojos con potencial razonable de visión o cuando se consideraría seguro un procedimiento intraocular. Algunos cirujanos han recomendado la ECP junto con la cirugía de catarata para disminuir la carga de medicamentos en los pacientes con glaucoma; no obstante, se requieren datos adicionales a largo plazo sobre su eficacia y seguridad.

Complicaciones

La ciclofotocoagulación con frecuencia se asocia con hiperemia conjuntival leve a moderada, que suele resolverse en unos cuantos días (**fig. 42-7**). En todos los casos se observa flare y celularidad en la cámara anterior, que suelen presentarse en forma leve a moderada, aunque algunos pacientes desarrollan coágulos de fibrina o hipopión. También puede ocurrir hifema, en especial en los pacientes con glaucoma neovascular. La respuesta inflamatoria es transitoria y se trata de forma rutinaria con esteroides subconjuntivales en el posoperatorio, y después tópicos. En muchos pacientes persiste un flare crónico por la pérdida de continuidad de la barrera hematoacuosa, pero no requiere tratamiento a largo plazo. Ocurre un aumento transitorio de la PIO en un pequeño porcentaje de pacientes, y suele ser clínicamente insignificante.[53] No obstante, se aconseja revisarla 1 h después de la operación. El dolor posoperatorio también tiende a ser leve, y muchos pacientes no requieren analgésicos y rara vez necesitan algo más que un medicamento leve para el alivio del dolor en las primeras 24 h. La inflamación, la elevación transitoria de la PIO y el dolor son mucho menores con la ciclofotocoagulación con láser que con la ciclocrioterapia.

Otras complicaciones reportadas incluyeron la hipotonía con desprendimiento de coroides y una cámara anterior plana,[54] hemorragias del vítreo y catarata. Se han reportado varios casos de oftalmía simpática en asociación con la ciclofotocoagulación transescleral.[55-59] En la mayoría de las ocasiones, los ojos tratados habían sido previamente sometidos a una intervención quirúrgica incisional y los ojos con oftalmía simpática, por lo general, responden rápido al tratamiento con esteroides. Se han reportado también casos de glaucoma maligno después de la ciclofotocoagulación con láser de Nd:YAG.[60,61] Con el láser de diodo transescleral hay reportes de escleritis necrosante y esclerostomía inadvertida, con la formación de una bula filtrante.[62,63]

La complicación más significativa relacionada con la ciclofotocoagulación transescleral es la pérdida de la agudeza visual, que puede ocurrir en cierto grado hasta en 50% de los pacientes. En muchos casos parece relacionada con la afección subyacente, de retinopatía o queratopatía. Sin embargo, se cree que al menos la mitad de los casos de disminución de la agudeza visual es resultado directo del tratamiento con láser,[64] cuyo mecanismo no se conoce del todo, pero tal vez incluya el edema de mácula relacionado con la respuesta inflamatoria y, tal vez, un efecto fototóxico directo. En un estudio de histopatología se mostró que casi 3 a 5% de la energía del tratamiento con láser alcanza la mácula.[65] Se recomienda usar la ciclofotocoagulación transescleral con precaución en los ojos con buen potencial visual. Cuando se realiza el procedimiento, es conveniente usar la potencia y duración de exposición más bajas posibles y mantener la sonda perpendicular a la esclera, de manera que el exceso de energía se trasmita más anteriormente, en lugar de hacerlo hacia la mácula.

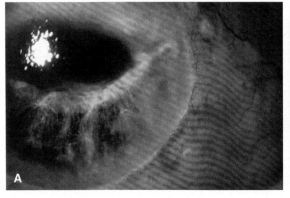 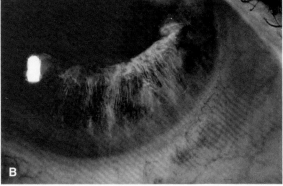

FIGURA 42-7 Ciclofotocoagulación transescleral sin contacto. A: vista con lámpara de hendidura del ojo de un paciente en el primer día posoperatorio, que muestra hiperemia sustancial. **B:** vista con lámpara de hendidura en el día 7 posoperatorio, en el que la hiperemia ha mejorado de manera considerable.

Con la ECP, las complicaciones incluyen exudados de fibrina, elevaciones posoperatorias agudas de la PIO, edema macular cistoide, disminución de la agudeza visual y desprendimiento de coroides; rara vez se presentan complicaciones graves, como el desprendimiento de retina o la hipotonía, sobre todo en los pacientes pediátricos.[66] Aunque no se han reportado en la literatura, la endoftalmitis y la hemorragia coroidea son complicaciones potenciales graves debido a la naturaleza intraocular de la cirugía. En ocasiones, los picos posoperatorios tempranos de la PIO pueden relacionarse con la retención del material viscoelástico. Los ganchos de iris proveen una alternativa segura para la elevación del iris durante el tratamiento de ECP y son en particular ventajosos en ojos con afaquia o compromiso de la cápsula posterior, en los que se dificulta el retiro del material viscoelástico.[67]

Influencia de las variables del tratamiento

Duración de la exposición. Los estudios histopatológicos y videográficos *in vitro* después de la ciclofotocoagulación transescleral con láser de Nd:YAG han revelado una influencia de la duración de la exposición sobre la respuesta tisular del cuerpo ciliar. El modo térmico (20 ms) produce una lesión explosiva, similar a una bula, en tanto el modo de onda continua (por lo general, de 0.5-2.0 segundos) produce contracción y coagulación más graduales del tejido.[23-27]

Longitud de onda del láser de Nd:YAG *versus* a diodo. Como se señaló antes, los láseres de diodo semiconductor tienen las ventajas físicas de ser compactos y portátiles, sin necesitar una toma de corriente especial o requerimiento de enfriamiento por agua, además de su construcción de estado sólido, que es bastante durable y requiere mínimo mantenimiento. Las diferentes longitudes de onda de los láseres de Nd:YAG (1 064 nm) y de diodo (750-850 nm) tienen también efectos biológicos variables, donde este último muestra una transmisión escleral menos eficaz y aumento de la dispersión de la luz, pero con mayor absorción por la melanina. En un estudio videográfico de ojos humanos de necropsia, donde se comparó el láser de Nd:YAG transescleral de onda continua con contacto y la ciclofotocoagulación con diodo, el primero produjo blanqueamiento y contracción más prominentes del epitelio ciliar, en tanto el segundo pareció causar una contracción más profunda del tejido. La correlación histopatológica fue de coagulación y disrupción del epitelio ciliar predominante con el láser de Nd:YAG, en tanto el de diodo se asoció con un menor efecto sobre las células epiteliales y una mayor respuesta de coagulación en el músculo ciliar, datos que son compatibles con los resultados de otros estudios que revelaron modificaciones coagulativas en el epitelio ciliar, el estroma y la vasculatura de ojos humanos de necropsia, en respuesta a la ciclofotocoagulación con diodo, y un daño tisular más extenso y profundo, en comparación con el uso de grados similares de energía del láser Nd:YAG en ojos de conejo y humanos preenucleación.[68-70] Sin embargo, el estudio de ojos humanos reveló lesiones similares con grados menores de energía,[70] y en otro estudio videográfico de ojos humanos de necropsia se tuvieron respuestas similares en el cuerpo ciliar con la aplicación de láser Nd:YAG y el de diodo sin contacto.[71] Los resultados de los estudios clínicos sugieren que la pérdida visual puede ser menor con la ciclofotocoagulación transescleral con el láser de diodo que con el de Nd:YAG.[72]

Comparaciones con procedimientos alternativos

Las comparaciones de la ciclofotocoagulación transescleral con láser de Nd:YAG y la ciclocrioterapia en ojos de conejo y humanos revelaron diferencias insignificantes en la respuesta de la PIO, pero menor destrucción de tejido y menos complicaciones con el primero.[73,74] Con base en estos

y otros reportes de diversas operaciones de ciclodestrucción, hoy se cree que la ciclofotocoagulación transescleral es el procedimiento ideal.

Una comparación de la ciclofotocoagulación transescleral con láser de Nd:YAG sin contacto y varios dispositivos de drenaje para el glaucoma reveló una mejor regulación de la PIO con estos últimos.[75] Si bien el grupo de pacientes con láser presentó menos pérdida visual en ese estudio, la pérdida de agudeza visual con todos los procedimientos de ciclofotocoagulación transescleral todavía es una preocupación importante. En general, se prefieren las cirugías filtrantes con uso adyuvante de antimetabolitos, la cirugía con dispositivos de drenaje para el glaucoma o la microinvasiva (MIGS) en los pacientes con buen potencial visual, aunque la ciclofotocoagulación transescleral ofrece una alternativa razonable en la población con glaucoma de alto riesgo, en especial cuando el potencial visual es bajo.

En los pacientes con glaucoma neovascular la ECP ha tenido buenos resultados, en comparación con la trabeculectomía.[76-78] La ciclofotocoagulación endoscópica también se desempeñó bien cuando se comparó con la implantación de una válvula de Ahmed.[79] En un metaanálisis, las intervenciones quirúrgicas de ECP y distintas a la ECP (ciclofotocoagulación transescleral, trabeculectomía, implantación de dispositivo de drenaje de glaucoma, crioterapia) tuvieron una eficacia similar.[80] De acuerdo con una revisión de las publicaciones del 2015, la ECP se relaciona con menores tasas de pérdida visual, hipotonía y ptisis bulbar, en comparación con la ciclofotocoagulación transescleral con láser de diodo; sin embargo, conlleva un conjunto adicional de complicaciones del procedimiento intraocular y el riesgo de infección asociado.[81]

Ciclofotocoagulación intraocular

Una alternativa de la ciclofotocoagulación transescleral y transpupilar en los pacientes con glaucoma y ojos afáquicos, y tal vez seudofáquicos, es la ciclofotocoagulación intraocular por ECP a través de un endofotocoagulador separado.

Para la ECP se puede usar un abordaje por el limbo o la *pars plana*. En el primero se crea una paracentesis (de casi 2 mm), por lo general en el lado temporal inicialmente, y se llena la cámara anterior con un producto viscoelástico (por lo regular, cohesivo, como el hialuronato de sodio), que se usa además para expandir el espacio intraocular entre el iris y el cristalino. Esta expansión viscoelástica de la cámara posterior brinda un abordaje más fácil a la *pars plicata* con la sonda de ECP. Se prefiere un abordaje en la *pars plana* si hay un lente intraocular en la cámara anterior, se destruyen las estructuras del segmento anterior o la vista no es buena (p. ej., con un injerto de queratoplastia penetrante fallido). El abordaje de la *pars plana* se puede usar cuando los ojos se sometieron antes a una vitrectomía completa, o se puede hacer esta de manera simultánea.

Después de la orientación de la imagen de la sonda fuera del ojo (con letras negras sobre una regla, un paquete de sutura o una etiqueta), se inserta la sonda de ECP a través de la incisión al interior de la cámara posterior. En ese momento se visualizan los procesos ciliares en la pantalla, y la atención del cirujano puede dirigirse al monitor (**fig. 42-8**). Por lo general, se visualizan cinco a seis procesos y se dirige el haz para apuntar a sus ápices. Es importante orientar la sonda de forma tan plana como sea posible (de otra forma el haz dirigido se enfocará bastante detrás, sobre la *pars plana* o la *ora serrata*).

Se ajusta el láser a 2 000 ms o a parámetros de energía y onda continuas, con el láser de diodo separado a 400 o 600 mW (que pueden requerir reajustarse si se utiliza el láser incorporado). Se fotocoagulan alrededor de 120 a 150 grados de los procesos ciliares (se puede ampliar

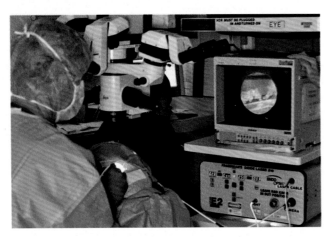

FIGURA 42-8 Un cirujano realiza ciclofotocoagulación endoscópica con láser diodo. Se utiliza una pantalla de video para visualizar los procesos ciliares durante la operación.

más con una sonda curva). Se aplica la energía láser a cada proceso hasta que presenta encogimiento y blanqueamiento (**fig. 42-9**). Se tratan los procesos elevados y los valles interpuestos (es importante actuar sobre todo el proceso visible, no solo en su punta). Si se usa energía excesiva, los procesos ciliares explotan (o "estallan") con formación de burbujas, lo que debe evitarse. Antes del cierre de las heridas con material de sutura, se saca el material viscoelástico irrigando con solución salina balanceada (de manera ideal con un dispositivo de irrigación manual o un dispositivo automático de irrigación y aspiración), teniendo cuidado de retirarlo de las cámaras anterior y posterior, para prevenir o reducir los picos de PIO posoperatorios. Si se requiere tratamiento adicional, se puede hacer una incisión superonasal para ingresar a los procesos ciliares temporales. Por lo general, es mejor tratar al menos 270 a 300 grados (en particular ante una presión intraocular de inicio alta).[68]

Cuando el acceso anterior al cuerpo ciliar es limitado, se puede lograr el tratamiento de los procesos ciliares posteriores y la *pars plana* por un abordaje a través de esta última, lo que se ha llamado *ECP-plus*.[82] En el abordaje por la *pars plana* se ingresa casi 3.5 mm detrás del limbo, evitando la exposición de 3 y 9 del cuadrante para no interferir con las arterias ciliares posteriores largas. Se puede crear un puerto de inyección opcional a través de la *pars plana* en otro sitio o dentro de la cámara anterior.

La operación combinada de catarata-ECP ha ganado cierta popularidad, ya que puede disminuir la PIO, en comparación con la de catarata sola, y a menudo disminuye la carga de uso de medicamentos contra el glaucoma.[83] Sin embargo, en ocasiones puede haber inflamación crónica y la longevidad de la respuesta de disminución de la PIO no se ha estudiado de manera rigurosa.[84] Se necesitan estudios prospectivos adicionales, incluyendo ensayos clínicos aleatorizados para valorar la disminución aislada de la PIO atribuida a la ECP, su seguridad y sus características de eficacia a largo plazo. Es importante tener en mente que hay varias opciones para las operaciones combinadas de catarata y glaucoma (*véanse* caps. 37 y 43).

En la ECP, según el grado de inflamación posoperatoria prevista, se administra dexametasona, metilprednisolona o triamcinolona subtenoniana al final de la operación, y también antibióticos, cicloplejícos y supresores del humor acuoso en el posoperatorio. Se puede colocar un parche al ojo del paciente durante la noche (p. ej., después de la anestesia peribulbar), o dejarse descubierto (cuando es tópica-intracamaral).

Los cirujanos de vítreo y retina también han reportado usar endofotocoaguladores con láser de argón a través de una incisión en la *pars plana* para tratar las afecciones retinianas bajo visualización transpupilar.[85-87] En el transcurso de una vitrectomía en un ojo afáquico es posible disminuir la PIO y usar la indentación escleral para llevar los procesos ciliares hacia su visualización transpupilar con el propósito de hacer una ciclofotocoagulación con sonda láser intraocular.[88-90] Después de hacer la vitrectomía, se retira el instrumento y se inserta el endofotocoagulador a través de la misma abertura. Se usan entonces varias indentaciones en los cuadrantes opuestos para llevar varios procesos ciliares hacia el campo visual, y se coloca la punta de la sonda láser a una distancia de 2 a 3 mm (**fig. 42-10**). Con un tiempo de exposición de 0.1 a 0.2 segundos, se aplica el láser a los procesos ciliares individuales con un nivel de energía suficiente para producir una reacción blanca y una disrupción tisular poco profunda (por lo general, de 1 000 mW). Se administran a continuación 3 a 5 aplicaciones de láser a cada proceso, en los dos cuadrantes opuestos al sitio de ingreso.

En una serie grande con un seguimiento promedio de hasta 13 meses, 75% de los ojos presentó una PIO de 21 mm Hg o menor, con o sin uso de medicamentos, después de uno o dos tratamientos.[90] La utilidad principal de este procedimiento es como adyuvante de la vitrectomía vía *pars plana* de los ojos con glaucoma refractario.

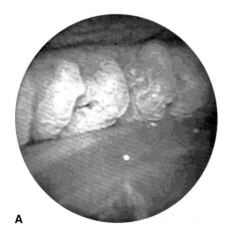

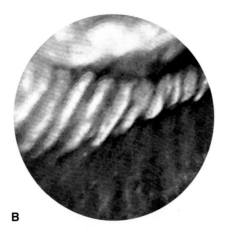

A **B**

FIGURA 42-9 Vista endoscópica de los procesos ciliares. A: procesos sin tratamiento. **B:** procesos tratados, blancos y encogidos (Cortesía de Martin Uram, MD, MPH. Tomada de Weiss HS, Schwartz KS, Schwartz AL, Laser surgery in glaucoma. En: Tasman W. Jaeger EA, eds. *Duane's Clinical Ophthalmology*. Vol 6. Lippincott Williams & Wilkins, 2006:chap. 19).

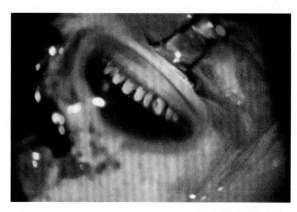

FIGURA 42-10 Ciclofotocoagulación intraocular con visualización transpupilar. Se llevan al campo de visión los procesos ciliares con un depresor de esclera, y se tratan con el endofotocoagulador láser a través de una incisión en la *pars plana*.

Ciclofotocoagulación transpupilar

En 1971, Lee y Pomerantzeff[91] presentaron el concepto de la ciclofotocoagulación con láser de argón por un abordaje transpupilar. Los estudios histopatológicos en ojos de conejo y humanos confirmaron la capacidad de aplicación directa del láser para destruir de manera selectiva los procesos ciliares.[91,92] La ciclofotocoagulación transpupilar se limita a ojos en los que se puede visualizar por gonioscopia un número suficiente de procesos ciliares, algo que no es posible en la mayoría, en especial aquellos en los que el tratamiento miótico a largo plazo impide una dilatación amplia de la pupila. Sin embargo, circunstancias como la aniridia, una iridectomía grande o la dilatación del iris, como en el glaucoma neovascular avanzado, pueden permitir la visualización adecuada de los procesos ciliares. Se han perfeccionado lentes de contacto especiales con depresores esclerales para rotar los procesos hacia una mejor visualización. Los parámetros usuales de láser de argón son de 0.1 a 0.2 segundos, 100 a 200 μm y un nivel de energía suficiente para producir su decoloración blanca, así como una quemadura cóncava café, a menudo con dispersión de pigmento o burbujas de gas (por lo general, 700-1 000 mW) y deben tratarse todas las porciones visibles de los procesos ciliares, lo que suele requerir 3 a 5 aplicaciones por procedimiento. Todos los procesos visibles deben tratarse hasta un total de 180 grados. Se pueden tratar procesos adicionales en sesiones subsiguientes, si se requiere.

Los resultados reportados de la ciclofotocoagulación transpupilar han sido variables.[93-98] Aquellos casos en que el procedimiento fracasa pueden deberse en parte al número de procesos ciliares que se pueden visualizar y tratar, y a la intensidad de la quemadura por láser en cada uno.[93,95] Sin embargo, el número de procesos tratados y la intensidad del procedimiento no siempre se correlacionan con el grado de disminución de la PIO.[98] Otro factor que puede contribuir al fracaso de la ciclofotocoagulación transpupilar es el ángulo en el que se visualizan los procesos por gonioscopia. Incluso con la indentación escleral, solo suelen exponerse las puntas anteriores de las crestas ciliares, lo que previene la destrucción completa de los procesos ciliares.[98]

CICLOCRIOTERAPIA

Bietti sugirió usar una fuente de congelación como elemento de ciclodestrucción en 1950.[99] La ciclocrioterapia, en general, se consideraba algo más predecible y menos destructiva que la ciclodiatermia

penetrante, y la sustituyó de manera gradual como la operación de ciclodestrucción de uso más frecuente. Algunos cirujanos aún la utilizan, en especial cuando no se dispone con facilidad de tecnología láser. Los estudios histopatológicos de los ojos tratados por ciclocrioterapia muestran destrucción de elementos vasculares, estromales y epiteliales, de los procesos ciliares, que son sustituidos por tejido fibroso.[100]

Mecanismo de acción

Al parecer la ciclocrioterapia destruye la capacidad de los procesos ciliares de producir humor acuoso, por el mecanismo bifásico de formación de cristales de hielo extracelulares y necrosis isquémica.[101] En un inicio, la congelación del líquido extracelular concentra los solutos restantes, lo que lleva a la deshidratación de las células y es el probable mecanismo de su muerte, relacionada con una congelación lenta. Cuando la velocidad de enfriamiento es rápida se forman cristales de hielo intracelulares. Aunque estos cristales no siempre son letales para las células, una descongelación lenta lleva a la formación de cristales más grandes, que son muy destructivos para las células por un mecanismo incierto. Se logra la muerte máxima de células con una congelación rápida y una descongelación lenta. Un segundo y posterior mecanismo de la muerte celular inducida por el frío es un infarto hemorrágico agregado derivado de la obliteración de la microcirculación en el tejido congelado. La necrosis isquémica es el rasgo histopatológico característico del tejido lesionado por congelación.

Además de disminuir la PIO, la ciclocrioterapia puede proveer alivio del dolor por la destrucción de los nervios corneales. Se observó degeneración walleriana de las fibras del nervio corneal en los conejos después de la ciclocrioterapia, si bien en 9 a 16 días se inició su regeneración.[102]

Técnicas

Crioinstrumentos

Se pueden utilizar unidades de criocirugía con óxido nitroso o dióxido de carbono gaseosos, y los diámetros de la sonda de uso más frecuente van de 1.5 a 4 mm, y se ha sugerido que una de 2.5 mm puede ser óptima para la ciclocrioterapia.[103] Se ha desarrollado una criosonda modificada con punta curva de 3 × 6 mm para disminuir el número requerido de aplicaciones.[104] También se ha descrito un cronómetro automático para vigilar la duración de cada aplicación.[105]

Colocación de la criosonda

Se cree que la colocación de la punta de 2.5 mm del borde anterior de la sonda a 1 mm de la unión corneolímbica temporal, inferior y nasal, y 1.5 mm por arriba, concentra el efecto de congelación máximo sobre los procesos ciliares (**fig. 42-11**).[103] También se ha sugerido que la transiluminación puede ser útil, porque delinea la *pars plicata*,[106,107] aunque esto no suele ser necesario, a menos que estén distorsionados los puntos de referencia anatómicos, como en un ojo con buftalmos. La criosonda debe aplicarse con presión firme sobre la esclera, porque esto puede disminuir el flujo sanguíneo ciliar y contribuir a una penetración más rápida de la esfera de hielo en los procesos ciliares.[103]

Número de crioaplicaciones

La mayoría de los cirujanos trata dos a tres cuadrantes, con tres a cuatro crioaplicaciones por cada uno. En un estudio en gatos se mostró que la ciclocrioterapia gradual de 90, 180 o 270 grados produjo la

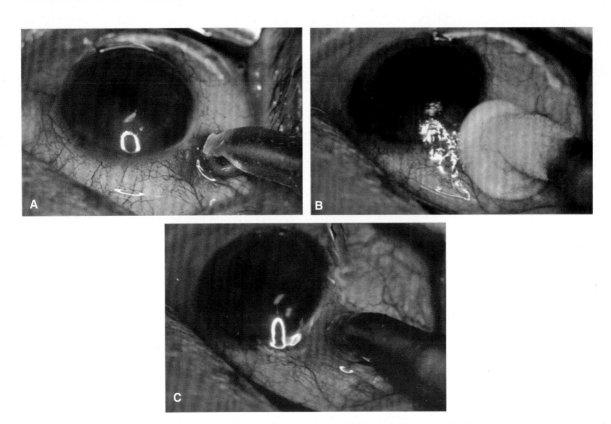

FIGURA 42-11 Técnica de la ciclocrioterapia. A: se coloca la punta de la sonda a casi 2.5 mm del limbo y se disminuye la temperatura hasta alrededor de –80 °C, que se mantiene durante 60 segundos. **B:** esfera típica de hielo que se visualiza 30 segundos después de iniciar la congelación. **C:** la sonda se irriga con solución salina antes de retirarla de la conjuntiva. Note la hiperemia alrededor de la punta de la sonda.

destrucción progresiva del epitelio ciliar y cambios proporcionalmente relacionados en la PIO y la dinámica del humor acuoso.[108] El número de criolesiones se puede basar hasta cierto grado en parámetros preoperatorios, como el tipo de glaucoma, la cifra de PIO y el número de procedimientos de ciclocrioterapia previos. También se ha mostrado que los pacientes más jóvenes, en general, requieren más crioaplicaciones que los de mayor edad, para alcanzar una disminución satisfactoria de la presión intraocular.[109] Sin embargo, no hay guías precisas por las cuales se pueda predecir la respuesta al tratamiento de un paciente y es mejor errar en el lado del subtratamiento que correr el riesgo de ptisis. Un abordaje recomendado es limitar cada sesión terapéutica a seis aplicaciones o menos de 180 grados del globo ocular.[106]

Técnica de congelación

Los estudios indican que los grados de temperatura por arriba de –60 a –80 °C o una duración de congelación de menos de 60 segundos no causan la destrucción adecuada de los procesos ciliares, en tanto que las cifras mucho mayores aumentan el riesgo de ptisis.[103] La mayoría de los cirujanos, por lo tanto, prefiere las aplicaciones de –60 a –80 °C durante 60 segundos.[110] Como se señaló antes, una congelación rápida y una descongelación lenta sin asistencia producen el máximo de muerte celular.[101] Si el procedimiento inicial no disminuye de forma adecuada la PIO pasado casi 1 mes, se puede repetir la ciclocrioterapia una o más ocasiones, según se requiera. En un grupo, 14 de 61 ojos requirieron dos o más procedimientos.[110]

Tratamiento posoperatorio

Durante alrededor de las primeras 24 h el paciente puede experimentar dolor intenso y suele requerir el uso de analgésicos potentes. Se ha observado que el uso de esteroides subconjuntivales al final de la operación también reduce el dolor posoperatorio.[106] Además, debe usarse de manera rutinaria la administración frecuente de corticoesteroides tópicos y un ciclopléjico-midriático, iniciando el día de la operación. Puesto que la PIO puede mantenerse alta durante 1 o más días después del tratamiento, se recomienda que el paciente continúe con los medicamentos contra el glaucoma que usaba en el preoperatorio, con excepción de los mióticos, hasta observar una disminución de la presión intraocular.

Complicaciones

Aumento transitorio de la presión intraocular

La PIO puede aumentar de manera notoria durante la ciclocrioterapia y en el periodo posoperatorio temprano. En un estudio se registraron presiones de 60 a 80 mm Hg en la fase de congelación, con retorno a la basal durante la descongelación.[111] Los investigadores de dicho estudio pensaron que este componente de elevación de la PIO se debía a cambios volumétricos, tal vez relacionados con la contracción de la esclera, y describieron una técnica para aliviar las complicaciones con la regulación manométrica de la presión durante la intervención quirúrgica. También notaron un segundo aumento de la PIO, en promedio de 50 mm Hg, con alcance máximo 6 h después de la operación, cuyo mecanismo no se ha definido, pero tal vez se asocie con una respuesta inflamatoria importante. La valoración por gonioscopia después de la ciclocrioterapia reveló congelamiento del humor acuoso en el ángulo de la cámara anterior,[112] con las consecuencias obvias que esto puede tener sobre el sistema de flujo de salida convencional residual.

Uveítis

Se presenta uveítis en todos los casos y suele ser intensa, con formación frecuente de un coágulo de fibrina. Los resultados de un estudio sugirieron que la inflamación es producida por prostaglandinas y puede minimizarse con el tratamiento previo con ácido acetilsalicílico.[113] Sin embargo, en una comparación del flurbiprofeno tópico, la dexametasona y un placebo, se sugirió que la inflamación inducida por la ciclocrioterapia es difícil de controlar con cualquier medicamento tópico.[114] Suele persistir un flare crónico en el humor acuoso por la rotura permanente de la barrera hematoacuosa,[115] pero no requiere tratamiento.

Dolor

Como se señaló antes, el dolor puede ser intenso después de la ciclocrioterapia y durar varios días. Es con toda probabilidad consecuencia del aumento de la PIO e inflamación, y ambos tratarse de manera vigorosa con el uso de analgésicos potentes.

Hifema

Es una complicación frecuente, en especial en ojos con glaucoma neovascular, y suele aliviarse con el tratamiento conservador.

Hipotonía

Una desventaja importante de todas los procedimientos de ciclodestrucción es que no se puede hacer nada para revertir la hipotonía o la ptisis, si se presentan. Si bien esta complicación es menos frecuente con la ciclocrioterapia que con la ciclofotocoagulación, sí ocurre y es mejor evitarla al tratar una zona limitada en cada ocasión. Es mucho mejor repetir el tratamiento varias veces que producir ptisis como resultado del sobretratamiento.

Otras complicaciones

Otras complicaciones asociadas con la ciclocrioterapia incluyen el desprendimiento de la coroides, que puede llevar a una cámara anterior plana.[116] La neovascularización intravítrea desde el cuerpo ciliar, con hemorragia del vítreo, puede seguir a la ciclocrioterapia y remitir después de la fotocoagulación panretiniana.[117] Se ha reportado isquemia del segmento anterior en ojos con glaucoma neovascular después de la ciclocrioterapia de 360 grados.[118] Son complicaciones raras la fibrosis subretiniana, la subluxación y la oftalmía simpática.[119-122]

Indicaciones

Aunque se prefiere la ciclodestrucción con láser a la crioterapia, se puede usar ciclocrioterapia para circunstancias en las que otras operaciones para el glaucoma fracasaron de manera repetida, o cuando el cirujano desea evitar la cirugía incisional. El glaucoma después de la queratoplastia penetrante, el glaucoma crónico de ángulo abierto en un ojo afáquico y el glaucoma congénito son afecciones en las que se ha reportado que este procedimiento tiene utilidad particular.[109,123-127] La ciclocrioterapia es considerada útil por algunos cirujanos para el tratamiento del glaucoma neovascular, aunque otros creen que el principal beneficio de la cirugía en esta y otras afecciones es el alivio del dolor.

PROCEDIMIENTOS DE CICLODESTRUCCIÓN INICIALES

Ciclodiatermia penetrante

Weve[128] presentó el concepto de la cirugía ciclodestructiva en 1933, con el uso de diatermia no penetrante para producir la destrucción selectiva de los procesos ciliares. Vogt[129,130] modificó la técnica con una sonda de diatermia que penetraba la esclera, y se convirtió en el procedimiento estándar de la ciclodiatermia. Los primeros reportes de la experiencia con la ciclodiatermia fueron alentadores.[131,132] No obstante, un estudio posterior reveló una tasa de éxito baja (de casi 5%) y una incidencia significativa de hipotonía y ptisis (cerca de 5%).[133]

Radioterapia

En 1948, Haik y colaboradores[134] reportaron la aplicación experimental de radio sobre el cuerpo ciliar en ojos de conejo y en un caso clínico. Aunque se mostró que disminuía el flujo sanguíneo del cuerpo ciliar, también dañó al cristalino y nunca se adoptó la técnica para su uso clínico.

Cicloelectrólisis

Berens y colaboradores[135] describieron en 1949 una técnica de uso de corriente galvánica de baja frecuencia para crear una reacción química en el cuerpo ciliar, que llevaba a la formación de hidróxido de sodio, cáustico para sus tejidos. Aunque se mostró en estudios de conejos que el método destruía los procesos ciliares,[136] el procedimiento no parece haber tenido ventaja significativa respecto de la ciclodiatermia penetrante y nunca alcanzó una popularidad clínica amplia.

Ecografía terapéutica

En 1964, Purnell y colaboradores[137] presentaron la ecografía transescleral para producir la destrucción localizada del cuerpo ciliar de ojos de conejo. Coleman y cols.,[39,138] reportaron en 1985 los resultados de estudios de conejos y clínicos preliminares con ultrasonido enfocado de alta densidad. En varios estudios clínicos de ecografía terapéutica en pacientes con glaucoma refractario, similares a los descritos con otros procedimientos de ciclodestrucción, se reveló la disminución de la PIO hasta cifras en la parte baja del rango de 20 a 29 (mm Hg) o menores en la mitad a dos terceras partes de los casos, 6 a 12 meses después de un solo tratamiento.[139-141] En un estudio multicéntrico de 880 ojos, el éxito (PIO entre 6 y 22 mm Hg) después de un solo tratamiento fue de 48.7% a los 6 meses.[142] Con el tratamiento repetido, según se requiriese, la tasa de éxito aumentó a 79.3% al año. La complicación más frecuente fue un incremento posoperatorio inmediato de la PIO e iritis leve. Se observó adelgazamiento de la esclera en 2.5% y ptisis en 1.1%. La agudeza visual disminuyó en casi 20% de los casos.

Ciclodestrucción transescleral por microondas

La aplicación directa de radiación electromagnética de alta frecuencia sobre la conjuntiva en conejos produjo un daño térmico del cuerpo ciliar, con conservación relativa de la conjuntiva y la esclera.[143] En conejos con glaucoma inducido de forma experimental, el procedimiento tuvo éxito para disminuir la PIO en todos los ojos tratados durante 4 semanas.[144]

Exéresis del cuerpo ciliar

Además del uso de muchos elementos de ciclodestrucción, como se describió antes, otros cirujanos pretendieron disminuir la producción del humor acuoso por exéresis de una porción del cuerpo ciliar. En varios estudios se revelaron tasas de éxito y de complicaciones razonables con este abordaje básico en ojos con glaucoma inusualmente refractario.[145-147]

PUNTOS CLAVE

▶ Las operaciones de ciclodestrucción disminuyen la PIO por decremento del flujo de ingreso del humor acuoso. Los métodos de uso más frecuente para el tratamiento de crioablación incluyen los abordajes transesclerales y endoscópicos.

▶ Se mostró que la ciclofotocoagulación transescleral con diodo de micropulsos y onda continua disminuye de manera eficaz la PIO. Ambos métodos cuentan con buenas características de seguridad.

▶ La ciclofotocoagulación endoscópica (ECP) con láser de diodo (con o sin cirugía de catarata) es una alternativa de la ciclofotocoagulación transescleral de onda continua con diodo. Permite el tratamiento selectivo del epitelio ciliar, con energía mínima y daño menor a los tejidos subyacentes, con menos riesgo de pérdida visual, hipotonía y tisis, en comparación con el tratamiento transescleral.

▶ Las principales indicaciones de las cirugías ciclodestructivas incluyen la siguientes:

● Forma refractaria de glaucoma asociada con neovascularización, traumatismo, afaquia, glaucoma congénito, uveítis, queratoplastia penetrante, aceite de silicón, cicatrización conjuntival y otras.

● Ojos con potencial visual limitado y PIO no regulada, así como aquellos sin visión y que presentan dolor que se cree secundario a la elevación de la PIO.

● Posible uso en pacientes apropiados con visión y potencial visual razonable. Un número creciente de estudios mostró que la ECP y el láser de diodo en micropulsos y de onda continua eran promisorios en ojos con buena visión. Se requieren más datos a este respecto. Las complicaciones asociadas con las alteraciones de la ciclodestrucción incluyen quemaduras conjuntivales, uveítis anterior, pérdida de la visión, dolor posoperatorio, hifema, hemorragia del vítreo, aumento de la PIO, hipotonía, desprendimiento de coroides, tisis bulbar, glaucoma maligno, catarata y, rara vez, oftalmía simpática.

REFERENCIAS

1. Weekers R, Lavergne G, Watillon M, et al. Effects of photocoagulation of ciliary body upon ocular tension. *Am J Ophthalmol.* 1961;52:156-163.
2. Vucicevic ZM, Tsou KC, Nazarian IH, et al. A cytochemical approach to the laser coagulation of the ciliary body. *Bibl Ophthalmol.* 1969;8:467-478.
3. Smith RS, Stein MN. Ocular hazards of transscleral laser radiation: II. Intraocular injury produced by ruby and neodymium lasers. *Am J Ophthalmol.* 1969;67(1):100-110.
4. Beckman H, Kinoshita A, Rota AN, et al. Transscleral ruby laser irradiation of the ciliary body in the treatment of intractable glaucoma. *Trans Am Acad Ophthalmol Otolaryngol.* 1972;76(2):423-436.
5. Beckman H, Sugar HS. Neodymium laser cyclocoagulation. *Arch Ophthalmol.* 1973;90(1):27-28.
6. Beckman H, Waeltermann J. Transscleral ruby laser cyclocoagulation. *Am J Ophthalmol.* 1984;98(6):788-795.
7. Grueb M, Rohrbach JM, Bartz-Schmidt KU, Schlote T. Transscleral diode laser cyclophotocoagulation as primary and secondary surgical treatment in primary open-angle and pseudoexfoliatve glaucoma. *Graefes Arch Clin Exp Ophthalmol.* 2006;244:1293-1299.
8. Rotchford AP, Jayasawal R, Madhusudhan S, Ho S, King A, Vernon S. Transscleral diode laser cycloablation in patients with good vision. *Br J Ophthalmol.* 2010;94:1180-1183.
9. Roider J, Hillenkamp F, Flotte T, Birngruber R. Microphotocoagulation: selective effects of repetitive short laser pulses. *Proc Natl Acad Sci USA.* 1993;90(18):8643-8647.
10. Ingvoldstad DD, Krishna R, Willoughby L. Micropulse diode laser trabeculoplasty versus argon laser trabeculoplasty in the treatment of open angle glaucoma. *Invest Ophthalmol Vis Sci.* 2005;46:123.
11. Kuchar S, Moster MR, Reamer CB, Waisbourd M. Treatment outcomes of micropulse transscleral cyclophotocoagulation in advanced glaucoma. *Lasers Med Sci.* 2016;31:393-396.
12. Tan AM, Chockalingam M, Aquino MC, et al. Micropulse transscleral diode laser cyclophotocoagulation in the treatment of refractory glaucoma. *Clin Exp Ophthalmol.* 2010;38:266-272.
13. Aquino MCD, Barton K, Tan AMW, et al. Micropulse versus continuous wave transscleral diode cyclophotocoagulation in refractory glaucoma: a randomized exploratory study. *Clin Exp Ophthalmol.* 2015;43:40-46.
14. Noecker RJ. *TCP Gains Traction as Modality for Glaucoma Cases With Good Visual Potential.* Ophthalmology Times; 2015. Available at www.ophthalmologytimes.com/modern-medicine-feature-articles/tcp-gains-traction-modality-glaucoma-cases-good-visual-potential. Accessed January 30, 2019.
15. Peyman GA, Naguib KS, Gaasterland D. Transscleral application of a semiconductor diode laser. *Laser Surg Med.* 1990;10(6):569-575.
16. Schuman JS, Jacobson JJ, Puliafito CA, et al. Experimental use of semiconductor diode laser in contact transscleral cyclophotocoagulation in rabbits. *Arch Ophthalmol.* 1990;108(8):1152-1157.
17. Gaasterland DE, Pollack IP. Initial experience with a new method of laser transscleral cyclophotocoagulation for ciliary ablation in severe glaucoma. *Trans Am Ophthalmol Soc.* 1992;90:225-243.
18. Uram M. Ophthalmic laser microendoscope endophotocoagulation. *Ophthalmology.* 1992;99(12):1829-1832.
19. Immonen I, Suomalainen VP, Kivel T, et al. Energy levels needed for cyclophotocoagulation: a comparison of transscleral contact CW-YAG and krypton lasers in the rabbit eye. *Ophthalmic Surg.* 1993;24(8):530-533.
20. Immonen IJ, Puska P, Raitta C. Transscleral contact krypton laser cyclophotocoagulation for treatment of glaucoma. *Ophthalmology.* 1994;101(5):876-882.
21. Kivelä T, Puska P, Raitta C, et al. Clinically successful contact transscleral krypton laser cyclophotocoagulation: long-term histopathologic and immunohistochemical autopsy findings. *Arch Ophthalmol.* 1995;113(11):1447-1453.
22. Devenyi RG, Trope GE, Hunter WH. Neodymium-YAG transscleral cyclocoagulation in rabbit eyes. *Br J Ophthalmol.* 1987;71(6):441-444.
23. Fankhauser F, van der Zypen E, Kwasniewska S, et al. Transscleral cyclophotocoagulation using a neodymium YAG laser. *Ophthalmic Surg.* 1986;17(2):94-100.
24. Hampton C, Shields MB. Transscleral neodymium-YAG cyclophotocoagulation: a histologic study of human autopsy eyes. *Arch Ophthalmol.* 1988;106(8):1121-1123.
25. Schubert HD. Noncontact and contact pars plana transscleral neodymium:YAG laser cyclophotocoagulation in postmortem eyes. *Ophthalmology.* 1989;96(10):1471-1475.
26. Allingham RR, de Kater AW, Bellows AR, et al. Probe placement and power levels in contact transscleral neodymium:YAG cyclophotocoagulation. *Arch Ophthalmol.* 1990;108(5):738-742.
27. Prum BE Jr, Shields SR, Simmons RB, et al. The influence of exposure duration in transscleral Nd:YAG laser cyclophotocoagulation. *Am J Ophthalmol.* 1992;114(5):560-567.
28. Pantcheva MB, Kahook MY, Schuman JS, et al. Comparison of acute structural and histopathological changes in human autopsy eyes after endoscopic cyclophotocoagulation and trans-scleral cyclophotocoagulation. *Br J Ophthalmol.* 2007;91(2):248-252.
29. Lin SC, Chen MJ, Lin MS, et al. Vascular effects on ciliary tissue from endoscopic versus trans-scleral cyclophotocoagulation. *Br J Ophthalmol.* 2006;90(4):496-500.

30. Schubert HD, Federman JL. The role of inflammation in CW Nd:YAG contact transscleral photocoagulation and cryopexy. *Invest Ophthalmol Vis Sci.* 1989;30(3):543-549.

31. Schubert HD, Federman JL. A comparison of CW Nd:YAG contact transscleral cyclophotocoagulation with cyclocryopexy. *Invest Ophthalmol Vis Sci.* 1989;30(3):536-542.

32. Schubert HD, Agarwala A, Arbizo V. Changes in aqueous outflow after in vitro neodymium:yttrium aluminum garnet laser cyclophotocoagulation. *Invest Ophthalmol Vis Sci.* 1990;31(9):1834-1838.

33. Schubert HD, Agarwala A. Quantitative CW Nd:YAG pars plana transscleral photocoagulation in postmortem eyes. *Ophthalmic Surg.* 1990;21(12):835-839.

34. Liu GJ, Mizukawa A, Okisaka S. Mechanism of intraocular pressure decrease after contact transscleral continuous-wave Nd:YAG laser cyclophotocoagulation. *Ophthalmic Res.* 1994;26(2):65-79.

35. Ando F, Kawai T. Transscleral contact cyclophotocoagulation for refractory glaucoma: comparison of the results of pars plicata and pars plana irradiation. *Lasers Light Ophthalmol.* 1993;5:143.

36. Crymes BM, Gross RL. Laser placement in noncontact Nd:YAG cyclophotocoagulation. *Am J Ophthalmol.* 1990;110(6):670-673.

37. Sivaprasad S, Elagouz M, McHugh D, Shona O, Dorin G. Micropulsed diode laser therapy: evolution and clinical applications [review]. *Surv Ophthalmol.* 2010;55(6):516-530.

38. Bloom PA, Dharmaraj S. Endoscopic and transscleral cyclophotocoagulation. *Br J Ophthalmol.* 2006;90:666-668.

39. Coleman DJ, Lizzi FL, Driller J, et al. Therapeutic ultrasound in the treatment of glaucoma: I. Experimental model. *Ophthalmology.* 1985;92:339-346.

40. Hampton C, Shields MB, Miller KN, et al. Evaluation of a protocol for transscleral neodymium:YAG cyclophotocoagulation in one hundred patients. *Ophthalmology.* 1990;97(7):910-917.

41. Simmons RB, Prum BE Jr, Shields SR, et al. Videographic and histologic comparison of Nd:YAG and diode laser contact transscleral cyclophotocoagulation. *Am J Ophthalmol.* 1994;117(3):337-341.

42. Pastor SA, Singh K, Lee DA, et al. Cyclophotocoagulation: a report by the American Academy of Ophthalmology. *Ophthalmology.* 2001;108(11):2130-2138.

43. Carrillo MM, Trope GE, Chipman ML, et al. Repeated use of transscleral cyclophotocoagulation laser G-probes. *J Glaucoma.* 2004;13(1):51-54.

44. Wanner JB, Pasquale LR. Glaucomas secondary to intraocular melanomas [review]. *Semin Ophthalmol.* 2006;21(3):181-189.

45. Ocakoglu O, Arslan OS, Kayiran A. Diode laser transscleral cyclophotocoagulation for the treatment of refractory glaucoma after penetrating keratoplasty. *Curr Eye Res.* 2005;30(7):569-574.

46. Egbert PR, Fiadoyor S, Budenz DL, et al. Diode laser trans-scleral cyclophotocoagulation as a primary surgical treatment for primary open-angle glaucoma. *Arch Ophthalmol.* 2001;119(3):345-350.

47. Hardten DR, Brown JD, Holland EJ. Results of neodymium:YAG laser transscleral cyclophotocoagulation for postkeratoplasty glaucoma. *J Glaucoma.* 1993;2(4):241-245.

48. Threlkeld AB, Shields MB. Noncontact transscleral Nd:YAG cyclophotocoagulation for glaucoma after penetrating keratoplasty. *Am J Ophthalmol.* 1995;120(5):569-576.

49. Lin P, Wollstein G, Glavas IP, et al. Contact transscleral neodymium:yttrium–aluminum–garnet laser cyclophotocoagulation long-term outcome. *Ophthalmology.* 2004;111(11):2137-2143.

50. Phelan MJ, Higginbotham EJ. Contact transscleral Nd:YAG laser cyclophotocoagulation for the treatment of refractory pediatric glaucoma. *Ophthalmic Surg Lasers.* 1995;26(5):401-403.

51. Formińska-Kapuścik M, Pieczara E, Domański R. Diode laser in secondary glaucoma in children – long-term results [in Polish]. *Klin Oczna.* 2005;107(4-6):236-238.

52. Heinz C, Koch JM, Heiligenhaus A. Transscleral diode laser cyclophotocoagulation as primary surgical treatment for secondary glaucoma in juvenile idiopathic arthritis: high failure rate after short term follow up. *Br J Ophthalmol.* 2006;90(6):737-740.

53. Trope GE, Murphy PH. Immediate pressure effects of Nd:YAG cyclocoagulation. *Am J Ophthalmol.* 1991;112(5):603-604.

54. Maus M, Katz LJ. Choroidal detachment, flat anterior chamber, and hypotony as complications of neodymium:YAG laser cyclophotocoagulation. *Ophthalmology.* 1990;97(1):69-72.

55. Edward DP, Brown SV, Higginbotham E, et al. Sympathetic ophthalmia following neodymium:YAG cyclotherapy. *Ophthalmic Surg.* 1989;20(8):544-546.

56. Brown SV, Higginbotham E, Tessler H. Sympathetic ophthalmia following Nd:YAG cyclotherapy. *Ophthalmic Surg.* 1990;21(10):736-737.

57. Lam S, Tessler HH, Lam BL, et al. High incidence of sympathetic ophthalmia after contact and noncontact neodymium:YAG cyclotherapy. *Ophthalmology.* 1992;99(12):1818-1822.

58. Pastor SA, Iwach A, Nozik RA, et al. Presumed sympathetic ophthalmia following Nd:YAG transscleral cyclophotocoagulation. *J Glaucoma.* 1993;2(1):30-31.

59. Bechrakis NE, Müller-Stolzenburg NW, Helbig H, et al. Sympathetic ophthalmia following laser cyclocoagulation. *Arch Ophthalmol.* 1994;112(1):80-84.

60. Hardten DR, Brown JD. Malignant glaucoma after Nd:YAG cyclophotocoagulation. *Am J Ophthalmol.* 1991;111(2):245-247.

61. Wand M, Schuman JS, Puliafito CA. Malignant glaucoma after contact transscleral Nd:YAG laser cyclophotocoagulation. *J Glaucoma.* 1993;2(2):110-111.

62. Ganesh SK, Rishi K. Necrotizing scleritis following diode laser transscleral cyclophotocoagulation. *Indian J Ophthalmol.* 2006;54(3):199-200.

63. Gupta V, Sony P, Sihota R. Inadvertent sclerostomy with encysted bleb following trans-scleral contact diode laser cyclophotocoagulation. *Clin Exp Ophthalmol.* 2006;34(1):86-87.

64. Shields MB, Shields SE. Noncontact transscleral Nd:YAG cyclophotocoagulation: a long-term follow-up of 500 patients. *Trans Am Ophthalmol Soc.* 1994;92:271-283.

65. Myers JS, Trevisani MG, Imami N, et al. Laser energy reaching the posterior pole during transscleral cyclophotocoagulation. *Arch Ophthalmol.* 1998;116(4):488-491.

66. Neely DE, Plager DA. Endocyclophotocoagulation for management of difficult pediatric glaucomas. *J AAPOS.* 2001;5:221-229.

67. Kahook MY, Lathrop KL, Noecker RJ. One-site versus two-site endoscopic cyclophotocoagulation. *J Glaucoma.* 2007;16(6):527-530.

68. Schuman JS, Noecker RJ, Puliafito CA, et al. Energy levels and probe placement in contact transscleral semiconductor diode laser cyclophotocoagulation in human cadaver eyes. *Arch Ophthalmol.* 1991;109(11):1534-1538.

69. Brancato R, Leoni G, Trabucchi G, et al. Histopathology of continuous wave neodymium:yttrium aluminum garnet and diode laser contact transscleral lesions in rabbit ciliary body. *Invest Ophthalmol Vis Sci.* 1991;32(5):1586-1592.

70. Brancato R, Trabucchi G, Verdi M, et al. Diode and Nd:YAG laser contact transscleral cyclophotocoagulation in a human eye: a comparative histopathologic study of the lesions produced using a new fiber optic probe. *Ophthalmic Surg.* 1994;25(9):607-611.

71. Assia EI, Hennis HL, Stewart WC, et al. A comparison of neodymium:yttrium aluminum garnet and diode laser transscleral cyclophotocoagulation and cyclocryotherapy. *Invest Ophthalmol Vis Sci.* 1991;32(10):2774-2778.

72. Lin SC. Endoscopic and transscleral cyclophotocoagulation for the treatment of refractory glaucoma [review]. *J Glaucoma.* 2008;17(3):238-247.

73. Higginbotham EJ, Harrison M, Zou X. Cyclophotocoagulation with the transscleral contact neodymium:YAG laser versus cyclocryotherapy in rabbits. *Ophthalmic Surg.* 1991;22(1):27-30.

74. Suzuki Y, Araie M, Yumita A, et al. Transscleral Nd:YAG laser cyclophotocoagulation versus cyclocryotherapy. *Graefes Arch Clin Exp Ophthalmol.* 1991;229(1):33-36.

75. Noureddin BN, Wilson-Holt N, Lavin M, et al. Advanced uncontrolled glaucoma. Nd:YAG cyclophotocoagulation or tube surgery. *Ophthalmology.* 1992;99(3):430-436.

76. Uram M. Ophthalmic laser microendoscope ciliary process ablation in the management of neovascular glaucoma. *Ophthalmology.* 1992;99(12):1823-1828.

77. Chen J, Cohn RA, Lin SC, et al. Endoscopic photocoagulation of the ciliary body for treatment of refractory glaucomas. *Am J Ophthalmol.* 1997;124(6):787-796.

78. Kuang TM, Liu CJ, Chou CK, Hsu WM. Clinical experience in the management of neovascular glaucoma. *J Chin Med Assoc.* 2004;67(3):131-135.

79. Lima FE, Magacho L, Carvalho DM, et al. A prospective, comparative study between endoscopic cyclophotocoagulation and the Ahmed drainage implant in refractory glaucoma. *J Glaucoma.* 2004;13(3):233-237.

80. Yang Y, Zhong J, Dun Z, et al. Comparison of efficacy between endoscopic cyclophotocoagulation and alternative surgeries in refractory glaucoma: a meta-analysis. *Medicine (Baltimore).* 2015;94:e1651.

81. Ishida K. Update on results and complications of cyclophotocoagulation. *Curr Opin Ophthalmol.* 2013;24:102-110.

82. Tan JC, Francis BA, Noecker R, et al. Endoscopic cyclophotocoagulation and pars plana ablation (ECP-plus) to treat refractory glaucoma. *J Glaucoma*. 2016;25:e117-e122.

83. Rathi S, Radcliffe NM. Combined endocyclophotocoagulation and phacoemulsification in the management of moderate glaucoma. *Surv Ophthalmol*. 2017;62(5):712-715.

84. Marco S, Damji KF, Nazarali S, Rudnisky CJ. Cataract and glaucoma surgery: endoscopic cyclophotocoagulation versus trabeculectomy. *Middle East Afr J Ophthalmol*. 2017;24:177-182.

85. Fleishman JA, Schwartz M, Dixon JA. Argon laser endophotocoagulation: an intraoperative trans-pars plana technique. *Arch Ophthalmol*. 1981;99(9):1610-1612.

86. Peyman GA, Salzano TC, Green JL Jr. Argon endolaser. *Arch Ophthalmol*. 1981;99(11):2037-2038.

87. Landers MB III, Trese MT, Stefansson E, Bessler M. Argon laser intraocular photocoagulation. *Ophthalmology*. 1982;89(7):785-788.

88. Shields MB. Cyclodestructive surgery for glaucoma: past, present and future. *Trans Am Ophthalmol Soc*. 1985;83:285-303.

89. Patel A, Thompson JT, Michels RG, Quigley HA. Endolaser treatment of the ciliary body for uncontrolled glaucoma. *Ophthalmology*. 1986;93(6):825-830.

90. Zarbin MA, Michels RG, de Bustros S, Quigley HA, Patel A. Endolaser treatment of the ciliary body for severe glaucoma. *Ophthalmology*. 1988;95(12):1639-1648.

91. Lee PF, Pomerantzeff O. Transpupillary cyclophotocoagulation of rabbit eyes: an experimental approach to glaucoma surgery. *Am J Ophthalmol*. 1971;71(4):911-920.

92. Bartl G, Haller BM, Wocheslander E, Hofmann H. Light and electron microscopic observations after argon laser photocoagulation of ciliary processes [in German]. *Klin Monatsbl Augenheilkd*. 1982;181(5):414-416.

93. Lee PF. Argon laser photocoagulation of the ciliary processes in cases of aphakic glaucoma. *Arch Ophthalmol*. 1979;97(11):2135-2138.

94. Bernard JA, Haut J, Demailly PH, Hamelin B, Offret G. Coagulation of the ciliary processes with the argon laser: its use in certain types of hypertonia [in French]. *Arch Ophthalmol Rev Gen Ophtamol*. 1974;34(8-9):577-580.

95. Merritt JC. Transpupillary photocoagulation of the ciliary processes. *Ann Ophthalmol*. 1976;8(3):325-328.

96. Lee PF, Shihab Z, Eberle M. Partial ciliary process laser photocoagulation in the management of glaucoma. *Lasers Surg Med*. 1980;1(1):85-92.

97. Klapper RM, Dodick JM. Transpupillary argon laser cyclophotocoagulation. *Doc Ophthalmol Proc*. 1984;36:197-203.

98. Shields S, Stewart WC, Shields MB. Transpupillary argon laser cyclophotocoagulation in the treatment of glaucoma. *Ophthalmic Surg*. 1988;19(3):171-175.

99. Bietti G. Surgical intervention on the ciliary body: new trends for the relief of glaucoma. *J Am Med Assoc*. 1950;142(12):889-897.

100. Smith RS, Boyle E, Rudt LA. Cyclocryotherapy: a light and electron microscopic study. *Arch Ophthalmol*. 1977;95(2):285-288.

101. Wilkes TD, Fraunfelder FT. Principles of cryosurgery. *Ophthalmic Surg*. 1979;10(8):21-30.

102. Wener RG, Pinkerton RM, Robertson DM. Cryosurgical induced changes in corneal nerves. *Can J Ophthalmol*. 1973;8(4):548-555.

103. Prost M. Cyclocryotherapy for glaucoma: evaluation of techniques. *Surv Ophthalmol*. 1983;28:93-100.

104. Machemer R. Modified cryoprobe for retinal detachment surgery and cyclocryotherapy. *Am J Ophthalmol*. 1977;83:123.

105. Machemer R, Lashley R. Automatic timer for cryotherapy. *Am J Ophthalmol*. 1977;83:125.

106. Bellows AR. Cyclocryotherapy for glaucoma. *Int Ophthalmol Clin*. 1981;21(1):99-111.

107. Wesley RE, Kielar RA. Cyclocryotherapy in treatment of glaucoma. *Glaucoma*. 1980;3:533-538.

108. Higginbotham EJ, Lee DA, Bartels SP, Richardson T, Miller M. Effects of cyclocryotherapy on aqueous humor dynamics in cats. *Arch Ophthalmol*. 1988;106(3):396-403.

109. Brindley G, Shields MB. Value and limitations of cyclocryotherapy. *Graefes Arch Clin Exp Ophthalmol*. 1986;224(6):545-548.

110. Bellows AR, Grant WM. Cyclocryotherapy in advanced inadequately controlled glaucoma. *Am J Ophthalmol*. 1973;75(4):679-684.

111. Caprioli J, Sears M. Regulation of intraocular pressure during cyclocryotherapy for advanced glaucoma. *Am J Ophthalmol*. 1986;101(5):542-545.

112. Strasser G, Haddad R. Gonioscopic changes after cyclocryocoagulation. *Klin Monatsbl Augenheilkd*. 1985;187(5):343-344.

113. Chavis RM, Vygantas CM, Vygantas A. Experimental inhibition of prostaglandin-like inflammatory response after cryotherapy. *Am J Ophthalmol*. 1976;82(2):310-312.

114. Hurvitz LM, Spaeth GL, Zakhour I, Mahmood E, Murray G. A comparison of the effect of flurbiprofen, dexamethasone, and placebo on cyclocryotherapy-induced inflammation. *Ophthalmic Surg*. 1984;15(5):394-399.

115. Haddad R. Cyclocryotherapy: experimental studies of the breakdown of the blood-aqueous barrier and analysis of a long term follow-up study [in German]. *Wien Klin Wochenschr Suppl*. 1981;126:1-18.

116. Kaiden JS, Serniuk RA, Bader BF. Choroidal detachment with flat anterior chamber after cyclocryotherapy. *Ann Ophthalmol*. 1979;11(7):1111-1113.

117. Gieser RG, Gieser DK. Treatment of intravitreal ciliary body neovascularization. *Ophthalmic Surg*. 1984;15(6):508-510.

118. Krupin T, Johnson MF, Becker B. Anterior segment ischemia after cyclocryotherapy. *Am J Ophthalmol*. 1977;84(3):426-428.

119. Kao SF, Morgan CM, Bergstrom TJ. Subretinal fibrosis following cyclocryotherapy. *Arch Ophthalmol*. 1987;105(9):1175-1176.

120. Pearson PA, Baldwin LB, Smith TJ. Lens subluxation as a complication of cyclocryotherapy. *Ophthalmic Surg*. 1989;20(6):445-446.

121. Sabates R. Choroiditis compatible with the histopathologic diagnosis of sympathetic ophthalmia following cyclocryotherapy of neovascular glaucoma. *Ophthalmic Surg*. 1988;19(3):176-182.

122. Harrison TJ. Sympathetic ophthalmia after cyclocryotherapy of neovascular glaucoma without ocular penetration. *Ophthalmic Surg*. 1993;24(1):44-46.

123. West CE, Wood TO, Kaufman HE. Cyclocryotherapy for glaucoma pre- or postpenetrating keratoplasty. *Am J Ophthalmol*. 1973;76(4):485-489.

124. Binder PS, Abel R Jr, Kaufman HE. Cyclocryotherapy for glaucoma after penetrating keratoplasty. *Am J Ophthalmol*. 1975;79(3):489-492.

125. Bellows AR, Grant WM. Cyclocryotherapy of chronic open-angle glaucoma in aphakic eyes. *Am J Ophthalmol*. 1978;85(5 pt 1):615-621.

126. Frucht-Pery J, Feldman ST, Brown SI. Transplantation of congenitally opaque corneas from eyes with exaggerated buphthalmos. *Am J Ophthalmol*. 1989;107(6):655-658.

127. Al Faran MF, Tomey KF, Al Mutlaq FA. Cyclocryotherapy in selected cases of congenital glaucoma. *Ophthalmic Surg*. 1990;21(11):794-798.

128. Weve H. Die Zyklodiatermie das Corpus ciliare bei Glaukom. *Zentralbl Ophthalmol*. 1933;29:562-569.

129. Vogt A. Versuche zur intraokularen Druckherabsetzung mittels Diatermieschadigung des Corpus ciliare (Zyklodiatermiestichelung). *Klin Monatsbl Augenheilkd*. 1936;97:672-677.

130. Vogt A. Cyclodiathermy puncture in cases of glaucoma. *Br J Ophthalmol*. 1940;24(6):288-297.

131. Albaugh CH, Dunphy EB. Cyclodiathermy. *Arch Ophthalmol*. 1942;27(3):543-557.

132. Stocker FW. Response of chronic simple glaucoma to treatment with cyclodiathermy puncture. *Arch Ophthalmol*. 1945;34(3):181-186.

133. Walton DS, Grant WM. Penetrating cyclodiathermy for filtration. *Arch Ophthalmol*. 1970;83(1):47-48.

134. Haik GM, Breffeilh LA, Barber A. Beta irradiation as a possible therapeutic agent in glaucoma. *Am J Ophthalmol*. 1948;31(8):945-952.

135. Berens C, Sheppard LB, Duel AB Jr. Cycloelectrolysis for glaucoma. *Trans Am Ophthalmol Soc*. 1949;47:364-382.

136. Sheppard LB. Retrociliary cyclodiathermy versus retrociliary cycloelectrolysis: effects on the normal rabbit eye. *Am J Ophthalmol*. 1958;46(1 pt 1): 27-37.

137. Purnell EW, Sokollu A, Torchia R, Taner N. Focal chorioretinitis produced by ultrasound. *Invest Ophthalmol*. 1964;3(12):657-664.

138. Coleman DJ, Lizzi FL, Driller J, et al. Therapeutic ultrasound in the treatment of glaucoma. II: Clinical applications. *Ophthalmology*. 1985;92(3):347-353.

139. Burgess SE, Silverman RH, Coleman DJ, et al. Treatment of glaucoma with high-intensity focused ultrasound. *Ophthalmology*. 1986;93(6):831-838.

140. Maskin SL, Mandell AI, Smith JA, Wood RC, Terry SA. Therapeutic ultrasound for refractory glaucoma: a three-center study. *Ophthalmic Surg*. 1989;20(3):186-192.

141. Valtot F, Kopel J, Haut J. Treatment of glaucoma with high intensity focused ultrasound. *Int Ophthalmol*. 1989;13(1-2):167-170.

142. Silverman RH, Vogelsang B, Rondeau MJ, et al. Therapeutic ultrasound for the treatment of glaucoma. *Am J Ophthalmol*. 1991;111(3): 327-337.

143. Finger PT, Smith PD, Paglione RW, Perry HD. Transscleral microwave cyclodestruction. *Invest Ophthalmol Vis Sci*. 1990;31(10):2151-2155.

144. Finger PT, Moshfeghi DM, Smith PD, Perry HD. Microwave cyclo-destruction for glaucoma in a rabbit model. *Arch Ophthalmol.* 1991;109(7):1001-1004.

145. Freyler H, Scheimbauer I. Excision of the ciliary body (Sautter proce-dure) as a last resort in secondary glaucoma [in German]. *Klin Monatsbl Augenheilkd.* 1981;179(6):473-477.

146. Demeler U. Ciliary surgery for glaucoma. *Trans Ophthalmol Soc UK.* 1986;105(pt 2):242-245.

147. Welge-Lussen L, Stadler G. Results with a modified ciliary body excision to reduce intraocular pressure [in German]. *Klin Monatsbl Augenheilkd.* 1986;189(3):199-203.

Abordajes quirúrgicos concomitantes para glaucoma y cataratas

43

Por lo regular, el tratamiento de un paciente con una catarata visualmente significativa y glaucoma concomitante se guio por el número limitado de opciones quirúrgicas para tratar este último, a saber, trabeculectomía y derivaciones con tubo, ambos con eficacia relativamente alta, pero también el riesgo de complicaciones graves. En esta era de numerosos procedimientos quirúrgicos microinvasivos y de implante, los más recientes suelen tener menor eficacia, pero características de seguridad mucho mejores. En este capítulo se hablará principalmente sobre los dispositivos para el flujo de salida indicados para usarse con la operación concomitante de catarata, por ejemplo, iStent, iStent Inject e Hydrus. Otros procedimientos, como la exéresis interna de la malla trabecular y la pared interna del canal de Schlemm con Trabectome y la hoja doble de Kahook, la canaloplastia, la canaloplastia ab interna (ABiC), la trabeculotomía transluminal asistida por gonioscopia (GATT) y el implante de Xen, se pueden hacer en forma aislada o en conjunción con la operación de catarata; tales procedimientos se cubren con mayor detalle en el capítulo 37. Además, las operaciones de catarata pueden combinarse con procedimientos mínimamente invasivos, como la ciclofotocoagulación endoscópica.

Para el glaucoma leve a moderado hay dos abordajes: (1) la extracción de catarata sola o (2) la extracción de catarata combinada con un procedimiento quirúrgico de invasión mínima. Es práctica actual realizar solo la extracción de catarata si la presión intraocular (PIO) se controla con dos medicamentos o menos. Si la PIO no está controlada o requiere tres o más medicamentos para hacerlo, el paciente tiene alto riesgo de un pico posoperatorio de la PIO, o hay necesidad significativa de disminuir el número de medicamentos, entonces se recurre a la cirugía mínimamente invasiva concomitante.

Para el glaucoma avanzado hay tres abordajes quirúrgicos básicos: (1) la extracción de catarata sola, que tal vez deba ir seguida de una trabeculectomía posterior; (2) cirugía de filtrado sola para el glaucoma, seguida por la extracción de catarata (abordaje en dos etapas), y (3) cirugía combinada de catarata y glaucoma. Las operaciones combinadas tienen ciertas ventajas y desventajas en comparación con las otras opciones. A diferencia de la cirugía de catarata sola, que en sí se relaciona con un mayor riesgo de rotura de la cápsula posterior en ojos con glaucoma, en particular cuando hay exfoliación,[1-4] los procedimientos combinados con trabeculectomía se asocian con un mayor riesgo de complicaciones posoperatorias, como aumento de la inflamación, hifema, hipotonía, cámaras anteriores poco profundas y desprendimientos coroideos; sin embargo, tienen la ventaja de disminuir de forma temprana el aumento de la PIO. En comparación con la cirugía de filtrado aislada, con o sin extracción de catarata subsiguiente, los procedimientos combinados pueden tener una menor probabilidad de control del glaucoma a largo plazo, pero conllevan la ventaja obvia de una sola operación en lugar de dos. Por tales motivos, el cirujano debe considerar cada una de las opciones quirúrgicas básicas, valorar la gravedad del glaucoma, así como las necesidades y el potencial visual de cada paciente individual, y junto con él, seleccionar el abordaje que parezca más apropiado. Con los avances en la cirugía de catarata y glaucoma, las tasas de éxito de los procedimientos combinados mejoraron y las indicaciones relativas cambiaron.

Primero se revisarán las indicaciones generales de los abordajes quirúrgicos para tratar el glaucoma leve a moderado y el avanzado, y después se considerará cómo los avances en las técnicas quirúrgicas influyen en las indicaciones relativas de estas operaciones.

VALORACIÓN PREOPERATORIA

Predicción del potencial visual

En cada caso se asume que hay una catarata para la que está indicada su extracción, al margen del glaucoma. Sin embargo, la importancia visual de la catarata a menudo es difícil de determinar en un ojo con catarata y glaucoma, en cuyo caso también es difícil saber qué tanto contribuye este último a la disminución de la visión. Se han desarrollado varios instrumentos para ayudar a predecir la agudeza visual posoperatoria. Uno enfoca una cartilla de Snellen miniatura sobre la retina (medidor de agudeza potencial) en tanto otros proyectan patrones en bandas desde una fuente láser o de luz blanca (visuómetro). Las mediciones de la agudeza potencial no siempre muestran buena correlación con los resultados posoperatorios, en particular ante cataratas densas.[5] En un estudio el visuómetro permitió predicciones más precisas que el medidor de la potencial agudeza visual en los pacientes con catarata y glaucoma de ángulo abierto crónico, incluso con pérdida glaucomatosa del campo visual.[6] En otros estudios el medidor de la agudeza visual potencial fue preciso cuando el daño glaucomatoso era leve a moderado y la agudeza visual posoperatoria de 20/40 a 20/50 o mejor, en tanto los resultados con pérdida avanzada de los campos visuales o una vista posoperatoria peor no fueron confiables.[7] La perimetría automatizada fue útil para predecir si la visión sería mejor o peor que 20/40. Combinar estos datos con el medidor de la agudeza visual potencial aumentó más su valor predictivo.[7]

Cuando se decide que es necesaria una operación por catarata, la selección del abordaje quirúrgico específico se basa ante todo en el grado del glaucoma.

GLAUCOMA DE ÁNGULO ABIERTO LEVE A MODERADO

En Estados Unidos muchos de los nuevos implantes están indicados de forma específica para tratar el glaucoma leve o moderado; por ejemplo, iStent, iStent Inject, Hydrus y CyPass. Otras operaciones como aquella con Trabectome, la goniotomía (con hoja doble de Kahook), GATT, ABiC y trabeculotomía interna con sistema de catéter/aplicación OMNI (Trab 360), canaloplastia y esclerectomía profunda no tienen una restricción de indicación con base en la etapa del glaucoma y también se pueden hacer en conjunción con la operación de catarata, sin importar su etapa (estas operaciones se describen con mayor detalle en el cap. 37).

Extracción de catarata sola

La mayoría de los cirujanos prefiere hacer la extracción de catarata sola cuando la PIO está bien controlada con medicamentos en presencia de una neuropatía óptica glaucomatosa leve a moderada. La operación de catarata también puede mejorar el control de la PIO a corto y mediano plazo en los pacientes con el síndrome de exfoliación (véase capítulo 16). No obstante, la extracción de catarata con la colocación de una lente intraocular (LIO) en la cámara posterior se puede asociar con un aumento significativo de la PIO en la etapa posoperatoria temprana de los pacientes con glaucoma previo, en especial cuando se usan las técnicas más antiguas, extracapsulares,[8-10] o cuando no se retira por completo el material viscoelástico del ojo. Si bien la facilidad del flujo de salida del humor acuoso parece mejorar después de la facoemulsificación,[11] la PIO puede aún estar muy elevada en las primeras 24 horas. La elevación máxima de la PIO después de la extracción de catarata suele presentarse 2 horas después de la operación.[12] Tras la extracción extracapsular de catarata (EECC) o la facoemulsificación con implante de LIO en la cámara posterior en los pacientes con glaucoma, más de la mitad presenta una PIO mayor de 25 mm Hg o incluso de 35 mm Hg, lo que indica la necesidad de vigilancia estrecha y tratamiento médico profiláctico para evitar sus picos posoperatorios.[8,11,13] Se han observado aumentos significativos de la PIO durante las primeras 5 a 7 horas que siguen a una operación quirúrgica, tanto de EECC como de facoemulsificación, con mejor control de la PIO después de esta última cuando se usó un canal de esclera sin sutura. La utilización de un mantenedor de cámara anterior en lugar de una sustancia viscoelástica para el implante de una lente se ha asociado con una PIO menor en el primer día posoperatorio.[14] Aunque la presión intraocular suele poder aliviarse en los primeros días posoperatorios, los pacientes con daño glaucomatoso avanzado antes de la operación pueden presentar una pérdida adicional irreversible de la vista durante ese periodo. Por lo tanto, la atrofia óptica glaucomatosa moderada a avanzada y la pérdida del campo visual pueden ser argumentos en contra de la operación de catarata sola, a pesar de la PIO preoperatoria, si bien el riesgo puede ser menor con las técnicas de facoemulsificación y el retiro exhaustivo del material viscoelástico del ojo. Por el contrario, en un estudio se encontró que un pico de PIO mayor de 30 mm Hg fue casi tres veces más frecuente en ojos a los que se hizo un procedimiento combinado que en aquellos con solo facoemulsificación.[15]

Se dedicaron también varios estudios a la evolución de la PIO en los periodos posoperatorios intermedio y tardío de la intervención quirúrgica de catarata en los pacientes con glaucoma previo. En general, las técnicas extracapsulares con LIO en la cámara posterior se toleraron mejor que las intracapsulares, aunque el control del glaucoma en el posoperatorio puede ser un problema con cualquiera. Durante los primeros 2 a 4 meses después de una operación de EECC muchos pacientes con glaucoma presentarán PIO por arriba de la basal preoperatoria, en tanto en otros permanecerá sin cambio o incluso mejorará.[16] Se encontró que los pacientes con glocma crónico de ángulo abierto previo tenían una disminución pequeña de la PIO media y requerían menos medicamentos por hasta 5 años después de la operación de EECC.[17,18] Se observó una tendencia similar en aquellos con glaucoma después de la facoemulsificación y el implante de

LIO, pacientes con exfoliación y los que no presentan glaucoma.[19-22] El grado de disminución de la PIO tiene relación con su cifra preoperatoria en ojos glaucomatosos con hipertensión y normotensión.[23,24] Se valoraron iStent, CyPass e Hydrus mediante estudios de registro de fase III de la US Food and Drug Administration (FDA).[25-27]

El mecanismo de disminución de la PIO después de la facoemulsificación no se ha definido, pero una hipótesis propuesta implica la inducción de una respuesta de estrés potencial en la malla trabecular por el ultrasonido.[28] La profundidad de la cámara anterior aumentó después de la extracción de catarata con implante de LIO en la cámara posterior en los pacientes con glaucoma de ángulo cerrado y abierto crónico, y la PIO también se controló bien en la mayoría de los casos.[29,30] Sin embargo, esa tendencia suele revertirse con el tiempo.[18,31]

No debe confiarse en la sola operación para catarata como medio para tratar el glaucoma o la PIO no controlados. Sin embargo, como se señaló, cuando la PIO está bien controlada en presencia de un daño glaucomatoso leve, la operación de cataratas sola, en especial por facoemulsificación con incisión pequeña e implante de LIO en la cámara posterior, suele ser una opción razonable.

Operaciones microinvasivas con extracción de cataratas

Dispositivos de derivación de la malla trabecular

Endoprótesis iStent

La FDA aprobó la endoprótesis iStent (Glaukos Corp.) en el 2012 para implante ocular en el momento de la operación de catarata, que está relativamente contraindicada en los pacientes con glaucoma de ángulo cerrado, posible presión venosa epiescleral elevada (es decir, síndrome de Sturge-Weber, tiroidopatía ocular, después de un cerclaje escleral o tumor orbitario) o una mala transparencia de la córnea, que limitaría el ángulo de visualización. La primera generación de este dispositivo está hecha de titanio con forma de L, de 1 mm de longitud por 0.33 mm de altura, y se distribuye precargado en dos tipos de inyector para permitir su fácil implante, al margen del abordaje quirúrgico o la dominancia manual del cirujano (inserción anterógrada *vs.* retrógrada).

La inserción apropiada de la endoprótesis iStent crea una derivación de la malla trabecular que une la cámara anterior al canal de Schlemm. El extremo del dispositivo es filoso, lo que permite la fácil penetración proximal de la malla trabecular y la pared interna del canal de Schlemm. Se puede hacer el implante quirúrgico: (1) con la herida corneal como fulcro para el dispositivo de inserción de iStent y el abordaje de la malla trabecular en un ángulo de 15 grados (**fig. 43-1**), o (2) al deslizar la endoprótesis iStent a lo largo de la malla trabecular en un ángulo poco profundo hasta alojarla en el canal de Schlemm. Suele utilizarse un dispositivo viscoquirúrgico oftálmico en el momento de la inserción de la endoprótesis iStent para abrir el ángulo y taponar el reflujo de sangre; y debe tenerse precaución, no obstante, para no colapsar el canal de Schlemm (**fig. 43-2**). El dispositivo iStent se puede insertar al inicio o al final de la operación de catarata. Se usa azul de tripano en la cámara anterior para teñir la malla trabecular, o dentro del reflujo sanguíneo pasivo del canal de Schlemm, para hacer resaltar la anatomía del ángulo.

El uso de una sola microendoprótesis iStent tiene eficacia leve. Los estudios aleatorizados de ojos que se sometieron a la inserción de iStent en el momento de la facoemulsificación, en comparación con esta última sola, mostraron una PIO y un número de medicamentos usados por el

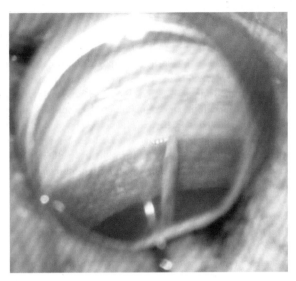

FIGURA 43-1 Vista transoperatoria de la colocación de la microendoprotesis iStent. La punta del dispositivo se introduce en la malla trabecular en un ángulo de 15 grados.

paciente similares a los 2 años.[32,33] En un metaanálisis de 32 estudios publicados entre los años 2000 y 2014, se concluyó que los ojos con facoemulsificación mostraron una disminución de 4% de la PIO, que cuando se combinó con iStent alcanzó 9%, y también se observó una elevada heterogeneidad entre los estudios.[34] En general, el implante iStent no agrega riesgo significativo al de la operación de catarata sola.

La colocación de dos iStent brinda una mayor disminución de la PIO de 27%.[34,35] El implante de tres microendoprótesis puede llevar a una mayor reducción de la PIO y disminuir la necesidad de medicamentos hipotensores oculares.[36]

iStent inyectable

Actualmente se están llevando a cabo estudios del inyector de iStent de segunda generación precargado con dos microendoprótesis. Se mostró que el implante de dos dispositivos iStent inyectables (sin operación concomitante de catarata) era tan eficaz como usar dos medicamentos de hipotensión ocular (**fig. 43-3**).[37,38]

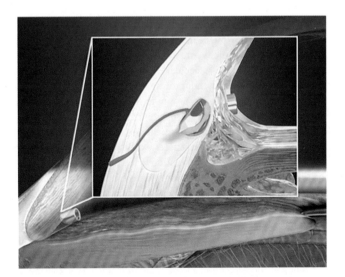

FIGURA 43-2 Microendoprótesis iStent colocada de forma apropiada. Corte transversal esquemático del ángulo de la cámara anterior que muestra la microendoprótesis iStent colocada (cortesía de Glaukos Corp.)

Hydrus

El dispositivo Hydrus (Ivantis) está fabricado con níquel y titanio. Una vez insertado se extiende en alrededor de 3 husos horarios y un andamiaje intracanalicular dilata el canal de Schlemm y permite un mejor flujo del humor acuoso desde la cámara anterior hacia los conductos colectores (**figs. 43-4 a 43-7**). La dilatación del canal de Schlemm puede impedir su colapso con una PIO elevada. Las contraindicaciones relativas de esta operación microinvasiva para el glaucoma (MIGS) son similares a aquellas del iStent.

Como el dispositivo iStent, el Hydrus está precargado y se inyecta a través de la herida corneal, en combinación con la operación de catarata. En estudios subvencionados por el fabricante con ojos de cadáver, el implante Hydrus entró en contacto con la pared externa del canal de Schlemm y mantuvo la permeabilidad del conducto colector, además de aumentar la facilidad del flujo de salida del humor acuoso en relación con ojos en los que se hizo la operación simulada.[39-42] El dispositivo Hydrus es eficaz para disminuir la PIO y el uso de medicamentos por el paciente, en combinación con la operación de catarata, en comparación con la facoemulsificación sola. En el estudio HORIZON, aleatorizado, controlado, la PIO diurna media sin medicamentos disminuyó más de 20% en 77% de los ojos que recibieron el implante Hydrus y se sometieron a extracción de catarata, en comparación con 57.8% de aquellos a los que se hizo esta última sola, después de 2 años de seguimiento. De manera concomitante, hubo una reducción 0.4 veces mayor de los medicamentos en los pacientes que recibieron el implante Hydrus en sus ojos.[26] Los resultados del estudio HORIZON fueron similares a los de un estudio aleatorizado, controlado previo que se hizo en centros de oftalmología fuera de Estados Unidos.[43] En un grupo de pacientes de un estudio retrospectivo con 2 años de seguimiento se encontró una disminución de la PIO de casi 19.4 a 15.7 mm Hg, de manera concomitante con la reducción del uso de medicamentos por el paciente, de 2.1 a 0.7.[44] En estos estudios no hubo diferencia en los sucesos graves de seguridad, más allá de aquellos de la operación de cataratas sola; se observó una baja tasa de sinequias anteriores periféricas localizadas en los ojos que recibieron el implante Hydrus, que no fue significativa desde el punto de vista visual.

Como procedimiento aislado, el implante de Hydrus fue más eficaz que la trabeculoplastia con láser selectiva en un grupo de 56 pacientes con glaucoma no regulado.[45] En el estudio aleatorizado prospectivo COMPARE, los resultados al año mostraron que el dispositivo Hydrus fue más eficaz que dos iStent para disminuir el número de medicamentos usados por el paciente.[46]

Ablación de la malla trabecular

Trabectome y hoja doble de Kahook

La eficacia de la disminución de la PIO del Trabectome (**fig. 43-8**) aumenta de manera significativa cuando se combina con la operación de catarata.[47] En un grupo de pacientes se encontraron resultados similares entre la facotrabeculectomía sola y junto con Trabectome a corto plazo.[48] En un grupo de casos de 12 meses con la combinación de la exéresis trabecular y el uso de la hoja doble de Kahook (New World Medical, Inc.) se mostró una disminución de la PIO de casi 4.2 mm Hg y una concomitante de 50% en el uso de medicamentos por los pacientes.[49]

GATT y ABiC

La adición de facoemulsificación no modificó el resultado de la PIO con la GATT o ABiC.[50,51]

Drenaje transesclerótico

Endoprótesis de gel Xen

La endoprótesis de gel Xen (Allergan), fabricada con colágeno de porcino en enlace cruzado, se implanta en forma interna con una incisión

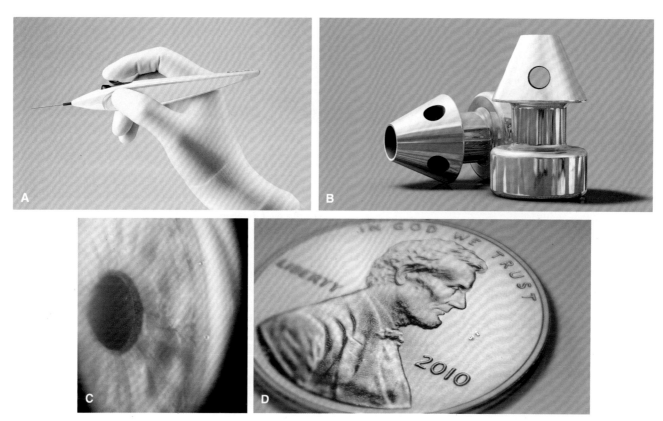

FIGURA 43-3 Endoprótesis iStent inyectable. A: insertador del dispositivo con un dedo índice sobre el botón de liberación. **B:** vista con aumento de dos dispositivos iStent inyectables. **C:** vista por gonioscopia de dos dispositivos iStent inyectables, colocados de forma apropiada, aproximadamente dos husos horarios de separación. **D:** imagen con aumento del dispositivo inyectable iStent sobre un centavo estadounidense. (Cortesía de Glaukos Corp.)

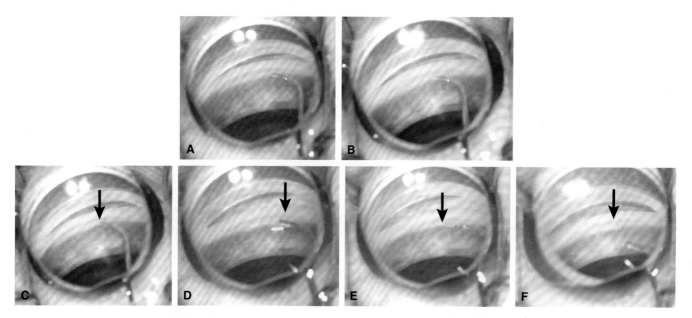

FIGURA 43-4 Imágenes estáticas de la videograbación transoperatoria de la colocación del dispositivo Hydrus. A: insertador con extremo filoso que se aproxima a la malla trabecular en un ángulo ligeramente ascendente y de 30 grados respecto a la MT. **B:** la punta del insertador perfora la MT. **C:** se avanza el dispositivo Hydrus al interior del canal de Schlemm; la flecha muestra uno de los espacios de filtrado del dispositivo. **D:** una vez avanzado en su trayectoria, se libera el implante del insertador; la flecha señala la pinza. **E:** aspecto del dispositivo una vez separado del insertador; la flecha indica que cerca de 20% del espacio se encuentra dentro del canal de Schlemm. **F:** después de que se ha hecho avanzar el dispositivo de forma manual con suavidad hacia su posición final, casi 70% del espacio final es cubierto por la MT, según indica la flecha.

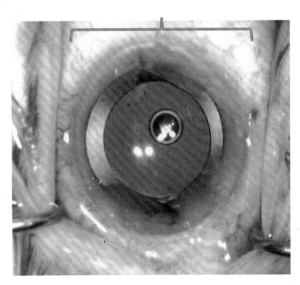

FIGURA 43-5 Blanqueamiento epiescleral. Tras la colocación apropiada del dispositivo Hydrus, los vasos epiesclerales nasales (dentro del corchete) se blanquean de inmediato después de la irrigación-aspiración del material viscoelástico.

en la córnea clara y se coloca a través del ángulo para crear un paso desde la cámara anterior hasta el espacio subconjuntival. No se hace incisión conjuntival por la inserción del dispositivo (**fig. 43-9**). Antes del implante se puede inyectar mitomicina subconjuntival para prevenir la cicatrización de la conjuntiva en el sitio de salida previsto del implante. El dispositivo tiene 6 mm de longitud y su luz interna viene en tres dimensiones (con diámetros de 45, 63 y 100 μm). Se cree que su diseño limita la hipotonía con base en el diferencial de presión predicho con la ecuación de Hagen-Poiseuille, que se ha confirmado en estudios de dinámica de fluidos en el laboratorio.[52] Los dispositivos con una dimensión menor de la luz tienen mayor flexibilidad y resistencia.[53] Un inyector precargado especial similar al de otros dispositivos MIGS permite la colocación del Xen.

Los reportes del Xen combinado con facoemulsificación han sido pocos. Un estudio prospectivo mostró que un gran porcentaje de los pacientes alcanzó una disminución de más de 20% de la PIO con la colocación del Xen solo, en comparación con su combinación con la facoemulsificación.[54] Los estudios retrospectivos han mostrado una diferencia de eficacia en comparación con el implante solo, pero a la fecha estos han sido, sobre todo, de grupos de pacientes con tamaños de muestra más pequeños (< 40 ojos).[55-57]

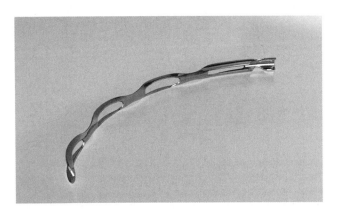

FIGURA 43-6 Vista con aumento del dispositivo Hydrus (cortesía de Ivantis).

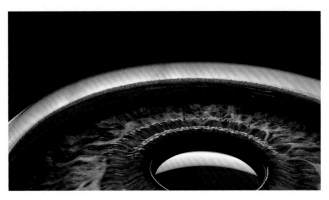

FIGURA 43-7 Esquema de la colocación apropiada del dispositivo Hydrus (cortesía de Ivantis).

Puesto que el dispositivo Xen depende de un implante subconjuntival y una bula, está sujeto a las complicaciones que ocurren con la trabeculectomía y que serían de esperar con un tubo transescleral: endoftalmitis, hemorragia supracoroidea, maculopatía con hipotonía persistente, encapsulación y disestesia de la bula, migración del implante, pérdida de células endoteliales de la córnea y exposición del implante.[57-68] La revisión subconjuntival con aguja del Xen para retirar tejido cicatricial del antro o la abertura subconjuntival es frecuente, y se presenta en casi 25 a 50% de los casos.[55-58] Los resultados a corto plazo de la revisión con aguja y 5-fluorouracilo (5-FU) mostraron casi 90% de éxito a los 9 meses en un grupo de casos.[69]

La trabeculectomía y las operaciones comunes de derivación con tubo, como las de los implantes de Ahmed o Baerveldt, se prefieren para tratar el glaucoma avanzado o en pacientes que se someten a operación de catarata y en quienes ya fracasó un procedimiento de invasión mínima.

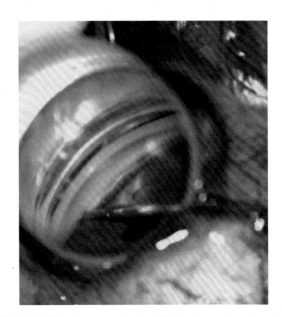

FIGURA 43-8 Vista transoperatoria del Trabectome. La punta está dentro del canal de Schlemm y se desplaza hacia la izquierda. Detrás de la sonda se puede visualizar la pared externa del canal de Schlemm, de tinte opalescente, que se extiende a la derecha de la sonda hasta el borde del espejo. (Tomada de Rhee DJ. *Glaucoma*. Philadelphia, PA: Lippincott Williams & Wilkins; 2018.)

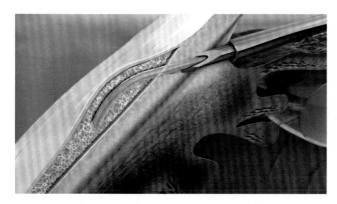

FIGURA 43-9. Abordaje interno con la derivación de gel Xen (cortesía de Allergan).

GLAUCOMA AVANZADO

Cirugía de filtrado sola

Cuando el glaucoma no se controla a pesar del tratamiento médico máximo tolerable y la trabeculoplastia con láser, el procedimiento quirúrgico ideal es aquel con la máxima probabilidad de proporcionar un control inmediato y a largo plazo de la PIO. En la mayoría de los casos, esta es una operación de filtrado que se realiza en forma aislada. En algunos pacientes, eliminar la necesidad del tratamiento de disminución de la PIO en el posoperatorio puede mejorar la calidad de vida y de la vista lo suficiente para retrasar la necesidad de una operación de catarata. En otros se puede retirar la catarata pasados 4 a 6 meses tras establecer la bula filtrante como la segunda parte de un abordaje en dos etapas. En un estudio, los pacientes sometidos a la operación en dos etapas tuvieron un mayor porcentaje de disminución de la PIO a largo plazo que aquellos con solo la operación de catarata o su combinación con la del glaucoma.[10] En otros estudios no se encontró diferencia en las tasas de éxito entre los procedimientos de dos etapas y la combinación de facoemulsificación con trabeculectomía.[70] En un estudio de 21 pacientes sometidos a EECC con implante de LIO en la cámara posterior en ojos con bula filtrante establecida y seguimiento durante un mínimo de 2 años, la PIO aumentó por un promedio de 3.5 mm Hg y seis de los ojos requirieron reinicio del tratamiento médico, mientras que dos requirieron repetir de la operación de filtrado.[71]

En un estudio, la facoemulsificación a través de la córnea temporal clara no causó una diferencia significativa en la regulación de la lOP en los pacientes con bula filtrante después de 1 año de seguimiento.[72] En otro, la facoemulsificación a través de una incisión superior en la córnea clara de ojos con trabeculectomía previa aumentó la PIO en 1 año, pero a los 2 años no hubo diferencia significativa respecto de la basal en cuanto al control de la PIO.[73] En estudios retrospectivos se mostró que en pacientes con glaucoma que se sometieron a trabeculectomía y una operación de catarata subsiguiente, la PIO pareció mejor controlada por la facoemulsificación que por la EECC.[74] Sin embargo, todavía es probable que la bula disminuya su volumen y la PIO aumente, incluso después de la facoemulsificación, en especial si la PIO preoperatoria era mayor de 10 mm Hg, se manipula el iris en el transoperatorio o el paciente es menor de 50 años de edad.[75] La PIO, por lo general, aumenta después de la facoemulsificación de ojos con hipotonía previa, pero la resolución de esta es impredecible.[75,76]

Cirugía combinada de extracción de catarata y para el glaucoma

Entre los dos extremos ya señalados –esto es, pacientes cuyo glaucoma está bien controlado y aquellos en los que no lo está y conlleva un riesgo inmediato para la vista– hay un tercer grupo de pacientes con un estado de glaucoma limítrofe y catarata significativa, para quienes puede estar indicado un procedimiento combinado y puede preferirse en los siguientes escenarios: (1) glaucoma con control limítrofe a pesar del tratamiento médico máximo tolerable y la trabeculoplastia con láser; (2) control adecuado de la PIO, pero con efectos secundarios significativos de los fármacos; (3) control adecuado de la PIO con el tratamiento médico bien tolerado, pero con atrofia óptica glaucomatosa avanzada; o (4) glaucoma no controlado, pero con necesidad urgente de restablecer la visión, o cuando no es posible hacer dos operaciones.

El motivo para una operación combinada, en contraposición con solo la de catarata, en ojos con buen control de la PIO pero daño avanzado, es el riesgo de aumento transitorio de la presión en el periodo posoperatorio temprano. Incluso cuando la trabeculoplastia láser logró un buen control de la PIO, puede aún ser necesario combinar la intervención para el glaucoma con la de extracción de catarata debido a que una buena respuesta al tratamiento con láser antes de esta última no garantiza el control posoperatorio de la presión intraocular.[77] Los estudios han mostrado que el aumento posoperatorio temprano de la PIO es mucho menor después de una operación combinada, que de la extracción de cataratas sola,[9,10] y este tal vez fue el beneficio principal de la operación combinada durante la era de la EECC, cuando el control del glaucoma a largo plazo después de operaciones combinadas era menos predecible. Sin embargo, con el advenimiento de las operaciones de catarata con incisión pequeña y el uso adyuvante de antimetabolitos con la cirugía de filtrado (descrito más adelante en este capítulo), los resultados a largo plazo de las operaciones quirúrgicas combinadas mejoraron y las indicaciones relativas de esta opción se expandieron.[78,79] No obstante, aún tiene utilidad cada una de las tres opciones quirúrgicas básicas, cuya selección depende no solo del estado del paciente individual, sino también de los resultados que cada cirujano tiene con los diversos abordajes.

La extracción de cataratas por facoemulsificación o EECC combinada con el implante de LIO y trabeculotomía ha mostrado ser una opción terapéutica segura y eficaz para los pacientes con glaucoma y catarata concomitantes.[80] Sin embargo, la mayoría de los estudios señala que usar una incisión más pequeña en la facotrabeculectomía conlleva una mayor tasa de éxito y una recuperación visual más rápida (**fig. 43-10**). En varios estudios retrospectivos se encontró que la tasa de complicaciones posoperatorias y la PIO eran menores cuando se combinaba la trabeculectomía con la facoemulsificación, que con la EECC, después de 1 a 2 años de seguimiento,[81] y esta última puede ser un factor de riesgo de control insatisfactorio tardío de la PIO y el aspecto de la bula filtrante. La frecuencia de formación de fibrina y la incidencia de picos de PIO de más de 25 mm Hg fueron menores en un estudio, después de la facoemulsificación que de la EECC.[82] Se ha visto que la dislocación de la LIO es más frecuente cuando la trabeculectomía se combinó con EECC que cuando se hizo con facoemulsificación.[83]

La cirugía de cataratas con incisión pequeña puede combinarse con facilidad con la trabeculectomía en los pacientes con glaucoma de ángulo abierto crónico.[84-86] La facoemulsificación y el implante de LIO en la cámara posterior, combinados con la trabeculectomía, suelen relacionarse con una mejora significativa de la agudeza visual y con la

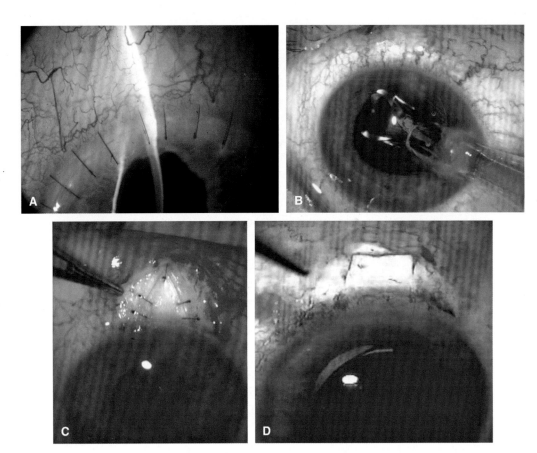

FIGURA 43-10 Ventaja anatómica de la cirugía de catarata con incisión pequeña para tratar el glaucoma. **A:** es difícil lograr que una bula funcione a largo plazo con una incisión grande para la extracción extracapsular de catarata (EECC) –trabeculectomía o trabeculectomía seguida posteriormente por EECC. La inflamación, la hemorragia y la cicatrización de la herida a largo plazo estimulan a los fibroblastos, lo que aumenta la probabilidad de fracaso de la bula. **B** y **C:** la facotrabeculectomía en dos sitios tiene la ventaja de la cirugía de catarata con incisión pequeña actual, combinada con la trabeculectomía en un sitio diferente. Un tamaño más pequeño de la incisión da como resultado menor inflamación y cicatrización de la herida de catarata, que se confina en gran parte a la región temporal. La rehabilitación visual con facoemulsificación y una lente intraocular plegable es también más rápida. La probabilidad de filtrado a largo plazo es mayor con la facotrabeculectomía. **D:** la facotrabeculectomía de un solo sitio es otra opción. La extracción del cristalino y la trabeculectomía se realizan a través de la misma incisión pequeña en el limbo. (Tomada de RL, Starita RJ, Godfrey DG, et al. Cataract extraction in patients with glaucoma. En: Tasman W, Jaeger EA, eds. *Duane's Clinical Ophthalmology.* Vol 6. Philadelphia, PA: Lippincott Williams & Wilkins; 2008.)

disminución de la PIO y el número de medicamentos para el glaucoma usados por el paciente.[87] Un análisis retrospectivo de la facoemulsificación con implante de LIO en la cámara posterior, combinada con la trabeculectomía reforzada con mitomicina C (MMC) con colgajos conjuntivales base fórnix mostró que las bulas filtrantes eran grandes, difusas, no quísticas, logrando un buen control de la PIO y mejoría de la agudeza visual.[88] En un metaanálisis de la técnica se encontró que la cirugía en dos sitios tenía mejores resultados que la de uno solo. Sin embargo, la combinación de cirugía de catarata y trabeculectomía no se desempeñó tan bien como esta última sola.[89]

TÉCNICAS

Cirugía de catarata en ojos con glaucoma

Pupila miótica

En algunos casos la operación de catarata se puede hacer en la forma usual del cirujano, sin medidas especiales para el glaucoma concomitante. Un problema antes frecuente con la cirugía de catarata en el ojo con glaucoma, si bien hoy es menor, es la miosis irreversible por el tratamiento miótico crónico, que se volvió más importante con el advenimiento de la facoemulsificación, en la que se requiere la dilatación pupilar adecuada para realizar la intervención quirúrgica con seguridad y eficacia. Se ha descrito una amplia variedad de técnicas para el aumento quirúrgico de la pupila. Un abordaje es el de hacer una iridotomía sectorial arriba, a menudo con dos esfinterectomías inferiores[90] o esfinterotomías múltiples y una iridotomía periférica.[91] Si se hace una iridotomía sectorial, algunos cirujanos elegirán cerrarla con sutura después de implantar el lente,[92] aunque se puede dejar abierta si la háptica de la lente se dirige de modo horizontal, lejos de la iridotomía. En un estudio se comparó a pacientes con iridotomías sectoriales suturadas y sin suturar, sin encontrar diferencia en la sensibilidad al destello.[93] Las iridectomías sectoriales y las esfinterotomías se usan con menos frecuencia desde el advenimiento de técnicas más modernas para tratar la pupila pequeña (descritas más adelante).

Se han desarrollado varios separadores de iris para aumentar el diámetro de una pupila miótica.[94,95] Uno de ellos es el dilatador de pupila de Beehler, de 3 o 4 puntas, que tiene dos o tres "microdedos" extensibles, a través de incisiones de 2.5 a 3.0 mm, y puede expandir

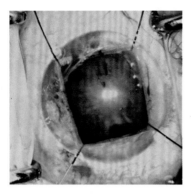

FIGURA 43-11 Cuatro separadores de iris flexibles. Los separadores se insertan a través de incisiones en la córnea clara para dilatar una pupila crónicamente miótica durante la cirugía combinada de catarata y glaucoma.

la pupila 2 a 3 mm hasta alrededor de 6 a 7 mm. Son también útiles los ganchos de *nylon* flexibles y el anillo de Malyugin para dilatar y controlar una pupila pequeña durante la operación de catarata (**figs. 43-11 a 43-13**).[96,97] Otras técnicas incluyen la distensión mecánica de la pupila, varias técnicas de sutura del iris, una maniobra de plegamiento de los pilares del iris en una iridectomía sectorial y un anillo de expansión pupilar.[95,98-100] También se ha sugerido que se puede hacer la facoemulsificación a través de una pupila de 4 mm o más si la capsulorrexis está intacta y el núcleo se fractura en pequeños fragmentos dentro de la cápsula,[101] aunque el éxito depende de la destreza del cirujano, quien además de distender la pupila puede insertar los ganchos de iris en la bolsa bajo la cápsula anterior, después de hacer la capsulorrexis para estabilizar la cápsula del cristalino en ojos con zónulas débiles o dañadas (p. ej., síndrome de exfoliación).[102,103] La distensión de la pupila durante la facoemulsificación parece no tener efecto negativo sobre la agudeza visual mejor corregida, la PIO, la inflamación u otras complicaciones potenciales.[104]

Sustancias viscoelásticas

Las sustancias viscoelásticas, como el ácido hialurónico, deben usarse con precaución en los ojos con glaucoma. Son en especial útiles durante la capsulotomía anterior, no solo para mantener una cámara

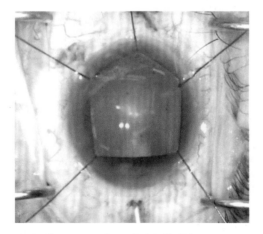

FIGURA 43-12 Cinco separadores de iris flexibles. No se muestra, pero uno de los ganchos del iris se puede colocar bajo la incisión de la córnea transparente temporal.

anterior profunda y proteger el endotelio corneal, sino también para proveer una dilatación pupilar adicional. Sin embargo, las sustancias viscoelásticas aumentan el riesgo de incremento posoperatorio de la PIO y deben retirarse con cuidado al final de la intervención. No hubo diferencia significativa en los picos posoperatorios de la PIO en un estudio donde se usaron Healon 5, Healon y Healon GV, aunque parece que las sustancias viscoelásticas de menor viscosidad causan menos elevación de la PIO.[105]

Tamaño de la capsulorrexis

Hacer una capsulorrexis con diámetro menor de 5 a 6 mm impide la dislocación de la LIO de la bolsa capsular al interior de la cámara anterior, y a menudo elimina la necesidad de constricción pupilar posoperatoria. No obstante, si se requiere constricción pupilar después de la operación de implante del lente puede preferirse el carbacol intracameral a la acetilcolina, porque el primero se ha asociado con un mejor control de la presión posoperatoria temprana.[105] En otro estudio, una combinación de acetilcolina transoperatoria y acetazolamida posoperatoria impidió el aumento agudo de la PIO de manera más eficaz que cualquiera de los fármacos por sí solo.[106] Se ha reportado que un colgajo de la cápsula anterior del cristalino se puede incluir en el sitio de la trabeculectomía para facilitar el filtrado cuando se combina con EECC y el implante de LIO en la cámara posterior.[107]

Selección de la lente intraocular

La selección de la LIO apropiada es también importante para los ojos con glaucoma. Las lentes de silicón, polimetilmetacrilato y acrílicas de cámara posterior parecen bien toleradas,[108] si bien en un estudio se encontró una PIO posoperatoria más alta con las LIO acrílicas que con las de silicón.[109] Las LIO de cámara anterior deben evitarse en los ojos con glaucoma en la mayor parte de los casos. Sin embargo, cuando la pérdida del respaldo capsular impide el implante estándar de una LIO en la cámara posterior, el cirujano suele tener que decidir entre una LIO de cámara posterior suturada y una de cámara anterior. Se han descrito varias técnicas para la primera opción,[110,111] en la mayoría de las cuales se utiliza el principio básico de pasar dos suturas de Prolene 10-0 anudadas a la háptica de la lente a través del surco ciliar, y asegurarlas debajo de colgajos esclerales y conjuntivales de grosor parcial. No obstante, estas pueden ser técnicas difíciles, en especial si no se realizan con frecuencia, y se ha reportado que el implante de una LIO semiflexible de una sola pieza y asa abierta en la cámara anterior es un procedimiento mucho más fácil que se asocia con un control razonable a largo plazo de la PIO en la mayoría de los ojos con glaucoma;[112] sin embargo, también se observó la tendencia a un aumento de la PIO en los ojos con LIO de cámara anterior.[113]

Se ha recomendado aplicar suturas resellables sobre el colgajo de esclera para la operación combinada.[114]

Extracción de catarata después de una cirugía filtrante

Cuando la extracción de la catarata es necesaria en un ojo con una bula filtrante funcional, la incisión debe hacerse de manera que lleve al máximo la supervivencia de la bula. La facoemulsificación, por lo general, tiene menor efecto sobre la elevación posoperatoria de la PIO que la EECC, si bien ambos abordajes se pueden asociar con un aumento de la PIO.[115] Las complicaciones transoperatorias de la cirugía de catarata, en especial la pérdida del vítreo, se han asociado con el fracaso de la bula.[115] La facoemulsificación con una LIO de cámara

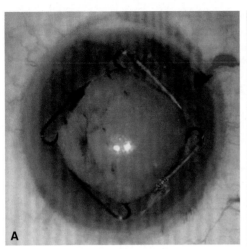
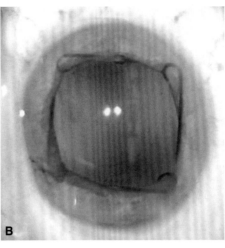

FIGURA 43-13. Anillo de Malyugin. A: 6 mm de diámetro. **B:** 7 mm de diámetro.

posterior plegable a través de una incisión en la córnea clara, con o sin sutura corneal, se ha convertido en un abordaje popular para la cirugía de catarata en ojos con una bula filtrante bien establecida (**fig. 43-14**). La mayoría de los cirujanos prefiere usar una incisión temporal en la córnea para la facoemulsificación,[116] aunque se puede realizar la incisión en otro sitio en la córnea clara, según la localización de la bula filtrante. En general, tres métodos básicos conservan la función de la bula filtrante de manera comparable, aunque la mayoría de los ojos presentará una PIO un poco mayor en el posoperatorio y muchos requerirán más medicamentos para el glaucoma.[73,117] Como era de esperar, los ojos con PIO bien controlada después de la trabeculectomía parecen tener un mejor pronóstico después de la operación de catarata.[118]

Cirugía combinada de catarata y glaucoma

Las primeras operaciones combinadas con procedimientos de filtrado de grosor completo se asociaron con un mayor riesgo de una cámara anterior plana o poco profunda transitoria, que a menudo llevaba a

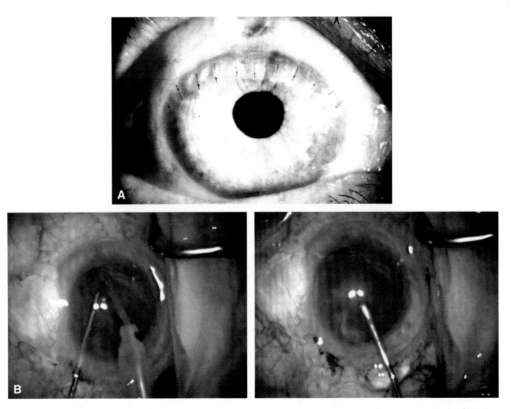

FIGURA 43-14 **Facoemulsificación con una lente de cámara posterior plegable a través de una incisión en la córnea clara. A:** vista por lámpara de hendidura de un ojo con una bula filtrante de glaucoma funcional, en la que se hizo extracción extracapsular de catarata e implante de lente en la cámara posterior a través de una incisión en la córnea clara para conservar la bula previa. **B:** vista transoperatoria de una operación de catarata mediante una incisión temporal en la córnea clara de un paciente con una bula previa. La incisión principal y las de paracentesis evitan la zona de la bula.

complicaciones significativas de inflamación ocular. Por ese motivo, hoy en esencia todas las operaciones combinadas usan la trabeculectomía, que tiene menos probabilidad de causar pérdida de la cámara anterior.

Fístula cubierta y extracción de catarata

El colgajo de esclera de protección sobre una fístula en el limbo, que disminuye las probabilidades de una cámara anterior plana en el posoperatorio temprano, hace que la cirugía filtrante cubierta sea particularmente deseable para los procedimientos combinados. Se describieron varias técnicas para combinar una trabeculectomía con una operación intracapsular de catarata durante la década de 1970,[119] pero no fue hasta la popularidad de la EECC y el implante de LIO en la cámara posterior (la "operación triple") en la década de 1980 y la facoemulsificación en la década de 1990, que la combinación de trabeculectomía y extracción de catarata empezó a proveer un control más consistente a largo plazo del glaucoma.[120,121]

La facoemulsificación se convirtió en la técnica quirúrgica preferida para tratar la catarata en operaciones combinadas en la década de 1990, y se relaciona con una mejoría mayor de las tasas de éxito a largo plazo. El procedimiento se puede combinar con una trabeculectomía al utilizar la fístula para la incisión de la catarata,[122] que puede ser de 6 mm para insertar una LIO rígida, y menor de 3 mm para una lente plegable. Esta última mostró una incidencia mucho menor de complicaciones posoperatorias y una mejor agudeza visual en el periodo posoperatorio temprano.[123] Después de crear un conducto en la esclera superior y convertirlo en un colgajo, el cirujano crea una fístula en el limbo debajo del colgajo (técnica de un solo sitio). Si se usa el conducto de esclera, la fístula se puede extraer desde el labio posterior de la incisión dejando el anterior del conducto para cubrirla (**fig. 43-15**).[124]

Una de las técnicas de uso frecuente es la de facoemulsificación a través de una incisión corneal temporal separada como primer paso, seguida por la trabeculectomía en el limbo superior (técnica de dos sitios).[116,125] Estudios prospectivos de comparación de los abordajes de un sitio *versus* dos sitios se han mostrado que los pacientes en el grupo de dos sitios mostraron una disminución mayor de 1 a 2 mm Hg de la PIO y requerían un menor uso de medicamentos en el posoperatorio, aunque las diferencias fueron de importancia estadística insignificante.[72,126]

Un abordaje alternativo con EECC implica la preparación del colgajo de esclera de grosor parcial y la fístula del limbo en la forma usual, seguida por la extensión de la incisión corneoescleral a ambos lados de la fístula. Después de una EECC estándar y el implante de una LIO en la cámara posterior, se cierran tanto el colgajo de esclera como la incisión corneoescleral o corneal con puntos de sutura múltiples. El colgajo de conjuntiva se cierra en la forma descrita para las operaciones de filtrado para el glaucoma (véase capítulo 38). Se encontró que un colgajo conjuntival base limbo *versus* base fórnix no mostró diferencia de los resultados de la trabeculectomía cuando se combinó con EECC o facoemulsificación e implante de LIO en la cámara posterior.[127-129] Se mostró que usar la apraclonidina tópica al 1% antes, justo después y pasadas 12 h de la operación brindó mejor regulación de la PIO tras la combinación de EECC y trabeculectomía,[30] aunque su uso una vez después de la facoemulsificación no mostró disminución significativa de la PIO.[131] El uso de acetazolamida oral y dorzolamida tópica mostró regular el aumento posoperatorio de la PIO con más eficacia que la apraclonidina.[132]

En varios estudios se comparó la facoemulsificación con EECC en combinación con una operación de filtrado cubierta; en general, la facoemulsificación se vinculó con menos complicaciones, mejoró el control a largo plazo de la PIO y tuvo un mejor resultado visual.[124,133]

Uso adyuvante de antimetabolitos

Otro factor que se puede asociar con un mejor control de la PIO a largo plazo con las operaciones combinadas es el uso adyuvante de antimetabolitos para reducir la fibrosis excesiva. El primero de estos productos valorado fue el 5-FU, que se suele administrar en varias inyecciones subconjuntivales posoperatorias. Aunque la experiencia preliminar con la EECC y la trabeculectomía combinadas sugirió cierto beneficio, los estudios posteriores no mostraron diferencia significativa, con o sin 5-FU adyuvante.[134,135] Los resultados de estudios con facoemulsificación y trabeculectomía combinadas han mostrado poco o ningún beneficio del uso de 5-FU.[136,137]

Cuando se usó MMC transoperatoria en conjunción con la extracción de catarata combinada con trabeculectomía, en algunos de los primeros estudios no se pudo mostrar beneficio significativo del uso concomitante de MMC, si bien la PIO, en general, se controló bien a los 6 a 12 meses de posoperatorio.[138,139] En varios estudios aleatorizados se encontró una mejor regulación de la PIO con el uso de MMC en la operación combinada de glaucoma y catarata.[137,140,141]

Otras técnicas combinadas

En general, cualquier operación de filtrado o con dispositivo de drenaje para el glaucoma se puede combinar con la de extracción de catarata (**fig. 43-16**). Se han descrito técnicas en las que el cirujano hace una trabeculectomía mediante una incisión radial en el meridiano de las 12, adyacente a una de grosor parcial en la esclera, antes de extender la de grosor completo para la operación de catarata.[19,142] También se propuso la combinación de facoemulsificación con láser por endoscopia para hacer goniopunción o ciclofotocoagulación a través de una incisión para catarata, como alternativa de la operación combinada de catarata y trabeculectomía.[143,144] Se ha reportado que la esclerectomía profunda y la viscocanalostomía combinada con facoemulsificación alcanzaron una disminución de la PIO y una agudeza visual similares a las de la facoemulsificación combinada con trabeculectomía, pero con menos complicaciones.[145,146] Se propuso una técnica de combinación de la aspiración trabecular con la facoemulsificación como alternativa de la combinación de trabeculectomía y facoemulsificación en los

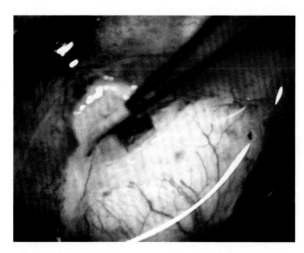

FIGURA 43-15 Esclerectomía cubierta y facoemulsificación. Esta imagen transoperatoria muestra la exéresis de una fístula del labio posterior de la incisión del conducto de esclera.

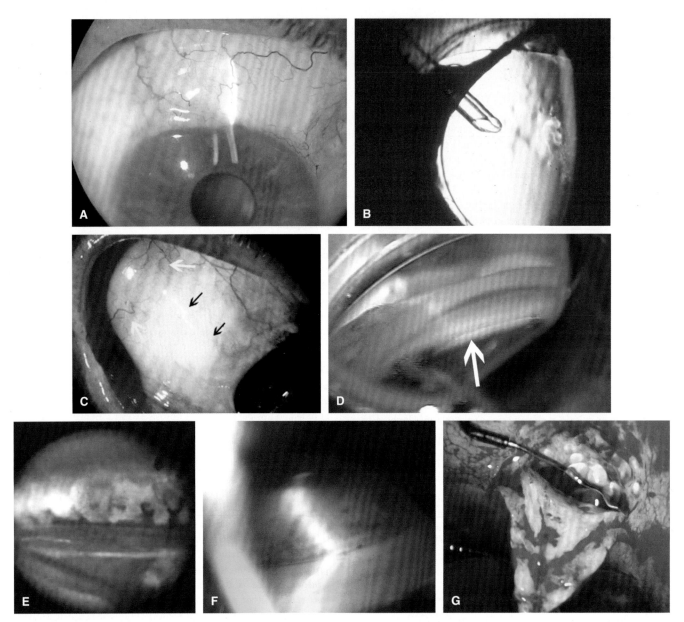

FIGURA 43-16 Operaciones combinadas seleccionadas para la extracción de catarata y el tratamiento del glaucoma. A: la trabeculectomía aún es el estándar ideal para reducir la presión intraocular en un ojo con una barrera hematoacuosa íntegra y una conjuntiva intacta. **B** y **C:** extracción de catarata combinada con el implante de un dispositivo de drenaje para tratar el glaucoma. Nótense los bordes de la bula ecuatorial (flechas amarillas) y el tubo cubierto por un injerto en parche que impide la erosión (flechas negras). **D:** vista de la hendidura de trabeculotomía por gonioscopia (flecha blanca) en un paciente que se sometió a una operación con Trabectome combinada con la extracción de catarata. **E:** ciclofotocoagulación endoscópica realizada junto con la facoemulsificación. La zona blanca representa la coagulación y el encogimiento de los procesos del cuerpo ciliar y el círculo rojo es el haz para apuntar dirigido a un proceso adyacente. **F:** vista por gonioscopia después de la canaloplastia y facoemulsificación en un paciente. Nótense las suturas azules en el canal de Schlemm de Prolene 10-0. **G:** la esclerectomía profunda y la viscoconductostomía son formas similares de operación no invasiva que también pueden combinarse con la extracción del cristalino. (Tomada de Fellman RL, Starita RJ, Godfrey DG, et al. Cataract extraction in patients with glaucoma. En: Tasman W, Jaeger EA, eds. *Duane's Clinical Ophthalmology.* Vol 6. Philadelphia, PA: Lippincott Williams & Wilkins; 2008.)

pacientes con glaucoma exfoliativo, pero esta técnica pareció proveer una disminución insuficiente de la PIO posoperatoria.[147]

La operación de catarata también se ha combinado con el implante de un dispositivo de drenaje de Ahmed o de Baerveldt, y se ha reportado que mejora de manera eficaz el control de la PIO en ciertos ojos, en los que la trabeculectomía combinada fracasó o que tiene un riesgo alto de hacerlo, como aquellos con glaucoma neovascular o uveítico,

o con cicatrización conjuntival significativa por una operación ocular previa.[148,149] No obstante, se han reportado complicaciones como la dirección errónea del humor acuoso, el edema de córnea, el derrame coroideo y la distensión de la bolsa capsular.[150,151]

La cirugía de cataratas combinada con trabeculectomía a través de un abordaje interno (con el dispositivo Trabectome y la canaloplastia) se ha usado con éxito.[150,151]

PUNTOS CLAVE

▶ En un ojo con una catarata y glaucoma concomitante en el que se considera indicada la extracción del cristalino, el abordaje quirúrgico se basa sobre todo en el estado del glaucoma.

▶ En ojos con una catarata visualmente significativa y un glaucoma en etapa temprana o moderada bien controlado puede ser suficiente la sola extracción de catarata. En los pacientes con glaucoma que no está bien controlado, con necesidad de múltiples medicamentos para disminuir la PIO y el requerimiento de reducir su número, se puede combinar una operación de invasión mínima o una de filtrado tradicional con la de catarata.

▶ En el glaucoma avanzado, cuando la PIO no está controlada, tal vez se requiera solo la operación de filtrado, con intervención de la catarata en una fecha posterior. En circunstancias como estas, el procedimiento ideal puede ser una operación combinada. La combinación de facoemulsificación con una cirugía filtrante cubierta en conjunción con el tratamiento con antimetabolitos parece haber mejorado la tasa de éxito a largo plazo.

REFERENCIAS

1. Abbasoğlu OE, Hoşal B, Tekeli O, Gürsel E. Risk factors for vitreous loss in cataract surgery. *Eur J Ophthalmol.* 2000;10(3):227-232.

2. Chiseliţă D, Vancea PP. The effect of the pseudoexfoliative syndrome on the evolution and treatment of pseudoexfoliative glaucoma and senile cataract [article in Romanian]. *Oftalmologia.* 1996;40(3):249-260.

3. Fine IH, Hoffman RS. Phacoemulsification in the presence of exfoliation: challenges and options. *J Cataract Refract Surg.* 1997;23(2):160-165.

4. Drolsum L, Haaskjold E, Sandvig K. Phacoemulsification in eyes with exfoliation. *J Cataract Refract Surg.* 1998;24(6):787-792.

5. Lasa MS, Datiles MB III, Freidlin V. Potential vision tests in patients with cataracts. *Ophthalmology.* 1995;102(7):1007-1011.

6. Spurny RC, Zaldivar R, Belcher CD III, Simmons RJ. Instruments for predicting visual acuity. A clinical comparison. *Arch Ophthalmol.* 1986;104(2):196-200.

7. Stewart WC, Connor AB, Hunt HH. Prediction of postoperative visual acuity in patients with total glaucomatous cupping using the potential acuity meter and automated perimetry. *Ophthalmic Surg.* 1993;24(11):730-734.

8. Gross JG, Meyer DR, Robin AL, Filar AA, Kelley JS. Increased intraocular pressure in the immediate postoperative period after extracapsular cataract extraction. *Am J Ophthalmol.* 1988;105(5):466-469.

9. Krupin T, Feitl ME, Bishop KI. Postoperative intraocular pressure rise in open-angle glaucoma patients after cataract or combined cataract-filtration surgery. *Ophthalmology.* 1989;96(5):579-584.

10. Murchison JF Jr, Shields MB. An evaluation of three surgical approaches for coexisting cataract and glaucoma. *Ophthalmic Surg.* 1989;20(5):393-398.

11. Meyer MA, Savitt ML, Kopitas E. The effect of phacoemulsification on aqueous outflow facility. *Ophthalmology.* 1997;104(8):1221-1227.

12. Shingleton BJ, Rosenberg RB, Teixeira R, O'Donoghue MW. Evaluation of intraocular pressure in the immediate postoperative period after phacoemulsification. *J Cataract Refract Surg.* 2007;33(11):1953-1957.

13. Barak A, Desatnik H, Ma-Naim T, Ashkenasi I, Neufeld A, Melamed S. Early postoperative intraocular pressure pattern in glaucomatous and nonglaucomatous patients. *J Cataract Refract Surg.* 1996;22(5):607-611.

14. Shingleton BJ, Mitrev PV. Anterior chamber maintainer versus viscoelastic material for intraocular lens implantation: case-control study. *J Cataract Refract Surg.* 2001;27(5):711-714.

15. Tanito M, Ohira A, Chihara E. Factors leading to reduced intraocular pressure after combined trabeculotomy and cataract surgery. *J Glaucoma.* 2002;11(1):3-9.

16. Savage JA, Thomas JV, Belcher CD III, Simmons RJ. Extracapsular cataract extraction and posterior chamber intraocular lens implantation in glaucomatous eyes. *Ophthalmology.* 1985;92(11):1506-1516.

17. Cinotti DJ, Fiore PM, Maltzman BA, Constad WH, Cinotti AA. Control of intraocular pressure in glaucomatous eyes after extracapsular cataract extraction with intraocular lens implantation. *J Cataract Refract Surg.* 1988;14(6):650-653.

18. Shingleton BJ, Pasternack JJ, Hung JW, O'Donoghue MW. Three and five year changes in intraocular pressures after clear corneal phacoemulsification in open angle glaucoma patients, glaucoma suspects, and normal patients. *J Glaucoma.* 2006;15(6):494-498.

19. Gimbel HV, Meyer D, DeBroff BM, Roux CW, Ferensowicz M. Intraocular pressure response to combined phacoemulsification and trabeculotomy ab externo versus phacoemulsification alone in primary open-angle glaucoma. *J Cataract Refract Surg.* 1995;21(6):653-660.

20. Shingleton BJ, Nguyen BK, Eagan EF, Nagao K, O'Donoghue MW. Outcomes of phacoemulsification in fellow eyes of patients with unilateral exfoliation: single-surgeon series. *J Cataract Refract Surg.* 2008;34(2):274-279.

21. Merkur A, Damji KF, Mintsioulis G, Hodge WG. Intraocular pressure decrease after phacoemulsification in patients with exfoliation syndrome. *J Cataract Refract Surg.* 2001;27(4):528-532.

22. Shingleton BJ, Laul A, Nagao K, et al. Effect of phacoemulsification on intraocular pressure in eyes with exfoliation: single-surgeon series. *J Cataract Refract Surg.* 2008;34(11):1834-1841.

23. Poley BJ, Lindstrom RL, Samuelson TW. Long-term effects of phacoemulsification with intraocular lens implantation in normotensive and ocular hypertensive eyes. *J Cataract Refract Surg.* 2008;34(5):735-742.

24. Poley BJ, Lindstrom RL, Samuelson TW, Schulze R Jr. Intraocular pressure reduction after phacoemulsification with intraocular lens implantation in glaucomatous and nonglaucomatous eyes: evaluation of a causal relationship between the natural lens and open-angle glaucoma. *J Cataract Refract Surg.* 2009;35(11):1946-1955.

25. Samuelson TW, Katz LF, Wells JM, Duh YJ, Giamporcaro JE; US iStent Study Group. Randomized evaluation of the trabecular micro-bypass stent with phacoemulsification in patients with glaucoma and cataract. *Ophthalmology.* 2011;118(3):459-467.

26. Samuelson TW, Chang DF, Marquis R, et al; HORIZON Investigators. A Schlemm canal microstent for intraocular pressure reduction in primary open-angle glaucoma and cataract: the HORIZON study. *Ophthalmology.* 2019;126(1):29-37.

27. Vold S, Ahmed II, Craven ER, et al; CyPass Study Group. Two-year COMPASS trial results: supraciliary microstenting with phacoemulsification in patients with open-angle glaucoma and cataracts. *Ophthalmology.* 2016;123(10):2103-2112.

28. Wang N, Chintala SK, Fini ME, Schuman JS. Ultrasound activates the TM ELAM-1/IL-1/NF-κB response: a potential mechanism for intraocular pressure reduction after phacoemulsification. *Invest Ophthalmol Vis Sci.* 2003;44(5):1977-1981.

29. Hayashi K, Hayashi H, Nakao F, Hayashi F. Changes in anterior chamber angle width and depth after intraocular lens implantation in eyes with glaucoma. *Ophthalmology.* 2000;107(4):698-703.

30. Yang CH, Hung PT. Intraocular lens position and anterior chamber angle changes after cataract extraction in eyes with primary angle-closure glaucoma. *J Cataract Refract Surg.* 1997;23(7):1109-1113.

31. Sponagel LD, Gloor B. Does implantation of posterior chamber lenses lower intraocular pressure? *Klin Monatsbl Augenheilkd.* 1986; 188:495.

32. Craven ER, Katz LJ, Wells JM, Giamporcaro JE; iStent Study Group. Cataract surgery with trabecular micro-bypass stent implantation in patients with mild-to-moderate open-angle glaucoma and cataract: two-year follow-up. *J Cataract Refract Surg.* 2012;38(8):1339-1345.

33. Fea AM, Consolandi G, Zola M, et al. Micro-bypass implantation for primary open-angle glaucoma combined with phacoemulsification: 4-year follow-up. *J Ophthalmol.* 2015;2015:795357.

34. Malvankar-Mehta MS, Iordanous Y, Chen YN, et al. iStent with phacoemulsification versus phacoemulsification alone for patients with glaucoma and cataract: a meta-analysis. *PLoS One.* 2015;10(7):e0131770.

35. Fernandez-Barrientos Y, Garcia-Feijoo J, Martinez-de-la-Casa JM, Pablo LE, Fernandez-Perez C, Sanchez JG. Fluorophotometric study of the effect of the Glaukos trabecular microbypass stent on aqueous humor dynamics. *Invest Ophthalmol Vis Sci.* 2010;51(7):3327-3332.

36. Belovay GW, Naqi A, Chan BJ, Rateb M, Ahmed II. Using multiple trabecular micro-bypass stents in cataract patients to treat open-angle glaucoma. *J Cataract Refract Surg.* 2012;38(11):1911-1917.

37. Fea AM, Belda JI, Rekas M, et al. Prospective unmasked randomized evaluation of the iStent inject® versus two ocular hypotensive agents in patients with primary open-angle glaucoma. *Clin Ophthalmol.* 2014;8:875-882.

38. Voskanyan L, Garcia-Feijoo J, Belda JI, et al; Synergy Study Group. Prospective, unmasked evaluation of the iStent® inject system for open-angle glaucoma: synergy trial. *Adv Ther.* 2014;31(2):189-201.

39. Johnstone MA, Saheb H, Ahmed II, Samuelson TW, Schieber AT, Toris CB. Effects of a Schlemm canal scaffold on collector channel ostia in human anterior segments. *Exp Eye Res.* 2014;119:70-76.

40. Camras LJ, Yuan F, Fan S, et al. A novel Schlemm's Canal scaffold increases outflow facility in a human anterior segment perfusion model. *Invest Ophthalmol Vis Sci.* 2012;53(10):6115-6121.

41. Gulati V, Fan S, Hays CL, Samuelson TW, Ahmed II, Toris CB. A novel 8-mm Schlemm's canal scaffold reduces outflow resistance in a human anterior segment perfusion model. *Invest Ophthalmol Vis Sci.* 2013;54(3):1698-1704.

42. Hays CL, Gulati V, Fan S, Samuelson TW, Ahmed II, Toris CB. Improvement in outflow facility by two novel microinvasive glaucoma surgery implants. *Invest Ophthalmol Vis Sci.* 2014;55(3):1893-1900.

43. Pfeiffer N, Garcia-Feijoo J, Martinez-de-la-Casa JM, et al. A randomized trial of a Schlemm's canal microstent with phacoemulsification for reducing intraocular pressure in open-angle glaucoma. *Ophthalmology.* 2015;122(7):1283-1293.

44. Fea AM, Rekas M, Au L. Evaluation of a Schlemm canal scaffold microstent combined with phacoemulsification in routine clinical practice: two-year multicenter study. *J Cataract Refract Surg.* 2017;43(7):886-891.

45. Fea AM, Ahmed II, Lavia C, et al. Hydrus microstent compared to selective laser trabeculoplasty in primary open angle glaucoma: one year results. *Clin Exp Ophthalmol.* 2017;45(2):120-127.

46. Ahmed IIK, Fea A, Au L, et al; COMPARE Investigators. A prospective randomized trial comparing Hydrus and iStent microinvasive glaucoma surgery implants for standalone treatment of open-angle glaucoma: the COMPARE study. *Ophthalmology.* 2020;127(1):52-61.

47. Ahuja Y, Ma Khin Pyi S, Malihi M, Hodge DO, Sit AJ. Clinical results of ab interno trabeculotomy using the trabectome for open-angle glaucoma: the Mayo Clinic series in Rochester, Minnesota. *Am J Ophthalmol.* 2013;156(5):927-935.e2.

48. Francis BA, Winarko J. Combined trabectome and cataract surgery versus combined trabeculectomy and cataract surgery in open-angle glaucoma. *Clin Surg Ophthalmol.* 2011;29(2):48-54.

49. Dorairaj SK, Seibold LK, Radcliffe NM, et al. 12-month outcomes of goniotomy performed using the Kahook dual blade combined with cataract surgery in eyes with medically treated glaucoma. *Adv Ther.* 2018;35(9):1460-1469.

50. Grover DS, Godfrey DF, Smith O, Feuer WJ, Montes de Oca I, Fellman RL. Gonioscopy assisted transluminal trabeculotomy: an ab interno trabeculotomy. *Ophthalmology.* 2014;121(4):855-861.

51. Gallardo MJ, Supnet RA, Ahmed II. Viscodilation of Schlemm's canal for the reduction of IOP via an ab-interno approach. *Clin Ophthalmol.* 2018;12:2149-2155.

52. Sheybani A, Reitsamer H, Ahmed II. Fluid dynamics of a novel microfistula implant for the surgical treatment of glaucoma. *Invest Ophthalmol Vis Sci.* 2015;56(8):4789-4795.

53. Lewis RA. Ab interno approach to the subconjunctival space using a collagen glaucoma stent. *J Cataract Refract Surg.* 2014;40(8):1301-1306.

54. Mansouri K, Guidotti J, Rao HL, et al. Prospective evaluation of standalone Xen gel implant and combined phacoemulsification-XEN gel implant surgery: 1-year results. *J Glaucoma.* 2018;27(2):140-147.

55. Reitsamer H, Sng C, Vera V, et al; Apex Study Group. Two-year results of a multicenter study of the ab interno gelatin implant in medically uncontrolled primary open-angle glaucoma. *Graefes Arch Clin Exp Ophthalmol.* 2019;257(5):983-996.

56. Lenzhofer M, Kersten-Gomez I, Sheybani A, et al. Four-year results of a minimally invasive transscleral glaucoma gel stent implantation in a prospective multi-centre study. *Clin Exp Ophthalmol.* 2019;47(5):581-587.

57. Heidinger A, Schwab C, Lindner E, Riedl R, Mossböck G. A retrospective study of 199 Xen45 stent implantations from 2014 to 2016. *J Glaucoma.* 2019;28(1):75-79.

58. Karimi A, Lindfield D, Turnbull A, et al. A multi-centre interventional case series of 259 ab-interno Xen gel implants for glaucoma, with and without combined cataract surgery. *Eye (Lond).* 2019;33(3):469-477.

59. Hohberger B, Welge-Lüßen UC, Lämmer R. MIGS: therapeutic success of combined Xen gel stent implantation with cataract surgery. *Graefes Arch Clin Exp Ophthalmol.* 2018;256(3):621-625.

60. Rooney DM, Shadid HR, Siegel LI, et al. Postoperative complications of ab-interno gelatin microstent. *J Glaucoma.* 2019;28(5):e77-e81.

61. Gillmann K, Bravetti GE, Mermoud A, Mansouri K. Anterior chamber Xen gel stent movements: the impact on corneal endothelial cell density. *J Glaucoma.* 2019;28(6):e93-e95.

62. Montolío Marzo S, Lanzagorta Aresti A, Davó Cabrera JM, Alfonso Muñóz EA, Piá Ludeña JV, Palacios Pozo E. Malignant glaucoma after Xen45 implant. *Arch Soc Esp Oftalmol.* 2019;94(3):134-137.

63. Santamaría-Álvarez JF, Lillo-Sopena J, Sanz-Moreno S, Caminal-Mitjana JM. Management of conjunctival perforation and Xen gel stent exposure by stent repositioning through the anterior chamber. *J Glaucoma.* 2019;28(2):e24-e26.

64. Olgun A, Imamoğlu S, Karapapak M, Düzgün E, Kaçar H. Endophthalmitis after Xen gel stent implantation: 2 cases. *J Glaucoma.* 2018;27(12):e191-e194.

65. Lapira M, Cronbach N, Shaikh A. Extrusion and breakage of Xen gel stent resulting in endophthalmitis. *J Glaucoma.* 2018;27(10):934-935.

66. Karri B, Gupta C, Mathews D. Endophthalmitis following Xen stent exposure. *J Glaucoma.* 2018;27(10):931-933.

67. Sekaran A, Karimi A, Lindfield D. Hypertrophic dysaesthetic blebs following ab-interno gel stent (Xen) glaucoma surgery: management and 'redirect' revision surgery. *Clin Exp Ophthalmol.* 2018;46(9):1093-1095.

68. Dervenis N, Mikropoulou AM, Dervenis P, Lewis A. Dislocation of a previously successful Xen glaucoma implant into the anterior chamber: a case report. *BMC Ophthalmol.* 2017;17(1):148.

69. Arnljots TS, Kasina R, Bykov VJ, Economou MA. Needling with 5-fluorouracil (5-FU) after Xen gel stent implantation: 6-month outcomes. *J Glaucoma.* 2018;27:893-899.

70. El-Sayyad FF, Helal MH, Khalil MM, El-Maghraby MA. Phacotrabeculectomy versus two-stage operation: a matched study. *Ophthalmic Surg Lasers.* 1999;30(4):260-265.

71. Dickens MA, Cashwell LF. Long-term effect of cataract extraction on the function of an established filtering bleb. *Ophthalmic Surg Lasers.* 1996;27(1):9-14.

72. Park HJ, Kwon YH, Weitzman M, Caprioli J. Temporal corneal phacoemulsification in patients with filtered glaucoma. *Arch Ophthalmol.* 1997;115(11):1375-1380.

73. Casson R, Rahman R, Salmon JF. Phacoemulsification with intraocular lens implantation after trabeculectomy. *J Glaucoma.* 2002;11:429-433.

74. Casson RJ, Riddell CE, Rahman R, Byles D, Salmon JF. Long-term effect of cataract surgery on intraocular pressure after trabeculectomy: extracapsular extraction versus phacoemulsification. *J Cataract Refract Surg.* 2002;28(12):2159-2164.

75. Chen PP, Weaver YK, Budenz DL, Feuer WJ, Parrish RK II. Trabeculectomy function after cataract extraction. *Ophthalmology.* 1998;105(10):1928-1935.

76. Doyle JW, Smith MF. Effect of phacoemulsification surgery on hypotony following trabeculectomy surgery. *Arch Ophthalmol.* 2000;118(6):763-765.

77. Galin MA, Obstbaum SA, Asano Y, Kraff M, El Maghraby A. Laser trabeculoplasty and cataract surgery. *Trans Ophthalmol Soc UK.* 1985;104(pt 1):72-75.

78. Wand M. Combined phacoemulsification, intraocular lens implant, and trabeculectomy with intraoperative mitomycin-C: comparison between 3.2- and 6.0-mm incisions. *J Glaucoma.* 1996;5(5):301-307.

79. Rockwood EJ, Larive B, Hahn J. Outcomes of combined cataract extraction, lens implantation, and trabeculectomy surgeries. *Am J Ophthalmol.* 2000;130(6):704-711.

80. Kubota T, Touguri I, Onizuka N, Matsuura T. Phacoemulsification and intraocular lens implantation combined with trabeculotomy for open-angle glaucoma and coexisting cataract. *Ophthalmologica.* 2003;217(3):204-207.

81. Tezel G, Kolker AE, Kass MA, Wax MB. Comparative results of combined procedures for glaucoma and cataract: I. Extracapsular cataract extraction versus phacoemulsification and foldable versus rigid intraocular lenses. *Ophthalmic Surg Lasers.* 1997;28(7):539-550.

82. Yamagami S, Hamada N, Araie M, Shirato S. Risk factors for unsatisfactory intraocular pressure control in combined trabeculectomy and cataract surgery. *Ophthalmic Surg Lasers.* 1997;28(6):476-482.

83. Shammas HJ. Anterior intraocular lens dislocation after combined cataract extraction trabeculectomy. *J Cataract Refract Surg.* 1996;22(3):358-361.

84. Nielsen PJ. Combined small-incision cataract surgery and trabeculectomy: a prospective study with 1 year of follow-up. *Ophthalmic Surg Lasers.* 1997;28(1):21-29.

85. Park HJ, Weitzman M, Caprioli J. Temporal corneal phacoemulsification combined with superior trabeculectomy. A retrospective case-control study. *Arch Ophthalmol.* 1997;115(3):318-323.

86. Yalvac I, Airaksinen PJ, Tuulonen A. Phacoemulsification with and without trabeculectomy in patients with glaucoma. *Ophthalmic Surg Lasers.* 1997;28(6):469-475.

87. Mamalis N, Lohner S, Rand AN, Crandall AS. Combined phacoemulsification, intraocular lens implantation, and trabeculectomy. *J Cataract Refract Surg.* 1996;22(4):467-473.

88. Lederer CM Jr. Combined cataract extraction with intraocular lens implant and mitomycin-augmented trabeculectomy. *Ophthalmology.* 1996;103(7):1025-1034.

89. Friedman DS, Jampel HD, Lubomski LH, et al. Surgical strategies for coexisting glaucoma and cataract: an evidence-based update. *Ophthalmology.* 2002;109(10):1902-1913.

90. Shields MB. Combined cataract extraction and guarded sclerectomy: reevaluation in the extracapsular era. *Ophthalmology.* 1986;93(3):366-370.

91. Kolker AE, Stewart RH, LeBlanc RP. Cataract extraction in glaucomatous patients. *Arch Ophthalmol.* 1970;84(1):63-64.

92. Saito Y, Kiboshi H. A new intra-anterior chamber iris suturing method. *Am J Ophthalmol.* 1988;105(6):701-703.

93. Cahane M, Glovinsky Y, Blumenthal M. Effect of a resutured iridotomy on glare disability in glaucoma patients having cataract surgery. *J Cataract Refract Surg.* 1991;17(1):58-61.

94. Fuller DG, Wilson DL. Translimbal iris hook for pupillary dilation during vitreous surgery. *Am J Ophthalmol.* 1990;110(5):577.

95. Miller KM, Keener GT Jr. Stretch pupilloplasty for small pupil phacoemulsification. *Am J Ophthalmol.* 1994;117(1):107-108.

96. Cornetto AD III, de Juan E Jr. Reusable superelastic iris retractor: the Microsurgery Advanced Design Laboratory. *Ophthalmic Surg Lasers.* 1999;30(7):586-587.

97. Change DF. Use of Malyugin pupil expansion device for intraoperative floppy-iris syndrome: results in 30 consecutive cases. *J Cataract Refract Surg.* 2008;34(5):835-841.

98. Freeman WR, Feldman ST, Munguia D, Mendez T, Wiley CA. The prethreaded pupillary dilating (torpedo) suture for phakic and aphakic eyes. *Arch Ophthalmol.* 1992;110(4):564-567.

99. Gaudric A. Transpupillary continuous suture for intraoperative mydriasis. *Am J Ophthalmol.* 1993;115(5):670-671.

100. Johnstone MA. The iris tucking maneuver in cataract surgery for glaucoma patients with miotic pupils. *Am J Ophthalmol.* 1992;113(5):586-587.

101. Gimbel HV. Nucleofractis phacoemulsification through a small pupil. *Can J Ophthalmol.* 1992;27(3):115-119.

102. Merriam JC, Zheng L. Iris hooks for phacoemulsification of the subluxated lens. *J Cataract Refract Surg.* 1997;23(9):1295-1297.

103. Lee V, Bloom P. Microhook capsule stabilization for phacoemulsification in eyes with exfoliation-syndrome-induced lens instability. *J Cataract Refract Surg.* 1999;25(12):1567-1570.

104. Shingleton BJ, Campbell CA, O'Donoghue MW. Effects of pupil stretch technique during phacoemulsification on postoperative vision, intraocular pressure, and inflammation. *J Cataract Refract Surg.* 2006;32(7):1142-1145.

105. Arshinoff SA, Albiani DA, Taylor-Laporte J. Intraocular pressure after bilateral cataract surgery using Healon, Healon 5, and Healon GV. *J Cataract Refract Surg.* 2002;28(4):617-625.

106. Ruiz RS, Rhem MN, Prager TC. Effects of carbachol and acetylcholine on intraocular pressure after cataract extraction. *Am J Ophthalmol.* 1989;107(1):7-10.

107. West J, Burke J, Cunliffe I, et al. Prevention of acute postoperative pressure rises in glaucoma patients undergoing cataract extraction with posterior chamber lens implant. *Br J Ophthalmol.* 1992;76(9):534-537.

108. Anwar M, el-Sayyad F, el-Maghraby A. Lens capsule inclusion in trabeculectomy with cataract extraction. *J Cataract Refract Surg.* 1997;23(7):1103-1108.

109. Kosmin AS, Wishart PK, Ridges PJ. Silicone versus poly(methyl methacrylate) lenses in combined phacoemulsification and trabeculectomy. *J Cataract Refract Surg.* 1997;23(1):97-105.

110. Stark WJ, Gottsch JD, Goodman DF, Goodman GL, Pratzer K. Posterior chamber intraocular lens implantation in the absence of capsular support. *Arch Ophthalmol.* 1989;107(7):1078-1083.

111. Shin DH, Birt CM, O'Grady JM, et al. Transscleral suture fixation of posterior chamber lenses combined with trabeculectomy. *Ophthalmology.* 2001;108(5):919-929.

112. Wagoner MD, Cox TA, Ariyasu RG, Jacobs DS, Karp CL; American Academy of Ophthalmology. Intraocular lens implantation in the absence of capsular support: a report by the American Academy of Ophthalmology. *Ophthalmology.* 2003;110(4):840-859.

113. Bergman M, Laatikainen L. Intraocular pressure level in glaucomatous and nonglaucomatous eyes after complicated cataract surgery and implantation of an AC-IOL. *Ophthalmic Surg.* 1992;23(6):378-382.

114. Drolsum L. Long-term follow-up of secondary flexible, open-loop, anterior chamber intraocular lenses. *J Cataract Refract Surg.* 2003;29(3):498-503.

115. Morris DA, Peracha MO, Shin DH, Kim C, Cha SC, Kim YY. Risk factors for early filtration failure requiring suture release after primary glaucoma triple procedure with adjunctive mitomycin. *Arch Ophthalmol.* 1999;117(9):1149-1154.

116. Wygnanski-Jaffe T, Barak A, Melamed S, Glovinsky Y. Intraocular pressure increments after cataract extraction in glaucomatous eyes with functioning filtering blebs. *Ophthalmic Surg Lasers.* 1997;28(8):657-660.

117. Mandal AK, Chelerkar V, Jain SS, Nutheti R. Outcome of cataract extraction and poster chamber intraocular lens implantation following glaucoma filtration surgery. *Eye (Lond).* 2005;19(9):1000-1008.

118. Caprioli J, Park HJ, Kwon YH, Weitzman M. Temporal corneal phacoemulsification in filtered glaucoma patients. *Trans Am Ophthalmol Soc.* 1997;95:153-167.

119. Mietz H, Andresen A, Welsandt G, Krieglstein GK. Effect of cataract surgery on intraocular pressure in eyes with previous trabeculectomy. *Graefes Arch Clin Exp Ophthalmol.* 2001;239(10):763-769.

120. Percival SP. Glaucoma triple procedure of extracapsular cataract extraction, posterior chamber lens implantation, and trabeculectomy. *Br J Ophthalmol.* 1985;69(2):99-102.

121. Simmons ST, Litoff D, Nichols DA, Sherwood MB, Spaeth GL. Extracapsular cataract extraction and posterior chamber intraocular lens implantation combined with trabeculectomy in patients with glaucoma. *Am J Ophthalmol.* 1987;104(5):465-470.

122. Longstaff S, Wormald RP, Mazover A, Hitchings RA. Glaucoma triple procedures: efficacy of intraocular pressure control and visual outcome. *Ophthalmic Surg.* 1990;21(11):786-793.

123. Hansen LL, Hoffmann F. Combination of phacoemulsification and trabeculectomy: results of a retrospective study [article in German]. *Klin Monatsbl Augenheilkd.* 1987;190(6):478-481.

124. Lyle WA, Jin JC. Comparison of a 3- and 6-mm incision in combined phacoemulsification and trabeculectomy. *Am J Ophthalmol.* 1991;111(2):189-196.

125. Weitzman M, Caprioli J. Temporal corneal phacoemulsification combined with separate-incision superior trabeculectomy. *Ophthalmic Surg.* 1995;26(3):271-273.

126. Rossetti L, Bucci L, Miglior S, Orzalesi N. Temporal corneal phacoemulsification combined with separate-incision superior trabeculectomy vs. standard phacotrabeculectomy: a comparative study. *Acta Ophthalmol Scand Suppl.* 1997;75(224):39.

127. Wyse T, Meyer M, Ruderman JM, et al. Combined trabeculectomy and phacoemulsification: a one-site vs. a two-site approach. *Am J Ophthalmol.* 1998;125(3):334-339.

128. Shingleton BJ, Chaudhry IM, O'Donoghue MW, Baylus SL, King RJ, Chaudhry MB. Phacotrabeculectomy: limbus-based versus fornix-based conjunctival flaps in fellow eyes. *Ophthalmology.* 1999;106(6):1152-1155.

129. Lemon LC, Shin DH, Kim C, Bendel RE, Hughes BA, Juzych MS. Limbus-based vs. fornix-based conjunctival flap in combined glaucoma and cataract surgery with adjunctive mitomycin C. *Am J Ophthalmol.* 1998;125(3):340-345.

130. Kozobolis VP, Siganos CS, Christodoulakis EV, Lazarov NP, Koutentaki MG, Pallikaris IG. Two-site phacotrabeculectomy with intraoperative mitomycin-C: fornix- versus limbus-based conjunctival opening in fellow eyes. *J Cataract Refract Surg.* 2002;28(1):1758-1762.

131. Robin AL. Effect of topical apraclonidine on the frequency of intraocular pressure elevations after combined extracapsular cataract extraction and trabeculectomy. *Ophthalmology.* 1993;100(5):628-633.

132. Byrd S, Singh K. Medical control of intraocular pressure after cataract surgery. *J Cataract Refract Surg.* 1998;24(11):1493-1497.

133. Zohdy GA, Rogers ZA, Lukaris A, Sells M, Roberts-Harry TJ. A comparison of the effectiveness of dorzolamide and acetazolamide in preventing post-operative intraocular pressure rise following phacoemulsification surgery. *J R Coll Surg Edinb.* 1998;43(5):344-346.

134. Stewart WC, Crinkley CM, Carlson AN. Results of trabeculectomy combined with phacoemulsification versus trabeculectomy combined with extracapsular cataract extraction in patients with advanced glaucoma. *Ophthalmic Surg.* 1994;25(9):621-627.

135. Wong PC, Ruderman JM, Krupin T, et al. 5-Fluorouracil after primary combined filtration surgery. *Am J Ophthalmol.* 1994;117(2):149-154.

136. O'Grady JM, Juzych MS, Shin DH, Lemon LC, Swendris RP. Trabeculectomy, phacoemulsification, and posterior chamber lens implantation with and without 5-fluorouracil. *Am J Ophthalmol.* 1993;116(5):594-599.

137. Jampel HD, Friedman DS, Lubomski LH, et al. Effect of technique on intraocular pressure after combined cataract and glaucoma surgery: an evidence-based review. *Ophthalmology.* 2002;109(12):2215-2224.

138. Shin DH, Simone PA, Song MS, et al. Adjunctive subconjunctival mitomycin C in glaucoma triple procedure. *Ophthalmology.* 1995;102(10):1550-1558.

139. Munden PM, Alward WL. Combined phacoemulsification, posterior chamber intraocular lens implantation, and trabeculectomy with mitomycin C. *Am J Ophthalmol.* 1995;119(1):20-29.

140. Cohen JS, Greff LJ, Novack GD, Wind BE. A placebo-controlled, double-masked evaluation of mitomycin C in combined glaucoma and cataract procedures. *Ophthalmology.* 1996;103(11):1934-1942.

141. Carlson DW, Alward WL, Barad JP, Zimmerman MB, Carney BL. A randomized study of mitomycin augmentation in combined phacoemulsification and trabeculectomy. *Ophthalmology.* 1997;104(4):719-724.

142. Tanito M, Ohira A, Chihara E. Surgical outcome of combined trabeculotomy and cataract surgery. *J Glaucoma.* 2001;10(4):302-308.

143. Feltgen N, Mueller H, Ott B, Frenz M, Funk J. Endoscopically controlled erb1ium:YAG goniopuncture versus trabeculectomy: effect on intraocular pressure in combination with cataract surgery. *Graefes Arch Clin Exp Ophthalmol.* 2003;241(2):94-100.

144. Gayton JL, Van Der KM, Sanders V. Combined cataract and glaucoma surgery: trabeculectomy versus endoscopic laser cycloablation. *J Cataract Refract Surg.* 1999;25(9):1214-1219.

145. Tanito M, Park M, Nishikawa M, Ohira A, Chihara E. Comparison of surgical outcomes of combined viscocanalostomy and cataract surgery with combined trabeculotomy and cataract surgery. *Am J Ophthalmol.* 2002;134(4):513-520.

146. O'Brart DP, Rowlands E, Islam N, Noury AM. A randomised, prospective study comparing trabeculectomy augmented with antimetabolites with a viscocanalostomy technique for the management of open angle glaucoma uncontrolled by medical therapy. *Br J Ophthalmol.* 2002;86(7):748-754.

147. Jacobi PC, Dietlein TS, Krieglstein GK. Comparative study of trabecular aspiration vs. trabeculectomy in glaucoma triple procedure to treat exfoliation glaucoma. *Arch Ophthalmol.* 1999;117(10):1311-1318.

148. Hoffman KB, Feldman RM, Budenz DL, Gedde SJ, Chacra GA, Schiffman JC. Combined cataract extraction and Baerveldt glaucoma drainage implant: indications and outcomes. *Ophthalmology.* 2002;109(10):1916-1920.

149. McQueen BR, Margo CE. Capsular bag distention syndrome after combined cataract-lens implant surgery and Ahmed valve implantation. *Am J Ophthalmol.* 2001;132(1):109-110.

150. Francis BA, Minckler D, Dustin L, et al; Trabectome Study Group. Combined cataract extraction and trabeculotomy by the internal approach for coexisting cataract and open-angle glaucoma: initial results. *J Cataract Refract Surg.* 2008;34(7):1096-1103.

151. Lewis RA, von Wolff K, Tetz M, et al. Canaloplasty: circumferential viscodilation and tensioning of Schlemm canal using a flexible microcatheter for the treatment of open-angle glaucoma in adults: two-year interim clinical study results. *J Cataract Refract Surg.* 2009;35(5):814-824.

Índice alfabético de materias

T

Tabaco, 22
Tabaquismo, 22
Tafluprost (DE-085), 427, 462
TANK cinasa de unión 1 *(TBK1)*, 189, 190
Técnica de Armaly-Drance, 122
Técnica de congelación, en ciclocrioterapia, 602
Técnica de Van Herick, 171, 197, 197f, 198f
Técnicas de enucleación
    melanoma uveal anterior, 333
    melanoma uveal primario, 333
Técnicas de queratoplastia endotelial, 271
    técnicas para, 200
    teorías del mecanismo, 204-105
    terapia médica, 206
    terminología en, 194
    tratamiento quirúrgico, 206-208
Tecnología de duplicación de frecuencia (FDT),
    120-121, 120f, 121f, 131
Tejido conectivo yuxtacanalicular, 13-14
Tejido de poros, 13
Tejido del borde de Elschnig, 49, 49f
Tejido del borde de Jacoby, 49, 49f
Telecanto, 237
Teleglaucoma, 162
Teoría de la membrana de Campbell, 269, 275f
Teoría del eje hipotalámico-hipofisiario-supra-
    rrenal, 188
Teoría del epitelio pigmentario del iris débil,
    282-283
Teoría del monofosfato de adenosina cíclico, 188
Teoría mecánica, 55-56, 283
Teoría vascular, 56
Terapia con esteroides, 300
Terapia medica
    educación del paciente en, 417-419
    en sospecha de glaucoma, 180
    glaucoma congénito primario, 234
    glaucoma pigmentario, 285
    glaucoma por bloqueo pupilar, 206
    homocistinuria, 295
    inicial, 414
    interacción, agente prostaglandina, 429
    nanoftalmos, 314
    para glaucoma neovascular, 311
    para glaucomas por bloqueo pupilar, 206
    para iridociclitis, 354
    principios de, 411-421. Véase también Manejo
        del glaucoma
    prostaglandinas y lípidos hipotensores, 417,
        425-430
        administración de, 428
        bimatoprost y, 427
        efectos secundarios de, 429-430
        farmacología de, 428
        interacción farmacológica con, 428-429
        latanoprost y 426
        latanoprosteno bunod, 427-428
        mecanismos de acción, 424-425
        metabolismo del ácido araquidónico y, 425
        netarsudil/latanoprost, 428
        tafluprost y 427
        travoprost y 427
        unoprostona y 426-427
    síndrome de Sturge-Weber, 340
Terapia periocular, 363
Timolol
    agentes de prostaglandinas y, 426-427
    para glaucoma infantil, 570
Timoxamina, 205, 285
Tinción con sangre corneal, 371-372, 371f, 372
Tirosina cinasa endotelial (TEK), 150
Tomografía confocal con láser, 69-72
Tomografía de coherencia óptica (OCT), 85-99,
    178, 222-223, 231
    adelgazamiento de la capa de fibras nerviosas
        de la retina, 89, 91f-93f, 94
    análisis de cambio de espesor macular, 89

análisis de progresión guiado Cirrus, 89, 93f
    artefactos, 94-95, 96f
    asimetría, 94
    Cirrus, 88-89, 90f
    correlación estructura-función, 94
    enmascarador, 95, 99f
    principio, 85, 86f, 86t
    RTVue, 89
    segmento anterior, 42, 43f, 94, 95f
    Spectralis, 87-88, 87f
Tomografía de coherencia óptica (OCT) Cirrus,
    88-89, 90f
Tomografía de coherencia óptica de dominio de
    tiempo (TD-OCT), 85
Tomografía de coherencia óptica de dominio
    espectral (SD-OCT), 72, 73f, 86f, 86t
    análisis de asimetría hemisférica, 88
    análisis de asimetría macular, 88
    análisis de la capa de fibras nerviosas de la
        retina (CFNR), 87-88, 87f
Tomografía de coherencia óptica de fuente de
    barrido (SS-OCT), 86f
Tomografía de coherencia óptica de segmento
    anterior (AS-OCT), 42, 43f, 94, 95f, 288
Tomografía de coherencia óptica (OCT) RTVue,
    89
Tomográfica de coherencia óptica (OCT) Stratus,
    72
Tomógrafo de retina de Heidelberg (HRT), 47,
    70-72, 70f, 75, 85
Tono-Pen, 29f, 30, 32, 218, 229
Tonografía, 43-45, 43f
    error del operador, 45
    factores del paciente, 45
    fuentes de error, 44-45
    presión venosa epiescleral y, 45, 319
    problemas de instrumentación y funciona-
        miento, 45
    rastreo, 44f
Tonometría, 26-32
    cámaras anteriores planas y, 32
    córnea irregular y, 32
    dispositivos de control de la presión intraocular
        (PIO) en, 32
    glaucoma congénito primario, 229
    lentes de contacto blandas y, 32
    neumotonómetro, 30
    ojos llenos de gas y, 32
    queratoprótesis y, 32
    tonómetro de aplanación de Goldmann en,
        27-30, 27f-29f, 32
    tonómetro de aplanación de Perkins en, 30, 32
    tonómetro de aplanación Draeger en, 30
    tonómetro de aplanación en, 27, 27f, 27t
    tonómetro de aplanación Maklakoff, 30
    tonómetro de indentación Schiötz en, 31
    tonómetro de rebote, 31-32
    tonómetro Mackay-Marg en, 30
    tonómetro sin contacto en, 27, 31
    tonómetros de indentación en, 26, 27f
Tonometría de aplanación, 112
Tonometría de indentación de Schiötz, 22, 219
Tonometría de Perkins, 229
Tonómetro de aplanación de Draeger, 30
Tonómetro de aplanación de Goldmann, 27-30,
    27f-29f, 218, 229
Tonómetro de aplanación Maklakoff, 30
Tonómetro de aplanación Perkins, 29f, 30, 32, 218
Tonómetro de indentación de Schiötz, 29f, 31
Tonómetro de Mackay-Marg, 30
Tonómetro de rebote, 31-32
Tonómetro de rebote Handheld Icare, 29f
Tonómetro *Icare*, 31-32, 218, 221f, 229
Tonómetro Maklakoff-Kal, 27, 27t
Tonómetros
    aplanación, 27, 27f, 27t
    indentación, 26, 27f
Tonómetros de aplanación, 27, 27f, 27t

aplanación de Goldmann, 27-30, 27f-29f
    Draeger, 30
    Maklakoff, 30
    Perkins, 30
Tonómetros de aplanación de área variable, 27,
    27t
Tonómetros de aplanación de fuerza variable, 27
Tonómetros de indentación, 26, 27f
Topiramato, 290
Topografía del nervio óptico, 69-72
Tortuosidad de vasos retinianos, 64
Toxocariasis, 335, 355
Trabeculectomía, 108, 361, 493
    aniridia, 244
    en cirugía filtrante, 516-527, 518f-525f
    en síndrome de exfoliación, 263
    frente a procedimiento de espesor total, 541
    no penetrante, 541-542
    para hifema, 373
    pediátrica, 579-581, 580f-582f
    resultados a largo plazo con, 541
    unión corneolimbal, 470
Trabeculectomía ab interno, 493-494
Trabeculodiálisis, 496
Trabeculodisgenesia aislada, 226
Trabeculoplastia
    glaucoma pigmentario, 286
    láser. Véase Trabeculoplastia láser
    síndrome de exfoliación, 263
Trabeculoplastia con láser, 383, 476-482
    colocación de quemaduras con láser, 478-479,
        479f
    complicaciones, 479-481, 480f
    consideraciones gonioscópicas en, 478
    control de la presión intraocular (PIO) a corto
        plazo y, 481
    control de la presión intraocular (PIO) a largo
        plazo y, 482
    en el glaucoma relacionado con inflamación
        ocular, 354
    glaucoma crónico, 296-297
    glaucoma pigmentario, 286
    indicaciones para, 482
    lente de tres espejos tipo Goldmann, 478, 478f
    manejo posoperatorio, 479-481, 480f
    síndrome de exfoliación y, 262-263
    trabeculoplastia con láser de argón (TLA), 476-
        477, 479, 479f
    trabeculoplastia selectiva con láser (TSL), 477
    tratamiento del glaucoma, 180
Trabeculoplastia con láser de argón (TLA), 263
Trabeculoplastia selectiva láser (TSL), 263, 474,
    477
Trabeculopunción, 495-496
Trabeculotomía, 492
    frente a goniotomía, 496
    glaucoma primario congénito, 234
    incisional, 492-493, 493f
    pediátrica, 579-581, 580f-582f
    unión esclerolimbal, 470
Trabeculotomo, 492
Trastornos corneales, 233, 267-277
    distrofia corneal polimorfa posterior, 272-274,
        276f-277f
    endoteliales, 269
    glaucoma y, 267, 268t
    síndrome iridocorneal endotelial en
        alteraciones de la córnea, 267-268, 269f
        atrofia esencial del iris, 270f
        biomicroscopia con lámpara de hendidura,
            267, 269f
        biomicroscopia por ultrasonido, 269
        cambios en el cristalino, 268, 273f
        cambios en el iris, 268, 270f-273f
        características clínicas y terminología, 267,
            268t
        características patológicas, 267-268, 269f
        diagnóstico diferencial, 270-271